W. Blauth
E. Schuchardt

Orthopädisch-chirurgische
Operationen am Knie

Dr. Scuba

Walter Blauth
Ernst Schuchardt

Orthopädisch-chirurgische Operationen am Knie

Zeichnungen von Horst Schumacher

1270 meist zweifarbige Abbildungen

Georg Thieme Verlag Stuttgart · New York 1986

Orthopädisch-chirurgischer
Operationsatlas, Band 6
Herausgegeben von M. Hackenbroch und
A. N. Witt

Umschlagentwurf: Renate Stockinger

CIP-Kurztitelaufnahme der Deutschen Bibliothek

Orthopädisch-chirurgischer Operationsatlas /
hrsg. von M. Hackenbroch u. A. N. Witt. –
Stuttgart ; New York : Thieme
NE: Hackenbroch, Matthias [Hrsg.]
Bd. 6. Blauth, Walter: Orthopädisch-chirurgische
Operationen am Knie. – 1986

Blauth, Walter:
Orthopädisch-chirurgische Operationen am Knie /
Walter Blauth ; Ernst Schuchardt. Zeichn. von
Horst Schumacher. – Stuttgart ; New York :
Thieme, 1986.
(Orthopädisch-chirurgischer Operationsatlas ; Bd. 6)
NE: Schuchardt, Ernst:

Satz: Kittelberger, Reutlingen (System Linotype 202)
Druck: Grammlich, Pliezhausen
Buchbinderei: Heinr. Koch, Tübingen

ISBN 3-13-474601-8 1 2 3 4 5 6

Adressen

Prof. Dr. *Walter Blauth*

Direktor der Orthopädischen Klinik
und Poliklinik der Universität Kiel

Klaus-Groth-Platz 4
2300 Kiel

Dr. *Ernst Schuchardt*

Chefarzt der Orthopädischen Abteilung A
am Krankenhaus für Sportverletzte Hellersen

Paulmannshöher Straße 17
5880 Lüdenscheid

Vorwort

In den letzten 2 Jahrzehnten hat die Kniegelenkchirurgie eine beispielhafte Entwicklung erfahren. Neue Erkenntnisse der Gelenkmorphologie, Kinematik, Biomechanik und Pathophysiologie breiteten sich rasch aus und führten zu wesentlichen Verbesserungen der Diagnostik und Therapie. Zahlreiche neue Behandlungsmethoden wurden erarbeitet, wie z. B. auf den Gebieten der Osteosynthesen, der Arthroskopie und transarthroskopischen Operationen, der Chondropathien, Gelenkinfektionen und funktionellen Nachbehandlung. Hinzu kamen die vielfältigen Möglichkeiten des alloarthroplastischen Gelenkersatzes, die inzwischen auch mit den zementfrei implantierten Prothesen einen sehr hohen technischen Stand erreicht haben. Wie schnell die Entwicklungen abliefen, läßt sich besonders gut auch am Beispiel der Kniebandverletzungen ablesen: Hier wurde nicht nur unser diagnostisches Rüstzeug um wertvolle Untersuchungstechniken erweitert, es entstanden Behandlungskonzepte, die unter den Prämissen einer gewebsschonenden Operationstechnik, einer anatomischen Rekonstruktion verletzter Strukturen und frühzeitiger Bewegungsübungen zu wesentlich besseren Ergebnissen führten.

Nach den Planungen für den vorliegenden Atlas sollen vor allem unsere eigenen Erfahrungen für die Auswahl und die Empfehlungen von Operationsverfahren maßgeblich sein. Daneben werden aber auch andere Methoden geschildert, sofern sie uns als Ergänzung, Wahlmöglichkeiten oder gleichrangige Verfahren wertvoll erschienen. Wie oft muß der Operateur auf einem anderen als ursprünglich geplanten Wege zum Ziel kommen. Auf die Darstellung von Eingriffen mit nur noch historischem Interesse haben wir weitgehend verzichtet. Kniegelenknahe Operationen bei spastischen Paresen und kniegelenknahe Amputationen blieben unberücksichtigt, weil diese Methoden nach dem ursprünglichen Konzept der Herausgeber in einem anderen Band erscheinen sollten.

Unser Hauptanliegen bestand darin, das operative Vorgehen in Bild und Wort aufzuzeigen und über bloße schematische Zeichnungen hinaus die verschiedenen Schritte unter Berücksichtigung anatomischer Gegebenheiten aneinanderzureihen.

Auf die Fehlermöglichkeiten und Gefahren eines Eingriffes sollte ausführlich hingewiesen werden.

Der Charakter eines Operationsatlas verlangt jedoch auch Beschränkung bei den Ausführungen von Krankheitsursachen oder den wissenschaftlichen »Hintergründen« einer Methode. Neue Erkenntnisse zur Morphologie, Kinematik und Pathophysiologie des Kniegelenkes konnten im Kapitel der »Kapsel-Band-Verletzungen« nur abrißhaft dargestellt werden.

So kam folgender Aufbau zustande:

- Am Anfang eines Kapitels wird kurz in das jeweilige Krankheitsbild eingeführt, und es werden Voraussetzungen, Indikationen und Prinzipien der verschiedenen Eingriffe genannt.
- Die Abbildungen enthalten Legenden, in denen wir nicht nur die verschiedenen operativen Schritte erläutern, sondern auch Begründungen und Fehlermöglichkeiten hervorheben.
- Den Schluß eines Kapitels bilden Empfehlungen zur postoperativen Behandlung und Hinweise zu hauptsächlichen Fehler- und Gefahrenquellen.
- Ins Literaturverzeichnis haben wir lediglich die Arbeiten der im Text genannten Autoren, wichtige Monographien und weiterführende Publikationen aufgenommen. Damit werden wir bei weitem nicht allen Ansprüchen gerecht werden können. Die praxisbezogene Konzeption des Atlas sollte die getroffene Auswahl jedoch rechtfertigen.
- Die Kapitel sind vorwiegend nach morphologischen Gesichtspunkten gegliedert. Überschneidungen, wie z. B. in den Abschnitten »Chondropathia patellae« und »Patellalateralisation«, oder Wiederholungen, wie z. B. in den Empfehlungen zur postoperativen Behandlung, ließen sich nicht ganz vermeiden.
- Wir verzichteten auf eine Darstellung von sehr speziellen Operationsverfahren, wie z. B. Hautplastiken im Kniegelenkbereich oder Gefäß- und Nervenersatzoperationen, weil diese Methoden in aller Regel hochspezialisierten Operateuren vorbehalten sind. Zur Arthroskopie haben wir nur grundsätzliche Gedanken formuliert und verwei-

sen auf die detaillierten Darstellungen der im Literaturverzeichnis aufgeführten Monographien.
- Schließlich wollten wir neuere Verfahren, wie z. B. zum alloplastischen Bandersatz oder zur Fixation osteochondrotischer Herde mit resorbierbaren Kunststoffstiften, nicht in das Buch aufnehmen, weil die Entwicklungen auf diesen Gebieten noch in vollem Gange sind und aussagekräftige Ergebnisse abgewartet werden müssen.

Zur Gestaltung der Abbildungen stand uns mit Herrn Horst Schumacher ein genialer wissenschaftlicher Zeichner zur Verfügung, der mit großem Sachverstand, bewundernswertem Einfühlungsvermögen und außerordentlicher Geduld arbeitete. Wir sind ihm für seine großartige Leistung in den vielen Jahren unserer Zusammenarbeit zu großem Dank verpflichtet. Unser Dank gebührt auch Frau Katrin Schumacher, durch deren Einsatz das Erscheinen des Buches beschleunigt werden konnte.

Besonderen Dank schulden wir aber auch Frau Helga Krammetbauer. Sie hat mit unermüdlichem Fleiß und steter Hilfsbereitschaft immer wieder alle Manuskripte geschrieben und auf den neuesten Stand gebracht.

Dankbar sind wir schließlich auch den Herren Menge und Helms sowie Frau Goschin vom Thieme Verlag in Stuttgart, die das Werk fürsorglich mitbetreuten und die hervorragende Ausstattung besorgt haben.

Der Leser möge es als ein Buch zur Hand nehmen, in dem sich von der Einführung bis zu den ins einzelne gehenden Darstellungen der zahlreichen Operationsmethoden die Erfahrungen wiederfinden, die die Autoren über 3 Jahrzehnte »Kniegelenkchirurgie« sammeln konnten.

Kiel und
Lüdenscheid,
im Mai 1986

Walter Blauth
Ernst Schuchardt

Inhaltsverzeichnis

9 *Operationen bei aseptischen Nekrosen (Osteochondrosis dissecans, Morbus Ahlbäck)*

10 *Rupturen der Quadrizepssehne und des Ligamentum patellae*

11 *Operation des Patellaspitzensyndroms*

12 *Eingriffe bei Luxationen, Subluxationen und Lateralisationen der Patella*

13 *Operation der angeborenen Patellaluxation*

14 *Operation der Chondropathia patellae*

15 *Eingriffe bei Patella bipartita*

16 *Patellektomien*

17 *Operationen bei Strecksteifen (Arthrolysen)*

18 *Operationen am Kapsel-Band-Apparat*

19 *Eingriffe bei Fehlstellungen der Beinachse*

20 *Epiphysenklammerung*

21 *Operationen bei angeborener Kniegelenkluxation*

22 *Distale Oberschenkelfrakturen*

23 *Tibiakopffrakturen*

24 *Patellafrakturen*

25 *Frakturen im Wachstumsalter*

26 *Operationen bei Verletzungen der Gelenkoberflächen*

27 *Operationen bei freien Gelenkkörpern*

28 *Knochentumoren und tumorähnliche Knochenläsionen*

29 *Arthrodesen*

30 *Alloplastischer Gelenkersatz*

31 *Gelenkinfektion*

Gesamtumfang XXXIV, 678 Seiten

1

Gelenkpunktion

Das Gelenk kann aus diagnostischen oder/und therapeutischen Gründen punktiert werden.

Indikationen

- Gelenkergüsse unklarer Ätiologie.
- Gelenkergüsse nach frischen Traumen (Hämarthros? Fettbeimengungen?) oder im Gefolge entzündlicher oder degenerativer Gelenkerkrankungen (Synovia-Analyse!).
- Gelenkergüsse nach operativen Eingriffen, falls größere Flüssigkeitsansammlungen vorliegen, die länger als einige Tage unverändert fortbestehen oder zunehmen. (Länger bestehende intraartikuläre Flüssigkeitsansammlungen beeinträchtigen den Gelenkstoffwechsel und können zu trophischen Störungen des Gelenkknorpels führen!)
- Gelenkspülungen, z. B. bei bakteriell verursachten Gelenkentzündungen.
- Instillation von Medikamenten oder Kontrastmittel.

Kontraindikationen

- Hautschäden und Hauterkrankungen in Umgebung der Punktionsstelle (zur unerläßlichen Entleerung eines Pyarthros sollte die Punktion möglichst außerhalb der Hautveränderungen erfolgen).

*Voraussetzungen**

- Zur Vorbereitung und Durchführung einer Punktion des Kniegelenkes sind folgende Empfehlungen zu beachten:
- Der Behandlungsraum wird regelmäßig gereinigt und desinfiziert.
- Der Patient muß vor dem Eingriff über das Behandlungsverfahren und seine Risiken aufgeklärt sein.
- Störende Behaarung ist vor der Punktion mit der Schere zu kürzen (die Rasur hat sich als nachteilig erwiesen!).
- Die Haut der Punktionsstelle und ihrer Umgebung ist mit Präparaten zu desinfizieren, deren Wirksamkeit wissenschaftlich erwiesen ist. Diese Desinfektion kann im Sprüh- oder Wischverfahren durchgeführt werden. Die satte Benetzung der Haut ist erforderlich. Das Desinfiziens sollte lange genug (*mindestens* 1 Minute) einwirken, sofern nicht vom Hersteller eine längere Einwirkzeit vorgeschrieben ist.
- Arzt und Assistenzpersonal tragen saubere Berufskleidung, führen eine hygienische Händedesinfektion durch *oder* tragen sterile Handschuhe. Bei Infektionen der Atemwege wird das Tragen einer Gesichtsmaske empfohlen. Gespräche sind auf das Notwendigste zu beschränken.
- Bei der Punktion werden sterile Einmalkanülen und sterile Einmalspritzen verwandt. *Öffnung* der steril verpackten Instrumente und der Ampullen erfolgt *unmittelbar vor* der Punktion/Injektion.
- Die Punktionstechnik sollte sicher beherrscht werden: Die Nadel wird »ruckartig« an richtiger Stelle eingeführt. (Manche empfehlen, eine Punktion stets in Lokalanästhesie vorzunehmen und/oder die Nadel von einer Stichinzision aus einzuführen, um keinen Stanzzylinder der Haut ins Gelenk zu verschleppen [Gefahr der Gelenkinfektion]. Die Überlegenheit dieses Verfahrens anderer Verfahren gegenüber ist allerdings nicht erwiesen!)
- Zur Durchführung einer Punktion verwenden wir im allgemeinen eine Kanüle der Stärke 1. Soll lediglich ein Medikament in den Gelenkraum injiziert werden, genügt eine Kanüle der Stärke 12.
- Nach Beendigung der Punktion/Injektion wird die Punktionsstelle mit einem Wundschnellverband verschlossen.
- Der Patient wird darauf hingewiesen, bei auftretenden Beschwerden nach der Gelenkpunktion oder -injektion unverzüglich den behandelnden Arzt aufzusuchen.

* Diese Empfehlungen sind von Orthopäden und Chirurgen in Zusammenarbeit mit dem Berufsverband der Fachärzte für Orthopädie der 35. Jahrestagung nordwestdeutscher Orthopäden in Kiel 1985 erarbeitet worden.

Technik

1

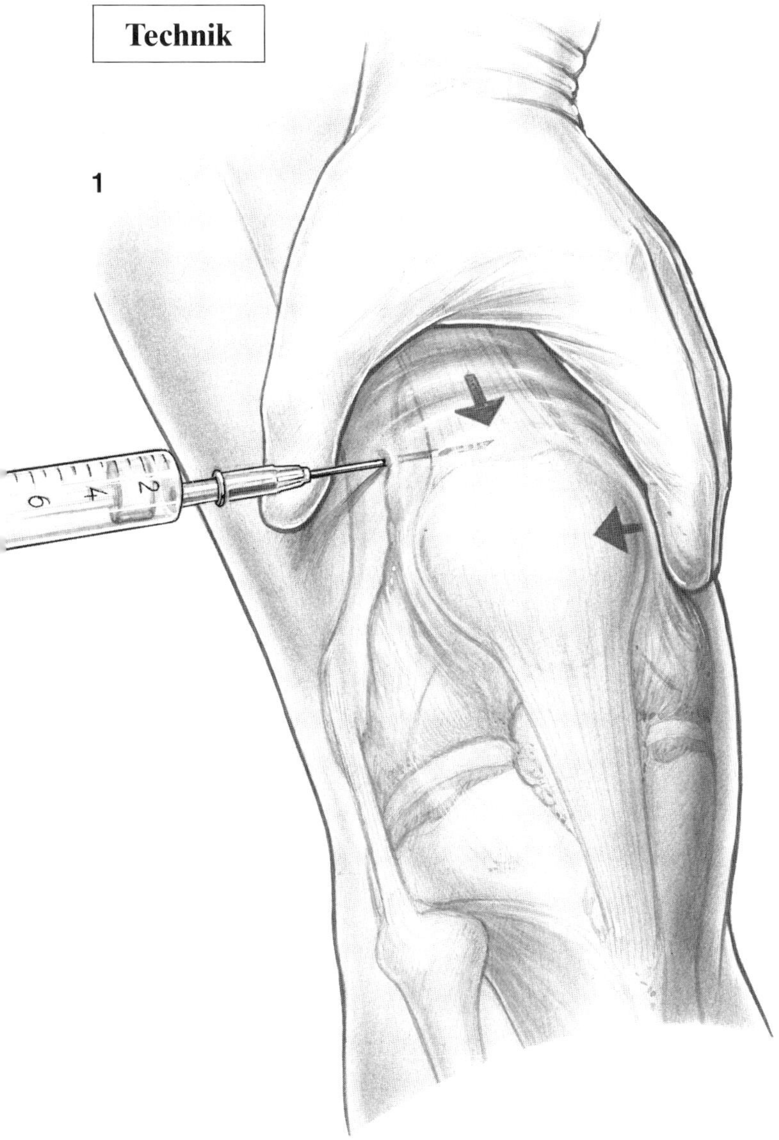

2

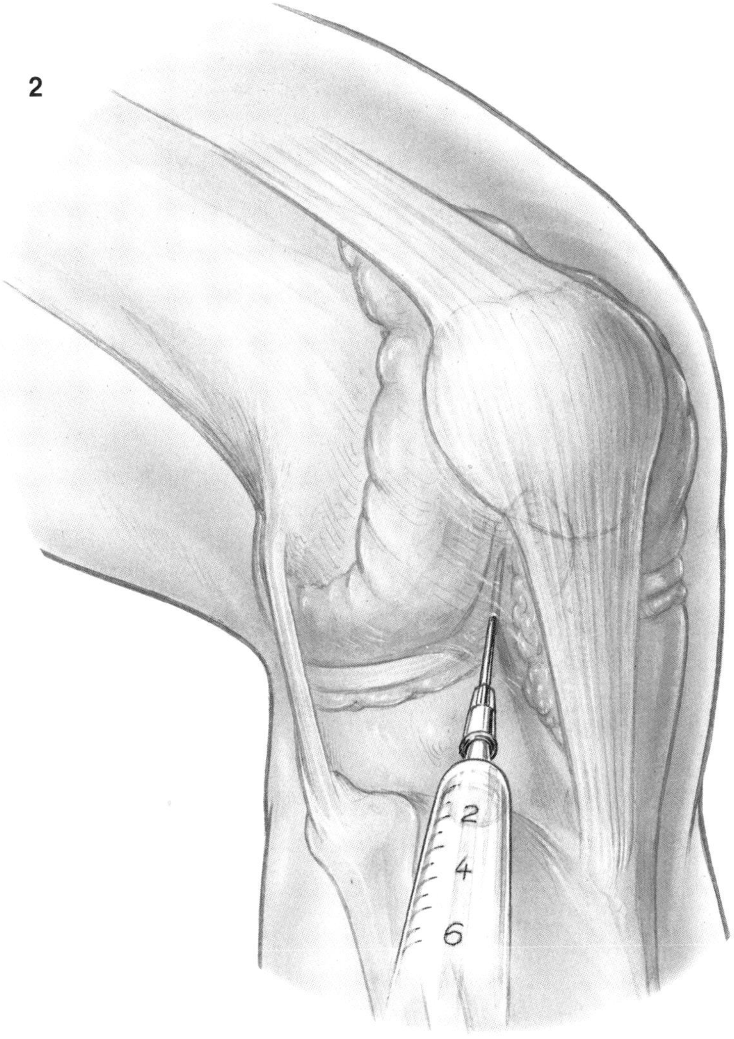

1 Wir punktieren von der Außenseite des *gestreckten* Kniegelenkes. Gliedmaße *entspannt* lagern. Die Einstichstelle liegt etwas oberhalb und hinter dem äußeren oberen Kniescheibenrand. Man erleichtert sich die Orientierung dadurch, daß man die Kniescheibe leicht hin und her verschiebt. Die Nadel (Stärke 1) wird ohne Zögern ungefähr in der Frontalebene in das Gelenk eingeführt. Die Flüssigkeit saugen wir mit einer 10-ml-Einmalspritze ab. Zur Entleerung der gefüllten Spritze wird bei Rechtshändern mit Daumen und Zeigefinger der linken Hand der Konus der Nadel erfaßt, wobei der linke Unterarm sich an der zu punktierenden Extremität abstützt. Durch vorsichtige drehende Bewegungen wird mit der rechten Hand die gefüllte Spritze abgezogen, entleert und wieder auf den Spritzenkonus aufgesteckt. Soll eine Analyse der Synovialflüssigkeit erfolgen, lassen wir uns eine frische Einmalspritze reichen. Gegen Ende der Punktion komprimiert man manuell den Gelenkraum und zieht die Nadel unter fortwährender Aspiration zurück, ohne zunächst die Gelenkhöhle zu verlassen. Hat sich nun auch die restliche Flüssigkeit entleert, wird die Nadel ruckartig aus den Weichteilen entfernt.

2 Zur Instillation eines Medikamentes kann auch die Technik nach Stähli angewandt werden:

Wir führen die Nadel bei ca. 60 Grad gebeugtem Kniegelenk *neben* dem Lig. patellae dicht oberhalb des Hoffaschen Fettkörpers in den vorderen äußeren Gelenkraum ein. Die ersten Millimeter vorsichtig instillieren! Falls die Nadelspitze in Weichteilen liegt, werden Schmerzen angegeben.

Diese Technik kann man anwenden, wenn vor der Instillation eines Medikamentes kein Gelenkerguß abpunktiert werden muß.

Anmerkung zu Abb. 1: Gelegentlich kann es vorkommen, daß korpuskuläre Elemente (z. B. Blutkoagel, Fibrinablagerungen oder abgeriebene Knorpelteilchen) eine Entleerung der Gelenkflüssigkeit mit dünner Punktionsnadel verhindern. Dann injizieren wir zunächst etwas Luft in das Gelenk und versuchen dabei, die Nadel durchgängig zu machen. Gelingt die Punktion trotzdem nicht, verwenden wir eine Nadel größeren Durchmessers.

Fehler und Gefahren

- Falsche Lagerung. Die Gliedmaße liegt nicht genügend entspannt und nicht vollständig gestreckt: Die Punktion ist schmerzhaft und technisch schwierig.
- Mangelhafte Asepsis und Antisepsis: Entzündliche Reizzustände mit Auftreten von leukozytenreichem Exsudat; purulente Synovialitis mit drohender Gelenkversteifung, Destruktion der Gelenkflächen, Osteomyelitis mit schwerer Allgemeinerkrankung (Sepsis).
- Punktion am falschen Ort und in falscher Richtung: Knorpelschäden, intraartikuläre Blutungen, Schmerzen.
- Flüssigkeitsansammlung wird nur unvollständig entleert.
- Injektion ungeeigneter Medikamente.
- Reizzustände werden bagatellisiert, Gelenkpunktat wird nicht morphologisch und bakteriell untersucht.
- Verzicht auf transarthroskopische oder offene Gelenkentleerung.

Weiterführende Literatur

Anders, G.: Gelenkpunktionen und intraartikuläre Injektionen in ambulanten orthopädischen Einrichtungen. Beitr. Orthop. Traum. 31 (1984) 419–425

Bernau, A.: Infektionsprophylaxe bei intraartikulären Injektionen. Orthop. Praxis 4 (1984) 260–270

Bernau, A.: Gelenkinjektionen 1985. Med. Orthop. Techn. 105 (1985) 71

Hausmann, B., R. Forst: Intrasynoviale Instillation von Kontrastmittel bei fehlerhafter Kniegelenkinjektion. Chir. Praxis 30 (1982) 491–496

Hausmann, B. R. Forst: Zum Einfluß von Anschliff und Durchmesser unterschiedlicher Kanülen auf das Perforationsverhalten bei der Kniegelenkspunktion. Orthop. Praxis 5 (1985) 367–370

Kaiser, H.: Techniken der Injektion. Selecta, Planegg bei München 1970

Möllmann, H., J. Polster, H. Knoche: Technik der intraartikulären Injektion. Schwarzeck, München 1974

Rompe, G. u. Mitarb.: Kommentar zur Durchführung intraartikulärer Injektionen und Punktionen (vom 18. 6. 1985) In: Informationen Berufsverband der Ärzte für Orthopädie e. V. Demeter, Gräfelfing 1985

Stähli, W.: Eine Punktionstechnik für das Kniegelenk. Praxis 51 (1962) 287

2

Arthroskopie und transarthroskopische Eingriffe

Die Arthroskopie erlaubt eine weitgehende Inspektion des Gelenkinnenraumes. Je nach Zugangsweg und Straffheit des Kapsel-Band-Apparates können jedoch bestimmte Bereiche im Gelenkinneren nicht oder nur teilweise besichtigt werden, wie z. B. die kapselnahen und submeniskealen Regionen der Hinterhörner am Außen- und Innenmeniskus. Diese »dunklen Zonen« lassen sich eingrenzen, wenn mehrere Zugangswege benutzt werden. Der zeitliche Aufwand ist dann entsprechend größer.

Die **Arthroskopie** hat sich als *diagnostische Methode* sehr bewährt und wird stationär oder ambulant ausgeführt. Zunehmend werden auch *transarthroskopische Operationen* vorgenommen.

Ausführliche Darstellungen der optischen Systeme, der erforderlichen Instrumente, der Zugänge sowie der Technik der Arthroskopie als diagnostische und operative Methode finden sich in Monographien und Tagungsberichten (s. Literaturverzeichnis).

Wir beschränken uns hier auf *grundsätzliche Hinweise:*

Diagnostische Arthroskopie

Indikationen

- Unklare Kniegelenkbeschwerden, die sich durch die übliche Diagnostik (klinische Untersuchung, Röntgenaufnahmen, Arthrographie) nicht abklären lassen. Probearthrotomie kann vermieden werden!
- Beurteilung des Gelenkinneren nach akuten Verletzungen (»Akutarthroskopie«). Nicht selten kann bei einem traumatisch entstandenen Bluterguß eine Verletzung des vorderen Kreuzbandes ohne »auffallende« Instabilität, eine Verletzung der Menisken oder ein Schaden an den knorpeligen Gelenkflächen festgestellt werden.
- Probeexzisionen aus der Gelenkschleimhaut.
- Verlaufskontrollen (z. B. bei Osteochondrosis dissecans oder Osteochondralfrakturen).
- Klärung einer Operationsindikation (z. B. bei der Chondropathia patellae).
- Photodokumentation, auch im Zusammenhang mit Begutachtungen.

(Relative) Kontraindikationen

- Erhebliche Bewegungseinschränkungen des Kniegelenkes mit intraartikulären Verwachsungen.
- Hautwunden in der Knieregion.

Allgemeine Hinweise

Es empfiehlt sich, die *Inspektion* des Kniegelenkes *systematisch* vorzunehmen. Bei einer Arthroskopie sollte stets der gesamte Gelenkinnenraum besichtigt werden. Neben eindeutig krankhaften und im Vordergrund stehenden Befunden können nämlich zusätzliche intraartikuläre Schäden vorliegen, wie z. B. Knorpel- oder Meniskusläsionen, Corpora libera oder eine Plica mediopatellaris.

Anästhesieformen

Der Eingriff kann in lokaler, regionaler oder allgemeiner Anästhesie vorgenommen werden.

Vor- und *Nachteile* der Arthroskopie in *Lokalanästhesie:*

- Geringe Allgemeinbelastung des Patienten; bewährtes Verfahren, das auch ambulant durchgeführt werden kann.
- Der Patient kann über den Befund sofort informiert werden. Falls notwendig, kann in gleicher Sitzung operiert oder ein geplanter Eingriff abgewandelt werden.
- *Nachteilig* kann das Miterleben der Situation im Operationsraum sein: Vorbereitung zur Anästhesie, Schwierigkeiten während der Operation bei engem Gelenkraum, Auftreten eines Weichteilemphysems oder -ödems, Ungeschick des Operateurs, technische Pannen im Operationsablauf, »Kommentare« des Operationsteams, Komplikationen wie z. B. iatrogene Knorpelschäden oder Schäden an den Instrumenten.

  Außerdem kann durch forcierte Ab- oder Adduktion des Unterschenkels eine schmerzbedingte Gegenspannung hervorgerufen werden, die das weitere Vorgehen erschwert. Schließlich muß man bei Arthroskopien in Lokalanästhesie auf eine Blutsperre verzichten.

Die *Vorteile* der Arthroskopie in *Allgemeinanästhesie* sind:

- Der Patient ist gut relaxiert und während des Eingriffs keinen psychischen Spannungen ausgesetzt.
- Es kann in Blutsperre gearbeitet werden. Damit liegen auch die besten Voraussetzungen für eine gute Sicht vor.

Blutsperre

Für die Verwendung einer Blutsperre spricht, daß Blutergüsse nach frischen Traumen oder Blutungen während des Eingriffes die Sichtverhältnisse (nach Gelenkspülungen) nicht stören. Ein Hautemphysem breitet sich nicht so schnell nach proximal aus und kann nach Beendigung oder Abbruch der Arthroskopie aus den Stichinzisionen ausgepreßt werden.

Bei schweren arteriellen Durchblutungsstörungen und nach rezidivierenden Thrombosen oder Thrombophlebitiden sollte allerdings auf eine Arthroskopie in Blutsperre verzichtet werden.

Lagerung

Es wird in Rückenlage arthroskopiert. Der Unterschenkel muß gut beweglich sein.

Zur Fixation des Oberschenkels sind spezielle Beinhalter oder seitlich am Operationstisch angebrachte Stützen empfohlen worden. Uns hat sich die seitliche Stütze bewährt, die dem Bein bei der Unterschenkelabduktion einen guten Gegenhalt bietet (Betrachtung der medialen Hälfte des Gelenkraumes, des oberen Rezessus und der Fossa intercondylaris). Die laterale Gelenkhälfte wird bei rechtwinklig gebeugtem Kniegelenk und außengedrehtem Oberschenkel mit aufliegender Fersenaußenseite beurteilt.

Instrumentarium

Von der Industrie wird eine Vielzahl spezieller Instrumente empfohlen, die besonders die Durchführung transarthroskopischer Operationen erleichtern soll. Die Entwicklungen sind noch nicht abgeschlossen. Der Operateur wird mit zunehmender Erfahrung mit wenigen Instrumenten auskommen.

Vor dem Einsetzen der Instrumente (Zangen, Tasthaken, Meniskotome, rotierende Abrasionsmesser) bringen wir eine längere Injektionskanüle ein und prüfen zunächst den besten Zugangsweg. Ungünstige und mangelhafte Plazierung der Instrumente erschwert ihre Handhabung sehr.

Bei der diagnostischen Arthroskopie sollte stets eine Tastsonde benutzt werden, um die Unterfläche und die Hinterhörner der Menisken (»underside lesion«) sowie die Festigkeit der Kreuzbänder und die Konsistenz der Knorpelüberzüge zu prüfen.

Sehr empfehlenswert ist das Arbeiten mit einer »Fernsehkette« unter Verwendung der Gliederoptik nach Wittmoser:

- Das Gesicht des Operateurs kommt so aus der Nähe der Optik heraus (Sterilitätsgewinn),
- der Assistent kann dem Eingriff folgen und gezielt mitarbeiten,
- ein erfahrener Assistent kann die Optik führen, damit der Operateur beide Hände zum Instrumentieren frei hat (transarthroskopische Operation),
- Befund und Therapie können leicht dokumentiert werden (Videoband).

Füllungsmedium: Der Gelenkraum wird mit Flüssigkeit oder Gas ausgefüllt, um ihn zu erweitern. Danach lassen sich die Binnenstrukturen beurteilen.

	Vorteil	Nachteil
Luft:	Bild brillanter, keine Benetzung des Operationsfeldes	Druckverlust bei mehreren Inzisionen, Schmerz bei CO_2-Emphysem, schlechteres Bild bei Blutbeimengungen
Flüssigkeit:	Permanente Gelenkspülung (Entfernung von Blut, Partikeln usw.)	Bild nicht so scharf, »Aquarium-Effekt« (Befunde erscheinen überdimensioniert)

Für die *transarthroskopischen Operationen* hat sich zunehmend die Verwendung von *Flüssigkeit* durchgesetzt. Es kann jedoch auch ein Vorteil sein, bei »schlechten« Sichtverhältnissen (ausgeprägte Synovitiden, hypertropher Hoffascher Fettkörper) während der Arthroskopie von Flüssigkeit auf Luft zu wechseln, da sich durch Fortfall der im Gelenkraum flottierenden Strukturen die Sicht wesentlich bessert!

Wundverschluß

Ist die Arthroskopie beendet, werden die Inzisionen genäht oder mit sterilen Klebestreifen verschlossen. Steriler Verband. Leichte elastische Kompression um das Kniegelenk. Die Gliedmaße kann noch am Tage des Eingriffes belastet werden.

Transarthroskopische Operationen

Die Entwicklung transarthroskopischer Operationen ist noch in vollem Gange. Die Eingriffe sind in technischer Hinsicht sehr anspruchsvoll!

Den großen Vorteilen, nämlich der wesentlich geringeren postoperativen Morbidität und vielfach ambulanten oder nur kurzfristig stationär möglichen Operationen stehen einige Nachteile, wie größere technische Anforderungen, gegenüber. Sie nehmen mit zunehmender Erfahrung des Operateurs ab. Ein eingespieltes Team, geeignete Instrumente und die perfekte Beherrschung der Arthroskopie sind *unumgängliche Voraussetzungen*. Während der Spiegelung sollten das Gelenk immer vorsichtig umgelagert und die Instrumente sehr einfühlsam gehandhabt werden. Dem Anfänger sind Übungen am Phantom oder die Instruktion in Arthroskopiekursen zu empfehlen.

Aus bisherigen Erfahrungen ergeben sich folgende *Indikationen:*

- Probeexzision aus der Gelenkschleimhaut.
- Entfernung freier Gelenkkörper.
- Abtragung einer Plica synovialis mediopatellaris.
- Meniskektomien (besonders günstig bei hinteren Lappenrissen und Korbhenkelläsionen!).
- Durchtrennung von störenden Narbensträngen.
- Entfernung von Spickdrähten oder kleinen Schrauben, die zur Fixation eines osteochondrotischen Herdes oder eines osteochondralen Fragmentes dienten.

Bei zu langer Operationsdauer oder größeren technischen Schwierigkeiten sollte man sich nicht scheuen, den Eingriff schneller und gewebeschonender durch eine Arthrotomie fortzusetzen!

Die operative Arthroskopie erfährt in letzter Zeit eine sehr rasche Ausbreitung, so daß einige *kritische Anmerkungen* angebracht sind:

Bestimmte Eingriffe, wie z. B. die Entfernung freier Körper, Probeexzision aus der Gelenkschleimhaut oder die Resektion hinterer Lappenrisse der Menisken können auch weniger geübte Operateure ausführen. Anspruchsvollere Operationen, wie die Entfernung der Meniskuszirkumferenz, Meniskusnähte oder Synovektomien gehören aber in die Hand von Spezialisten.

Im neueren Schrifttum werden transarthroskopische Einkerbungen am Retinaculum extensorum laterale (Operation nach Viernstein) mit dem Elektromesser, Repositionen von knöchernen Ausrissen der Eminentia intercondylaris, Entfernung lateraler Scheibenmenisken und Lösungen von Verwachsungen im oberen Rezessus bei Kontrakturen beschrieben. In Anbetracht der Tatsache, daß derartige Eingriffe bisher nur an wenigen Kliniken vorgenommen werden und die Entwicklung dieser neuen Techniken nicht abgeschlossen ist, möchten wir den Leser, der an weiteren Details interessiert ist, auf die Monographien im Literaturverzeichnis hinweisen. Wir sind davon überzeugt, daß *transarthroskopische Eingriffe in Zukunft an Bedeutung gewinnen werden.*

Inzwischen wird aber auch von transarthroskopischen Operationsindikationen und -techniken berichtet, die sehr *problematisch* oder gar *abzulehnen* sind. Wir meinen z. B. Knorpelglättungen als symptomatische Maßnahmen bei deutlichen unikondylären Arthrosen infolge von Achsenfehlstellungen oder beim Lateralisationssyndrom. Umstritten sind auch transarthroskopische Kreuzbandplastiken. Bei der Ausweitung der operativen Arthroskopie tauchen Gesichtspunkte der Seriosität mancher Maßnahmen auf. Da und dort werden, leider auch mit Hilfe der Medien, Äußerungen und Forderungen laut, die den nicht so erfahrenen Operateur unsicher machen, ob er eine partielle Meniskektomie noch auf konventionellem Wege vornehmen »darf«. Diesen Tendenzen sollte entgegengetreten werden.

Weiterführende Literatur

Benedetto, K. P., W. Glötzer, G. Sperner: Die Bedeutung der Akutarthroskopie für die Verifizierung der frischen isolierten Kreuzbandruptur. Akt. Traumatol. 14 (1984) 227–231

Blauth, W., K. Donner: Arthroskopie des Kniegelenkes. Thieme, Stuttgart 1979

Dandy, D. J.: Arthroscopic Surgery of the Knee. Churchill Livingstone, Edinburgh 1981

Dashefsky, J. H.: The meniscal shadow sign in the arthroscopic diagnosis of rupture of the anterior horn of the medial meniscus. Orthop. Rev. 7 (1978) 67–71

Dehaven, K. E.: Diagnosis of acute knee injuries with hemarthrosis. Amer. J. Sports Med. 8 (1980) 9–14

Eikelaar, H. R.: Arthroscopy of the Knee. Diss., Groningen 1975

Eriksson, E., M. Denti: L'arthroscopia diagnostica e chirurgica della spalla e del gomito. Ital. J. Sports Med. 7 (1985) 165–188

Gillies, J. H., D. Seligson: Precision in the diagnosis of meniscal lesions: a comparison of clinical evaluation, arthrography, and arthroscopy. J. Bone Jt. Surg. 61 A (1979) 343–346

Gillquist, J.: Arthroskopie des Kniegelenkes – Möglichkeiten und Grenzen. Prakt. Sport-Traumatol. Sportmed. 1 (1985) 8–12

Gillquist, J., G. Hagberg, N. Oretorp: Arthroscopic examination of the postero-medial compartment of the knee joint. Int. Orthop. (SICOT) 3 (1979) 13–18

Glinz, W.: Diagnostische Arthroskopie und arthroskopische Operationen am Kniegelenk. Huber, Bern 1979

Hamberg, P., J. Gillquist, J. Lysholm: A Comparison between arthroscopic meniscectomy and modified open meniscectomy. J. Bone Jt. Surg. 66 B (1984) 189–192

Henche, H. R.: Die Arthroskopie des Kniegelenkes. Springer, Berlin 1978

Hershman, E., B. Nisonson: Arthroscopic meniscectomy: A follow-up report. Amer. J. Sports Med. 11 (1983) 253–257

Hofer, H.: Fortschritte in der Arthroskopie. Enke, Stuttgart 1985

Ireland, J., E. L. Trickey, D. J. Stoker: Arthroscopy and arthrography of the knee. J. Bone Jt. Surg. 62 B (1980) 3–6

Johnson, L. L.: Comprehensive Arthroscopic Examination of the Knee. Mosby, St. Louis 1977

Joyce, J. J.: Symposium on Arthroscopy. Orthop. Clin. North Amer. (1979)

Löhnert, J., J. Raunest: Arthroskopische Meniskuschirurgie. Chir. Praxis 34 (1985) 41–49

Lysholm, J., J. Gillquist: Arthroscopic meniscectomy in athletes. Amer. J. Sports Med. 11 (1983) 436–438

Mariani, P. P., J. Gillquist: The blind spots in arthroscopic approaches. Int. Orthop. 5 (1981) 257–264

Noyes, F., R. W. Bassett, E. Grood, D. L. Butler: Arthroscopy in acute traumatic hemarthrosis of the knee. J. Bone Jt. Surg. 62 A (1980) 687–695

Shahriaree, H.: O'Connor's Textbook of Arthroscopic Surgery. Lippincott, Philadelphia 1984

Sprague, N.: Operative arthroscopy. Clin. Orthop. 167 (1982) 2–91

Watanabe, M., S. Takeda, H. Ikeuchi: Atlas of Arthroscopy, 3. ed. Igaku-Shoin, New York; Springer, Berlin 1979

3

Operationen der Bursen, Ganglien und Poplitealzysten

Bursen

In der Umgebung des Kniegelenkes kommen zahlreiche Schleimbeutel vor (Abb. **1a** und **b**). Sie liegen gewöhnlich über exponierten Knochenbezirken sowie zwischen Sehnen- oder Bandstrukturen und variieren in ihrer Anzahl, Form und Größe. Sie können Orte akuter oder chronischer Entzündungen sein. Davon sind vor allem die Bursa prae- und infrapatellaris betroffen.

Bei einer **akuten Bursitis** sollte man mit der *Operationsindikation* zunächst zurückhaltend sein. Der Inhalt des Schleimbeutels wird punktiert und bakteriologisch untersucht. Ein Antibiogramm ist zu veranlassen. Das Gelenk wird ruhiggestellt und antiphlogistisch behandelt. Handelt es sich aber um *eitrige* oder *phlegmonöse, hoch fieberhafte* Entzündungen, darf mit einer operativen Behandlung *nicht* gezögert werden: Die Bursa wird breit inzidiert und drainiert. Gegebenenfalls muß auch das Gewebe in der Umgebung durch Inzisionen entlastet werden. Stets sind die vorübergehende Fixation des Gelenkes im Gipsverband und eine gezielte antibiotische Behandlung erforderlich.

Akute Bursitiden gehen manchmal in chronische über; es können aber auch von Anfang an **chronische Verlaufsformen** vorliegen, wie z. B. bei ständigen mechanischen Irritationen eines Schleimbeutels oder bei rheumatischen Prozessen. Hier sehen wir eine **Operationsindikation** zur Schleimbeutelexstirpation im allgemeinen dann, wenn es durch konservative Maßnahmen einschließlich mehrmaliger Punktionen nicht gelungen ist, eine Heilung herbeizuführen. Bei Bursitiden in der Umgebung von Implantaten (z. B. Schraubenköpfen) klingen Reizzustände erst nach Entfernung der Fremdkörper ab.

Ganglien

Ganglien kommen vorwiegend in der *Kniekehle,* und zwar auf der Medialseite des Gelenkes, im Bereich der Semimembranosussehne, der Sehnen des Pes anserinus und des medialen Seitenbandes vor. Sie sitzen als prallelastische, mit fadenziehender, gallertiger Flüssigkeit gefüllte Gebilde der Gelenkkapsel, den Sehnenansätzen und Sehnenscheiden auf, können ihren Ursprung aber auch zwischen Fasern des Seitenbandes nehmen. Der Ganglienstiel kann, wie bei Handgelenksganglien, zu einem Gewebssockel führen, der zystisch verändert ist und deshalb bei der Operation mit entfernt werden muß. Ganglien an der *Knieaußenseite* stehen meist mit einem degenerativ veränderten *Außenmeniskus* in Verbindung (diese Formen sind auf S. 8.20f. abgehandelt).

Die *Operation* ist bei Beschwerden, aber auch allein aus diagnostischen Gründen *angezeigt.*

Poplitealzysten

Unter dem Begriff »Poplitealzysten« sollen aus didaktischen Gründen *flüssigkeitsgefüllte Hohlraumbildungen der Kniekehle* zusammengefaßt werden, die Ausstülpungen von Schwachstellen der hinteren Gelenkkapsel oder erweiterte Schleimbeutel mit oder ohne Verbindung zum Gelenkraum darstellen. Sie treten häufig im Rahmen chronischer entzündlicher Gelenkprozesse mit rezidivierenden Ergüssen auf (sog. Baker-Zysten). Prädilektionsstellen sind Kapselbereiche, Bereiche des medialen Femurkondylus oder die Region der Popliteussehne.

Der Palpationsbefund kann über die wirkliche Ausdehnung einer Zyste täuschen: Es sind sackförmige Ausstülpungen bis in die Nähe des oberen Sprunggelenkes beschrieben worden. Bei Zysten mit Verbindung zum Gelenkraum unterscheidet Rauschning *idiopathische Formen,* die keine intraartikulären, pathologischen Veränderungen, jedoch einen Ventilmechanismus (Valvula) aufweisen und mit stark visköser Flüssigkeit gefüllt sind, von *symptomatischen* ohne Ventilmechanismus, häufig aber mit pathologischen Veränderungen im Gelenkinnenraum, wie z. B. chronischer Synovitis. Die letzteren sollten stets in Verbindung mit einer Gelenkrevision entfernt werden. Zur präoperativen Abklärung empfiehlt sich eine Arthrographie oder Kontrastmitteldarstellung der Zyste. Diese Untersuchungsmethoden können auch über einen Ventilmechanismus am Zystenstiel Aufschluß geben.

Die **operative Entfernung** der Zyste ist *angezeigt,* wenn Beschwerden, wie Kniekehlen- oder Wadenschmerzen, bestehen und die Geschwulst zunimmt. Bei Zysten im Gefolge chronisch-rheumatischer Gelenkentzündungen sollte auch die erkrankte Gelenkschleimhaut mit entfernt werden (Technik der Synovektomie s. S. 5.3f.).

Die *Ruptur* einer Poplitealzyste stellt zuweilen ein akutes Ereignis dar und kann differentialdiagnostische Probleme bieten (tiefe Venenthrombose).

In Anbetracht der Vielfalt der Erscheinungen beschränken wir uns auf **Beispiele charakteristischer Operationsmethoden.**

Alle Eingriffe bei chronischen Bursitiden, Ganglien und Poplitealzysten werden in *Blutleere* ausgeführt. Die *Lagerung* des Patienten richtet sich nach dem Hauptsitz und dem Ursprung der Veränderungen.

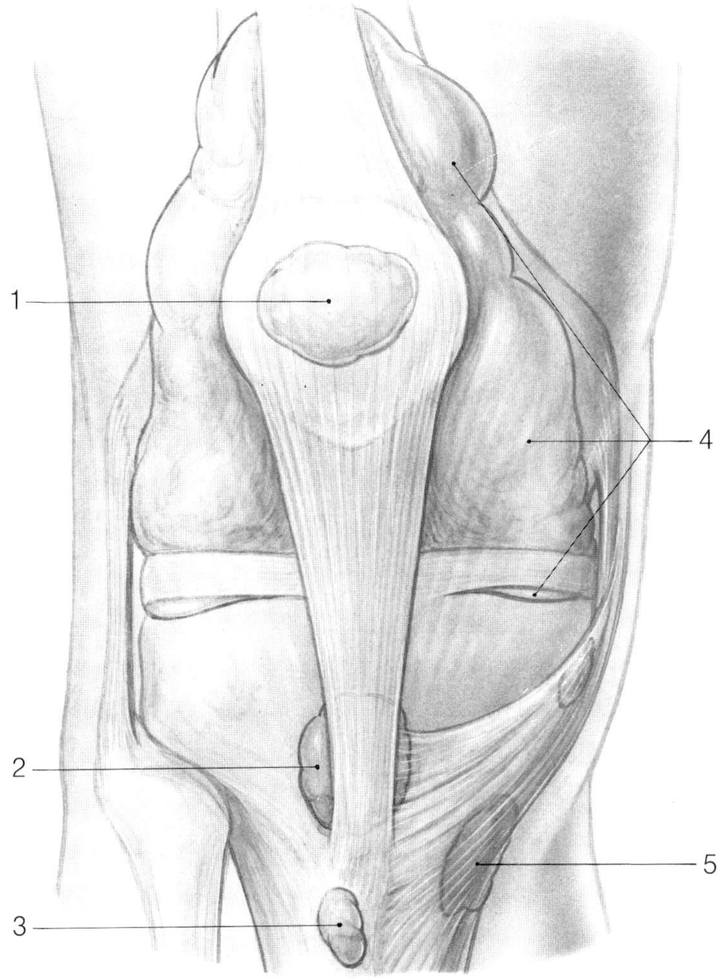

1 a Topographie der häufigsten Schleimbeutel auf der Knievorderseite.

1 Bursa praepatellaris
2 Bursa infrapatellaris
3 Bursa subcutanea tuberositatis tibiae
4 Membrana synovialis
5 Bursa anserina

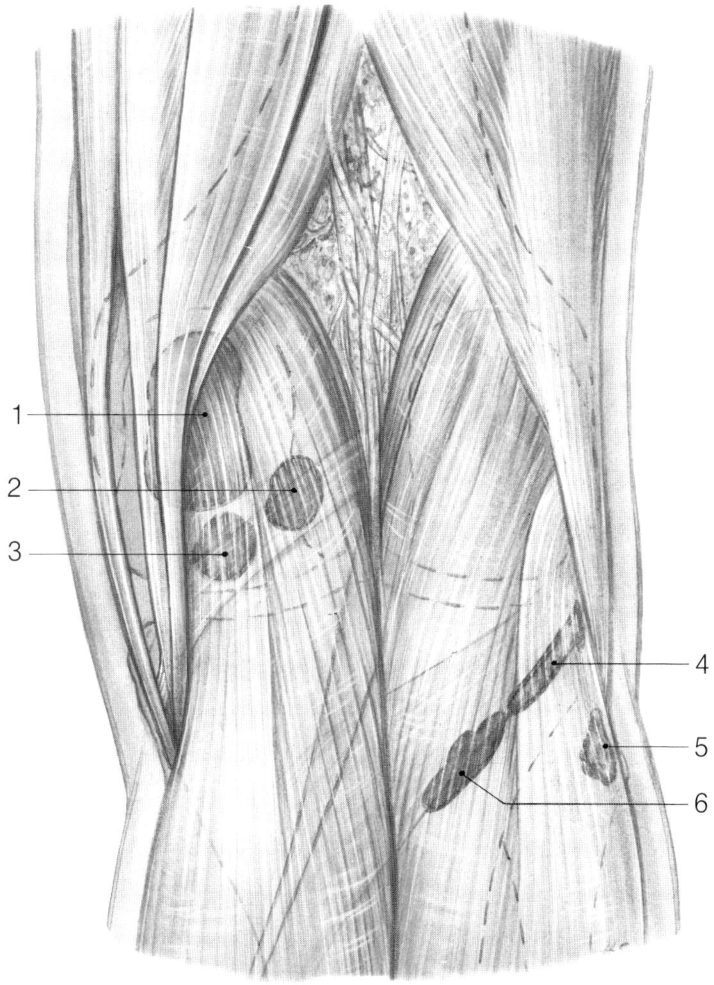

1 b Topographie der häufigsten Schleimbeutel auf der Rückseite des Kniegelenkes.

1 Bursa m. gastrocnemiosemimembranosa
2 Bursa m. gastrocnemii medialis
3 Bursa semimembranosi lateralis
4 Recessus subpopliteus
5 Bursa subtendinea m. bicipitis femoris
6 Bursa m. poplitei

Bursektomien

Technik (Abb. **2–4**)

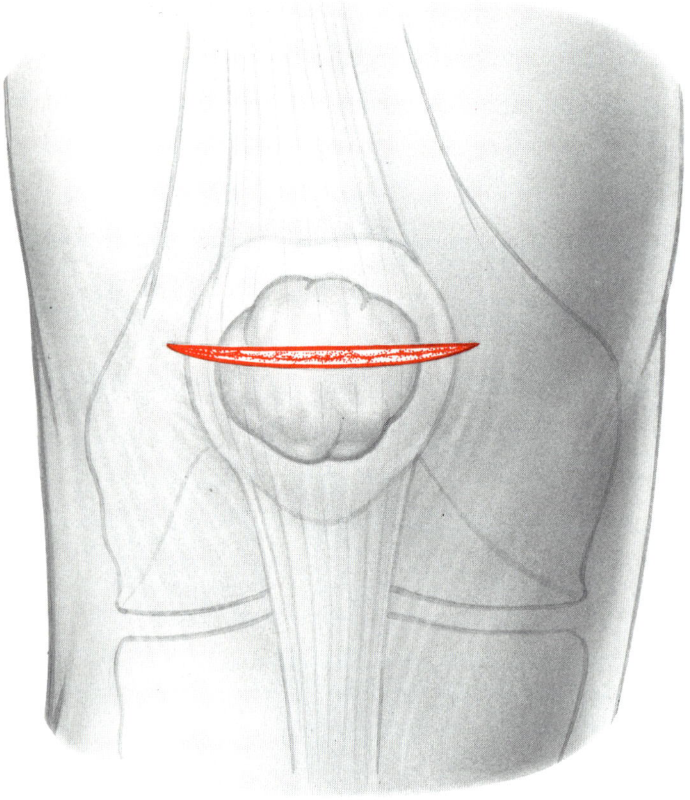

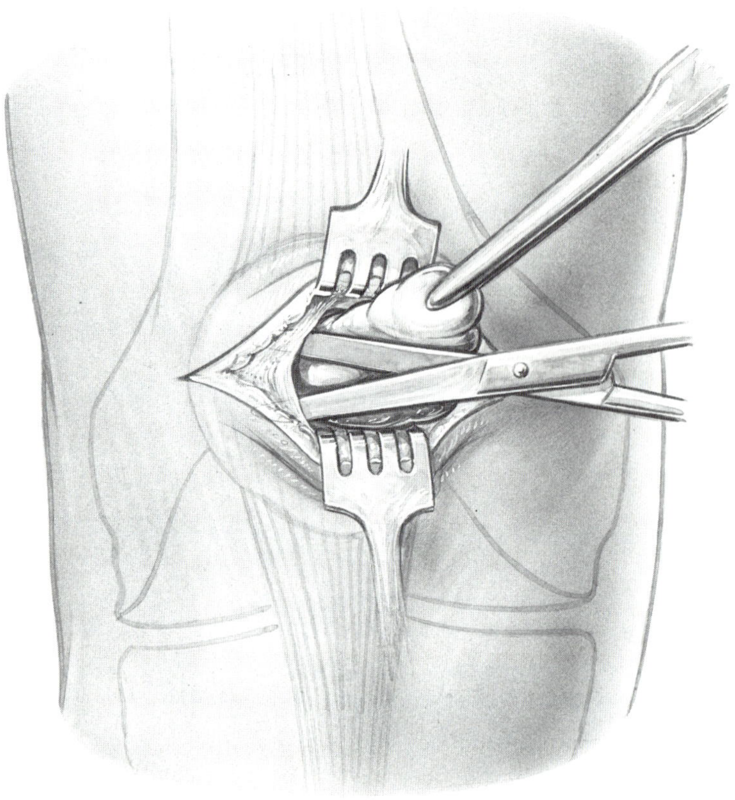

2 Inzision zur Entfernung der Bursa praepatellaris. Die quere Hautinzision führt zu einer guten Übersicht und schönen Narbe.

3 Nach Durchtrennung der Haut und der dünnen Subkutis wird die Außenwand der Bursa vorsichtig mit einem Skalpell oder einer Schere freipräpariert und auf der Patella abgetragen. – Bakteriologische Untersuchung des Burseninhaltes. Subtile Blutstillung. Redon-Drainage. Hautnaht.

4

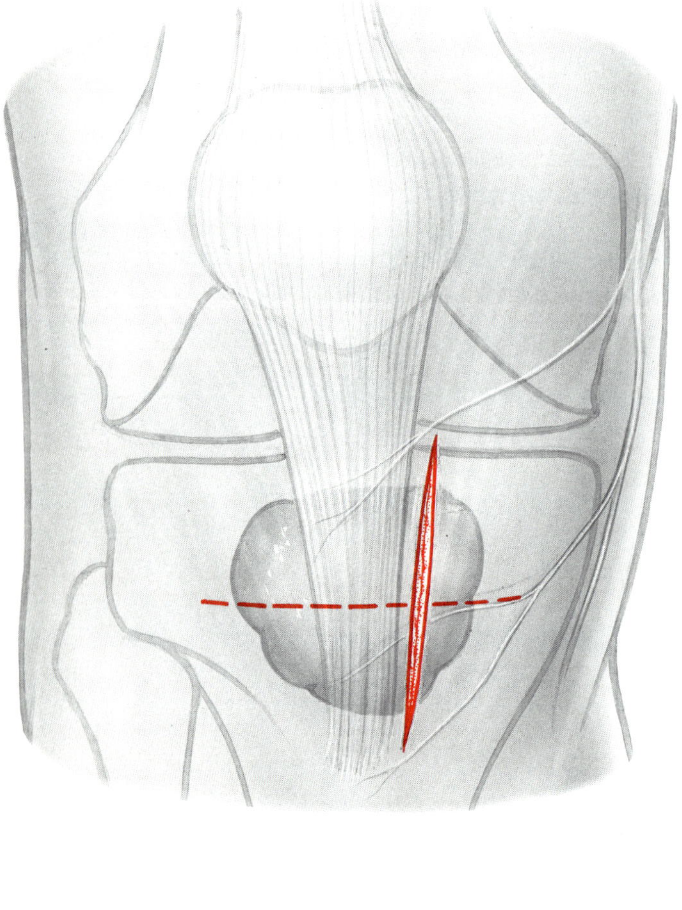

4 Schnittführung zur Entfernung einer Bursa infrapatellaris. Bei der Präparation sollte auf Äste des R. infrapatellaris geachtet werden. Die quere Inzision (gestrichelte Linie) gibt eine gute Übersicht.

Postoperative Behandlung

Leichter Kompressionsverband. Das Gelenk wird vorübergehend in einer Kniemanschette fixiert. Entfernung der Redon-Drainage nach spätestens 48 Stunden, der Fäden nach ca. 8–10 Tagen.

Exstirpation eines Ganglions an der Knieinnenseite (Lig. collaterale mediale)

Lagerung

Kniegelenk ca. 40–60 Grad gebeugt. Gliedmaße im Hüftgelenk gebeugt und stark außenrotiert.

Technik (Abb. **5–8**)

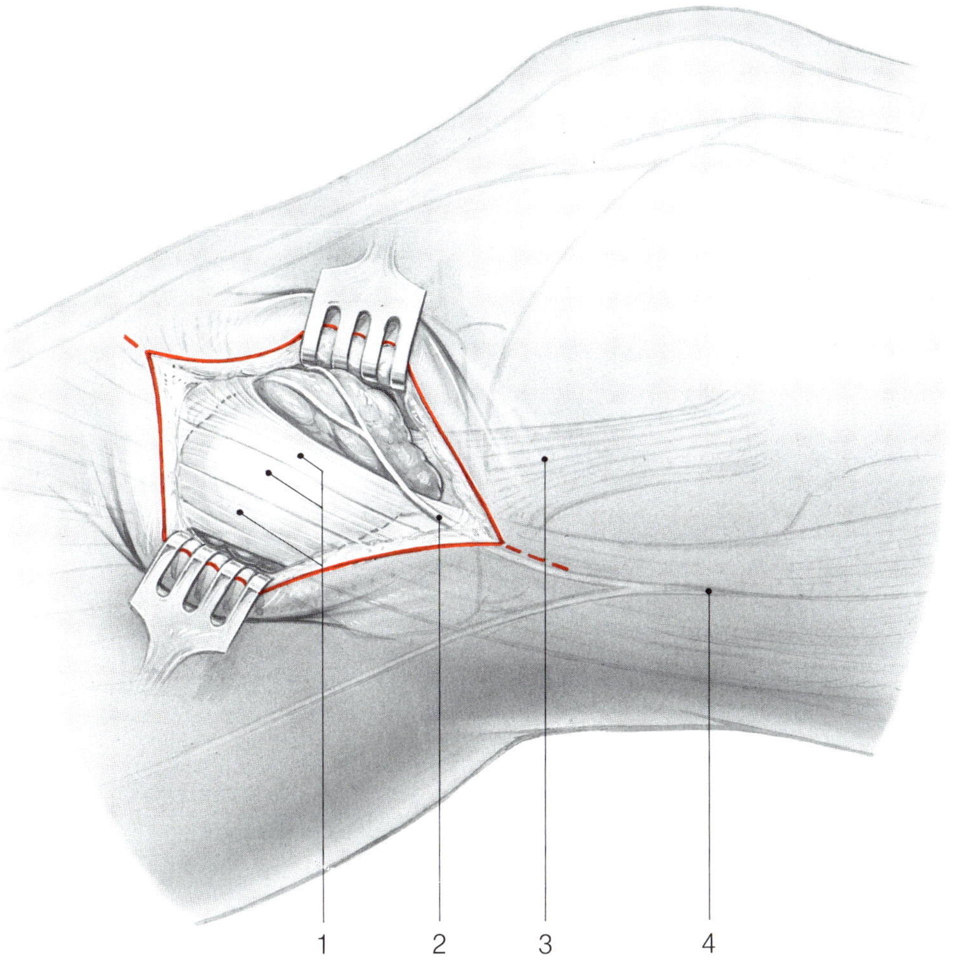

5 Haut und Subkutis werden über der Geschwulst inzidiert. Der Schnitt verläuft etwa parallel des proximalen Randes der Pes-anserinus-Sehnen. Der R. infrapatellaris wird zur Seite wegpräpariert. Je nach Ausdehnung des Ganglions muß die Inzision nach proximal und/oder distal erweitert werden.

1 Pes anserinus
2 R. infrapatellaris
3 Lig. collaterale mediale
4 N. saphenus

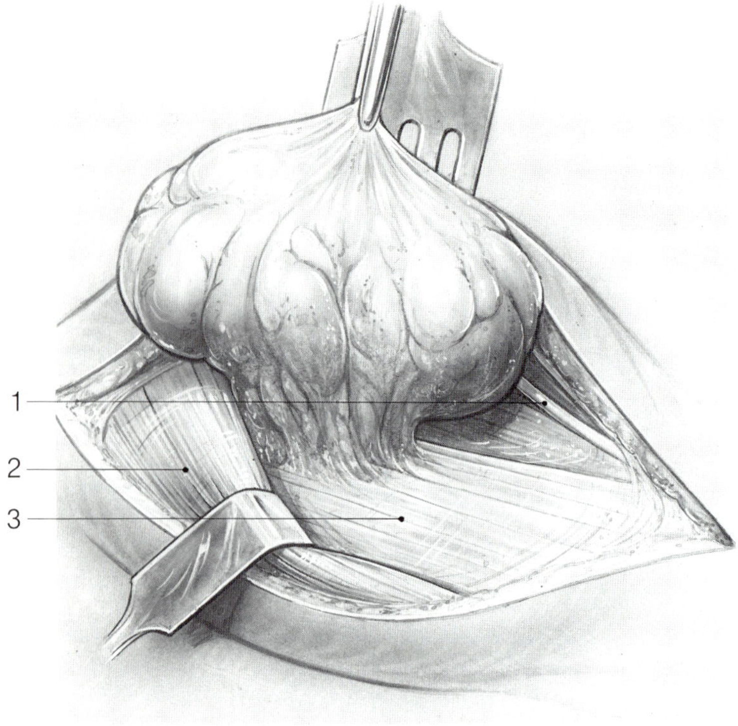

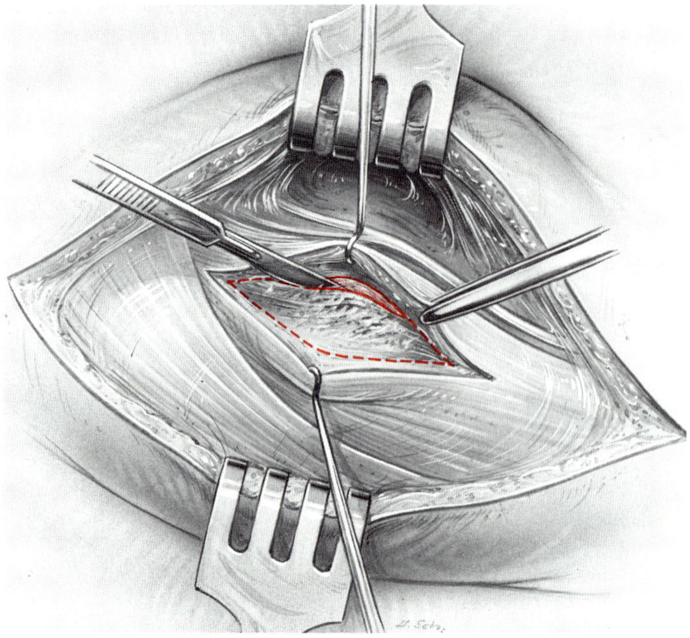

6 Der R. infrapatellaris ist nach vorn wegpräpariert. Die Geschwulst sitzt breitbasig dem Pes anserinus und dem Seitenband auf und wird vorsichtig abpräpariert. Man durchtrennt das umliegende Gewebe teils scharf, teils stumpf. Nach und nach wird der Stiel des Ganglions erreicht. Er sitzt zwischen den Fasern des Lig. collaterale tibiale und wird hier abgetrennt. Das Kniegelenk sollte in dieser Operationsphase stärker gebeugt werden.

1 R. infrapatellaris
2 Pes anserinus
3 Lig. collaterale mediale

7 Nach Entfernung der Geschwulst werden die Fasern des Seitenbandes präpariert und mit feinen Einzinkerhäkchen aufgehalten. Die Basis des Ganglions (Gewebssokkel) kann nun in toto entfernt werden (gestrichelte Linie).

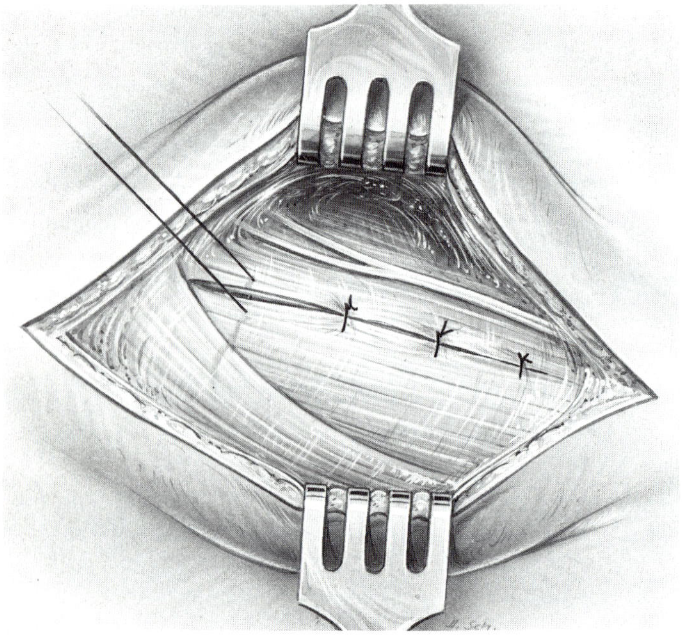

8 Die Lücke im Seitenband wird mit atraumatischen Nähten verschlossen. Redon-Drainage, Hautnaht.

Postoperative Behandlung

Leichter Kompressionsverband. Das Gelenk wird bis zum Abklingen der Wundschmerzen mit einer Manschette oder Schiene fixiert. Nach wenigen Tagen kann zunehmend bewegt werden. Die Drainage entfernen wir spätestens nach 48 Stunden, die Fäden nach ca. 8–10 Tagen.

Fehler und Gefahren

- Durchtrennung des R. infrapatellaris des N. saphenus: Sensibilitätsstörungen, schmerzhaftes Neurom.
- Das Ganglion wird bereits in einer frühen Operationsphase perforiert: Der gallertige Inhalt fließt aus. Die Präparation kann erschwert sein.
- Ganglionstiel und -basis werden nicht radikal exzidiert: Rezidiv.
- Das Seitenband wird nicht in Faserrichtung präpariert und nicht mit feinen, atraumatischen Fäden adaptiert: postoperative Instabilität.

Exstirpation eines Ganglions im medialen hinteren Gelenkbereich *(»Semimembranosusganglion«)*

Lagerung

Die Gliedmaße liegt im Hüftgelenk gebeugt und außenrotiert; Unterschenkel in mittlerer Beugestellung. Breitet sich das Ganglion zur Kniekehle hin aus, empfiehlt sich stärkere Seit- oder *Bauchlagerung*. (*Kniekehlenganglien* werden *grundsätzlich in Bauchlage* operiert, wobei wir bogenförmig, ähnlich wie beim Zugang zur hinteren Synovektomie oder zur Operation einer Poplitealzyste – s. S. 3.9 – inzidieren. Wir haben diese operative Technik nicht dargestellt, weil sie dem Vorgehen bei den oben genannten Krankheitsbildern entspricht.)

Technik (Abb. **9–11**)

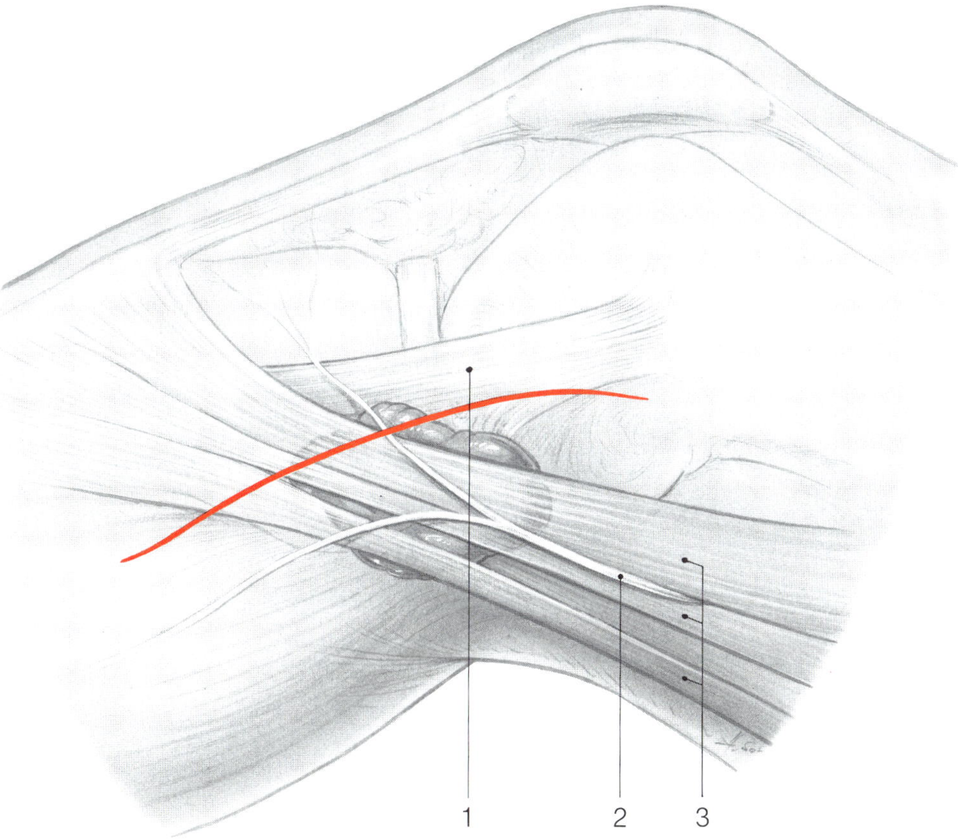

1 Lig. collaterale mediale
2 N. saphenus
3 Pes anserinus

9 Hautinzision. Der Schnitt verläuft dicht hinter dem Epicondylus medialis leicht bogenförmig abwärts und endet unterhalb des Kniegelenkes am Unterrand des Pes anserinus hinter den Längsfasern des medialen Seitenbandes. Der zwischen den Sehnen des M. sartorius und M. gracilis hervortretende N. saphenus zieht auch mit seinem R. infrapatellaris über die Geschwulst. Beide Nerven werden freipräpariert. Bei stärkerer Unterschenkelbeugung werden die Sehnen des Pes anserinus nach hinten weggehalten.

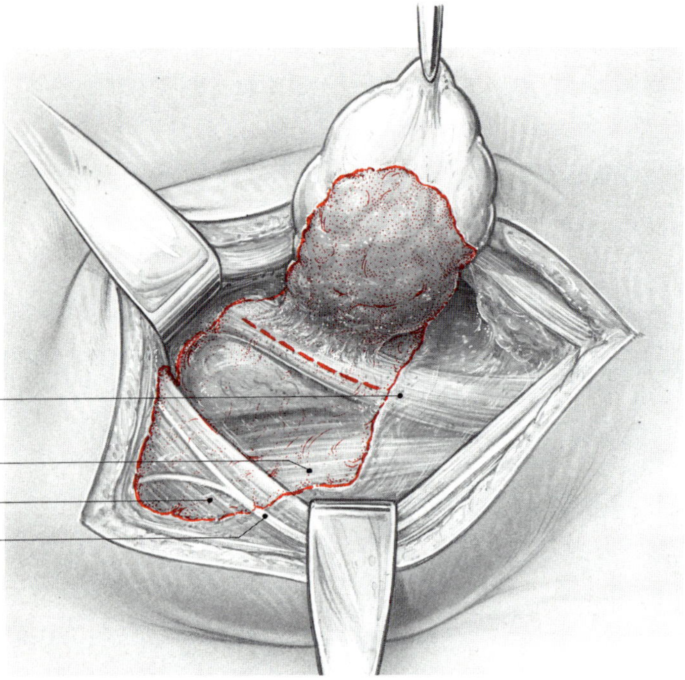

10 Das Ganglion sitzt der Faszie des M. gastrocnemius auf und wird von ihm schrittweise abpräpariert. Der Ganglionstiel zieht zur Sehnenscheide des M. semimembranosus.

1 Tendo m. semimembranosi
2 M. gastrocnemius
3 Pes anserinus
4 N. saphenus

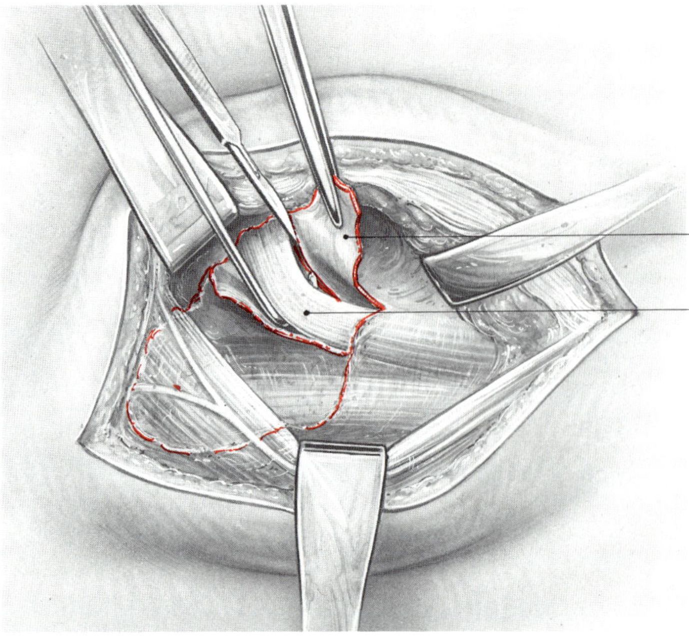

11 Der Stiel ist abgetragen, die Sehnenscheide des M. semimembranosus eröffnet. Wir halten die Sehne zur Seite und exzidieren die Sehnenscheide mitsamt dem umliegenden Bindegewebe. Redon-Drainage, Wundverschluß.

1 Vagina tendinum m. semimembranosi
2 Tendo m. semimembranosi

Postoperative Behandlung, Fehler und Gefahren

Siehe S. 3.11

Exstirpation einer Poplitealzyste ⇨

Lagerung
Bauchlage.

Technik (Abb. **12–16**)

12

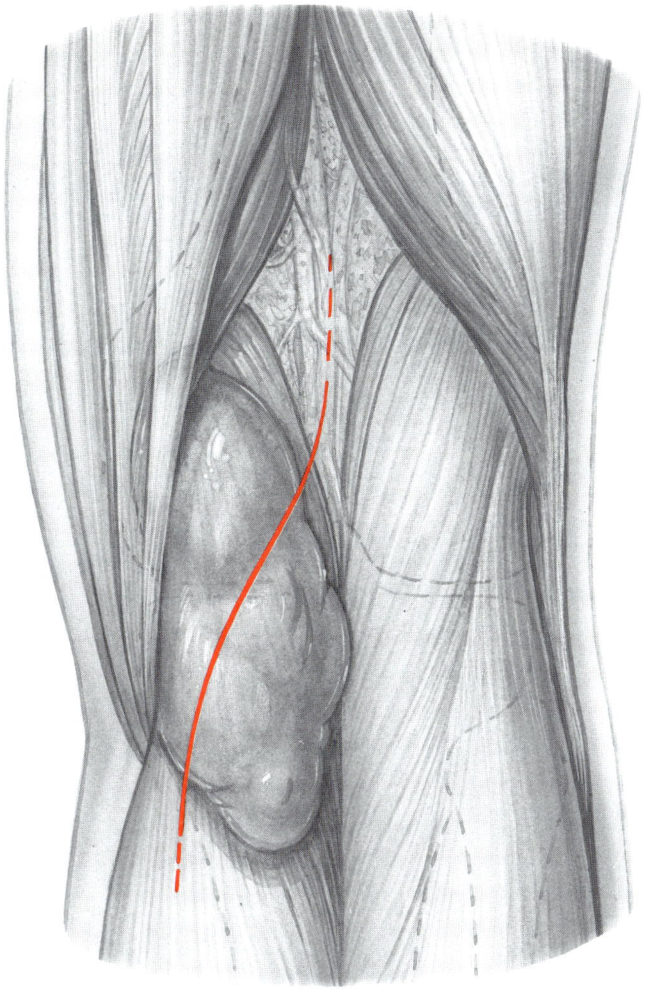

13

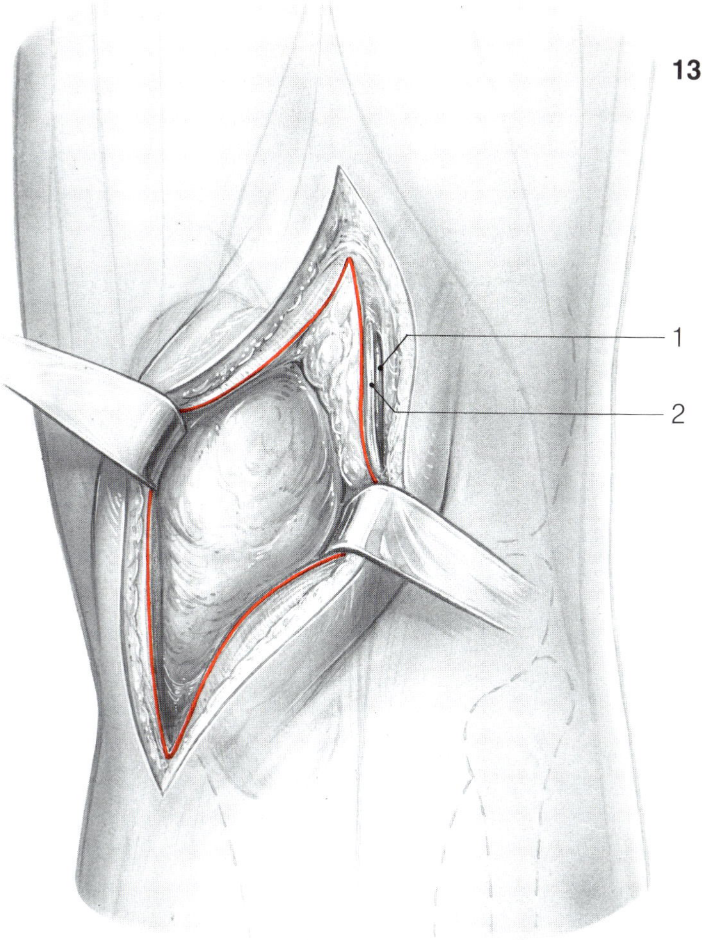

12 Die Haut wird bogenförmig schräg über dem Tumor inzidiert. Der Schnitt kann ohne Schwierigkeiten nach proximal und distal verlängert werden.

13 Die Kniekehlenfaszie wird mit 2 Pinzetten angehoben und über einer Kocher-Rinne durchtrennt. Die oberflächlichen Gefäße und Nerven halten wir mit einem Langenbeck-Haken nach lateral.

1 V. saphena parva
2 N. suralis

14

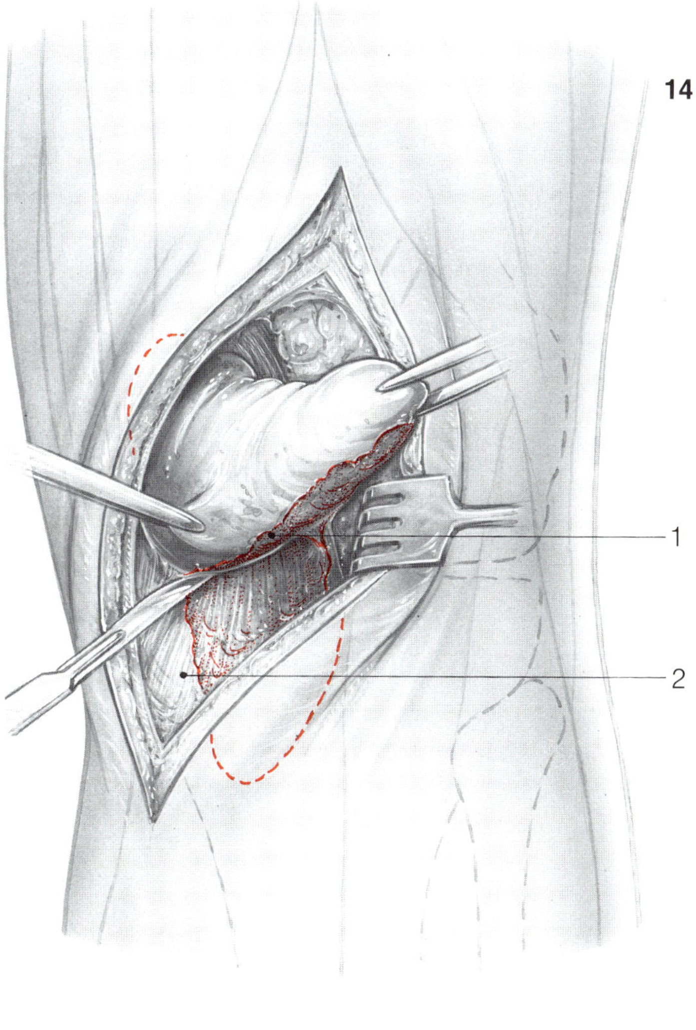

14 Die Zyste wird zunächst an ihrem unteren Rand vorsichtig vom Muskelbauch des M. gastrocnemius abgelöst. Man muß dabei oft die Muskelfaszie oberflächlich mit entfernen, um eine vorzeitige Perforation der Ganglionwand zu vermeiden. Die Zyste wird vorsichtig von der Unterlage weggehalten, so daß die unter leichter Spannung stehenden, perikapsulären Fasern mühelos durchtrennt werden können.

1 Fascia m. gastrocnemii
2 M. gastrocnemius, Caput mediale

15

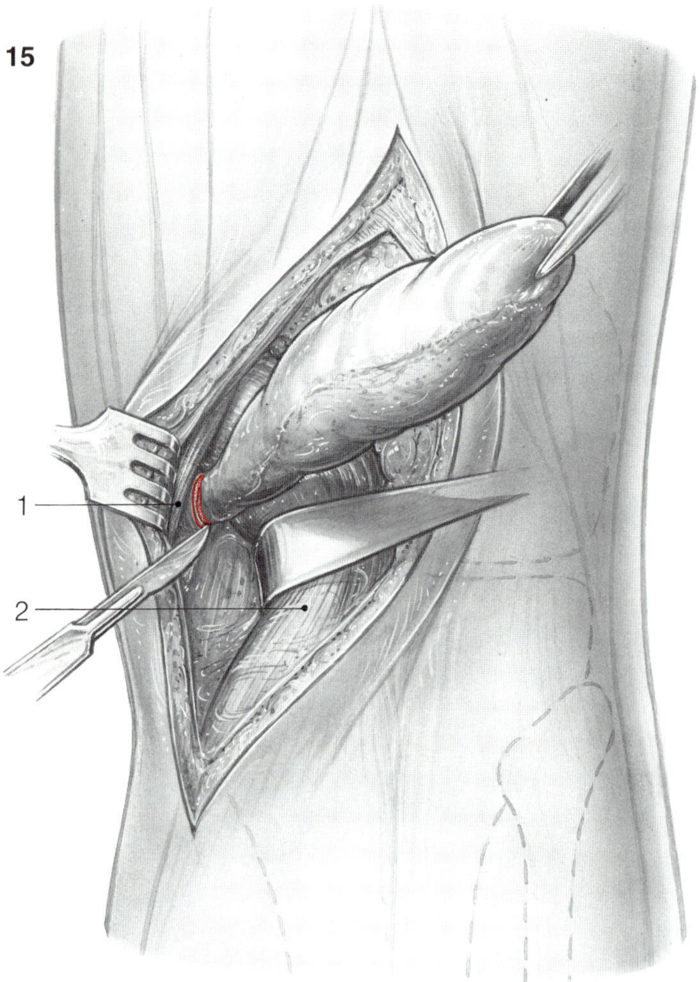

16 a

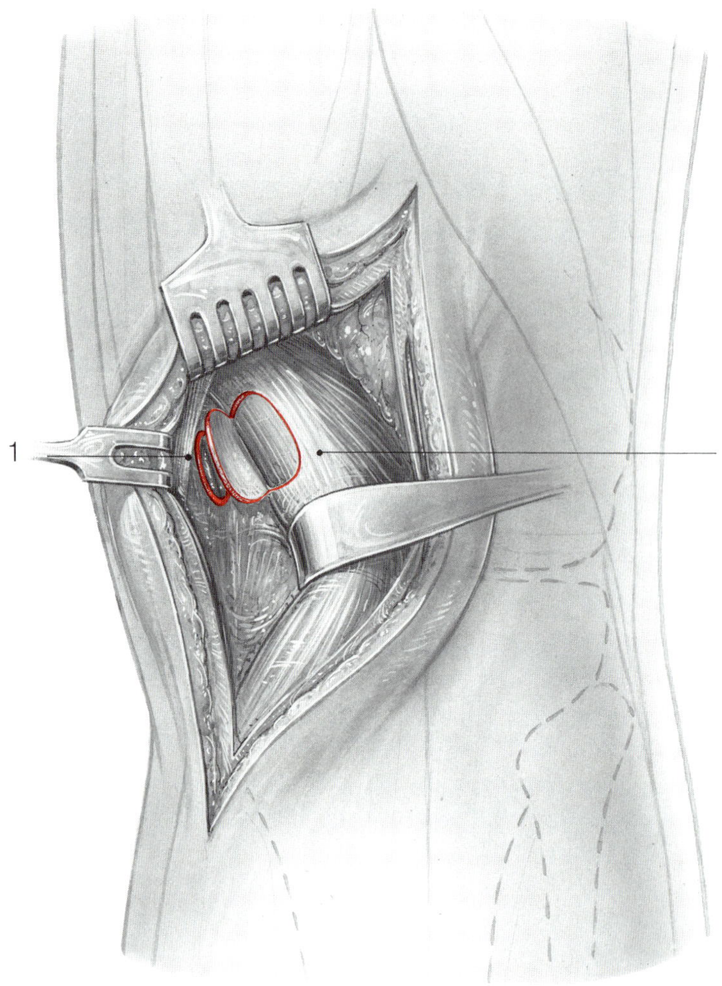

16 b

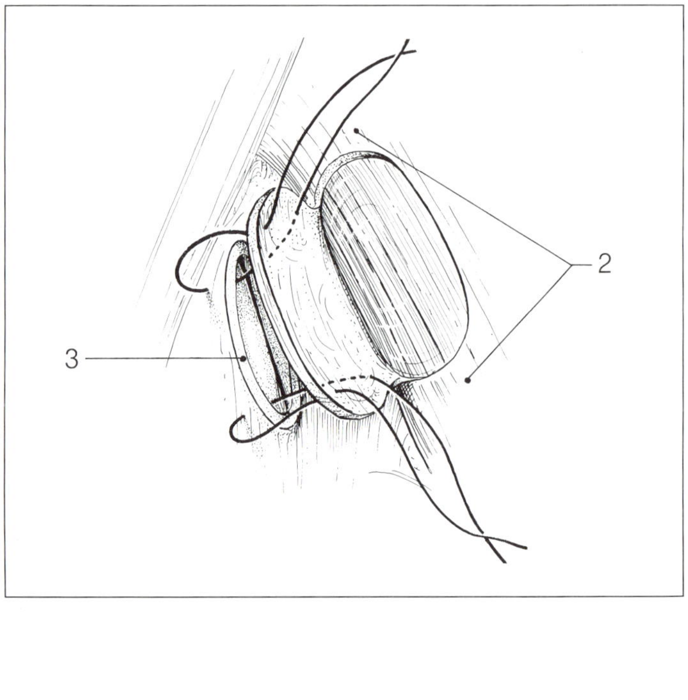

15 Der mediale Rand des Caput mediale des M. gastrocnemius sowie die Sehne des M. semimembranosus werden weggehalten. Die Zyste ist bis auf ihren stielförmigen Fortsatz zur Gelenkkapsel freipräpariert. Man durchtrennt den Stiel dicht an seinem Ursprung an der Gelenkkapsel.

1 Tendo m. semimembranosi
2 Caput mediale m. gastrocnemii

16 a u. **b** Bei Vorliegen eines Stenosemechanismus (Valvula) kann das Kapselfenster mit einem gestielten Lappen aus der sehnigen Aponeurose des M. gastrocnemius verschlossen werden. Es ist aber auch eine großzügige *Kapselfensterung* über der Femurgelenkrolle möglich. Bei chronischer Gelenkentzündung *gleichzeitige* vordere und hintere *Synovektomie!* Redon-Drainage. Naht der Fascia poplitea, Hautnaht.

1 Tendo m. semimembranosi
2 Caput mediale m. gastrocnemii
3 abgetrennter Stiel, Kapselfenster

Postoperative Behandlung

Die Nachbehandlung entspricht der nach Meniskusresektion (s. S. 8.19). Die operierte Extremität kann nach Abklingen der Wundschmerzen voll belastet werden.

Fehler und Gefahren

- Verletzung von Gefäßen und Nerven der Kniekehle.
- Es erfolgt keine histologische Untersuchung des exzidierten Gewebes: Die Grundkrankheit bleibt ungeklärt (rheumatische Polyarthritis?).
- Es wird bei chronischer Entzündung keine gleichzeitige hintere und vordere Synovektomie vorgenommen: Rezidivgefahr.

Weiterführende Literatur

Burleson, R.:, W. H. Bickel, D. C. Dahlin: Popliteal cyst. J. Bone Jt. Surg. 38 A (1956) 1265–1274

Childress, H. M.: Follow-up notes on articles previously published in the journal: Popliteal cysts associated with undiagnosed posterior lesions of the medial meniscus. J. Bone Jt. Surg. 52 A (1970) 1487–1492

Good, A. E.: Rheumatoid arthritis, Baker's cyst, and "Thrombophlebitis". Arthr. and Rheum. 7 (1964) 56–64

Gristina, A. G., Ph. D. Wilson: Popliteal cysts in adults and children. Arch. of Surg. 88 (1964) 357–363

Hort, W., H. Mittelmeier: Die Weichteilgeschwülste der Kniekehle. Z. Orthop. 113 (1975) 102–110

Jayson, I. V., St. J. Dixon: Valvular mechanisms in juxta-articular cysts. Ann. rheum. Dis. 29 (1970) 415–420

Keller, E., A. Wentzensen, S. Weller: Die Bakerzyste als Symptom des Kniebinnenschadens. Chir. Praxis 31 (1983) 301–306

Morscher, E.: Semimembranaceuscysten – Vorkommen und Besonderheiten im Kindesalter. Helv. chir. Acta 3 (1957) 266–294

Pallardy, G., P. Fabre, G. Ledoux-Lebard, J.-P. Renoux, F. Delbarre: Diagnostic des bursites et kystes poplités par arthrographie du genou. Rev. Rhum. 38 (1971) 345–360

Rauschning, W.: Popliteal cysts and their relation to the gastrocnemio-semimembranosus bursa. Acta orthop., Suppl. 179 (1979)

Rauschning, W.: Popliteal cysts (Baker's cysts) in adults. II. Acta orthop. scand. 51 (1980) 1–10

Rauschning, W., P. G. Lindgren: Popliteal cysts (Baker's cysts) in adults. I. Acta orthop. scand. 50 (1979) 583–591

Stuhler, Th., D. Lattermann, H. Krtsch, K. Stringaris: Differentialdiagnostik der Kniegelenksarthrographie: Bursa – Ganglion – Kapselriß. Arch. orthop. Unfall-Chir. 85 (1976) 225–236

4

Operation des Nervus-saphenus-Syndroms

Allgemeine Hinweise und Indikationen

Das *Kompressionssyndrom* des N. saphenus *ähnelt* in seiner Symptomatik einer *Meniskopathie* des Innenmeniskus. Die Schmerzen im Ausbreitungsgebiet des Nervs treten spontan oder nach direktem Schlag gegen die Innenseite des distalen Oberschenkels oder nach Kniegelenksdistorsion im Valgussinne auf; gelegentlich kommen auch Sensibilitätsstörungen vor. Die Beschwerden verschwinden schlagartig und vorübergehend nach Injektion eines Lokalanästhetikums an die Austrittsstelle des Nervs aus dem Canalis adductorius.

Die **Indikation** zur Operation besteht dann, wenn die Beschwerden konservativ nicht zu beeinflussen sind und ein Innenmeniskusschaden ausgeschlossen worden ist.

Prinzip

Revision des N. saphenus und Spaltung der Membrana vastoadductoria.

Lagerung

Rückenlage, Blutleere. Das Kniegelenk wird leicht gebeugt und außengedreht.

Technik (Abb. **1–3**)

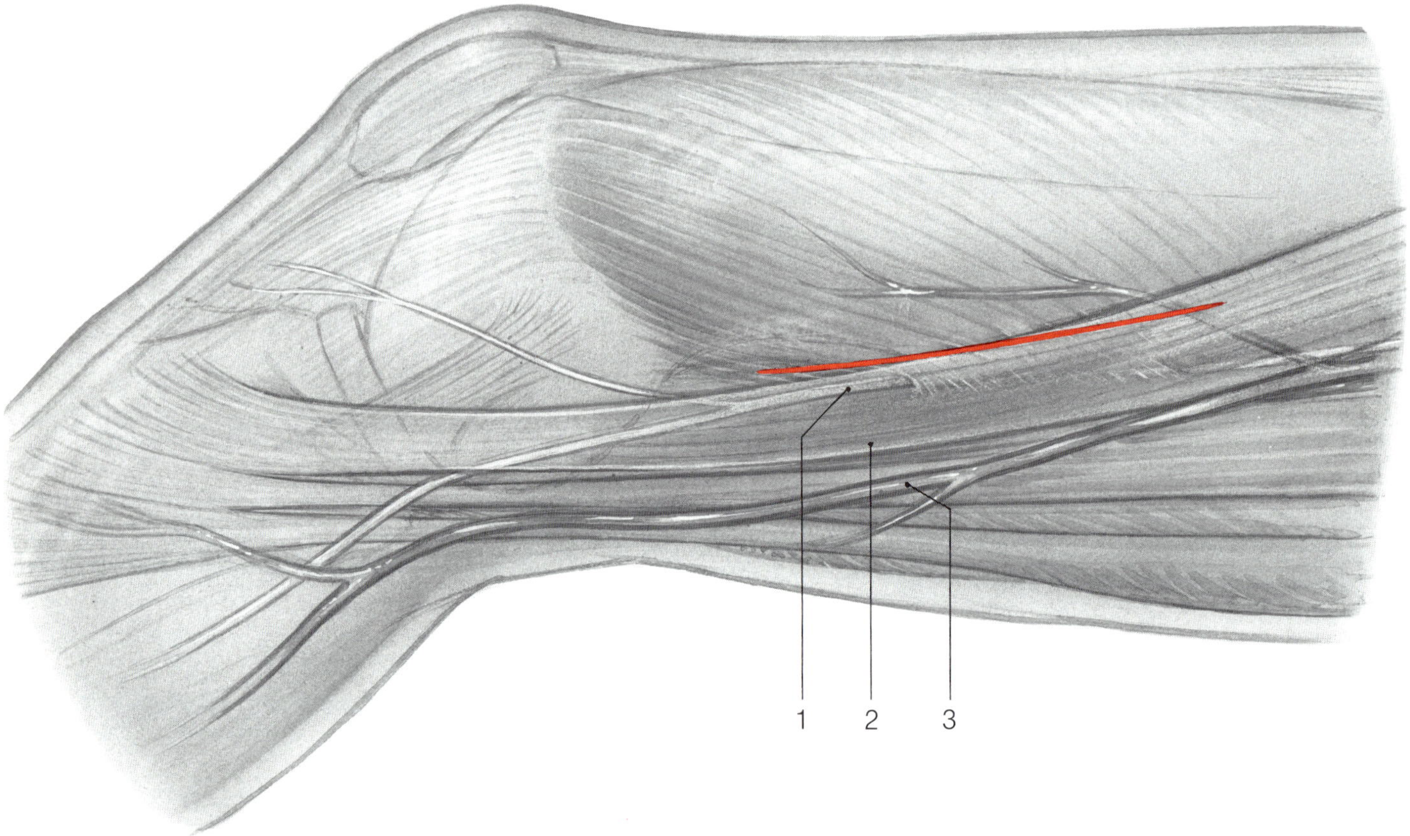

1 Zirka 8 cm langer Längsschnitt oberhalb des Epicondylus medialis. Subkutis und Oberschenkelfaszie werden durchtrennt (cave: V. saphena magna!).

1 N. saphenus
2 M. sartorius
3 V. saphena magna

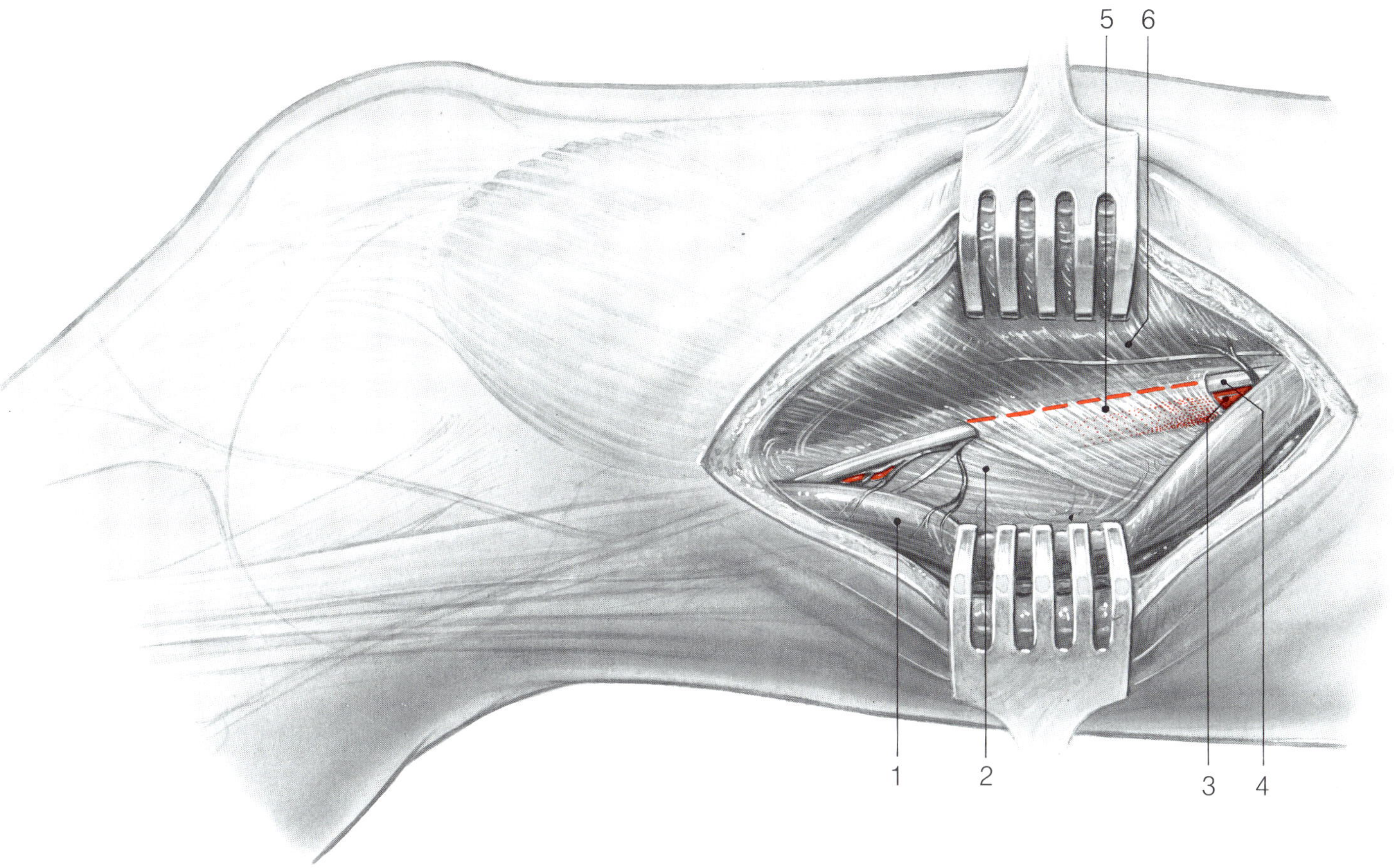

2 Man sucht die leicht tastbare Sehne des M. adductor magnus und den Vorderrand des M. sartorius auf und hält den Muskel mit einem stumpfen Haken nach hinten weg. Jetzt findet man in den lockeren Weichteilen entlang der Sehne des M. adductor magnus den N. saphenus mit seinen Begleitgefäßen. Diese Gebilde werden schrittweise nach proximal bis zum Hiatus tendineus des Adduktorenkanales präpariert.

1 M. sartorius
2 M. adductor magnus
3 A. und V. femoralis
4 N. saphenus
5 Membrana vastoadductoria
6 M. vastus medialis

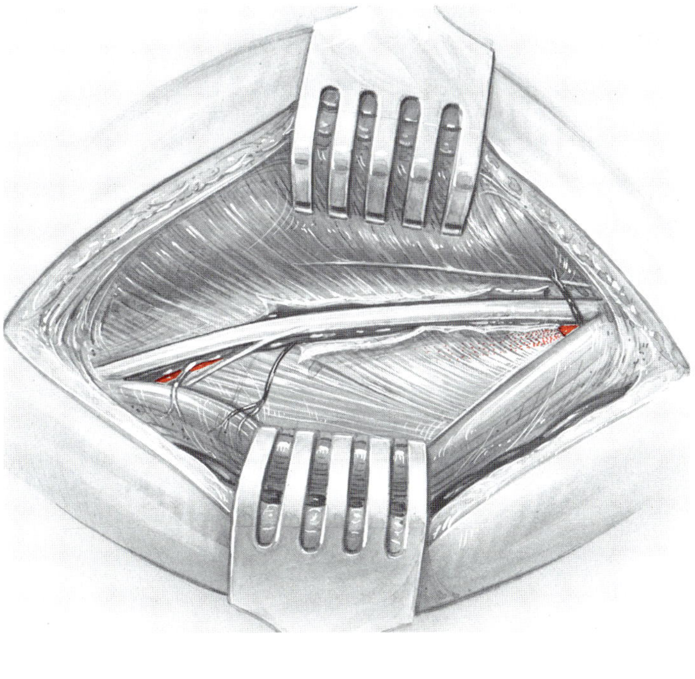

3 Wir erweitern mit einer Schere die Durchtrittsstelle des Nervs durch die Membrana vastoadductoria (Vorsicht: A. und V. femoralis). Der Hiatus kann manchmal ringförmig verengt sein. Schichtweiser Wundverschluß, Druckverband.

Postoperative Behandlung

Nach Abklingen der Wundschmerzen kann das Bein nach wenigen Tagen wieder voll belastet werden.

Fehler und Gefahren

- Unvorsichtige Präparation: Verletzung der V. saphena magna, des N. saphenus und der A. femoralis.
- Unvollständige Spaltung der Membrana vastoadductoria.

Weiterführende Literatur

Ganzoni, N., K. Wieland: The ramus infrapatellaris of the saphenous nerve and its importance for medial parapatellar arthrotomies of the knee. Reconstr. Surg. Traumat. 16 (1978) 95–100

House, J. H., K. Ahmed: Entrapment neuropathy of the infrapatellar branch of the saphenous nerve. Amer. J. Sports Med. 5 (1977) 217–224

Kalmár, L., A. Mándi: Das Nervus-saphenus-Syndrom. Beitr. Orthop. Traum. 20 (1973) 190–193

Kopell, H. P., W. A. L. Thompson: Peripheral entrapment neuropathies of the lower extremity. New Engl. J. Med. 262 (1960) 56–60

Kopell, H. P., W. A. L. Thompson: Knee pain due to saphenous-nerve entrapment. New Engl. J. Med. 263 (1960) 351–353

Kummel, B. M., G. A. Zazanis: Preservation of infrapatellar branch of saphenous nerve during knee surgery. Orthop. Rev. 3 (1974) 43–45

Meier, W.: Das Nervus-saphenus-Syndrom in Differentialdiagnose zur tibialen Meniskusläsion. Z. Unfallmed. Berufskr. 63 (1970) 129–132

Worth, R. M., D. B. Kettelkamp, R. J. Defalque, K. Underwood Duane: Saphenous nerve entrapment. Amer. J. Sports Med. 12 (1984) 80–81

5

Eingriffe an der Gelenkschleimhaut

Allgemeine Vorbemerkungen und Indikationen

Operative Eingriffe an der Schleimhaut des Kniegelenkes (Membrana synovialis) können in verschiedenem Umfang (Probeexzision zur feingeweblichen Untersuchung, partielle oder totale Synovektomie) und aus verschiedenen Gründen erforderlich werden. Die häufigste **Indikation** besteht bei chronisch rheumatischen Gelenkentzündungen. Daneben gibt es eine Reihe von allgemeinen und lokalen Erkrankungen, bei denen eine Synovektomie angezeigt sein kann, wie z. B. beim arthrotischen Reizknie, bei der Synovitis villonodularis pigmentosa, der Gelenkchondromatose, dem Synovialhämangiom, der Hämophilie, der synovialen Form der Tuberkulose oder bei der eitrigen Kniegelenkinfektion als »Frühsynovektomie«.

Probeexzisionen aus der Gelenkschleimhaut lassen sich »halb offen«, nämlich mit Hilfe eines Arthroskopes, oder offen, d. h. von einer relativ kleinen, parapatellaren Inzision aus, vornehmen. Bei der *arthroskopischen Methode* kann man mit der Biopsiezange an beliebig vielen Stellen Material in kleinen Portionen zur histologischen Untersuchung entnehmen und außerdem einen hervorragenden Überblick über den größten Teil des Gelenkraumes gewinnen. Das Verfahren beeinträchtigt den Patienten kaum und macht höchstens einen kurzen Krankenhausaufenthalt notwendig. – Synovektomien in einem begrenzten Gelenkabschnitt (partielle Synovektomien) werden als zusätzliche Maßnahmen bei verschiedenen Eingriffen, wie z. B. bei Arthrolysen oder »Gelenktoiletten«, vorgenommen und bieten technisch keine besonderen Schwierigkeiten.

Wir schildern die **vordere und hintere Synovektomie** mit möglichst vollständiger Entfernung der erkrankten Gelenkschleimhaut am *Beispiel* der *chronischen Polyarthritis rheumatica.*

Das **Ziel** der Synovektomie ist dabei präventiv und kurativ zugleich: Die Entfernung der Membrana synovialis verhütet und verzögert z. B. das Fortschreiten einer rheumatischen, spezifischen oder unspezifischen Gelenkentzündung, weil die Krankheit ihres Substrates beraubt wird. Die Operation wirkt sich auch schmerzlindernd aus und trägt dazu bei, die Gelenkbeweglichkeit zu erhalten und drohenden Instabilitäten oder Destruktionen durch Überdehnung des Kapsel-Band-Apparates sowie Zerstörungen der Knorpelbeläge und Menisken vorzubeugen.

Für den Operateur tauchen verschiedene Fragen auf, die sich noch nicht oder noch nicht eindeutig beantworten lassen und auch im Schrifttum unterschiedlich beurteilt werden: Soll man z. B. immer den vorderen und hinteren Gelenkraum synovektomieren? Wo liegen die Grenzen der Indikation zwischen Synovektomie und Arthroplastik? Im Prinzip muß es den Erfahrungen des einzelnen überlassen bleiben, welchen Weg er beschreitet und in welcher Reihenfolge er vorgeht. Dabei sind auch der Zeitpunkt der Operation sowie der körperliche und psychische Zustand des Patienten zu berücksichtigen. Die Entscheidungen können sehr schwierig sein, wenn mehrere Gelenke betroffen sind, mehrere Operationen anstehen oder röntgenologisch bereits ausgeprägte Knochenusuren zu erkennen sind. Gehfähigkeit, berufliche und soziale Situation des Kranken sowie Grad der Anpassung an die Behinderung müssen mit berücksichtigt werden. Die Behandlungspläne müssen deshalb immer in *enger Zusammenarbeit* zwischen Orthopäden, Rheumatologen, Internisten, Ergotherapeuten und Sozialhelfern besprochen und abgestimmt werden.

Da bereits am Operationstag mit Umlagerungsübungen begonnen wird, um Verklebungen der Gelenkhöhle zu vermeiden, sollte der Eingriff nach Möglichkeit in »Katheter-Periduralanästhesie« erfolgen.

Operationszeitpunkt

Alle Erfahrungen sprechen dafür, eine **Synovektomie möglichst frühzeitig** vorzunehmen, wenn konservative Maßnahmen einschließlich der medikamentösen Therapie ausgeschöpft sind oder keine Aussichten auf Erfolg mehr versprechen. Dies dürfte im allgemeinen ca. 2–3 Monate nach vergeblicher konservativerBehandlung der Fall sein.

Nach einer Synovektomie kommt es zur Regeneration der Membrana synovialis. Eine erneute Erkrankung ist möglich, so daß auch eine nochmalige Synovektomie angezeigt sein kann. – Eine zusätzliche *hintere Synovektomie* wird meistens nur bei sehr progredienten Verlaufsformen und jenen Patienten empfohlen, die ihre Hauptschmerzen in der Kniekehle angeben und dort auch den klinisch auffälligsten Befund aufweisen (z. B. Baker-Zyste)!

Einige Zeit vor der geplanten Operation sollten intraartikuläre Steroidinjektionen abgesetzt werden, und zwar auch deshalb, weil sich eine erkrankte Membrana synovialis besser darstellen und leichter radikal entfernen läßt (Gschwend). Als weitere **Voraussetzungen** zur Operation sind zu nennen:

- Gut motivierter Patient.
- Geeignetes Instrumentarium.
- Möglichkeiten zur systematischen postoperativen Behandlung.

Als **Kontraindikationen** gelten:

- Hohes Alter und reduzierter Allgemeinzustand.
- Schwere und sehr schwere destruierende Arthritis mit Gelenkfehlstellungen und deutlicher Einschränkung der Gelenkbeweglichkeit.
- Mangelhafte Bereitschaft zur Kooperation.

Hyperkortisonismus und Kortisondauertherapie stellen eine relative Kontraindikation dar.

Auf die Synoviorthese (chemische oder Radioisotopen-»Synovektomie«) als Alternative zur operativen Synovektomie wollen wir hier nicht eingehen. Wir verweisen auf die zusammenfassende Darstellung von Gschwend (1977).

Vordere Synovektomie

Vorbereitung und Lagerung

Rückenlagerung, Kniegelenk leicht gebeugt, Tuchrolle unter die Kniekehle. Abklappbare Unterschenkelstütze. Allgemeinnarkose oder Periduralanästhesie (Katheter!). Blutleere.

Technik (Abb. **1–10**)

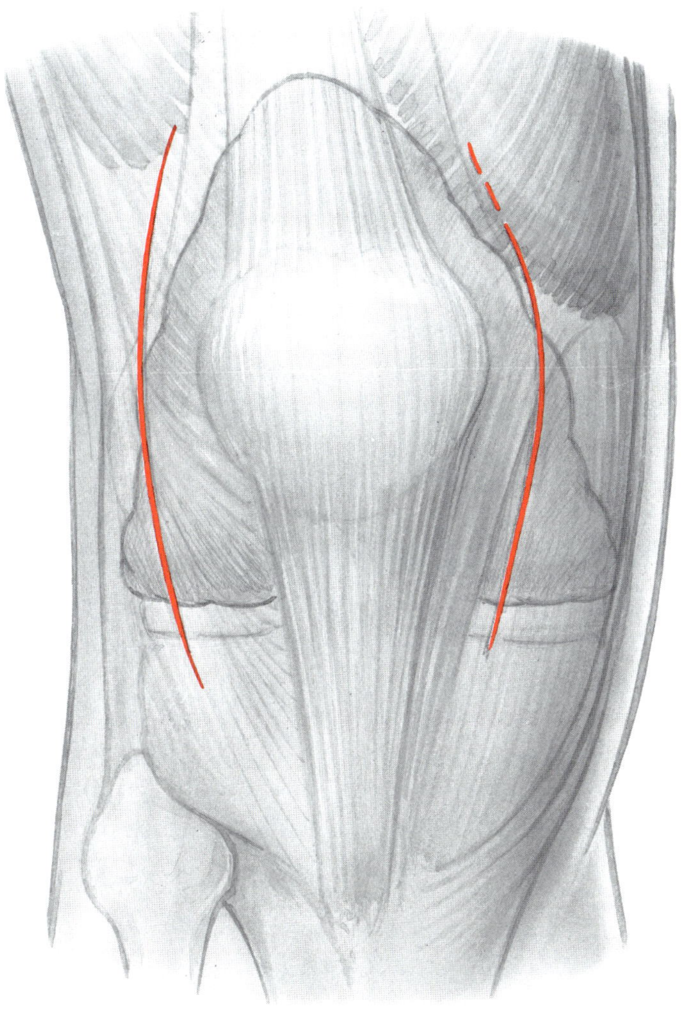

1 Es werden 2 Inzisionen gelegt (in Anlehnung an Mori). Die eine verläuft als Parapatellarschnitt auf der Medialseite etwa 2 cm vom Kniescheibenrand entfernt. Die andere liegt lateral parapatellar, ist aber etwas länger als die mediale. Die Hautschnitte sollen nach distal nicht konvergieren.

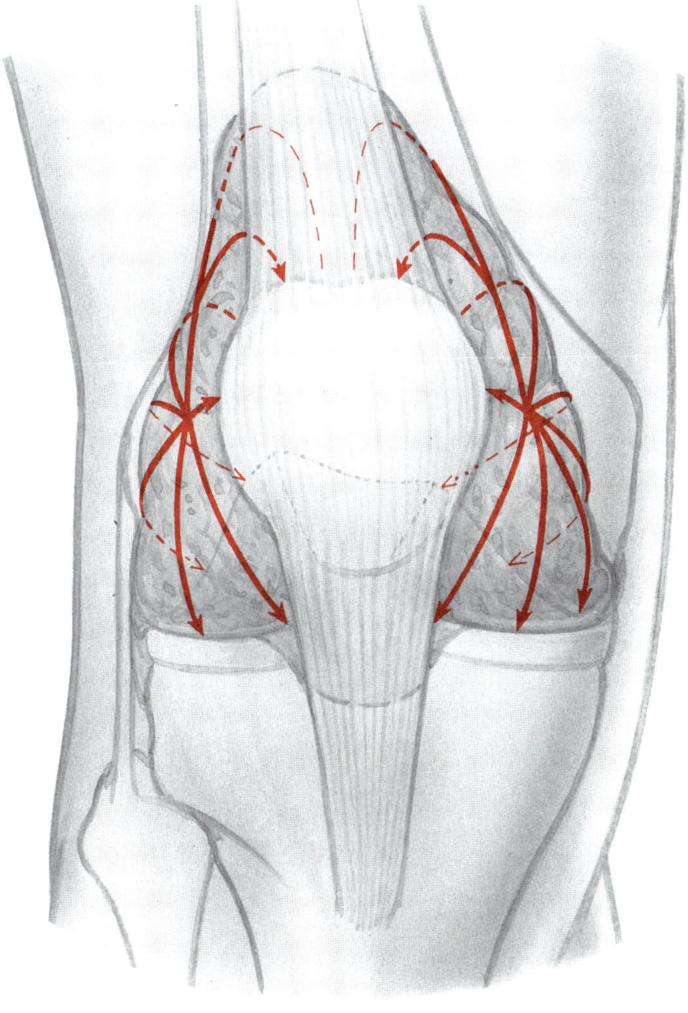

2 Das Schema soll die Präparationstechnik veranschaulichen: Die Membrana synovialis wird zunächst überwiegend stumpf bis zu ihren Ansätzen am Femurkondylus freigelegt. Mit dieser »Vorarbeit« erleichtert man sich die spätere Exzision.

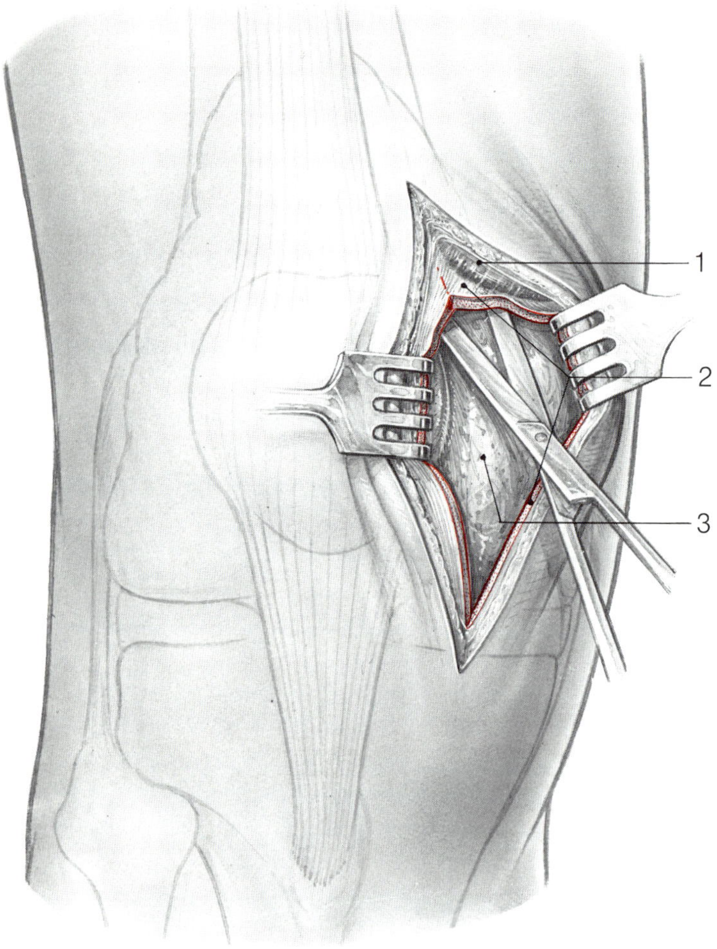

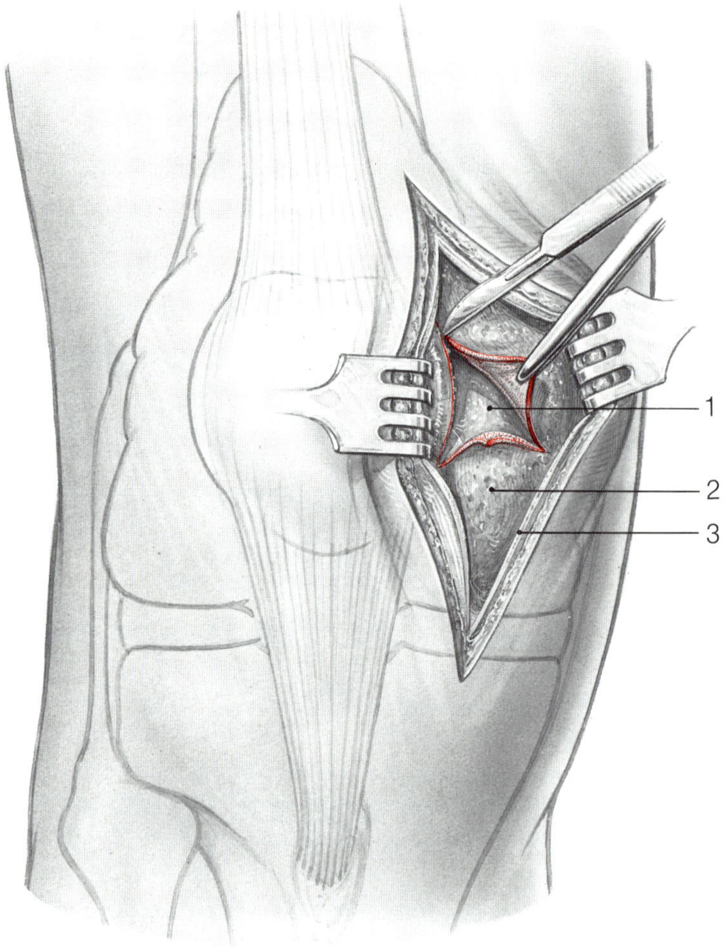

3 Das mediale Retinaculum extensorum ist durchtrennt. Darunter wölbt sich die erkrankte Schleimhaut deutlich vor (Erguß). Das Gelenk wird zunächst noch nicht eröffnet. Mobilisation der Membrana synovialis wie im Schema Abb. 2.

1 M. vastus medialis
2 Retinaculum extensorum
3 Membrana synovialis

4 Der Synovialsack wird etwa in Höhe der Kniescheibenmitte quer inzidiert. Der Erguß wird abgesaugt, das Gelenk ausgepreßt. Wir lösen die Schleimhaut von der Patella und der Quadrizepssehne ab. Dazu muß die Haut im oberen Wundwinkel nach proximal verzogen werden.

1 medialer Femurkondylus
2 Membrana synovialis
3 Retinaculum extensorum

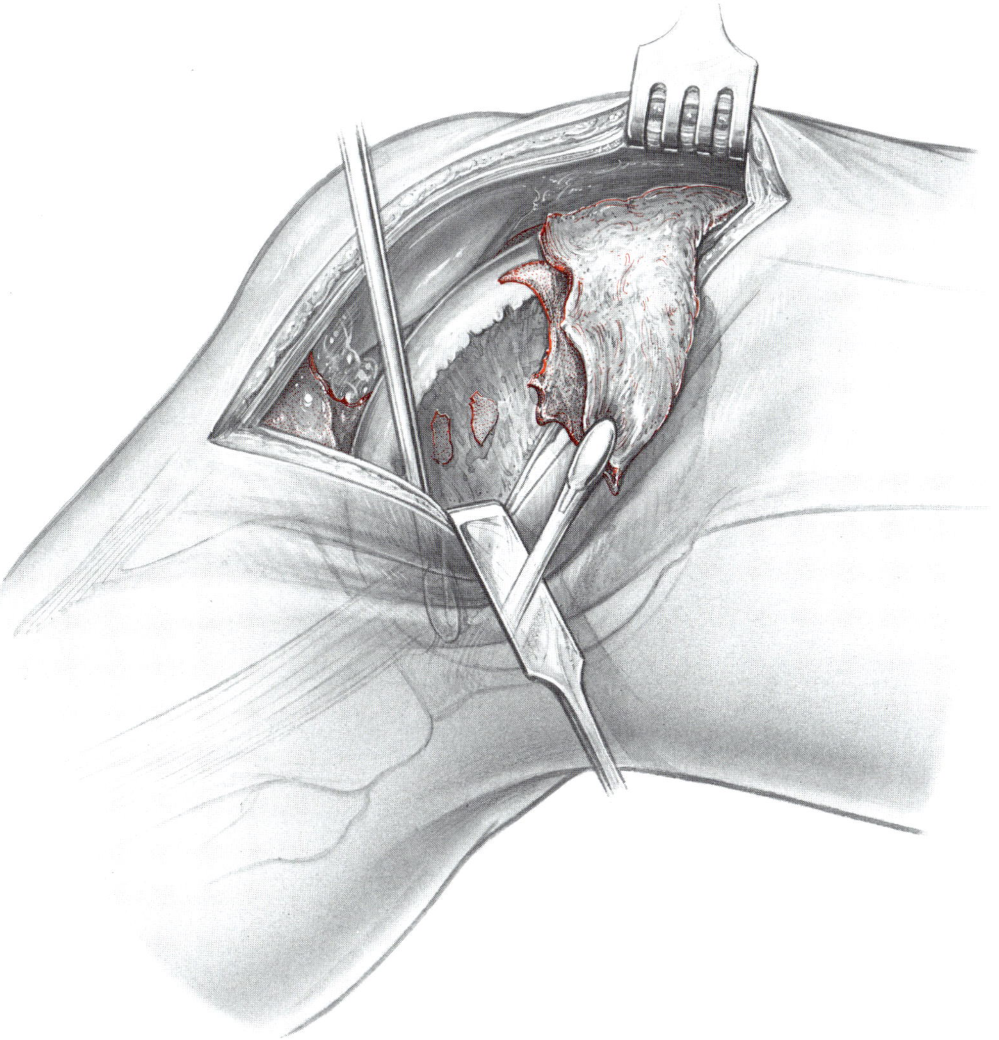

5 Anblick des geöffneten Gelenkes von der Innenseite her. Die Membrana synovialis ist an der Patella, der Quadrizepssehne und der seitlichen Kondylenwange bereits abgetrennt und wird mit einer kräftigen Faßzange nach medial unten gezogen. Präparation im Bereich der proximalen Umschlagfalte (nicht abgebildet). Das Gelenk sollte in dieser Phase vollständig gestreckt sein. Der Synovialsack kann zunächst auch im oberen Rezessus belassen und in den lateralen Gelenkraum geschoben werden. Dadurch kann man sich die anschließende laterale Synovektomie etwas erleichtern. Gleitgewebe auf der Vorderseite des Femurs nicht resezieren! Auch aus der medialen Seitenbandtasche wird das erkrankte Schleimhautgewebe vollständig entfernt (das Kniegelenk wird in dieser Operationsphase stärker gebeugt).

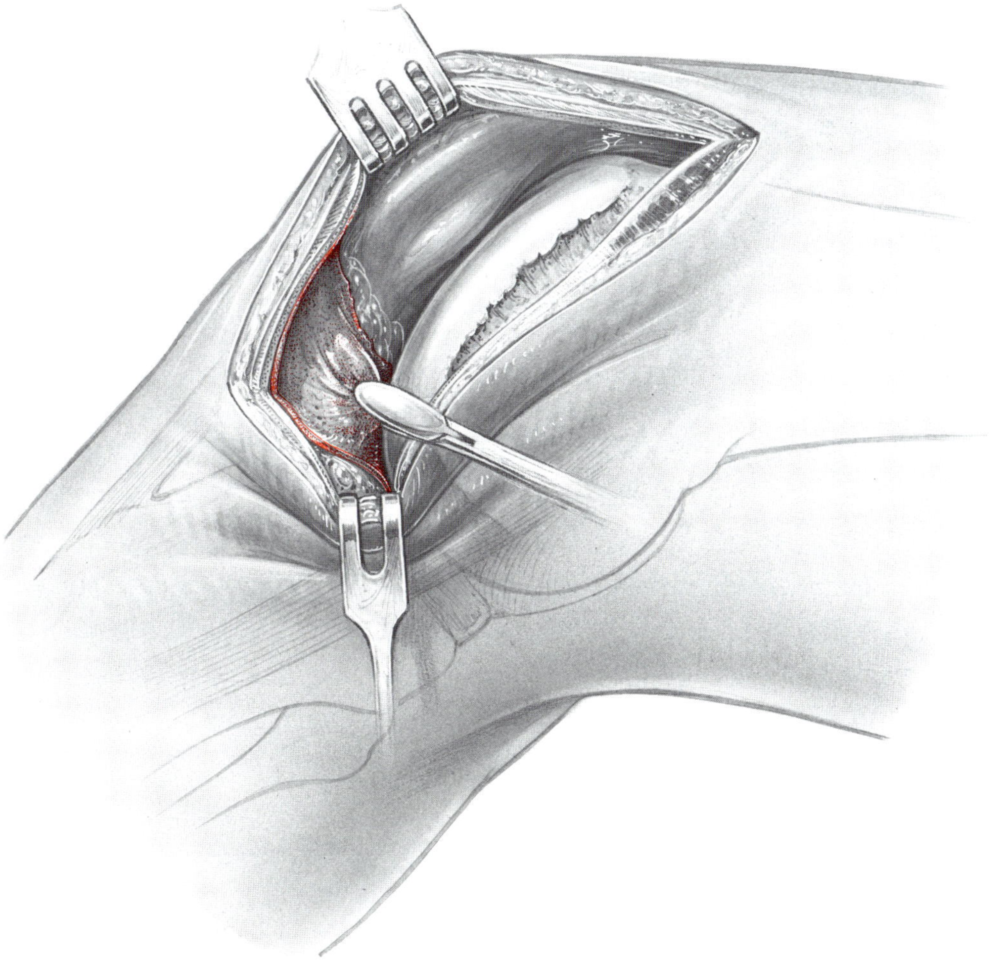

6 Teilresektion des Hoffaschen Fettkörpers. Subtile Blutstillung! (Nachblutungsgefahr.) Das Gelenk wird mehrfach mit Ringer-Lösung gespült.

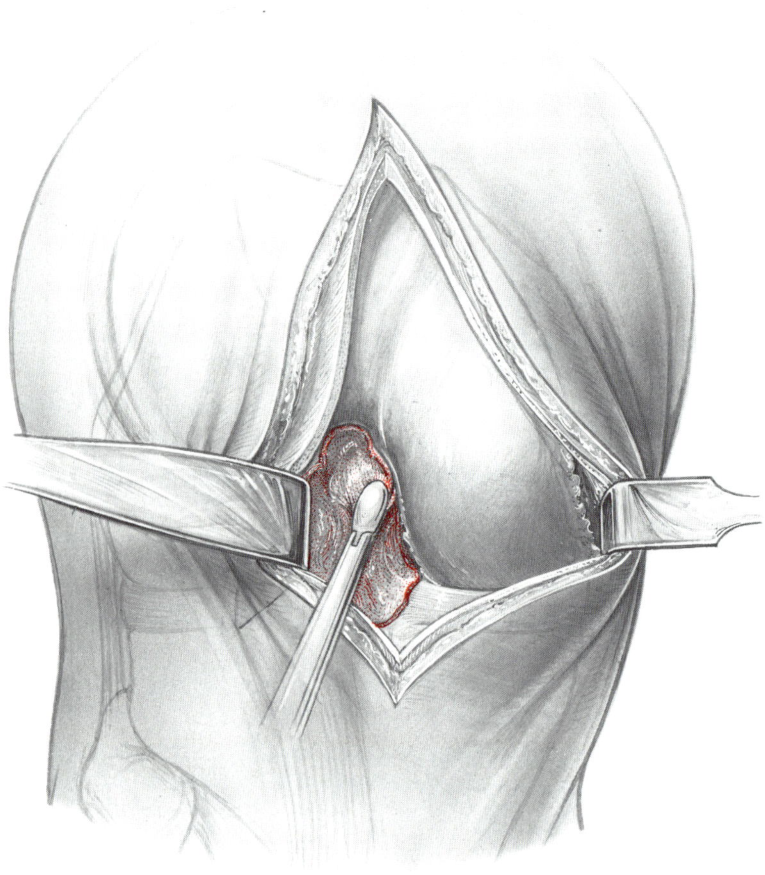

7 In Beugestellung wird der synoviale Überzug der Kreuzbänder in der Fossa intercondylaris mit gerader oder gebogener Hajek-Zange oder einem Rongeur entfernt. Zur Menisektomie entschließen wir uns nur dann, wenn der Meniskus eingerissen oder zerstört ist. Danach gewinnt man einen guten Einblick in den Schleimhautrezessus am Knorpelrand des Schienbeinkopfes. Die Membrana synovialis wird auch aus diesem Bereich entfernt. Nach erneuter Spülung mit Ringer-Lösung wird die Blutsperre geöffnet und eine sorgfältige Blutstillung vorgenommen. Wir legen 2 Redon-Drainagen ein und verschließen die Wunde ohne Spannung.

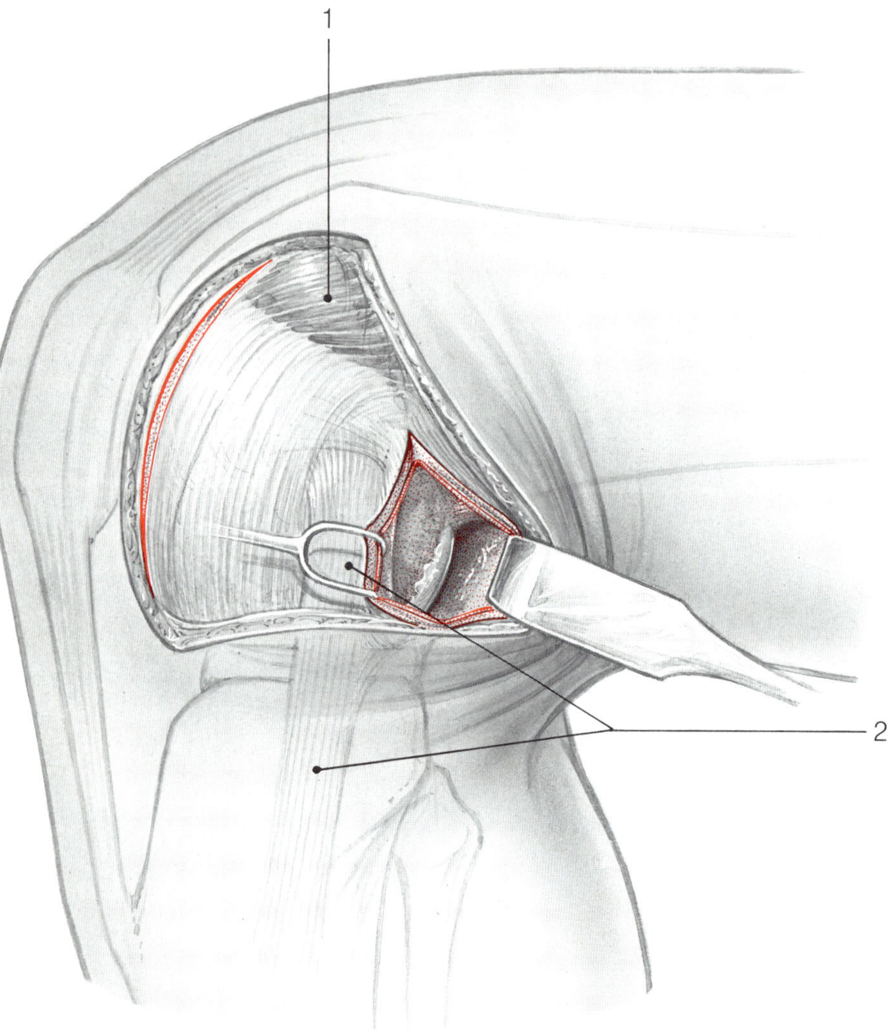

8 Bei ausgeprägter zottiger Hypertrophie der Membrana synovialis wird empfohlen, die Hautinzision nach hinten abzuwinkeln, um von hier aus bei gebeugtem Kniegelenk den hinteren Gelenkanteil ausgiebig synovektomieren zu können (Gschwend). Das Bein wird dabei im Hüftgelenk abduziert und außenrotiert. Zugang zum hinteren Gelenkraum von einem Längs- oder Schrägschnitt am Hinterrand des Seitenbandes.

1 M. vastus medialis
2 Lig. collaterale mediale

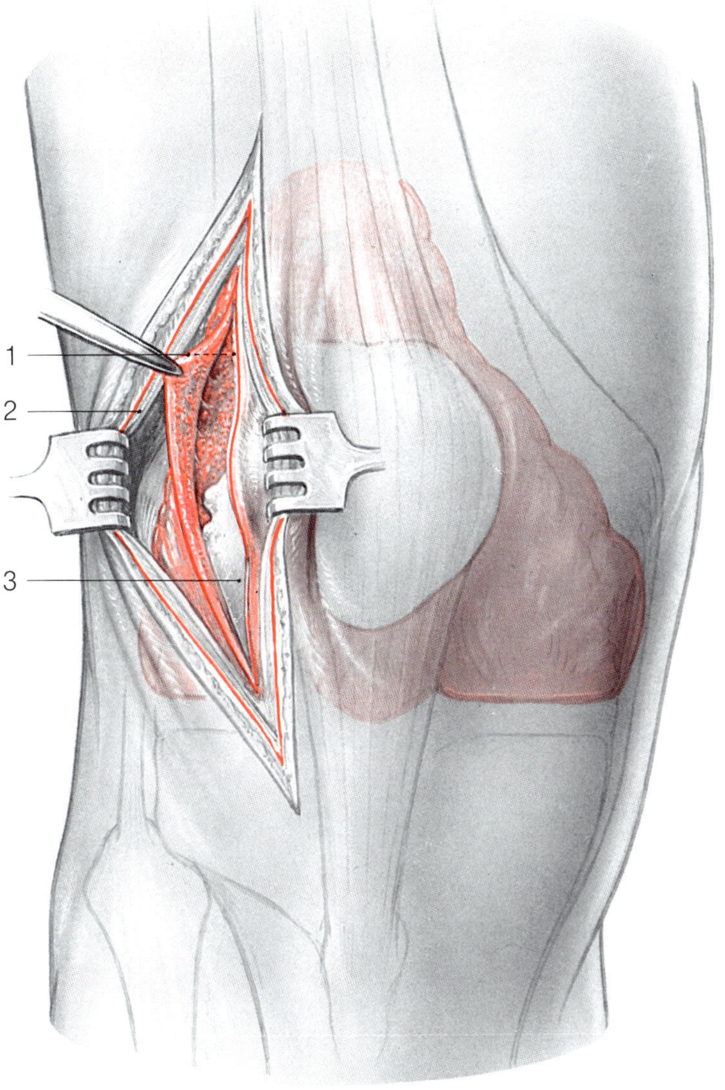

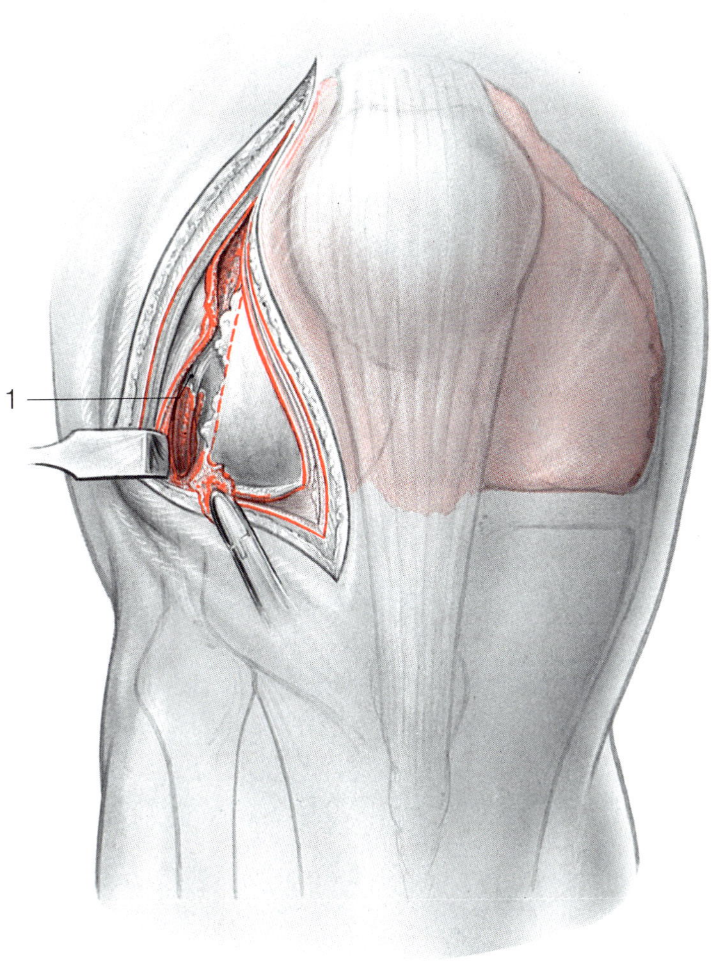

9 Zugang zur äußeren Kniegelenkhälfte. Die Schleimhaut wird zunächst meist stumpf vom Reservestreckapparat in Richtung auf die laterale Seitenbandtasche und den oberen Rezessus mobilisiert.

1 Membrana synovialis
2 Retinaculum extensorum laterale
3 Condylus femoris lateralis

10 Der Schleimhautüberzug in der Tiefe der Seitenbandtasche sollte mit stumpfen Instrumenten abgezupft werden (cave: Verletzung des Lig. collaterale laterale oder der Sehne des M. popliteus).

1 Popliteussehne

Postoperative Behandlung (siehe S. 5.10)

Fehler und Gefahren

- Die Membrana synovialis wird nur unvollständig entfernt: Fortschreiten des entzündlichen Gelenkprozesses.
- Verletzungen der Seiten- und Kreuzbänder sowie der Popliteussehne beim Ausräumen der Seitenbandtaschen und der Fossa intercondylaris.
- Mangelhafte Blutstillung.
- Das Gleitgewebe auf der Vorderseite des Femurs in Höhe des oberen Rezessus wird mit entfernt: Verwachsungen und Gelenksteife.
- Das Retinaculum extensorum wird nicht sorgfältig und fest genug vernäht: Dehiszenzen, Streckdefizit.
- Ungenügendes Quadrizepstraining: Streckdefizit, Gangunsicherheit. In den ersten Wochen nach der Operation ist fast regelmäßig ein leichtes Streckdefizit zu beachten!
- Nachlässigkeiten während der Umlagerung des Gelenkes. Es kann z. B. eine Beugekontraktur entstehen, wenn die Lagerung in Beugestellung zeitlich übertrieben wird.
- Gelenkergüsse werden nicht rechtzeitig abpunktiert.
- Die postoperative Übungsbehandlung wird übertrieben: Ergußneigung, Kapselschwellung, Gelenküberwärmung. – Ergüsse sollten abpunktiert werden. Antiphlogistische Maßnahmen, Reduktion des Übungsprogrammes.

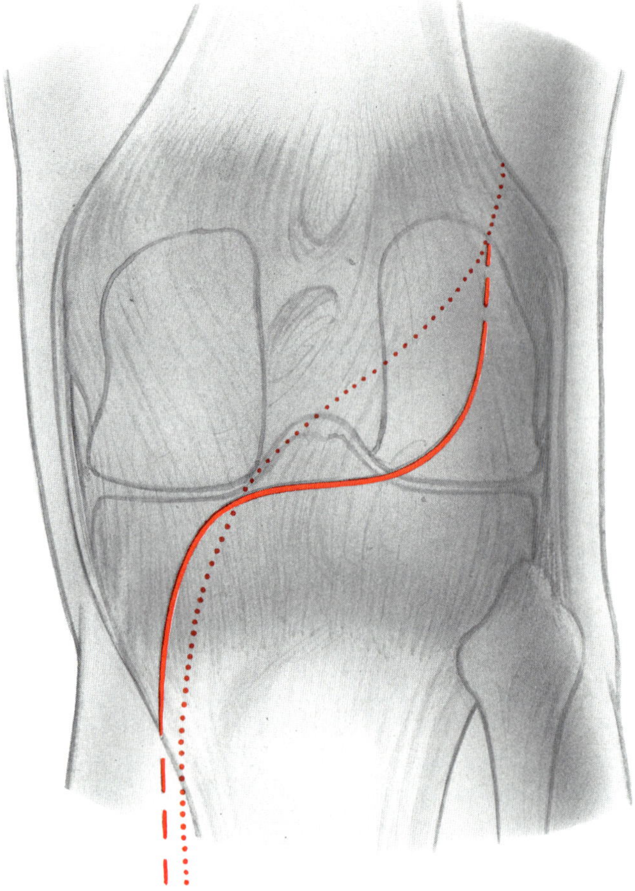

11 Hautinzision bei weitgehend gestrecktem Kniegelenk. Die Beugefalte wird leicht schräg überkreuzt. Der Schnitt biegt nach unten innen ab und kann in beiden Richtungen gut verlängert werden. Die Inzision kann auch steiler »gestellt« werden und bildet dann keine Gefahr für die Ernährung der Hautränder!

Hintere Synovektomie

Vorbereitung und Lagerung

Allgemeinnarkose oder Periduralanästhesie (Katheter). Blutleere. Bauchlagerung.

Technik	(Abb. **11–14**)

12

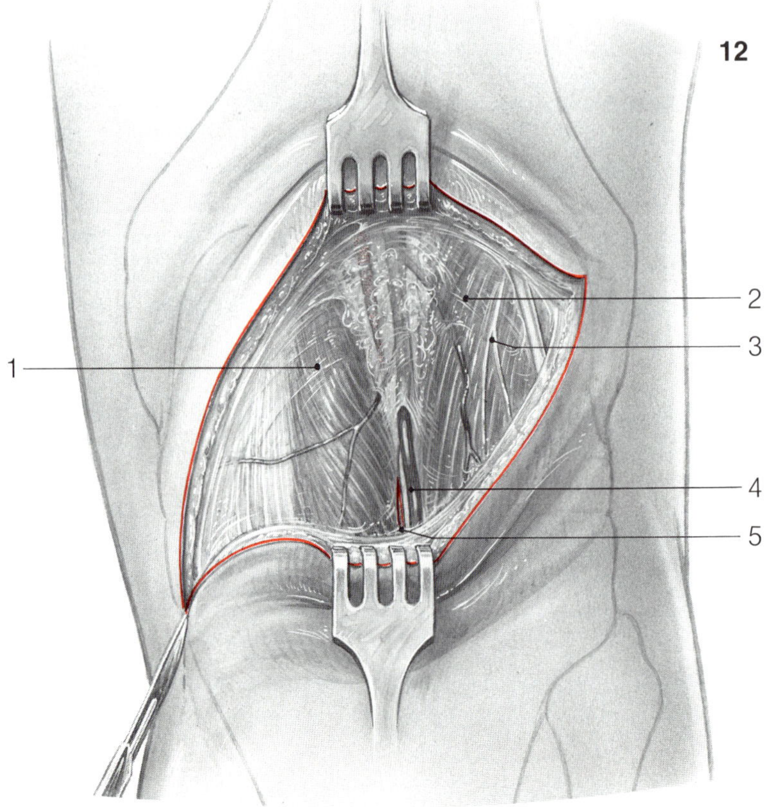

12 Nach Durchtrennung der Haut und Subkutis wird die Kniekehlenfaszie inzidiert (Vorsicht: Verletzung der V. saphena parva, des N. suralis und des N. cutaneus surae lateralis des N. fibularis). Tuchrolle unter das obere Sprunggelenk, so daß das Kniegelenk etwa 20 Grad gebeugt liegt.

1 Caput mediale (m. gastrocnemii), 2 Caput laterale (m. gastrocnemii), 3 N. cutaneus surae lateralis, 4 V. saphena parva, 5 N. suralis

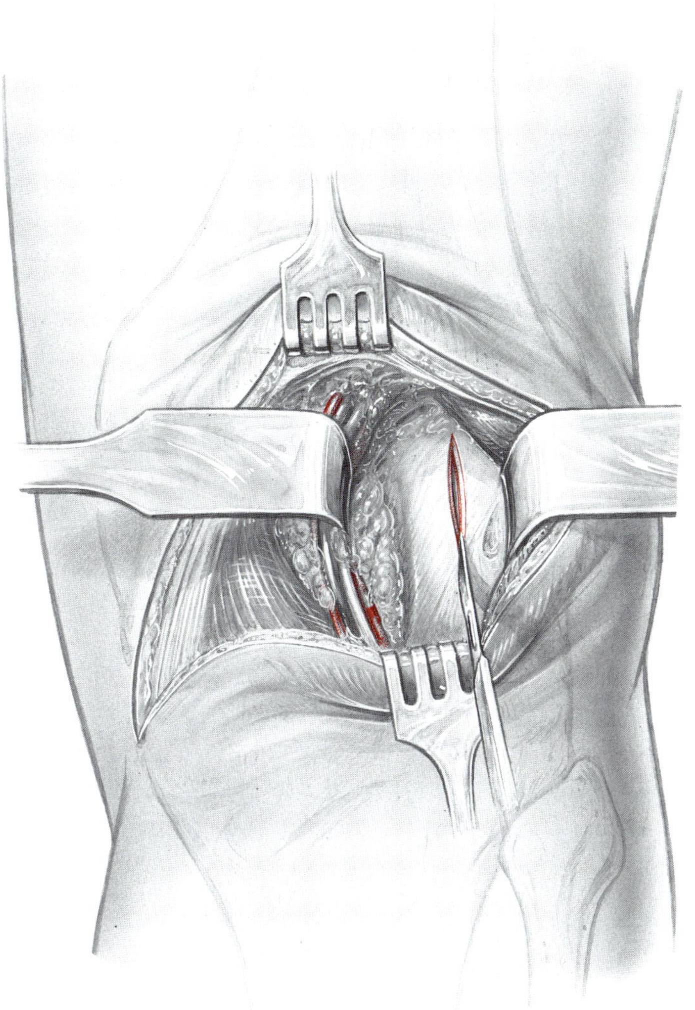

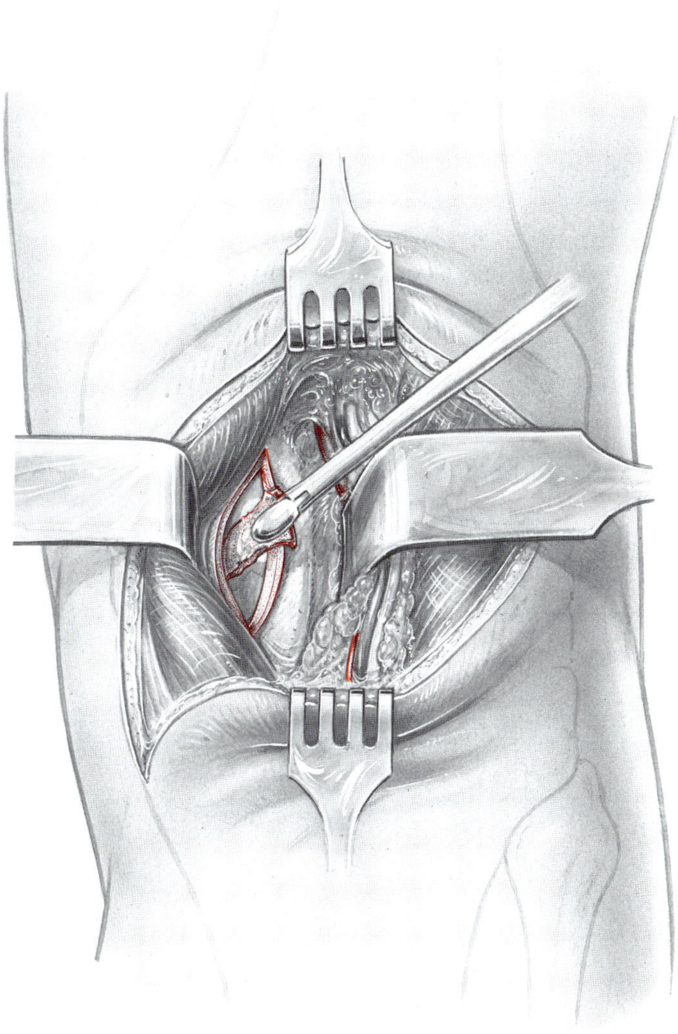

13 Die oberflächlichen Gefäße und Nerven halten wir mit einem Langenbeck-Haken nach medial. Das lockere Binde- und Fettgewebe der Fossa poplitea wird in Richtung auf die hintere laterale Kniegelenkkapsel behutsam mit einer stumpfen Schere aufgespreizt. Der N. fibularis wird zusammen mit dem lateralen Gastrocnemiuskopf und der Bizepssehne nach lateral weggehalten. Die A. genu superior lateralis (nicht abgebildet) sollte möglichst geschont werden. Die großen Gefäße und Nerven in der Kniekehle werden mit einem stumpfen Langenbeck-Haken vorsichtig nach medial weggehalten. Man tastet sich die hinteren Bereiche der Fossa intercondylaris und des lateralen Femurkondylus sowie den »Kniegelenkspalt« und inzidiert die hintere Kapsel längs über der lateralen Femurrolle. Die Inzision wird vom Unerfahrenen leicht zu weit proximal angesetzt. Mit der Hajek-Zange oder einem Rongeur wird die Membrana synovialis entfernt (auch aus der Fossa intercondylaris sowie um das Hinterhorn des Außenmeniskus).

14 Mit einem stumpfen Langenbeck-Haken werden der mediale Gastrocnemius und die Sehne des M. semimembranosus nach medial, die großen Gefäße und Nerven in der Kniekehle nach lateral weggehalten. Die hintere Gelenkkapsel wird über der medialen Femurgelenkrolle längs eröffnet. Synovektomie im medialen hinteren Gelenkraum. – Öffnen der Blutleere, Blutstillung. Die Kapselinzisionen können verschlossen werden. Redon-Drainagen medial und lateral. Naht der Faszie. Hautnaht. Druckverband.

Postoperative Behandlung

Die operierte Gliedmaße wird in Beugestellung im Hüft- und Kniegelenk auf eine verstellbare und gut gepolsterte Schiene gelagert (Gefahr von Druckschäden des N. fibularis!). Der Kompressionsverband wird nach 1–2 Stunden gelockert. Hautdurchblutung auf der Vorderseite des Gelenks prüfen! Den durchbluteten Verband frühzeitig wechseln. Die Ergüsse frühzeitig abpunktieren! Lokale Eisumschläge. Vom ersten Tag an lagern wir das Kniegelenk in 2- bis 3stündlichen Abständen abwechselnd in Streck- und Beugestellung. Diese Manipulationen sind für die Patienten nicht oder nur in geringem Umfang schmerzhaft, wenn man die *peridurale Katheteranästhesie* anwendet:

Bei Bedarf kann ein Lokalanästhetikum nachgespritzt werden. Der steril abgedeckte Katheter kann bis zu 2 Wochen und länger liegenbleiben. Am 2. postoperativen Tage entfernen wir die Redon-Drainagen und beginnen mit isometrischen Spannungsübungen. Sobald wie möglich lassen wir die Patienten am Bettrand sitzen. Ab dem 5. postoperativen Tage erlauben wir Aufstehen und Gehen mit Unterarmstützen. Dazu wird eine Kniemanschette angewickelt. Die Umlagerungen werden konsequent fortgesetzt, wobei wir vor allem auf volle Streckung Wert legen. Übungen auf der Frankfurter Bewegungsschiene oder einer einstellbaren Motorschiene lassen wir nach dem Abklingen der Wundschmerzen beginnen. Die Fäden werden etwa am 12. Tage entfernt. Wenn das Kniegelenk nach 2 Wochen noch nicht bis zum rechten Winkel gebeugt werden kann und in den nächsten Tagen keine Zunahme der Beweglichkeit zu beobachten ist, sollte in Narkose mobilisiert werden. Dies ist allerdings selten notwendig.

Nach der Entlassung muß für viele Wochen energisch weiterbehandelt werden: Kräftigung der Muskulatur, Beseitigung eines aktiven Streckdefizits, Straffung der Gelenkführung.

In der postoperativen Behandlung von synovektomierten Kniegelenken nach intraartikulärer Infektion sollte behutsamer und unter gleichzeitiger systematischer Antibiotikagabe mobilisiert werden. Die Art der Übungsbehandlung hängt von den Schmerzen und Entzündungserscheinungen ab. – Synovektomien bei Hämophilen bieten besondere Behandlungsprobleme. Wir verweisen auf die kürzlich erschienene Abhandlung von Carvell und Duthie (1984).

Fehler und Gefahren

- Verletzungen der Gefäße und / oder Nerven in der Kniekehle.

Weitere Hinweise s. S. 5.8.

Weiterführende Literatur

Arnold, W. D., M. W. Hilgartner: Hemophilic arthropathy. J. Bone Jt. Surg. 59-A (1977) 287–305

Carvell, J. E., R. B. Duthie: Management of the Hemophilic Knee. In J. N. Insall: Surgery of the Knee. Churchill, London; Livingstone, Edinburgh 1984 (p. 743–774)

Giebel, G., G. Muhr, H. Tscherne: Die Frühsynovektomie beim Kniegelenksempyem zur Vermeidung der Gelenksteife. Hefte Unfallheilk. 153 (1981) 446–448

Greens, St., M. L. Clayton, J. B. Leidholt, Ch. J. Smith, B. A. Bartolomew: Synovectomy and débridement of the knee in rheumatoid arthritis. Part. II. J. Bone Jt. Surg. 51 A (1969) 626–642

Gschwend, N.: Rheumatische Erkrankungen. Chirurgie der Gegenwart, Bd. V. Urban & Schwarzenberg, München 1975 (S. 27–40)

Gschwend, N.: Die operative Behandlung der progressiv-chronischen Polyarthritis, 2. Aufl. Thieme, Stuttgart 1977 (S. 210–226)

Insall, J. N.: Miscellaneus items: Arthrodesis, the stiff knee, synovectomy, and popliteal cysts. In J. N. Insall: Surgery of the Knee. Churchill Livingstone, Edinburg 1984 (p. 729–741)

Jakubowski, S.: Indikationen zur Synovektomie bei pcP. Orthopäde 2 (1973) 6–7

Marmor, L.: Surgery of the rheumatoid knee. Synovectomy and débridement. J. Bone Jt. Surg. 55A (1973) 535–544

Mori, M.: Surgery of rheumatoid arthritis of the knee joint. Rheumatism 20 (1964) 35–42

Mori, M., R. Ogawa: Anterior capsulectomy in the treatment of rheumatoid arthritis of the knee joint. Arthr. and Rheum. 6 (1963) 130–137

Tillmann, K.: Notwendigkeit, Indikation und Technik der dorsalen Kniegelenkssynovektomie bei entzündlich-rheumatischen Gelenkerkrankungen. Arch. orthop. Unfall-Chir. 85 (1976) 211–215

Tillmann, K.: Wirkung, Gefahren und Indikationen der Synovektomie. In Müller, W., K. Tillmann: Eular Bulletin. I. Synovektomie, II. Synoviorthese, Monogr.-Reihe Nr. 2. Eular, Basel 1978

Tillmann, K.: Synovektomie der Kniegelenke. Akt. Rheumatol. 5 (1980) 9–11

Weitere Literatur s. Kapitel 31 »Gelenkinfektion«

6

Operation der Plica synovialis mediopatellaris (Medial-shelf-Syndrom)

Im Kniegelenk beobachtet man häufig *Schleimhautsepten* und sog. *Plikastränge*. Die meisten dieser Gebilde besitzen *keine* Bedeutung und werden zufällig bei Arthrotomien oder Arthroskopien entdeckt. Eine Ausnahme stellt die Plica synovialis mediopatellaris dar: Sie kann Symptome verursachen, die denen einer Chondropathia patellae (mit »Einklemmungserscheinungen«) entsprechen. Mit zunehmender Kniebeugung legt sich nämlich dieses Schleimhautsegel immer straffer dem Rand der medialen Femurrolle an, hypertrophiert mit der Zeit und führt zu Veränderungen der chondralen Deckschicht in Form von oberflächlichen Ulzerationen, Pannusbildung und Synovitis. Im Kontakt zu diesem Bezirk entwickeln sich an der medialen Kniescheibenfacette ebenfalls Knorpelschäden.

Indikation

Chronische Schmerzzustände bei arthroskopisch gesicherter Diagnose.

Prinzip

Resektion der hypertrophen Plica mediopatellaris. (Auch transarthroskopisch möglich.)

Vorbereitung und Lagerung

Rückenlage. Blutleere. Kniegelenk leicht gebeugt. Die Unterschenkelstütze wird während der Operation rechtwinklig abgeklappt.

Technik (Abb. **1–4**)

1

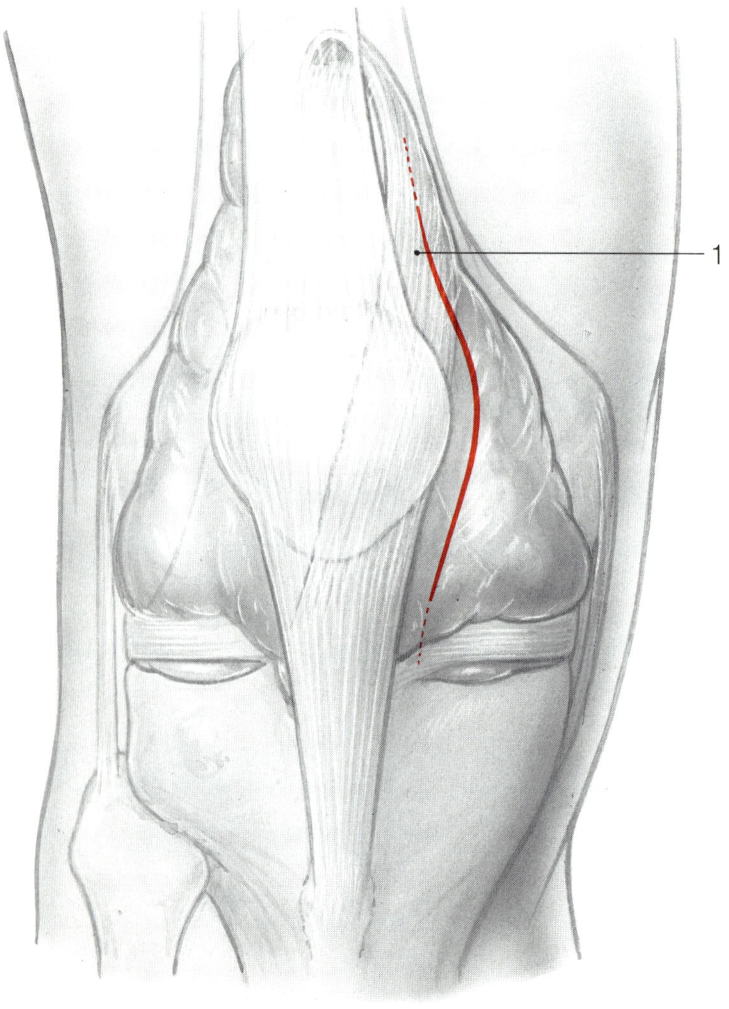

1 Das Septum verläuft vom Hoffaschen Fettkörper 1–3 cm breit segelartig durch den vorderen inneren Gelenkraum bis zur oberen Umschlagfalte des Recessus suprapatellaris.

1 Plica synovialis mediopatellaris

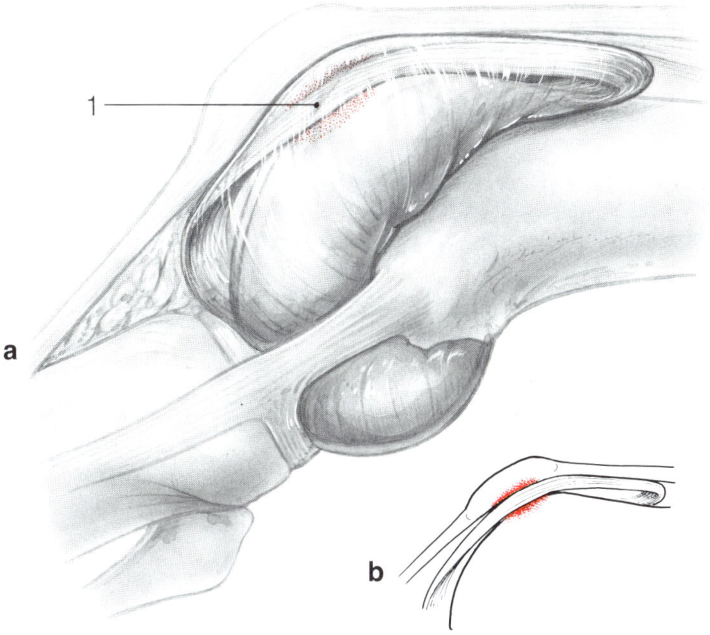

2a u. **b** Die seitliche Ansicht zeigt die umschriebenen oberflächlichen Veränderungen an der Knorpel-Knochen-Grenze der medialen Hälfte der femoralen Kniescheibengleitrinne.

1 Plica synovialis mediopatellaris

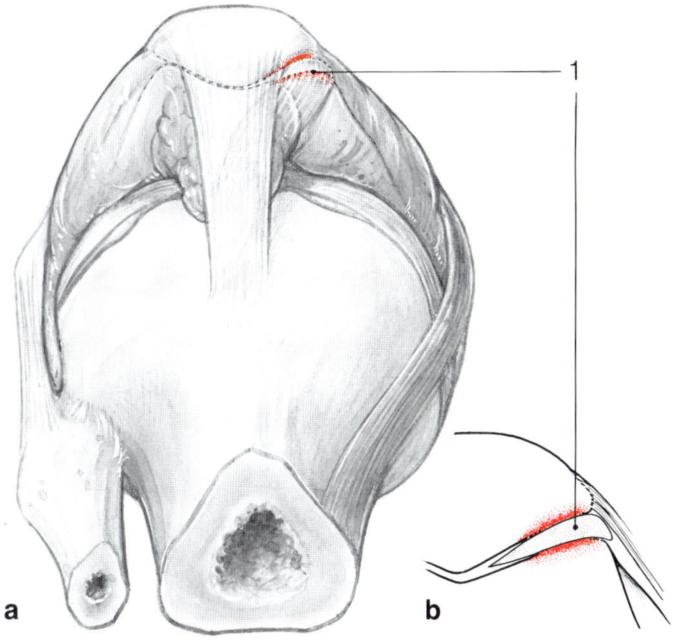

3a u. **b** Bei axialer Betrachtung des Femoropatellargelenkes wird der begleitende chondromalazische Herd der medialen Kniescheibenfacette deutlich.

1 Plica synovialis mediopatellaris

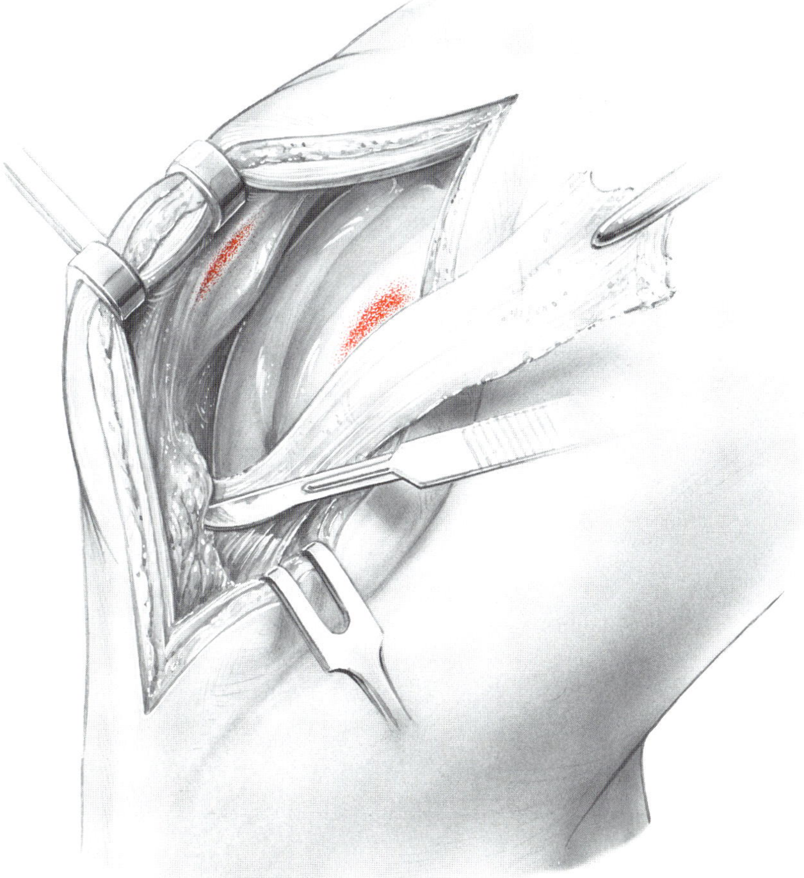

4

4 Das Gelenk wird wie zur medialen Meniskusresektion eröffnet. Auffällig ist, daß die Plica synovialis mediopatellaris den Knorpelüberzug der medialen Femurrolle verdeckt. Das Septum wird mit scharfen Klemmen gefaßt und reseziert. Blutstillung an den Resektionsstellen. Intraartikuläre Redon-Drainage. Schichtweiser Wundverschluß. Kompressionsverband.

Postoperative Behandlung

Sie entspricht in den ersten Tagen der Behandlung nach Meniskektomien. Die Extremität kann nach einer Woche wieder voll belastet werden.

Fehler und Gefahren

- Verletzung des Hoffaschen Fettkörpers: Nachblutungsgefahr.
- Reizergüsse.
- Verletzungen der R. infrapatellaris n. sapheni.

Weiterführende Literatur

Broukhim, B., J. M. Fox, M. E. Blazina, W. del Pizzo, L. Hirsh: The synovial shelf syndrome. Clin. Orthop. 142 (1979) 135–138

de la Caffinière, J. Y., M. Mignot, J. M. Bruch: Pli synovial interne et chondropathie rotulienne – A propos de 13 cas opérés. Rev. Chir. Orthop. 67 (1981) 479–484

Hardaker jr., W., T. L. Whipple, F. H. Bassett: Diagnosis and treatment of the plica syndrome of the knee. J. Bone J. Surg. 62 A (1980) 221–225

Patel, D.: Arthroscopy of the plicae-synovial folds and their significance. Amer. J. Sports Med. 6 (1978) 217–225

Pipkin, G.: Knee injuries: The role of the suprapatellar plica and suprapatellar bursa in simulating internal derangements. Clin. Orthop. 74 (1971) 161–176

Sakakibara, J.: Arthroscopic study on Iino's Band (plica synovialis mediopatellaris). J. Jap. Orthop. Ass. 50 (1976) 513–522

7

Die »Gelenktoilette« (Joint débridement)

Unter einer »Gelenktoilette« (Joint débridement) versteht man eine Folge von operativen Maßnahmen am degenerativ veränderten Gelenk, nämlich
- die Resektion knöcherner Randwülste,
- die Glättung knorpeliger Erweichungsherde,
- die Entfernung zerrissener Menisken,
- die Aufbohrungen freiliegenden, subchondralen Knochens sowie
- die partielle Synovektomie.

Indikationen

Einige oder alle diese Maßnahmen können z. B. nach Umstellungsosteotomien oder zusammen mit Entlastungsoperationen des Kniescheibengleitlagers vorgenommen werden. In diesen Fällen ist die *Operationsanzeige* relativ einfach zu stellen. Schwieriger kann die Entscheidung zur »Gelenktoilette« als alleinigem Eingriff sein: Wir erwägen sie z. B. bei Gonarthrosen mit deutlichen röntgenologischen Veränderungen, wenn intensive konservative Behandlungen zu keiner Besserung der Beschwerden geführt haben, Reizzustände fortbestehen und kausale Behandlungsmaßnahmen, wie z. B. Umstellungsosteotomien bei Achsfehlern, nicht angezeigt sind. Das Gelenk sollte allerdings noch nicht so stark betroffen sein, daß eine Arthroplastik oder eine Arthrodese der bessere Weg wäre.

Den Patienten klären wir darüber auf, daß der Erfolg der Operation unsicher ist und vielleicht nur relativ kurze Zeit anhalten kann. Zusätzliche Maßnahmen, wie Gewichtsreduktion, Einschränkungen der Gelenkbelastung im Alltag, Beruf und in der Freizeit, krankengymnastische, physikalische und medikamentöse Behandlungen können wesentlich zu einem guten Ergebnis beitragen!

Im folgenden werden einige Einzelheiten dargestellt. Zur Technik der Synovektomie s. S. 5.3.

Technik (Abb. **1–4**)

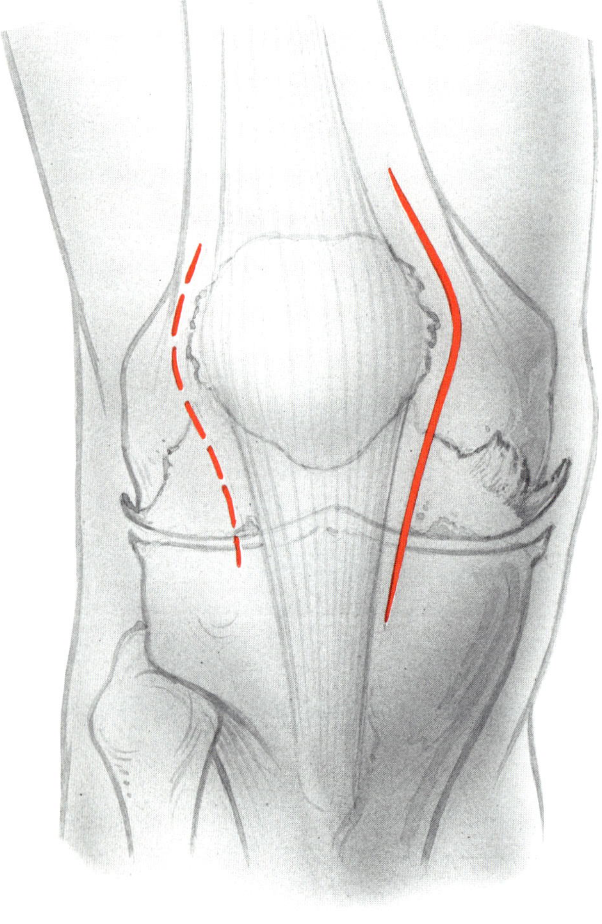

1 Zirka 10–12 cm langer, parapatellarer Hautschnitt, 1 cm neben dem medialen Patellarand. Gelegentlich kann eine zweite parapatellare Inzision auf der Lateralseite erforderlich werden (z. B. bei Synovektomie). Das Gelenk sollte so weit eröffnet werden, daß sich die Kniescheibengelenkfläche gut betrachten läßt.

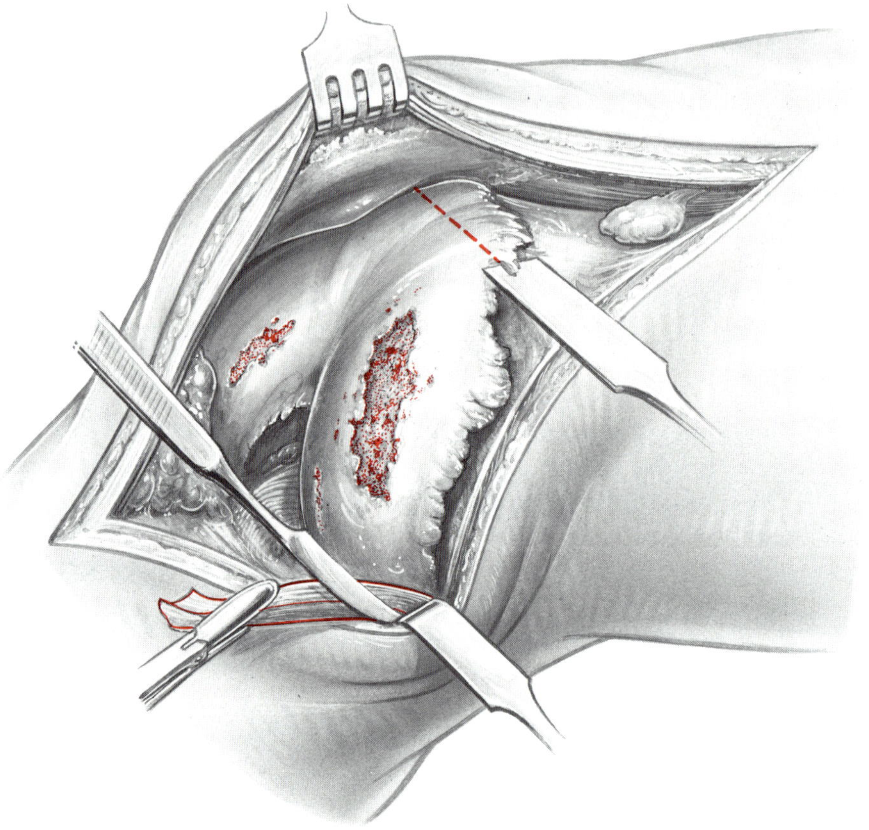

2 Das Gelenk ist eröffnet. Knöcherne Randwülste an den Femurkondylen werden abgemeißelt. Osteophyten an der hinteren Hälfte der Femurrolle werden bei stark gebeugtem Kniegelenk mit der Luer-Zange abgetragen. Freie Körper werden entfernt. Wir glätten die Kniescheibenrückfläche (Cheilotomie) und entfernen den zerrissenen Innenmeniskus.

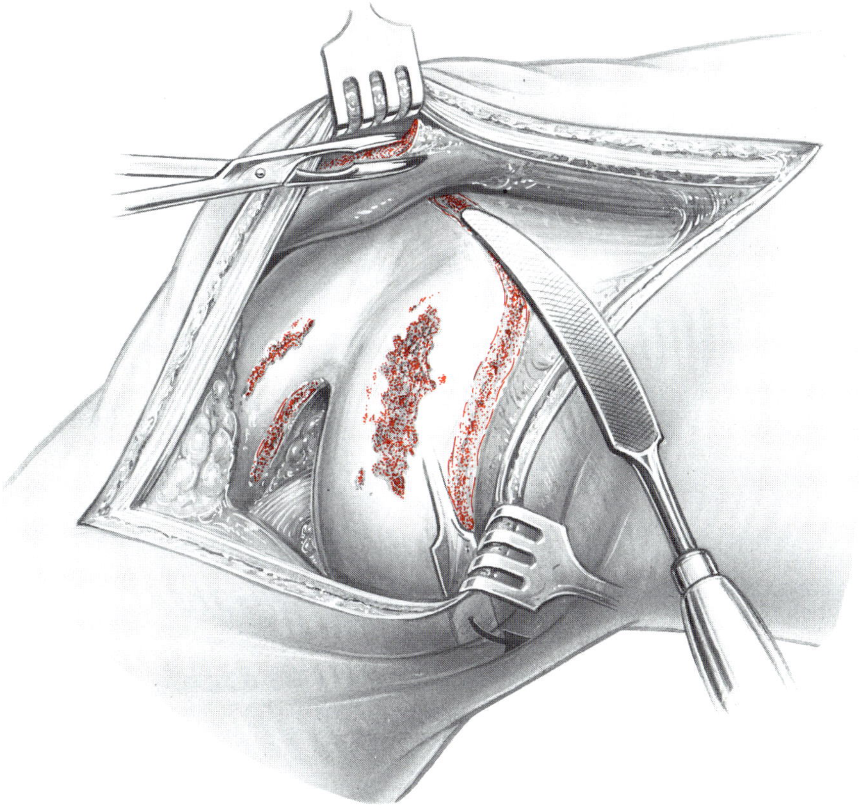

3 Die Resektionsflächen am medialen Femurkondylus werden mit einer Feile gerundet.

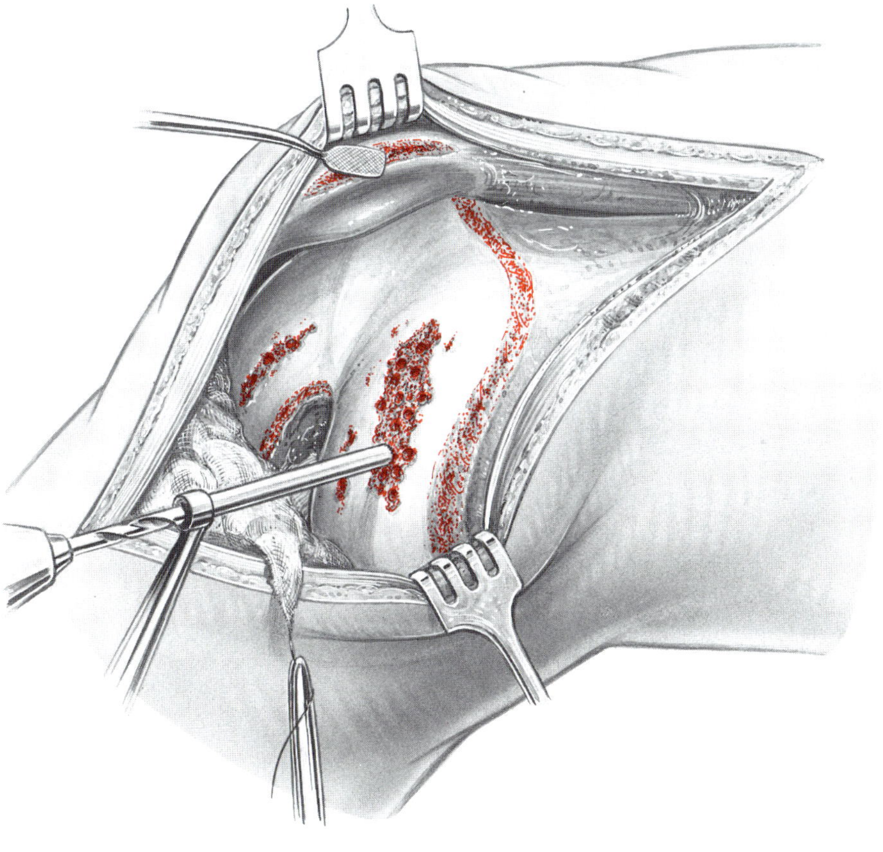

4 Freiliegende, subchondrale Knochenbezirke werden mehrfach angebohrt. Gelenkraum tamponieren, Knochenmehl abspülen. Vor dem Wundverschluß wird die Blutsperre geöffnet. Blutstillung. Blutende Knochenwunden können kauterisiert oder mit Knochenwachs abgedichtet werden. Intraartikuläre Drainage.

Von Benjamin (1969) und Pap (1975) sind weitere Palliativmaßnahmen zur Behandlung der Gonarthrose empfohlen worden, mit denen wir keine Erfahrungen haben: Die Autoren raten zur inkompletten gelenknahen Osteotomie des distalen Femurs und der proximalen Tibia von lateral und medial (»Reizosteotomie«) (Abb. **5**).

Eine erstaunliche Minderung der Schmerzen kann nach »Exkochleation« der Femurrollen und/oder des Tibiakopfes (Vogl 1947) eintreten (Abb. **6**). Bei diesem Eingriff räumt man durch ein 1,5 × 1,5 cm großes Knochenfenster Teile der Spongiosa der Gelenkkörper großzügig mit einem scharfen Löffel aus. Die operierte Extremität ist wenige Tage nach dem Eingriff voll belastbar. Ein ähnliches Vorgehen haben Phillips (1979) und Helal (1965) angegeben.

Postoperative Behandlung

Die postoperative Behandlung entspricht unserem Vorgehen nach Meniskektomie oder Synovektomie (s. S. 5.10).

Fehler und Gefahren

- Die Arthrose wird nicht kausal behandelt (eine Achsenfehlstellung oder Gelenkinstabilität wird z. B. nicht beseitigt).
- Nach Pridie-Bohrung wird das Bohrmehl nicht ausgespült.
- Ungenügende Resektion knöcherner Randwülste.
- Es werden freie Körper übersehen.
- Unnötige Meniskusresektion.
- Intraartikuläre Hämatome werden nicht rechtzeitig abpunktiert.
- Mangelhafte postoperative Behandlung.

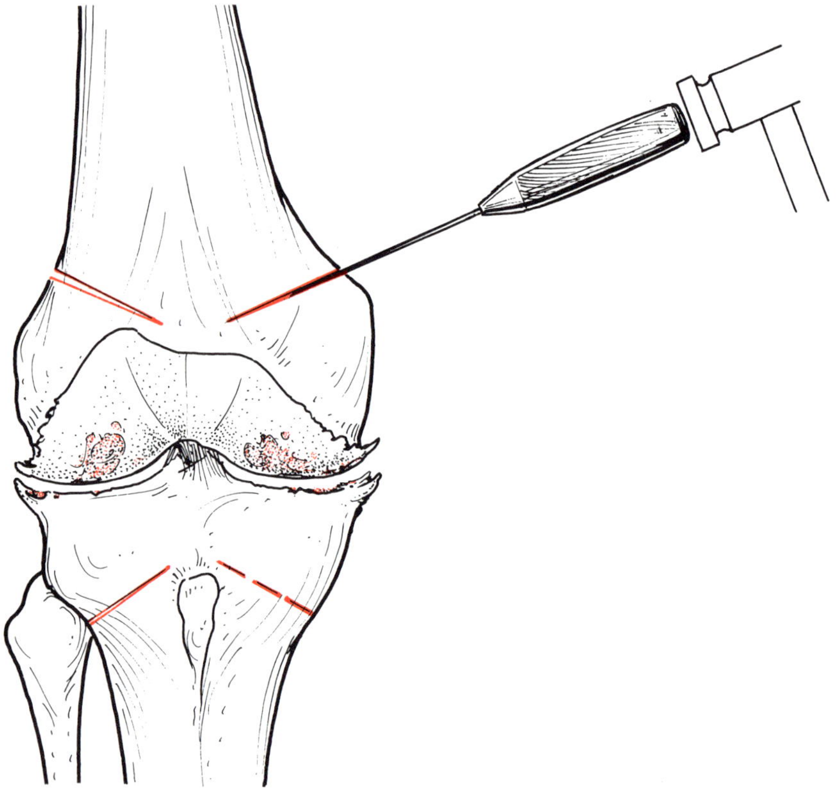

5 Inkomplette Osteotomie.

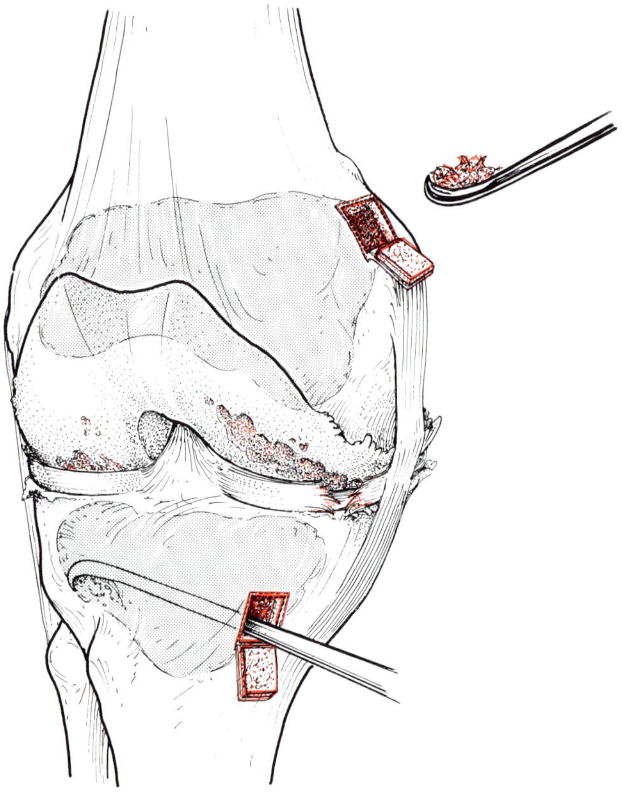

6 Exkochleation.

Weiterführende Literatur

Benjamin, A.: Double osteotomy for the painful knee in rheumatoid arthritis and osteoarthritis. J. Bone Jt. Surg. 51 B (1969) 694–699

Goldie, J.-F.: Soft-tissue operations. In M. A. R. Freeman: Arthritis of the Knee. Springer, Berlin 1980 (S. 119–141)

Hackenbroch, M. H.: Indikationen und Grenzen der nicht achsenkorrigierenden Eingriffe am arthrotisch schwer veränderten Kniegelenk mit Ausnahme der Endoprothetik. Orthop. Praxis 11 (1984) 869–876

Haggart, G. E.: The surgical treatment of degenerative arthritis of the knee joint. J. Bone Jt. Surg. 22 (1940) 717–729

Insall, J. N.: Intra-articular surgery for degenerative arthritis of the knee. J. Bone Jt. Surg. 49 B (1967) 211–228

Isserlin, B.: Joint debridement for osteoarthritis of the knee. J. Bone Jt. Surg. 32 B (1950) 302–306

Koneczny, O., C. Marx, P. van Leeuwen: Korium-Interpositionsplastik des Kniegelenkes. Münch. med. Wschr. 124 (1982) 891–893

Loeffler, Fr.: Die operative Behandlung der schweren schmerzhaften Arthrose des Kniegelenkes. Zbl. Chir. 85 (1960) 1020–1023

Magnuson, P. B.: Joint débridement – Surgical treatment of degenerative arthritis. Surg. Gynec. Obstet. 73 (1941) 1–9

Motta, A.: Il nostro metodo chirurgico nel trattamento delle gravi artrosi del ginocchio. Clin. ortop. 17 (1965) 268–279

Noesberger, B.: Intraartikuläre Eingriffe bei Kniegelenksarthrose. Hefte Unfallheilk. 128 (1976) 146–154

Pap, K.: Quadrosteotomie bei Kniearthrosen. Zbl. Chir. 100 (1975) 1270–1271

Phillips, F. J., A. Moulton, F. W. Taylor: Intraossäre Osteotomie bei der Arthrose des Kniegelenkes. Z. Orthop. 118 (1979) 371–375

Pridie, K. H.: A method of resurfacing osteoarthritic knee joints. J. Bone Jt. Surg. 41 B (1959) 618–619

Reiter, R.: Die Operation nach Löffler am Kniegelenk. Z. Orthop. 100 (1965) 345–350

Schönbauer, H. R.: Erfahrungen und Ergebnisse mit der Operation nach Loeffler bei Kniearthrosen. Arch. orthop. Unfall-Chir. 35 (1976) 337–346

Seyfarth, H.: Aktuelle Aspekte zur operativen Therapie der Gonarthrose. Zbl. Chir. 99 (1974) 97–106

Vogl, A.: Zur operativen Behandlung der Osteoarthritis chronica deformans des Kniegelenkes. Zbl. Chir., H. 8 (1947) 852–858

Vogl, A.: Die Exkochleation der Substantia spongiosa, eine operative Behandlung der Osteoarthrosis chronica deformans. Z. Orthop. 78 (1949) 375–380

Vogl, A.: Einfluß der Exkochleation auf den Verlauf der Arthrosen. Zbl. Chir., H. 21 (1952) 887–890

Widhalm, R., H. Häckel, G. Schreder: Zur Doppelosteotomie des Kniegelenkes nach Benjamin. Orthop. Praxis 6 (1981) 501–506

8

Eingriffe an den Menisken

Vorbemerkungen und allgemeine Richtlinien

Die Menisken sind als wichtige Teile des Kniegelenkes von großer Bedeutung für die störungsfreie Gelenkfunktion: Sie verteilen als elastische, verform- und verschiebbare, faserknorpelige Polster zwischen den benachbarten Gelenkflächen die einwirkenden Kräfte, sorgen im Zusammenspiel mit dem Kapsel-Band-Apparat und der Muskulatur für eine optimale Gelenkführung sowie -stabilität und bremsen die Extension des Unterschenkels federnd ab. Werden ein oder beide Menisken vollständig entfernt, muß mit vorzeitigen Abnutzungserscheinungen an den Gelenkflächen sowie leichten Instabilitäten gerechnet werden. Deshalb sollte eine *Meniskusresektion* nur unter *strenger Indikation* vorgenommen werden. Bei negativem arthrographischem oder arthroskopischem Befund ist am Innenmeniskus differentialdiagnostisch an das »Saphenus-Syndrom« (s. Kapitel 4) zu denken. Bei eindeutigem Riß ist die Operation allerdings klar angezeigt, weil keine Einheilung des abgerissenen Meniskusanteils zu erwarten ist und ohne die Resektion sehr häufig sekundäre Knorpelschäden resultieren. Es gelten jedoch *Ausnahmen* wie z. B. für basisnahe Längsrisse oder Ausrisse des medialen Meniskus im Bereich seiner festen Verbindung mit dem Lig. collaterale mediale posterius oder dem Lig. coronarium als *Begleitschäden frischer Knochen- oder Bandverletzungen:* Hier sollte möglichst die Reinsertion versucht werden, falls das abgerissene Fragment keine schwereren Veränderungen, wie z. B. starke Quetschungen, aufweist.

Nicht selten trifft man auf *Meniskusläsionen* in *Begleitung* von *Schäden* am *vorderen Kreuzband.* Eine alleinige Meniskusresektion kann in diesen Fällen die Probleme verschlimmern und mit der Zeit Läsionen des Außenmeniskus, Rotationsinstabilitäten und Arthrosen nach sich ziehen. Deshalb sollte die Rekonstruktion des vorderen Kreuzbandes mit in die Behandlung einbezogen werden, es sei denn, es liegen nur kleinere, zungenförmige Einrisse vor und der Kreuzbandschaden ist sehr gut muskulär kompensiert.

Operative *Zurückhaltung* ist auch bei *Meniskopathien* älterer Patienten mit *Varus-* oder *Valgusgonarthrosen* angebracht. Wir korrigieren im allgemeinen zuerst die Beinachse durch eine Osteotomie und erwägen die Arthrotomie später, falls intraartikuläre Reizzustände fortbestehen. Dies trifft jedoch nur relativ selten zu.

Es können zwei Wege bei Meniskusoperationen beschritten werden. Sie hängen von der Erfahrung des Operateurs ab: Der *konventionelle Zugang* ist der der **Arthrotomie.** Zunehmend werden aber auch Eingriffe an den Menisken **transarthroskopisch** vorgenommen (s. Kapitel 2). In diesem Kapitel zeigen wir die Techniken der Menisektomie auf dem Wege der Arthrotomie.

Grundsätzlich ist die *Zweidrittelresektion* zu empfehlen. Bei *lappenförmigen Einrissen* beschränken wir uns darauf, nur das »Fragment« zu entfernen, wenn das restliche Gewebe unauffällig erscheint. Handelt es sich um *Korbhenkelrisse* mit glatter Meniskusbasis, exstirpieren wir lediglich den abgerissenen Meniskusanteil. Wenn der freie Rand der Meniskusbasis jedoch aufgefasert und teilweise eingerissen ist, sollte sparsam nachreseziert werden, bis möglichst glatte, fest strukturierte Schnittflächen vorliegen. Beim *Meniskusganglion* muß der Zwischenknorpel meistens vollständig entfernt werden; es kann nach einem Vorschlag W. Müllers auch versucht werden, nur den »Herd der mukoiden Degeneration in der zentralen Partie« zu entfernen. Ob sich dieses Vorgehen auf Dauer bewährt, muß abgewartet werden. Beim Scheibenmeniskus kann die Meniskusbasis erhalten bleiben.

Der *Operationserfolg* hängt zunächst von der Lage des Hautschnittes, der schonenden Präparation und dem guten Einblick ins Gelenk ab. Am gebräuchlichsten sind die *Inzisionen* nach L. Böhler und Smillie. W. Müller wählt einen medialen, parapatellaren, geraden Zugang, um bei möglicherweise später notwendigen Eingriffen keine Probleme zu haben.

Wir *bevorzugen* den Zugang nach Böhler (Abb. **1**): Diese *Inzision* liegt zwischen dem jeweiligen Femurepikondylus und der Tuberositas tibiae und gefährdet den R. infrapatellaris N. sapheni auf der Medialseite kaum. Beim lateralen Zugang empfiehlt es sich, die Inzision wegen der Enge des anterolateralen Gelenkraumes etwas mehr parapatellar verlaufen zu lassen. Ist gleichzeitig ein Eingriff an der Kniescheibenrückfläche zu erwarten (Knorpelglättung einer Chondropathia patellae), legen wir die Schnittführung parapatellar an.

Der Schnitt nach Smillie (Abb. **2**) beginnt etwa in Höhe des unteren Patelladrittels und zieht schräg abwärts zum seitlichen Tibiakopf. Er tangiert zwar kaum den Hoffaschen Fettkörper, kann jedoch eher zu Verletzungen des R. infrapatellaris N. sapheni führen.

Manchmal kann die Entwicklung und Resektion des Meniskus im *Hinterhornbereich* größere Schwierigkeiten bereiten, wenn z. B. hintere Erweichungszonen bestehen oder ein abgelöster Meniskusanteil

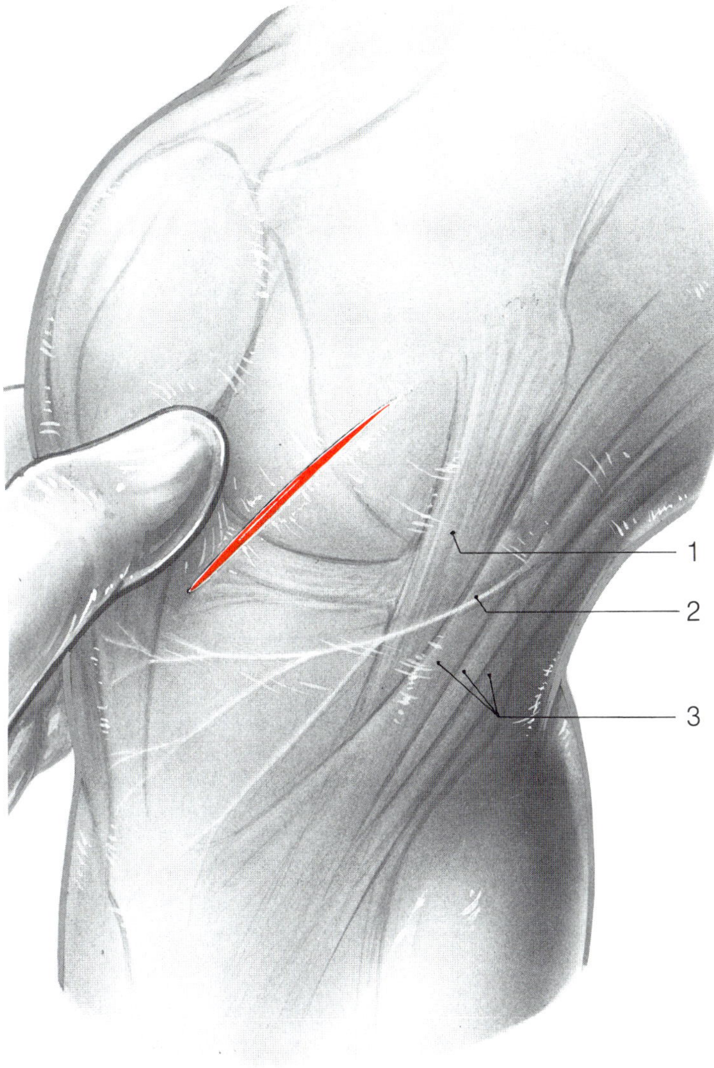

1 Inzision nach Böhler.

1 Lig. collaterale mediale
2 R. infrapatellaris des N. saphenus
3 Pes anserinus

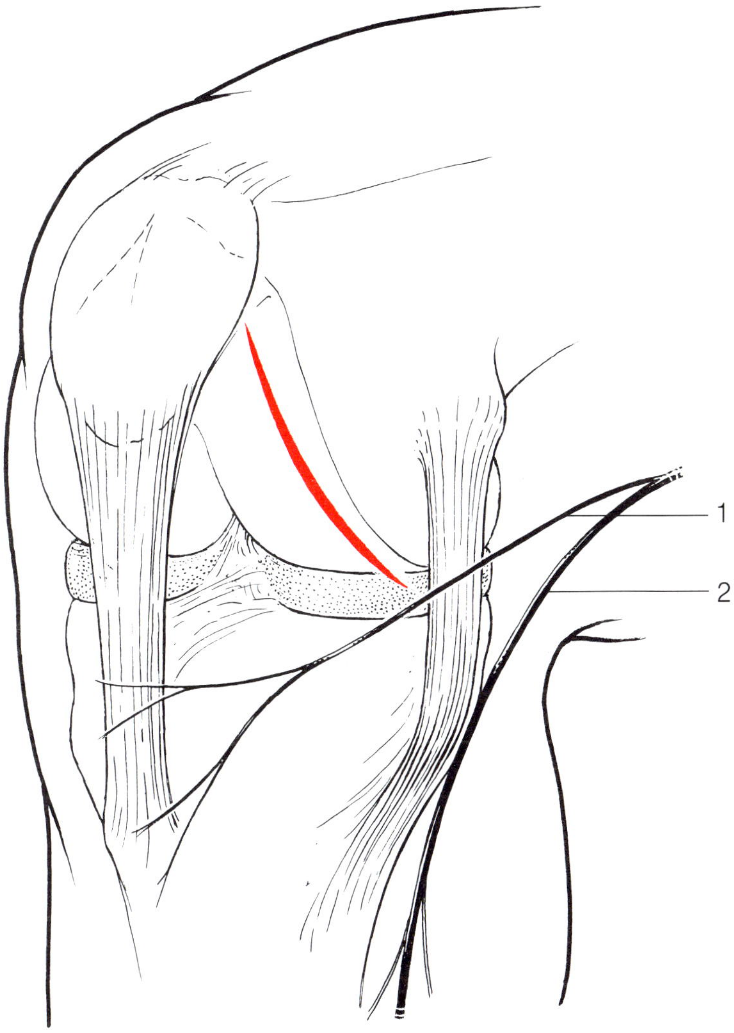

2 Inzision nach Smillie.

1 R. infrapatellaris
2 N. saphenus

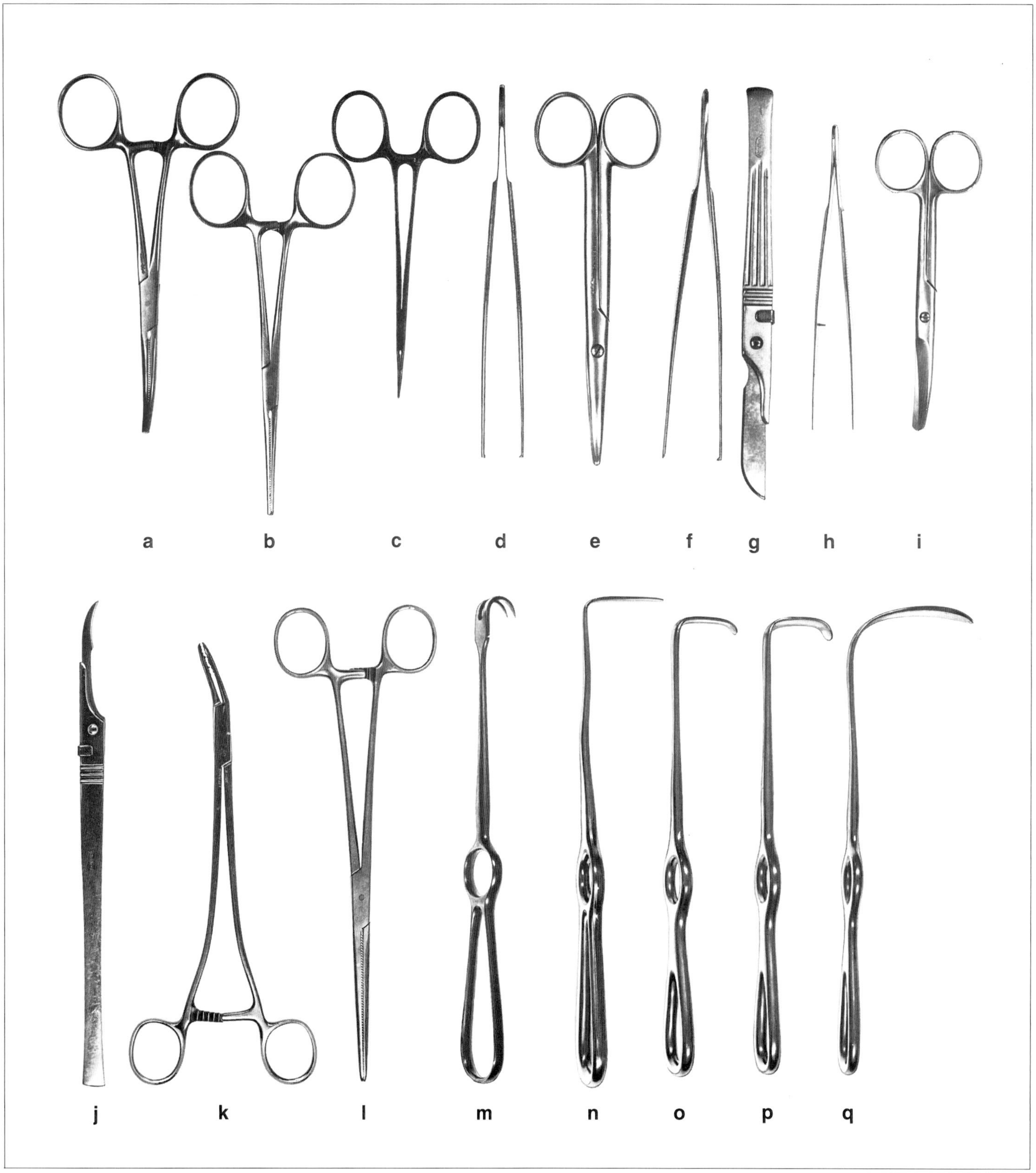

3 a–q Instrumentarium.

a gebogene Kocher-Klemme
b gerade Kocher-Klemme
c Moskitoklemme (für Elektrokoagulation)
d feine chirurgische Pinzette
e Präparierschere
f anatomische Pinzette
g Hautmesser
h feine chirurgische Pinzette
i Fadenschere
j Meniskotom (Bayha-Klinge)
k Meniskusfaßzange nach Neff
l große stumpfe Klemme
m scharfer Zweizinkerhaken
Langenbeck-Haken:
n »Seitenbandhaken«
o »seitlicher« Wundhaken
p »vorderer« Wundhaken
q »Hoffa-Haken«

mit der Faßzange durch grobe Manipulation abgerissen wird. Die Nachresektion gelingt jedoch meist mit Hilfe der schmalen Bayha-Klinge und einer schlanken, gebogenen, scharfen Klemme. *Es ist dabei besser, kleine gelenkmechanisch sicher bedeutungslose Hinterhornreste zu belassen, als ihre Ablösung von vorn her erzwingen zu wollen* und Verletzungen des Gelenkknorpels zu verursachen. Sind jedoch *größere* Hinterhornreste zurückgeblieben (Rearthrotomie!) oder läßt sich der Gelenkraum nur sehr ungenügend einsehen, sollte lieber eine *zweite Inzision* hinter dem Seitenband, auf der Medialseite entsprechend dem schrägen Verlauf der Fasern des Lig. collaterale mediale posterius angelegt und der Hinterhornrest von hier aus entfernt werden (s. Abb. **32**). Es läßt sich aber auch die ursprüngliche Inzision nach hinten verlängern, so daß man mit *einer* Hautinzision auskommen kann (s. Abb. **31**).

Der Operateur sollte über einige **spezielle Instrumente** verfügen. Sie erleichtern die Resektion und tragen dazu bei, zusätzliche Schäden an den Gelenkflächen zu vermeiden. Aus der Fülle der angebotenen Instrumente haben wir in Abb. **3 a–q** einige dargestellt, die sich uns besonders bewährt haben. – Die von Smillie empfohlenen Meniskotome zeigt Abb. **25**. Wir benützen sie nicht, da wir mit der Bayha-Klinge (Abb. **3 j**) sehr gute Erfahrungen gemacht haben.

Bei jeder Meniskusoperation werden Gelenkknorpel, Fossa intercondylaris mit vorderem Kreuzband, oberer Rezessus, vorderer Anteil des gegenseitigen Meniskus und Patellarückfläche überprüft.

Im *Operationsbericht* vermerken wir folgende Einzelheiten:

- Aussehen der Gelenkschleimhaut,
- Menge und Farbe eines Gelenkergusses,
- Form des Meniskusrisses (Operationsskizze).
- Festigkeit des vorderen Kreuzbandes,
- Beschaffenheit des kontralateralen Meniskus,
- Zustand des Gelenkknorpels der Patella, des Femur und der Tibia,
- Schwierigkeiten bei der Meniskusresektion, wie z. B. Verletzungen des Gelenkknorpels oder des Seitenbandes,
- histologische Untersuchung.

Allgemeine Indikationen

- Meniskusriß,
- Meniskopathie mit schmerzhaften Störungen der Gelenkfunktion und / oder rezidivierenden Reizzuständen,
- Meniskusganglion,
- Scheibenmeniskus,
- Riß im Meniskusrudiment oder -rest nach Meniskektomie,
- zurückgelassene Meniskusreste (Hinterhorn) mit Störungen der Gelenkfunktion und / oder rezidivierenden Reizzuständen,
- Ablösung der Meniskusbasis bei Gelenkfrakturen oder Bandverletzungen (s. S. 18.30, Abb. **33 b**).

Kontraindikationen

- Pyodermien, Furunkulose, Hautabschürfungen,
- reduzierter Allgemeinzustand (z. B. Herzinsuffizienz, schlecht eingestellter Diabetes o. ä.),
- akute Thrombophlebitis.

Da eine Meniskusresektion keinen dringenden Eingriff darstellt, sollten zunächst die lokalen und allgemeinen Störungen beseitigt werden, bevor man eine Arthrotomie vornimmt.

Eingeschränkte Indikationen zur Meniskusentfernung sehen wir bei unikondylären Arthrosen (erst das Ergebnis einer Umstellungosteotomie abwarten) oder bei Rupturen im Zusammenhang mit frischen Gelenkfrakturen und Verletzungen des Bandapparates (Refixation des Meniskus anstreben!).

Innenmeniskus

Rißformen

In allen Meniskussegmenten können *verschiedene Rißformen* beobachtet werden, die auch in Kombination auftreten können. Die Risse liegen senkrecht oder schräg, längs oder quer im Faserknorpel, durchsetzen ihn teilweise oder vollständig und treten auf der Ober- oder Unterfläche sowie am freien Rand oder an der Meniskusbasis auf. Typische und häufige *Rißformen* des *Innenmeniskus* sind in Abb. **4–10** dargestellt. Ein in die Fossa intercondylaris luxierter breiter Korbhenkelriß des Außenmeniskus kann dabei Anlaß zur irrtümlichen Arthrotomie des kontralateralen Gelenkraumes sein (Abb. **11**). Manchmal trifft man auf *Menisken* mit auffallend lockerer Bandhaftung, die von einigen Autoren (Groh, Ricklin, Rüttiman, Del Buono u. a.) als Vorstufe von Substanzrissen betrachtet werden (»Meniscus hypermobilis«). Wir sehen darin kaum eine Indikation zur Meniskusresektion. Degenerativ zystische Prozesse mit zum Teil prall elastischen, tumorösen Veränderungen an der Meniskusbasis kennzeichnen die *Meniskusganglien*. Sie kommen – wie die sog. Scheibenmenisken – am Innenmeniskus selten vor und sind häufig von Rupturen begleitet. Sie können sich gelegentlich auch außerhalb des Gelenkraumes ausdehnen und sogar den Bandapparat infiltrieren.

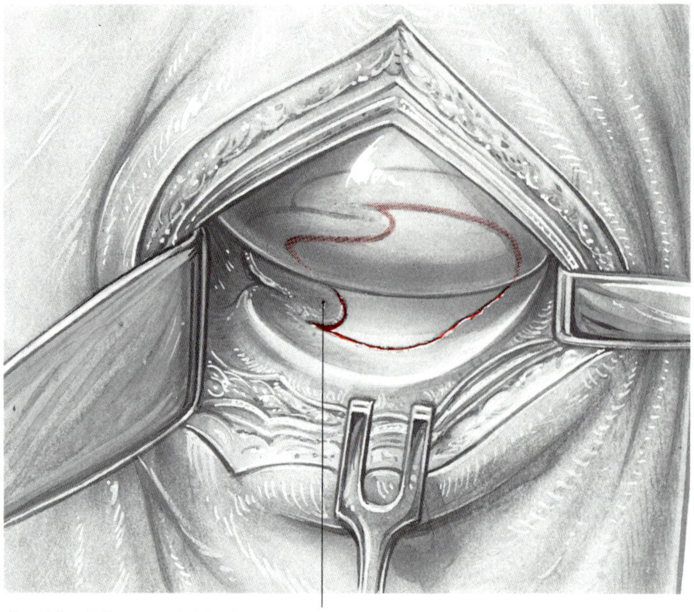

4 Korbhenkelriß (in die Fossa intercondylaris luxiert).

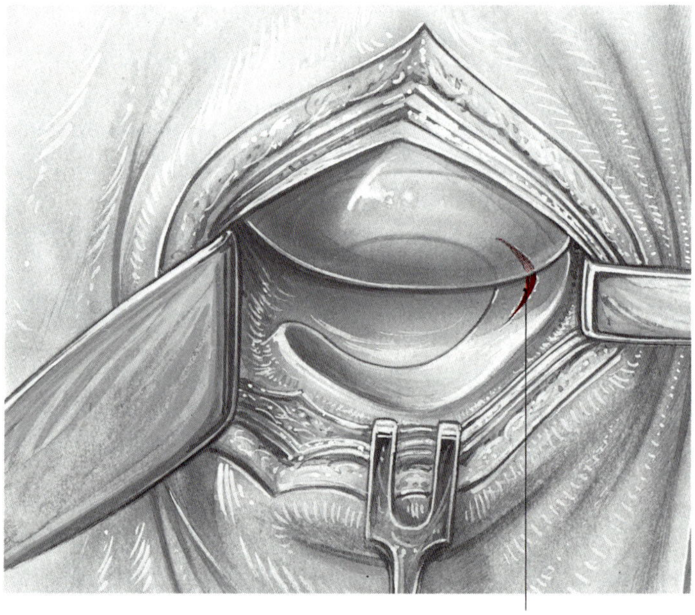

5 Längsriß

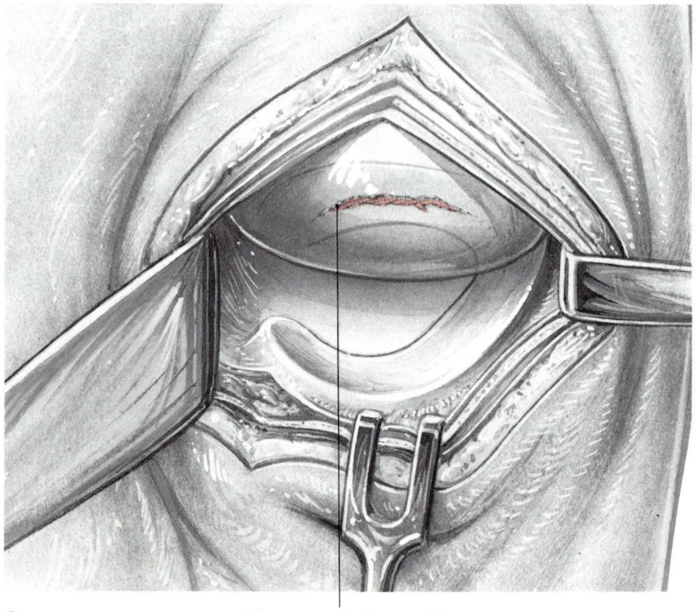

6 Hinterer Längsriß

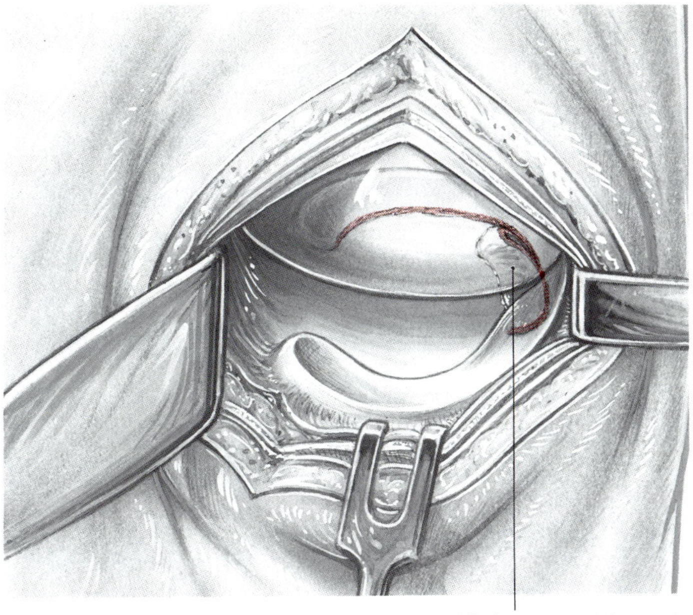

7

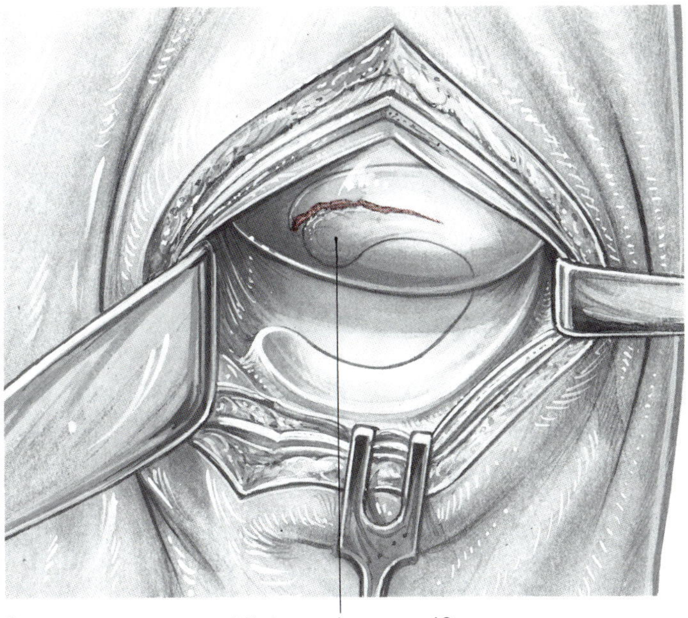

8

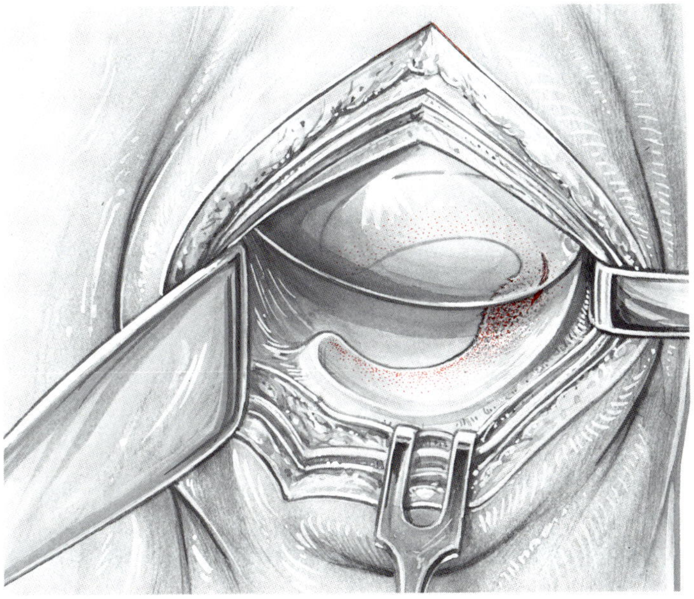

9 Meniskopathie

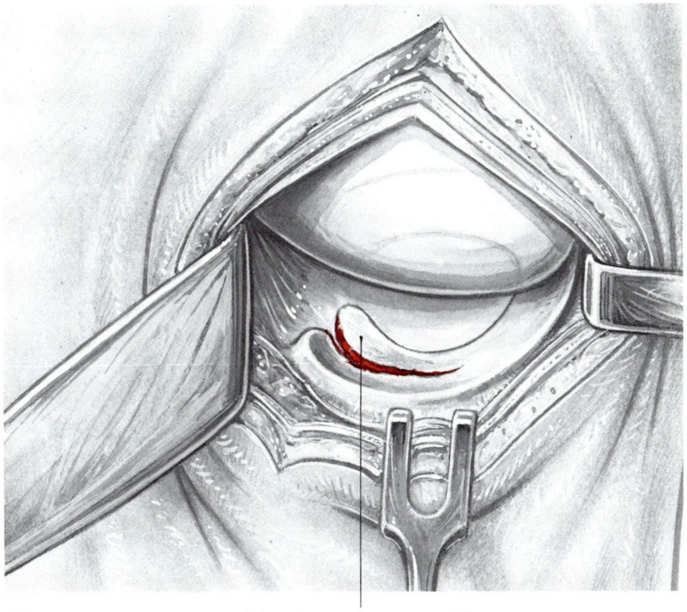

10

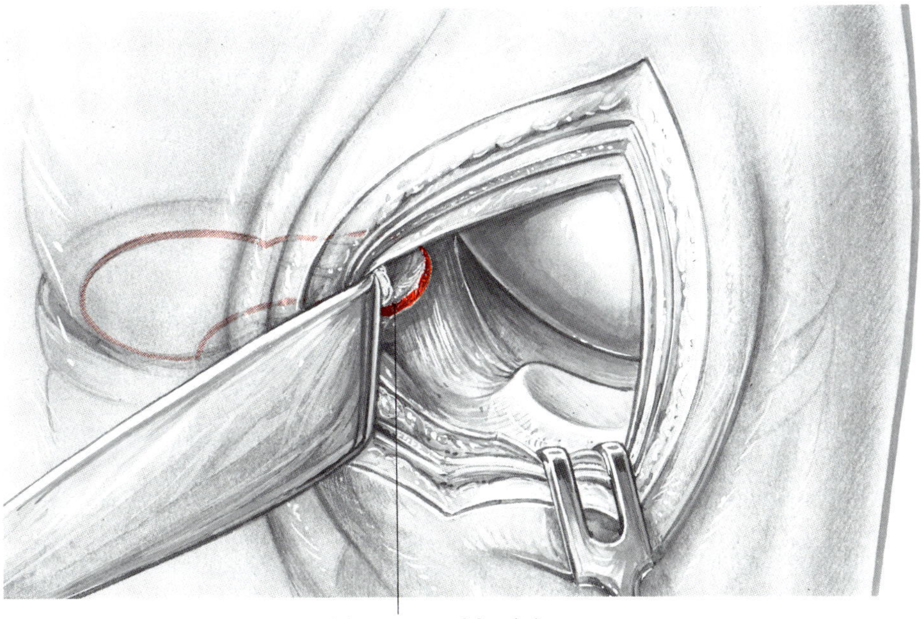

11 Korbhenkelriß des Außenmeniskus (irrtümliche mediale Arthrotomie).

Lagerung

Operation am hängenden Knie: Eine weiche Rolle liegt unter dem distalen Oberschenkelende. Unterschenkel und Fuß sind steril abgepackt. Der Operateur wird im allgemeinen stehen.

Alternativlagerung: Das Kniegelenk wird ca. 40 Grad gebeugt, das Bein im Hüftgelenk außenrotiert und leicht abduziert. Eine weiche Rolle liegt unter dem distalen Oberschenkel. Der Operateur steht an der Knieaußenseite, der Assistent auf der gleichen Seite am Tischende. Zur Inspektion und Abtragung des Innenmeniskus bis zu seiner Anheftung am Hinterhorn läßt man das Bein über die weiche Rolle seitlich über die äußere Tischkante herunterhängen. Das Hinterhorn wird dagegen in der Ausgangslage abgelöst.

Technik

(Abb. **12–24**)

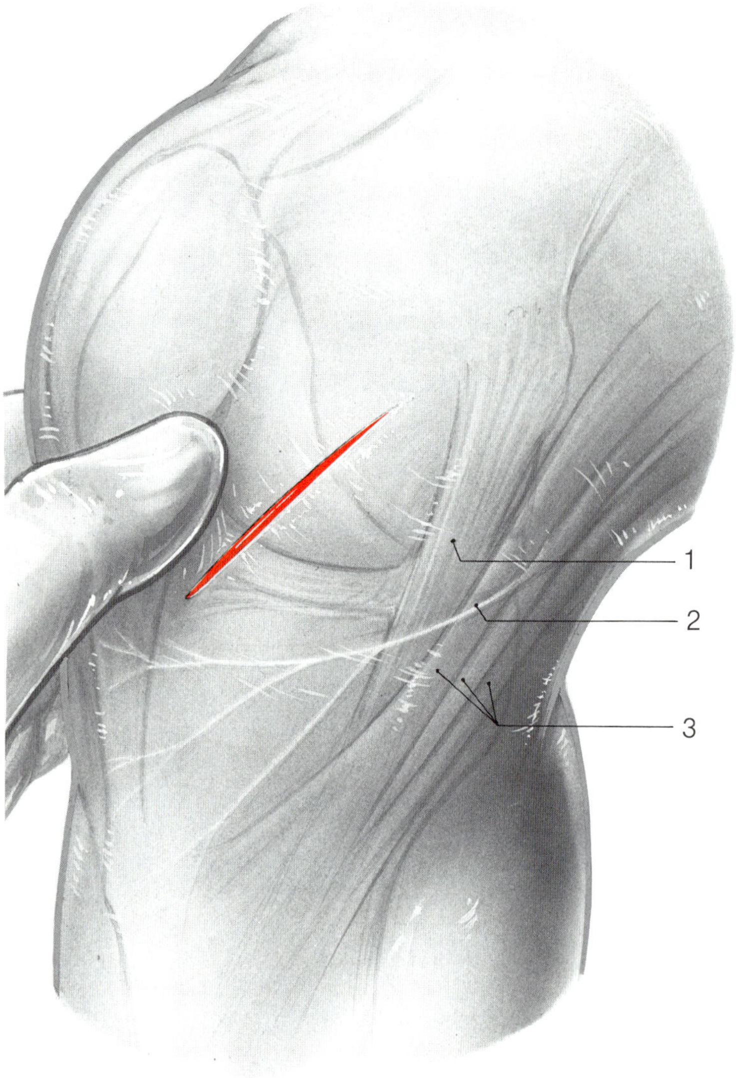

12 Durch parapatellare Palpation wird der vordere »Gelenkspalt« bestimmt. 4–5 cm langer, schräger Schnitt durch die Haut und Subkutis auf der Verbindungslinie zwischen Epicondylus femoris medialis und Tuberositas tibiae (Inzision nach Böhler). Die Inzision endet ca. 1 cm unterhalb des Gelenkspaltes.

1 Lig. collaterale mediale
2 R. infrapatellaris N. sapheni
3 Pes anserinus

a

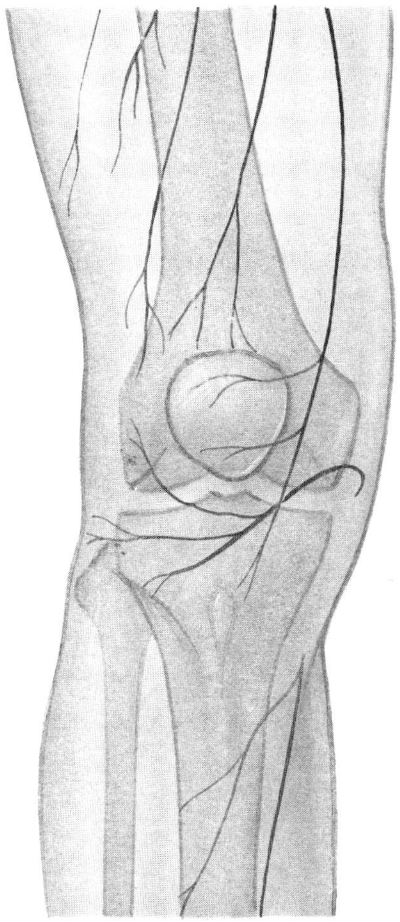

b

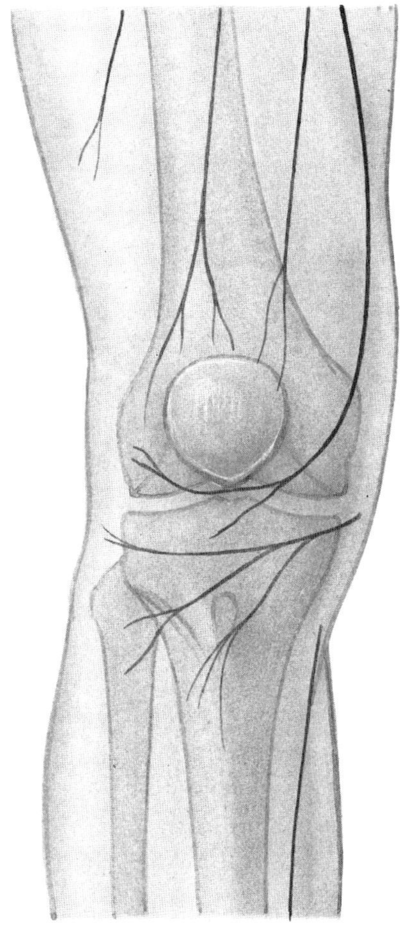

c

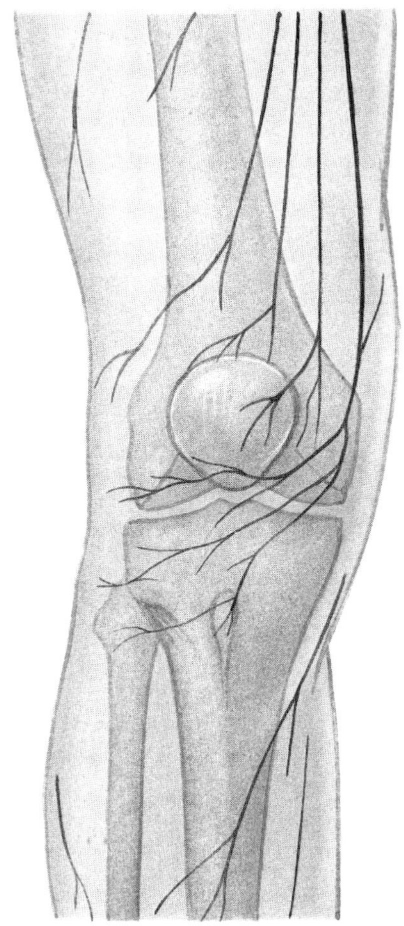

d

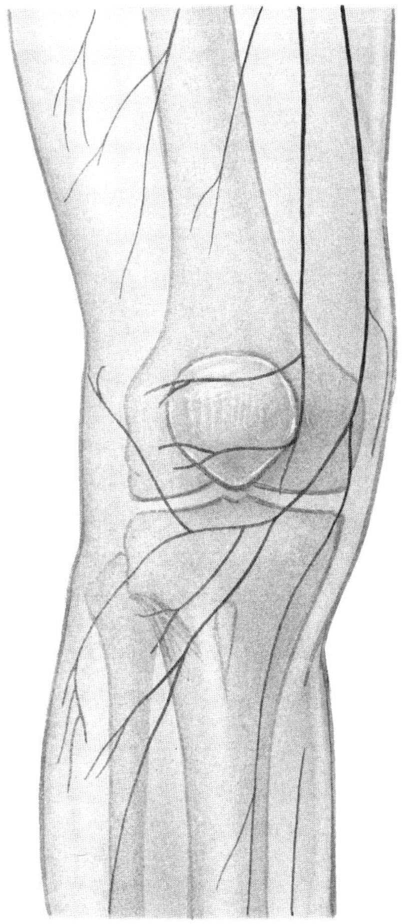

e

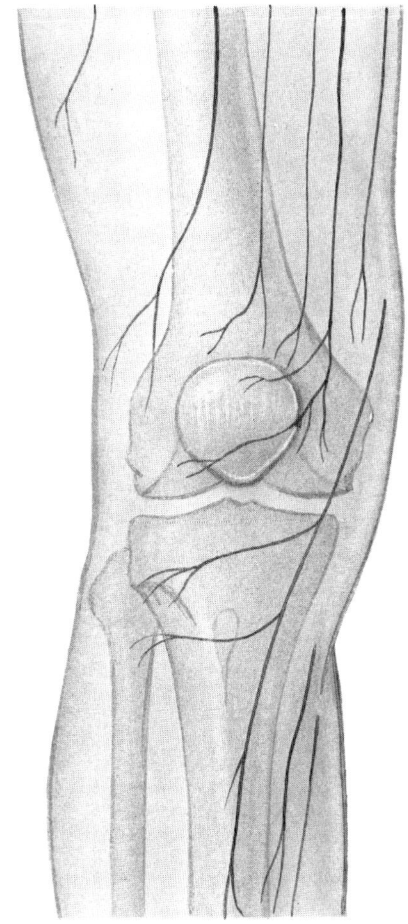

13 a–e Variationen im Verlauf des R. infrapatellaris N. sapheni und der Rr. cutanei anteriores des N. femoris (nach von Lanz u. Wachsmuth). Nach Verletzungen dieser Nervenäste können sehr lästige Sensibilitätsstörungen über der Vorderseite des Kniegelenkes auftreten.

14

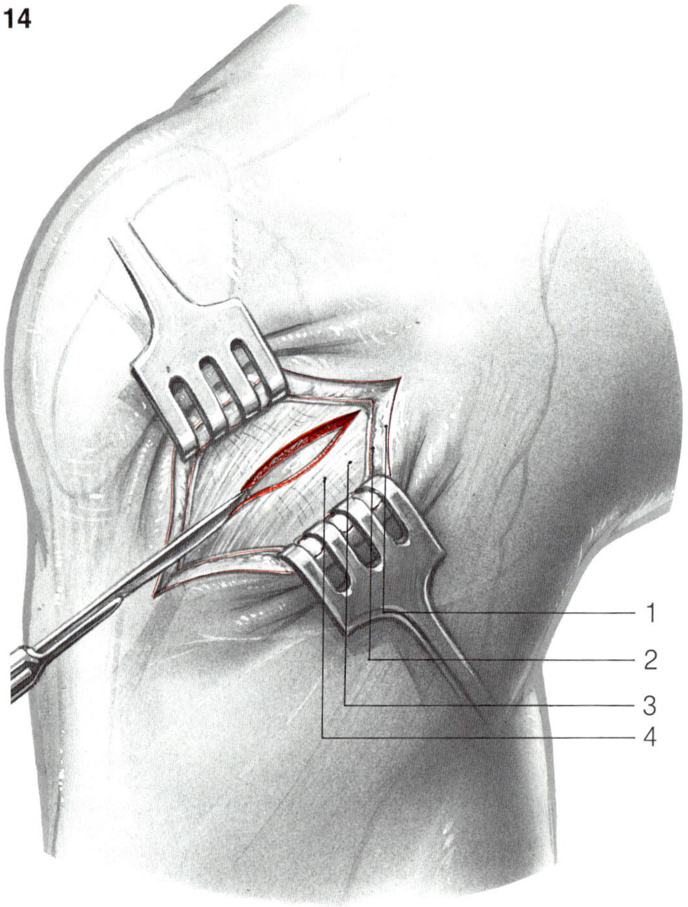

15

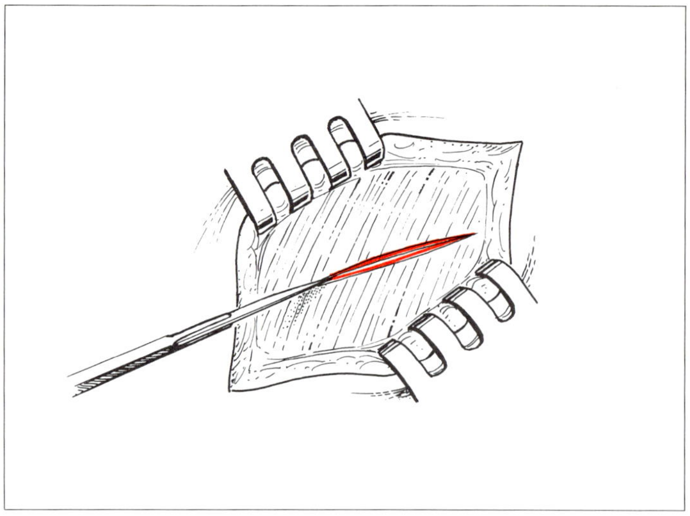

14 Das Retinaculum extensorum wird im Verlauf des Hautschnittes durchtrennt. Darunter liegt die Membrana synovialis. Blutgefäße werden mit Moskitoklemmen gefaßt und koaguliert.

1 Subkutis
2 Faszie
3 Retinaculum extensorum
4 Membrana synovialis

15 Alternativ kann das Retinaculum extensorum zur Gelenkfläche des Tibiakopfes hin geneigt durchtrennt werden (Wechselschnitt).

16

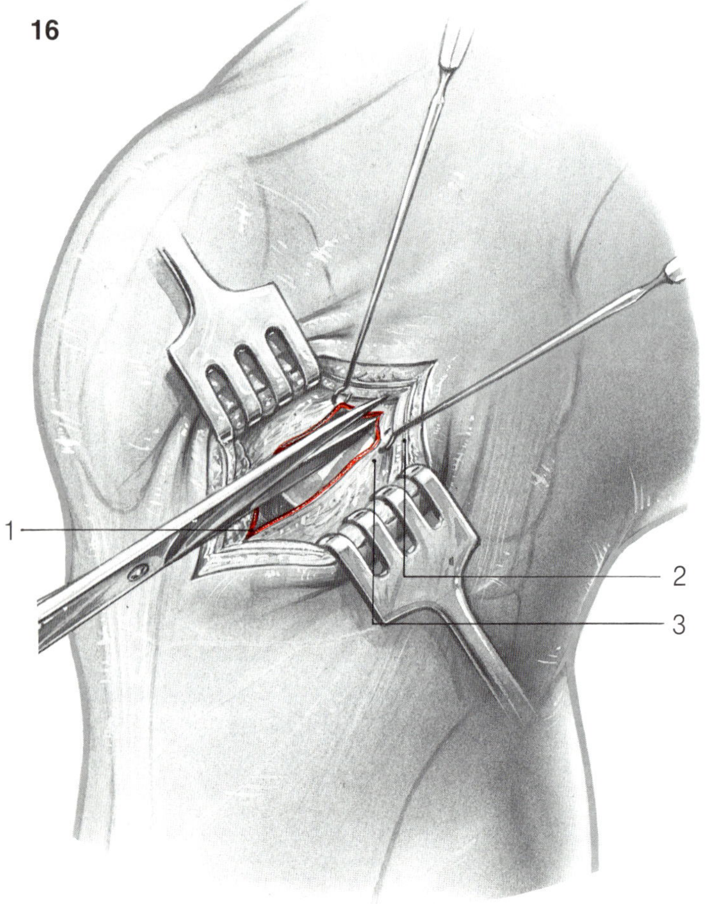

16 Die Membrana synovialis wird in der Mitte der Inzision (nicht im medialen Wundwinkel!) mit 2 Pinzetten oder scharfen Einzinkerhäkchen angehoben und stichförmig inzidiert. Nun gleicht sich der Unterdruck im Gelenk aus; die Schnittränder der Membrana synovialis lassen sich leicht abheben. Ein Gelenkerguß wird abgesaugt. Erweiterung der Öffnung mit einer Schere mit abgerundeter Branche. Der Schnitt sollte *nicht zu steil* verlaufen, sondern hinten etwas zum Gelenkspalt abbiegen. Er reicht bis ca. 1 cm vor das mediale Seitenband und endet vorn 0,5–1 cm proximal der Meniskusbasis. Der *Hoffa*sche *Fettkörper* wird *nicht* eingeschnitten. 3 Haken werden eingesetzt: Ein großer Langenbeck-Haken liegt hinter dem Hoffaschen Fettkörper, ein schmaler medial des inneren Seitenbandes und ein Zweizinkerhaken oder ein kleiner schmaler Langenbeck-Haken in Nähe der Meniskusbasis.

1 Hoffascher Fettkörper
2 fibröse Gelenkkapsel
3 Membrana synovialis

17

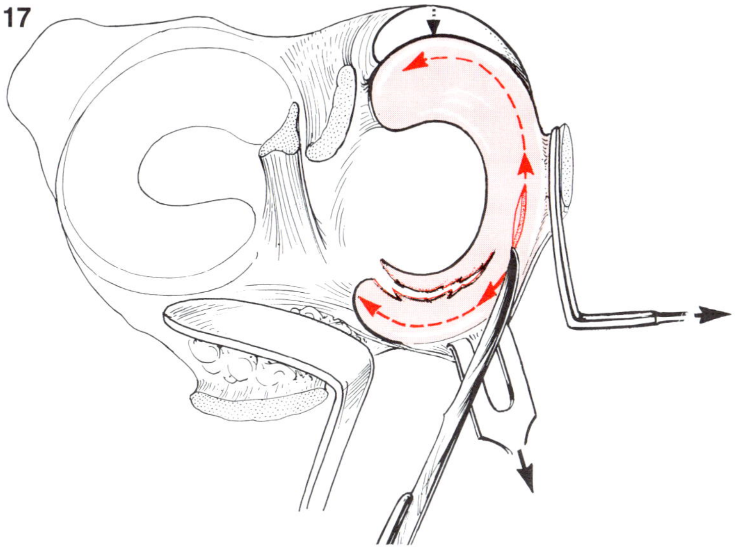

18

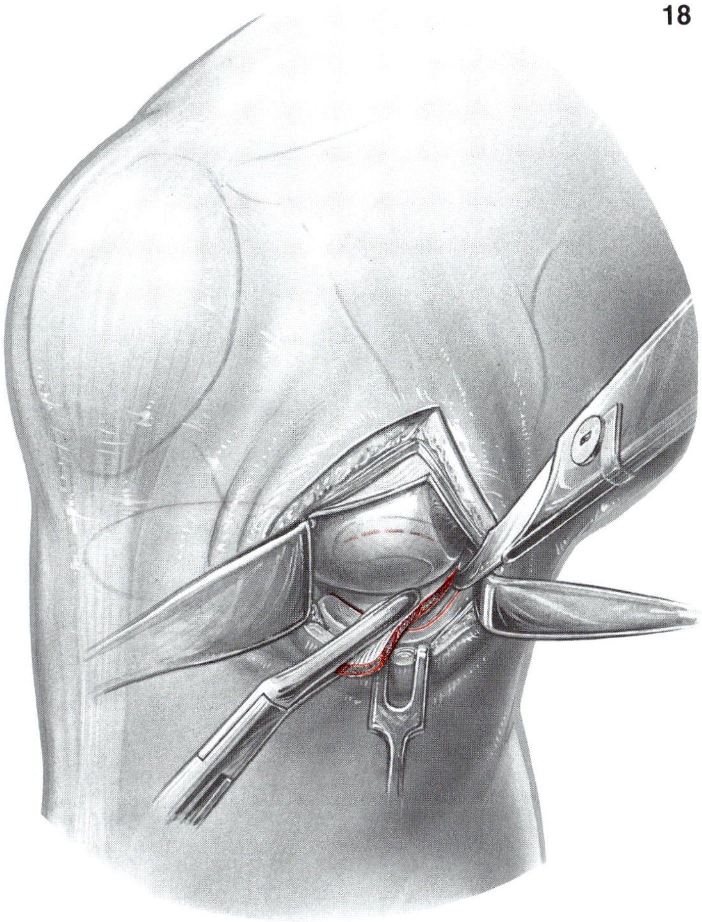

17 *Resektionstechnik* bei lappenförmigem Riß des Meniskusvorderhornes: Die Spitze des großen Langenbeck-Hakens (»Hoffa-Haken«) wird betont. Man kann dadurch auch die vordere Hälfte und den freien Rand des Außenmeniskus einsehen, es sei denn, es liegt eine breite, segelförmige Plica synovialis infrapatellaris vor. Mit dem Zweizinkerhaken wird die Meniskusbasis am Übergang vom vorderen zum mittleren Drittel nach vorn-medial gezogen und das Hinterhorn dadurch etwas nach vorn verlagert. Nach Gelenkinspektion beginnt man die basisnahe Zweidrittelresektion mit dem Einstich der Meniskotomspitze (wir bevorzugen die gebogene Menisklinge nach Bayha) etwa in Höhe der Anheftungsstelle des Meniskus am Seitenband. Gleichzeitig zieht ein Assistent am Seitenbandhaken. Die scharfe Seite des Messers ist zum Schienbeinkopf gerichtet. Man inzidiert bogenförmig zum Vorderhornansatz durch den Meniskus (Vorsicht, Knorpel des Tibiakopfes nicht verletzen!). Stets wird an dem Haken am kräftigsten gezogen, in dessen Nähe geschnitten wird!

18 Die vordere Meniskusbasis wird mit dem Zweizinkerhaken am Rand gefaßt und nach vorn-medial gezogen. Die vordere abgelöste Meniskushälfte wird mit der Meniskusfaßzange weit hinten gefaßt. Mit der Faßzange zieht man das Fragment mit dosierter Kraft nach vorn-lateral und trennt den Meniskusrest schrittweise unter Sicht weiter ab. Die gebogene Messerspitze zeigt in dieser Operationsphase zum Femurkondylus (Vorsicht: Verletzungen des Knorpelüberzuges!). Mit der Zange wird *mehrfach nachgefaßt*, um immer möglichst nahe an der Schnittstelle einen wirksamen Zug nach vorn-lateral ausüben zu können! Erst wenn das Fragment weit genug hinten gefaßt und nach vorn-lateral gezogen ist, sollte inzidiert werden. Wir schneiden so weit nach hinten ein, bis die Instrumente wegen mangelhafter Sicht im engen hinteren Gelenkraum nicht mehr gezielt und gefahrlos eingesetzt werden können.

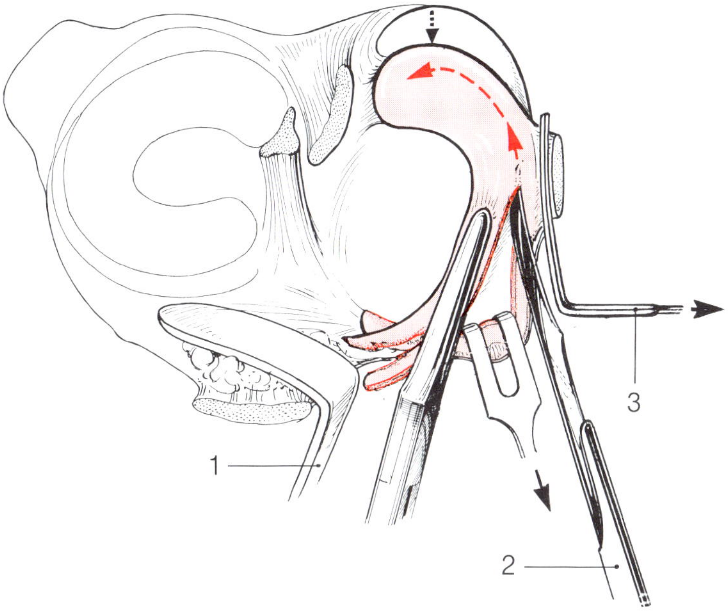

19 Schematische Darstellung der in Abb. 18 beschriebenen Technik: Blick von oben auf den Schienbeinkopf. Die Faßzange greift den bereits abgetrennten Meniskusteil möglichst nahe an der Inzision.

1 »Hoffa-Haken«
2 Meniskotom
3 »Seitenbandhaken«

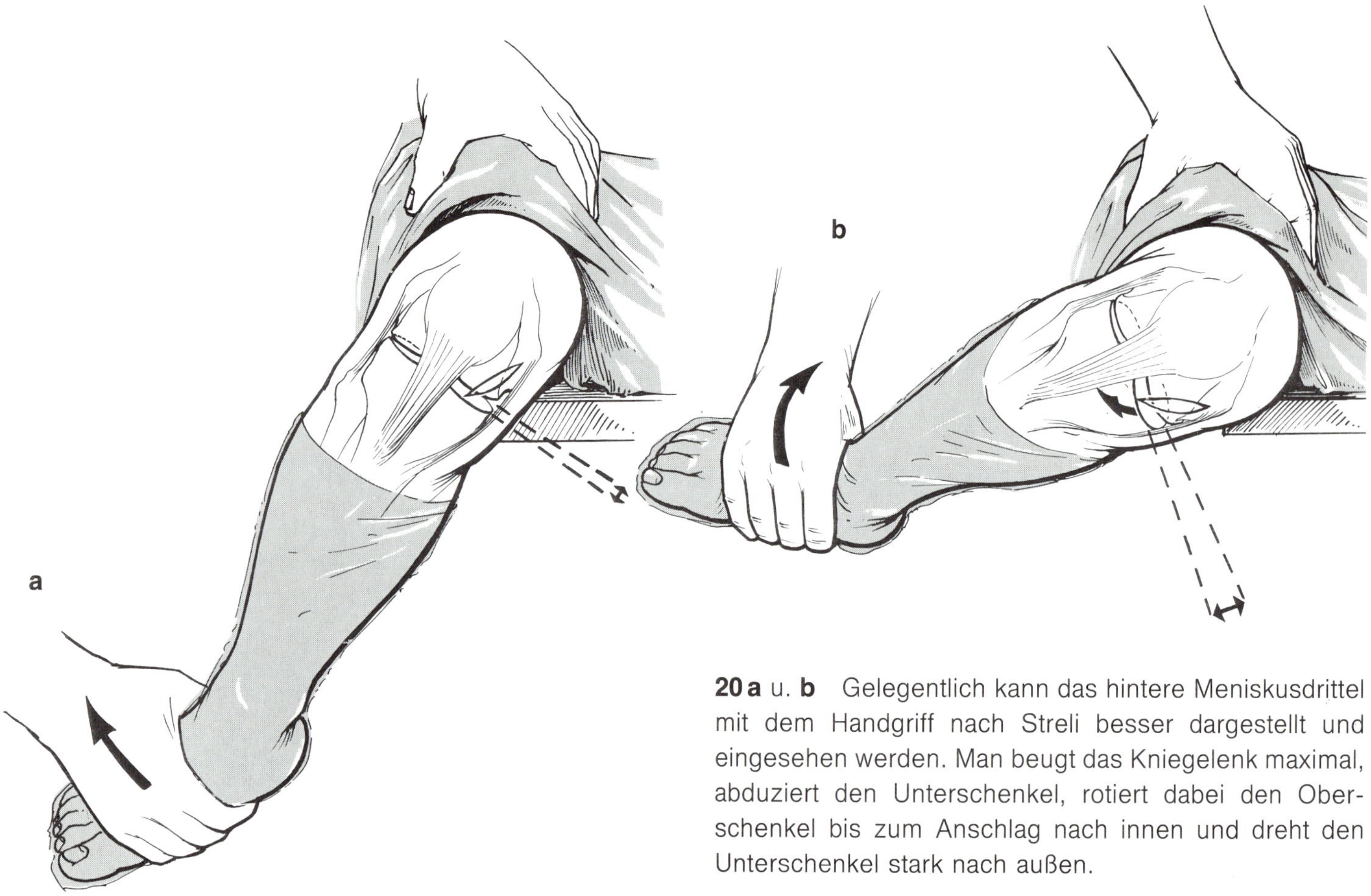

20 a u. **b** Gelegentlich kann das hintere Meniskusdrittel mit dem Handgriff nach Streli besser dargestellt und eingesehen werden. Man beugt das Kniegelenk maximal, abduziert den Unterschenkel, rotiert dabei den Oberschenkel bis zum Anschlag nach innen und dreht den Unterschenkel stark nach außen.

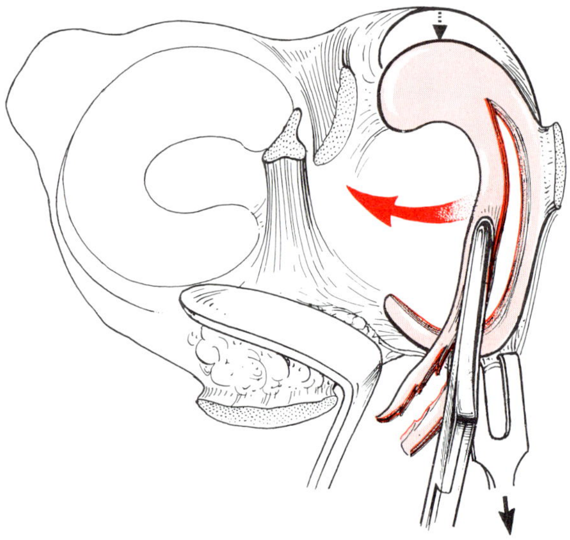

21 Der so weit wie möglich hinten abgetrennte Meniskus wird vorsichtig unter der medialen Femurrolle hindurch in die Fossa intercondylaris luxiert, nachgefaßt und nach vorn-lateral gezogen (Vorsicht: Der bislang abgetrennte Meniskusanteil kann durch zu grobe Manipulationen abgerissen werden!).

22 Abtrennung des hinteren Meniskusansatzes: Man schiebt die Klinge mit der Schneideseite kranialwärts unter das angehobene Hinterhorn, zieht das Fragment mit der Zange nach vorn-lateral, drückt es über die Klinge nach kaudal und führt mit dem Meniskotom gleichzeitig eine Hebelbewegung aus. Das Meniskotom kann auch mit der Schneideseite nach unten eingeführt und das Hinterhorn von oben her abgeschnitten werden (nicht abgebildet). Bei unvorsichtigem Vorgehen drohen bei beiden Techniken Verletzungen des Gelenkknorpels und des vorderen Kreuzbandes. – Die Restbasis wird abschließend stets nochmals inspiziert: Unregelmäßige Resektionsflächen oder Ausfransungen an der Meniskusbasis werden nachreseziert (Achtung: Mehrfachrißbildungen!). – Öffnen der Blutsperre, Blutstillung.

22

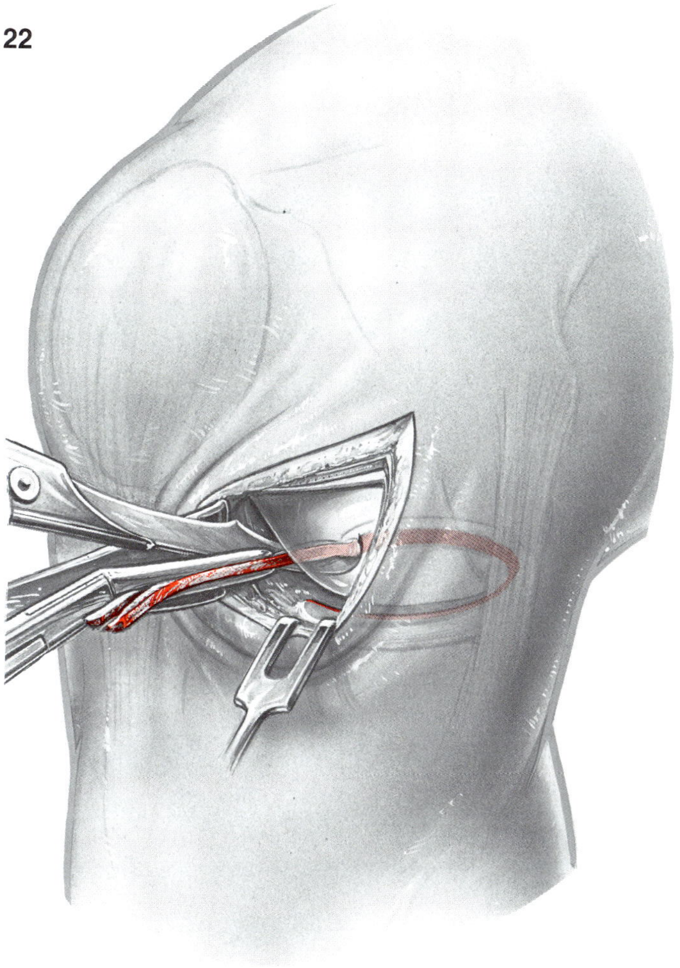

24

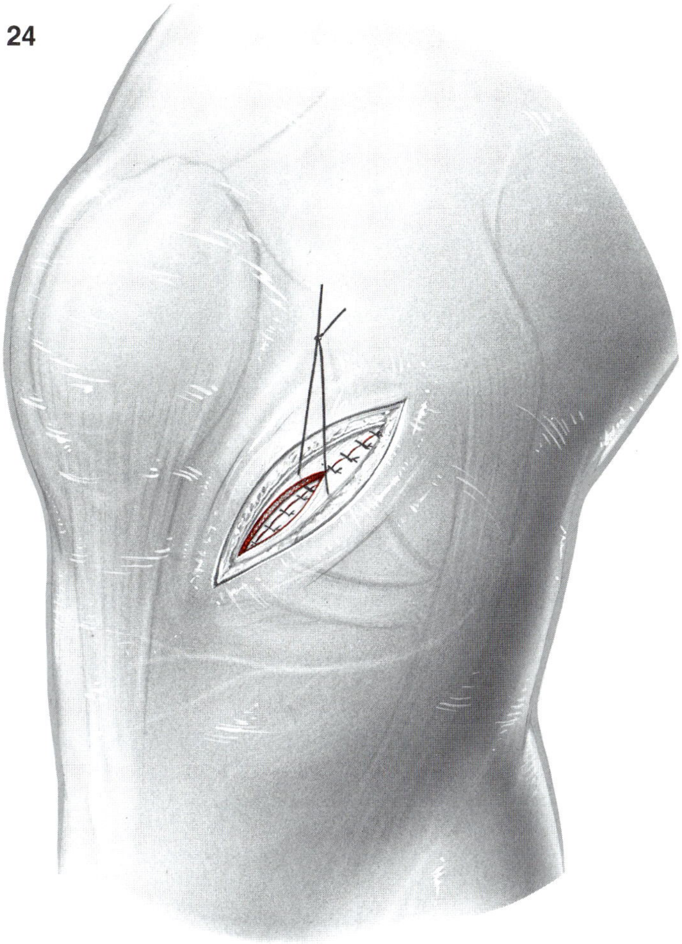

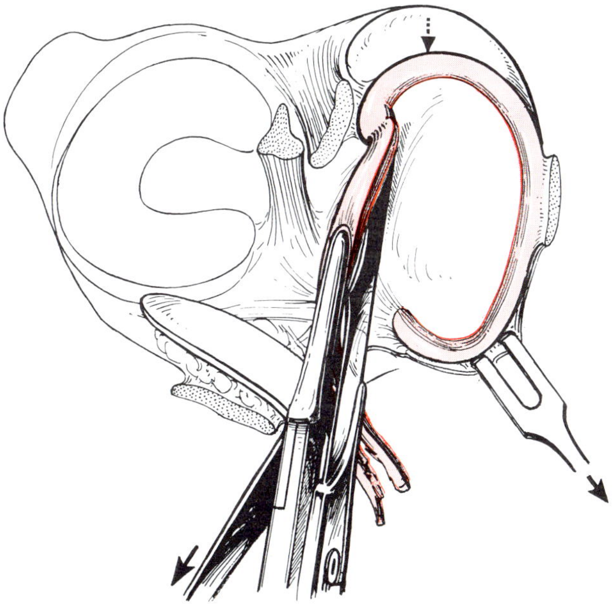

23 Schematische Darstellung der in Abb. 22 beschriebenen Technik: Der Meniskus ist in die Fossa intercondylaris luxiert, wird dort so nah wie möglich nachgefaßt und abgetrennt.

24 Die Membrana synovialis wird mit atraumatischen resorbierbaren Fäden, die fibröse Kapsel (Retinaculum extensorum) mit resorbierbaren Einzelknopfnähten verschlossen. Eine Redon-Drainage legen wir nur nach Totalresektionen oder bei Patienten mit reichlich subkutanem Fettgewebe ein. Auf eine subkutane Naht soll verzichtet werden (Gefahr der Irritation von Ästen des R. infrapatellaris N. sapheni). – Druckverband von den Zwischenzehenfalten bis zur Leiste unter Verwendung von nierenförmigen Schaumstoffpolstern über dem oberen Rezessus und zu beiden Seiten der Kniescheibe. Das Kniegelenk wird außerdem mit einer Kniegitterschiene oder Manschette fixiert.

Operation nach Smillie

Smillie empfiehlt die Totalresektion, weil neben dem augenfälligen Riß nicht selten zusätzliche verdeckte Läsionen bestehen können. *Wir sind Anhänger der sparsamen Resektion.*

Smillie hat ein spezielles Instrumentarium angegeben. In Abb. **25** beschränken wir uns in der Wiedergabe auf die Meniskotome. Sie werden nach jedem Eingriff neu angeschliffen. Wir haben mit diesen Instrumenten keine Erfahrungen, weil wir zur Meniskusresektion ausschließlich die Spezialklinge nach Bayha benutzen.

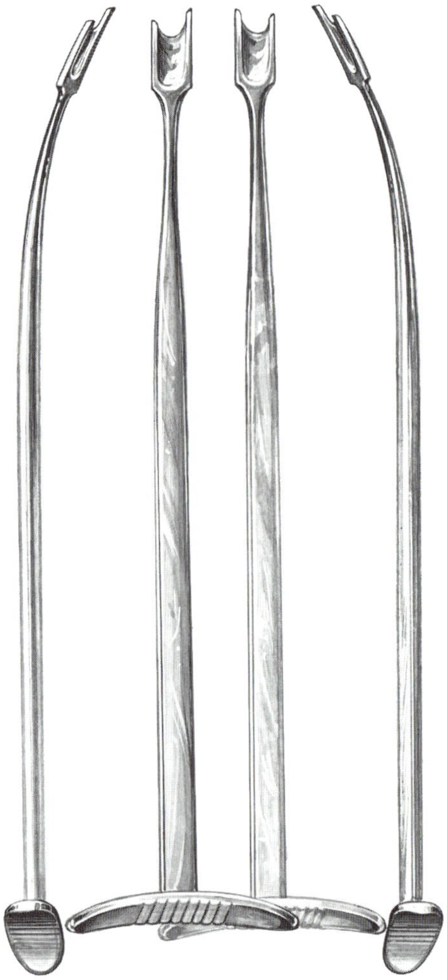

25 Meniskotome nach Smillie.

Technik (Abb. **26–29**)

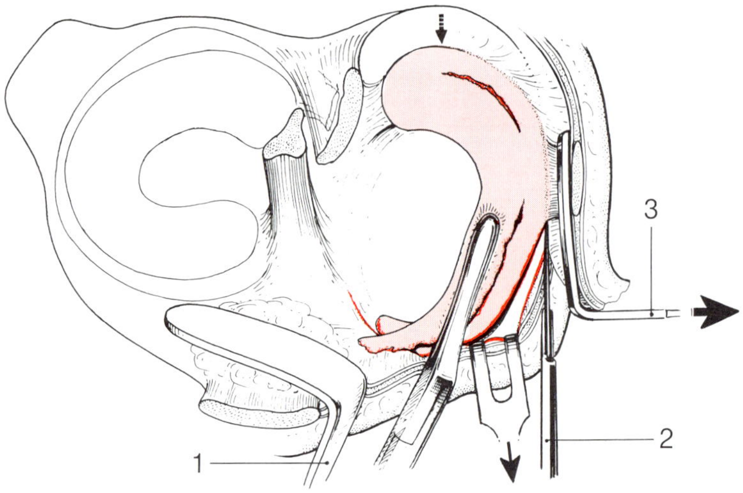

26 Abtrennung des vorderen Meniskusdrittels in der Aufsicht.

1 »Hoffa-Haken«
2 Meniskotom
3 »Seitenbandhaken«

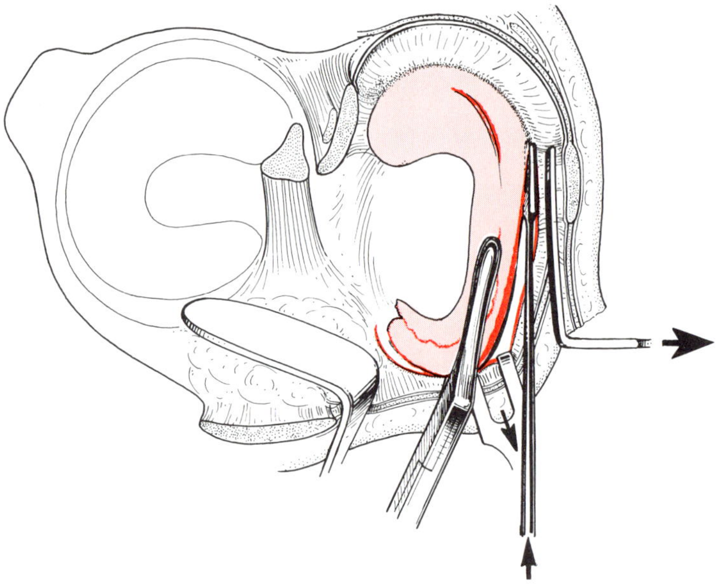

27 Mit dem geraden Meniskotom schneidet man das mittlere Meniskusdrittel im Bereich des Seitenbandes ab. Die Klinge wird dabei senkrecht gehalten.

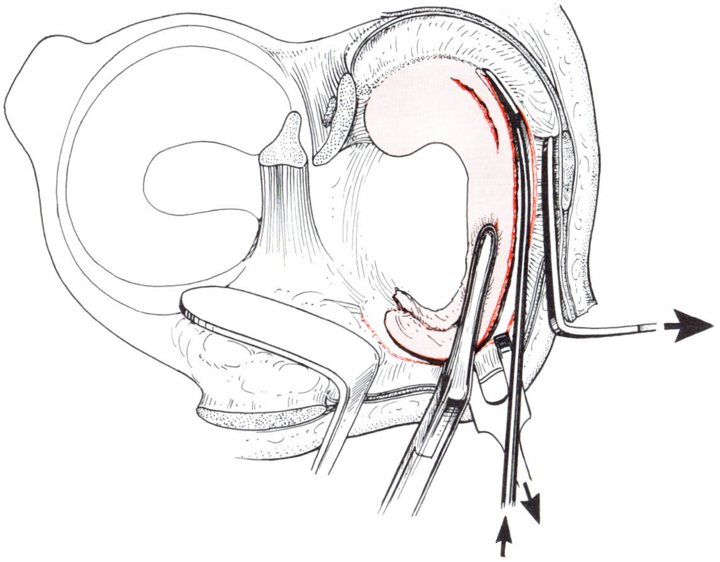

28 Das um 45 Grad verkantet eingeführte gebogene Meniskotom trennt die vorderen Anteile des hinteren Meniskusanteiles ab, und zwar so weit hinten, wie es gefahrlos eingesetzt werden kann.

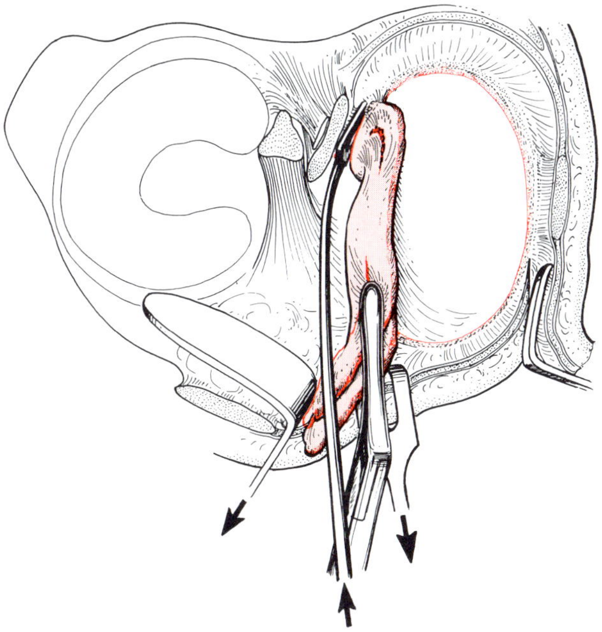

29 Nachdem der Meniskus in die Fossa intercondylaris luxiert ist, wird von zentral aus mit dem gebogenen Meniskotom das restliche Hinterhorn abgetrennt.

Hinterer Hilfsschnitt

Indikationen

Ein hinterer Hilfsschnitt bei oder nach medialer Arthrotomie kann unter folgenden *Voraussetzungen* angezeigt sein:

- mangelhafte Übersicht bei der Ablösung des Hinterhorns infolge sehr straffer Bandverhältnisse;
- größere Teile des abgerissenen Hinterhornes sind von vorn her nicht oder nur unter Gefahr von Knorpelverletzungen erreichbar;
- stehengebliebene Hinterhornreste verursachen Reizzustände (Rearthrotomie);
- es sind freie Gelenkkörper in der Kniekehle vorhanden (an der Gelenkkapsel fixierte kleine Knorpelkörper besitzen meistens keine wesentliche klinische Bedeutung).

Technik (Abb. **30–36**)

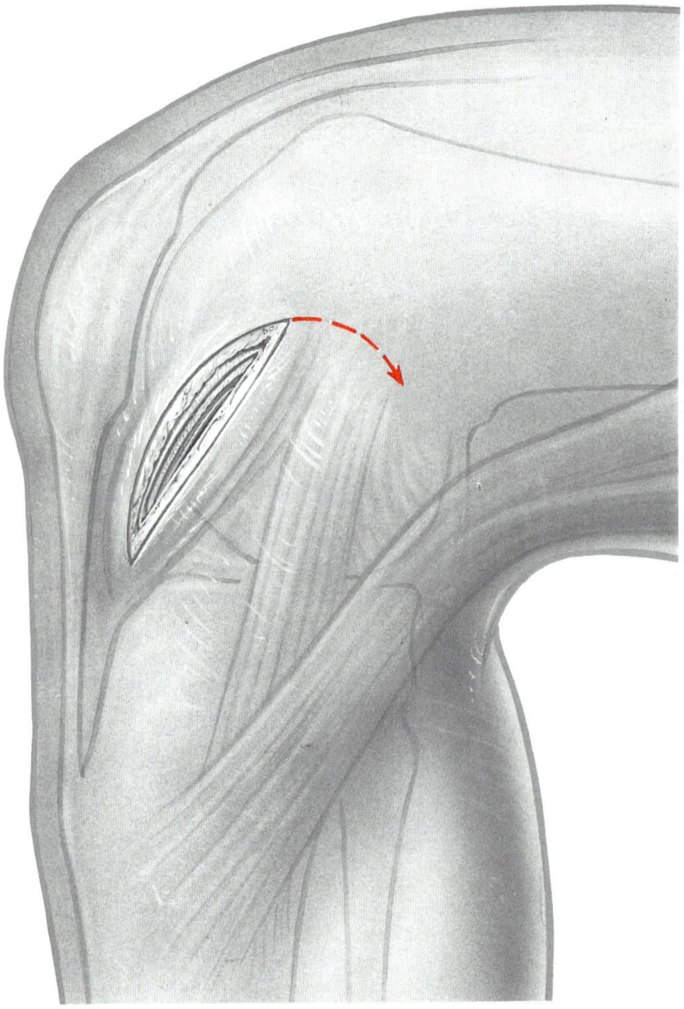

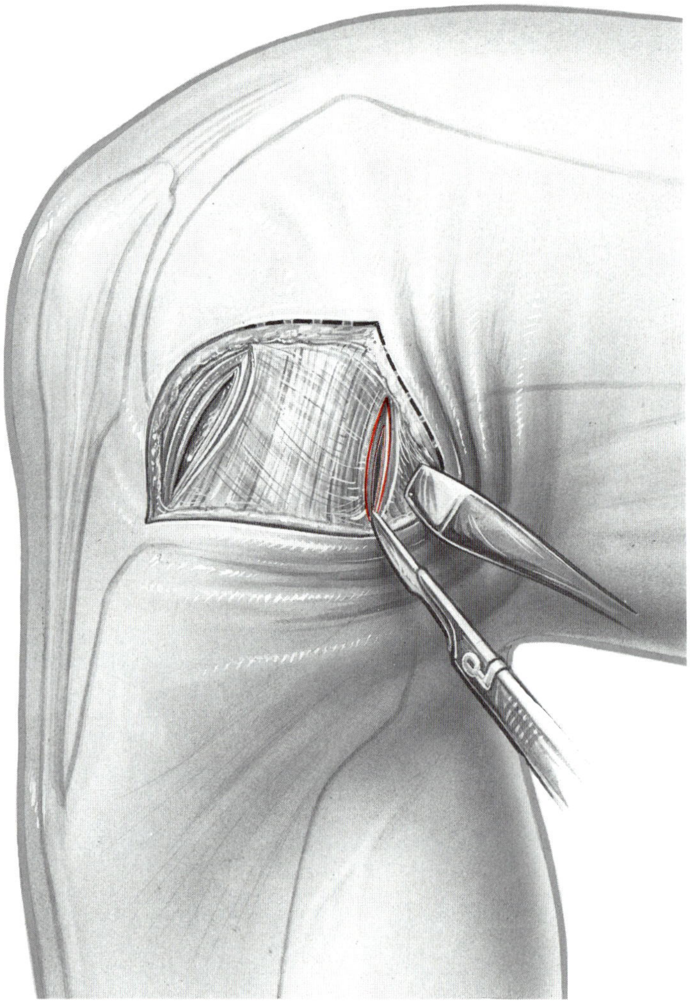

30 Die ursprüngliche Inzision wird bei rechtwinklig gebeugtem Kniegelenk bogenförmig nach hinten erweitert. Sie endet etwas hinter den längsverlaufenden Faserzügen des Lig. collaterale mediale. Haut und Subkutis werden teils stumpf, teils scharf von der fibrösen Kapsel abpräpariert und nach hinten verzogen.

31 Längsschnitt, besser schräge Inzision durch die Kapsel am hinteren Rand des medialen Seitenbandes (Lig. collaterale mediale posterius). Schnitt durch die Membrana synovialis. Im proximalen Wundwinkel liegt die Gastroknemiussehne. – Die Lage der hinteren Inzision kann vom Ungeübten besser bestimmt werden, wenn er die Weichteile hinter dem Seitenband mit einer gebogenen, vom Gelenkinnenraum zwischen Femurkondylus und den medialen Kapsel-Band-Strukturen eingeführten Kocher-Klemme markiert.

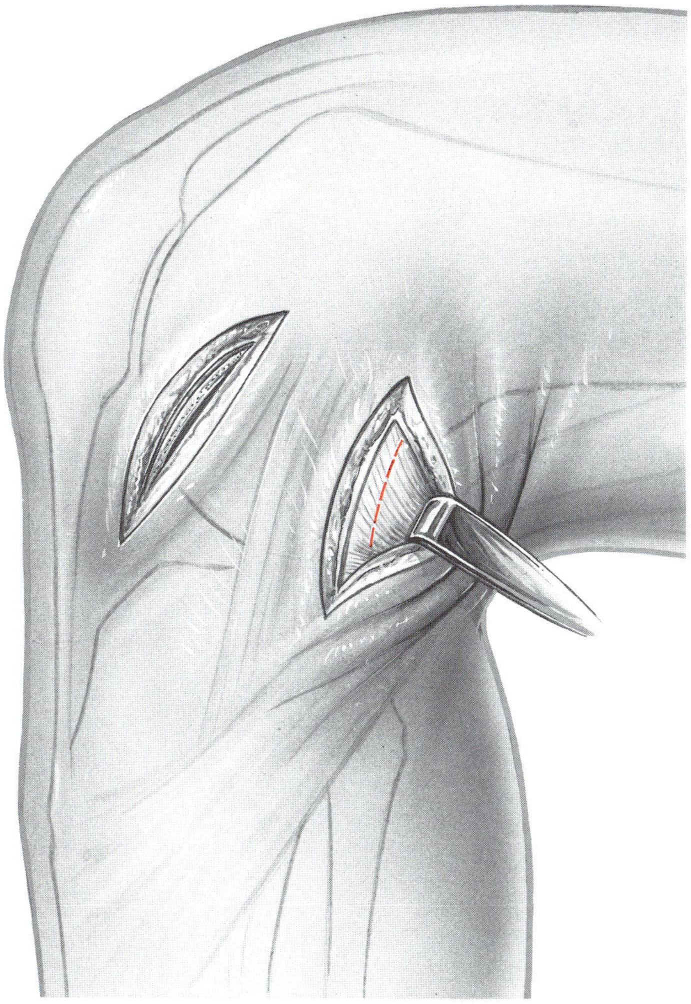

32 Hinterer Hilfsschnitt als zweite Inzision hinter dem medialen Seitenband. Die Sehnen des M. sartorius sowie die V. saphena magna werden mit einem Haken nach hinten weggehalten.

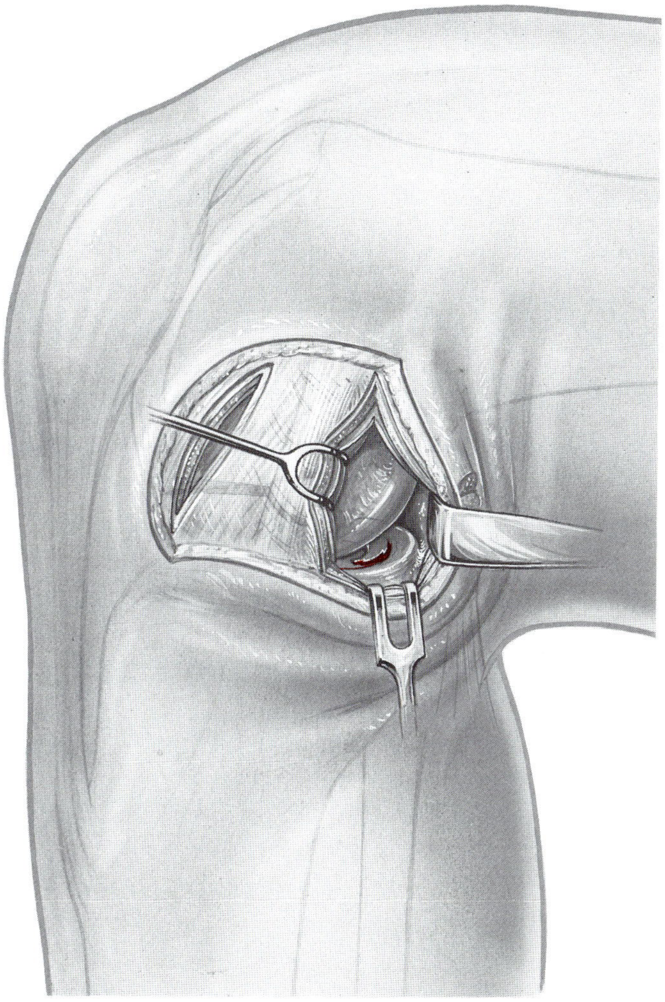

33 Die in Beugestellung erschlaffte Gelenkkapsel ist eröffnet. Ein Langenbeck-Haken liegt im hinteren Rezessus und hält die Kapsel sowie die Kniekehlenweichteile nach hinten. Bei straffen Gelenken kann es selten einmal notwendig werden, die Sehne des medialen Gastroknemiuskopfes und die Kapsel in diesem Bereich etwas einzukerben.

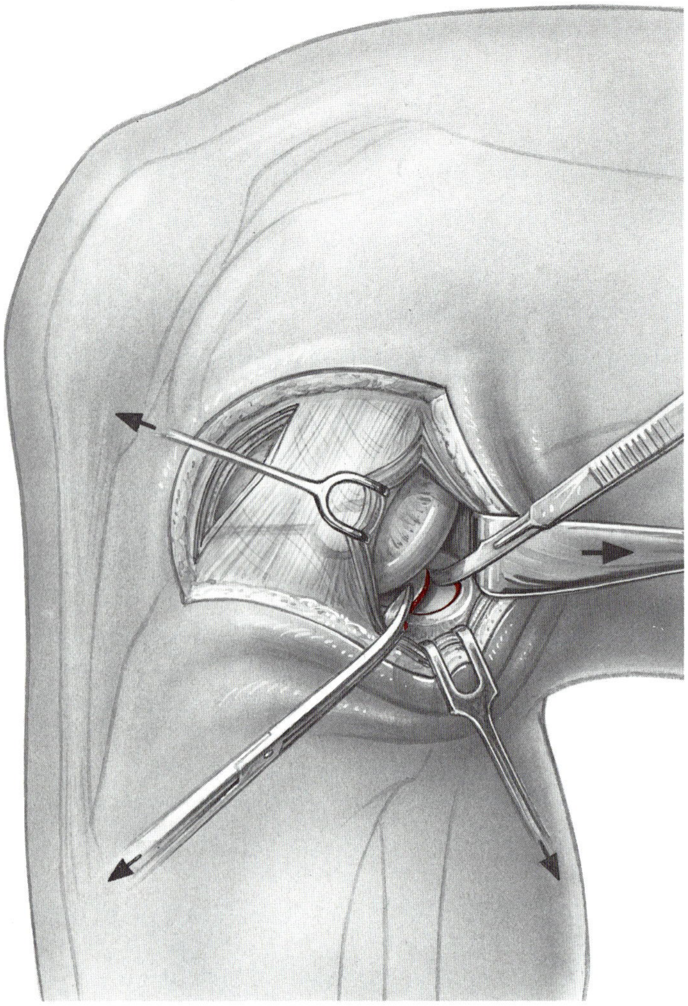

34 Ein Zweizinkerhaken wird in die Nähe der Basis des Hinterhornes eingesetzt; ein Assistent zieht damit den Meniskusrest nach hinten. Das abgelöste Fragment oder den Hinterhornrest faßt man mit einer kleinen scharfen Klemme. Vorsichtiger Zug nach medial und leicht nach vorn. Mit dem Meniskotom (Spitze nach oben) wird der Meniskusrest wenige Millimeter von der Basis bis zum Ansatz des Hinterhornes abgelöst und von hinten entfernt.

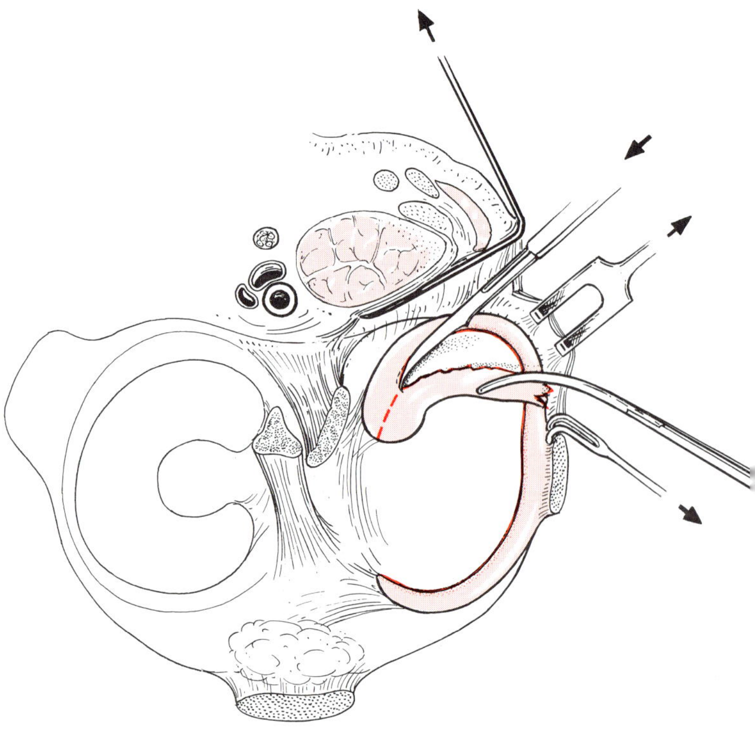

35 Schema der in Abb. 34 dargestellten Technik mit Blick von oben auf den Schienbeinkopf.

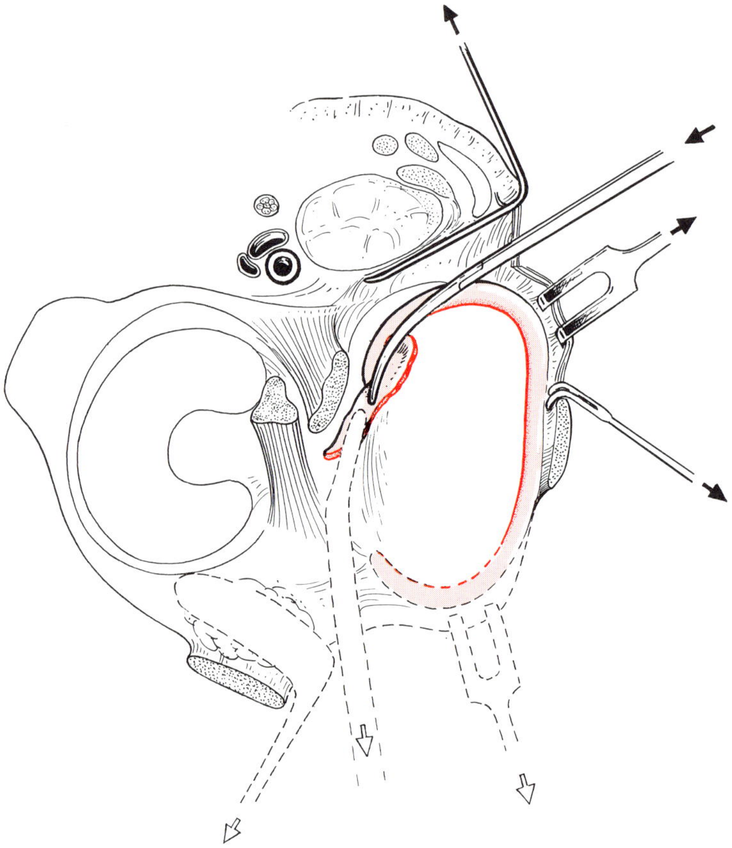

36 Bei einem relativ *großen* Hinterhornrest kann es zweckmäßig sein, das von hinten weitgehend abgelöste Fragment mit einer Klemme in die Fossa intercondylaris zu schieben und von vorn her mit einer Meniskuszange zu fassen und abzutrennen.

Reinsertion der Meniskusbasis

Indikation

Basisnaher Längsriß in der gefäßhaltigen Außenzone als *Begleitverletzung* bei komplexen frischen Bandzerreißungen; Ausrisse der Meniskusbasis aus den Kapselligamenten bei intraartikulären Frakturen (s. S. 18.31, Abb. **35 b**). Das übrige Meniskusgewebe sollte unauffällig sein und keine zusätzlichen Einrisse oder gröberen Gewebsschäden zeigen. – Der abgerissene Meniskus wird mit feinen atraumatischen Einzelknopfnähten an den tiefen Kapselligamenten – meistens mit dem Lig. meniscofemorale, weil ein Riß des Lig. meniscotibiale seltener ist – und dem Lig. collaterale mediale posterius reinseriert.

Postoperative Behandlung

Für die postoperative Phase gelten folgende *allgemeine Richtlinien:*

- Das Kniegelenk wird mit elastischen Binden und Schaumstoffpolstern komprimiert und für ca. 3–5 Tage mit einer Kniemanschette fixiert.
- Nach Abklingen der Wundschmerzen lassen wir regelmäßig isometrische Spannungsübungen der Oberschenkel- und Unterschenkelmuskulatur ausführen und die nicht fixierten Gelenke aktiv bewegen. Die Übungen werden gesteigert, sobald die Wundschmerzen abgeklungen sind.
- Vom 2.–3. Tag nach der Operation soll der Patient sein im Kniegelenk gestrecktes Bein mehrmals täglich anheben.
- Der erste Verbandwechsel erfolgt am 5. postoperativen Tag. Bis dahin wird der Druckverband bei Bedarf erneuert. Stärkere Blutergüsse sollten frühzeitig abpunktiert werden.
- Bewegungsübungen auf der Frankfurter Bewegungsschiene (nach Bimler) oder einer Motorschiene nach ca. 2–3 Tagen. Fortsetzung der Quadrizepsspannungsübungen.
- Wundfäden werden am 8.–10. Tag entfernt.
- Zunehmende Teilbelastung mit 2 Unterarmstützen. Bewegungs- und Kräftigungsübungen im Gehbad.
- Bei Ergußneigung empfiehlt es sich, die aktiven Übungen vorübergehend einzuschränken und einen komprimierenden Verband anzulegen. Gelegentlich kann auch eine Punktion mit Instillation eines Kortikoidpräparates zweckmäßig sein.
- 2–3 Wochen nach der Operation wird der Patient nach Hause entlassen. Die Dauer der Rekonvaleszenz nach Außenmeniskusresektionen kann gegenüber der Wiederherstellung nach Innenmeniskuseingriffen etwas verlängert sein.
- Die systematischen Übungen zur Kräftigung der Muskulatur werden fortgesetzt (Schwimmen, Radfahren usw.). Sportliche Betätigung erlauben wir erst nach ca. 3 Monaten.

Fehler und Gefahren

- Der R. infrapatellaris N. sapheni wird verletzt: Umschriebene Sensibilitätsstörungen und/oder schmerzhafte Neurombildung.
- Der Hoffasche Fettkörper wird inzidiert und mangelhaft versorgt (Blutstillung): Blutige Ergüsse und rezidivierende Reizzustände.
- Bei der Kapselöffnung oder Ablösung des mittleren Meniskusdrittels wird das mediale Seitenband verletzt. Die Aufklappbarkeit des medialen Gelenkspaltes muß überprüft werden. Bei Instabilität wird das Seitenband genäht und das Gelenk anschließend vorübergehend immobilisiert (s. S. 18.108).
- Durch unvorsichtigen Einsatz der Instrumente bei der Resektion des Meniskushinterhorns kann es zu Verletzungen des Gelenkknorpels oder der Kreuzbänder kommen.
- Die parameniskale Randarterie wird verletzt: Es treten rezidivierende Blutergüsse auf, falls keine exakte Blutstillung erfolgt.
- Innenmeniskusentfernung als alleiniger Eingriff bei arthrotischen Veränderungen im medialen Gelenkraum, ggf. mit Varusfehlstellung (valgisierende Umstellungsosteotomie angezeigt).
- Kritiklose Resektion eines unauffälligen Meniskus: Eine Chondropathia patellae (Pseudoeinklemmungen!) oder ein Nervus-saphenus-Syndrom (mechanische Irritation des Nervs bei Austritt aus der Membrana vastoadductoria) wird übersehen.
- Es wird kein Kompressionsverband angelegt: Das Gelenk neigt zu stärkerer Ergußbildung.
- Findet man weder einen Meniskusriß (cave: umgeschlagener Lappenriß des Hinterhorns, hinterer Längsriß, Horizontalriß) noch deutliche Zeichen einer Meniskopathie, beenden wir den Eingriff als Probearthrotomie. Liegt dagegen trotz des negativen intraoperativen Inspektionsbefundes eine positive Arthrographie oder Arthroskopie vor (z. B. Horizontalrisse der Meniskusunterfläche, hintere Längsrisse, die inspektorisch und palpatorisch nicht sicher zu erfassen sind), resezieren wir den Meniskus (cave: »falsch-positiver« Arthrographiebefund!).

Außenmeniskus

Besonderheiten

Bei Eingriffen am Außenmeniskus sind folgende Besonderheiten zu beachten:

- Die Resektion des Außenmeniskus kann technisch schwieriger sein als der Eingriff am Innenmeniskus, weil der laterale Gelenkraum relativ eng ist. Der Hautschnitt sollte deshalb etwas steiler und länger als auf der Medialseite angelegt werden.
- Der schlitzförmige, bis zu 2–3 cm lange Kanal, durch den die Sehne des M. popliteus an der freien Meniskusbasis vorbeizieht, darf nicht mit einem basisnahen Längsriß verwechselt werden!
- Meniskusganglien werden viel häufiger am Außen- als am Innenmeniskus beobachtet. Bei umfangreichen Meniskuszysten kann es zweckmäßig sein, von der klassischen Hautinzision abzuweichen und den Schnitt dem Hauptsitz und der Ausdehnung eines Ganglions anzupassen. Nach unüberlegter Inzision kann die Resektion sehr erschwert sein und unnötige Hilfsschnitte erfordern. Der Meniskus wird bei großen Ganglien total reseziert.
- Bei kleinzystischer Degeneration (wenig ausgedehnte Meniskusganglien) genügt möglicherweise eine basisnahe Teilresektion mit Entfernung des zentralen Degenerationsherdes.
- Bei den sehr seltenen, ins extrakapsuläre Gewebe auswuchernden Ganglien müssen zusätzliche Eingriffe, wie z. B. Band- und Kapselplastiken oder Glättungen arrodierter Knochenbezirke, erwogen werden.
- Der sog. Scheibenmeniskus liegt nahezu ausschließlich im lateralen Gelenkraum und weist verschiedenartige Formen auf. Es kommen dabei zusätzlich Einrisse, Lappenbildungen und zentrale Defekte vor. Bei seiner Resektion sollte möglichst eine schmale Randzone stehenbleiben.

Rißformen, Scheibenmeniskus und Ganglien

Typische Beispiele von pathologischen Veränderungen am Außenmeniskus sind in Abb. **37–44** und bei den Operationstechniken dargestellt:

- Radiärriß,
- Korbhenkelriß,
- hinterer Lappenriß,
- vorderer Lappenriß,
- Scheibenmeniskus,
- kleines intramurales Ganglion,
- großes intramurales Ganglion,
- ausgedehntes Ganglion mit Befall des Band-Kapsel-Apparates und Knochenusur am Wadenbeinköpfchen.

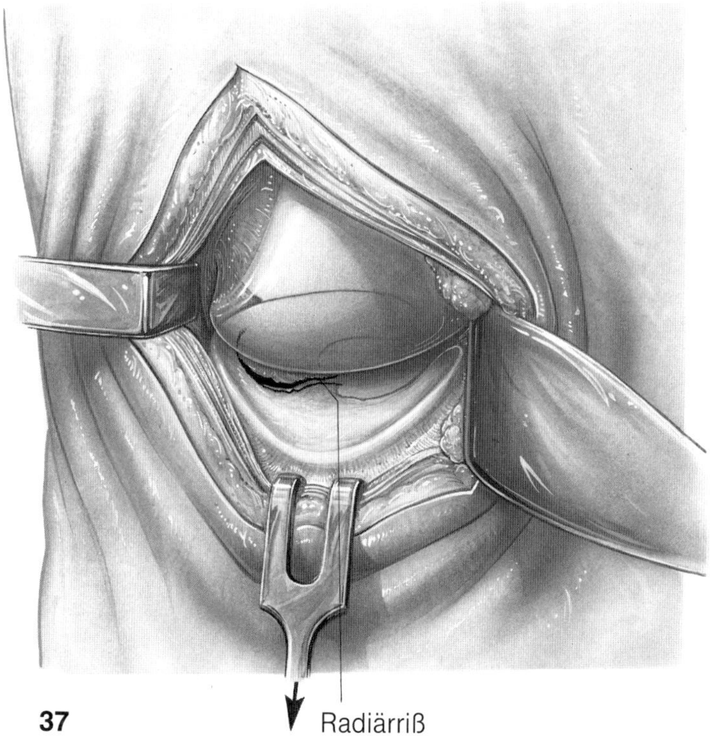

37

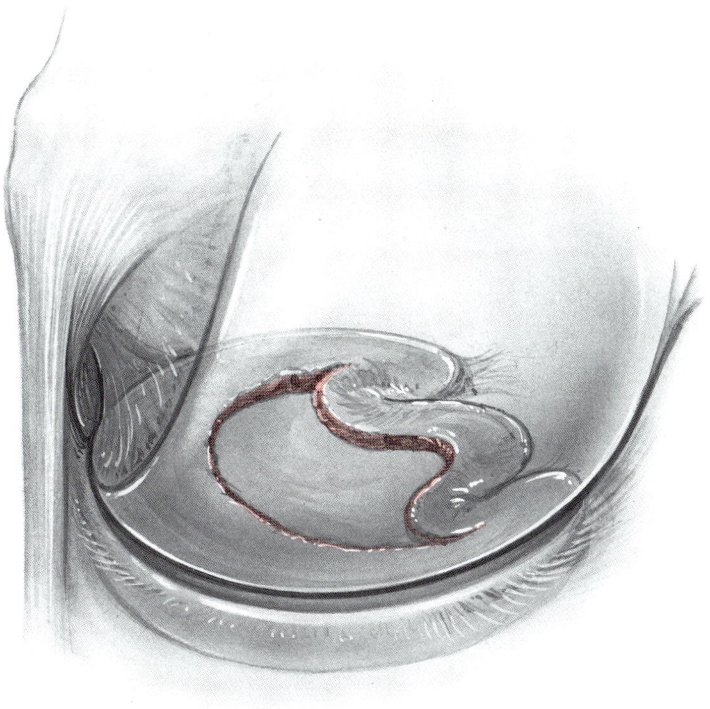

38 Korbhenkelriß (in die Fossa intercondylaris luxiert).

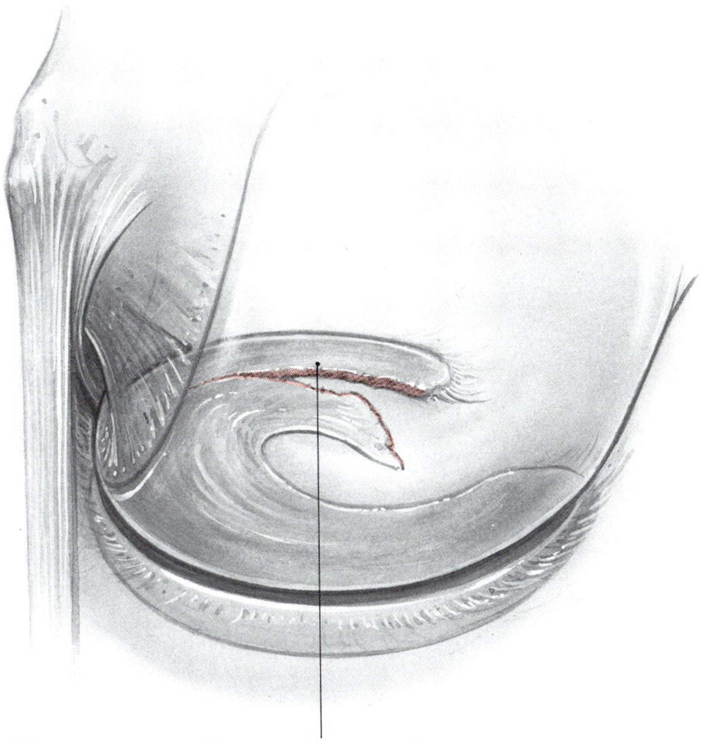

39 Hinterer Lappenriß

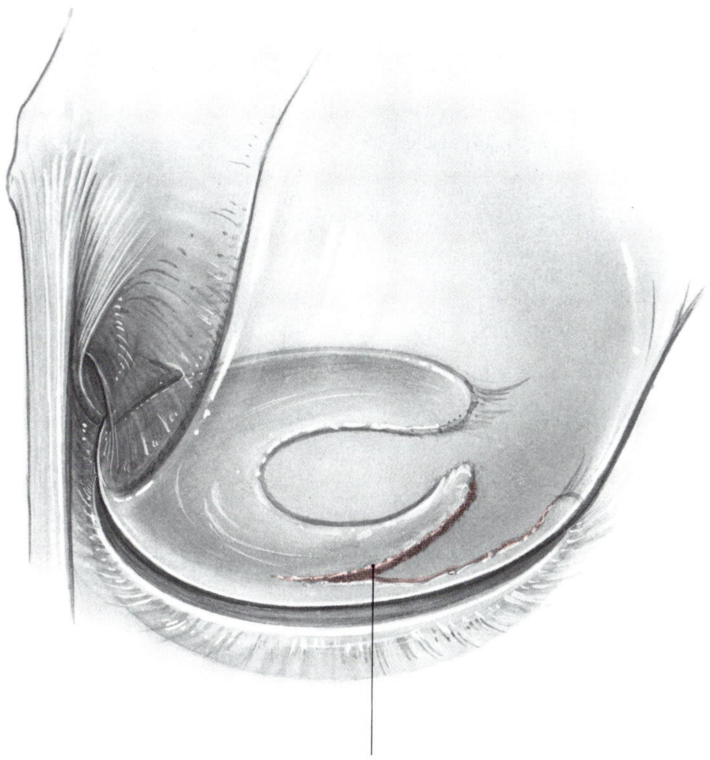

40 Vorderer Lappenriß

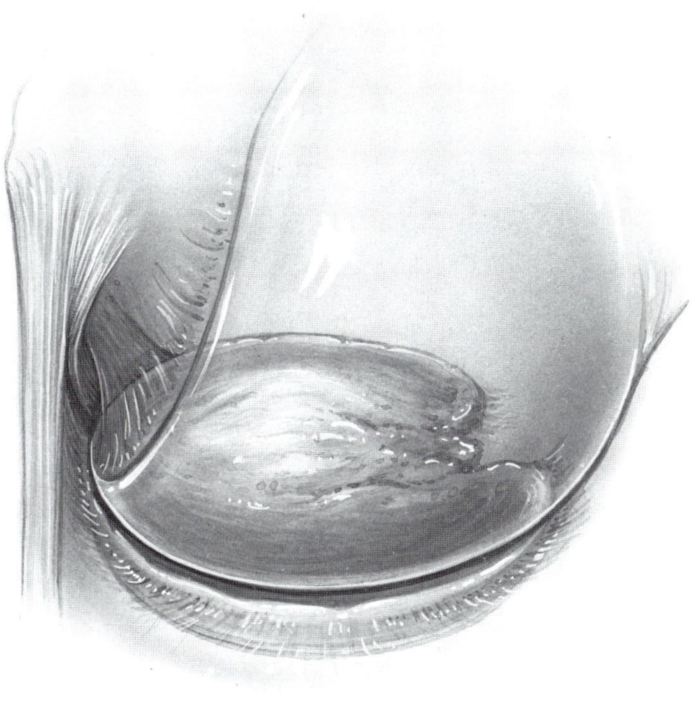

41 Scheibenmeniskus

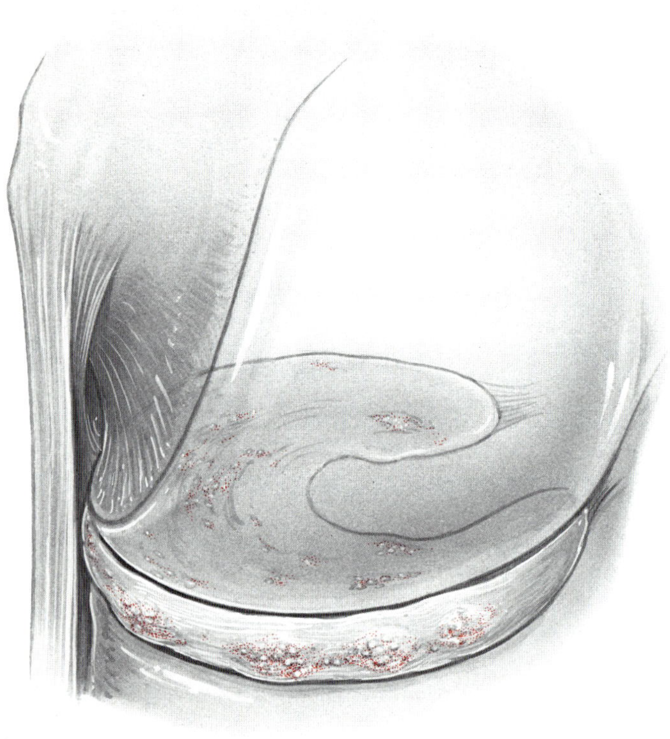

42 Kleine intramurale Ganglien.

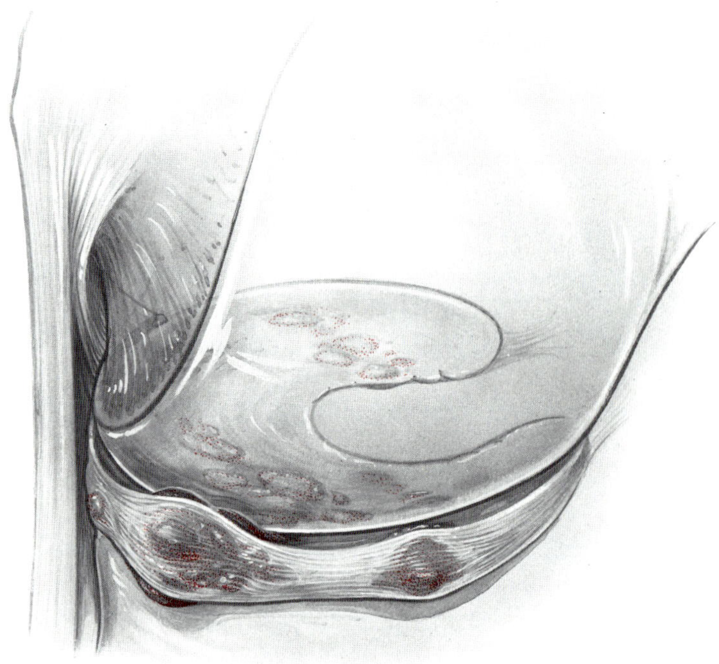

43 Großes intramurales Ganglion.

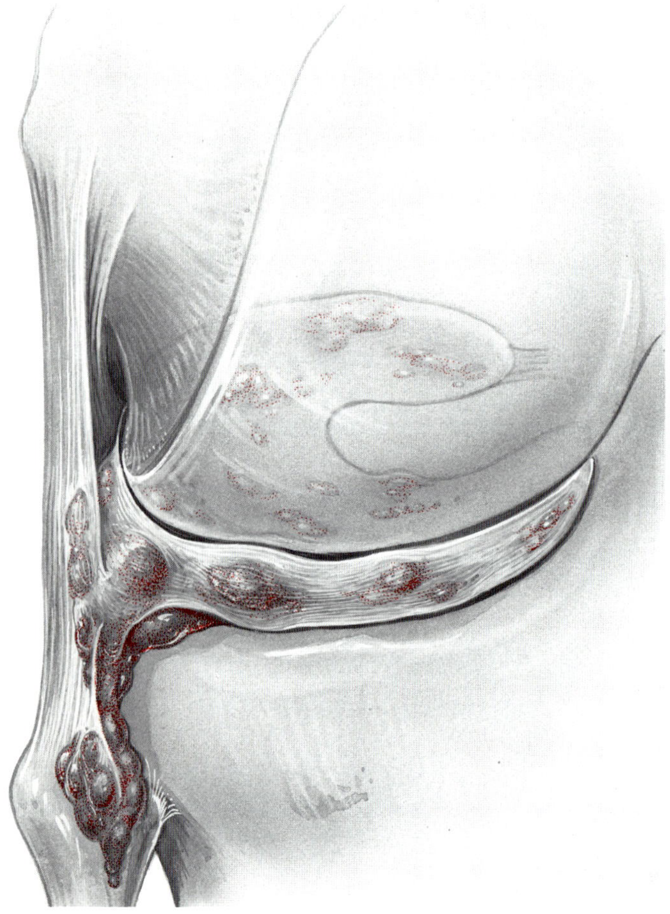

44 Außenmeniskusganglion (mit Penetration des lateralen Band-Kapsel-Apparates).

Lagerung

Operation am herabhängenden Unterschenkel.

Alternativ kann die Operation auch am liegenden Bein vorgenommen werden. Dabei wird das Kniegelenk ca. 40 Grad gebeugt. Weiche Tuchrolle unter der Kniekehle. Der Unterschenkel hängt seitlich am Tischrand etwas herunter, das Bein wird im Hüftgelenk leicht innengedreht und adduziert. Der Operateur steht an der Knieaußenseite, der Assistent seitlich am Tischende. Zur Ablösung des Hinterhornes wird das Kniegelenk fast rechtwinklig gebeugt und das Bein noch weiter innenrotiert.

Technik (Abb. **45–55**)

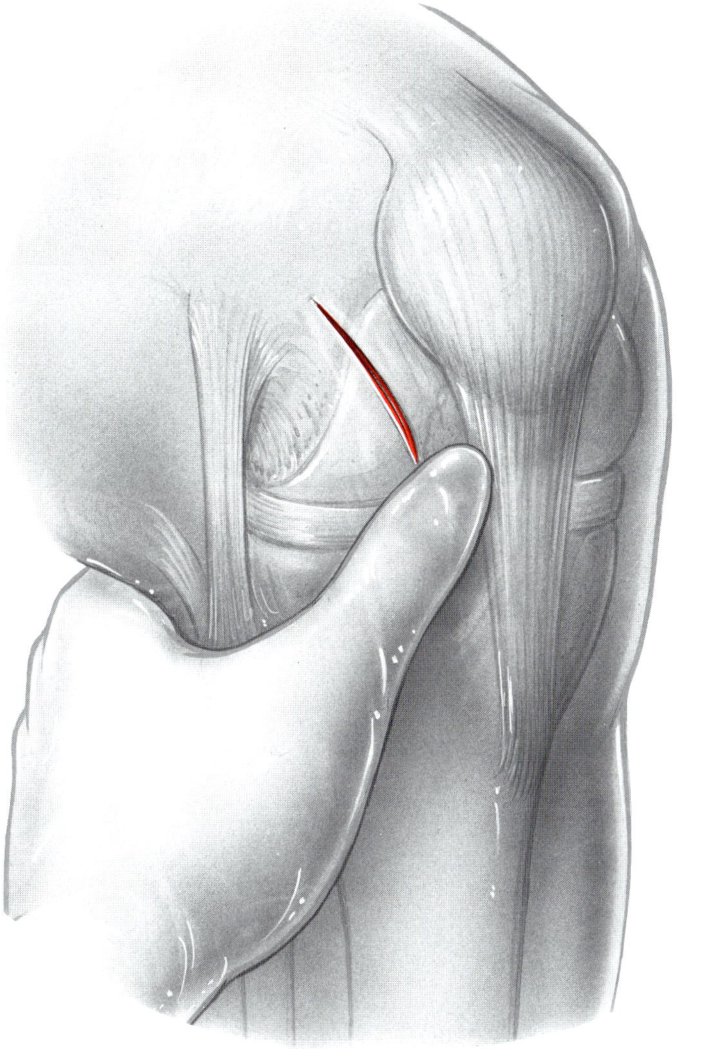

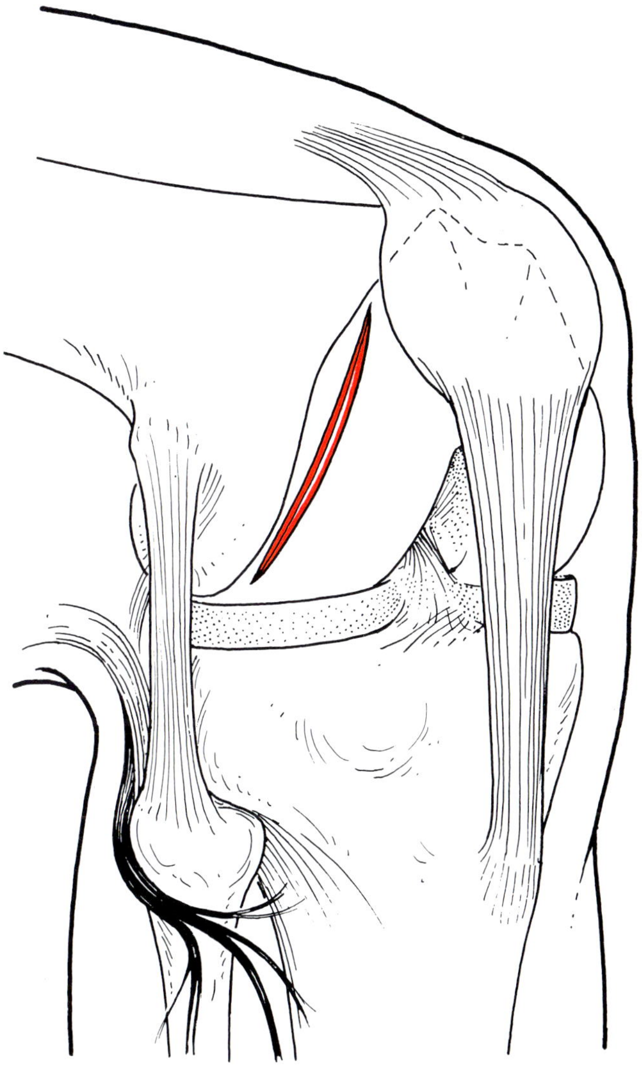

45 4–5 cm langer Schnitt durch die Haut und Subkutis etwa auf der Verbindungslinie zwischen dem Epicondylus femoris lateralis und der Tuberositas tibiae. Man palpiert zuvor den Gelenkspalt im vorderen Bereich neben dem Kniescheibenband. Die Inzision endet ca. 0,5–1 cm oberhalb des Gelenkspaltes.

46 Der von Smillie empfohlene Schnitt verläuft vom oberen äußeren Kniescheibenrand schräg abwärts in Richtung des Wadenbeinköpfchens und endet etwas oberhalb des Gelenkspaltes.

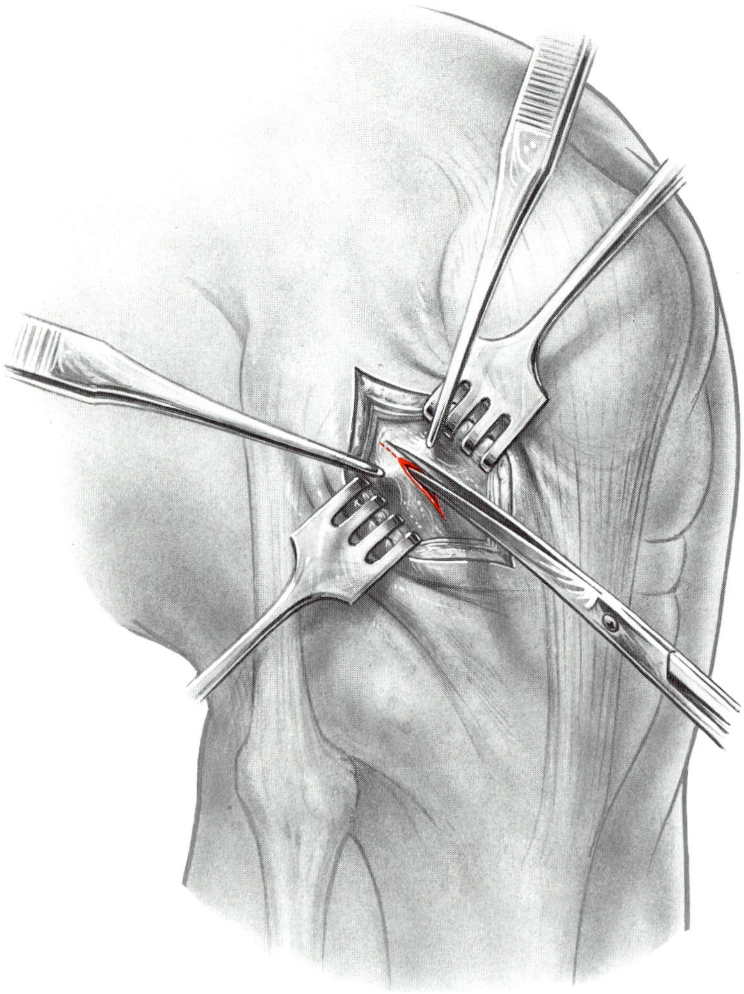

◊ **47** Das Retinaculum extensorum wird etwas steiler, als es dem Hautschnitt entspricht, eingeschnitten, weil der vordere Gelenkraum auf der Lateralseite schmaler als auf der Medialseite ist. Eröffnung der Membrana synovialis im *proximalen Wunddrittel* über der lateralen Femurrolle. Der Hoffasche Fettkörper dehnt sich ziemlich weit nach vorn außen aus und sollte bei der Erweiterung des Kapselschnittes bis ca. 0,5 cm proximal der Meniskusbasis nicht eingeschnitten werden (Blutungsgefahr).

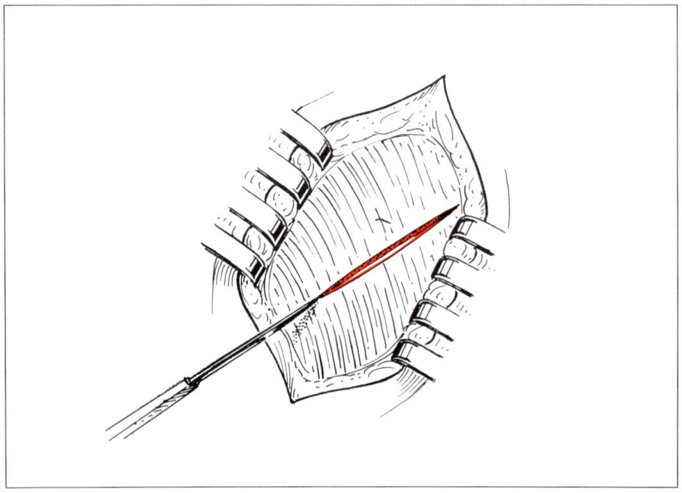

48 Alternativ kann das Retinaculum extensorum und der Vorderrand des Tractus iliotibialis schräg von innen oben nach außen unten durchtrennt werden (Wechselschnitt).

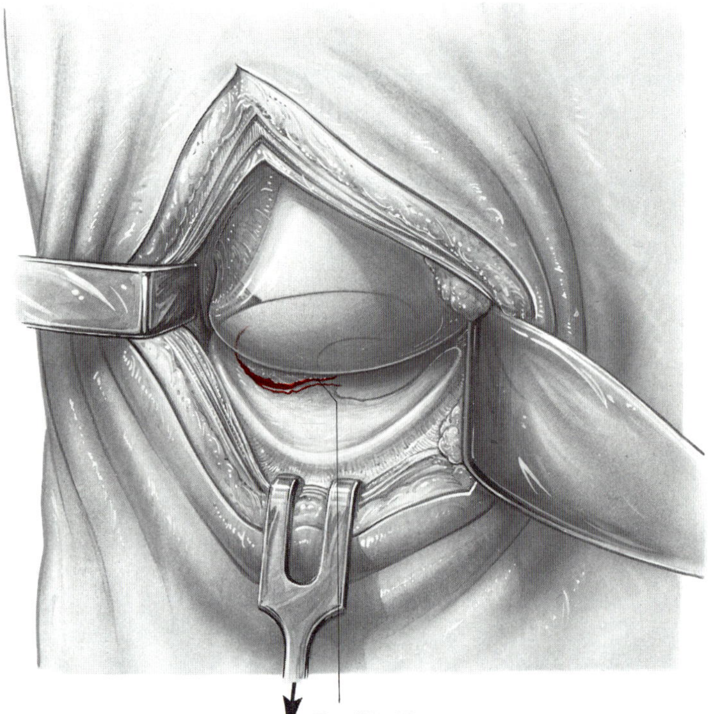

49 Zur Gelenkinspektion werden 3 Haken eingesetzt. Der große Langenbeck-Haken hält den Hoffaschen Fettkörper nach medial, damit das Vorderhorn, das vordere Kreuzband und auch der freie Rand des Innenmeniskus sichtbar werden. Ein Zweizinkerhaken zieht den Außenmeniskus nach vorn außen. Mit einem schmalen Langenbeck-Haken schützt man das Seitenband und stellt sich die »Popliteuslücke« dar. In diesem Bereich ist die Meniskusbasis nicht mit der Gelenkkapsel verbunden. Der »Popliteusschlitz« kann ca. 2–3 cm lang sein und darf nicht mit einem basisnahen hinteren Längsriß verwechselt werden. Gelegentlich sieht man die Sehne des M. popliteus in dieser Lücke.

50

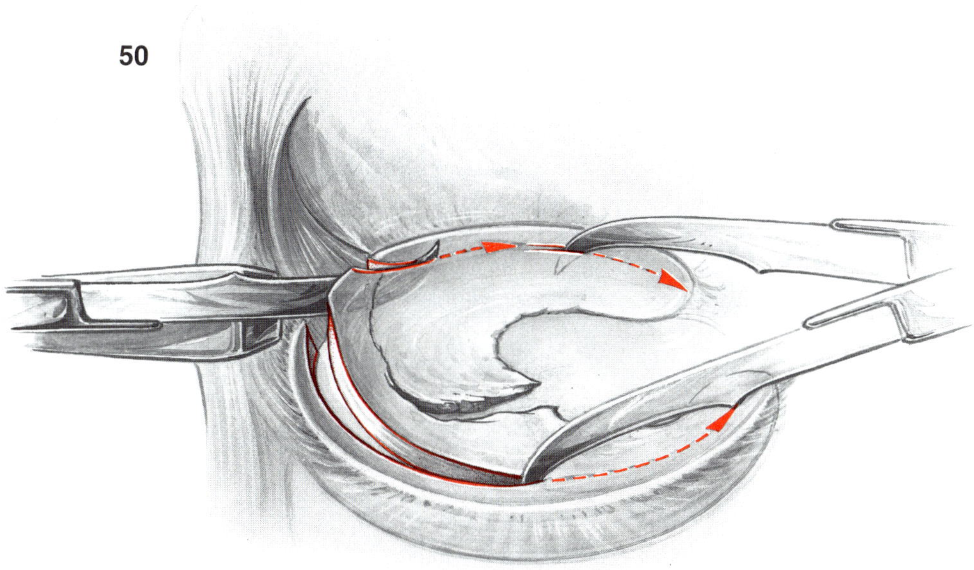

50 Schema der Resektion: Vom ventralen Winkel des »Popliteusschlitzes« wird zunächst die vordere Hälfte des Meniskus abgetrennt. Anschließend löst man schrittweise den vorderen Anteil des Hinterhornes möglichst basisnah vom hinteren Winkel der Popliteuslücke nach hinten zentral ab, und zwar soweit es die begrenzte Sicht im hinteren Gelenkraum erlaubt. Das Hinterhorn wird von der Fossa intercondylaris aus entfernt.

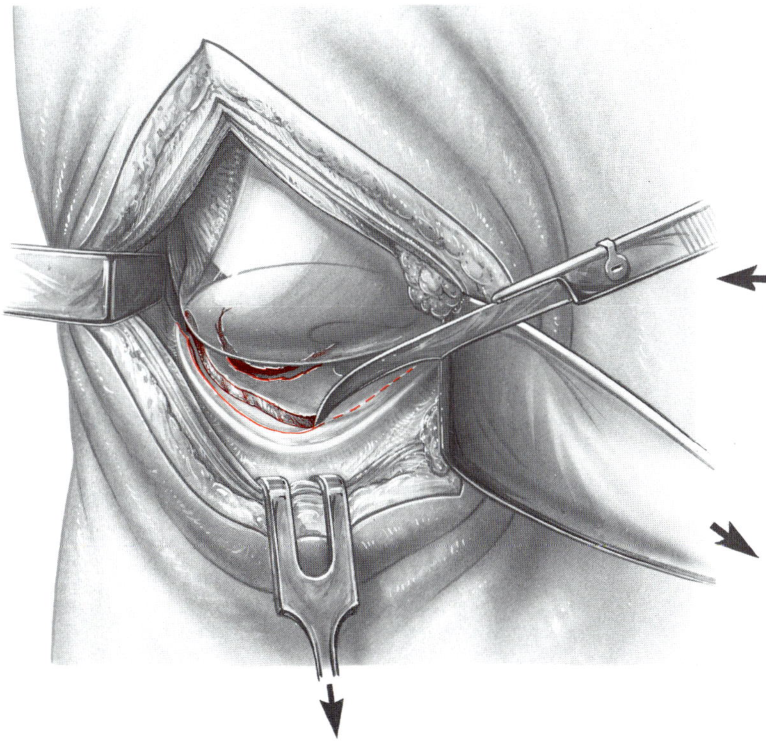

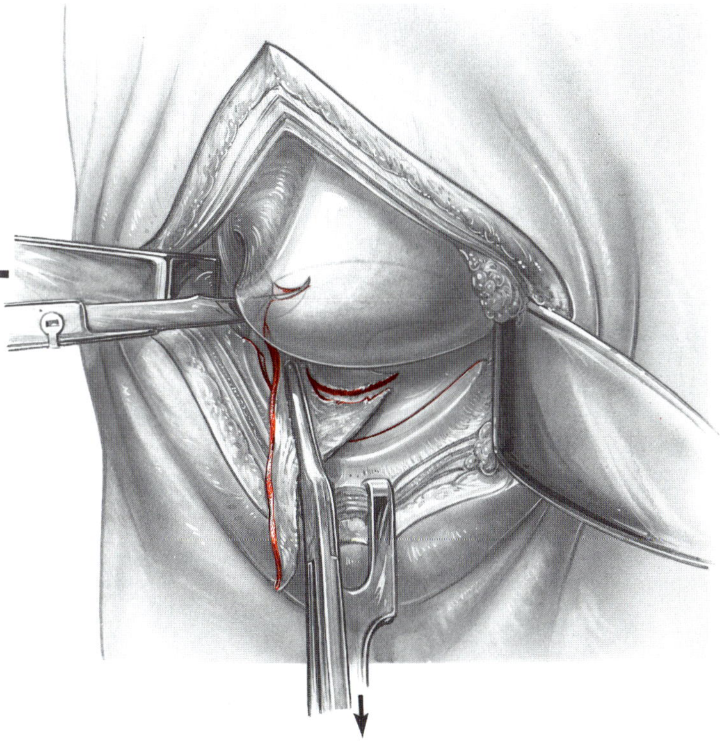

51 Einsetzen des Meniskotoms nach Bayha im vorderen Winkel des »Popliteusschlitzes«. Kräftiger Zug am Seitenband- und Zweizinkerhaken. Man trennt zunächst das mittlere und vordere Meniskusdrittel ab, wobei das Meniskotom mit der scharfen Seite nach kaudal zeigt (cave: Verletzung des Knorpelüberzuges am Tibiakopf). Die Resektionsfläche an der Meniskusbasis sollte schräg zum Gelenkinneren abfallen. Es wird stets an dem Haken am kräftigsten gezogen, in dessen Nähe geschnitten wird.

52 Die Meniskusfaßzange greift den abgetrennten Meniskus so weit wie möglich hinten. Der Assistent zieht in dieser Operationsphase kräftig am Zweizinker- und Seitenbandhaken. Meniskus vorsichtig nach vorn ziehen und vom hinteren Winkel der Popliteuslücke aus schrittweise weiter nach hinten abtrennen. Die scharfe Seite des gebogenen Meniskotoms weist nun nach oben (cave: Verletzung der knorpeligen Gelenkfläche der Femurrolle!). Der nach und nach abgelöste Meniskus wird mit der Faßzange nachgefaßt und vorsichtig unter der Femurrolle in die Fossa intercondylaris luxiert. Bei zu kraftvollem Zug kann der Meniskus vor der Entwicklung des Hinterhornes abreißen!

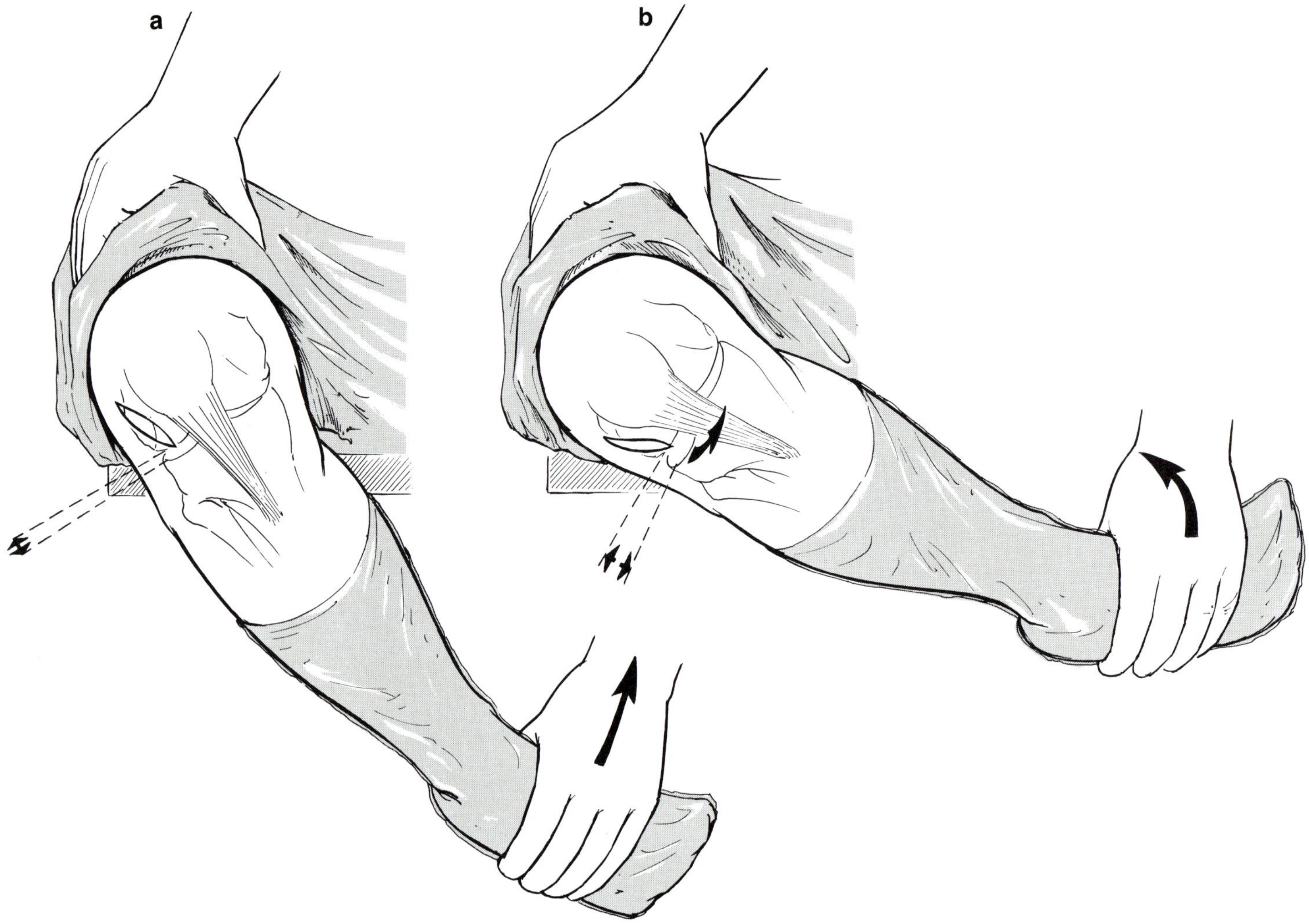

53 a u. **b** Mit dem Strehlischen Handgriff kann der laterale Gelenkraum besser aufgeklappt und das hintere Meniskusdrittel meistens gut eingesehen werden: Das Kniegelenk wird über den rechten Winkel gebeugt, der Unterschenkel adduziert und innenrotiert.

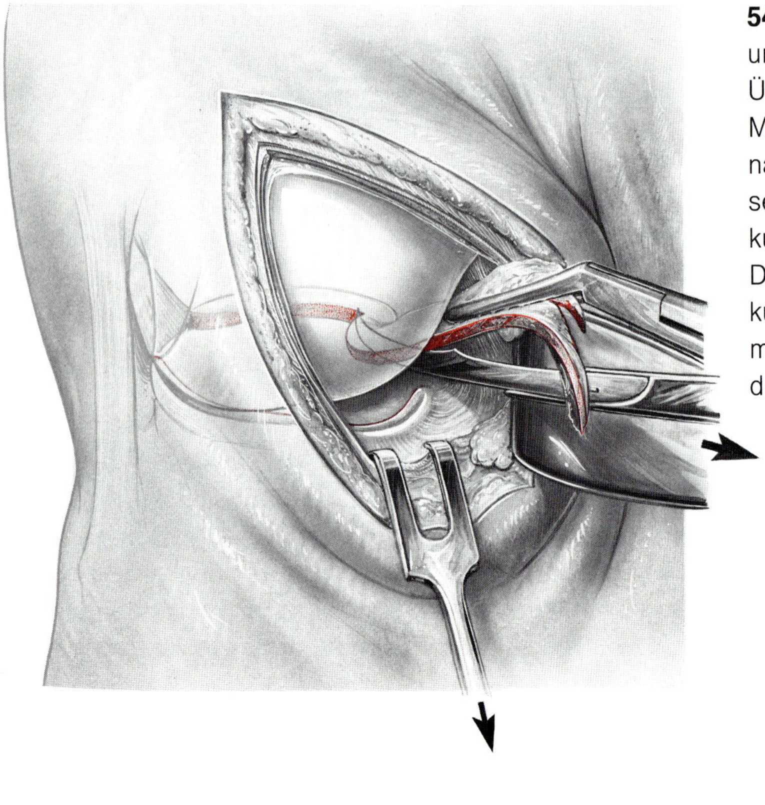

54 Kräftiger Zug am großen Langenbeck-Haken, der unter dem Hoffaschen Fettkörper liegt, verbessert den Überblick in der Fossa intercondylaris. Abgetrennter Meniskus wird so weit hinten wie möglich nachgefaßt und nach proximal-medial gezogen. Man führt nun das Messer mit der scharfen Seite nach kranial unter den Meniskus und durchtrennt das Fragment am Hinterhornansatz: Die Spitze des Meniskotoms wird nach oben, das Meniskusfragment nach unten geführt. Man kann den Meniskus mit der Faßzange auch nach medial-vorn ziehen und mit dem Meniskotom von oben her abtrennen.

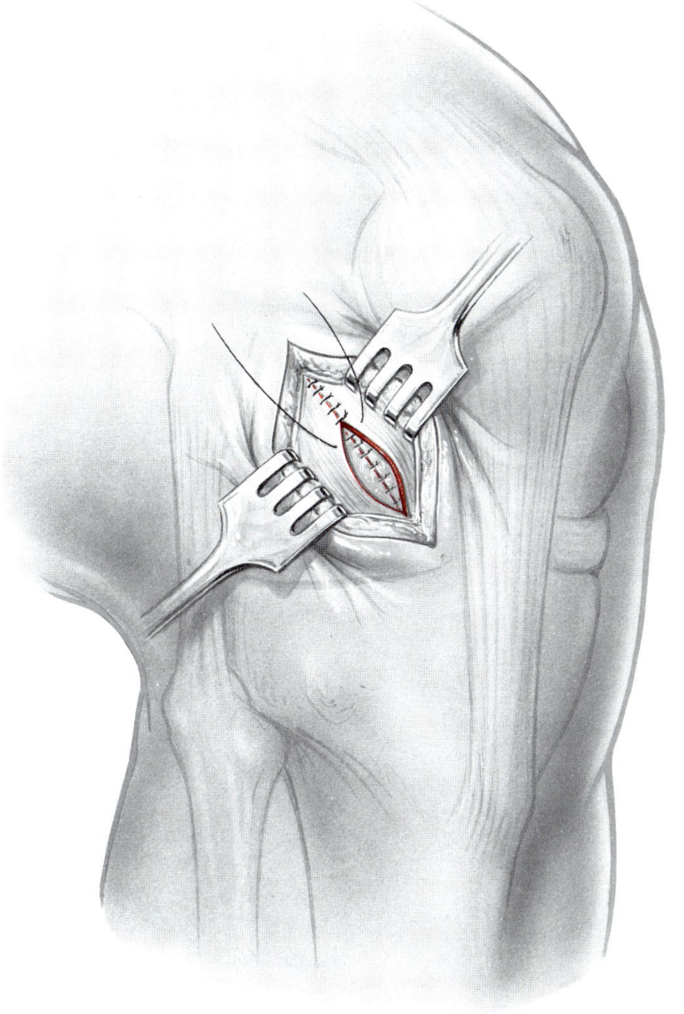

55 Öffnen der Blutleere, Blutstillung, Naht der Membrana synovialis mit atraumatischen, resorbierbaren Fäden. Verschluß des Retinaculum extensorum mit resorbierbaren Fäden. Eine intraartikuläre Redon-Drainage legen wir nur dann ein, wenn postoperativ eine Ergußneigung oder Nachblutung zu befürchten ist (Hoffascher Fettkörper inzidiert, Nachresektion der Meniskusbasis). Druckverband von den Zwischenzehenfalten bis zur Leiste unter Verwendung von nierenförmigen Schaumstoffpolstern o. ä. über dem oberen Rezessus und zu beiden Seiten der Kniescheibe. Das Kniegelenk wird außerdem mit einer Kniemanschette fixiert.

Operation nach Smillie

Zur Resektionstechnik nach Smillie verweisen wir auf die Darstellung bei der Innenmeniskusresektion (s. S. 8.14), da bei Entfernung des Außenmeniskus entsprechend verfahren wird und keine Besonderheiten bestehen.

Hinterer Hilfsschnitt

Zu den Indikationen s. S. 8.15.

Technik (Abb. **56–60**)

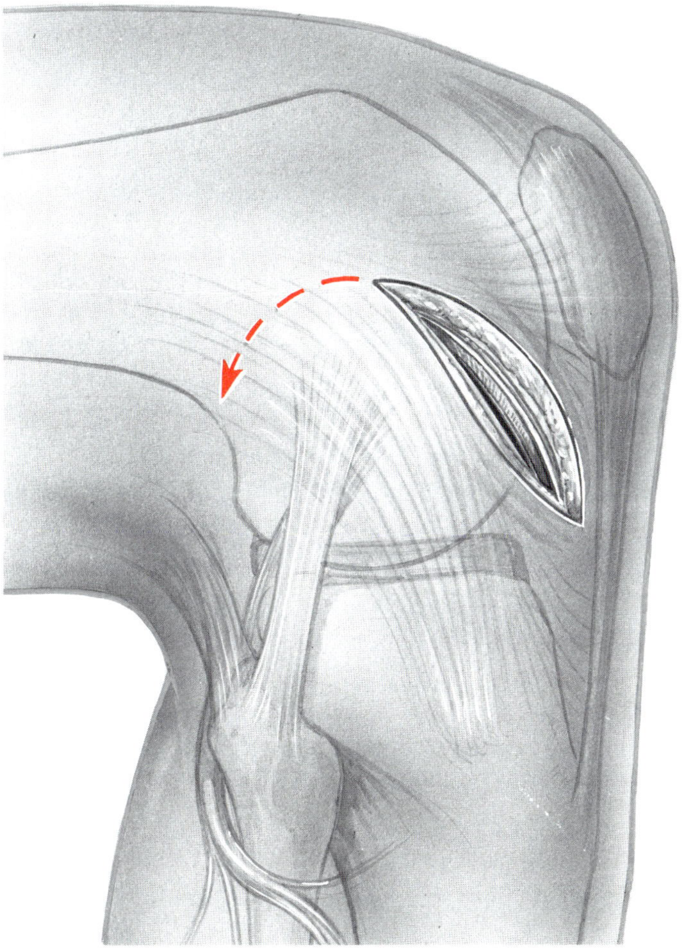

56 Bei rechtwinklig gebeugtem Kniegelenk wird die ursprüngliche Inzision bogenförmig nach hinten erweitert. Sie endet etwas hinter den längsverlaufenden Faserzügen des Lig. collaterale laterale. Haut und Subkutis werden teils stumpf, teils scharf von der fibrösen Kapsel abpräpariert und nach hinten verzogen.

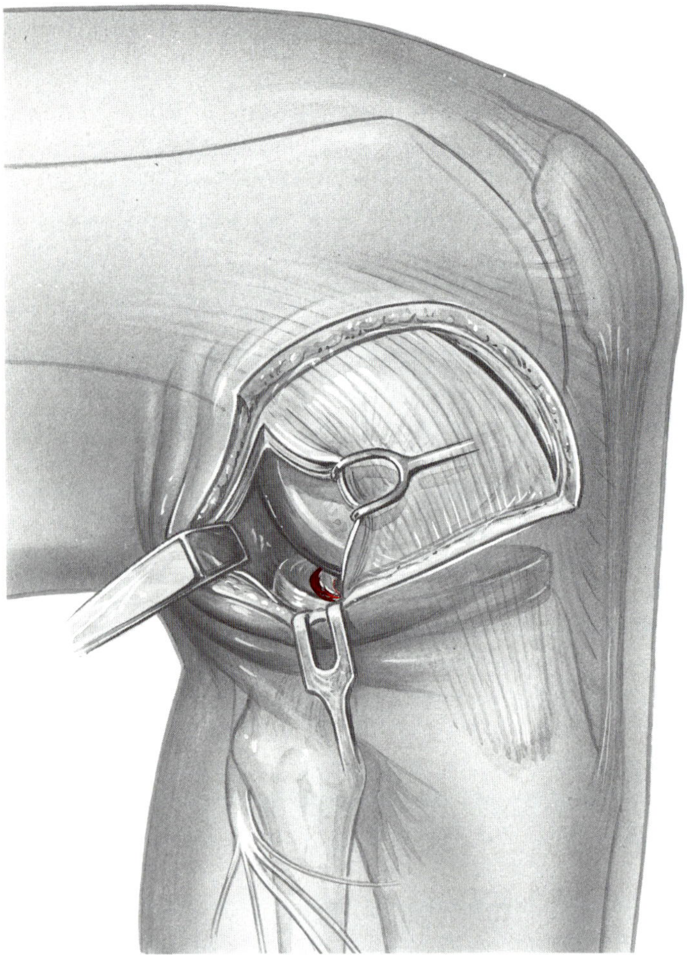

57 Längsschnitt oder schräge Inzision durch die Gelenkkapsel neben dem Rand der hinteren Femurrolle und Eröffnung der Membrana synovialis. Im proximalen Wundwinkel liegt die Gastroknemiussehne.

Die Lage der hinteren Inzision kann vom Ungeübten besser bestimmt werden, wenn er die Weichteile des hinteren Kapselumfanges mit einer gebogenen, vom Gelenkinnenraum zwischen Femurkondylus und den lateralen Kapsel-Band-Strukturen eingeführten Kocher-Klemme markiert. Anatomische Details der hinteren lateralen Kapselecke s. S. 18.6 und 18.7.

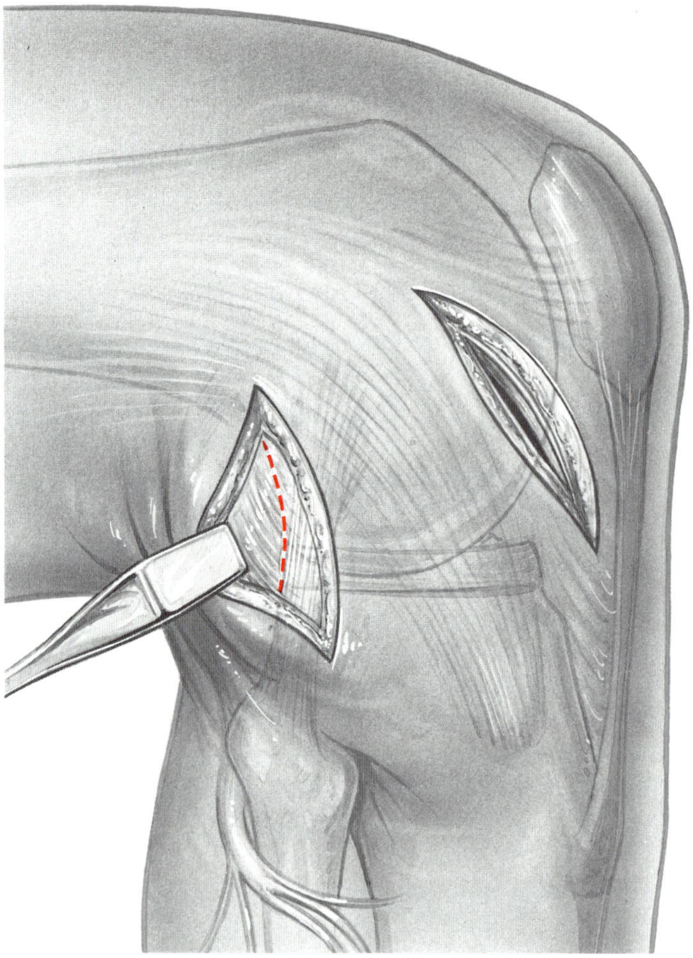

58 Alternativ kann der hintere Meniskusanteil von einem zweiten Schnitt aus entfernt werden: Die Inzision verläuft parallel des Seitenbandes. Das Gelenk wird in deutlichem Abstand vom Seitenband in der hinteren Kapselecke eröffnet.

60 Bei einem relativ großen Hinterhornrest kann es zweckmäßig sein, das von hinten weitgehend abgelöste Fragment mit einer Klemme in die Fossa intercondylaris zu schieben und von vorn her mit einer Meniskusfaßzange zu fassen. Die Abtrennung erfolgt dann in der Technik, die in Abb. 54 dargestellt ist. – Die Membrana synovialis und die fibröse Kapsel werden mit atraumatischen Einzelknopfnähten verschlossen. ⇨

1 M. biceps femoris
2 N. peronaeus communis
3 M. gastrocnemius, Caput laterale
4 Lig. collaterale laterale
5 Tendo m. poplitei

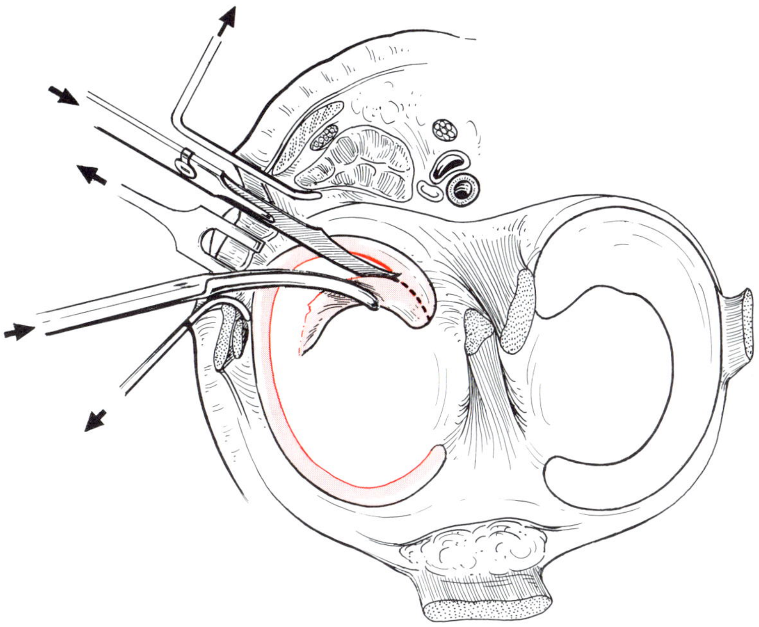

59 Ein Zweizinkerhaken wird in Nähe der Basis des Hinterhornes angesetzt; ein Assistent zieht damit den Meniskusrest nach lateral hinten. Das abgelöste Fragment oder den Hinterhornrest faßt man mit einer kleinen scharfen Klemme. Vorsichtiger Zug nach lateral und leicht vorn. Mit dem Meniskotom (Spitze nach oben) wird der Meniskusrest wenige Millimeter von der Basis bis zum Ansatz des Hinterhornes abgelöst und von hinten entfernt.

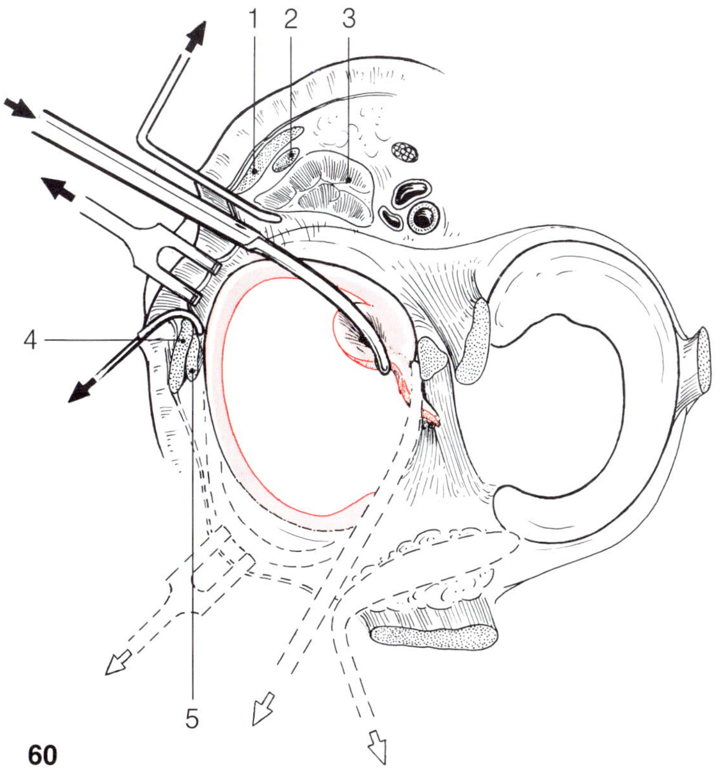

60

Außenmeniskusganglien

Bei den kleinen, randständigen Meniskusganglien kommt man fast stets mit einer partiellen Außenmeniskusresektion aus. Die Resektionsfläche sollte glatt und unauffällig sein, andernfalls Nachresektion und ggf. Totalresektion erforderlich.

Technik (Abb. **61–66**)

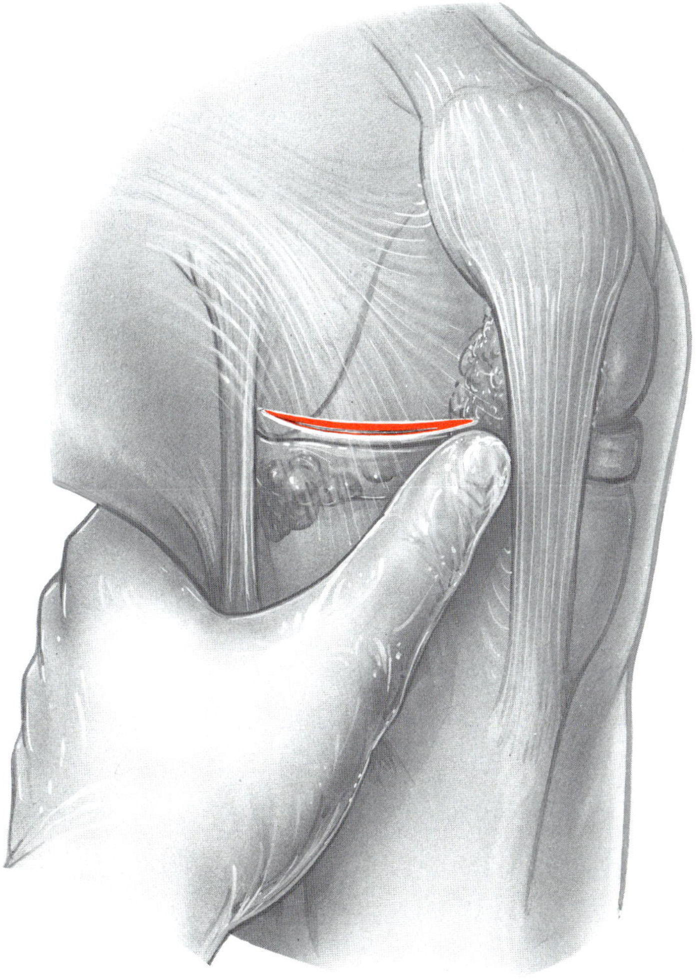

61 Bei großen intramuralen Außenmeniskusganglien mit deutlich tastbarer Vorwölbung über dem lateralen Gelenkspalt kann auch eine quere, ca. 6 cm lange Hautinzision verwendet werden. Sie verläuft ca. 1 cm proximal des Gelenkspaltes, beginnt am Vorderrand des lateralen Seitenbandes und endet vor dem lateralen Rand des Lig. patellae.

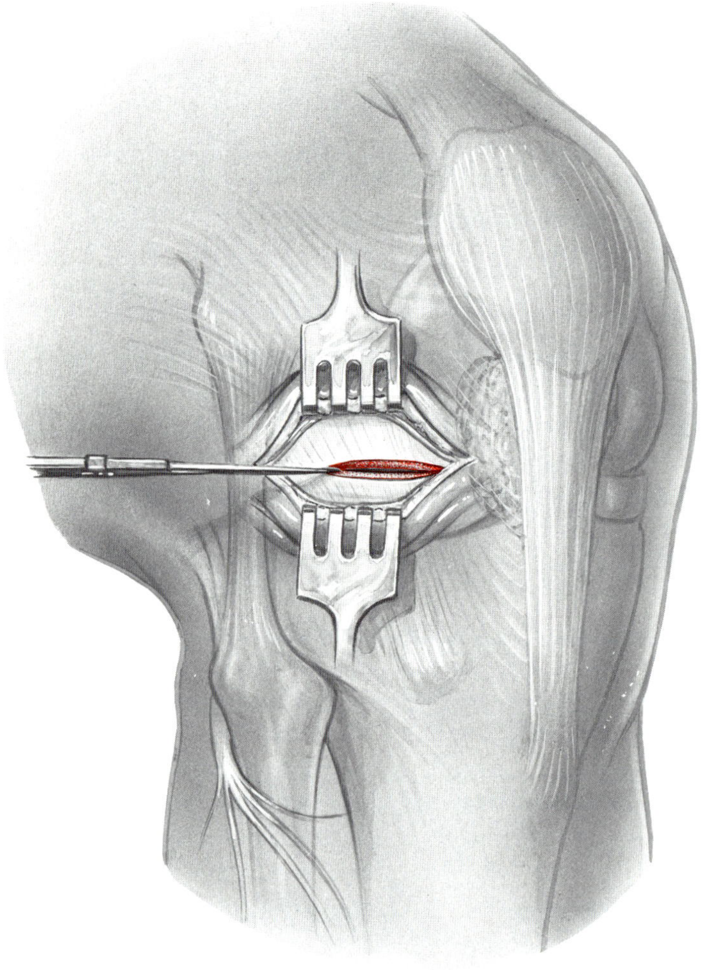

62 Das vordere und mittlere Drittel des Tractus iliotibialis bis zur Hälfte der Sehnenplatte, das Retinaculum extensorum und die Membrana synovialis werden quer durchtrennt (cave: Verletzung des Lig. collaterale laterale). Nach Einsetzen der Wundhaken wird der Meniskus an seiner Basis schrittweise von vorn nach hinten abgelöst, in die Fossa intercondylaris luxiert und, wie in Abb. 54 beschrieben, entfernt (subtotale Resektion). Redon-Drainage.

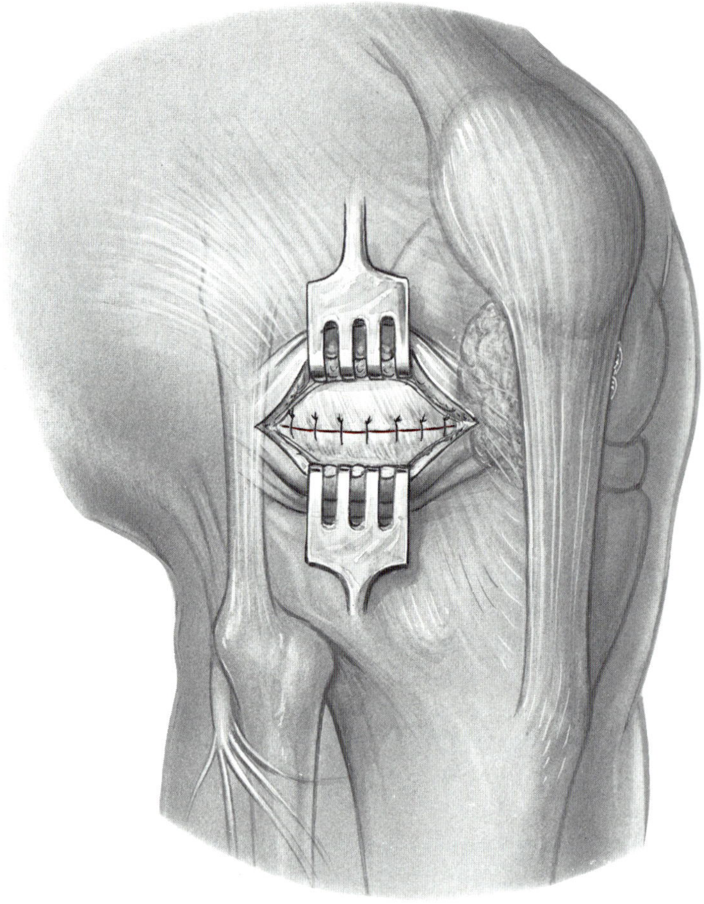

63 Schichtweiser Wundverschluß. Der im vorderen Bereich eingekerbte oder durchtrennte *Tractus iliotibialis* wird mit resorbierbaren Einzelknopfnähten *sorgfältig adaptiert.* Gelegentlich verbleibt nach der Exstirpation eines Ganglions ein Defekt in der Membrana synovialis, der belassen werden kann. Defekte im Tractus iliotibialis werden mit einem homologen Transplantat (Dura) verschlossen.

64

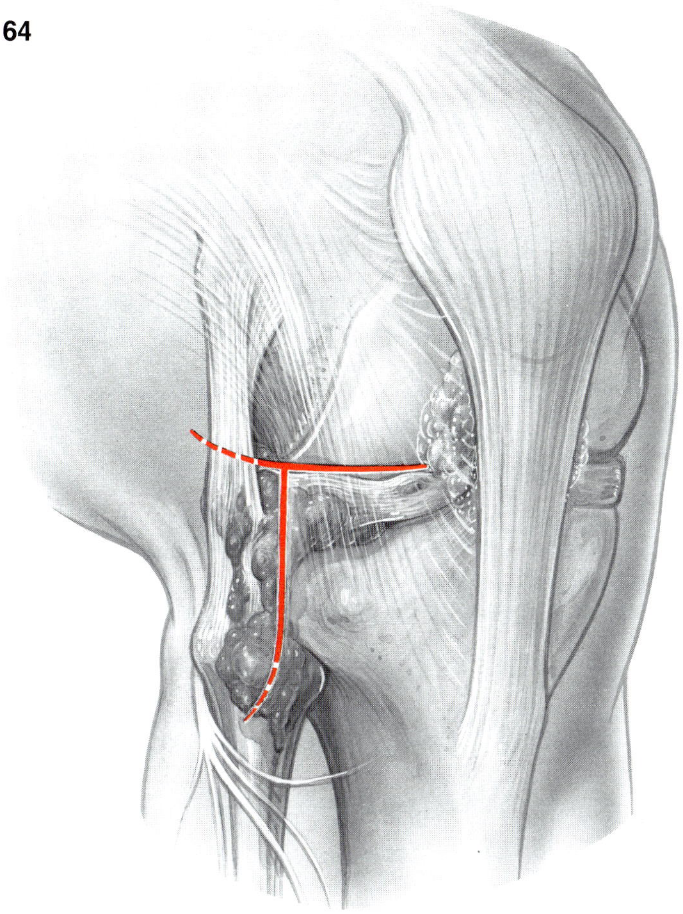

65

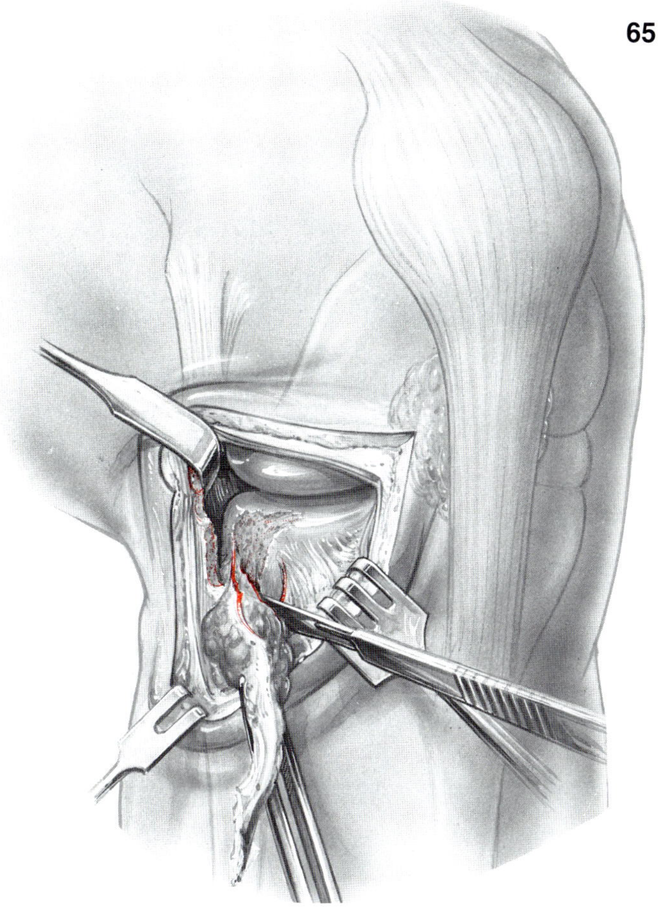

64 Große Meniskusganglien können auch ausnahmsweise die Strukturen der lateralen Kapsel durchsetzen, das Lig. collaterale laterale infiltrieren und den Knochen des Schienbeinkopfes oder des Wadenbeinköpfchens usurieren. Dann ist eine weitere, ca. 3–4 cm lange, senkrechte zum Querschnitt nach kaudal verlaufende Hautinzision erforderlich, um die Grenzen des Ganglions aufzufinden und die Zysten vollständig entfernen zu können.

65 Nach querer Inzision durch die vorderen und mittleren Anteile des Tractus iliotibialis und das Retinaculum extensorum wird das Lig. collaterale laterale bis zum Caput fibulae präpariert. Zunächst resezieren wir jedoch nach querer Eröffnung der Membrana synovialis den Meniskus vollständig und entfernen anschließend das erkrankte Gewebe am lateralen Schienbeinkopf. Arrodierte Knochenbezirke werden mit einem scharfen Löffel angefrischt. Bei sehr ausgedehnten Zysten im Lig. collaterale laterale (sehr selten) können plastische Ersatzoperationen notwendig werden.

66 Öffnung der Blutleere, Blutstillung.
Einlegen einer intra- oder paraartikulären Redon-Drainage. Schichtweiser Wundverschluß mit Einzelknopfnähten.

66

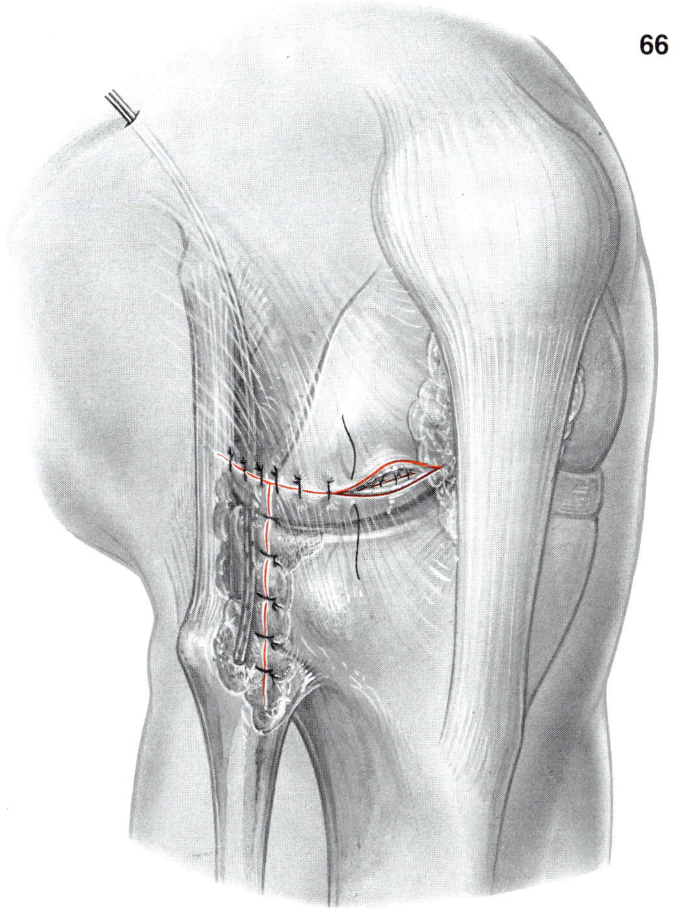

Postoperative Behandlung

Im Prinzip verfahren wir wie nach der Innenmeniskusresektion (s. S. 8.19). Nach der Operation großer Ganglien mit anschließender Naht des Tractus iliotibialis sollte das Gelenk allerdings länger mit einer Manschette oder Schiene ruhiggestellt bleiben.

Fehler und Gefahren

- Verwechslung der Popliteuslücke mit einem basisnahen Längsriß (unnötige Außenmeniskusresektion!).
- Außenmeniskusentfernung als alleiniger Eingriff bei arthrotischen Veränderungen im lateralen Gelenkraum ggf. mit Valgusfehlstellung (statt varisierender Umstellungsosteotomie).

Im übrigen gelten die gleichen Fehler und Gefahren wie bei der Innenmeniskusresektion (s. S. 8.19).

Weiterführende Literatur

Burri, C., A. Rüter: Meniscusläsion und posttraumatische Arthrose am Kniegelenk. Hefte der Unfallheilk. 128 (1976) 1–85

Cassidy, R. E., A. J. Shaffer: Repair of peripheral meniscus tears. A preliminary report. Amer. J. Sports Med. 9 (1981) 209–214

Clancy, W. G., J. S. Keene, T. H. Goletz: Symptomatic dislocation of the anterior horn of the medial meniscus. Amer. J. Sports Med. 12 (1984) 57–64

Cohn, A. K., D. B. Mains: Popliteal hiatus of the lateral meniscus. Amer. J. Sports Med. 7 (1979) 221–226

Edmonson, A. S., A. H. Crenshaw: Campbell's Operative Orthopaedics, 6. Aufl. Mosby, St. Louis 1980 (S. 894–916)

Fowler, P. J.: Meniscal lesions in the adolescent: The role of arthroscopy in the management of adolescent knee problems. In J. C. Kennedy: The Injured Adolescent Knee. Williams & Wilkins, Baltimore 1979

Franke, K., B. Paul, E. Paul: Ursachenanalyse von 365 Rearthrotomien am Kniegelenk. Beitr. Orthop. Traumat. 32 (1985) 241–248

Goldner, R. D., D. N. Kulund, F. C. McCue: The "blind side" of the medial meniscus. Amer. J. Sports Med. 8 (1980) 337–341

Hamberg, P., J. Gillquist, J. Lysholm: Suture of new and old peripheral meniscus tears. J. Bone Jt. Surg. 65 A (1983) 193–197

Insall, J. N.: Meniscectomy. In J. N. Insall: Surgery of the Knee. Churchill Livingstone, New York 1984

Jackson, J. P.: The meniscus. In J. P. Jackson, W. Waugh: Surgery of the Knee Joint. Chapman & Hall, London 1984

Karpf, P. M., Ch. Sagstetter, R. Aigner, N. Rupp: Erfahrungen mit der Meniskusnaht. Unfallchirurg 88 (1985) 15–19

Rodriguez, M., H. Zollinger: Die Naht basisnaher Meniskusrisse. In Chapchal, G.: Sportverletzungen und Sportschäden. Thieme, Stuttgart 1983

Smillie, I. S.: Surgical pathology of the menisci. In I. S. Smillie: Injuries of the Knee Joint, 5. Aufl. Churchill Livingstone, Edinburgh 1978 (S. 83–188)

Smillie, I. S.: Traditional Meniscectomy. Wolfe Medical Publications, London 1983

Streli, R.: Zur Resektion des hinteren Meniskusdrittels. Chir. Praxis 6 (1962) 217–220

Wang, H. F. W.: Underside lesions of the meniscus. Acta orthop. scand. 49 (1978) 610–614

Willenegger, H., J. M. Mueller: Ergebnisse und Technik der Meniskusnaht. Z. Unfallmed. Berufskr. 63 (1970) 30–33

Wirth, C. R.: Meniscus repair. Clin. Orthop. 157 (1981) 153–160

Zippel, H.: Meniskusverletzungen und -schäden. Barth, Leipzig 1973

9

Operationen bei aseptischen Nekrosen (Osteochondrosis dissecans, Morbus Ahlbäck)

Die nekrotischen Knorpel-Knochen-Bezirke weisen je nach Alter der Patienten, nach Dauer und Art der Erkrankung (Osteochondrosis dissecans, Morbus Ahlbäck u. a.) unterschiedliche Größe, Beschaffenheit und Lokalisationen auf. Wir beschreiben hier *vorwiegend* die operativen Maßnahmen bei der **Osteochondrosis dissecans,** weil sich die meisten Behandlungsmethoden zur Rekonstruktion von lädierten Gelenkflächen am Beispiel dieses Krankheitsbildes gut darstellen lassen.

Osteochondrotische Herde findet man in der Regel im medialen Femurkondylus zur Fossa intercondylaris hin, manchmal im lateralen Femurkondylus und vereinzelt auch in der Patella (Abb. **1–3**).

Spontane Osteonekrosen liegen vorwiegend im Hauptbelastungsgebiet des medialen Femurkondylus (Abb. **4–6**).

Bei der *Osteochondrosis dissecans* sehen wir in *frühen Stadien* Bilder, die röntgenologisch lediglich als umschriebene, schwache Aufhellungen im subchondralen Knochen erscheinen. Im weiteren Verlauf können gut abgegrenzte Herde mit sklerotischen Randsäumen beobachtet werden oder Defekte im Bereich der Gelenkflächen (sog. Mausbett) mit freien Gelenkkörpern (s. auch Kapitel 2). Seltener trifft man auf großflächige, abgeschilferte oder abgerissene Knorpelareale im Hauptbelastungsgebiet eines Femurkondylus, die nahezu die gesamte Breite einer Gelenkfläche einnehmen können. Diese Bilder entsprechen nicht den üblichen Erscheinungen einer dissezierenden Osteochondrose, sondern gehören wohl in den Formenkreis der spontanen Osteochondronekrosen oder werden im Zusammenhang mit Osteochondralfrakturen gesehen. In *späten Stadien* fallen kraterförmige Einbrüche, Verwerfungen und Unebenheiten der Gelenkfläche mit Pannusüberzug und Knorpelerweichung auf. – Abgelöste Teile des Gelenkknorpels können im oberen Rezessus oder in der Fossa intercondylaris, aber auch in den Seitenbandnischen oder der Kniekehle liegen. Zwischen den röntgenologischen Befunden (auch Tomographien) und dem makroskopischen Aussehen der befallenen Gelenkflächen können beträchtliche Unterschiede bestehen!

Auch bei den *spontanen Osteonekrosen* erfordern unterschiedliche Krankheitsbilder unterschiedliche Behandlungsmethoden:

Im Frühstadium sollte die Extremität konsequent entlastet werden. Man kann den weiteren röntgenologischen Verlauf der Erkrankung abwarten (Nativbild und quantitative Szintigraphie). Tritt ein umschriebener osteonekrotischer Herd auf oder bildet sich ein sog. *typischer Defekt* in der medialen Femurgelenkrolle aus und bestehen fortwährend schmerzhafte Reizzustände, sollte eine Arthrotomie erwogen werden (s. unter »Operationsmethoden«).

Indikationen

Die allgemeinen *Operationsindikationen* hängen von den Beschwerden und dem klinischen Befund, der Größe, der Lokalisation des Herdes und dem Alter des Patienten ab. Folgende Gesichtspunkte sprechen *für* eine *Operation:*

- Eindeutiger Röntgenbefund,
- schmerzhafte, chronische Reizzustände mit und ohne Einklemmungserscheinungen,
- freie Gelenkkörper mit klinischer Symptomatik,
- positiver arthroskopischer Befund,
- vergebliche konservative Behandlungsversuche in frühen Stadien.

Kontraindikationen

Es kommen klinisch stumme, röntgenologisch zufällig entdeckte osteochondrotische Herde vor, die sich manchmal bei Kindern als passagere, subchondrale, nicht scharf abgegrenzte Aufhellungen (»formes frustes«) darstellen. Diese Fälle sollten regelmäßig in 4- bis 6monatigen Abständen kontrolliert werden; sie sind, falls schmerzhafte Reizzustände bestehen, einer konservativen Behandlung, wie Entlastung oder vorübergehenden Fixation des Gelenkes im Gipsverband, zugängig. Patienten, die während der Arthrotomie keinen überzeugenden Hinweis auf Schäden der knorpeligen Gelenkflächen bieten (glatte, feste, glänzende Knorpeloberfläche, keine Niveauunterschiede etc.), schließen wir von aufwendigeren operativen Verfahren aus. Man kann sich zur mehrfachen Anbohrung des Herdes entschließen, falls im Röntgenbild Zeichen einer Demarkation zu erkennen sind.

Die *speziellen Operationsmethoden* richten sich in erster Linie nach der Beschaffenheit der Gelenkflächen. Oft kann erst während einer Arthrotomie entschieden werden, welche Behandlungsmaßnahme angebracht ist. Deshalb sollte der Operateur wissen, daß eine *präoperative Arthroskopie* sehr hilfreich ist, erlaubt sie doch die genaue Beobachtung der knorpeligen Gelenkflächen sowie der Binnenstrukturen und trägt damit wesentlich zur Klärung der Operationsindikation und voraussichtlichen Behandlungsart bei! Die Arthroskopie hat sich uns auch bei *postoperativen Verlaufskontrollen* bewährt!

Gerade durch sie konnte festgestellt werden, wie unsicher die Prognose operativ behandelter Osteochondrosen ist.

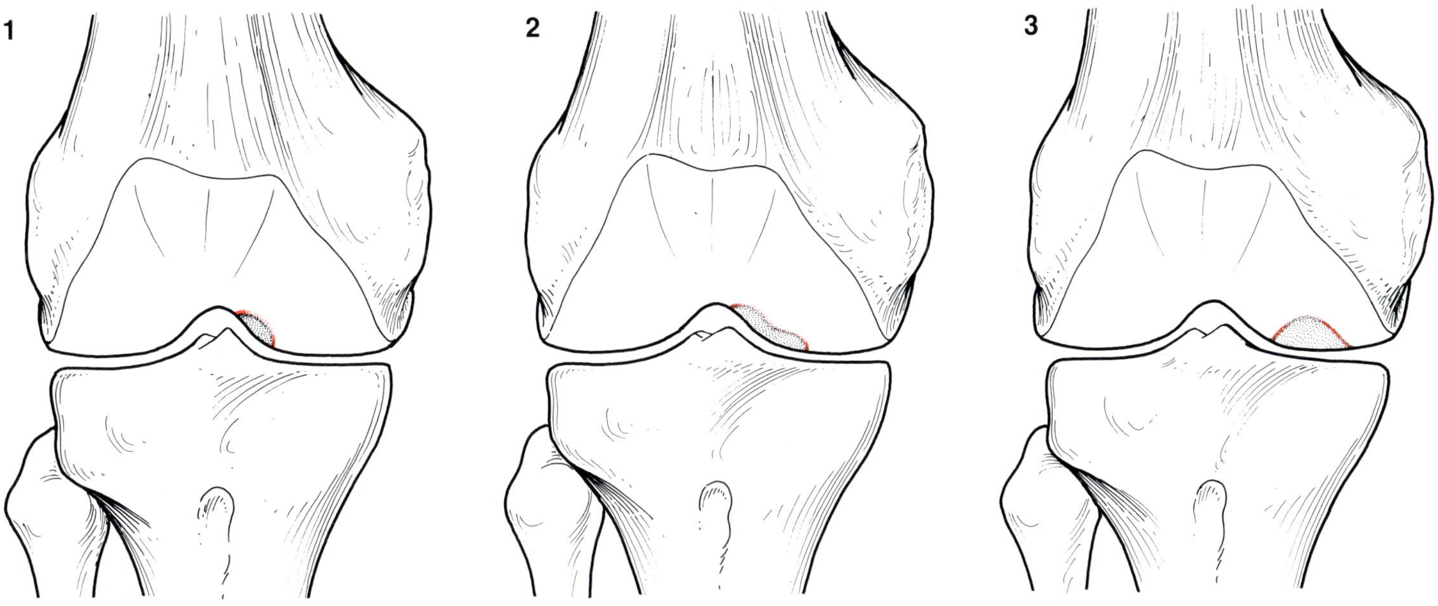

1–3 Beispiele von verschiedenen Lokalisationen einer Osteochondrosis dissecans im Bereiche des medialen Femurkondylus.

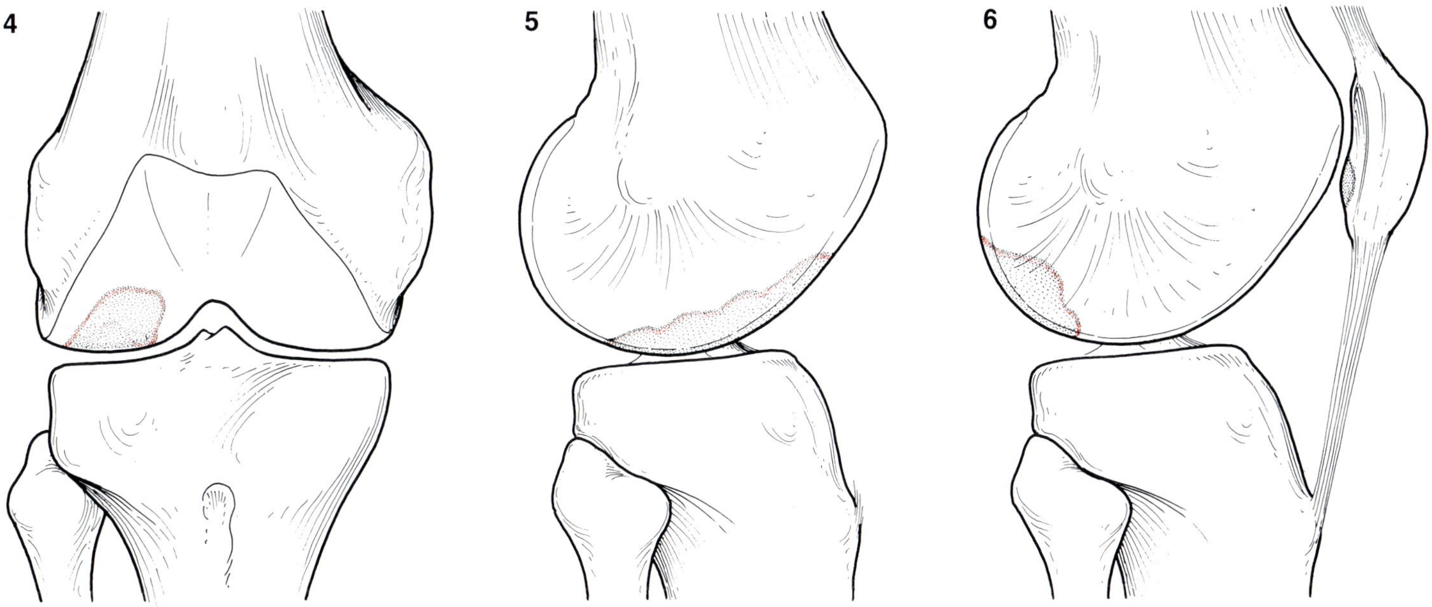

4–6 Beispiele von verschiedenen Lokalisationen im Bereiche des lateralen Femurkondylus.

Operationsmethoden

Folgende Verfahren können in Frage kommen:

- Mehrfache *Anbohrungen* eines Herdes von der Knochen- oder Knorpelseite her, und / oder
- *subchondrale Spongiosaplastik,* falls röntgenologisch deutliche Demarkationszeichen (Sklerosesaum) vorliegen.
- Anbohrung oder Ausräumung der subchondralen Sklerosezone mit *Fixation* oder *Reimplantation des Dissekates* (evtl. mit Spongiosaplastik). Diese Methode wird erwogen, wenn der Knorpelbelag demarkiert und das Dissekat teilweise gelöst ist oder bereits als freier Körper das Mausbett verlassen hat.
- *Glättung des Gelenkflächendefektes,* mehrfache Anbohrungen oder *Knorpeltransplantation*. Dieser Weg wird beschritten, wenn sich das Dissekat nicht mehr zur Reimplantation eignet oder große Gelenkflächendefekte vorliegen.
- Fixation des Dissekates mit *Fibrinkleber*.
- Entfernung von freien Gelenkkörpern (je nach Größe und Lage auch auf transarthroskopischem Wege möglich).
- Die sog. *Inlay-Plastik* mit autologem Beckenkammspan: Dieses Verfahren kommt bei Patienten mit sehr großem Gelenkflächendefekt in Frage. Es erlaubt einen Ausgleich von Inkongruenzen und Achsenfehlstellungen und läßt erwarten, daß sich die Transplantatoberfläche unter der funktionellen Beanspruchung in ein faserknorpeliges Ersatzgewebe umwandelt.
- Bei veralteten Fällen mit Gonarthrose und Achsenfehlstellungen oder großen Herden in der Hauptbelastungszone mit gleichzeitigen Achsenfehlstellungen sind *Korrekturosteotomien* am Tibiakopf angezeigt (s. S. 19.42 ff.).
- Im fortgeschrittenen Stadium kann auch ein Ersatz der Gelenkfläche durch eine Endoprothese angebracht sein (s. S. 30.27).

Allgemeine Vorbereitungen, Zugänge

Es wird in Allgemeinnarkose, Rückenlage, Blutleere und Blutsperre operiert. Das Gelenk sollte zunächst ca. 20–30 Grad gebeugt gelagert werden. Der Unterschenkel liegt auf einer abklappbaren Stütze. Bei der Darstellung und Versorgung von osteochondrotischen Herden muß das Gelenk *mindestens* rechtwinklig zu beugen sein! Bei Herden im hinteren Anteil der Kondylen empfiehlt es sich, den Patienten in Halbschräg- oder Seitenlage zu operieren.

Medialer, vorderer Zugang

Technik (Abb. **7** und **8**)

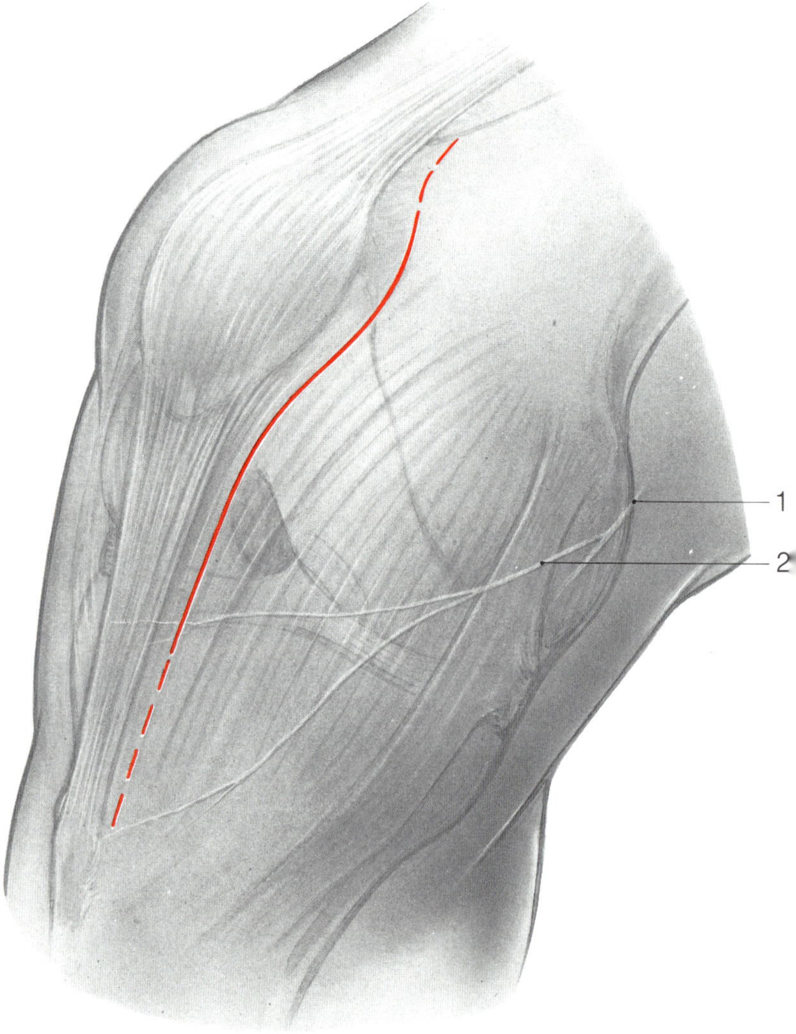

7 Etwa 6–8 cm langer Hautschnitt medial des oberen Patellapoles bis etwa 1 Querfinger unterhalb des medialen Kniegelenkspaltes. Das Lig. patellae longitudinale mediale wird durchtrennt, die synoviale Kapsel zunächst stichförmig eröffnet. Erweiterung des Schnittes mit der Schere. Der obere Rezessus wird bei gestrecktem Kniegelenk mit einem großen Langenbeck-Haken entfaltet. Abgelöste Dissekate liegen meistens in dieser Region. Ein freies Dissekat, das sich zur Reimplantation eignet, wird in Ringer-Lösung aufbewahrt. – Es ist auch eine Inzision nach Smillie (s. S. 8.3) möglich.

1 N. saphenus
2 R. infrapatellaris n. sapheni

Lateraler Zugang

Technik (Abb. **9–11**)

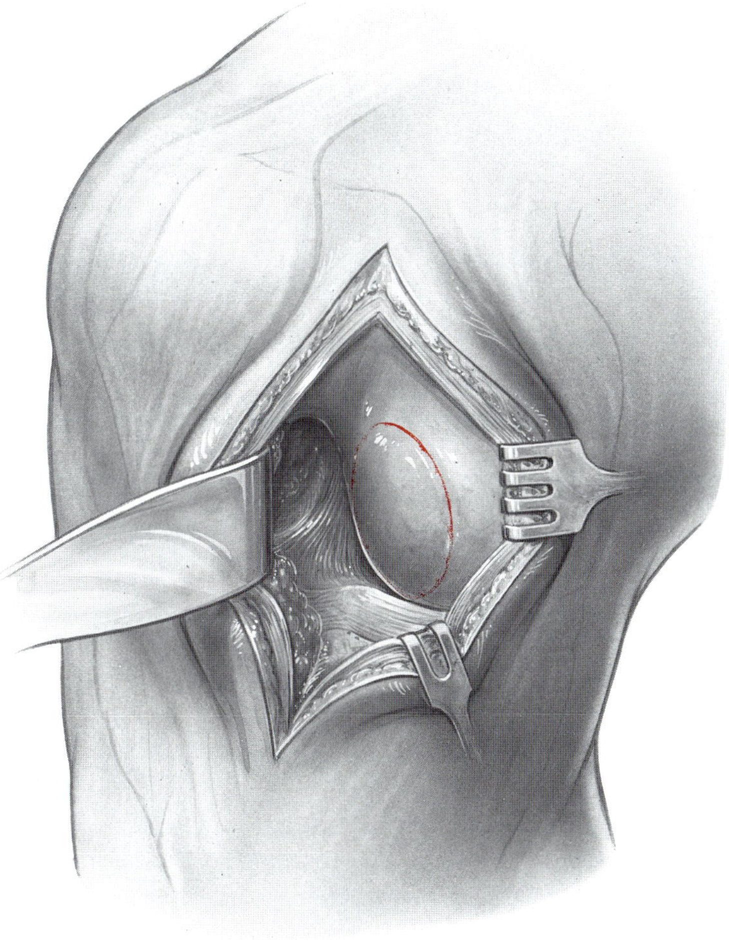

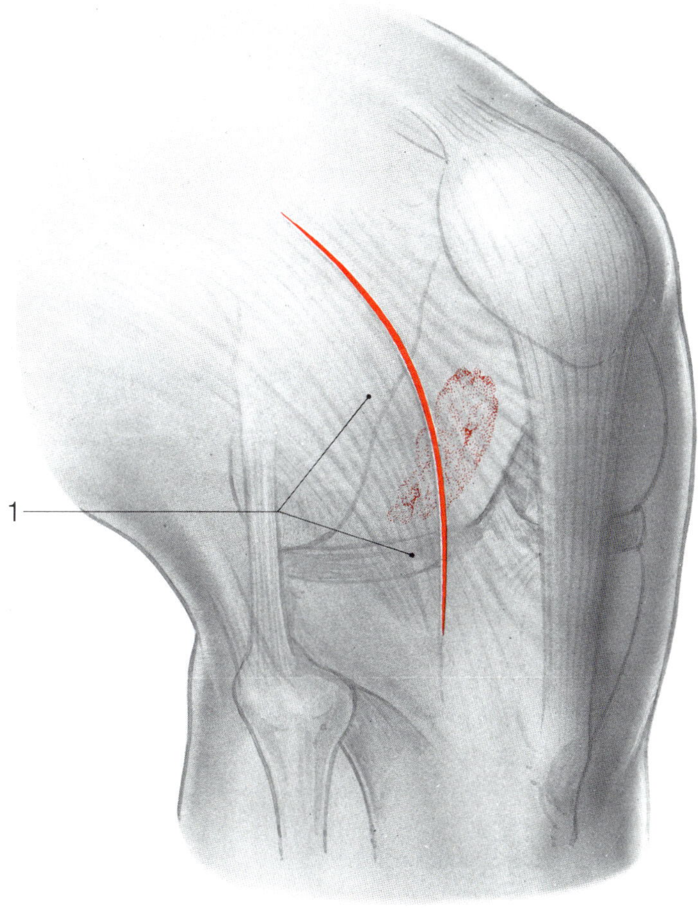

8 Zur übersichtlichen Darstellung des Herdes muß der Unterschenkel ca. 90 Grad und mehr gebeugt werden: Der Hoffasche Fettkörper wird mit einem großen Langenbeck-Haken nach lateral weggehalten. Den medialen Wundrand zieht man mit einem kleinen Langenbeck- oder Mehrzinkerhaken nach medial. Begleitschäden, wie z. B. Meniskusläsion oder Knorpelschäden an der Kniescheibenrückfläche, müssen beachtet werden.

9 Der Hautschnitt verläuft als Parapatellarschnitt zwischen Patella und Epicondylus lateralis. Nach Durchtrennung der Haut und Subkutis liegt der Tractus iliotibialis frei.

1 Tractus iliotibialis

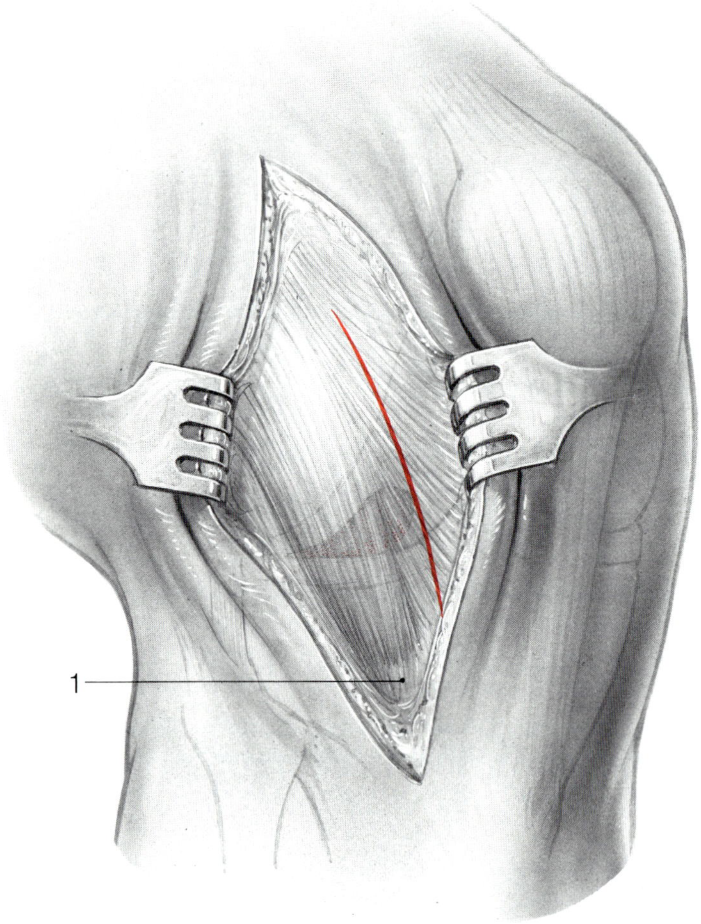

10 Der Tractus iliotibialis wird im vorderen Drittel seinem Faserverlauf nach inzidiert und mit scharfen Haken zur Seite gehalten. Das Kniegelenk sollte zunächst ca. 70–80 Grad gebeugt sein. Es kann erforderlich werden, Traktusfasern nach vorn und/oder hinten einzukerben. Sie müssen am Ende der Operation wieder sorgfältig vernäht werden!

1 Tuberositas tractus iliotibialis

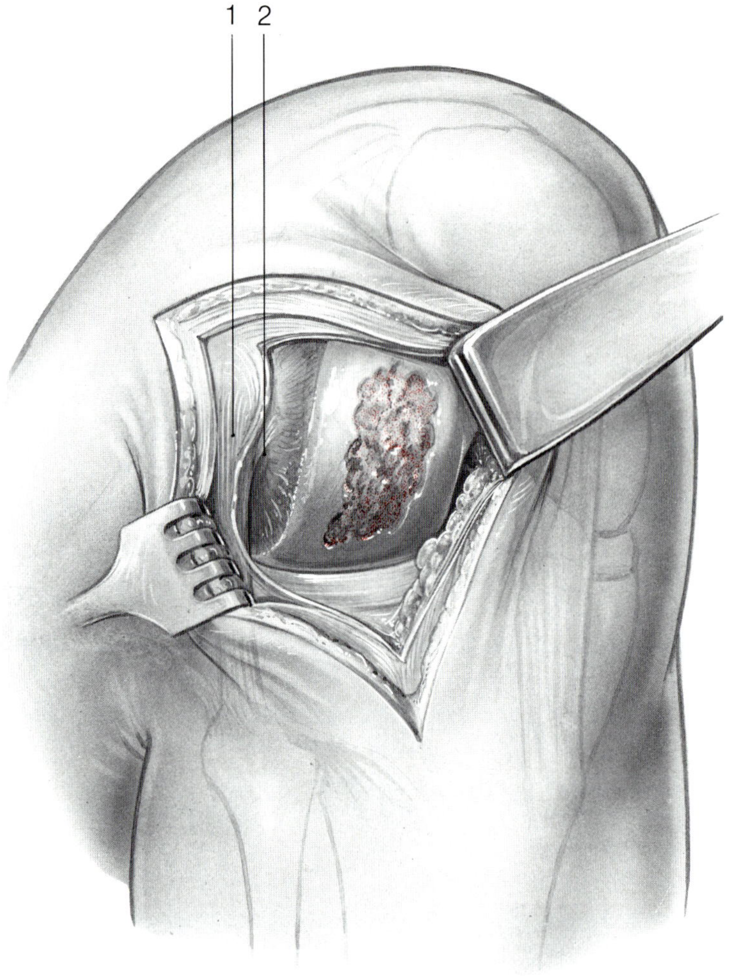

11 Die Membrana synovialis wird inzidiert. Wir erweitern den Schnitt am lateralen Rand des Hoffaschen Fettkörpers nach distal und proximal. Inzisionen in den »Hoffa« sind möglichst zu vermeiden. Manchmal empfiehlt es sich allerdings, den *Fettkörper auf* der *Meniskusbasis* nach medial *abzulösen,* um den Knorpelherd mühelos zu erreichen. – Der Zugang eignet sich auch zur subchondralen Spongiosaplastik von der lateralen Kondylenwange her. Das Kniegelenk wird dabei spitzwinklig gebeugt. Vorsicht, laterales Seitenband und Sehne des M. popliteus nicht verletzen!

1 Lig. collaterale laterale
2 Tendo m. poplitei

Spezielle Operationsmethoden

Bolzung mit autologen Knochenspänen

Indikation

Das Dissekat ist gegenüber der Oberfläche des Femurkondylus leicht erhaben und weist einen gering eingesunkenen Hof auf. An einzelnen Stellen können Knorpelfissuren zu erkennen sein. Das Dissekat federt auf Druck. Röntgenologisch besteht keine wesentliche subchondrale Sklerose.

Vorteile

Fixation des Dissekates mit autologem Spanmaterial. Eine Zweitoperation zur Entfernung von Fremdkörpern ist nicht notwendig.

Nachteile

Größeres Operationsfeld, längere Operationsdauer. – Arthroskopische Kontrolluntersuchungen haben gezeigt, daß die *Erwartungen* an die Einheilung eines osteochondrotischen Herdes mit glatter, fester Knorpeloberfläche *nicht zu hoch* veranschlagt werden dürfen!

Technik (Abb. **12–14**)

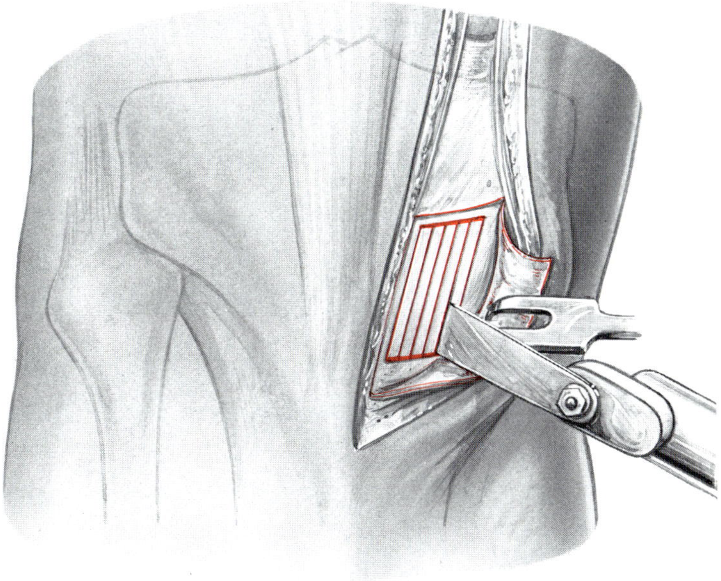

12 Freilegung des medialen Schienbeinkopfes (ein medialer Parapatellarschnitt wird nach distal verlängert). Das Periost wird L-förmig inzidiert und mit einem Raspatorium mitsamt den oberen Anteilen des Pes anserinus nach hinten abgeschoben bis ein Kortikalisbereich von 3 × 2 cm freiliegt. Mit einer Vibrationssäge wird die Kortikalis so eingeschnitten, daß etwa 3 mm breite, streichholzähnliche Späne entstehen (»Liktorenbündel«), die man mit einem sehr schmalen, scharfen Meißel heraushebelt.

13

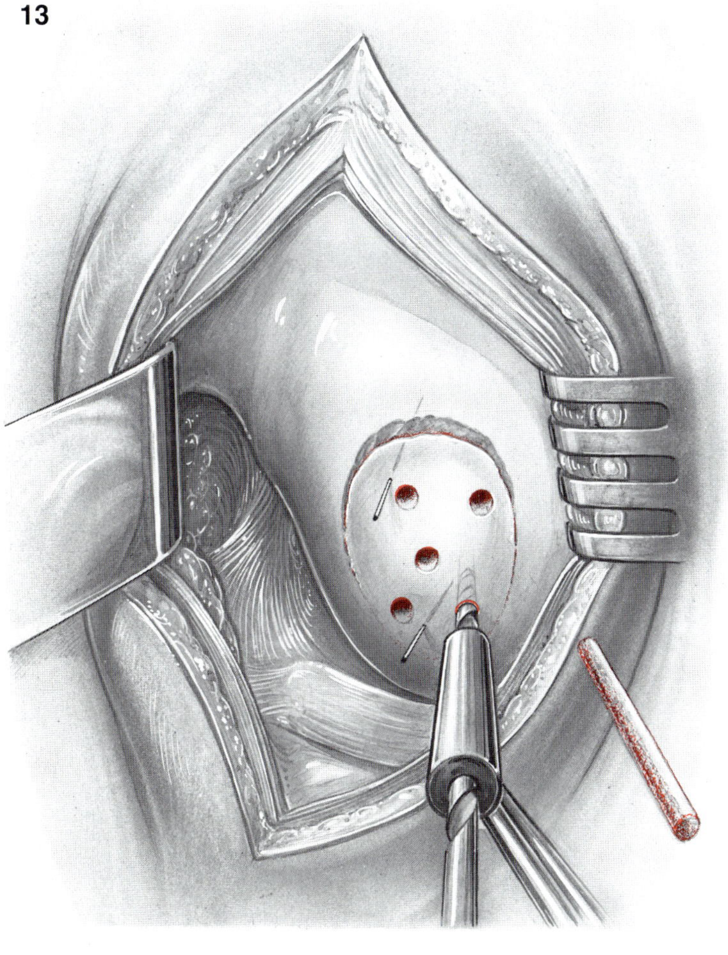

13 Darstellung der Spanbolzung: Die Knochenspänchen, denen noch Spongiosa anhaftet, werden mit einer feinen Raspel zugerichtet und an einem Ende zugespitzt. Man durchbohrt das Dissekat und die subchondrale Sklerosezone mit einem 2,7-mm-Bohrer (mit Führungshülse). Die leicht keilförmig zugerichteten Spänchen werden in den Bohrkanal eingeschoben und mit einem feinen Einschlaginstrument dicht *unter* die Knorpeloberfläche versenkt. – (Ein leicht verschiebliches oder abgelöstes Dissekat wird zunächst mit 2 dünnen Kirschner-Drähten [0,6 mm] ins Bett fixiert. Erst dann legt man die Bohrkanäle zur Aufnahme der Knochenspänchen.)

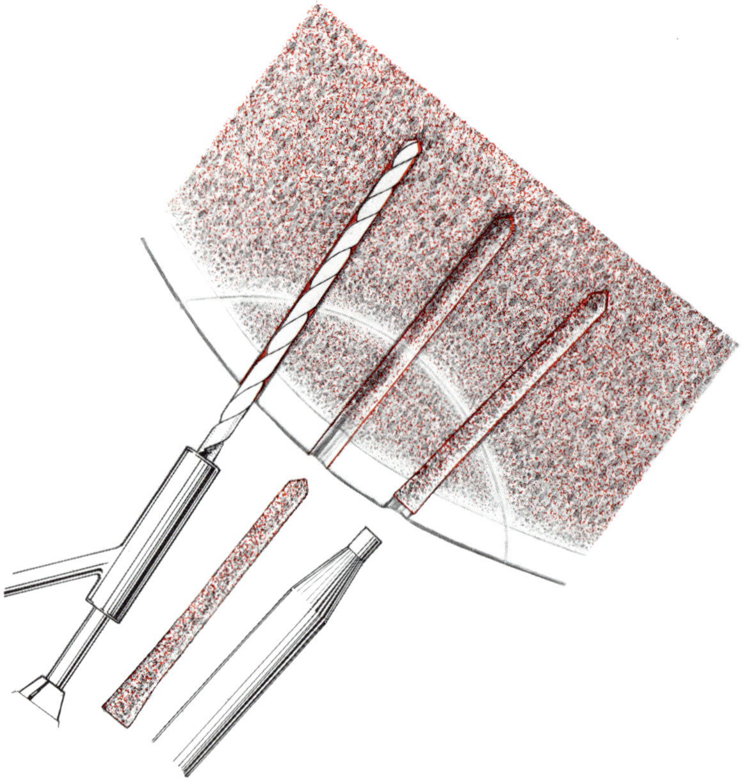

14 Bohr- und Fixationstechnik im Schnittbild. Zur Versenkung des kortikospongiösen Spänchens unter die Knorpeloberfläche ist ein sehr feines Vorschlaginstrument erforderlich.

Fehler und Gefahren

- Ungleichmäßige Zurichtung der Knochenspäne.
- Späne werden zu kurz oder zu dick ausgeschnitten und nicht keilförmig zugerichtet.
- Die Knorpeloberfläche wird mit einem zu dicken Bohrer perforiert.
- Die Späne liegen parallel zueinander.
- Die Späne liegen nicht unter dem Niveau der knorpeligen Gelenkfläche.
- Die Gelenkhöhle wird nicht mehrfach ausgespült. Knochenbröckel bleiben im Gelenk liegen.
- Verzicht auf intraartikuläre Redon-Drainage.
- Die Späne können »wandern«: Knorpelschäden am Tibiaplateau.

Subchondrale Spongiosaplastik und Bolzung mit autologen Knochenspänen

Indikation

Es liegt eine deutliche subchondrale Sklerose vor.

Technik (Abb. **15–17**)

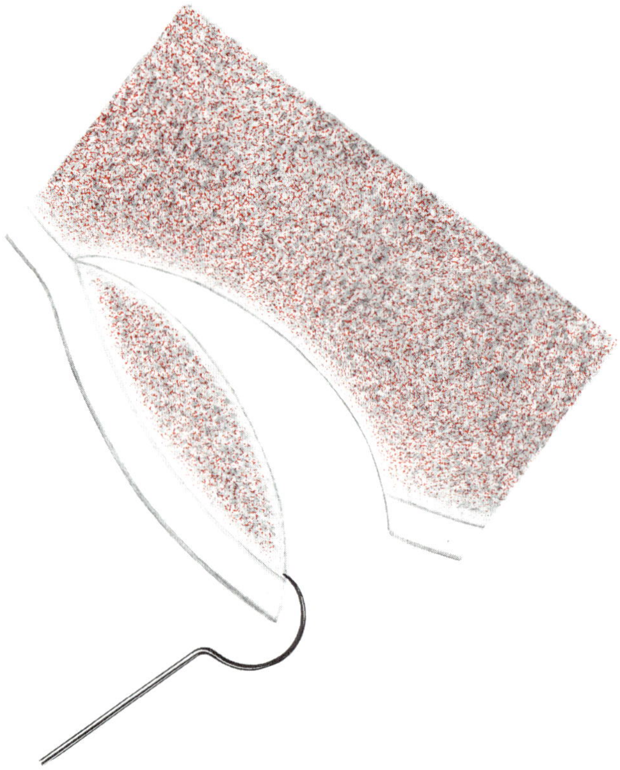

15 Das Dissekat wird mit einem feinen Skalpell so weit am Rande umschnitten, bis es wie ein Deckel von der Unterlage »aufzuklappen« ist.

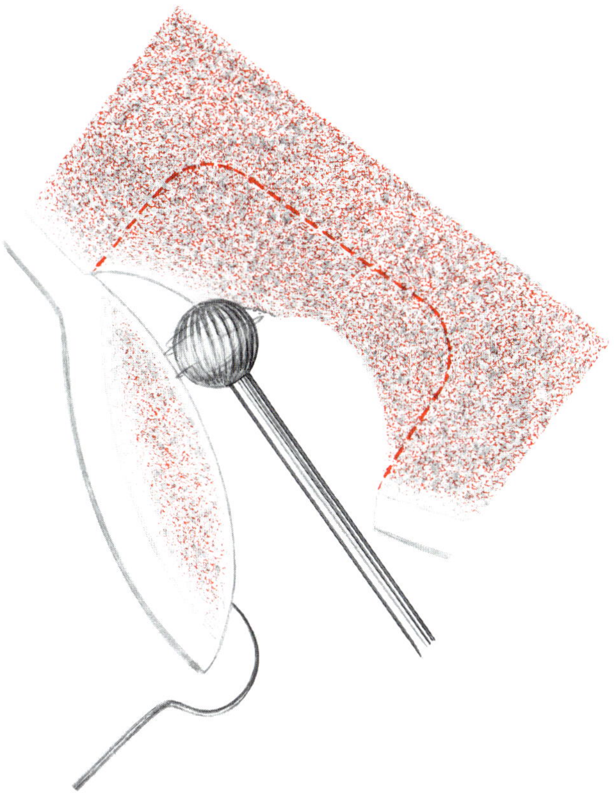

16 Man hebt das Knorpelareal vorsichtig mit einem Häkchen nur so weit hoch, daß die darunterliegende sklerosierte Knochenschicht mit einem Meißel oder einer Kugelfräse entfernt werden kann. Reseziert wird bis in normale Spongiosabezirke!

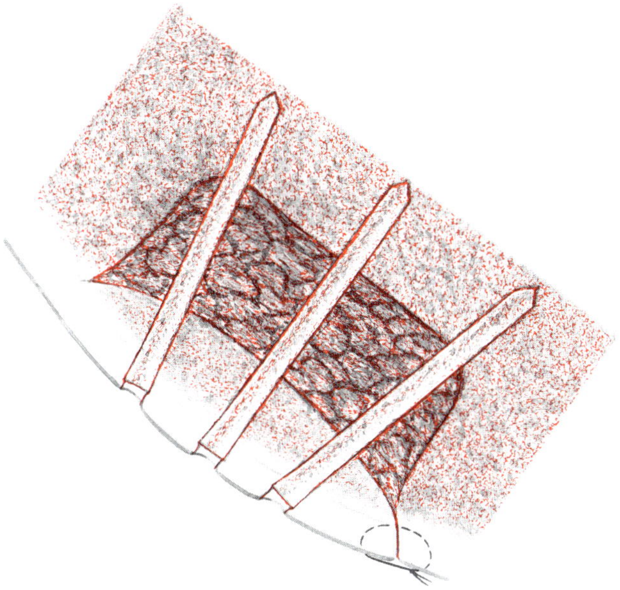

17 Die Knochenhöhle wird mit zerkleinerter autologer Spongiosa fest aufgefüllt, bis der Knorpeldeckel sich leicht erhaben darüber legen läßt. Nun preßt man das Knorpelareal eine Weile mit dem Finger auf die Spongiosa. Der Knorpeldeckel wird mit einigen atraumatischen Nähten (5-0, resorbierbar) angenäht.

Fehler und Gefahren

Siehe S. 9.7

Außerdem:

- Mangelhafte Einpressung der Spongiosa.
- Die Höhle wird mit zu wenig oder zu viel Spongiosa aufgefüllt. Das Dissekat läßt sich nicht optimal in das Niveau der Gelenkfläche bringen.
- Die Knochenspänchen sind nicht keilförmig zugerichtet und deshalb nicht in der Lage, das Dissekat stabil auf der Unterlage zu fixieren.

Smillie-Nagelung

Indikation

Es bestehen die gleichen Indikationen wie für die Bolzung mit autologen Knochenspänen.

Nachteile

- Metallentfernung notwendig.
- Bei der Entfernung des Fremdmaterials kann der Knorpel verletzt werden.
- Die Nägel können »wandern« (Knorpelschäden am Tibiaplateau!).

Vorteile

Kurze Operationsdauer, einfaches Verfahren. Die Knorpeloberfläche kann anläßlich der Nagelentfernung überprüft werden.

Technik (Abb. **18–21**)

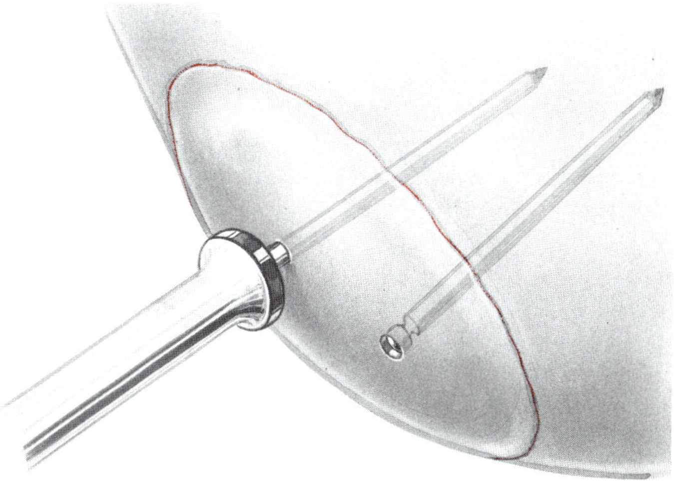

18 Die Smillie-Nägel werden mit einem speziellen Einschlaginstrument möglichst divergierend durch das Dissekat eingeführt.

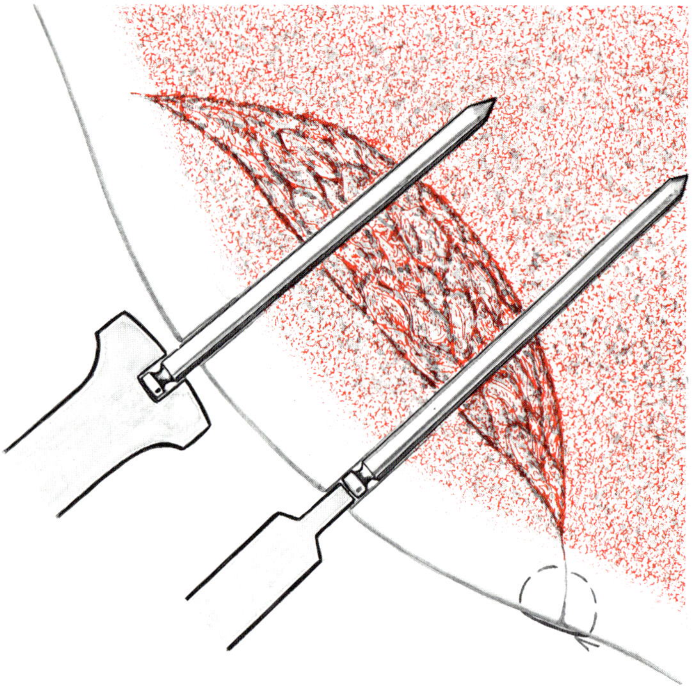

19 Die noch etwa 2 mm vorstehenden Nagelköpfe werden mit einem speziellen Nachschlaginstrument unter die Knorpelfläche versenkt.

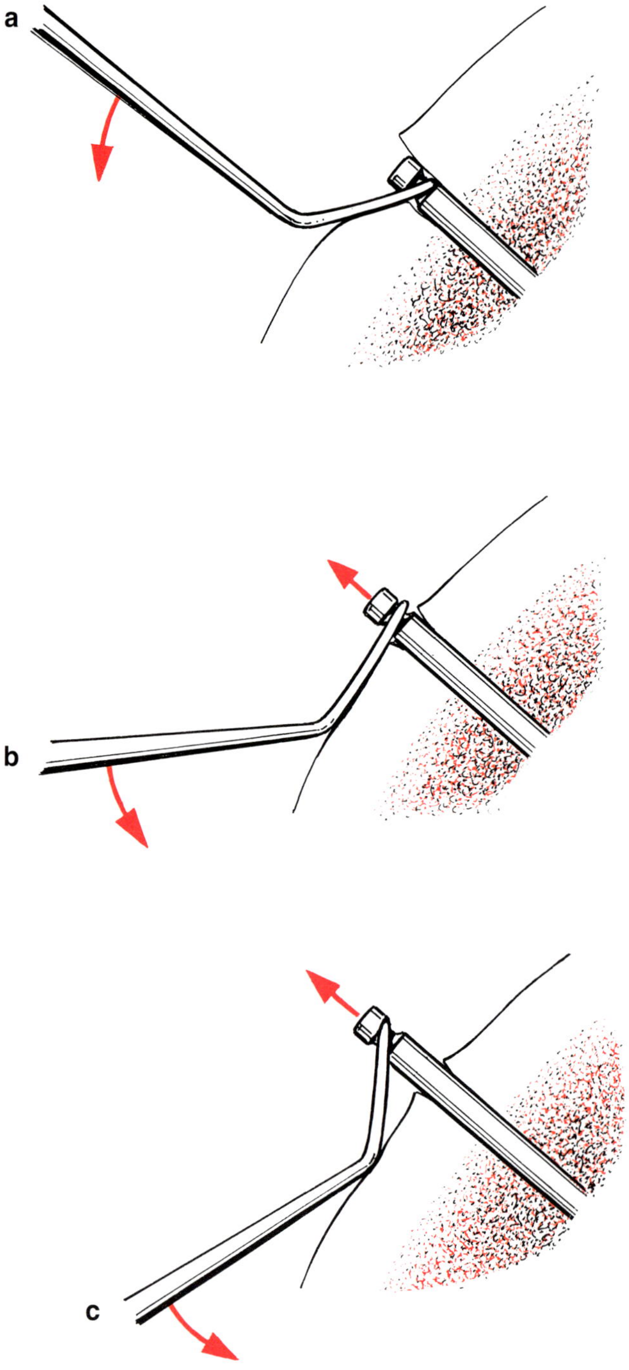

21 a–c Die Nägel sollten nach etwa 12–16 Wochen wieder entfernt werden. Das Auffinden der versenkten Nagelköpfe kann allerdings schwierig sein. Vorsicht: Verletzungen der Knorpeloberfläche! Die Schemata zeigen die Entfernung eines Smillie-Nagels mit dem speziellen hebelartigen Extraktionsinstrument.

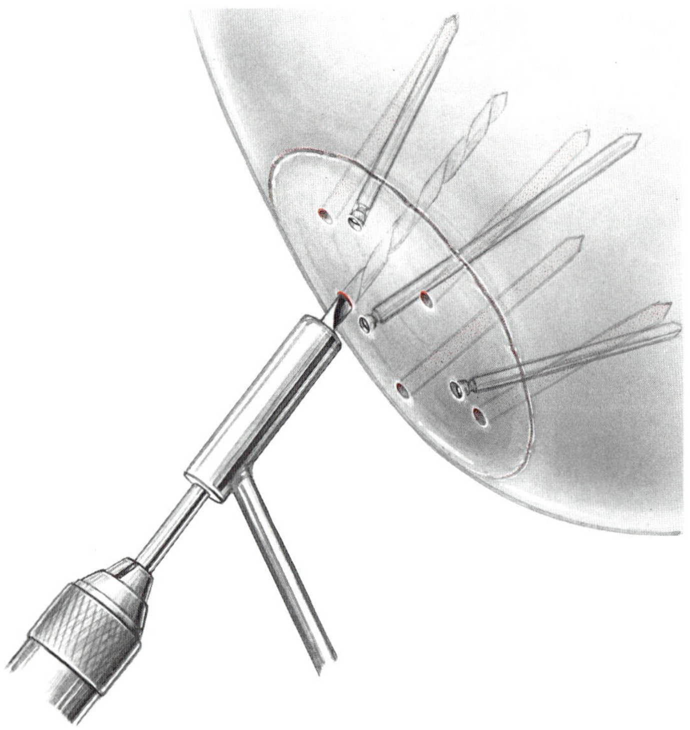

20 Der Herd kann außerdem noch angebohrt und, falls erforderlich, sparsam am Rande geglättet werden.

Anbohrung eines Herdes nach Pridie

Indikation

Röntgenologisch sichtbarer Herd. Belastungsschmerzen, rezidivierende Ergüsse. Der Herd ist makroskopisch kaum oder nur wenig von der Umgebung abgegrenzt. – Eine weitere Anzeige zu dieser Behandlungsmethode sehen wir dann, wenn ein »Mausbett« vorliegt und eine Reimplantation nicht mehr möglich ist.

Technik (Abb. **22**)

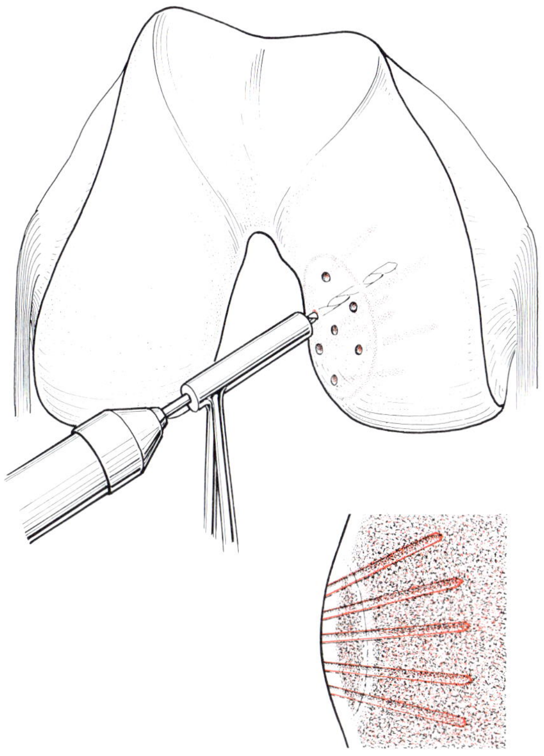

22 Mit einem 2-mm-Bohrer wird der Herd mehrmals angebohrt. Der Bohrer muß dabei die Sklerosezone perforieren. Bei großen osteochondrotischen Herden kann auch ein Bohrer mit einem größeren Durchmesser (2,7–3,2 mm) verwendet werden. Es ist dafür zu sorgen, daß Gewebsbröckel und Bohrmehl nicht intraartikulär verschleppt werden (z. B. Reinigen des Bohrers nach jedem Bohrvorgang, Abstopfen des vorderen lateralen Gelenkraumes mit einem feuchten Tupfer, mehrfache Spülung des Gelenkes und Absaugen der Spülflüssigkeit).

Dissekatfixation mit Schrauben

Indikation

Wie bei der Bolzung mit autologen Knochenspänen.

Nachteile

Eine zweite Operation zur Metallentfernung ist erforderlich. Durch die Schraubenköpfe können zusätzliche Knorpelschäden entstehen.

Technik (Abb. **23–25**)

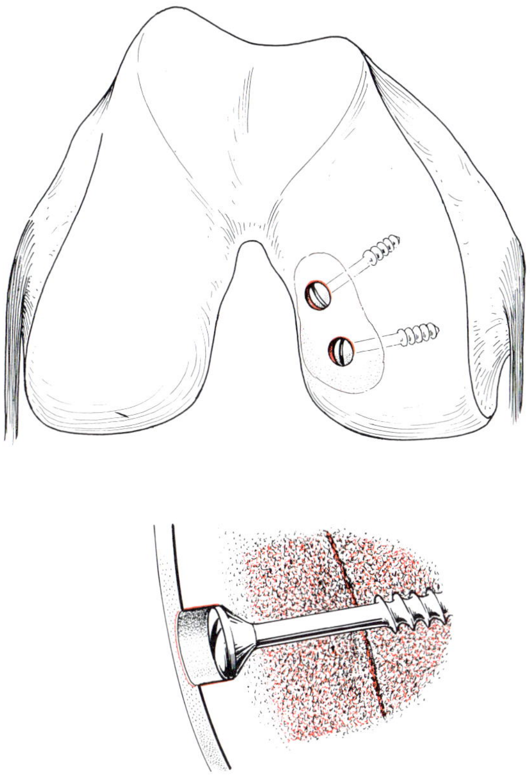

23 Fixation des Dissekates durch Spongiosaschrauben des Kleinfragmentinstrumentariums der AO.

Die Schraubenköpfe dürfen das Niveau des Knorpels nicht überragen!

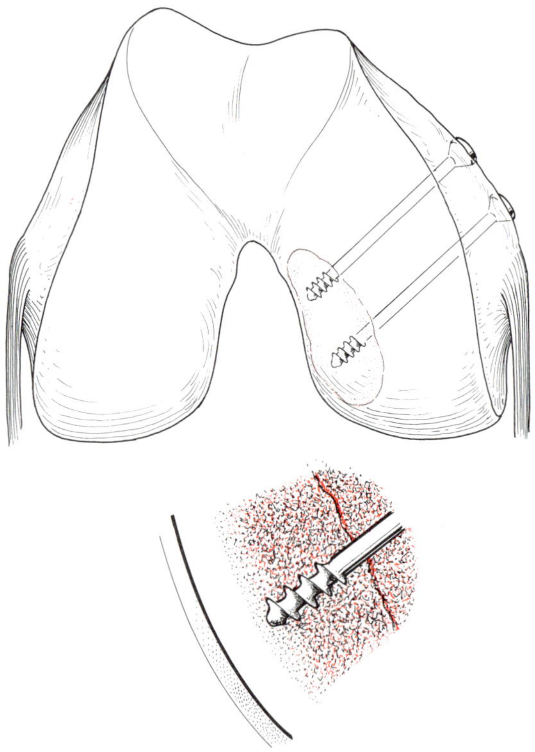

24 Extraartikuläre Verschraubung eines Dissekates. Diese Technik ist schwierig, hat aber den Vorteil, daß die Gelenkfläche nicht durchbohrt werden muß. Das Dissekat muß allerdings genügend groß sein, um dem Gewindeteil der Schraube Halt zu bieten (Spezialanfertigung der Schrauben mit sehr kurzem Gewinde zweckmäßig).

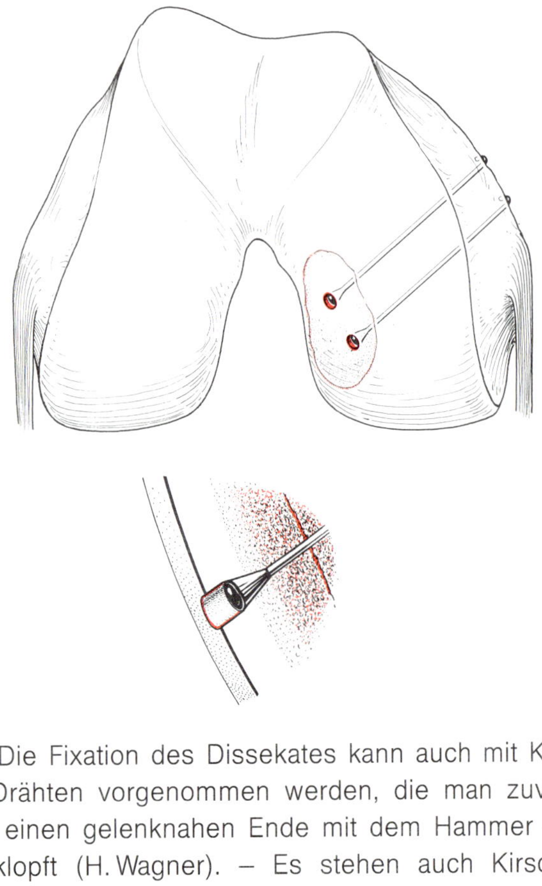

25 Die Fixation des Dissekates kann auch mit Kirschner-Drähten vorgenommen werden, die man zuvor an dem einen gelenknahen Ende mit dem Hammer etwas breitklopft (H. Wagner). – Es stehen auch Kirschner-Drähte mit Gewinde zur Verfügung.

Subchondrale Spongiosaplastik
(H. Wagner)

Indikation

Der Eingriff kann bei allen Formen der Osteochondrosis dissecans vorgenommen werden, und zwar transkondylär von außerhalb des Gelenkes oder von der Gelenkfläche her, je nachdem, ob das Dissekat das Mausbett verlassen hat oder nicht. Es handelt sich um ein technisch schwieriges Verfahren. Es erfordert ein spezielles Instrumentarium (Hersteller: Fa. Ulrich, Ulm).

Transkondyläre Spongiosaplastik

Technik (Abb. **26–33**)

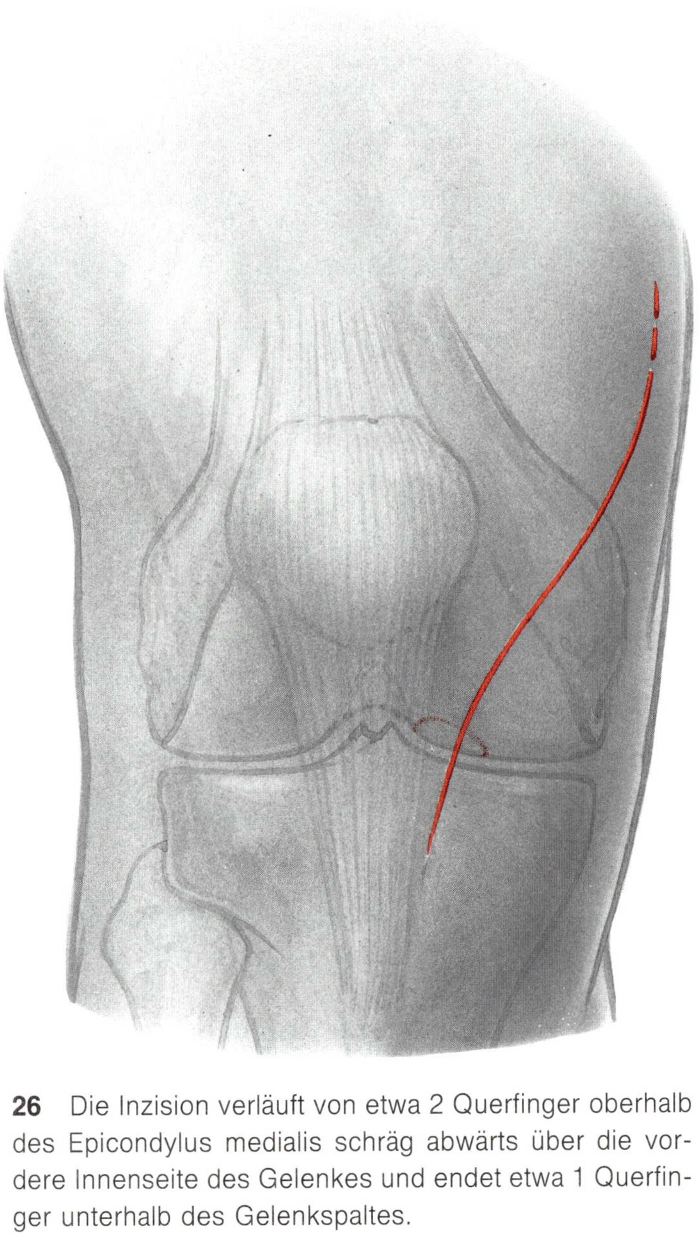

26 Die Inzision verläuft von etwa 2 Querfinger oberhalb des Epicondylus medialis schräg abwärts über die vordere Innenseite des Gelenkes und endet etwa 1 Querfinger unterhalb des Gelenkspaltes.

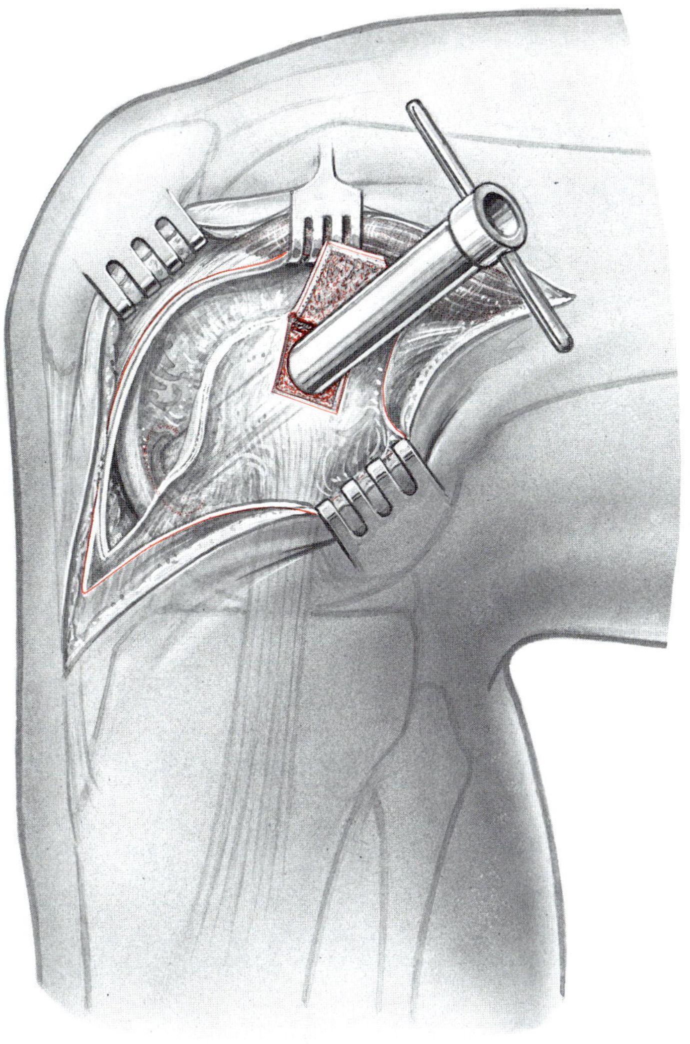

27 Nach Durchtrennung der Haut und Subkutis sowie der Faszie wird das Gelenk rechtwinklig gebeugt. Unmittelbar oberhalb des Epicondylus medialis (extraartikulär) wird ein Kortikalisdeckel herausgemeißelt und eine Knochenfräse in Richtung auf das Mausbett eingebracht. Der Durchmesser der Fräse sollte etwa der Größe des osteochondrotischen Herdes entsprechen. – Der M. vastus medialis wird nach vorn weggehalten.

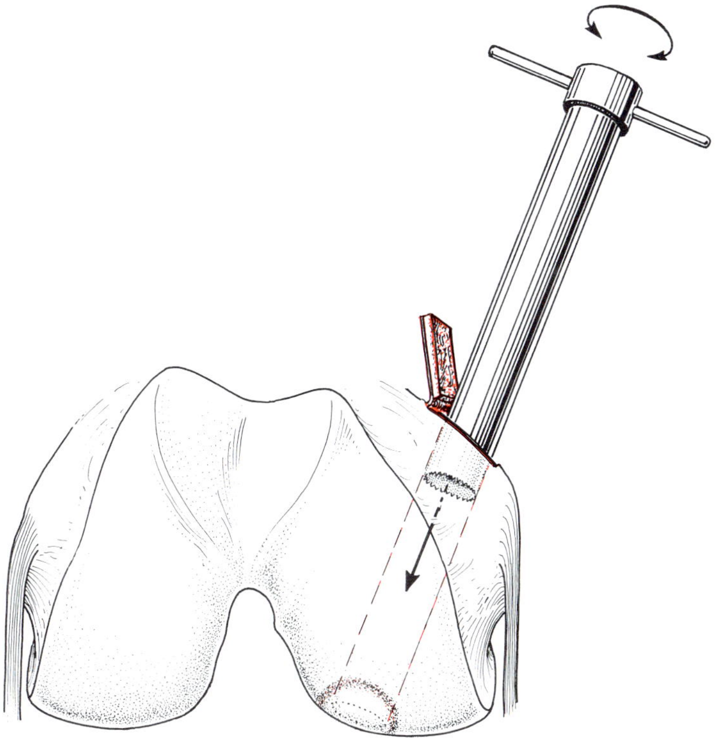

28 Ansicht von vorn bei rechtwinklig gebeugtem Kniegelenk.

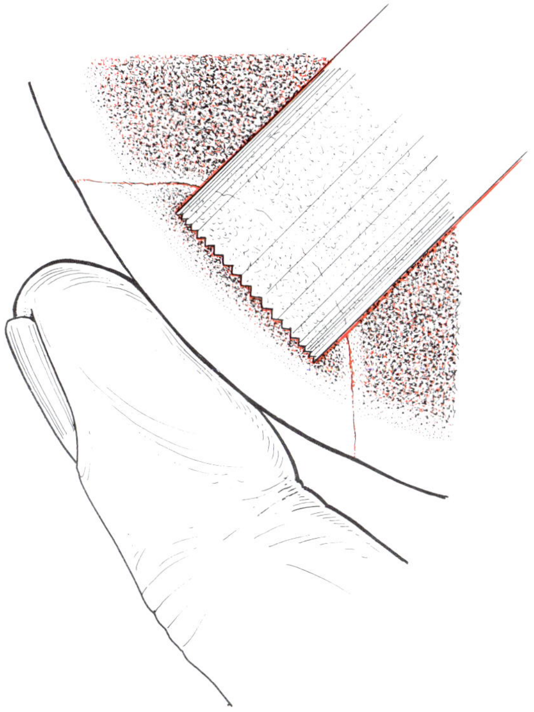

29 Beim Auffräsen der Sklerosezone ist etwas mehr Widerstand zu spüren. Das Instrument darf die Kniegelenkoberfläche nicht perforieren! Mit dem Zeigefinger der anderen Hand palpiert man das Dissekat und kontrolliert so den »Weg« der Knochenfräse.

30 Die Fräse wird unter ständiger Drehung langsam wieder aus dem Knochenkanal herausgezogen.

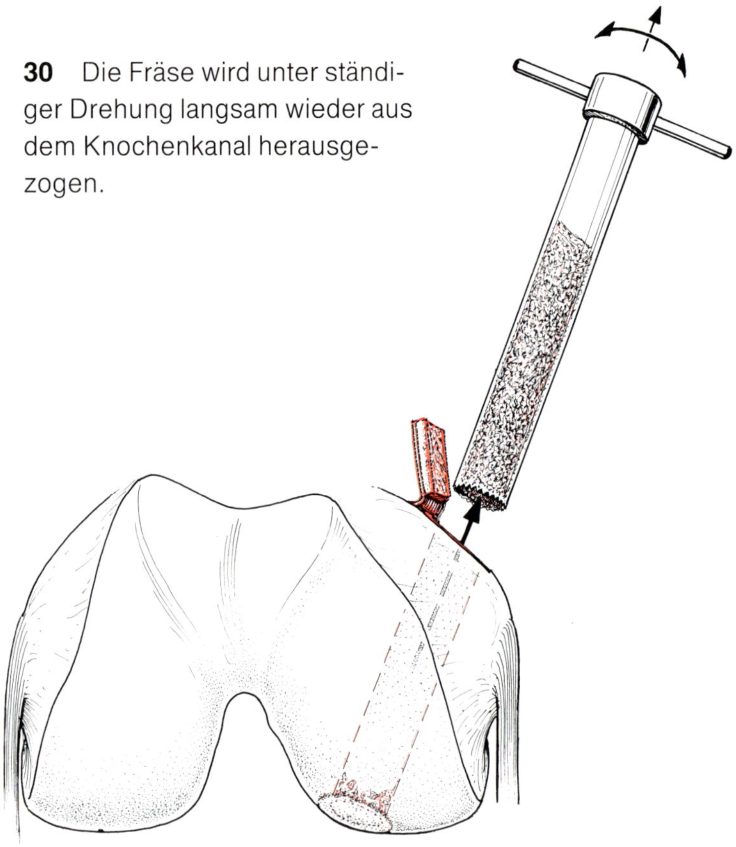

31 Mit einem Faßinstrument oder einem kleinen scharfen Löffel entfernt man zurückgebliebene subchondrale Knochenstückchen.

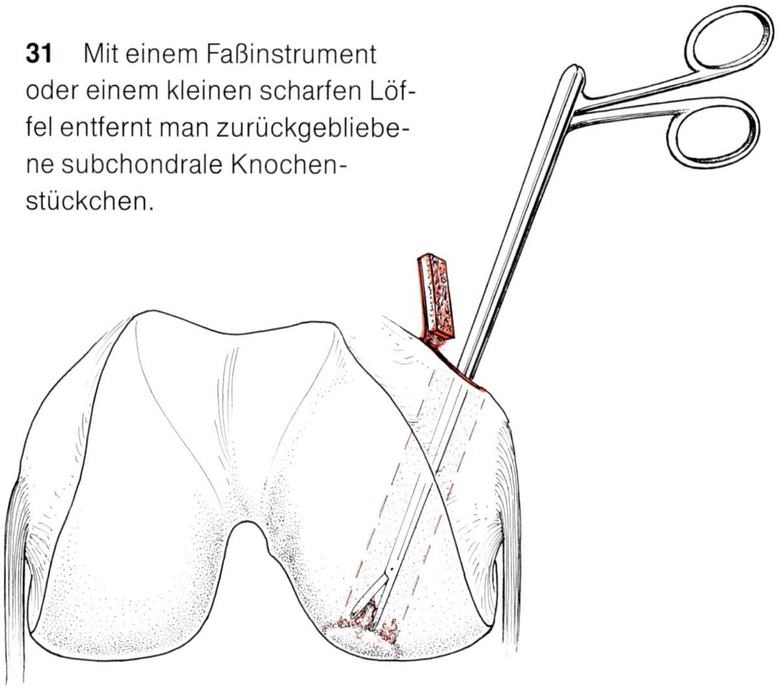

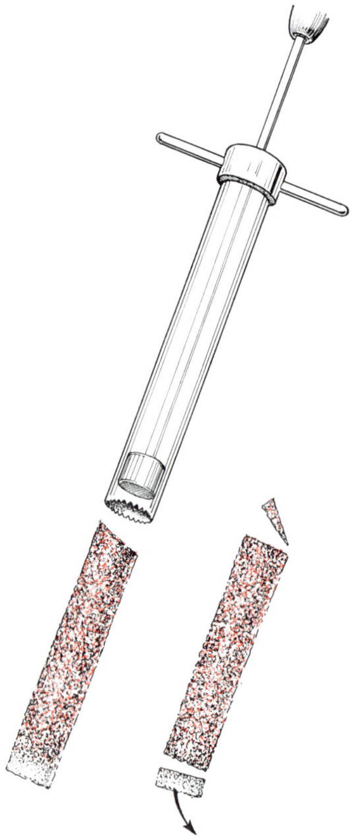

32 Der Knochenzylinder wird mit einem Mandrin aus der Fräse herausgeschoben. Der sklerotische Anteil wird entfernt.

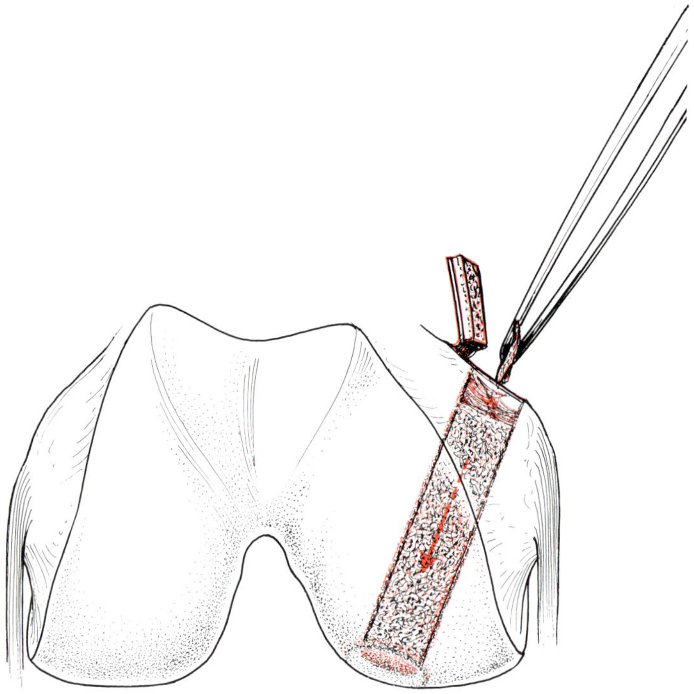

33 Der Knochenzylinder wird um 180 Grad gedreht, in den Knochenkanal eingebracht und mit einem Vorschlaginstrument vorsichtig gelenkwärts vorgetrieben, bis das Dissekat gut gefaßt ist (der Herd wird mit einem Finger unter Kompression gehalten).

Das Transplantat kann mit autologem oder homologem Knochenmaterial verkeilt werden. Den Fräskanal füllen wir an seinem proximalen Ende mit Knochenspänen (autolog oder homolog) auf. Der Kortikalisdeckel wird verschlossen.

Fehler und Gefahren

- Knochenfräse trifft nicht genau auf den Herd.
- Sklerosezone wird nicht mit entfernt.
- Perforation der Gelenkfläche.
- Ungenügende Auffüllung des subchondralen Bezirkes.

Subchondrale Spongiosaplastik vom Gelenkraum her

Indikationen

- Das Dissekat ist weitgehend vom übrigen Knorpel gelöst. Der Knorpelüberzug ist intakt.
- Es handelt sich um ein freies Dissekat. Seine Knorpeloberfläche ist intakt, es paßt gut ins Mausbett.
- Es liegt ein osteochondrotischer Herd bei noch offener Wachstumsfuge vor. Die Stanzung muß transkondylär von der »Kondylenwange« vorgenommen werden.

Technik (Abb. **34–40**)

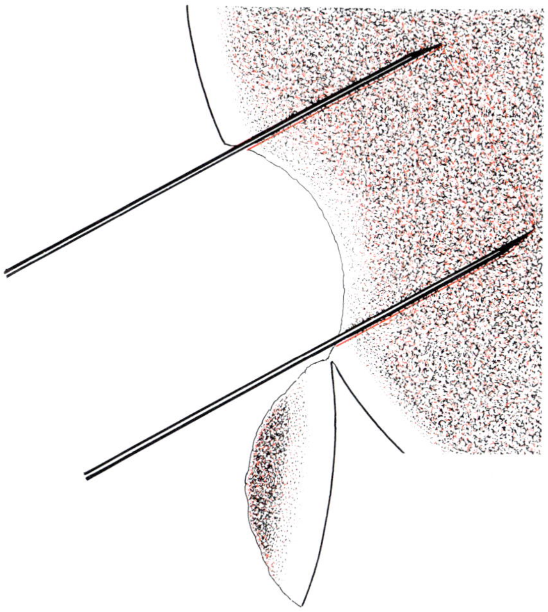

34 Das Dissekat ist weitgehend abgelöst. Die Knorpelbrücke wird scharf durchtrennt. Mausbett und subchondralen Knochenbezirk entfernen wir ca. 3 cm tief aus dem Kondylus mit einer Knochenfräse (Stanzfräse oder Kugelfräse).

35

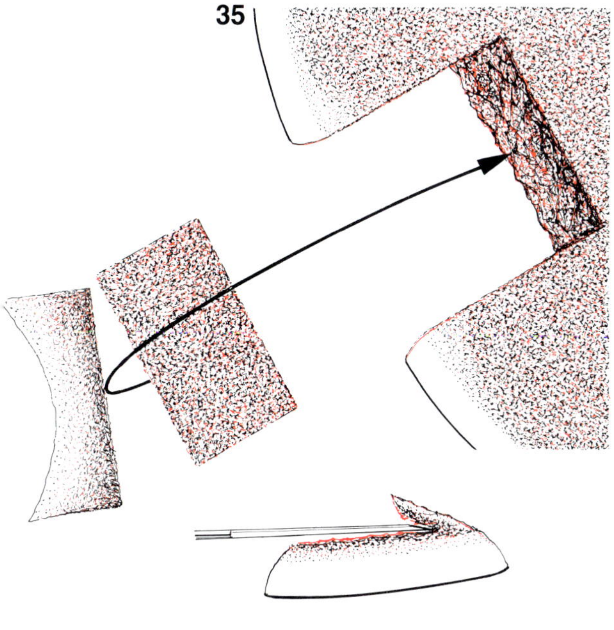

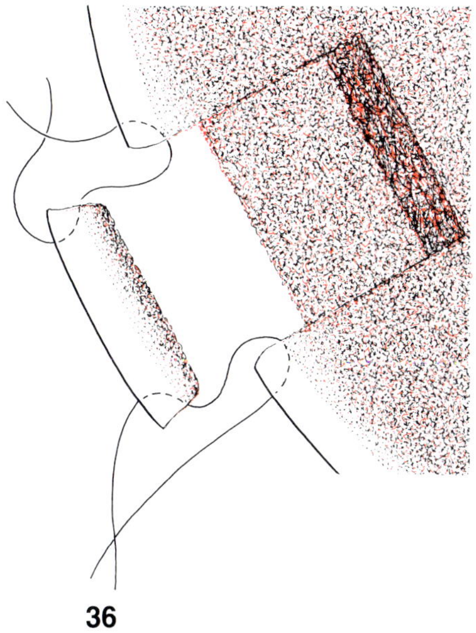

36

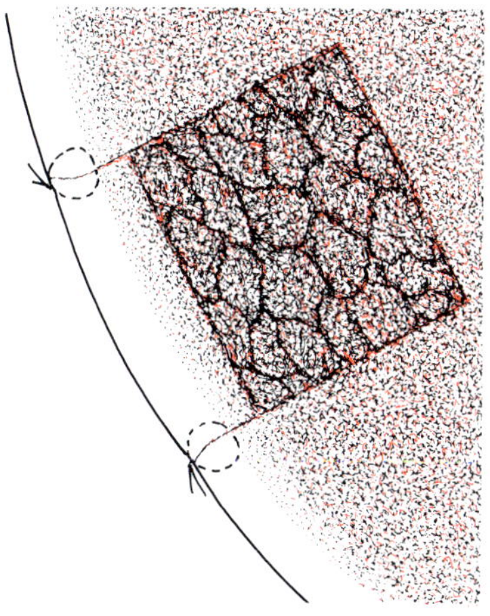

37

35 Falls eine Stanzfräse benutzt wird, wird der Knochenzylinder mit einem Mandrin aus der Knochenfräse herausgestoßen. Entfernung der Sklerosezone. In die Tiefe des Hohlraumes lagern wir autologe Spongiosa (aus dem Beckenkamm oder Tibiakopf) ein. Der subchondrale Knochen des Dissekates wird mit einem schmalen Meißel geglättet.

36 Der Spongiosazylinder wird umgedreht und in den Hohlraum auf die bereits eingebrachte Spongiosa replantiert. Der Rand des Dissekates ist sehr sparsam angefrischt. Das Knorpelstück wird in den Defekt eingebracht und mit dünnen atraumatischen Fäden aus resorbierbarem Nahtmaterial fixiert.

37 Schlußbild. Falls die Nekrosezone mit einer Kugelfräse abgetragen wird, benötigt man mehr Spongiosa, um den Defekt aufzufüllen.

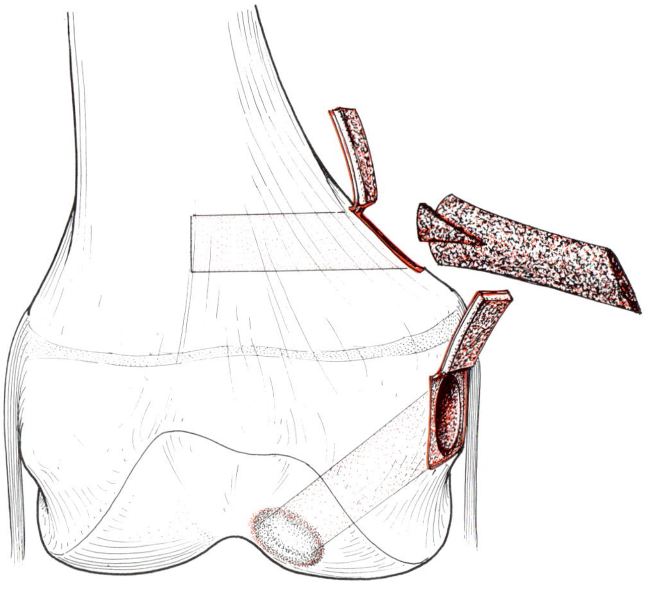

38 Bei noch *offener Wachstumsscheibe* wird die Kortikalis im Bereich der seitlichen Kondylenwange vor und unterhalb des Epicondylus medialis deckelförmig aufgemeißelt. Zuvor überzeugt man sich genau von der Lage der knorpeligen Wachstumsscheibe (Nadelprobe!). Der osteonekrotische Herd wird mit einer Spezialfräse, wie in Abb. 28 dargestellt, ausgestanzt oder mit einem scharfen Löffel durch einen Knochenkanal abgetragen. Sollte der Knochenzylinder bei der Replantation zu kurz sein, wird Spongiosa aus dem suprakondylären Femurbereich proximal der Epiphysenscheibe entnommen und in den Defekt eingestopft.

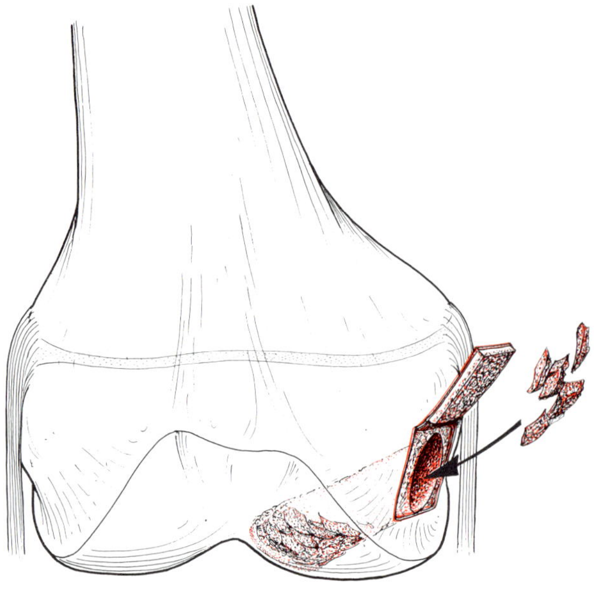

39 Subchondrale Spongiosaplastik ohne Knochenstanze: Die Femurgelenkrolle wird etwa 2 cm oberhalb ihres Knorpelbelages deckelförmig aufgemeißelt. Mit einem scharfen Löffel tastet man sich schrittweise an den osteochondrotischen Herd heran. Die gesunde Spongiosa wird zur Replantation aufgehoben. Man kratzt die subchondrale Sklerose aus und füllt den Knochenkanal mit autologer Spongiosa auf. Die Spongiosa wird mit einem Vorschlaginstrument eingepreßt. Darüber verschließen wir den Knochendeckel.

40

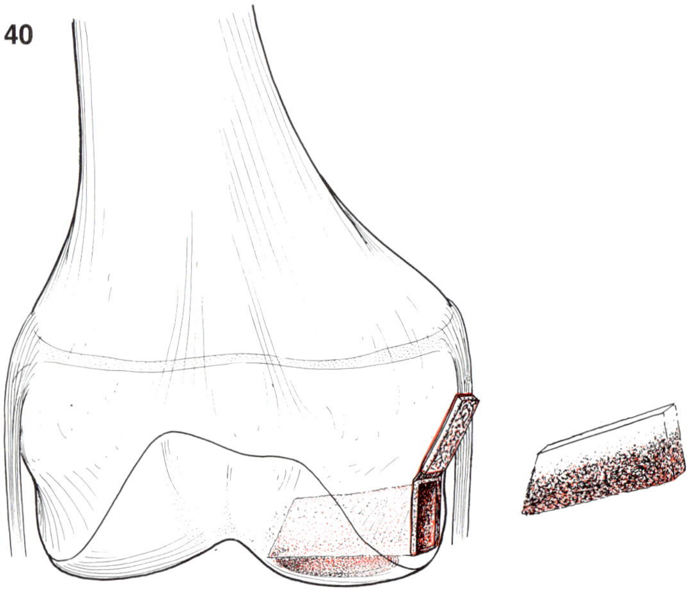

⇩ **40** Wenn der Knochen in der Femurepiphyse so umfangreich ausgehöhlt werden muß, daß die Tragfähigkeit der Kondylenrolle beeinträchtigt wird, kann zusätzlich zur autologen Spongiosaplastik ein kortikospongiöser Span (z. B. aus der Tibia) quer in den Kondylus und parallel zur Gelenkfläche eingekeilt werden.

Fehler und Gefahren

- Sklerosezone wird nicht mit entfernt.
- Das Dissekat liegt nicht breit und fest genug der Spongiosa auf oder wird nur ungenügend fixiert.
- Verletzung der Wachstumsscheibe.

Knorpeltransplantation

Weder von autologen noch homologen Knorpeltransplantationen liegen umfangreiche und vor allem langfristige Ergebnisse vor. Es fehlen insbesondere arthroskopische Kontrollen, die allein Aufschluß über die Knorpeloberfläche des Transplantates geben könnten! Nachteil der autologen Transplantation ist es, daß im Entnahmebezirk ein Knorpeldefekt verbleibt und die Krümmung der Transplantatoberfläche aus der hinteren Gelenkrolle nicht genau der Gelenkflächenkrümmung am Ort der Transplantation entspricht. – Autologe und homologe Knorpeltransplantationen sollten Spezialisten vorbehalten bleiben.

Das *Prinzip* der autologen Knorpeltransplantation zeigt Abb. **41 a** u. **b.**

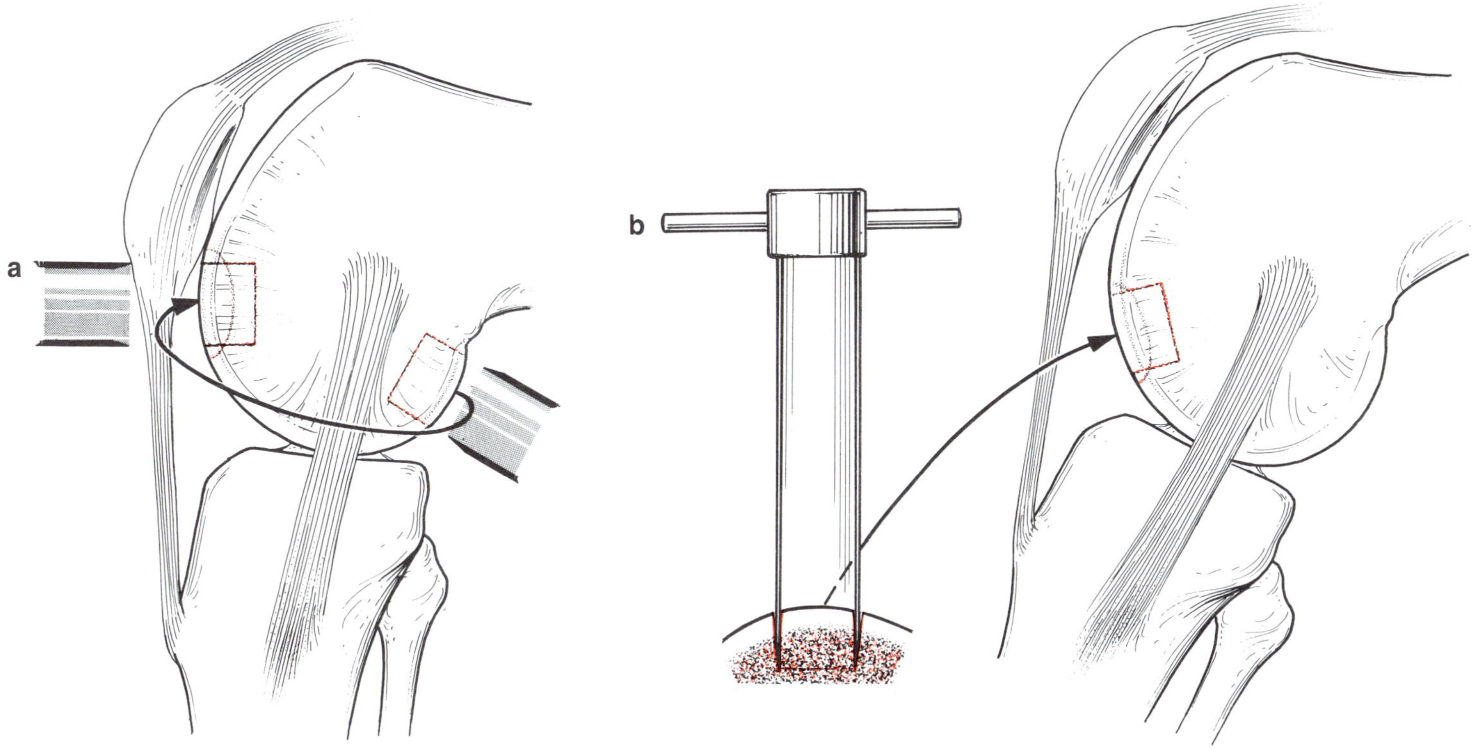

41 Prinzip der autologen Knorpeltransplantation: **a** Das Transplantat wird aus dem hinteren Bereich der betroffenen Gelenkrolle gewonnen. **b** Knorpeltransplantat aus einer Gewebebank.

Autologe Knorpel-Knochen-Transplantation

Die Hautinzision zur Darstellung des Herdes im vorderen Bereich des Femurkondylus wird nach hinten bis zur Kondylenschaftgrenze erweitert. Darstellung des N. saphenus. In einer Beugestellung von etwa 70 Grad wird die hintere mediale Kniegelenkkapsel freipräpariert. Eröffnung des Gelenkes hinter dem medialen Seitenband und Erweiterung des Schnittes kniekehlenwärts. – Das Gelenk wird nun so weit gebeugt, bis die Knorpelstanze eingesetzt werden kann.

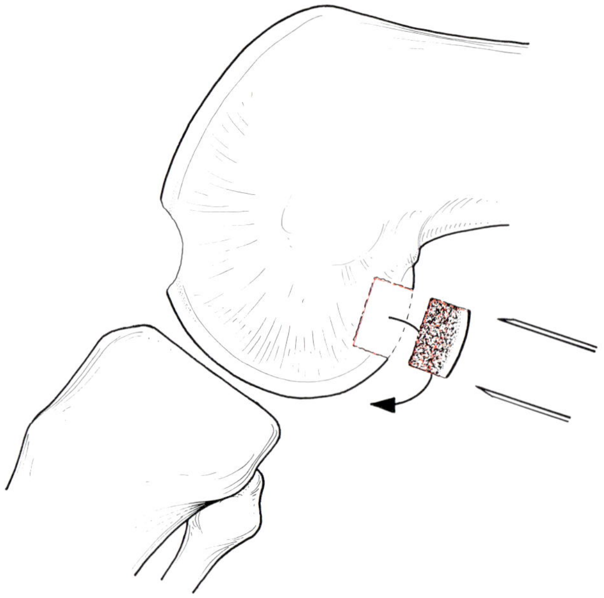

42 Mit einer *außen angeschliffenen Knorpelstanze* wird das Transplantat aus dem hinteren Gelenkbereich entnommen. Dem Knorpel soll noch eine etwa 1 cm hohe Spongiosaschicht anhaften. Die Entnahmestelle wird mit einem Hämostyptikum ausgefüllt; die Kapsel wird darüber verschlossen.

Technik (Abb. **42–45**)

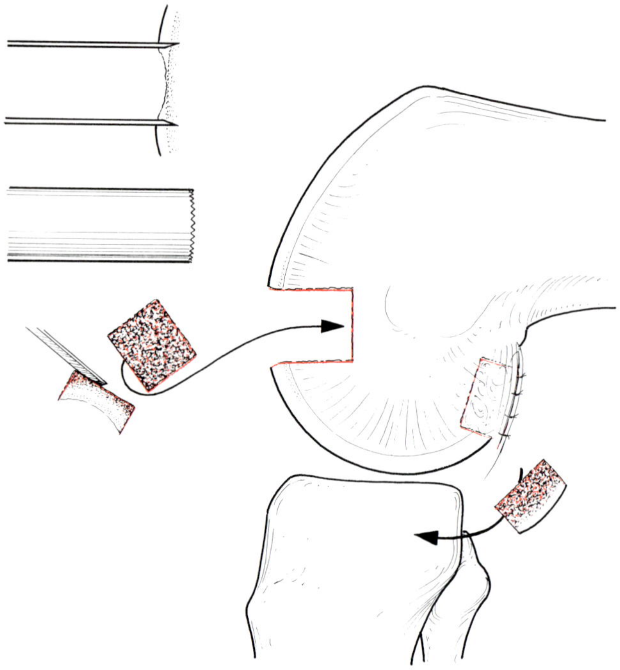

44

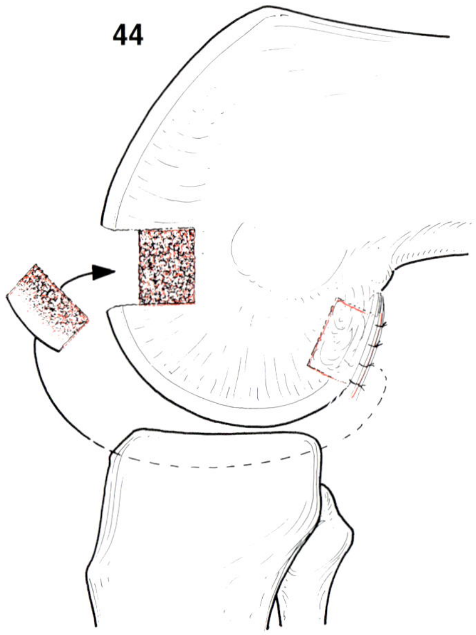

45

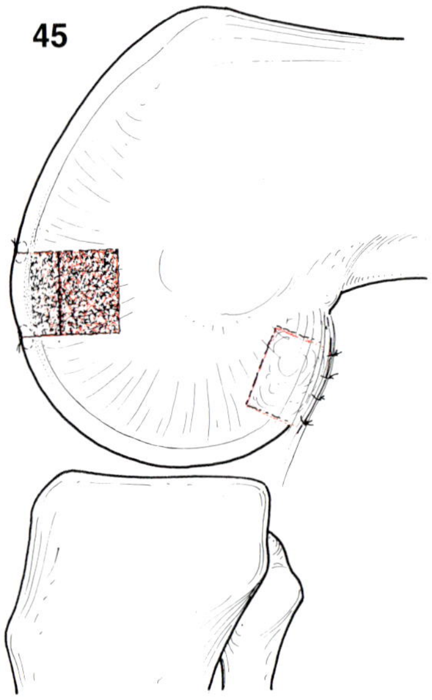

43 Mit der *innen angeschliffenen Knorpelstanze* wird das Mausbett ausgestanzt. Mit einer Knochenfräse gleichen Durchmessers entnehmen wir einen ca. 2–2,5 cm langen Knochenzylinder einschließlich der Sklerosezone. Der nekrotische Knochen wird entfernt. Wir drehen den Spongiosazylinder um und implantieren ihn in den Fräskanal.

44 Das aus dem hinteren Kondylenanteil entnommene Knorpel-Knochen-Transplantat schließt den Defekt gegen das Gelenk hin ab. Die Knorpelränder des Transplantates werden mit atraumatischen resorbierbaren Fäden fixiert.

45 Schlußbild.

Knorpeltransplantation
(Ehalt, H. Wagner)

Das der Knorpelbank entstammende Transplantat wird in gleicher Weise wie das autologe implantiert und fixiert.

Fehler und Gefahren

- Verletzung des N. saphenus.
- Die posteromediale Gelenkkapsel wird nur unzureichend verschlossen.
- Das Gelenk wird nicht drainiert.
- Die Transplantatoberfläche schließt nicht genau mit der Gelenkoberfläche ab.
- Reizzustände, Gelenkkontrakturen.
- Blutergüsse werden nicht rechtzeitig abpunktiert.

Autologe Inlay-Span-Plastik
(Blauth)

Indikationen

Die Methode kann bei *großen Knorpeldefekten* erwogen werden, bei denen alle bisher genannten Verfahren wegen der Ausdehnung des Gelenkflächendefektes nicht mehr in Frage kommen.

Prinzip

Resektion der defekten Gelenkfläche mitsamt der subchondralen Sklerose und Ersatz durch einen autologen Beckenkammspan, der entsprechend der Krümmung des Femurkondylus zugerichtet wird.

Technik (Abb. **46–49**)

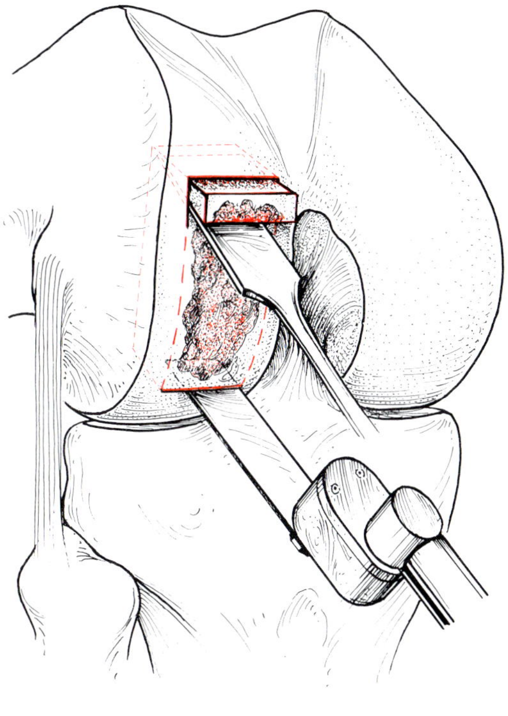

46 Das Gelenk ist durch einen parapatellaren Längsschnitt eröffnet. Man sieht auf den ausgedehnten Gelenkflächenherd. Der Knorpel ist aufgerissen, teilweise abgelöst. Subchondraler Knochen liegt frei. Mit einer schmalen Säge wird der Herd umschnitten und bis in gesunde Spongiosa (ca. 2,5–3 cm tief) reseziert. Nach der Umschneidung mit der Säge meißelt man den Kondylenbezirk mit einem schmalen Meißel aus.

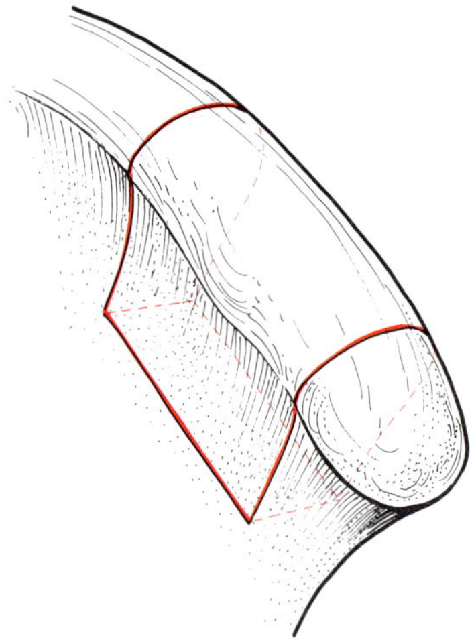

47 Aus dem Beckenkamm wird ein Knochenspan entnommen, der etwas größer als der Herd ist. Bei jugendlichen Patienten entnehmen wir einen Beckenkammspan mitsamt der Apophyse. Der Apophysenknorpel bildet einen Teil der Gelenkfläche.

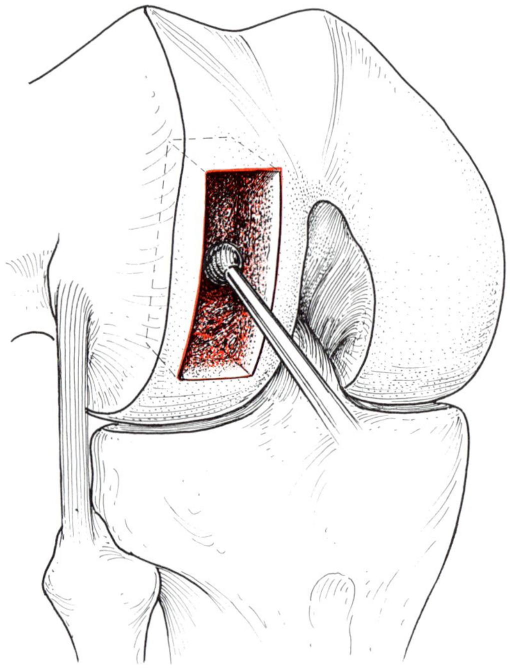

48 Der Defekt wird zur Aufnahme des Spanes zugerichtet. Auch der Knochenspan muß mit Fräse und Raspel zugerichtet werden, damit er genau in das vorbereitete Bett paßt. Wir schlagen den Span mit einem Vorschlaginstrument ein und pressen ihn damit fest auf die Spongiosa im Knochenlager.

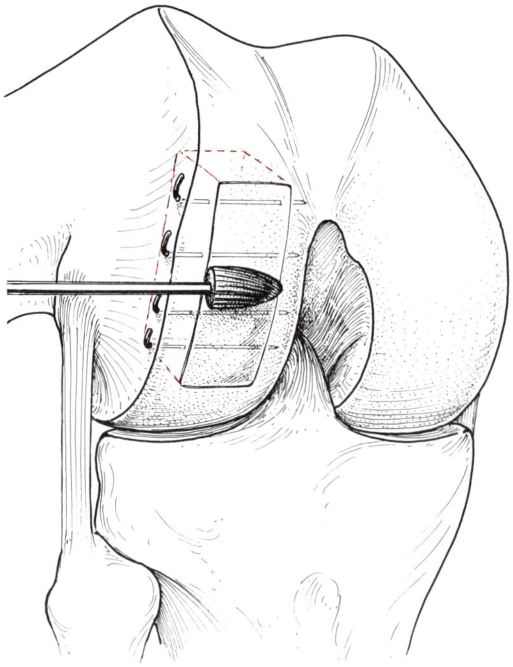

49 Der Span wird mit einigen Kirschner-Drähten oder 2 Kleinfragment-Spongiosaschrauben von der Kondylenwange her fixiert. Seine Oberfläche wird genau in das Niveau der Gelenkfläche des Kondylus eingepaßt (Abschliff mit einer Airdrillfräse).

Mehrfache Spülungen der Gelenkhöhle. Einlegen von intra- und extraartikulären Redon-Drainagen. Schichtweiser Wundverschluß. Kompressionsverband. Kniemanschette.

Fehler und Gefahren

- Der Beckenkammspan ist zu schmal, um den Defekt exakt auszufüllen. Ein zweiter Span sollte eingebracht werden.
- Das Spanbett wird nicht exakt genug ausgeschnitten und auch nicht im Bereich der Basis zugerichtet: Das Transplantat findet mangelhaften Anschluß und kann zusammensintern.
- Die Gelenkfläche wird nicht exakt genug abgeschliffen und den Krümmungsradien des Femurkondylus entsprechend zugerichtet.
- Mangelhafte Fixation des Transplantates.
- Der Span wird zu breit gewählt und sprengt beim Einschlagen den Femurkondylus.
- Die Gliedmaße wird ungenügend und zu kurze Zeit entlastet.

Postoperative Behandlung

Sie hängt von der Größe des Herdes und dem Alter des Patienten ab. Wir streben eine *frühe funktionelle Behandlung ohne Belastung* des Gelenkes an. Nach Abklingen der Wundschmerzen lassen wir die Beinmuskulatur regelmäßig anspannen (isometrische Spannungsübungen). Die Redon-Drainagen werden spätestens nach 48 Stunden entfernt. Erster Verbandwechsel nach ca. 5 Tagen. Anschließend können die Patienten 2- bis 3mal täglich auf einer Bewegungsschiene üben. Sobald das Gelenk gut beweglich ist, wird die Versorgung mit einem *entlastenden Stützapparat* eingeleitet. Die Gliedmaße stellen wir vorübergehend im Oberschenkel-Liegegipsverband ruhig (ca. 4–6 Wochen). Der Einbau von Knochen-Knorpel-Transplantaten oder eines Inlay-Spanes wird röntgenologisch und arthroskopisch in etwa 6monatigen Abständen überprüft. Die Orthese wird für mindestens 12 Monate getragen. Vor ihrem Abbau empfiehlt sich eine erneute *arthroskopische Überprüfung* der Gelenkflächen!

Weiterführende Literatur

Osteochondrosis dissecans

Aichroth, P.: Osteochondritis dissecans of the knee. In J. N. Insall: Surgery of the Knee. Churchill Livingstone, New York 1984 (S. 167–189)

Arcq, M.: Behandlung der Osteochondrosis dissecans durch Knochenspanbolzung. Arch. orthop. Unfall-Chir. 79 (1974) 297–312

Bürge, M., B. Dolanc, H. Jenny, E. Morscher: Behandlung und Ergebnisse bei Osteochondritis dissecans des Kniegelenkes. Orthopädie 9 (1980) 320–326

Clanton, Th. O., J. C. DeLee: Osteochondritis dissecans – History, pathophysiology and current treatment concepts. Clin. Orthop. 167 (1982) 50–64

Dahmen, G.: Osteochondrosis dissecans des Kniegelenks. Chir. Praxis 22 (1977) 611–641

Dexel, M., M. Doerig: Osteochondrosis dissecans, 10- und Mehrjahres-Ergebnisse. Orthopäde 8 (1979) 120–126

Dexel, M., U. Jehle: Resultate der operativen Behandlung der Osteochondrosis dissecans am Kniegelenk. Orthopäde 10 (1981) 87–91

Dolanc, B., M. Bürge, A. Tabatabai: Die entlastende Tibiaosteotomie in der Behandlung der Osteochondritis dissecans. Orthopäde 10 (1981) 80–82

Gapski, M.: Osteochondrosis dissecans – Postoperative Ergebnisse nach Dissekatentfernung im Vergleich zu anderen Operationsverfahren. Inaug.-Diss., Kiel 1977

Gschwend, N., U. Munzinger, J. Löhr: Unsere extraartikuläre Dissecatverschraubung bei Osteochondrosis dissecans des Kniegelenkes. Orthopäde 10 (1981) 83–86

Hughston, J. C., P. T. Hergenroeder, B. G. Courtenay: Osteochondritis dissecans of the femoral condyles. J. Bone Jt. Surg. 66 A (1984) 1340–1348

Langer, F., E. C., Percy: Osteochondritis dissecans and anomalous centres of ossification: A review of 80 lesions in 61 patients. Canad. J. Surg. 14 (1971) 208–215

Mayer, G., H. Seidlein: Die operative Behandlung der Osteochondrosis dissecans des Kniegelenkes. Beitr. Orthop. Traum. 32 (1985) 40–48

Müller, U.: Spontanheilung der Osteochondrosis dissecans. Z. Orthop. 81 (1952) 377–386

Outerbridge, R. E.: Osteochondritis dissecans of the posterior femoral condyle. Clin. Orthop. 175 (1983) 121–129

Roberts, J. M.: Osteochondritis dissecans. In J. C. Kennedy: The Injured Adolescent Knee. Williams & Wilkins, Baltimore 1979 (S. 121–140)

Rodegerdts, U., S. Gleißner: Langzeiterfahrungen mit der operativen Therapie der Osteochondrosis dissecans des Kniegelenkes. Orthop. Praxis 8 (1979) 612–622

Rompe, G.: Frühergebnisse der Anheftung von Osteochondrosis-dissecans-Herden mit Knochenspänen. Z. Orthop. 101 (1966) 241–246

Smillie, I. S.: Osteochondritis Dissecans – Loose Bodies in Joints. Livingstone, Edinburgh 1960

Störing, E., H. Friedrich, M. Arcq, M. Gaspki, E. Lorenz, U. Rodegerdts, B. Gleißner: Ergebnisse der operativen Behandlung des Osteochondrosis dissecans. Z. Orthop. 115 (1977) 470–476

Wagner, H.: Operative Behandlung der Osteochondrosis dissecans des Kniegelenkes. Z. Orthop. 98 (1964) 333–355

Wiberg, G.: Spontanheilung von Osteochondritis dissecans im Kniegelenk. Act. chir. scand. 85 (1941) 421–431

Morbus Ahlbäck

Ahlbäck, S.: Osteoarthrosis of the knee – A radiographic investigation. Acta Radiol., Suppl. 277 (1968)

Ahlbäck, S., G. C. H. Bauer, W. H. Bohne: Spontaneous osteonecrosis of the knee. Arthr. and Rheum. 11 (1968) 705–733

Blauth, W., P. Edelmann: Zur spontanen Osteonekrose des Kniegelenkes beim Erwachsenen. Z. Orthop. 111 (1973) 503–507

Bohne, W., G. Muheim: Spontane Osteonekrose des Kniegelenkes. Z. Orthop. 107 (1970) 384–402

Gutowski, W. T., U. H. Weil: Die spontane Osteonekrose des Knies. Orthopäde 14 (1985) 58–63

Insall, J. N., P. Aglietti, P. G. Bullough: Osteonecrosis. In J. N. Insall: Surgery of the Knee. Churchill Livingstone, New York (S. 527–550)

Mohler, J., E. Morscher: Therapie der Femurkondylennekrose. Orthopäde 9 (1980) 314–319

Zippel, H., D. Schlenzka, D. Stiller, G. Schwesinger: Beitrag zur Pathologie, Klinik und Therapie der spontanen Osteonekrose des Erwachsenenkniegelenkes (Morbus Ahlbäck). Beitr. Orthop. Traum. 28 (1981) 205–217

10

Rupturen der Quadrizepssehne und des Ligamentum patellae

Wir unterscheiden *frische, veraltete* und *alte* Rupturen. Während bei den frischen Rupturen meistens die primäre Naht ausreicht und nur selten Sicherungen des Nahtgebietes mit übersteppten autologen oder homologen Material angebracht sind, erfordern veraltete und alte Risse meistens umfangreichere Eingriffe am Strecksehnenapparat. Die speziellen Techniken können oft erst intraoperativ entschieden werden.

Die Verletzungen weisen **typische Lokalisationen** auf:

- Die Rupturen der Quadrizepssehne – betroffen sind überwiegend ältere Patienten – liegen dicht *oberhalb* der *Kniescheibenbasis*. Sie entstehen meistens auf dem Boden degenerativer Vorschäden.
- Bei jugendlichen Patienten liegen die Verletzungen in der Regel *unmittelbar* im Bereiche der Patellabasis, wobei eine schmale Knochenlamelle kappenförmig ausgehülst sein kann. Streng genommen handelt es sich um Abrißfrakturen.
- Das Lig. patellae reißt beim Erwachsenen meistens 1–2 cm *distal* der *Apex patellae*. Für den jugendlichen Patienten ist dagegen, wie beim Quadrizepssehnenriß, die Aushülsung aus dem unteren Patellapol oder der Ausriß eines apikalen Fragmentes charakteristisch.

Bei *frischen* Rupturen kann der sog. Reservestreckapparat (Retinaculum extensorum) erhalten bleiben, das Rupturgebiet überdecken und damit zu Fehleinschätzungen über das wirkliche Ausmaß der Verletzung führen. – Während der Operation sollte daran gedacht werden, Sehnengewebe zur *histologischen* Untersuchung zu entnehmen (Zusammenhangsfrage!). – Die postoperative Behandlung sowie die Fehler und Gefahren sind im Prinzip bei den meisten Techniken gleich, so daß wir diese Gesichtspunkte am Schluß des Kapitels abhandeln (s. S. 10.18).

Indikationen

- Frische, komplette Sehnenrupturen.
- Veraltete und alte Verletzungen, die mit funktionellen Störungen (Streckdefizit, mangelhafte Gelenkstabilität) einhergehen.

Teileinrisse ohne funktionelle Ausfälle und alte Sehnenverletzungen, die muskulär gut kompensiert sind oder einer krankengymnastischen Behandlung zugängig sind, stellen im allgemeinen *Kontraindikationen* dar. Auch bei floriden dystrophischen Erscheinungen im Bereiche des Kniegelenkes ist eine Operation nicht angezeigt.

Voraussetzungen

- Vor der Operation veralteter und alter Sehnenrupturen kann eine mehrwöchige *Vorbehandlung* zur Kräftigung der Quadrizepsmuskulatur und/oder Mobilisation eines kontrakten Gelenks empfehlenswert sein.
- Röntgenaufnahmen beider Kniegelenke in zwei Ebenen (Patellahoch- oder -tiefstand?).
- Der Operateur sollte darauf vorbereitet sein, seinen ursprünglichen Behandlungsplan während des Eingriffes ändern oder ergänzen zu müssen: Die *Blutsperre* muß deshalb soweit *proximal* wie möglich am Oberschenkel angebracht werden, um mühelos eine Sehne des Pes anserinus oder einen Streifen aus der Fascia lata entnehmen zu können. Konserviertes Duragewebe sollte bereitstehen.

Vorbereitung und Lagerung

Alle Verletzungen des sehnigen Streckapparates werden in Allgemeinnarkose oder Periduralanästhesie operiert. Rückenlage, Blutsperre.

Frischer Quadrizepssehnenriß

Interligamentärer Quadrizepssehnenriß

Technik (Abb. **1–7**)

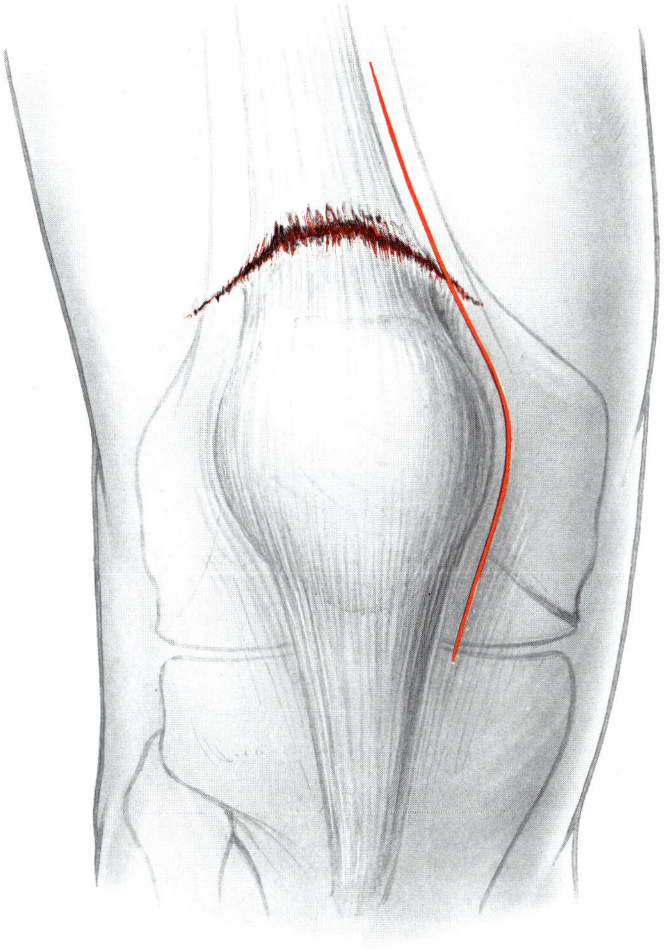

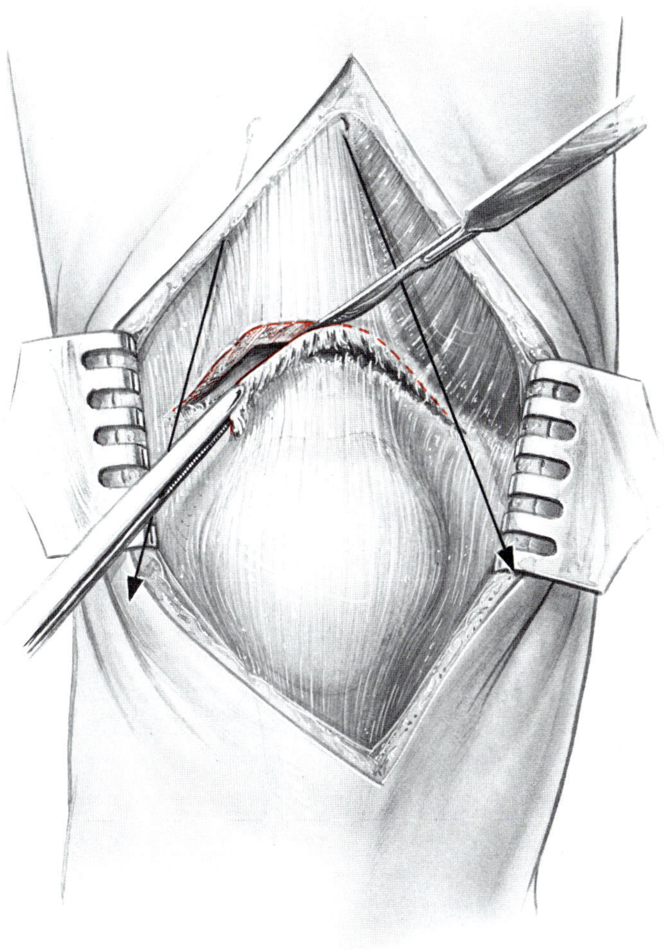

1 Der Hautschnitt beginnt etwa 8–10 cm proximal der Patellabasis und zieht medialseitig als Parapatellarschnitt bis zum unteren Kniescheibenpol. – Es ist auch eine laterale Inzision oder ein vorderer Längsschnitt möglich. Nach Durchtrennung der Faszie wird das Rupturgebiet freigelegt.

2 Die zerfetzten Sehnenenden werden so sparsam wie möglich reseziert (Histologie!). Das Gelenk ist meistens eröffnet. Proximal der Ruptur und außerhalb der Naht werden nicht resorbierbare Haltefäden am medialen und lateralen Sehnenrand gelegt.

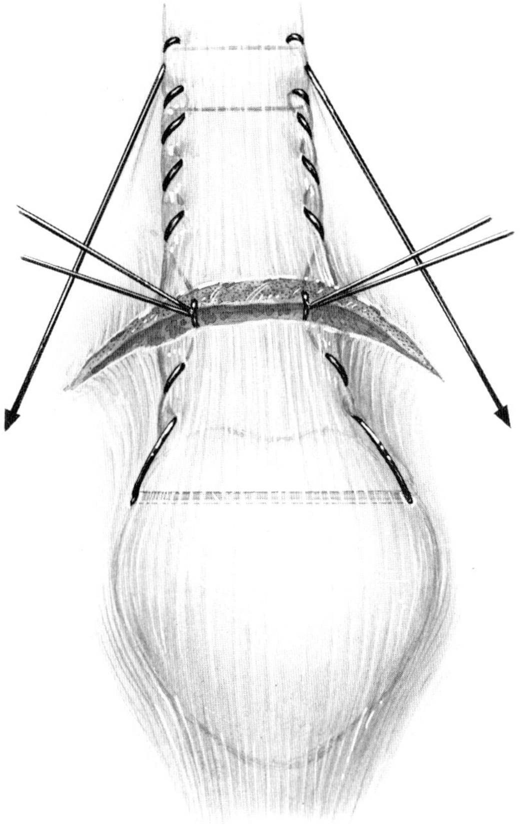

3 Einige Zentimeter oberhalb des Rißgebietes wird ein kräftiger Faden quer durch die Quadrizepssehne geführt. Mit den Fadenenden durchflechten wir den medialen und lateralen Rand der Sehne bis zum Rißgebiet. In gleicher Weise verfahren wir mit einem zweiten Faden am distalen Sehnenstumpf. Zur Vorbereitung für die Rahmennaht wird die Patella mit einem 2,7-mm-Bohrer in der Frontalebene möglichst zentral durchbohrt. Das Kniegelenk wird vollständig gestreckt. Ein Assistent zieht die Quadrizepssehne an den Haltefäden kräftig nach distal. Die Durchflechtungsfäden werden verknotet. Die Sehnenenden adaptiert man mit dünnen, atraumatischen, resorbierbaren Fäden.

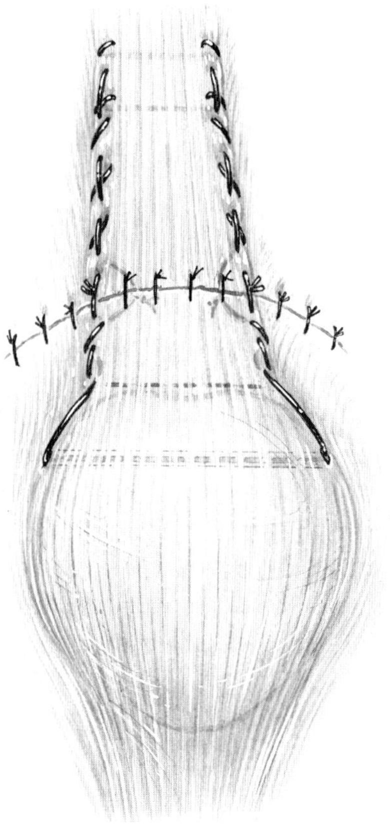

4 *Schlußbild.* Auch die sog. Rahmennaht ist verknotet. Die paratendinösen Einrisse in die Muskulatur und die Muskelfaszie sind verschlossen.

Redon-Drainage. Subkutannaht. Hautnaht.

Es wird ein gut gepolsterter, leicht komprimierender Verband von den Zwischenzehenfalten bis zur Leiste angelegt. Das Kniegelenk stellen wir mit einer Kniemanschette ruhig. Ausnahmsweise (jugendliche Patienten) kann bis zur Wundheilung auch ein Oberschenkelgipsverband angelegt werden.

Alternativmethode (Abb. **5–7**)

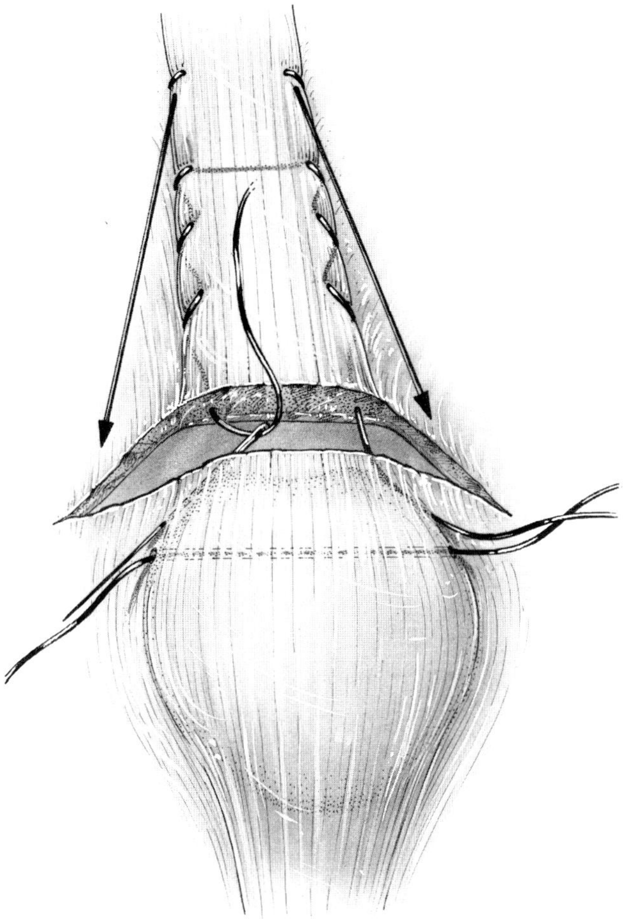

5 Der Sehnenstumpf kann an der Apex patellae so kurz sein, daß eine Durchflechtungsnaht nicht möglich ist. Die aus dem Sehnenquerschnitt des proximalen Sehnenstumpfes austretenden Fäden werden im engen Knochenkontakt von proximal schräg-seitlich an der Apex patellae entlang durch einen transpatellaren Knochenkanal geführt.

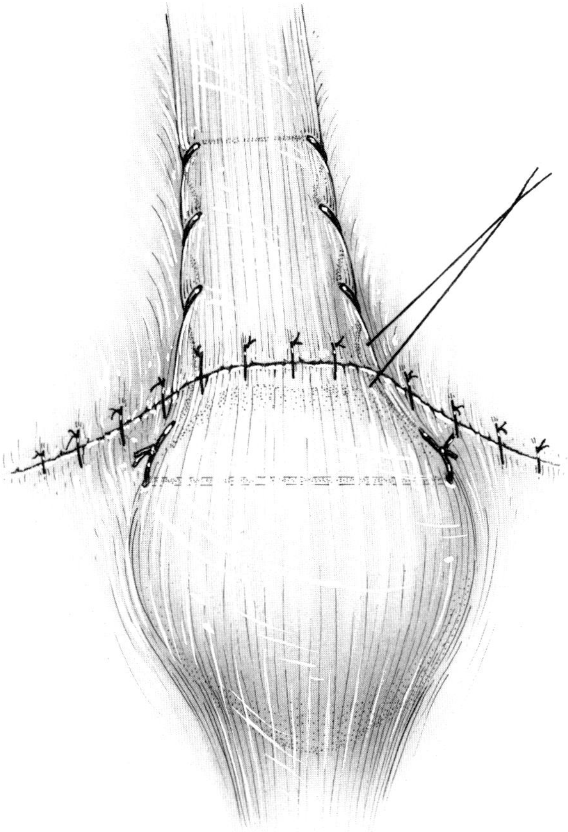

6 *Schlußbild.* Die Sehnenenden werden noch zusätzlich mit feinen, atraumatischen, resorbierbaren Fäden adaptiert. Der Reservestreckapparat ist verschlossen.

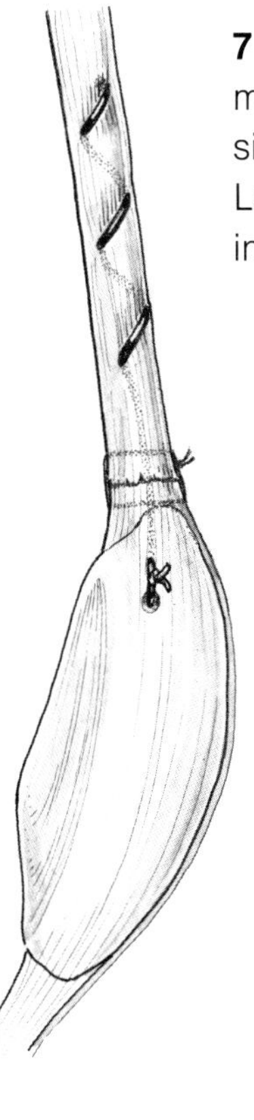

7 *Schlußbild,* schematisch in Seitenansicht. Beachte die Lage des Bohrkanales in der Patella.

Frischer Ausriß der Quadrizepssehne aus der Basis patellae

(»Aushülsverletzung«)

Technik (Abb. **8–10**)

8

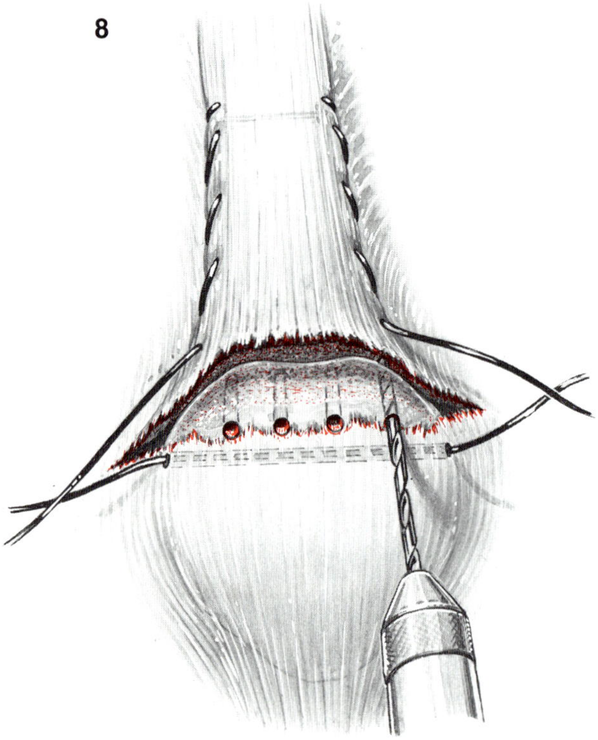

9

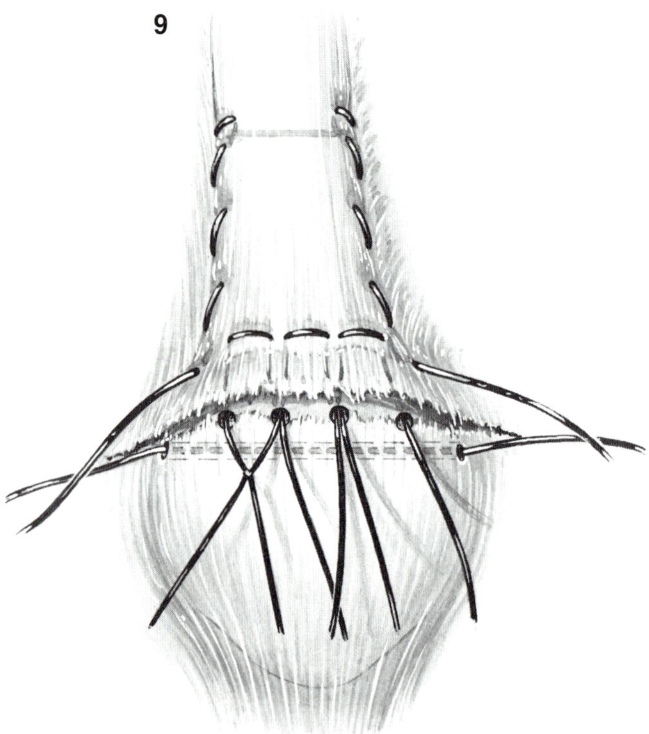

10

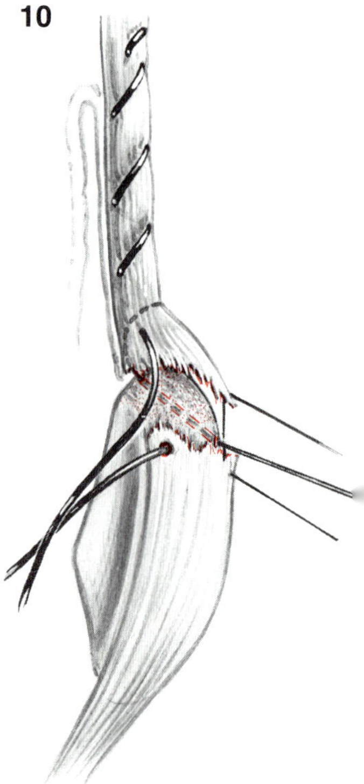

8 Zugang und Präparation des Verletzungsgebietes wie beschrieben (s. Abb. **1**). Es wird ein querer Bohrkanal durch das obere Kniescheibendrittel etwa durch die Mitte des Knochens gebohrt. Durch diesen Bohrkanal ziehen wir einen kräftigen Faden. Mit einem 2- oder 2,7-mm-Bohrer legen wir 4–5 schräge Bohrkanäle durch die Basis patellae. Einige Zentimeter oberhalb der Rupturstelle führen wir einen zweiten, kräftigen Faden quer durch die Quadrizepssehne und umschlingen anschließend den medialen und lateralen Sehnenrand.

9 Das proximale Sehnenende wird etwa 1 cm kranial der Rupturstelle mit U-Nähten gefaßt. Die Fäden führt man durch die schrägen Bohrkanäle so ein, daß sie jeweils über einer Knochenbrücke miteinander verknotet werden können. Diese Fäden verknüpfen wir erst dann, wenn die Rahmennaht geknotet ist.

10 Nahttechnik schematisch in seitlicher Ansicht. Der überstehende freie Rand der Quadrizepssehne wird mit feinen, atraumatischen, resorbierbaren Fäden mit dem präpatellaren Gewebe vernäht.

Frischer knöcherner Ausriß der Quadrizepssehne

Technik (Abb. **11** und **12 a** u. **b**)

11

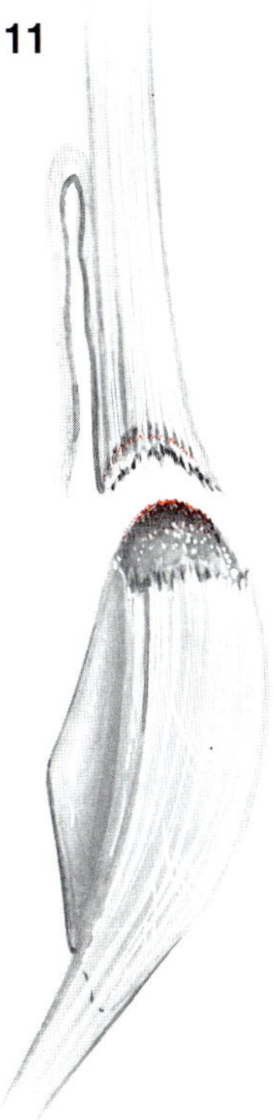

12 a

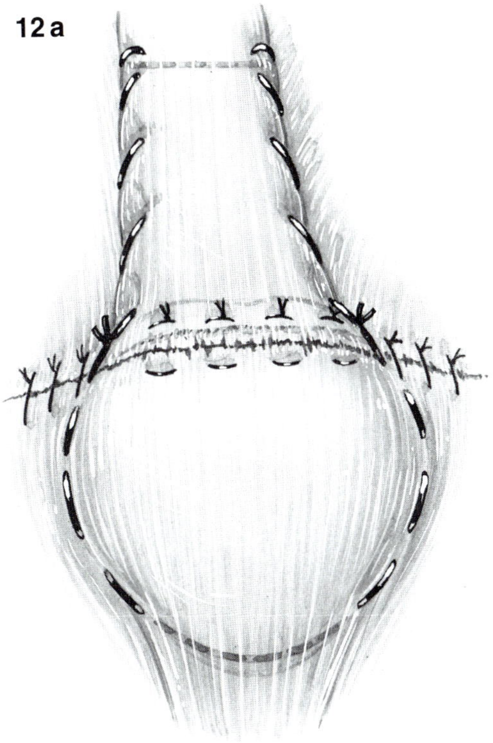

12 b

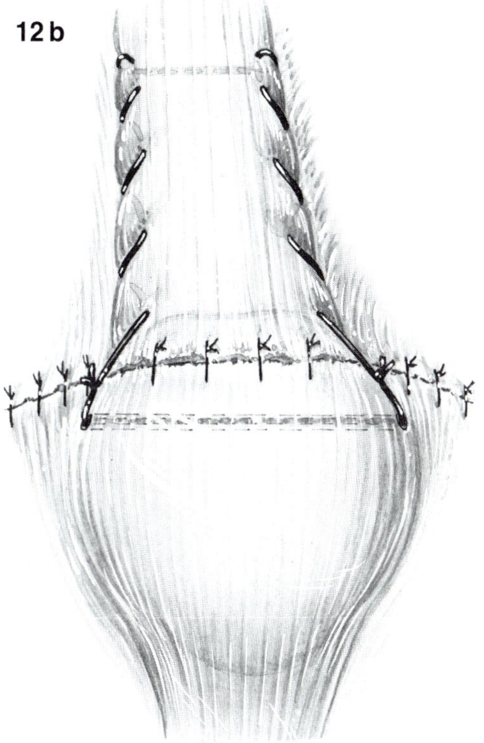

11 Am proximalen Sehnenende haftet eine Knochenschale.

12 a u. **b** Die Fragmente werden adaptiert und mit 2 kräftigen Fäden fixiert. Der eine Faden wird durch die Quadrizepssehne und randständige Sehnenanteile geführt, der andere, wie in Abb. 12 a, um den unteren Kniescheibenpol und die Seitenflächen der Kniescheibe im engen Knochenkontakt oder, wie in Abb. 12 b, durch einen transpatellaren Bohrkanal.

Alter Quadrizepssehnenriß

Die spezielle Technik richtet sich nach dem Grade der Funktionsstörungen und den lokalen Veränderungen im Bereiche der Ruptur:

- Bei mäßigem Streckdefizit und kräftiger Narbenbrücke empfehlen wir eine *Z-förmige Verkürzung* der Quadrizepssehne.
- Bei erheblicher Kraftminderung der Streckmuskulatur, stärkerem Streckdefizit und dünner, insuffizienter Narbenplatte können zwei Wege beschritten werden:
  1. Z-förmige Verkürzung der Quadrizepssehne und *Verstärkung* des *Nahtgebietes* oder
  2. *Überbrückung* des Defektes mit Ersatzgewebe.

Man sollte versuchen, *Narbengewebe nicht* vorschnell zu *opfern,* sondern es mit in die spätere Naht einzubeziehen.

Z-förmige Verkürzung der Quadrizepssehne

Technik (Abb. **13–18**)

13

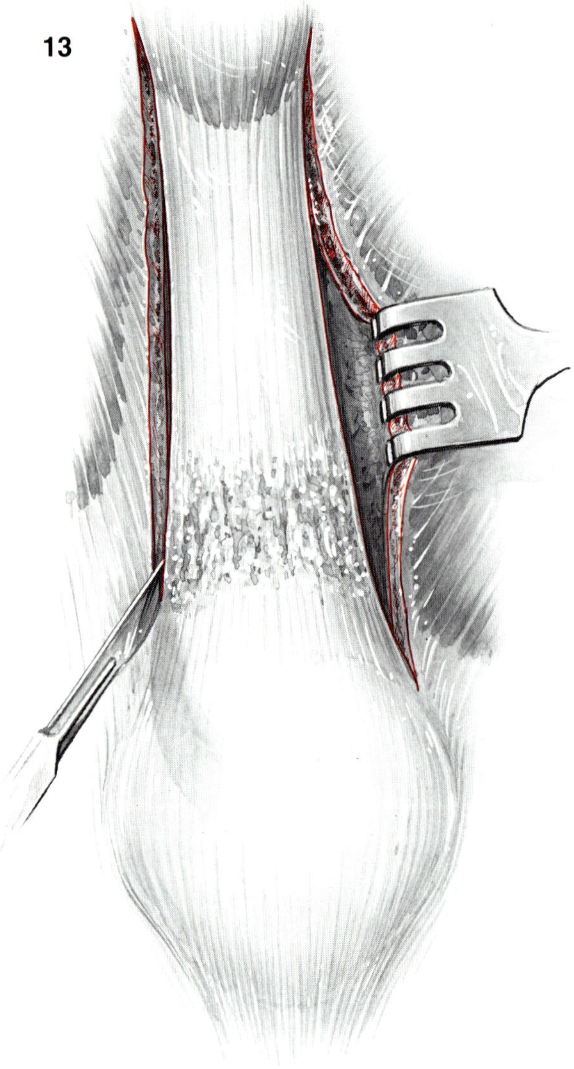

13 Der Hautschnitt beginnt etwa 15 cm oberhalb der Basis patellae und läuft als medialer oder lateraler Parapatellarschnitt in Höhe der Kniescheibenmitte aus. Die Narbenregion wird vom gesunden Gewebe her freipräpariert. Die Muskulatur lösen wir auf der Medial- und Lateralseite der Quadrizepssehne ab.

14 Die Sehne wird Z-förmig tenotomiert. Das am proximalen Stumpf hängende Sehnenfragment trennen wir distal-streckseitig, das an der Kniescheibe hängende proximal-beugeseitig ab.

14

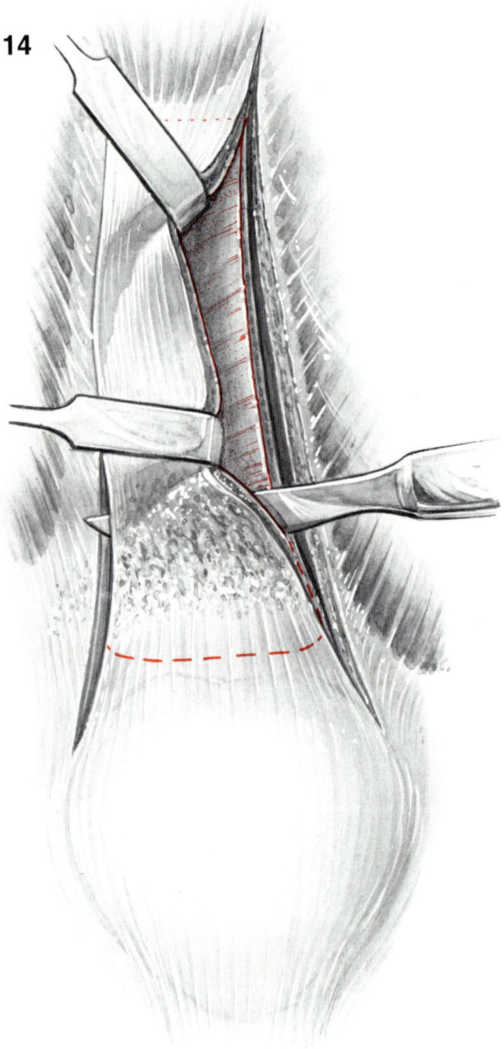

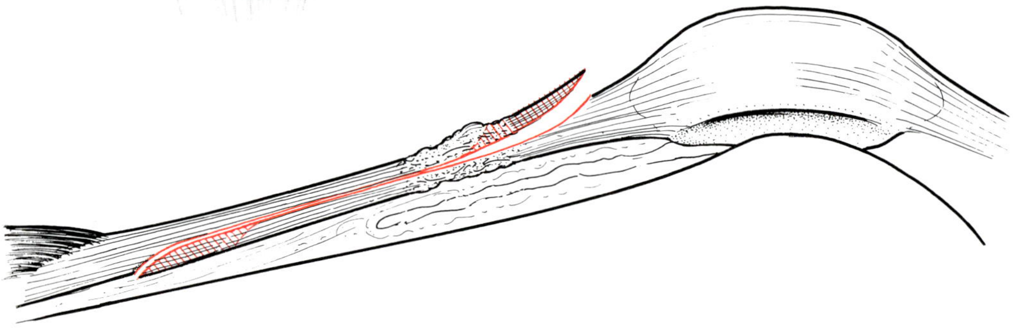

15 Tenotomie schematisch in Seitenansicht. Die Sehnenanteile, die entfernt werden, sind schraffiert.

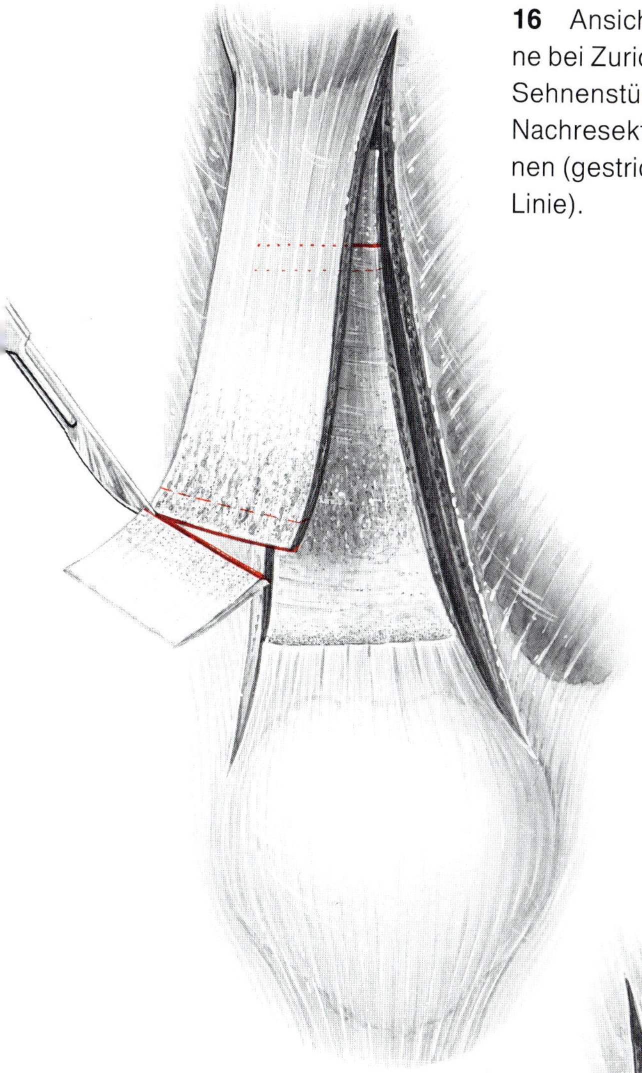

16 Ansicht von vorne bei Zurichtung der Sehnenstümpfe. Nachresektion einplanen (gestrichelte Linie).

17

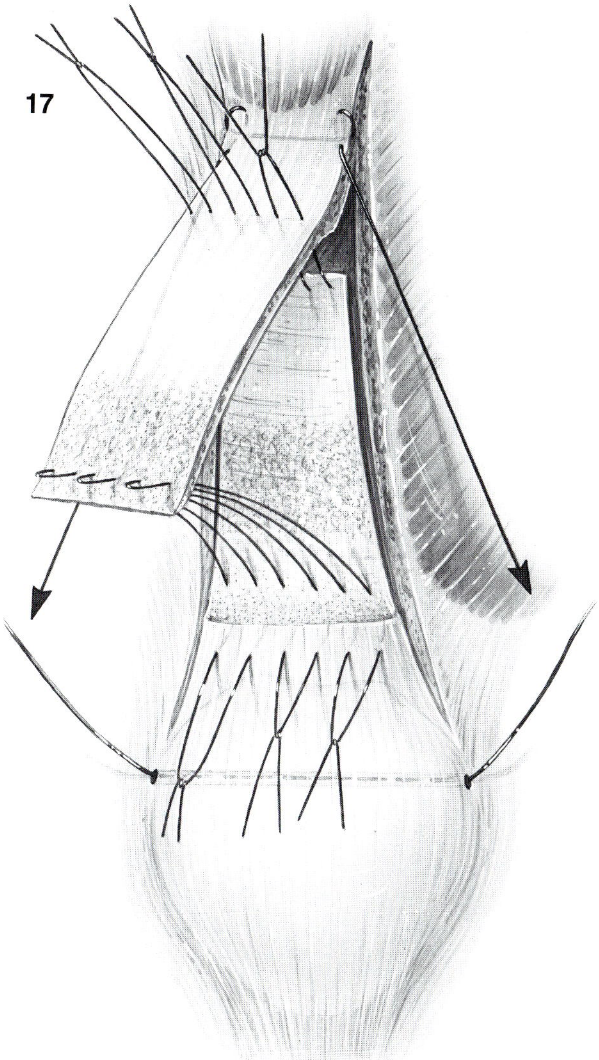

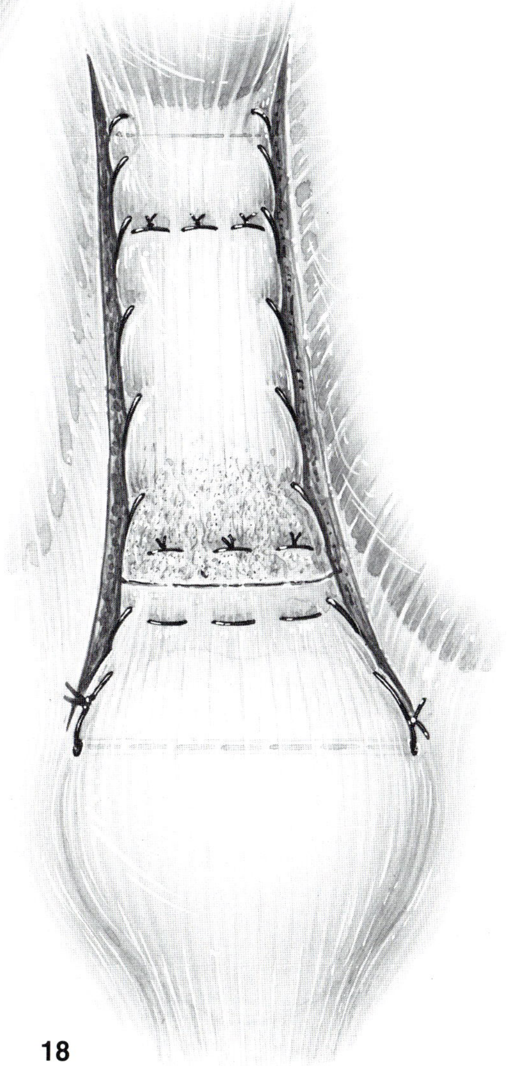

18

18 Die Rahmennaht wird verknotet. Anschließend adaptieren wir die medialen und lateralen Sehnenränder und reinserieren die Quadrizepsmuskulatur.

17 Das Kniegelenk wird vollständig gestreckt. Die verkürzten Sehnenstümpfe werden mit U-Nähten adaptiert und gegeneinander fixiert. Mit einem kräftigen Haltefaden, der zur sog. Rahmennaht verwendet wird, wird der proximale Stumpf nach distal gezogen. Die Patella ist in der Frontalebene im oberen Drittel zentral durchbohrt. Der zweite kräftige Faden zur Rahmennaht ist durchgezogen.

Alternativmethode (Abb. **19** und **20**)

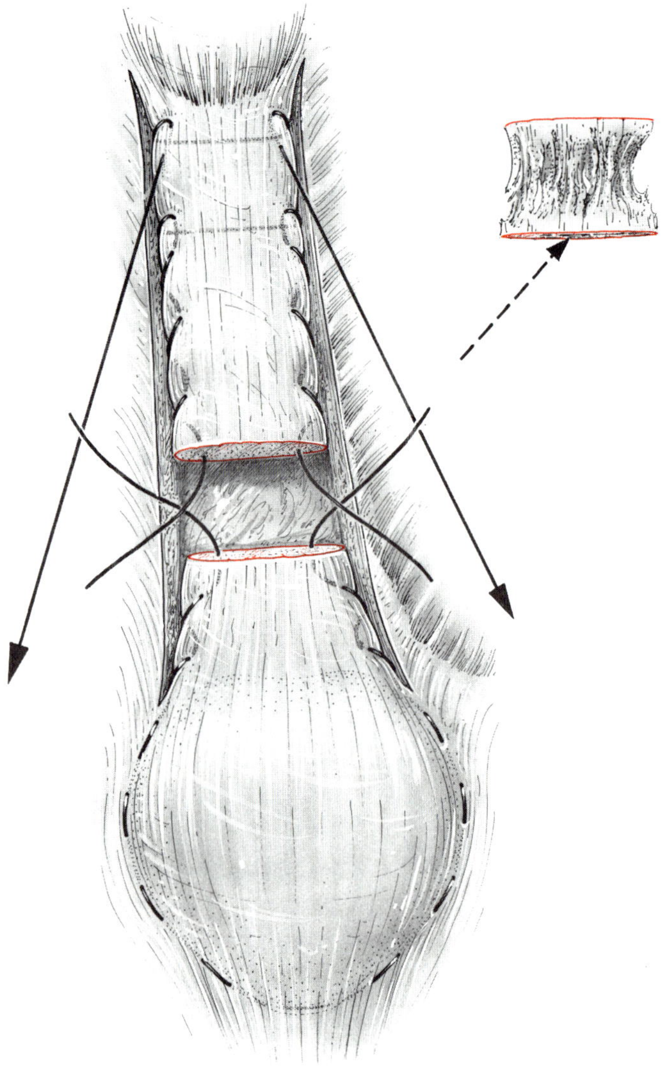

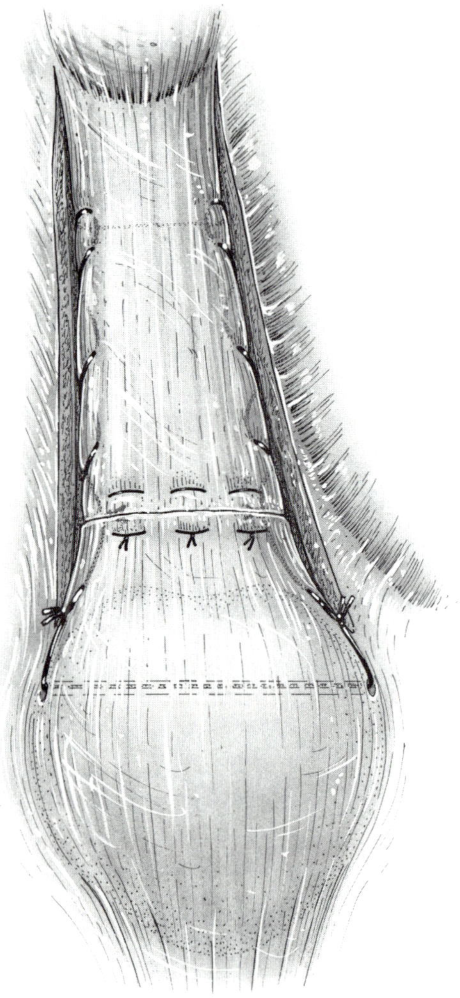

19 Wenn es sich um einen relativ kleinen Narbenbezirk handelt, exzidiert man die Narbe, frischt die Sehnenenden an und adaptiert sie mit einer sog. Rahmennaht, die um den unteren Patellapol geführt wird. Die Sehnenenden werden mit atraumatischen, resorbierbaren Fäden genäht.

20 Alternative Nahtmethode: Der distale Faden der Rahmennaht wird transossär geführt.

Alter Quadrizepssehnenriß mit insuffizienter Narbe

Technik (Abb. **21–23**)

21

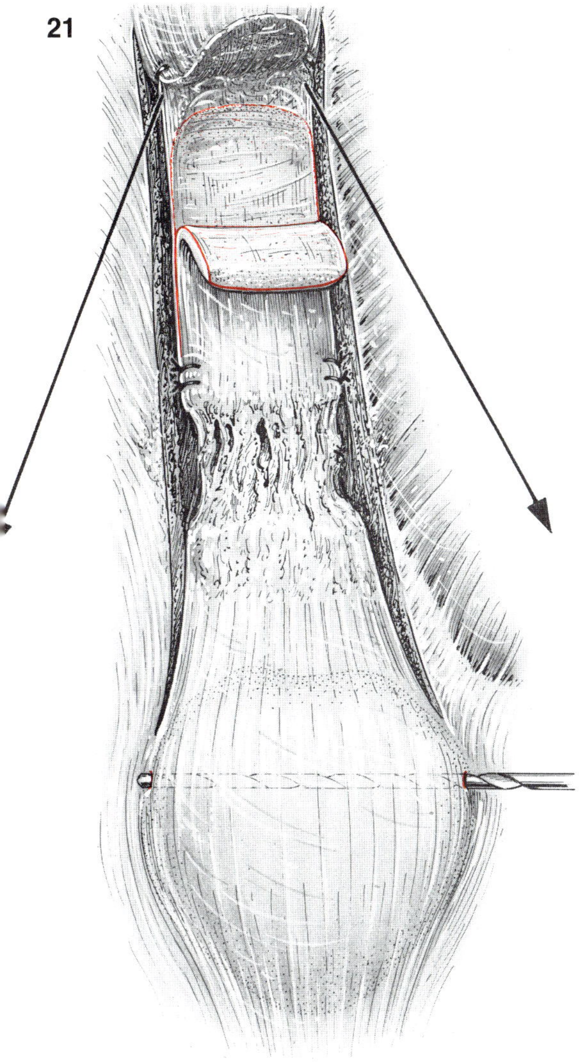

22

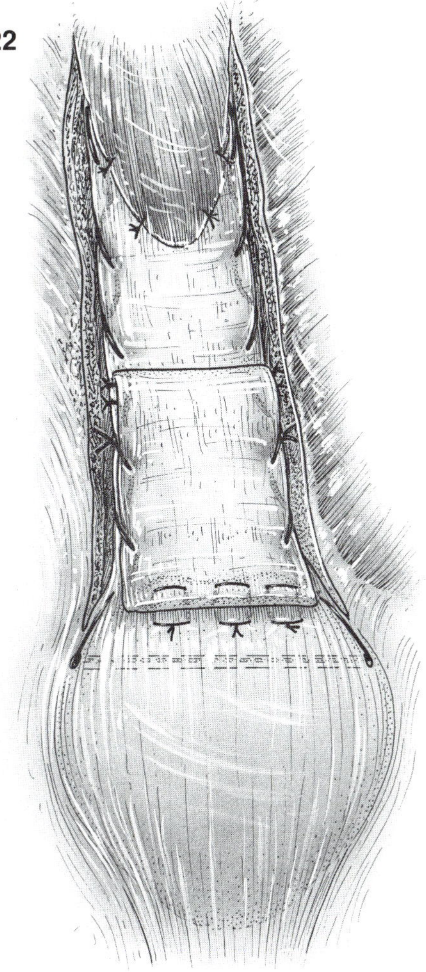

23

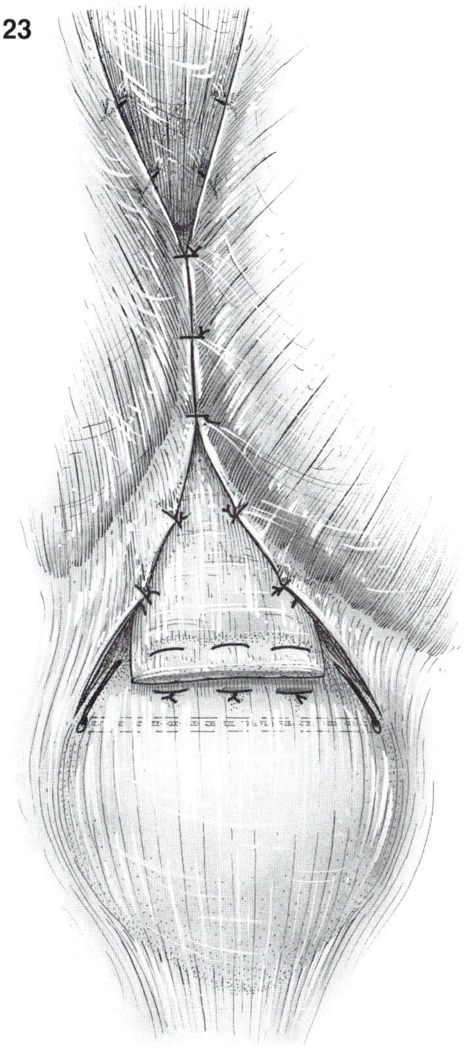

21 Die Muskelfasern der Mm. vastus medialis und lateralis werden vom gemeinsamen Sehnenspiegel abpräpariert. Die dünne Narbenplatte wird reseziert. Aus dem proximalen Sehnenspiegel schneidet man einen rechteckigen, distal gestielten Teil heraus und sichert ihn an der Umschlagstelle mit Einzelnähten. Die Quadrizepssehne wird mit einem kräftigen Faden, der zur Rahmennaht dient, nach distal gezogen. Transpatellarer Bohrkanal (zentral und im oberen Drittel gelegen).

22 Der umgeschlagene Sehnenlappen ist auf der Vorderfläche der Kniescheibe und dem distalen Sehnenstumpf vernäht. Die Rahmennaht ist geknotet.

23 Die oberflächlichen Anteile des M. rectus femoris sowie der Mm. vastus medialis und lateralis werden möglichst ohne Spannung über das Nahtgebiet ausgebreitet und mit sich selbst oder auf der Quadrizepssehne vernäht.

Alternativtechnik nach Scuderi

(Abb. **24–26**)

Indikation

Distal gelegener, alter Sehnenriß, bei dem die Narbe so exzidiert werden kann, daß eine End-zu-End-Naht möglich und eine Verstärkung des Nahtgebietes nötig ist.

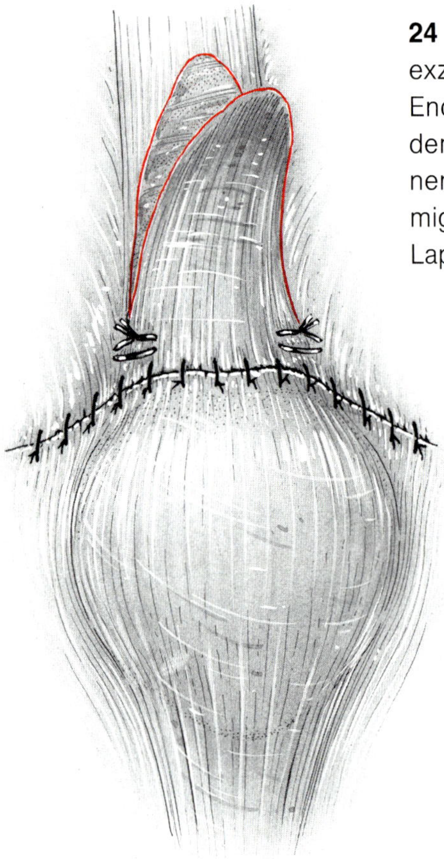

24 Nach Narbenexzision und End-zu-End-Naht wird aus dem gesunden Sehnenspiegel ein V-förmiger, distal gestielter Lappen gewonnen.

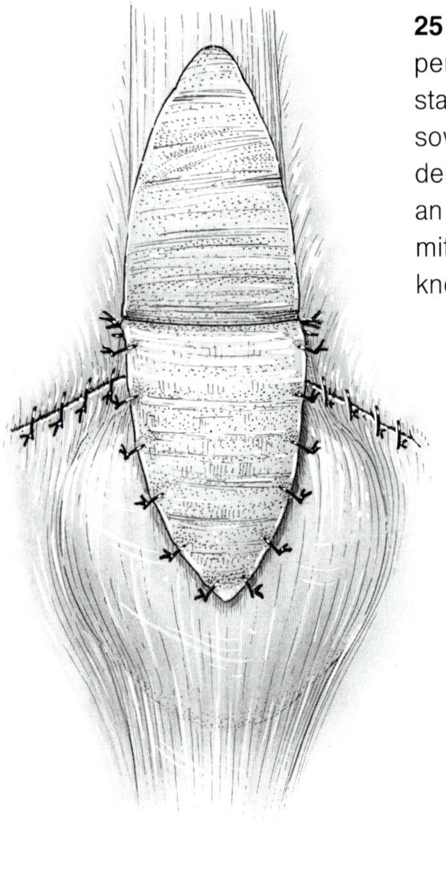

25 Der Sehnenlappen wird über dem distalen Sehnenstumpf sowie der Patellavorderfläche vernäht und an der Umschlagstelle mit je einer Einzelknopfnaht gesichert.

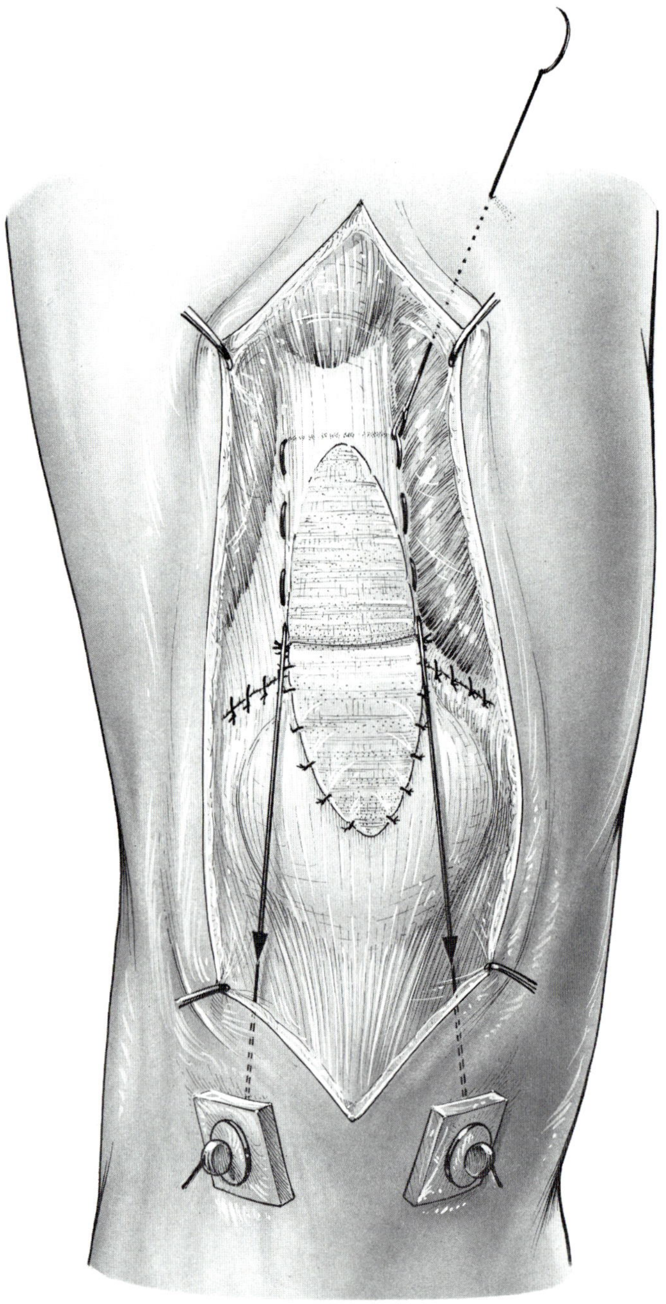

26 Der Streckapparat wird mit einer Ausziehnaht nach Bunnel gesichert. Es kann dazu eine kräftige Drahtnaht verwendet werden, deren Enden beiderseits etwa in Höhe der Tuberositas tibiae aus der Haut herausgeführt und mit gut abgepolsterten Bleikugeln fixiert werden.

Alternativtechnik bei größerem Sehnendefekt

(Abb. **27**)

Frischer interligamentärer Riß des Lig. patellae

Technik (Abb. **28–31**)

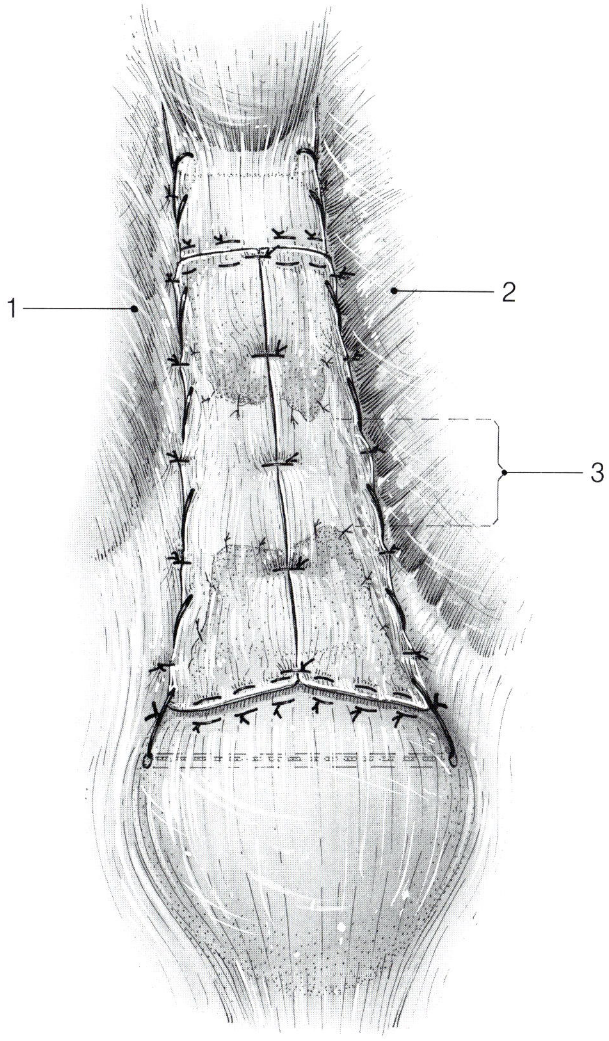

27 Die Defektstrecke wird mit Fascia lata oder lyophilisierter Dura überbrückt. Die Quadrizepssehne wird so lange nach distal gezogen, bis das Transplantat spannungsfrei eingenäht ist. Anschließend sichern wir das Transplantat durch eine sog. Rahmennaht (transpatellarer Bohrkanal).

1 M. vastus lateralis
2 M. vastus medialis
3 Transplantat im Sehnendefekt

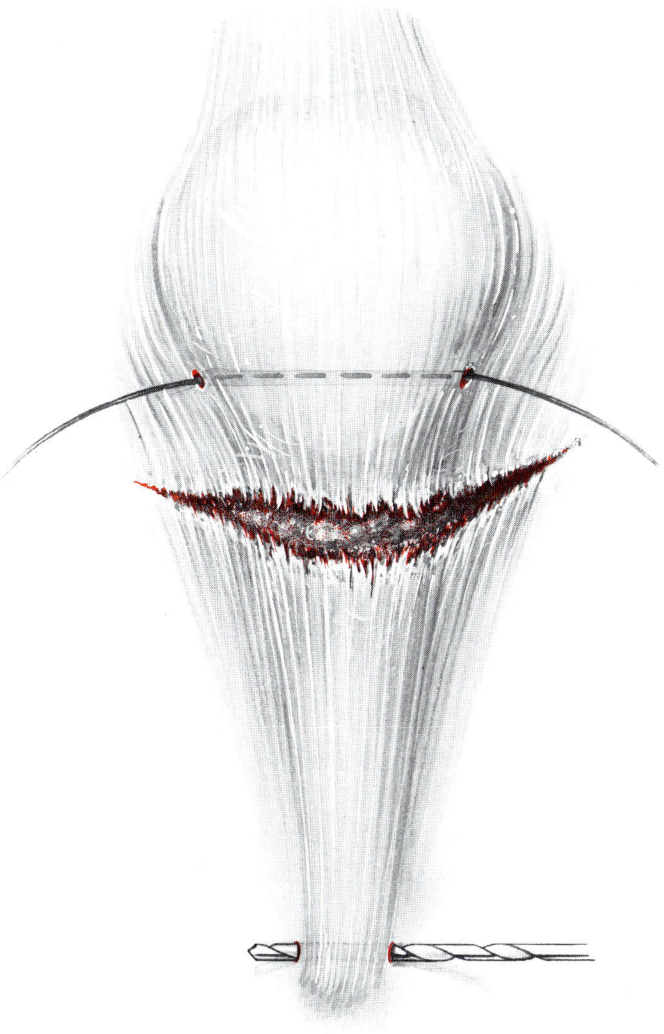

28 Das Rupturgebiet wird von einem medialen Parapatellarschnitt bis zur Tuberositas tibiae freigelegt. Wir achten auf Einrisse im Retinaculum extensorum und auf Verletzungen des Hoffaschen Fettkörpers. Die Rißflächen werden sparsam angefrischt (Histologie!). Es werden zwei Bohrkanäle gebohrt. Der eine verläuft in der Frontalebene durch die Tuberositas tibiae, der andere durch das distale Drittel der Patella, möglichst zentral oder in der hinteren Patellahälfte.

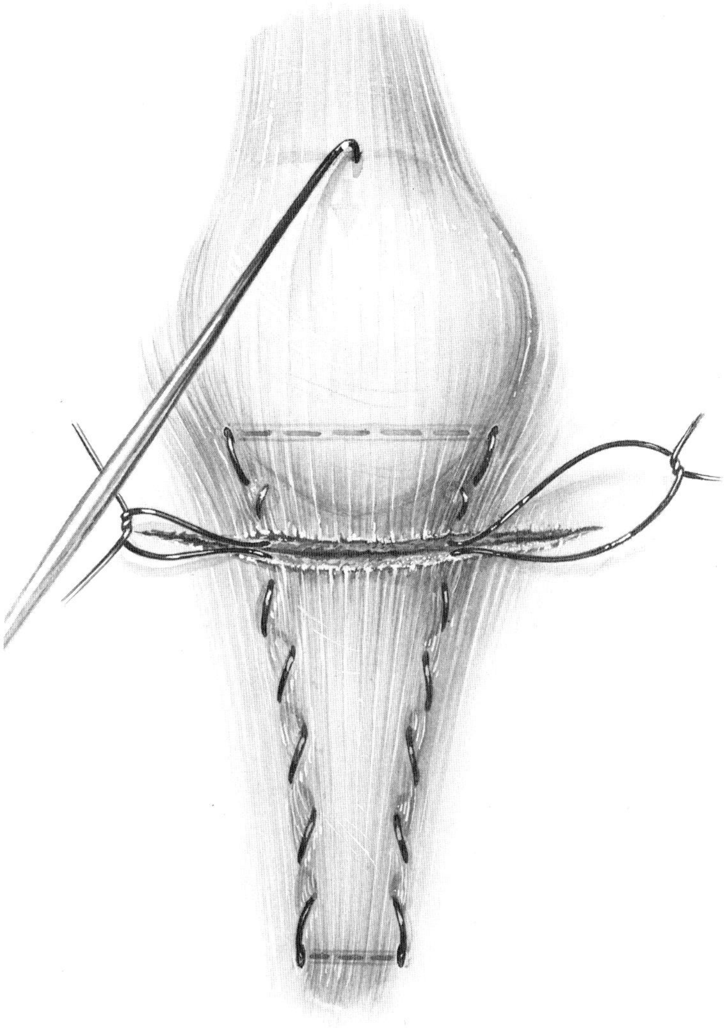

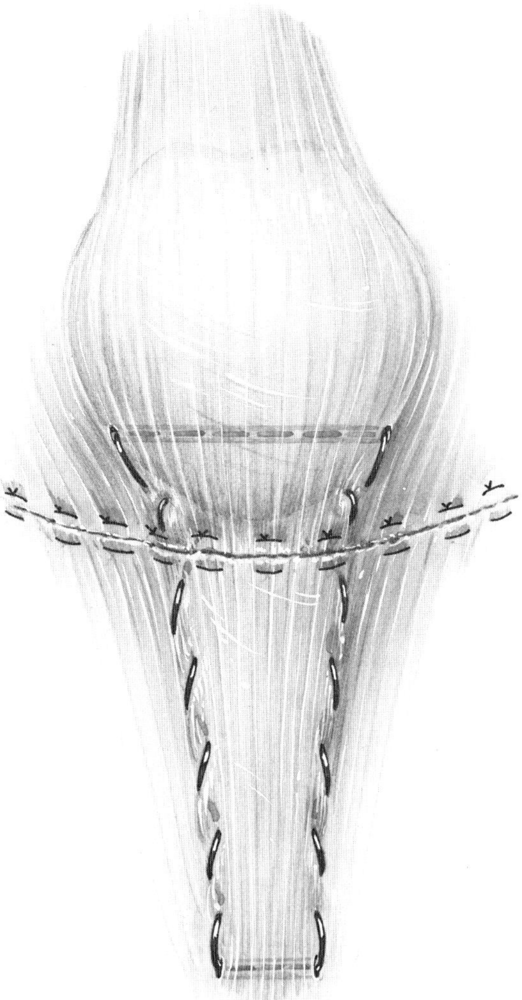

30 Die Sehnenstümpfe werden mit atraumatischen, resorbierbaren, feinen Fäden adaptiert. Naht des eingerissenen Lig. longitudinale patellae mediale und laterale (Retinaculum extensorum).

29 Durch die Bohrkanäle werden kräftige Fäden gezogen, mit denen man den Sehnenstumpf an der Apex patellae und das Lig. patellae randständig faßt. Beide Fäden werden gleichzeitig geknotet, während man sich die Kniescheibe mit einem Einzinkerhaken nach distal ziehen läßt.

31

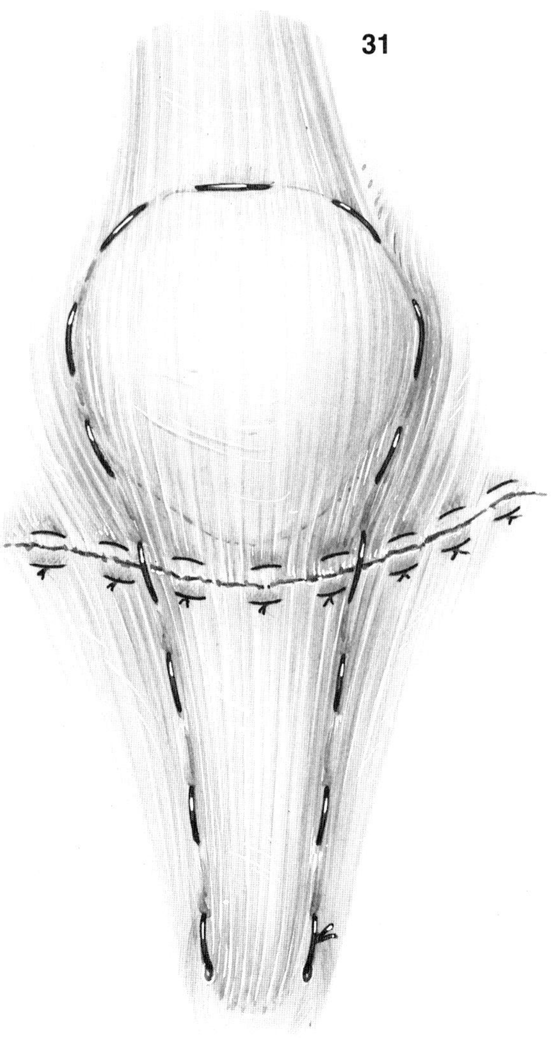

31 Alternativtechnik der sog. Rahmennaht: Der proximale Faden wird entlang der seitlichen Kniescheibenränder um die Basis patellae geführt.

Alter Riß des Lig. patellae

Alter Riß mit breiter, fester Narbe

Technik (Abb. **32–35**)

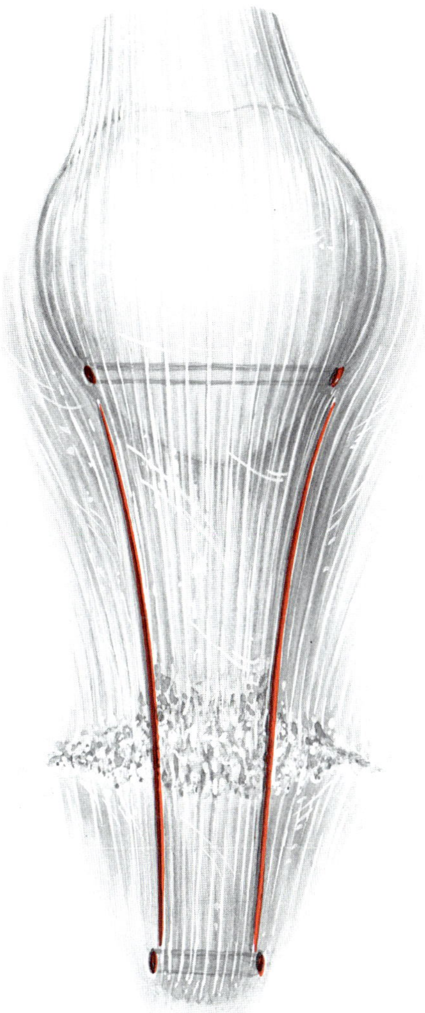

32 Das Verletzungsgebiet wird freipräpariert. Man trennt die von medial und lateral einstrahlenden Züge des Retinaculum extensorum vom Lig. patellae ab. Es werden zwei Bohrkanäle gelegt, und zwar frontal durch die Tuberositas tibiae und das untere Drittel der Patella.

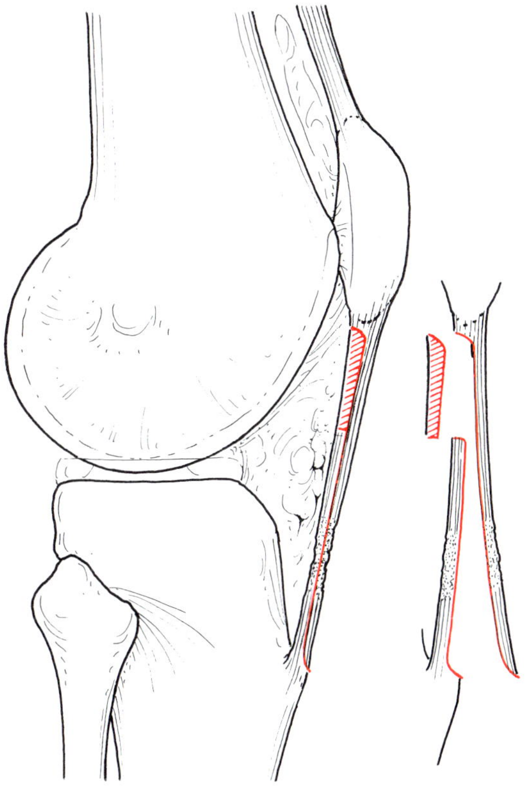

33 Tenotomie des Kniescheibenbandes, schematisch in Seitenansicht. Ein proximaler Teil des hinteren oberen Sehnenfragmentes wird abgetrennt. Den unteren Anteil des vorderen Sehnenfragmentes kann man zur Verstärkung des Narbengebietes nach oben umschlagen.

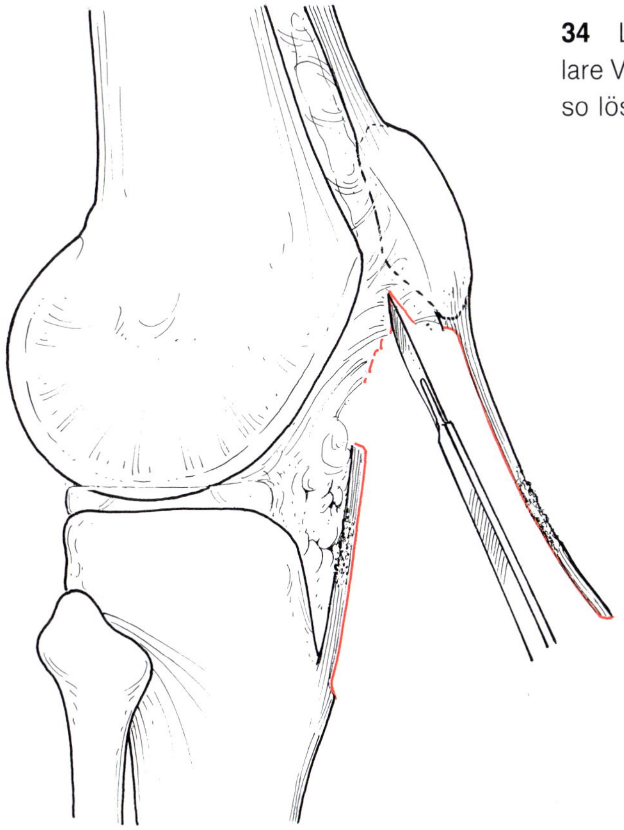

34 Liegen retropatellare Verwachsungen vor, so lösen wir sie.

35 a

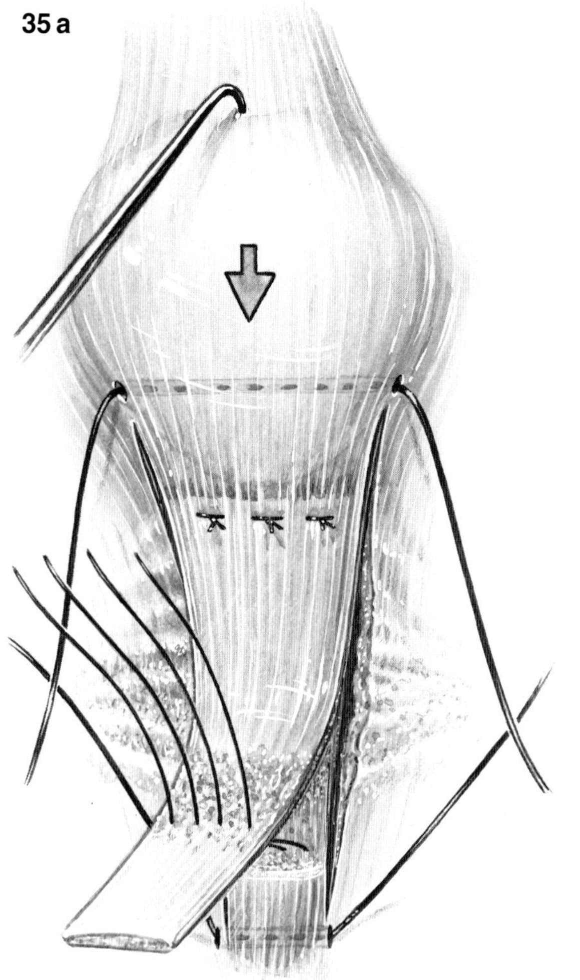

Alter Riß mit größerem Defekt

(Überbrückungsplastik in Anlehnung an Kelikian)

Technik (Abb. **36**)

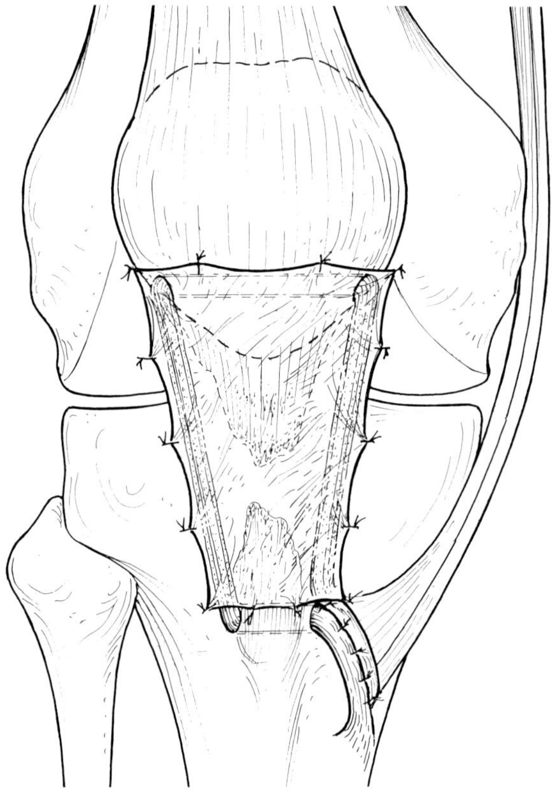

35 b

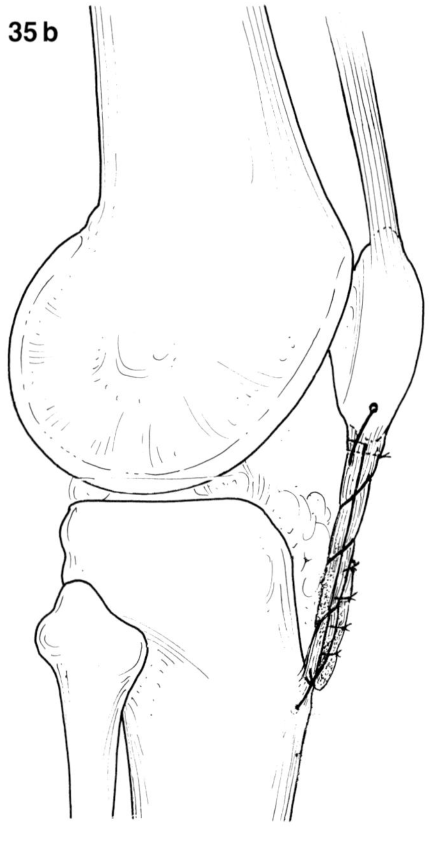

35 a u. **b** Die Kniescheibe wird mit Einzinkerhaken nach distal gezogen. Die Sehnenstümpfe werden vernäht. Das stehengebliebene distale Ende des vorderen Sehnenanteiles wird zur Verstärkung über das Narbengebiet nach proximal umgeschlagen. Die sog. Rahmennaht wird geknotet. Reinsertion des Retinaculum extensorum an das Kniescheibenband.

36 Die Sehne des M. semitendinosus wird von einem medialen Schnitt am Oberschenkel aufgesucht und soweit wie möglich proximal im Übergang zum Muskelbauch abgetrennt. Wir vernähen den Muskelbauch der Semitendinosussehne mit der Grazilismuskulatur und mobilisieren die Sehne nach distal bis zu ihrem Ansatz an der Tibia. Das Transplantat wird durch einen Bohrkanal (5–6 mm) schräg durch die Tuberositas tibiae nach lateral oben und durch einen weiteren Bohrkanal quer durch das untere Kniescheibendrittel von lateral nach medial geführt. Man zieht die Kniescheibe kräftig nach unten und fixiert das Transplantatende mit der Sehne am Eintritt in den Bohrkanal am Schienbeinkopf. Es kann auch proximal davon eine Knochenrinne ausgemeißelt werden, in die man die Sehne einlegt. Das freie Ende wird dann mit einer Spongiosaschraube mit Unterlegscheibe auf den Schienbeinkopf fixiert. Zwischen Patella und Tuberositas tibiae spannen wir einen Streifen aus der Fascia lata oder aus lyophilisierter Dura aus und nähen ihn auch auf der Sehne an. (Kelikian hat als ersten Schritt zur Verringerung eines Kniescheibenhochstandes eine Extension an der Kniescheibe für 1–4 Wochen mit ca. 2,5–5 kg empfohlen.)

Alternativmethode

Prinzip

Distalverschiebung der Patella, achterförmige transossäre Naht; Raffnaht zur Verkürzung der Narbe im Lig. patellae und Verstärkung des Nahtgebietes mit einem distal gestielten Lappen aus dem präpatellaren Gewebe.

Technik (Abb. **37–39**)

37

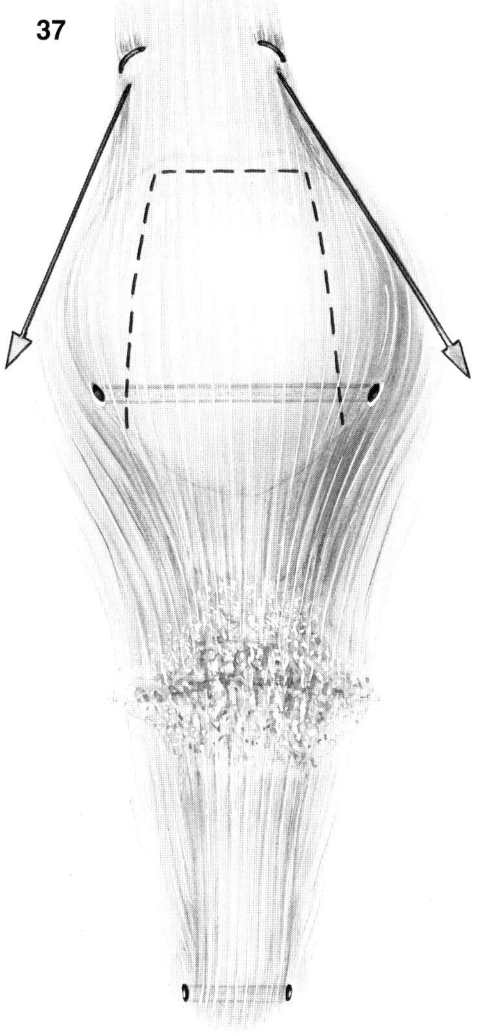

38

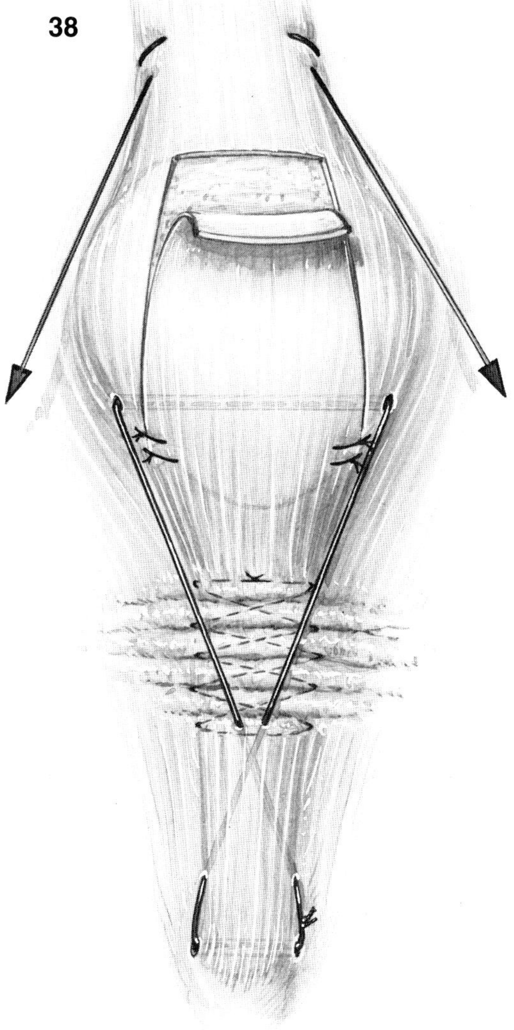

39

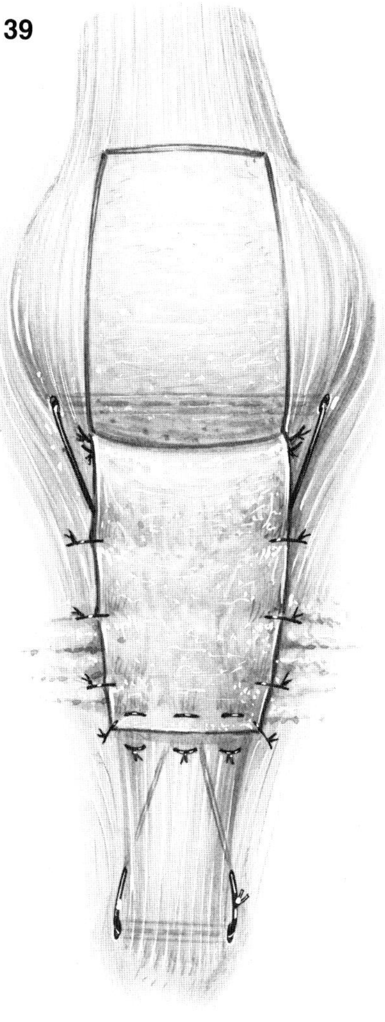

37 Die dünne Narbenbrücke zwischen den proximalen und distalen Bandstümpfen ist präpariert. Es liegen zwei Bohrkanäle (2,7 mm) quer in der Tuberositas tibiae und dem unteren Patelladrittel. Es wird ein kräftiger Faden so durch die Bohrkanäle gezogen, daß eine achterförmige Naht möglich ist.

38 Aus dem präpatellaren Gewebe wird ein etwa rechteckiger Lappen gebildet, der zum Schluß der Operation über das Nahtgebiet nach unten umgeschlagen und festgenäht wird. Wir sichern den Lappen an der Umschlagstelle mit Einzelknopfnähten. – Die Kniescheibe wird stark nach unten gezogen. Wir legen eine Raffnaht zwischen die Bandstümpfe durch die Narbe und verkürzen damit das Lig. patellae. Anschließend wird die achterförmige Naht geknotet. Der Zug an der Patella nach distal muß bis zum Ende der Operation aufrechterhalten werden.

39 Der präpatellare Lappen ist umgeschlagen, ausgebreitet und über dem Lig. patellae vernäht.

Postoperative Behandlung

Grundsätzlich sollte eine *frühe funktionelle Behandlung* angestrebt werden. Nach Abklingen der Wundschmerzen vorsichtige isometrische Quadrizepsübungen, mehrmals täglich. Die Redon-Drainagen werden spätestens nach 48 Stunden entfernt. Das Gelenk stellen wir vorübergehend in einer Kniemanschette ruhig. Die Fäden werden nach 2 Wochen entfernt. Vorsichtige Übungen auf einer *Bewegungsschiene*. Der Bewegungssektor richtet sich danach, in welchem Umfang das Gelenk nach der Sehnennaht gebeugt werden konnte, ohne daß die Nähte unter Spannung gerieten! Quadrizepstraining wird langsam zunehmend gesteigert. Bewegungsübungen im Wasser nach ca. 3 Wochen. Gehen mit 2 Unterarmstützen und angewickelter Kniemanschette. Fortsetzung der Übungen auf einer motorisierten Bewegungsschiene mehrmals täglich. Aktives Anheben der Gliedmaße nicht vor ca. 3 Wochen. Zur Verbesserung der Gelenkstabilität beim Gehen kann am Schuh eine *Zehenrolle* angebracht werden. Es kann viele Wochen und Monate dauern, bis Gelenkbeweglichkeit und sichere Gelenkführung wiederhergestellt sind. – Mußten *größere Sehnendefekte* überbrückt werden, kann eine längere Ruhigstellung des Gelenkes in einem fixierenden Verband notwendig werden. Eine mehrwöchige stationäre Übungsbehandlung sollte sich anschließen.

Fehler und Gefahren

- Es wird auf eine sog. Rahmennaht verzichtet: Nahtinsuffizienz, Streckdefizit.
- Die Festigkeit des Narbengewebes wird unterschätzt, auf eine Verstärkung des Nahtgebietes mit Fascia lata oder lyophilisierter Dura wird verzichtet: Rupturgefahr.
- Die Nähte werden nicht fest genug unter Entlastung der Sehnenstümpfe geknotet: Nahtinsuffizienz.
- Es kommt zu intra- und paraartikulären Verklebungen mit Einschränkungen der Gelenkbeweglichkeit.
- In den ersten Wochen nach der Operation wird zu ungeduldig, zu intensiv und zu unvorsichtig geübt: Reizzustände, Streckdefizit, schmerzhafte Bewegungsstörungen, Nahtdehiszenz.

Weiterführende Literatur

Becker, W., H. Krahl: Die Tendopathien. Thieme, Stuttgart 1978

Brückner, H.: Die subkutane suprapatellare Quadrizepssehnenruptur und ihre Behandlung nach unserem „Baukastenprinzip". Zbl. Chir. 97 (1972) 391–395

Chekofsky, K. M., Ch. R. Spero, W. N. Scott: A method of repair of late quadriceps rupture. Clin. Orthop. 147 (1980) 190–191

Conway, F. M.: Rupture of the quadriceps tendon – with a report of three cases. Amer. J. Surg. 50 (1940) 3–16

Ecker, M. L., P. A. Lotke, R. M. Glazer: Late reconstructions of the patellar tendon. J. Bone Jt. Surg. 61 A (1979) 884–886

Kelikian, H., E. Riashi, J. Gleason: Restoration of quadriceps function in neglected tear of the patellar tendon. Surg. Gynec. Obstet. 104 (1957) 200–204

McLaughlin, H. L.: Repair of ruptures through the larger tendons by removable staple suture. Arch. Surg. 52 (1946) 547–556

McLaughlin, H. L.: Repair of major tendon ruptures by buried removable suture. Amer. J. Surg. 74 (1947) 758–764

McLaughlin, H. L., K. C. Francis: Operative repair of injuries to the quadriceps extensor mechanism. Amer. J. Surg. 91 (1956) 651–653

Refior, H. J., D. Baumann: Die Rupturen des Kniestreckapparates. Arch. orthop. Unfall-Chir. 83 (1975) 165–179

Refior, H. J., M. Jäger: Indikation und Technik bei der Verwendung homologer, lyophilisierter Gamma-Strahlen sterilisierte Dura zum Ersatz von Sehnen und Ligamenten. Akt. Traumatol. 3 (1973) 125–127

Riepenhausen, U.: Chondropathie am Oberrand der Patella und laterale Rectus-femoris-Teilruptur. Med. u. Sport 22 (1982) 149–152

Scuderi, C.: Ruptures of the quadriceps tendon – Study of twenty tendon ruptures. Amer. J. Surg. 95 (1958) 626–635

Scuderi, C., E. L. Schrey: Ruptures of the quadriceps tendon – Study of fourteen tendon ruptures. Arch. Surg. 61 (1950) 42–54

Siwek, Chr., W., J. P. Rao: Ruptures of the extensor mechanism of the knee joint. J. Bone Jt. Surg. 63 A (1981) 932–937

Sommelet, J., A. Fery, G. Grosdidier: Des ruptures de l'appareil extenseur du genou. Int. Orthop. 3 (1979) 27–36

Zippel, H.: Besonderheiten und Probleme bei der operativen Versorgung frischer und veralteter Rupturen des Kniestreckapparates. Zbl. Chir. 105 (1980) 12–20

11

Operation des Patellaspitzensyndroms

Das Krankheitsbild wird als *Insertionstendopathie des Kniescheibenbandes* nach chronischer Überlastung oder auch als Begleitschaden einer retropatellaren Arthrose aufgefaßt (Schneider 1981). Eine *Operation ist angezeigt,* falls die Belastungs- oder Druckschmerzen am unteren Kniescheibenpol mit konservativen Behandlungsmaßnahmen (z. B. Einschränkung der Belastung, physikalische Behandlung, Antiphlogistika, flacher Absatz) nicht zu beseitigen sind.

Im seitlichen Röntgenbild ist besonders auf Veränderungen am unteren Patellapol zu achten: Demineralisation, Kortikalisarrosion, Fragmentation oder Elongation der Apex patellae. Liegen sehr starke Störungen vor, können ausnahmsweise auch Anbohrungen oder Resektion des unteren Patellapols mit Reinsertion des Lig. patellae angezeigt sein. Besteht klinisch der Verdacht einer zusätzlichen Chondropathia patellae, sollte auch eine Gelenkinspektion (Arthroskopie, Arthrotomie) vorgenommen werden.

Prinzip

Keilförmige Exzision oder partielle Einkerbung des Lig. patellae am proximalen Ansatz.

Postoperative Behandlung

Das Bein wird in eine Manschette oder Gipsschale gelagert. Kniegelenk darf nach ca. 3–5 Tagen zunehmend bewegt werden. Nach Entfernung der Hautnähte Gipstutor für ca. 2–4 Wochen. Das Bein kann voll belastet werden. Anschließend physikalische Behandlung zur Kräftigung der Beinmuskulatur und Mobilisation des Gelenkes.

Fehler und Gefahren

- Der Ansatz des Lig. patellae wird zu weitreichend eingekerbt oder exzidiert: Rupturgefahr.
- Zu kurzfristige Ruhigstellung des Kniegelenkes: Fortbestehen eines chronischen Reizzustandes.
- Eine zusätzlich bestehende Chondropathia patellae wird nicht behandelt: Restbeschwerden.

Technik (Abb. **1–3**)

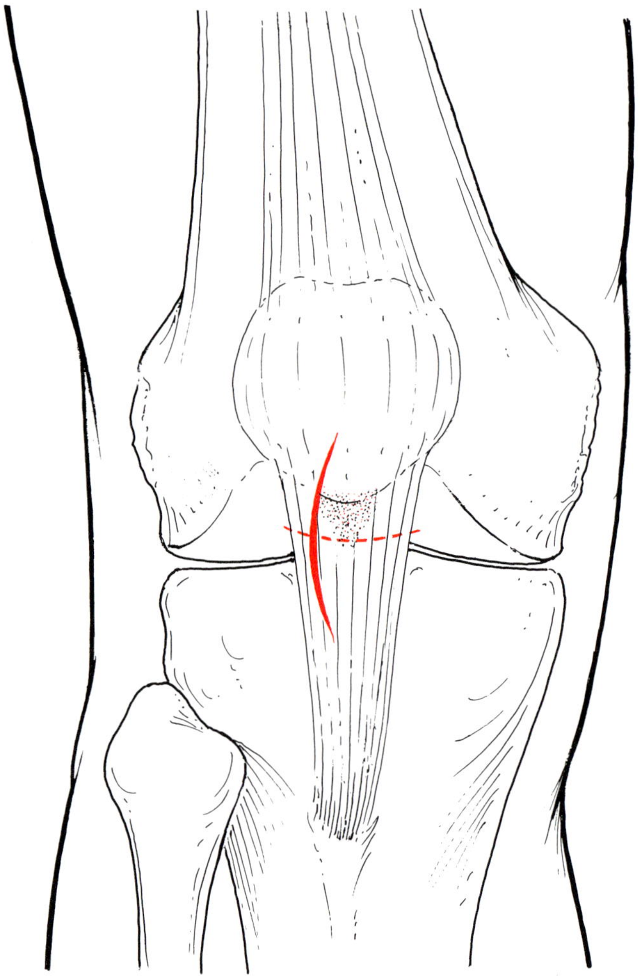

1 Der 5 cm lange Hautschnitt verläuft lateral flachkonvex oder quer bogenförmig über der oberen Hälfte des Lig. patellae.

2

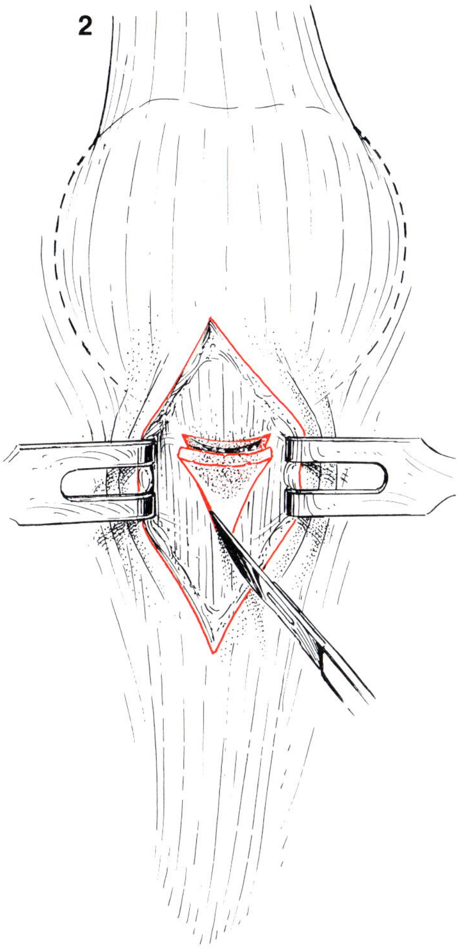

3

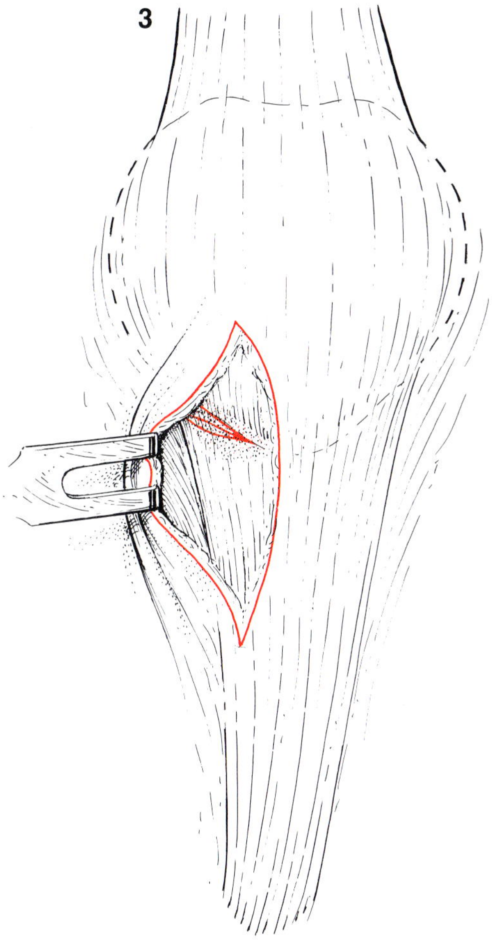

2 Es wird höchstens ein Drittel des Sehnenquerschnittes am mittleren Banddrittel keilförmig exzidiert. Das erkrankte Gewebe sieht ödematös aufgelockert, manchmal leicht grau verfärbt aus und wird zur histologischen Untersuchung eingesandt.

3 Bei randständigem Druckschmerz des proximalen Sehnenansatzes kerben wir das Lig. patellae lediglich seitlich ein. Es sollte höchstens ein Drittel des Sehnenquerschnittes eingeschnitten werden!

Weiterführende Literatur

Becker, W., H. Krahl: Die Tendopathien. Thieme, Stuttgart 1978

Blazina, M. E., R. K. Kerlan, F. W. Jobe, V. S. Carter, G. J. Carlson: Jumper's knee. Orthop. Clin. North Amer. 4 (1973) 665–678

Dandy, D. J.: Arthroscopic of the Knee. Churchill Livingstone, Edinburgh 1981 (S. 44–48)

Ferretti, A., G., Puddu, P. P. Mariani, M. Neri: The natural history of jumper's knee. Int. Orthop. 8 (1985) 239–242

Jakob, R. P., B. Segesser: Quadriceps-Dehnungsübungen – ein neues Konzept in der Behandlung der Tendinosen des Streckapparates am Kniegelenk (Jumper's Knee). Orthopäde 9 (1980) 201–206

Krahl, H.: "Jumper's Knee" – Ätiologie, Differentialdiagnose und therapeutische Möglichkeiten. Orthopäde 9 (1980) 193–197

O'Connor, R. L., W. M. Nottage: The synovial folds and plicae of the knee. In H. Shahriaree: O'Connor's Textbook of Arthroscopic Surgery. Lippincott, Philadelphia 1984 (S. 201–209)

Roels, J., M. Martens, J. C. Mulier, A. Burssens: Patellar tendinitis (jumper's knee). Amer. J. Sports Med. 6 (1978) 362–368

Schneider, P. G.: Das Patellaspitzensyndrom (PS-Syndrom). Dtsch. Z. Sportmed. 32 (1981) 27–35

12

Eingriffe bei Luxationen, Subluxationen und Lateralisationen der Patella

Unerläßliche *Voraussetzungen* für alle operativen Behandlungsmaßnahmen sind zunächst die genaue diagnostische Abklärung der Patellafehlstellung sowie der Verrenkungsursachen und -mechanismen, und zwar nach folgenden Gesichtspunkten:

- Anamnese (Häufigkeit der Luxation, angeschuldigtes Ereignis, familiäres Vorkommen u. a.).
- Konstitutionstyp, Beinachse, Gangbild.
- Torsions- und Rotationsverhältnisse am Ober- und Unterschenkel, Lage der Tuberositas tibiae.
- Lage, Größe, Form und Seitenverschieblichkeit der Patella und der Facies patellaris femoris.
- Zustand der Quadrizepsmuskulatur (Atrophie des M. vastus medialis, Fibrosierung im Ansatzgebiet des M. vastus lateralis).
- Klinische Funktionsdiagnostik des Femoropatellargelenkes.
- Röntgendiagnostik (normale Übersichtsaufnahmen, sog. Becken-, Beinstatik; Defilée-Aufnahmen des Kniescheibengleitlagers, u. U. mit gleichzeitiger Arthrographie).

Die Vielfalt der Luxationsursachen und -formen drückt sich auch in der Nomenklatur aus (traumatische, habituelle oder spontane, rezidivierende, permanente oder kongenitale Luxationen). Als besondere Form läßt sich das sog. *Patella-Lateralisationssyndrom* abgrenzen, das oft unter dem Bild einer schmerzhaften Chondropathia patellae auftritt und auf Dysplasien der Gelenkkörper sowie einem Ungleichgewicht der Streckmuskulatur beruht: Die Patella wird am Ende der Kniestreckung nach lateral und schräg über den vorderen Rand des lateralen Femorkondylus gezogen.

Röntgendiagnostik

Schon die *a.-p. Aufnahme* kann eine Lateralposition der Tuberositas tibiae deutlich machen. Im *seitlichen Röntgenbild* läßt sich die Höhe der Patella bestimmen.

Von besonderer Bedeutung sind Aufnahmen im axialen Strahlengang, die bei 30 Grad gebeugtem Kniegelenk oder als Defilée-Aufnahmen (30, 60 und 90 Grad Beugung) mit speziellen Lagerungsgestellen angefertigt werden. Sie geben guten Einblick über die Lage der Kniescheibe in ihrem Gleitlager; auch der »femoropatellare Bogen« nach Ficat (1970) dient der Einschätzung der Patellaposition zur Facies patellaris. »Eine normal stehende Kniescheibe bildet mit ihrer Streckseite und den seitlichen Condylenwangen einen harmonischen Bogen, der nur durch den röntgenologischen Gelenkspalt unterbrochen ist. Stufenlos läßt sich bei exakter Zentrierung der Patella sowohl auf der Innenseite als auch auf der Außenseite ein ›romanischer‹ Bogen zu den Seitenflächen der Femurcondylen ziehen. Bei einer Patellalateralisation bildet sich auf der Außenseite eine Stufe« (Hepp 1983). Anhand von verschiedenen Meßtechniken am Femoropatellargelenk im axialen Strahlengang sind Indizes angegeben worden, um Lage und Form der Kniescheibe sowie Form des femoralen Gelenkpartners zu bestimmen (s. Hepp 1983). Diese quantitativen Bestimmungen haben jedoch vorwiegend wissenschaftliches Interesse.

Indikationen

- Lateralisationssyndrom und Patellasubluxation, falls Beschwerden und Funktionsstörungen bestehen und einer konservativen Behandlung nicht mehr zugängig sind (»malposition externe de la rotule«, Ficat 1973).
- Alle Formen der habituellen und permanenten Luxation mit Funktionsstörungen des Gelenkes.
- Frische und alte traumatische sowie rezidivierende Luxationen mit gleichzeitigen Osteochondralfrakturen oder anderen Begleitverletzungen, wie z. B. Frakturen der Gelenkkörper (erstmalige, unkomplizierte, traumatische Luxationen werden meistens konservativ behandelt, obwohl der operativen Behandlung die größere Chance einer anatomischen Rekonstruktion und Verhütung von Spätfolgen zukäme).
- *Zweifelhafte Indikationen* sehen wir bei alten, irreponiblen permanenten Luxationen sowie bei mäßigen Femoropatellararthrosen. Hier wird man in Abhängigkeit vom Alter der Patienten auch der Patellektomie in Verbindung mit Rekonstruktionen und richtungsändernden Eingriffen am Streckapparat den Vorzug geben, falls die weiteren Voraussetzungen für diese Maßnahmen erfüllt sind (s. S. 16.8).

Kontraindikation

- Weit fortgeschrittene Femoropatellararthrose.

Operative Methoden

Die verschiedenen operativen Behandlungsmöglichkeiten lassen sich prinzipiell unterteilen in:

- **Eingriffe an der fibrösen Gelenkkapsel** *(sog. Retinaculum extensorum)*. Sie sind z. B. bei Patienten mit einem Lateralisationssyndrom und normaler Beinachse zu empfehlen, falls noch keine wesent-

liche Chondropathia patellae oder fehlerhafte Position der Tuberositas tibiae vorliegt und somit zusätzliche Operationen, wie z. B. Tuberositasversetzungen oder -vorverlagerungen nicht erforderlich sind.
Die Spaltung des Retinaculum extensorum wird aber meist auch als zusätzlicher Eingriff mit anderen Verfahren kombiniert.

- **Zügelungsoperationen an der Patella.** Sie zielen darauf ab, die Imbalance des Streckapparates durch aktive (Muskulatur) oder passive (Sehnen- oder Kapselstreifen) Fesselung der Kniescheibe zu beseitigen; sie wirken also den Kräften, die die Luxation herbeiführen, entgegen und tragen dazu bei, daß die Kniescheibe dauernd in ihrem Gleitlager bleibt. Die Eingriffe können dann angezeigt sein, wenn die Tuberositas tibiae z. B. keine wesentlichen Lageanomalien aufweist. Auch sie werden häufig mit anderen Maßnahmen kombiniert.
- **Eingriffe am Knochen.** Sie sind bei Luxationstypen mit fehlerhafter Beinachse (z. B. Genu valgum, Torsionsfehler am Unterschenkel) und fehlerhafter Angriffsrichtung der Streckmuskulatur angezeigt. Während die Umstellungsosteotomien nicht so oft vorgenommen werden müssen, stellt die Verlagerung der Tuberositas tibiae nach medial eine häufige und sehr wichtige Maßnahme in der Behandlung der meisten Luxationen dar. Es ist dabei allerdings zu bedenken, daß mit der *Medialversetzung* auch eine leichte *Rückverlagerung* der Tuberositas tibiae und eine leichte Verdrehung des Kniescheibenbandes verbunden ist. Daraus können ungünstige biomechanische Einflüsse folgen. Man sollte daher ein Verfahren wählen, das diese Nachteile nicht aufweist (s. eigene Methode, S. 12.21). – Tieferversetzungen der Tuberositas tibiae bei gleichzeitiger Patella alta sollten höchstens in sehr geringem Umfange vorgenommen werden. Ausgiebige Verlagerungen dieser Art haben sich nicht bewährt.

Die Behandlungsmethoden müssen mit dem jeweiligen Ausgangsbefund und dem Alter der Patienten abgestimmt werden. Nicht selten ist dabei das eine mit dem anderen *Verfahren* zu *kombinieren.* Manchmal kann dies erst während des Eingriffs entschieden werden.

Allgemeine Richtlinien

- **Im Kindesalter darf die Tuberositas tibiae nicht verletzt werden,** weil Schäden der Wachstumsfuge die Folge sind (Genu recurvatum und Patellahochstand)!
- Besteht gleichzeitig ein Genu valgum, sollte die Auswirkung einer Korrekturosteotomie mit Spaltung des Retinaculum extensorum laterale zunächst einmal abgewartet werden, bevor man zusätzliche Eingriffe an der Gelenkkapsel, der Muskulatur oder der Tuberositas tibiae vornimmt.
- Je häufiger Subluxationen oder Luxationen auftreten und je leichter und weiter sich die Kniescheibe verschieben läßt, um so eher empfehlen sich kombinierte Verfahren.
- In der Regel wird die operative Behandlung einer Patellaluxation mit einer Arthrotomie verbunden: Wir überprüfen die knorpeligen Gelenkflächen, entfernen abgerissene Knorpelstücke und nehmen bei Bedarf auch eine Gelenktoilette (s. Kapitel 7) vor.
- Habituelle und permanente Luxationen sollten *so früh wie möglich* operiert werden, weil mit zunehmender Dauer der Erkrankung Schäden an den knorpeligen Gelenkflächen auftreten.
- Überkorrekturen müssen vermieden werden: Das gilt insbesondere für die zu weit nach medial versetzte Tuberositas tibiae (Entstehung eines Genu varum!).

Alle Eingriffe finden in *Blutleere* statt. Der Patient liegt auf dem Rücken, sein Kniegelenk wird leicht gebeugt. Die Schnittführung richtet sich nach der geplanten Technik. Erweiterungs- und Zusatzinzisionen müssen bedacht werden. Nach jeder Korrektur am Streckapparat ist das dynamische Verhalten der Kniescheibe zu überprüfen! Es empfiehlt sich deshalb, eine nach medial versetzte Tuberositas tibiae zunächst temporär zu fixieren und die definitive Osteosynthese erst dann vorzunehmen, wenn sich die Korrektur bei der Funktionsprüfung als optimal erwiesen hat. Auch die Wirkung von Muskel-, Kapsel- und Bandnähten muß mehrmals überprüft werden, um Fehler (Über- oder Unterkorrekturen) zu vermeiden. – Nicht selten bleiben am Ende der Operation Defekte im Bereich des lateralen Retinaculum extensorum. Daran sollte man schon beim Hautschnitt denken und die Inzision nicht direkt über dieses Gebiet legen.

Eingriffe an der fibrösen Gelenkkapsel

Retinakulumspaltung nach Viernstein und Weigert

Prinzip

Längsspaltung des Lig. patellae longitudinale laterale zur Druckverlagerung und leichten Medialisierung der Patella (s. Abb. **4a** u. **b**).

Indikationen

Geringe Lateralisation und Kippstellung der Patella zum lateralen Femurkondylus hin. »Laterales Hyperpressionssyndrom«. Die Kapselspaltung wird stets als zusätzlicher Eingriff bei der Operation nach Maquet u. Bandi oder bei der Kapselplastik und Verlagerung der Tuberositas tibiae nach medial im Rahmen der habituellen Patellaluxation angewandt.

Vorbereitung und Lagerung

Das Gesäß wird auf der Seite der erkrankten Gliedmaße etwas angehoben. Kniescheibe zeigt nach vorn, das Gelenk ist ca. 20–30 Grad gebeugt. Blutleere.

Technik (Abb. **1–4**)

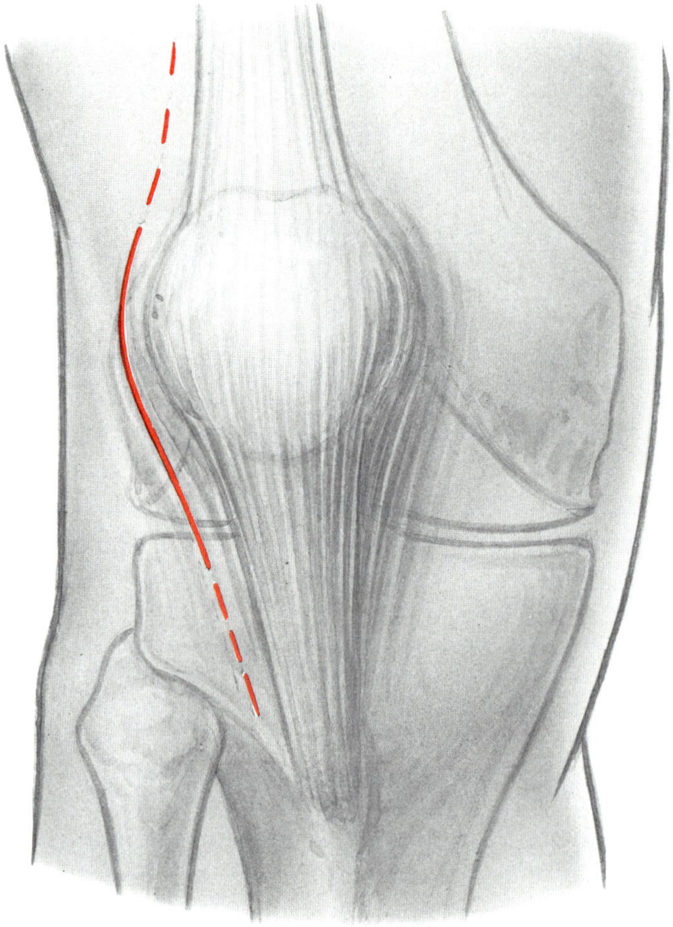

1 Etwa 8 cm lange Hautinzision neben dem lateralen Kniescheibenrand. Wenn eine Raffung des Lig. patellae longitudinale mediale erforderlich ist, kann die Inzision nach proximal und distal etwas verlängert werden. Die präpatellaren Weichteile lassen sich dann auf dem Wege zur medialen Gelenkkapsel leicht von der Kniescheibe abpräparieren.

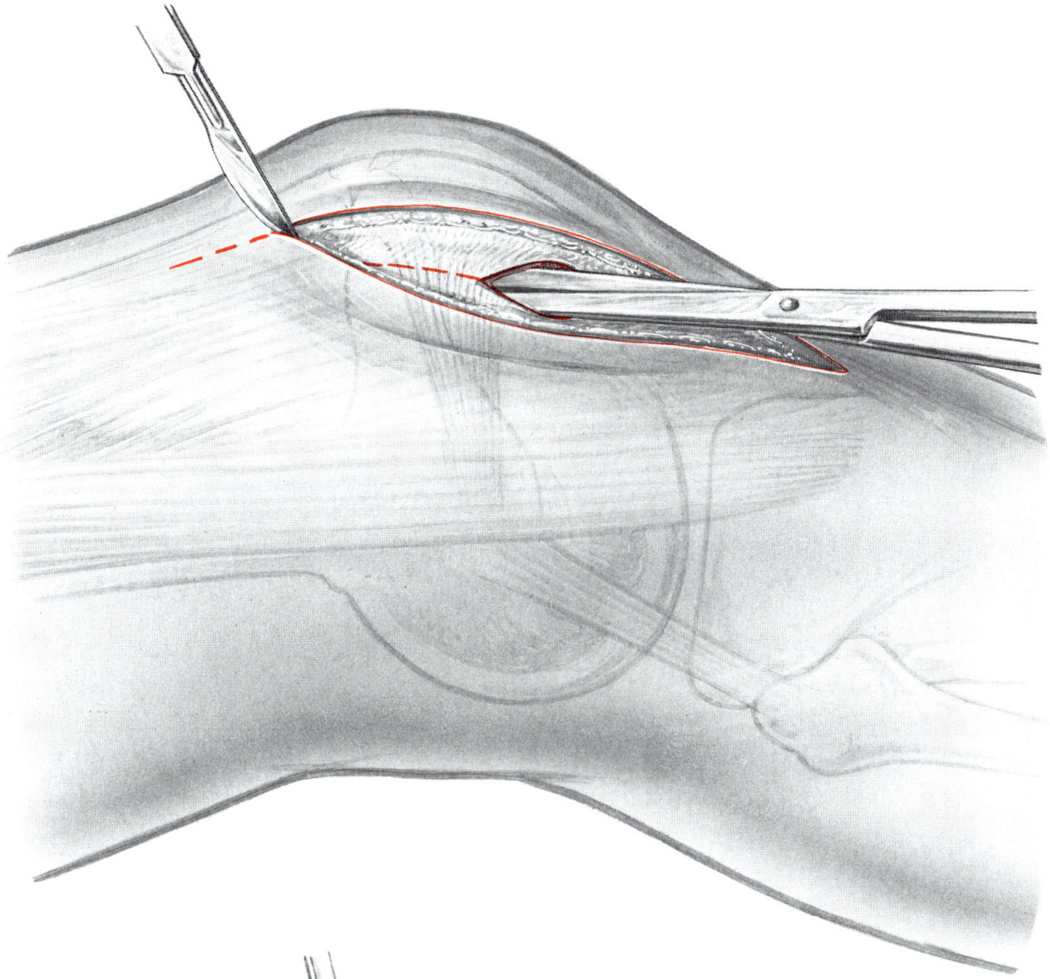

2 Ansicht von der Lateralseite. Nach Durchtrennung der Haut und Subkutis wird das Lig. patellae longitudinale laterale etwa 1 cm neben dem lateralen Patellarand inzidiert. Wir spreizen mit einer stumpfen schlanken Schere die fibröse Gelenkkapsel zunächst von der Membrana synovialis ab. Der M. vastus lateralis wird bis etwa 2–3 cm oberhalb der Patellabasis von der Strecksehne abgetrennt. Sorgfältige Blutstillung. Im distalen Wundwinkel durchschneiden wir das Lig. patellae longitudinale laterale (Retinaculum extensorum) entlang des Kniescheibenbandes. (Ficat hat empfohlen, aus dem Retinakulum einen etwa 1 cm breiten Kapselstreifen zu exzidieren, um eine narbige Schrumpfung der Kapsel zu verhindern.)

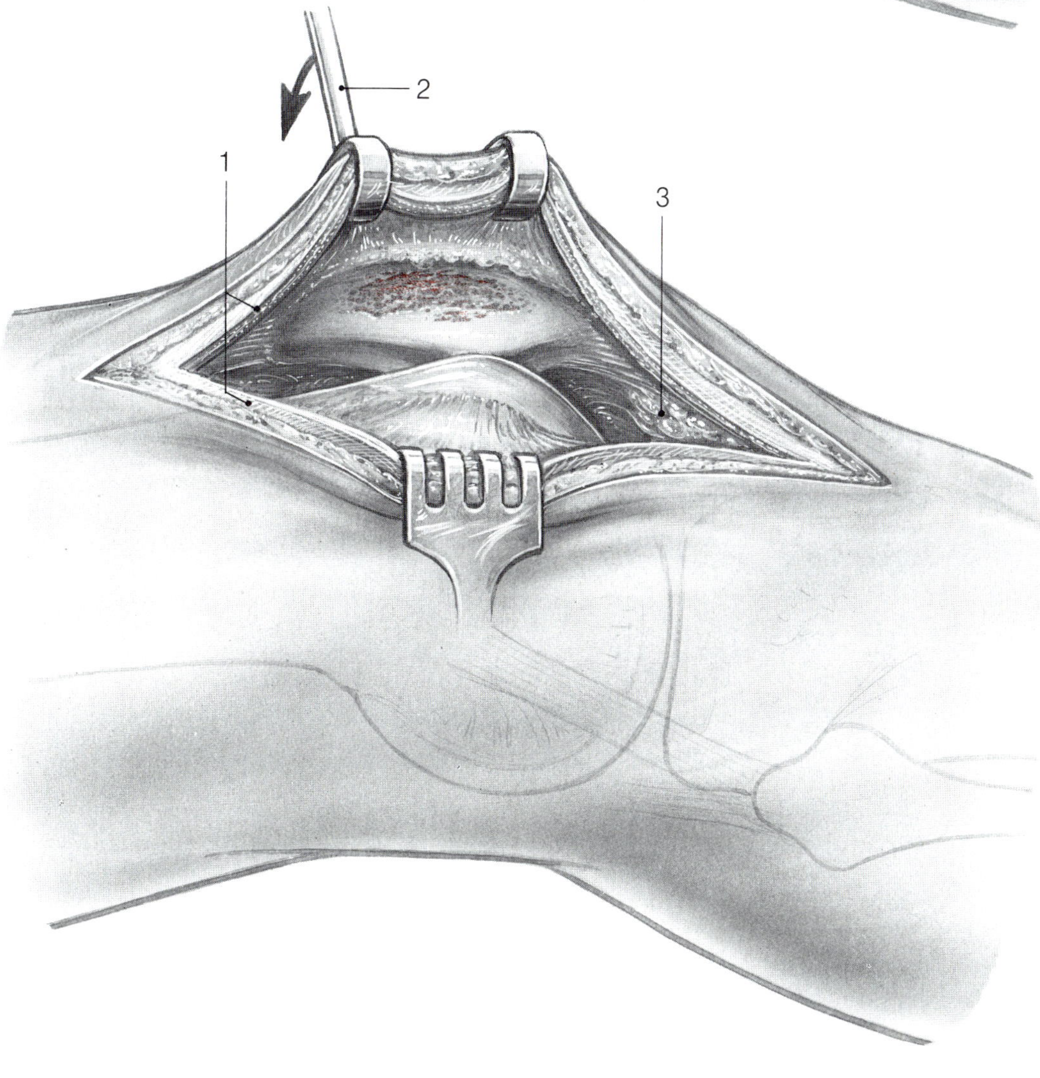

3 Die Membrana synovialis wird parapatellar längs inzidiert. Nach Eröffnung des Gelenkes wird der Patellahaken nach Barucha eingesetzt. Die Patella läßt sich mit diesem Haken mühelos aufkippen, so daß man die retropatellaren Knorpelflächen gut übersehen und weiteren Maßnahmen zugänglich machen kann.

1 M. vastus lateralis und laterales Retinakulum
2 Barucha-Haken
3 Hoffascher Fettkörper

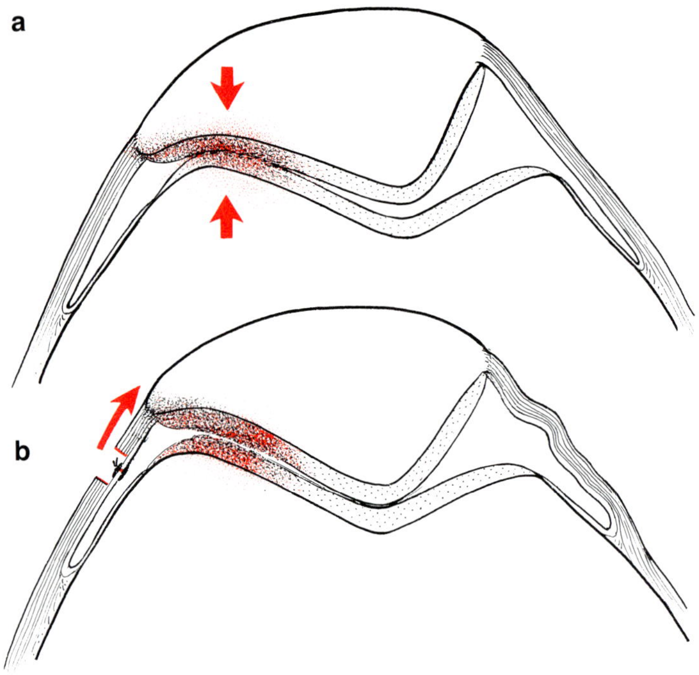

4a u. **b** Wirkung der Retinakulumspaltung beim lateralen Hyperpressionssyndrom.

Postoperative Behandlung

Redon-Drainage, leichter Kompressionsverband. Kniegelenkmanschette. Die Redon-Drainage wird nach spätestens 48 Stunden entfernt. Die weitere Behandlung entspricht etwa der nach Meniskektomie (s. S. 8.19).

Fehler und Gefahren

- Das Lig. patellae longitudinale laterale wird nicht weit genug nach proximal und distal oder nur unvollständig gespalten (zu kleine Inzision).
- Es wird bei schlaffer medialer Kapsel und Subluxationsstellung der Kniescheibe nach lateral die mediale Kapsel nicht streifenförmig exzidiert und gerafft.
- Es wird auf eine Gelenkeröffnung, Inspektion und Revision des Kniescheibengleitlagers (Abtragung kranker Knorpelbezirke, Aufbohrung nach Pridie) verzichtet.
- Mangelhafter Verschluß der durchtrennten Gefäße des lateralen Retinakulums.
- Das Gelenk wird zu lange Zeit ruhiggestellt und steift ein.
- Die krankengymnastische Übungsbehandlung (isometrische Spannübungen, Rundumspannungen, Bewegungsübungen im Wasser etc.) wird zu kurze Zeit bemessen.
- Postoperative Blutergüsse werden nicht umgehend abpunktiert.

Modifikation nach Goebell

Technik (Abb. **5** und **6**)

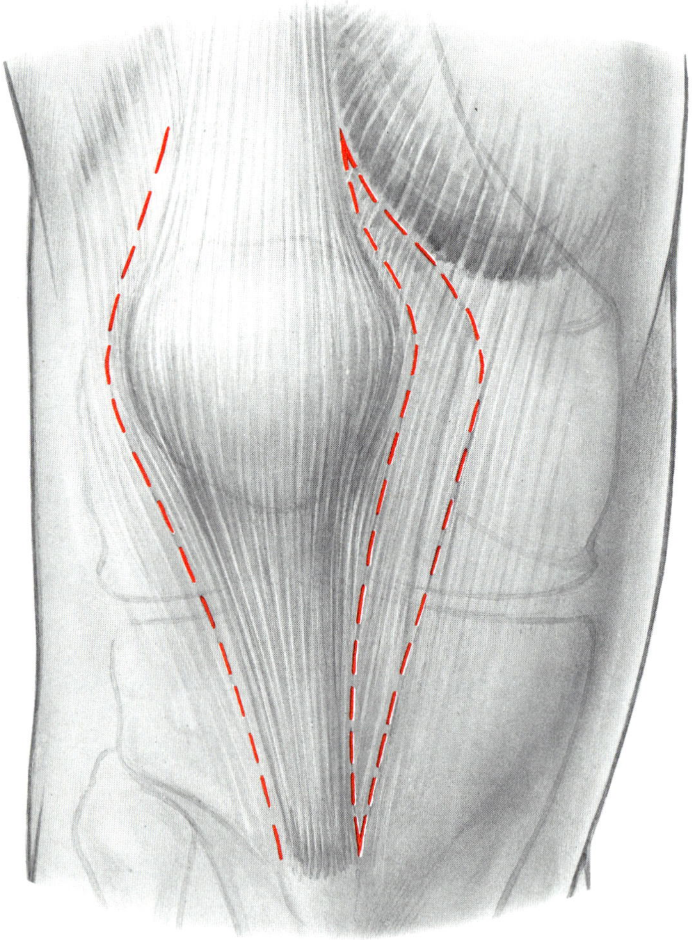

5 Das laterale Retinaculum extensorum wird längs gespalten. Aus der medialen Gelenkkapsel wird ein ovaläres Stück von ca. 8–10 cm Länge und einer Breite von maximal 2,5 cm exzidiert.

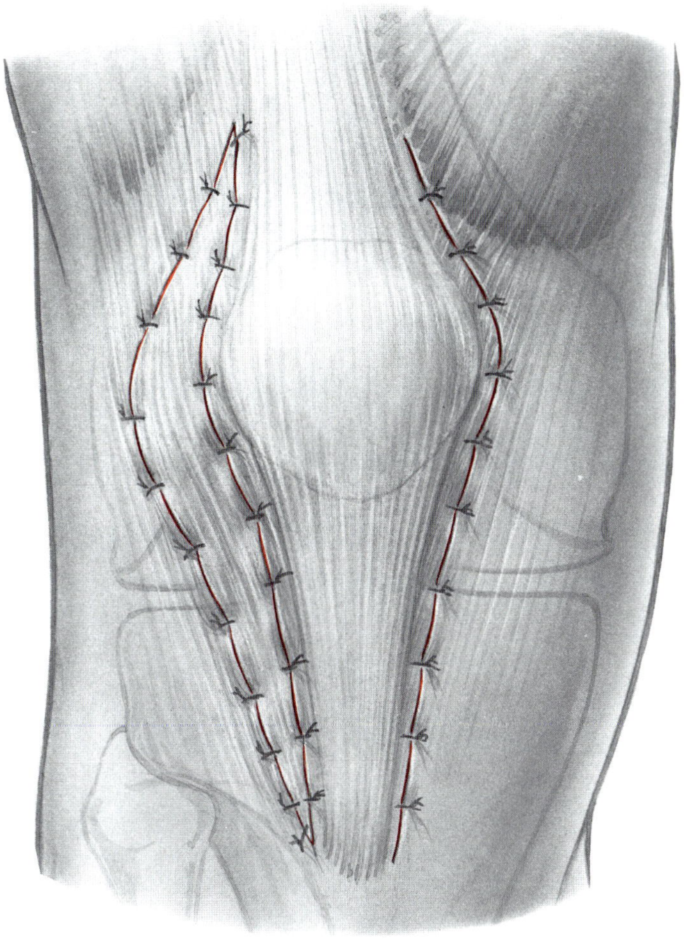

6 Der mediale Kapseldefekt wird verschlossen. In die laterale Kapsellücke wird der exzidierte Kapselstreifen eingesetzt und vernäht.

Zügelungsoperationen an der Patella

Retinakulumspaltung nach Larsson

Prinzip

Das laterale Retinakulum wird in seinen 2 Schichten »versetzt« inzidiert und anschließend so vernäht, daß der Rand der oberflächlichen Schicht und der Rand der tiefen Schicht zusammenstoßen.

Bei ausgeprägter Lateralisation der Patella wird zusätzlich das mediale Retinakulum gerafft, der M. vastus medialis obliquus nach zentral-distal verlagert und auf der Kniescheibenvorderfläche fixiert sowie das mediale Drittel des Lig. patellae von seinem unteren Ansatz abgespalten, 3–4 cm nach medial versetzt und am Periost der medialen Schienbeinkopfhälfte vernäht.

Technik (Abb. **7–9**)

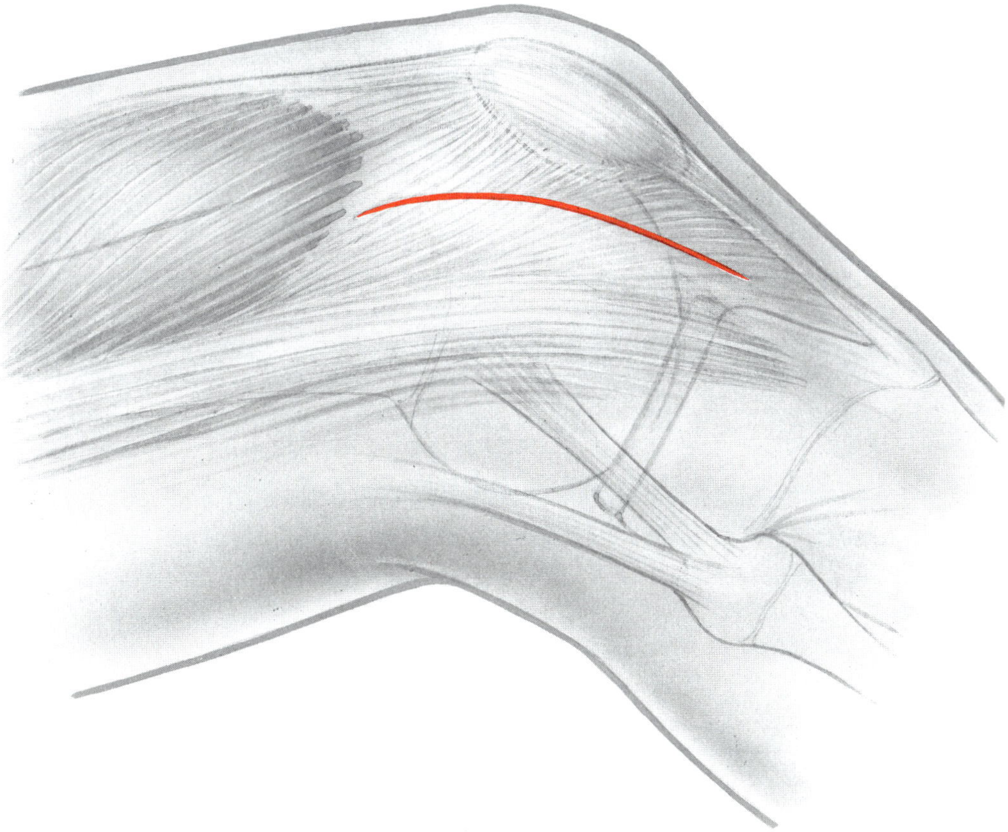

7 Die oberflächliche Schicht des lateralen Retinakulums wird 1 cm vom Patellarand längs gespalten.

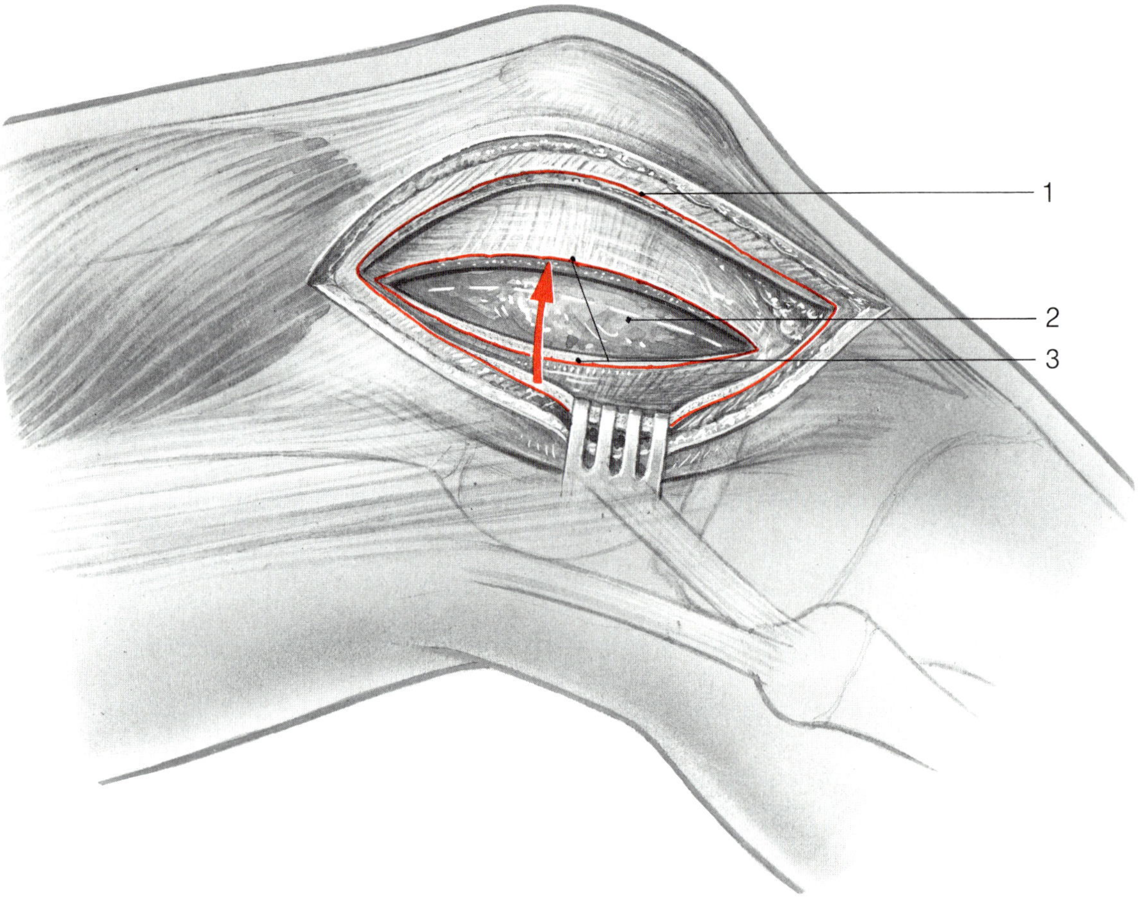

8 Die tieferliegende, transversale Retinakulumschicht wird weiter lateral vom Patellarand inzidiert. Die Membrana synovialis wird von der Unterseite der fibrösen Kapsel etwas abgeschoben.

1 oberflächliche Retinakulum-schicht
2 Membrana synovialis
3 tiefe (transversale) Retinakulum-schicht

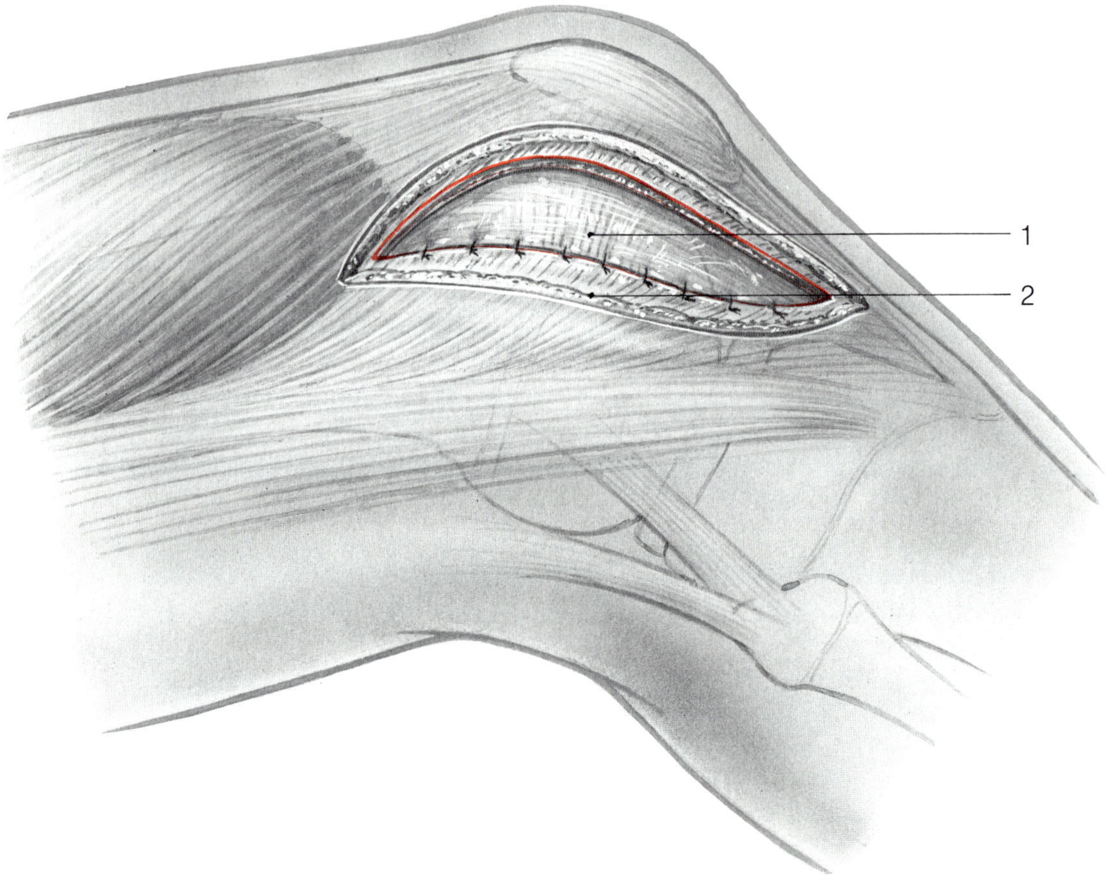

9 Der mediale Rand der tiefen Schicht wird nun gegen den lateralen Rand der oberflächlichen Schicht des Retinakulums vernäht, um die Zuggurtungswirkung des lateralen Retinakulums zu erhalten.

1 tiefe (transversale) Retinakulum-schicht
2 oberflächliche Retinakulum-schicht

Quadrizepsplastik nach Insall

Prinzip

Die Medialisierung der Strecksehne mitsamt der Patella (»Proximal Realignment«) erfolgt nach Spaltung des lateralen Retinakulums, indem das abgetrennte mediale Retinakulum einschließlich des distalen M. vastus medialis über die Kniescheibe verlagert wird.

Technik (Abb. **10–13**)

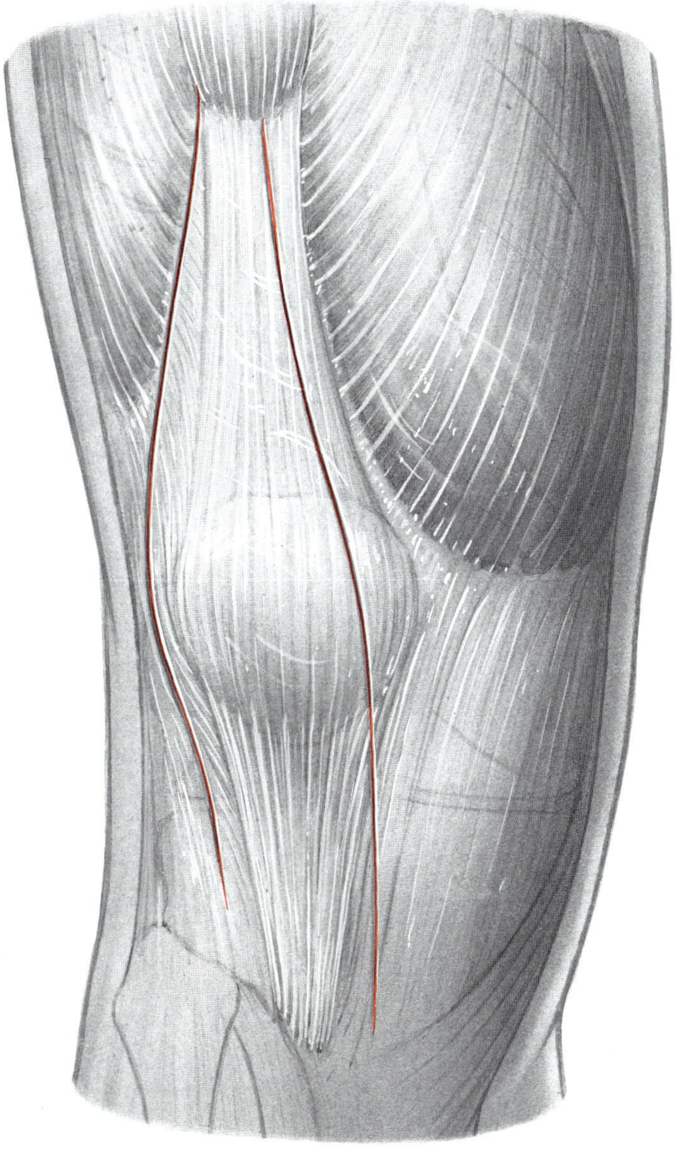

10 Anterolateraler Hautschnitt. Ein latèral parapatellarer Schnitt trennt den unteren Umfang des M. vastus lateralis von der Quadrizepssehne und inzidiert das laterale Retinakulum bis etwas unterhalb der Schienbeinkopfgelenkkante, ohne den Hoffaschen Fettkörper zu verletzen.

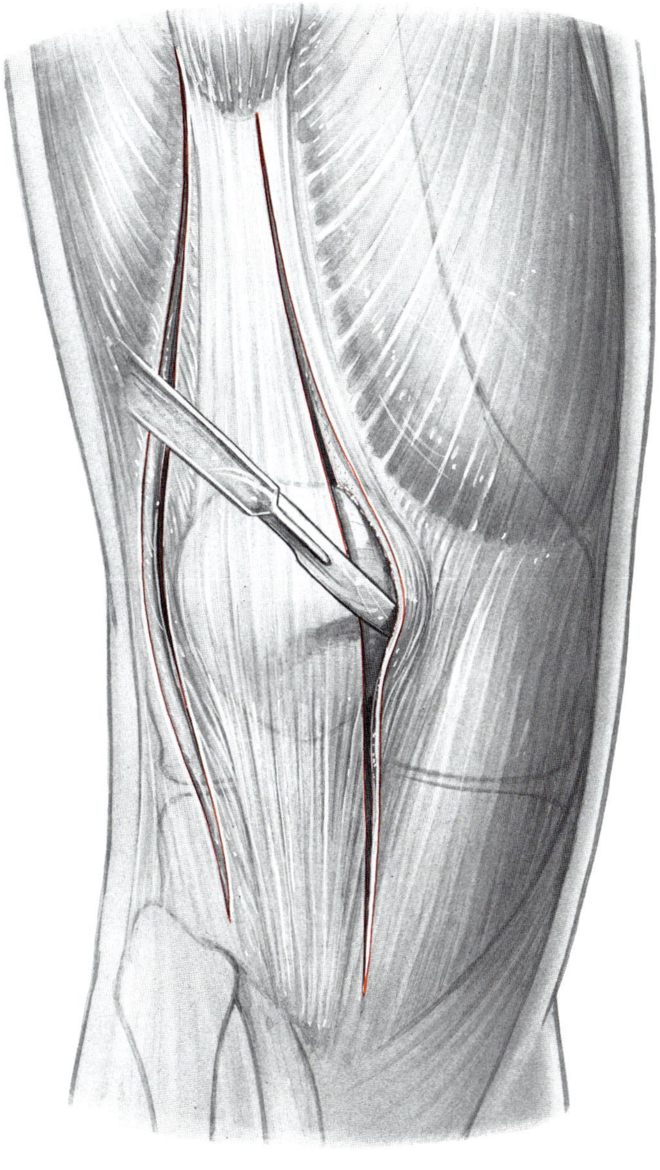

11 Durch die mediale Inzision wird ein großer Lappen gebildet, der den Ansatz des M. vastus medialis obliquus und das mediale Retinakulum enthält. Der Schnitt reicht nach distal bis in Höhe der anteromedialen Hälfte des Schienbeinkopfes. Das mediale Viertel der Patella muß dabei vorsichtig aus dem Reservestreckapparat scharf ausgelöst werden. Die Membrana synovialis muß von dem so gebildeten Lappen abgetrennt werden.

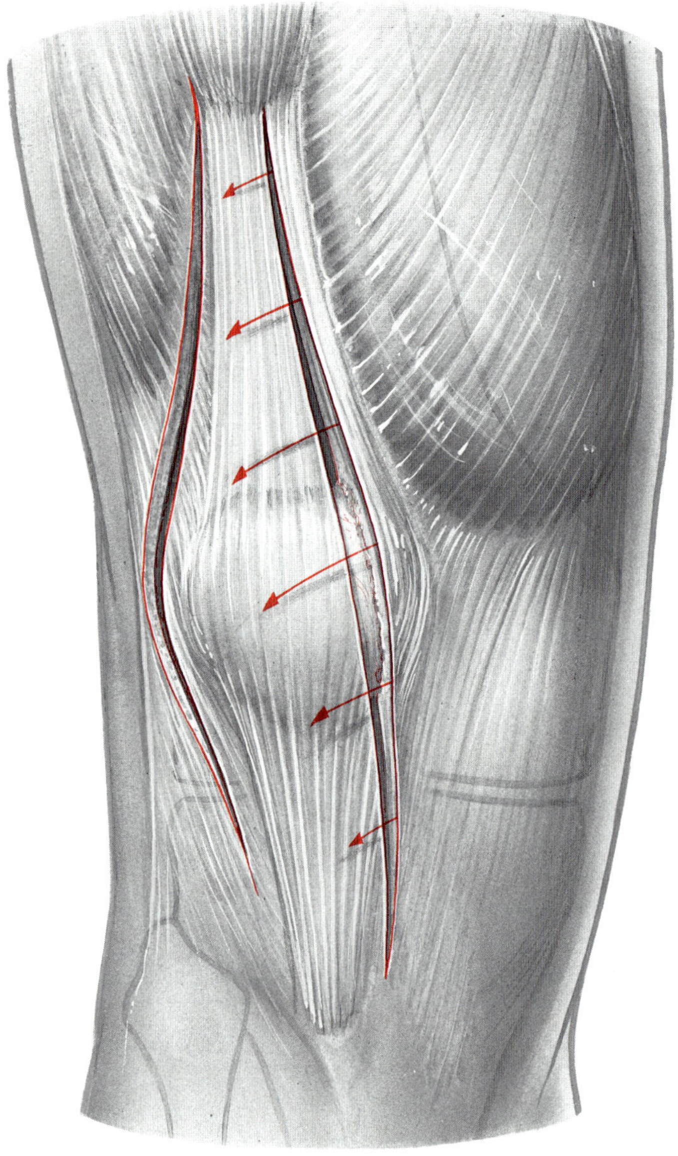

12 Die Patella verlagern wir mit einem Einzinkerhaken nach medial und fixieren den nach außen-unten straff angezogenen medialen Reservestreckapparat probeweise mit einer Naht am oberen und unteren Patellarand. Durch vorsichtiges Bewegen des Gelenkes ist das Ausmaß der Patellamedialisierung zu prüfen und die Naht ggf. zu korrigieren.

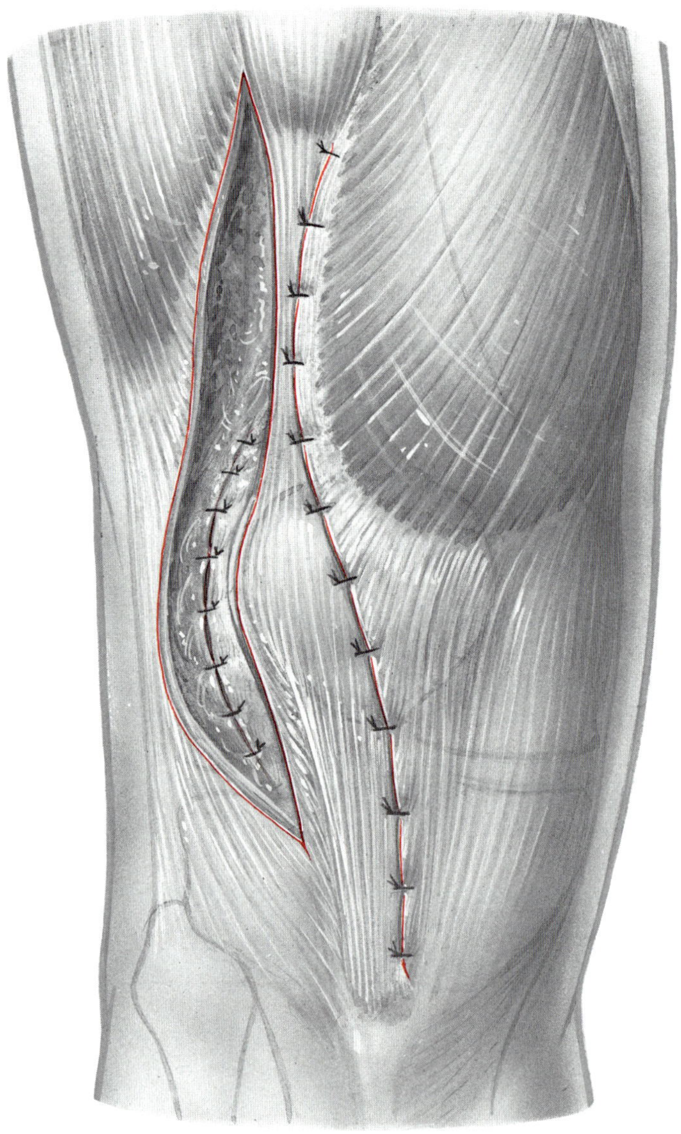

13 Das mediale Retinakulum ist auf der unteren Hälfte der Quadrizepssehne und dem Lig. patellae sowie auf der Vorderfläche der Patella vernäht und medialisiert so die Strecksehne. Das laterale Retinakulum klafft weit (»Lateral Release«).

Postoperative Behandlung

Das Gelenk wird mit einer Kniemanschette fixiert. Nach 1–2 Tagen entfernen wir die Redon-Drainage. Nach Abklingen der Wundschmerzen Beginn mit isometrischen Quadrizepsübungen und Umlagerungen. Die Fäden werden nach 8–10 Tagen entfernt. Wir lassen das Gelenk vorsichtig auf einer Bewegungsschiene üben. Die Kniebeugung soll nicht forciert werden. In der Regel stellt sie sich von selbst im Laufe von Wochen in vollem Umfang wieder ein.

Fehler und Gefahren

- Der Kapselstreifen wird zu breit oder zu schmal entnommen. Es kommt zur Überkorrektur oder zur mangelhaften Korrektur und zum Rezidiv.
- Es wird nicht vorsichtig genug geübt: Nahtdehiszenz.

Operation nach Madigan

Prinzip

Laterale Kapseldurchtrennung und Verpflanzung eines Teiles des M. vastus medialis auf die Kniescheibe.

Technik (Abb. **14–16**)

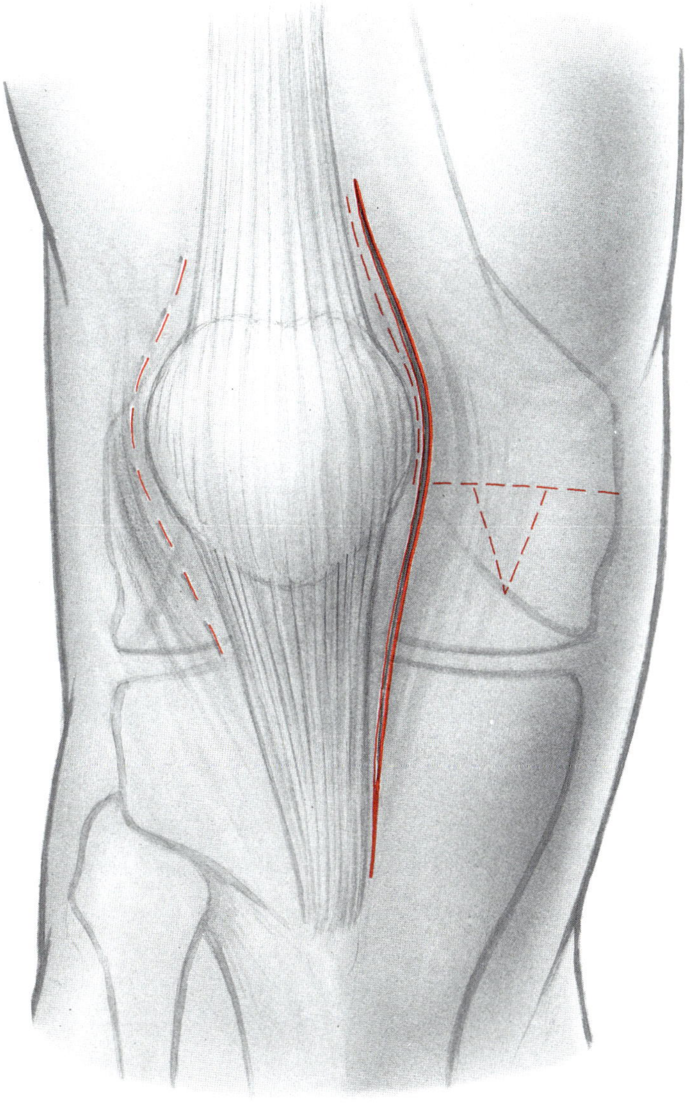

14 Medialer Parapatellarschnitt. Haut und Subkutis werden nach lateral über die Kniescheibe präpariert. Durchtrennung des lateralen Retinaculum extensorum (gestrichelte Linie). Es kann erforderlich werden, auch die einstrahlenden Fasern des M. vastus lateralis abzutrennen. Der auf der Medialseite markierte Kapselzwickel wird nach der Muskelverpflanzung reseziert.

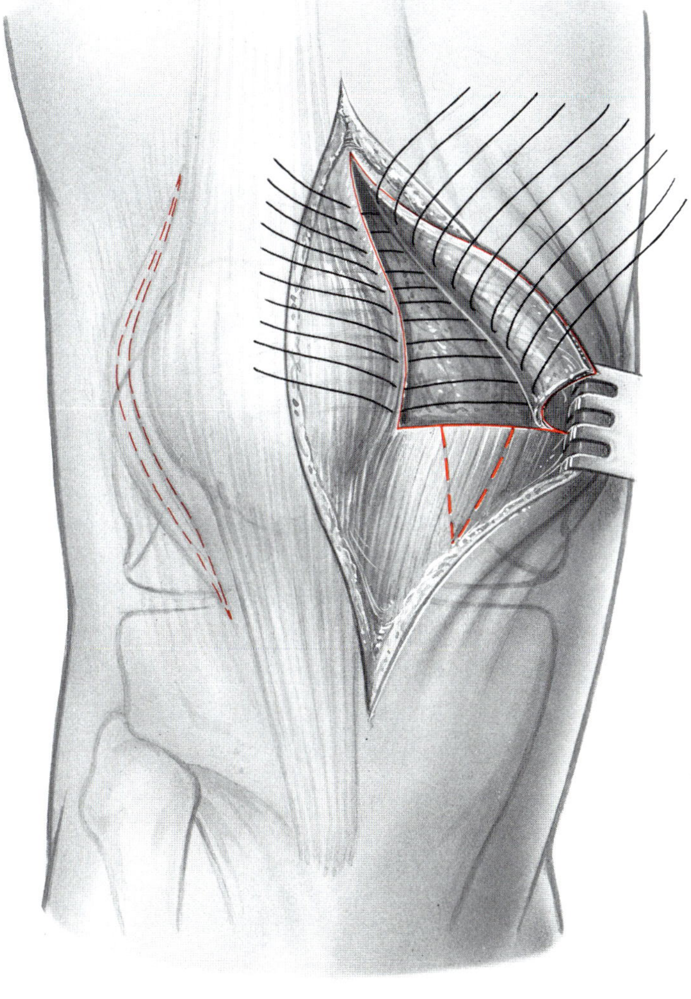

15 Der M. vastus medialis und das Retinaculum extensorum sind L-förmig abgetrennt. Die Patella wird mit einem Einzinkerhaken nach medial gehalten. Die tiefe Schicht des Muskel-Kapsel-Lappens wird angenäht.

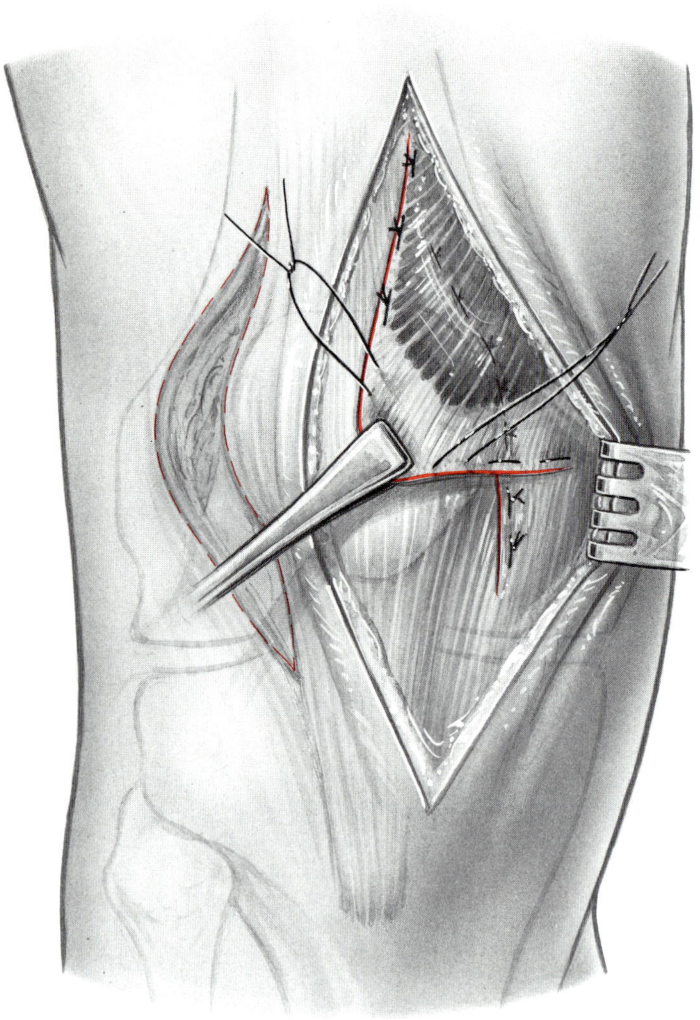

16 Der freie Rand des Muskel-Kapsel-Lappens wird unter leichter Spannung auf der Vorderfläche der Kniescheibe vernäht. Die überschüssigen Anteile des medialen Retinakulums sind exzidiert und vernäht. Man überzeugt sich davon, daß der laterale Kniescheibenrand bei Unterschenkelbeugung um etwa 60–70 Grad nicht über den lateralen Femurkondylus nach lateral abweicht. Sollte dies der Fall sein, muß die Naht geändert werden.

Postoperative Behandlung

Siehe S. 12.14 und s. S. 12.23.

Fehler und Gefahren

- Der M. vastus medialis wird nicht genügend mobilisiert (von der Rektussehne abgetrennt) und nur mangelhaft auf der Kniescheibe fixiert: Die Nähte reißen bei der Kniebeugung ein oder schneiden durch.
- Der Muskel wird zu straff oder zu schlaff auf die Kniescheibe verpflanzt.

Operation in Anlehnung an Krogius und Lecène

Vorteile

Der Eingriff kann, wie alle Operationen am Retinaculum extensorum, bereits im Wachstumsalter vorgenommen werden.

Nachteile

Als alleinige Maßnahme manchmal nicht ausreichend.

Prinzip

Das laterale Retinaculum extensorum wird längsgespalten. Aus dem medialen Retinakulum wird ein in den M. vastus mediale gestielter Streifen entnommen und in den lateralen Retinakulumdefekt eingenäht. Das mediale Retinakulum wird verschlossen, die Patella dadurch »medialisiert«. Der mit dem Sehnenstreifen mitverlagerte Anteil des M. vastus medialis soll zusätzlich einen aktiven Effekt ausüben.

Technik (Abb. **17–21**)

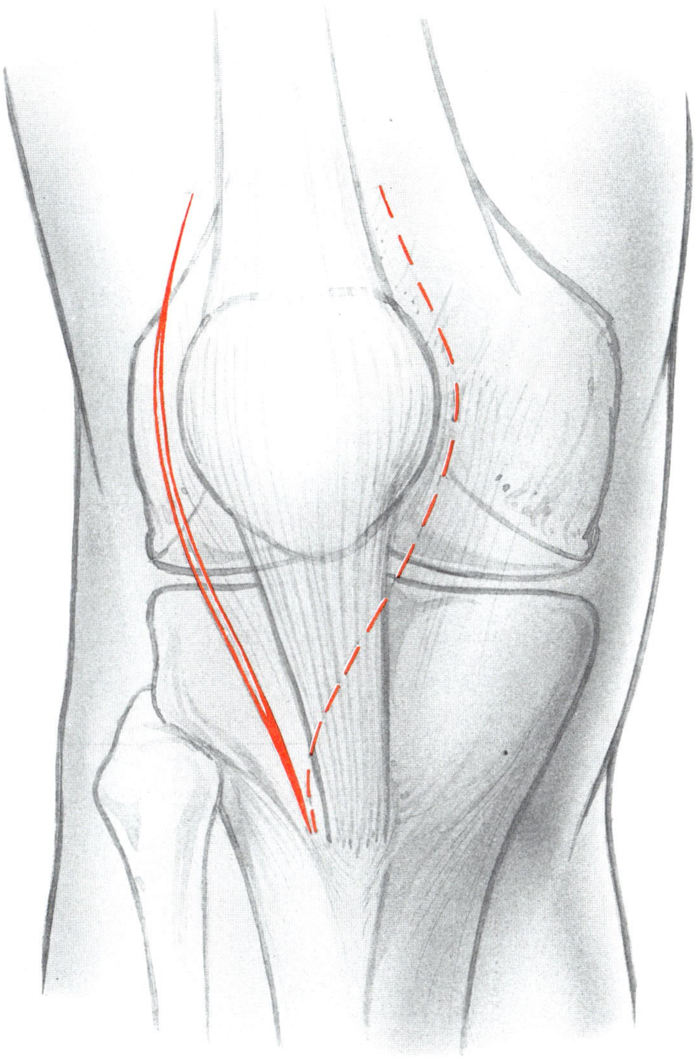

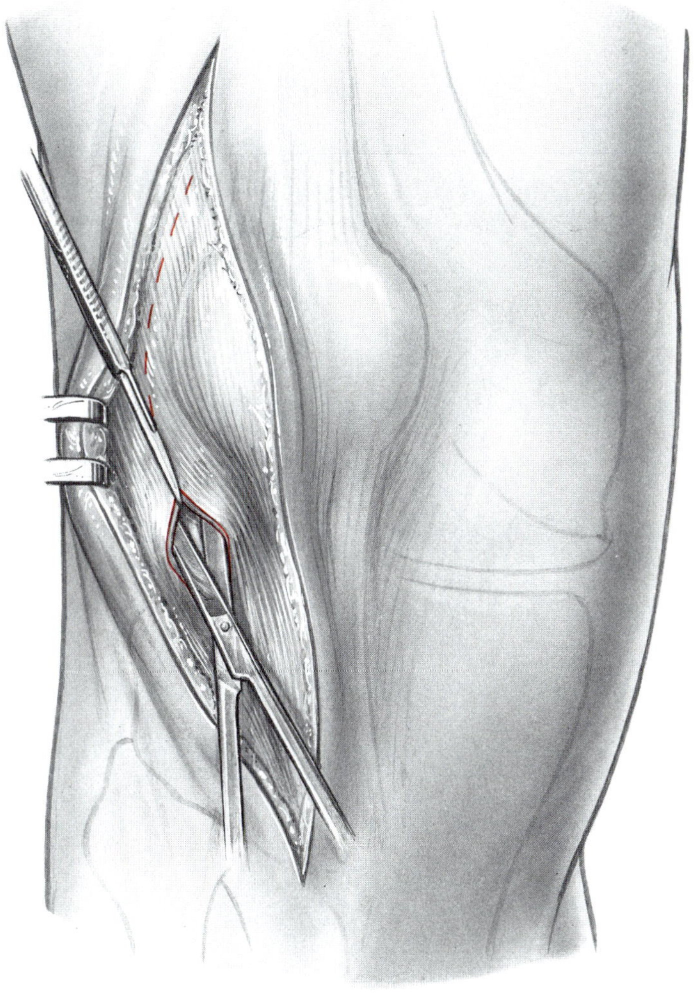

17 Anstelle des parapatellaren lateralen Hautschnittes kann auch parapatellar medial inzidiert werden (gestrichelte Linie). Den medialen Parapatellarschnitt ziehen wir schräg über das Lig. patellae bis zur Tuberositas tibiae.

18 Das laterale Retinaculum extensorum wird ca. 0,5 bis 1 cm neben dem lateralen Patellarand durchtrennt. Wir inzidieren nach proximal bis zur Quadrizepssehne, nach distal parallel des Lig. patellae bis zur Tuberositas tibiae. Die Membrana synovialis kann von der fibrösen Kapsel abpräpariert und durchtrennt werden, um den Gelenkinnenraum zu besichtigen. Der mediale Hautrand wird mit Mehrzinkerhaken nach vorn gezogen. Man präpariert Haut und Subkutis nach medial bis etwa 3–4 cm neben dem medialen Kniescheibenrand vom Retinaculum extensorum und der Vorderfläche der Kniescheibe weg.

19

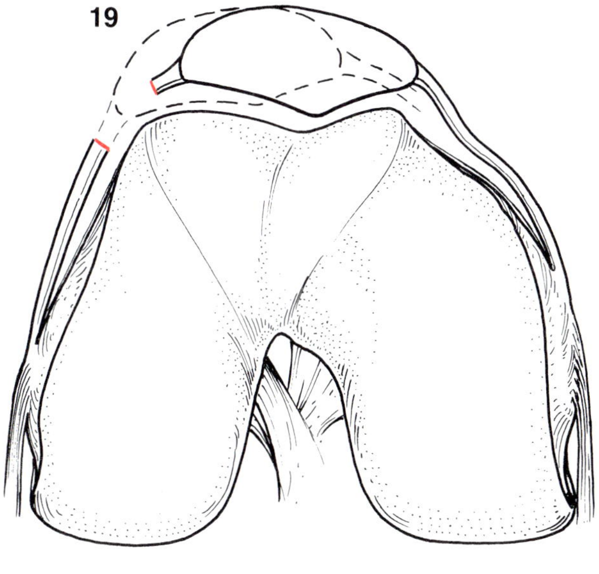

19 Aufsicht von unten auf die Femurgelenkfläche: Nach Durchtrennung des Retinaculum extensorum läßt sich die Kniescheibe nach medial verschieben.

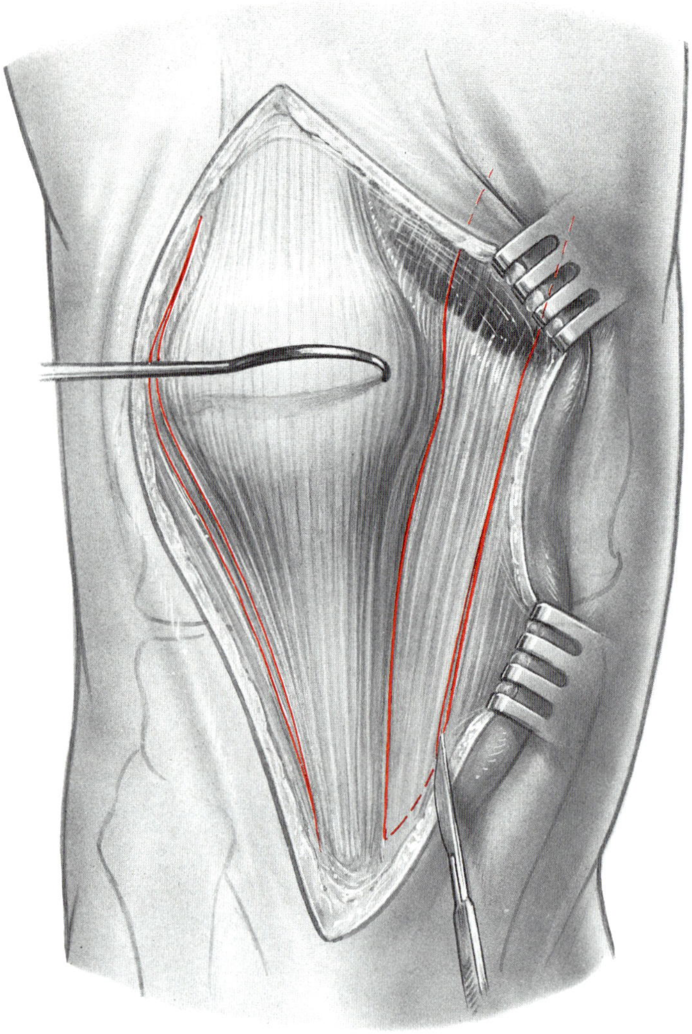

20 Aus dem Retinaculum extensorum mediale wird parapatellar ein etwa 1,5–2 cm breiter, proximal in den M. vastus medialis (seinen Fasern parallel) gestielter Lappen gebildet. Er endet in Höhe der Tuberositas tibiae und wird dort abgetrennt. In dieser Präparationsphase zieht man die Patella mit einem Einzinkerhaken nach lateral, damit das mediale Retinakulum gut entfaltet ist.

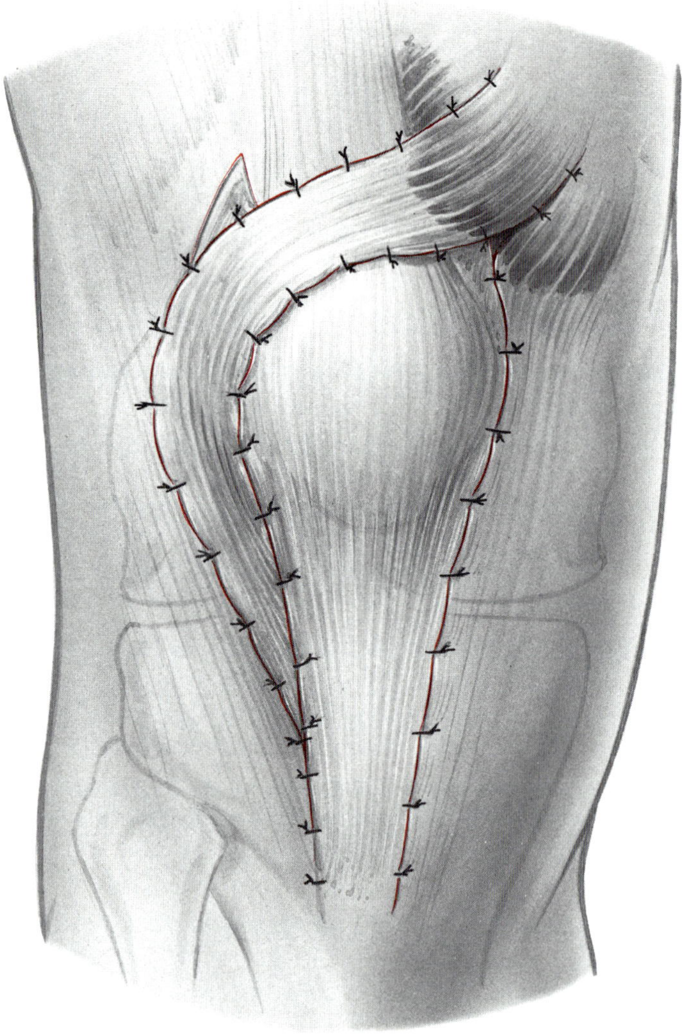

21 Die Wundränder im medialen Retinakulum werden mit resorbierbaren atraumatischen Fäden verschlossen. Dabei verlagert sich die Kniescheibe nach medial. In den nun auf der Lateralseite entstehenden Kapseldefekt wird der Muskel-Kapsel-Lappen eingenäht. Der gestielte Lappen sollte am oberen inneren Kniescheibenrand nicht abknicken, sondern ohne Zwang in leichter Spannung eingenäht werden.

Postoperative Behandlung, Fehler und Gefahren

Siehe S. 12.23

Operation nach Goldthwait

Prinzip

Es wird die laterale Hälfte des Lig. patellae abgespalten, unter der medialen durchgezogen und am medialen Tibiakopf fixiert. – Der Eingriff ist ausschließlich im Wachstumsalter angezeigt. Eine Versetzung der knöchernen Tuberositas tibiae würde zu Wachstumsschäden (Genu recurvatum) führen.

Technik (Abb. **22–25**)

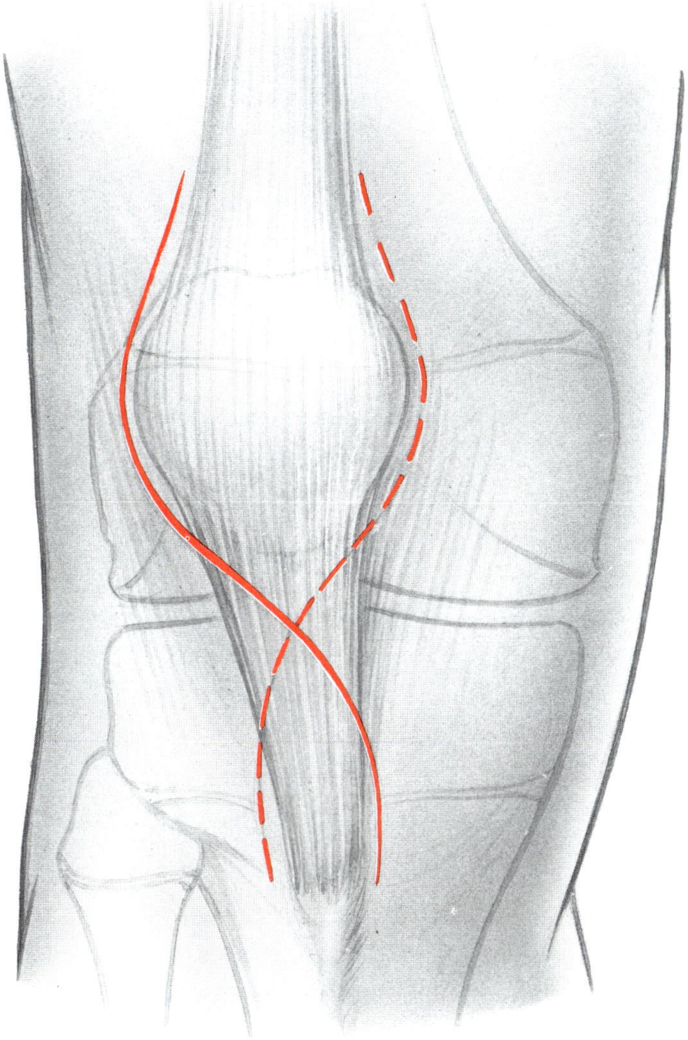

22 Als Zugang kann ein lateraler oder medialer Parapatellarschnitt verwendet werden. Beide Inzisionen können das Lig. patellae schräg kreuzen und enden etwa in Höhe der Tuberositas tibiae.

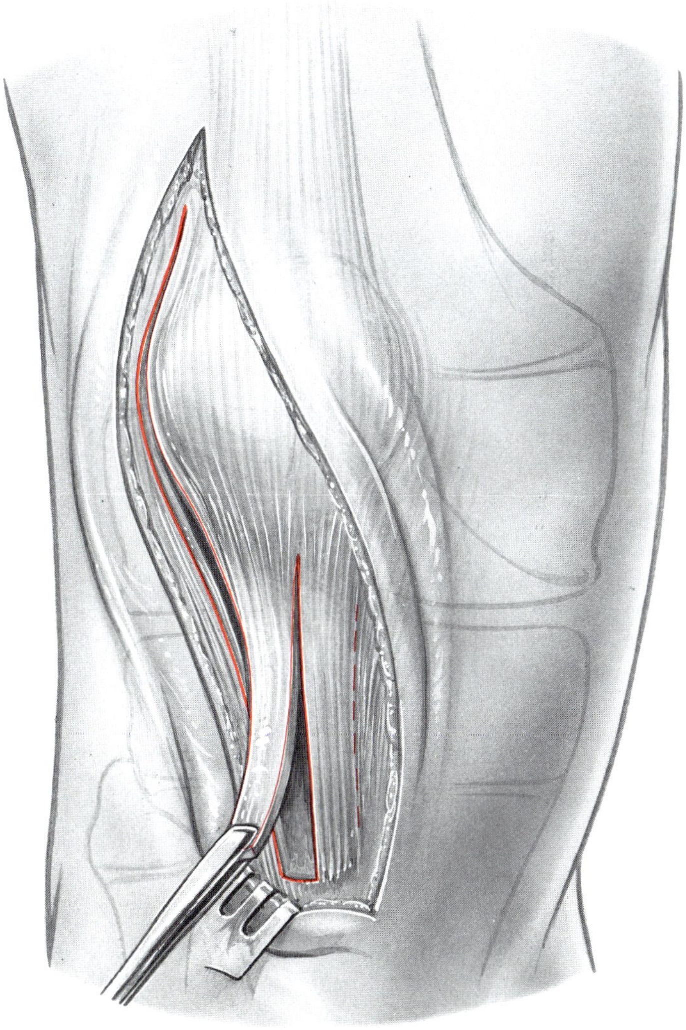

23 Die laterale Hälfte des Lig. patellae ist abgespalten. Am medialen Rand des Kniescheibenbandes wird längs inzidiert. Das laterale Retinaculum extensorum wird bis in den Ansatz des M. vastus lateralis gespalten.

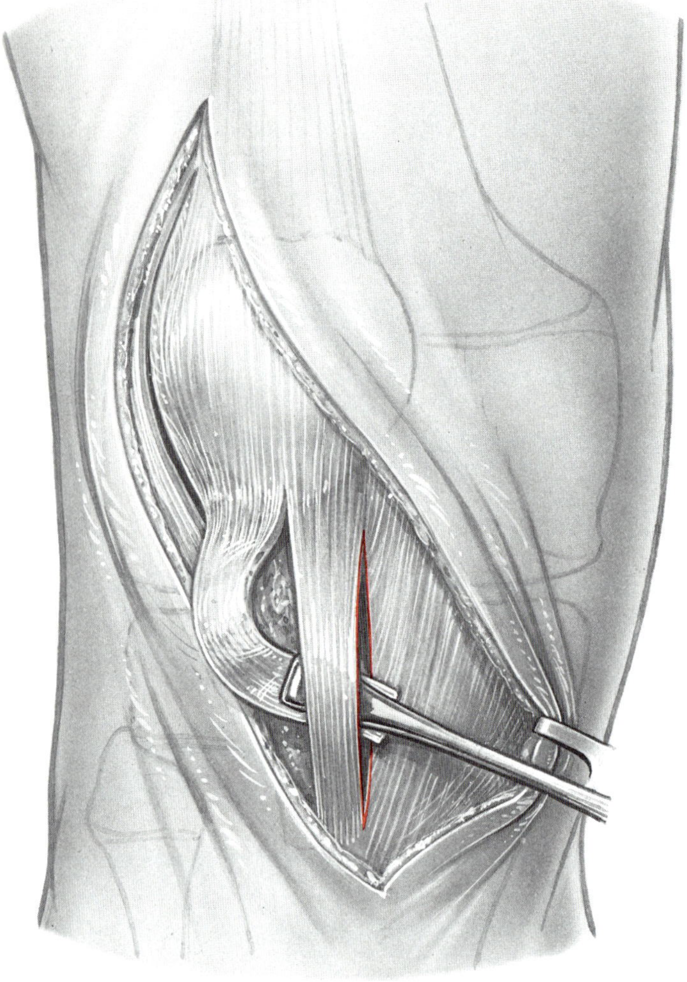

24 Die abgetrennte laterale Hälfte des Kniescheibenbandes wird unter der medialen Hälfte durchgezogen und am medialen Schienbeinkopf vernäht.

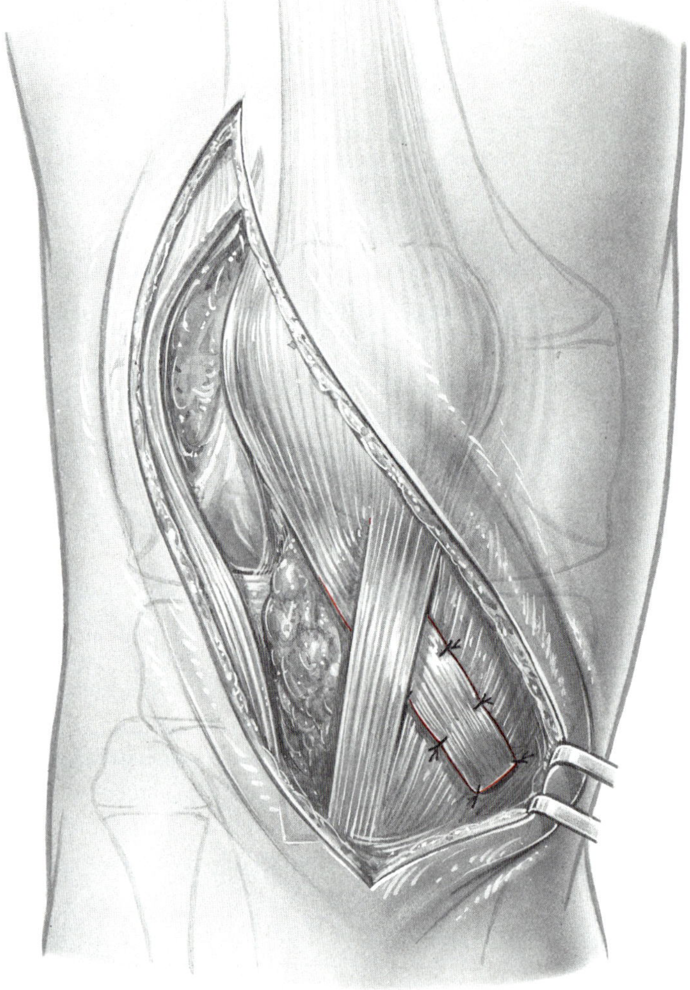

25 Die Patella ist medialisiert. Bei der Naht des abgespaltenen Kniescheibenbandes am medialen Schienbeinkopf muß darauf geachtet werden, daß es nicht zu einer Verletzung der Epiphysenscheibe kommt (z. B. durch grobes Abschieben des Periosts mit dem Raspatorium).

Eigene Methode (Blauth)

Es werden die *medialen* 2 Drittel des Lig. patellae abgetrennt. Außerdem entnehmen wir einen Kapselstreifen aus dem Retinaculum extensorum mediale und durchtrennen das laterale Retinaculum extensorum bis in die Vastusmuskulatur.

Der abgespaltene Teil des Kniescheibenbandes wird auf das Periost des Schienbeinkopfes vernäht. Die mediale Kapsellücke wird verschlossen. In die laterale Kapsellücke wird der medial entnommene Kapselstreifen eingenäht. – Bei älteren Kindern kann das abgespaltene Lig. patellae mit einer Kleinfragmentschraube und gezacktem Unterlegkranz oder einer Krampe in einer Periosttasche fixiert werden. Epiphysenscheibe und Tuberositasapophyse dürfen nicht verletzt werden.

Alternativmethode nach Brückner

Das Verfahren darf *nur nach Wachstumsabschluß* vorgenommen werden. Im Prinzip wird das mittlere Drittel des Kniescheibenbandes mit einem kleinen Knochenmedaillon aus der Tuberositas tibiae abgetrennt, um 90 Grad verlagert und am Epicondylus femoris medialis fixiert.

Technik (Abb. **26–28**)

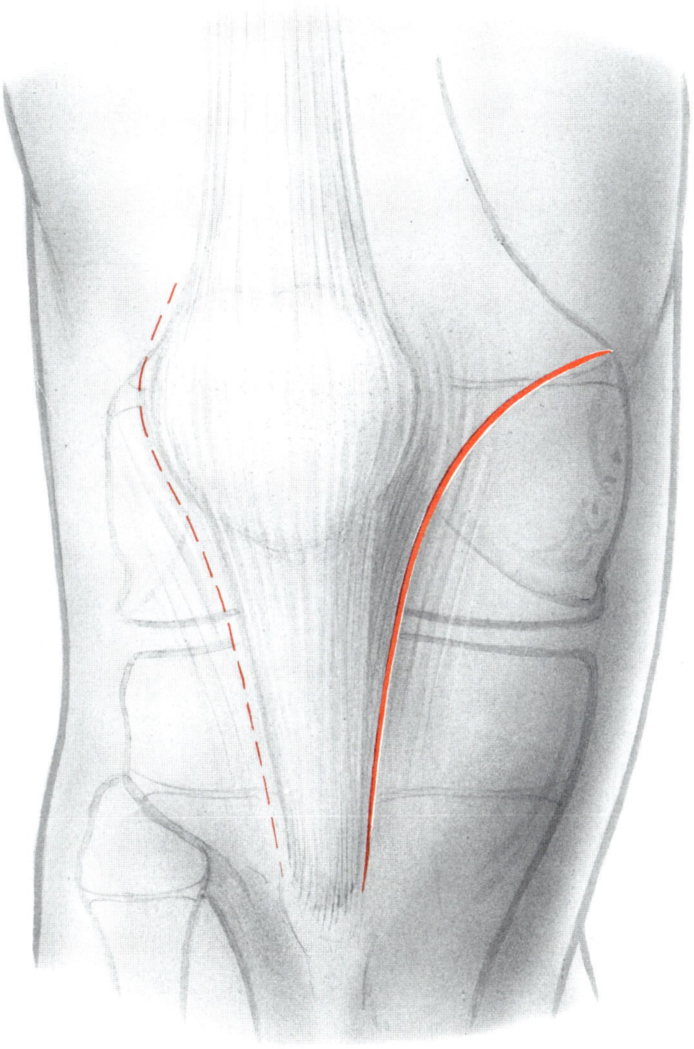

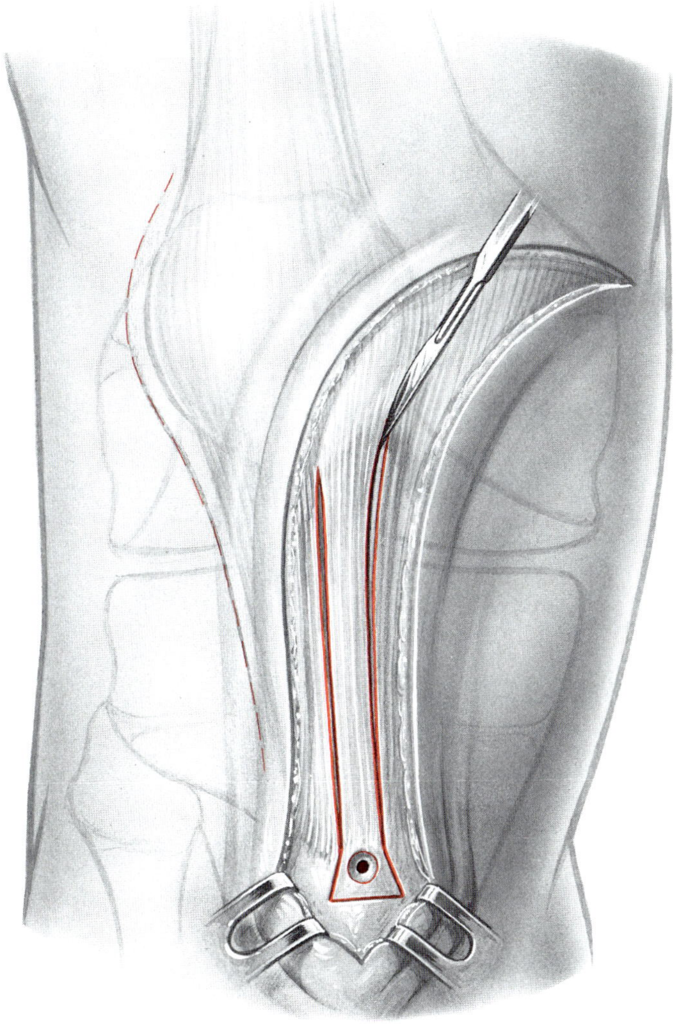

26 Der Hautschnitt beginnt zwischen dem medialen oberen Kniescheibenrand und dem Epicondylus medialis und zieht schräg nach vorn unten bis etwa 2 cm distal der Tuberositas tibiae. Brückner verwendet 2 Inzisionen, nämlich eine Längsinzision am medialen Rand des Lig. patellae und eine quere Inzision über dem Epicondylus medialis.

27 Das mediale Drittel des Lig. patellae wird von der Apex patellae bis zur Tuberositas tibiae isoliert und mit einem trapezförmigen Knochenkeil von etwa 1,2 cm Breite und 1,5 cm Länge aus der Tuberositas abgelöst. Das Knochenmedaillon wird zuvor mit einem 2,7-mm-Bohrer durchbohrt. Der Bohrkanal wird vorgefräst, damit man sich die Insertion des Fragmentes am Epicondylus medialis erleichtert.

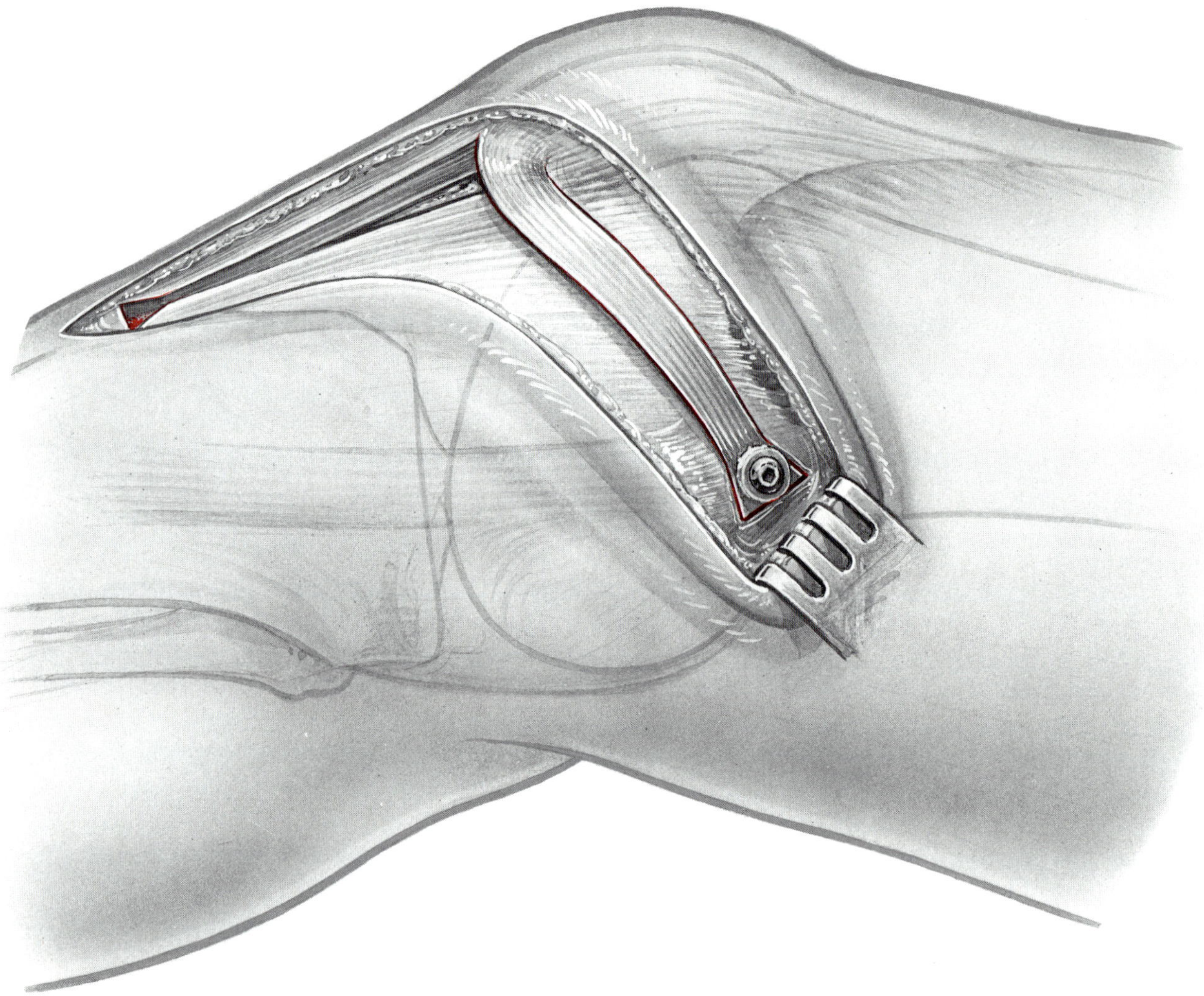

28 Das abgespaltene Kniescheibenband ist um ca. 90 Grad verlagert und etwas oberhalb sowie hinter dem Epicondylus medialis in ein vorbereitetes Knochenbett mit einer Kleinfragment-Spongiosaschraube fixiert. – Zuvor muß die Spannung des Bandanteils in allen Gelenkpositionen überprüft werden.

Eingriffe am Knochen

Medialisierung der Tuberositas tibiae nach Elmslie sowie Trillat

Das Verfahren erlaubt nur eine relativ geringe Medialisierung und ist – wie die Versetzungen der Tuberositas tibiae – *im Wachstumsalter kontraindiziert.*

Prinzip

Medialisierung der distal gestielt bleibenden Tuberositas tibiae nach Spaltung des Lig. patellae longitudinale laterale. Fixation der Tuberositas tibiae mit einer Schraube.

Indikation

Geringe bis mäßige Lateralposition der Tuberositas tibiae (vergrößerter Q-Winkel, Außentorsion der Tibia).

Technik (Abb. **29–31**)

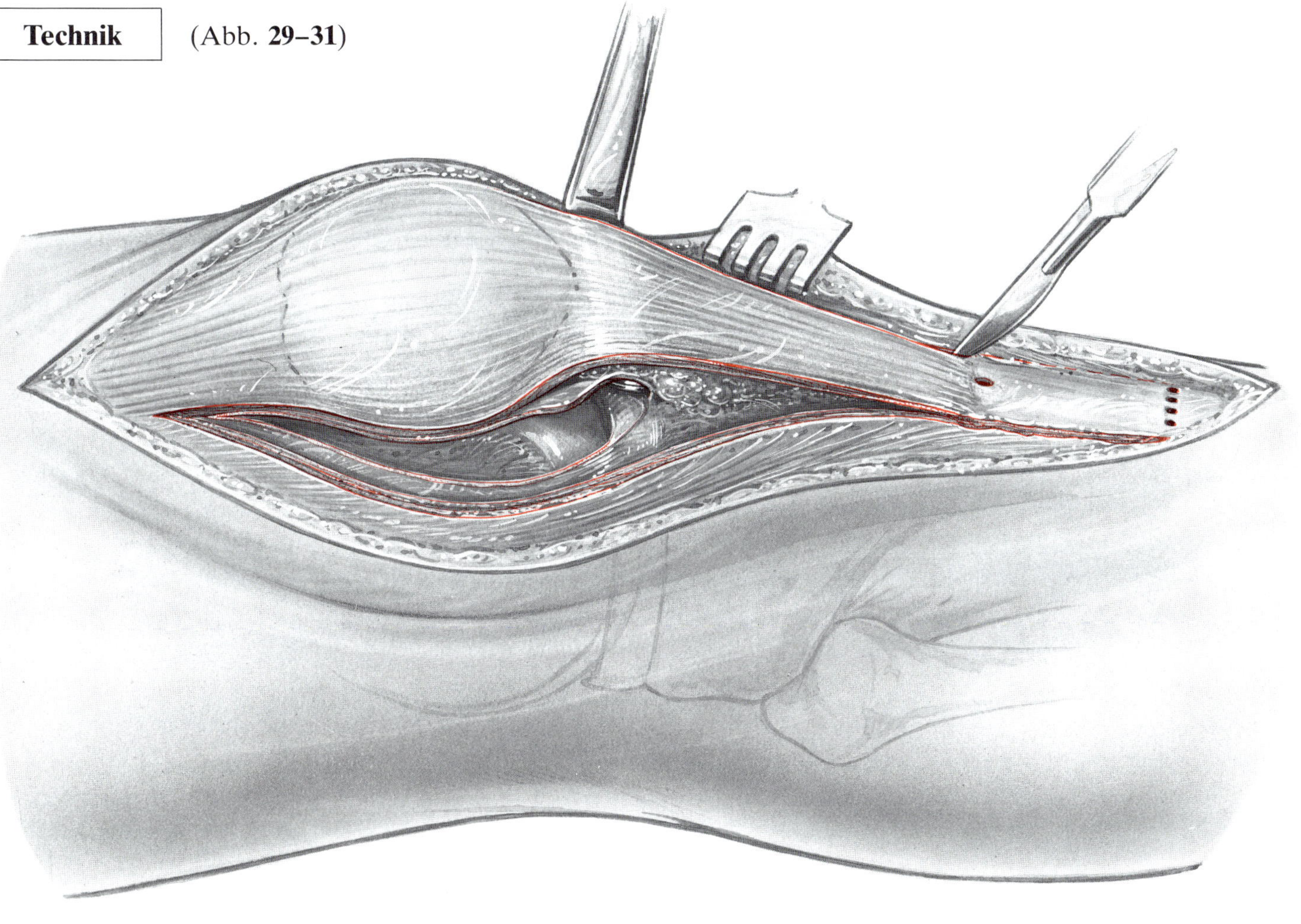

29 Das Gelenk wird wie bei der Retinakulumspaltung nach Viernstein u. Weigert eröffnet und revidiert. Naht der Membrana synovialis. Anschließend spaltet man beiderseits der Tuberositas tibiae das Periost. Es wird am medialen Schienbeinkopf türflügelartig nach medial abgeschoben. Um die proximale Begrenzung der Tuberositas tibiae einwandfrei bestimmen zu können, inzidieren wir die einstrahlenden Retinakulumzüge auf der Medialseite des Lig. patellae, schieben einen Langenbeck-Haken unter das Kniescheibenband und ziehen das Band damit nach vorn. Die Schienbeinvorderkante wird etwa 3–4 cm distal der Tuberositas tibiae mit einem 2- bis 2,7-mm-Bohrer mehrfach in sagittaler Richtung durchbohrt. Außerdem legen wir uns einen kurzen Bohrkanal durch die Tuberositas tibiae (4,5 mm Durchmesser), um uns die spätere Fixation des Knochens zu erleichtern.

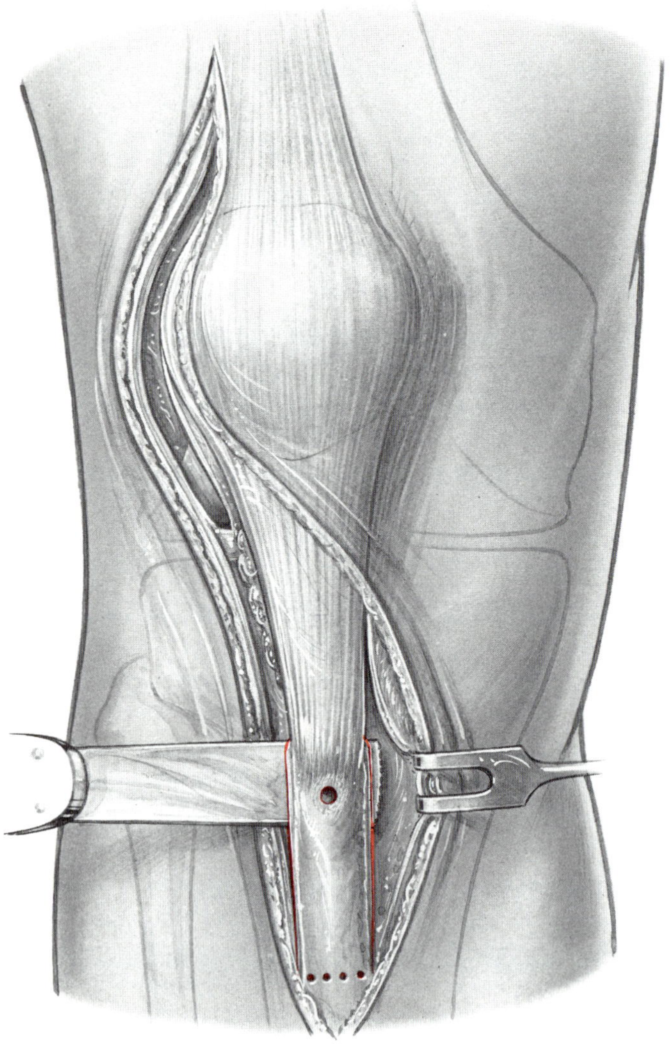

30 Die Tuberositas tibiae wird als etwa 3–4 mm dicke Knochenschale in der Frontalebene bis in die Nähe der distalen Bohrlöcher durchgesägt. Man hebt sie nun vorsichtig mit einem flach geschliffenen Meißel an. Die Kortikalis zwischen den Bohrlöchern bricht ein, so daß nur noch eine Verbindung über das Periost besteht.

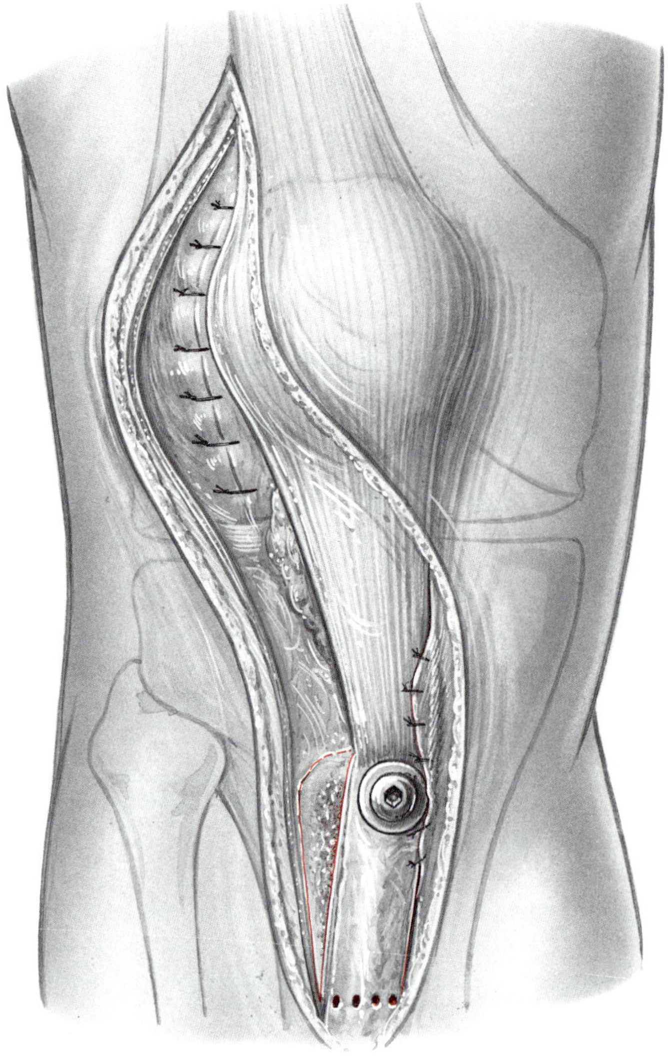

31 Das an den Weichteilen hängende Fragment wird nach medial geschwenkt und mit einer Spongiosaschraube fixiert. Der Knochenkanal durch das Fragment ist bereits vor der Verlagerung mit Bohrer und Fräse vorbereitet worden. Nach der Fixation überprüfen wir das Verhalten der Kniescheibe bei Beugung des Unterschenkels. Ist die Lateralisation beseitigt, wird das vom medialen Tibiakopf abgeschobene Periost auf das Fragment vernäht.

Postoperative Behandlung

Siehe S. 12.23

Fehler und Gefahren

- Die Tuberositas tibiae wird als zu kleines Knochenmedaillon abgetragen: Die Osteosynthese ist erschwert.
- Die Tuberositas tibiae wird zu spärlich medialisiert: Der Eingriff bleibt ohne Effekt.
- Die Medialverlagerung wird nicht mit der Spaltung der lateralen fibrösen Gelenkkapsel kombiniert.
- Die Tuberositas tibiae reißt ab oder wird nur mangelhaft fixiert: Die postoperative Behandlung wird verzögert. Gefahr der Verschiebung der Tuberositas tibiae. Funktionsstörungen.

Medialverlagerung der Tuberositas tibiae nach Blauth und Mann

Indikation

Laterale Position der Tuberositas tibiae beim Erwachsenen. Der Eingriff ist *im Kindesalter kontraindiziert,* weil er zu Wachstumsschäden mit Genu recurvatum führen würde.

Technik (Abb. **32–37**)

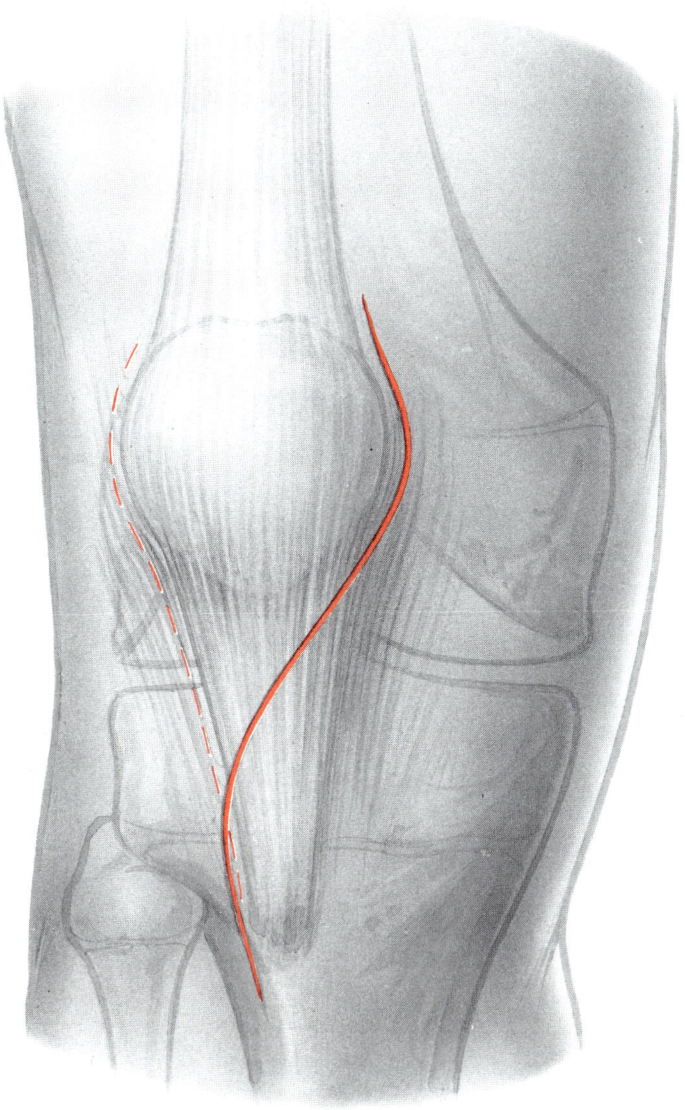

32 Medialer Parapatellarschnitt, nach distal schräg über das Lig. patellae und weiter auf seiner Lateralseite bis dicht unterhalb der Tuberositas tibiae. Das laterale Retinaculum extensorum wird parapatellar von der Basis der Kniescheibe bis zur Tuberositas tibiae abgetrennt.

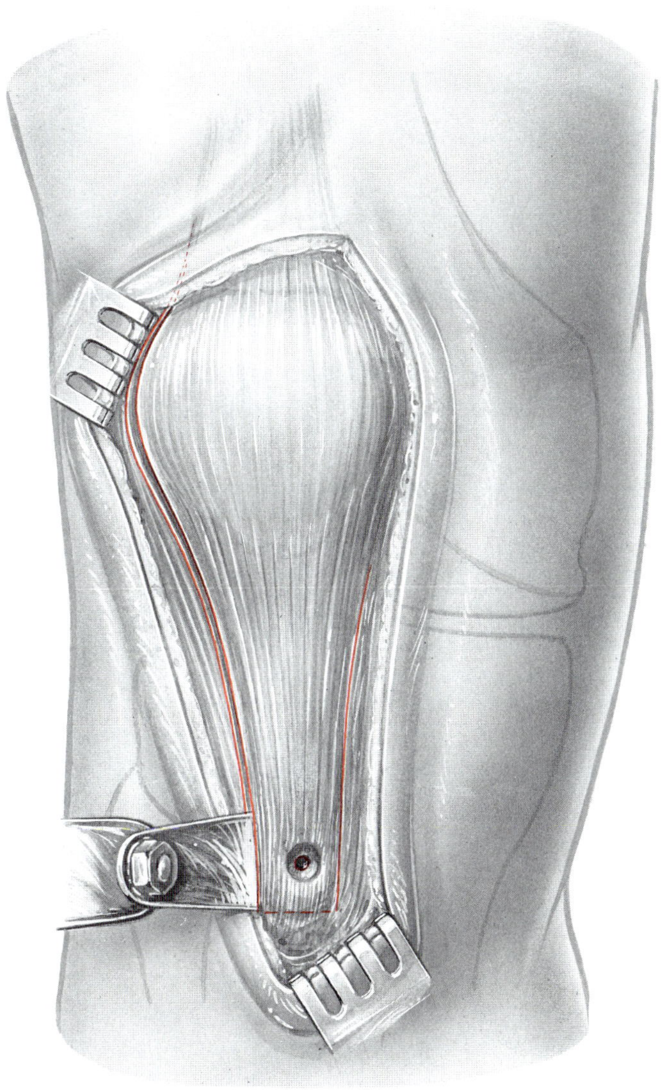

33 Man inzidiert das Periost um die Tuberositas tibiae und schiebt auf der Lateralseite die Muskulatur ab. Auf der Medialseite wird der Periostschnitt bogenförmig nach proximal medial auf dem Schienbeinkopf fortgeführt. Das Periost schieben wir ab, um die Region freizumachen, auf die die Tuberositas später verlagert wird. Mit der Säge werden 2 Schnitte gelegt: Der erste verläuft parallel zur vorderen medialen Schienbeinfläche, der andere senkrecht zum Tibiaschaft in der Sagittalebene. So entsteht ein keilförmiger Knochenspan, an dem das Lig. patellae ansetzt (s. Abb. 34 und 35).

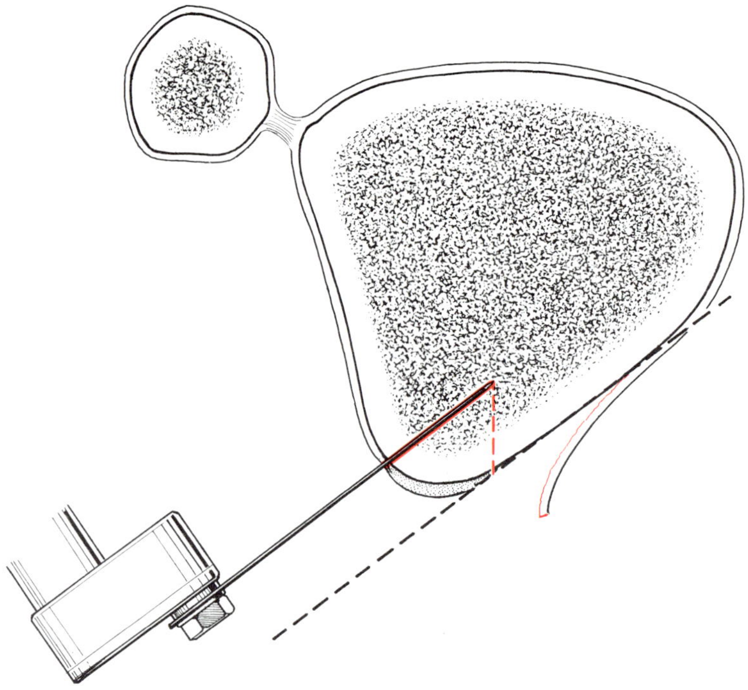

34 Schematisches Bild zur Darstellung des etwa dreieckigen Knochenspanes aus der Tuberositas tibiae. Der eine Sägeschnitt verläuft parallel zur vorderen medialen Schienbeinfläche. Mit dieser Zurichtung der Tuberositas tibiae wird eine Verdrehung des Lig. patellae sowie eine Rückverlagerung des Bandansatzes (»negativer Maquet-Effekt«) vermieden.

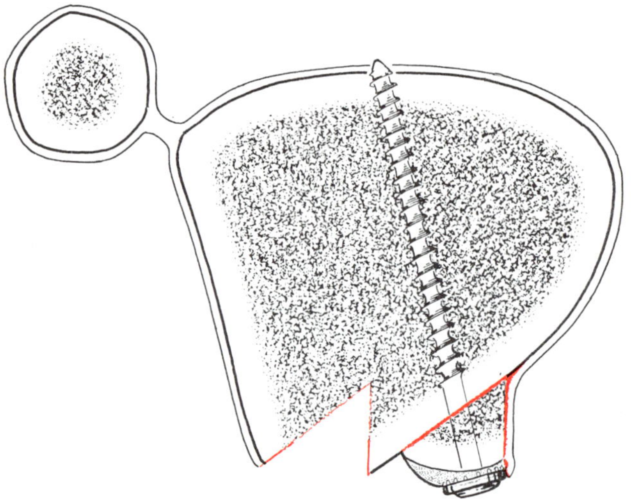

35 Der »Tuberositaskeil« wird zunächst mit 2 Kirschner-Drähten auf die mit einem Meißel etwas eingeebnete vordere Schienbeinkopffläche fixiert. Wir überprüfen die Lage der Kniescheibe bei Unterschenkelbeugung und fixieren die Tuberositas mit 1–2 Spongiosaschrauben (sog. Flachkopfschrauben*). Die Schraubengewinde müssen die hintere Tibiakortikalis fassen! Die Schraube darf nicht zu fest angezogen werden, weil es sonst zu Zirkulationsstörungen der Tuberositas tibiae kommen kann. Fixation auch mit einer Schraube und einem Kirschner-Draht möglich, um Verdrehungen des Fragments zu verhüten.

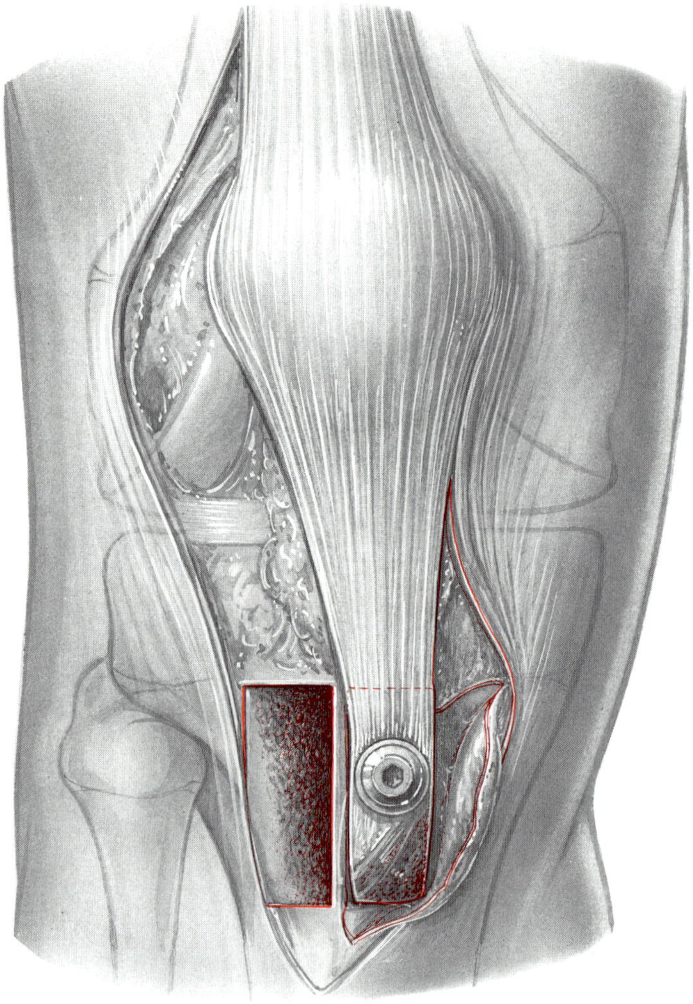

36 Der Defekt im lateralen Retinaculum extensorum wird nur teilweise, und zwar spannungsfrei verschlossen. Die Kante des distalen Tuberositasfragmentes wird abgerundet (wenn man den Span beim Heraussägen distal spitz zulaufen läßt, kann man ihn bei der Osteosynthese leicht im Gegenuhrzeigersinne verdrehen, so daß keine scharfe Kante entsteht). Das im Fixationsgebiet abgelöste Periost kann auf den Span aufgenäht werden. In die Entnahmestelle stopfen wir ein Hämostyptikum. Redon-Drainage. Wundverschluß.

* Hersteller: Fa. Aesculap, 7200 Tuttlingen

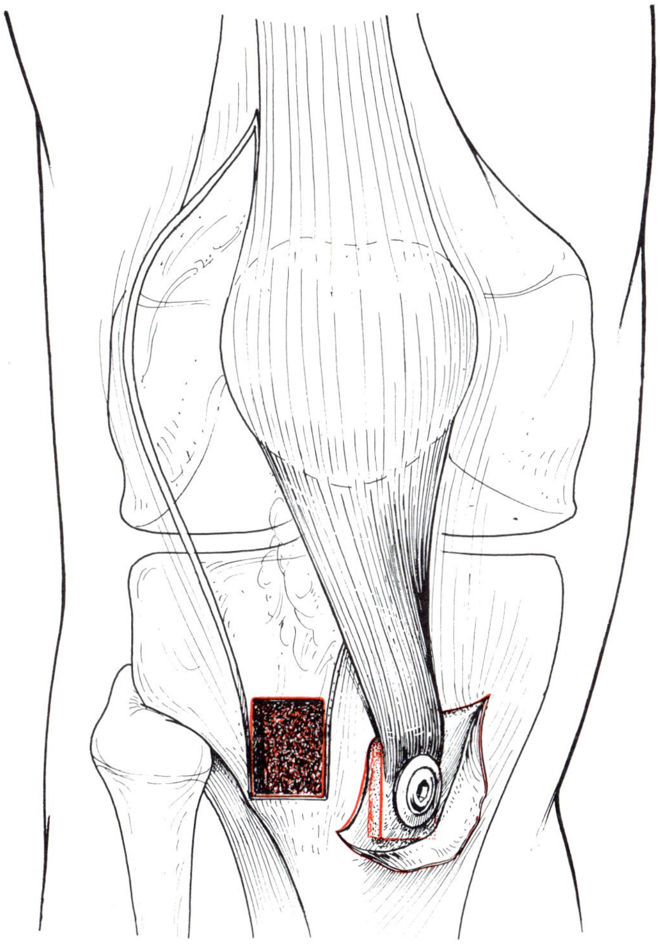

37 Die Technik nach Roux und Hauser mit der Ausmeißelung und Versetzung eines flachen Tuberositasanteiles hat den Nachteil, daß eine leichte Verdrehung des Kniescheibenbandes und eine *Rückwärtsverlagerung* der Tuberositas tibiae zustande kommt. Auch die Tieferversetzung der Tuberositas kann nicht empfohlen werden.

Postoperative Behandlung

Das Gelenk wird in eine Kniemanschette gelagert. Die Redon-Drainage entfernen wir am 2. Tage nach der Operation. Nach Abklingen der Wundschmerzen mehrmals am Tag isometrische Spannungsübungen. Nach ca. 3–4 Tagen Übungen auf einer Bewegungsschiene. Röntgenkontrolle des Kniegelenkes a.-p./seitlich und ca. 40 Grad innenrotiert, damit man die Auflagefläche der Tuberositas tibiae auf dem Tibiakopf beurteilen kann, wenn diese versetzt wurde. Die Fäden werden am Ende der 2. Woche nach der Operation entfernt. Die Patienten dürfen mit angewinkelter Schiene voll belasten.

Zur Entlassung wird ein abnehmbarer Tutor aus Kunststoff anmodelliert, der die weiteren Bewegungsübungen ermöglicht und Sicherheit beim Gehen gibt. Die ausgemeißelte Tuberositas ist nach ca. 6–8 Wochen fest angeheilt. Die Schraube kann bereits nach 3 Monaten wieder entfernt werden (ambulanter Eingriff in Lokalanästhesie).

Fehler und Gefahren

- Das laterale Retinaculum extensorum wird nicht oder nicht weit genug nach proximal gespalten.
- Die Tuberositas tibiae wird zu großzügig oder zu sparsam entnommen.
- Der Schienbeinkopf wird nicht der Auflagefläche der Tuberositas tibiae angepaßt.
- Die Spongiosaschrauben fassen nicht die hintere Tibiakortikalis. Osteosynthese mangelhaft.
- *Blutungsgefahr* bei ungenügender Blutstillung oder mangelhafter Tamponade der Tuberositasentnahmestelle.
- Überkorrektur.

Weiterführende Literatur

Baski, D. P.: Restoration of dynamic stability of the patella by pes anserinus transposition. J. Bone Jt. Surg. 63 B (1981) 399–403

Benoist, J. P., J. O. Ramadier: Luxations et subluxations de la rotule (traumatiques exceptées). Rev. Chir. Orthop. 55 (1969) 89–109

Blauth, W., M. Mann: Medialversetzung der Tuberositas tibiae und gleichzeitiges Vorverlagerung. Z. Orthop. 115 (1977) 252–255

Boring, T. H., D. H. O'Donoghue: Acute patellar dislocation. Clin. Orthop. 136 (1978) 182–185

Brückner, H.: Eine neue Operationsmethode der Patellaluxation. Zbl. Chir. 95 (1970) 1123–1126

Crosby, E. B., J. Insall: Recurrent dislocation of the patella. J. Bone Jt. Surg. 58 A (1976) 9–13

Dexel, M., K. Afifi: 10-Jahres-Resultate der operativ behandelten Patellaluxation. Orthopäde 8 (1979) 98–104

Edmonson, A. S., A. H. Crenshaw: Campbell's Operative Orthopaedics, 6. Aufl. Mosby, St. Louis 1980 (S. 461–470)

Ficat, P.: Lateral fascia release and lateral hyperpressure syndrome. In J. C. Pickett, E. L. Radin: Chondromalacia of the Patella. Williams & Wilkins, Baltimore 1983 (S. 95–112)

Ficat, R. P., D. S. Hungerford: Disorders of the Patello-Femoral Joint. Masson, Paris 1977

Gocht, H.: Die Überpflanzung der Kniebeugemuskeln auf den Kniestreckapparat. Arch. orthop. Unfall-Chir. 16 (1919) 533–548

Goebell: Operative Behandlung der Luxatio patellae habitualis mit freier Aponeurosen-Transplantation. Verh. Dtsch. Ges. f. Chirurgie, 40. Kongr. (1911) 92–93

Goldthwait, J. E.: Permanent dislocation of the patella. Ann. Surg. 29 (1899) 62–68

Grammont, P. M., D. Latune, I. P. Lammaire: Die Behandlung der Subluxation und Luxation der Kniescheibe beim Kind. Orthopäde 19 (1985) 229–238

Grana, W. A., D. H. O'Donoghue: Patellar-tendon transfer by the slot-block method for recurrent subluxation and dislocation of the patella. J. Bone Jt. Surg. 59 A (1977) 736–741

Hauser, E. D. W.: Total tendon transplant for slipping patella. Surg. Gynec. Obstet. 66 (1938) 199–214

Hehne, H.-J.: Das Patellofemoralgelenk. Enke, Stuttgart 1983

Hughston, J. C.: Subluxation of the patella. J. Bone Jt. Surg. 50 A (1968) 1003–1026

Hughston, J. C., W. M. Walsh, G. Puddu: Patellar Subluxation and Dislocation. Saunders, Philadelphia 1984

Insall, J. N.: Proximal realignment in the treatment of patellofemoral pain. In J. C. Pickett, E. L. Radin: Chondromalacia of the Patella. Williams & Wilkins, Baltimore 1983 (S. 113–122)

Insall, J. N.: Disorders of the patella. In J. N. Insall: Surgery of the Knee. Churchill Livingstone, New York 1984 (S. 191–260)

Kellermann, S.: Klinik und Therapie der Patellarluxation. Zbl. Chir. 90 (1965) 361–371

Krogius, A.: Zur operativen Behandlung der habituellen Luxation der Kniescheiben. Zbl. Chir. 31 (1904) 254–257

Larsen, E., F. Lauridsen: Conservative treatment of patellar dislocations. Clin. Orthop. 171 (1982) 131–135

Larson, R. L.: Subluxation-dislocation of the patella. In J. C. Kennedy: The Injured Adolescent Knee. Williams & Wilkins, Baltimore 1979 (S. 161–204)

Lerat, J. L., B. Moyen, P. M. Grammont: Morphotypen von Patella-Instabilitäten. Orthopäde 14 (1985) 223–225

McCarroll, H. R., J. R. Schwartzmann: Lateral dislocation of the patella. J. Bone Jt. Surg. 27 (1945) 446–452

Madigan, R., W. F. Donaldson, H. A. Wissinger: : Preliminary experience with a method of quadricepsplasty in recurrent subluxation of the patella. J. Bone Jt. Surg. 57 A (1975) 600–607

Mansat, C., L. Duboureau, P. Cha, R. Dorbes: Déséquilibre rotulien et instabilité rotatoire externe du genou. Rev. Rhum 44 (1977) 115–123

Marion, J., J. Barcat: Les luxations de la rotule en dehors des luxations traumatiques récents. Rev. Chir. Orthop. (1950) 181–241

Noesberger, B., P. Freiburghaus: Operation nach Elmslie (Indikation, Technik, Ergebnisse). Hefte Unfallheilk. 127 (1976) 195–203

Pache, T., J. L. Meystre, H. Delgado-Martins, P. Schnyders: Transplantation de la tubérosité tibiale antérieure selon la technique d'Elmslie-Trillat. Rev. Chir. Orthop. 71 (1985) 359–364

Pfeil, E.: Das Femoropatellargelenk. Barth, Leipzig 1981

Roux, C.: Luxation habituelle de la rotule. Rev. Chir. (Paris) 8 (1888) 682–689

Ruetsch, H., L. Jani: 10-Jahres-Resultate nach Operation nach Goldthwait. Orthopäde 8 (1979) 105–109

Rütt, A.: Rezidivierende und habituelle Patellarluxation. Orthop. Praxis 7 (1979) 584–586

Scharf, W., R. Schabus, M. Wagner: Ergebnisse der Kniescheibenzügelung nach Slocum und Larson. Unfallchirurgie 11 (1985) 104–208

Trillat, H., H. Dejour, H. Couette: Diagnostic et traitment des subluxations récidivantes de la rotule. Rev. Chir. Orthop. 50 (1964) 813–824

Villinger, K. J.: Erfahrungen mit der Zügelplastik bei Patellarluxationen und -subluxationen. Z. Orthop. 118 (1980) 285–289

13

Operation der angeborenen Patellaluxation

Die *sehr seltene,* meistens doppelseitige, gelegentlich auch erbliche *Fehlbildung* tritt oft zusammen mit einem Genu valgum oder/und Torsionsanomalien der Ober- und Unterschenkelknochen auf und kann Bestandteil von Systemerkrankungen sein, wie z. B. des Patella-Nagel-Syndroms. Zum Ausschluß von Fehlbildungen innerer Organe sollten die Betroffenen dem Pädiater vorgestellt werden.

Die *Kniescheibe* liegt entweder *subluxiert* auf dem hypoplastischen lateralen Femurkondylus oder luxiert auf der Außenseite der lateralen Gelenkrolle. Damit geht eine Verlagerung der Quadrizepssehne und Streckmuskulatur einher: Die Streckmuskeln können so weit nach lateral abgeglitten sein, daß sie sich funktionell wie Beuger verhalten und für die Entstehung von Kniebeugekontrakturen verantwortlich sind.

Manche Patienten kompensieren die Mißbildung gut bis ins Erwachsenenalter, manche leiden schon im frühen Kindesalter an starker Unsicherheit beim Stehen und Gehen. Die Dystopie der Kniescheibe sollte im Prinzip *so früh wie möglich operativ* beseitigt werden. Dabei müssen auch Korrekturen der Beinachse (Genu valgum, Torsionsfehler) erwogen werden.

Ziel der Operation ist die Reposition und dauerhafte Retention der Kniescheibe, die Wiederherstellung der Funktion des Streckapparates und die Verhütung sekundärer Verbildungen der Gelenkpartner.

Bei kongenitalen Subluxationen und Luxationen der Patella erwachsener Patienten dürfte im allgemeinen die *Patellektomie* mit Rekonstruktion und Medialisierung des Streckapparates das Verfahren der Wahl sein (s. S. 16.8 und 16.12).

Eigene Methode

Prinzip

Auslösung der verrenkten Kniescheibe aus der lateralen Kapseltasche. Durchtrennung der einstrahlenden Züge des Tractus iliotibialis. Breite Durchtrennung des lateralen Retinakulums. Exzision und Raffung des medialen Retinakulums. Translokation des M. vastus medialis und der Lig. patellae sowie Desinsertion und Verlagerung der distalen Ansätze des M. vastus lateralis.

Vorbereitung und Lagerung

Es wird in Blutleere operiert. Der Patient liegt auf dem Rücken, seine Kniescheibe zeigt nach vorn.

Technik (Abb. **1–7**)

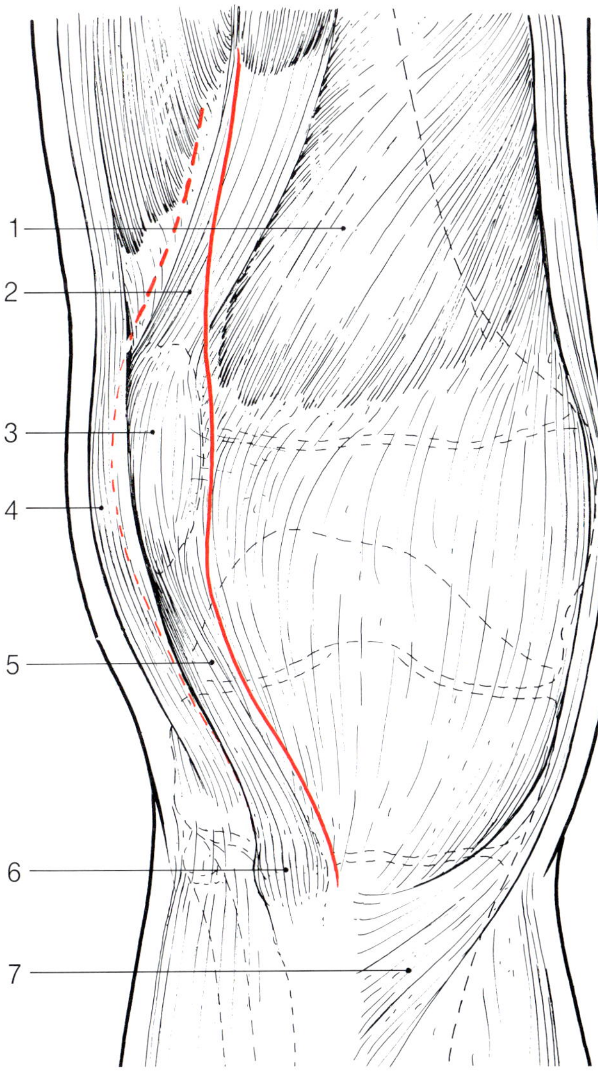

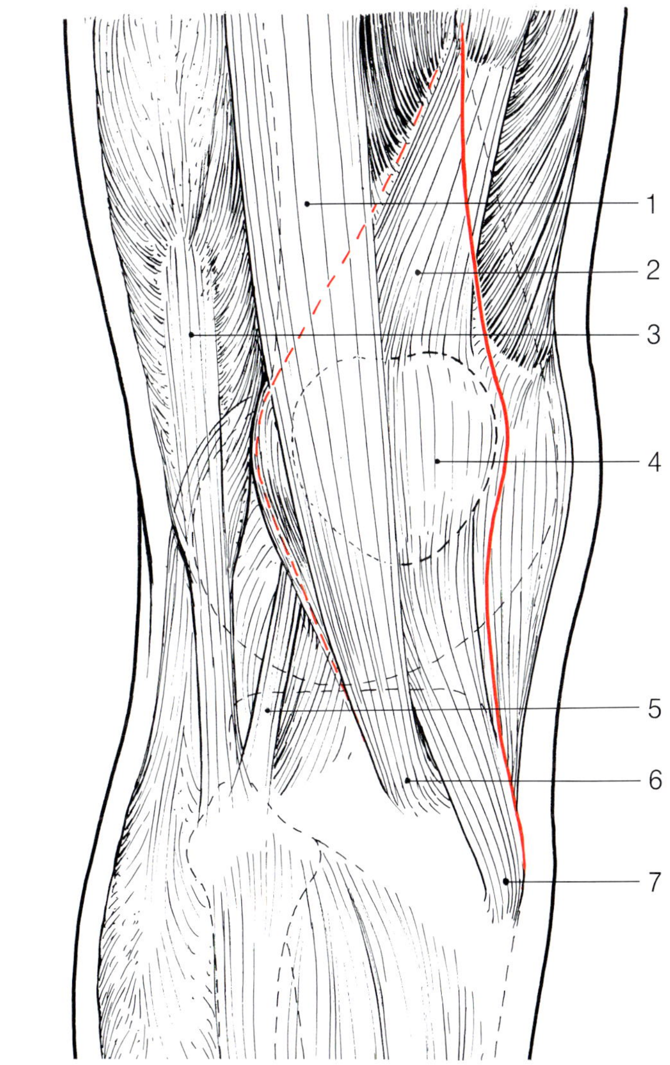

1 Hautinzision. Die luxierte Patella liegt dem lateralen Femurkondylus an. Außentorsionsfehler im proximalen Unterschenkelbereich. Über die Vorderseite des Kniegelenkes zieht die schlaffe atrophische Gelenkkapsel mit der hypoplastischen, atrophischen Muskulatur des M. vastus medialis.

1 M. vastus medialis
2 Tendo m. quadriceps
3 Patella
4 Tractus iliotibialis
5 Lig. patellae
6 Tuberositas tibiae
7 Pes anserinus

2 Hautschnitt in der *Ansicht von lateral.*

1 Tractus iliotibialis
2 Tendo m. quadriceps
3 M. biceps
4 Patella
5 Lig. collaterale laterale
6 Tuberculum gerdy
7 Tuberositas tibiae

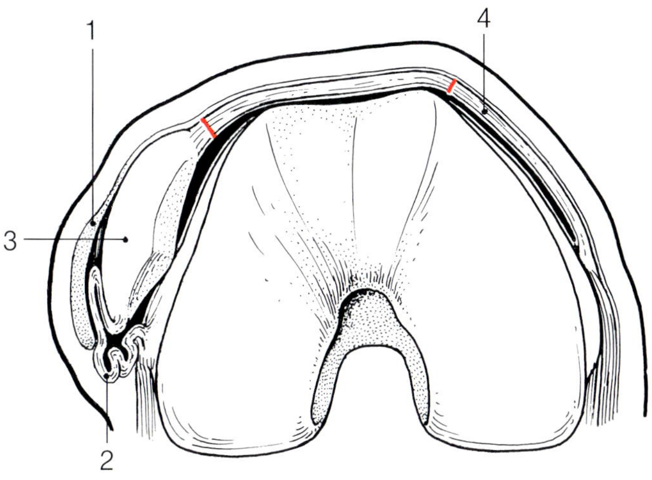

◊ **3** Schnittbild durch die Ebene der Femurkondylen, von unten her betrachtet: Man erkennt das überdehnte Lig. patellae longitudinale mediale (Retinaculum extensorum) und sieht, daß die Kniescheibe unter den vorderen Anteilen des Tractus iliotibialis am seitlichen äußeren Femurkondylus liegt.

1 Tractus iliotibialis
2 Retinaculum extensorum laterale
3 Patella
4 Retinaculum mediale

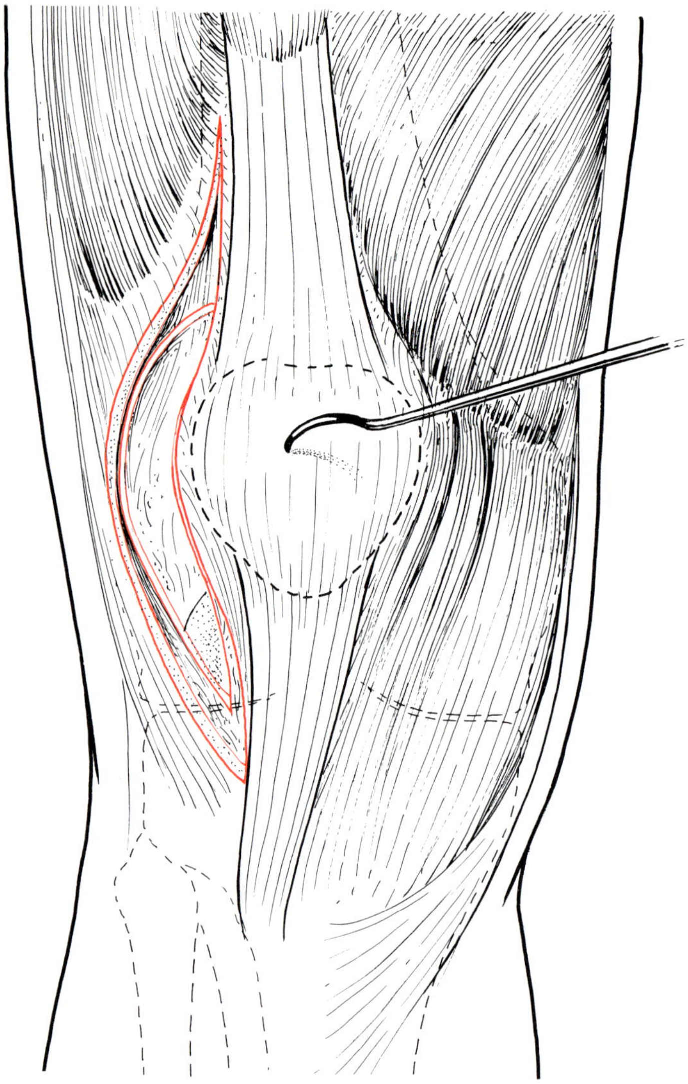

4 Haut und Subkutis werden weit nach medial und lateral abgelöst. Man zieht die Patella mit einem scharfen Einzinkerhaken nach medial und spaltet die zum Teil sehr straffen Verbindungen zwischen ihr und dem Tractus iliotibialis. Das Retinaculum extensorum laterale wird von der Tuberositas tibiae proximal bis über den oberen Kniescheibenrand hinaus gespalten. Die einstrahlenden Muskeln des M. vastus lateralis werden von der Quadrizepssehne abgetrennt. Das Gelenk ist eröffnet und wird besichtigt.

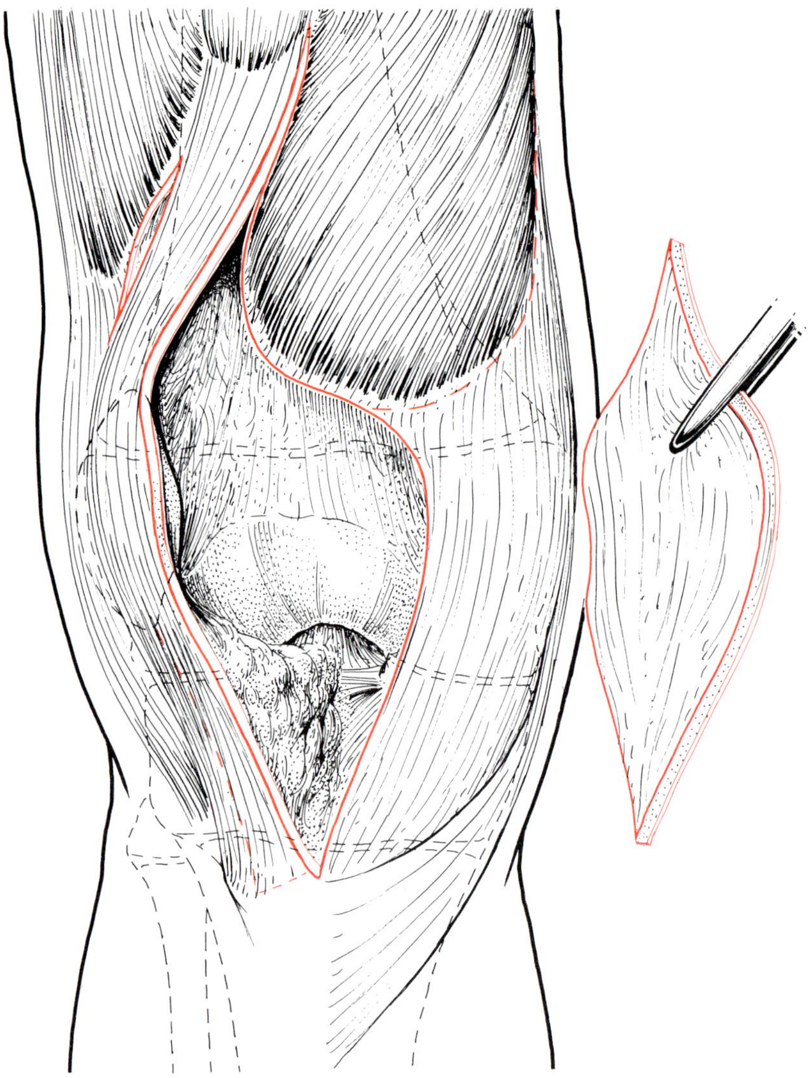

5 Die Kniescheibe ist zurückverlagert. Schnitt im Bereich des Retinaculum extensorum mediale sowie entlang des medialen Randes der Quadrizepssehne und des Lig. patellae zur Resektion der erweiterten medialen Kapsel. Die gestrichelte Linie markiert die Ablösung der medialen zwei Drittel des Lig. patellae.

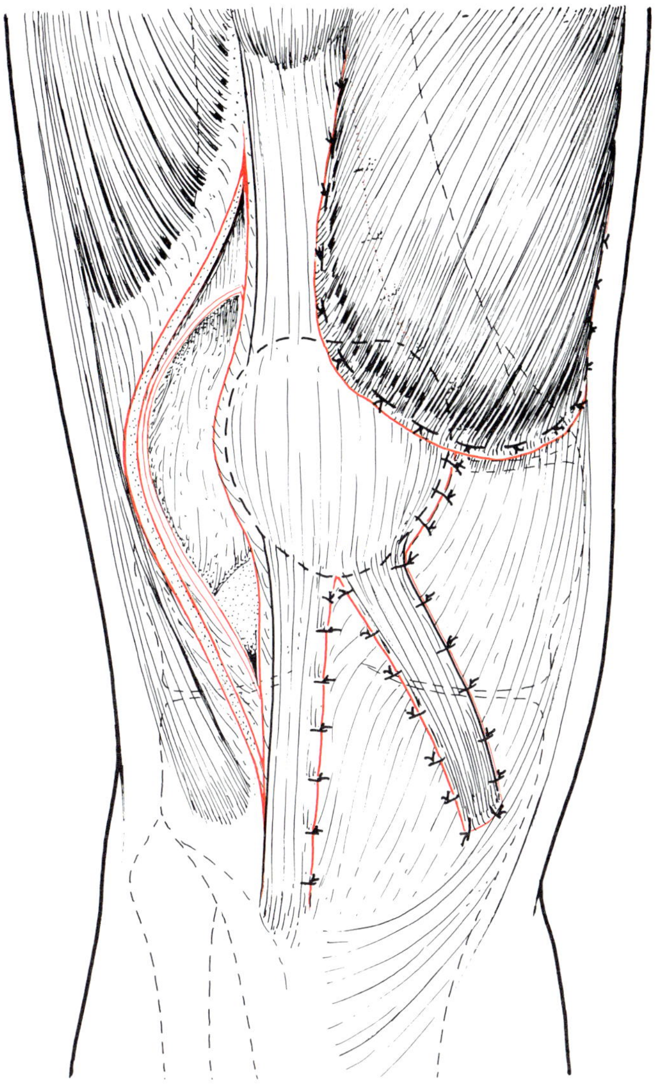

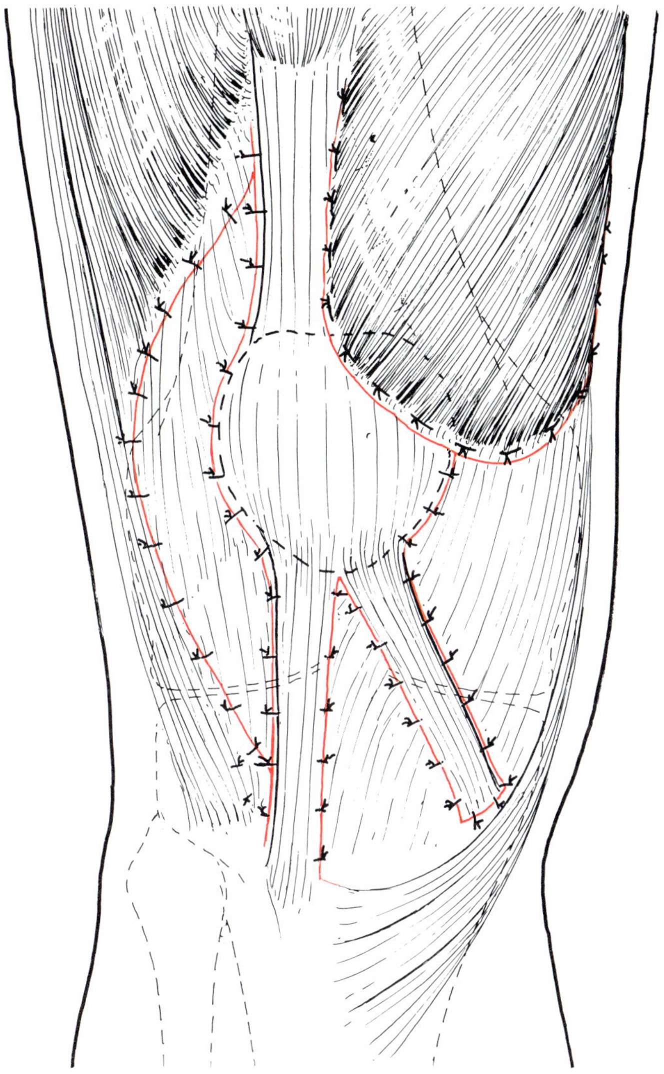

6 Nach Reposition der Kniescheibe wird der Defekt im Retinaculum extensorum mediale verschlossen. Der abgelöste M. vastus medialis wird nach lateral auf die Kniescheibe und die Quadrizepssehne vernäht. Der Defekt in der lateralen Kniegelenkkapsel bleibt offen.

Weist die Tuberositas tibiae eine stärkere Lateralposition auf, spalten wir die medialen zwei Drittel des Lig. patellae an ihrem Ansatz an der Tuberositas tibiae ab, verlagern sie auf den medialen Tibiakopf und vernähen sie dort in einer Periosttasche.

7 Der aus dem medialen Retinakulum entnommene Kapselstreifen wird in den Defekt des Reservestreckapparates lateral eingenäht.

Anmerkung: Die Reposition der Kniescheibe zieht eine relative *Verkürzung der Quadrizepssehne* nach sich. Deshalb ist es zunächst auch nur in begrenztem Umfang möglich, den Unterschenkel zu beugen. Sollte die Beugefähigkeit weiterhin unbefriedigend bleiben, kann nach ca. 9–12 Monaten eine Verlängerung der Quadrizepssehne erwogen werden.

Postoperative Behandlung

Wir legen zunächst eine Gipsliegeschale in Streckstellung und eine zweite in *der* Beugestellung an, in der bei der Operation noch keine Muskelspannung oder Spannung auf die Nähte aufgetreten ist. Die Gliedmaße wird im Oberschenkelgipsverband ruhiggestellt. Redon-Drainagen werden nach 1–2 Tagen entfernt, Fäden nach ca. 10–12 Tagen, je nach Alter des Patienten. Nach ca. 1 Woche kann mit vorsichtigen Umlagerungsübungen begonnen werden. Der Patient wird abwechselnd in die »Streckschale« und in die »Beugeschale« gelagert. Zwischenzeitig Bewegungsübungen in begrenzten Sektoren auf der Motorschiene, falls die Größe der Gliedmaße dies zuläßt. Nach 2 Wochen Bewegungsübungen im Bad. Nach ca. 3 Wochen Gehen mit angewickelter Schiene. Bei älteren und verständigen Kindern Anleitung zu Spannungsübungen. Mit der Zeit ist eine langsame Verbesserung der Beugefähigkeit zu erwarten. Es sollte nicht zu ehrgeizig geübt werden.

Fehler und Gefahren

- Mangelhafte Dosierung bei der Exzision und Naht der Gelenkkapsel sowie der Naht der Muskulatur.
- Bei stärkerer Lateralisation der Tuberositas tibiae wird auf eine Medialisierung eines Teiles des Lig. patellae verzichtet.
- Einsteifung des Kniegelenks bei zu langer Ruhigstellung.
- Ungeduld bei der postoperativen Mobilisation des Gelenks.
- Längerfristig ist mit Knorpelschäden im Kniescheibengleitlager (Chondropathia patellae) zu rechnen.

Weiterführende Literatur

Conn, H. R.: A new method of operative reduction for congenital luxation of the patella J. Bone Jt. Surg. 7 (1925) 370–383

Dencks, G.: Zur Behandlung der kongenitalen Kniescheibenluxation. Zbl. Chir. 52 (1925) 1010–1014

Durant, J., A. Mouche: Traitement opératoire de la luxation congénitale complète irréductible de la rotule. J. Chir. (Paris) 18 (1921) 225–233

Grenn, J. P., W. Waugh: Congenital lateral dislocation of the patella. J. Bone Jt. Surg. 50 B (1968) 285–289

Stanisavljevic, S., G. Zemenick, D. Miller: Congenital irreducible, permanent lateral dislocation of the patella. Clin. Orthop. 116 (1976) 190–199

Støren, H.: Congenital complete dislocation of patella causing serious disability in childhood: The operative treatment. Acta orthop. scand. 36 (1965) 301–313

Zeier, F. G., C. Dissanayake: Congenital dislocation of the patella. Clin. Orthop. 148 (1980) 140–146

14

Operation der Chondropathia patellae

Die Chondropathia patellae ist meistens *Begleitsymptom* anderer Erkrankungen und kein selbständiges Krankheitsbild. Retropatellare Knorpelschäden sind z. B. nach Traumen, Dystrophien, Entzündungen, Tumoren sowie bei Lage- und Formanomalien der Kniescheibe, osteochondrotischen Prozessen oder im Rahmen des »Medial-shelf-Syndroms« zu beobachten. Ihre *operative Behandlung* muß den individuellen Gegebenheiten angepaßt sein und sollte *möglichst kausal* erfolgen. Es ist dabei aber auch zu bedenken, daß die theoretischen Grundlagen mancher Eingriffe (z. B. Operation nach Maquet-Bandi) widersprüchlich beurteilt werden und psychische Faktoren vor allem bei älteren Adoleszenten und jungen Erwachsenen eine auffallende Rolle spielen. Nicht selten liegt ein grobes Mißverhältnis zwischen den geklagten Beschwerden und dem objektiven Befund vor; wir erleben, daß viele dieser Patienten einen Rückgang der Beschwerden angeben, wenn sie von der Geringfügigkeit der Knorpelveränderung überzeugt worden sind (Arthroskopie!).

Indikationen und *Operationsmethoden* hängen von einer möglichst genauen Analyse folgender Erscheinungen ab:

- Zustand der Gelenkflächen des Femoropatellargelenkes,
- Bau, Lage, Form und funktionelles Verhalten der Kniescheibe,
- Form der Facies patellaris femoris,
- Position der Tuberositas tibiae,
- Abweichungen der Beinachse von der Norm,
- Torsionsverhältnisse der unteren Gliedmaße (»distal malalignment«).

Die *knorpeligen Gleitflächen* der *Kniescheibe* und der *Facies patellaris* können sehr unterschiedlich aussehen und beschaffen sein: Neben Gelenken mit makroskopisch unauffälligem Gelenkknorpel oder mit leichten Einrissen und Erweichungen im Knorpelbelag gibt es andere mit auffälligen malazischen Herden und Knorpeldefekten mit starker Auffaserung oder Gleitflächen mit ausgedehnten, freiliegenden, subchondralen Knochenbezirken. Der Knorpelbelag kann sogar nahezu vollständig verlorengegangen sein und eburnisierten Knochenarealen Platz gemacht haben.

Eine sehr gute Beurteilung der Gelenkfläche der Patella und ihres femoralen Gleitlagers ist mit Hilfe der *Arthroskopie* möglich, die deshalb fester diagnostischer Bestandteil sein sollte. Die Arthrographie ist dagegen erst bei fortgeschrittenen Knorpeldefekten aussagekräftig; die Computertomographie liefert zwar zusätzliche Informationen (z. B. Torsionsverhältnisse der unteren Extremität), beide Methoden sind jedoch zur Routinediagnostik nicht erforderlich!

Lage, Form und *funktionelles Verhalten* der *Kniescheibe* weisen große Unterschiede auf, die sich auch biomechanisch unterschiedlich auswirken. Es können z. B. weitgehend normale Verhältnisse oder eine nur röntgenologisch faßbare, laterale Hyperpression (»Patellofemoralwinkel« nach Laurin, »Hyperpression externe de la rotule« nach Ficat), ein klinisch diagnostizierbares Lateralisationssyndrom, eine Subluxation oder ein Zustand nach Luxation vorliegen. Außerdem müssen bei der Behandlung einer Chondropathia patellae auch ein *Hoch-* oder *Tiefstand* der Kniescheibe sowie Veränderungen der Beinachse und Abweichungen in der Zugrichtung des Streckapparates berücksichtigt werden.

Es stehen *verschiedene Operationsmethoden* zur Verfügung, die *häufig* miteinander *kombiniert* werden müssen, nämlich:

- die Durchtrennung des lateralen Retinaculum extensorum (Viernstein u. Weigert, s. S. 12.4 f.; Larsson, s. S. 12.7 f.), ggf. mit Raffung des medialen Retinaculum (Goebel, s. S. 12.6; Insall, s. S. 12.9),
- die Medialverlagerung der Tuberositas tibiae (Elmslie u. Trillat, s. S. 12.19; Blauth u. Mann, s. S. 12.21),
- die Vorverlagerung der Tuberositas tibiae (Maquet u. Bandi),
- die Cheilotomie (Abrasio patellae) und subchondrale Anbohrung der Patella (Pridie),
- die Spongiolisation (Ficat),
- die sagittale Patellaosteotomie (Morscher, s. Abb. 21 a u. b),
- die Patellektomie (s. S. 16.8 f.),
- die Korrektur der Beinachse (ggf. mit »Maquet-Effekt«, s. S. 19.2),
- die Alloarthroplastik der Kniescheibe.

Bei den Eingriffen sollte das Gelenk eröffnet werden, um die Rückfläche der Kniescheibe inspizieren zu können. Wir achten dabei auf freie Gelenkkörper, Meniskusschäden, eine Plica mediopatellaris, entzündliche Veränderungen der Membrana synovialis, arthrotische Randwulstbildungen (prominenter Outerbridge ridge des medialen Femurkondylus!). Oft ist eine reaktive Hypertrophie des Hofaschen Fettkörpers zu beobachten. Dies ist kein Anlaß, das Corpus adiposum zu resezieren!

Mit Ausnahme der sagittalen Osteotomie der Patella zur Korrektur einer Fehlform der Kniescheibe und den Eingriffen an den Gelenkflächen des Femoropatellargelenkes (Knorpelglättung, Knorpelanbohrung, Spongiolisation) wird bei allen anderen Eingriffen stets auch das Retinaculum extensorum laterale zur Beseitigung der Lateralposition der Patella gespalten.

Diese Operationsverfahren sind deshalb ebenso wie die Eingriffe zur Korrektur des »distalen Extensormechanismus« (Versetzung der Tuberositas tibiae) im Kapitel 12 »Eingriffe bei Luxationen, Subluxationen und Lateralisationen der Patella« behandelt, weil die Chondropathia patellae erst Folge der primär bestehenden Fehlstellung ist.

Bei sehr ausgeprägten retropatellaren Veränderungen kann die Entscheidung zwischen einem gelenkerhaltenden Eingriff oder einer Patellektomie schwierig sein. In Zweifelsfällen entscheiden wir uns eher zur Patellektomie, weil sie uns gute Ergebnisse gebracht hat. – Die *Alloarthroplastik* des Kniescheibengleitlagers ist *problematisch* und kann für sich allein *nicht* empfohlen werden.

In diesem Abschnitt stellen wir Operationen vor, bei denen die Kniescheibe erhalten bleibt.

Allgemeine Indikationen und Voraussetzungen

Operationsanzeige bildet das chronische »retropatellare Syndrom« (Schmerzen beim Treppenabwärtsgehen und längerem Verweilen in Hockstellung oder beim Aufrichten aus Hockstellung, Pseudoeinklemmungen, Reizzustände mit Ergußneigung, Kapselschwellungen, Verdickung des Hoffaschen Fettkörpers), bei dem eine intensive konservative Behandlung einschließlich intraartikulärer Injektionen von sog. Knorpelschutzsubstanzen zu keiner Besserung führte oder nicht mehr sinnvoll erscheint. Manche »chondropathischen Beschwerden« reduzieren sich durch intensives Muskeltraining, Einschränkungen sportlicher Tätigkeiten oder Gewichtsreduktion!

Die *Operationsindikation* muß sehr streng gestellt werden, weil eine kausale Behandlung des Leidens nur in begrenztem Maße möglich ist und die langfristige Wirkung mancher Methoden noch nicht beurteilt werden kann. Nach unseren Erfahrungen sind sog. Distalisierungen der Patella oder Versetzungen der Tuberositas tibiae im mittleren oder gar höheren Lebensalter besonders problematisch, weil mit diesen Methoden Inkongruenzen zwischen Kniescheibe und Facies patellaris hervorgerufen werden und eine Anpassung nicht mehr, wie vielleicht noch im Kindesalter, erwartet werden darf.

Neben 2 Standard-Röntgenaufnahmen des Kniegelenkes im a.-p. und seitlichen Strahlengang benötigen wir Tangentialaufnahmen des Femoropatellargelenkes wenigstens in mittlerer Beugestellung. Die Gelenkflächen können noch besser durch sog. Défilé-Aufnahmen bei 30, 60 und 90 Grad gebeugtem Unterschenkel (in Einzelfällen mit Arthrographie) beurteilt werden. Die Arthroskopie sollte auch zur photographischen Dokumentation genutzt werden.

Den Patienten klären wir über prognostische Ungewißheiten auf. Große Zurückhaltung ist gegenüber den meist hohen Erwartungen von Leistungssportlern angebracht!

An **speziellen Instrumenten** benötigt man verschiedene links- und rechtsgeschwungene, am Ende gerundete Knorpelmesser. Zur übersichtlichen Darstellung der Patella hat sich der Patellahaken nach Barucha* bewährt. Zur Fixation einer vorverlagerten und mit einem Knochenspan unterfütterten Tuberositas tibiae (Verfahren nach Maquet u. Bandi) empfehlen wir die sog. Flachkopf- oder Tuberositasschraube**, die als Spongiosaschraube mit breiterer Auflagefläche konzipiert ist und in verschiedenen Längen mit kurzem oder langem Gewinde zur Verfügung steht. Bohrer verschiedener Durchmesser (2,7, 3,2, 4,5 mm) sollten zur Aufbohrung subchondraler Knochenbezirke vorhanden sein.

Intraartikuläre Eingriffe

(Cheilotomie, Anbohrungen nach Pridie sowie Ficat)

Schadhafte Knorpelbeläge der Patella und der Facies patellaris sollen so sparsam wie möglich geglättet werden (die Germinativschicht des Knorpels liegt gelenkflächennah!). Wir opfern keine gesunden Knorpelareale! Auch größere, vom Knorpel vollständig entblößte Bezirke der Kniescheibengelenkfläche müssen nicht gleich Anlaß zur Patellektomie sein. Subchondrale Anbohrungen in Verbindung mit einer leichten Vorverlagerung der Tuberositas tibiae (ca. 1 bis höchstens 1,5 cm) nach Maquet u. Bandi können oft noch viele Jahre überraschend gute Ergebnisse bringen. Besteht gleichzeitig eine Schleimhauthypertrophie oder eine starke Entzündung der Membrana synovialis mit chronischer Ergußneigung, kann eine Synovektomie im vorderen Gelenkraum angezeigt sein (Technik s. S. 5.3 f.).

Vorbereitung und Lagerung

Blutleere. Rückenlage.

---

* Hersteller: Fa. Link, D-2000 Hamburg 63

** Hersteller: Fa. Aeskulap, D-7200 Tuttlingen

Cheilotomie (Abrasio patellae)

(Abb. **1**)

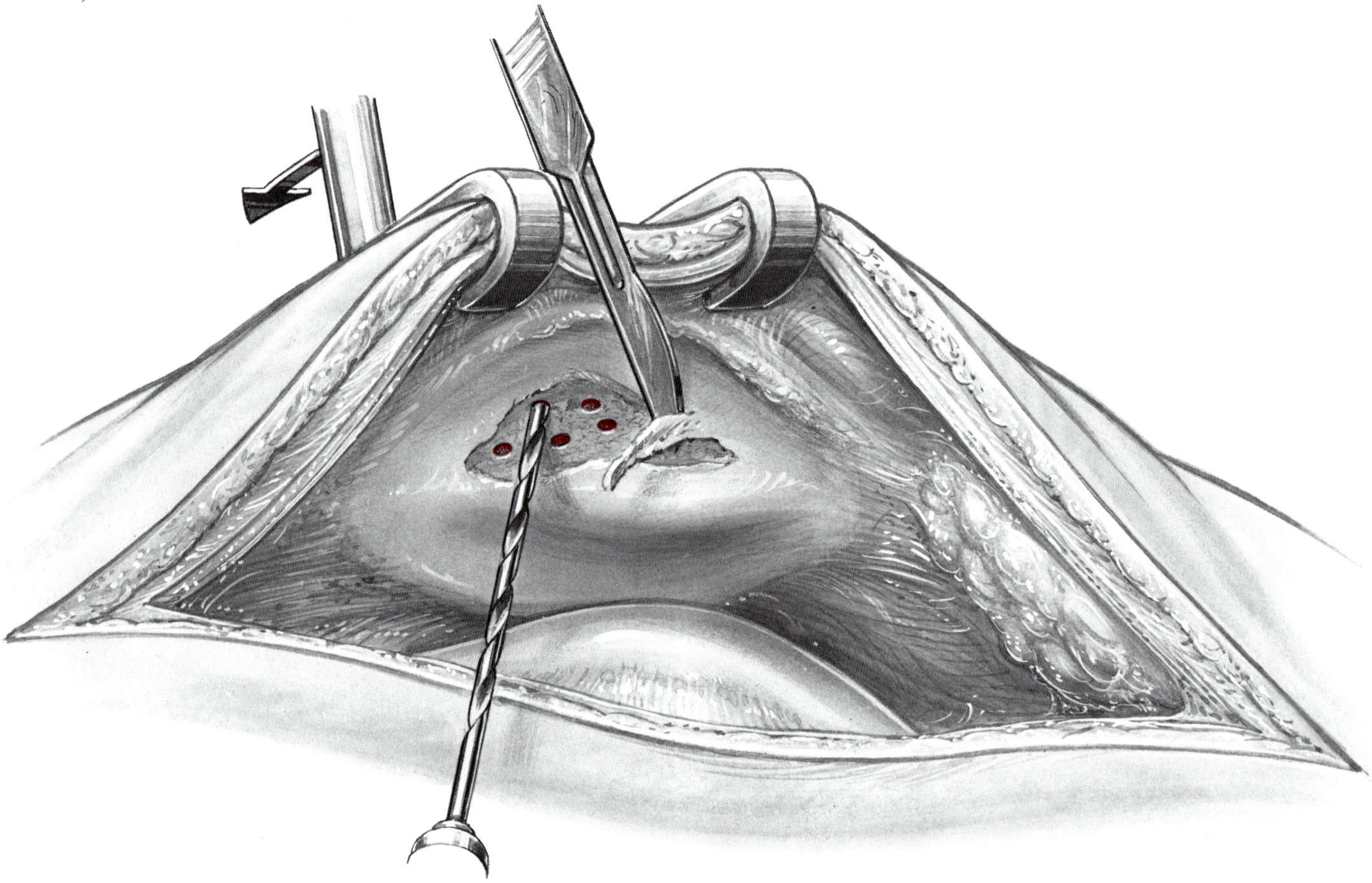

1 Das Gelenk ist von einem parapatellaren Schnitt aus eröffnet. Mit den scharfen Enden des Barucha-Hakens werden die parapatellaren Weichteile gefaßt und die Patella bei gestrecktem Kniegelenk um ihre Längsachse gekippt. Die Kniescheibenfacetten können nun gut übersehen und behandelt werden: Wir tragen kranke Knorpelbezirke schonend ab. Beim Glätten zentral gelegener Herde verwenden wir Klingen mit gerundetem Ende, um den gesunden Knorpel nicht zu schädigen. Anbohren des subchondralen Knochens.

Anbohrung nach Pridie

(Abb. **2**)

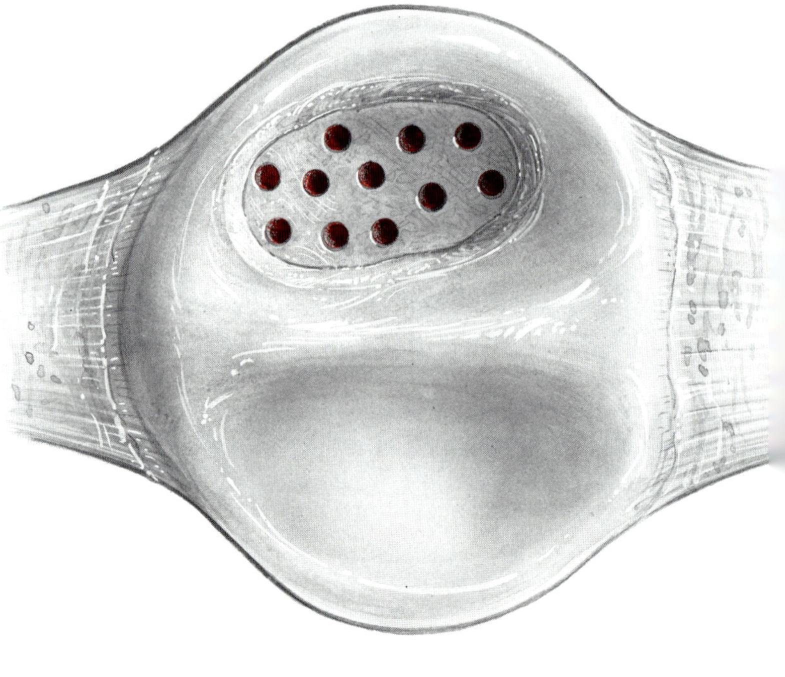

2 Aufsicht auf die Gelenkfläche einer Kniescheibe: Es werden zahlreiche Bohrlöcher (2,7–3,2 mm) in die subchondrale Kortikalis eingebracht, um die Bildung von Faserknorpel anzuregen. Der Knorpel am Rand des Defektes wird sparsam und schräg abfallend geglättet. Redon-Drainage ins Gelenk (Blutung aus den eröffneten Markräumen).

Spongiolisation nach Ficat

(Abb. **3–5**)

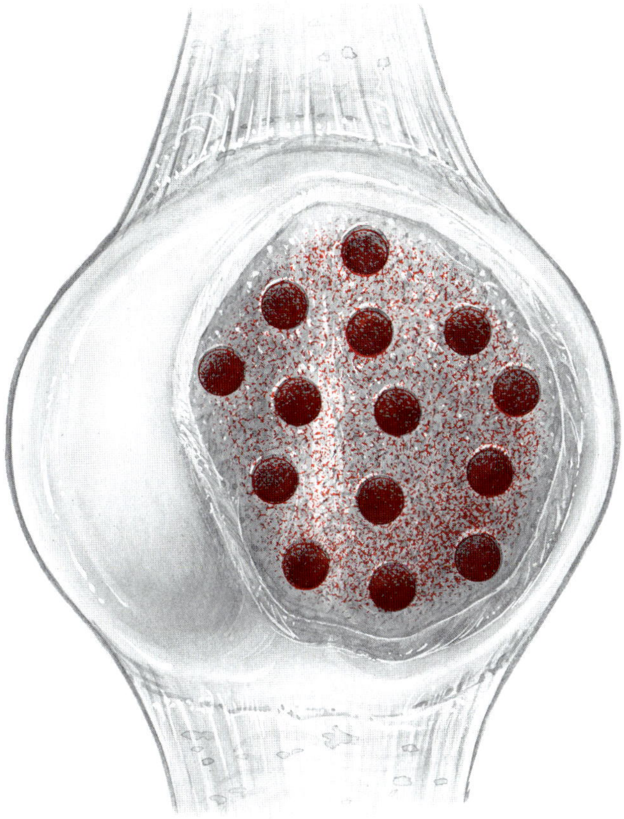

3 Mit einem schmalen Meißel und einem Luer wird zunächst die eburnisierte Kortikalis im Bereich der Knorpelulzerationen entfernt. Anschließend durchbohrt man die Spongiosa an mehreren Stellen mit einem 4-mm-Bohrer. Der Knorpel am Rande des Defektes wird schräg geglättet. Redon-Drainage!

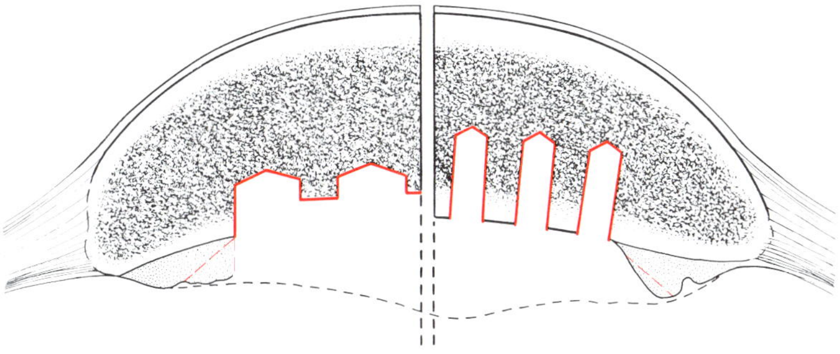

4 Schematische Gegenüberstellung der Verfahren nach Pridie und Ficat. Rechts Pridie-, links Ficat-Bohrungen.

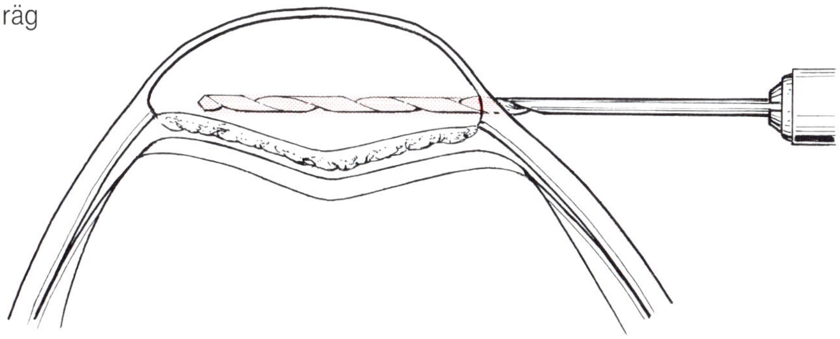

5 Die Patella kann bei flächenhaften Knorpelschäden auch in querer Richtung subchondral angebohrt werden. Gleiches gilt für eine malazisch veränderte Oberschenkelgleitrinne.

Facettektomie (O'Donoghue)

(Abb. **6** und **7**)

Besteht eine weitgehende Knorpelzerstörung einer Gelenkfacette der Patella und ist die andere Facette noch weitgehend intakt, empfiehlt O'Donoghue die vollständige oder teilweise Abmeißelung der betroffenen Gelenkfläche.

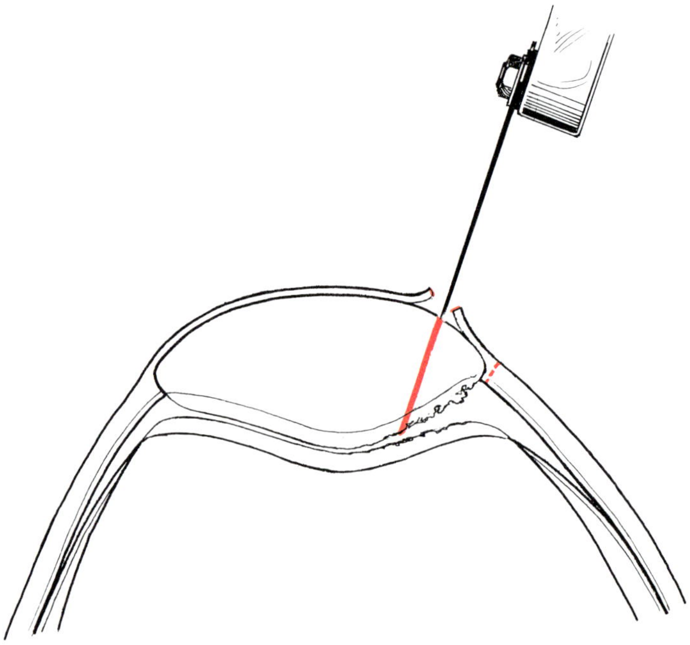

6 Die betroffene Patellafacette wird schrittweise aus dem Streckapparat ausgeschält und abgetragen (Vibrationssäge mit kurzem schmalem Sägeblatt). Glättung der Resektionsfläche.

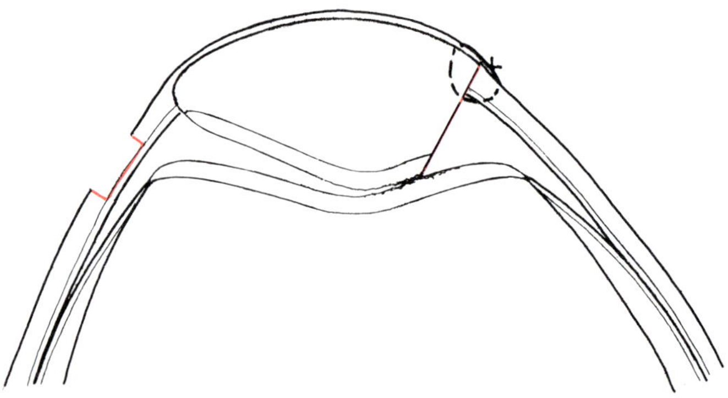

7 Einkerbung des Retinaculum extensorum laterale. Die Resektionsfläche darf nicht mit der Facies patellaris artikulieren. Nach Entfernung der medialen Facette wird der M. vastus medialis und das Retinaculum extensorum transossär an die Resektionsfläche fixiert. Danach sollte die Gelenkfläche der Patella nicht wie in der Abbildung zur Seite gekippt sein, sondern der Facies patellaris femoris gleichmäßig aufliegen.

Retinakulumspaltung (Viernstein und Weigert)

(Abb. **8**)

a

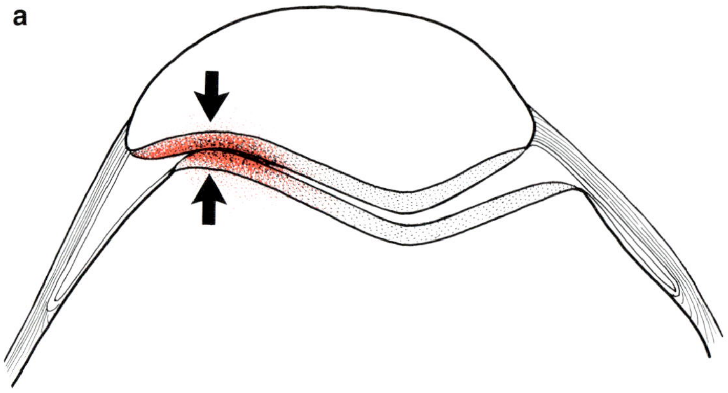

b

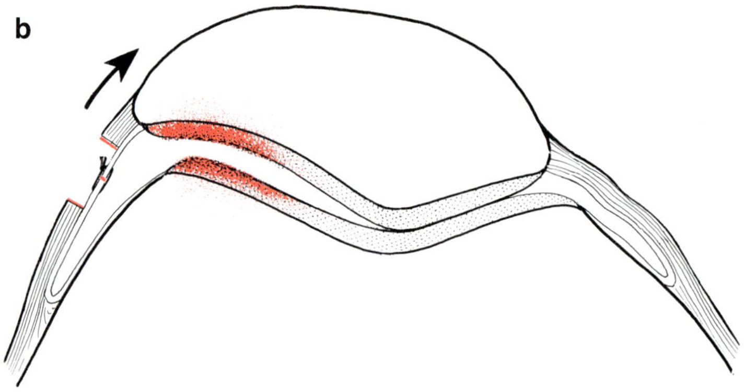

8 a u. **b** Laterale Hyperpression der retropatellaren Gelenkflächen (a). Nach Spaltung des lateralen Retinakulums Reduzierung des Gelenkdruckes (b).

Postoperative Behandlung

Siehe S. 14.13 f.

Fehler und Gefahren

- Verletzung von gesunden Knorpelbezirken.
- Knochenbohrmehl und Detritus werden nicht gründlich aus dem Gelenk gespült (freie Gelenkkörper!)
- Es werden nur einige wenige Bohrlöcher eingebracht.
- Auf eine intraartikuläre Redon-Drainage wird verzichtet (Nachblutung).
- Postoperative Reizzustände mit länger anhaltender Ergußneigung (häufig bei Patienten, bei denen bereits präoperativ rezidivierende Ergüsse bestanden).

Vorverlagerung der Tuberositas tibiae nach Maquet sowie Bandi

Prinzip

Durch die Vorverlagerung soll eine Druckentlastung im retropatellaren Gleitlager erreicht werden. Die Operation wird stets mit der Spaltung des Retinaculum extensorum laterale kombiniert. Wenn nach der Vorverlagerung das Lig. patellae longitudinale mediale unter Spannung steht, wird es von distal her eingekerbt.

Technik (Abb. **9–20**)

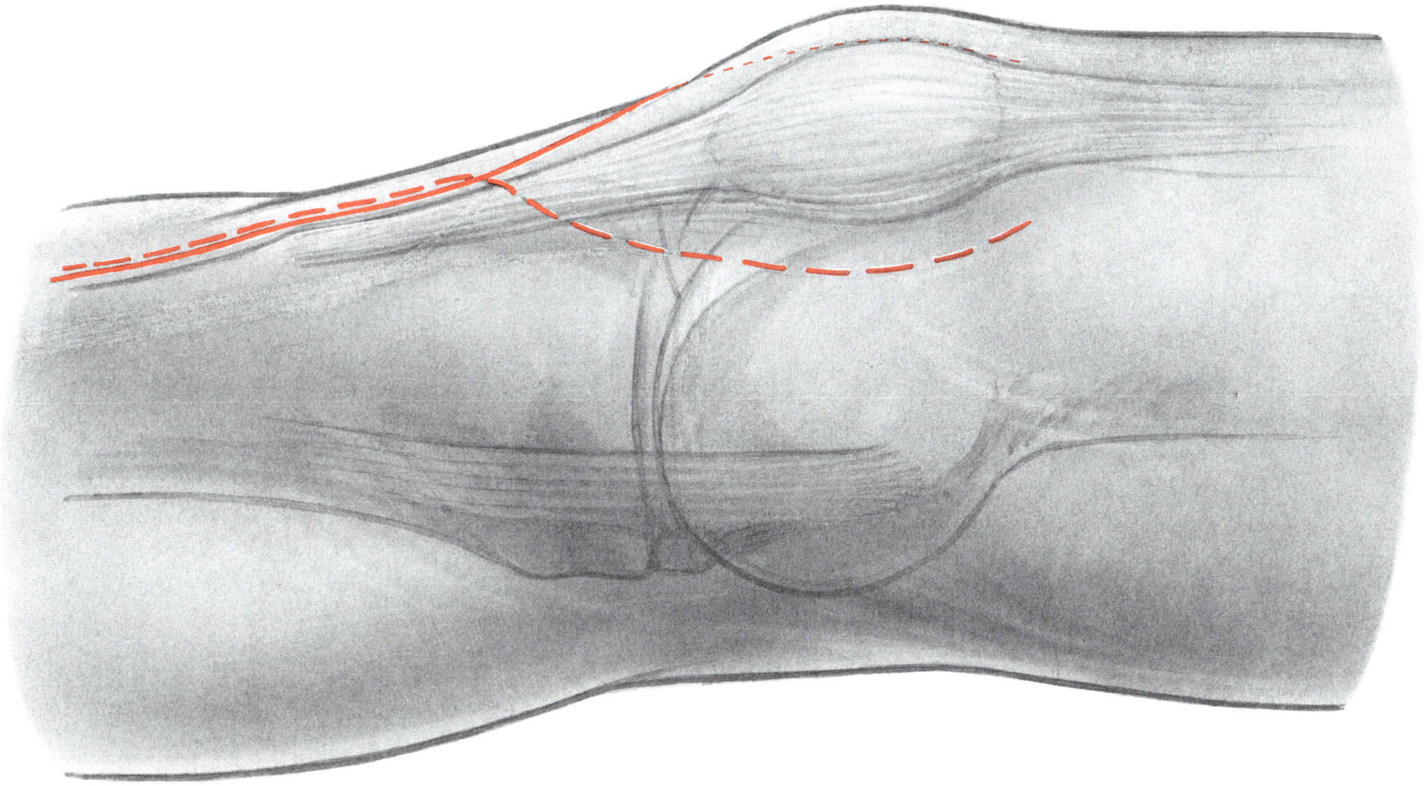

9 Hautschnitt als laterale, parapatellare Inzision bis etwa 5 cm unterhalb und lateral der Tuberositas tibiae. Ein medialer Parapatellarschnitt (gestrichelte Linie) kann von Vorteil sein, wenn eine mediale Kapselraffung oder streifenförmige Kapselexzision wegen eines stärker ausgeprägten Lateralisationssyndroms erforderlich ist. Die Inzision kreuzt das Lig. patellae und läuft lateral der Tuberositas tibiae nach distal. Wir bevorzugen diesen Zugang.

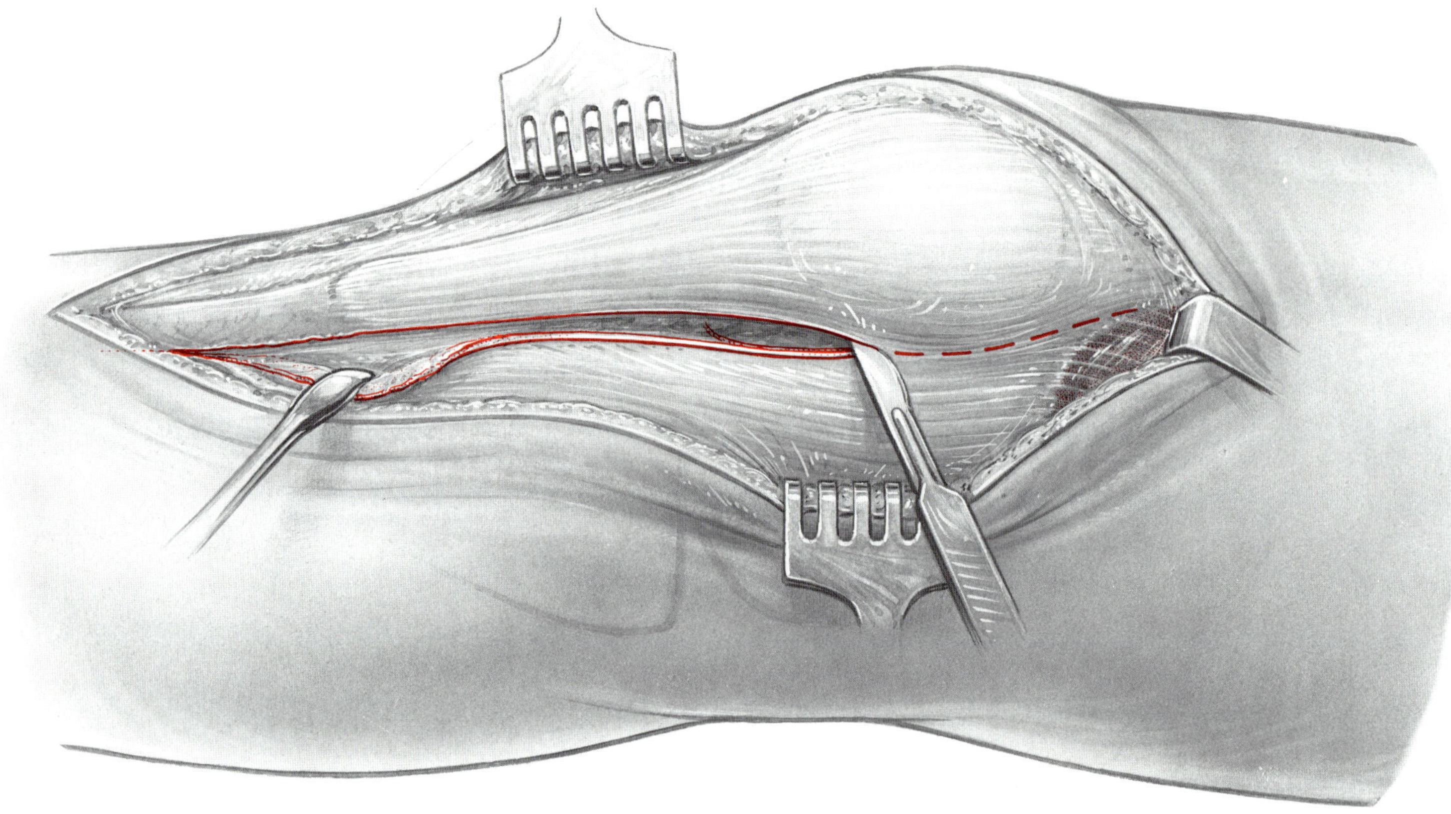

10 Spaltung des Retinakulums. Gelenkinspektion und intraartikuläre Eingriffe wie bei der Technik nach Viernstein u. Weigert (s. S. 12.4 f.). Das Lig. patellae wird an beiden Rändern freigelegt, ohne daß der Hoffasche Fettkörper verletzt wird (Blutversorgung des Lig. patellae).

Wir umschneiden das Periost beiderseits der Tuberositas tibiae auf einer Strecke von 5–6 cm nach distal und schieben es nach medial und lateral ab. Ansicht von medial.

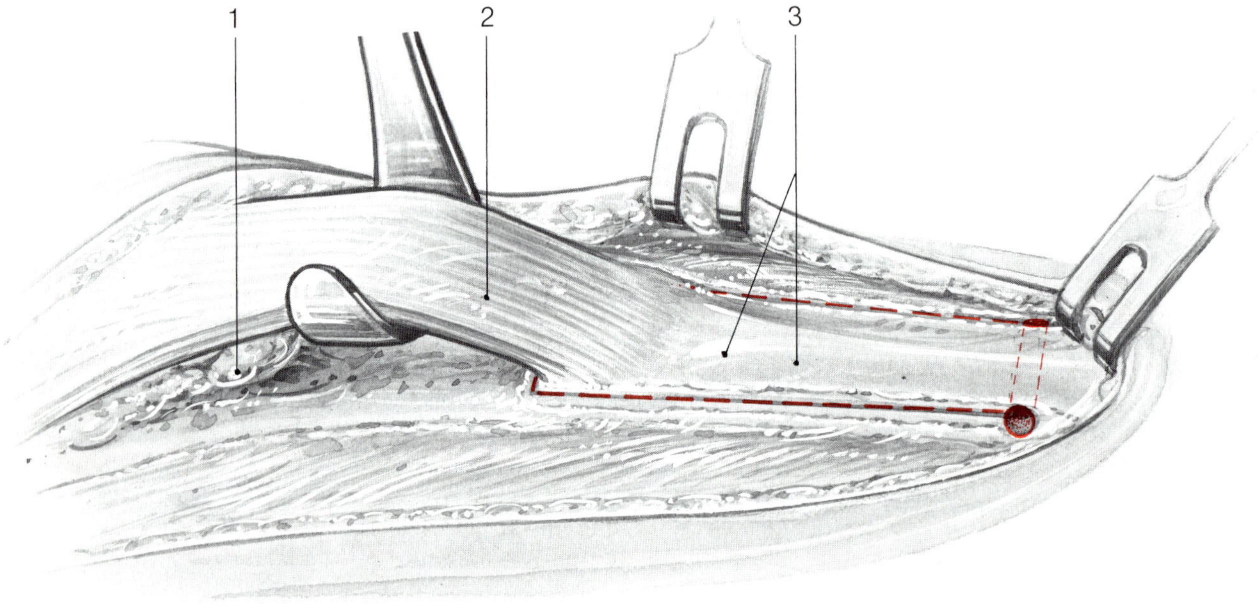

11 Ansicht von lateral. Etwa 5–6 cm unterhalb der Tuberositas tibiae durchbohren wir mit einem 3,2-mm-Bohrer die Kortikalis quer in der Frontalebene dicht unter der vorderen Schienbeinkante.

1 Hoffascher Fettkörper
2 Lig. patellae
3 Tuberositas tibiae

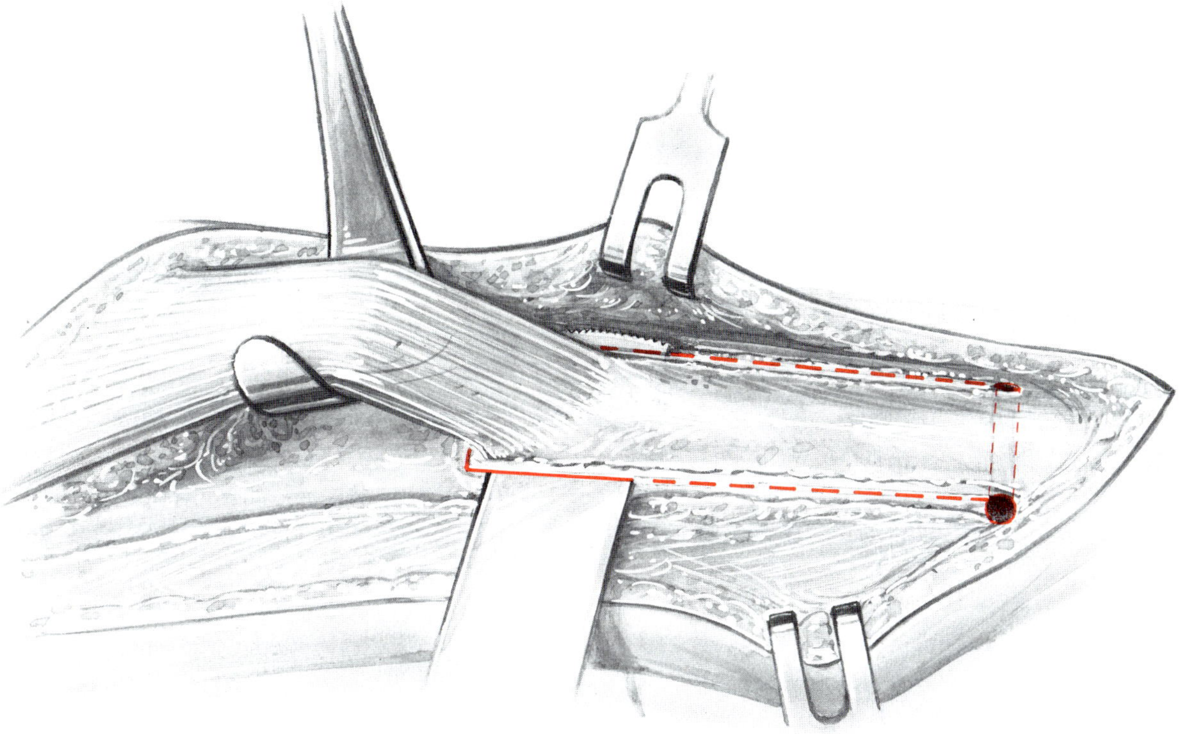

12 Die Tuberositas tibiae und der vordere Tibiarand werden in der Frontalebene bis zum distalen Bohrloch von lateral nach medial als 0,3–0,4 cm dicke Knochenscheibe durchgesägt.

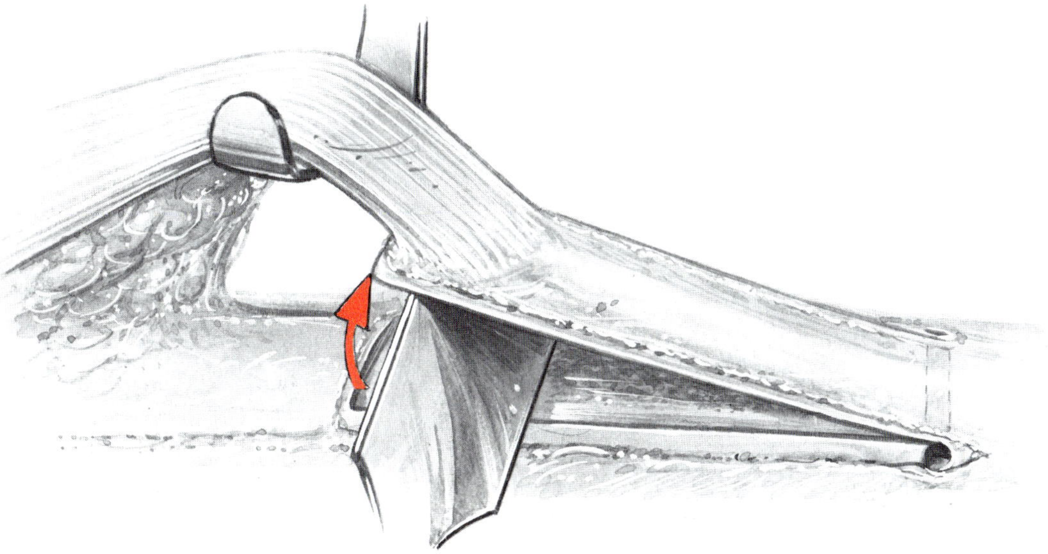

13 Das Fragment wird mit einem flachen Meißel vorsichtig aufgebogen. Man achtet darauf, daß es nicht in Höhe des queren Bohrkanales abbricht. Es soll federnd elastisch gehoben werden.

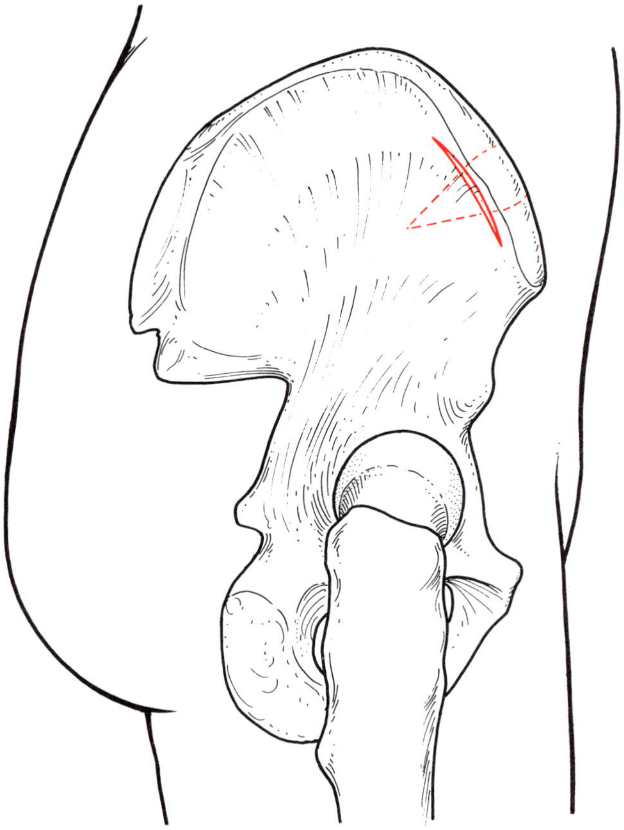

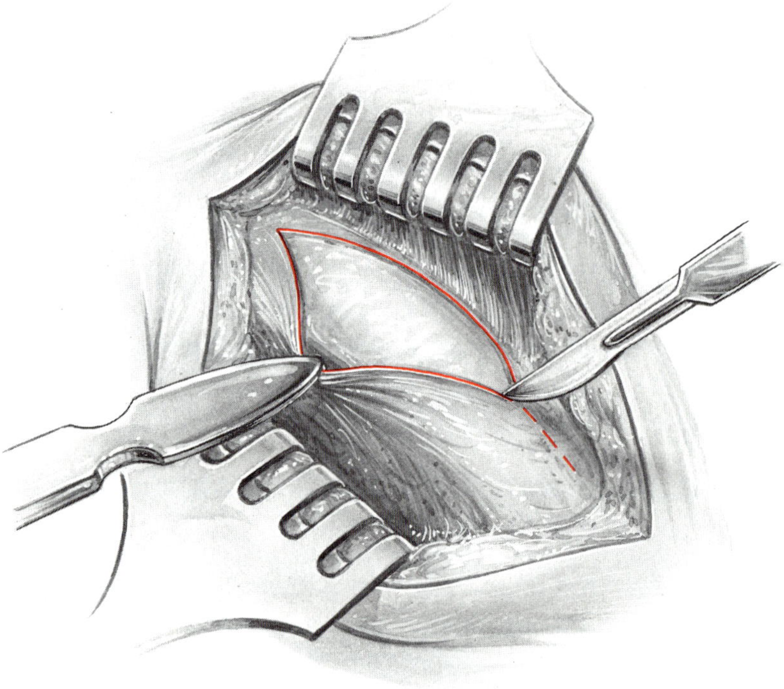

14 Schnittführung zur Entnahme eines dreieckigen Beckenkammspanes. Die Entnahmestelle kann auch weiter vorn gewählt werden, weil der Beckenkamm dort breiter ist.

15 Das Periost wird längs auf dem Beckenkamm gespalten. Mit einem Raspatorium schiebt man es schrittweise ab. Auf der medialen Seite des Darmbeinkammes wird ein gebogenes Raspatorium verwendet.

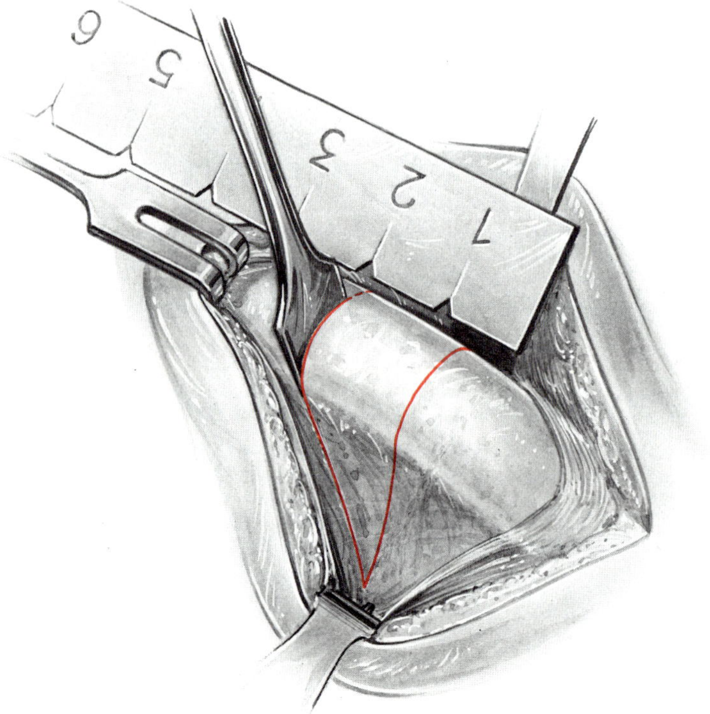

16 Die spitzen Hohmann-Hebel werden mit einigen Hammerschlägen in der medialen und lateralen Darmbeinkortikalis verankert. Der Knochenspan wird in der erforderlichen Höhe und Länge herausgesägt und mit einem flachen Meißel abgehebelt.

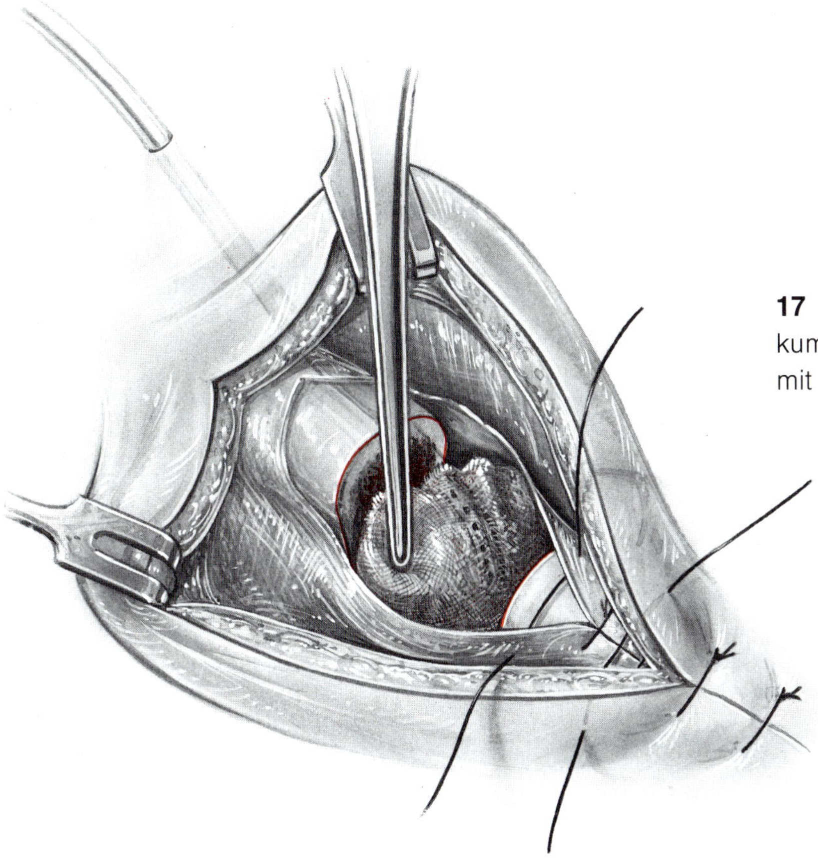

17 In den Knochendefekt stopfen wir ein Hämostyptikum. Redon-Drainage. Periost und Muskulatur werden mit Einzelknopfnähten dicht verschlossen.

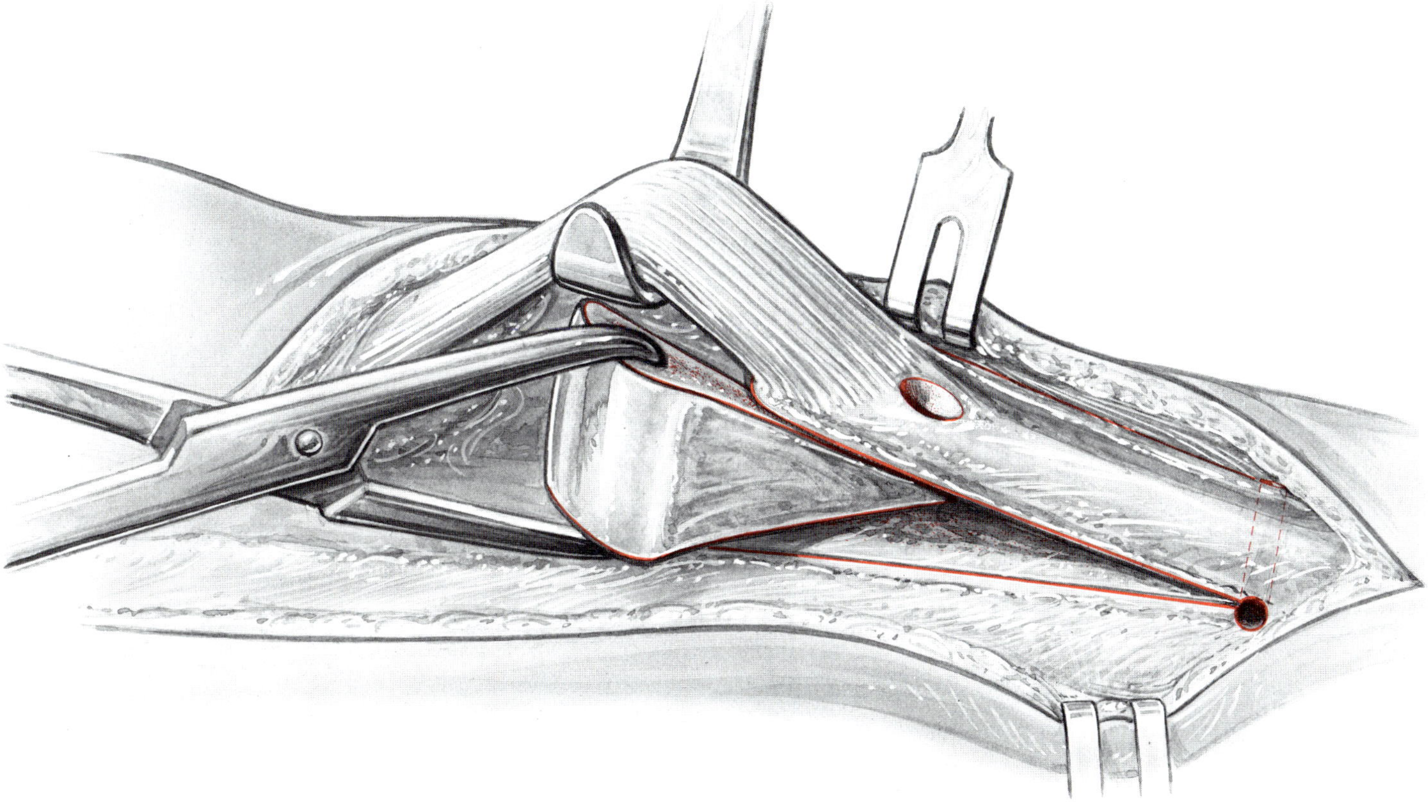

18 Der Beckenspan wird zugerichtet und vorsichtig unter die aufgekippte Tuberositas tibiae geschoben. Mit einem 3,2-mm-Bohrer legen wir den Kanal für die spezielle Spongiosaschraube.

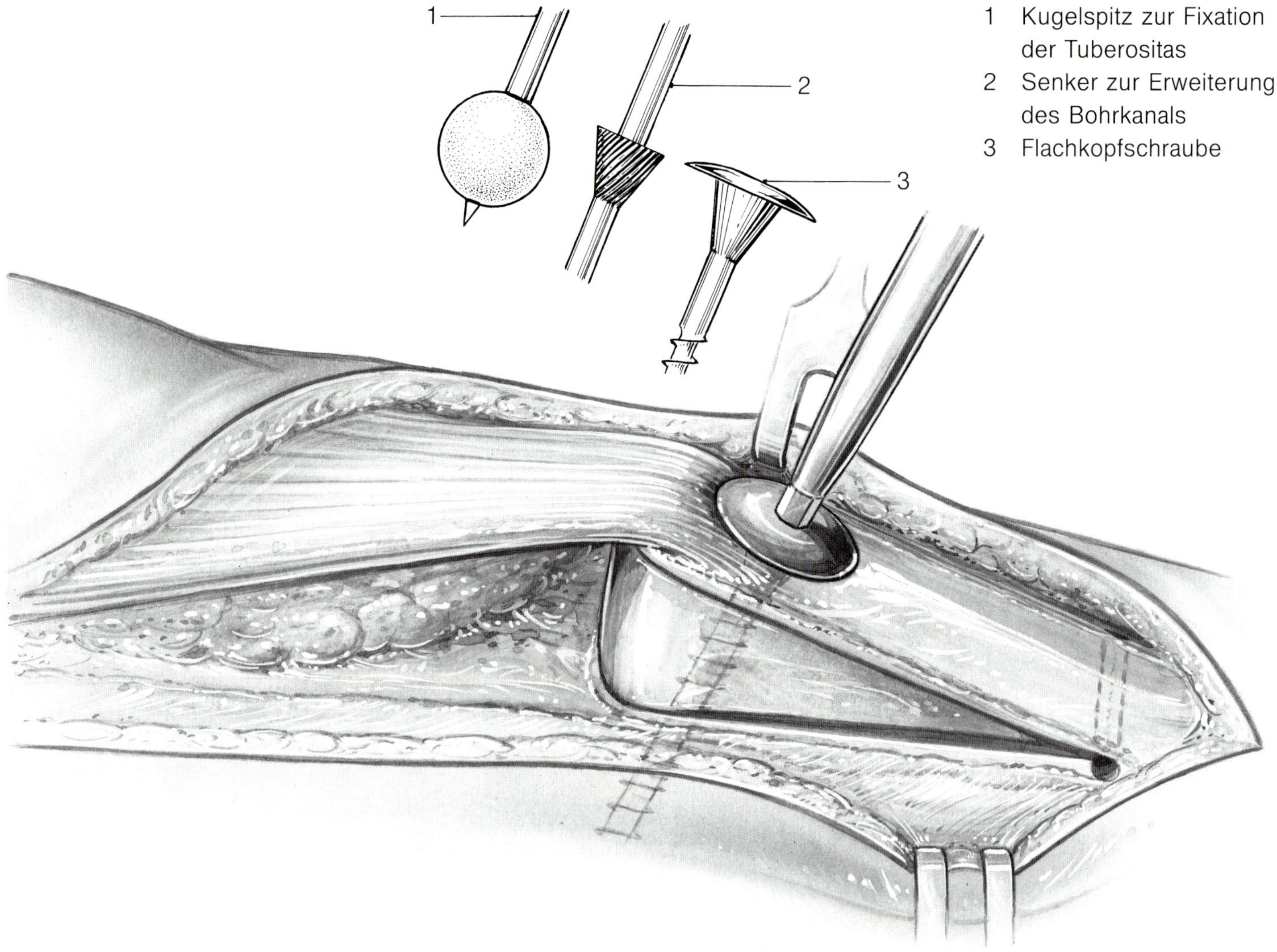

1 Kugelspitz zur Fixation der Tuberositas
2 Senker zur Erweiterung des Bohrkanals
3 Flachkopfschraube

19 Fixation der Tuberositas tibiae und des Beckenkammspanes mit einer sog. Tuberositasschraube (oder Flachkopfschraube). Die hintere Tibiakortikalis muß durchbohrt werden! Gewindeschneider verwenden und Schraubenlänge bestimmen. Bevor man die Tuberositasschraube eindreht, wird der Eingang des Bohrkanales mit einem kegelförmigen »Senker« erweitert. Der flache Kopf der Schraube soll gleichmäßig dem Knochen aufliegen. Ein zu starkes Festdrehen muß vermieden werden.

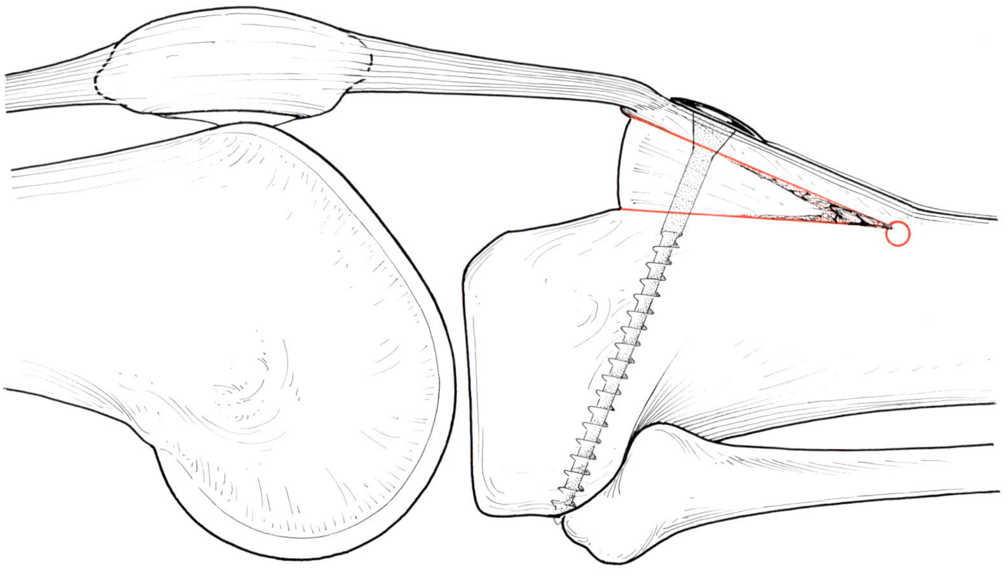

20 Schlußbild der Kompressionsosteosynthese. Die hintere Tibiakortikalis ist gefaßt.

Alternativmethode

Eine alternative Technik stellt die Spanentnahme aus dem vorderen medialen Schienbeinkopf dar: Es wird ein ca. 1,5 × 3 cm großer, kortikospongiöser Knochenblock ausgesägt und in zwei keilförmige Späne aufgeteilt oder als Ganzes geigenstegartig unter die angehobene Tuberositas tibiae gebracht; der unter der angehobenen Tuberositas tibiae freibleibende Raum wird mit Spongiosabröckel unterfüttert. Der Vorteil dieser Methode besteht darin, nicht zusätzlich am Beckenkamm operieren zu müssen, der Nachteil, weniger festes Spanmaterial zu verwenden.

a

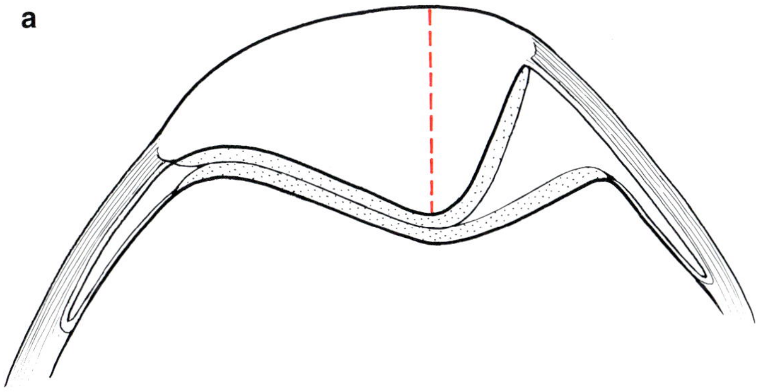

b

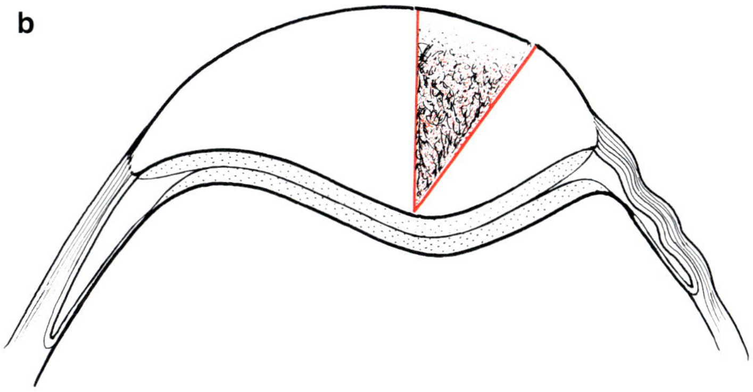

Abb. 21 a u. **b** 7 cm langer parapatellarer Hautschnitt, Freilegen der Vorderfläche der Patella, mediale Arthrotomie 0,5 cm vom inneren Kniescheibenrand entfernt.

Das Retinaculum praepatellare wird an der Grenze vom medialen zum mittleren Drittel der Patella längs inzidiert und nach beiden Seiten wenige Millimeter abgeschoben.

Die sagittale Osteotomie der Kniescheibe soll den hyalinen Knorpel der Gelenkfläche nicht tangieren; Aufspreizen der Osteotomie.

In dem oberen und unteren Bereich legen wir zwei Kortikalisblöckchen ein, die wir aus der Kniescheibenvorderfläche entnehmen.

Eine Osteosynthese ist nicht erforderlich. Besteht gleichzeitig ein laterales Hyperpressionssyndrom oder eine leichte Patellalateralisation, wird in gleicher Sitzung die Einkerbung des lateralen Retinakulums nach Viernstein und eine mediale Kapselraffung durchgeführt.

Sagittale Patellaosteotomie nach Morscher

Prinzip

Aufklappende Osteotomie in sagittaler Ebene. Die abgekippte mediale Facette soll vermehrt unter Druckbelastung kommen (Durchwalkung des hyalinen Knorpels) und den präoperativ erhöhten intraossären venösen Druck vermindern.

Indikation

Schmerzhafte Chondropathia patellae oder Femoropatellararthrose mit nachweisbarer Patellafehlform in den Axialaufnahmen nach Ficat.

Technik (Abb. **21 a** u. **b**)

Postoperative Behandlung

Elastischer Kompressionsverband von den Zwischenzehenfalten bis zur Leiste. Anwickeln einer Kniemanschette. Die Redon-Drainagen werden nach spätestens 48 Stunden entfernt, die Wundfäden nach ca. 12–14 Tagen. Frühfunktionelle Übungsbehandlung wie nach einer Synovektomie (s. S. 5.10). Sobald das Kniegelenk ungefähr 90 Grad gebeugt werden kann, fixieren wir es mit einem abnehmbaren Tutor, mit dem der Patient die Gliedmaße belasten darf. Die im Kniegelenk gestreckte Gliedmaße sollte ab 5. postoperativem Tag mit angelegter Manschette angehoben werden. Etwa 6 Wochen nach der Operation kann eine erneute stationäre Aufnahme erwogen werden, wenn die Flexion des Kniegelenkes oder der Zustand der Muskulatur ungenügend sind. Röntgenkontrolle. Nach Einheilung des Knochenspanes intensiveres Quadrizepstraining. Ergüsse werden abpunktiert. Bei Reizzuständen muß die aktive Behandlung eingeschränkt werden. Gelegentlich kann eine Mobilisation des Gelenkes in Narkose angezeigt sein, wenn z. B. die Beweglichkeit ca. 8 Wochen nach der Operation noch unbefriedigend ist.

Wir empfehlen Schuhe mit tiefliegenden Absätzen.

Fehler und Gefahren

- Das Retinaculum extensorum wird nicht genügend gespalten.
- Es wird keine Kompressionsosteosynthese vorgenommen, sondern auf die Stabilität ohne Osteosynthesematerial vertraut! Gefahr des Tuberositasausrisses.
- Es wird um mehr als 1–1,5 cm vorverlagert: Schmerzhafte Reizzustände. Der Patient kann nicht mehr knien (Probleme beim Knien treten auch bei regelrechter Vorverlagerung auf).
- Es wird weniger als 1 cm vorverlagert: Operationseffekt fraglich.
- Die Tibia wird nicht weit genug nach distal in der Frontalebene durchgesägt: Mangelhaftes ästhetisches Ergebnis.
- Flachkopfschraube überragt hintere Kortikalis beträchtlich: Gefäß-, Nervenverletzungen.
- Das Gelenk wird nicht eröffnet: Intraartikuläre Begleitschäden werden übersehen.
- Die Blutsperre wird nicht vor Wundschluß geöffnet, es wird keine exakte Blutstillung vorgenommen: Hämatome, Wundheilungsstörungen.
- Der Eingriff wird im Wachstumsalter vorgenommen: Verletzung der Wachstumsfuge; Genu recurvatum.
- Bewegungseinschränkungen im Kniegelenk, Reizzustände und stärkere Muskelatrophien, falls Blutergüsse nicht rechtzeitig abpunktiert werden oder eine zu intensive oder zu lasche postoperative Übungsbehandlung stattfindet.
- Resorption des verpflanzten Knochenspanes.

Weiterführende Literatur

Bandi, W.: Chondromalacia patellae und femoro-patellare arthrose. Helv. Chir. Acta, Suppl. 2 (1972)

Blauth, W., M. Mann: Medialversetzung der Tuberositas tibiae und gleichzeitige Vorverlagerung. Z. Orthop. 115 (1977) 252–255

Deliss, L.: Coronal patellar osteotomy: Preliminary report of its use in chondromalacia patellae. Proc. roy. Soc. Med. 70 (1977) 257–259

Dexel, M.: 10-Jahres-Resultate – Operative Fälle der Chondropathia patellae. Orthopäde 8 (1979) 114–119

Dexel, M., M. Osterwalder, H. Zollinger: Vergleichende Langzeitresultate 15 Jahre nach konservativer und operativer Therapie der Chondropathia patellae. Orthop. Prax. 16 (1980) 552–560

Dick, W.: Langzeitergebnisse der Abrasio patellae in der Chondropathiebehandlung. Orthop. Praxis (1980) 678–680

O'Donoghue, D. H.: Facetectomy. South. med. J. 65 (1972) 645–654

Dubs, L., U. Munzinger: Das femoropatelläre Schmerzsyndrom. Therap. Umsch. 41 (1984) 39–51

Ficat, P.: Pathologie Fémoro-Patellaire. Masson, Paris 1970

Ficat, P.: Die chirurgische Behandlung der femoro-patellären Arthrose. Med. u. Sport 19 (1979) 13–18

Ficat, P.: Lateral fascia release and lateral hyperpressure syndrome. In J. C. Pickett, E. L. Radin: Chondromalacia of the Patella. Williams & Wilkins, Baltimore 1983 (S. 95–112)

Ficat, P., J. Benoit: Déséquilibres et chondropathies de la rotule (Symposium). Rev. Chir. Orthop. 66 (1980) 203–248

Ficat, P., D. S. Hungerford: Disorders of the Patello-Femoral Joint. Masson, Paris 1977

Ficat, R. P., C. Ficat, P. Gedeon, J. B. Toussaint: Spongiolization: A new treatment for diseased patellae. Clin. Orthop. 144 (1979) 74–83

Goymann, V., H. M. Bopp: Chondroektomie und Gelenktoilette bei schweren Arthrosen des femoropatellaren Gleitweges. Z. Orthop. 111 (1973) 534–536

Grammont, P.: Einfluß der Patella auf das Gleichgewicht des Kniegelenkes. Orthopäde 14 (1985) 193–202

Griss, P.: Modifizierte Patellalängsosteotomie zur Behandlung der exzentrischen Chondromalazie und Retropatellararthrose. Z. Orthop. 118 (1980) 822–824

Hehne, H.-J.: Das Patellofemoralgelenk. Enke, Stuttgart 1983

Insall, J. N.: Proximal realignment in the treatment of patellofemoral pain. 113–122. In J. C. Pickett, E. L. Radin: Chondromalacia of the Patella. Williams & Wilkins, Baltimore 1983 (S. 113–122)

Insall, J. N.: Disorders of the patella. In J. N. Insall: Surgery of the Knee. Churchill Livingstone New York 1984 (S. 191–260)

Jäger, M., W. Plitz: Die operative Therapie der Chondropathia patellae. Z. Orthop. 121 (1983) 714–721

James, St. L.: Chondromalacia of the patella in the adolescent. In J. C. Kennedy: The Injured Adolescent Knee. Williams & Wilkins, Baltimore 1979 (S. 205–251)

Küsswetter, W., A. Reichelt: Der retropatellare Knorpelschaden. Thieme, Stuttgart 1983

Larson, R. L., H. E. Cabaud, D. B. Slocum, St. L. James, T. Keenan, T. Hutchinsons: The patellar compression syndrome: Surgical treatment by lateral retinacular release. Clin. Orthop. 134 (1978) 158–167

Laurin, C.: Patellar position, patellar osteotomy – Their relationship to chondromalacia: X-ray diagnosis of chondromalacia. In J. C. Pickett, L. Radin: Chondromalacia of the Patella. Williams & Wilkins, Baltimore 1983 (S. 11–23)

Levine, J., S. Splain: Use of the infrapatella strap in the treatment of patellofemoral pain. Clin. Orthop. 130 (1979) 179–181

Lund, F., B. E. Nilsson: Anterior displacement of the tibial tuberosity in chondromalacia patellae. Acta orthop. scand 51 (1980) 679–688

McCarroll, J. R., D. H. O'Donoghue, W. A. Grana: The surgical treatment of chondromalacia of the patella. Clin. Orthop. 175 (1983) 130–134

Mansat, C., L. Duboureau, P. Cha, R. Dorbes: Déséquilibre rotulien et instabilité rotatoire externe du genou. Rev. Rhum. 44 (1977) 115–123

Maquet, P.: Osteoarthritis of the patellofemoral joint; anterior displacement of the tibial tuberosity. In J. C. Pickett, E. L. Radin: Chondromalacia of the Patella. Williams & Wilkins, Baltimore 1983 (S. 123–133)

Maquet, P.: Biomechanics of the Knee, 2. Aufl. Springer, Berlin 1984 (S. 144–157)

Morscher, E.: Osteotomy of the patella in chondromalacia. Arch. Orthop. Traumat. Surg. 92 (1978) 139–147

Morscher, E.: Indikation und Möglichkeit der Patellakeilosteotomie. Orthopäde 14 (1985) 261–265

Munzinger, U., L. Dubs, R. Buchmann: Das femoropatelläre Schmerzsyndrom. Konservative Behandlung und Resultate 7–10 Jahre nach Maquet-Operation. Orthopäde 14 (1985) 247–260

Munzinger, U., H. Scheier, R. P. Meyer, P. Gisler: Tuberositas tibiae – Verlagerung nach Elmslie-Trillat oder Vorverlagerung nach Maquet-Bandi? Orthop. Prax. 16 (1980) 604–608

Osterwalder, M., H. Zollinger: 10-Jahres-Resultate bei konservativer Behandlung der Chondropathia patellae. Orthopäde 8 (1979) 110–113

Pfeil, E.: Das Femoropatellargelenk. Barth. Leipzig 1981

Pförringer, W.: Die Behandlung der Chondropathia patellae mit statisch umlagernden Schuhen. Orthop. Prax. 16 (1980) 549–552

Pickett, J. C., E. L. Radin: Chondromalacia of the Patella. Williams & Wilkins, Baltimore/London 1983

Utheza, G., J. Puget: Chondromalacies rotuliennes par défout de congruence rotatoire. Rev. Chir. orthop., Suppl. 2 (1977) 63–68

Viernstein, K., M. Weigert: Chondromalacia patellae beim Leistungssportler. Z. Orthop. 104 (1968) 422–435

Villiger, K. J.: Erfahrungen und Resultate bei 1300 Einkerbeoperationen zur proximalen Medialisierung der Patella. Chirurg 51 (1980) 450–459

Villiger, K. J.: Operationstechnische Besonderheiten bei der Einkerbeoperation zur proximalen Medialisierung der Patella. Chir. Praxis 33 (1984) 709–715

Weh, L., W. Eickhoff, U. Müller, D. Dangelat: Neurologische Komponente und resultierendes therapeutisches Konzept der Chondropathia und Chondromalacia patellae. Zbl. Chir. 108 (1983) 1204–1210

Wolter, D., Ch. Ratusinski: Das extraartikuläre, fächerförmige Aufbohren der Patellaspongiosa bei der Chondropathia patellae. Unfallheilkunde 88 (1985) 425–431

15

Eingriffe bei Patella bipartita

Indikation

Schmerzhafte, konservativ nicht beeinflußbare Reizzustände am oberen äußeren Patellapol. Für die Entscheidung zur operativen Behandlung ist eine arthroskopische Überprüfung des Befundes empfehlenswert (Synovitis? Pannus? Knorpeldefekte? Osteophyten?).

Prinzip

Exzision des häufig nach außen hinten gekippten Fragmentes. Glättung des Kniescheibenrandes und Reinsertion der Gelenkkapsel. – Spaltung des Retinaculum patellae longitudinale laterale, falls zusätzlich ein laterales Hyperpressionssyndrom vorliegt. (Bei größerem Fragment könnte auch eine *Osteosynthese* erwogen werden, falls die knorpelige Gelenkfläche weitgehend unversehrt und das Fragment groß genug ist.)

Vorbereitung und Lagerung

Rückenlage, Blutleere. Kniegelenk ca. 20 Grad gebeugt.

Technik (Abb. **1–6**)

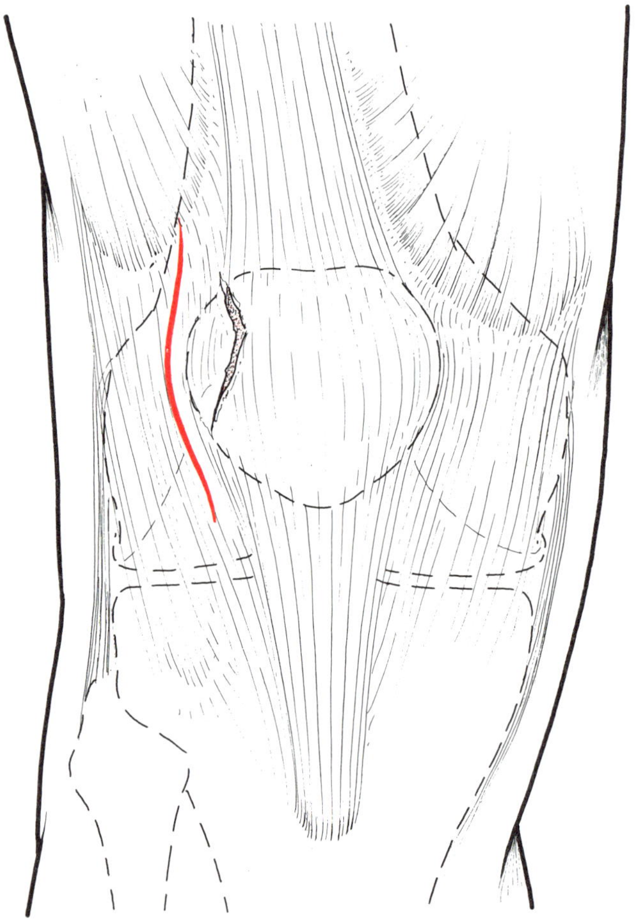

1 Der Hautschnitt beginnt ca. 2 cm oberhalb der Basis patellae und verläuft parapatellar bis zur Apex patellae.

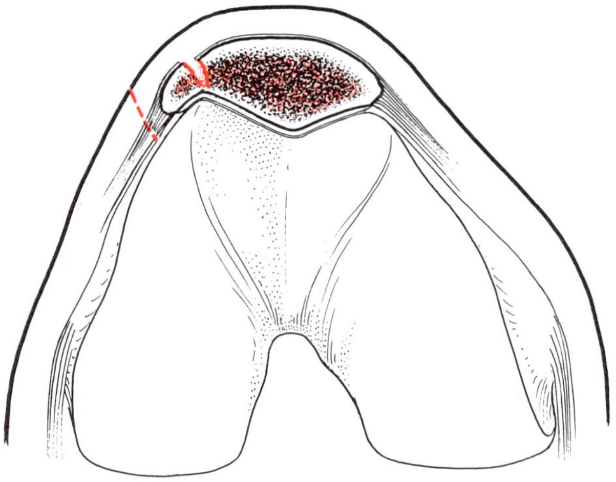

2 Schnittbild, Ansicht von unten auf der Ebene der Femurkondylen. Das Fragment ist nach lateral abgekippt.

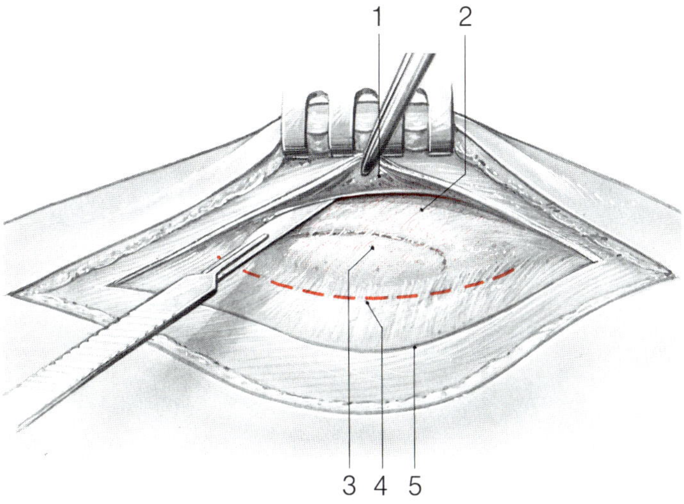

3 Das Lig. patellae longitudinale laterale (5) wird am Kniescheibenrand inzidiert. Das präpatellare Gewebe lösen wir über die »Pseudarthrose« hinaus etwas nach medial als einheitliche »Sehnenplatte« (1) scharf vom Patellarand ab. Die Membrana synovialis (4) wird ebenfalls am Patellarand durchtrennt.

1 Präpatellare Aponeurose
2 Patella
3 Fragment
4 Membrana synovialis
5 Retinaculum extensorum (Lig. patellae longitudinale laterale)

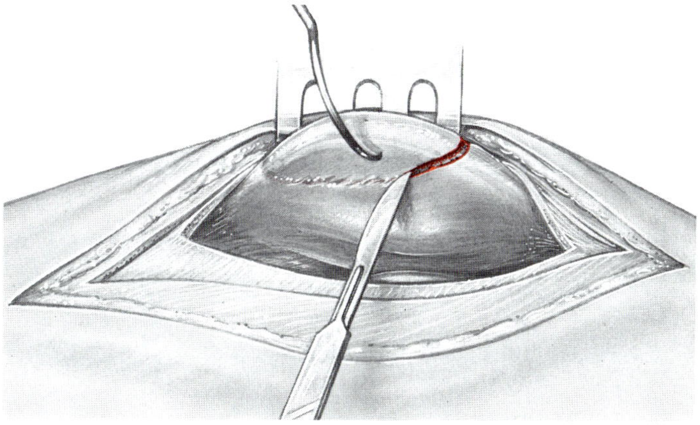

4 Nach Eröffnung des Gelenkes und maximaler Streckung des Unterschenkels wird die Patella um ihre Längsachse aufgekippt und von der knorpeligen Gelenkfläche her besichtigt. Manchmal sieht man in Höhe der »Pseudarthrose« Einziehungen und Einrisse im Knorpelbelag. Das Fragment läßt sich in der Regel mühelos resezieren. Gelegentlich kann seine Entfernung aber auch schwierig sein, z. B. wenn der Knorpelbelag noch dicht geschlossen ist. Dann muß man schrittweise vorgehen und den Spalt zwischen den Fragmenten vom Patellarand oder von der Vorderfläche der Kniescheibe her aufsuchen. Das Knochenstück wird unter Zug und Kippung mobilisiert und mit einem feinen schmalen Messer oder Meißel abgetrennt.

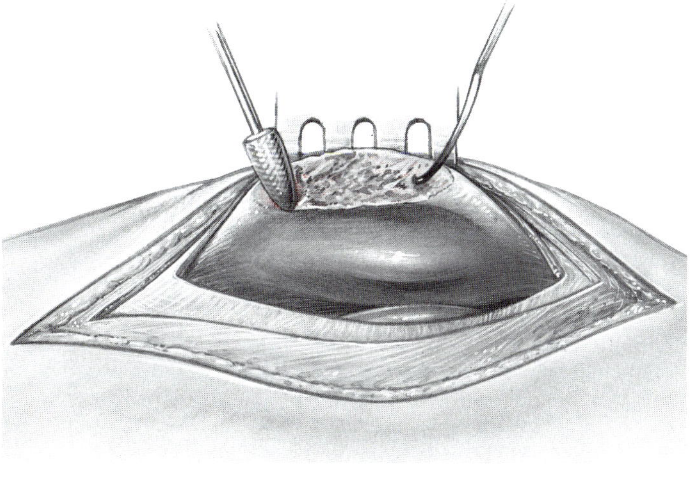

5 Die Resektionsfläche an der Kniescheibe wird mit einer Airdrill-Fräse oder einer feinen Raspel geglättet. Intraartikuläre Redon-Drainage.

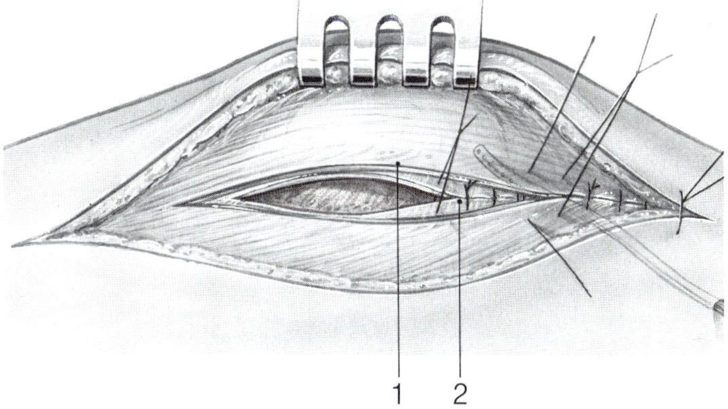

6 Die Membrana synovialis (2) und das Retinaculum extensorum (1) nähen wir an den vom lateralen Kniescheibenrand abpräparierten »Sehnenlappen«. Besteht eine Patellalateralisation oder ein laterales Hyperpressionssyndrom, lassen wir das laterale Retinakulum offen.

1 Retinaculum extensorum
2 Membrana synovialis

Postoperative Behandlung

Sie entspricht in den Grundsätzen dem Vorgehen nach Meniskektomie (s. S. 8.19).

Fehler und Gefahren

- Kritiklose Entfernung des Fragmentes.
- Schädigung der Gelenkfläche des Hauptfragmentes durch unvorsichtige Manipulationen.
- Verzicht auf Spaltung des Lig. patellae longitudinale laterale beim Lateralisationssyndrom.
- Bei zu aktiver Nachbehandlung drohen Reizergüsse. Sie sollten rechtzeitig abpunktiert werden. Vorübergehende Ruhigstellung des Gelenkes empfehlenswert.

Alternativmethode (Blauth)

Ist der Knorpelbelag der Kniescheibe weitgehend intakt und liegt ein größeres Fragment vor, empfiehlt sich eine *Zuggurtungsosteosynthese:* Der Spalt zwischen der Kniescheibe und dem Fragment wird mit einem feinen Skalpell von der Oberfläche der Kniescheibe her aufgesucht und so weit wie möglich ausgeräumt. Mit einer Vibrationssäge (kleines, schmales Blatt) wird die »Pseudarthrose« sparsam und keilförmig ausgesägt; die Spitze des Keiles liegt im subchondralen Bereich. Das Fragment läßt sich nun aufkippen und mit einer Zuggurtungsosteosynthese fixieren.

Technik (Abb. **7–10**)

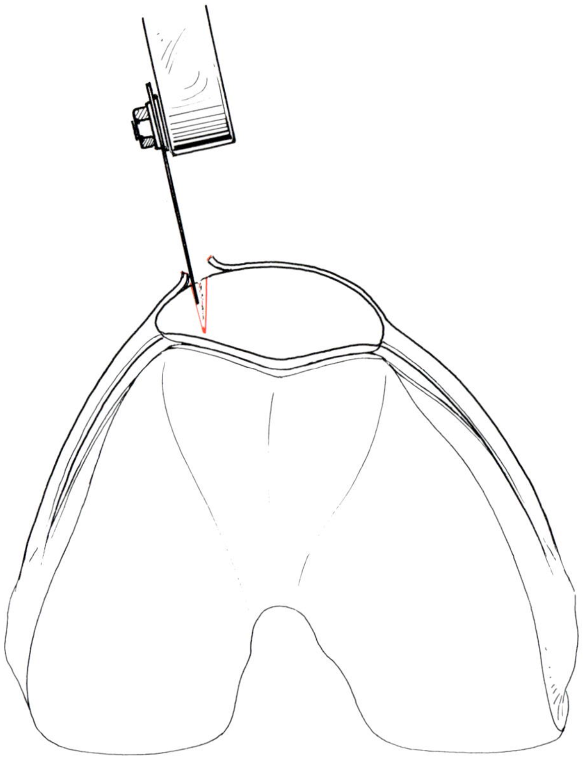

7 Schnittbild. Ansicht von unten auf der Ebene der Femurkondylen. Keilförmige Osteotomie bis in subchondrale Bereiche.

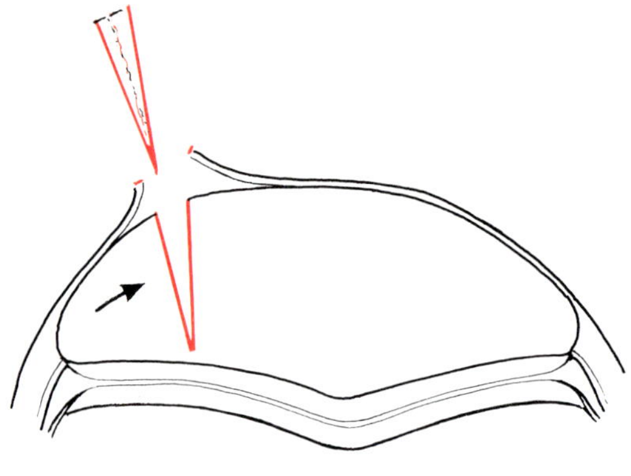

8 Das Gewebe des »Pseudarthrosenspaltes« wird entfernt. Bei der Resektion ist der Knorpelüberzug der Patella nicht zu verletzen.

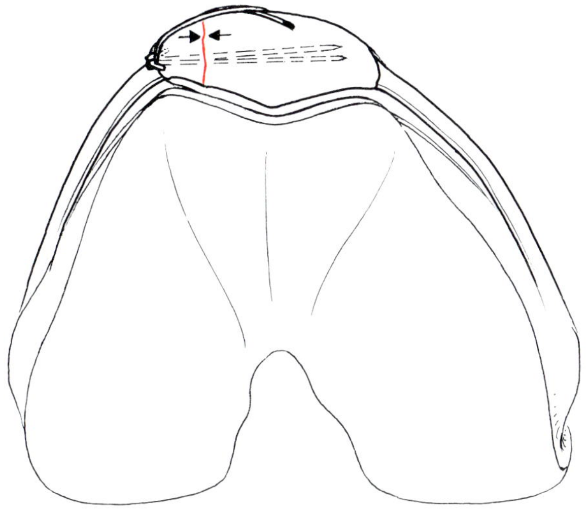

9 Das Fragment wird nach vorn gekippt und reponiert. Der Osteotomiespalt schließt sich. In dieser Position werden 2 Kirschner-Drähte (1,6–2,0 mm) in der Frontalebene von lateral her durch das Fragment in die Patella gebohrt. Die Drähte liegen in der vorderen Hälfte des Fragmentes.

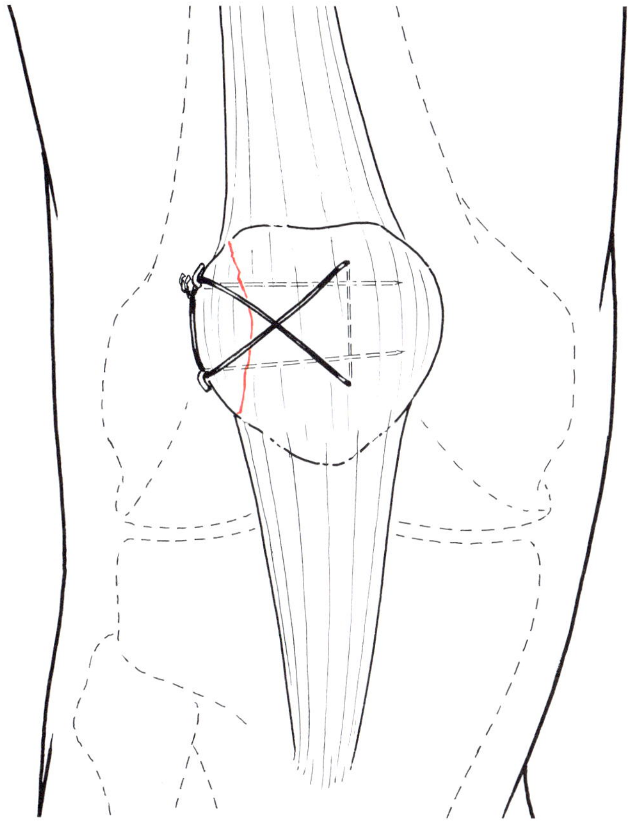

10 Ansicht von vorn. Es werden zwei flachwinklig aufeinandertreffende Bohrkanäle (2,0 oder 2,7 mm) in Längsrichtung durch das vordere Drittel der Patella gebohrt. Durch die Bohrkanäle führt man einen Draht, der achterförmig um die überstehenden Kirschner-Drähte herumgelegt und fest verzwirbelt wird.

Der proximal gelegene Kirschner-Draht wird nach oben, der distal gelegene nach unten umgebogen. Wundverschluß wie in Abb. 6.

Postoperative Behandlung

Frühe, funktionelle Übungsbehandlung. Nach Abklingen der Wundschmerzen Einsatz von Bewegungsschienen. Isometrische Spannungsübungen. Volle Belastung nach kurzer Zeit möglich. Ergüsse abpunktieren. Kniebeugen aus dem Stand sollte 3–4 Monate vermieden werden.

Fehler und Gefahren

- Durch die keilförmige Osteotomie entsteht ein zu weit aufklaffender Spalt, der bei der Reposition nicht vollständig geschlossen werden kann. Es droht verzögerte Heilung oder Pseudarthrose. Es empfiehlt sich deshalb, Spongiosabröckel einzulagern, die aus der umliegenden Kniescheibe entnommen werden können.
- Umgebogene Kirschner-Drähte stehen ins Gelenk: Reizzustände.
- Drähte können nach lateral wandern, wenn sie nicht weit genug und etwas konvergierend in die Patella eingebohrt worden sind.

Weiterführende Literatur

Dick, W., E. Morscher: Chondropathie bei Patella bipartita. Orthop. Prax. 14 (1978) 875–877

Green, W. T.: Painful bipartite patellae – A report of three cases. Clin. Orthop. 110 (1975) 197–200

Marti, Th.: Zur unfallmedizinischen Bedeutung der Patella partita und multipartita. Schweiz. Rdsch. Med. 62 (1973) 1369–1377

Schneider, P. G., J. Dratsch: Die operative Therapie der schmerzhaften Patella bipartita. Z. Orthop. 119 (1981) 841

Weaver, J. K.: Bipartite patellae as a cause of disability in the athlete. Amer. J. Sports Med. 5 (1977) 137–143

16

Patellektomien

Die Patella kann *teilweise* oder *vollständig* entfernt werden, ohne daß wesentliche Funktionsstörungen im Kniegelenk auftreten. Allerdings ist mit einer *Kraftminderung der Streckmuskulatur* zu rechnen. Gelegentlich können leichte Instabilitäten des Gelenkes in der Sagittalebene auftreten.

Indikationen

- Frische, geschlossene und offene Trümmerbrüche der Kniescheibe, bei denen die Fragmente nicht mehr stufenlos vereinigt werden können oder bei denen so schwere Knorpelschäden vorliegen, daß eine Osteosynthese nicht mehr sinnvoll erscheint. Von Fall zu Fall ist abzuwägen, ob man die Patellektomie nicht erst ca. 6–8 Wochen nach dem Unfall vornimmt, weil dann etwas günstigere Bedingungen zur Defektüberbrückung bestehen (präpatellares Narbengewebe!). Mit längerem Zuwarten wächst jedoch die Gefahr der Bewegungseinschränkung im Gelenk.

  Partielle Patellektomien sind bei Trümmerbrüchen an der Patellabasis oder am unteren Patellapol angezeigt, bei denen noch wenigstens ⅔ bis ¾ der Patella unversehrt geblieben sind.
- Alte Kniescheibenbrüche und Patellapseudarthrosen, die in Fehlstellung verheilt sind und mit schmerzhaften Reizzuständen sowie Funktionsstörungen einhergehen. Hier kann die Patellektomie auch zusammen mit einer Arthrolyse angezeigt sein.
- Schwere Chondropathien mit schmerzhaften, rezidivierenden Reizzuständen, bei denen die Vorverlagerung der Tuberositas tibiae nach Maquet-Bandi nicht angezeigt oder bereits fehlgeschlagen ist und die Arthrose im wesentlichen auf das Kniescheibengleitlager beschränkt ist.
- Erfolglos voroperierte, habituelle Kniescheibenverrenkungen mit schmerzhaften Funktionsstörungen.
- Chronische Entzündungen oder Tumoren der Patella, die mit anderen Methoden nicht ausgeheilt werden können oder die zu Formänderungen der Patella mit Inkongruenzen der Gelenkflächen geführt haben.
- Mißerfolge der Alloarthroplastik des Femoropatellargelenkes oder der femorotibialen Gelenkflächen mit Luxationen und Subluxationen oder Destruktionen der Patella. Lockerungen von Patellaprothesen.

Kontraindikationen

Kontraindikationen bestehen bei floriden Sudeckschen Dystrophien sowie generalisierten Gonarthrosen. Große Zurückhaltung ist bei inaktiven, muskelschwachen, wehleidigen Patienten und Kindern am Platze. Kindliche Kniegelenke passen sich, wesentlich besser als erwachsene, selbst an ausgedehnte Knorpelschäden an.

Zeitpunkt, allgemeine Voraussetzungen

Der **Operationszeitpunkt** hängt vom Grundleiden ab: Bei *frischen* offenen Trümmerfrakturen z. B. kann die sofortige Patellektomie unzweckmäßig sein, weil ein erhöhtes Infektionsrisiko besteht (wie z. B. nach Dashbord-Verletzungen mit gequetschten Weichteilbezirken und der Gefahr von Hautnekrosen). Hier ist es besser, die Wunde zu reinigen, die Wundränder und die nekrosegefährdeten Areale zu exzidieren, das Gelenk zu drainieren, die Haut spannungsfrei zu verschließen und die Gliedmaße bis zum Abschluß der Wundheilung ruhigzustellen. – Bei frischen geschlossenen Trümmerbrüchen kann die Patella jedoch schon frühzeitig nach dem Unfall entfernt werden, wenn die Haut im Operationsgebiet intakt geblieben ist. – Bei Patienten mit *alten* Patellaschäden empfehlen wir, der Patellektomie ein möglichst intensives **Quadrizepstraining** vorangehen zu lassen.

Für den Eingriff eignen sich vor allem *aktive,* zur Mitarbeit bereite *Patienten* in gutem Allgemeinzustand. Alle konservativen Behandlungsmöglichkeiten sollten ausgeschöpft sein. – Vor der Operation muß auf die *ästhetischen Nachteile* einer Patellektomie hingewiesen werden. Man sollte die Patienten auch darauf aufmerksam machen, daß nur durch eine *intensive,* regelmäßige, manchmal erst monatelange *aktive Übungsbehandlung* eine normale Gelenkführung zu erreichen ist. Schließlich sollten die Kranken auch wissen, daß ausnahmsweise einmal eine zweite Operation notwendig werden kann, um verbliebene Einschränkungen der Gelenkbeweglichkeit zu beseitigen (Arthrolyse).

Die **postoperative Behandlung** sollte in der Hand einer erfahrenen Krankengymnastin liegen. Verschiedene Behandlungshilfen sind zweckmäßig: Verstellbare Lagerungsschienen, Schaumstoffkeile zur Umlagerung des Gelenkes, Übungsschienen vom Typ der Frankfurter Bewegungsschiene nach Bimler, Motorschienen mit einstellbarem Bewegungssektor, hydrotherapeutische Einrichtungen u. a.

Totale Patellektomie

Prinzip

Subaponeurotische Exzision der Patella und plastische Wiederherstellung des Streckapparates unter gleichzeitiger Verkürzung.

Vorbereitung und Lagerung

Allgemeinnarkose oder Periduralanästhesie. Rükkenlage. Blutleere. Kniegelenk leicht gebeugt (Tuchrolle unter die Kniekehle).

Operation nach Boyd

Technik (Abb. **1–5**)

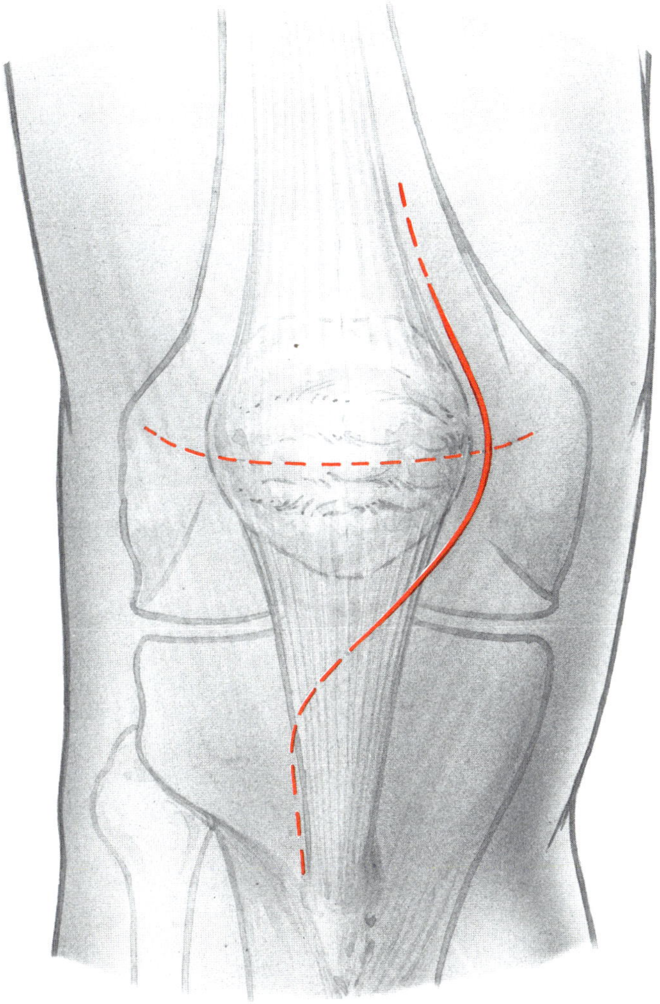

1 Hautinzisionen: Wir bevorzugen den medialen Parapatellarschnitt, der nach distal schräg über das Lig. patellae bis zur Tuberositas tibiae erweitert werden kann. Auch eine quer oder längs über die Patella verlaufende Inzision ist möglich. Die Wahl des Hautschnittes richtet sich vor allem nach der Beschaffenheit der Hautdecke (es sollte z. B. vermieden werden, daß alte Narbenbezirke weit unterminiert werden müssen).

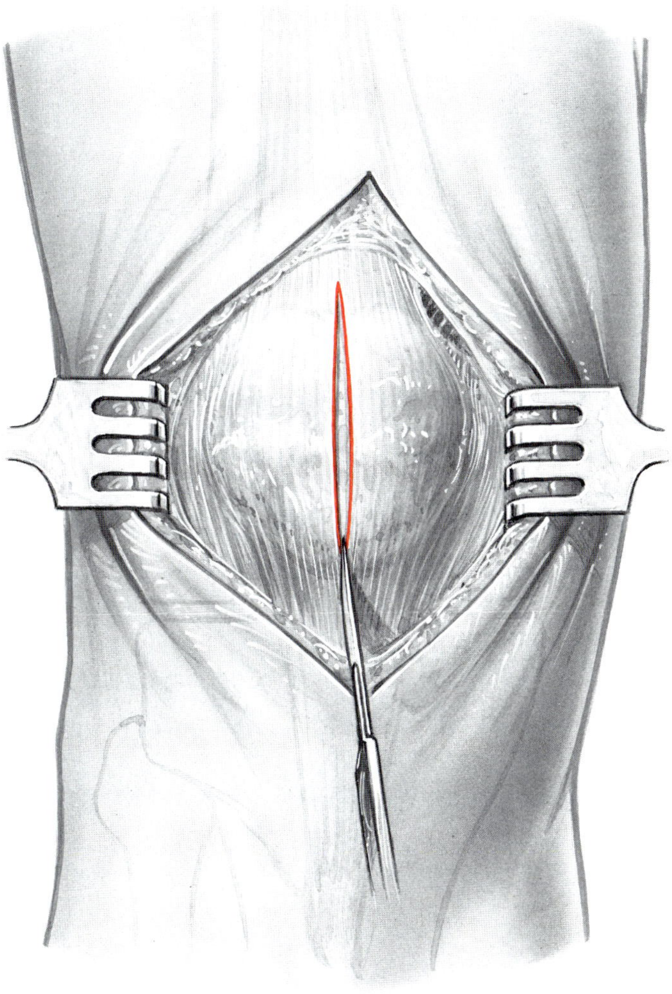

2 Die Vorderfläche der Kniescheibe wird freigelegt. Wir spalten das präpatellare Gewebe längs über der Mitte der Patella bis zum Knochen.

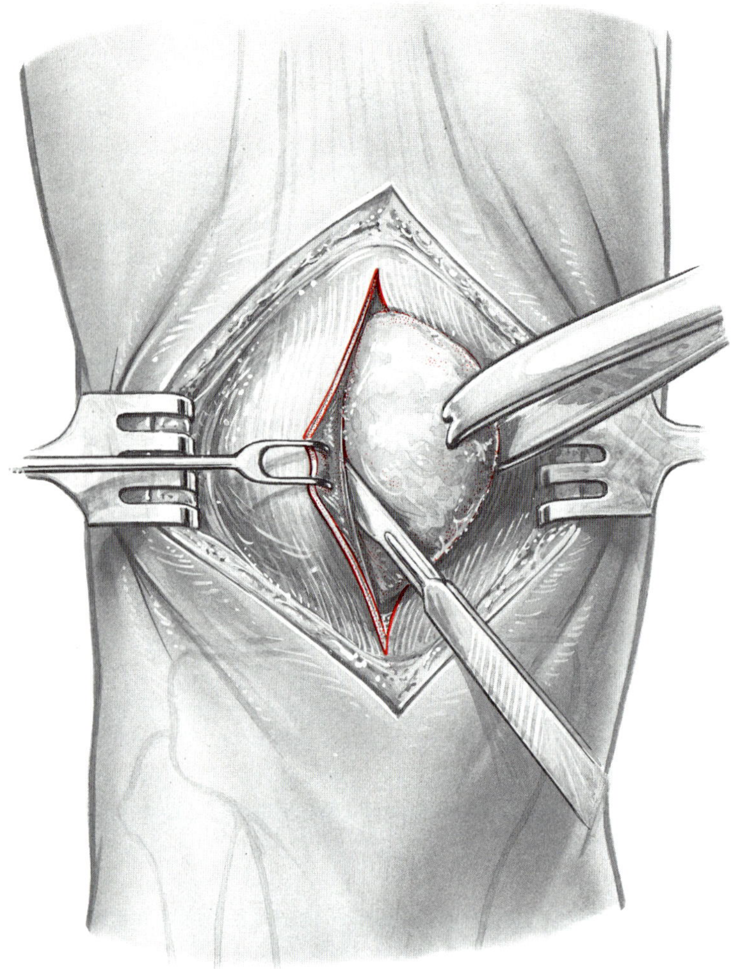

3 Die Kniescheibe wird aus dem präpatellaren Gewebe schrittweise ausgehülst. Man zieht sie mit einer Knochenfaßzange aus der Wunde heraus und übt mit einem scharfen Zweizinkerhaken einen Gegenzug am Rande der bereits abgelösten präpatellaren Weichteile aus. Ein Skalpell mit kleiner Klinge wird tangential zur Knochenoberfläche geführt. Nach Eröffnung des Gelenkes lassen sich die Sehnenansätze an der Basis und Apex patellae leicht ablösen. Besichtigung des Gelenkinnenraumes und – bedarfsweise – »Gelenktoilette« im retropatellaren Bereich.

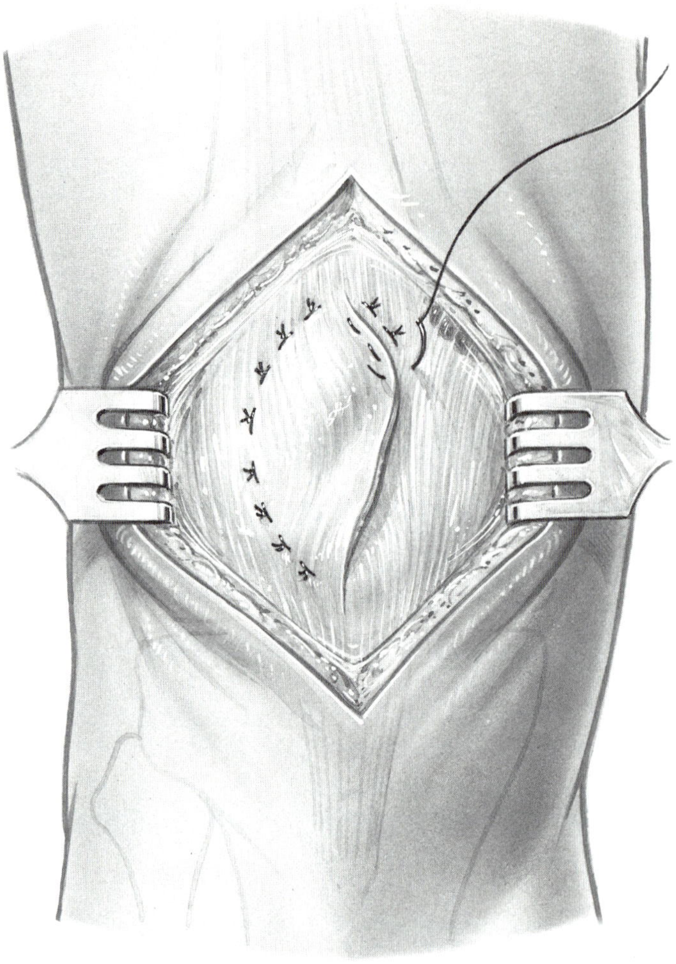

4 Der mediale Teil des präpatellaren Sehnengewebes wird unter leichter Spannung unter den lateralen Teil genäht; den lateralen Sehnenlappen fixieren wir auf den medialen.

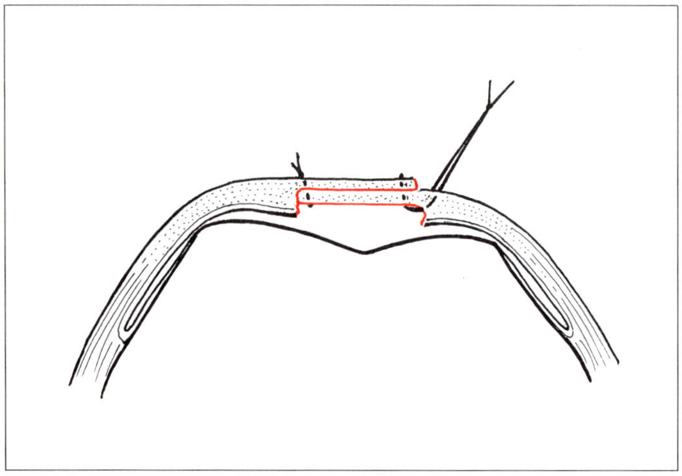

5

5 Schematische Darstellung der Nahttechnik im Schnittbild. Wir legen eine dünne Redon-Drainage ein und verschließen die Wunde.

Postoperative Behandlung, Fehler und Gefahren

Siehe am Schluß des Kapitels.

Alternativtechnik

Prinzip

Subaponeurotische Exzision der Patella von einem queren Schnitt aus. Vereinigung des Streckapparates unter gleichzeitiger Verkürzung.

Technik (Abb. **6–13**)

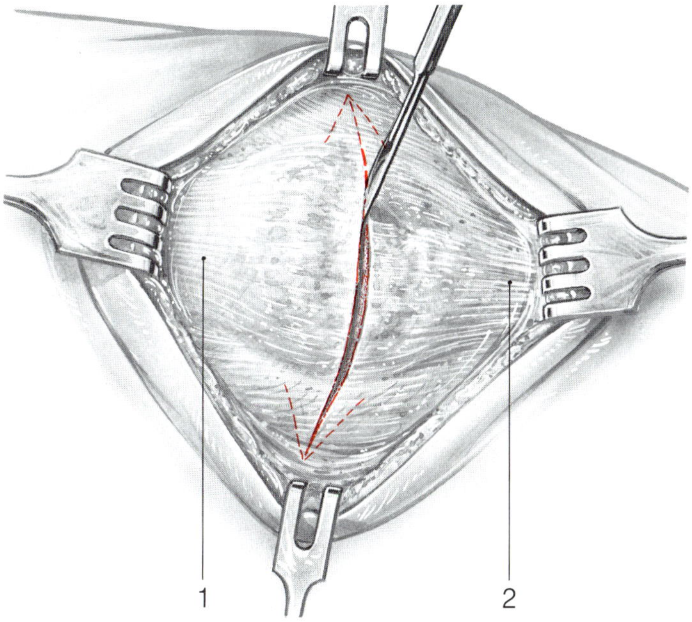

6 Von einer queren Hautinzision über der Mitte der Kniescheibe wird das präpatellare Sehnengewebe quer inzidiert.

1 Quadrizepssehne
2 Lig. patellae

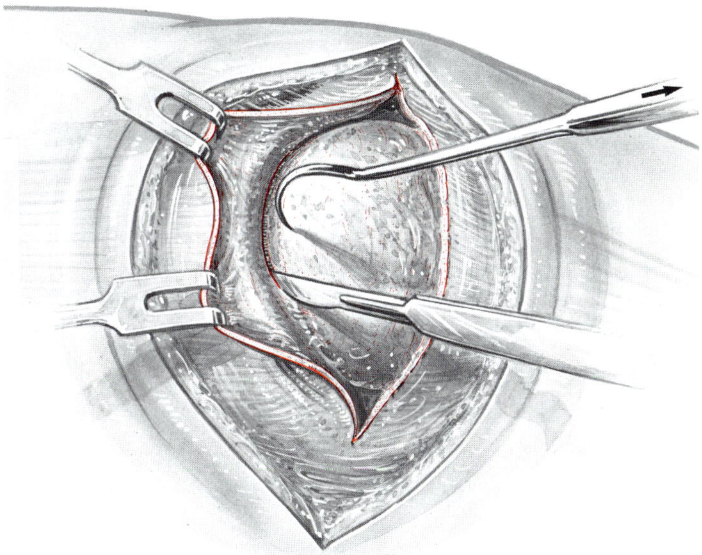

7 Die obere Hälfte der Kniescheibe wird ausgehülst. Man zieht sich den Knochen mit einem scharfen Einzinkerhaken nach distal und hält die abgelösten Sehnenanteile nach proximal. Dort, wo man mit dem Skalpell arbeitet, werden die Weichteile stärker angehoben und gespannt.

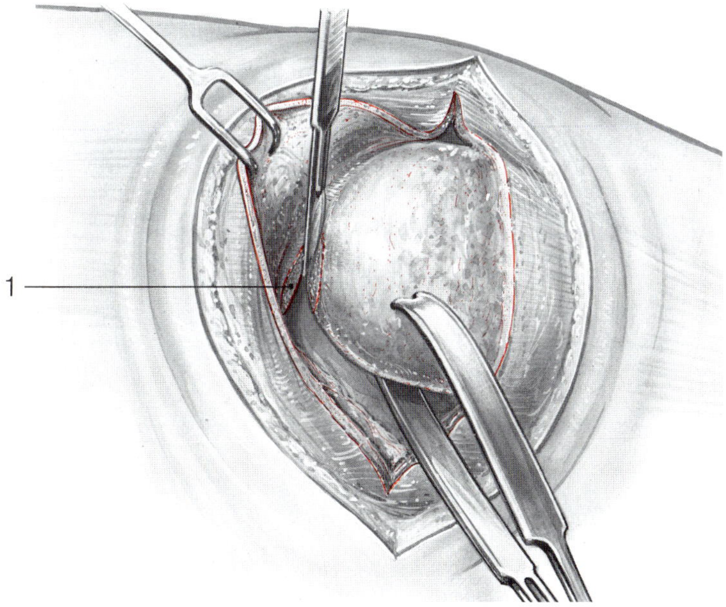

8 Das Gelenk ist eröffnet. Die Patella wird mit einer Knochenfaßzange nach unten gezogen und etwas aus der Wunde herausgekippt. Die einstrahlende Quadrizepssehne wird unmittelbar an der Basis patellae abgetrennt.

1 Quadrizepssehne

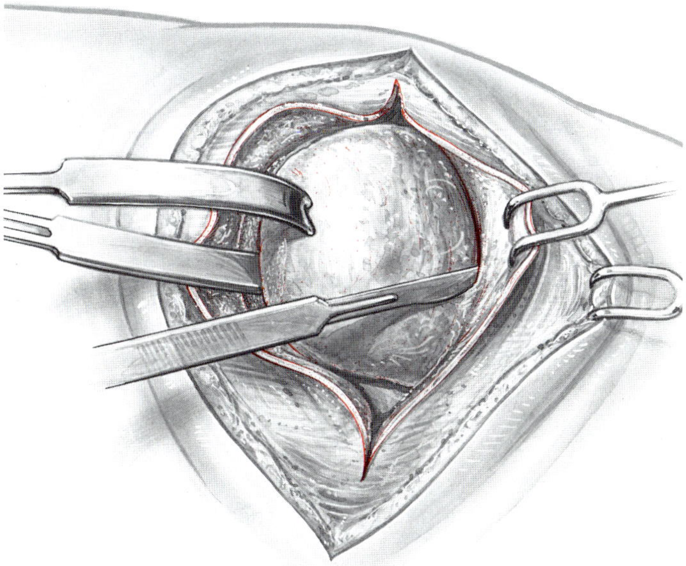

9 Gleiches Vorgehen im Bereich der unteren Patellahälfte. Die Patella wird mit einer Knochenfaßzange nach proximal gezogen. Gegenzug am abgelösten präpatellaren Sehnengewebe nach distal.

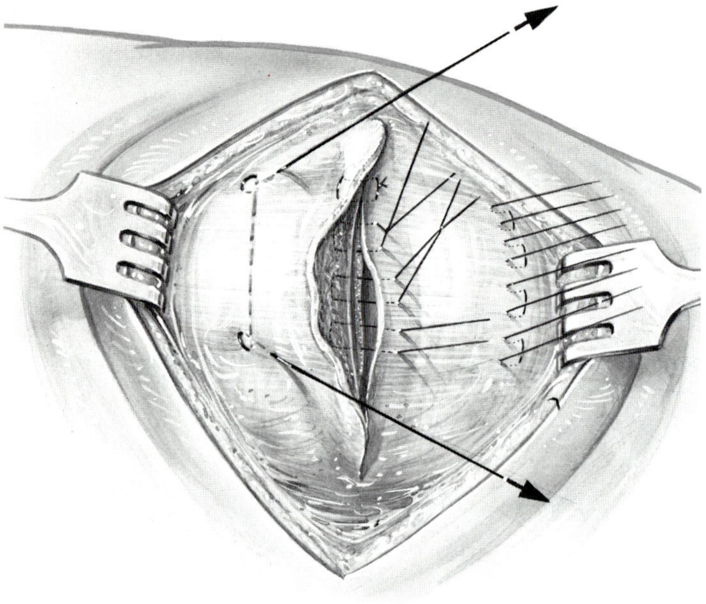

10 Der untere präpatellare Sehnenlappen wird mit U-Nähten unter den oberen fixiert. Während des Vorganges läßt man die Quadrizepssehne nach distal ziehen. Durch die Verkürzung des Streckapparates entstehen im Retinaculum extensorum in Höhe des präpatellaren Defektes 2 Zwickel, die man später abträgt oder durch Raffnähte zusammenzieht.

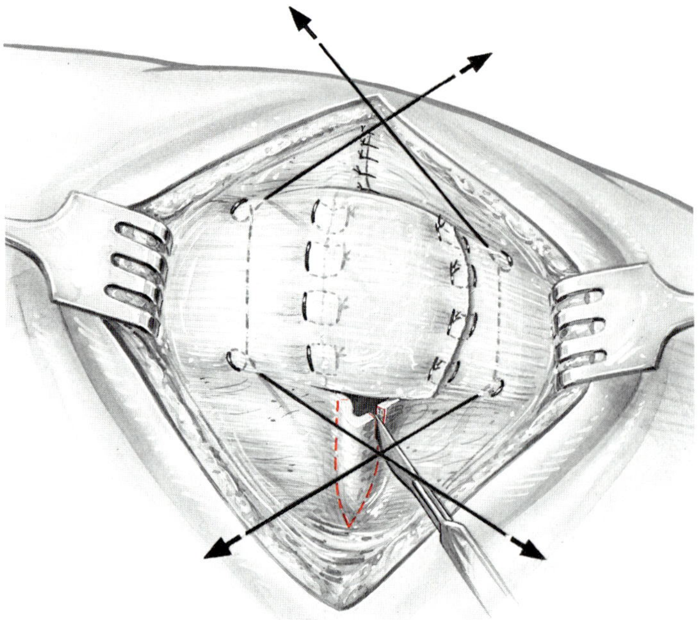

11 Der proximale Sehnenlappen wird auf den distalen genäht. Resektion der seitlichen Zwickel und Naht der Wundränder im Retinakulum.

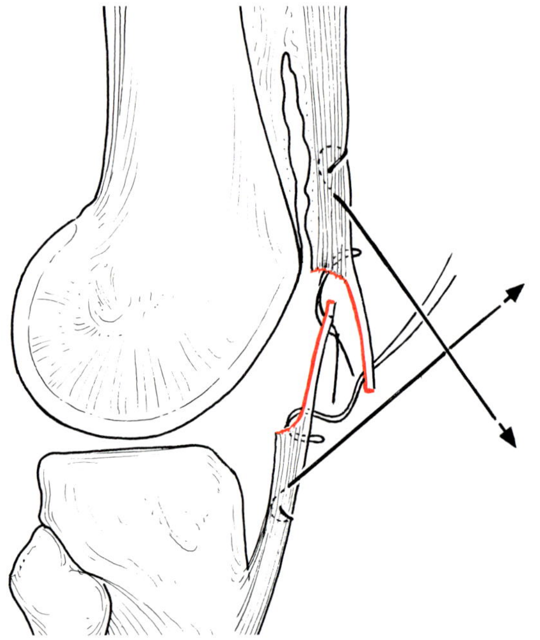

12 Schema der Nahttechnik. Die kräftigen Fäden, die in der Quadrizepssehne und im Lig. patellae liegen, werden am Ende der Operation als sog. »Rahmennaht« geknüpft.

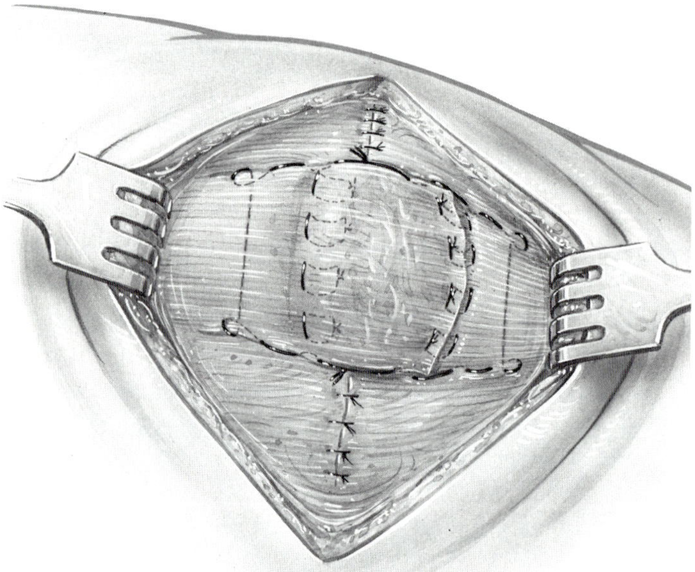

13 Schlußbild. Die Rahmennaht setzt sich aus 2 kräftigen, nicht resorbierbaren Fäden zusammen: Der eine wird quer durch die Quadrizepssehne geführt, faßt je ein randständiges Sehnenbündel und tritt etwa in der Mitte des ehemaligen Defektes aus. Der andere verläuft quer durch das Lig. patellae, umschlingt ein randständiges Bündel des Kniescheibenbandes und wird durch das präpatellare Sehnengewebe nach proximal geführt. Beide Fäden werden gleichzeitig geknotet. Damit entspannt man die zuerst gelegten Sehnennähte.

Postoperative Behandlung, Fehler und Gefahren

Sie werden am Ende dieses Kapitels dargestellt.

Operation nach Reiley und de Sousa

Technik (Abb. **14–17**)

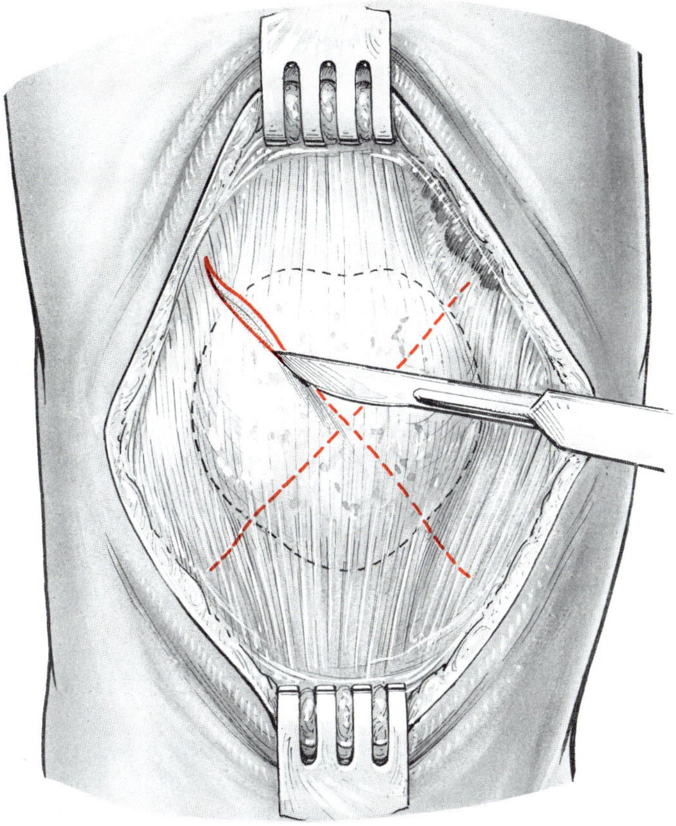

14 Die Patella wird von einem Querschnitt aus freigelegt. Kreuzförmige Inzision des präpatellaren Sehnengewebes und der angrenzenden Retinakula. Das Zentrum der Inzision liegt in der Mitte der Patella.

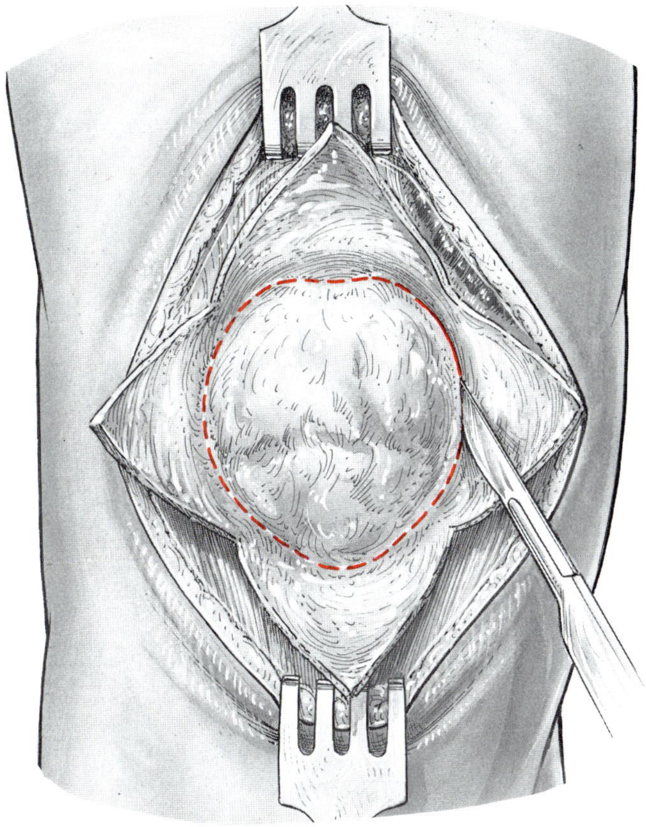

15 Die Kniescheibe wird so ausgehülst, daß 4 spitzzulaufende Weichteillappen aus präpatellarem Sehnengewebe entstehen.

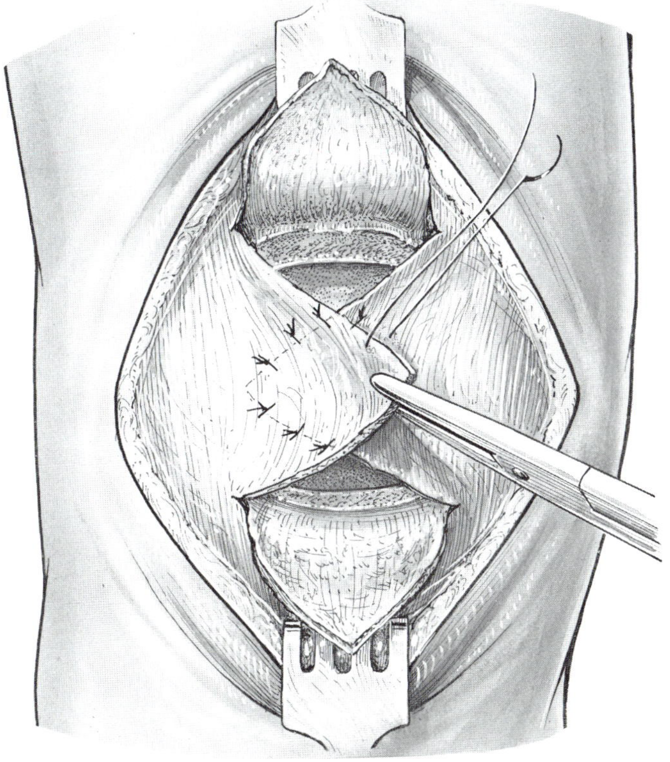

16 Mediale und laterale sowie proximale und distale Sehnenzipfel werden überlappend vernäht.

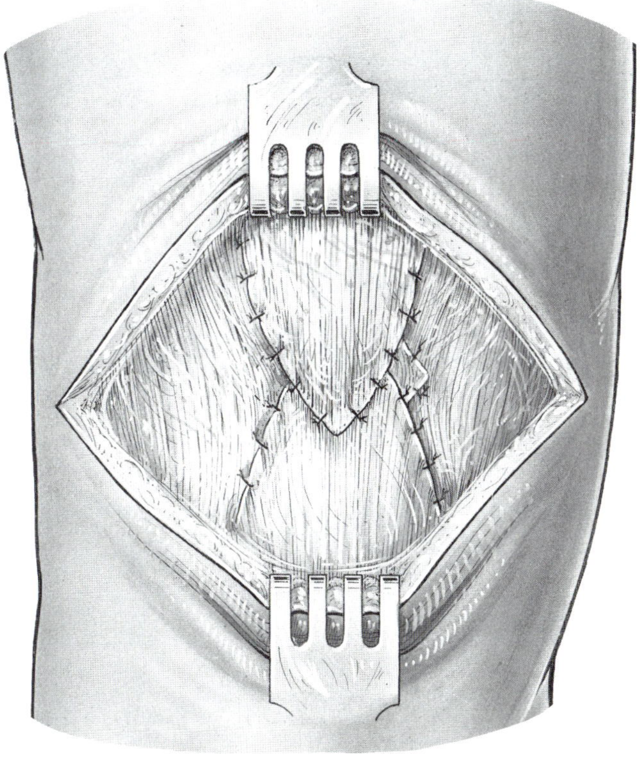

17 Schlußbild: Die 4 Sehnenlappen sind vernäht; der Defekt ist unter Raffung des Streckapparates überbrückt.

Patellektomie bei Subluxation der Patella

Spezielle Indikation

Schmerzhafte, konservativ nicht mehr beeinflußbare Reizzustände und Funktionsstörungen im Kniescheibengleitlager bei Teilverrenkung der Kniescheibe nach lateral. Es handelt sich oft um Endzustände eines sog. *Lateralisationssyndromes* bei älteren Patienten. Die Gelenkflächen im Kniescheibengleitlager sind erheblich arthrotisch verändert. Das restliche Gelenk weist aber nur geringe Verschleißerscheinungen auf. Bei *generalisierter Arthrose* und *geringer* Bereitschaft der Patienten zur *Mitarbeit* ist der Eingriff *kontraindiziert.*

Prinzip

Patellektomie und Rekonstruktion des Streckapparates unter gleichzeitiger Medialisierung.

Vorbereitung und Lagerung

Allgemeinnarkose oder Periduralanästhesie. Blutleere. Rückenlagerung, Kniegelenk leicht gebeugt.

Technik (Abb. **18–26**)

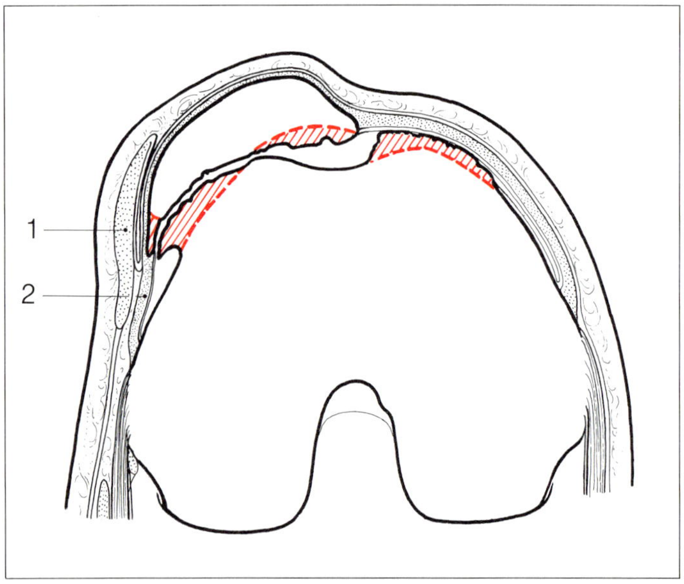

18 Das Schnittbild zeigt den Befund vor der Operation: Die Kniescheibe »reitet« auf dem lateralen Femurkondylus. Es liegt eine schwere Retropatellararthrose vor. Der laterale Kniescheibenrand wird von vorderen Anteilen des Tractus iliotibialis (Fascia lata) überdeckt.

1 Tractus iliotibialis
2 Retinaculum laterale

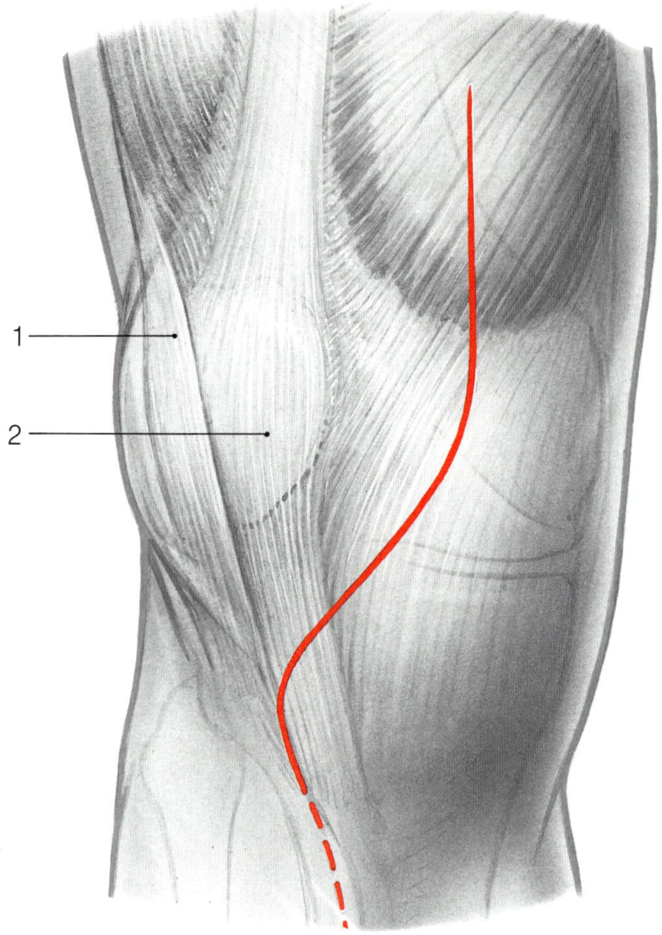

19 Hautinzision: Der Schnitt beginnt etwa 3–4 cm oberhalb der Basis der Kniescheibe, läuft als Parapatellarschnitt abwärts, kreuzt das Lig. patellae und endet auf der Lateralseite der Tuberositas tibiae. Die Kniescheibe liegt auf dem lateralen Femurkondylus und wird zum Teil von Faserzügen der Fascia lata überdeckt.

1 Tractus iliotibialis
2 subluxierte Patella

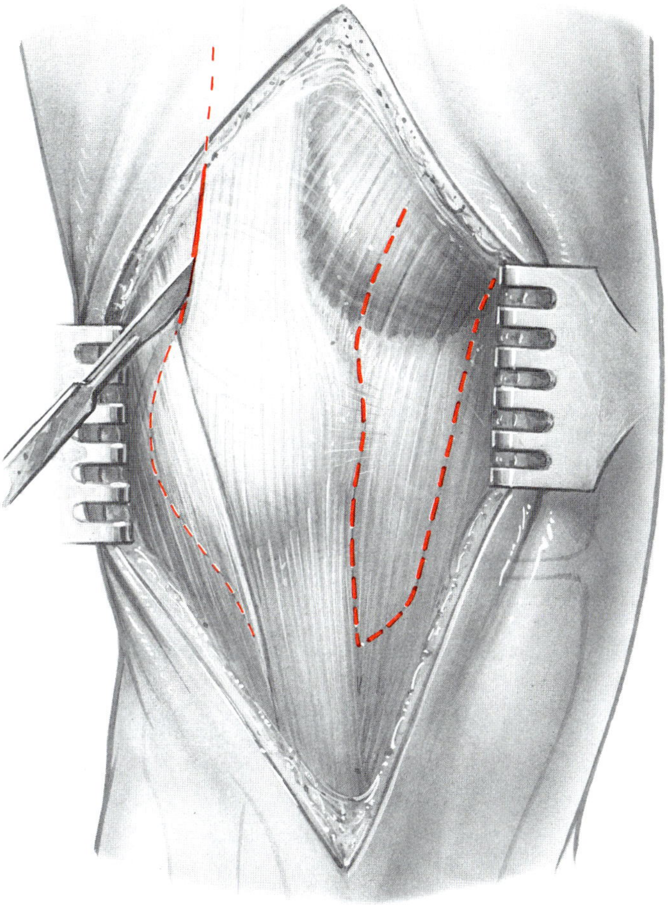

20 Haut und Subkutis sind abpräpariert, die Inzisionen im Streckapparat markiert. Auf der Medialseite wird ein proximal gestielter Lappen aus Teilen des M. vastus medialis und dem zu weiten und schlaffen medialen Retinakulum gebildet. Auf der Lateralseite verläuft der Schnitt am lateralen Rand der Quadrizepssehne und der Patella bis zur Tuberositas tibiae.

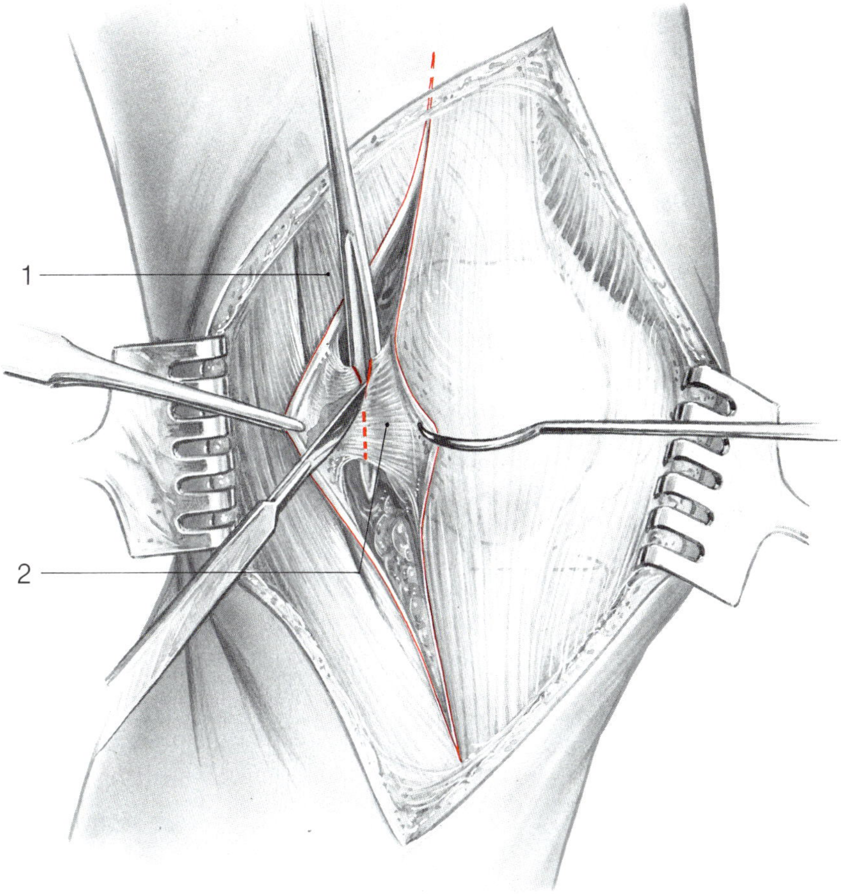

21 Ansicht von lateral. Der Tractus iliotibialis ist bereits entlang seiner vorderen Begrenzung inzidiert. In der Schicht darunter liegen querverlaufende Bandstrukturen (Lig. horicontale laterale). Diese derben Bandzüge, welche die Patella zum Epicondylus lateralis hin fixieren, werden mit einer Rinnensonde unterfahren und durchtrennt. Mit einem scharfen Einzinkerhaken zieht man die Kniescheibe nach medial.

1 Retinaculum laterale und M. vastus lateralis
2 Lig. horicontale laterale

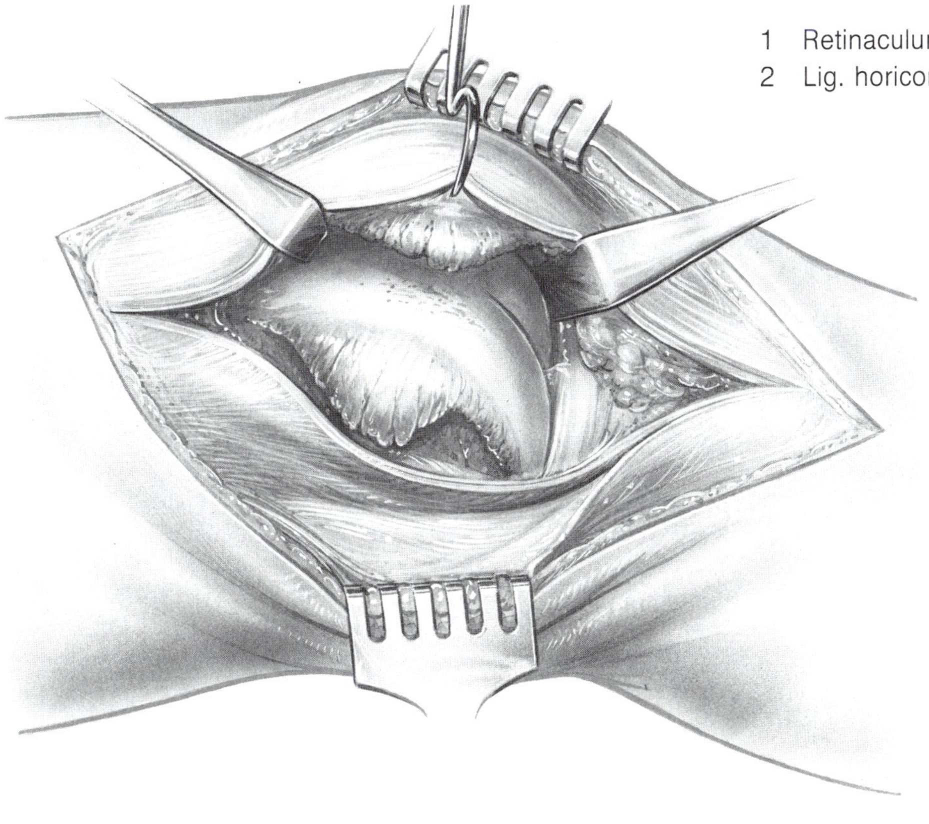

22 Das Gelenk ist eröffnet, die Kniescheibe reponiert. Im Bereich des lateralen Femurkondylus liegen überhängende Osteophyten vor, die mit Meißel und Luer abgetragen werden müssen.

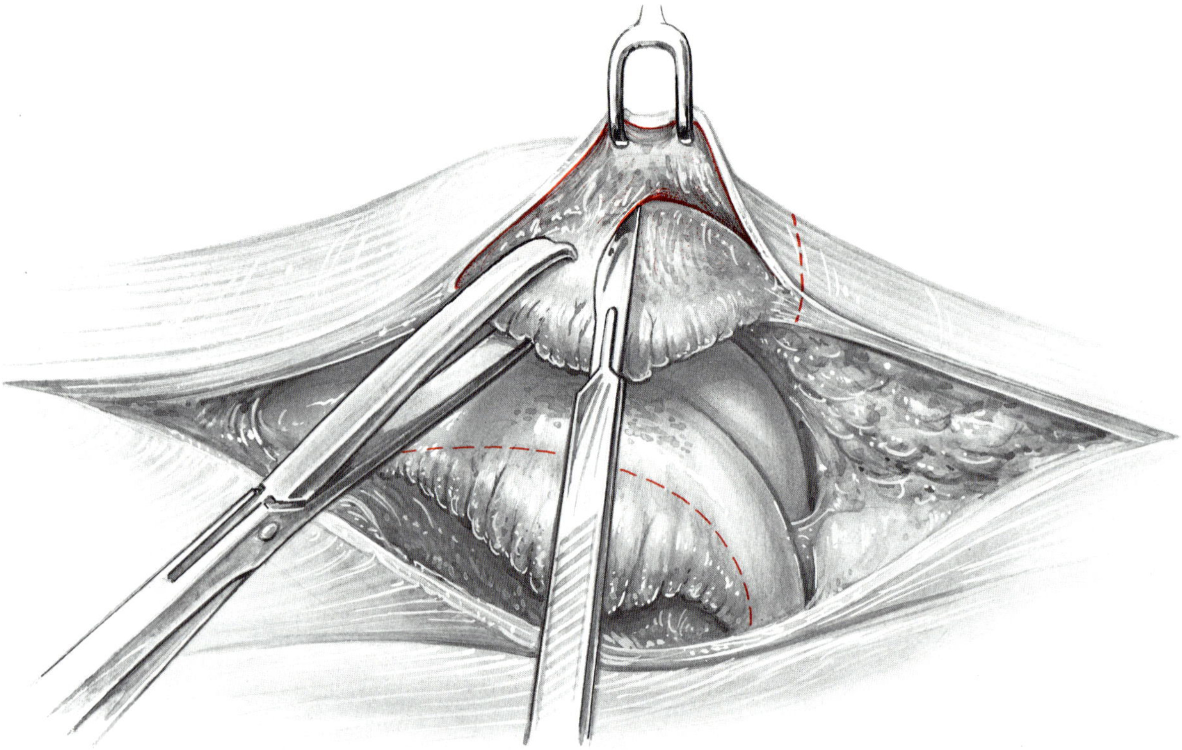

23 Ansicht von der Lateralseite her. Die Kniescheibe wird ausgehülst. Das Lig. patellae wird am unteren Kniescheibenpol abgetrennt.

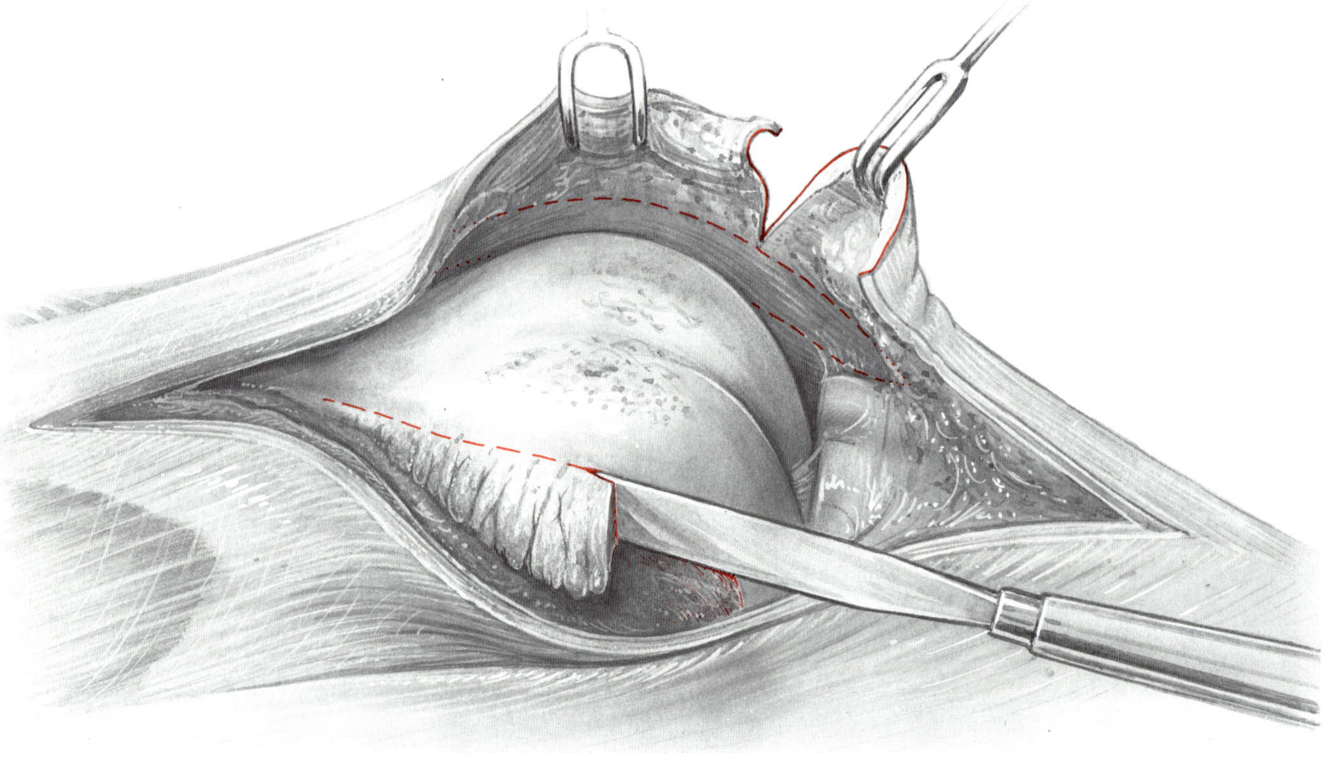

24 Einblick ins Gelenk nach Entfernung der Kniescheibe. Weiteres Debridement. Auf der Medialseite wird ein Streifen aus dem Retinakulum in den M. vastus medialis hinein umschnitten (punktiert).

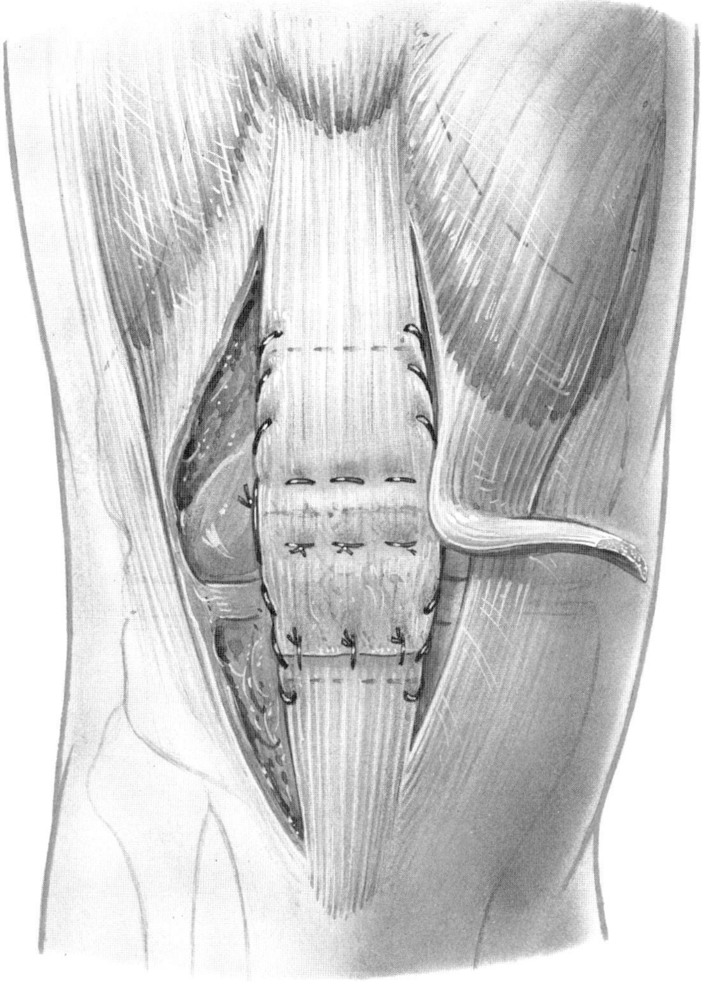

25 Verkürzung des Streckapparates: Die Naht zwischen Quadrizepssehne und Lig. patellae bereitet meistens keine Schwierigkeiten (schlaffe Kapsel nach Subluxation). U-Nähte zwischen beiden Sehnenanteilen. Zusätzliche Rahmennaht. Das präpatellare Gewebe wird auf dem Lig. patellae vernäht. Der proximal gestielte Streifen aus dem medialen Retinakulum wird anschließend über das ehemalige Defektgebiet ausgebreitet.

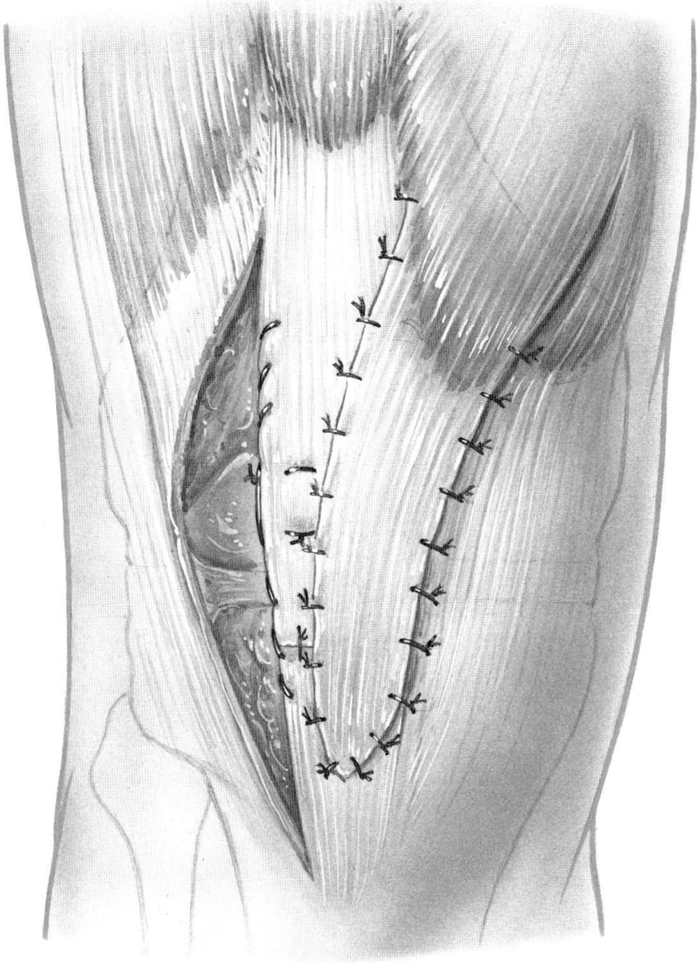

26 Schlußbild. Die Lücke im medialen Retinakulum wird mit Einzelknopfnähten verschlossen. Durch die Verlagerung des Streckapparates nach medial kommt es auf der Lateralseite zum Klaffen der Weichteile. Die Lücke bleibt offen. Zeigt sich bei der Unterschenkelbeugung noch eine Tendenz zur lateralen Subluxation, trennen wir die einstrahlende Muskulatur des M. vastus lateralis noch etwas von der Quadrizepssehne nach proximal ab und raffen medialseitig durch Kapselnähte.

Postoperative Behandlung, Fehler und Gefahren

Sie sind am Ende des Kapitels dargestellt.

Alternativmethode bei Subluxation der Patella

Operation nach West und Soto-Hall

Technik (Abb. **27** und **28**)

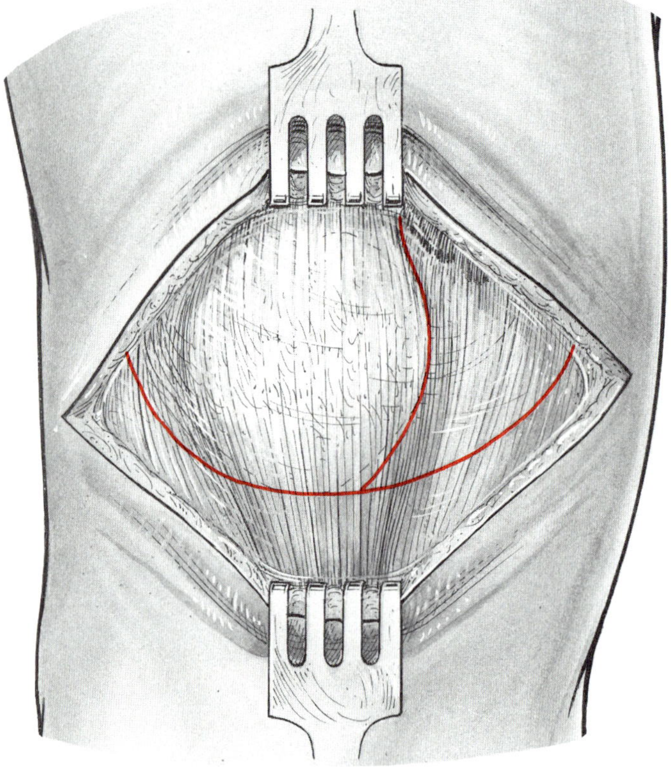

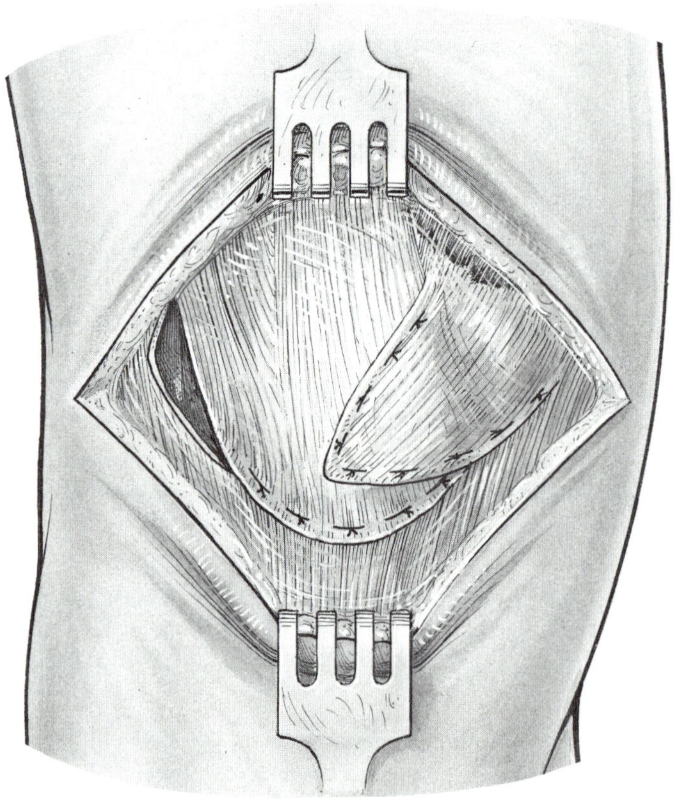

27 Die Kniescheibenvorderfläche wird von einem bogenförmigen, nach unten konvexen Schnitt aus freigelegt. Der Scheitelpunkt der Inzision liegt dicht unterhalb der Apex patellae. Das mediale und laterale Retinakulum sowie das präpatellare Sehnengewebe werden bogenförmig inzidiert. Der tiefste Punkt dieser Inzision soll über dem unteren Patelladrittel liegen (spätere Sehnennaht mehr über dem Hoffaschen Fettkörper und weniger über dem Niveau der Femurkondylen). Sorgfältige Präparation des präpatellaren Sehnengewebes.

28 Die Patella ist entfernt. Das mediale Retinakulum wurde bis zur Strecksehne hinauf am Kniescheibenrand abgetrennt. Präpatellares Sehnengewebe und laterales Retinakulum werden ca. 1,5 cm nach distal und ca. 2 cm nach medial gezogen und dort mit dem Streckapparat vernäht. Die zwangsweise im Bereich des lateralen Retinakulums entstehende Lücke wird nicht verschlossen. Der V-förmige Teil des medialen Retinakulums wird mit dem einstrahlenden M. vastus medialis nach lateral unten gezogen und auf dem Streckapparat vernäht. Damit soll der Lateralisationstendenz entgegengewirkt werden.

Das Kniegelenk wird vorsichtig gebeugt, um die Spannung der Nähte zu prüfen (es sollte bis ca. 70–90 Grad gebeugt werden können).

Postoperative Behandlung

Die Autoren empfehlen einen Oberschenkel-Liegegipsverband. Beginn mit isometrischem Quadrizepstraining nach Abklingen der Wundschmerzen. Nach ca. 7–10 Tagen wird das Gehen an 2 Unterarmstützen erlaubt. Der Gipsverband wird nach 21 Tagen entfernt. Beginn mit aktiver Übungsbehandlung.

Partielle Patellektomie am distalen Patellapol

Technik (Abb. **29–33**)

29

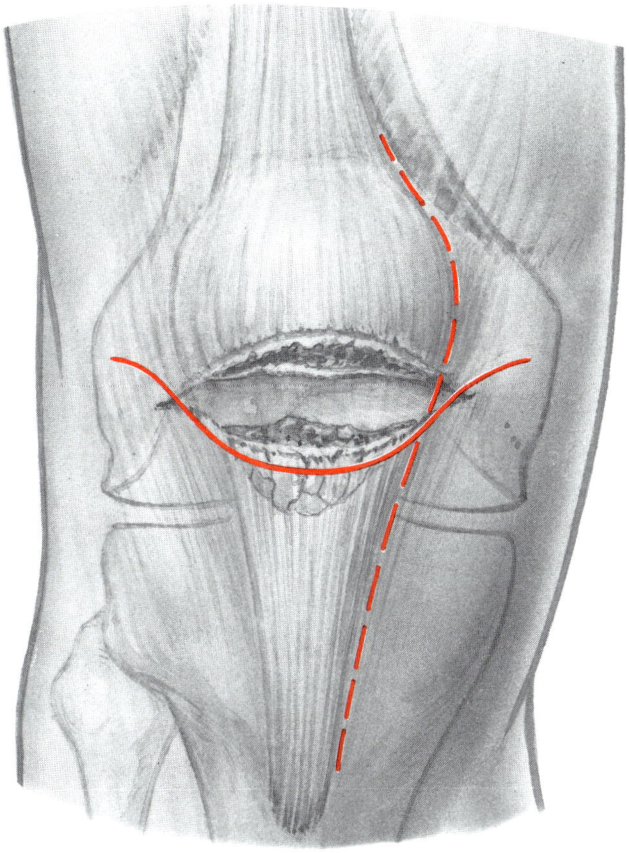

30

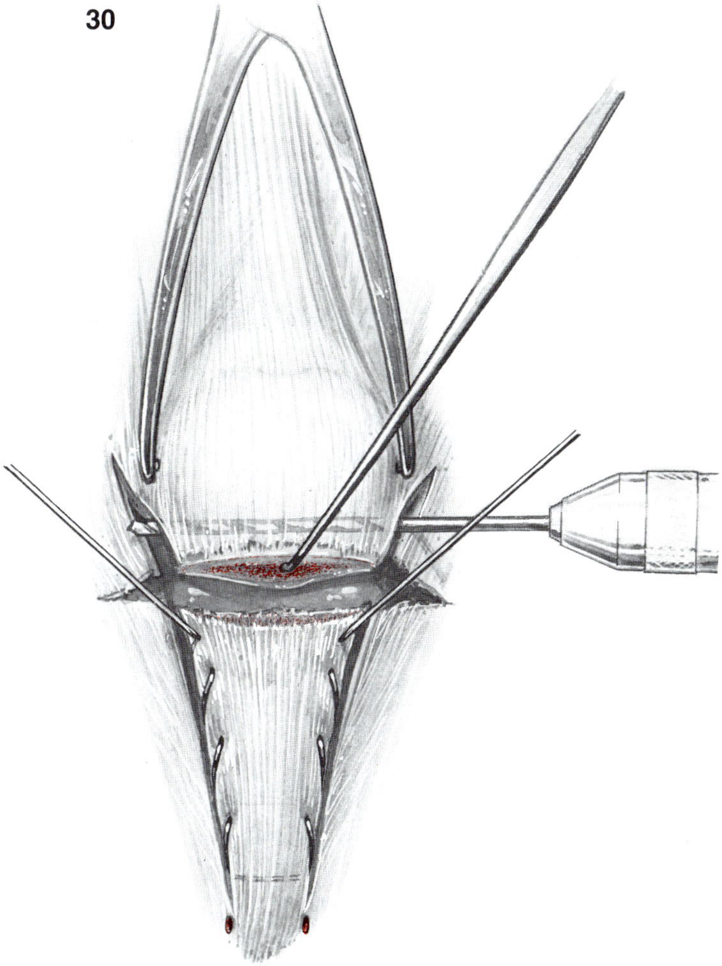

31

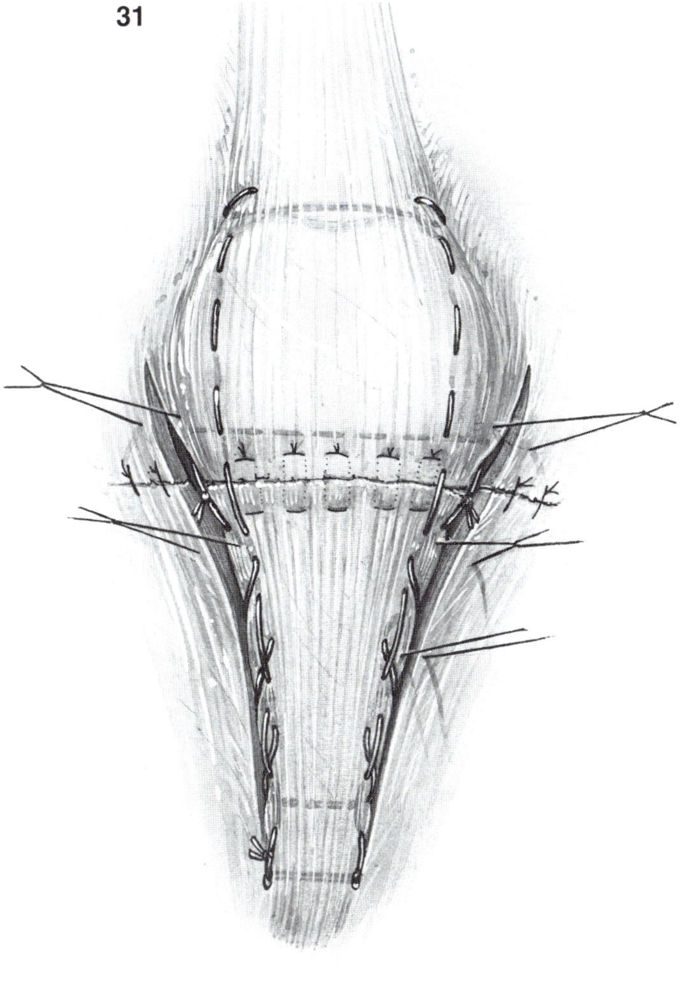

29 Das Bruchgebiet wird durch eine quere oder bogenförmige, kaudal-konvexe Inzision freigelegt. Auch ein parapatellarer Längsschnitt (gestrichelte Linie) ist möglich.

30 Die Fragmente sind aus ihren Ansätzen am Lig. patellae ausgelöst. Die distale Bruchfläche des Hauptfragmentes ist angefrischt. Der freie Patellarand sollte zum Gelenk hin keine scharfe Kante bilden, sondern eher leicht abgerundet sein. Der Gelenkraum wird sorgfältig überprüft und mehrfach gespült. Man faßt die Patella mit einer Knochenfaßzange und durchbohrt sie im Bereich ihrer hinteren Hälfte quer mit einem ca. 2,7 mm starken Bohrer etwa 1,5–2 cm proximal der Bruchfläche. Das Lig. patellae ist mit einem kräftigen Faden durchflochten.

31 Ein zweiter Faden von gleicher Stärke wird durch den Bohrkanal geführt. Die Patella wird mit einem starken Einzinkerhaken nach distal gezogen. Beide Fäden werden gleichzeitig geknotet. Zusätzlich legen wir eine sog. Rahmennaht durch einen queren Bohrkanal in der Tuberositas tibiae und um die Basis patellae. Die einstrahlenden Retinakulumränder werden mit Einzelknopfnähten mit der Kniescheibe und dem Lig. patellae vereinigt.

a b

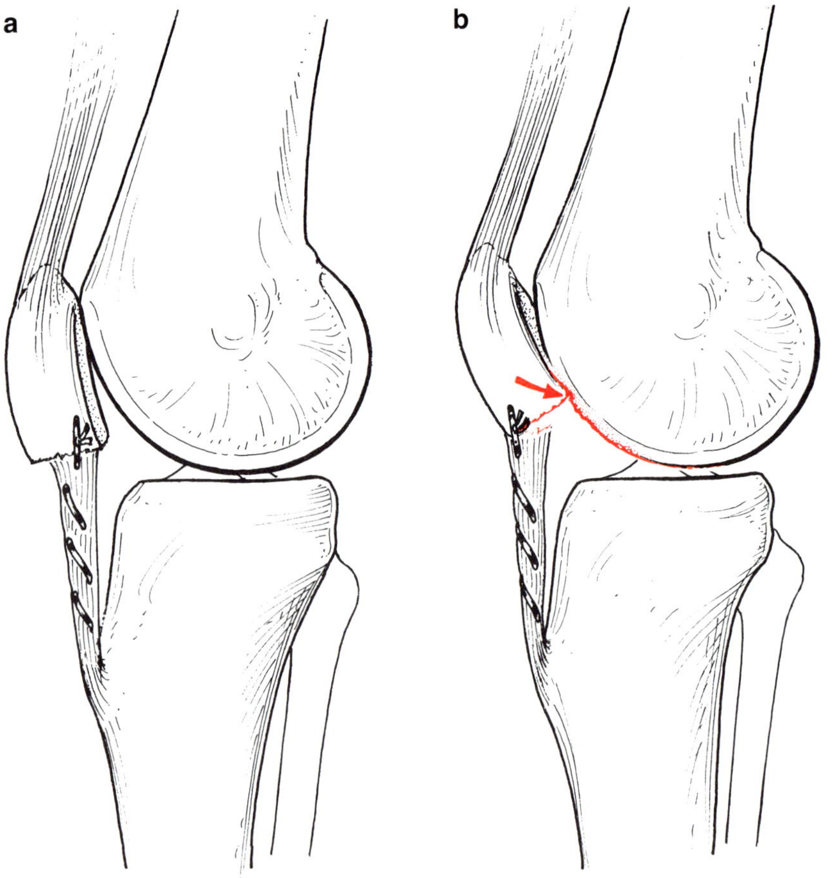

32 a u. **b** Wird die Kniescheibe nicht möglichst hinten durchbohrt wie in Abb. 32 a, sondern liegt der Bohrkanal wie in 32 b in den vorderen Abschnitten, so kippt der untere Kniescheibenpol gelenkwärts um. Schmerzhafte Reizerscheinungen sind die Folge.

a b

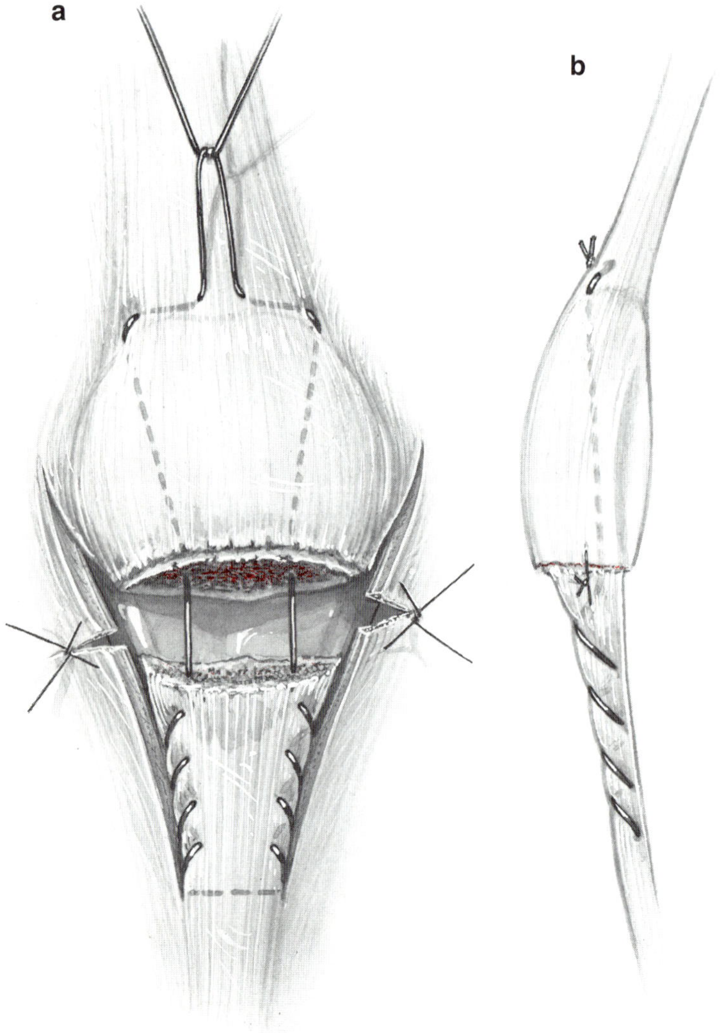

33 a u. **b** Nahtmodifikation unter Verwendung von 2 längsverlaufenden transossären Bohrlöchern. Es ist darauf zu achten, daß die Bohrkanäle parallel verlaufen und möglichst weit hinten in Nähe der Kniescheibengelenkfläche liegen.

Partielle Patellektomie am proximalen Patellarand

Technik (Abb. **34–40**)

34

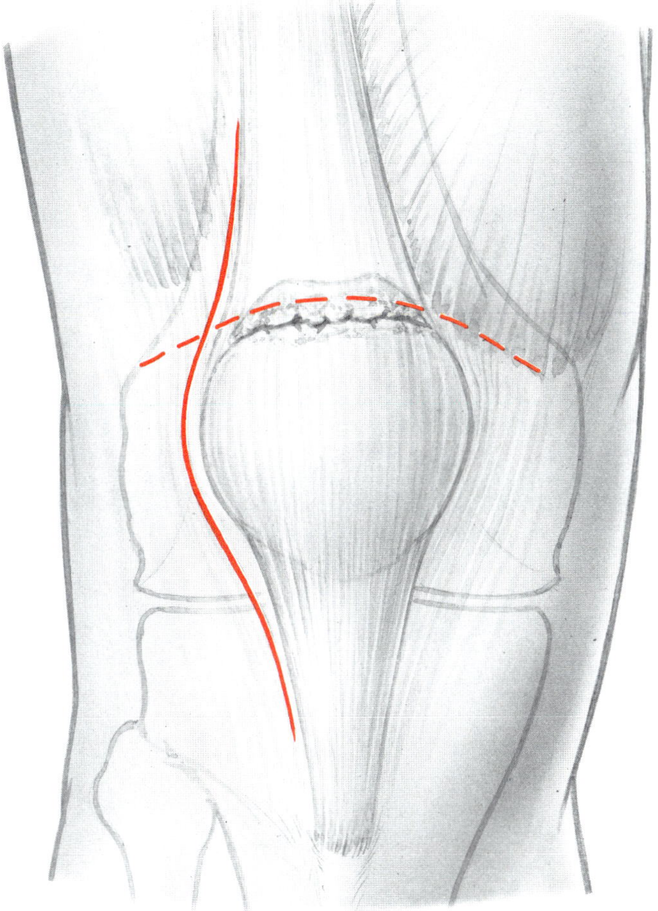

35

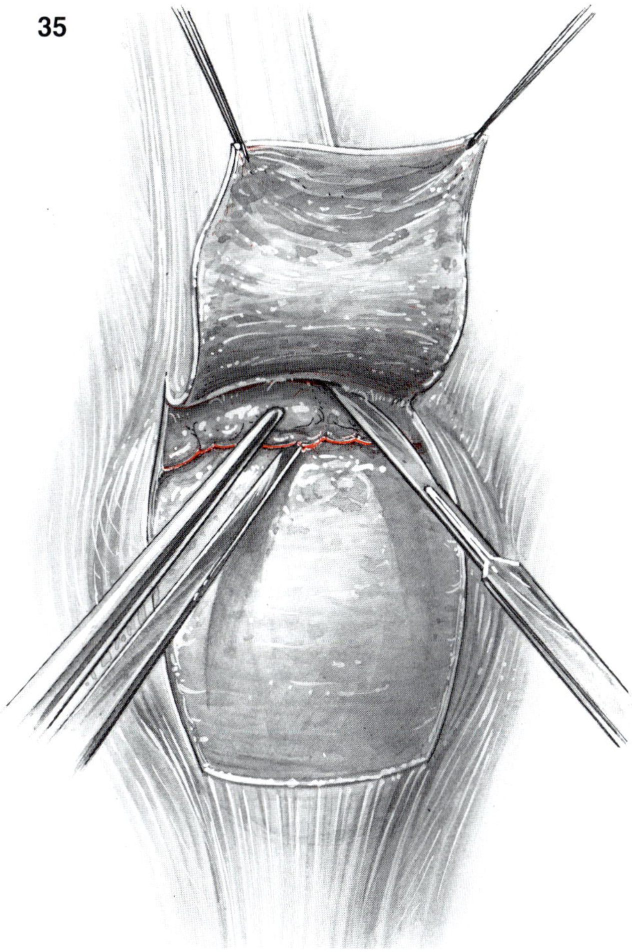

36

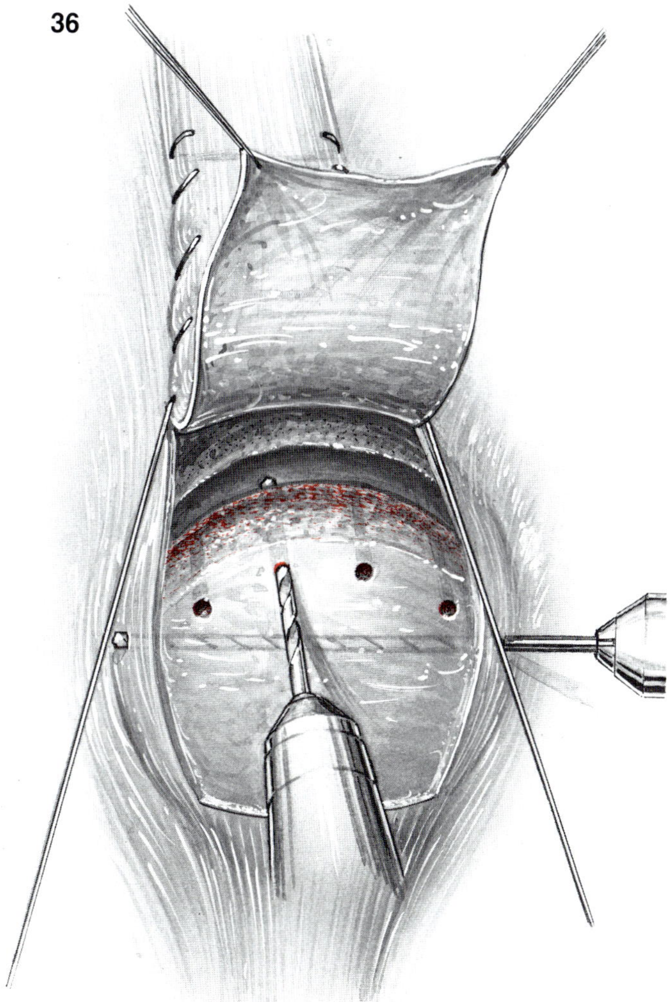

34 Parapatellarschnitte von ca. 4–5 cm von oberhalb der Kniescheibenbasis bis in Höhe der Tuberositas tibiae. Die Inzision kann lateral oder medial der Kniescheibe verlaufen. – Auch bogenförmige, nach proximal konvexe Inzision über dem oberen Kniescheibenrand ist möglich (falls die Naht nicht an der Tuberositas tibiae verankert zu werden braucht) – (gestrichelte Linie).

35 Das präpatellare Sehnengewebe wird als proximal gestielter Lappen vorsichtig vom Knochen abpräpariert. Das Patellafragment wird exzidiert.

36 Man frischt die Kniescheibenbasis und die Quadrizepssehne an. Der freie Kniescheibenrand wird schräg von vorn unten nach hinten oben im Abstand von etwa 1 cm mit einem 2,7-mm-Bohrer durchbohrt. Außerdem wird ein Bohrkanal quer durch die hintere Hälfte des oberen Kniescheibendrittels gebohrt.

37

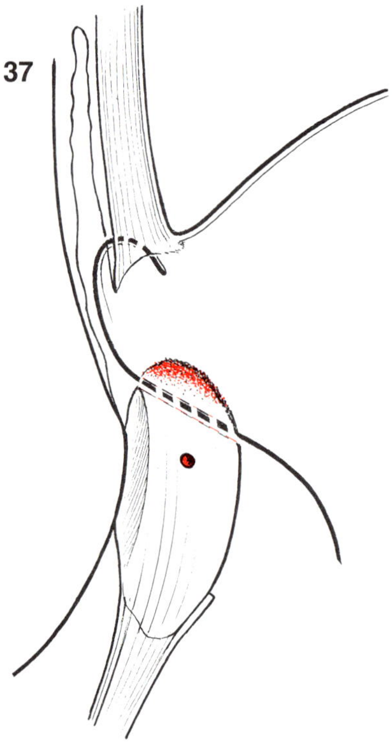

38

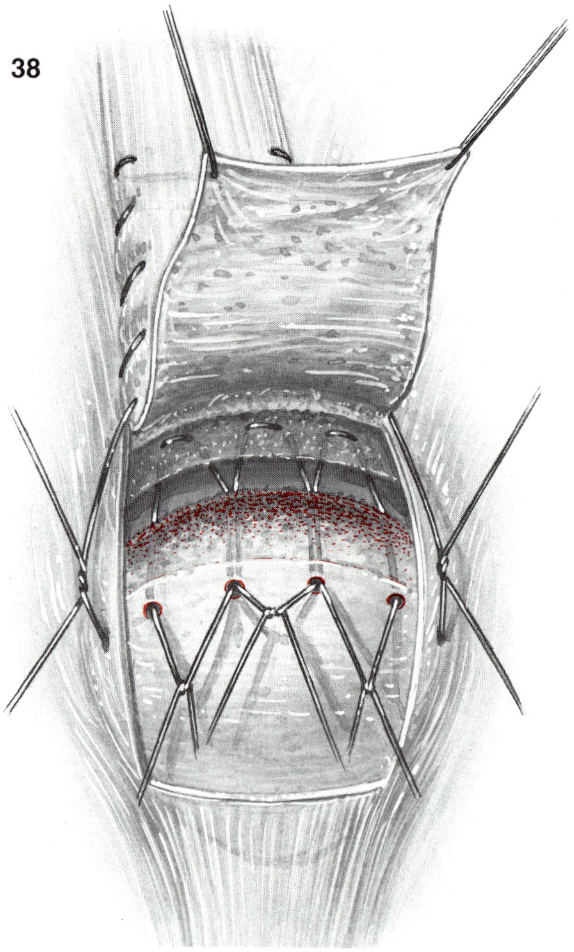

38 Knotentechnik, Ansicht von vorn. Ein kräftiger, nichtresorbierbarer Faden wird in dem queren Bohrkanal durch die Patella geführt und mit dem nichtresorbierbaren Faden, der in der Quadrizepssehne liegt, verknotet.

39 Der Stumpf der Quadrizepssehne liegt dem angefrischten Kniescheibenrand an. Das proximal gestielte, präpatellare Gewebe wird über das Nahtgebiet ausgebreitet und mit dem Lig. patellae sowie dem Retinaculum extensorum vereinigt.

40 Schlußbild: Der proximale Sehnenlappen ist nach distal so vernäht, daß er das Lig. patellae im oberen Bereich überdeckt.

37 Schematische Darstellung, Seitenansicht: Durch die schrägen Bohrlöcher führt man kräftige, resorbierbare Fäden, faßt die Membrana synovialis und die Strecksehne und verknotet die Fäden über Knochenbrücken.

39

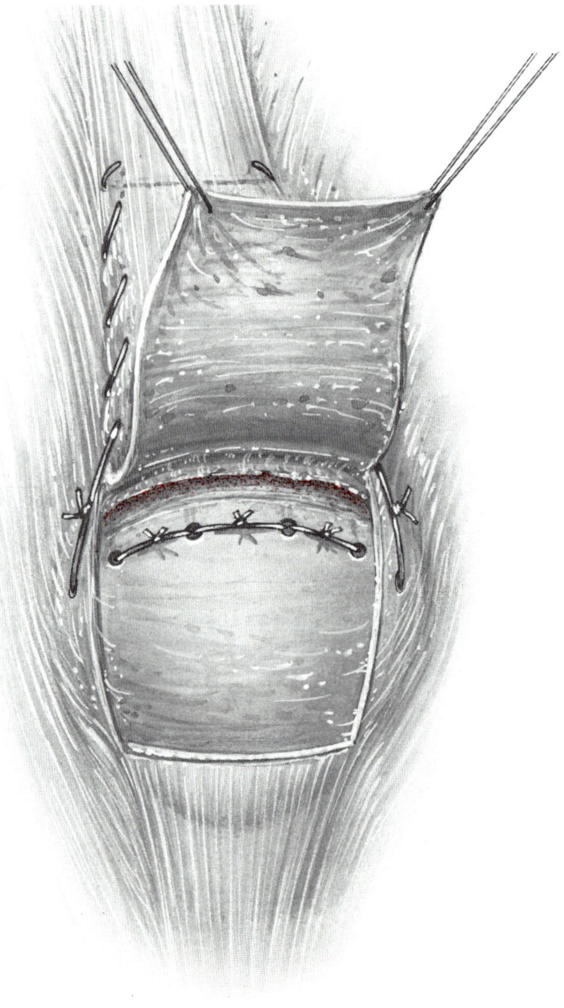

40

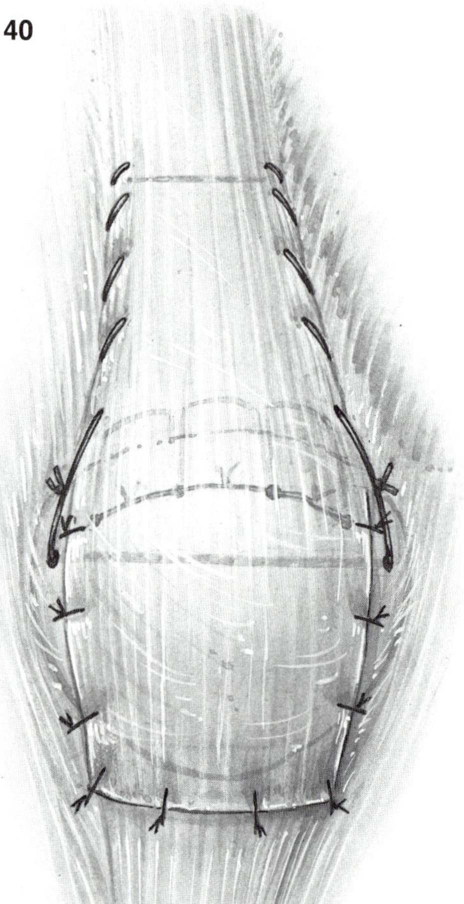

Postoperative Behandlung

Leichter Kompressionsverband von den Zwischenzehenfalten bis zum Oberschenkel. Das Kniegelenk wird in einer Kniemanschette fixiert. Nach Abklingen der Wundschmerzen sollte mindestens 3- bis 5mal täglich die Quadrizepsmuskulatur isometrisch beübt werden. Die Redon-Drainagen entfernen wir nach 24–48 Stunden. Das Kniegelenk wird *mehrmals täglich* in dem *Bewegungssektor umgelagert,* der *während* der *Operation mühelos* und ohne wesentliche Beanspruchung der Nähte *zu erreichen war!* Ab dem 3.–5. Tage nach der Operation wird vorsichtig auf der Frankfurter Bewegungsschiene oder Motorschiene geübt, und zwar wiederum nur in dem Bewegungssektor, der die Nähte nicht gefährdet. Nach 12–14 Tagen werden die Fäden entfernt. Teilbelastung mit angewickelter Kniemanschette nach 1 Woche. Fortsetzung des intensiven Quadrizepstrainings.

3 Wochen nach der Operation darf der Patient das im Kniegelenk gestreckte Bein mit Unterstützung anheben. Im allgemeinen kann das Kniegelenk spätestens nach etwa 6–8 Wochen bis zum rechten Winkel oder darüber hinaus gebeugt werden. Die Übungen müssen monatelang fortgesetzt werden, um eine sichere Gelenkführung zu erreichen.

Bei ängstlichen Patienten oder Kranken, denen die aktive und passive Beugung des Unterschenkels stärkere Beschwerden verursacht, empfehlen wir die Katheter-Periduralanästhesie.

Fehler und Gefahren

- Bei der Hautinzision werden vorgeschädigte Hautpartien nicht genügend berücksichtigt: Hautnekrosen, Sekundärheilung.
- Die Fragmente werden nur unvollständig entfernt: Reizzustände im Sehnengleitlager, sekundäre Arthrosen. Gelegentlich ist mit Verkalkungen und Verknöcherungen im Wundgebiet der Strecksehne zu rechnen. Diese Erscheinungen treten möglicherweise besonders dann auf, wenn das präpatellare Gewebe mit einem Raspatorium unter Mitnahme von Knochenteilchen abgeschoben und nicht mit einem feinen Skalpell abgelöst wird.
- Mangelhafte Nahttechnik und ungenügende Verkürzung des Streckapparates: Streckdefizit, mangelhafte Gelenkstabilität.
- Zu starke Verkürzung des Streckapparates durch gewaltsame Annäherung der Sehnenenden zwischen Quadrizepssehne und Lig. patellae: Sehnennekrose, Strecksteife. – Postoperative Kontrakturen beruhen häufig auch auf Verklebungen im Sehnengleitlager und oberen Rezessus. Eine Narkosemobilisation ist problematisch und sollte nicht – mit aller Vorsicht – vor ca. 12–14 Wochen nach dem Eingriff vorgenommen werden. Mit der operativen Arthrolyse wartet man am besten mindestens 6 Monate zu. Man wird häufig sehen, daß sich die Beweglichkeit im Gelenk nach und nach noch deutlich verbessert!
- Nach der Patellektomie wird das Gelenk nicht gründlich inspiziert: Freie Gelenkkörper und andere Schäden werden übersehen.
- Auf eine sog. Rahmennaht zwischen Quadrizepssehne und Lig. patellae oder Tuberositas tibiae wird verzichtet: Nahtinsuffizienz, Streckdefizit. Diese Gefahren sind am geringsten, wenn die Patella von einem präpatellaren Längsschnitt, wie bei der Methode nach Boyd, ausgehülst wird.
- Bei partiellen Patellektomien wird der transpatellare Bohrkanal zur Verankerung des Lig. patellae oder der Quadrizepssehne nicht möglichst weit hinten durch die Kniescheibe gelegt: Verkantung der Kniescheibe, retropatellare Schmerzen und Reizzustände.
- Bei gleichzeitiger Patellasubluxation oder Luxation nach lateral wird auf die Medialisierung des Streckapparates verzichtet: Mangelhafte Gelenkführung, Streckschwäche und Streckdefizit.
- Die postoperative Behandlung wird zu energisch ausgeführt, die Nähte werden zu früh belastet: Nahtinsuffizienz mit Streckdefizit.
- Bei mangelhafter Beugefähigkeit des Kniegelenkes wird zu früh in Narkose mobilisiert: Ruptur des Streckapparates.

Weiterführende Literatur

Ackroyd, C. E., A. J. Polyzoides: Patellectomy for osteoarthritis. J. Bone Jt. Surg. 60 B (1978) 353–357

Bickel, W. H., K. A. Johnson: Z-plasty patellectomy. Surg. Gynec. Obstet. 132 (1971) 985–993

Boyd, H. B., B. L. Hawkins: Patellectomy. A simplified technique. Surg. Gynec. Obstet. 86 (1948) 357–358

de la Caffinieri, J. Y., P. Aucouturier: Patellectomie avec conservation de la continuité de l'appareil extenseur dans l'arthrose fémoro-patellaire. Rev. Chir. orthop. 65 (1979) 231–234

Compere, C. L., J. A. Hill, G. E. Lewinnek, R. G. Thompson: A new method of patellectomy for patellofemoral arthritis. J. Bone Jt. Surg. 61 A (1979) 714–719

Dobbie, R. P., S. Ryerson: The treatment of fractured patella by excision. Amer. J. Surg. 55 (1942) 339–373

Duthie, H. L., J. R. Hutchinson: The results of partial and total excision of the patella. J. Bone Jt. Surg. 40 B (1958) 75–81

Friberg, S.: Über Totalexstirpationen der Patella. Acta chir. scand. 85 (1941) 361–388

Giebel, M. G., H. Krahl, W. Sabri: Die Teilpatellektomie beim Kniescheibenbruch. Mschr. Unfallheilk. 72 (1969) 398–401

Hamacher, P.: Totale Patellektomie (Indikation, Technik und Ergebnisse). Hefte Unfallheilk. 120 (1975) 85–89

Katthagen, B. D., J. Müller-Färber: Indikation und Spätergebnisse der Patellektomie. Unfallheilk. 82 (1979) 357–363

Murphy, J. B.: Tuberculosis of the patella. Surg. Gynec. Obstet. 6 (1908) 272–273

Reiley, R. E., L. J. de Souza: Patellectomy. An alternate technique. Clin. Orthop. 103 (1974) 170–177

Schopp, A. C., C. M. Fellhauser: Plastic operation in fracture of the patella. J. Mo. med. Ass. 47 (1950) 179–183

Senst, W.: Die Patellektomie aus traumatischer Indikation. Beitr. Orthop. Traum. 29 (1982) 622–632

Shorbe, H. B., C. H. Dobson: Patellectomy. Repair of the extensor mechanism. J. Bone Jt. Surg. 40 A (1958) 1281–1284

Steurer, P. A., J. A. Gradisar, W. A. Hoyt, Ph. D. Mummerto Chu: Patellectomy. A clinical study and biomechanical evaluation. Clin. Orthop. 144 (1979) 84–90

Stölzner, G.: Ergebnisse der Teilpatellektomie beim Kniescheibenbruch. Inaug.-Diss., Marburg 1975

Terbrüggen, D., J. Müller, H. Dieterich: Patellapolresektion (Indikation, Technik und Ergebnisse). Hefte Unfallheilk. 120 (1975) 80–84

Villinger, K. J.: Partielle Patellektomie. Chirurg 41 (1970) 236–237

Weller, S., P. Samimi: Die partielle Patellektomie als Behandlungsmethode bei Kniescheibenbrüchen. Mschr. Unfallheilk. 70 (1967) 167–172

West, F. E.: End results of patellectomy. J. Bone Jt. Surg. 44 A (1962) 1089–1108

West, F. E., R. Soto-Hall: Recurrent dislocation of the patella in the adult. J. Bone Jt. Surg. 40 A (1958) 386–393

17

Operationen bei Strecksteifen (Arthrolysen)

Allgemeine Vorbemerkungen

Unter *Arthrolysen* versteht man *Weichteileingriffe zur Wiederherstellung* der *Beweglichkeit* eines eingesteiften Gelenkes (Hackenbroch 1947, 1951, 1960). Im Gegensatz zur *Arthroplastik* werden die Gelenkflächen – streng genommen – weder reseziert noch modelliert oder durch Endoprothesen ersetzt.

Eine Arthrolyse kann »gedeckt« (Narkosemobilisation) oder »offen«, d.h. operativ, erfolgen. Je nachdem, ob im Gelenkraum oder außerhalb desselben operiert wird, sprechen wir von **intra-** oder **extraartikulären Arthrolysen.** Das operative Konzept hängt von der Ätiologie und Pathogenese der jeweiligen Kontraktur ab. *Inzision und Präparation richten sich nach dem Ort der Haupthindernisse!* Alle therapeutischen Schritte sind *vorsichtig* und *einfühlsam* vorzunehmen; sie verlangen viel Geduld und Erfahrung, auch in der postoperativen Behandlungsphase. Während eines Eingriffes wird man häufig beobachten, daß die verschiedenen Maßnahmen, wie z.B. Narbenexzision, Entfaltung des Recessus suprapatellaris oder Desinsertion eines Muskels noch keinen wesentlichen Einfluß auf die Beweglichkeit des Gelenkes haben. *Erst wenn das letzte Hindernis beseitigt ist,* kann der Unterschenkel – meist unter manueller Nachhilfe – weiter gebeugt werden. Der Operateur sollte deshalb konsequent vorgehen und nicht auf halbem Wege stehen bleiben (Blauth 1970, 1981, 1982, 1983). – Gewöhnlich dauert es 1–2 Jahre, bis das endgültige Resultat erreicht worden ist. Die Erholungsfähigkeit der Muskulatur ist selbst nach jahrelang bestehenden Strecksteifen noch erstaunlich gut.

Hinweise zur Ätiologie, Pathogenese und Morphologie

Wir unterscheiden *angeborene* und *erworbene Strecksteifen.* Die angeborenen sind im Kapitel 21 dargestellt.

Die *erworbenen Strecksteifen* können entstehen:

- Nach zu langer Ruhigstellung des Kniegelenkes, besonders in unphysiologischer Gelenkposition *(Ruhesteifen)* (Payr 1917).
- Nach Frakturen des Kniegelenkes (Patella!), des distalen Oberschenkels oder des Schienbeinkopfes, selten auch der subtrochanteren Oberschenkelregion.
- Nach transmuskulären Zugängen am Oberschenkel sowie im hüftgelenknahen Bereich; nach transkondylären Kirschner-Draht-Extensionen oder nach intramuskulären Injektionen in die Quadrizepsmuskulatur.
- Nach Verbrennungen oder Quetschungen der Oberschenkel- oder Gelenkweichteile (Haut- und Weichteilnarben).
- Nach operativen Eingriffen im Gelenk (z.B. Synovektomie, Patellektomie, Arthroplastik), am Oberschenkelschaft (z.B. Verlängerungsosteotomie!) oder am koxalen Femurende.
- Nach akuten oder chronischen Entzündungen unterschiedlicher Ätiologie im Knie-, Oberschenkel- oder Hüftbereich.
- Im Zusammenhang mit einer Sudeckschen Dystrophie oder nach Röntgenbestrahlungen von Knochentumoren.

Den Strecksteifen liegt *kein einheitliches morphologisches Substrat* zugrunde. Je nach der Ursache der Kontraktur und dem Ort der Schädigung sehen wir unterschiedliche Bilder:

- Schrumpfungen der Haut, der Subkutis und der Faszien mit Beeinträchtigung ihrer Elastizität.
- Narben, z.B. nach fistelnden Osteomyelitiden oder ausgedehnten Weichteilverletzungen mit Verwachsungen oder trichterförmigen Hauteinziehungen bis zum Knochen.
- Verklebungen und Verlötungen der Rezessus, insbesondere des Recessus suprapatellaris sowie der »Seitenbandtaschen«.
- Verklebungen in der Fossa intercondylaris und im vorderen Gelenkraum (Hoffascher Fettkörper!).
- Atrophien, fibröse Degenerationen, Schrumpfungen und Vernarbungen der Muskulatur, vorwiegend des M. rectus femoris und des M. vastus intermedius.
- Myositische Verknöcherungen.
- Verklebungen und Retraktionen der fibrösen und synovialen Gelenkkapsel mit Pannusbildung. Verwachsungen zwischen den knorpeligen Gelenkflächen (Patellagleitlager!) und im Bereich der Menisken.
- Fibrosierung der Retinakula einschließlich der Ligg. femoropatellaria.
- Diaphysäre Knochenfragmente oder Kallusmassen, die in die Muskulatur vorragen und mit ihr verwachsen sind.
- Knochenfragmente mit Gelenkstufen nach intraartikulären Frakturen.

Allgemeine Indikationen

Eine *operative Arthrolyse* ist *angezeigt*, wenn eine Gelenkkontraktur längere Zeit, d. h. im allgemeinen wenigstens etwa 6–9 Monate, unverändert fortbesteht, mit wesentlichen Funktionsstörungen einhergeht und konservative Maßnahmen keinen Erfolg mehr versprechen oder bereits gescheitert sind. (Je länger das Ereignis, das die Gelenksteife verursacht hat, zurückliegt, desto eher ist eine operative Therapie indiziert. Man muß bedenken, daß der operative »Aufwand« bei frühzeitigem Vorgehen geringer ist.)

Nach *Strecksteifen* im Gefolge von intra- oder extraartikulären operativen Eingriffen sollte daher eine möglichst *frühzeitige Narkosemobilisation* vorgenommen werden. Der günstige Zeitpunkt hierzu liegt etwa gegen Ende der 2., spätestens in der 3. Woche!

Danach ist mit zunehmenden und immer schwerer überwindbaren Hindernissen zu rechnen. Auf die Besonderheiten von Arthrolysen am patellektomierten Kniegelenk wird auf S. 17.16 hingewiesen.

Voraussetzungen und Kontraindikationen

- Der *Patient* muß *zur Mitarbeit bereit* sein! Bei wehleidigen Kranken sollte man mit der Indikation zur Operation zurückhaltend sein. Im allgemeinen eignen sich für den Eingriff jugendliche und energische Patienten mittleren Alters am besten. Wir scheuen uns aber auch nicht, Kranke jenseits des 5. und 6. Lebensjahrzehnts zu operieren, wenn günstige Voraussetzungen bestehen.
- Das Resultat hängt wesentlich von einer *funktionstüchtigen Muskulatur* ab. Eine längere Vorbehandlung zur Kräftigung der Muskulatur kann deshalb zweckmäßig sein.
- Die *Hautdecke* sollte *unversehrt* und möglichst gut verschiebbar sein; eine weitere Bedingung ist ein *funktionstüchtiger Bandapparat*. Unnachgiebige, ungünstig gelegene und stark verwachsene Narben müssen vor einem Eingriff exzidiert oder plastisch gedeckt werden. Bei ausgedehnten *Weichteildefekten* oder *-indurationen* (z. B. nach Röntgenbestrahlungen) kann eine *Operation* kontraindiziert sein.
- Das *Gelenk* sollte *reizlos* und *schmerzfrei* sein. Bei *floriden Dystrophien* und nach *Infektionen*, die nicht mindestens 6–9 Monate abgeklungen sind, bestehen Kontraindikationen. Im Zweifelsfalle kann eine *Szintigraphie* wertvollen Aufschluß geben. Lassen sich deutliche Mehrbelegungen nachweisen, sollte die Operation bis zum Rückgang der Aktivitäten aufgeschoben werden.
- *Pseudarthrosen* oder *Korrekturen von Achsenfehlstellungen* sollten in der Regel *vor* einer Arthrolyse beseitigt werden, es sei denn, der mobilisierende Eingriff bietet sich gleichzeitig an. Bei Patellapseudarthrosen, pseudarthrotisch oder in Fehlstellung verheilten, intraartikulären Frakturen wird einzeitig operiert, wenn die Ursache der Kontraktur vorwiegend intraartikulär gelegen ist.
- Die *Röntgenaufnahmen* des Kniegelenkes sollten *keine* stärkeren *arthrotischen Veränderungen* erkennen lassen. Eine Ausnahme kann ein posttraumatisches O- oder X-Bein, z. B. nach unikondylärer Tibiakopffraktur, darstellen, wenn eine korrigierende Osteotomie eingeplant ist.
- Wir empfehlen eine *präoperative Arthrographie* mit Röntgenaufnahmen in mindestens zwei Ebenen. Sie gibt Aufschluß über die Lokalisation und das Ausmaß intraartikulärer Verwachsungen und wird in der Regel zeigen, daß auf der Beugeseite keine wesentlichen Hindernisse vorliegen (Blauth u. Hassenpflug 1982).
- Versteifungen der benachbarten Gelenke stellen keine Kontraindikationen dar.
- Der Eingriff sollte nur von einem *erfahrenen Operateur* vorgenommen werden.
- Es müssen geeignete *postoperative Behandlungshilfen* zur Verfügung stehen: Verstellbare Lagerungsschienen, leichtgängige, die Schwerkraft aufhebende Übungsschienen (z. B. die sog. Frankfurter Schiene nach Bimler oder eine Motorschiene, Extensionsvorrichtungen, Schlingentisch und Möglichkeiten zur Hydro- sowie Elektrotherapie durch erfahrene Krankengymnastinnen).

Operationsstrategie und -taktik

Die Technik der Arthrolyse läßt sich nur in begrenztem Maße standardisieren und muß den individuellen Ausgangsbefunden angepaßt sein. Es ist zuerst zu überlegen, *wo* voraussichtlich die *Haupthindernisse* zu suchen sind, welcher *Zugang* der zweckmäßigste ist und in welcher *Reihenfolge* vorgegangen werden soll: Handelt es sich z. B. um eine Strecksteife nach diaphysärer Oberschenkelfraktur oder Verlängerungsosteotomie des Femurs, wird man zuerst das Bruch- oder Osteotomiegebiet freilegen, Knochenvorsprünge resezieren, die Femurdiaphyse glätten, die verklebten Weichteile lösen und das umliegende Narbengewebe exzidieren. Bei einer Strecksteife nach Patellafraktur sollte dagegen die intraartikuläre Arthrolyse der erste Schritt sein, weil Verklebungen im Kniescheibengleitlager so gut wie regelmäßig die Hauptursache für die unbefriedigende Beugefähigkeit des Kniegelenkes darstellen (Arthrographie!). Liegt eine Streckkontraktur nach Dystrophie vor, so ist meistens eine extra- und intraartikuläre Arthrolyse erforderlich. Man beginnt mit der Gelenkrevision, löst die intraartikulären Verwachsungen, reseziert den Recessus suprapatellaris und desinseriert anschließend die unnachgiebige Streckmuskulatur oder verlängert die Quadrizepssehne. Bei allen Formen einer Strecksteife sollte jedoch immer versucht werden, eine *Verlängerung der Quadrizepssehne zu vermeiden*, weil das Gelenk bei erhaltener Strecksehne rascher mobilisiert werden kann!

Gelegentlich muß man während des Eingriffs das ursprüngliche Operationskonzept ändern. – Meistens ist auch eine *manuelle Mobilisation* erforderlich, um restliche Verklebungen zu beseitigen und geschrumpfte Weichteile zu dehnen. Der Operateur sollte dabei nicht zu ehrgeizig sein und im Zweifelsfalle lieber auf die noch fehlenden 10 Grad oder 20 Grad Beugung verzichten als Rupturen des Streckapparates in Kauf zu nehmen!

Gelenkmobilisation in Narkose

Spezielle Indikationen

Zur Mobilisation in Narkose eignen sich *alle Strecksteifen*, die im allgemeinen *nicht* wesentlich *länger* als *einige Wochen* bestehen. Unter günstigen Voraussetzungen, wie z. B. bei Kontrakturen in der frühen postoperativen Bewegungsphase, etwa in der 2.–3. Woche nach einem Eingriff (auch nach operativen Arthrolysen oder Alloarthroplastiken!), ist die Methode besonders zu empfehlen. Man benötigt nämlich meistens noch keinen größeren Kraftaufwand, setzt kaum Gewebsschäden und geht deshalb auch keine größeren Risiken ein. Stärkere Blutergüsse werden abpunktiert. Das Gelenk sollte in Abständen von 2–3 Stunden umgelagert und im schmerzfreien Abschnitt auf einer Motorschiene bewegt werden. Sobald wie möglich lassen wir die Patienten am Bettrand sitzen und den gebeugten Unterschenkel hin- und herpendeln. – Beim Auftreten von Reizzuständen sollte die mobilisierende Behandlung eingestellt werden, bis Überwärmung und Schmerzen abgeklungen sind. – Bei empfindlichen Patienten und länger anhaltenden Schmerzen ist eine *»Katheter-Periduralanästhesie«* sehr hilfreich. Jederzeit kann ein Anästhetikum nachgespritzt werden, so daß der Patient auch in der kritischen Phase weiterüben kann.

Kontraindikationen

Relative Kontraindikationen sind Strecksteifen, die einer krankengymnastischen Behandlung noch zugänglich sind. Einschränkungen der Indikation ergeben sich auch bei Kniestrecksteifen im *Kindesalter*. Hier ist noch mehr *Geduld* am Platze, weil nicht selten im Verlaufe von Monaten wesentliche Besserungen eintreten können.

Kontraindikationen sind floride, dystrophische oder entzündliche Prozesse sowie Ausgangsbefunde, bei denen eine mangelhafte Knochenstabilität vorliegt, wie z. B. bei manchen Osteosynthesen oder ungenügend verheilten Frakturen. Große *Vorsicht* ist bei *atrophischen Knochen* angezeigt! Hier kann schon eine Mobilisation mit sehr geringem Kraftaufwand zu Abrißfrakturen der Patella oder suprakondylären Frakturen führen!

Technik

Der Eingriff wird in Allgemeinnarkose oder Periduralanästhesie in Rückenlage vorgenommen. Wir empfehlen eine *Ausgangsposition*, bei der der Fuß des Patienten zwischen dem Oberarm und Rumpf des Arztes fixiert und der proximale Unterschenkel bis zur Kniekehle mit beiden Händen umfaßt wird. Die Kraft sollte nicht gleich am langen Hebel ansetzen. Man arbeitet sich behutsam in die Kontrakturstellung hinein und versucht, den federnden Widerstand dosiert, Schritt für Schritt zu überwinden. *Keine Bewegung darf abrupt und mit Gewalt stattfinden!* Nicht selten kann man deutlich hören und fühlen, wie die Weichteilwiderstände nachgeben. Nach der Mobilisation legen wir einen Kompressionsverband an und lagern das Kniegelenk zunächst etwa 60–70 Grad gebeugt. – Das Gelenk wird in zwei Ebenen geröntgt, wenn »intraoperative« Komplikationen auszuschließen sind. – Lokale Eisbehandlung! Mit Analgetika nicht sparen! Bei Bedarf: Katheter-Periduralanästhesie (z. B. 25 mg 0,5%iges Carbostesin). Hämarthros frühzeitig abpunktieren!

Fehler und Gefahren

- Ungeduld und mangelhaftes Einfühlungsvermögen.
- Es wird zu ängstlich und zu kraftlos mobilisiert: ungenügendes Ergebnis.
- Es wird mit zu großer Gewalt mobilisiert: Zerreißungen des Streckapparates einschließlich Kniescheibenfrakturen, Impressionsfrakturen der Kondylen, suprakondylären Frakturen (Atrophiefrakturen!).
- Ein stärkerer Bluterguß wird nicht abpunktiert.
- Das Gelenk wird nicht konsequent genug und regelmäßig umgelagert: Es drohen erneute Verklebungen.
- Bei schmerzhaften Reizzuständen mit stärkerer Überwärmung des Gelenkes wird forciert weiterbehandelt: erneute Einsteifung des Gelenkes.

Operative Arthrolysen

Bei der Wahl der operativen Methoden müssen die Hinweise beachtet werden, die auf S. 17.3 (»Voraussetzungen, Indikationen und Operationsstrategie«) gegeben worden sind. Wir beschränken uns deshalb auf eine Darstellung folgender Verfahren:

- Intra- und paraartikuläre Arthrolysen,
- extraartikuläre Arthrolysen,
- gemischte Verfahren.

Intraartikuläre Arthrolyse mit Spaltung der Retinakula

Prinzip

Beseitigung einer Strecksteife durch *Lösung intraartikulärer Verklebungen.* Resektion intraartikulärer Narben und *Durchtrennung* geschrumpfter *Retinakula.* – Dieses Verfahren ist vor allem bei Strecksteifen nach intraartikulären Frakturen, insbesondere nach Patellafrakturen oder operativen Eingriffen im Gelenk angezeigt.

Vorbereitung und Lagerung

Rückenlage. Blutleere. Der Unterschenkel liegt auf einer abklappbaren Beinstütze.

Technik (Abb. **1–6**)

1

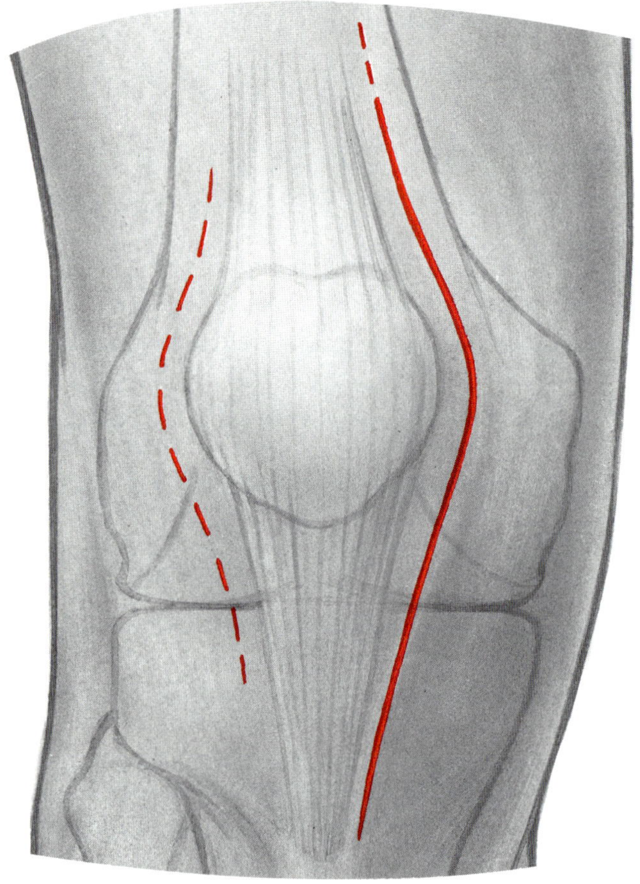

2

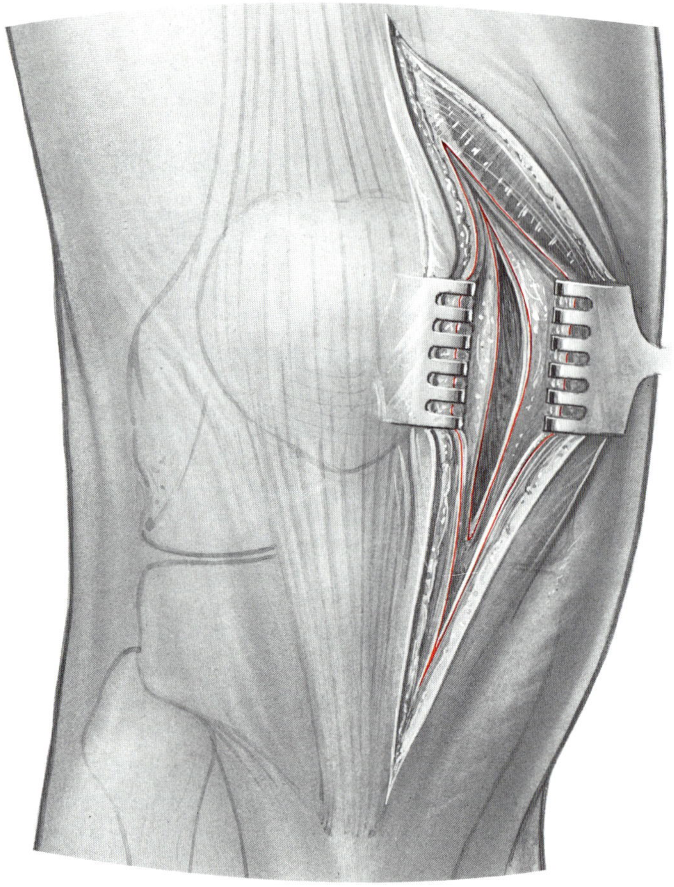

1 Hautinzision von ca. 6 cm oberhalb des proximalen-medialen Kniescheibenrandes, parapatellar weiter nach distal, bis zur Tuberositas tibiae. Manchmal, wie z. B. bei starken Verwachsungen in der lateralen Gelenkhälfte (s. Arthrographie), kann eine parapatellare Inzision auf der Lateralseite zweckmäßiger sein. Im allgemeinen kommt man jedoch mit einer medialen Hautinzision aus. Sollte eine zweite laterale Kapselinzision erforderlich werden, lassen sich die präpatellaren Weichteile leicht von medial nach lateral mobilisieren. Liegen starke Verwachsungen in den medialen und lateralen Seitenband-»Taschen« vor, empfehlen sich 2 Inzisionen ähnlich wie zur Synovektomie. – Subkutis und Faszie werden in Ausdehnung des Hautschnittes durchtrennt.

2 Die Muskelansätze des M. vastus medialis sowie die Retinakula werden dargestellt und temporär durchtrennt. Das Gelenk wird eröffnet. Der Schnitt verläuft durch den Kapselansatz des M. vastus medialis etwa 1 cm medial des Kniescheibenrandes längs nach distal zum medialen Rand des Lig. patellae.

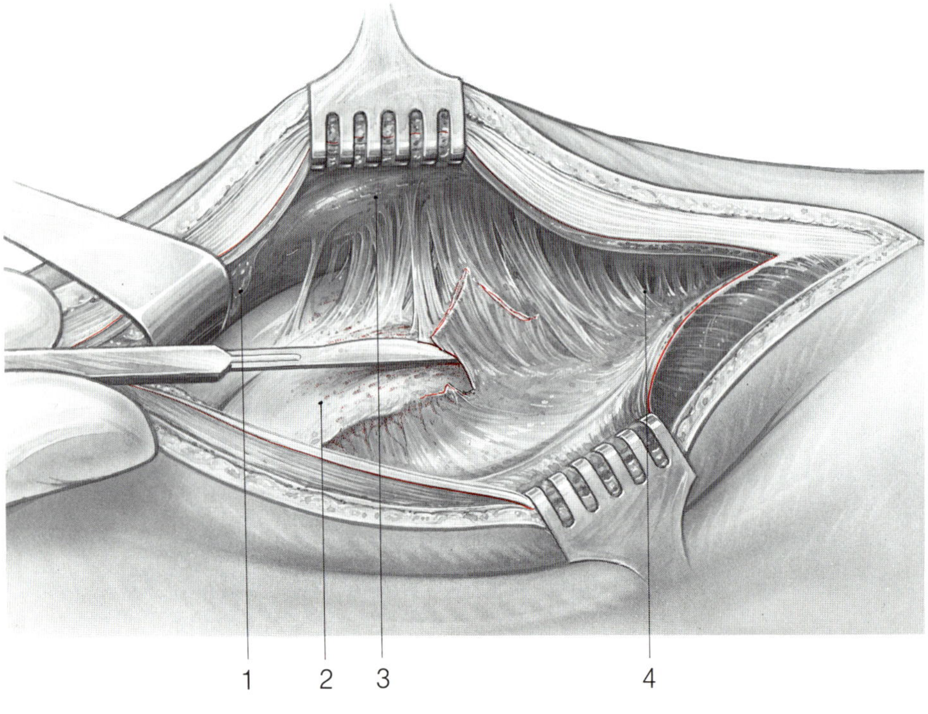

3 Das Gelenk ist eröffnet und wird bei voller Streckung inspiziert: Wir heben die Kapselränder mit scharfen Haken von den Gelenkrollen ab und lösen teils stumpf, teils scharf die Verwachsungen zwischen den knorpeligen Gelenkflächen der Kniescheibe und der Facies patellaris.

1 Hoffascher Fettkörper
2 Femurkondylus
3 Patella
4 Adhäsionen im oberen Rezessus

4

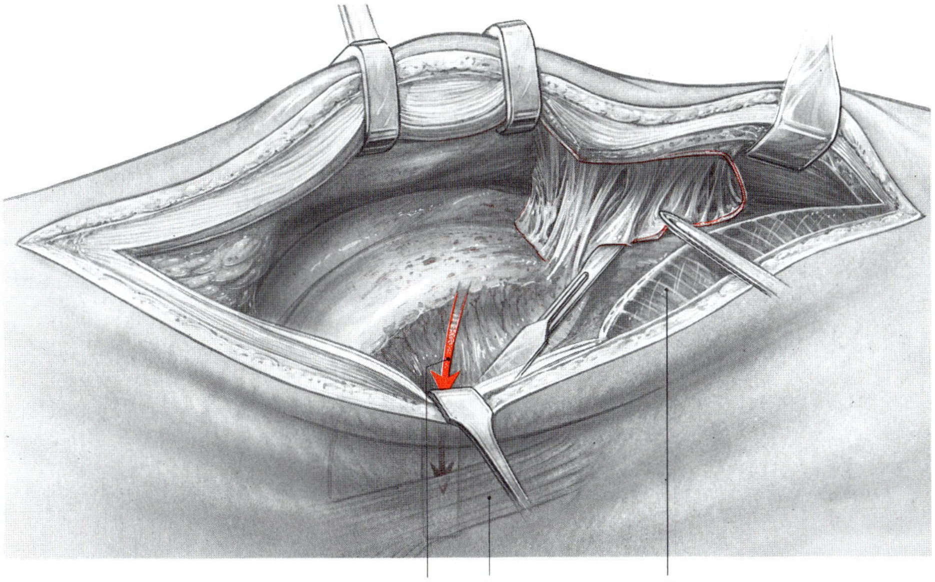

4 Häufiger müssen Narbenstränge oder verschwielte Rezessusanteile entfernt werden. Die Patella läßt sich mit dem Retraktor von Barucha leicht aufkippen. Falls Beugeversuchen nach Befreiung des Recessus suprapatellaris noch ziemlicher Widerstand entgegensteht, sollte die Arthrolyse auf die Seitenbandtaschen und vor allem auf die paraartikulären Gleitschichten zwischen der distalen Vastusmuskulatur und dem Femurschaft ausgedehnt werden (s. Pfeile). Das Gelenk muß dann meistens auch von lateral eröffnet werden!

1 Weg in die »Seitenbandtasche«
2 Lig. collaterale mediale
3 M. vastus medialis

5

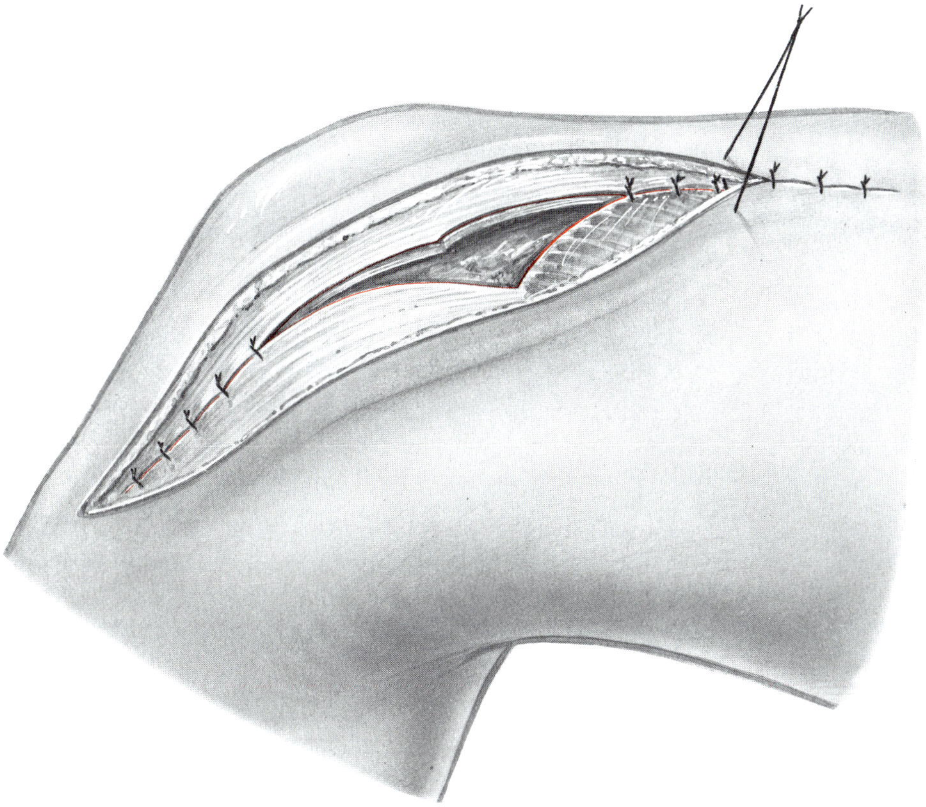

5 Nach manueller Mobilisation spannungsfreie Reinsertion der Vastusmuskulatur. Spannungsfreier Verschluß der Membrana synovialis und des Retinakulums von distal nach proximal. Das Gelenk wird in dieser Phase ab und zu um ca. 60–80 Grad gebeugt, um die Spannung der Nähte zu überprüfen. Häufig muß ein parapatellarer Teil des Retinakulums offen bleiben, weil hier eine besondere Spannung besteht. – Redon-Drainage ins Gelenk. Wundverschluß.

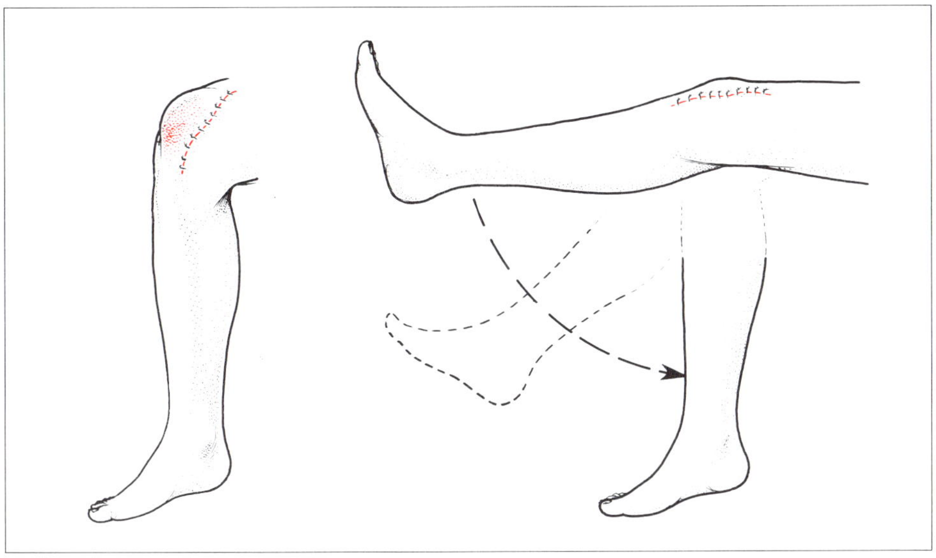

6

6 Die Hautpartien, die bei zu starker Beugung gefährdet werden, sind punktiert. Bei Durchblutungsstörungen muß die Unterschenkelbeugung umgehend verringert werden!

Postoperative Behandlung

Die Wunde wird nur mit einem schmalen Streifen Verbandsstoff abgedeckt, um die *Zirkulationsverhältnisse* in der Umgebung genau und jederzeit *beobachten* zu können. Das Gelenk lagern wir in mittlerer Beugung. Treten Durchblutungsstörungen auf, muß der Unterschenkel umgehend so weit gestreckt werden, bis die Hautzirkulation wieder in Ordnung ist. Noch am Operationstage, spätestens aber tags darauf, wird das Gelenk im Wechsel zwischen Beugung und Streckung *mehrmals täglich umgelagert*. Die Redon-Drainagen entfernen wir nach ca. 36 Stunden. Nach wenigen Tagen kann auf der Frankfurter Bewegungsschiene geübt werden. Große Vorteile bringt eine *Motorschiene*, deren Bewegungssektor man einstellen kann. Regelmäßige Spannungsübungen bei gestrecktem Gelenk. Fortsetzung der Umlagerungen. Eisbehandlung und Übungspause bei Reizzuständen. Die Fäden werden nach 12–14 Tagen entfernt. Wenn nach 2–3 Wochen kein Fortschritt mehr festzustellen ist, kann eine Narkosemobilisation vorgenommen werden. Bei starken Schmerzen und empfindlichen Patienten empfehlen wir eine »Katheter-Periduralanästhesie«. Intraartikuläre Ergüsse werden abpunktiert. Intraartikuläre Injektionen eines länger wirksamen Lokalanästhetikums (mit Kortikoidzusatz) können nützlich sein. Im allgemeinen vergehen ca. 6–8 Wochen, bis das Gelenk reizlos ist und die Patienten entlassen werden können.

Nachuntersuchungen haben gezeigt, daß die Besserungstendenzen noch viele Monate nach der Operation anhalten. Voraussetzung ist, daß der Patient auch nach seiner Entlassung regelmäßig und energisch weiterübt und seine Muskulatur kräftigt.

Fehler und Gefahren

- Verletzungen der knorpeligen Gelenkflächen: Sekundäre Arthrose.
- Ungenügende Lösung der Verwachsungen im seitlichen Rezessus sowie in der Umgebung des Hoffaschen Fettkörpers.
- Rupturen des Streckapparates bei zu grober manueller Mobilisation.
- Die Weichteile werden unter Spannung vernäht.
- Das Gelenk wird in zu starker Beugung gelagert; die Hautzirkulation im Wundgebiet wird nicht regelmäßig und sorgfältig genug überwacht; es wird ein elastischer Kompressionsverband angelegt: Hautischämien und -nekrosen. Wundinfektion.
- Es wird zu zurückhaltend oder zu energisch geübt: Es drohen erneute intraartikuläre Verklebungen.
- Eine Narkosemobilisation wird zu spät erwogen.
- In der schmerzhaften postoperativen Behandlungsphase werden nur ungenügend Analgetika verabreicht.
- Die Übungsbehandlungen finden nicht lange genug und ohne Überwachung statt (schriftliche Anleitungen empfehlenswert).
- Es verbleibt ein Streckdefizit.

Desinsertionsoperation nach R. und J. Judet, Merle d'Aubigné und Ramadier

Eine Desinsertionsoperation mit gleichzeitiger intraartikulärer Arthrolyse ist *angezeigt*, wenn die pathologischen Veränderungen nach Anamnese sowie klinischem und röntgenologischem Befund in- und außerhalb des Gelenkes angenommen werden müssen, wie z. B. nach einer diaphysären Femurfraktur und gleichzeitiger Patellafraktur. Wir finden eine schlecht verschiebliche Kniescheibe, arthrographische Füllungsdefekte in den Rezessus (Blauth u. Hassenpflug 1982) sowie rigide und zum Teil vernarbte Oberschenkelmuskeln, vor allem im Bereiche der Mm. vastus lateralis und intermedius. Aber auch nach subtrochanteren Frakturen oder hüftgelenknahen Operationen kann eine Desinsertionsoperation notwendig werden. In sehr seltenen Fällen, wie z. B. bei gleichzeitigen Hüftbeugekontrakturen, muß der Eingriff sogar auf die Ansätze der sog. Spinamuskeln ausgedehnt werden.

Prinzip

Ablösung und *Distalverschiebung* der *Quadrizepsansätze* am Oberschenkelknochen in *Kombination mit* einer *intraartikulären Arthrolyse*. Ablösung der Muskelansätze am koxalen Femurende sowie an der Spina iliaca anterior superior und inferior.

Vorbereitung und Lagerung

Rückenlage, Unterschenkel liegt auf einer abklappbaren Beinstütze. Eine Blutsperre ist nur möglich, wenn anzunehmen ist, daß die Hindernisse auf die distale Oberschenkelhälfte beschränkt bleiben, wie z. B. nach distaler Femurfraktur mit Gelenkbeteiligung. – Falls mit einer Ausweitung der Operation nach proximal bis zu den Ansätzen der sog. Spinamuskeln zu rechnen ist, empfiehlt es sich, die betroffene Beckenseite mit einem Polster etwas höher zu lagern und das Operationsgebiet von vornherein entsprechend abzudecken.

Technik (Abb. **7–13**)

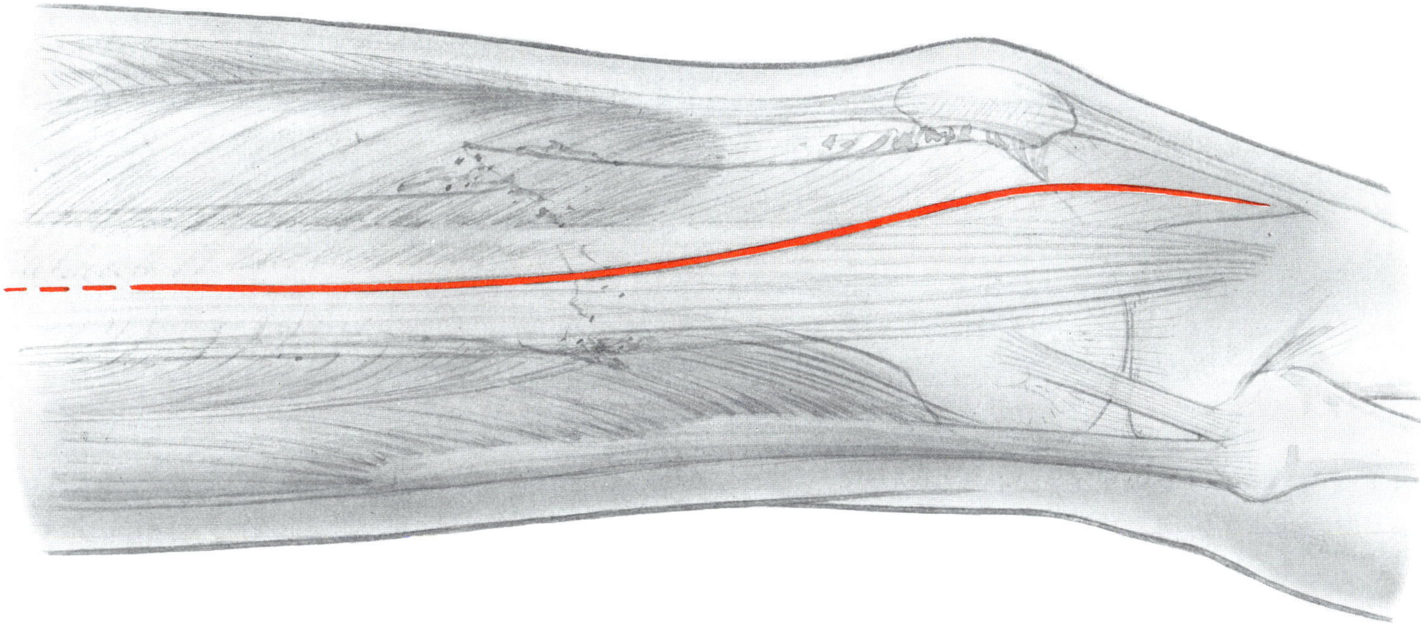

7 Die erste Inzision liegt auf der Verbindungslinie Trochanter major/Epicondylus lateralis und endet distal als Parapatellarschnitt etwas oberhalb der Tuberositas tibiae. (Es soll eine Strecksteife nach suprakondylärer, diaphysärer Femurfraktur mit intraartikulären Verklebungen und Verwachsungen der Streckmuskulatur auf dem Femurschaft dargestellt werden.)

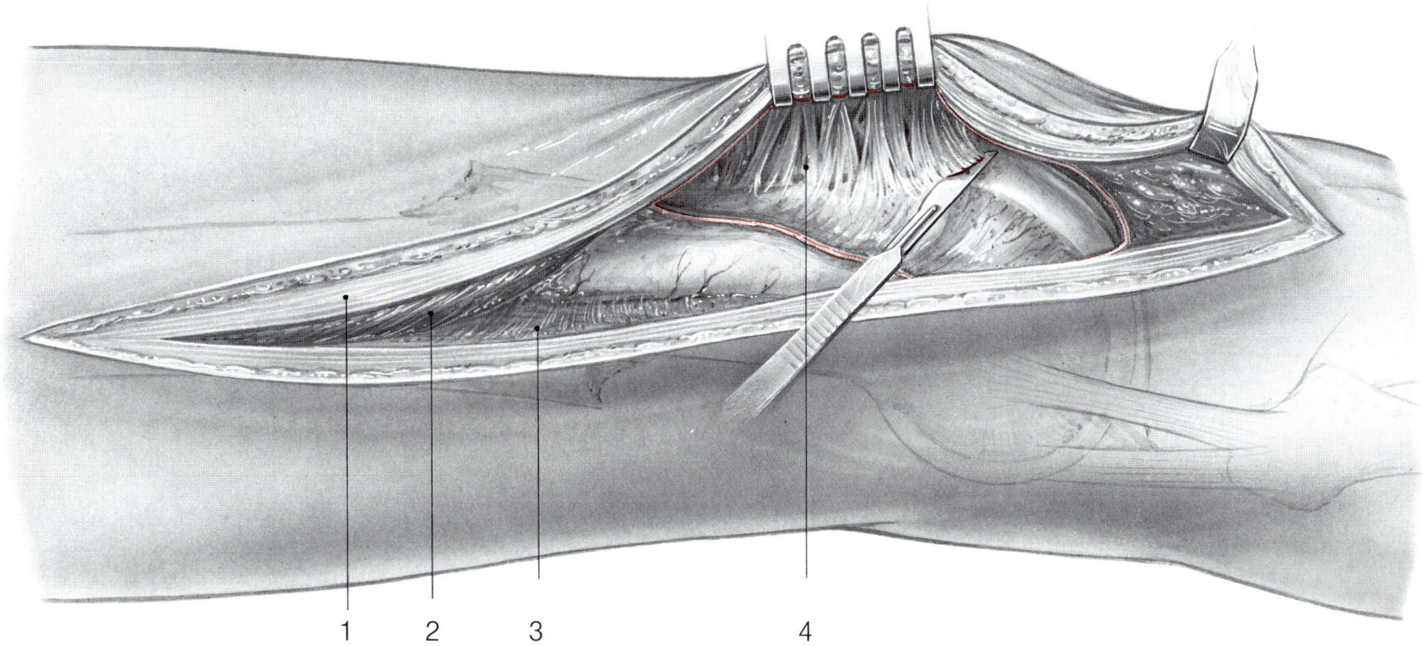

8 Das Gelenk wird eröffnet. Intraartikuläre Arthrolyse und Resektion des vernarbten oberen Rezessus.

1 Fascia lata
2 M. vastus lateralis
3 Septum intermusculare laterale
4 Adhäsionen

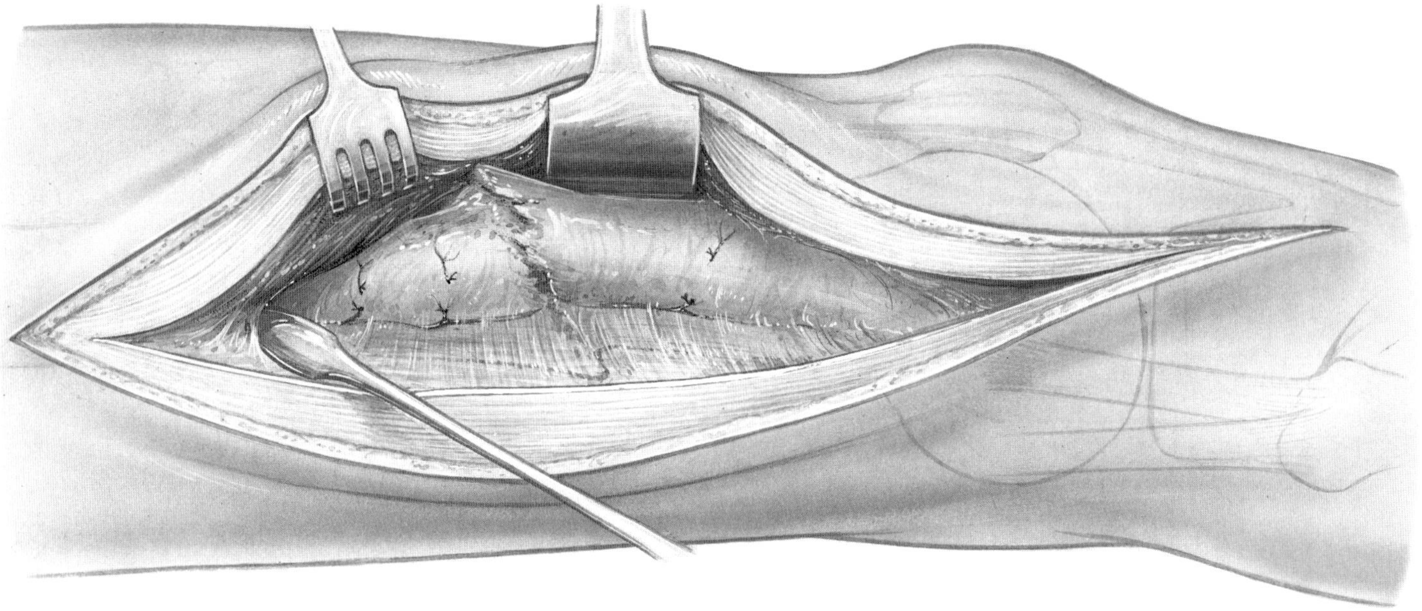

9 Der M. vastus lateralis wird vom Septum intermusculare laterale nach proximal abgelöst. Man arbeitet dabei mit einem scharfen Raspatorium auf der Vorderseite des Septums zum Schaftknochen hin. Die Vasa perforantia werden vor der Muskelablösung aufgesucht, unterbunden oder koaguliert.

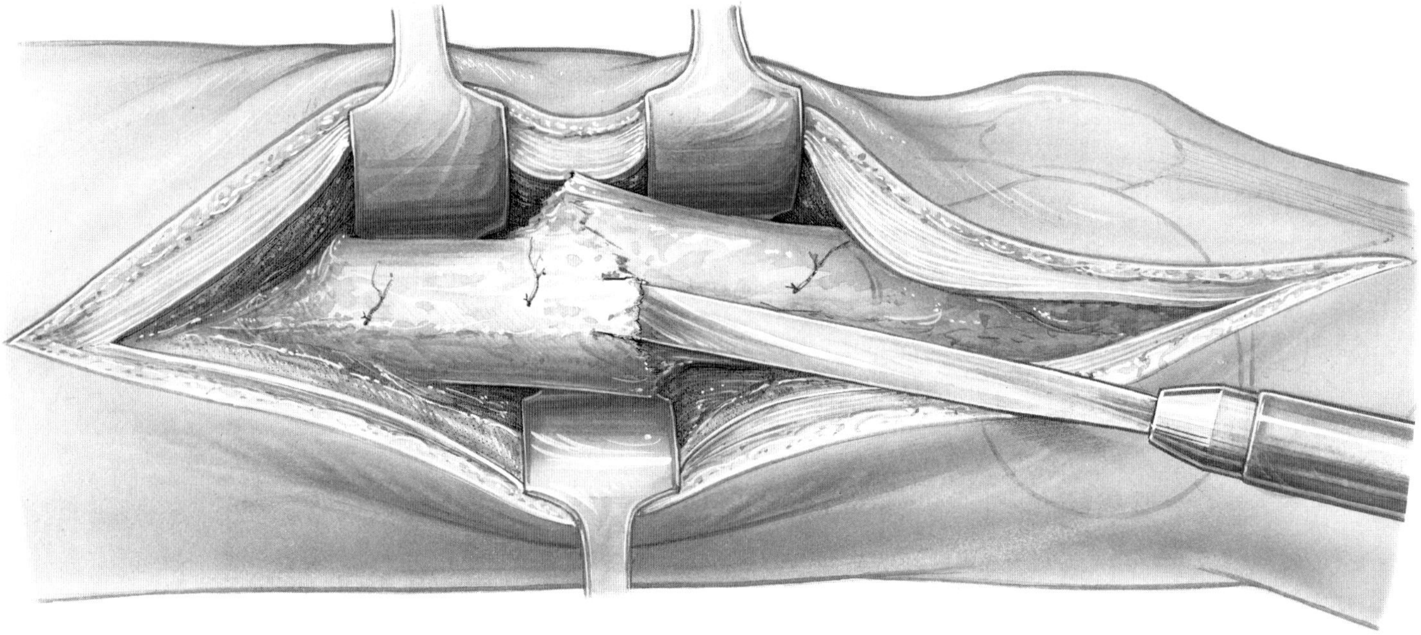

10 Der Femurschaftknochen wird im Bereich der ehemaligen Fraktur geglättet. Die flächenhaften Adhäsionen der Vastusmuskulatur (M. vastus intermedius) werden nach kranial und soweit wie möglich nach medial gelöst. Läßt sich der Unterschenkel danach noch nicht befriedigend beugen, weil narbige Verwachsungen auf der Medialseite des ehemaligen Bruchgebietes vorliegen, setzen wir die Operation auf der Medialseite fort.

11
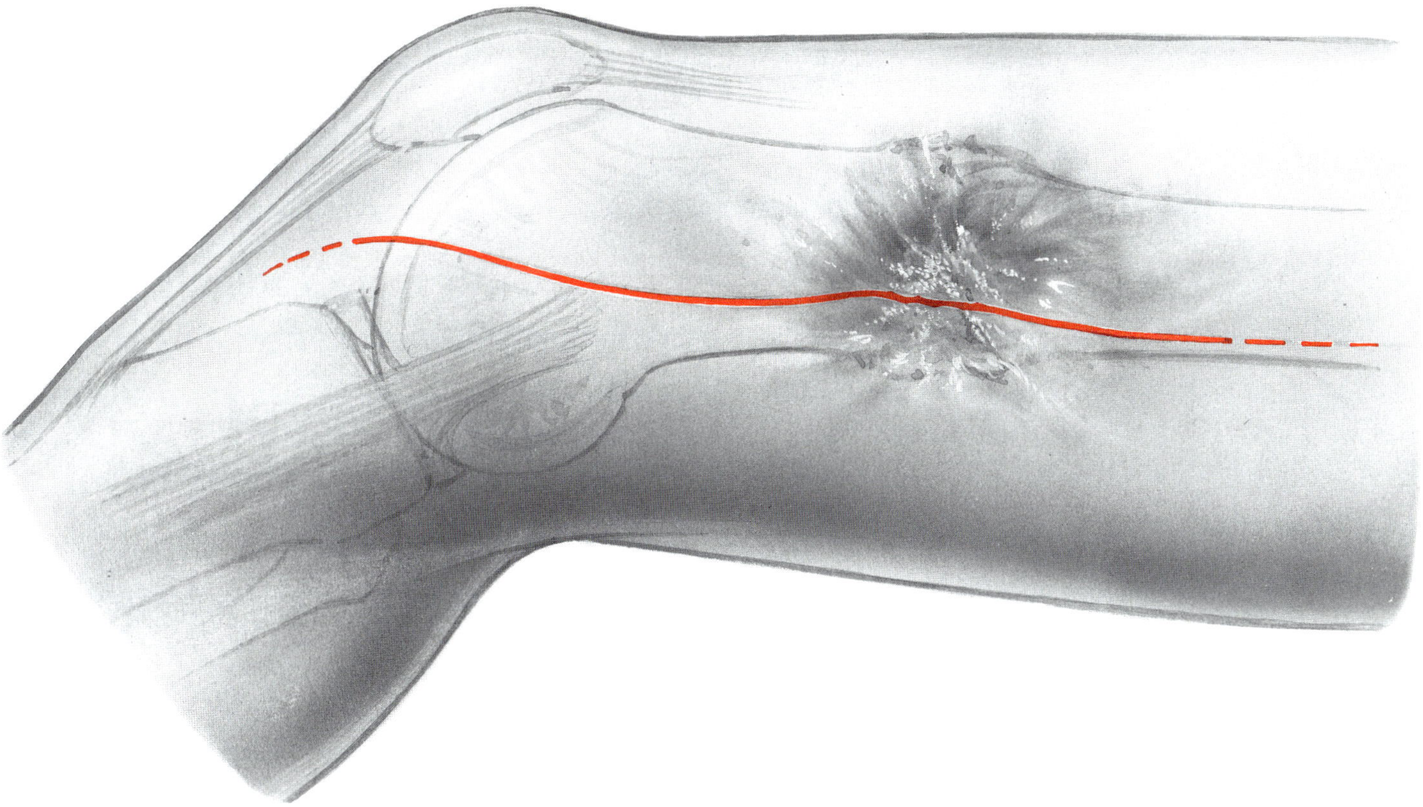

11 Inzision auf der Medialseite des distalen Oberschenkels, etwa über dem Septum intermusculare mediale und dem alten Frakturgebiet. Es kann erforderlich werden, den Schnitt nach distal und proximal zu verlängern.

12 Das Gelenk ist eröffnet. Die restlichen Verklebungen (mediale Seitenbandtasche!) werden gelöst. Der M. vastus medialis wird am Femurschaft und am Septum intermusculare mediale teils scharf, teils stumpf abgelöst. Vorsicht, Hiatus tendineus im oberen Wundwinkel (Adduktorenkanal)! N. saphenus!

1 M. vastus medialis
2 Septum intermusculare mediale
3 N. saphenus
4 Canalis adductorius
5 M. sartorius

12
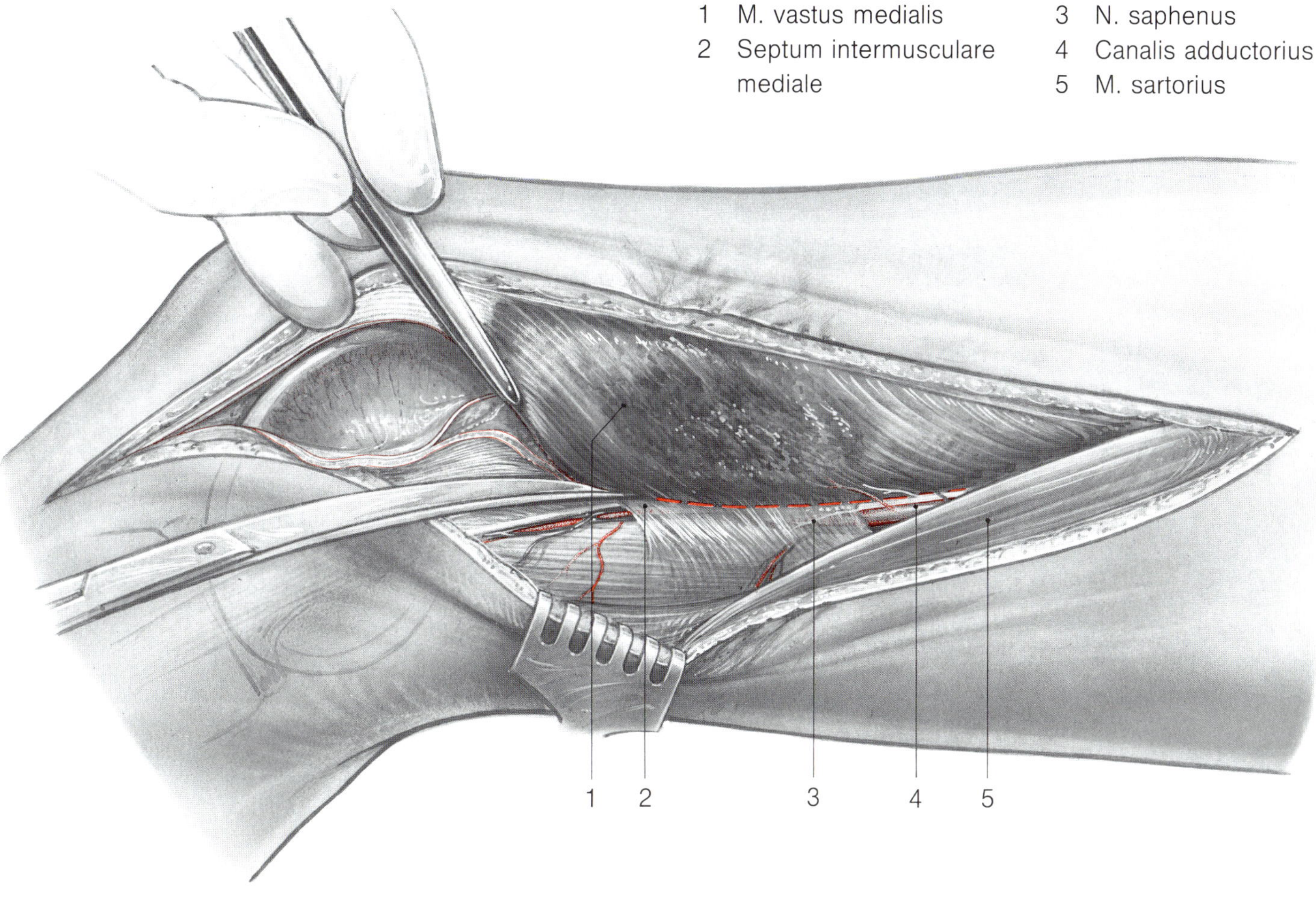

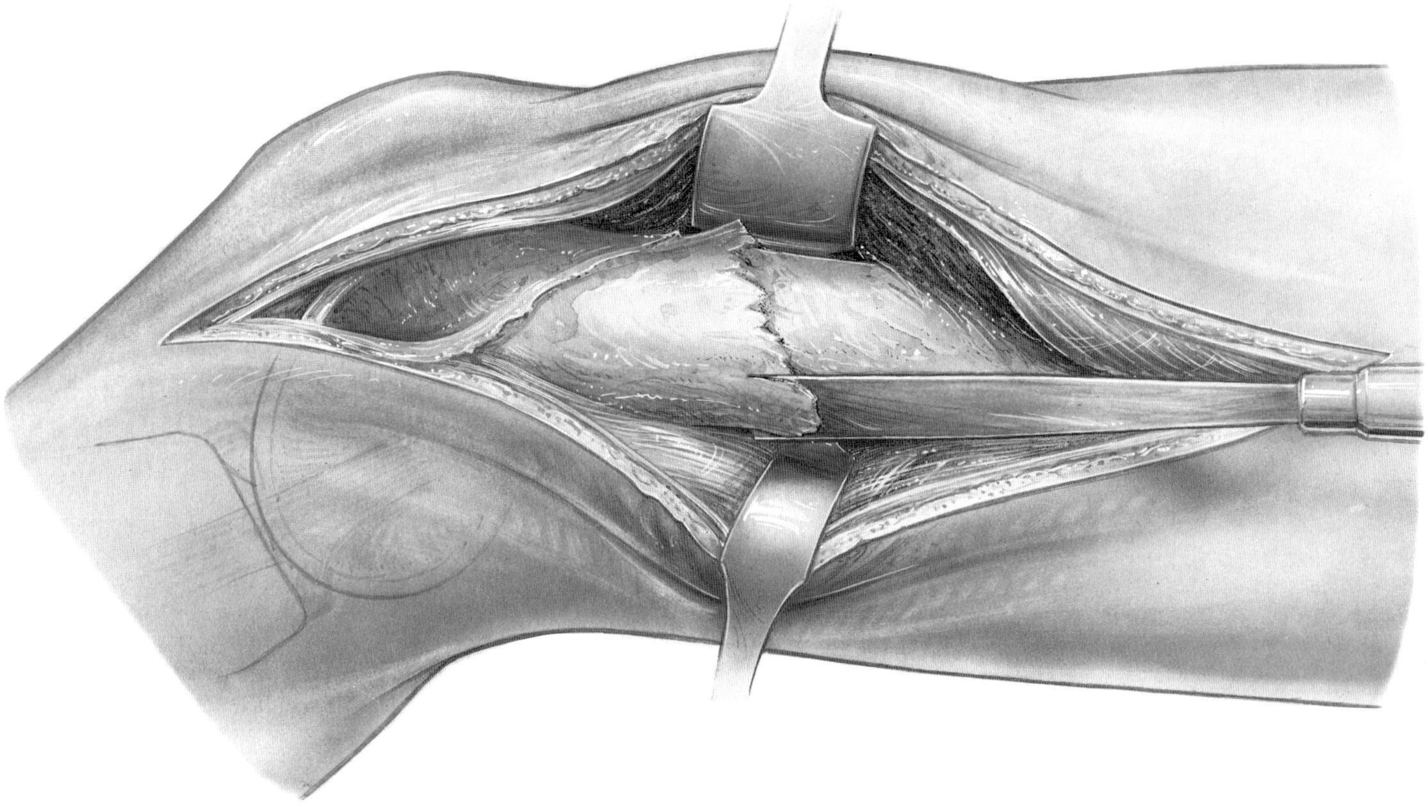

13 Exzision der Weichteilnarben und Abtragung der knöchernen Unebenheiten am Femurschaft. Anschließend manuelle Mobilisation des Kniegelenkes. – Läßt sich der Unterschenkel in genügendem Maße beugen, wird die Blutsperre geöffnet. Blutstillung. Redon-Drainagen. Die Vastusmuskulatur wird mit resorbierbaren, feinen Fäden reinseriert, und zwar bei einer Beugung des Kniegelenkes um ca. 60 Grad. Kapsellücken werden nur so weit verschlossen, wie spannungsfrei genäht werden kann. Subkutannähte, Hautverschluß.

Postoperative Behandlung

Siehe S. 17.15.

Fehler und Gefahren

Wird der Schnitt auf der Medialseite zu weit nach proximal geführt und wird unvorsichtig präpariert, können der N. saphenus sowie die V. saphena magna und die A. sowie V. femoralis im Bereich des Adduktorenkanals und distal davon verletzt werden. Auch Nervenäste zum M. vastus medialis sind gefährdet.

Desinsertion der Muskulatur am koxalen Femurende

Der Eingriff wird am Beispiel einer subtrochanteren Femurfraktur mit Weichteilverklebungen im Bereich einer Trümmerzone nach Spongiosaanlagerung dargestellt.

Technik (Abb. **14–18**)

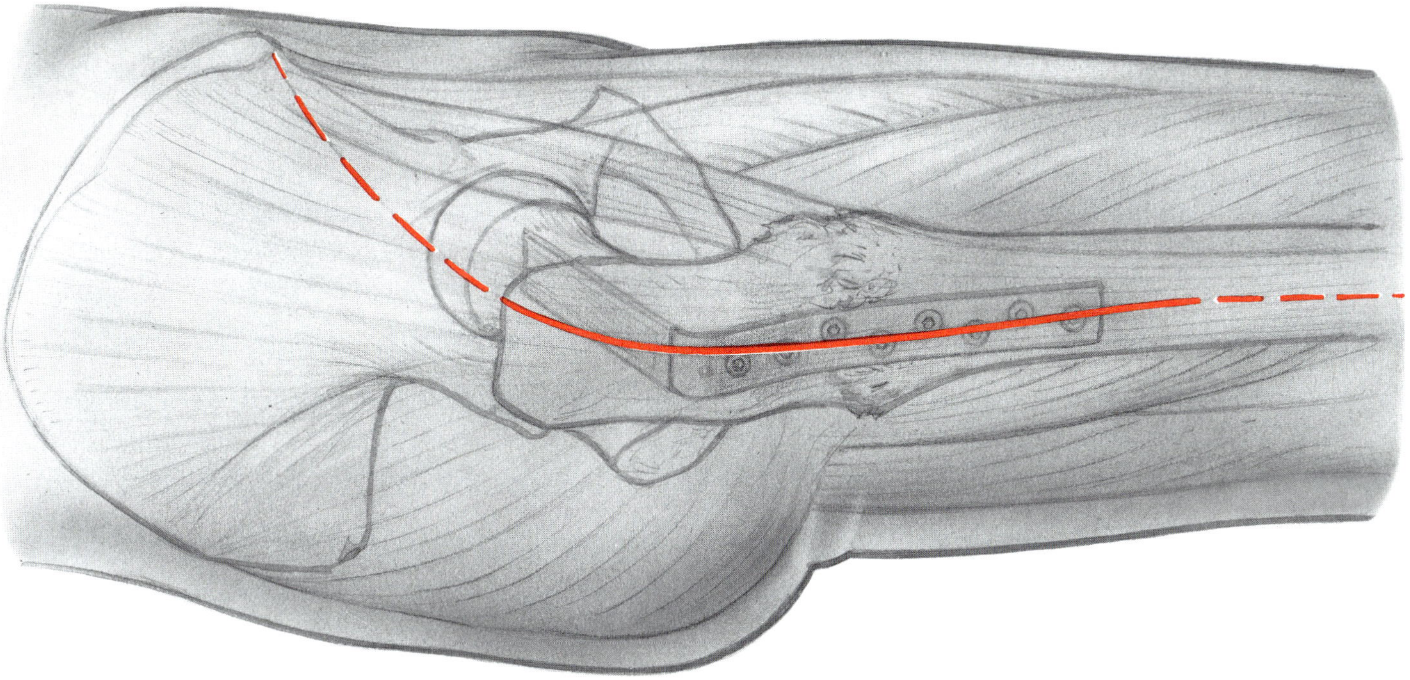

14 Die Hautinzision liegt auf der Verbindungslinie Trochanter major/Epicondylus lateralis, beginnt etwa über der Trochanterspitze und endet etwas unterhalb der noch einliegenden Platte. Die möglicherweise notwendige Erweiterung der Hautinzision ist durch die gestrichelte Linie angegeben.

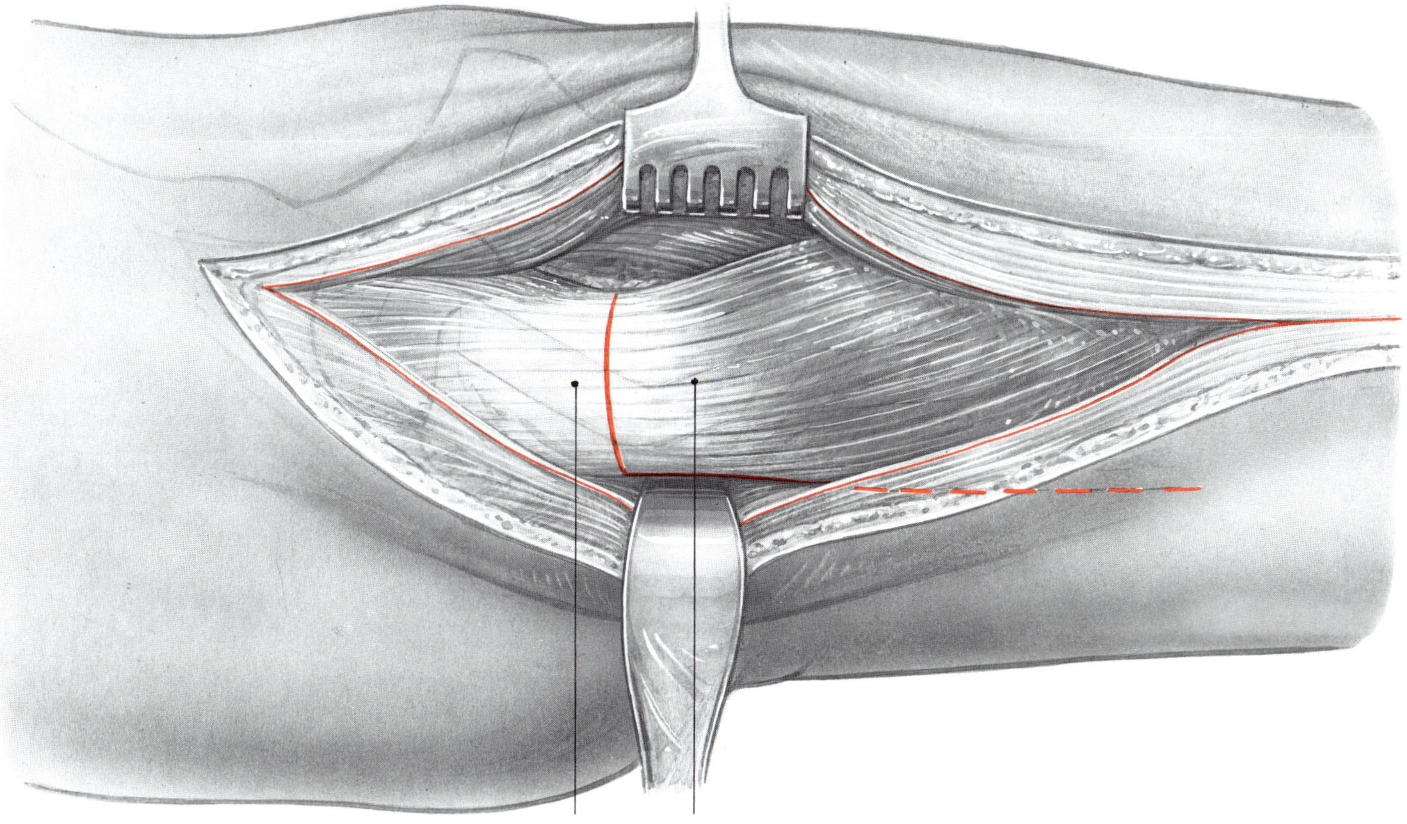

15 Nach Spaltung des Tractus iliotibialis wird der M. vastus lateralis L-förmig am Tuberculum innominatum sowie am Schenkelhals, Femurschaft und Septum intermusculare laterale abgetrennt. Wir tasten uns nach proximal zwischen dem M. tensor fasciae latae und dem Vorderrand der »kleinen Glutaeen« vor.

1 Tuberculum innominatum
2 M. vastus lateralis

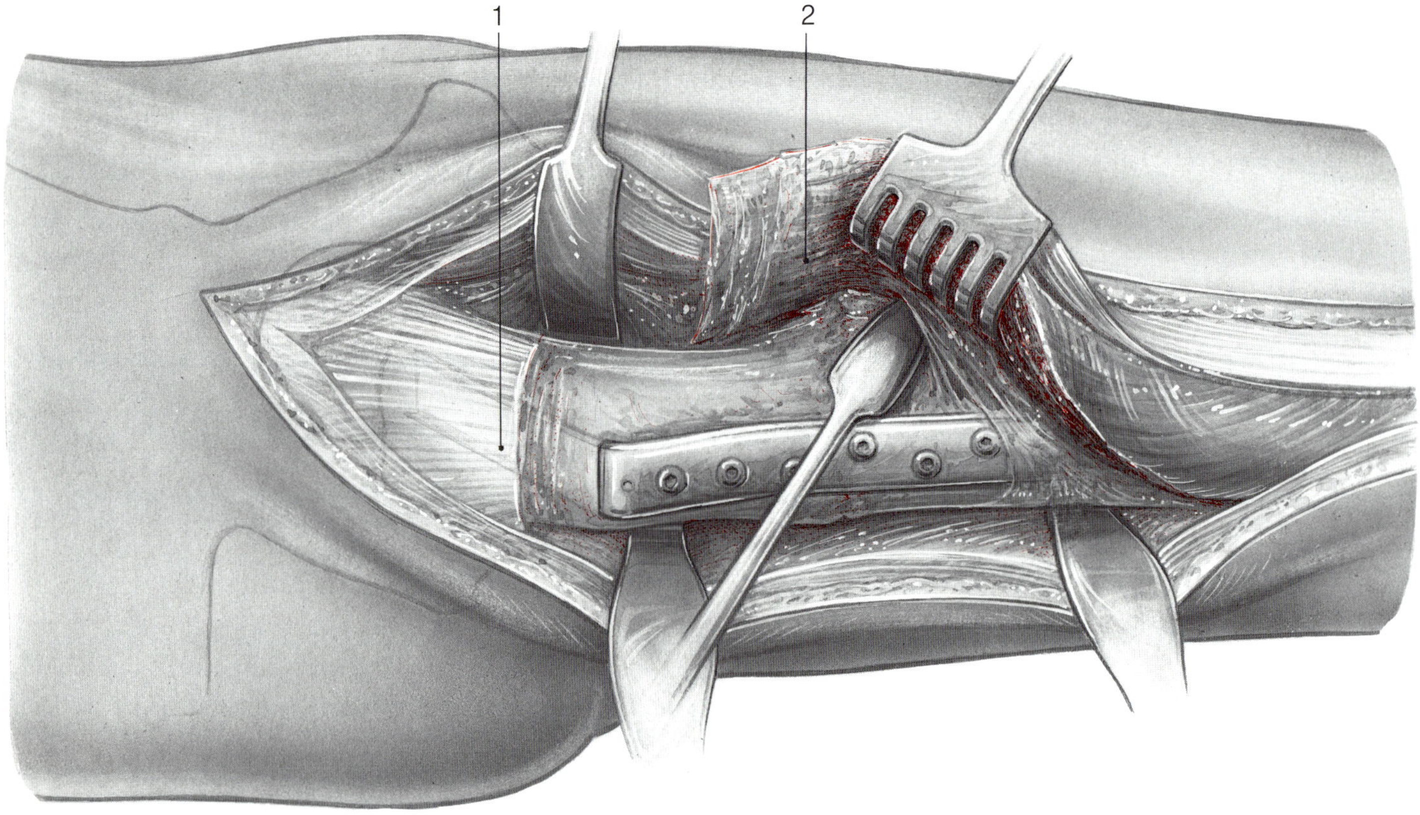

16 Der M. vastus lateralis ist am koxalen Femurende abgelöst und wird mit dem Raspatorium vorsichtig aus seinen Verwachsungen über dem ehemaligen Bruchgebiet befreit.

1 Tuberculum innominatum
2 M. vastus lateralis

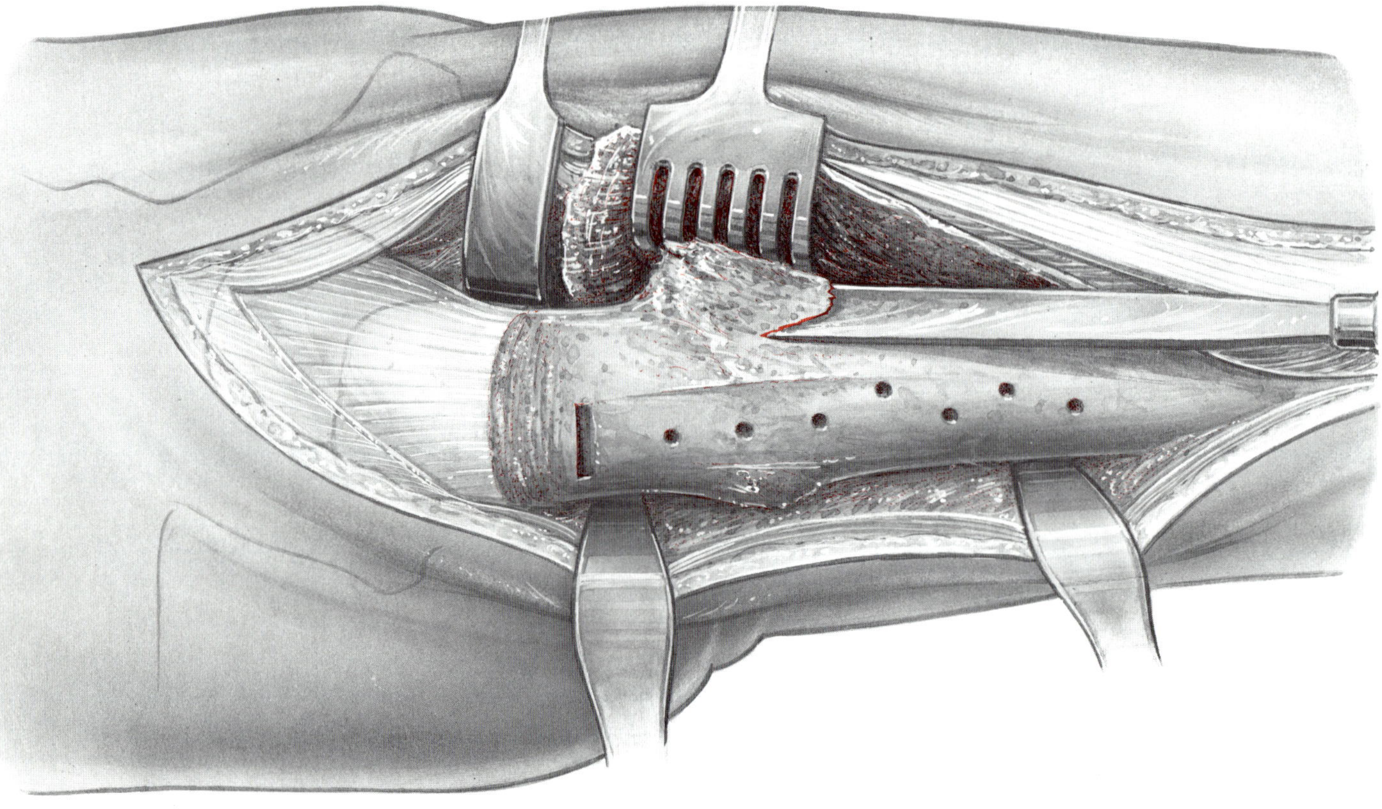

17 Das Osteosynthesematerial ist entfernt. Die Unebenheiten auf der Femuroberfläche werden abgetragen. Glättung des Femurschaftes.

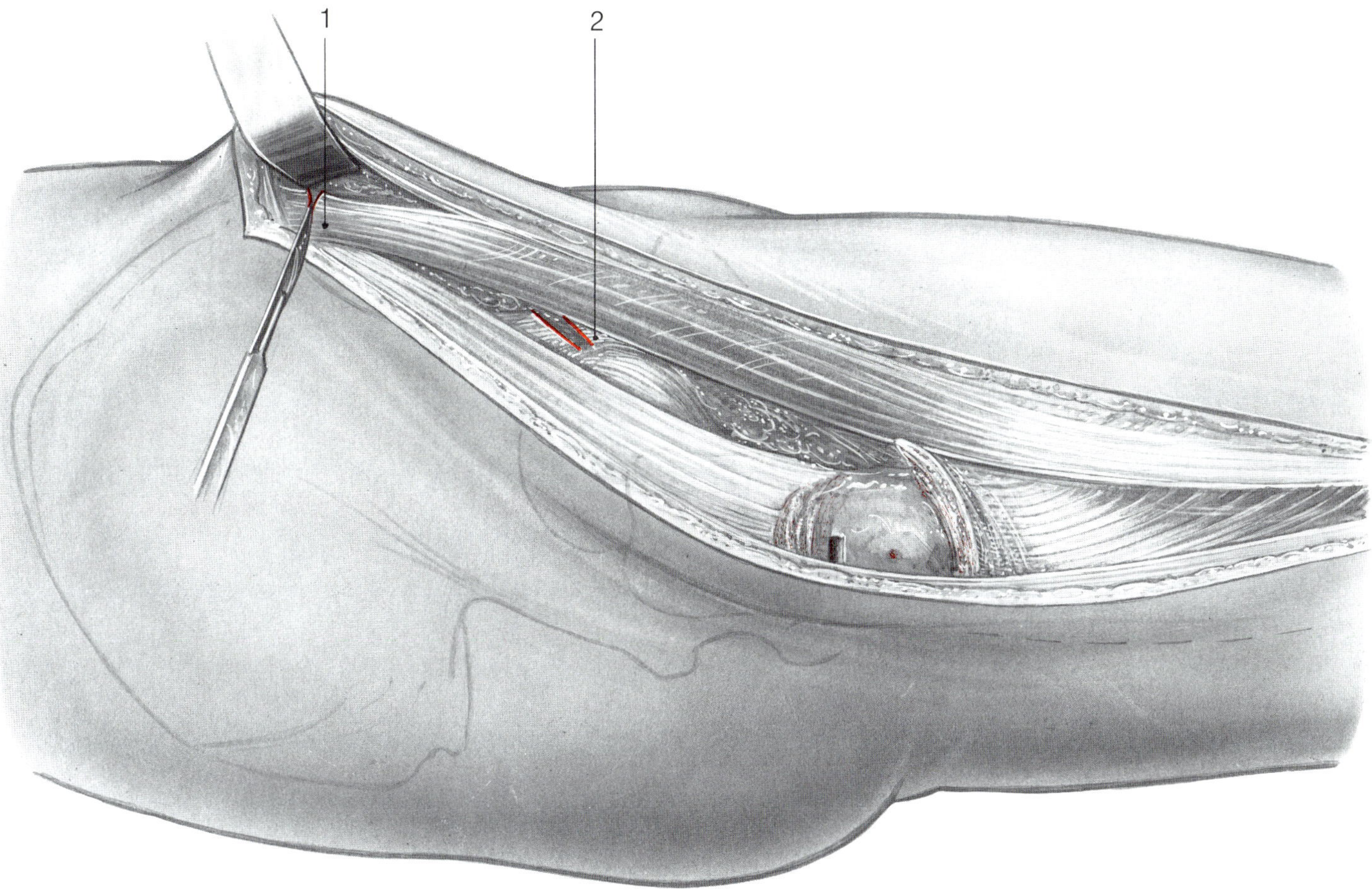

18 Kniegelenkmobilisation: Zeigt sich, daß der *Unterschenkel nur* dann vollständig *gebeugt* werden kann, *wenn* gleichzeitig auch das *Hüftgelenk gebeugt* wird, verlängern wir den Hautschnitt bis zum vorderen oberen Darmbeinstachel und durchtrennen die Ansätze der sog. Spinamuskeln an dem oberen und unteren vorderen Darmbeinstachel. Der abgelöste M. vastus lateralis wird unterhalb seines ursprünglichen Ansatzes bei einer Unterschenkelbeugung von etwa 90 Grad am Septum intermusculare laterale mit Einzelknopfnähten fixiert. Zum ursprünglichen Ansatz der Muskulatur am Tuberculum innominatum bleibt eine größere Lücke bestehen. – Redon-Drainagen. Naht des Tractus iliotibialis. Wundverschluß.

1 sog. Spinamuskulatur
(M. tensor fasciae latae, M. sartorius)
2 Ansatz des M. rectus femoris

Postoperative Behandlung

Der Patient wird im sog. Stufenbett gelagert, in dem der Unterschenkel bei gestrecktem Hüftgelenk gebeugt werden kann. Täglich mehrmals Umlagerungen des Unterschenkels. Nach Abklingen der Wundschmerzen Beginn der aktiven Übungsbehandlung: Bei der Streckung des Unterschenkels hilft der Patient mit einer Rollenzugschlaufe nach. Die Unterschenkelbeugung kann mehrmals täglich in Bauchlage oder in Seitenlage bei gestrecktem Hüftgelenk geübt werden.

Fehler und Gefahren

- Durchtrennung des N. tensor fasciae latae und/oder des N. cutaneus femoris lateralis.
- Unzweckmäßige Lagerung nach der Operation.
- Verzicht auf Übungen in Bauchlage.
- Die Zeit der postoperativen Behandlung wird zu kurz bemessen.
- Redon-Drainagen werden zu früh, d. h. schon nach 24 Stunden, entfernt.
- Blutergüsse werden nicht erkannt und nicht rechtzeitig abpunktiert oder ausgeräumt.

Arthrolyse nach Patellektomien

Strecksteifen nach Patellektomien beruhen vorwiegend auf Verwachsungen im ehemaligen Operationsgebiet. Eine Arthrolyse *setzt voraus,* daß die rekonstruierte Strecksehne fest verheilt ist und einer Gelenkmobilisation während der Operation standhalten kann. Dies trifft im allgemeinen frühestens 6 Monate nach der Sehnennaht zu.

Im *Prinzip* werden Strecksehne und Gelenk von Längsschnitten vom medialen und lateralen Sehnenrand aus freipräpariert. Man sollte bei der anschließenden Mobilisation jedoch *nicht* die vollständige Beugung *erzwingen* wollen: Es besteht eine erhöhte Gefahr der Sehnenruptur. (Die Patellektomie hat ja zu einer Verkürzung des Streckapparates geführt!)

Vorbereitung und Lagerung

Rückenlage, Blutleere, Tuchrolle unter die Kniekehle.

Technik (Abb. **19–21**)

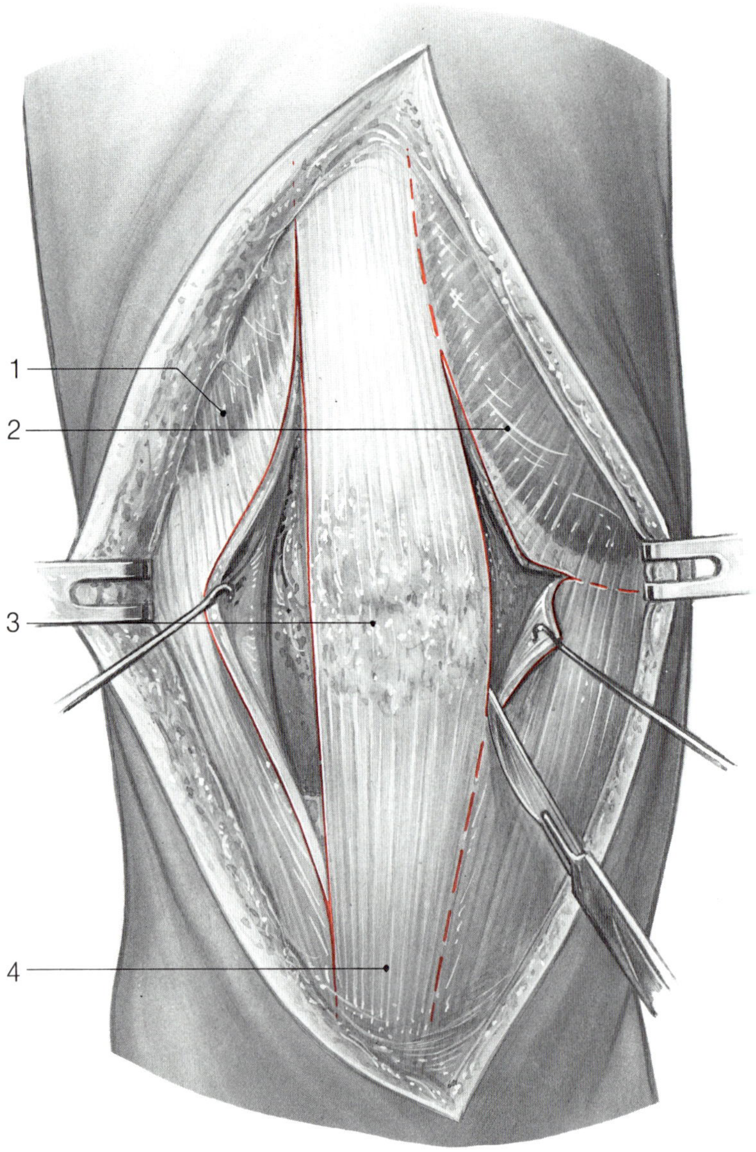

19 Der Hautschnitt verläuft auf der Vorderseite des Gelenkes und lädt im mittleren Drittel leicht nach medial aus. Narben von vorausgegangenen Eingriffen können dazu zwingen, die Inzision diesen Bezirken anzupassen. Haut und Subkutis werden so sparsam wie möglich vom Streckapparat abgelöst. Das Gelenk wird von Längsschnitten am Sehnenrand aus eröffnet. Manchmal muß man die distalen Muskelansätze des M. vastus medialis und lateralis temporär abtrennen, um Verwachsungen in diesen Bereichen und im Recessus suprapatellaris beseitigen zu können.

1 M. vastus lateralis
2 M. vastus medialis
3 sehnige Narbenplatte
4 Lig. patellae

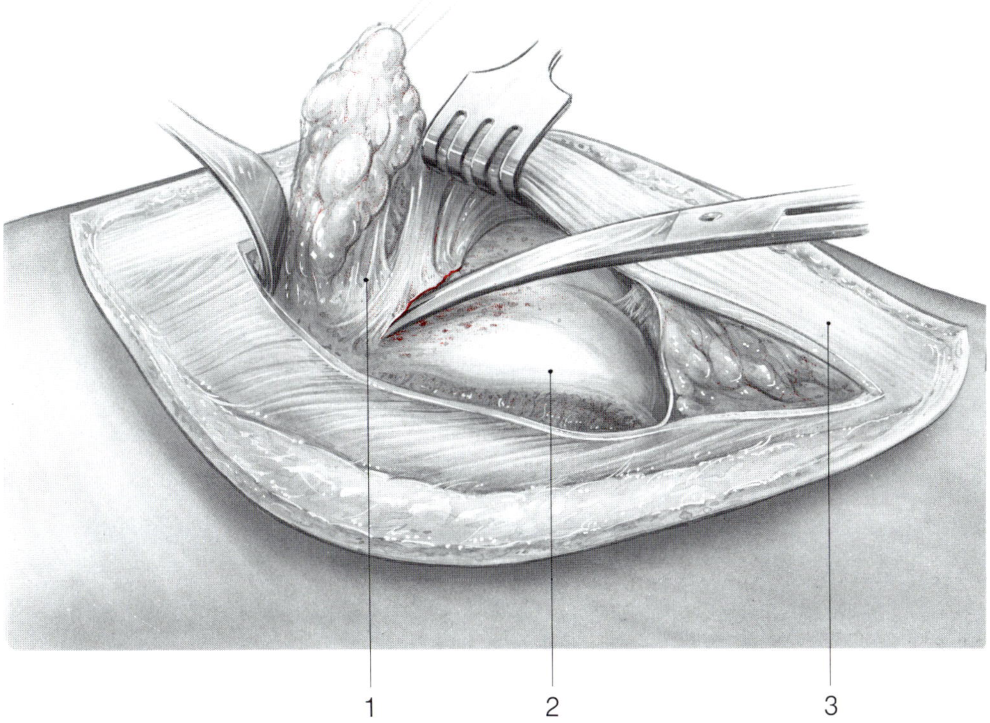

20 Blick von lateral ins Gelenk. Die Verwachsungen zwischen Hoffaschem Fettkörper, Strecksehne und Femurgelenkfläche sind zum Teil gelöst. Das Narbengewebe wird bis in den oberen Rezessus hinein entfernt. Die seitlichen Rezessus werden überprüft und »entfaltet«. – Anschließend wird das Gelenk vorsichtig und schrittweise mobilisiert. Mit einer Beugefähigkeit von ca. 110 Grad sollte man sich zufriedengeben (erhöhte Gefahr der Sehnenruptur!).

1 Adhäsionen und Vernarbungen im oberen Rezessus
2 Femurkondylen
3 Lig. patellae

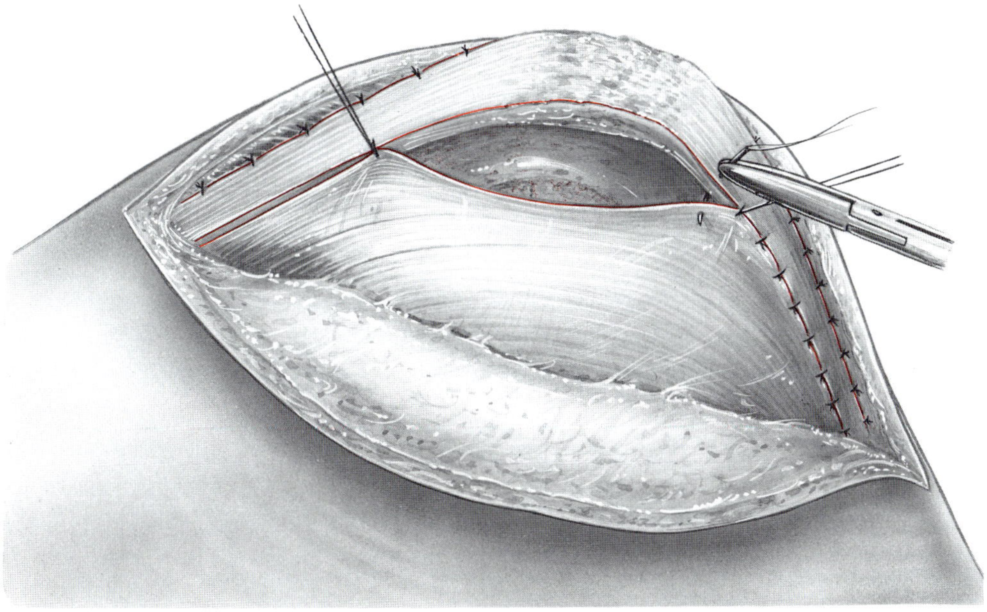

21 Reinsertion der Retinacula extensorum und der Vastusmuskulatur, und zwar nur so weit, wie dies bei einer Unterschenkelbeugung von etwa 70–90 Grad spannungsfrei möglich ist. Meistens verbleibt ein Kapseldefekt. – Redon-Drainagen. Subkutannaht. Hautnaht.

Bei Lateralisation der Strecksehne wird die mediale Kapselinzision vollständig verschlossen, die laterale bleibt großzügig offen. Dadurch kann der Verlauf der Strecksehne korrigiert werden.

Intraartikuläre Arthrolyse und Patellektomie

Bei Gelenksteifen nach deform verheilten Patellafrakturen oder Pseudarthrosen kann mit der Arthrolyse auch eine Patellektomie erforderlich werden. Damit wachsen aber die intra- und postoperativen Probleme: Der Defekt muß plastisch überbrückt werden; eine *frühzeitige* und energische *Mobilisation* des Gelenkes ist *nicht* mehr *möglich*. Eine nochmalige Arthrolyse kann erforderlich werden (frühestens 6 Monate später). Deshalb sollte man die Kniescheibe zunächst möglichst zu erhalten versuchen.

Technik

Die Patella wird aus der Streckaponeurose ausgehülst. Den Defekt überbrücken wir mit einem distal gestielten, in der Frontalebene aus der vorderen Hälfte der Quadrizepssehne entnommenen Sehnenstreifen. Zusätzliche Verstärkung mit Fascia lata oder einem lyophilisierten Duratransplantat kann zweckmäßig sein. Die Technik der Überbrückungsplastik nach Patellektomie ist auf S. 16.5 beschrieben.

Arthrolyse nach Thompson

Vorteile

Die Strecksehne bleibt erhalten, so daß sehr früh mit der postoperativen Behandlung begonnen werden kann.

Prinzip

Trennung des M. vastus medialis und lateralis von der Rektussehne. *Resektion* des vernarbten M. vastus intermedius und M. articularis. Lösung der Verwachsungen zwischen der Vastusmuskulatur und dem Femurschaft. Reinsertion des M. vastus medialis und lateralis nach Unterschenkelbeugung. (Der Eingriff ist z. B. *nach diaphysären Femurfrakturen* mit Verwachsungen und Vernarbungen zwischen Femurschaft und tiefer Quadrizepsschicht *angezeigt.*)

Vorbereitung und Lagerung

Rückenlage, Blutleere, Tuchrolle unter die Kniekehle.

Technik (Abb. **22–27**)

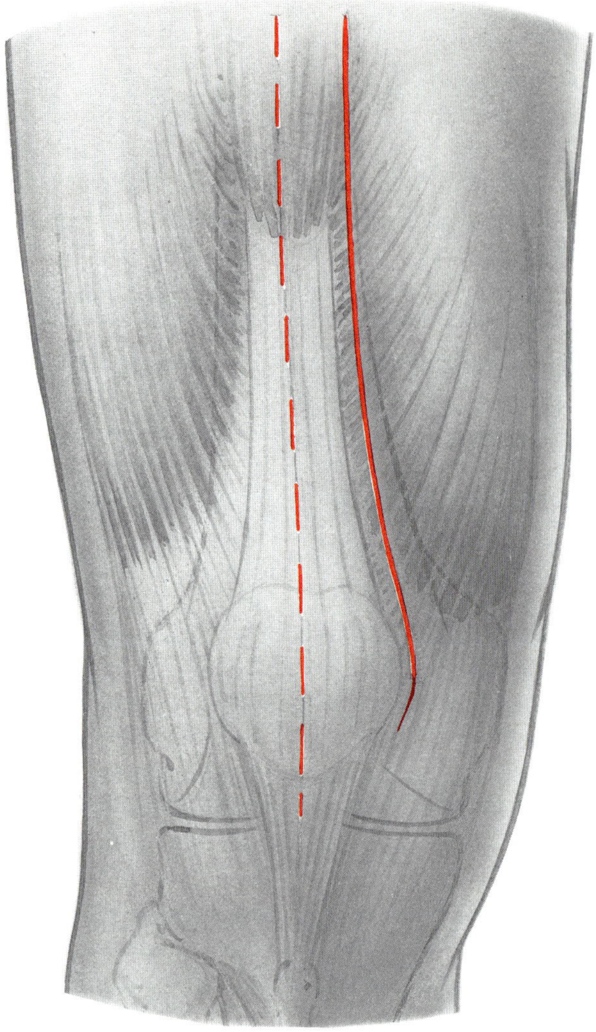

22 Etwa 15–16 cm langer Längsschnitt medial oder lateral der Rektussehne oder direkt über der Sehne (Originalzugang). Inzisionen, die seitlich entlang der Sehne verlaufen, enden parapatellar etwa in Höhe des proximalen Patelladrittels. Der mittlere Längsschnitt reicht bis über den patellaren Sehnenansatz. Die Inzisionen können bei Bedarf leicht nach distal und proximal verlängert werden. *Wir bevorzugen den medialen Parapatellarschnitt.*

25 Ansicht von der Medialseite. Bei Unterschenkelbeugung besteht noch stärkerer Widerstand durch den obliterierten oberen Rezessus und die retrahierte Gelenkkapsel. Der Recessus suprapatellaris wird reseziert; die Gelenkkapsel wird beiderseits der Kniescheibe schrittweise inzidiert, bis sich das Gelenk genügend beugen läßt.

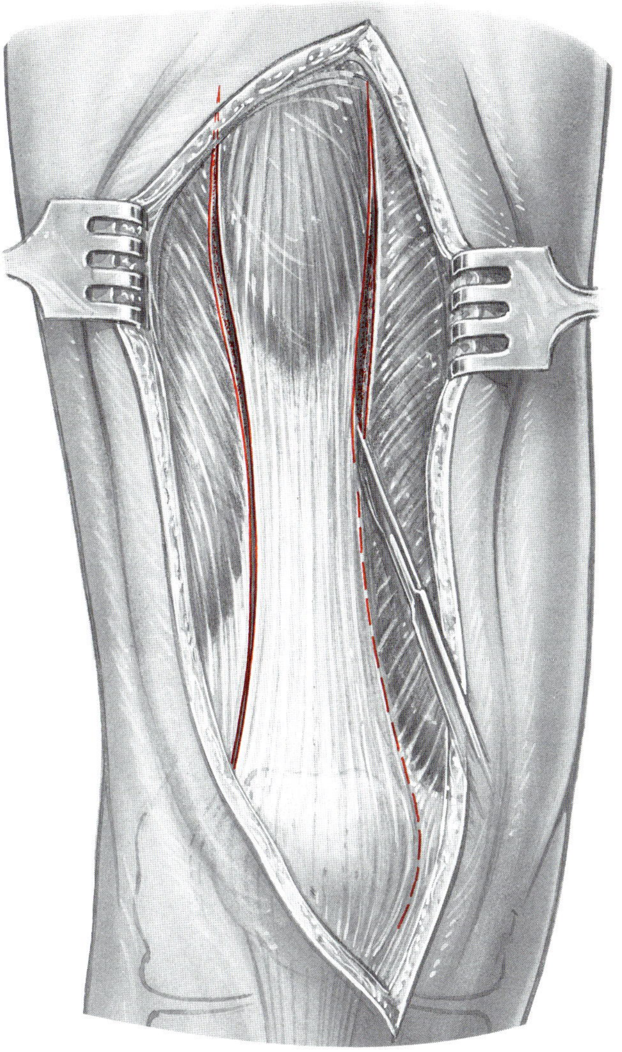

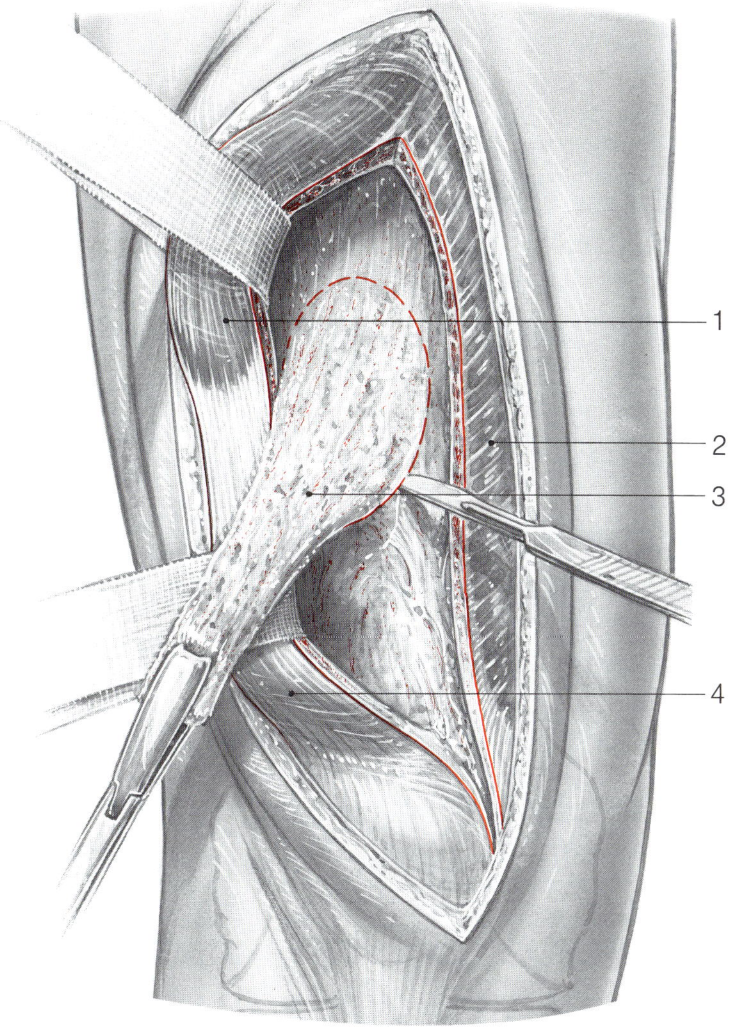

23 Die Faszie wird längs inzidiert und seitlich wegpräpariert oder exzidiert (falls vernarbt). Die Ansätze der Mm. vastus lateralis und medialis werden an den Rändern der Strecksehne abgetrennt.

24 Quadrizepssehne und M. rectus femoris werden von den übrigen Anteilen des M. quadriceps isoliert und zur Seite gehalten. Der narbig veränderte und mit der Oberfläche des Femurs verwachsene M. vastus intermedius und articularis wird schrittweise exzidiert.
1 M. rectus femoris, 2 M. vastus medialis, 3 vernarbter M. vastus intermedius und articularis, 4 Quadrizepssehne

25

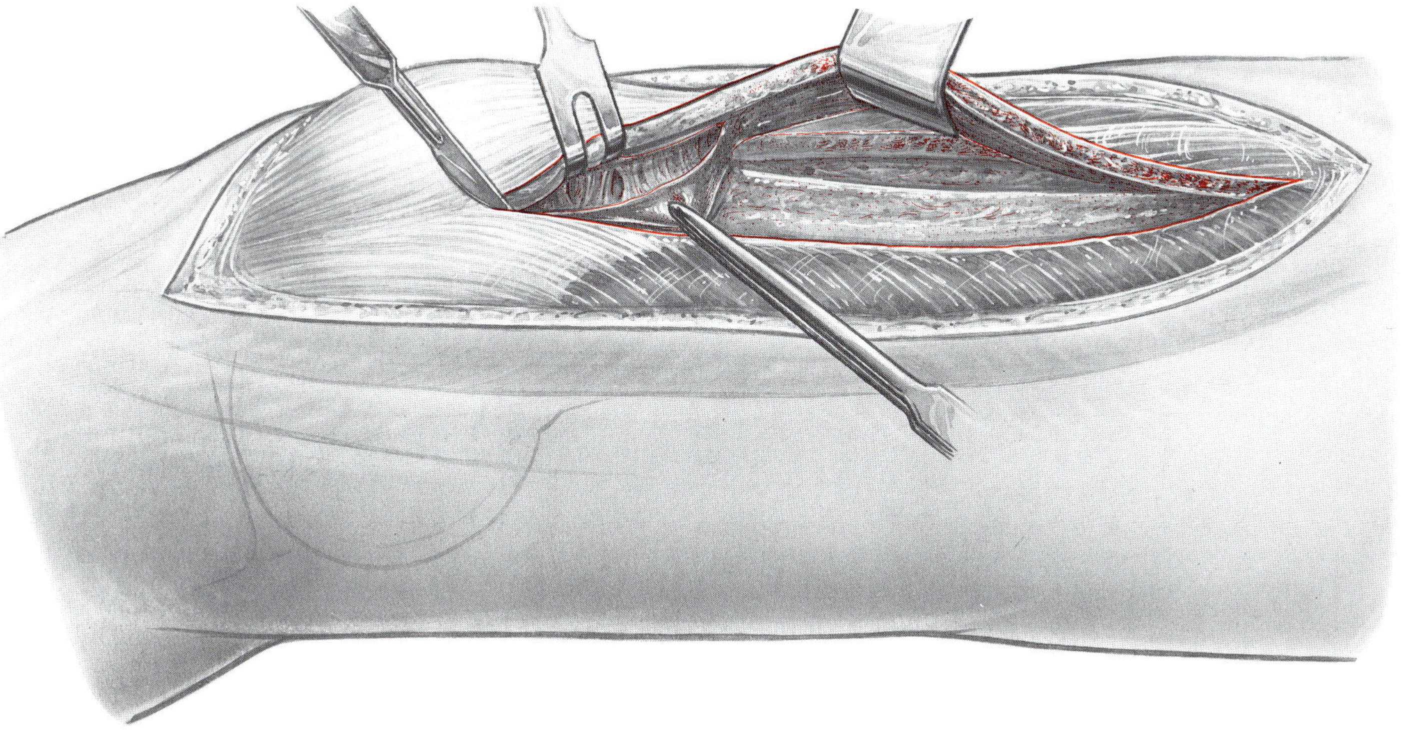

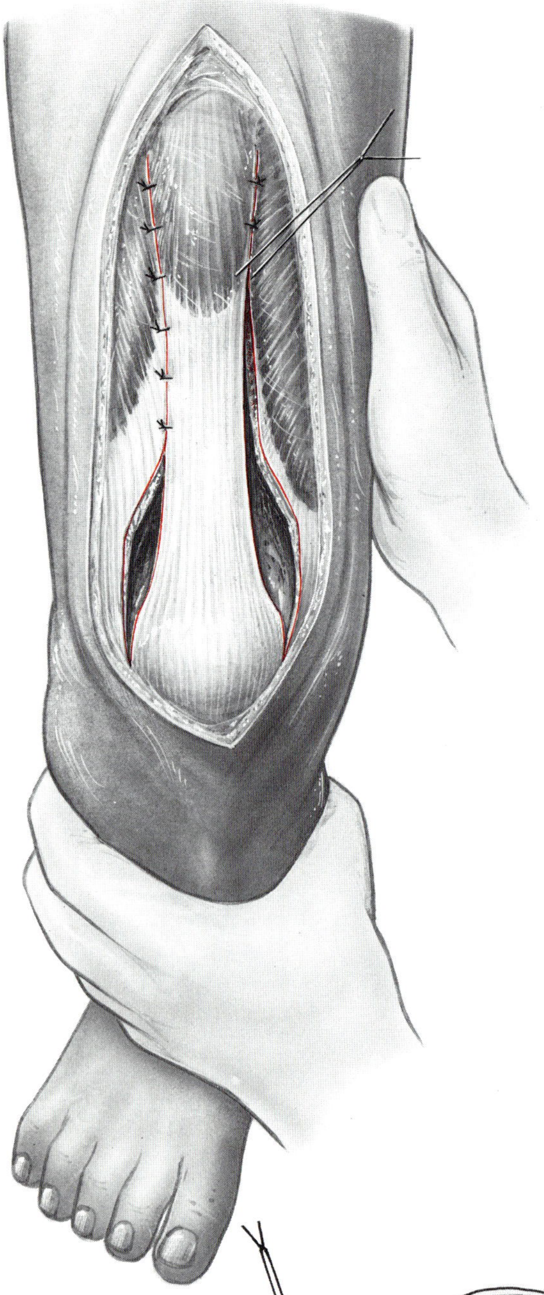

26

◁ **26** Reinsertion des M. vastus medialis und lateralis. Das Kniegelenk wird dabei – je nach Ausgangsbefund und Nachgiebigkeit der Weichteile – um ca. 70–90 Grad gebeugt.

Postoperative Behandlung, Fehler und Gefahren

Siehe S. 17.5 ff. – Außerdem:

- Mangelhafte Blutstillung.
- Ungenügende Exzision des vernarbten M. vastus intermedius.
- Verschluß der fibrösen Gelenkkapsel unter Spannung.

27 Ansicht von der Medialseite. Bei sehr schweren Strecksteifen empfiehlt es sich, die Muskelnähte am ca. 40–50 Grad gebeugten Kniegelenk zu legen. Die Gelenkkapsel wird nur so weit verschlossen, wie dies spannungsfrei möglich ist. Ein Kapseldefekt wird in Kauf genommen. Redon-Drainagen, Subkutannähte, Hautnähte.

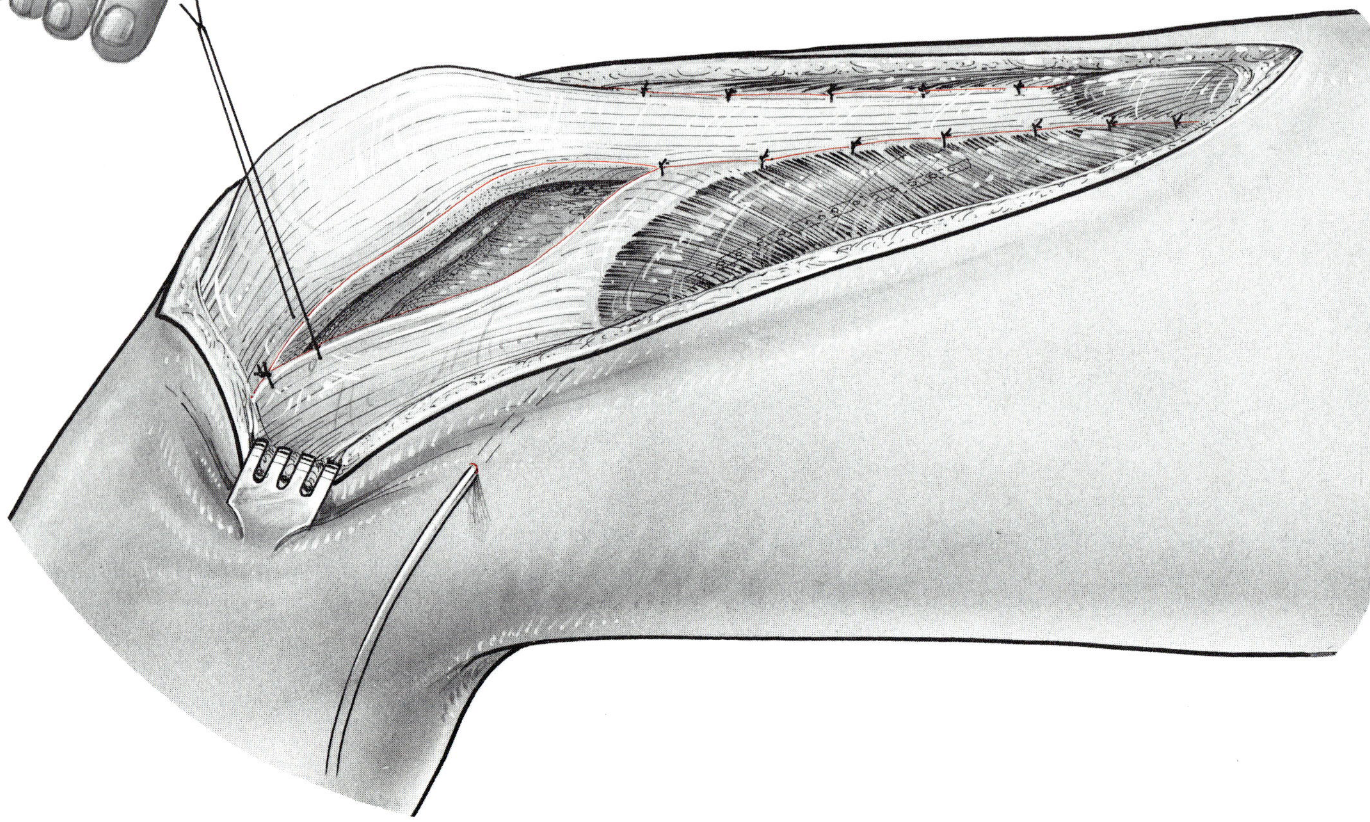

27

Arthrolysen mit Verlängerung der Quadrizepssehne

Prinzip

Z-förmige (Payr) oder V-förmige (Bennet) Tenotomie der Quadrizepssehne unter Eröffnung des Gelenkes.

Vorbemerkungen

Bei Kniegelenkarthrolysen versuchen wir, die *Tenotomie* der Quadrizepssehne *nach Möglichkeit* zu *umgehen,* weil die postoperative Behandlung nach Sehnenverlängerungen langwieriger und aufwendiger ist. Nicht selten gelingt es, die Strecksehne mitsamt dem einstrahlenden M. rectus femoris von den Mm. vasti zu isolieren, wie z. B. bei Strecksteifen im Gefolge von Immobilisationsschäden oder Oberschenkelbrüchen (s. Operation nach Thompson, S. 17.18). Der M. rectus femoris ist in der Regel weniger atrophisch – er wird als zweigelenkiger Muskel während der Immobilisation des Gelenkes nicht vollständig aus seiner Funktion ausgeschaltet – oder er ist nicht wie die tiefen Anteile des M. quadriceps im Bereich des Oberschenkelschaftes direkt mitverletzt worden.

Wenn eine Sehnenverlängerung jedoch unumgänglich ist, wie z. B. bei sehr ausgeprägten Strecksteifen im Rahmen abgelaufener Dystrophien oder angeborener Veränderungen, so muß die Strecke, um die man verlängern will, gut überlegt werden: Man sollte *nicht zuviel verlängern,* weil sonst muskuläre Insuffizienzen drohen und die funktionell wichtigere volle Streckung des Kniegelenkes nicht wiederhergestellt werden kann. (Besteht, wie z. B. bei Wackelsteifen, nur noch ein geringer Muskelhub von nicht mehr als etwa 1–2 cm, sollte die Sehne nur so weit verlängert werden, bis die Nähte bei einer Unterschenkelbeugung von etwa 50 Grad unter leichte Spannung geraten.) Bei der Operation kommt man nicht ohne Gelenkeröffnung und Durchtrennung der Retinacula extensorum aus. Muskelnarben sowie geschrumpfte und verklebte Faszien müssen ausgeschnitten werden. Faszienlücken verschließen wir nicht. Adhäsionen zwischen der Vastusmuskulatur und dem Oberschenkelschaft werden nach der Sehnenverlängerung gelöst.

Operation nach Payr

Technik (Abb. **28–32**)

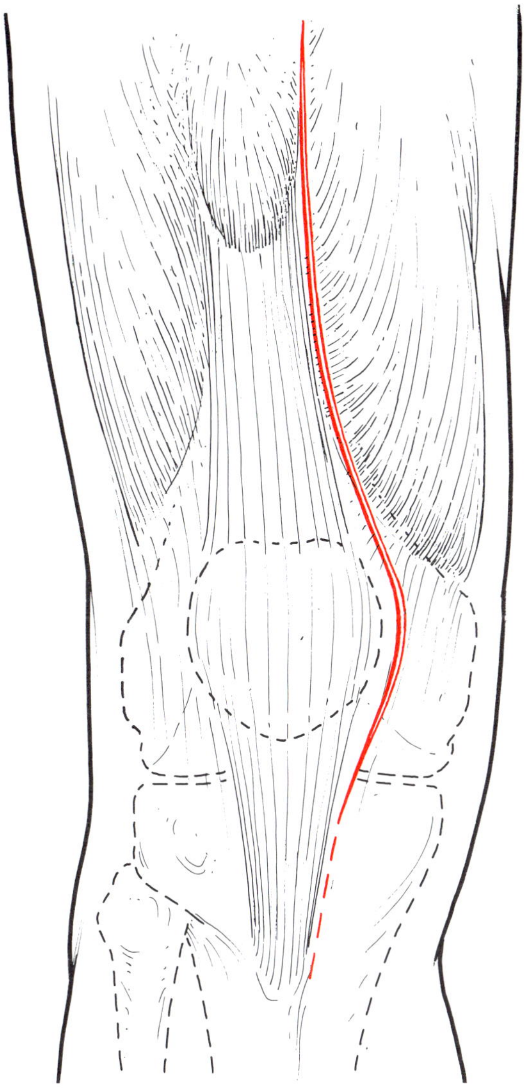

28 Hautschnitt von etwa 15 cm oberhalb des proximalen Patellapoles am medialen Rand der Quadrizepssehne längs nach distal und in Höhe des oberen Kniescheibenpoles als Parapatellarschnitt weiter, bis zunächst in Höhe des mittleren Patelladrittels. Der Schnitt kann bei Bedarf nach distal und proximal verlängert werden.

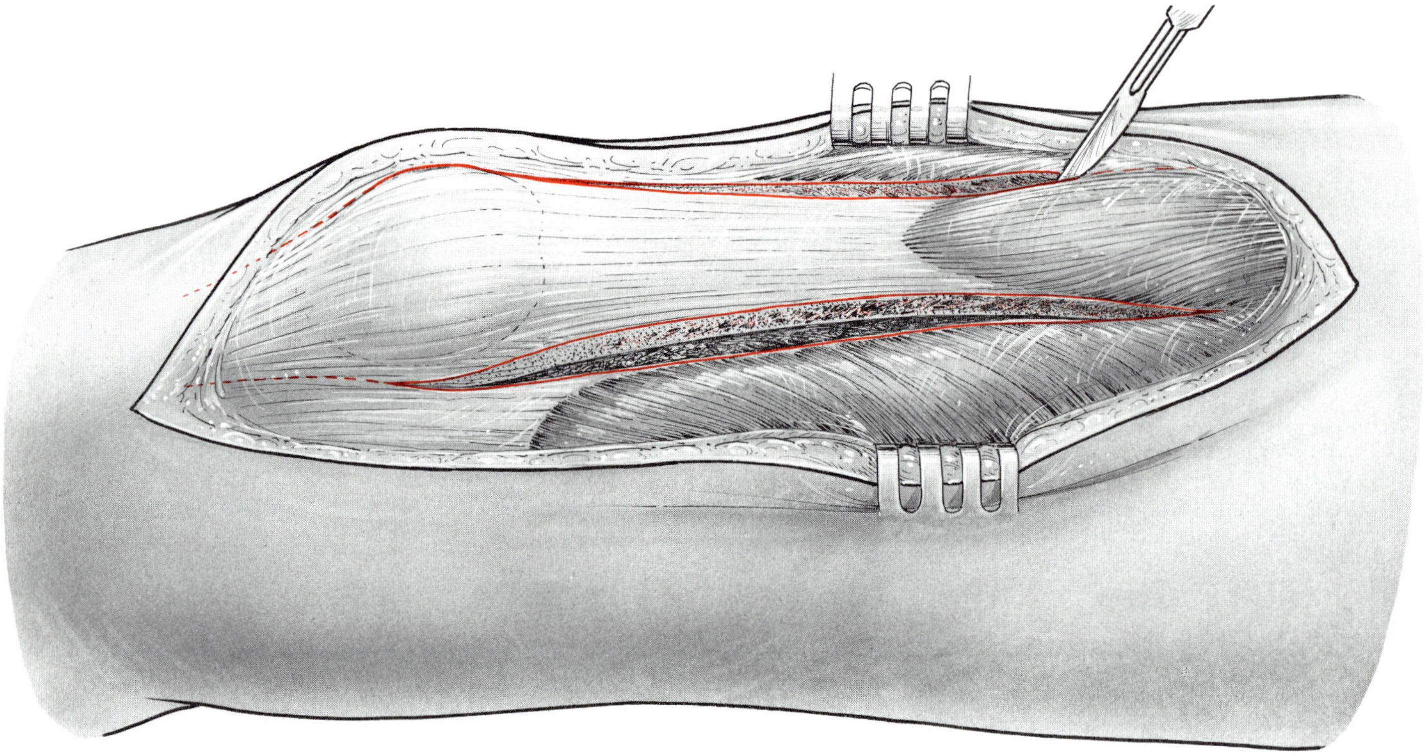

29 Nachdem die Subkutis durchtrennt ist, wird die Oberschenkelfaszie teils stumpf, teils scharf seitlich wegpräpariert, bis der Streckapparat einschließlich des oberen Patellapoles freiliegt. Die Mm. vastus medialis und lateralis werden auf der Vorderfläche der Strecksehne mit einem Raspatorium nach medial und lateral etwas abgeschoben und vom Sehnenrand scharf abgetrennt. Man kann versuchen, den Recessus suprapatellaris zu schonen. Ein obliterierter Rezessus muß jedoch reseziert werden. Die gestrichelten Linien markieren Erweiterungsschnitte, die bei Durchtrennung der Retinacula extensorum und Gelenkeröffnung erforderlich werden können.

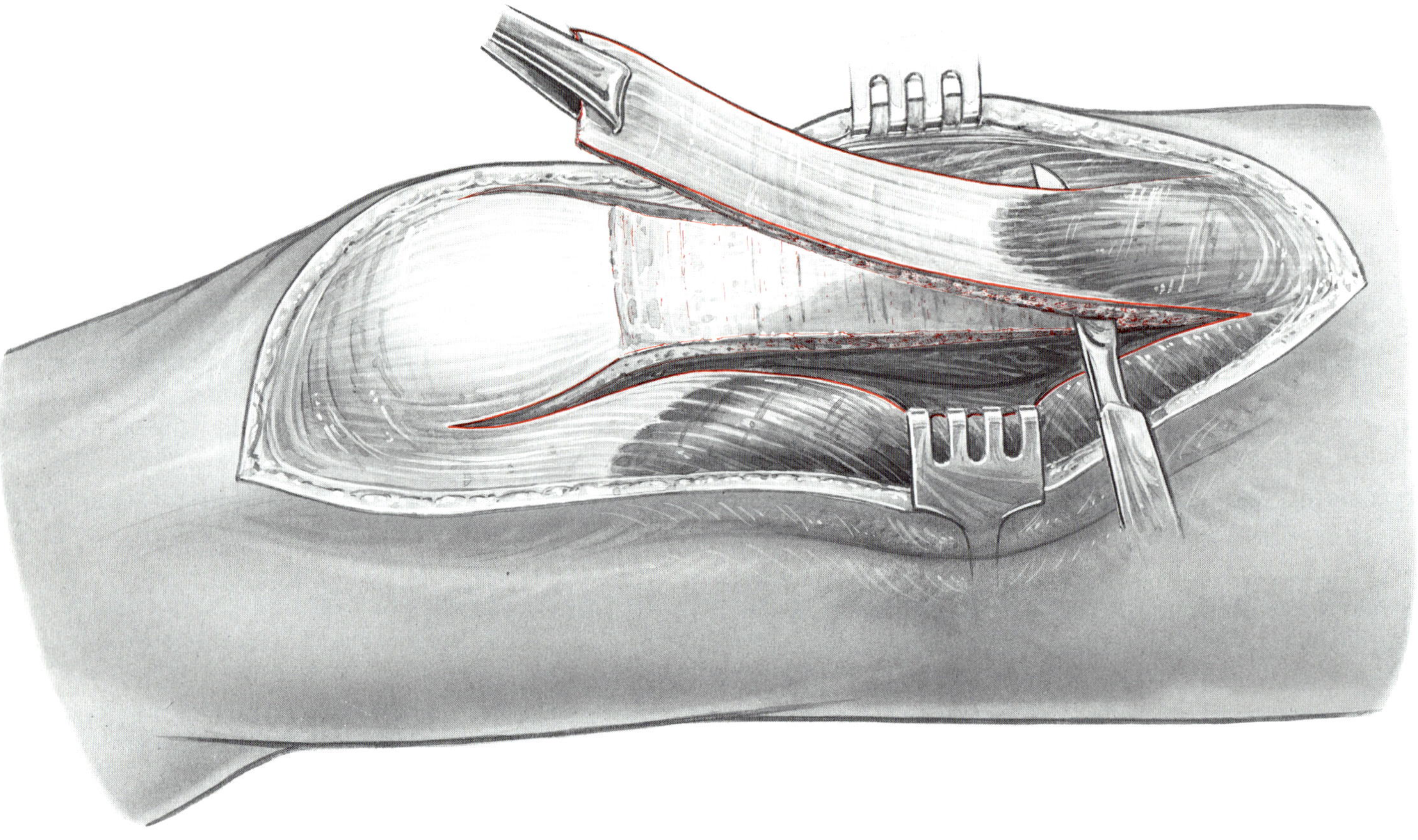

30 Die Quadrizepssehne wird in der Frontalebene auf einer Strecke von etwa 12–15 cm halbiert und Z-förmig durchtrennt (Schnittführung von distal streckseitig nach proximal beugeseitig). Anschließend wird das an der Patella ansetzende Sehnenfragment mobilisiert und das Gelenk vorsichtig und zunehmend gebeugt.

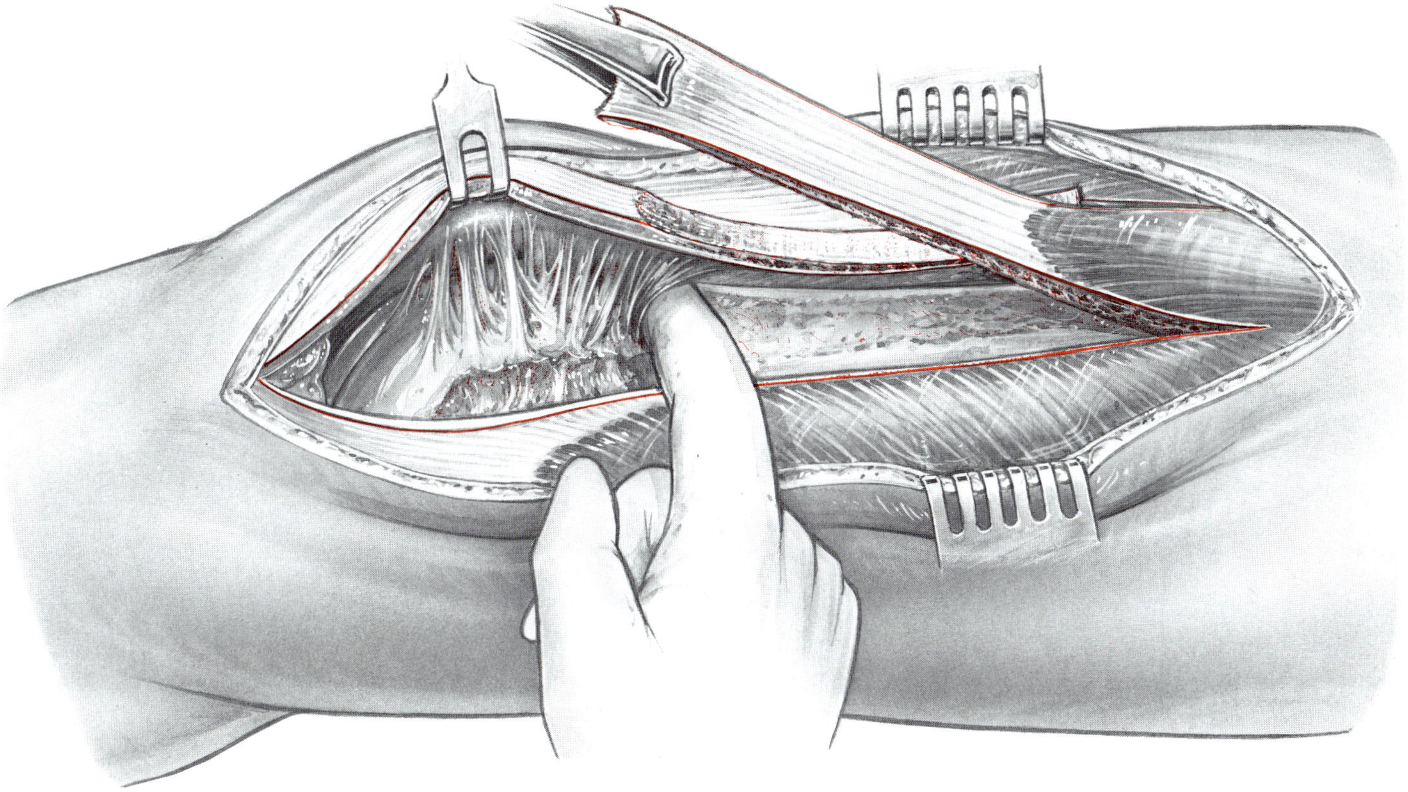

31 Wenn die Beugung nicht mühelos möglich ist, sondern stärkerer Widerstand besteht, schneidet man die Retinacula extensorum beiderseits der Kniescheibe schrittweise nach distal ein. Intraartikuläre Adhäsionen werden gelöst (auch durch manuelle Mobilisation).

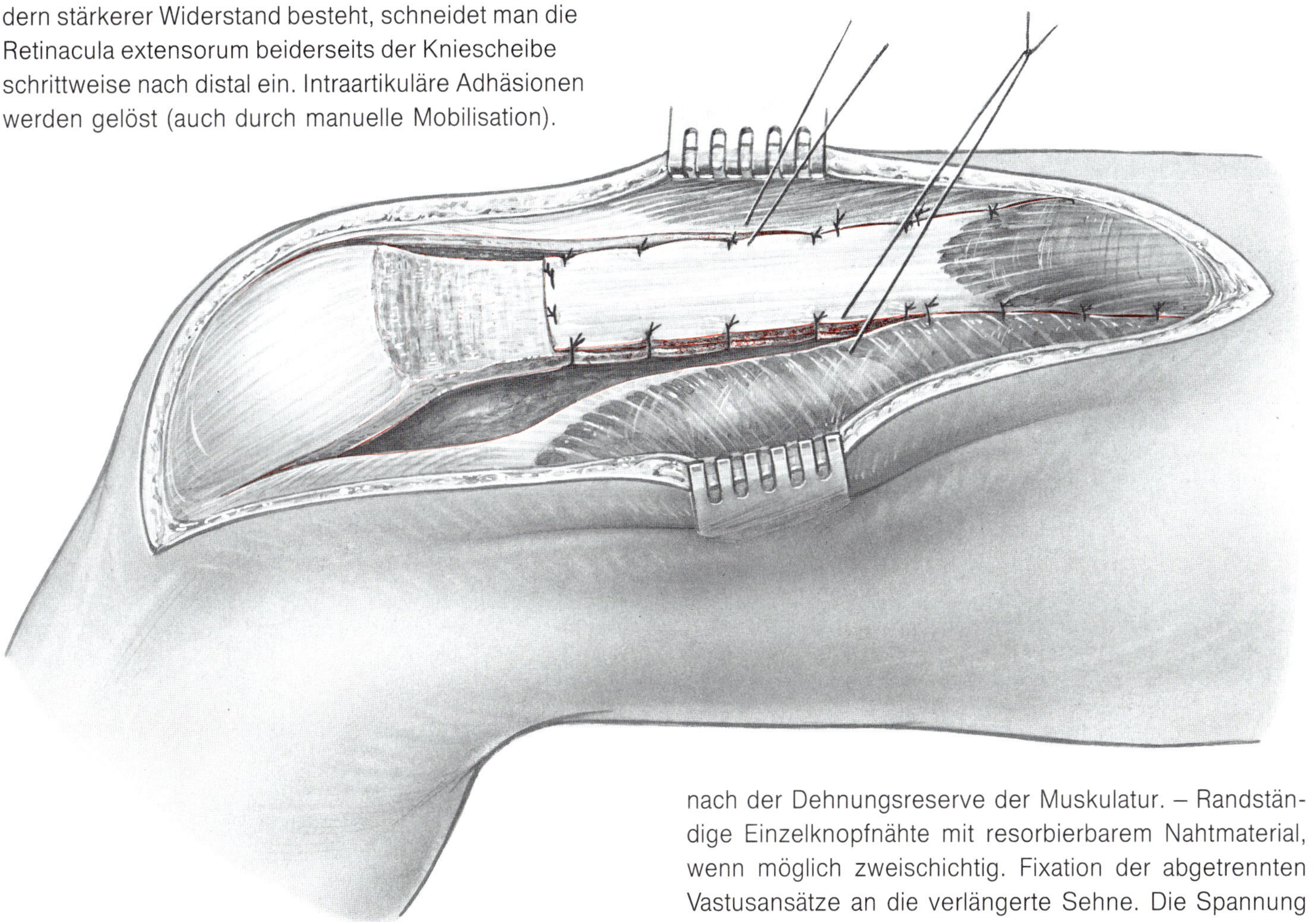

32 *Vor der Sehnennaht* öffnet man die Blutsperre und prüft den Muskelhub durch Zug an der Rektussehne. Die Strecke, um die wir die Sehne verlängern, richtet sich nach der Dehnungsreserve der Muskulatur. – Randständige Einzelknopfnähte mit resorbierbarem Nahtmaterial, wenn möglich zweischichtig. Fixation der abgetrennten Vastusansätze an die verlängerte Sehne. Die Spannung der Nähte bei Unterschenkelbeugung wird mehrfach überprüft. Die eingekerbten Retinacula extensorum bleiben offen. – Redon-Drainage. Wundverschluß. Subkutannähte. Hautnähte.

Operation nach Bennett

Technik (Abb. **33** und **34**)

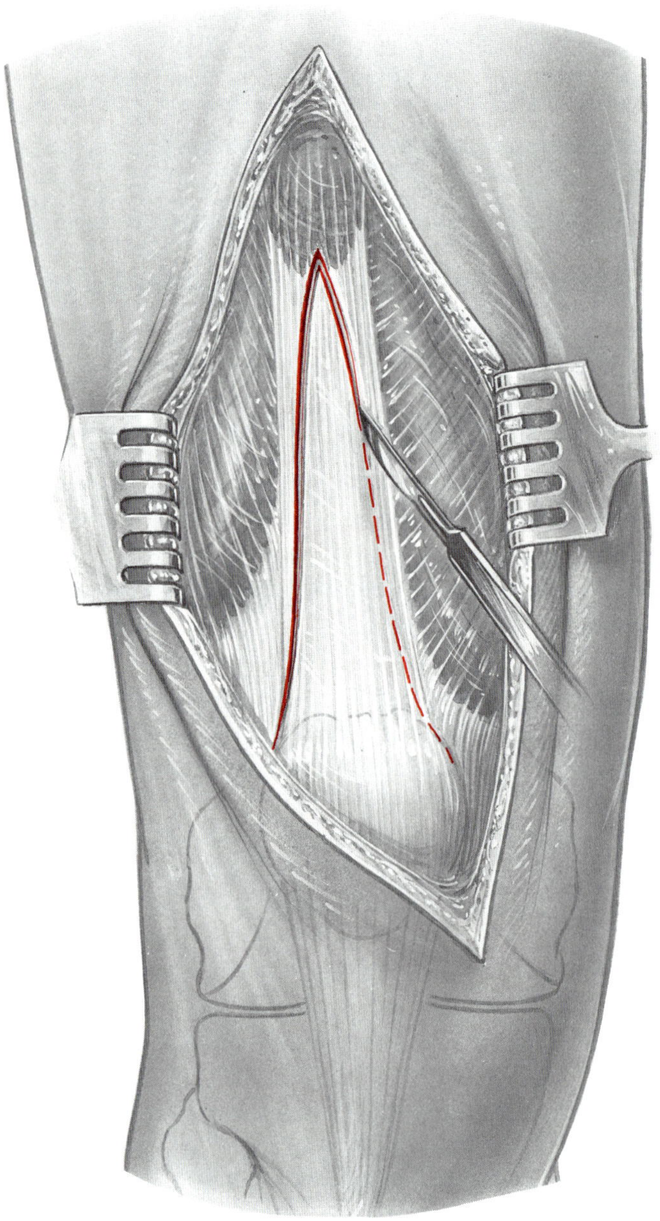

33 Hautschnitt und Präparation der Streckmuskulatur wie bei der Z-förmigen Quadrizepssehnenverlängerung nach Payr (s. S. 17.21). Die Sehne wird V-förmig vom Rektusansatz bis zum oberen Patellapol durchtrennt. Adhäsionen im Bereich des M. vastus intermedius oder Narbenschwielen im Bereich des oberen Rezessus werden exzidiert. – Die Sehne kann bei breitem Sehnenspiegel auch rechteckig durchtrennt werden.

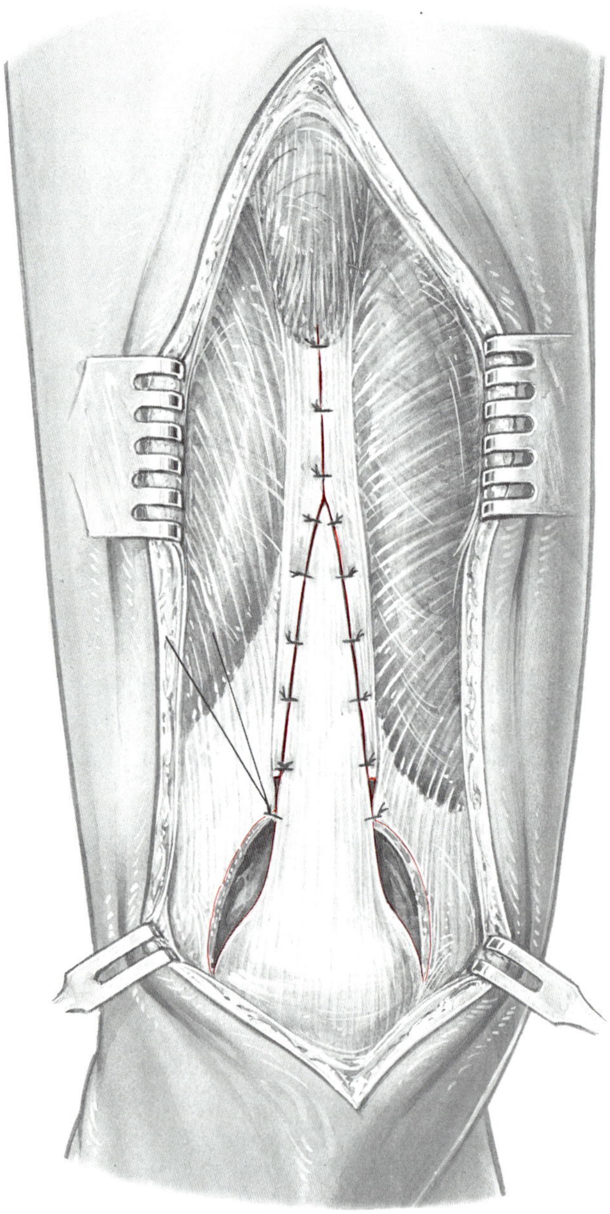

34 Bei Beugung des Unterschenkels verschiebt sich der an der Patella ansetzende Sehnenstumpf nach distal. – Sehnennähte bei ca. 50–60 Grad gebeugtem Unterschenkel, je nach Schwere der Strecksteife. – Redon-Drainage. Wundverschluß.

Postoperative Behandlung

Der Unterschenkel wird in mäßiger Beugung auf eine verstellbare Schiene gelagert (oder man legt vorübergehend eine Gipsschale unter Einschluß des Fußes an). Die Kniegelenkposition richtet sich danach, wie weit das Gelenk während der Operation ohne Spannung der Sehnennähte gebeugt werden konnte. In diesem Sektor finden in den ersten 3 Wochen alle Übungen statt. Anschließend kann zunehmend gebeugt werden, und zwar so weit, wie es ohne Schmerzen mühelos möglich ist. Stärkere Übungen sind erst nach ca. 4–6 Wochen erlaubt.

Fehler und Gefahren

- Die Muskulatur wird nicht mit resorbierbarem Material genäht.
- Verklebungen im Sehnengleitlager mit erneuter Einsteifung des Gelenkes.
- Die Sehne wird zu großzügig verlängert: Streckdefizit.
- Die Sehne wird zu sparsam verlängert: Strecksteife.
- Die Retinacula extensorum werden unter Spannung vernäht.
- Der Operateur ist in der Rehabilitationsphase zu ungeduldig und denkt nicht daran, daß die Beugung nicht erzwungen werden soll und eine vorübergehende Übungspause oft besser ist.

Weiterführende Literatur

Aspiunza, F. O., N. C. Ortega: Unsere Erfahrungen bei der chirurgischen Behandlung der Kniestrecksteife. Z. Orthop. 99 (1965) 309–314

Baillon, J. M., P. Blaimont, R. Marneffe: Traitement des ankyloses du genou par l'opération de Judet. Art. Orthop. Belg. 38 (1972) 477–494

Bennett, G. B.: Lengthening of the quadriceps tendon. J. Bone Jt. Surg. 4 (1922) 279–316

Blauth, W.: Die Arthrolyse des Kniegelenkes. Orthop. Praxis 6 (1970) 131–137

Blauth, W.: Zur operativen Mobilisation versteifter Kniegelenke. Hefte Unfallheilk. 153 (1981) 429–441

Blauth, W.: Allgemeine Grundsätze und Techniken von Arthrolysen. Unfallchirurgie 8 (1982) 279–293

Blauth, W., J. Hassenpflug: Ergebnisse operativer Kniegelenkarthrolysen. Z. Orthop. 120 (1982) 250–258

Blauth, W., W. R. Hepp: Die Arthrolyse in der Behandlung posttraumatischer Kniestrecksteifen. Z. Orthop. 116 (1978) 220–233.

Blohmke, F.: Die fibröse Kniesteife. Arch. orthop. Unfall-Chir. 44 (1949) 86–94

Bürkle de la Camp, H.: Wiederherstellung der Beweglichkeit versteifter Gelenke. Arch. klin. Chir. 264 (1950) 455–475

Charnley, J.: Knee movement following fractures of the femoral shaft. J. Bone Jt. Surg. 29 (1947) 679–686

Creyssel, J., J. Rebouillat: Les interventions mobilisatrices dans les raideurs du genou posttraumatiques en extension valeur de l'opération de Judet. Rev. Chir. orthop. 46 (1960) 721–733

Evrard, J., M. Postel: Opérations mobilisatrices du genou dans les raideurs d'origine septique. Rev. Chir. orthop. 64 (1978) 685–690

Fischer, A. W.: Die Kniesteife durch die sogenannte Quadrizepskontraktur. Zbl. Chir. 74 (1949) 822–827

Giunti, A., G. Vicenzi, D. Luppino, F. Cefali: L'Artrotomiolisi Secondo Judet Nelle Rigidita' in Estensione del Ginocchio. G. ital. ortop. traumat. 7 (1981) 153–161

Grob, D., N. Gschwend, U. Munzinger: Die operative Kniemobilisation nach Judet bei posttraumatischer Strecksteife. Ther. Umsch. 41 (1984) 60–66

Hackenbroch, M.: Arthrolyse und Arthroplastik. Verh. dtsch. orthop. Ges. 39, Kongr. (1951) 29–62

Hackenbroch, M.: Arthrodese, Arthroplastik, Arthrolyse. Arch. orthop. Unfall-Chir. 51 (1960) 549–566

Hesketh, K. T.: Experiences with the Thompson quadricepsplasty. J. Bone Jt. Surg. 45 B (1963) 491–495

Hierholzer, G., A. Skuginna: Die posttraumatische Kniestrecksteife. Unfallchirurgie 8 (1982) 328–333

Jäger, M., C. J. Wirth: Die Arthrolyse und Arthroplastik des Ellenbogen- und Kniegelenkes. Huber, Bern 1981

Judet, R., J. Judet, J. Lagrange: Une technique de libération de l'appareil extenseur dans les raideurs du genou. Mém. Acad. Chir. 31 (1956) 944–948

Kortzeborn, A.: Die myogene Versteifung des Kniegelenkes in Streckstellung (Quadrizepskontraktur). Arch. orthop. Unfall-Chir. 23 (1925) 467–539

Lange, M.: Arthrolyse und Arthroplastik. Verh. dtsch. orthop. Ges. 39, Kongr. (1951) 62–87

Lange, M.: Orthopädisch-chirurgische Operationslehre. 2. Aufl. Bergmann, München 1962 (S. 675–682)

Lénárt, G., T. Mészáros: Ergebnisse der Behandlung der Extensionskontraktur des Kniegelenkes mit der Bennettschen Quadricepsplastik. Arch. orthop. Unfall-Chir. 82 (1975) 225–230

Merle D'Aubigné, R., J. O. Ramadier, J. Castaing: Cinquante cas de raideurs du genou traités par opérations mobilisatrices (plasties de l'appareil extenseur). Mém. Acad. Chir. 79 (1953) 544–558

van Nes, C. P.: Quadricepsplasty. J. Bone Jt. Surg. 44 B (1962) 954

Nicoll, E. A.: Quadricepsplasty. J. Bone Jt. Surg. 45 B (1963) 483–490

Payr, E.: Über Wesen und Ursache der Versteifung des Kniegelenkes nach langdauernder Ruhigstellung und neue Wege zu ihrer Behandlung. Münch. med. Wschr. 64 (1917) 673–676

Payr, E.: Zur operativen Behandlung der Kniegelenksteife nach langdauernder Ruhigstellung. Zbl. Chir. 44 (1917) 809–816

Ramadier, J. O.: Traitement des raideurs du genou. Rev. Chir. orthop. 39 (1953) 453–529

Rojczyk, M., H. Reilmann: Die Arthrolyse in der Behandlung posttraumatischer und postoperativer Knie- und Ellbogensteifen. Unfallheilkunde 83 (1980) 599–605

Smillie, J. S.: Injuries of the Knee Joint. Livingstone, Edinburgh 1978 (S. 327–354)

Thompson, T. C.: Quadricepsplasty to improve knee function. J. Bone Jt. Surg. 26 (1944) 366–379

Trojan, E.: Spätergebnisse der operativen Behandlung der myogenen Strecksteifen des Kniegelenkes mit der Payrschen Operation (Quadrizepsplastik). Hefte Unfallheilk. 48 (1955) 197–201

18

Operationen am Kapsel-Band-Apparat

Topographische Anatomie

Das menschliche Kniegelenk besitzt keine wesentliche knöcherne Führung. Es wird hauptsächlich durch Muskeln, Sehnen und Bänder teils dynamisch, teils statisch gesichert. Die fibröse, durch zahlreiche Bandzüge verstärkte Kapsel umhüllt das Gelenk allseits und übt eine zusätzliche stabilisierende Funktion aus. Zu einer genauen Diagnostik und erfolgreichen Therapie von Verletzungen und Erkrankungen des Kapsel-Band-Apparates sind umfassende Kenntnisse der topographischen und funktionellen Anatomie sowie der Pathophysiologie und Untersuchungstechnik von ausschlaggebender Bedeutung.

Ihre ausführliche Darstellung würde allerdings weit über den Rahmen eines Operationsatlasses hinausgehen. Wir beschränken uns deshalb darauf, die einzelnen Weichteilstrukturen unter überwiegend topographischen Gesichtspunkten aufzuzeigen, und zwar *von den oberflächlichen bis in die tiefen Schichten,* wie es einem operationstechnischen Ablauf entspricht.

Medialseite

Das *vordere Drittel* des Kapsel-Band-Apparates liegt zwischen dem Kniescheibenband und dem Vorderrand des Lig. collaterale mediale. Es besteht aus den vorderen Anteilen der *Capsula fibrosa,* dem *Lig. patellae longitudinale mediale* (»Reservestreckapparat«, »Retinaculum extensorum«). Das Retinakulum wird von Faserzügen gebildet, die sich aus der Faszie des M. vastus medialis und der Quadrizepssehne zur Patella sowie zum Lig. patellae und dem Tibiakopf hin erstrecken und als aktive mediale Stabilisatoren zu betrachten sind (Abb. **1**).

Im Bereich des Vorderrandes des Lig. collaterale mediale bestehen feste Verbindungen mit dem Retinakulum. Das Retinaculum horicontale und das Lig. meniscopatellare mediale verstärken das Retinaculum patellae longitudinale mediale. – Die Sehnen der Mm. sartorius, gracilis und semitendinosus setzen zusammen als *Pes anserinus* am Schienbein, dicht vor dem Ansatz des Lig. collaterale mediale an. Sie wirken hauptsächlich als Beuger sowie Innenrotatoren des Unterschenkels und unterstützen bei gestrecktem Gelenk die stabilisierende Wirkung des Lig. collaterale mediale.

Im anteromedialen Bereich über dem Schienbeinkopf ist der *R. infrapatellaris* des N. saphenus für die Sensibilität verantwortlich. Er durchbohrt meistens den M. sartorius oder verläuft um den Hinterrand

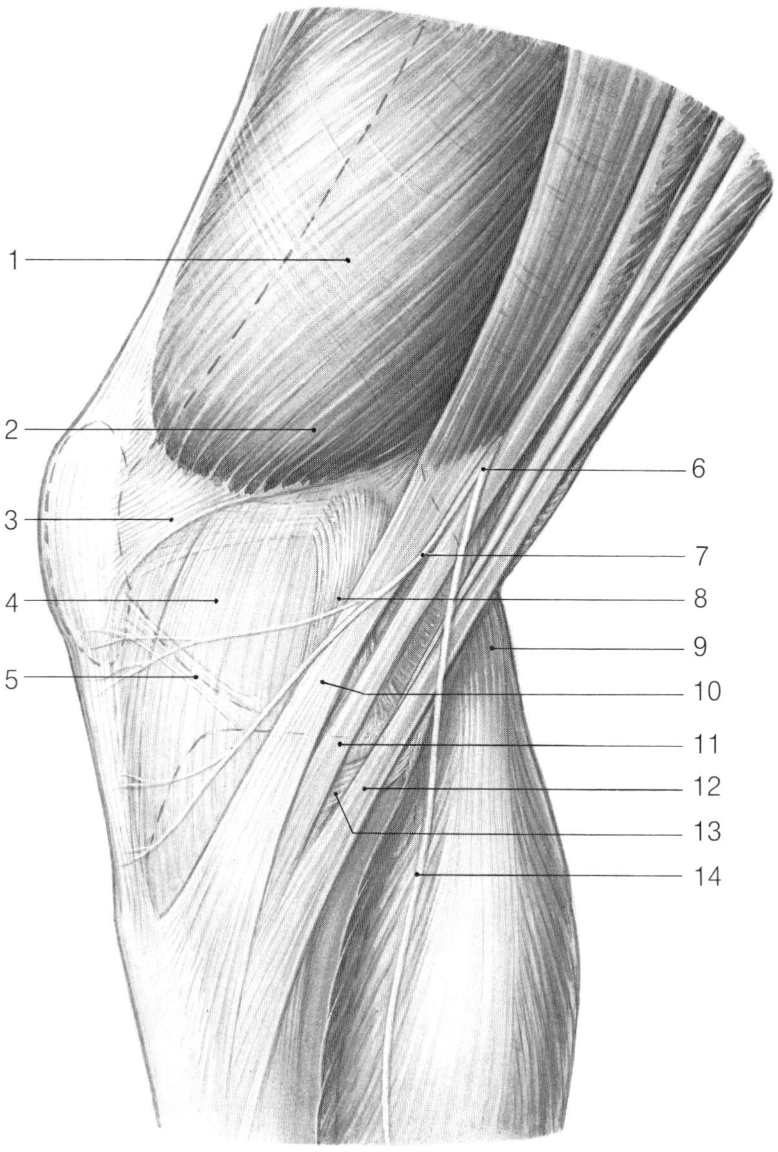

1 Retinaculum extensorum und aktive Stabilisatoren der Medialseite.

1 M. vastus medialis
2 M. vastus medialis obliquus
3 Retinaculum horicontale mediale
4 Retinaculum patellae longitudinale mediale
5 Lig. meniscopatellare
6 N. saphenus
7 R. infrapatellaris n. sapheni
8 Lig. collaterale mediale
9 M. gastrocnemius, Caput mediale
10 M. sartorius
11 M. gracilis
12 M. semitendinosus
13 M. semimembranosus
14 R. cutaneus cruris medialis

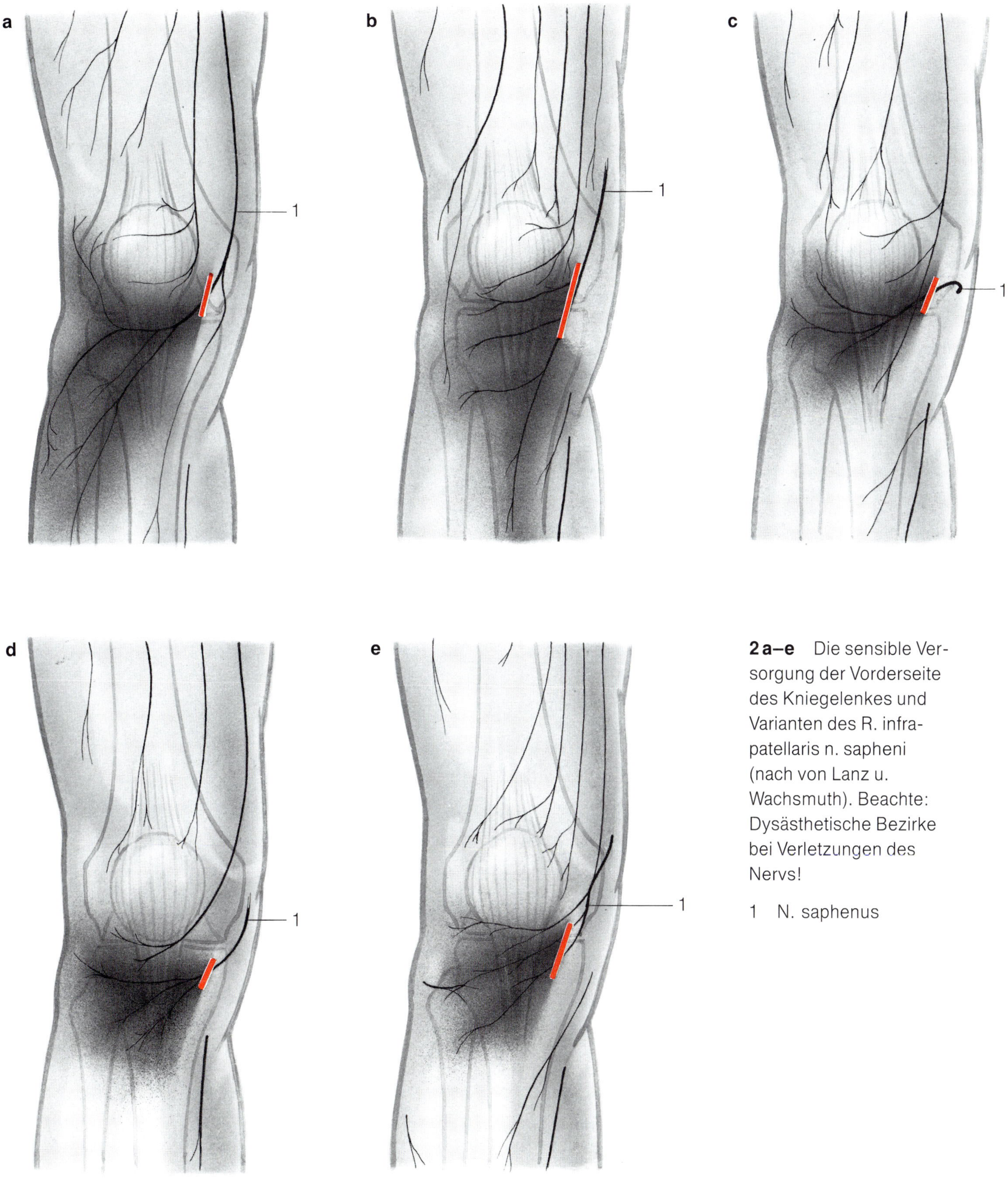

2 a–e Die sensible Versorgung der Vorderseite des Kniegelenkes und Varianten des R. infrapatellaris n. sapheni (nach von Lanz u. Wachsmuth). Beachte: Dysästhetische Bezirke bei Verletzungen des Nervs!

1 N. saphenus

des Muskels und fächert sich abwärts über der anteromedialen Kniegelenkregion in unterschiedlichen Variationen auf (Abb. **2a–e**). Nach Durchtrennung des Nervs können an der Vorderfläche des Kniegelenkes dysästhetische Hautareale oder störende Neurinome entstehen.

Die Rr. cutanei femoris anteriores versorgen die Haut im oberen Kniebereich.

Das *Lig. collaterale mediale* zieht vom Epicondylus medialis mit langen Fasern leicht schräg von oben hinten nach vorn unten und setzt auf einer Strecke von ca. 5–8 cm unterhalb der Facies articularis an der Margo medialis tibiae an. Die am weitesten vorn liegenden Fasern sind länger und verlaufen oberflächlicher als die hinteren Bandanteile. Bei Beugung des Kniegelenkes rollen sich die vorderen Bandzüge etwas ein; die hinteren Fasern verschwinden unter den vorderen. Kurze Fasern verlaufen – nicht regelmäßig – zum Innenmeniskus. Häufig liegt eine Bursa zwischen den Zügen des medialen Seitenbandes oder zwischen dem Band und dem Innenmeniskus (Abb. **3**).

Über dem oberen Ansatz des Lig. collaterale mediale zieht die *A. genus superioris medialis* und der *N. articularis superior* medialis mit seinen Begleitgefäßen zur vorderen Kapsel. Bei der Präparation sollten diese Gebilde nicht verletzt werden. Der Übergang des medialen Seitenbandes zur hinteren Kapsel ist fließend. Von der Sehnenscheide des M. semimembranosus zweigen Faserzüge zum Lig. collaterale mediale und nach distal zur Fascia poplitea ab.

Hinter dem Lig. collaterale mediale verläuft vom Femur zur Tibia die *posteromediale Kapselschale* (franz.: »coque condylienne interne«); sie weist *oberflächliche* und *tiefergelegene* Verstärkungszüge auf: Die *oberflächlichen,* auch *Lig. collaterale mediale posterius* (Meyer) oder posterior oblique ligament (Hughston u. Eilers) genannt, entspringen als eigenständige Strukturen am Tuberculum adductorium femoris und inserieren am hinteren Umfang des Schienbeinkopfes. Dieses »hintere Schrägband« ist fest mit dem Innenmeniskus verwachsen (Abb. **4**).

Das *tiefergelegene* »Kapselband« verstärkt die Gelenkkapsel durch 2 wichtige Anteile, nämlich das Lig. meniscofemorale und das Lig. meniscotibiale. Die Bandzüge, die ringsum zwischen Tibia und Meniskus verlaufen, werden auch als *Lig. coronarium* bezeichnet.

Der kräftigste Innenrotator des Kniegelenkes ist der *M. semimembranosus,* der mit 5 Bandzügen die posteromediale Kapselecke verstärkt, nämlich:

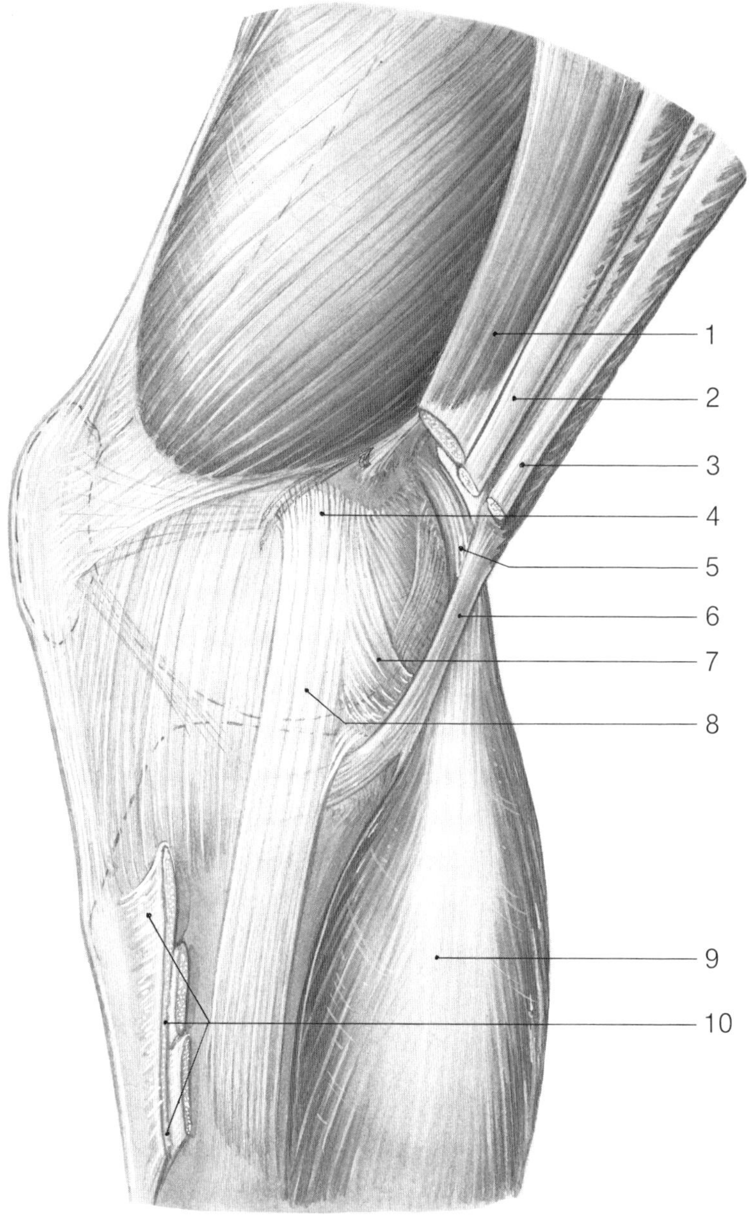

3 Das Lig. collaterale mediale.

1 M. sartorius
2 M. gracilis
3 M. semitendinosus
4 Epicondylus medialis
5 Tendo m. gastrocnemii, Caput mediale
6 M. semimembranosus
7 Lig. collaterale mediale posterius
8 Lig. collaterale mediale
9 M. gastrocnemius, Caput mediale
10 Pes anserinus

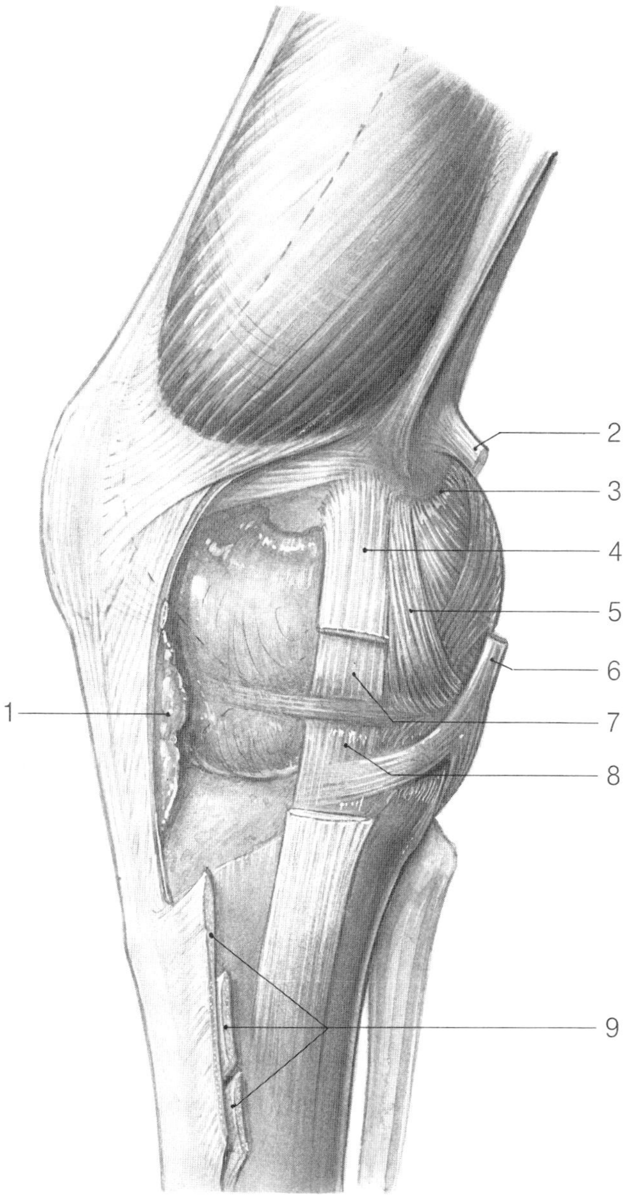

4 Die medialen Kapselligamente und die posteromediale Kapselschale.

1 Hoffascher Fettkörper
2 Tendo m. gastrocnemii, Caput mediale
3 Tuberculum adductorium
4 Lig. collaterale mediale
5 Lig. collaterale mediale posterius
6 Tendo m. semimembranosi
7 Lig. meniscofemorale
8 Lig. meniscotibiale (Lig. coronarium)
9 Pes anserinus

- einem Zug im Sulcus m. semimembranosi unter dem medialen Seitenband zum medialen Schienbeinkopf,
- einem direkten Ansatz mit kräftigen Fasern an einem Knochenvorsprung der posteromedialen Ecke des Schienbeinkopfes,
- Verbindungszügen zum hinteren Schrägband und damit direkt zum Hinterhorn des Innenmeniskus,
- Fasern, die von medial-distal nach lateral-proximal zur Sehne des lateralen Gastrocnemiuskopfes sowie gegebenenfalls zur Fabella ziehen und als Lig. popliteum obliquum (»oblique popliteal ligament«) die hintere Kapsel verstärken,
- zarten Faserzügen zum Periost der posteromedialen Grenze zwischen Schienbeinkopf und Schienbeinschaft sowie der Fascia poplitea.

Um die Bedeutung des M. semimembranosus für den Aufbau und die stabilisierende Funktion der posteromedialen Kapselschale hervorzuheben, hat W. Müller den Begriff des *»Semimembranosusecks«* geprägt. Die dort vereinigten Strukturen (Innenmeniskushinterhorn, Lig. collaterale mediale posterius und M. semimembranosus) wirken synergistisch zum vorderen Kreuzband.

Die posteromediale Kapsel wird auch durch den medialen Kopf des M. gastrocnemius verstärkt. Der Muskel entspringt an der Rückfläche des Condylus medialis femoris und geht in die Wadenmuskulatur über (s. Abb. **9**).

Lateralseite

Die Lateralseite wird von einer Sehnenplatte bedeckt, die aus 2 Anteilen besteht: Vorn liegt das *Lig. patellae longitudinale laterale* als sehniger Ausläufer des M. vastus lateralis (»Reservestreckapparat«, »Retinaculum extensorum laterale«), hinten die *Fascia lata* (Abb. **5**). Die Fascia lata weist im hinteren Bereich eine deutliche Verstärkung auf, den *Tractus iliotibialis*. Dessen vorn gelegene Faserzüge verlaufen frei zur Tibia (»iliotibial band«), während die besonders stark entwickelten tiefen hinteren Anteile (»iliotibial tract«) im unteren Femurdrittel fest mit dessen Septum intermusculare laterale und dem Femur oberhalb des lateralen Femurcondylus (Linea aspera) verbunden sind. Der Tractus iliotibialis inseriert mit seinen beiden Anteilen in 3 teils oberflächlich, teils tiefer gelegenen Faserzügen:

- Oberhalb und hinter dem Epicondylus lateralis (sog. Kaplan-Fasern) (s. Abb. **6**),
- am lateralen Rand der Kniescheibe und am Lig. patellae sowie

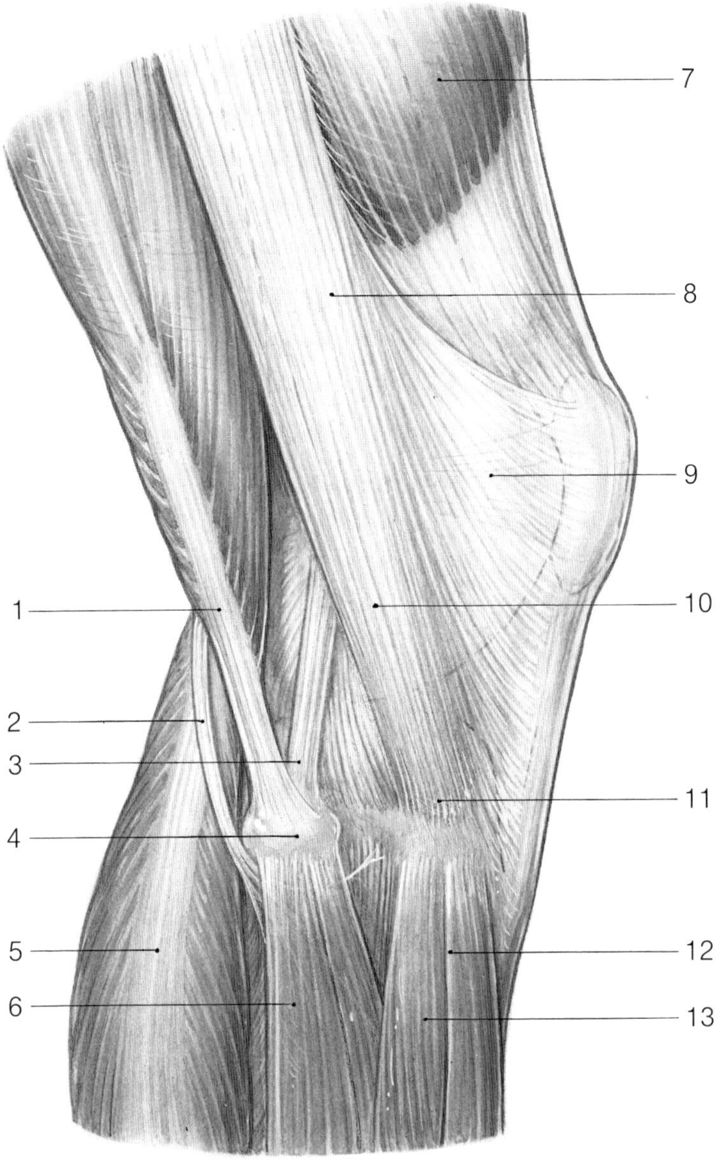

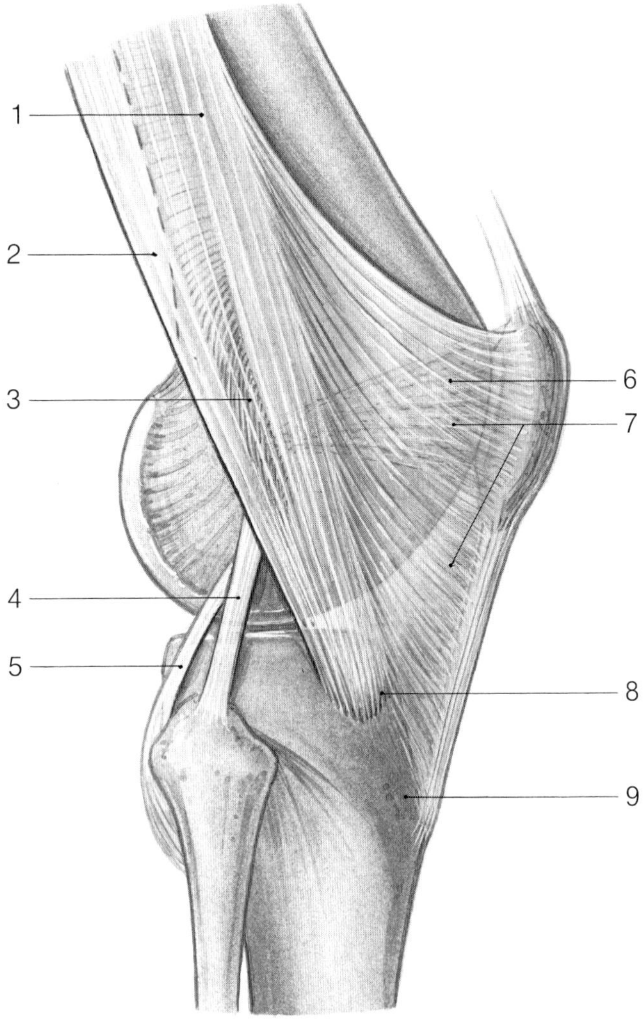

5 Retinaculum extensorum, Tractus iliotibialis und aktive Stabilisatoren der Lateralseite.

1 M. biceps femoris
2 N. peronaeus communis
3 Lig. collaterale laterale
4 Caput fibulae
5 M. gastrocnemius, Caput laterale
6 M. peronaeus longus
7 M. vastus lateralis
8 iliotibiales Band
9 Retinaculum extensorum laterale
10 Tractus iliotibialis
11 Tuberositas tracti iliotibialis (Gerdy)
12 M. tibialis anterior
13 M. extensor digitorum longus

6 Der Tractus iliotibialis und das tiefe Traktusligament.

1 iliotibiales Band
2 Tractus iliotibialis
3 Lig. femorotibiale laterale anterius (Kaplan-Fasern)
4 Lig. collaterale laterale
5 Tendo m. poplitei
6 Retinaculum horicontale laterale
7 Retinaculum extensorum laterale
8 Tuberculum tracti iliotibialis (Gerdy)
9 Tuberositas tibiae

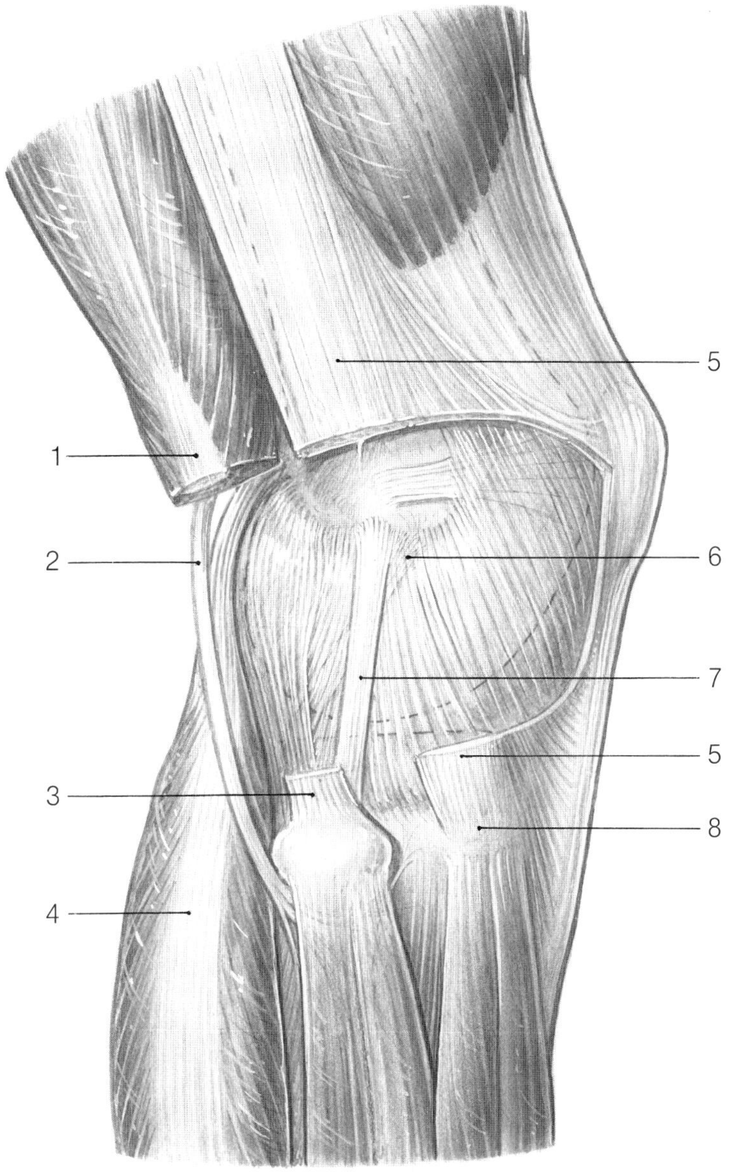

7 Das Lig. collaterale laterale.

1 M. biceps femoris
2 N. peronaeus communis
3 Tendo m. bicipitis femoris
4 M. gastrocnemius, Caput laterale
5 Tractus iliotibialis
6 Tendo m. poplitei
7 Lig. collaterale laterale
8 Tuberositas tracti iliotibialis (Gerdy)

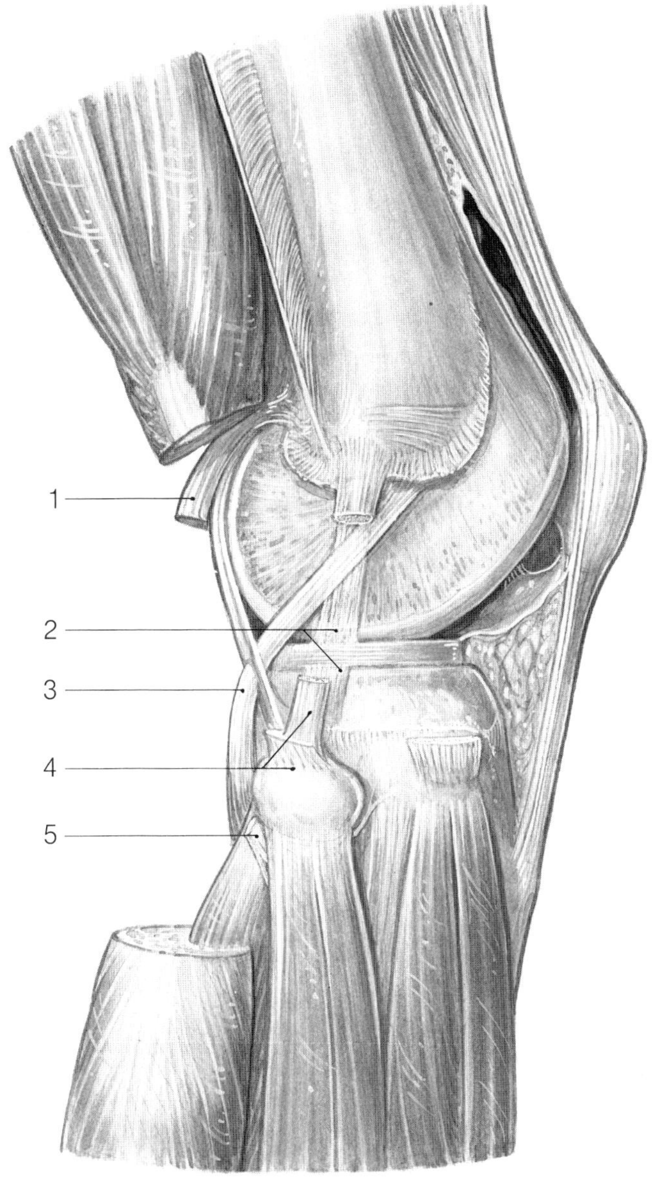

8 Die laterale Hälfte der Gelenkkapsel mit Popliteussehne.

1 M. gastrocnemius, Caput laterale
2 laterales Kapselband (Lig. meniscofemorale und Lig. meniscotibiale laterale)
3 Tendo m. poplitei
4 Lig. collaterale laterale
5 N. peronaeus

– an der Tuberositas tracti iliotibialis (Gerdy) mit dem kräftigsten Teil. Von hier aus strahlen Bandzüge weiter in die Aponeurose des M. tibialis anterior.

Die tiefen, zur Tuberositas tracti iliotibialis ziehenden Fasern stellen wichtige passive Stabilisatoren gegen Innenrotation und Adduktion des Unterschenkels dar (Lig. femorotibiale laterale anterius nach W. Müller). Die weiter vorn und oberflächlich verlaufenden Anteile bewirken mehr eine aktive Stabilisierung. Hinter dem Tractus iliotibialis zieht der M. biceps femoris sehnig zum Caput fibulae; als Beuger und Außenrotator ist er ein sehr wichtiger aktiver Stabilisator (Abb. **5**).

Das rundliche *Lig. collaterale laterale* zieht vom Epicondylus lateralis zum Caput fibulae und weist eine Verlaufsrichtung von vorn oben nach hinten unten, also entgegengesetzt der des medialen Seitenbandes und des Tractus iliotibialis, auf. Es ist durch Fettgewebe, die Vasa genua inferiora lateralia sowie die Sehnen des M. popliteus von der Gelenkkapsel getrennt und wird unmittelbar proximal seines Ansatzes am Wadenbeinköpfchen von der Sehne des M. biceps femoris umgriffen (s. Abb. **14**). Die posterolaterale Kapsel wird durch den lateralen Kopf des M. gastrocnemius und den M. plantaris verstärkt (Abb. **7**).

Unter dem Lig. collaterale laterale wird die Gelenkkapsel durch das Lig. meniscofemorale und das Lig. meniscotibiale laterale verstärkt.

Die kräftige Sehne des *M. popliteus* verläßt den Gelenkraum durch den Hiatus popliteus und inseriert dicht vor dem Epicondylus lateralis; sie verläuft entsprechend dem hinteren Kreuzband. In Höhe des hinteren äußeren Schienbeinkopfes weist die Popliteussehne Verbindungszüge zum Hinterhorn des Außenmeniskus, dem hinteren Kreuzband und der hinteren Kapsel auf. Hinter dem Lig. collaterale laterale strahlt das Lig. popliteum arcuatum vom Wadenbeinköpfchen in die hintere äußere Kapsel ein und verstärkt sie (Abb. **8** und **9**). Hughston faßt das Lig. popliteum arcuatum, die Sehne des M. popliteus, das Lig. collaterale laterale und die posterolaterale Kapselschale mit dem Lig. fabellofibulare funktionell unter dem Begriff des *»Arcuatum-Komplexes«* zusammen. W. Müller hat wegen der vorrangigen Bedeutung des M. popliteus den Begriff des *»Popliteusecks«* geschaffen und versteht darunter den lateralen Meniskus mit seinem Hinterhorn, den Komplex des Lig. popliteum arcuatum, den M. popliteus und im weitesten Sinne auch die Sehnenplatte des lateralen M. gastrocnemius.

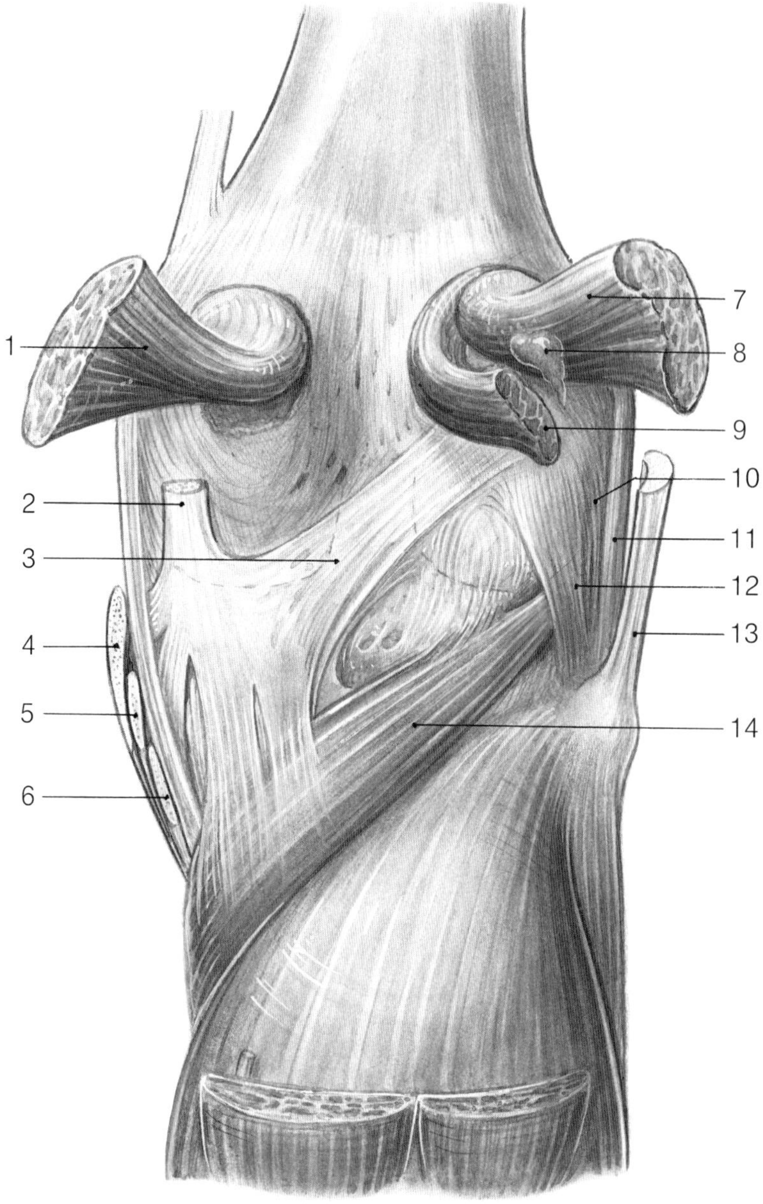

9 Ansicht der ligamentären Verstärkungszüge der rückseitigen Gelenkkapsel.

1 M. gastrocnemius, Caput mediale
2 Tendo m. semimembranosi
3 Lig. popliteum obliquum
4 M. sartorius
5 M. gracilis
6 M. semitendinosus
7 M. gastrocnemius, Caput laterale
8 Fabella
9 M. plantaris
10 Lig. fabellofibulare
11 Lig. collaterale laterale
12 Lig. popliteum arcuatum
13 Tendo m. bicipitis
14 M. popliteus

Rückseite

Die hintere Kapsel wird durch den distalen »Arm« des M. semimembranosus und dessen proximalen Ausläufer verstärkt. Diese Strukturen werden als *Lig. popliteum obliquum* bezeichnet. Auf der Lateralseite liegt das *Lig. popliteum arcuatum* und als inkonstanter Zügel das Lig. fabellofibulare. In diesem Bereich kommen häufig anatomische Varianten vor (Abb. **9**).

Der M. popliteus verläuft in der Seitansicht parallel zum hinteren Kreuzband (s. Abb. **8**) und kann als dessen wichtigster Synergist betrachtet werden! Er zieht den lateralen Meniskus bei Kniebeugung und Innenrotation nach hinten und bewirkt eine »Stabilisierung« des Kniegelenkes in Außenrotation.

Kreuzbänder

Das *vordere Kreuzband* (Abb. **10a** u. **b**) entspringt vom hinteren Anteil der medialen Fläche des Condylus lateralis aus einem segmentförmigen Areal (Abb. **11**), verläuft schräg von hinten-oben-außen nach vorn-unten-innen und inseriert an der Tibia in einem Bereich, der in der Sagittalebene ungefähr längsoval lateral neben und etwas vor dem Tuberculum mediale der Eminentia intercondylaris in der Area intercondylaris anterior liegt (Abb. **12**). Es können ein anteromedialer und ein posterolateraler Bandanteil unterschieden werden. Das vordere Kreuzband, durchschnittlich 3,9 cm lang, ist so ver-

10a

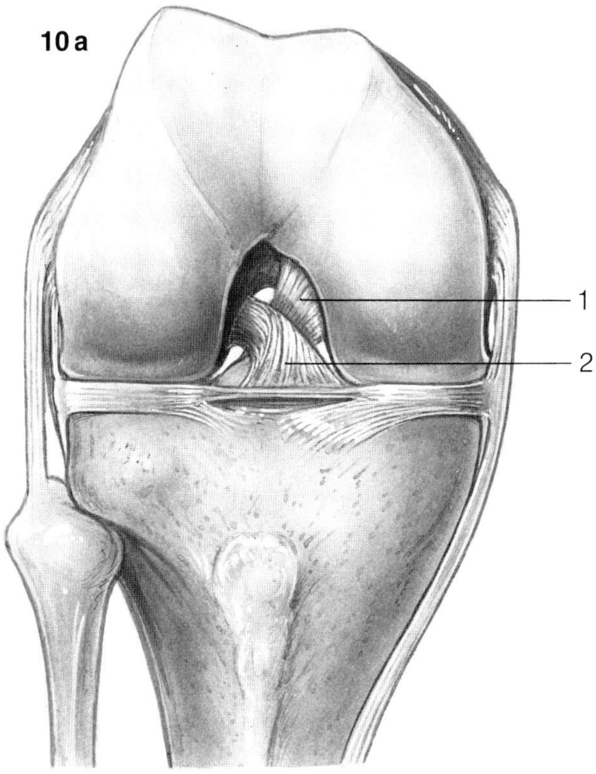

10b

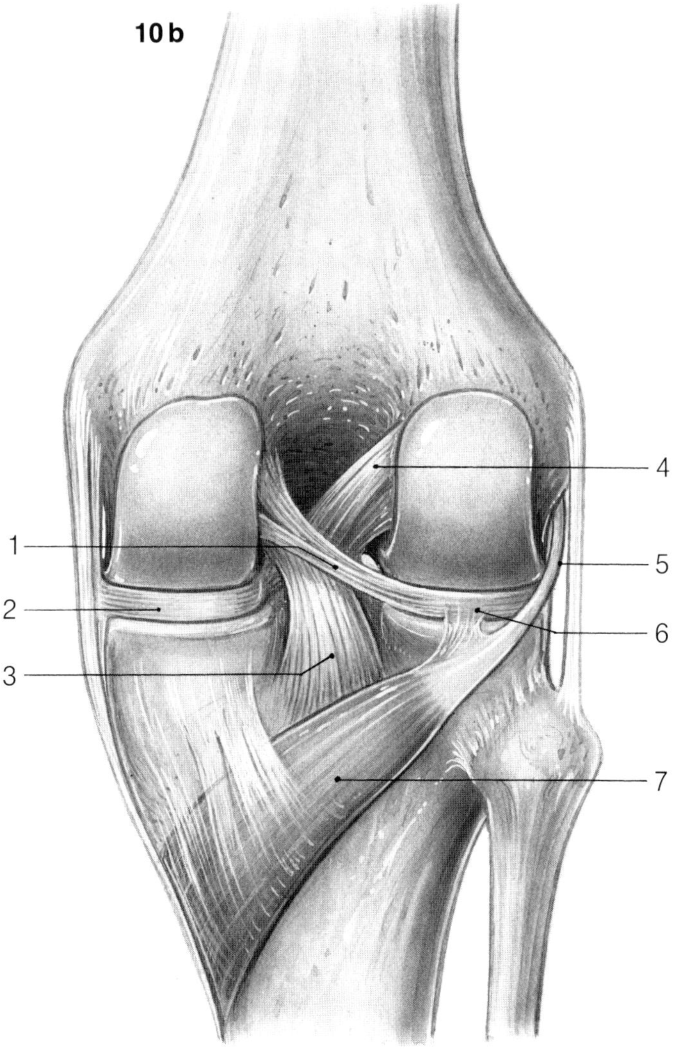

10a Ansicht beider Kreuzbänder von vorn.

1 Lig. cruciatum posterius
2 Lig. cruciatum anterius

10b Ansicht der Kreuzbänder von hinten. Beachte den M. popliteus und seine Ansätze.

1 Lig. meniscofemorale posterius (Wrisberg)
2 Meniscus medialis
3 Lig. cruciatum posterius
4 Lig. cruciatum anterius
5 Tendo m. poplitei
6 Meniscus lateralis
7 M. popliteus

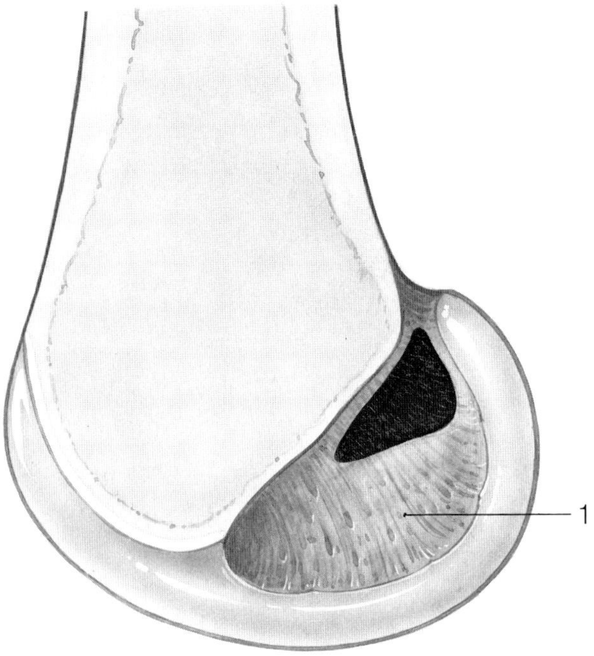

11 Ansatz des vorderen Kreuzbandursprungs am Femur.

1 Condylus lateralis femoris

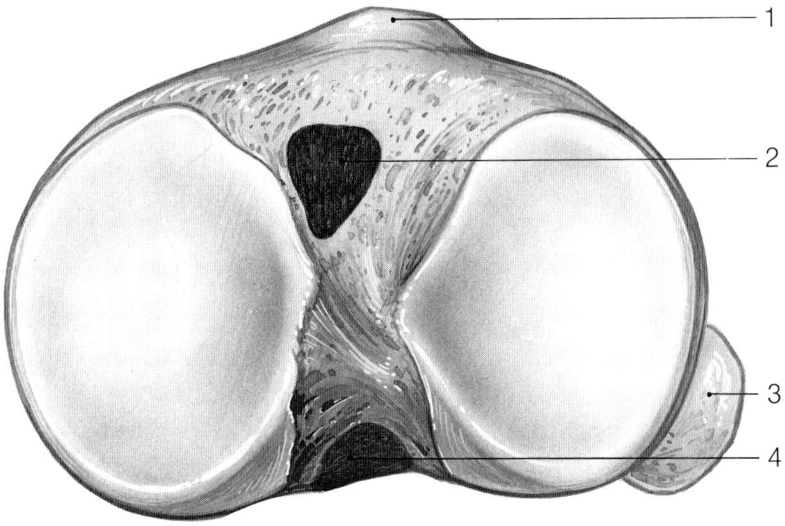

12 Ansätze der Kreuzbänder am Tibiakopf (Ansicht von oben).

1 Tuberositas tibiae
2 vorderer Kreuzbandansatz
3 Caput fibulae
4 hinterer Kreuzbandansatz

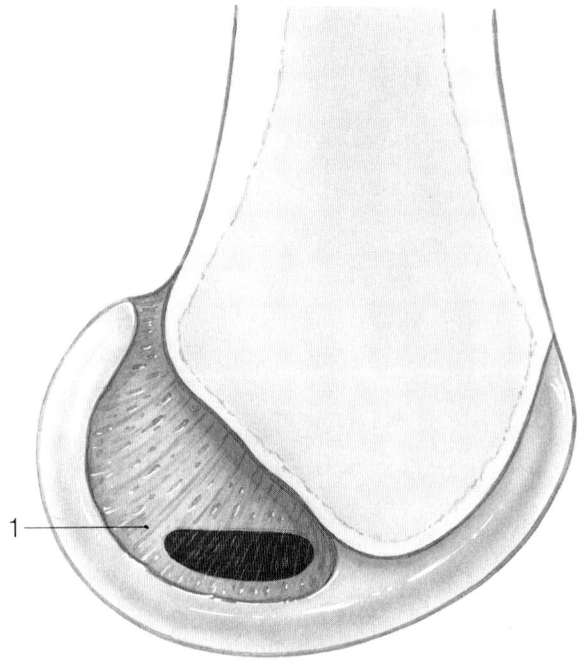

13a Ursprung des hinteren Kreuzbandes am Femur.

1 Condylus medialis femoris

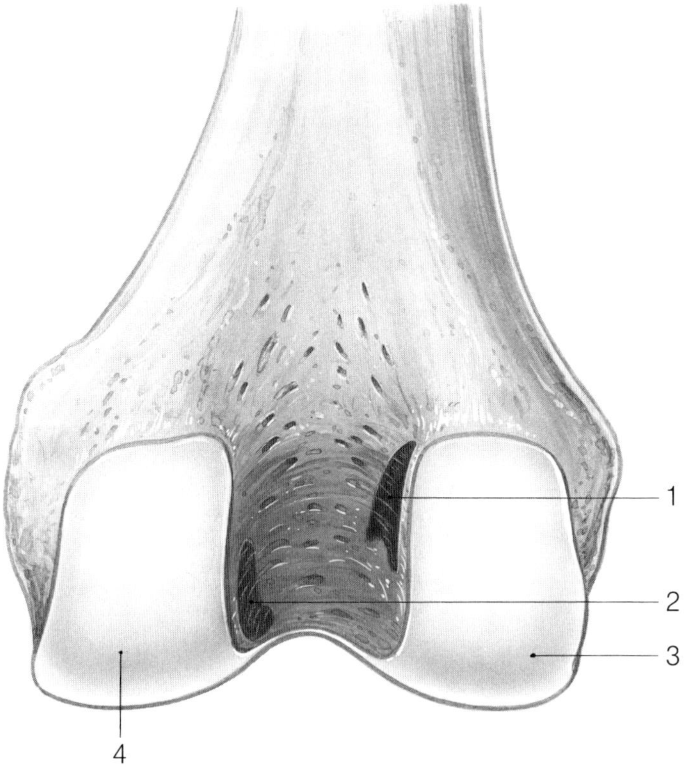

13b Blick auf die Ursprünge beider Kreuzbänder von hinten.

1 vorderes Kreuzband
2 hinteres Kreuzband
3 Condylus lateralis femoris
4 Condylus medialis femoris

wrungen, daß die lateralen proximalen Fasern distal zu hinteren Fasern »werden«. Die Blutversorgung des vorderen Kreuzbandes erfolgt lediglich aus einem Ast der A. genicularis media, der von hinten in das obere Drittel des Bandes eintritt.

Die Ursprungsstelle des *hinteren Kreuzbandes* liegt im vorderen Teil der lateralen Fläche des Condylus medialis und weist ebenfalls die Form eines Kreissegmentes auf (Abb. **13a** u. **b**). Das hintere Kreuzband zieht steil und leicht schräg von vorn-hinten-oben nach hinten-außen-unten, ist kürzer als das vordere und inseriert in der Mitte der hinteren Gelenkkante des Schienbeinkopfes in einem längsovalen Bereich, der sich noch etwas nach distal auf den hinteren Schienbeinkopf fortsetzt (Abb. **13c**). Die Verwringung des hinteren Kreuzbandes zeigt sich darin, daß die Fasern, die proximal und medial liegen, distal zu hinteren Fasern »werden«.

Die arterielle Versorgung des hinteren Kreuzbandes wird durch 3–4 zuführende Gefäße gesichert, deren Eintrittsstellen sich über den gesamten Bandverlauf verteilen.

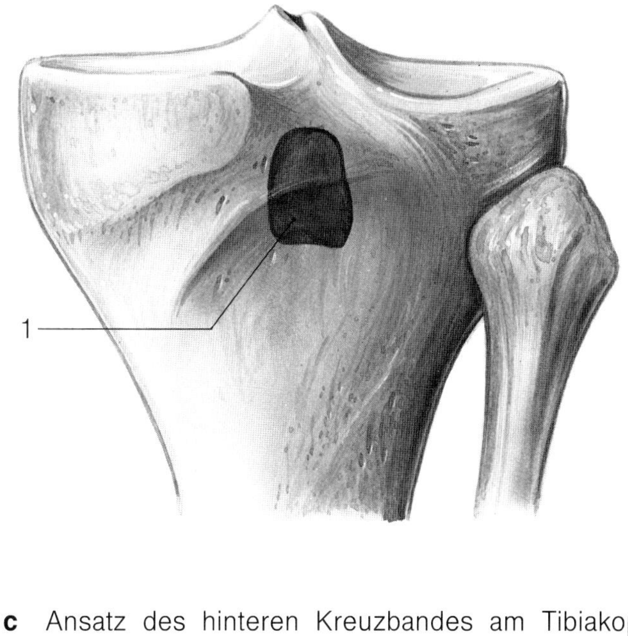

13c Ansatz des hinteren Kreuzbandes am Tibiakopf (Ansicht von hinten).

1 hinteres Kreuzband

Meniskusbänder

Vom *Vorderhorn* des Innenmeniskus zieht ein kleines, manchmal dünnes, segelartiges Band zum Vorderrand des Außenmeniskus, das *Lig. transversum genus* (Abb. **14**).

Am *Hinterhorn* des Außenmeniskus, und zwar an der Insertionsstelle der Popliteusfasern, findet man häufig zwei Bandstrukturen, die das hintere Kreuzband schlingenförmig umgreifen und zu seiner Anheftungsstelle an der Lateralfläche des medialen Femurkondylus verlaufen. Das weiter vorn liegende Band wird *Lig. meniscofemorale anterius* (Humphrey) genannt, das hinter dem Kreuzband verlaufende *Lig. meniscofemorale posterius* (Wrisberg).

Die Menisken sind faserknorpelige, bewegliche Ausgleichspolster (»dynamische Gelenkpfannen«), die die Kongruenz verbessern, die Belastungsflächen vergrößern und mit dazu beitragen, die Rotations- und Extrembewegungen im Gelenk zu bremsen; sie sind größtenteils an die Gelenkkapsel angeheftet. Der mediale Meniskus weist eher eine Halbmondform, der laterale eine Ringform auf.

Im Frontalschnitt sind die Bandverbindungen der Menisken mit Femur und Tibia (»tiefes Kapselband«) dargestellt. Diese Strukturen sind auf der Lateralseite schwächer als auf der Medialseite ausgeprägt. Während zwischen dem Lig. collaterale laterale und der Basis des Außenmeniskus keine Bandhaftung besteht, findet man zwischen medialem Seitenband und Innenmeniskus zarte Bandzüge (Abb. **15**).

Diagnostik

Im letzten Jahrzehnt wurden wesentliche Fortschritte in der Diagnostik von verletzten Kapsel-Band-Strukturen erzielt; sie führten zu einer differenzierten Analyse der jeweiligen Krankheitsbefunde und beeinflußten damit auch die Indikationen und operativen Verfahren. Wir möchten die wesentlichen diagnostischen Hilfen und Untersuchungstechniken kurz zusammenfassen:

Bereits die Erhebung einer exakten **Anamnese** ergibt wichtige Hinweise auf Art und Lokalisation der Schädigungsfolgen. Wir fragen nach dem Unfallmechanismus, der Schmerzlokalisation, dem Zeitpunkt des Auftretens einer Gelenkschwellung (cave: sog. »trockenes Gelenk« nach massiver Kapsel-Band-Läsion!), dem Ausmaß und der Farbe eines Ergusses und vor allem nach Instabilitätsphänomenen mit oder ohne Gelenkblockaden.

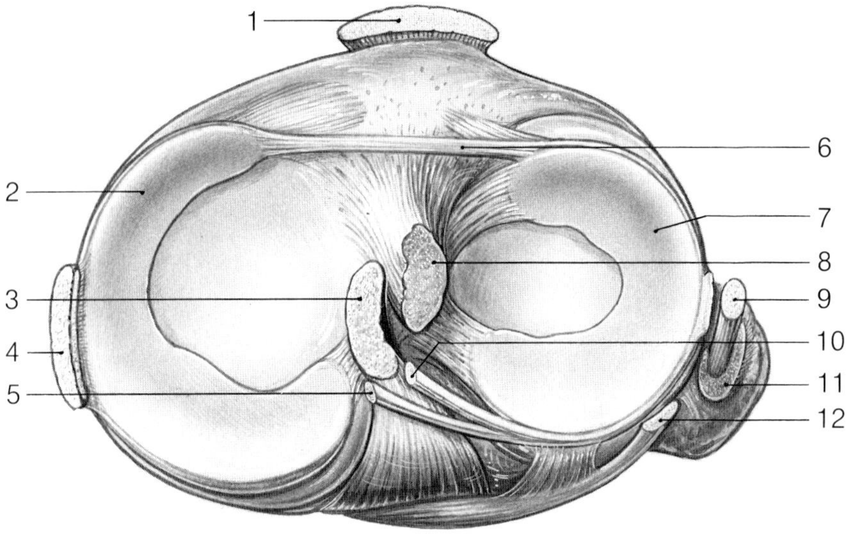

14 Aufsicht des Tibiakopfes.

1 Lig. patellae
2 Meniscus medialis
3 Lig. cruciatum posterius
4 Lig. collaterale mediale
5 Lig. meniscofemorale posterius (Wrisberg)
6 Lig. transversum genus
7 Meniscus lateralis
8 Lig. cruciatum anterius
9 Lig. collaterale laterale
10 Lig. meniscofemorale anterius (Humphrey)
11 M. biceps femoris
12 Tendo m. poplitei

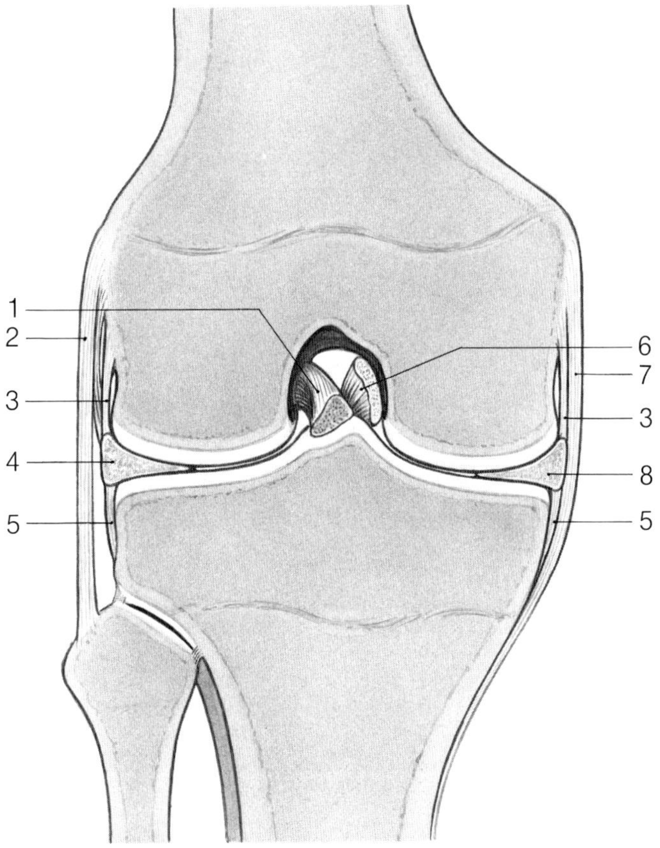

15 Oberflächliche und tiefe Schicht des Seitenbandapparates im Frontalschnitt (Schema).

1 Lig. cruciatum anterius
2 Lig. collaterale laterale
3 Lig. meniscofemorale
4 Meniscus lateralis
5 Lig. meniscotibiale (Lig. coronarium)
6 Lig. cruciatum posterius
7 Lig. collaterale mediale
8 Meniscus medialis

Es werden immer **beide Gelenke** überprüft. Das *gesunde* Kniegelenk untersucht man *zuerst*, um die individuellen Bedingungen (z. B. angeborene Bandschlaffheit) richtig einzuschätzen und dem Patienten die Angst vor der Untersuchung der verletzten Gliedmaße zu nehmen. Alle Untersuchungsmaßnahmen sollten einfühlsam und vorsichtig vorgenommen werden, weil schmerzhafte Abwehrspannungen eine genaue Diagnostik erschweren oder unmöglich machen. Oft führen erst *wiederholte Überprüfungen* der Befunde in zeitlichen Abständen zu einer klaren Aussage. Wir achten vor allem auf *umschriebene Druckdolenzen, Ödeme* oder *Blutergüsse.*

Meistens weisen die stärksten lokalen Druckempfindlichkeiten auch auf die Hauptschadensstelle hin! In Zweifelsfällen kommt der *Untersuchung in Narkose große Bedeutung* zu! Wir stellen die Indikation großzügig. Im übrigen sollten auch klinisch sicher erscheinende Befunde unmittelbar präoperativ (ohne Blutsperre) am narkotisierten Patienten noch einmal überprüft werden!

Stabilitätsprüfungen

Eine *Gelenkinstabilität* kann in *3 Schweregrade* eingeteilt werden: Eine Aufklappbarkeit des lateralen oder medialen Gelenkspaltes oder eine Verschieblichkeit des Schienbeinkopfes nach vorn oder hinten *bis zu 5 mm* bezeichnet man mit +, eine *von 5–10 mm* mit ++ und eine *über 10 mm* mit +++. Bei nur gering positiven oder unsicheren Befunden vermerken wir (+). Klassifikationen von Instabilitäten sind von Slocum u. Larsen (1968), Nicholas (1973), Hughston (1976), Kennedy (1978), Trillat u. Mitarb. (1978), Andrews (1981), Wirth u. Mitarb. (1984) sowie Dejour (1984) angegeben worden. Wir verweisen auf diese Arbeiten.

Prüfungen der Stabilität in der Frontalebene (mediale und laterale Aufklappbarkeit, Abduktions- und Adduktionstest)

Zur Prüfung der sog. Seitenstabilität wird mit der einen Hand die Ferse von hinten umfaßt, während die andere die Kniekehle umgreift. Der Daumen wird seitlich auf den Gelenkspalt gelegt. Man übt nun einen Druck im Varus- oder Valgussinne auf das Kniegelenk aus. – Eine empfehlenswerte alternative Technik besteht darin, den Fuß des Patienten unter die Achsel einzuklemmen und mit beiden Händen den Tibiakopf so zu umfassen, daß die Daumen dem medialen und lateralen Gelenkspalt aufliegen und die Hände das Gelenk seitlich bis in die Kniekehle umgreifen. Durch einen wechselnden Druck im Varus- und Valgussinne kann eine Aufklappbarkeit des Gelenkes auch im Seitenvergleich gut getastet werden.

Grundsätzlich ist die Ab- und Adduzierbarkeit des Unterschenkels *in Streckstellung* und in *ca. 30 Grad Beugung* zu prüfen. Der »Gelenkschluß« kann auf der medialen und lateralen Seite etwas unterschiedlich sein; die *laterale Seite* ist meist *lockerer* als die mediale. Es ist auch mit beträchtlichen *individuellen Unterschieden* zu rechnen. Die *Folgerungen* aus pathologischen Untersuchungsbefunden werden *nicht* ganz *einheitlich* gezogen (s. bei Hughston u. Mitarb. 1976, Dexel u. Mitarb. 1979, Hertel 1980, Jäger und Wirth 1981, Wagner 1981, W. Müller 1982 u. a.).

Läßt sich ein *vollständig gestrecktes Kniegelenk* auf der *Medialseite* vermehrt aufklappen, so deutet dies auf eine *Läsion* der *posteromedialen Kapsel* (Semimembranosuseck) und des *medialen Kapselbandes* hin.

Eine stärkere Aufklappbarkeit spricht für eine zusätzliche Verletzung des Lig. collaterale mediale und einen Riß des Lig. cruciatum posterius oder beider Kreuzbänder. Findet man in voller Streckstellung eine vermehrte Aufklappbarkeit des *lateralen Gelenkspaltes* bei Adduktion des Unterschenkels, so liegt eine *Verletzung* der *posterolateralen Kapsel* (sog. Popliteuseck) sowie des *Lig. collaterale laterale* vor. Eine starke Aufklappbarkeit weist außerdem auf eine Mitbeteiligung des restlichen Arkuatumkomplexes und des hinteren Kreuzbandes hin.

In jedem Falle ist der Nachweis einer mangelhaften Seitenstabilität in Streckstellung ein krankhafter Befund!

Weitere Aufschlüsse geben *Untersuchungen* in *30 Grad Beugung* und verschiedenen *Rotationsstellungen* des Unterschenkels: In einer Beugestellung von ca. 30 Grad bei Neutralstellung oder Innenrotation kann wegen der Entspannung des medialen und lateralen Seitenbandsystems, insbesondere der hinteren Kapselschalen, normalerweise schon eine leichte seitliche Lockerung nachgewiesen werden. Sie verschwindet, wenn die Stabilität in Außenrotation geprüft wird.

Der mediale Gelenkspalt läßt sich bei *Abduktion des Unterschenkels* aufklappen, wenn das mediale Kapselband und das Lig. collaterale mediale verletzt sind. Die Aufklappbarkeit nimmt dabei mit zunehmender Außenrotation des Unterschenkels zu. Eine starke Aufklappbarkeit deutet auf eine Verletzung der posteromedialen Kapsel (Semimembranosuseck) und der Kreuzbänder hin. Die Aufklappbarkeit wird dabei durch zunehmende Innendrehung des Unterschenkels nicht gehemmt.

Zeigt sich beim *Adduktionstest* am 30 Grad gebeugten Kniegelenk und Außenrotation des Unterschenkels eine vermehrte Aufklappbarkeit des lateralen Gelenkspaltes, liegt eine Schädigung des Tractus iliotibialis, des lateralen Kapselbandes und / oder des Lig. collaterale laterale vor. Läßt sich der laterale Gelenkspalt sehr deutlich öffnen, sind auch der restliche Arkuatumkomplex und die Kreuzbänder mit verletzt. Dann nimmt die Adduzierbarkeit des Unterschenkels bei gebeugtem Kniegelenk mit zunehmender Innenrotation des Unterschenkels zu.

Prüfung der Stabilität in der Sagittalebene

Zunächst prüfen wir in Rückenlage des Patienten durch Anheben des Unterschenkels bei fixiertem Oberschenkel die *Überstreckfähigkeit* der Kniegelenke im Seitenvergleich:

Eine seitengleiche Überstreckbarkeit besteht beim konstitutionellen Genu recurvatum. Bei Seitendifferenz sind von Verletzungen der Gelenkkörper selbst oder Lähmungsfolgen bestimmte Läsionen des Kapsel-Band-Apparates abzugrenzen (z. B. Ruptur des vorderen oder hinteren Kreuzbandes mit Riß der hinteren Kapsel: posterolaterale Rotationsinstabilität).

Lachmann-Test (»Schublade in Streckstellung«). Es handelt sich um eine sehr wertvolle und sichere Untersuchungsmethode zum *Nachweis* einer *Verletzung des vorderen Kreuzbandes.* Die Instabilität in der Sagittalebene ist am ca. 20 Grad gebeuten Kniegelenk leichter nachzuweisen als am 90 Grad gebeugten Gelenk, weil das Lig. collaterale mediale etwas gelockert ist und der Tractus iliotibialis »die quere Flexionsachse überstreicht«; er verliert damit in dieser Bewegungsphase an Bedeutung für die aktive Stabilisierung (W. Müller, 1982). Außerdem hemmen in einer Position von 90 Grad Beugung die Hinterhörner der Menisken die Schubladenbewegung nach vorn, da sie auf die stärker gekrümmten, hinteren Anteile der Femurkondylen »auflaufen«. Vor allem bei frischer Bandverletzung hat der Lachmann-Test gegenüber dem üblichen Schubladenzeichen eine höhere diagnostische Wertigkeit. Wirth u. Mitarb. (1981) haben die biomechanischen Aspekte des Lachmann-Tests genauer untersucht.

Untersuchungstechnik: Am ca. 20 Grad gebeugten Kniegelenk wird das distale Femur mit einer Hand fixiert. Mit der anderen Hand zieht man den Tibiakopf in Mittelstellung nach vorn. Läßt er sich dabei verschieben, ist der Test positiv.

Schwierigkeiten bei der Ausführung des Tests haben Untersucher mit kleinen Händen bei Patienten mit kräftigem Oberschenkel. Man kann sich die Prüfung erleichtern, indem man den Oberschenkel suprakondylär bei ca. 20 Grad Kniebeugung auf ein hartes Kissen lagert, von einer Hilfsperson in dieser Position fixieren läßt und den Tibiakopf mit beiden Händen nach vorn schiebt.

Schubladenzeichen in Beugestellung. Die sagittale Verschiebbarkeit des Tibiakopfes wird in verschiedenen Beugestellungen zwischen 60 und 90 Grad überprüft. Läßt sich eine Instabilität feststellen, muß man sich fragen, ob der gesamte Tibiakopf verschoben werden kann oder ob es sich lediglich um eine Rotationsverschiebung des Unterschenkels handelt. Die Rotationsverschiebbarkeit erfolgt um eine exzentrische Achse und kann eine »echte« Schubladenbewegung vortäuschen, wie Janik schon 1955 experimentell nachwies.

Der *Schubladentest* wird folgendermaßen durchgeführt: Der Patient liegt auf dem Rücken mit ca. 60–90 Grad gebeugtem Kniegelenk (es ist von Vorteil, in verschiedenen Beugestellungen zu untersuchen). Der Untersucher sitzt am Ende der Liege und fixiert mit seinem Gesäß den auf der Unterlage aufliegenden Fuß des Patienten. Beide Hände umgreifen den Tibiakopf. Der Daumen liegt beiderseits neben dem Lig. patellae über dem Gelenkspalt. Mit dem Zeigefinger palpiert man die Beugesehnen und überzeugt sich davon, daß sie entspannt sind. Beim vorderen Schubladentest wird der Schienbeinkopf nach vorn, beim hinteren nach hinten verschoben.

Dabei ist durch Seitenvergleich unbedingt darauf zu achten, daß die Schubladenbewegung aus physiologischer Lage des Tibiakopfes erfolgt: Eine sog. *»falsch-positive« vordere Schublade* kann der Ungeübte dann diagnostizieren, wenn sich der Tibiakopf wegen einer Verletzung des hinteren Kreuzbandes und der hinteren Kapsel bereits in hinterer Subluxationsstellung befindet, aus der er dann lediglich in die normale Lage gezogen wird!

Diesen Irrtum kann man dadurch leicht ausschalten, daß man bei 90 Grad gebeugten Kniegelenken und auf der Unterlage aufgesetzten Füßen die Position der Tuberositas tibiae im Seitenvergleich und in der seitlichen Ansicht betrachtet (Gravity-Test): Im Falle einer hinteren Kreuzbandverletzung ist der Schienbeinkopf nach hinten verlagert. Den gleichen Eindruck gewinnt man, wenn Hüft- und Kniegelenk rechtwinklig gebeugt und die Fersen abgestützt werden (Godfrey-Test). Wird der Patient bei positivem Befund – also *Durchsinken des Tibiakopfes* nach hinten – aufgefordert, den Unterschenkel langsam anzuheben, so kommt durch die Quadrizepsanspannung zunächst der zurückgesunkene Tibiakopf in Normalstellung, bevor der Fuß von der Unterlage abhebt.

Manche Verletzte demonstrieren mit aufgesetztem Fuß und rechtwinklig gebeugtem Kniegelenk auch eine sog. *aktive Schublade*, indem sie wechselnd den Quadrizeps und die ischiokrurale Muskulatur anspannen.

Prüfung der Rotationsschublade. Man beginnt die Untersuchung am 60–90 Grad gebeugten und ca. 30 Grad *außenrotierten* Unterschenkel. In dieser Gelenkstellung ist der mediale Kapsel-Band-Apparat normalerweise straff, das vordere Kreuzband etwas gelockert. Eine positive vordere Rotationsschublade deutet zunächst auf eine Verletzung des medialen Kapsel-Band-Apparates, der hinteren medialen Kapselschale (Semimembranosuseck) und, in stärkeren Graden, auch der Kreuzbänder hin. Manchmal läßt sich im Zusammenhang mit der anteromedialen Subluxierbarkeit des Tibiakopfes bei *ruckartigem* Verschieben des Schienbeinkopfes ein *»Ein- und Ausschnapp-Phänomen«* nachweisen. Es beruht auf einer *reversiblen Einklemmung* des eingerissenen

Hinterhornes des Innenmeniskus *(Zeichen nach Finochietto).*

Man untersucht nun die Schublade in *Rotationsmittelstellung:* Ist sie leicht positiv (+), muß an eine sog. isolierte Ruptur des vorderen Kreuzbandes gedacht werden (Lachmann-Test positiv!). Bei deutlich positivem Ausfall kann auch die Kombination einer anteromedialen *und* anterolateralen Rotationsinstabilität vorliegen. – Bei der Prüfung der Schublade in Neutralposition des Unterschenkels achten wir stets auf eine spontane Rotationstendenz des Tibiakopfes.

Anschließend wird die Schublade am ca. 15 Grad innenrotierten Unterschenkel geprüft. In dieser Position sind Strukturen des lateralen Kapsel-Band-Apparates und der Kreuzbänder angespannt. Eine vordere Rotationsschublade spricht für eine kombinierte Läsion des lateralen Kapsel-Band-Apparates und, je nach Ausmaß, auch der Kreuzbänder.

Bei den Prüfungen der Rotations- oder Komplexinstabilität muß immer darauf geachtet werden, in welcher Richtung sich die eine Hälfte des Tibiakopfes rotieren läßt! Nach Nicholas (1973) können **4 verschiedene Rotationsinstabilitäten** unterschieden werden:

Am häufigsten begegnet man der *anteromedialen Rotationsinstabilität:* Die Verschiebung des Tibiakopfes nach vorn ist mit einer Drehung seiner medialen Hälfte nach außen kombiniert. Die *Rotationsachse* verläuft nicht wie normal im Bereiche der Eminentia intercondylaris, sondern etwas *posterolateral davon.* Diesem Befund liegt ein Riß des tiefen medialen Kapselbandes sowie der hinteren Kapselschale (und der Strukturen des Semimembranosusecks) zugrunde. Eine anteromediale Rotationsinstabilität wird durch einen gleichzeitigen Riß des vorderen Kreuzbandes und des Lig. collaterale mediale verstärkt und geht dann mit einer Valgusinstabilität einher. Müller (1982) unterscheidet 4, Wirth u. Mitarb. (1984) unterscheiden 3 Schweregrade.

Typische Verletzungsmuster stellen die »Unhappy triad« nach O'Donnoghue und die »pentade malheureuse interne« nach Trillat dar. Sie schließen auch eine Meniskusverletzung mit ein:

Wir finden dabei einen positiven Abduktionstest am 20–30 Grad gebeugten und außenrotierten Kniegelenk. Das *auslösende Trauma* besteht in einer abnormen Valgus-, Außenrotations-, Flexionsbeanspruchung.

Bei der **anterolateralen Rotationsinstabilität** verläuft die *Rotationsachse* etwas *posteromedial* des normalen *Rotationszentrums.* Bei Prüfung des Schubladenzeichens läßt sich nur der laterale Anteil des Schienbeinkopfes nach vorn verschieben. Das Zeichen fällt positiv aus, wenn das vordere Kreuzband oder das vordere Kreuzband und das Lig. femorotibiale laterale anterius oder das vordere Kreuzband, das Lig. femorotibiale laterale anterius und das Lig. collaterale laterale verletzt sind. Auch bei einer Kombination von Verletzungen des Lig. collaterale mediale posterius, des vorderen Kreuzbandes, Lig. femorotibiale laterale anterius und Lig. collaterale mediale tritt eine anterolaterale Rotationsinstabilität auf. Der Lachmann-Test ist positiv. Eine zusätzliche Varusinstabilität ergibt sich bei Läsion des Lig. femorotibiale laterale anterius, des Lig. collaterale laterale und der posterolateralen Kapselschale (Popliteuseck). Nach W. Müller (1982) können 3 Schweregrade der Verletzung unterschieden werden. – Bei der anterolateralen Rotationsinstabilität geben die Patienten häufig ein *plötzliches Wegknicken* des Kniegelenkes *(»giving way«)* an. Die Instabilität entwickelt sich häufig erst sekundär nach veralteten Rupturen des vorderen Kreuzbandes. Resektionen der Menisken ohne Beachtung eines gleichzeitigen Kreuzbandschadens können die Gelenkinsuffizienz verstärken.

Zum *Nachweis* des **»Giving-way«-Phänomens** wurden verschiedene Tests entwickelt; sie werden auch zum Nachweis einer isolierten Kreuzbandverletzung herangezogen. (Bei gleichzeitiger, *ausgeprägter* medialer Instabilität können die Tests negativ ausfallen!)

MacIntosh-Test (»Pivot-shift-Zeichen«). Es soll am Beispiel des rechten Kniegelenkes dargestellt werden: Der Untersucher steht an der Außenseite der Extremität, der Patient liegt auf dem Rücken. Mit der rechten Hand wird das gestreckte Bein an der Ferse angehoben und unter leichtem axialen Druck etwas innenrotiert. Mit der linken Hand übt man einen valgisierenden Druck gegen die Außenseite des Tibiakopfes aus. Bei positivem Test verschiebt sich der laterale Schienbeinkopf zunächst nach vorn in eine Subluxationsstellung. Wird das Kniegelenk langsam gebeugt, schnappt der Tibiakopf bei ca. 30–40 Grad Beugung in seine Normallage zurück (Subluxationsschnappen). Bei einer Insuffizienz des Lig. femorotibiale laterale anterius und des Semimembranosusecks wird das Schnapp-Phänomen verstärkt.

Hughston-Test (Jerk-Test). Das Kniegelenk wird etwa 60–70 Grad gebeugt. Man faßt mit der einen Hand den Fuß, dreht das Schienbein nach innen und führt mit der zweiten Hand einen valgisierenden

Druck auf das Kniegelenk aus. Damit schiebt man das laterale Tibiaplateau nach vorn. Wird der Unterschenkel nun langsam gestreckt, so subluxiert das Tibiaplateau zwischen 30 und 20 Grad Beugung nach vorn-innen.

Slocum-Test (anterolateraler Rotationsinstabilitätstest). Der Patient liegt bei Untersuchung des rechten Kniegelenkes auf der linken Körperseite. Hüft- und Kniegelenk sind gebeugt; die Außenseite des linken Fußes ruht auf der Untersuchungsliege. Das rechte Bein wird ausgestreckt und berührt nur mit der Innenseite der Ferse die Untersuchungsliege (die rechte Hüfte soll nicht innengedreht sein). Auf das Kniegelenk wirken in dieser Lage valgisierende Kräfte. Der Untersucher legt die rechte Hand auf die Außenseite des Kniegelenkes: Er umfaßt mit dem Daumen den hinteren Umfang des Fibulaköpfchens und palpiert mit dem Zeigefinger den anterolateralen Gelenkspalt. Die linke Hand umfaßt die Lateralseite des distalen Femurendes, wobei der Daumen über dem hinteren Umfang des lateralen Femurkondylus liegt. Unter geringem Druck beider Hände wird das Kniegelenk etwas nach vorwärts in Beugung gedrückt. Besteht eine anterolaterale Rotationsinstabilität, so fühlt man bei einem Beugewinkel von ca. 30 Grad ein plötzliches, gelegentlich auch hörbares Zurückspringen des Tibiakopfes.

Losee-Test. Der Untersucher faßt mit der rechten Hand locker Ferse und Sprunggelenk; das Kniegelenk wird ca. 30–40 Grad gebeugt. Die Finger der linken Hand liegen auf der Patella, der Daumen hinter dem Fibulaköpfchen. Mit dem Rumpf und der linken Hand wird unter langsamer Streckung ein leichter Valgusdruck auf das Kniegelenk ausgeübt. Man fühlt, wie der laterale Schienbeinkopf kurz vor der vollen Streckung nach vorn subluxiert.

Noyes-Test (»Flexion-Rotation drawer-test«). Rükkenlage des Patienten. Der Untersucher steht an der Außenseite des verletzten Beines, umfaßt mit beiden Händen den proximalen Unterschenkel und drückt mit dem Unterarm den Fuß in neutrale Rotationsstellung gegen seine Lende. In einer Beugestellung von ca. 20 Grad wird eine leichte Schubladenbewegung nach vorn ausgeführt. Die gestreckten Zeigefinger prüfen dabei die Entspannung der Beugesehnen. Der distale Oberschenkel befindet sich in Außenrotation und ist nach hinten durchgesunken.

Das Knie wird weiter gebeugt und gegen den Tibiakopf nach Art einer hinteren Schublade gedrückt. Fühl- und sichtbar dreht das distale Femur nach innen und kommt so in seine Normalposition.

Cross-over-Test (Arnold). Der Überkreuzungstest wird am *stehenden Patienten* geprüft: Das verletzte Bein wird fixiert, indem der Untersucher mit seinem Fuß den Vorfuß des Patienten fixiert. Der Patient kreuzt nun das gesunde Bein über das erkrankte und rotiert Becken und Oberkörper soweit wie möglich zur verletzten Seite. Bei gleichzeitiger Kontraktion des Quadrizeps soll das Pivot-shift-Phänomen ausgelöst werden. Der Test soll bei muskelstarken Patienten besonders aussagekräftig sein; er hat sich uns als *inkonstant* erwiesen.

Posterolaterale Rotationsinstabilität

Bei der Anamnese geben die Patienten häufig bei Kniestreckung ein »Durchschlagen« des Gelenkes nach hinten an.

Die *Rotationsachse* verläuft durch den *anteromedialen Tibiakopf*. Das laterale Tibiaplateau läßt sich nach hinten innen rotieren. Bei deutlich positivem Ausfall kann auch eine laterale Aufklappbarkeit des Gelenkspaltes nachgewiesen werden. Verletzt sind die hintere laterale Kapselecke, das Lig. collaterale laterale und das hintere Kreuzband. Nach W. Müller (1982) bestehen 4 Schweregrade dieser Komplexinstabilität. Zum Nachweis der Instabilität sind *3 Techniken* angegeben worden:

Außenrotations-Überstreckungstest (Hughston). Dieser Test ist auf zweierlei Art durchführbar:

- Der Patient liegt auf dem Rücken. Die Beine werden an beiden Großzehen angehoben. Dabei kommt es am verletzten Bein zu einer vermehrten Überstreckbarkeit, einer geringen Varusstellung des Kniegelenkes und einer vermehrten Außenrotation des Unterschenkels (durch die Subluxation der lateralen Schienbeinkopfhälfte nach hinten).
- Bei 30 Grad flektiertem Kniegelenk greift die eine Hand die Ferse, während der posterolaterale Umfang des Kniegelenkes auf der anderen ruht. Mit ihr fühlt man bei weiterer Streckung die Überstreckung und Außenrotation des Tibiakopfes.

Posterolateraler Schubladentest (Hughston). Patient liegt in Rückenlage, Hüfte ca. 45 Grad, Knie ca. 80 Grad gebeugt. Der Test wird in Innenrotation, Neutralstellung und Außendrehung des Unterschenkels vorgenommen. Die Daumen des Untersuchers liegen neben der Tuberositas tibiae, die Hände umgreifen den Schienbeinkopf, wobei die ausgestreckten Zeigefinger die Entspannung der Beugesehnen kontrollieren. Jetzt werden mehrfach ziehende und drückende Bewegungen in der Sagittalebene ausgeführt. Der Test ist positiv, wenn sich bei leichter Außenrotation der laterale Tibiakondylus nach hinten bewegt.

Hinteres Subluxationsschnappen (umgekehrter Pivot-Shift nach Jacob). Das Kniegelenk wird rechtwinklig gebeugt. Die rechte Hand des Untersuchers umfaßt Fuß und Unterschenkel an der Außenseite. Während mit der linken Hand ein Valgusdruck auf die Knieaußenseite ausgeübt wird, strecken wir das Knie. Aus der anfänglichen hinteren Subluxationsstellung schnappt der Tibiakopf bei einer Beugung von ca. 30 Grad wieder in die Normalstellung.

Posteromediale Rotationsinstabilität

Diese Form der komplexen Instabilität ist unter den beschriebenen sicher als *Sonderform* aufzufassen: Hughston lehnt das Vorkommen einer posteromedialen Rotationsinstabilität als klassische Instabilitätsform deswegen ab, weil sich durch die Ruptur des hinteren Kreuzbandes die Rotationsachse des Kniegelenkes nicht mehr im Zentrum befindet und dadurch lediglich eine gerade Instabilität zustande kommt. Im allgemeinen wird das Vorkommen dieser Instabilitätsform jedoch befürwortet: Es besteht eine hintere Schublade mit vermehrter Außenrotation und gleichzeitiger Valgusinstabilität. Die posteromediale Kapselschale und das Lig. collaterale mediale sind verletzt, das hintere Kreuzband allenfalls überdehnt. Die Rotationsachse verläuft durch den lateralen Tibiakondylus.

Die genannten *Rotationsinstabilitäten* können oft *gleichzeitig miteinander* gefunden werden:

Am *häufigsten* tritt eine *anteromediale mit einer anterolateralen* Rotationsinstabilität auf. Auch die Kombination der anteromedialen und der posteromedialen oder der anterolateralen mit der posterolateralen Rotationsinstabilität ist bekannt.

Röntgenuntersuchung

Bei jeder Kapsel-Band-Verletzung sind zunächst *mindestens* 2 Standardaufnahmen im a.-p. und seitlichen Strahlengang notwendig. Zusätzlich können Spezialaufnahmen zur Beurteilung des Femoropatellargelenkes und sog. Tunnelaufnahmen angefertigt werden. Außerdem werden »gehaltene« Aufnahmen empfohlen, um Art und Ausmaß der Verletzungen festzulegen (z. B. bei kombinierten Rotationsinstabilitäten) oder Behandlungsergebnisse zu dokumentieren. Diese Aufnahmen werden in 20–30 Grad Beugestellung bei seitengleicher Ab- und Adduktionsbelastung des Kniegelenkes vorgenommen. In rechtwinkliger Position kann das Gelenk seitlich in »gehaltener Schublade« und verschiedenen Rotationsstellungen röntgenologisch überprüft werden.

Der Aufwand dieser Aufnahmen ist relativ groß, der Nutzen noch nicht erwiesen. Bei Auswertung gehaltener Aufnahmen müßten ebenso wie bei der klinischen Stabilitätsprüfung die relativ großen individuellen und geschlechtsspezifischen Unterschiede in den normalen Stabilitätsverhältnissen der Kniegelenke berücksichtigt werden.

Auf den Röntgenaufnahmen achten wir auch auf:

- *Ossäre Begleitverletzungen* (Eminentiaausrisse, Segond-Fragment, Frakturen des Caput fibulae, Flake fractures, Epiphysenfugenverletzungen).
- *Weichteilossifikationen* (z. B. Stieda-Schatten):
- Skelettentkalkungen, arthrotische Veränderungen, Dystrophiezeichen.
- Freie Gelenkkörper.

Allgemeine Vorbemerkungen zur Operation

Bei der Entscheidung, ob ein frischer oder veralteter Schaden der Kapsel-Band-Strukturen des Kniegelenkes operativ oder konservativ behandelt werden soll, sollten zunächst folgende Gesichtspunkte berücksichtigt werden:

Alter und Allgemeinzustand des Patienten

Die meisten Eingriffe bedingen neben einem erheblichen zeitlichen und technischen Aufwand eine längere Ruhigstellung der Gliedmaße und eine mehrmonatige Rehabilitationsphase. Der Patient sollte daher kooperativ sein. Wir operieren im allgemeinen Kranke etwa nach dem 60. Lebensjahr nur noch dann, wenn sie die nötige Einsicht und Aktivität aufweisen. Ausnahmen jenseits dieser Altersgrenze sehen wir bei frischen Verletzungen sowie weniger aufwendigen Rekonstruktionen veralteter Instabilitäten.

Bei schlechtem Allgemeinzustand, fortgeschrittener Gonarthrose oder venösen Zirkulationsstörungen ist von umfangreichen Maßnahmen zur Wiederherstellung der Kniegelenkstabilität abzuraten (Risiken durch die Operationsdauer und die Belastungen einer langwierigen Nachbehandlung, Gefahr der Gelenkversteifung).

Muskelstatus

Eine Rekonstruktion *veralteter* Kapsel-Band-Verletzungen sollte nicht ohne ausgiebige präoperative Kräftigung der Beinmuskulatur vorgenommen werden. Manche nicht so ausgeprägten Gelenkinstabilitäten können durch ein entsprechendes Trainingsprogramm sogar so weit stabilisiert werden, daß sich ein Eingriff erübrigt. Der Patient sollte wissen, daß eine *langfristige postoperative Übungsbehandlung* für den Operationserfolg *entscheidend* ist.

Begleitverletzungen

Gelegentlich treten Bandverletzungen in Begleitung anderer Verletzungen am selben Kniegelenk oder an anderen Körperregionen auf (z. B. Luxationsfrakturen des Tibiakopfes, offene Kniegelenksverletzung, Nerven- und Gefäßzerreißungen, Hautdefekte, Polytrauma mit Schädel-, Hirn- oder Abdominalverletzungen, Schockzustand); die *Versorgung* dieser Begleitverletzungen ist *meistens vorrangig.* Im übrigen muß bei der Operation einer Bandläsion auch auf gleichzeitige intra-artikuläre Veränderungen, wie z. B. Meniskusabrisse, Osteochondralfrakturen oder Chondromalazien geachtet werden. Hughston (1973) und Hunter (1983) sahen bei den von ihnen operativ versorgten frischen Kapsel-Band-Verletzungen des medialen Kompartements bis zu 20% gleichzeitige Rupturen des M. vastus medialis.

Instrumentelle Voraussetzungen

Die Eingriffe werden durch einige *Spezialinstrumente* erleichtert, wie z. B. Bohrer verschiedener Stärken (2–10 mm Durchmesser), Bohrer mit perforierter Spitze, Knochenfräsen, Sehnendurchziehzangen, sog. Drahtfinger, schmale Knochenmeißel, Meniskusbesteck, kleine Knochenhäkchen, Stahldraht, Spongiosa-Schrauben-Set mit Zackenkranzunterlegscheibe, Einlochplatte nach Burri, kleine Nadeln verschiedener Stärke mit sehr engem Radius, lange gerade Nadeln, schlanker handchirurgischer Nadelhalter, mikrochirurgischer Nadelhalter, sog. Fadengabel, Kirschner-Drähte, »Kugelspitz«-Instrument, Zielgerät für transkondyläre Bohrungen, Doppelskalpelle zur Entnahme eines Transplantates aus der Quadrizepssehne, Ahlen und gebogene Klemmen mit verschiedenen Krümmungsradien.

Auswahl der Operationsverfahren

Bei den Ersatzoperationen veralteter Kapsel-Band-Verletzungen haben wir neben der Darstellung eigenen Vorgehens auch eine begrenzte Auswahl von Operationsverfahren widergegeben, die uns – auch ohne mit ihnen eigene Erfahrungen gemacht zu haben – nach Literaturangaben als alternative Techniken empfehlenswert schienen. Wir verweisen auf die »speziellen Vorbemerkungen«, S. 18.50 f.

Alloplastischer Bandersatz

Nach tierexperimentellen Untersuchungen und mechanischen Materialprüfungen erwiesen sich verschiedene Kunststoffe als biokompatible Materialien mit ausreichender Festigkeit zum alloplastischen Bandersatz. Bei einigen künstlichen Bändern konnte nachgewiesen werden, daß sie von Bindegewebe um- und durchwachsen werden und fest im Knochen haften. Außerdem ließ sich eine Vaskularisation des umscheidenden Bindegewebes beobachten. – Im praktischen Gebrauch werden die Transplantate von einigen Operateuren mit autologem Gewebe (z. B. Fascia lata, gestielte Membrana synovialis) umscheidet und im Knochen verankert, andere lassen sie frei durch das Gelenk laufen.

Im Gegensatz dazu verwendet Wirth in Einzelfällen ein Kunststoffband, dessen Silikonbeschichtung eine dauerhafte Verbindung mit dem um- und angrenzenden Gewebe gerade verhindern soll. Es wird nach 6 Monaten mit Stichinzisionen zu einem Zeitpunkt entfernt, an welchem das autologe Kreuzbandtransplantat bereits über eine genügende Festigkeit verfügt.

Vorteile

- Es ist eine sehr frühzeitige, gefahrlosere und umfangreichere Bewegungstherapie möglich, als dies bisher der Fall war. Die Nachteile einer mehrwöchigen Ruhigstellung des Gelenkes entfallen.
- Das autologe Transplantat wird vor ungünstigen mechanischen Einwirkungen während der Ein- und Umbauphase geschützt und kann unter funktionellen Bedingungen einheilen.

Nachteile

- Es liegen noch keine genügend langfristigen Ergebnisse vor (Materialermüdung durch Biege-Wechsel-Beanspruchung!).
- Die meisten Kunstbänder sind nicht resorbierbar.

Wir verwenden zur Zeit *resorbierbare* und *nichtresorbierbare* Kunstbänder in ausgesuchten Fällen bei folgenden *Indikationen:*

- Zur Verstärkung eines primär genähten Bandes bei frischen Rupturen (resorbierbares Kunstband).
- Zur Verstärkung eines autologen Transplantates (resorbierbares Kunstband).
- Zum Ersatz von Bändern, bei denen wegen umfangreicher Vorschäden, bereits fehlgeschlagener Rekonstruktionsversuche autologes Material nicht ausreichend zur Verfügung steht (nichtresorbierbares Kunstband).
- In sehr ausgeprägten Fällen hinterer Knieinstabilität als Ersatz des Lig. cruciatum posterius.

Eingriffe bei frischen Kapsel-Band-Verletzungen

Es können *Überdehnungen* und *Zerrungen* (Grad I), Teilrupturen (Grad II) und vollständige *Rupturen* (Grad III) eines Bandes unterschieden werden.

Dehnungen und *Zerrungen* machen einen hohen Anteil aller Verletzungen aus; sie werden grundsätzlich konservativ mit fixierenden Verbänden in 20–30 Grad Kniebeugung behandelt. Eine konservative Behandlung ist meistens auch bei den inkompletten Bandeinrissen angezeigt. Bei diesen Verletzungen läßt sich keine oder eine nur angedeutete (+) Bandlockerung nachweisen. Die Prüfung der Aufklappbarkeit ergibt einen relativ harten »Anschlag«. Es fehlen außerdem eine Instabilität in Streckstellung sowie eine wesentliche rotatorische Komponente der Laxität. Arthrographisch findet man gelegentlich Austritte von Kontrastmittel in die umgebenden Weichteile.

Bestehen Zweifel über das Ausmaß einer Läsion, sollte das Gelenk vorsichtig (!) *in Narkose untersucht* werden! Eine *Arthroskopie* kann weiteren Aufschluß geben, besonders beim Hämarthros nach einer frischen »Distorsion« mit fraglich positivem Lachmann-Test (in ca. 70% der Fälle Durchriß des vorderen Kreuzbandes!). Manchmal läßt erst diese gezielte Inspektion das wahre Ausmaß eines Bandschadens sowie intraartikuläre Verletzungen erkennen (z. B. Meniskusrisse oder Osteochondralfrakturen).

Bei *Teilrupturen* kann *konservativ oder operativ* vorgegangen werden; eine operative Behandlung bietet sich z. B. im Zusammenhang mit zusätzlichen Verletzungen an, bei denen ein chirurgischer Eingriff zwingend ist.

Vollständige Zerreißungen des Kapsel-Band-Apparates sollten sobald wie möglich *operiert* werden. Die anatomische Rekonstruktion zerrissener Strukturen zeigt wohl die besten Behandlungsresultate. Die Operation sollte möglichst innerhalb der ersten 12–24 Stunden nach der Verletzung stattfinden, weil die Weichteile im Verletzungsgebiet später meist stärker geschwollen und die verletzten Bandstrukturen verquollen sind. Außerdem erschweren Hämatome die Orientierung.

Indelicato (1983) konnte allerdings bei *kompletter isolierter* Ruptur des *Lig. collaterale mediale* keinen signifikanten Unterschied zwischen den Ergebnissen nach operativer oder konservativer Therapie feststellen (die konservative Behandlung bestand in zweiwöchiger Ruhigstellung im Gipsverband und anschließender Versorgung mit einer stabilisierenden Schiene für weitere 4 Wochen).

Genaue Analysen von Zerreißungen am Kapsel-Band-Apparat haben jedoch ergeben, daß der *Schaden einer Bandstruktur allein* eher zu den *Ausnahmen* zählt! *Meistens sind mehrere Bänder betroffen* (sog. komplexe Instabilität). – Bei der Präparation muß also nicht nur auf die im Vordergrund stehende Verletzung geachtet werden, auch der restliche Bandapparat ist sorgfältig zu überprüfen. W. Müller hat betont, daß bei der klassischen frischen, medialen »unhappy triad« die Ruptur der tiefen Fasern des Tractus iliotibialis (»Lig. femorotibiale laterale anterius«) eine typische Begleitverletzung darstellt (»anteromediale Verletzungstetrade«). Bei einer Aufklappbarkeit in Streckstellung müssen die jeweilige hintere Kapselschale und das hintere Kreuzband wiederhergestellt werden. – Man ist oft über die Ausdehnung von Zerreißungen überrascht. Kapsel und Seitenbänder können auch an unterschiedlichen Stellen zerrissen sein (sog. »Mehretagenrisse«).

Finden sich ausgedehnte zerfetzte Bandstrukturen, sollte man eine primäre plastische Verstärkung erwägen, wenn die Naht allein nicht ausreichend erscheint.

Nicht selten finden sich individuelle Unterschiede in der Länge, Beschaffenheit und Topographie von Bändern.

Häufig kommen Patienten mit Kreuzbandrupturen *verspätet* zur operativen Behandlung: Bei der Arthrotomie finden wir dann bereits retrahierte, verquollene und stärker aufgefaserte Bandstümpfe, die sich nicht mehr zuverlässig adaptieren und nähen lassen. Ein autologer Bandersatz ist erforderlich. Vor ähnlichen Schwierigkeiten stehen wir, wenn frische, interligamentäre Zerfetzungen oder Abrisse unmittelbar am femoralen Ursprung vorliegen. Unter diesen Umständen verwenden wir zur Zeit *zusätzlich zur Bandnaht* ein *resorbierbares künstliches Band* (Blauth u. Hassenpflug 1985). Es wird durch die Kreuzbandstümpfe gezogen und dient zugleich als »Kraftträger« und »Pfeiler«, an den die Bandstümpfe angenäht werden können.

Es ist aber auch hier ein autologes Transplantat z. B. in Form der distal gestielten Semitendinosus- oder Grazilissehne möglich.

Ligamentäre Strukturen müssen isometrisch rekonstruiert werden, wenn es zu keinen Störungen der Gelenkkinematik mit Auslockerung des Bandapparates kommen soll! *Bandnähte* dürfen *nicht zu straff* gelegt werden und den anatomischen Bandverlauf nicht wesentlich verändern. Vor der Verknotung sollte die Spannung einer Naht bei gebeugtem und gestrecktem Kniegelenk überprüft werden. Sind die Nähte korrekt gelegt, werden zuerst die zentral liegenden Strukturen (Kreuzbänder), dann die Kapsel- und schließlich die Seitenbandnähte geknotet.

Für die Adaptationsnähte verwenden wir feines, *atraumatisches Nahtmaterial.* Außer den Adaptationsnähten legen wir sog. Rahmennähte, die dem Faserverlauf des Bandes entsprechen und das Band auf seine ursprüngliche Länge bringen.

Gleichzeitige Meniskusrupturen müssen mit versorgt werden: *Entwurzelungen* oder *basisnahe Längsrisse sollten unbedingt reinseriert werden!* Der Verbleib eines Meniskushinterhornes ist von großer Bedeutung für ein gutes Ergebnis!

Lappenförmige Meniskusrisse sollten so *sparsam* reseziert werden, daß eine möglichst breite, glattrandige Restbasis erhalten bleibt.

Trotz der Komplexität vieler Verletzungen werden wir aus didaktischen Gründen die operativen Maßnahmen am Beispiel der einzelnen Bandstrukturen darstellen.

Frische Kapsel-Band-Verletzungen

Zugang zum medialen Bandapparat und zur posteromedialen Kapselecke

Vorbereitung und Lagerung

Pneumatische Blutsperre möglichst hoch am proximalen Femurdrittel anlegen (Entnahme eines Fascia-lata-Streifens oder eines Sehnentransplantates aus der Quadrizepssehne einplanen!). Rückenlage. Das Hüftgelenk der verletzten Seite wird leicht gebeugt und außenrotiert. Das betroffene Kniegelenk wird ca. 60 Grad gebeugt. Tuchrolle unter den distalen Oberschenkel.

Technik (Abb. **16–25**)

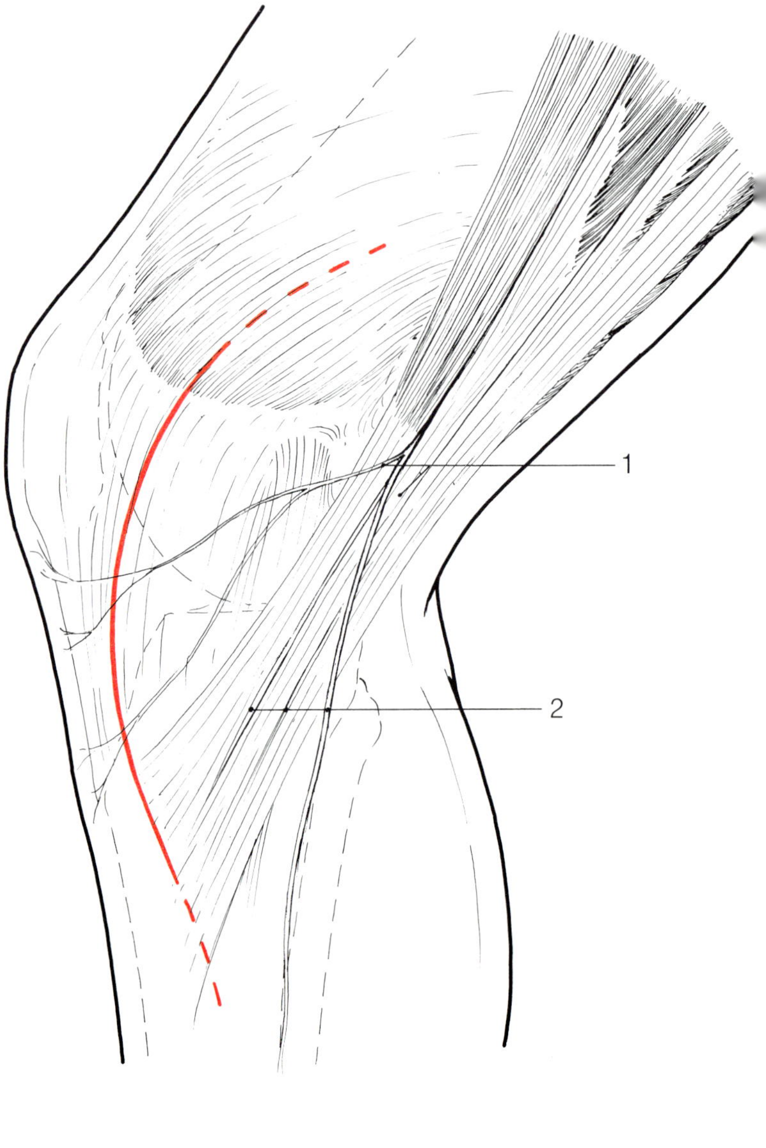

16 Die Inzision beginnt oberhalb und hinter dem Epicondylus medialis, zieht ca. 1,5 cm neben dem medialen Patellarand parapatellar abwärts und endet zunächst ca. 3 cm unterhalb und medial der Tuberositas tibiae. Bei distalen Seitenbandausrissen oder schweren Zerreißungen der posteromedialen Kapsel wird der Hautschnitt nach hinten unten und/oder hinten oben erweitert. Die Weichteile werden teils scharf, teils stumpf nach hinten präpariert (Vorsicht: N. saphenus und sein R. infrapatellaris sowie V. saphena magna).

1 R. infrapatellaris n. sapheni
2 Pes anserinus

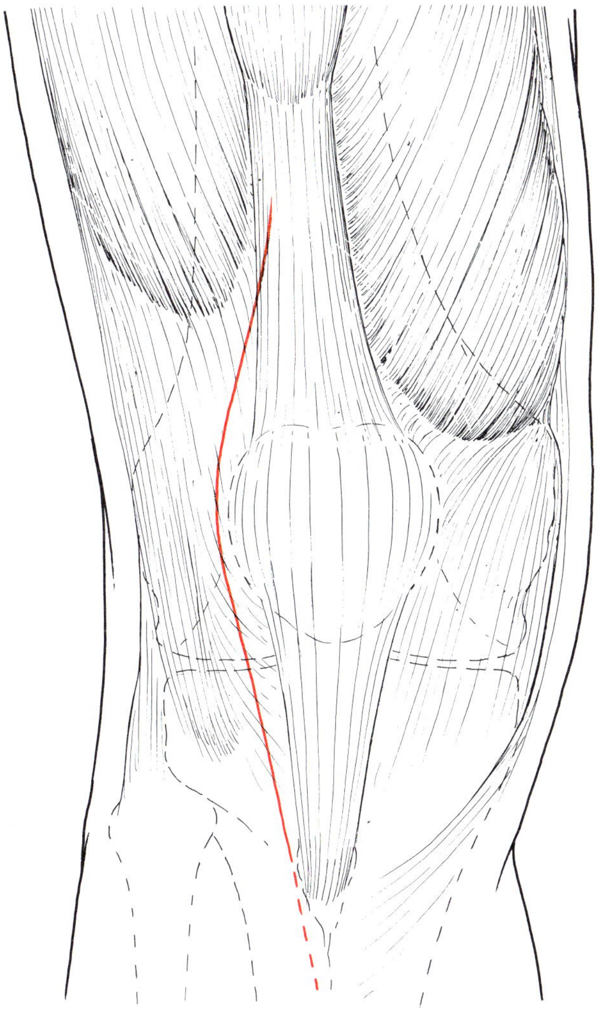

17 W. Müller (1982) verwendet einen langen lateralen parapatellaren Hautschnitt zur Versorgung von Bandläsionen des medialen und/oder lateralen Kompartements. Der Vorteil liegt in der Vermeidung von Verletzungen der Hautnerven der vorderen Knieregion. Der Zugang macht eine besonders subtile Blutstillung und eine Drainage vor dem Wundverschluß erforderlich.

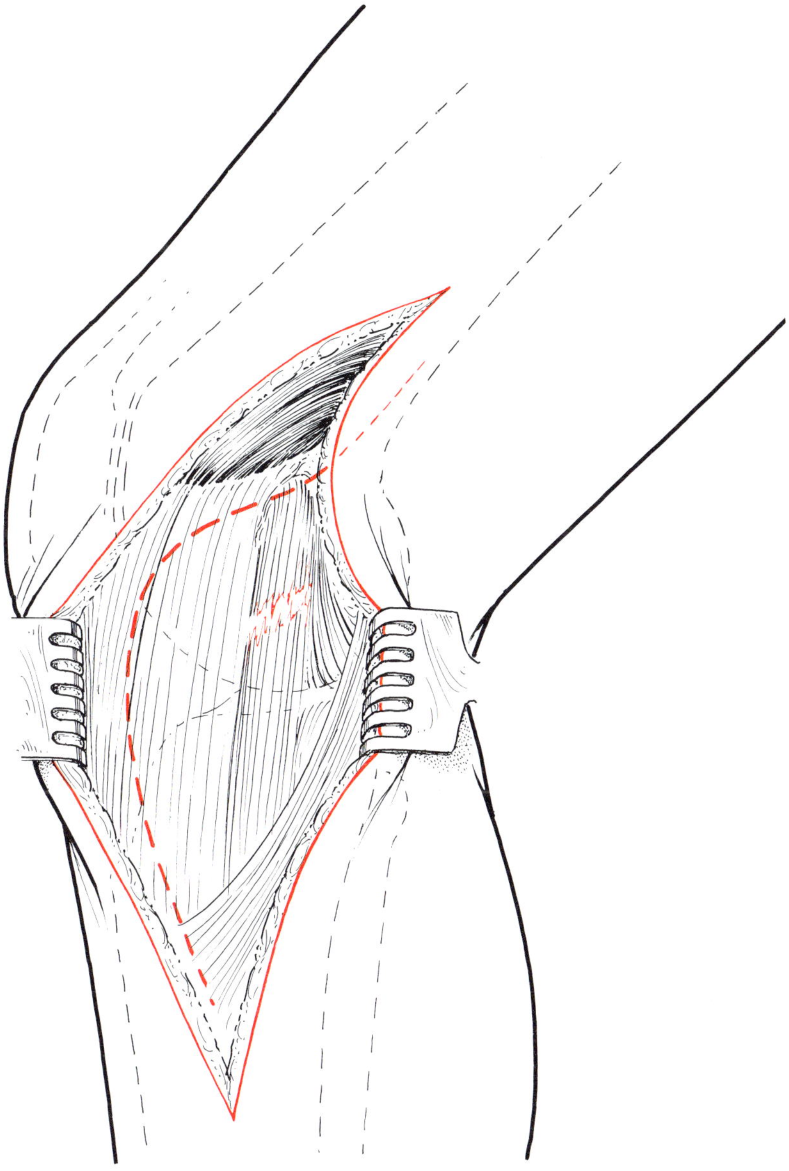

18 Die Gelenkkapsel ist dargestellt. Blutungsreste werden vorsichtig mit einem Stieltupfer entfernt. Das Hämatom leitet uns zur Verletzungsstelle!

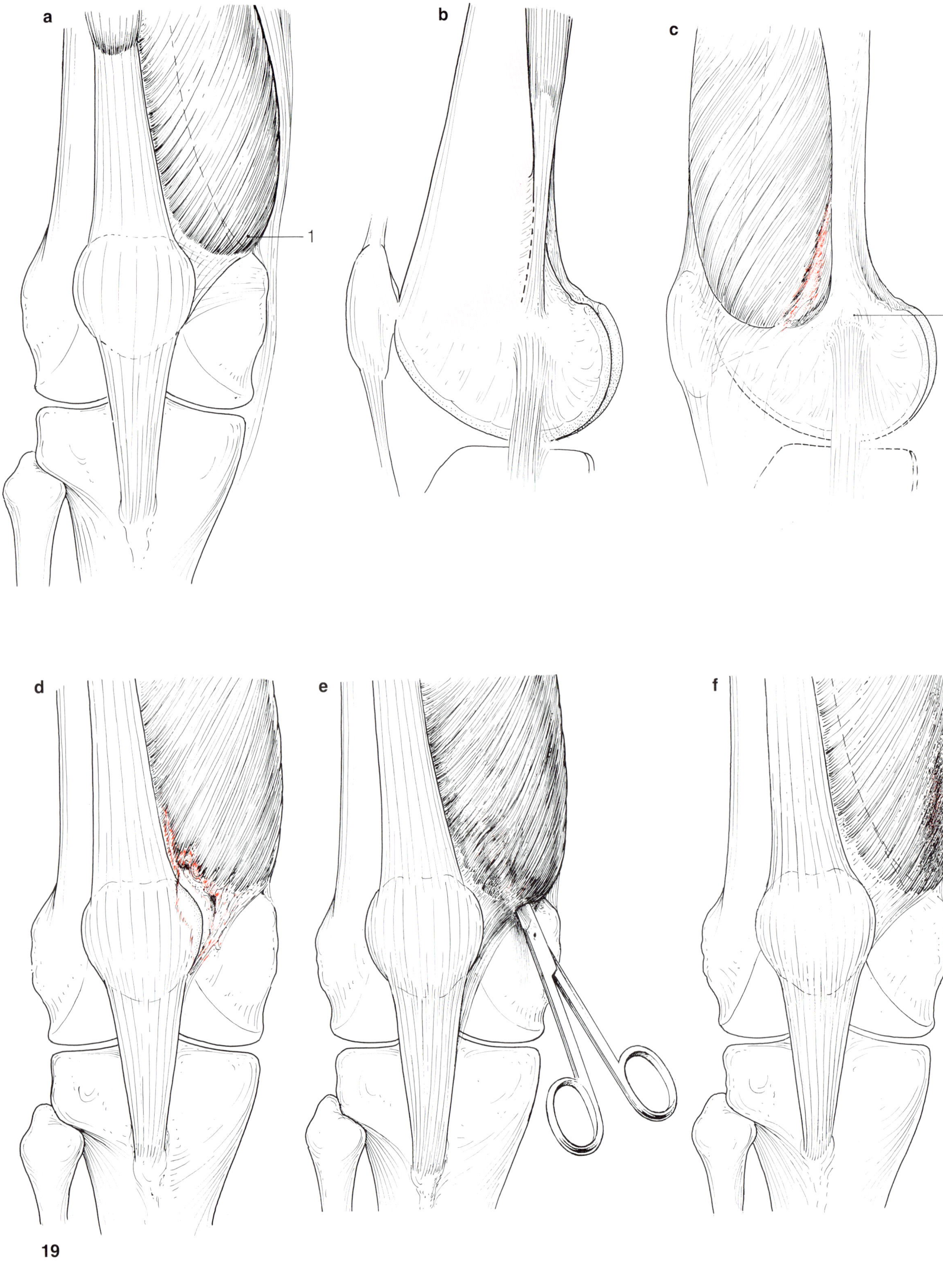

19

◊ **19 a–f** Hughston wies bei frischen Verletzungen der Ligamente des medialen Kompartements häufig auch Läsionen des M. vastus medialis nach, die besonders die unteren, mehr horizontal verlaufenden Muskelfasern betrafen (»M. vastus medialis obliquus«).

a und **b** In der Frontal- und Seitenansicht sind der Ansatz des M. vastus medialis obliquus teilweise schematisch dargestellt. Dieser untere Muskelbauch kann:

c im Bereich des Tuberculum adductorium abgerissen sein,

d eine Ruptur des Retinakulums vom medialen Rand der Patella zeigen,

e flächig vom Retinaculum extensorum mediale abgetrennt sein und

f disseminierte Risse des Muskelbauches selber aufweisen.

Auffallende Rupturen sollten anläßlich der Versorgung der ligamentären Verletzungen gleichfalls genäht werden.

1 M. vastus medialis obliquus
2 Tuberculum adductorium

20

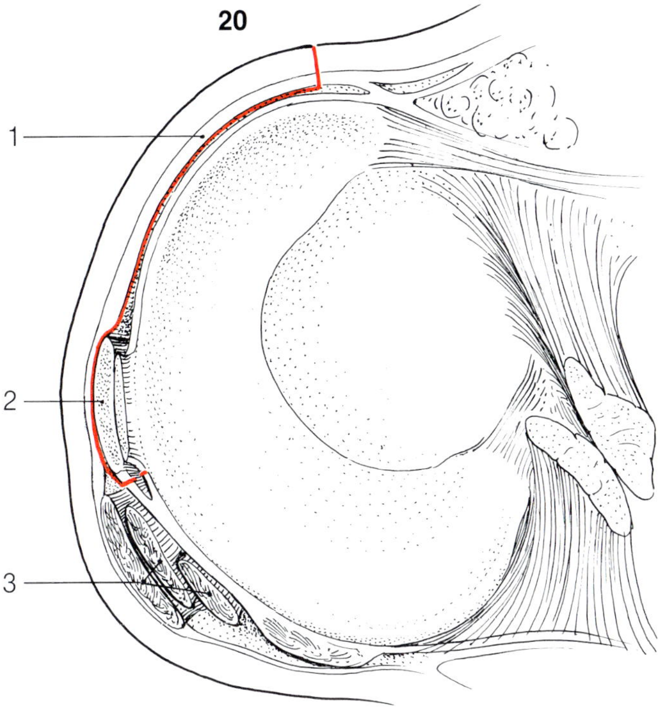

20 Das Retinaculum extensorum trennen wir scharf 2–3 mm vom distalen Rand des M. vastus medialis und vom Vorderrand der proximalen Hälfte des Lig. collaterale mediale ab. Dabei sollte eine Verletzung des N. articularis genus superior mediale und seiner Begleitgefäße vermieden werden. Im distalen Bereich durchschneiden wir das Retinaculum im Verlaufe des Hautschnittes.
Das Aufsuchen der Rupturstellen kann man sich durch Abduktion des Unterschenkels erleichtern. Das Schema zeigt die Verhältnisse in Höhe des Meniskus beim Blick von oben.

1 Retinaculum extensorum
2 Lig. collaterale mediale
3 Pes anserinus

21

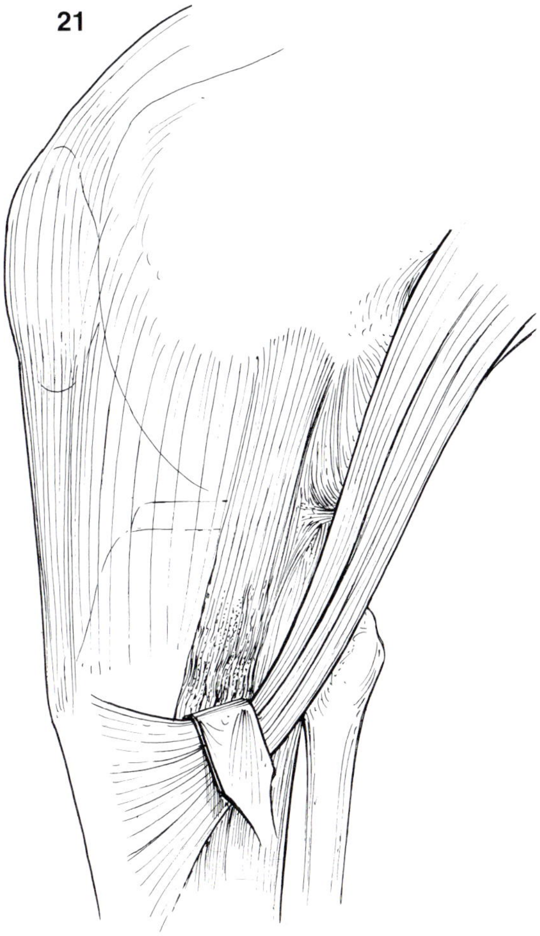

21 Ist keine Ruptur der proximalen Anteile des Lig. collaterale mediale sichtbar, beugen wir das Kniegelenk rechtwinklig, halten den Pes anserinus mit einem Langenbeck-Haken nach hinten und überprüfen den tibialen Ansatz des Seitenbandes.

22

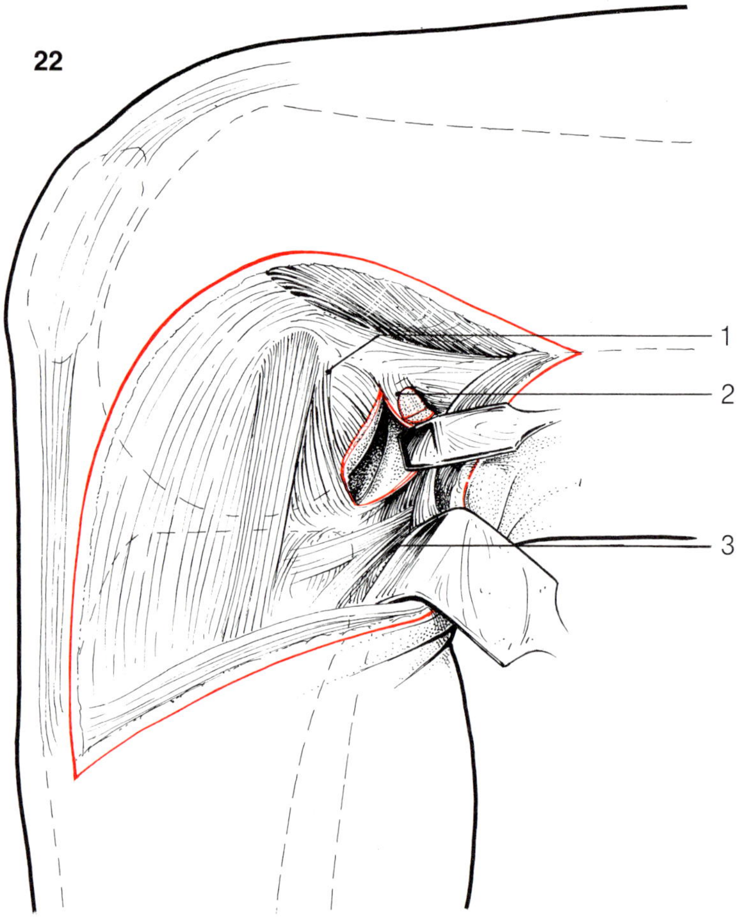

23 a **23 b**

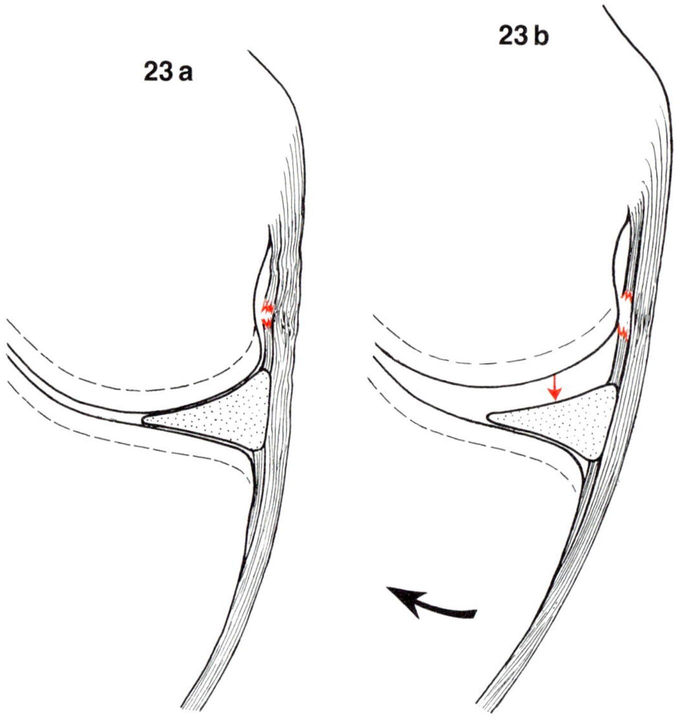

22 In gleicher Beugestellung werden auch die posteromediale Kapselecke und die angrenzende mediale Hälfte der Kniekehle inspiziert: Der mediale Kopf des M. gastrocnemius wird von der medialen Kapselschale abpräpariert und mit einem Langenbeck-Haken weggehalten. Am posteromedialen Schienbeinkopf inspizieren wir den Sehnenansatz des M. semimembranosus, insbesondere seine Ausstrahlungen zur posteromedialen Kapsel, aber auch seinen direkten Ansatz am Schienbeinkopf sowie seinen vorderen tibialen Arm, der unter dem Lig. collaterale mediale am Schienbeinkopf ansetzt. Zur besseren Übersicht kann der Ansatz des medialen Gastrocnemius eingekerbt oder temporär von seinem femoralen Ansatz abgelöst werden. Am Femur lassen wir dabei wenige Millimeter des Sehnengewebes stehen, um den Muskel sicher reinserieren zu können. Wenn die hinteren Weichteile mit einem großen Langenbeck-Haken fortgehalten werden, kann nun die hintere Kapsel bis zum tibialen Ansatz des hinteren Kreuzbandes und hinüber zur Lateralseite beurteilt werden. Durch eine mediale parapatellare Inzision eröffnen und inspizieren wir das Gelenk. Die Inzision reicht distal bis an den Hoffaschen Fettkörper, den man vom Meniskusvorderhorn abpräparieren kann, um die Übersicht zu verbessern. Durchtrennte Gefäße des Hoffaschen Fettkörpers müssen koaguliert werden!

1 Tuberculum adductorium
2 medialer Gastroknemiuskopf
3 Tendo m. semimembranosi

23 a u. **b** Bei der Gelenkinspektion achten wir besonders auf Rupturen des Lig. meniscofemorale: Der Unterschenkel wird bei ca. 30 Grad gebeugtem Kniegelenk abduziert. Bei Ruptur des Ligamentes besteht eine auffallende Distanz zwischen Innenmeniskus und medialem Femurkondylus. (Die Rupturstelle wird oft erst durch diese Prüfung sichtbar, da die bedeckende Schleimhaut intakt bleibt oder mit zarter Narbe ausgeheilt ist.) Auch die Inspektion der Meniskusbasis ist sehr wichtig. Marginale Längsrisse werden reinseriert; bei Rupturen in der gefäßlosen Zone resezieren wir den Meniskus möglichst nur partiell. (Bei Korbhenkelrissen kann in Ausnahmefällen der Innenmeniskus zum Kreuzbandersatz verwandt werden.)

Zum Nachweis des gerissenen Lig. meniscofemorale muß oft das Lig. collaterale mediale in Längsrichtung gespalten werden.

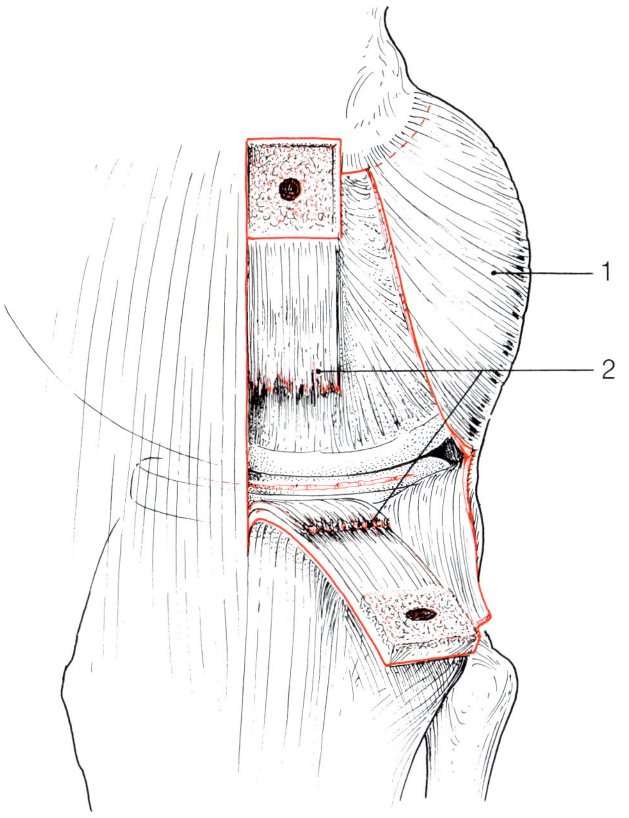

24 Beim Riß des Lig. meniscofemorale mit ausgedehntem Riß der Meniskusbasis aus dem Kapselansatz ist zur korrekten Naht oft eine weitere Freilegung erforderlich: Ein Knochenmedaillon mit dem Epicondylus medialis und dem Tuberculum adductorium wird mit einem 2-mm-Bohrer durchbohrt (Vorbereitung zur Reinsertion mit Kleinfragmentschraube) und ausgemeißelt. Die Knochenschuppe mit dem anhängenden Lig. collaterale mediale und der am femoralen Ansatz abgelösten posteromedialen Kapselschale halten wir nach unten. Nach Naht des Lig. meniscofemorale und der Meniskusbasis Refixation des Knochenmedaillons mit einer Schraube des Kleinfragmentinstrumentariums mit gezackter Unterlegscheibe.

1 posteromediale Kapselschale
2 Lig. meniscofemorale

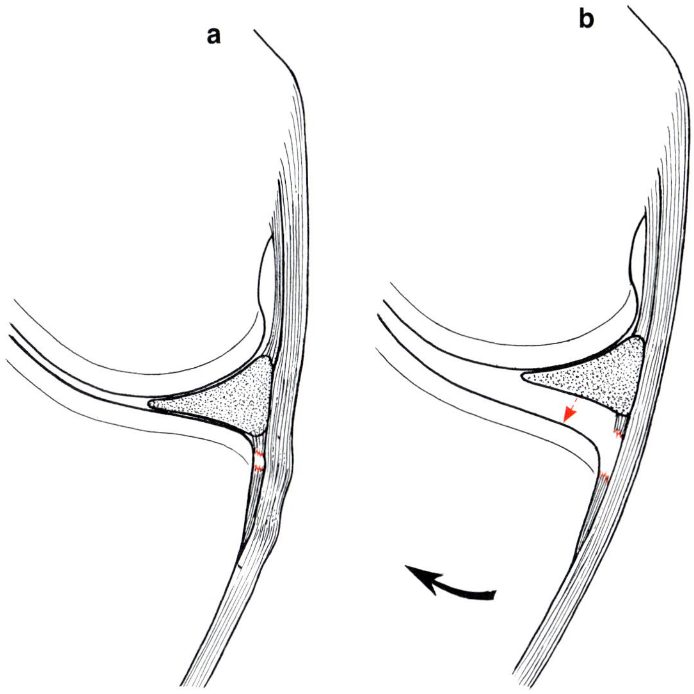

25 a u. **b** Eine Ruptur des Lig. meniscotibiale (Lig. coronarium) deutet sich bei Unterschenkelabduktion dadurch an, daß eine auffallende Distanz zwischen Tibiakopfplateau und Meniskus entsteht.

Bei einer Verletzung des vorderen Kreuzbandes kann ein intakter Schleimhautmantel ein unversehrtes Band vortäuschen! Eine Schubladenbewegung oder eine Festigkeitsprüfung mit einem Häkchen trägt zur Sicherung der Diagnose bei: Bei positiver »Schublade« und Lockerung des Bandes wird die umhüllende Schleimhaut längs inzidiert, um die Bandstrukturen genau überprüfen zu können. Alte Kreuzbandstümpfe werden nicht reseziert, sondern zur Einscheidung eines Bandersatzes verwendet.

Wir achten auf die Gelenkoberflächen der Femurrollen (osteochondrale Abscherfrakturen!) und auf Knorpel-Knochen-Impressionen an den Femurkondylen (Überstreckverletzung!).

Nach Rekonstruktion der Ligamente öffnen wir die Blutsperre. Blutstillung. Redon-Drainagen und schichtweiser Wundverschluß.

Zugang zum lateralen Bandapparat und zur posterolateralen Kapselecke

Vorbereitung und Lagerung

Die pneumatische Blutsperre liegt hoch im proximalen Femurdrittel. Das Hüftgelenk der verletzten Seite wird etwas höher gelagert, das Kniegelenk ca. 60 Grad gebeugt.

Technik (Abb. **26–28**)

26 Die Inzision durch Haut, Subkutis und Faszie beginnt an der Knieaußenseite, ca. 5 cm oberhalb des Epicondylus lateralis, zieht ca. 1,5 cm neben dem lateralen Patellarand nach distal, biegt etwas hinter der Tuberositas tracti iliotibialis (Gerdy) nach hinten ab und endet ca. 1 cm distal vor dem Wadenbeinköpfchen. Die Weichteile präparieren wir teils stumpf, teils scharf vom Tractus iliotibialis. Wir achten auf Hämatome und Verletzungen der oberflächlichen Schicht des Tractus iliotibialis (knöcherner Ausriß? Auf die a.-p. Röntgenaufnahme achten!).

1 Tendo m. biceps femoris
2 N. peroneus communis
3 Tractus iliotibialis
4 Lig. collaterale laterale
5 Tuberositas tracti iliotibialis (Gerdy)

26

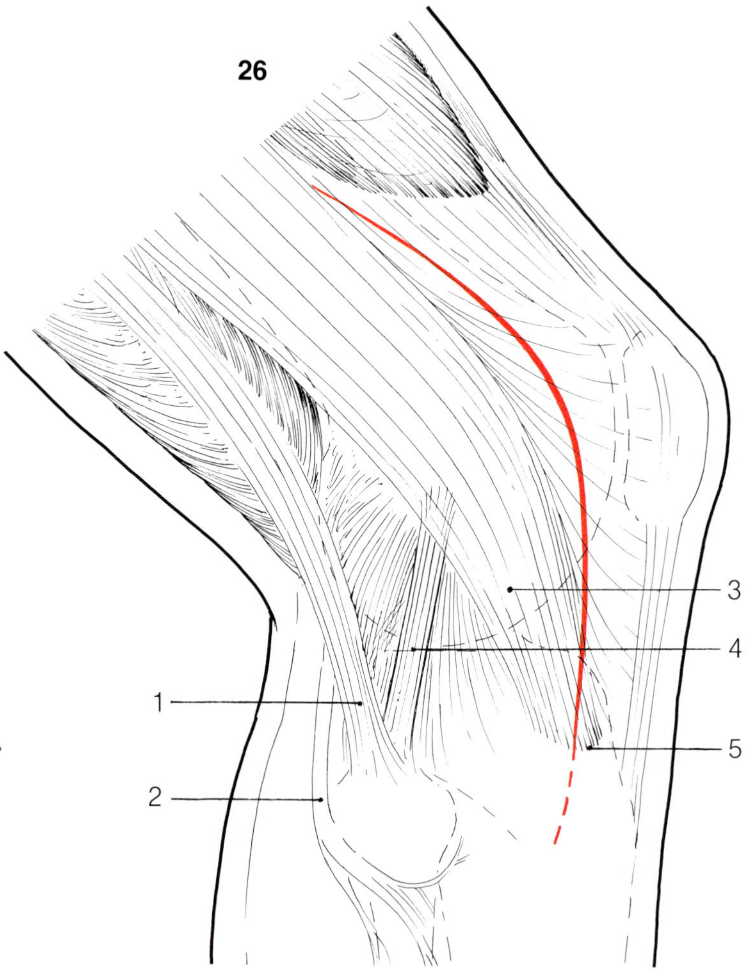

27

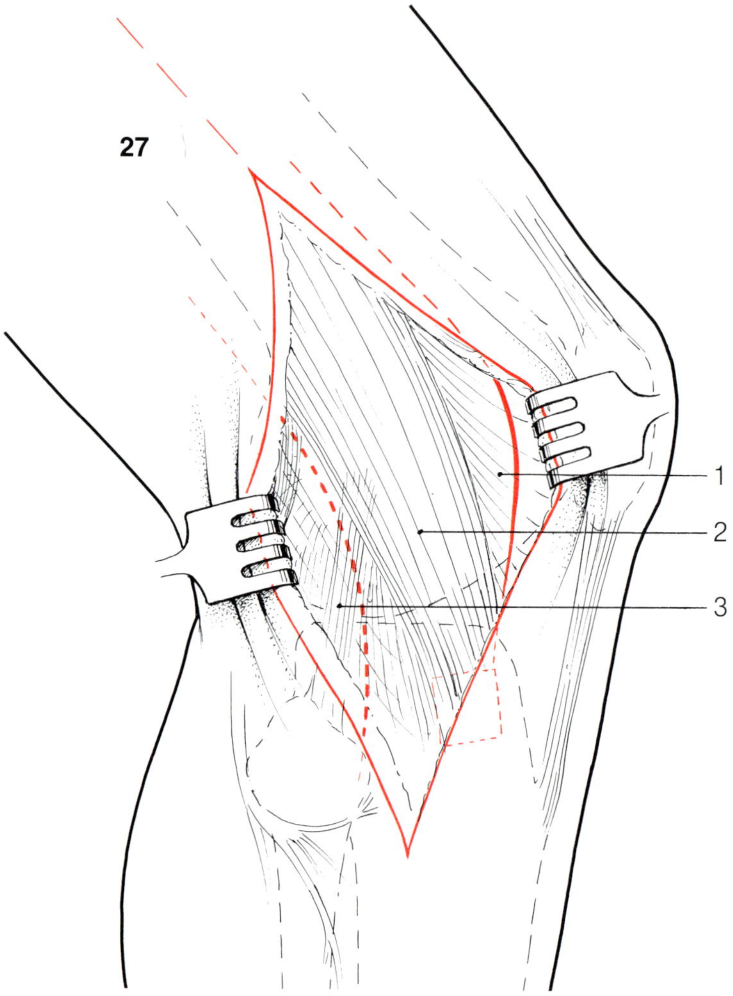

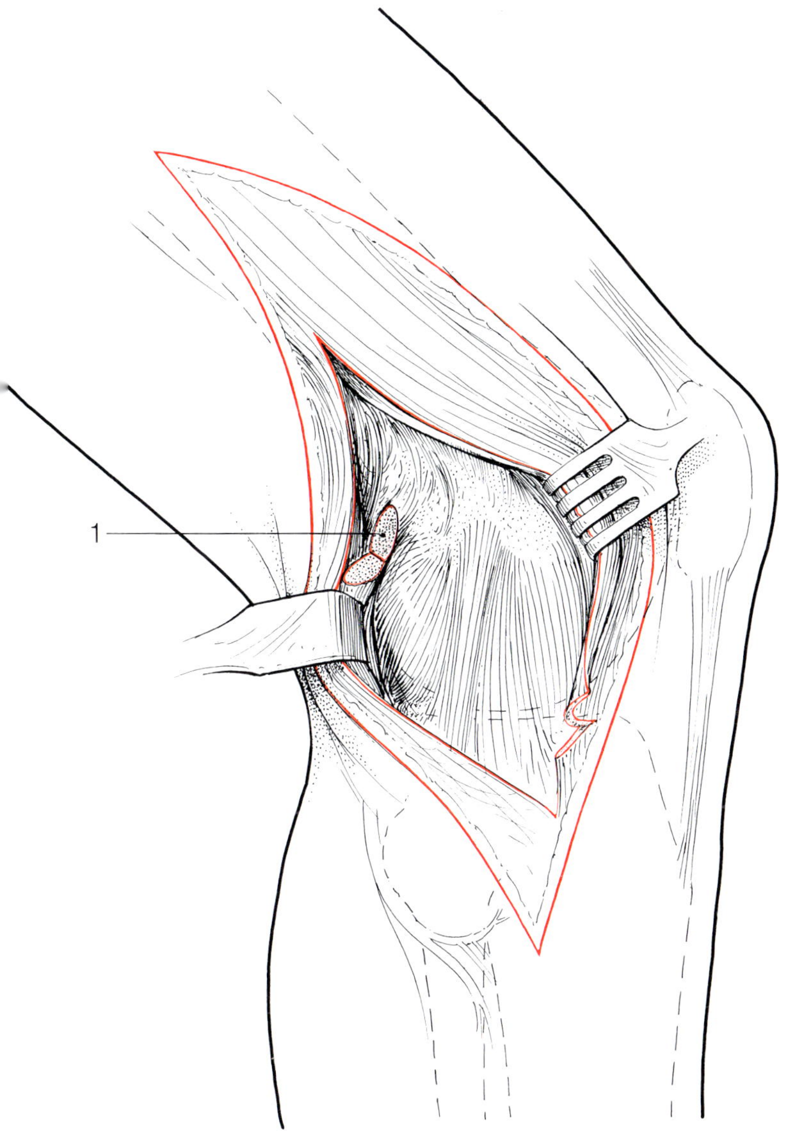

28 Das äußere Seitenband mit den angrenzenden Teilen der vorderen und hinteren Kapselbänder ist nun mühelos darzustellen. Die Membrana synovialis wird parapatellar auf eine Strecke von 5–7 cm inzidiert. Bei der Gelenkinspektion von lateral achten wir auf einen Ausriß der Popliteussehne. Ein weiter Popliteusschlitz darf nicht mit einem hinteren, basisnahen Längsriß im Außenmeniskus verwechselt werden! Oberflächlich im lockeren Bindegewebe hinter der Bizepssehne liegt der N. peronaeus.

Bei der Freilegung der posterolateralen Hälfte des Kniegelenkes wird das Caput laterale des M. gastrocnemius teils stumpf, teils scharf von der hinteren Kapsel und der angrenzenden lateralen Hälfte der Kniekehle präpariert und mit einem großen Langenbeck-Haken nach hinten weggehalten. Zur besseren Übersicht kann es gelegentlich zweckmäßig sein, den Gastroknemiuskopf temporär vom Femurkondylus abzulösen oder einzukerben. Dabei belassen wir 2–3 mm seines Ansatzes, um die Reinsertion zu erleichtern.

Ist die Versorgung der ligamentären Strukturen abgeschlossen, öffnen wir die Blutsperre und nehmen die Blutstillung vor. Einlegen einer Redon-Drainage in das Gelenk und in die Kniekehle. Bei schichtweisem Verschluß der Wunde achten wir unter anderem auch auf die sichere Refixation des Tractus iliotibialis (U-Nähte, Schrauben oder Krampe bei Abmeißelung).

1 lateraler Gastroknemiuskopf, eingekerbt

⇧ **27** Das Lig. patellae longitudinale laterale (Retinaculum extensorum laterale) trennen wir vom Vorderrand des Tractus iliotibialis bei 60 Grad gebeugtem Kniegelenk: Der Schnitt endet distal etwas vor und oberhalb des Tractus iliotibialis. Zur Inspektion der posterolateralen Kapsel wird das Knie rechtwinklig gebeugt und der Tractus nach hinten gehalten.

Eine andere Möglichkeit, die posterolaterale Kapsel zu inspizieren, besteht darin, die Faszie zwischen Bizepssehne und Hinterrand des Tractus iliotibialis zu trennen und bei rechtwinklig gebeugtem Kniegelenk den Tractus nach vorn und die Bizepssehne nach hinten zu halten.

Sind ausgedehnte Verletzungen zu erwarten oder nachgewiesen, oder muß das Gelenk eröffnet werden, wird der Tractus (entweder etwas oberhalb des Gelenkspaltes quer inzidiert oder) mit einer Knochenschuppe aus der Tuberositas tracti iliotibialis (Gerdy) ausgemeißelt. Er wird später durch eine Krampe oder Schraube refixiert. – Das Retinaculum extensorum und die proximal angrenzende Fascia lata werden im Verlaufe des Hautschnittes inzidiert.

1 Lig. patellae longitudinale laterale
2 Tractus iliotibialis
3 Lig. collaterale laterale

Operationen bei frischen Verletzungen des Lig. collaterale mediale und der medialen Kapselecke

Technik (Abb. **29–38**)

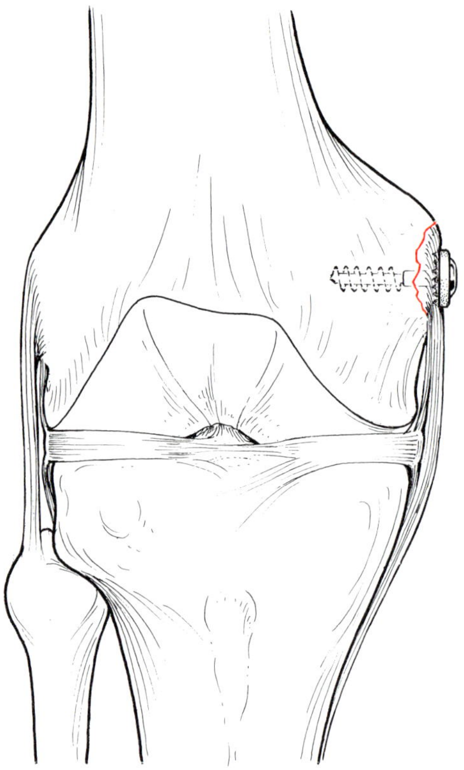

29 Beim ossären Ausriß des Epicondylus medialis wird der Seitenbandansatz mit einer Spongiosaschraube mit Zackenkranz oder eine Krampe fixiert.

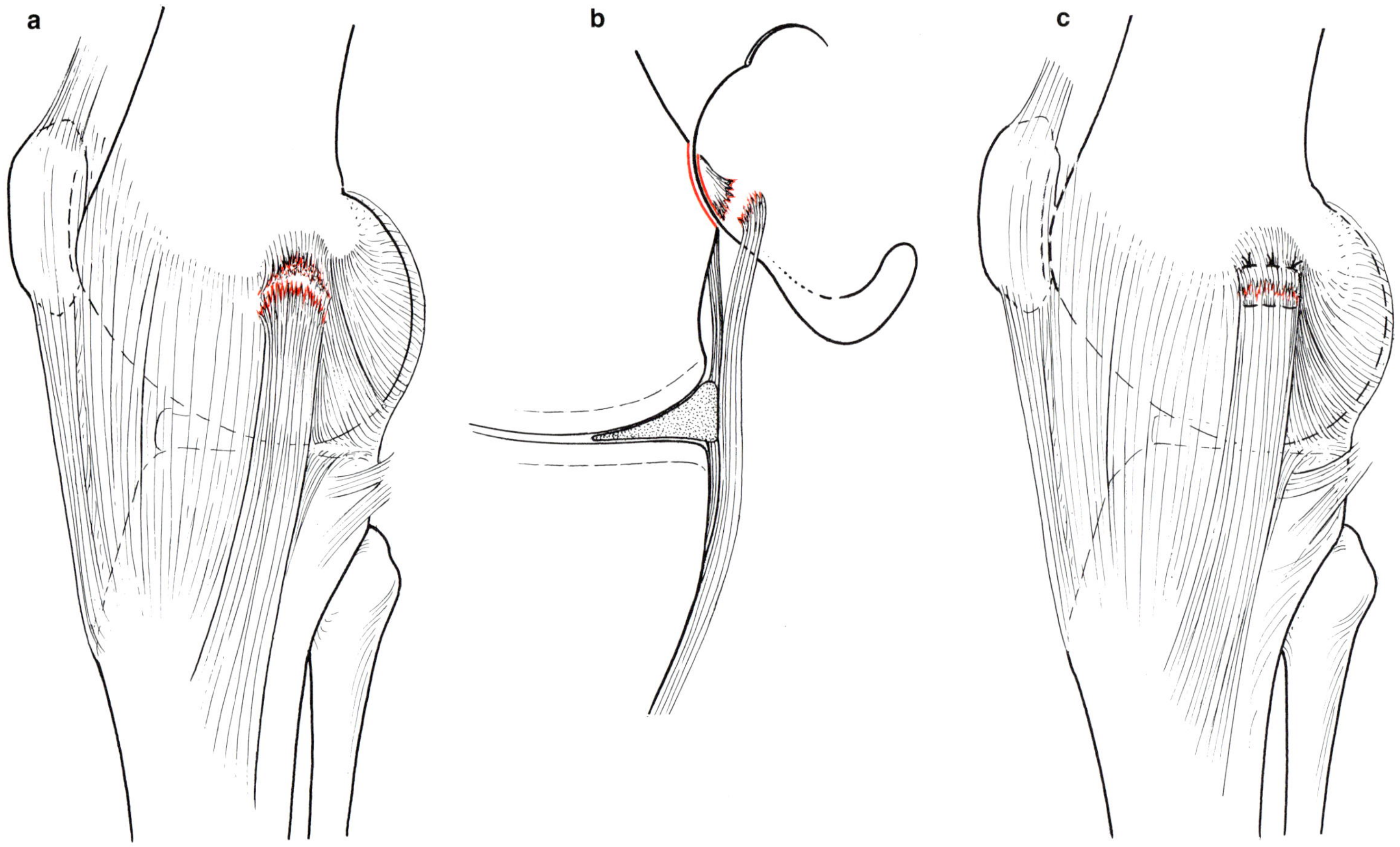

30 a–c Bei einem knochennahen Abriß am proximalen Bandansatz wird das Ligament durch transossäre Nähte reinseriert. Manchmal gelingt es, die Knochennaht mit einer scharfen Nadel zu legen. Gelegentlich ist es notwendig, die transossären Bohrlöcher mit einem 1 mm starken Kirschner-Draht oder einer dünnen Knochenahle vorzubereiten.

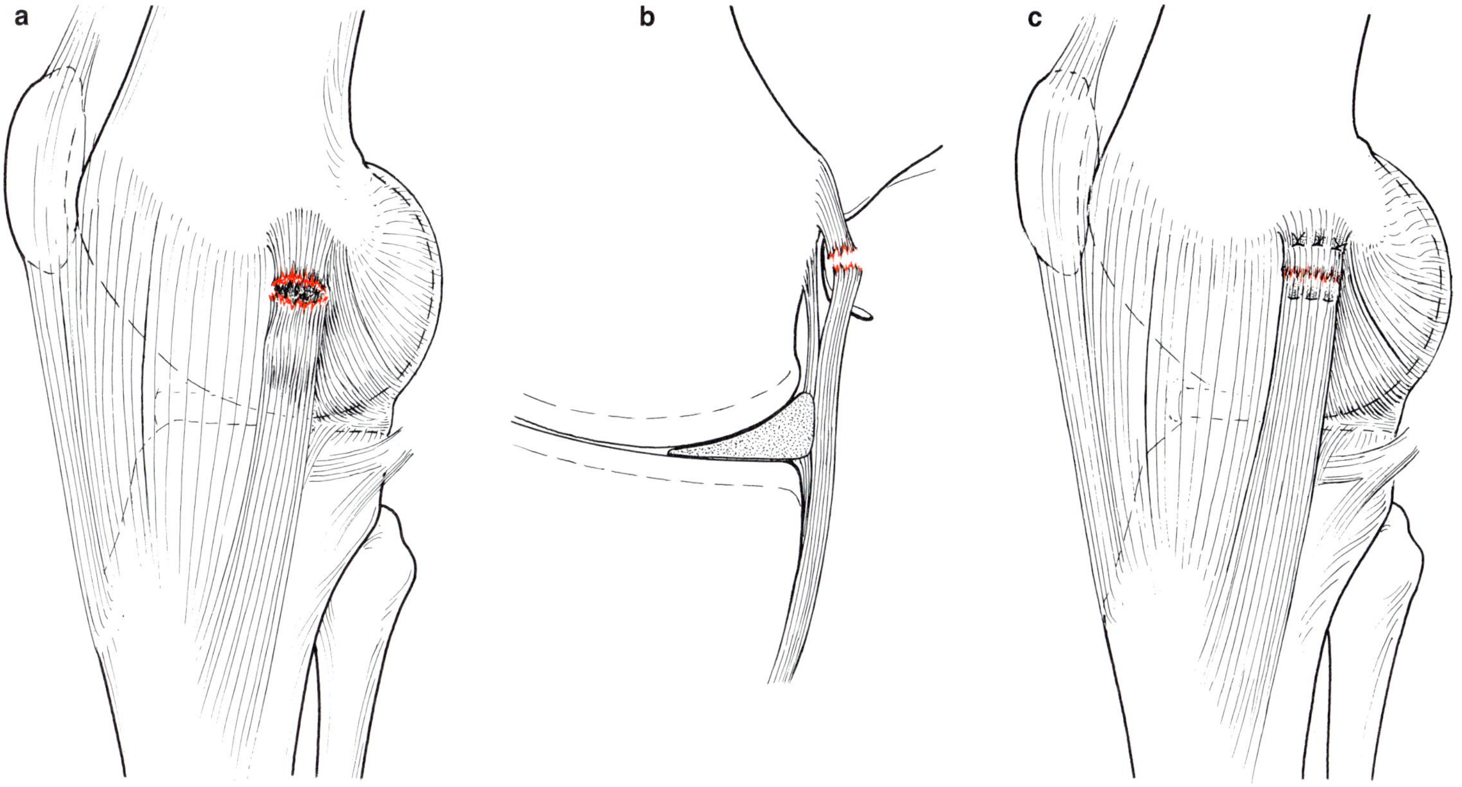

31 a–c Einen ligamentären Riß nahe am Epikondylus versorgen wir durch interligamentäre U-Nähte.

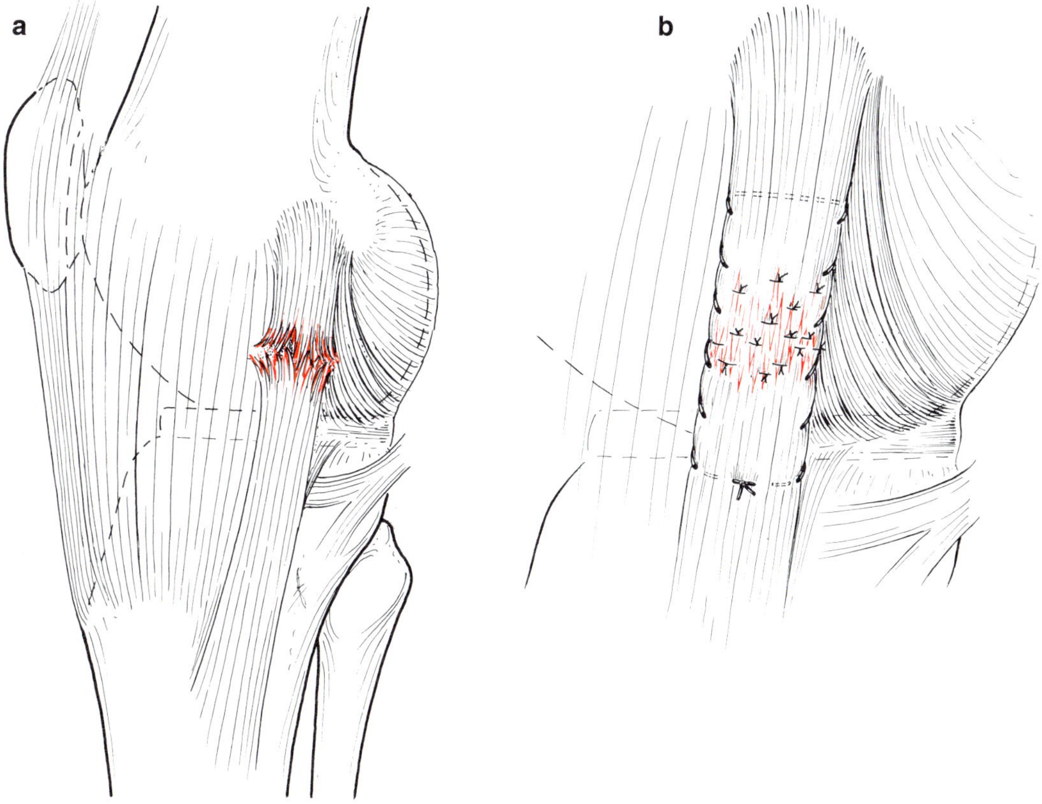

32 a u. **b** Nicht selten wird bei den sog. Mehr etagenrissen eine Zerfetzung des Lig. collaterale mediale gefunden. Nach Naht der einzelnen Bandanteile mit feinen atraumatischen Einzelknopfnähten (5-0 bis 6-0) legen wir eine Rahmennaht aus etwas stärkerem, resorbierbarem, atraumatischem Nahtmaterial.

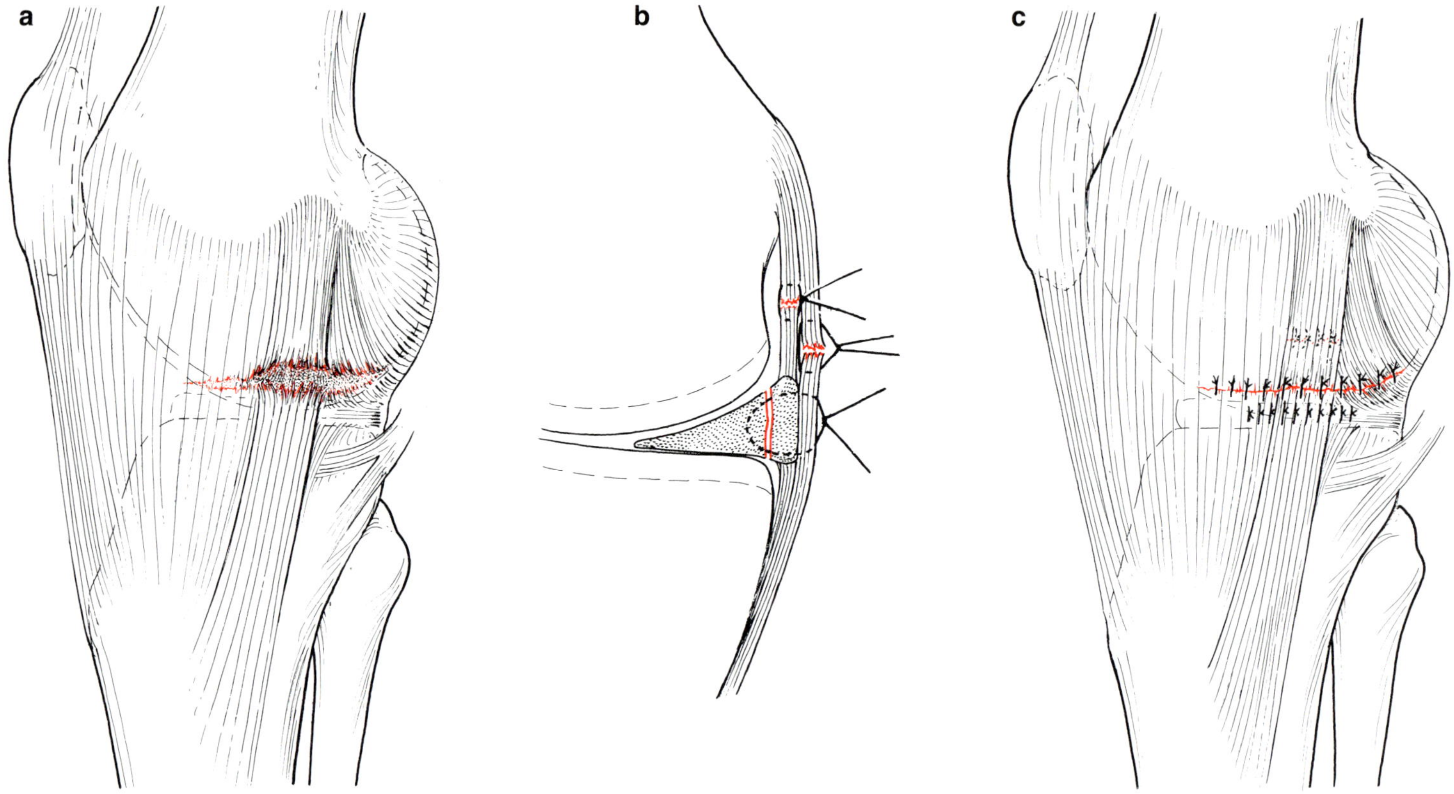

33 a–c Es muß daran gedacht werden, daß auch das zentraler gelegene, mediale Kapselband und der Innenmeniskus verletzt sein können. Besonders häufig ist das Lig. meniscofemorale betroffen. Wir adaptieren mit einer ersten Naht den proximalen Anteil des inneren Seitenbandes, das Lig. meniscofemorale sowie den gerissenen Innenmeniskus, mit einer zweiten Naht das Lig. collaterale mediale.

(Cave: Ruptur des Lig. meniscofemorale bei »intakt« erscheinendem Lig. collaterale mediale!)

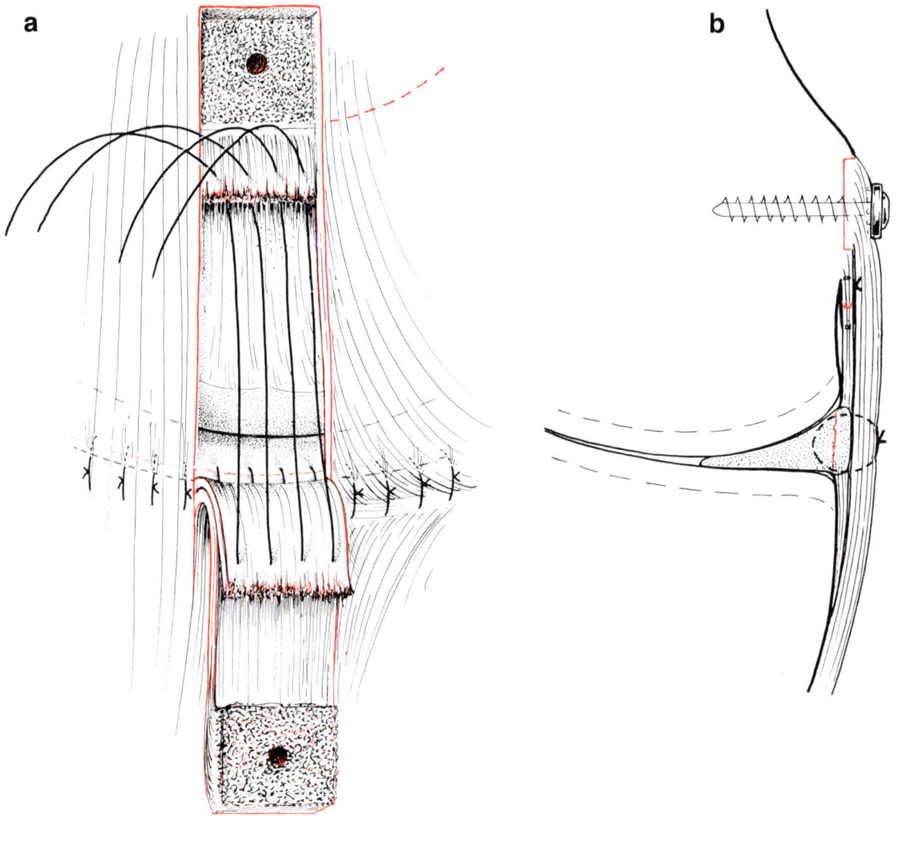

34 a u. **b** Das Lig. collaterale mediale kann unverletzt, das darunter gelegene tiefe Kapselband aber zerrissen sein (mit Entwurzelung der Meniskusbasis): Zugang und Naht nach Längsspaltung des Lig. collaterale mediale oder temporärer Ablösung des Epicondylus lateralis (s. Abb. 24). Im Seitenbild (Abb. 34 a) sind U-Nähte durch das zerrissene Lig. meniscofemorale gelegt; der Meniskusriß ist bereits genäht. Im Schnittbild (Abb. 34 b) sind die Fäden im Lig. meniscofemorale geknotet und das Knochenmedaillon wieder angeschraubt.

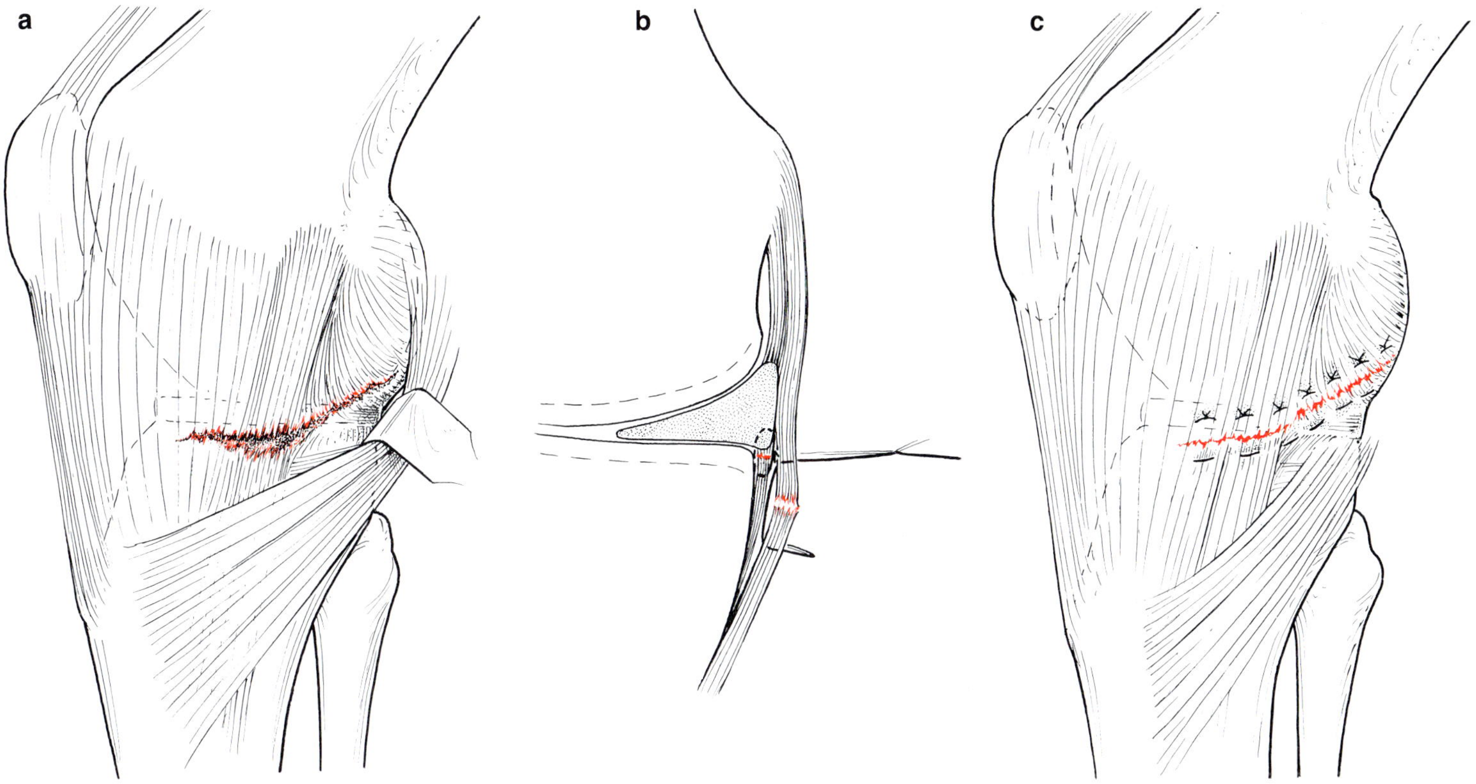

35 a–c Bei distalen Mehretagenrissen achten wir auf eine Mitbeteiligung des Lig. meniscotibiale. Ist dieses Band lädiert, fassen wir mit Einzelnähten das Seitenband, die kaudale Meniskusbasis und das Lig. meniscotibiale.

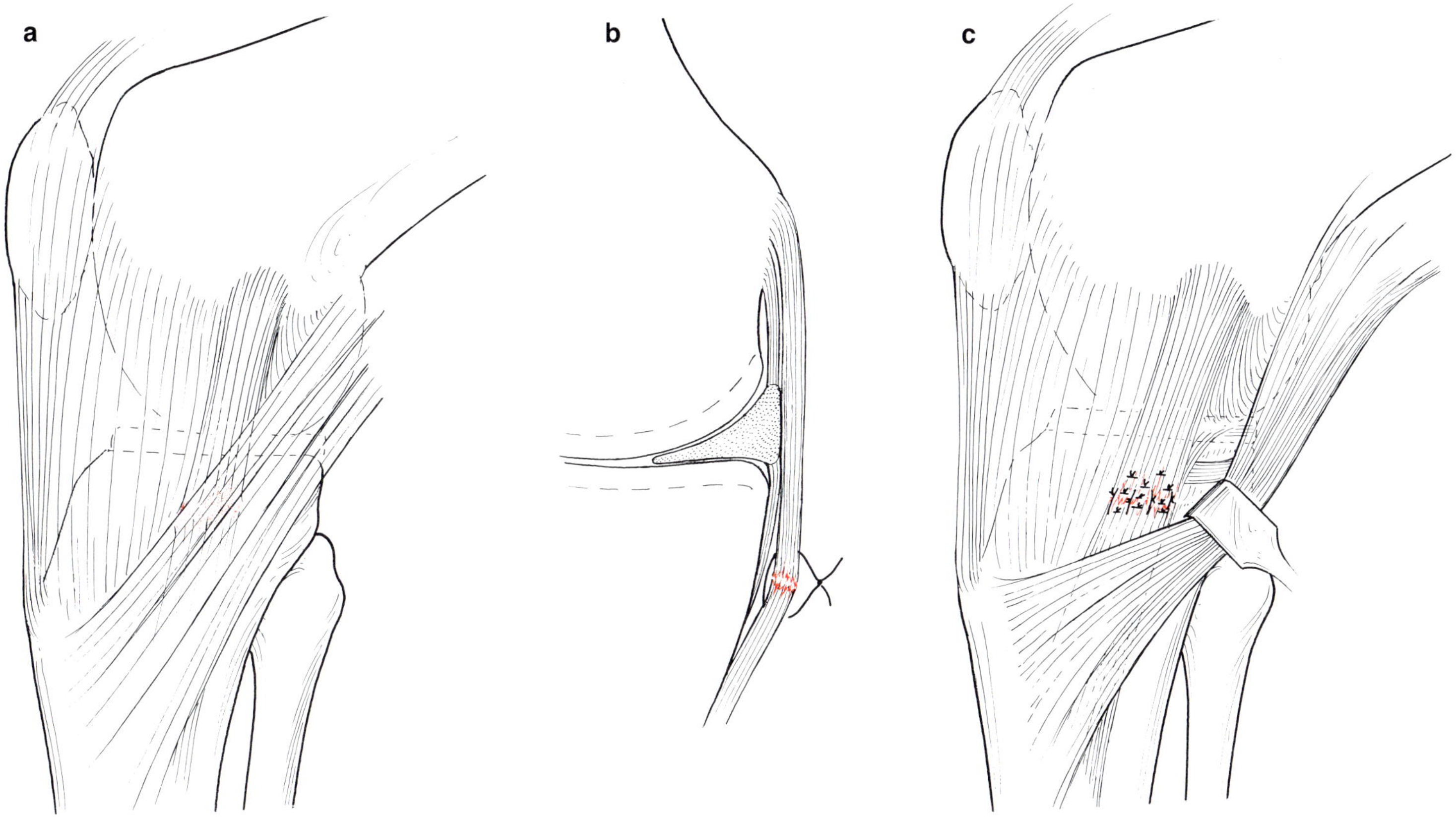

36 a–c Gelegentlich verbleibt bei distalen Rissen des Lig. collaterale mediale ein relativ langer, distaler Stumpf, so daß das Band mit einzelnen Nähten adaptiert werden kann.

37

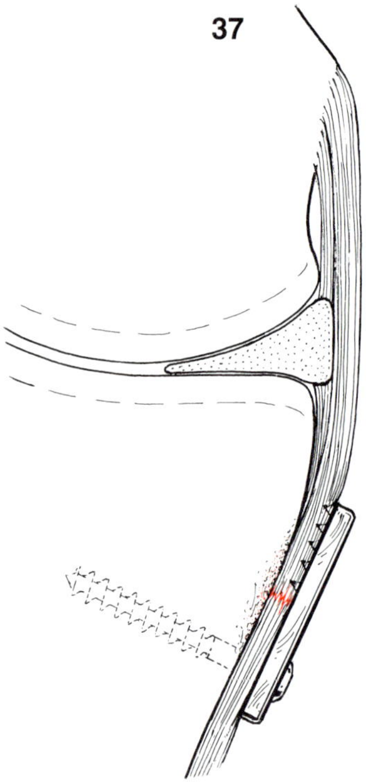

38 a

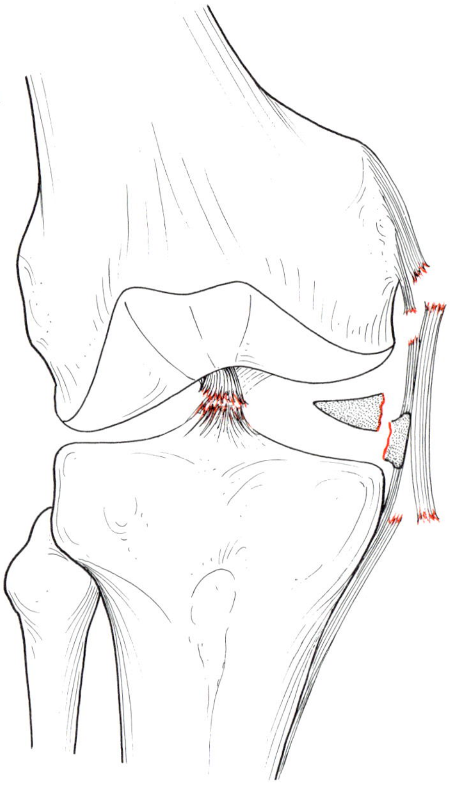

38 b

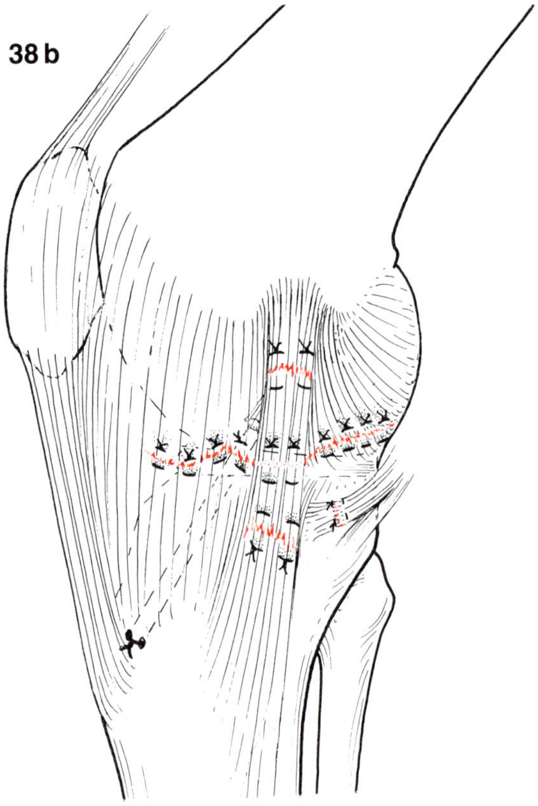

37 Bei vollständigem Abriß des distalen Bandansatzes kann mit der Burri-Platte reinseriert werden. Man rauht sich die Kortikalis oberflächlich etwas auf.

38 a u. **b** Beispiel einer Mehrfachverletzung des medialen Kapsel-Band-Apparates (»pentade malheureuse interne«). Die Verletzung der posteromedialen Kapselschale zeigt vom glattrandigen Riß bis zur fetzigen Zerreißung alle Übergänge. Wir nähen die Rupturen mit U-Nähten und sichern sie durch zusätzliche Rahmennähte. Die Menisken werden mitgefaßt.

Proximale Abrisse der posteromedialen Kapselschale mit dem Lig. popliteum obliquum

Operation nach Hughston und Eilers

Die Autoren geben eine standardisierte Operationstechnik zur Versorgung frischer Verletzungen an, die im Prinzip auch auf die Versorgung veralteter Kapsel-Band-Verletzungen anzuwenden ist.

Technik (Abb. **39–43**)

39

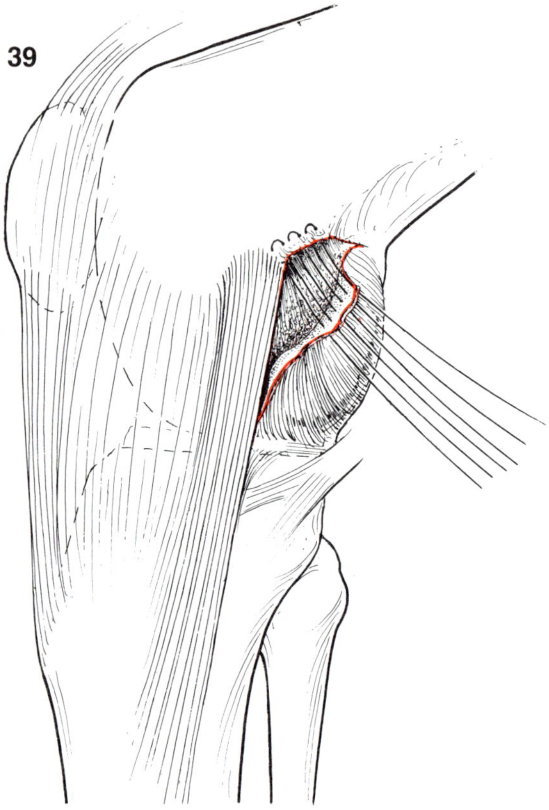

39 Die posteromediale Kapselschale ist mit dem hinteren Schrägband im Bereich der femoralen Ansatzstelle ausgerissen.

40

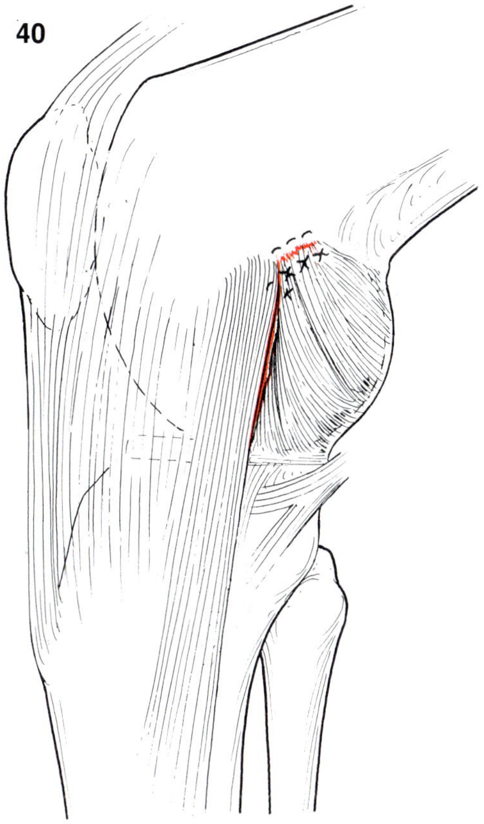

41

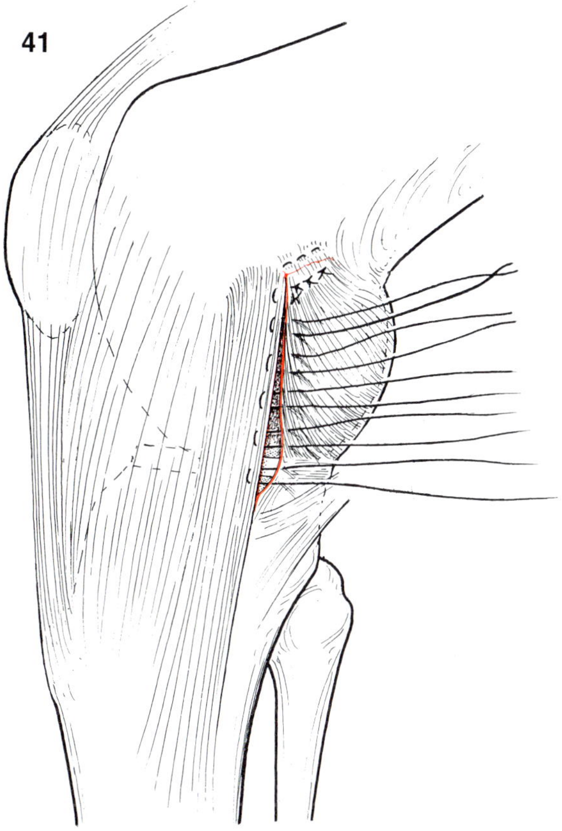

40 Mit U-Nähten wird die Kapselschale wieder am Tuberculum adductorium refixiert, und zwar bei komplettem ligamentärem Ausriß entweder durch transossär geführte Nähte oder durch Adaptation der Bandstümpfe, wenn proximal ein genügend breiter Bandstumpf stehen geblieben ist.

41 Der vordere Rand der ausgerissenen posteromedialen Kapsel wird mit U-Nähten am Hinterrand des Innenbandes refixiert.

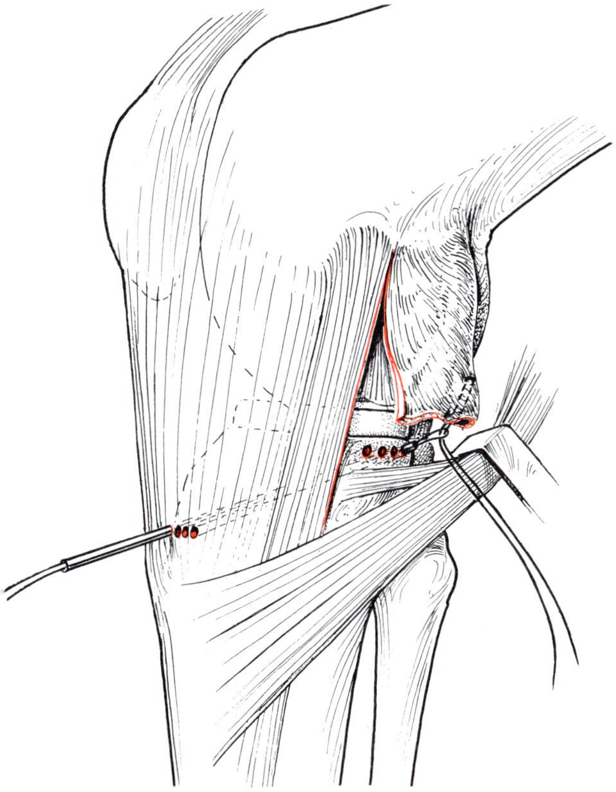

42 Reißt dagegen die posteromediale Kapselschale distal aus dem tibialen Ansatz aus (Lig. coronarium), wird sie nach Anrauhung der Schienbeinkopf-Gelenkkante durch transossäre Nähte (nach O'Donnoghue) am Schienbeinkopf fixiert.

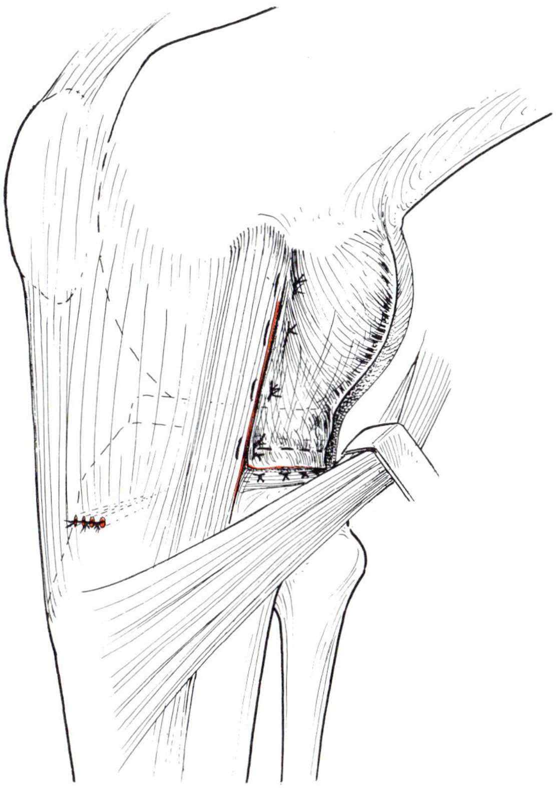

43 Schlußbild.

Frische Verletzungen des Lig. collaterale laterale und der lateralen Kapselschale

Technik (Abb. **44–55**)

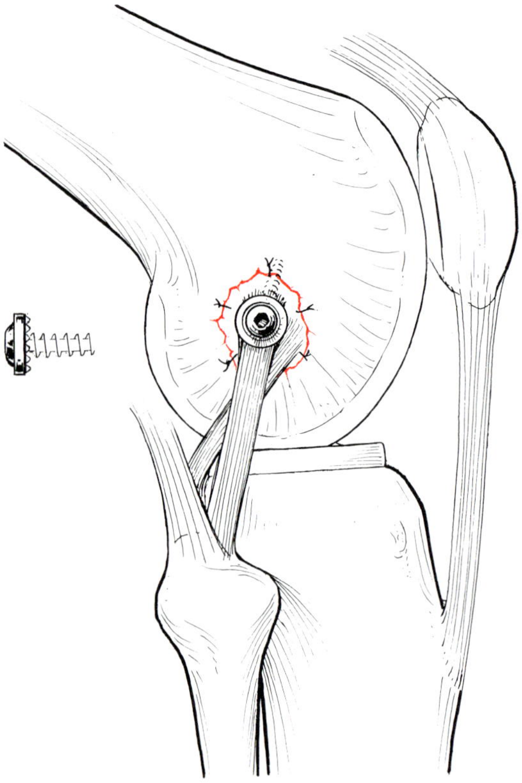

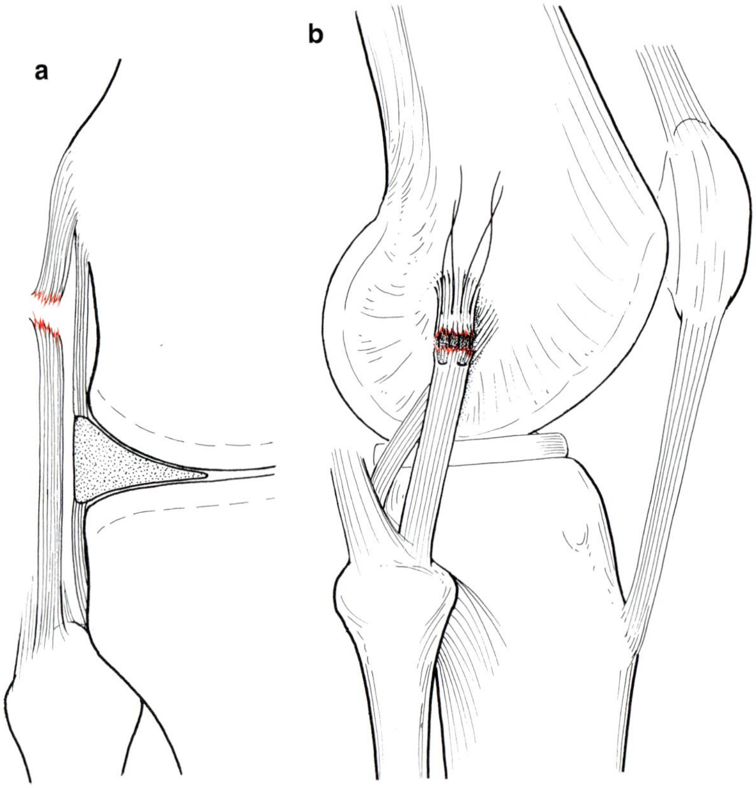

44 Bei einem ossären Ausriß des proximalen Seitenbandansatzes kann am abgerissenen Fragment auch der unmittelbar benachbarte Ansatz der Sehne des M. popliteus hängen. Fixation mit einer Kleinfragment-Spongiosaschraube mit Zackenkranzunterlegscheibe.

45 a u. **b** Liegt bei einem proximalen Seitenbandausriß ein genügend breiter, ligamentärer Stumpf am Epicondylus lateralis vor, wird das Band durch U-Nähte adaptiert.

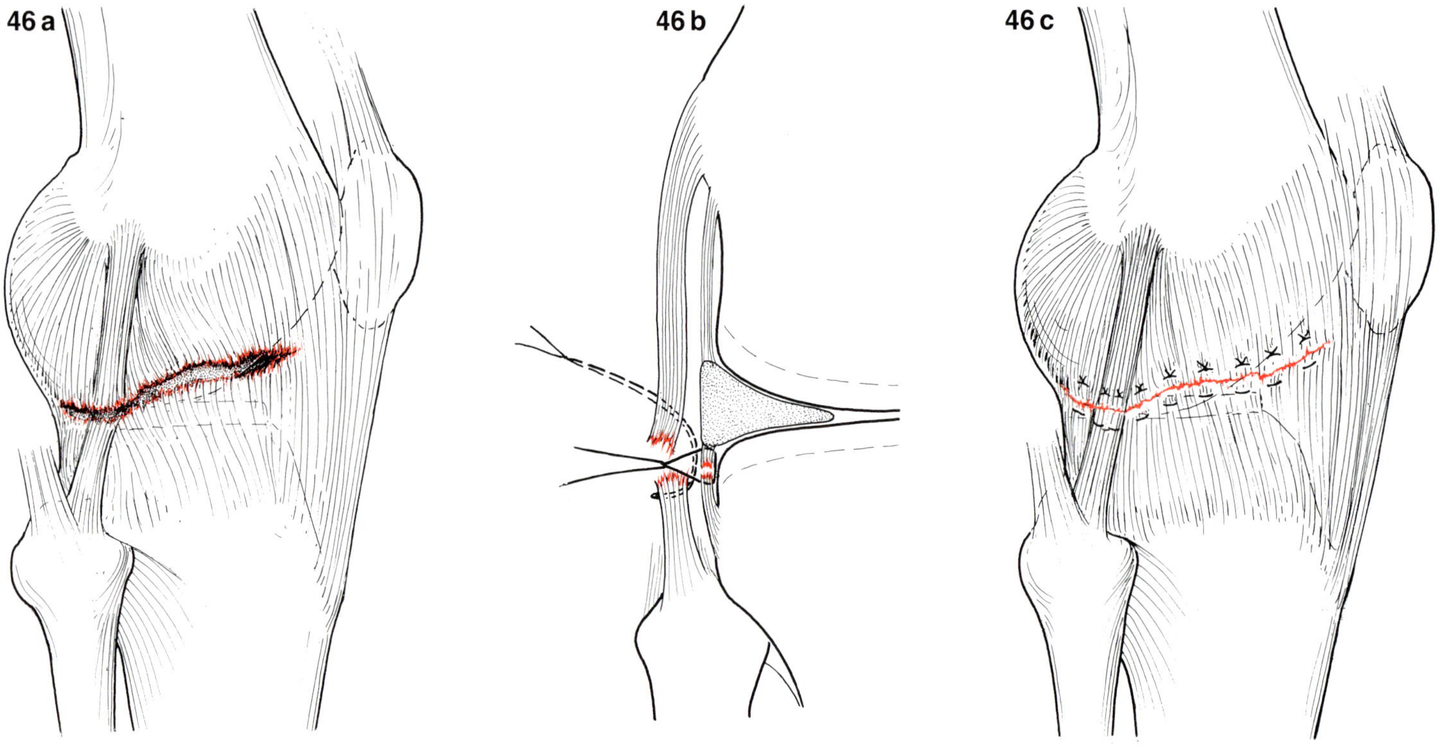

47

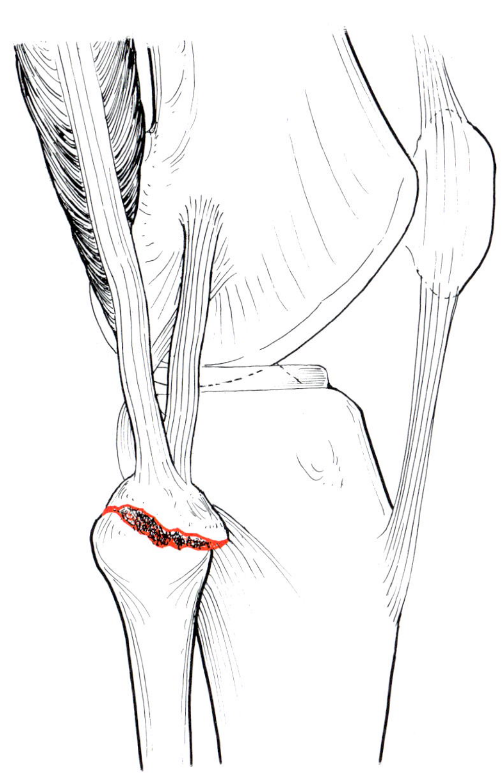

48

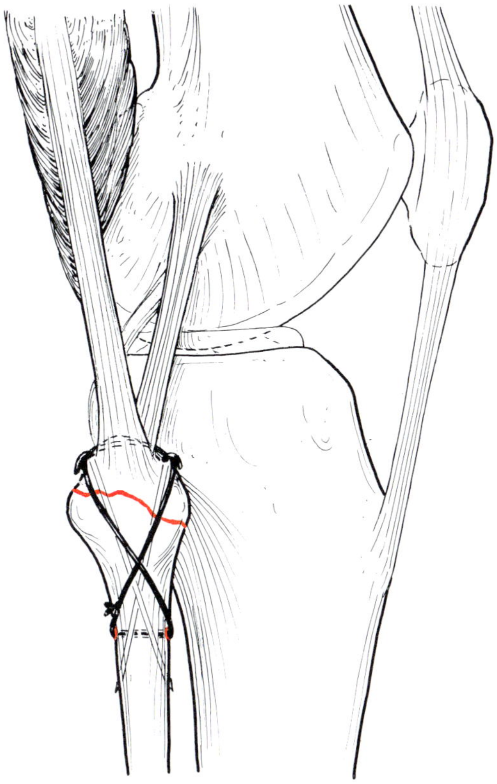

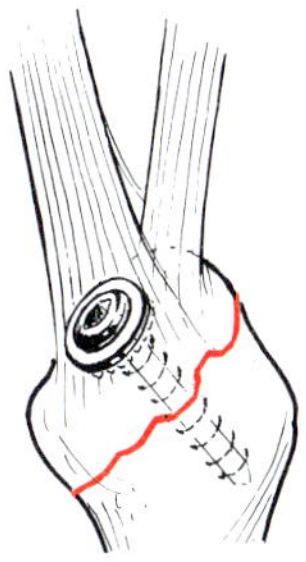

49

47 Beispiel eines ossären Abrisses des oberflächlichen lateralen Seitenbandes zusammen mit dem gemeinsamen Ansatz der Bizepssehne aus dem Caput fibulae.

48 Versorgung durch Zuggurtungsosteosynthese und gekreuzte Kirschner-Drähte. Die Drahtspitzen sollten die gegenüberliegende Fibulakortikalis perforieren.

49 Es ist auch die Osteosynthese mit einer Schraube möglich, wenn es Größe und Beschaffenheit des Fragmentes zulassen.

⇦ **46 a–c** Bei Rupturen im mittleren Bereich achten wir auf mögliche Mitverletzungen der tiefer gelegenen Kapselbänder. Schichtweise Adaptation mit atraumatischen Nähten. Naht des Reservestreckapparates.

50 a u. **b** Bei den Verletzungen der Popliteussehne findet man entweder einen knöchernen Ausriß am femoralen Ansatz (oft als Knochenmedaillon mit dem Ansatz des Lig. collaterale laterale) oder eine Ruptur oberhalb der Meniskusbasis; seltener ist eine Zerreißung am Übergang der Sehne in den Muskel. Knöcherne Ausrisse werden verschraubt (Kleinfragmentschraube), Sehnenrupturen vernäht (Durchflechttechnik). ⇨

50 a

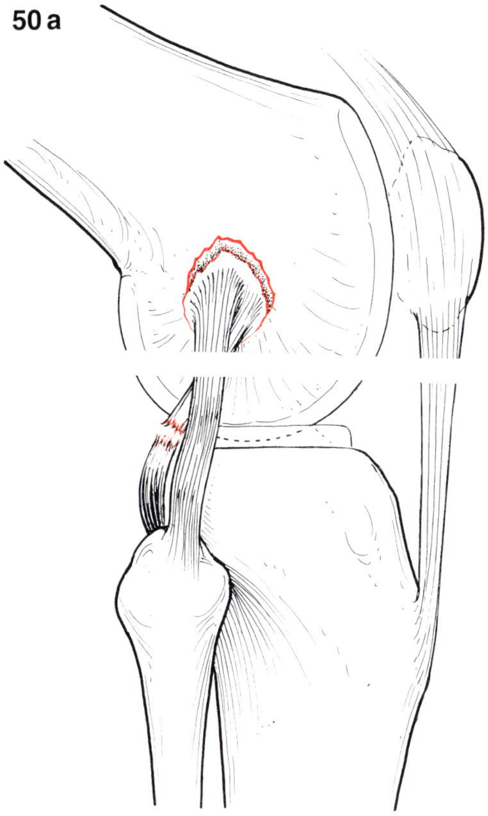

50 b

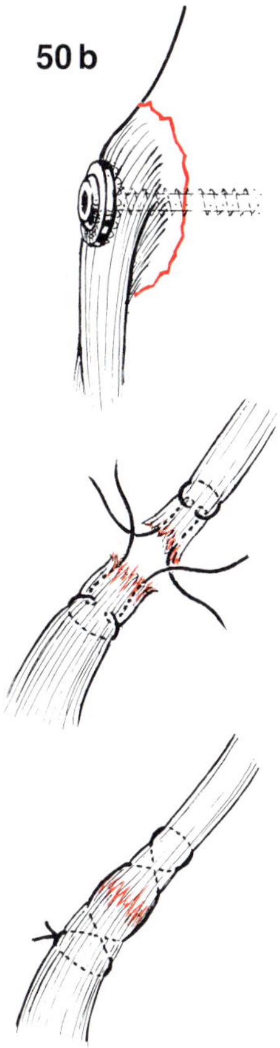

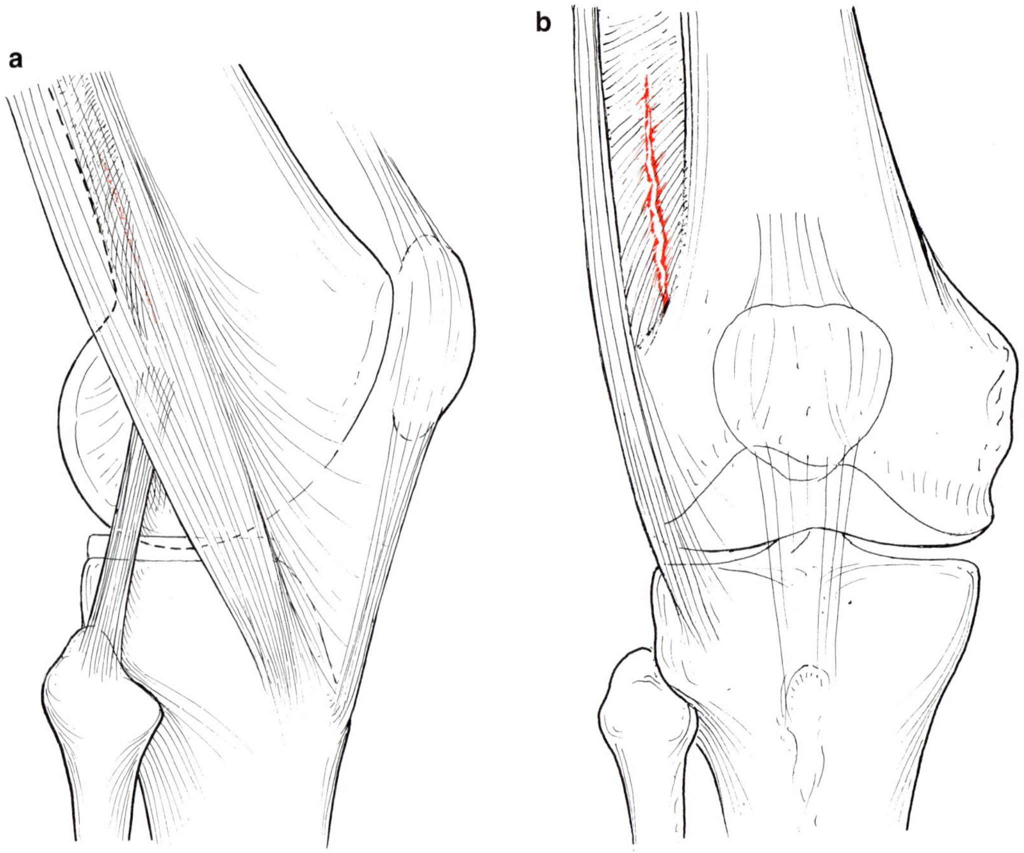

51 a u. **b** Ruptur der tiefen Schicht des Tractus iliotibialis (»Lig. femorotibiale laterale anterius«). Nach Längsspaltung des Traktus findet sich eine blutig imbibierte Weichteilregion. Die Ruptur ist als Zusatzverletzung an der Knieaußenseite bei ausgeprägter anteromedialer Rotationsinstabilität beschrieben worden (Tetrade nach W. Müller).

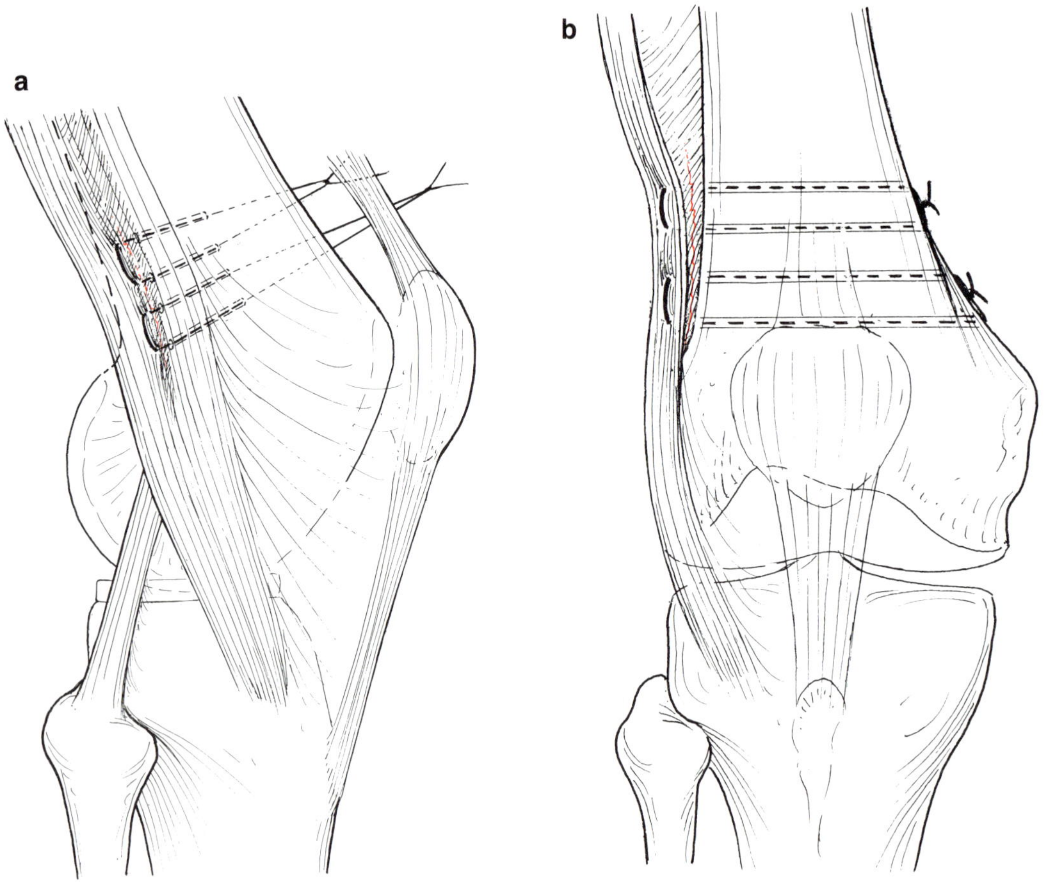

52 a u. **b** Refixation mit transossären Seit-zu-Seit-Nähten.

b

a

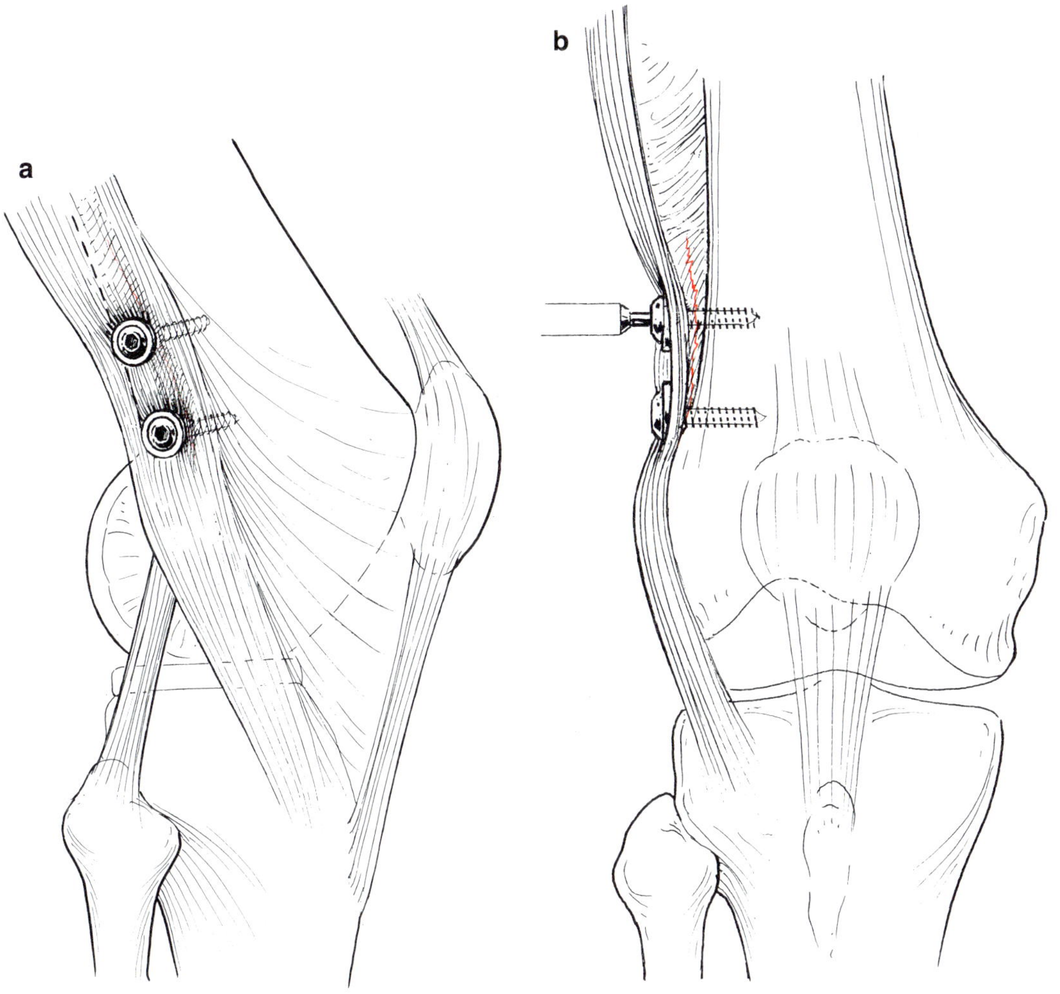

53 a u. **b** Refixation durch 2 Kleinfragmentschrauben mit Zackenunterlegscheibe.

54

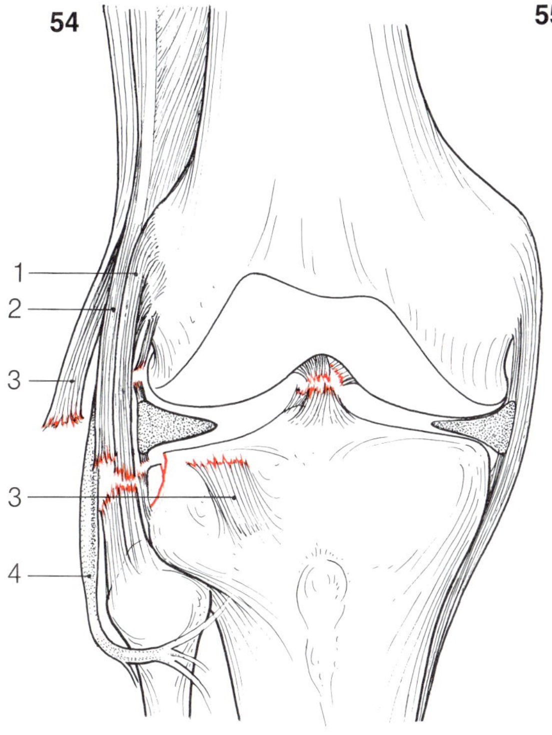

55

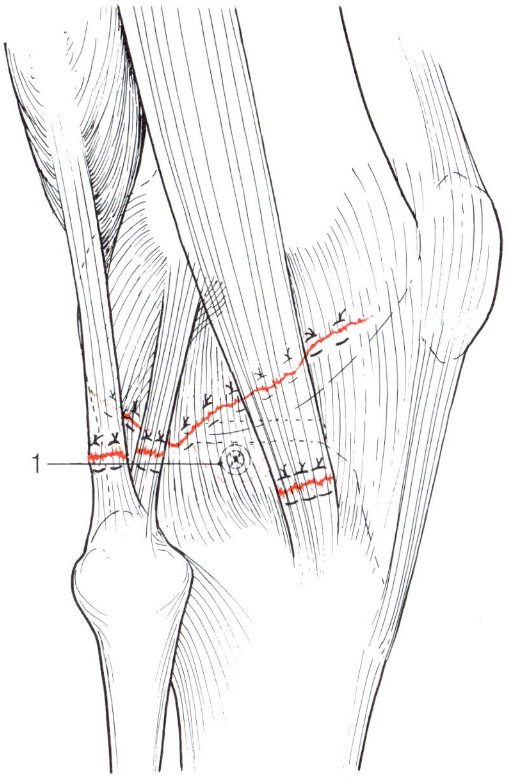

55 Wir achten besonders auf die Verletzung des Tractus iliotibialis (Lig. femorotibiale laterale anterius), der Sehne des M. popliteus und des tiefen posterolateralen Kapselligamentes. Reißt letzteres mit einem Knochenstück aus der Tibia (Segond), wird es wieder angeschraubt. (Zuvor muß aber die Popliteussehne überprüft und, falls sie gerissen ist, gefaßt werden.) Die Läsionen des N. peroneus können von der leichten Überdehnung ohne funktionelle Folgen bis zur kompletten Ruptur reichen.

1 Segond-Fragment (angeschraubt)

54 Beispiel einer frischen Verletzung des lateralen Kapsel-Band-Apparates, welche die Komplexität derartiger Verletzungen demonstrieren soll (»pentade malheureuse externe«):

1 Lig. collaterale laterale
2 Tendo m. bicipitis
3 Tractus iliotibialis
4 N. peronaeus communis

Operationen bei frischen Kreuzbandverletzungen

Im folgenden werden die verschiedenen Möglichkeiten einer Bandnaht sowie die Techniken der Reinsertion ossär ausgerissener Kreuzbänder dargestellt. Man sollte bedenken, daß nicht mit allen diesen Techniken, insbesondere den interligamentären Nähten und Refixationen bei glatten Bandabrissen an Knochenansätzen, stets gute funktionelle Ergebnisse zu erzielen sind. Hauptgründe dafür sind:

- Technisch schwierige Bedingungen mancher Nähte wegen der Enge der Fossa intercondylaris, der starken Auffaserung oder Retraktion der Bandstümpfe.
- Eine anatomisch korrekte Refixation der einzelnen Faserbündel der Kreuzbänder ist kaum möglich.
- Die spezifische Gefäßversorgung der Ligg. cruciata – insbesondere des vorderen Kreuzbandes – kann die Vaskularisation des genähten Bandes erschweren.

Die verletzten und genähten Bandstümpfe sollten deshalb möglichst von gefäßführendem Gewebe umgeben sein. Wir haben 1983 damit begonnen, *resorbierbare Kunststoffbänder* durch die Bandstümpfe einzuziehen und transossär zu verankern. Diese *»Stabilitätshilfe auf Zeit«* erlaubt eine frühe funktionelle Behandlung und trägt dazu bei, Immobilisationsschäden zu vermeiden. Bei ungünstigen Rißformen führen wir eher den *primären plastischen Bandersatz* durch: Auf das Transplantat (autologes Sehnentransplantat und Kunststoffband) werden die restlichen Anteile des rupturierten Bandes mit atraumatischen Fäden genäht.

Der *Zugang* richtet sich vor allem nach der Lokalisation der Begleitverletzungen:

Während für das *vordere* Kreuzband ein vorderer medialer Zugang gewählt wird, gehen wir das *hintere* Kreuzband meistens entweder direkt von hinten (Trickey, s. Abb. **76–78**) oder durch einen hinteren medialen Zugang an (Hughston, s. Abb. **73–75**).

Frische Verletzungen des vorderen Kreuzbandes

Die Abb. **56 a–d** zeigt die verschiedenen Formen bei Verletzungen des vorderen Kreuzbandes.

Das gelockerte oder überdehnte Kreuzband (Arthroskopie!), das bei der Untersuchung in Narkose keine eindeutigen Insuffizienzzeichen aufweist, operieren wir nicht.

56 a

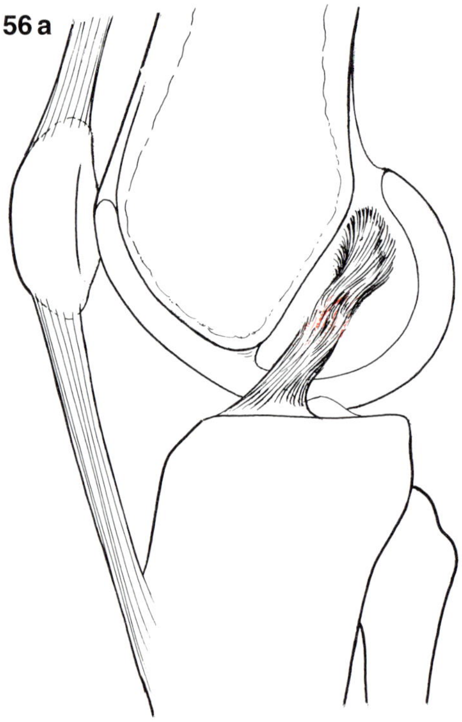

56 b

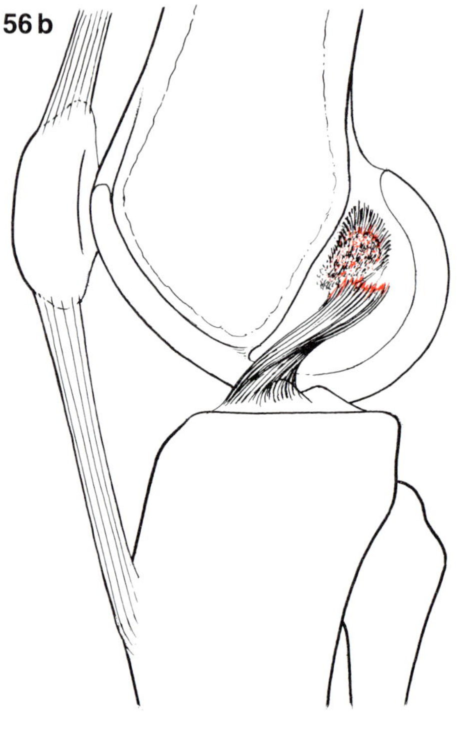

56 c

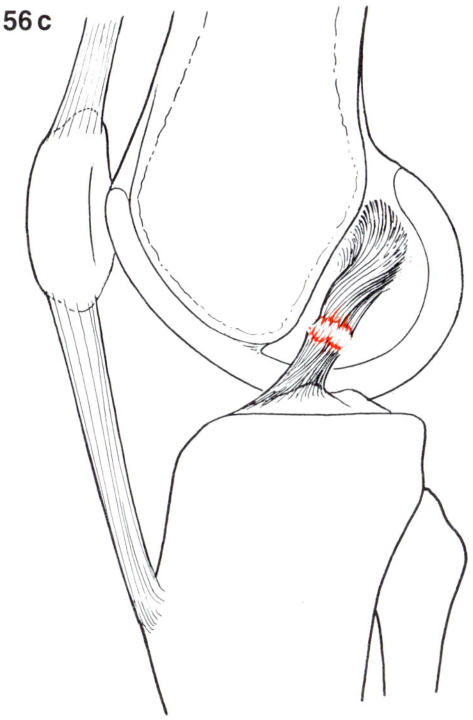

56 d

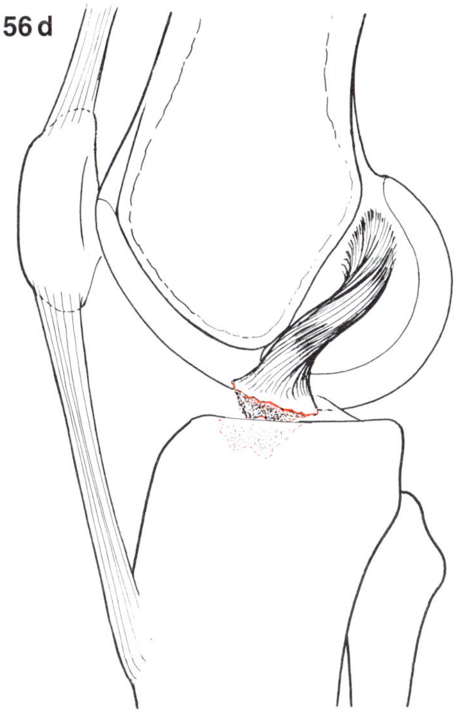

56 a–d Schematische Darstellung von Verletzungen des vorderen Kreuzbandes.

- **a** Lockerung infolge inkompletter Ruptur oder Überdehnung,
- **b** ligamentärer Ausriß am femoralen Ansatz,
- **c** Durchriß in Bandmitte (interligamentäre Ruptur),
- **d** Ausriß aus dem Tibiakopf mit einer Knochenschuppe (Frakturen der Eminentia intercondylaris s. S. 23.34).

Naht des vorderen Kreuzbandes

Technik (Abb. **57–66**)

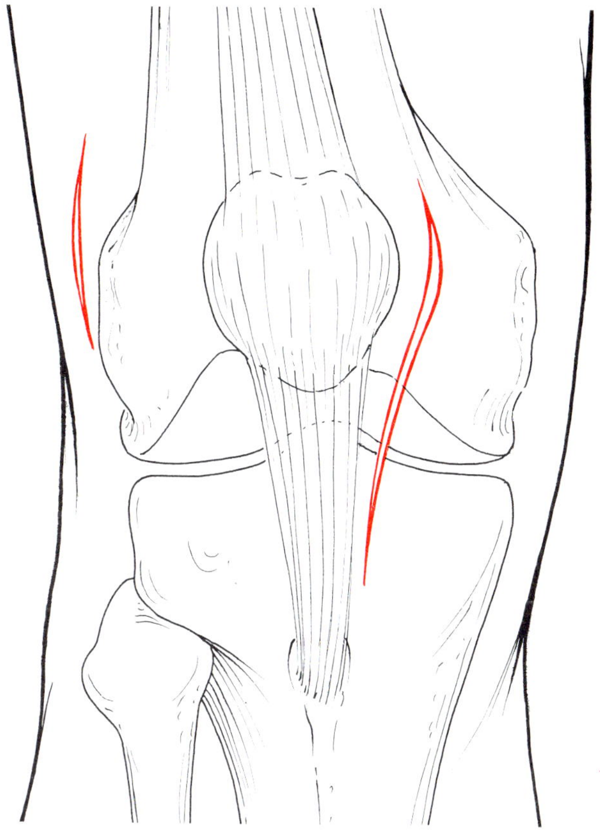

57 Bei frischen Ausrissen am oberen Ansatz legen wir mit einer Bohrlehre von einem zusätzlichen lateralen Hilfsschnitt 2 transossäre Bohrlöcher durch den Condylus lateralis und rauhen den Knochen mit einem sehr schmalen Meißel etwas an (Position der Bohrlehre nach Blauth s. Abb. 68).

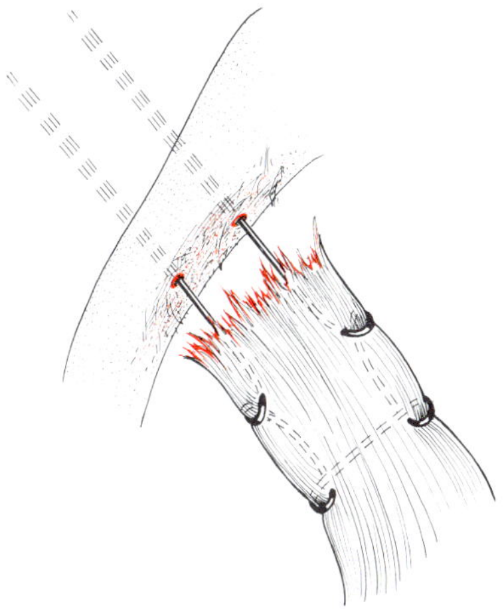

58 Das vordere Kreuzband wird mit atraumatischem Nahtmaterial im mittleren Drittel quer durchstochen; seinen Rand schlingen wir oberflächlich an und adaptieren den Bandstumpf an den proximalen Ansatz.

59

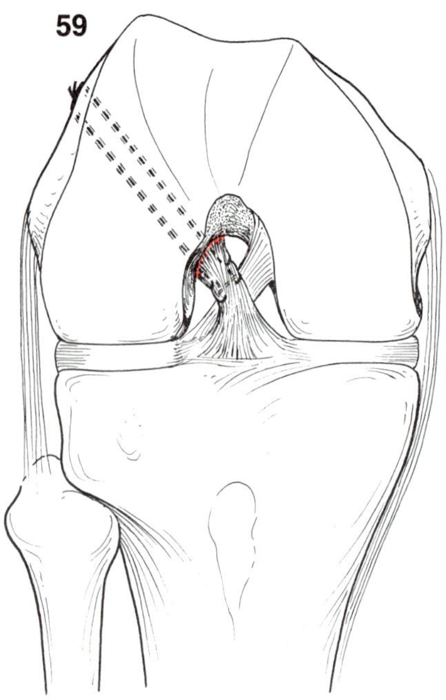

60

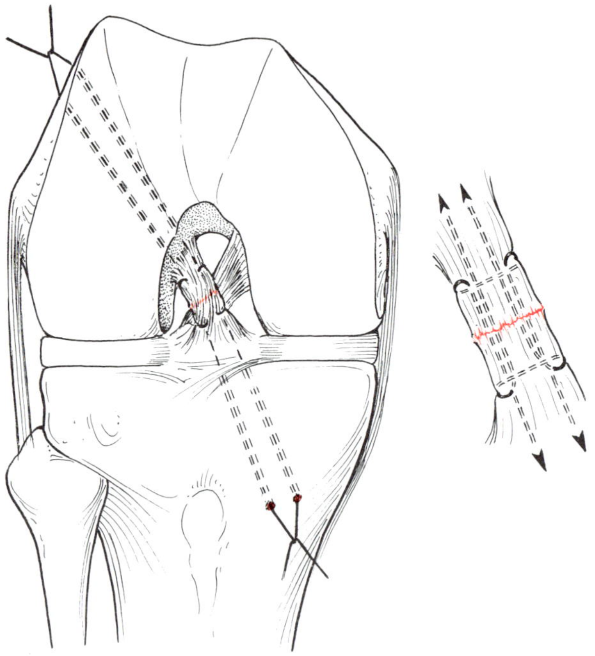

61 Bei genügend langen Stümpfen kann auch eine interligamentäre Durchflechtungsnaht gelegt werden.

61

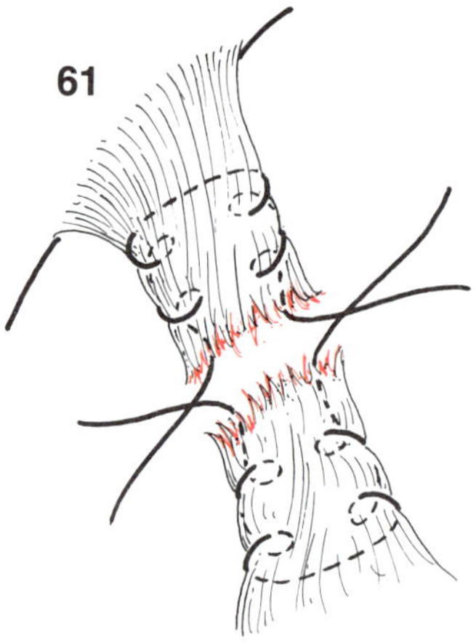

59 Die Fäden werden über die Knochenbrücke an der Kondylenaußenseite geknotet. Sie werden mit Hilfe von Durchziehfäden nach außen befördert. Man kann auch ein Durchziehinstrument benutzen.

60 Reißt das Kreuzband interligamentär und handelt es sich um ausreichend lange Stümpfe, werden zunächst je 2 Bohrkanäle gelegt, die einen durch den lateralen Femurkondylus, die anderen durch den Condylus medialis tibiae.

Nach einer Empfehlung Marshalls werden die Fadenenden, die den proximalen Stumpf fassen, aus dem Tibiakopf, und jene, die den distalen Stumpf fixieren, aus dem lateralen Femurkondylus herausgeführt und über die Knochenbrücken verknotet. (Wir bevorzugen für diese Verletzungsart ebenfalls die zusätzliche Verwendung eines resorbierbaren Kunststoffbandes.)

62

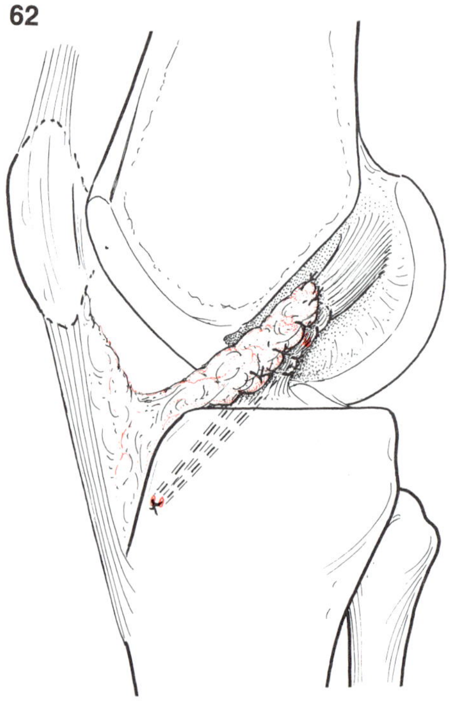

62 »Synovialisierung« der genähten interligamentären Rupturstelle mit Anteilen des Hoffaschen Fettkörpers oder einer Plica synovialis.

63 a

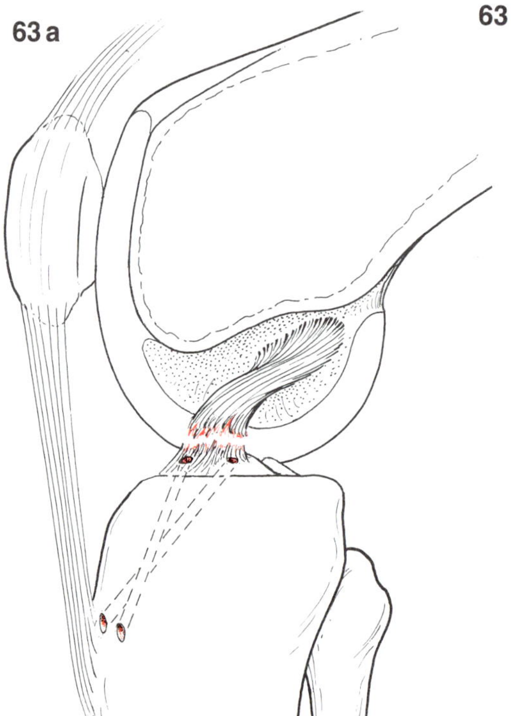

63 b

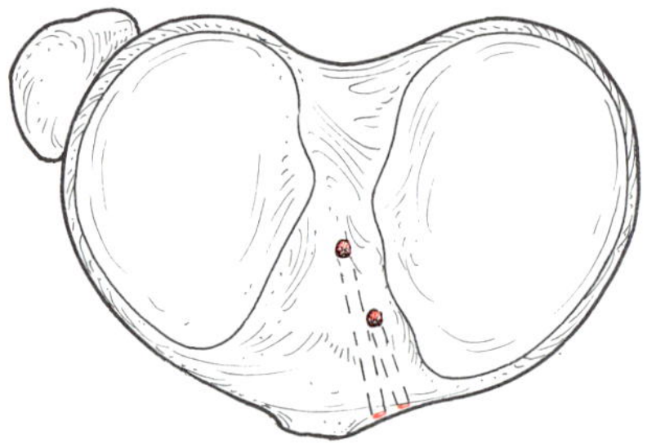

63 a u. **b** Bei einem frischen Ausriß am distalen Ansatz wird das proximale Fragment randständig gefaßt.

Marshall empfiehlt, das Bohrloch für das anteromediale Bündel 1,5 cm und für den posterolateralen Anteil 2,5 cm hinter den Vorderrand des Tibiaplateaus zu legen. – Der synoviale Überzug wird mit atraumatischen Fäden auf die Rupturstelle genäht.

64

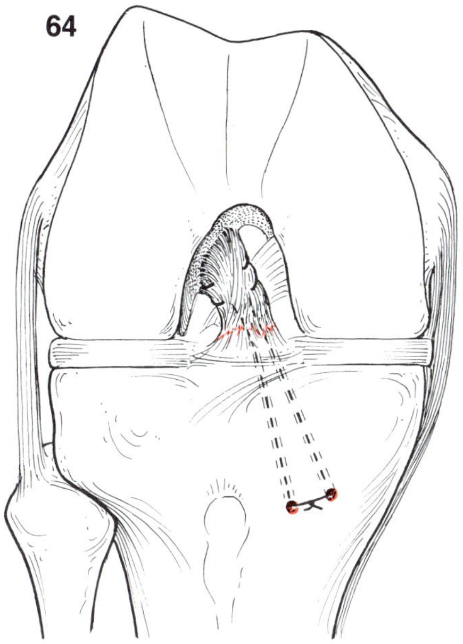

65 a

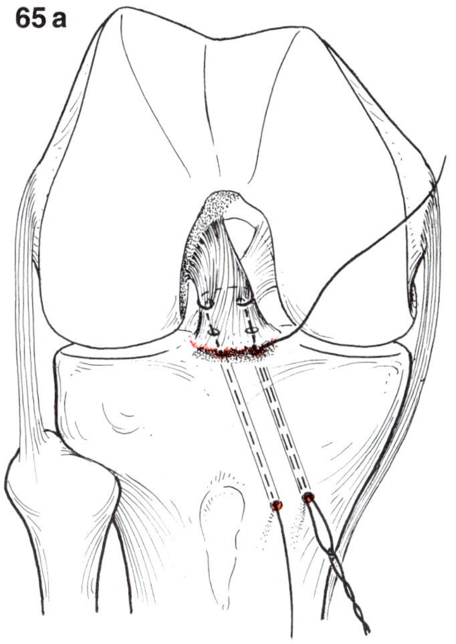

65 b

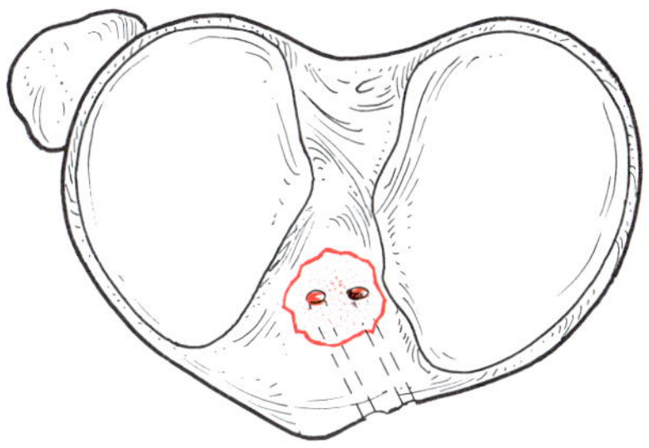

64 Die Fäden führt man durch transossäre Bohrlöcher aus dem medialen Tibiacondylus und knotet sie über eine Knochenbrücke.

65 a u. **b** Eine gute Prognose besitzen die Rupturen, bei denen das Band am distalen Ansatz mit einer Knochenschuppe ausgerissen ist: Ein größeres Fragment durchbohren wir zweimal mit einem Kirschner-Draht. Durch diese Bohrlöcher führen wir einen nicht resorbierbaren Faden. Ein kleineres Fragment durchflechten wir. Die Fäden werden über Bohrkanäle durch den Schienbeinkopf geführt und über der Knochenbrücke verknotet. Die Operationstechniken bei größeren knöchernen Ausrissen der Eminentia intercondylaris sind auf S. 23.34 dargestellt.

66 a

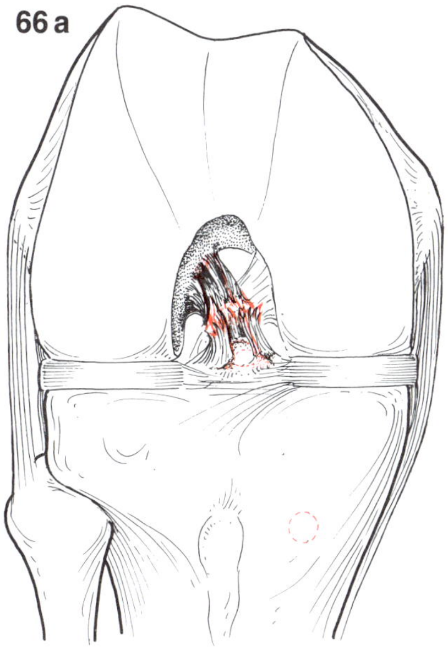

66 b

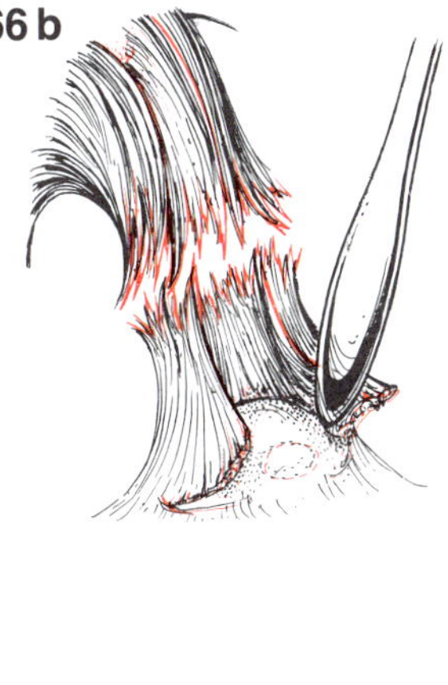

66 a u. **b** Nach Präparation der Fossa intercondylaris und Darstellung des Rupturgebietes wird der distale Kreuzbandstumpf in 2 Hälften aufgespalten. Im Zentrum des Bandansatzes am Tibiakopf schieben wir einige Bandfasern mit einem kleinen Raspatorium vorsichtig ab, damit der Bohrer, mit dem der Bohrkanal durch den Tibiakopf gelegt wird, nicht den Bandstumpf zusätzlich schädigt.

Naht des vorderen Kreuzbandes unter Verstärkung mit einem künstlichen oder einem autologen Transplantat

Bei einer Ruptur mit stark ausgefransten Rißenden ist von einer alleinigen primären Naht deswegen abzuraten, weil damit ein funktionstüchtiges Kreuzband nicht wiederherzustellen ist. Es empfiehlt sich der Kreuzbandersatz unter Verwendung eines resorbierbaren Kunststoffbandes oder autologen Transplantates.

Technik (Abb. **67–71**)

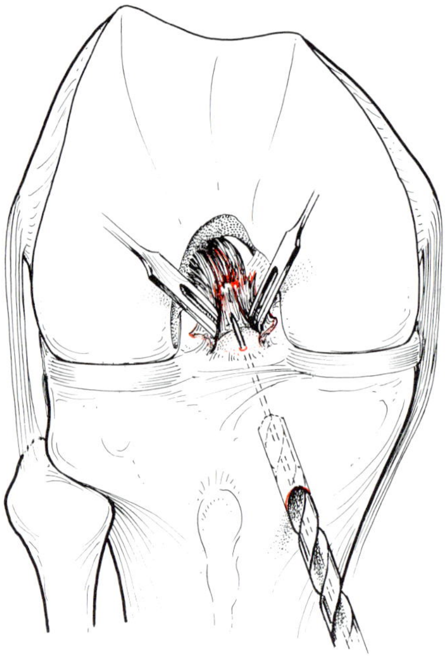

67 Der Tibiakopf wird von medial vorn in Richtung auf das Zentrum des Kreuzbandansatzes vor der vorderen Eminentia intercondylaris mit einem Kirschner-Draht (2 mm Durchmesser) durchbohrt.

Über diesen Führungsdraht bohren wir mit einem Bohrer einen Kanal von 3–4 mm Durchmesser bei Verwendung eines Kunststoffbandes, von 5–6 mm bei Verwendung eines autologen Transplantates (Grazilis- oder Semitendinosussehne). Die Bohrerspitze sollte mit geringer Umdrehungszahl sehr vorsichtig ins Gelenk eintreten. In dieser Operationsphase werden die angrenzenden Kreuzbandanteile mit 2 feinen Zweizinkerhäkchen zur Seite gehalten. Mehrfache Gelenkspülung, um das Bohrmehl zu entfernen.

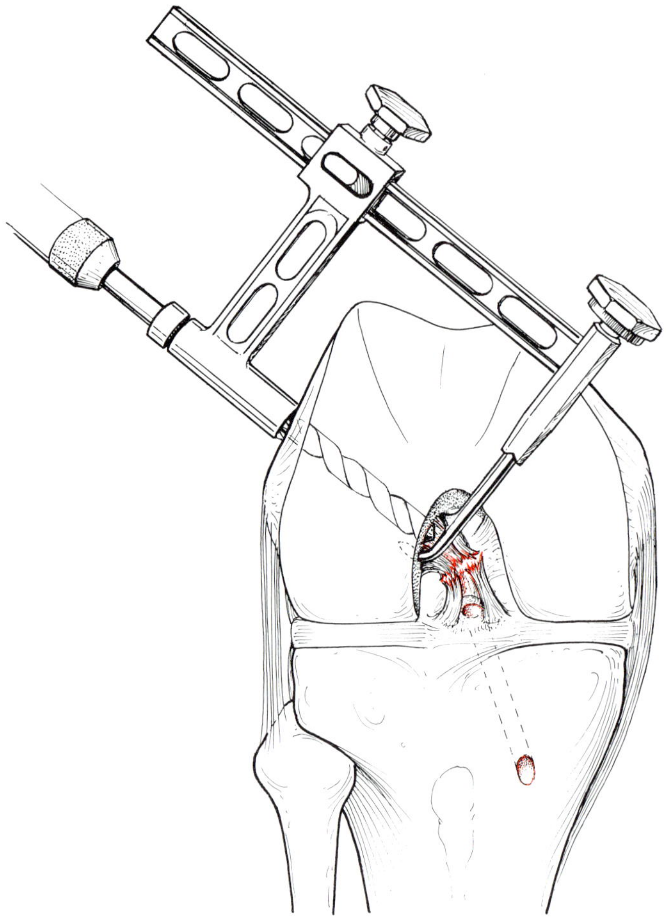

68 Mit Hilfe einer speziellen Bohrlehre (Blauth) wird der transossäre Kanal (3–4 mm resp. 5–6 mm) durch den lateralen Femurkondylus ins Zentrum des Kreuzbandursprunges gebohrt.

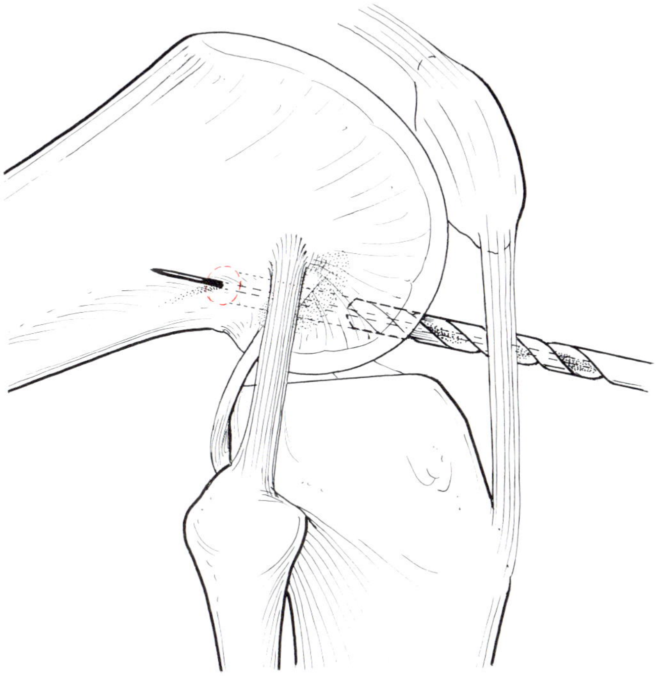

69 Alternativ kann bei spitzwinkeliger Beugung des Gelenkes der proximale Bohrkanal über einen Kirschner-Draht auch in Richtung auf die Kondylen-Schaft-Grenze des Femurs gelegt werden. Beide Bohrkanäle werden mehrfach durchgespült. Ihre scharfkantigen Öffnungen runden wir mit einer Bohrkanalfräse ab.

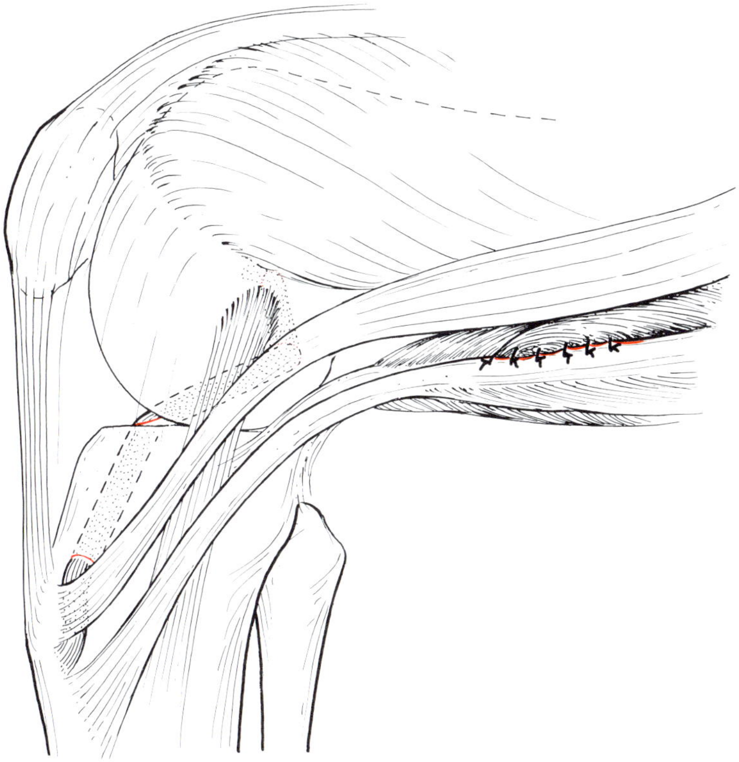

70 Einziehen eines autologen Sehnentransplantates – hier die distal gestielte Grazilissehne – durch den Tibiakopf ins Gelenk. Den M. gracilis vernähen wir mit der Sehne des M. semitendinosus. Bei Verwendung eines Kunststoffbandes wird das distale Transplantatende mit einer Schraube oder Krampe in einer Knochenvertiefung an der Vorderseite des medialen Tibiakopfes fixiert.

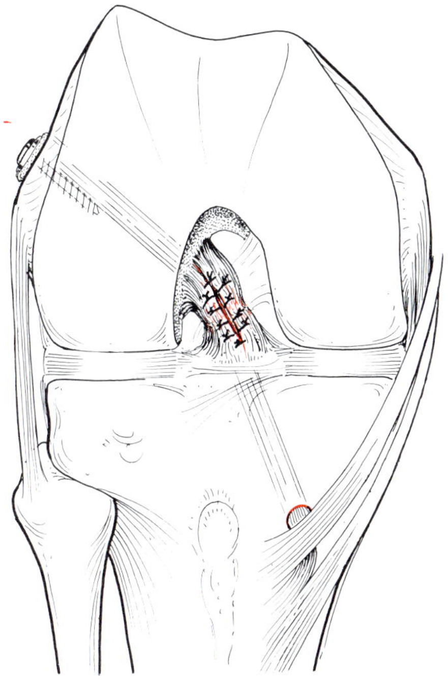

71 Das Transplantat ist durch den Femurkondylus gezogen und unter Spannung mit einer Schraube in einer Knochenrinne in Fortsetzung des transkondylären Kanals auf der Außenseite des lateralen Femurkondylus fixiert. Die Bandfragmente adaptieren wir mit atraumatischen Nähten. Sie können zusätzlich mit einer Plica synovialis oder Anteilen des Hoffaschen Fettkörpers umhüllt werden.

Frische Verletzungen des hinteren Kreuzbandes

Bei frischen Rupturen des hinteren Kreuzbandes liegen meistens auch ausgedehnte Risse der hinteren Kapsel vor. Distale Ausrisse können vom M. popliteus verdeckt werden; der Muskel muß in Zweifelsfällen mit einem Haken weggehalten oder partiell abgelöst werden. Bei der frischen hinteren Kreuzbandruptur muß nicht immer eine auffallend positive hintere Schublade bestehen!

Die Rupturen des mittleren Drittels und die distalen Ausrisse sind nur vom hinteren (Trickey) oder posteromedialen Zugang (Hughston) zu operieren. Zur Inspektion und Rekonstruktion des hinteren Kreuzbandes wird der mediale Gastroknemiuskopf so abgelöst, daß er später sicher zu refixieren ist.

Ausrisse am femoralen Ansatz können von einem anteromedialen Zugang aus erreicht werden.

Abb. **72 a–d** zeigt verschiedene Formen von frischen Verletzungen des hinteren Kreuzbandes.

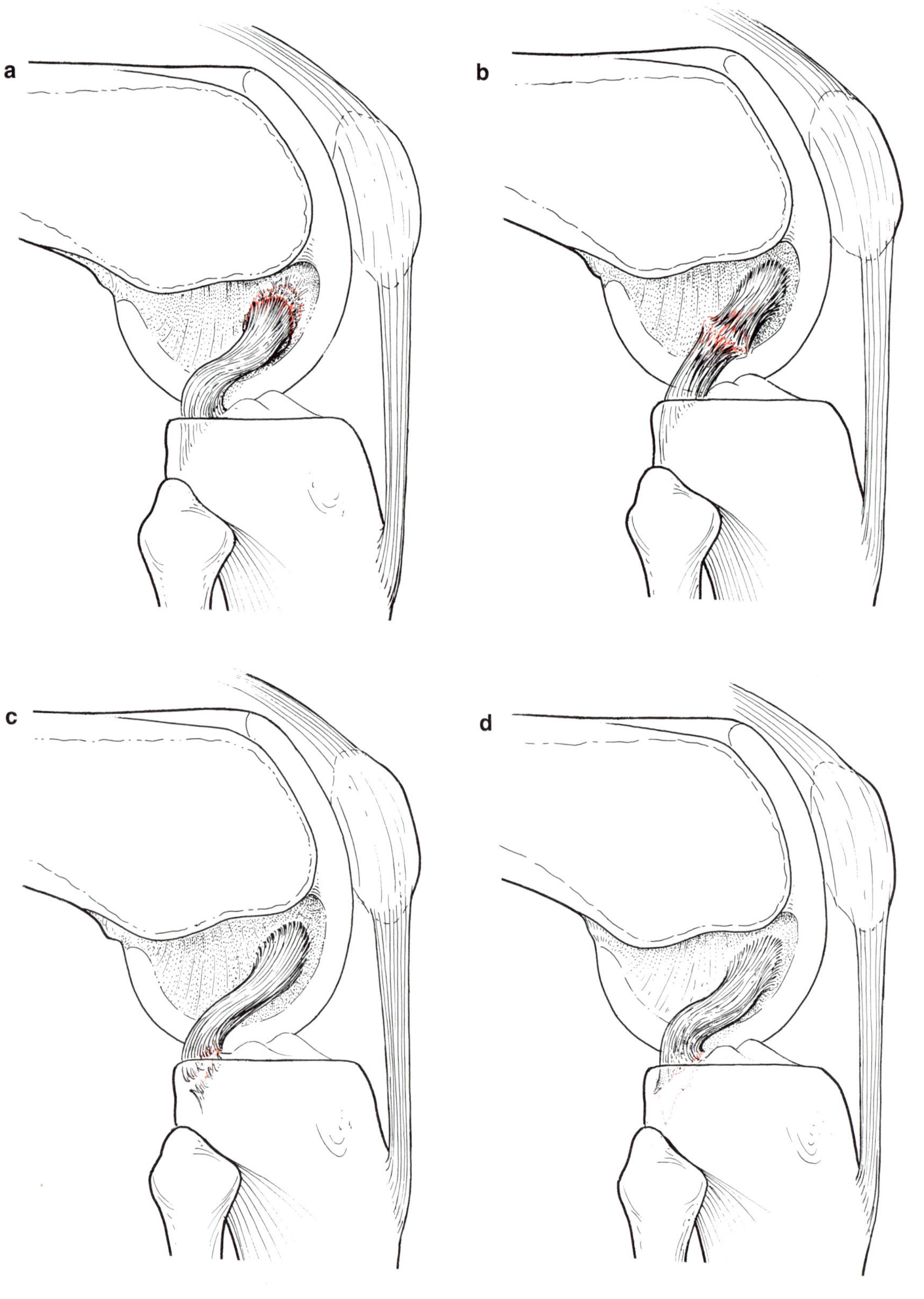

72 a–d Schema frischer Verletzungen des hinteren Kreuzbandes.

a Ligamentärer Ausriß aus dem femoralen Ansatz.
b Durchriß in Bandmitte (interligamentäre Ruptur).
c Ligamentärer Ausriß aus dem Tibiakopf.
d Ossärer Ausriß aus dem Tibiakopf.

Posteromedialer Zugang zum hinteren Kreuzband (Hughston)

Der Zugang empfiehlt sich vor allem nach ausgeprägter, frischer Valgusinstabilität mit Ruptur des hinteren Kreuzbandes am distalen Ansatz, weil gleichzeitig die zerrissenen Strukturen des medialen Kapsel-Band-Apparates rekonstruiert werden müssen.

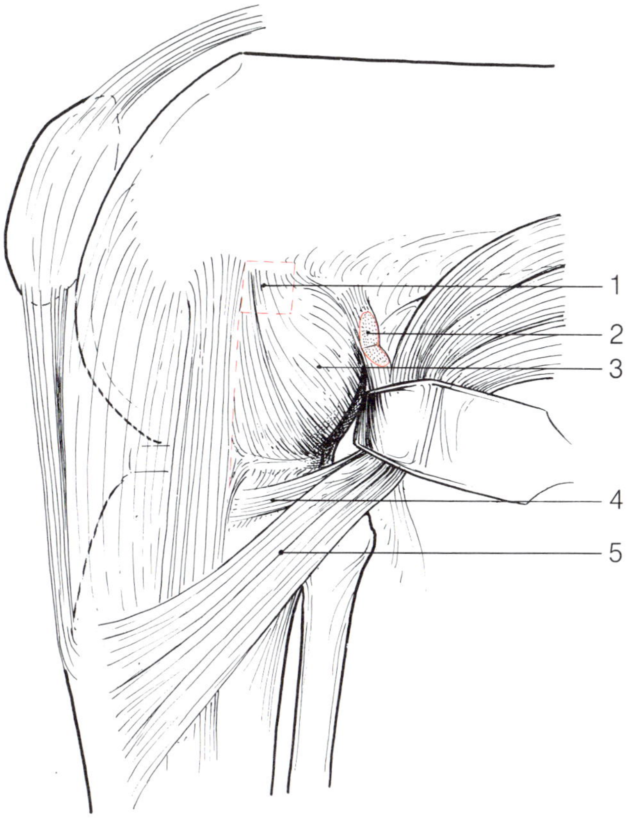

74 Bei rechtwinklig gebeugtem Kniegelenk ist die posteromediale Kapselschale dargestellt. Besteht eine ausgedehnte frische Zerreißung dieser Region, präpariert man durch die Rupturstelle den hinteren Gelenkraum und das hintere Kreuzband.

Die punktierte Linie zeigt die Ausmeißelung des Tuberculum adductorium und die Inzision der posteromedialen Kapselschale entlang dem Hinterrand des Lig. collaterale mediale. Die Fossa intercondylaris kann nun von posteromedial her eingesehen werden. Die Sehne des medialen M. gastrocnemius wird temporär so abgelöst, daß der Muskelbauch mit einem Langenbeck-Haken während des Eingriffes bequem nach hinten gehalten und später ohne Mühe reinseriert werden kann.

1 Tuberculum adductorium
2 medialer Gastroknemiuskopf (eingekerbt)
3 posteromediale Kapselschale
4 Semimembranosussehne
5 Pes anserinus

Technik (Abb. **73–75**)

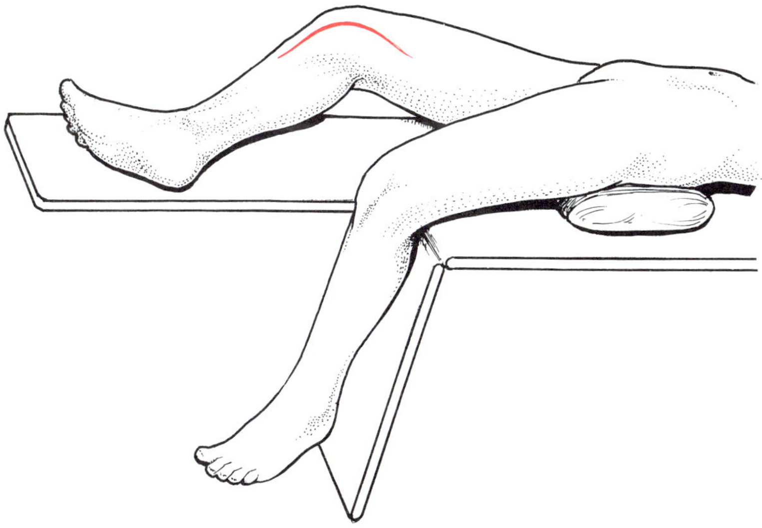

73 Patient in Rückenlage mit 45 Grad gebeugter Hüfte und 60 Grad gebeugtem Kniegelenk; die gegenseitige Beckenhälfte wird angehoben, Beine werden gespreizt.

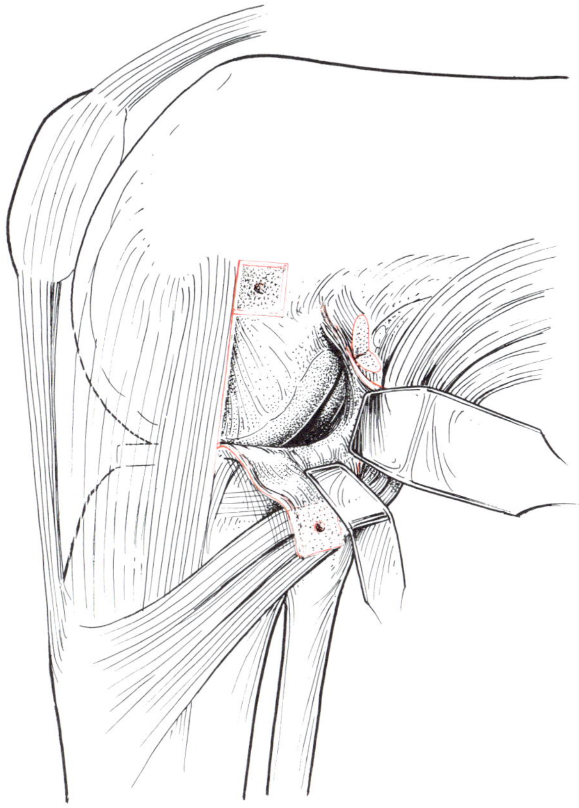

75 In leicht schräger Ansicht von hinten innen wird nach Ablösung der posteromedialen Kapselschale der untere Teil und der tibiale Ansatz des hinteren Kreuzbandes sichtbar.

Zugang zum hinteren Kreuzband nach Trickey

Technik (Abb. **76–78**)

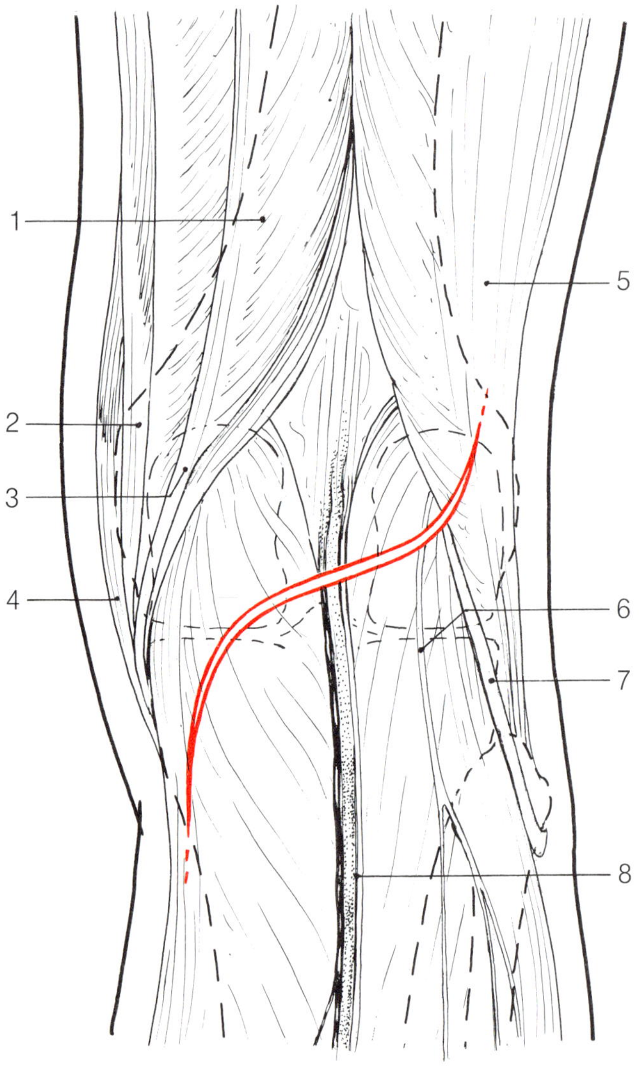

76 Der Hautschnitt beginnt ca. 8–10 cm proximal der Kniekehle über dem Muskelbauch des M. biceps femoris, zieht senkrecht nach distal, biegt zur Kniekehle nach medial ab und endet am medialen Gastrocnemiusrand. Spaltung der Subkutis und Fascia poplitea. Dabei darf der N. suralis nicht verletzt werden: Er liegt zwischen Faszie und Gastrocnemiusköpfchen und wird von der V. saphena parva begleitet.

1 M. semitendinosus
2 M. gracilis
3 M. semimembranosus
4 M. sartorius
5 M. biceps femoris
6 N. cutaneus surae lateralis
7 N. peronaeus communis
8 N. suralis und V. saphena parva

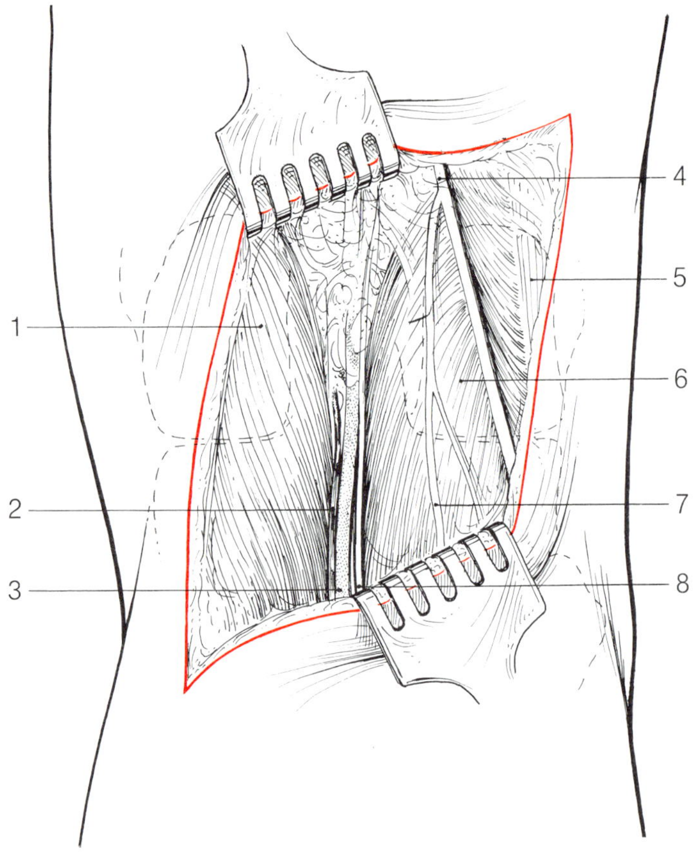

77 Etwa 1 Querfinger lateral des N. suralis zieht der N. cutaneus surae lateralis meistens mit 2 Ästen über den lateralen Gastrocnemiuskopf nach distal. Folgt man den Leitgebilden »N. suralis und V. saphena parva« nach vorn, trifft man zwischen den Gastrocnemiusköpfchen zunächst auf den N. tibialis als dem oberflächlich gelegenen Gebilde des Gefäß-Nerven-Bündels. Die Muskeläste zur proximalen Wadenmuskulatur werden geschont. Vor dem Nerven liegt die V. poplitea, vor ihr die A. poplitea.

1 M. gastrocnemius, Caput mediale
2 A. und V. poplitea
3 N. tibialis
4 N. peronaeus communis
5 M. biceps femoris
6 M. gastrocnemius, Caput laterale
7 N. cutaneus surae lateralis
8 N. suralis und V. saphena parva

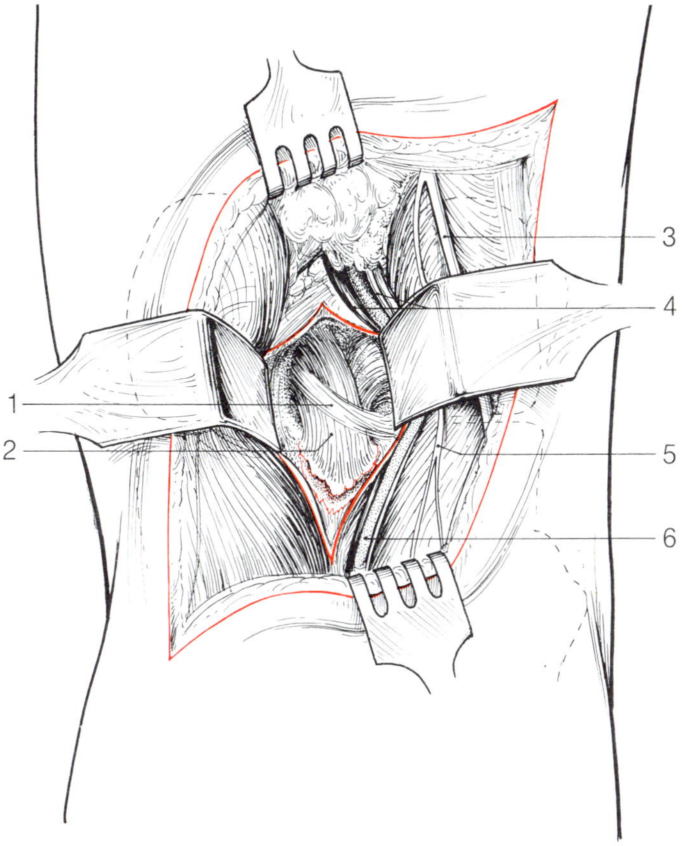

78 Das Kniegelenk wird ca. 20–30 Grad gebeugt. Das Gefäß-Nerven-Bündel wird mit breiten, stumpfen Haken vorsichtig verzogen, um die A. genus superior tibialis medialis und lateralis darstellen zu können. Diese Gefäße zweigen etwas proximal des hinteren femoralen Kapselansatzes aus der A. poplitea ab. Wir halten die Gefäße und Nerven sowie den lateralen Gastrocnemiuskopf stumpf nach lateral und sichern damit alle motorischen Äste des N. tibialis mit Ausnahme des Astes zum medialen Gastrocnemiuskopf. Dieser Nervenast – er zweigt ca. 2 Querfinger oberhalb der Gelenkhöhe ab – wird dargestellt und mit dem Gastrocnemiuskopf nach medial weggehalten. (Eine temporäre Ablösung des medialen Gastrocnemiuskopfes verbessert die Übersicht über die hintere Kapselwand.)

Mit Stieltupfern wird das lockere Fettgewebe über der Kapsel weggeschoben. Mit dem Finger bestimmt man die genaue Lage des Gelenkspaltes: Dabei wird der Unterschenkel bewegt; man tastet den hinteren Rand des Tibiakopfes und die Femurrollen. Die Gelenkkapsel (Lig. popliteum obliquum) wird längs eröffnet (bei Bedarf kann der Schnitt T-förmig erweitert werden, wenn die Kapsel nicht bereits zerrissen ist).

1 Lig. menisco femorale posterius (Wrisberg)
2 Lig. cruciatum posterius
3 N. peronaeus communis
4 A. und V. poplitea
5 N. cutaneus surae lateralis
6 N. tibialis

Naht des hinteren Kreuzbandes

Technik (Abb. **79–84**)

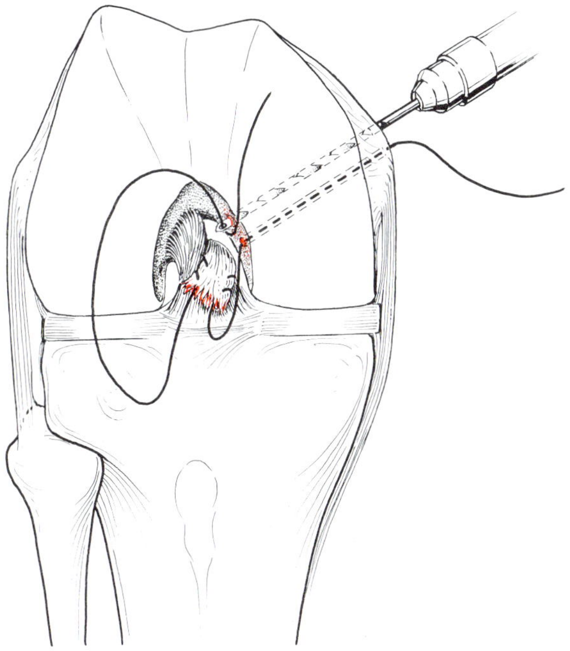

79 Findet sich ein ligamentärer *Ausriß am femoralen Ansatz,* wird nach anteromedialer Arthrotomie der Bandstumpf mit einem nicht resorbierbaren Faden durchflochten.

a

b

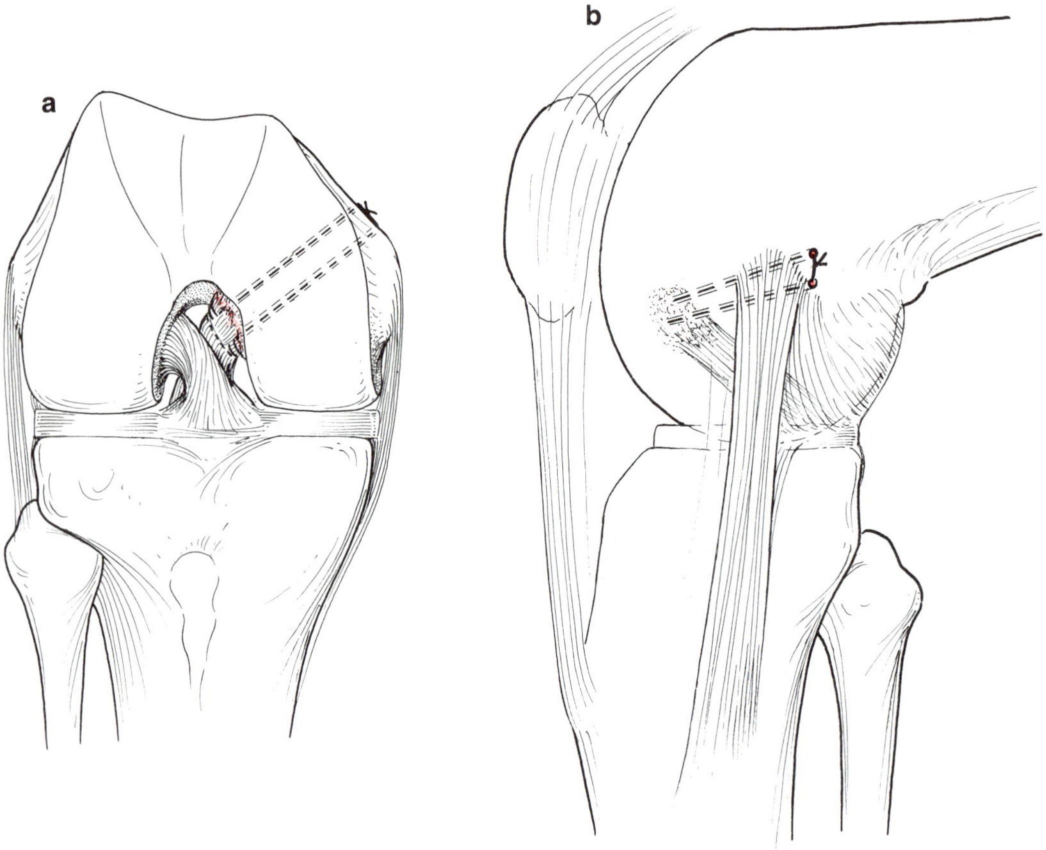

80 a u. **b** Hinter dem Epicondylus medialis werden 2 Kanäle durch den medialen Femurcondylus in Richtung auf den Ansatz des hinteren Kreuzbandes gebohrt, durch die man die Fäden mit einem Durchziehinstrument (dünner Bohrer mit perforierter Spitze, Drahtschlinge, O'Donnoghue-Nadel) nach außen zieht. Die Fäden werden über der Knochenbrücke verknotet.

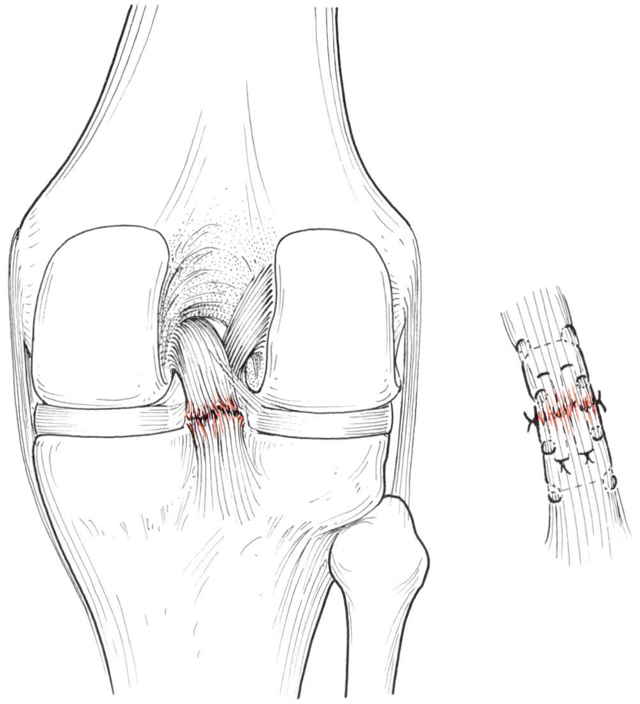

81 Eine *interligamentäre Ruptur* vereinigen wir End-zu-End mit resorbierbarem Nahtmaterial.

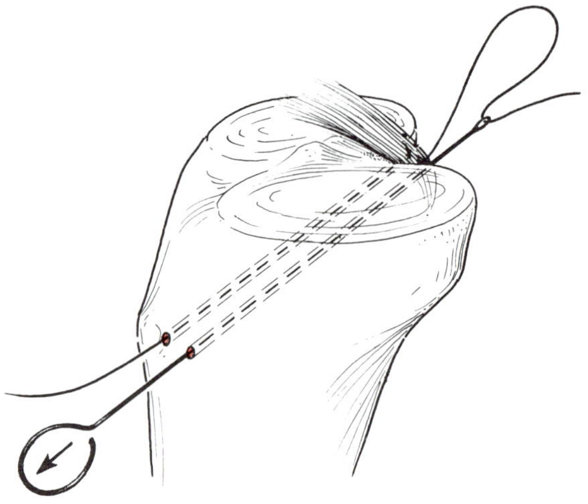

82 Bei einem *ligamentären Ausriß* des hinteren Kreuzbandes *aus dem Tibiakopf* und Zugang von hinten legen wir eine Tuchrolle unter das Knie und drehen das Bein auswärts. Die vordere Austrittsstelle der Bohrkanäle am anteromedialen Tibiakopf legen wir von einem ca. 4 cm langen Längsschnitt frei. Das Periost inzidieren wir rechtwinkelig und schieben es mit dem Raspatorium ab. Mit Hilfe eines Stahldrahtes ziehen wir das eine Ende der Durchflechtnaht aus dem vorderen Schienbeinkopf heraus. Durch ein zweites Loch in ca. 1 cm Abstand wird der andere Faden herausgeführt und mit dem ersten über der Knochenbrücke verknotet.

Naht des hinteren Kreuzbandes unter Verstärkung mit einem künstlichen Band oder einem autologen Transplantat

Wie bei interligamentären Rupturen des vorderen Kreuzbandes oder Bandabrissen unmittelbar an den Knochenansätzen, kann auch zur Unterstützung bei der Naht von Rupturen des hinteren Kreuzbandes ein künstliches Band oder ein autologes Transplantat mitverwendet werden.

Bei **knöchernem Ausriß am tibialen Ansatz** des hinteren Kreuzbandes wird zunächst das Fragmentbett »gesäubert«. Das Fragment kann auf 2 Arten reinseriert werden (Abb. **83** und **84**).

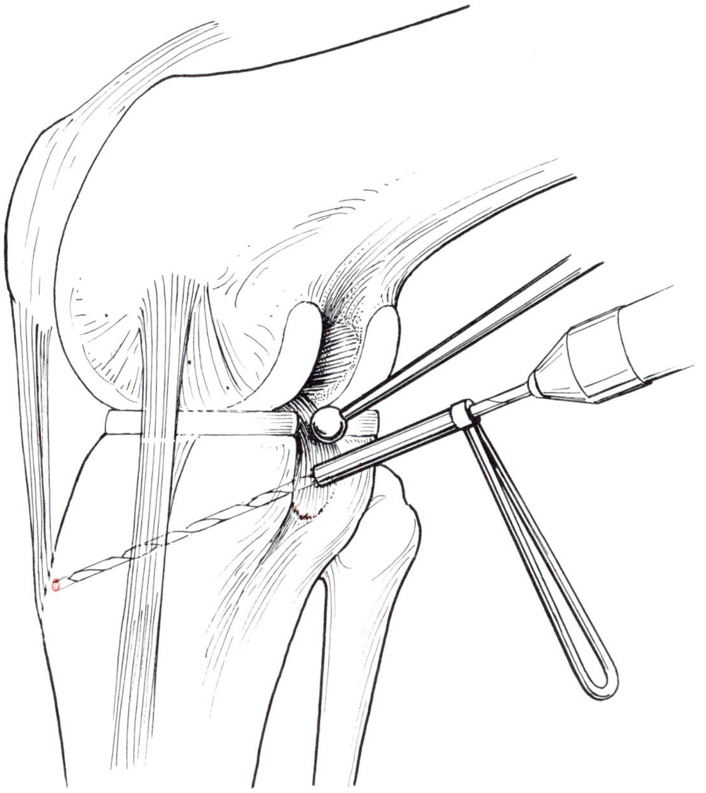

83 Das Fragment wird mit einem Kugelspitzinstrument fixiert. Vom Knochenbett aus bohrt man 2 Kanäle in Richtung auf den anteromedialen Schienbeinkopf. Die Fäden, die den distalen Kreuzbandansatz umschlingen, führt man aus dem Tibiakopf und knotet sie über der Knochenbrücke.

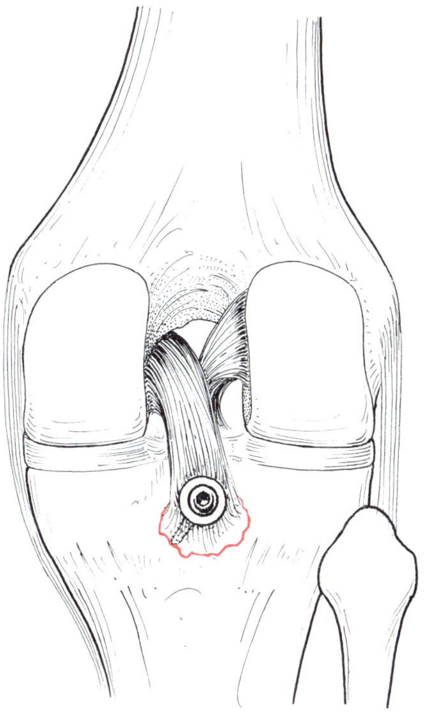

84 Nach Vorbohrung und Gewindeschneiden wird das Knochenfragment mit einer Spongiosaschraube des Kleinfragmentinstrumentariums mit Unterlegscheibe fixiert.

Fehler und Gefahren

- Verletzung von Nerven und Gefäßen in der Kniekehle (die Unterbindung der A. poplitea führt zur Unterschenkelgangrän!).
- Die hintere Gelenkkapsel wird zu weit proximal der Gelenkhöhle inzidiert (häufiger Fehler!): Der Zugang zum Gelenk ist erschwert, Hilfsschnitte sind erforderlich.
- Das Knochenfragment wird durch grobe Manipulation zerstückelt: Die Reinsertion bereitet größere Schwierigkeiten.
- Es werden ligamentäre Verletzungen übersehen (Lig. meniscofemorale, Lig. coronarium, Ruptur des vorderen Kreuzbandes bei erhaltenem Schleimhautmantel!), Lig. femorotibiale laterale anterius (»Tetrade« der anteromedialen Rotationsinstabilität!), Popliteussehnenruptur: Verbleibende Restinstabilität.
- Inkorrekte Lage der transossären Bohrkanäle (fehlende Isometrie mit sekundärer Auslockerung).

Veraltete Kapsel-Band-Verletzungen

Spezielle Vorbemerkungen

Die seit vielen Jahrzehnten bekannten Operationstechniken zum Ersatz von Kreuz- und Seitenbändern durch auto-, homo- oder heterologe, gestielte oder freie Transplantate haben oft unbefriedigende Resultate erbracht. Erst zunehmende Kenntnisse der funktionellen Anatomie und Biomechanik des Kapsel-Band-Apparates, der Pathophysiologie von Bandschäden, Verbesserungen der Untersuchungstechniken und Analysen posttraumatischer Instabilitäten führten zum besseren Verständnis der Ursachen mancher therapeutischer Fehlschläge. Neben der Läsion von Kreuz- und Seitenbändern müssen nämlich häufig auch die Verletzungen der Kapselligamente (hintere Kapselschale und hintere Gelenkkapsel), der Popliteussehne, des sog. Traktusligamentes oder der Menisken rekonstruktiv versorgt werden. Die folgerichtige Entwicklung der Wiederherstellung veralteter Kapsel-Band-Verletzungen führte zu der heute vorherrschenden Auffassung, daß in den meisten Fällen *intraartikuläre Maßnahmen* (Kreuzband-Ersatzplastiken) *mit zusätzlichen extraartikulären* stabilisierenden Eingriffen notwendig sind.

Wie bei den frischen Bandrupturen wollen wir auch bei den veralteten Verletzungen die verschiedenen Operationsmethoden zusätzlich an Beispielen einfacher Instabilitäten mit plastischem Ersatz der einzelnen Ligamente darstellen. Die Verfahren sollten aber weniger als alleinige Empfehlungen zur Behandlung eines Bandschadens gesehen werden, sondern als wichtige oder ergänzende Schritte in einem *Gesamtkonzept!* Schäden, die auf ein einziges Band beschränkt sind, stehen nämlich seltener zur Rekonstruktion an. Der Operateur sollte außerdem neben seiner *Standardmethode* auch *alternative Techniken* kennen, weil ein Behandlungsplan manchmal abgewandelt werden muß:

- Mit der bevorzugten Operationsmethode wird z. B. keine befriedigende Stabilität erreicht, und es sind schon während eines Eingriffes weitere ligamentäre Verstärkungen notwendig.
- Als Folge von Voroperationen stehen die gewünschten Strukturen nicht mehr zur Transplantatentnahme zur Verfügung.
- Es tritt ein operationstechnischer Zwischenfall auf (fehlerhafte Transplantatentnahme, Transplantat wird unsteril).
- Das Ergebnis einer präoperativen Narkoseuntersuchung oder überraschende Erkenntnisse während eines Eingriffes zwingen zur Korrektur der Diagnose.

Aus der Vielzahl von Behandlungsmethoden mußten wir eine *Auswahl* treffen: Dort, wo wir uns nicht von eigenen Erfahrungen leiten lassen konnten, entschieden wir uns für Methoden, die im Schrifttum besondere Erwähnung gefunden haben. Außerdem schildern wir auch Techniken, die in den vergangenen Jahren die Rekonstruktion des Kapsel-Band-Apparates revolutionierten und zum Teil in neuere Methoden eingegangen sind.

Den von uns *bevorzugten Verfahren* räumten wir einen etwas *breiteren Platz* ein.

Einer der Autoren (Blauth) verwendet als Transplantat für den Ersatz des *vorderen* und *hinteren Kreuzbandes* meistens zentrale Anteile der Quadrizepssehne (s. Abb. **98–107** und **155–158**). Als extraartikuläre Zusatzoperation bei der vorderen Kreuzbandrekonstruktion wird die Verlagerung eines Traktusstreifens nach Ellison (s. Abb. **199** und **200 a, b**), Hughston sowie W. Müller (s. Abb. **206–208**) vorgenommen. Der andere (Schuchardt) bevorzugt als freies Transplantat das mittlere Drittel des Lig. patellae (s. Abb. **123–125, 129** und **130** sowie **138–140**) und führt als extraartikuläre Verstärkung meistens die Technik nach Hughston sowie W. Müller (s. Abb. **206–208**) durch.

Das *Lig. collaterale laterale* ersetzen wir nach den Verfahren von M. Lange und Krömer (s. Abb. **95**), das oberflächliche *mediale Seitenband* durch einen Eingriff, der eine Kombination der Technik nach Krömer (s. Abb. **85**) und Edwards (s. Abb. **86**) darstellt. Bei veralteten Schäden am medialen Seitenband versuchen wir, das schlaffe Ligament in seinem anatomischen Verlauf zu präparieren und durch Versetzung seines Ansatzes zu straffen. Dabei bevorzugen wir die Distalverlagerung der unteren Insertionen (s. Abb. **90–93**).

Die *posteromediale Kapselschale* raffen wir durch Doppelung und/oder Exzision (s. Abb. **160–164**). Bei der prognostisch ungünstigeren *posterolateralen Rotationsinstabilität* versuchen wir, die hintere Kapselschale nach Ersatz des hinteren Kreuzbandes durch die Technik nach Slocum und Trillat (s. Abb. **222–225**) zu festigen und führen außerdem den Bizepstransfer zum Ersatz der Popliteussehne nach W. Müller durch (s. Abb. **228–229**). In letzter Zeit sind wir dazu übergegangen, zum Bizepstransfer einen 1,5 cm breiten, 8–10 cm langen, distal gestielten Streifen aus dem Sehnenspiegel der Bizepssehne zu entnehmen und dieses Transplantat unter Beachtung der Isometrie dicht vor und unterhalb des Epicondylus femoris lateralis in ein vorbereitetes Knochenbett zu fixieren. Der überstehende Rest des Transplantates wird auf die hintere Kapselschale aufgesteppt. Zusätzlich verlagern wir den lateralen Gastroknemiuskopf in Richtung auf den Epicondylus femoris lateralis.

Indikationen

Bei der **Operationsindikation** sollte man zunächst unterscheiden, ob eine *kompensierte* oder *dekompensierte Instabilität* vorliegt oder ob ein Bandersatz im Rahmen einer *frischen Verletzung* angebracht ist.

Bei einer *kompensierten* Instabilität besteht zwar eine Lockerheit des Kapsel-Band-Apparates, sie geht jedoch *ohne* wesentliche *funktionelle Störungen* einher und macht deshalb im allgemeinen noch *keine* operativen Maßnahmen erforderlich.

Eine *Operation* ist dagegen *bei der dekompensierten Instabilität angezeigt:* Die Patienten klagen über Unsicherheitsgefühl, Subluxationen oder rezidivierende Gelenkschwellungen. Die Leistungsfähigkeit des Gelenkes ist im Alltag und beim Sport deutlich eingeschränkt.

Grundsätzlich ergeben sich folgende *Anzeigen* zum plastischen Ersatz der Kniebänder:

- Frische und veraltete Kreuz- und / oder Seitenbandzerreißungen mit starken Auffaserungen, Zerfetzungen oder Verquellungen der Bandstrukturen, bei denen eine alleinige Naht nicht ausreichend erscheint.
- Dekompensierte Instabilitäten bei Patienten, die im allgemeinen noch nicht das 5.–6. Lebensdezennium überschritten haben.
- Kompensierte Instabilitäten, die erst unter extremen Beanspruchungen, wie z. B. beim Leistungssport, Anzeichen einer Dekompensation erkennen lassen.

Eine relative **Kontraindikation** besteht bei fortgeschrittenem Gelenkverschleiß, Gelenkkontrakturen und Gelenken mit Achsfehlern.

Bei Fehlstellungen der Gliedmaßenachse in Höhe des Schienbeinkopfes, wie z. B. beim Genu varum, mit gleichzeitiger Instabilität des medialen Kapsel-Band-Apparates kann eine Straffung der gelockerten medialen Bandanteile dadurch erreicht werden, daß eine valgisierende Osteotomie mit Entnahme eines sog. Zweidrittel- oder Dreiviertelkeiles vorgenommen wird (Technik s. S. 19.42). Auch die Verpflanzung eines Knochenkeiles in die mediale Hälfte des Tibiakopfes ist möglich (Technik s. S. 19.63).

Operationen bei veralteten »einfachen« Instabilitäten

Ersatz des Lig. collaterale mediale

Operation nach Krömer (Abb. **85**)

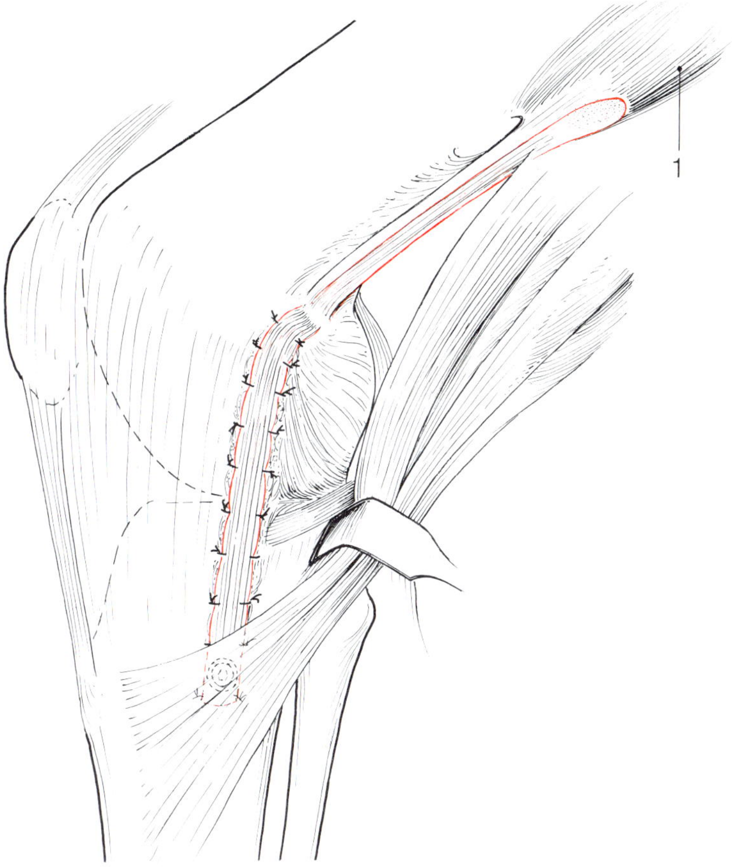

85 Die Sehne des M. adductor magnus wird – sie liegt unmittelbar hinter dem Septum intermusculare mediale – bis ca. 10 cm proximal des Tuberculum adductorium freigelegt, vom Muskelbauch bis auf einen kleinen, schaftnahe gelegenen Rest abgetrennt und nach distal umgeschlagen. Den Sehnenstreifen legt man bis zum Epicondylus medialis in eine ausgemeißelte Knochenrinne, fixiert ihn über dem Epikondylus mit einigen Nähten und spannt ihn anschließend in Richtung Unterschenkellängsachse aus. Am medialen Tibiakopf wird der Ort bestimmt, an dem das Transplantat mit einer Spongiosaschraube mit Zackenkranz befestigt werden soll (z. B. durch temporäre Fixation mit einem Kirschner-Draht). Der Knochen wird am Insertionsort aufgerauht oder mit einem schmalen Meißel rinnenförmig vertieft. Durch einen Schlitz im Sehnenstreifen dreht man die Schraube ein und fixiert das Transplantat auf dem aufgerauhten Knochen. Prüfung der Isometrie. Die freien Ränder des Sehnenstreifens werden auf ganzer Länge mit feinen, atraumatischen Einzelknopfnähten auf die Gelenkkapsel und Seitenbandreste fixiert. Wir sichern die proximale Umschlagstelle mit 2–3 kräftigen Nähten (1 M. adductor magnus).

Operation nach Edwards
(Abb. **86**)

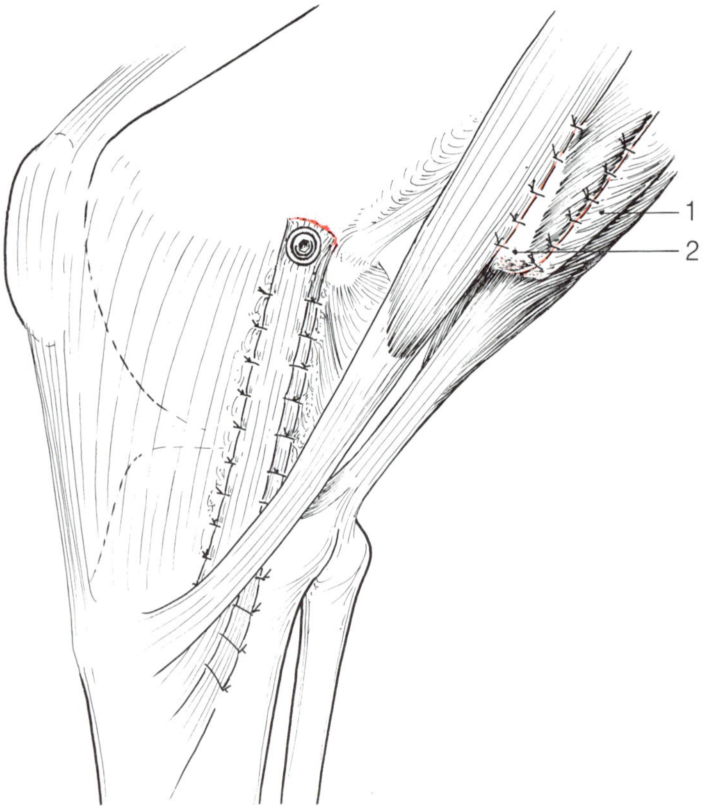

86 Die Sehnen des M. semitendinosus und M. gracilis werden freipräpariert, mobilisiert und an ihrem Übergang zum Muskelbauch abgetrennt. Die proximalen Sehnenstümpfe vernäht man mit dem M. sartorius oder M. semimembranosus. Bei der Präparation dürfen der N. saphenus und sein R. infrapatellaris nicht verletzt werden.

Beide Sehnen werden unter der Sehne des M. sartorius hindurch in Richtung auf den Epicondylus medialis nach proximal gezogen. Den Epikondylus rauht man mit einem Meißel auf, damit ein Bandursprung am Knochen zustande kommt. Fixation der Sehne dicht oberhalb des Epicondylus medialis mit einer Spongiosaschraube mit gezackter Unterlegscheibe.

1 M. semitendinosus
2 M. gracilis

Operation modifiziert nach Bosworth
(Abb. **87**)

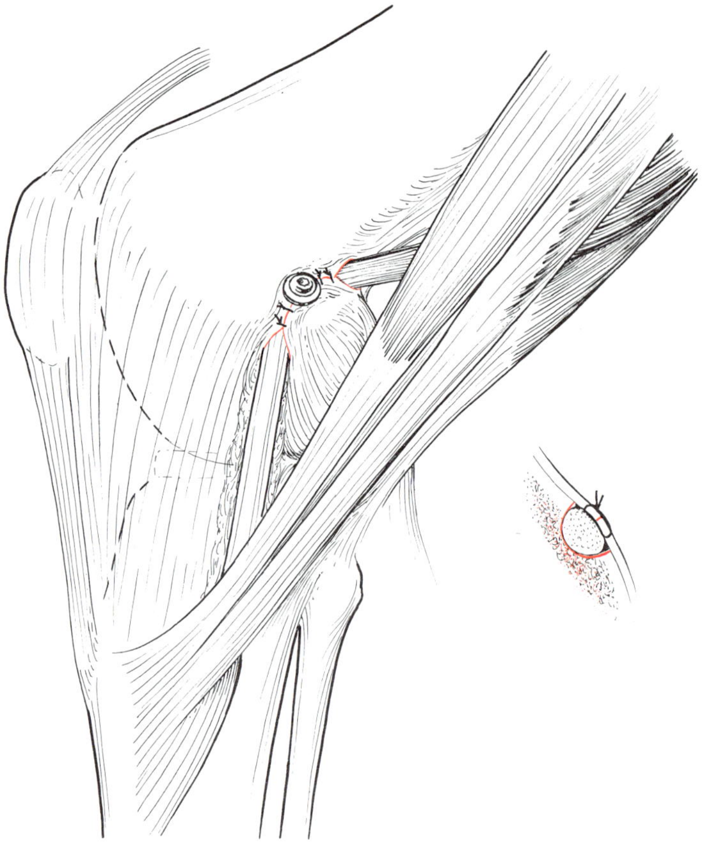

87 Die Sehne des M. semitendinosus wird aus dem Verband der Pes-anserinus-Sehnen präpariert, mobilisiert und in eine Knochenrinne verlegt, die in Höhe des Epicondylus medialis angelegt wird. Die Sehne wird an der angrenzenden Kapsel und dem Periost vernäht. Zusätzlich wird die Sehne in Höhe der distalen Insertion des medialen Seitenbandes durch eine Schraube mit gezackter Unterlegscheibe auf den aufgerauhten Knochen fixiert (nicht abgebildet).

Operation nach Brückner
(Abb. **88** und **89 a** u. **b**)

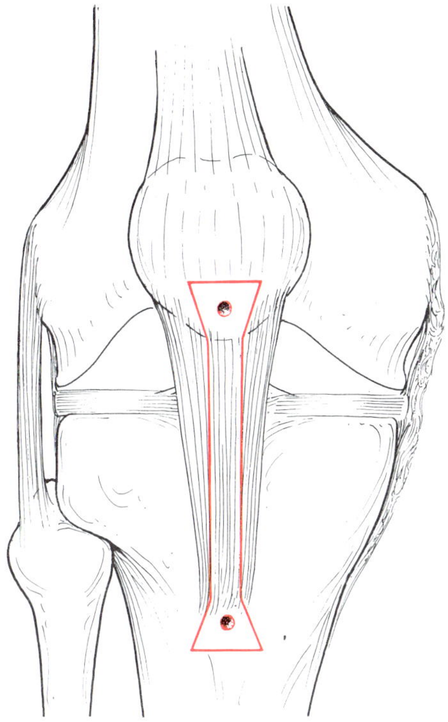

88 Wir entnehmen das mittlere Drittel des Lig. patellae und meißeln oder sägen aus der Tuberositas tibiae sowie aus dem distalen Patellapol je eine schmale Knochenschuppe aus. Die Knochenstückchen durchbohren wir zuvor mit einem 2-mm-Bohrer und schneiden ein Gewinde von 3,5 mm Durchmesser ein. Der Sehnendefekt wird mit Einzelknopfnähten verschlossen.

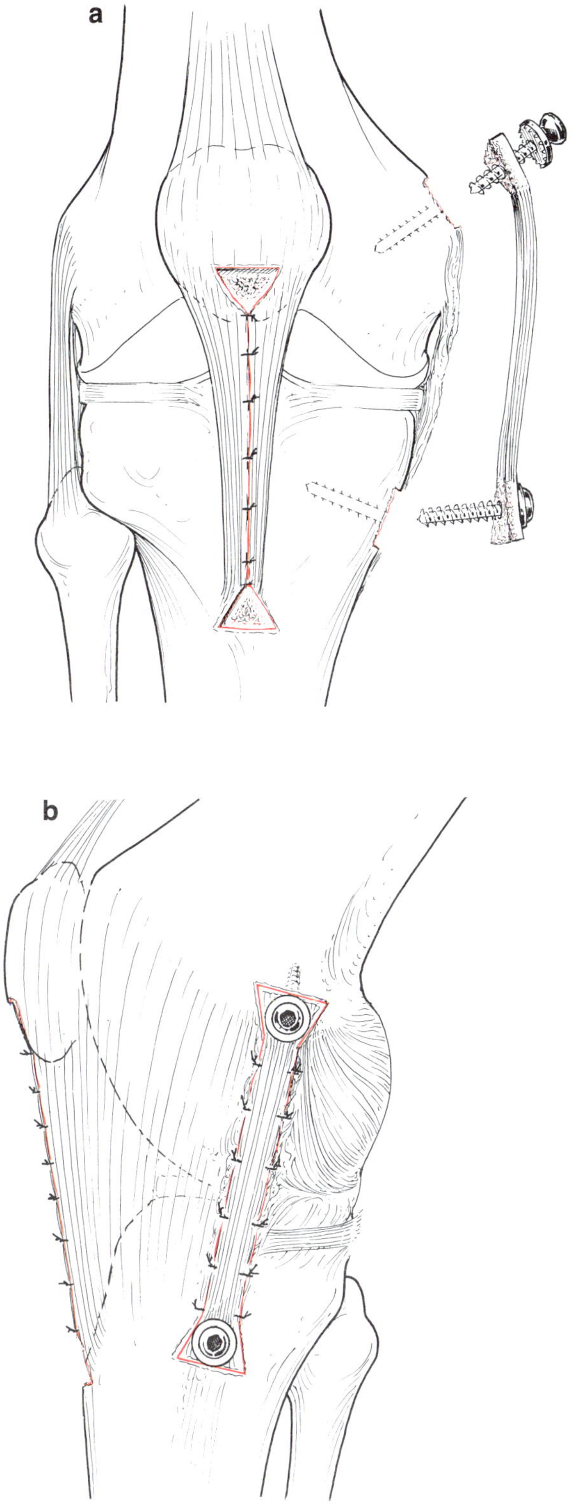

89 a u. **b** Am Epicondylus medialis wird die Kortikalis aufgemeißelt. Das eine Ende des Transplantates fixiert man mit einer Krampe oder Spongiosaschraube auf die angefrischte Knochenregion. Das Transplantat wird nach distal gespannt und auch am Tibiakopf mit einer Spongiosaschraube in ein vorbereitetes Knochenbett befestigt. Zuvor empfiehlt es sich, das Transplantat dicht oberhalb der distalen Knochenschuppe mit einem Kirschner-Draht temporär an dem Ort zu fixieren, der sich von der Bandisometrie her als Insertionspunkt ergibt. Das Gelenk wird bei der Prüfung durchbewegt.

Operation nach Martinelli und Tagliapietra (Abb. **90–93**)

90

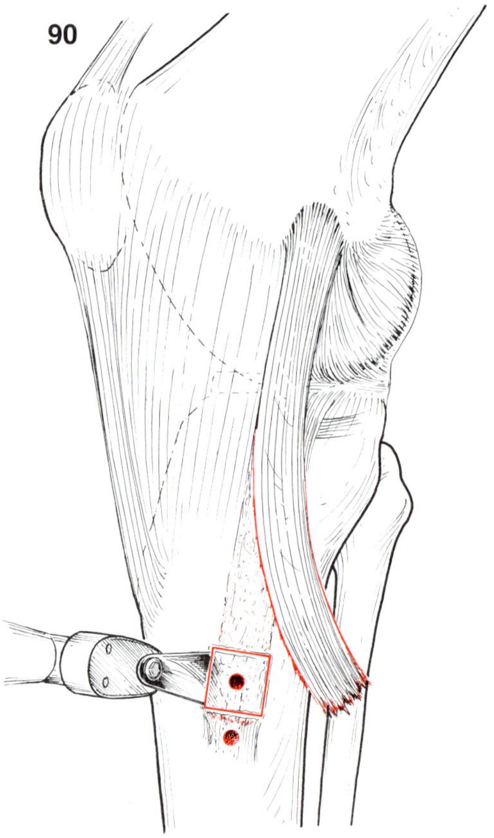

90 Findet sich ein elongiertes mediales Seitenband mit Narbengewebe im Bereich des *distalen* Bandansatzes, umschneidet man diese Bandregion und löst sie vom Tibiakopf ab. Anschließend bohrt man an der Seite der Bandinsertion mit einem 2-mm-Bohrer einen Bohrkanal und schneidet ein Gewinde mit dem 3,5-mm-Gewindeschneider. Mit oszillierender Säge und einem Meißel entfernen wir um das Bohrloch einen etwas mehr als 1 cm großen quadratischen Kortikalisdeckel. Distal davon wird ein zweites Loch gebohrt.

91 Das abgetrennte Ende des Lig. collaterale mediale wird mit einer Naht durchflochten. Man verbindet dann das distale mit dem proximalen Loch und führt die Fadenenden durch das Kortikalisfenster aus dem distalen Bohrloch heraus.

92 Das abgetrennte Seitenband wird nach distal gezogen und dabei vorsichtig angespannt. Das Kortikalisfenster wird verschlossen. Dabei sollte darauf geachtet werden, daß der Faden nicht durchschnitten wird und das Band gespannt bleibt.

93 Schlußbild nach Fixation des Kortikalisfensters mit einer Kleinfragment-Spongiosaschraube mit gezackter Unterlegscheibe.

91

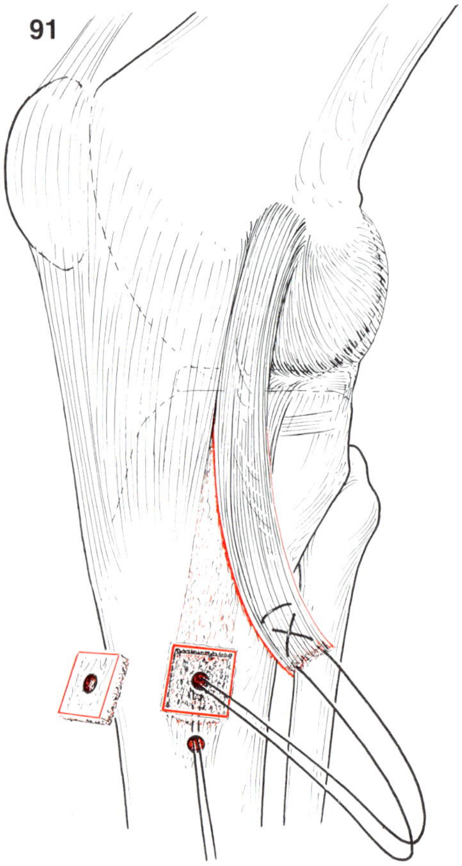

92

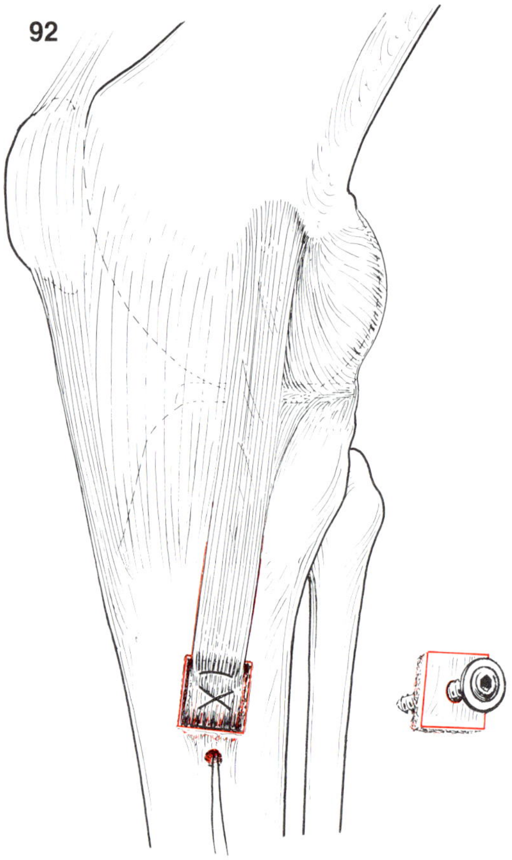

93

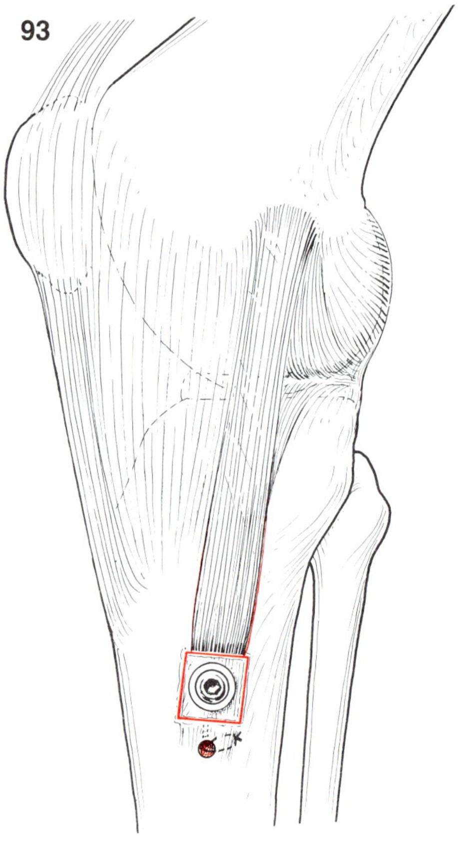

Operation nach Willenegger und Baltensperger
(Abb. **94**)

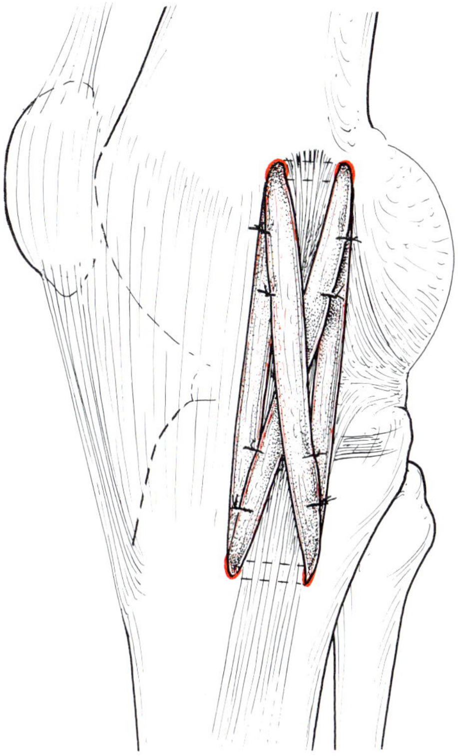

94 Es wird ein 2–3 cm breites, 8–10 cm langes Vollhauttransplantat als Bandersatz verwendet. Das Transplantat wird von subkutanem Fettgewebe befreit und zu einem Koriumstreifen aufgearbeitet. Durch die »Eckpunkte« des Bandansatzes werden parallel zur Gelenkebene Bohrkanäle gelegt (5–6 mm Durchmesser). Der Koriumstreifen wird durch diese Kanäle hindurchgezogen, gekreuzt und mit sich selbst vernäht. Ein basisnahe abgerissener Meniskus kann an die Sehnenstreifen fixiert werden.

Ersatz des Lig. collaterale laterale

Operation nach M. Lange sowie Krömer
(Abb. **95**)

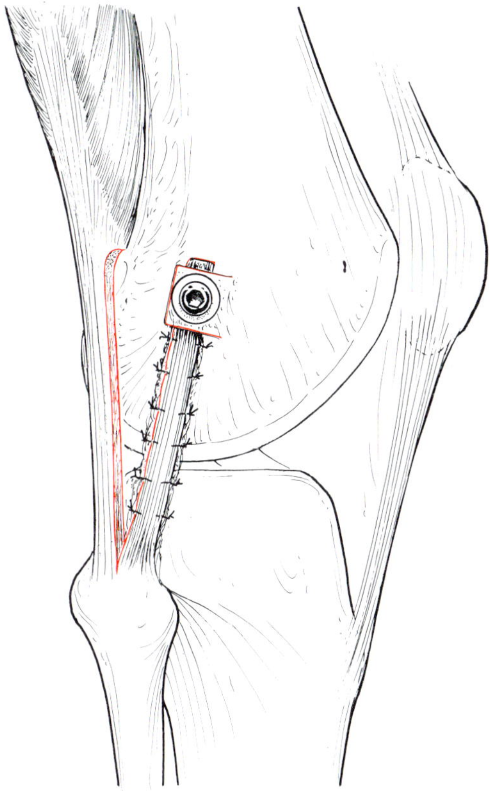

95 Man mißt den Abstand zwischen Wadenbeinköpfchen und Epicondylus femoris lateralis und spaltet die vordere Hälfte der Bizepssehne entsprechend der ausgemessenen Strecke mit einer geringen Zugabe ab. Der Epicondylus lateralis wird deckelförmig aufgemeißelt. Man führt den abgespaltenen Sehnenstreifen zum Epicondylus und fixiert ihn hier unter Spannung mit einer Spongiosaschraube mit Unterlegscheibe.

Operation nach Brückner
(Abb. **96** und **97**)

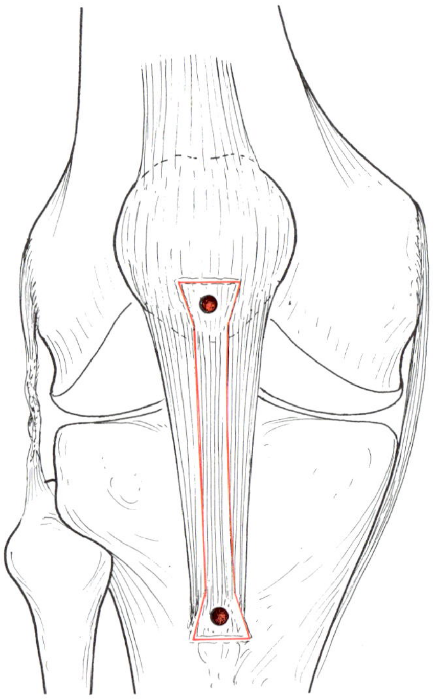

96 Das mittlere Drittel der Patellasehne wird mit je einer Knochenschuppe aus dem unteren Patellapol und der Tuberositas tibiae entnommen. Die Knochenstückchen werden zuvor mit einem 2-mm-Bohrer perforiert. Anschließend umschneidet man die Fragmente mit einer Vibrationssäge mit kleinem Sägeblatt und trennt sie mit einem schmalen Meißel ab. Der Defekt im Lig. patellae wird mit Einzelknopfnähten verschlossen.

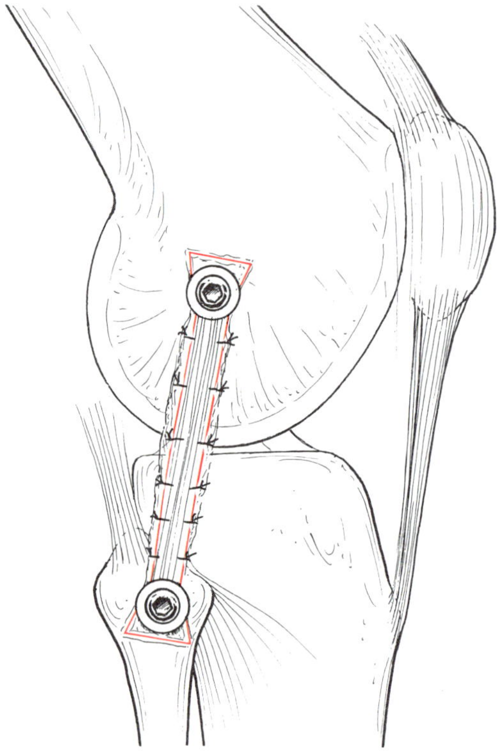

97 Das freie Transplantat wird zunächst auf den aufgerauhten Epicondylus femoris lateralis mit einer Kleinfragment-Spongiosaschraube mit gezackter Unterlegscheibe fixiert. Man spannt es dann nach distal aus und fixiert es mit einer Kleinfragmentschraube oder einer Knochennaht am aufgerauhten Fibulaköpfchen. (Ist das Lig. patellae sehr lang [Patella alta], wird auf die Ausmeißelung eines Ansatzes verzichtet.)

Ersatz des vorderen Kreuzbandes

Allgemeine Vorbemerkungen

Bei allen Operationen zum Ersatz des vorderen Kreuzbandes mit der distal gestielten Patellasehne (z. B. Eriksson, Brückner, Jones) muß präoperativ am seitlichen Röntgenbild ausgemessen werden, ob die Länge des Lig. patellae ausreicht! Artmann u. Wirth (1974) haben festgestellt, daß ein distal gestieltes Transplantat aus dem mittleren Drittel des Lig. patellae nur bei 13 % der Patienten eine ausreichende Länge besitzt.

Operation nach Blauth

(Abb. **98–107**)

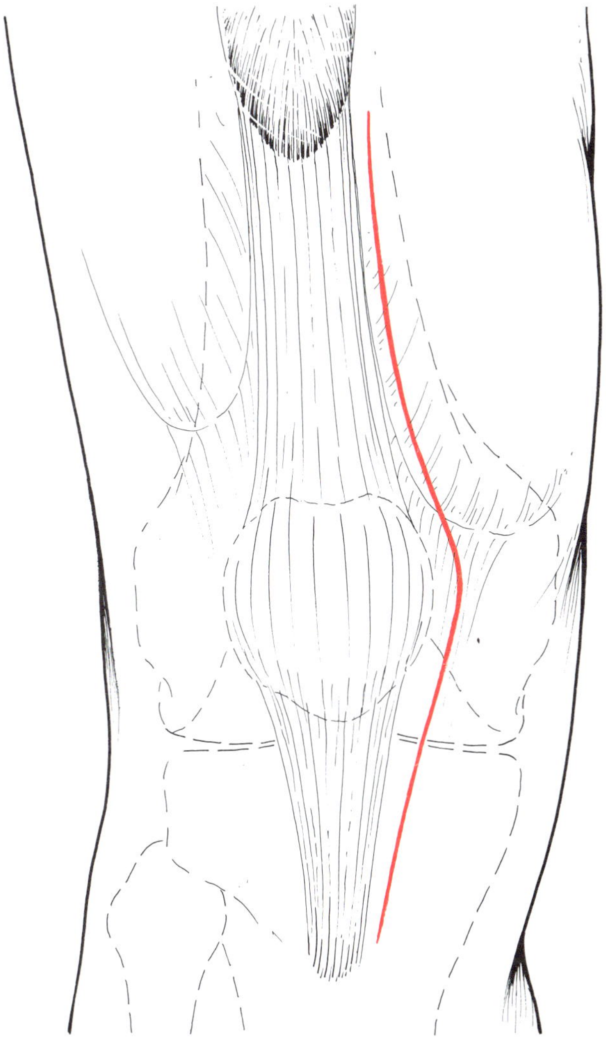

98 Die Hautinzision beginnt ca. 15 cm oberhalb des medialen Umfanges der Basis patellae, verläuft medial und parapatellar um die Kniescheibe und endet an der Tuberositas tibiae.

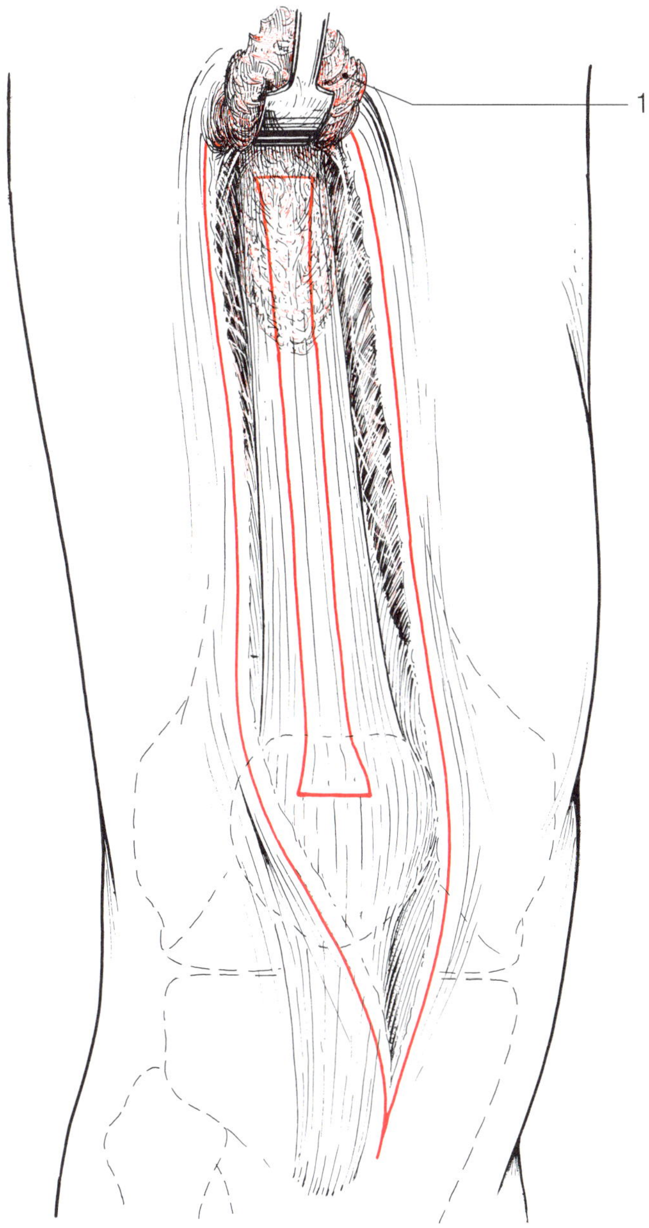

99 Die Haut und Subkutis werden durchtrennt, die Muskelfaszie längs gespalten und die Quadrizepssehne freigelegt. Wir inzidieren den distalen Ansatz des Rektusmuskels und schieben ihn mit einem breiten Raspatorium auf der darunterliegenden Sehnenplatte nach proximal ab. Mit einem speziellen *Doppelskalpell* (8 mm oder 10 mm Klingenabstand) wird ein ca. 15 mm langer Sehnenstreifen oberflächlich (!) aus dem mittleren Drittel der Quadrizepssehne ausgeschnitten. Das Transplantat läuft oberhalb des Rektusansatzes etwas breiter aus, weil die Schicht der Quadrizepssehne hier wesentlich dünner als distal ist. Für diesen Schnitt verwenden wir ein Skalpell mit *einer* Klinge.

1 M. rectus femoris

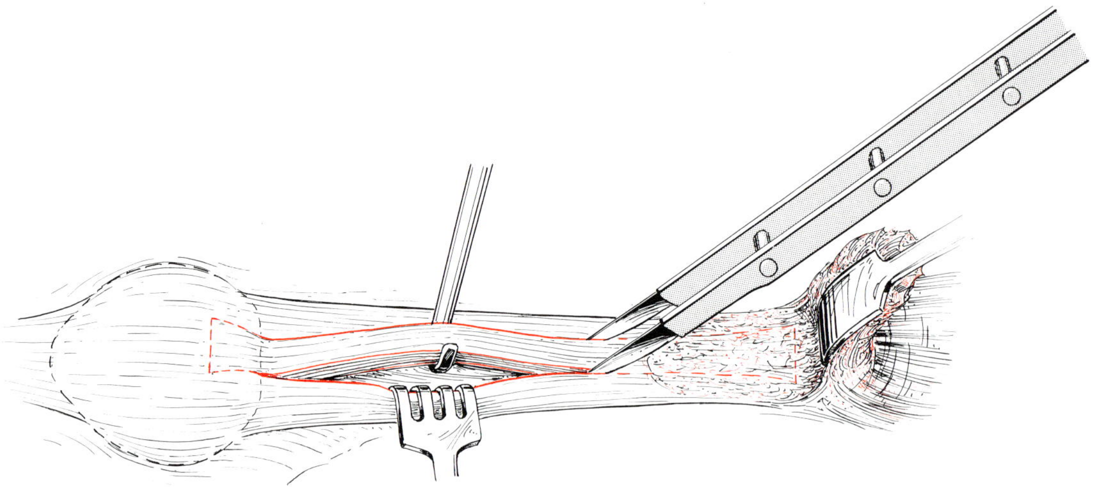

100 Der oberflächliche Sehnenstreifen wird proximal abgetrennt. Aus der darunterliegenden Sehnenschicht, vorwiegend aus den Sehnen des M. vastus lateralis und intermedius, wird ein zweiter Sehnenstreifen entnommen, wobei man den kräftigen Anteil der einstrahlenden Sehne des M. vastus lateralis zum Transplantat fügt. Auch dieser Sehnenstreifen wird proximal abgetrennt. Beide Zügel laufen distal zu einer gemeinsamen Sehne zusammen und lassen sich ca. 5–6 cm oberhalb der Basis patellae nicht mehr differenzieren (s. Abb. 101).

Der zusammenhängende Teil des Transplantates stellt später den Hauptteil des intraartikulär liegenden Transplantates. Bei seiner Entnahme läßt sich nicht immer vermeiden, daß der Recessus suprapatellaris eröffnet wird.

Das präpatellare Gewebe wird im Bereich der Basis patellae inzidiert. Mit einer Vibrationssäge mit kleinem Sägeblatt umschneidet man in Verlängerung des Transplantates ein ca. 2 cm langes, 0,5 cm dickes, trapezförmiges Knochenstück aus der Basis patellae (s. Abb. 101).

Das sehr harte Fragment wird von proximal her mit einem schmalen, scharfen Meißel von seiner Unterfläche abgehoben. Es darf dabei nicht zerbrechen oder zu dünn entnommen werden.

Die Entnahmestelle des Transplantates verschließen wir mehrschichtig mit resorbierbarem Nahtmaterial.

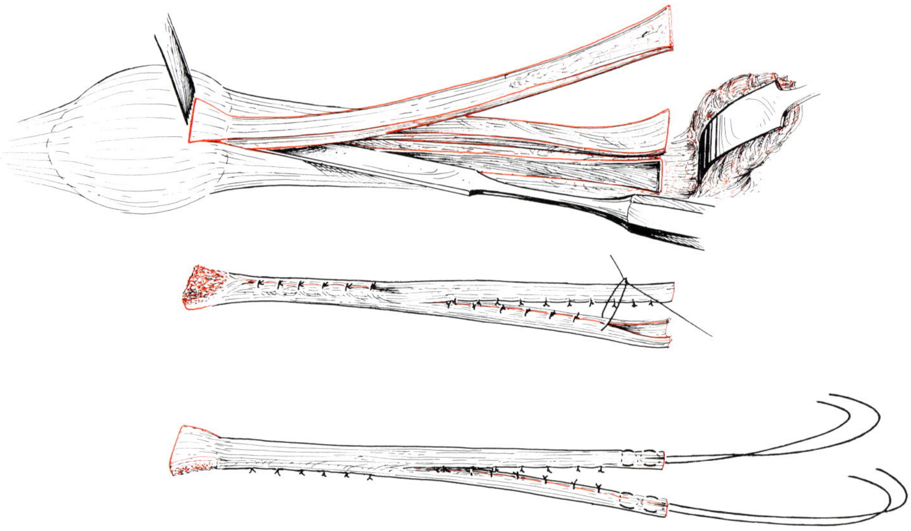

101 Zurichtung des Transplantates: Die Sehnenstreifen werden von anhängendem Fettgewebe sowie Muskelresten befreit und mit atraumatischem Nahtmaterial (4-0) zu rundlichen Strängen geformt. Auch der Hauptteil des Transplantates muß geglättet und zu einem rundlichen Strang vernäht werden, falls seine Ränder nicht glatt und rund sind und die Sehne nicht gleichmäßig dick ist. Seit 1983 nähen wir in das Transplantat zwei PDS-Bänder mit ein. Diese langsam resorbierbaren Kunststoffbänder werden mit dem autologen Transplantat am Tibiakopf und lateralen Femurkondylus fixiert und schützen das Transplantat in der Phase seiner Revitalisierung. Dadurch ist auch eine frühe, funktionelle Behandlung schon wenige Tage nach der Operation möglich.

102

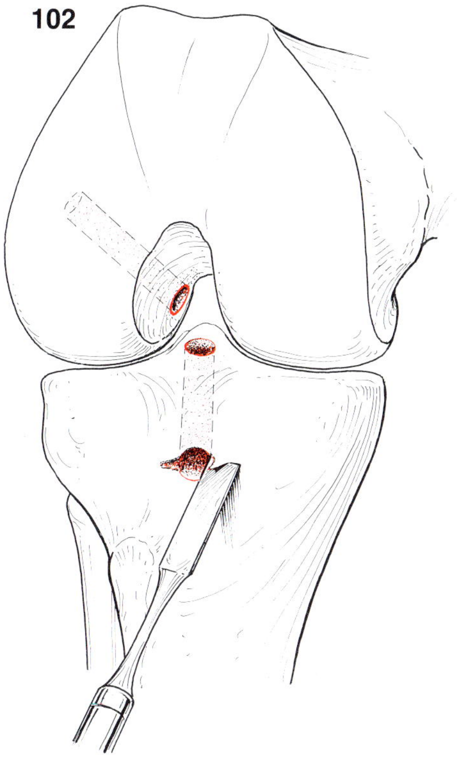

103 a

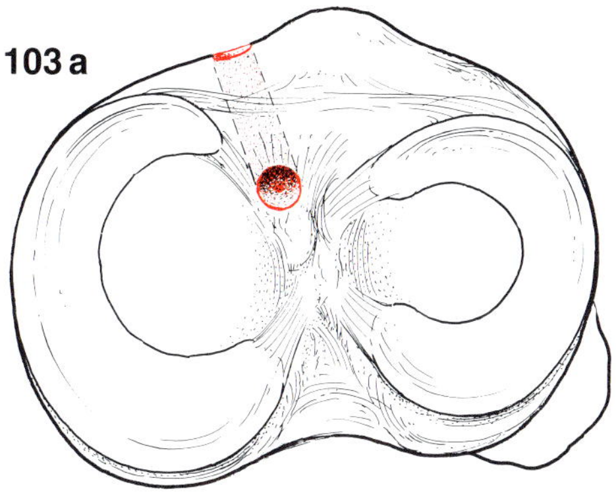

103 b

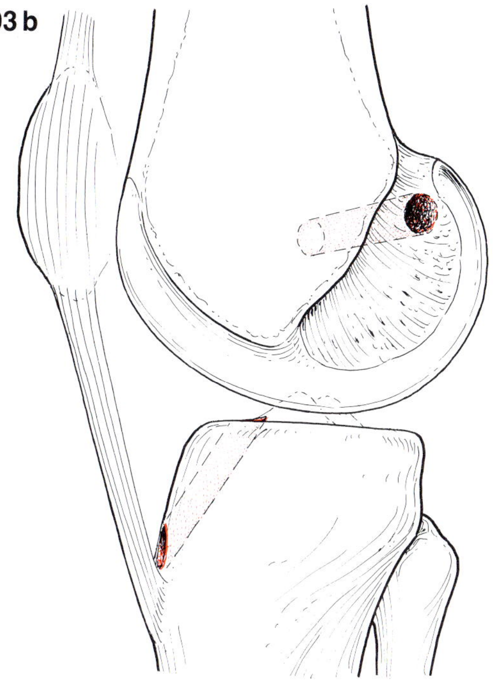

102 Das Gelenk wird eröffnet und nach Verziehen des Streckapparates nach lateral rechtwinklig gebeugt. Synoviales Gewebe in der Fossa intercondylaris, Kreuzbandstümpfe oder ein narbig elongiertes Kreuzband werden *nicht* reseziert, sondern dienen später zur Umhüllung des Transplantates. Fehlt das vordere Kreuzband vollständig und bietet sich kein ortsständiges Gewebe zur Umhüllung an, stielen wir die gefäßreiche Plica synovialis auf das Transplantat. Arthrotische Randzacken, die die Fossa intercondylaris und die »notch« einengen, werden entfernt, die Resektionsflächen geglättet.

Der mediale Tibiakopf wird zwischen Tuberositas tibiae und Gelenkhöhe subperiostal freigelegt und in Richtung auf den Ansatz des vorderen Kreuzbandes mit einem Kirschner-Draht durchbohrt. Die Spitze des Drahtes sollte exakt in der vorderen Hälfte und etwas medial vom Zentrum des vorderen Kreuzbandansatzes aus dem Knochen treten. Über den Draht wird ein Knochenkanal (8 mm Durchmesser) gebohrt. Etwa zwei Drittel des Bohrkanales werden anschließend mit einem 10-mm-Bohrer aufgeweitet. Mit einem Meißel wird der Eingang am Schienbeinkopf zu beiden Seiten keilförmig aufgeweitet, damit das am Transplantat hängende Knochenstück ohne Mühe in den spongiösen Tibiakopf subchondral eingetrieben werden kann.

103 a u. **b** Lage der Bohrkanäle bei Aufsicht auf den Tibiakopf (a) und in der Seitansicht (b) (s. auch Abb. 104).

104

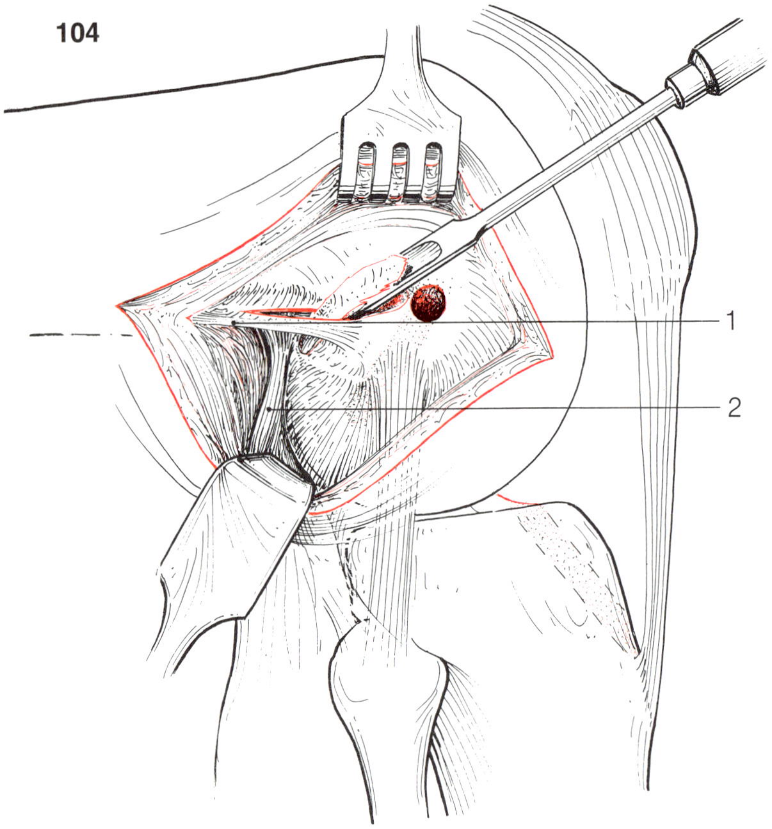

105

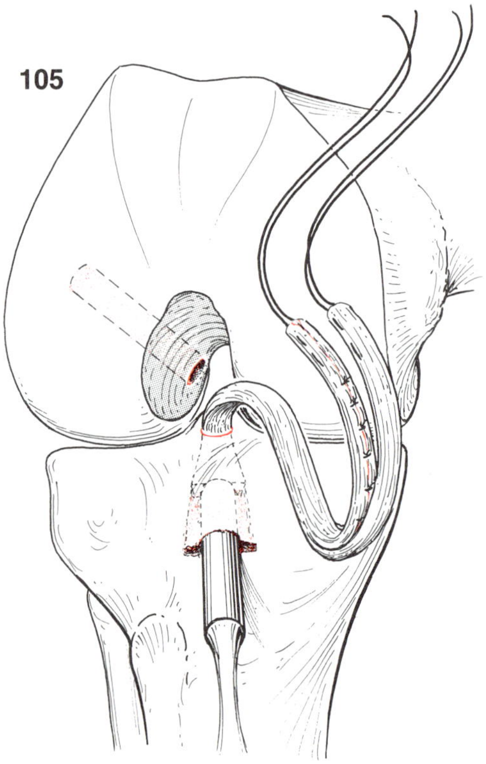

104 Nach einem Hilfsschnitt an der Knieaußenseite von etwa handbreit oberhalb der Basis patellae bis zur Tuberositas tracti iliotibialis wird der Tractus iliotibialis im vorderen Drittel in Faserrichtung gespalten. Die Traktusränder werden auseinandergehalten, der Epicondylus lateralis freigelegt. Präparation der posterolateralen Kapselecke bei rechtwinkliger Kniebeugung. Der laterale Gastrocnemiuskopf wird nach hinten weggehalten. Mit einem Zielgerät wird ein transkondyläres Bohrloch durch den lateralen Femurkondylus gebohrt. Der Durchmesser des Bohrkanales soll dem Durchmesser des Transplantates (meistens 5–6 mm) entsprechen. Die scharfen Kanten des Bohrkanales werden mit einer speziellen Raspel geglättet. Die Austrittsstelle im Gelenk sollte etwas oberhalb und hinter dem Zentrum des Kreuzbandansatzes nahe der Knorpel-Knochen-Grenze und dem Dach der Fossa intercondylaris liegen. Von der Austrittsstelle des transkondylären Bohrkanales in der Nähe des Epicondylus lateralis meißeln wir eine ca. 0,5 cm tiefe Knochenrinne soweit wie möglich nach hinten in Richtung auf die Durchtrittsstelle des »over-the-top« geführten Transplantates. Die scharfe Kante der Öffnung des transkondylären Bohrkanales wird mit einer Lüer-Zange in Richtung auf die Knochenrinne hin abgetragen. Das Gelenk und der Bohrkanal werden ausgespült. Man führt nun von vorn her eine stumpfe gebogene Klemme am Dach der Fossa intercondylaris entlang nach hinten oben um die Taille des lateralen Femurkondylus und perforiert die Gelenkkapsel. Mit Hilfe des Instrumentes wird ein kräftiger Faden ins Gelenk eingezogen, an den später der Haltefaden des einen Transplantatzügels geknotet wird. Ein zweiter Faden wird mit einem Führungsinstrument von außen durch den transkondylären Bohrkanal ins Gelenk gebracht.

1 Septum intermusculare laterale
2 Caput laterale m. gastrocnemii

105 Nun zieht man das Transplantat durch den Schienbeinkopf in das Gelenk ein und verkeilt das trapezförmige Knochenstück mit einem Vorschlaginstrument möglichst in der subchondralen Spongiosa.

106 a

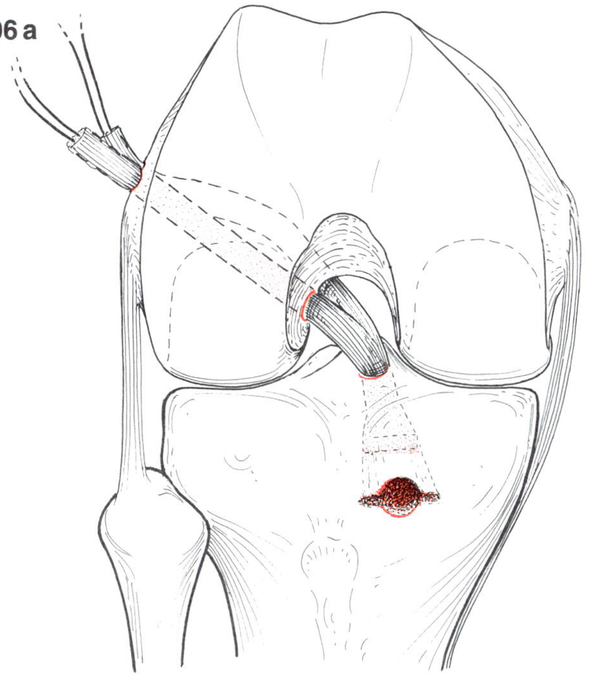

106 b

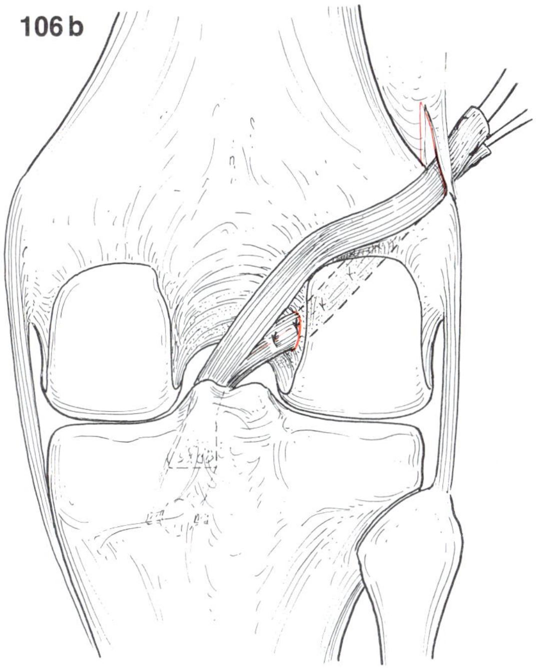

107

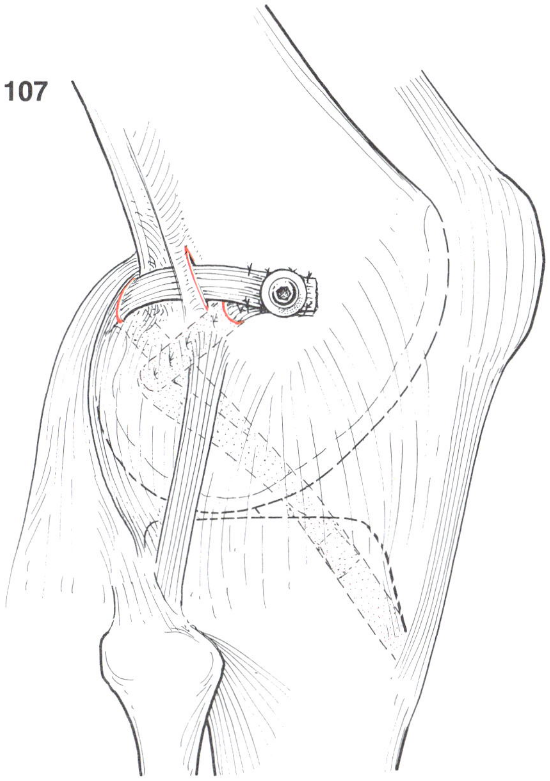

106 a u. **b** Mit Hilfe der Halte- und Durchziehfäden werden die Sehnenzügel eingezogen, der eine transkondylär, der andere »over-the-top« um die Taille des lateralen Femurkondylus. Bevor die Transplantatzügel gespannt und verankert werden, wird der intraartikuläre Anteil des Transplantates mit ortsständigem Gewebe oder einer Plica synovialis möglichst vollständig umhüllt.

Das Verhalten der unter Spannung stehenden Transplantatzügel wird bei Beugung und Streckung im Kniegelenk überprüft (Isometrie?). 106 b Ansicht von dorsal.

107 Wir drehen nun eine 3,5 cm lange Spongiosaschraube mit gezackter Unterlegscheibe in die Knochenrinne hinter dem Bohrkanal, ziehen beide Zügel bei etwa 30 Grad gebeugtem Unterschenkel in die Rinne und um die Schraube und drehen die Schraube ein. Der Zackenkranz muß mit einem Instrument festgehalten werden, damit das Sehnengewebe beim Eindrehen der Schraube nicht aufgefasert wird. (Zuvor sollte man das Verhalten der unter Spannung stehenden Transplantatzügel nochmals bei Beugung und Streckung des Kniegelenkes prüfen [Isometrie?]. Man wird feststellen, daß der »Over-the-top«-Zügel gegenüber dem transossären etwas auslenkt.)

Operation nach Eriksson
(Abb. **108** und **109**)

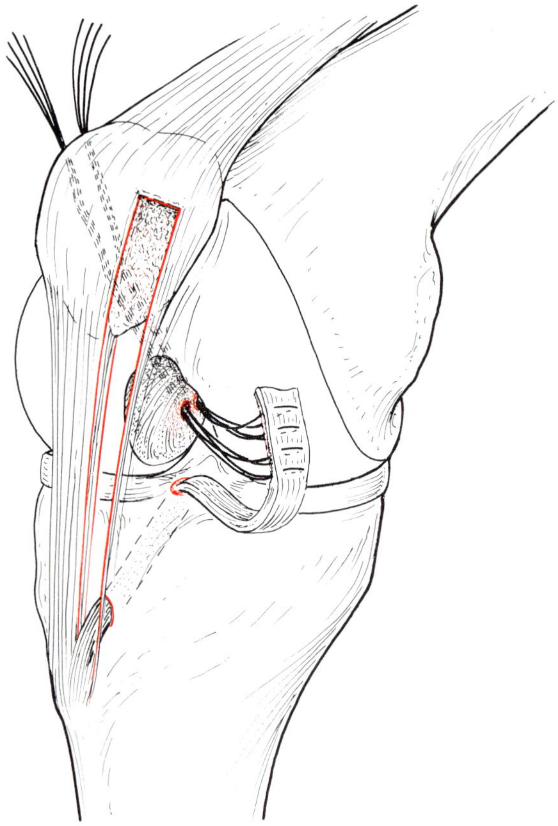

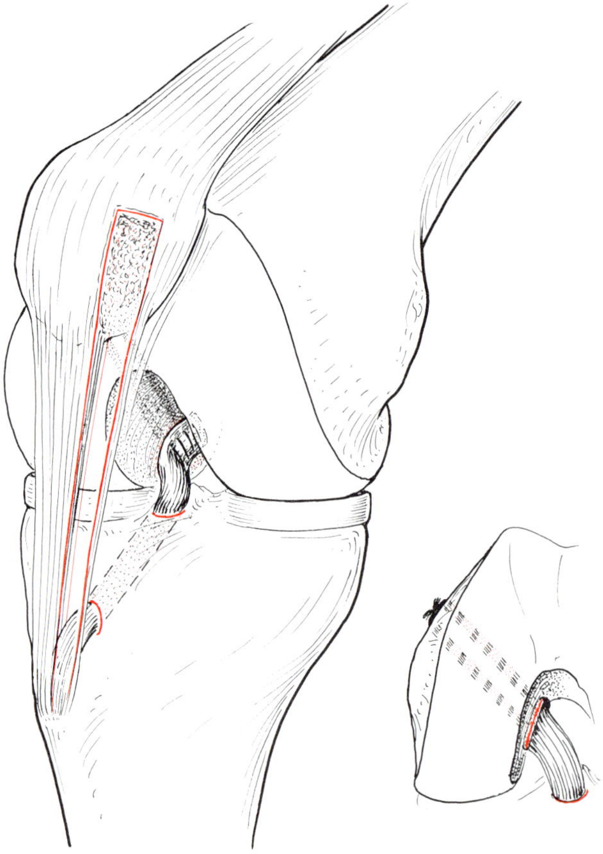

108 Das mediale Drittel der Patellasehne wird durch Längsinzision abgespalten, bleibt distal gestielt und wird mit einer Knochenschuppe aus der Patella abgelöst (der mediale Rand des Lig. patellae bleibt erhalten, um einer Subluxation der Kniescheibe nach lateral vorzubeugen). Von der Tuberositas tibiae wird ein Bohrkanal zum distalen Ansatz des vorderen Kreuzbandes gelegt.

109 Mit einem schmalen Meißel wird der Ursprung des Kreuzbandes an der Innenseite des lateralen Femurkondylus angefrischt. Mit einem speziellen Zielgerät werden 2 Bohrkanäle durch den lateralen Femurkondylus gelegt, und zwar von der Gegend oberhalb oder hinter dem Epicondylus femoris lateralis bis ins Zentrum des oberen Kreuzbandansatzes in Nähe der hinteren Knorpel-Knochen-Grenze. Mit einer aufwendigen Nahttechnik unter Verwendung mehrfarbiger Nähte wir nun das knöcherne proximale Transplantat auf die angefrischte Knochenregion des lateralen Femurkondylus in der Fossa intercondylaris fixiert.

Operation nach W. Müller
(Abb. **110** und **114**)

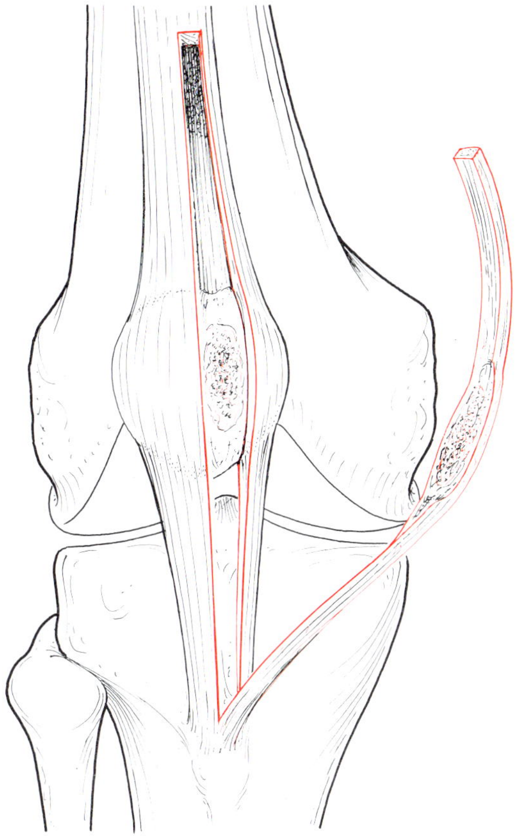

110 Aus dem medialen Drittel des Lig. patellae (bei Patella infera) oder aus dem zentralen Drittel (bei Patella von normaler Länge), der Aponeurose der Patellavorderfläche mit einer dünnen Kortikalislamelle und einem angrenzenden Sehnenstreifen aus der Quadrizepssehne (ca. 6–10 cm lang, ca. 2–3 mm dick) wird ein distal gestieltes Transplantat gewonnen.

Wenn das präpatellare Gewebe sehr dünn ist, wird es von der Apex patellae nicht als Streifen, sondern in ganzer Breite abgelöst, zur Basis patellae verschmälert und anschließend strangförmig zusammengenäht. Die Knochenlamelle wird mit einer kleinen, oszillierenden Säge V-förmig an der Stelle des Transplantates entnommen, die später am Femurkondylus inseriert wird (der Autor legt Wert darauf, daß vor der Präparation des Transplantates der Arterienverlauf des Rete articulare profundum auf der Vorderfläche der Patella und dem Lig. patellae überprüft wird und ein durchgehendes, längsverlaufendes Gefäß auf dem Transplantat erhalten bleibt).

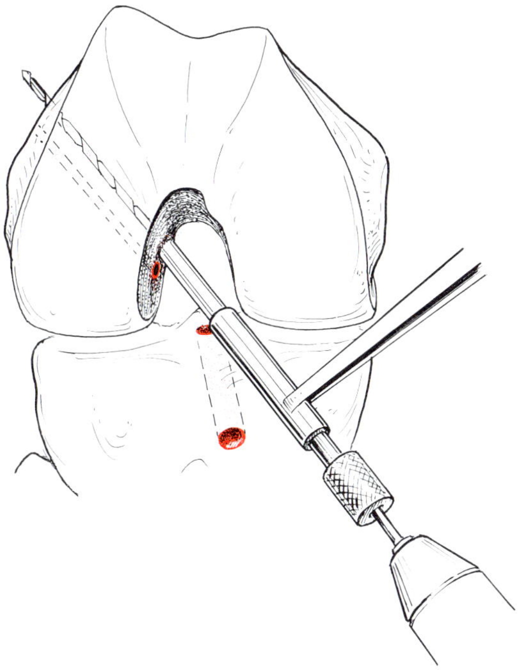

111 Etwas proximal und medial der Tuberositas tibiae wird mit einem 3,2-mm-Bohrer ein Loch gebohrt, das vor der Eminentia intercondylaris ins Gelenk eintritt. Ein 2 mm dicker Kirschner-Draht von ca. 6 cm Länge wird in das Loch geschoben. Er dient dem 6,5-mm-Hohlbohrer der AO als Führung.

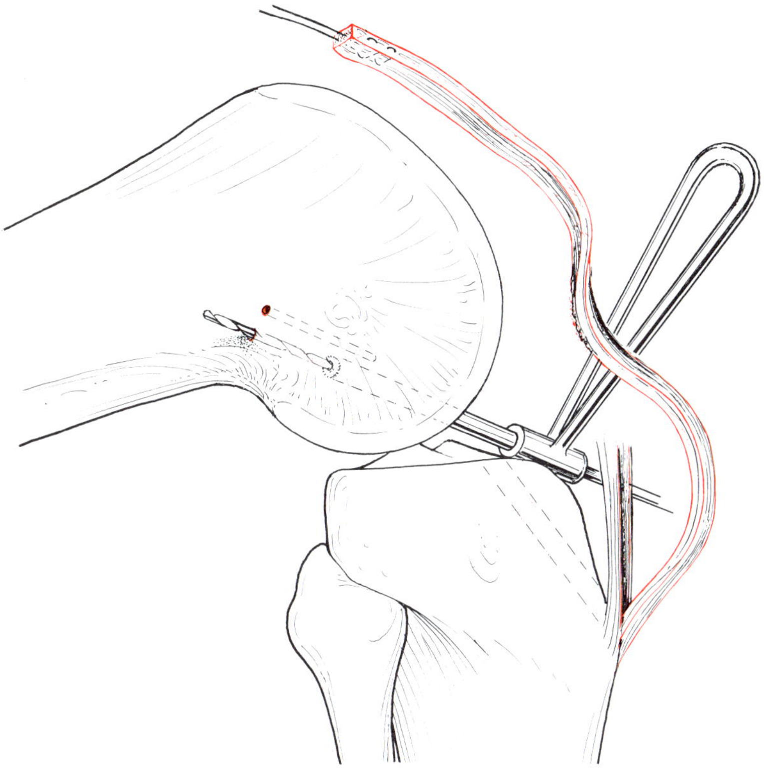

112 In spitzwinkliger Kniebeugung von etwa 130 Grad wird der laterale Femurkondylus in der Fossa intercondylaris dicht vor der hinteren Knorpel-Knochen-Grenze mit einem Meißel angefrischt. Mit dem 3,2-mm-Bohrer werden in gleicher Knieposition »mindestens 2 transkondyläre Löcher« gebohrt. Um die Weichteile zu schützen, verwendet man eine 4,5-mm-Bohrbüchse mit einer 3,2-mm-Steckbohrbüchse (Teleskoptechnik). Der Bohrer sollte in der Femurmetaphyse vor dem Labium laterale der Linea aspera austreten. In die Löcher werden Durchzugfäden verschiedener Farbe eingezogen, mit deren Hilfe die endgültigen Fäden nach außen gezogen werden.

113

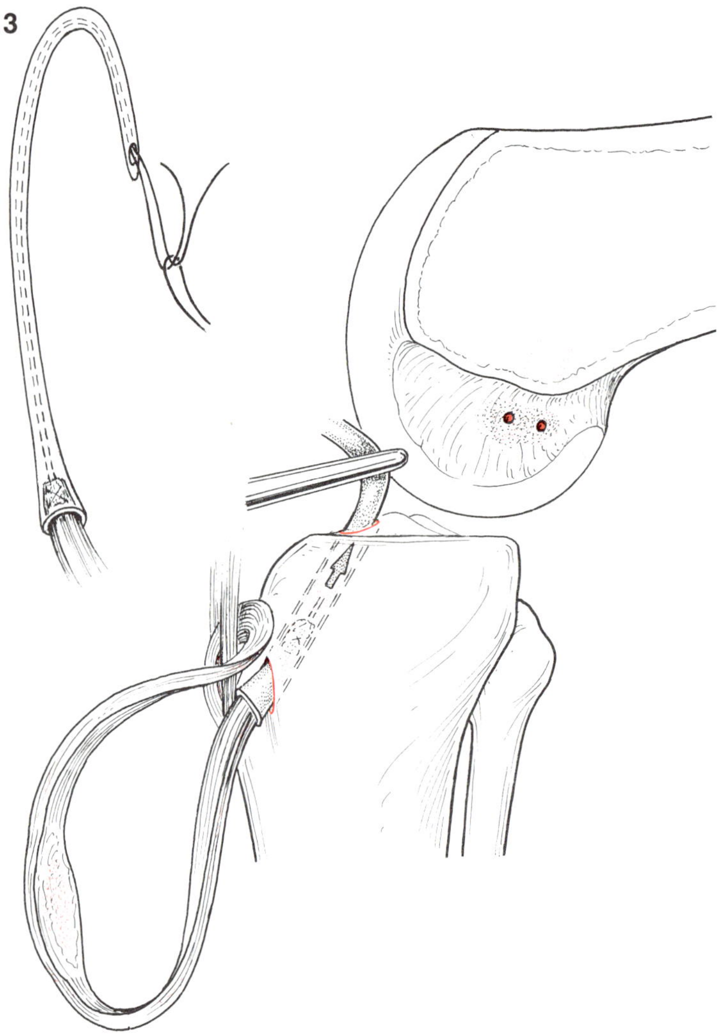

113 Das freie Transplantatende wird mit einem langen Nylonfaden Stärke 3 gefaßt und mit einem »Drahtmandrin« in den Trichter eines Thiemann-Ureterkatheters oder besser noch eines Darmrohrs mit endständigem Loch (Charrière 16-20) hineingezogen.

Mit dem Faden zieht man den Trichter des Katheters vorsichtig in das Gelenk. Eine Torsion des Bandes muß vermieden werden.

114 a u. **b** Die Knochenschuppe aus der Vorderfläche der Kniescheibe wird auf die notwendige Größe verkleinert und mit 2 nicht resorbierbaren Fäden (Stärke 0-1) so armiert, daß das Ersatzband beim späteren Anziehen der Knoten noch etwas gespannt werden kann. Die Fäden müssen also etwas näher zum Schienbeinkopf hin gelegt werden. Auch die Nähte, mit denen Anteile des Hoffaschen Fettkörpers oder einer Plica synovialis auf das Transplantat fixiert werden, werden durch eines der transkondylären Bohrlöcher durchgezogen. Das Transplantatende wird nach der MacIntosh-Technik (»over-the-top«) hinten lateral aus dem Gelenk herausgeführt und am hinteren Umfang der lateralen Kondylen-Schaft-Grenze mit einer Kleinfragmentschraube und gezackter Unterlegscheibe fixiert. Nun werden die transkondylären Fäden an der Oberschenkelaußenseite geknotet.

114 a

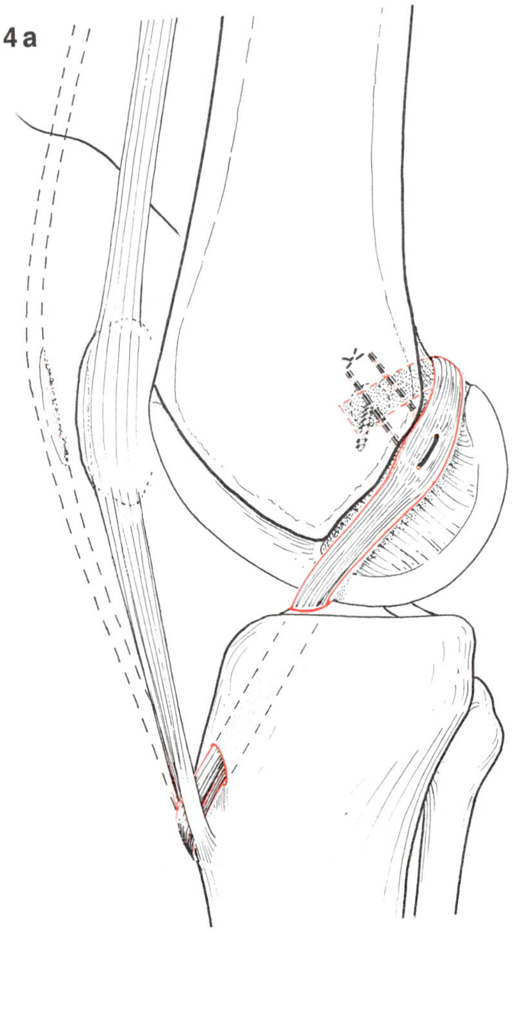

114 b

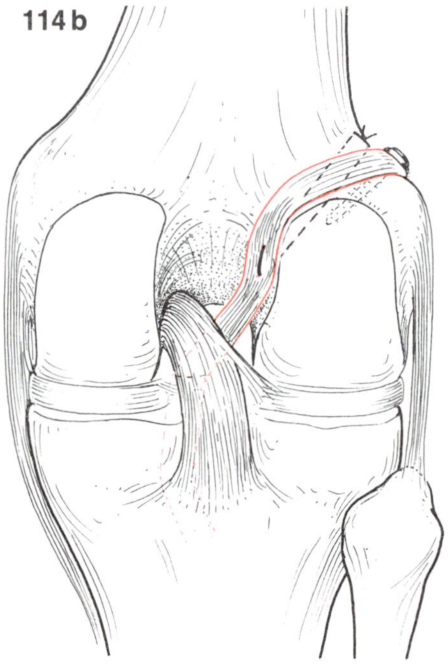

Alternativtechnik zur Fixation des proximalen Transplantatendes

Operation nach W. Müller
(Abb. **115**)

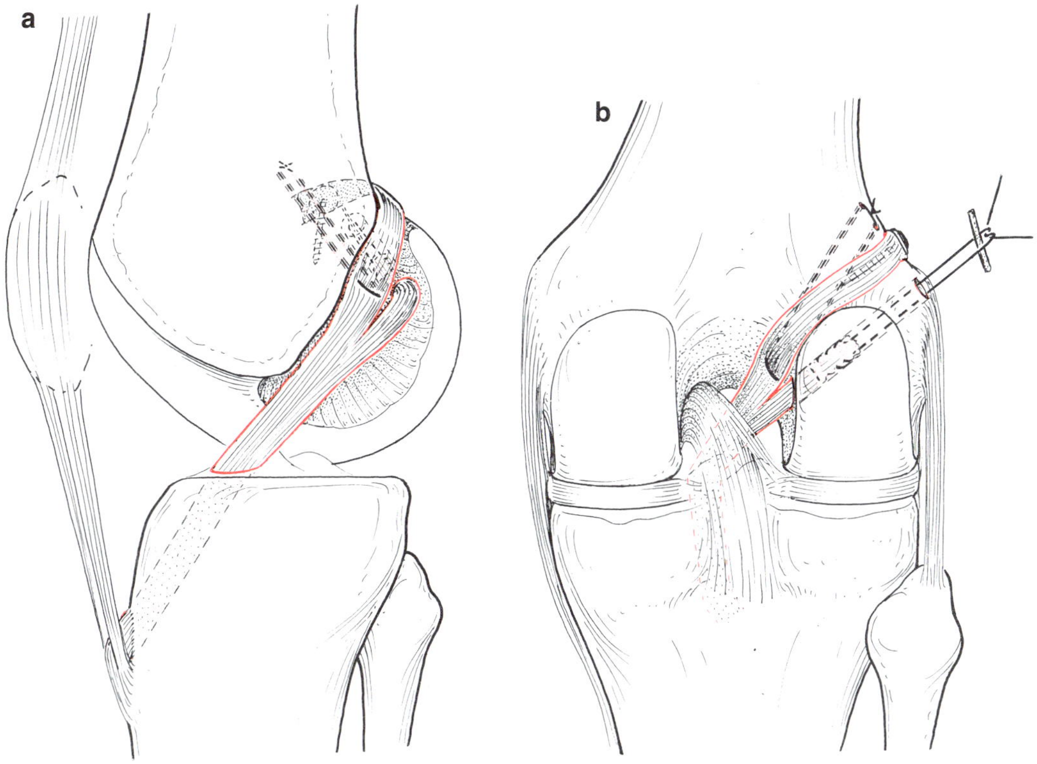

115 a u. **b** Das Transplantatende wird Y-förmig aufgespalten. Der Anteil, der hinten unten verläuft, wird als die dünnere Transplantathälfte durch einen 4,5 mm dicken Bohrkanal transossär durch den Femurcondylus geführt. Der Hauptteil des proximalen Transplantatendes zieht »over-the-top« aus dem hinteren Gelenkraum um den lateralen Femurkondylus herum.

Operation nach Wirth und Jäger
(Abb. **116–118**)

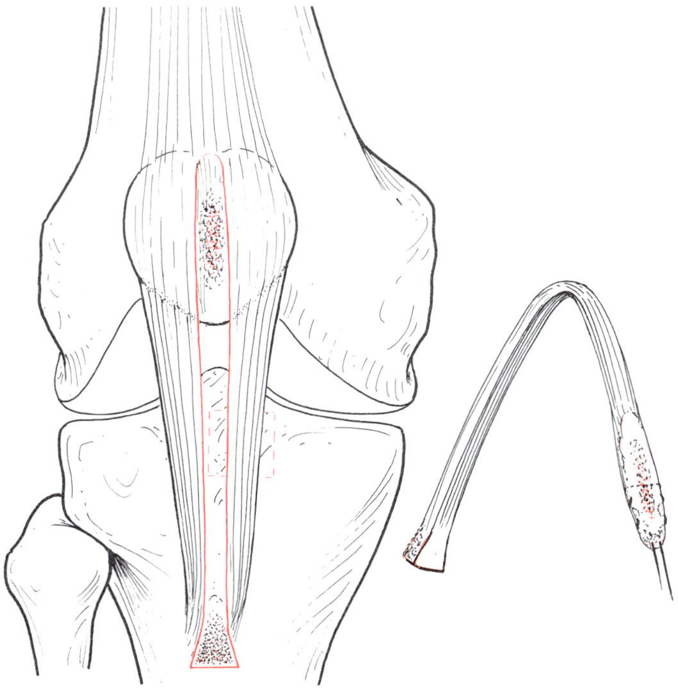

116 Es wird ein freies Transplantat gewonnen, das aus einem trapezförmigen Knochenkeil der Tuberositas tibiae, dem mittleren Drittel des Lig. patellae und den angrenzenden Sehnen und Fasern über der Patella bis zur Quadrizepssehne besteht.

Mit einem Spezialinstrumentarium (Bohrkanallehre und Zielbohrgerät) legt man ein Bohrloch durch den lateralen Femurkondylus und zieht das Transplantat so in das Gelenk, daß sich das Knochenstück des Bandansatzes im Bohrkanal verkeilt.

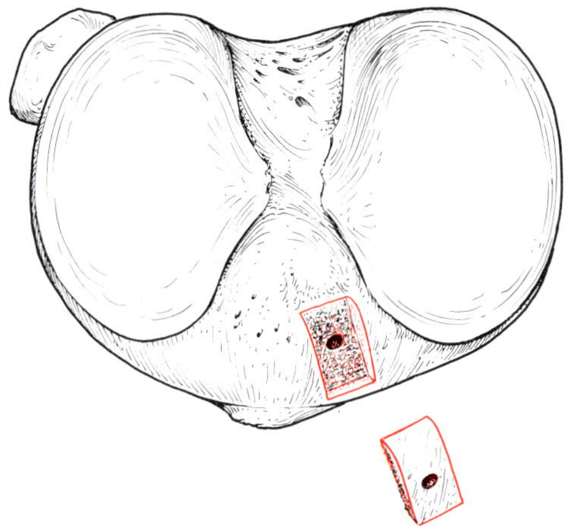

117 Aus der Tibiavorderkante wird ein kastenförmiges Knochenstück von 9 mm Breite ausgesägt, das exakt die Area intercondylaris anterior tibiae und die Grenze zur medialen Schienbeingelenkfläche berücksichtigt.

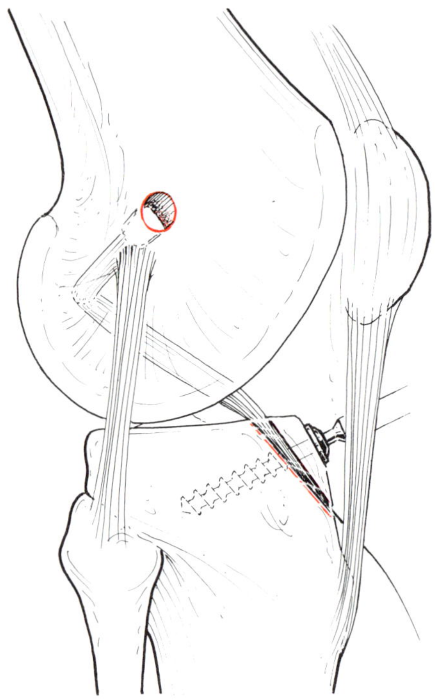

118 Das Transplantatende wird in das Knochenbett am Tibiakopf gelegt und durch Zug an den Armierungsfäden unter Spannung gesetzt. Der entnommene Knochenblock wird aufgesetzt und mit einer Kleinfragment-Spongiosaschraube mit Zackenunterlegscheibe oder einem vorgeschränkten Burri-Plättchen fixiert.

Operation nach Wirth (Abb. **119** und **120**)

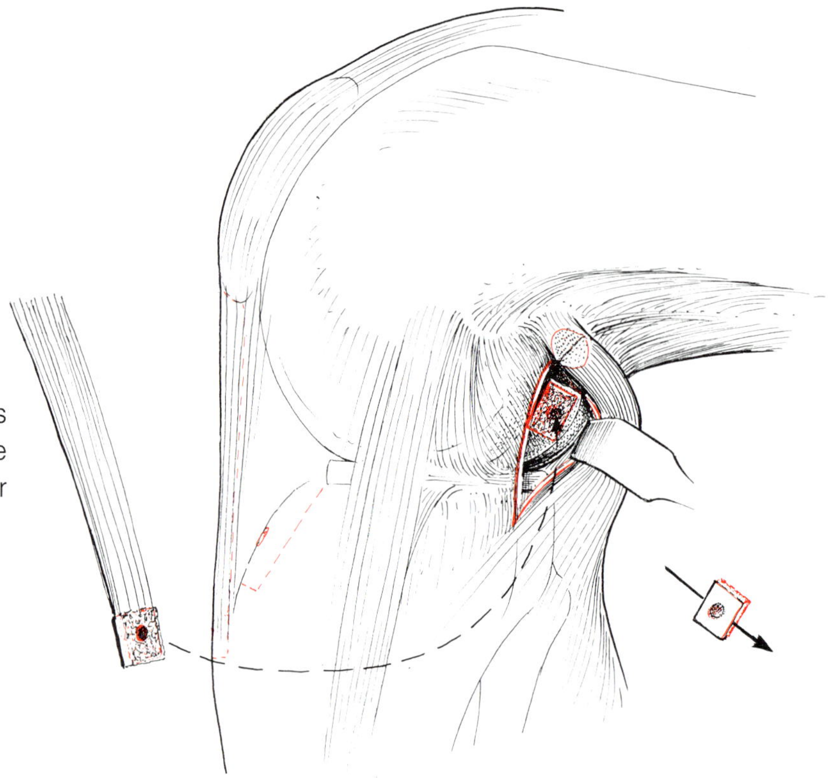

119 Die posteromediale Kapselschale ist vom Femur abgetrennt. Von der Innenseite des lateralen Femurkondylus wird an der Ansatzstelle des vorderen Kreuzbandes ein Knochenblock ausgemeißelt.

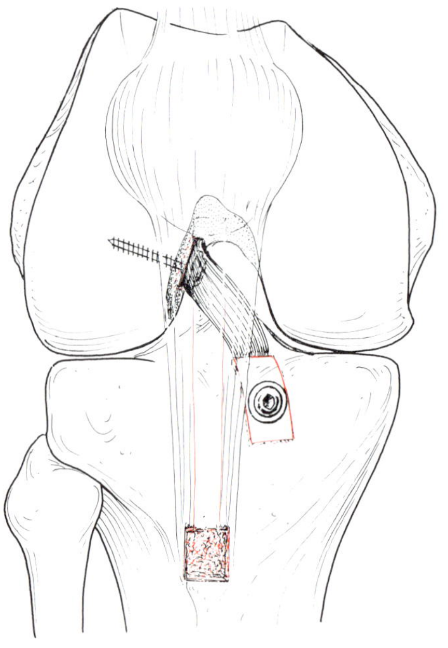

120 Das freie Transplantat besteht aus dem mittleren Drittel des Lig. patellae, das mit einem Knochenblock aus der Tuberositas tibiae ausgemeißelt wurde. Diesen Block verschiebt man in die ausgemeißelte Stelle des lateralen Femurkondylus und zieht das freie Transplantatende in den vorderen Gelenkraum. Die Fixation im Tibiakopf erfolgt wie in Abb. 118 dargestellt.

Operation nach Brückner
(Modifikation der Technik nach Jones)
(Abb. **121** und **122**)

121

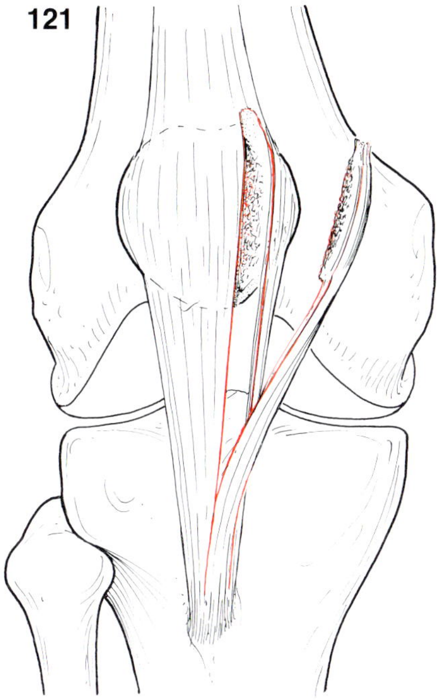

122

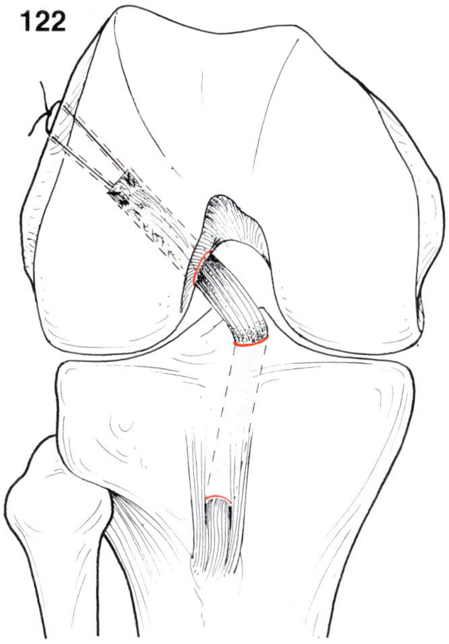

121 Ein distal gestieltes Transplantat aus dem medialen Drittel des Lig. patellae mit anhängender Knochenschuppe aus der Patella wird durch einen Bohrkanal im Tibiakopf in das Gelenk gezogen. Auf der Innenseite des lateralen Femurkondylus am Ansatz des Kreuzbandes bohrt man den Knochen etwa 3 cm tief auf.

122 Das Transplantat wird in den lateralen Femurkondylus eingezogen. Die Haltefäden führt man durch 2 kleine Bohrkanäle wieder aus dem Knochen heraus und verknotet sie über eine Knochenbrücke.

Technik mit einem freien Transplantat aus dem Lig. patellae
(Abb. **123–125**)

Die Fixation des proximalen Transplantatendes kann nach 3 Techniken durchgeführt werden.

123

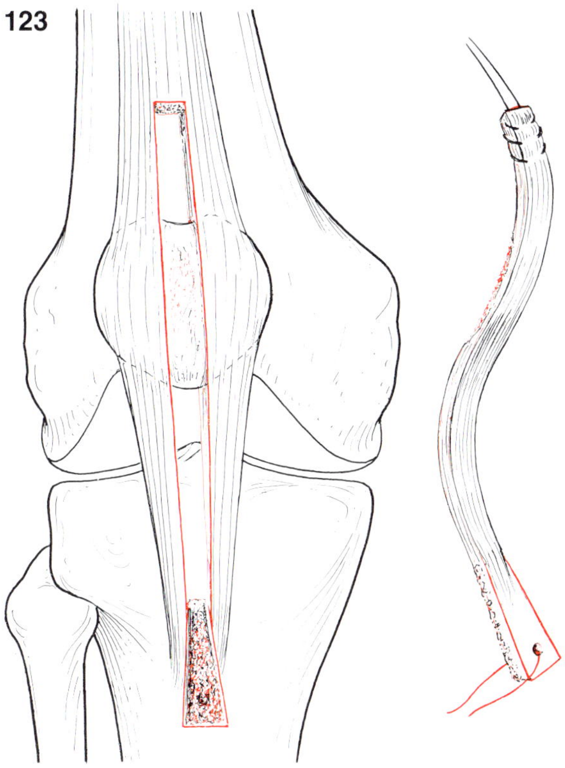

123 Das mittlere Drittel des Lig. patellae wird als freies Transplantat ausgeschnitten. Distal geht es in ein trapezförmiges Knochenstück aus der Tuberositas tibiae über, das vor der Entnahme mit einem 2-mm-Bohrer perforiert wurde. Proximal setzt es sich in einer ca. 1–1,5 mm dicken und ca. 0,7 cm breiten Knochenschuppe aus der Kniescheibenvorderfläche und ein ca. 2 cm langes 3 mm dickes Stück aus dem mittleren Drittel der Quadrizepssehne fort.

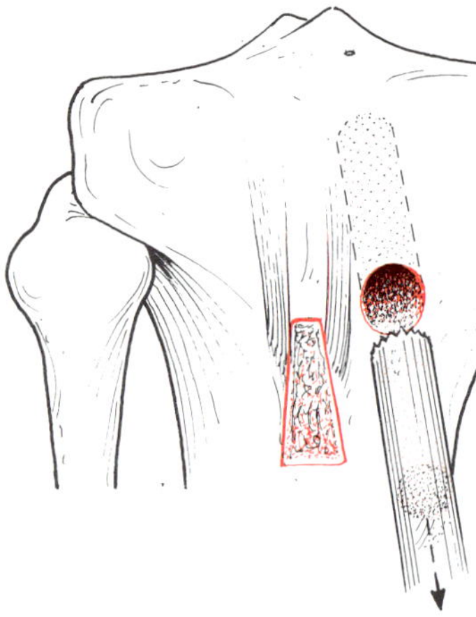

124 Mit einer Knochenstanze wird vom anteromedialen Schienbeinkopf her ein Knochenzylinder in Richtung auf den vorderen Kreuzbandansatz entnommen. Mit dem Großteil dieses ausgestanzten spongiösen Materials verschließen wir später zunächst den Bohrkanal im Femur (s. Abb. 129 a), nachdem das Transplantat hindurchgezogen ist. Den Rest füllt man in den Knochendefekt der Tuberositas tibiae.

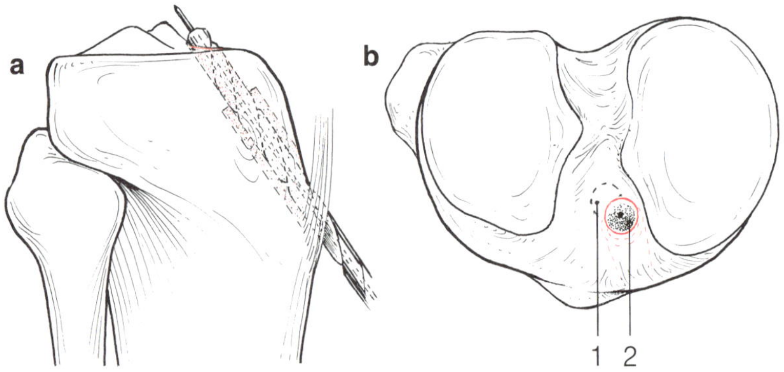

125 a u. **b** Mit einem 2-mm-Kirschner-Draht wird nun exakt die Stelle bestimmt, an der die Kortikalis durchbohrt werden soll. Nach Clancy (1982) soll das Kreuzbandtransplantat etwas *medial* und *vor* dem *anatomischen Zentrum* des *distalen Ansatzes* des vorderen *Kreuzband* aus dem Schienbeinkopf austreten. Über dem liegenden Kirschner-Draht wird die Kortikalis dann mit einem 6- bis 8-mm-Bohrer perforiert.

1 Zentrum des anatomischen Kreuzbandansatzes
2 Durchtritt des Bohrkanals

Technik I (»Over the top«)

(Abb. **126–128**)

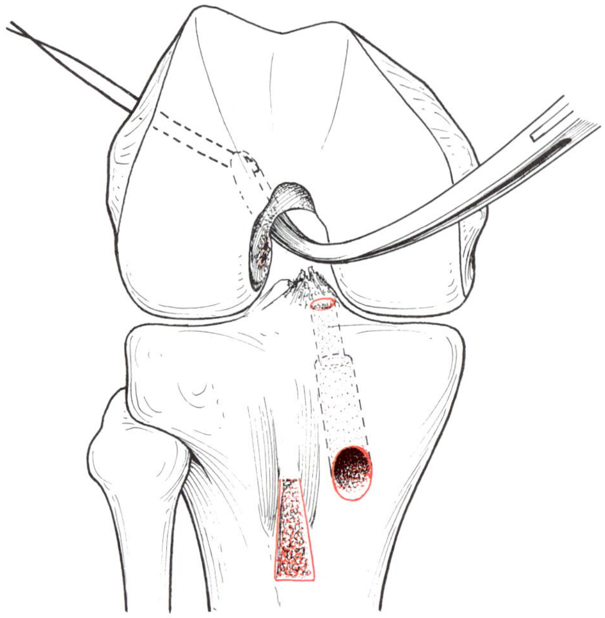

126 Bei rechtwinklig gebeugtem Kniegelenk wird mit einer stumpfen, gebogenen Klemme am Dach der Fossa intercondylaris entlang die hintere Kapsel perforiert und aufgespreizt. Mit der Klemme wird ein gebogener Draht in das Gelenk gezogen. Mit diesem Draht kann das mit einem Faden armierte Transplantatende aus dem Gelenk gezogen werden.

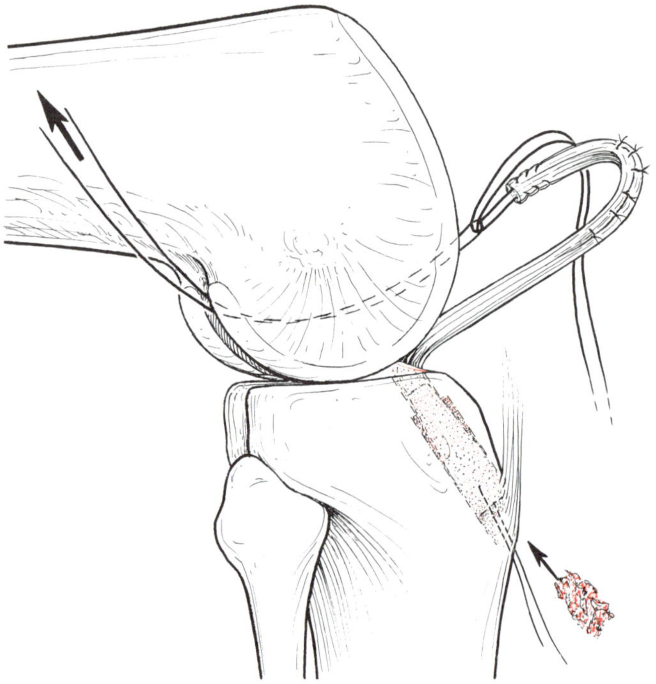

127 Das Transplantat wird nun so in das Gelenk gezogen, daß sich das trapezförmige Knochenstück aus der Tuberositas tibiae im Bohrkanal verkeilt. Dieses Knochenstück ist zusätzlich durch das 2-mm-Bohrloch mit einem Faden armiert und wird damit an der äußeren Kortikalis des Tibiakopfes transossär fixiert.

128 a

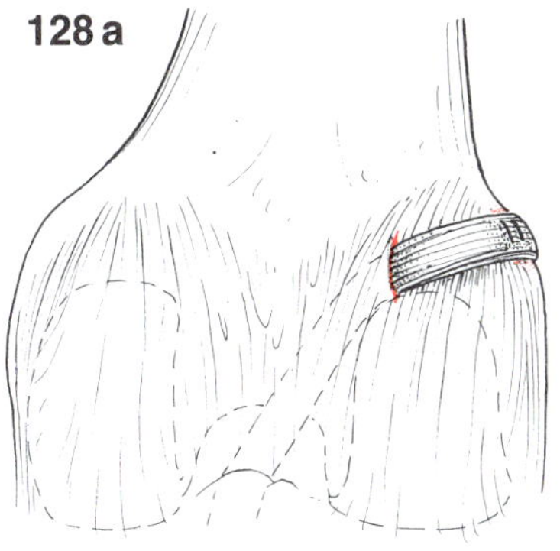

128 b

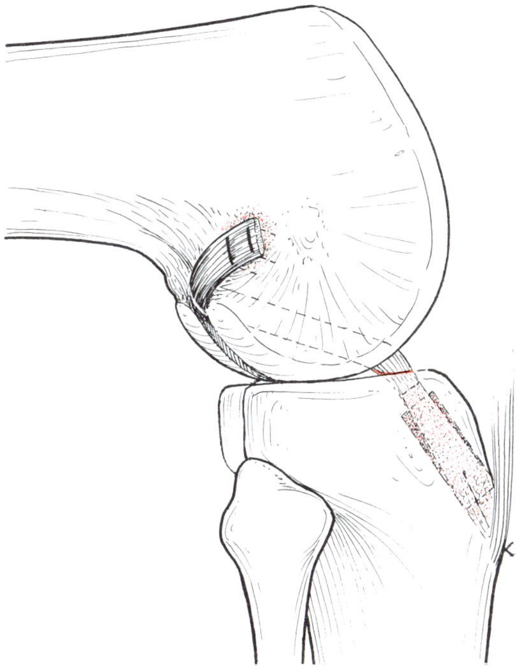

128 a u. **b** Das aus der Patellavorderfläche stammende Knochenstück wird posterolateral in einer zuvor gemeißelten Knochennute an der Kondylen-Schaft-Grenze mit 2 Krampen fixiert. Mit Teilen des Stanzzylinders wird der Bohrkanal im Tibiakopf wieder aufgefüllt, den Rest stopft man in den Defekt an der Tuberositas tibiae.

129 a u. **b** In spitzwinkliger Kniebeugung von ca. 130 Grad wird ein 2-mm-Kirschner-Draht vom Gelenkraum her so durch den vorderen Kreuzbandansatz gebohrt, daß er transfemoral verlaufend ca. 1–2 cm oberhalb der Kondylen-Schaft-Grenze am hinteren Umfang des Femurschaftes den Knochen verläßt.

Von der Außenseite her wird über den liegenden Kirschner-Draht ein Bohrkanal von 9 mm gelegt. Diese Art des Bohrvorganges tangiert wenig die noch bestehenden Reste und das Narbengewebe am proximalen Kreuzbandansatz. Nach Clancy (1982) soll der *Bohrkanal* an der Innenseite des lateralen Femurkondylus etwas *oberhalb* und *hinter* dem *anatomischen Zentrum* des vorderen Kreuzbandansatzes in den Femurkondylus eintreten.

1 Eintritt des Bohrkanals in das Gelenk
2 Zentrum des anatomischen Kreuzbandansatzes

Technik II (transfemorale Fixation)

(Abb. **129** und **130**)

Bei zusätzlicher extraartikulärer Stabilisierung (z. B. der Traktusplastik nach Andrews-Müller) hat sich auch folgendes Vorgehen bewährt:

129 a

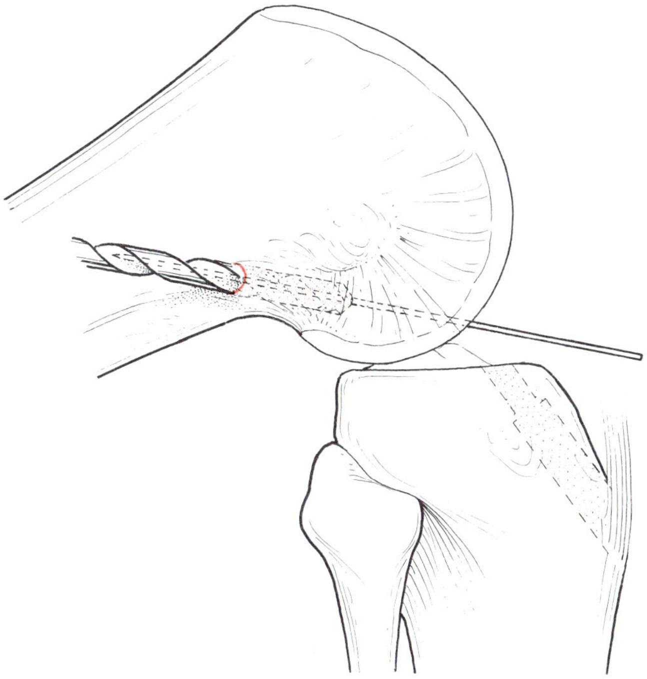

129 b

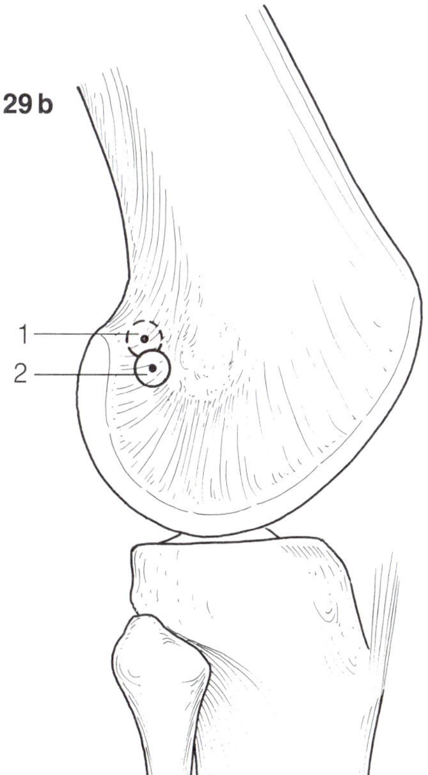

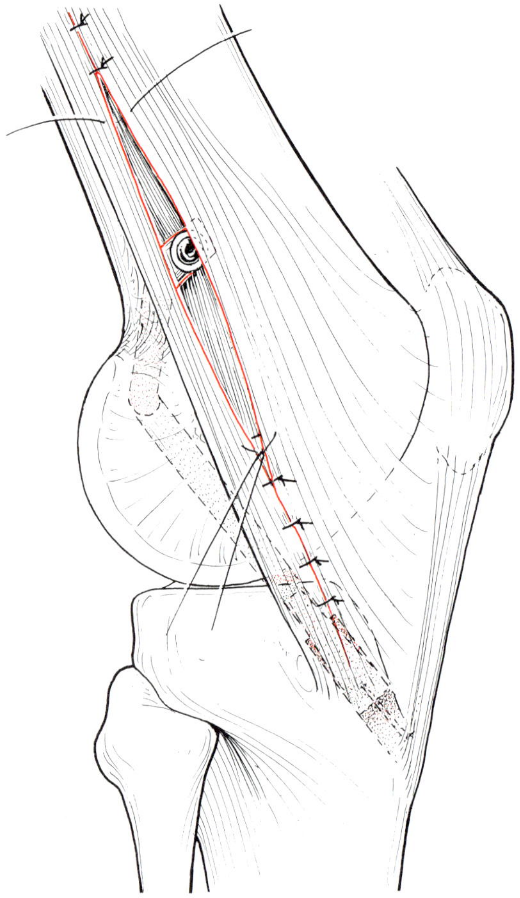

130 Nachdem das Transplantat durch den Bohrkanal gezogen wurde, streckt man den Großteil des Stanzzylinders aus dem Tibiakopf zwischen die durchgezogene Sehne und die Wandung des Bohrkanals. Man fixiert das Ende des Transplantates mit einer Krampe direkt an der mit einem Meißel angerauhten Kortikalis des Femurschaftes oder mit einer der Schrauben, die auch zur Befestigung des abgetrennten Traktusstreifens dienen, wenn – wie meistens – eine gleichzeitige Traktustenodese durchgeführt wird (s. Abb. 206–208).

Technik III (transkondyläre Fixation)

(s. Abb. **68**)

Operation nach Nicholas sowie Insall

(Abb. **131–133**)

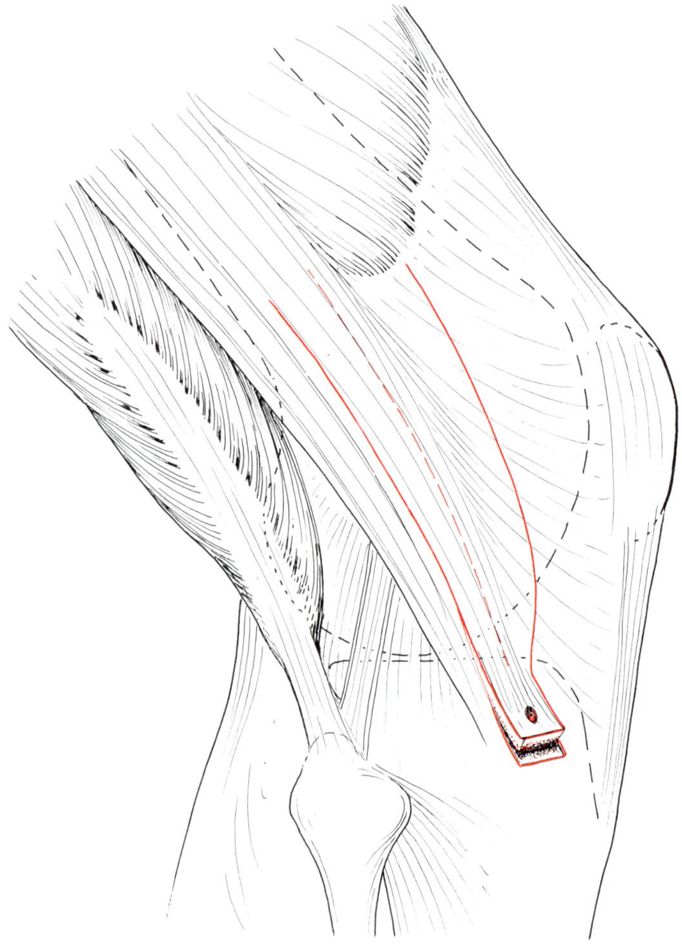

131 Mit einem 3,2-mm-Bohrer perforiert man die Tuberositas tracti iliotibialis. Die Tuberositas wird anschließend mit dem proximal anhängenden Iliotibialband ausgemeißelt.

Nicholas verwendet ein schmaleres Band (gestrichelt dargestellt).

Insall nimmt einen etwas breiteren Streifen aus dem vorderen Drittel des Traktus und verstärkt damit das Transplantat durch Doppelung.

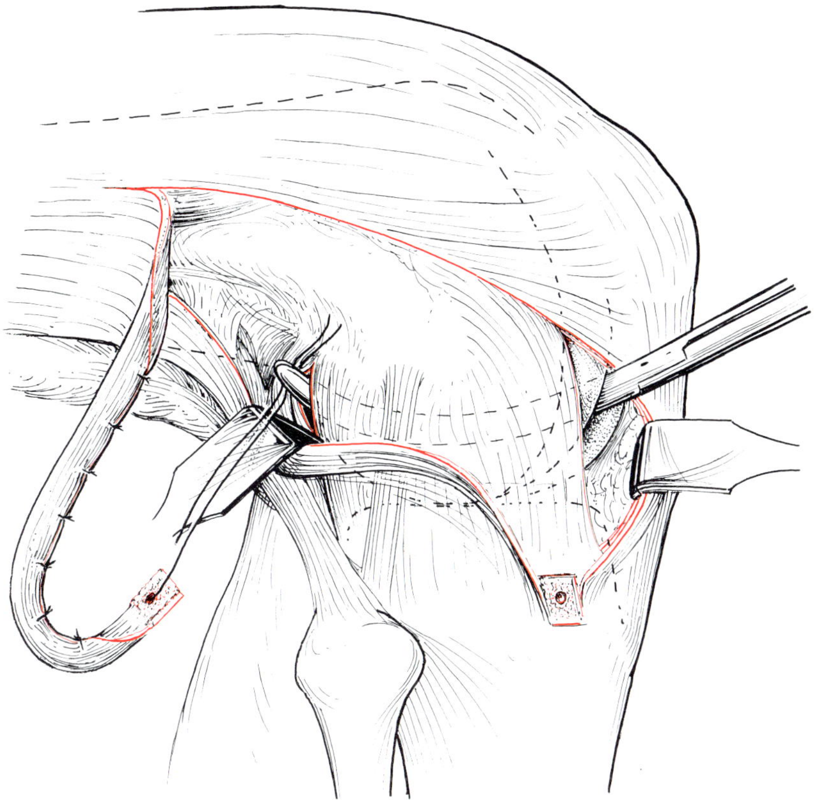

132 Das Kniegelenk wird rechtwinklig gebeugt. Die posterolaterale Kapsel wird freigelegt und mit einer gebogenen Klemme vom Gelenk aus perforiert. Durch diese Öffnung zieht man das distale Ende des Transplantates »over-the-top« in das Gelenk.

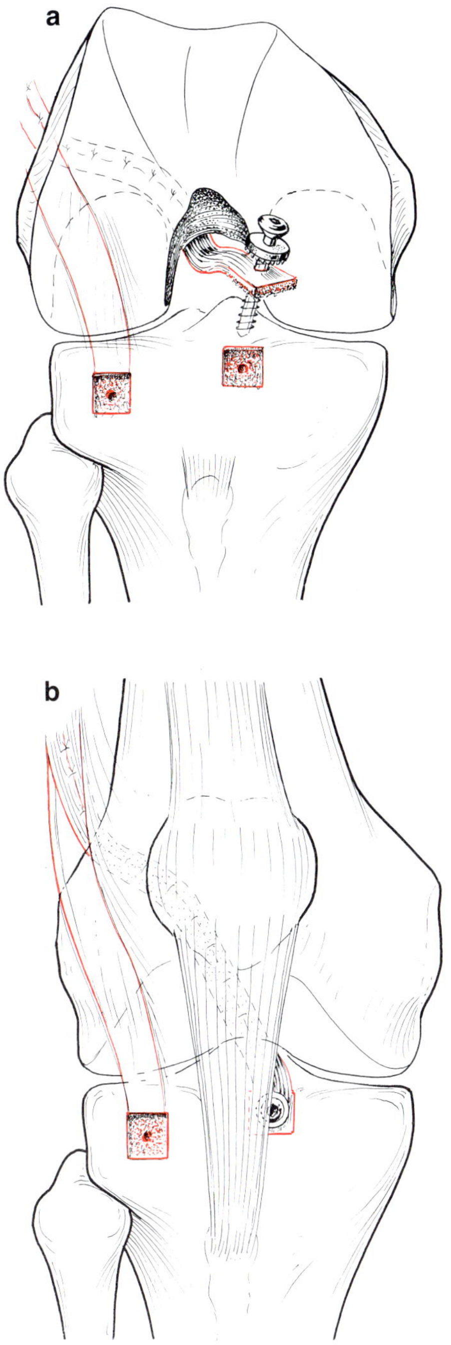

133 a u. **b** Der Hoffasche Fettkörper wird etwas abpräpariert und untertunnelt. Das distale Ende des Transplantates wird an den vorderen Umfang des Schienbeinkopfes gezogen und dort medial der Mittellinie in ein vorbereitetes Knochenbett mit einer Kleinfragmentschraube fixiert.

Operation nach Marshall
(Abb. **134** und **135**)

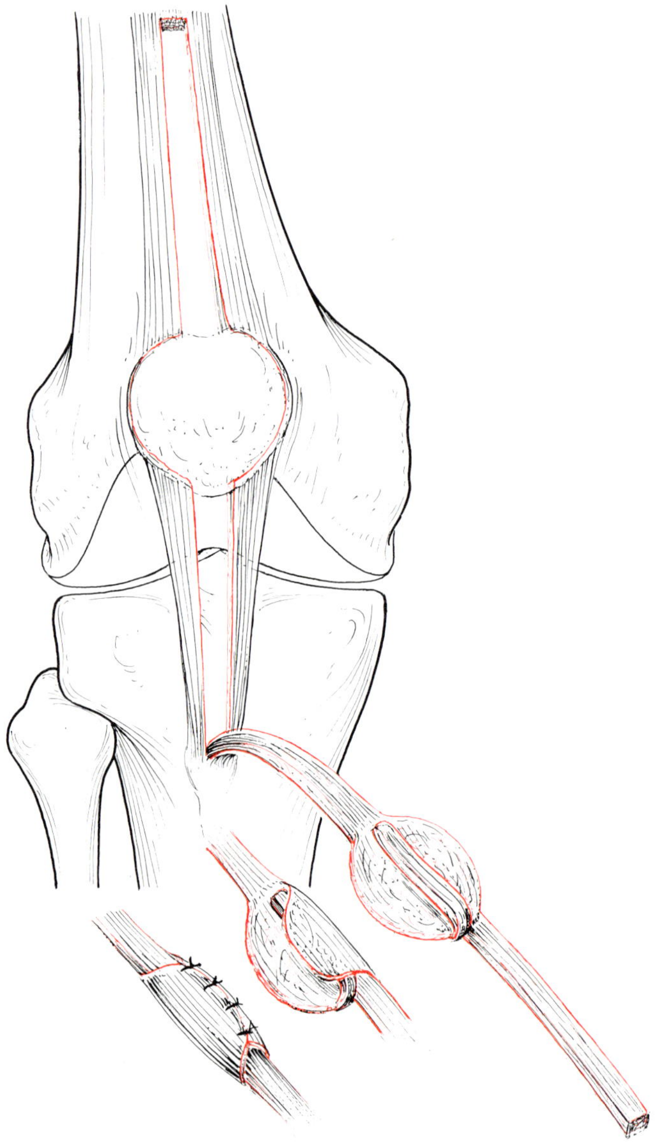

134 Das distal gestielte Transplantat besteht aus einem 5–6 cm langen Streifen der Quadrizepssehne, dem gesamten präpatellaren Gewebe und dem mittleren Drittel des Lig. patellae. Ein abgespaltener Teil aus der Quadrizepssehne wird zurückgeschlagen und die dünne Schicht des präpatellaren Gewebes darüber zusammengerollt, so daß ein ziemlich gleichmäßig dickes Transplantat zustande kommt.

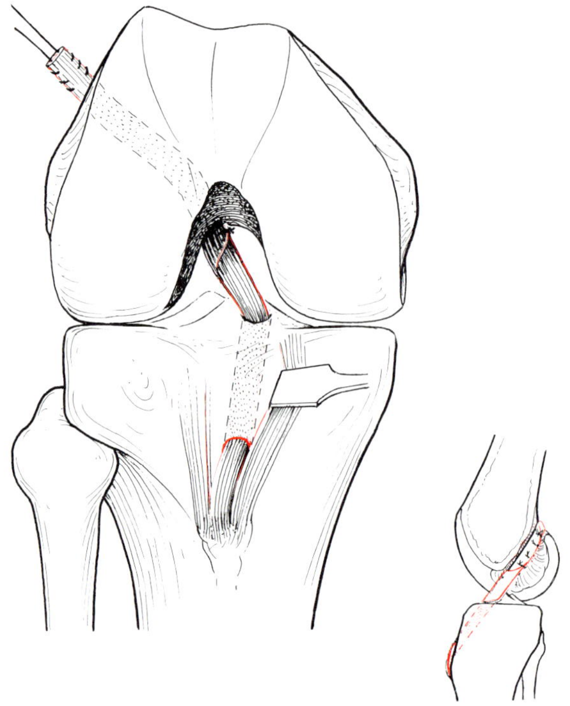

135 Das Transplantat wird durch einen Bohrkanal im Tibiakopf durch das Gelenk geführt und nach der MacIntosh-Technik (»over the top«) um die Taille des lateralen Femurkondylus durch die hintere Gelenkkapsel an die Außenseite des lateralen Femurkondylus gezogen und dort fixiert.

Bandplastik durch Innenmeniskus

Operation nach Wittek (Abb. **136** und **137**)

Diese Technik kann dann erwogen werden, wenn bei einem Riß des vorderen Kreuzbandes nur eine geringe vordere Instabilität vorliegt und ein korbhenkelförmig abgerissener Innenmeniskus sich als plastischer Kreuzbandersatz anbietet.

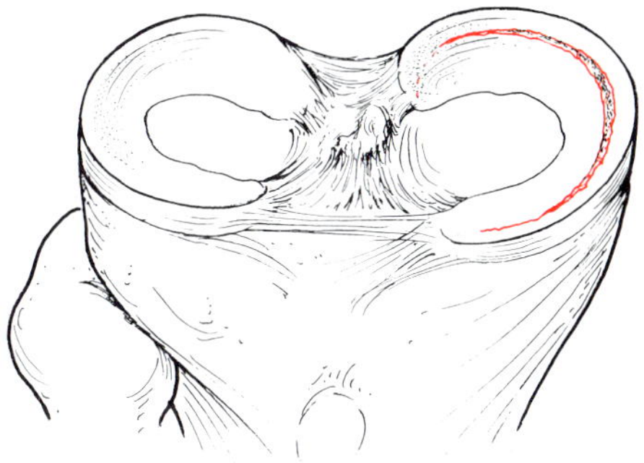

136 Ein nicht refixierbarer, korbhenkelförmig abgelöster Innenmeniskus, dessen Gewebe aber noch belastungsfähig erscheint und eine genügende Länge hat, wird am hinteren Ansatz abgelöst. Die restliche Basis verbleibt in situ.

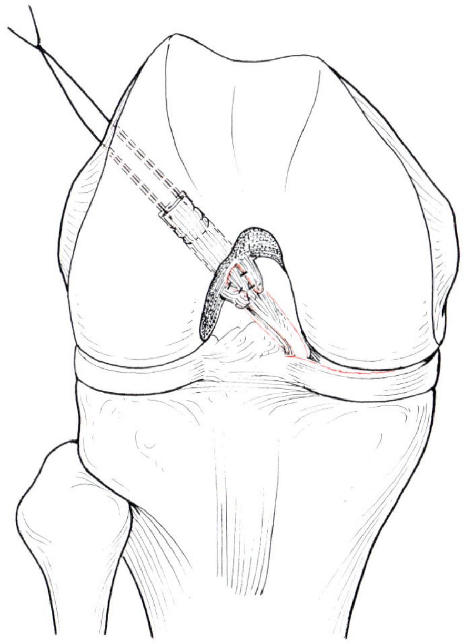

137 Es wird ein 4,5 mm breiter Kanal durch die innere Hälfte des lateralen Femurkondylus gebohrt. Der an nicht resorbierbaren Fäden armierte Meniskus wird in den Bohrkanal gezogen und mit Hilfe der Fäden transossär über einer Knochenbrücke fixiert. Die Kreuzbandstümpfe oder ein entsprechendes Narbengewebe werden auf das Transplantat aufgenäht.

Operationen zum plastischen Ersatz des hinteren Kreuzbandes

Operation nach Brückner (modifiziert) (Abb. **138–140**)

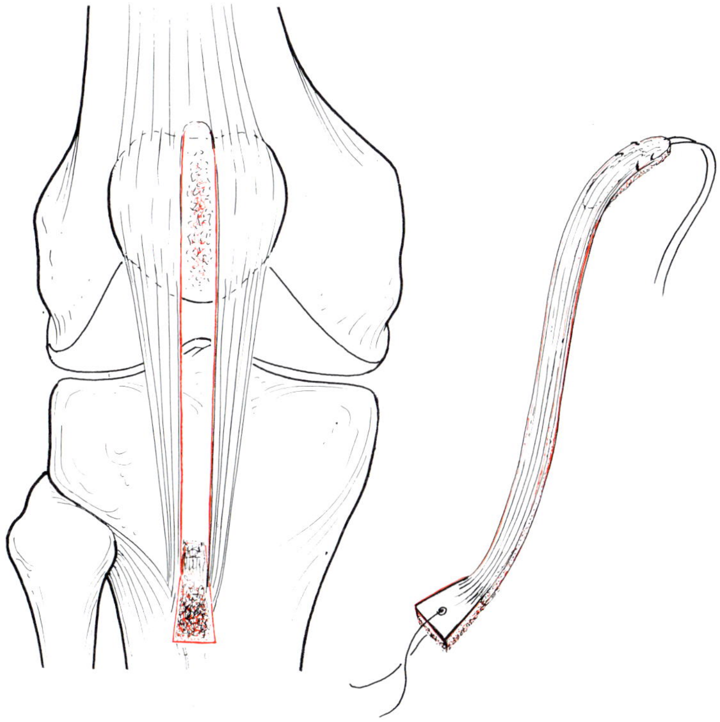

138 Aus dem mittleren Drittel des Lig. patellae wird ein freies Transplantat entnommen, an dem distal ein trapezförmiges Knochenstück aus der Tuberositas tibiae ausgemeißelt wird. Proximal besteht das Transplantat aus präpatellarem Gewebe, einer Knochenlamelle aus der Vorderfläche der Patella und einem ca. 2 cm langen Teil aus der Quadrizepssehne.

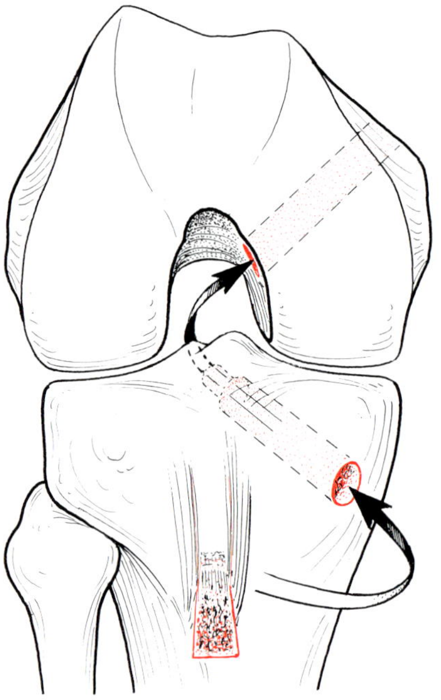

139 Die hintere Kortikalis durchbohrt man mit einem 6–8 mm starken Bohrer über einem liegenden Kirschner-Draht, dessen Spitze im Zentrum der Kreuzbandinsertion liegt. (Präparation des Kreuzbandursprungs von einem medialen Bogenschnitt aus).

Ein zweiter Bohrkanal gleicher Stärke wird durch den medialen Femurkondylus zum oberen Ansatz des hinteren Kreuzbandes gelegt.

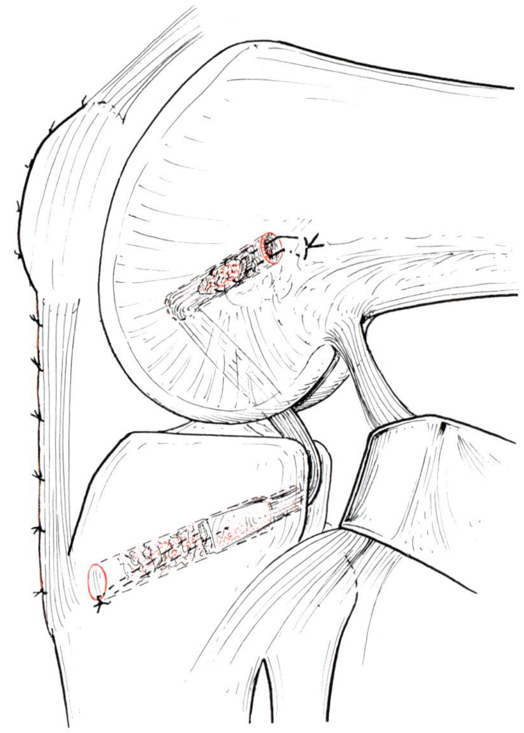

140 Von der anteromedialen Hälfte des Schienbeinkopfes aus wird mit einer Wagner-Stanze ein auf den unteren Ansatz des hinteren Kreuzbandes ziehender Knochenkanal gebildet (mit dem Material des spongiösen Stanzzylinders füllen wir abschließend die Defekte im Bohrkanal des Femurs und des Tibiakopfes wieder auf). Das proximale Ende des Transplantates wird mit einem zugfesten Faden armiert und durch den Bohrkanal im Tibiakopf in die Kniekehle gezogen. Das trapezförmige Knochenstück wird subchondral in der hinteren Kortikalis verkeilt. Nun führt man das Transplantat durch die mediale Hälfte der Fossa intercondylaris in das Gelenk.

Am proximalen Transplantatende zieht man die Knochenschuppe nun durch den transfemoralen Knochenkanal und fixiert es an der Außenseite des medialen Femurkondylus. Die Bohrkanäle werden mit Spongiosa aus dem Stanzzylinder des Tibiakopfes aufgefüllt.

Operation nach Hughston
(Abb. **141–143**)

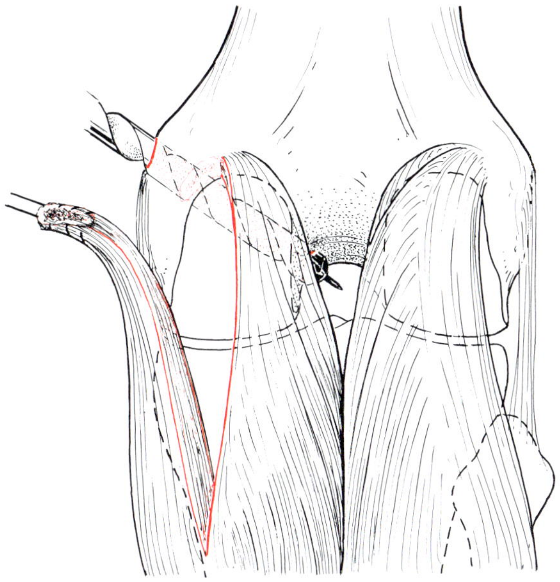

141 Von einem posteromedialen Zugang aus wird der mediale *Kopf* des M. gastrocnemius freigelegt. Sein medialer Ansatz wird mit einer Knochenschuppe aus dem Femur ausgemeißelt und nach distal als Streifen aus Muskeln und Sehnengewebe freipräpariert.

Durch den medialen Femurkondylus wird ein Bohrkanal zum oberen Ansatz des hinteren Kreuzbandes gelegt.

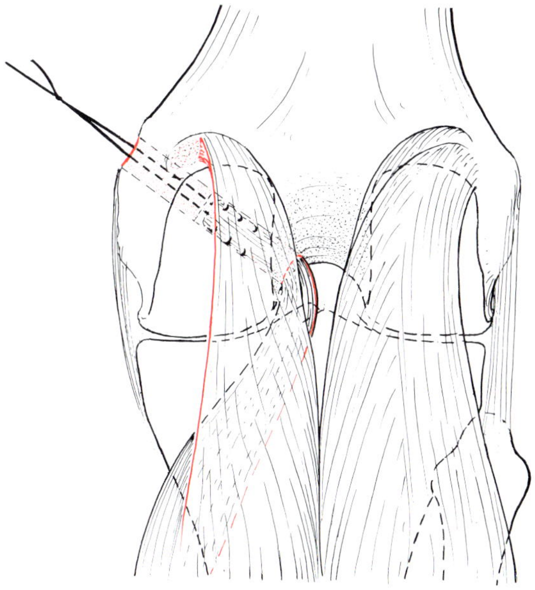

142 Mit einer gebogenen Klemme wird die hintere Kapsel in Höhe der Fossa intercondylaris perforiert und erweitert. Durch das Loch in der Kapsel zieht man das Transplantat ins Gelenk. Das Transplantat wird mitsamt der Knochenschuppe an Haltefäden in den Bohrkanal eingezogen und gespannt.

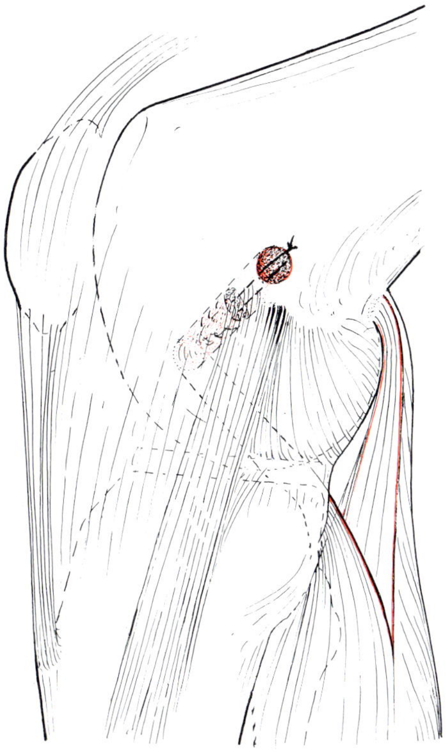

143 Die Fäden verknotet man über einer transossären Knochenbrücke. Der Bohrkanal wird mit Spongiosa aufgefüllt (falls ein Stanzzylinder verwendet worden ist).

Operation unter Verwendung des Innenmeniskus
(Abb. **144** und **145**)

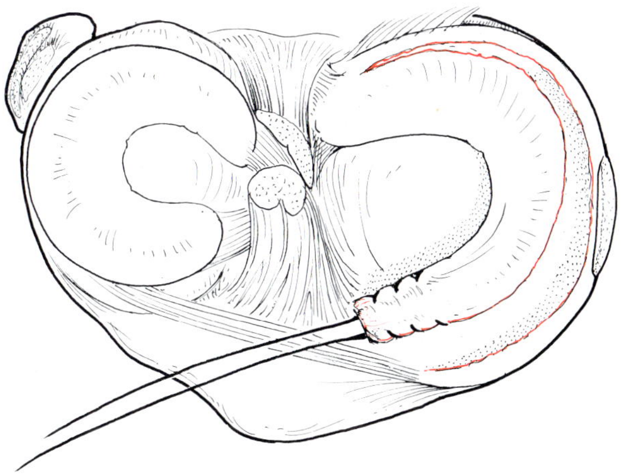

144 Ein korbhenkelförmig abgelöster Innenmeniskus, der nicht mehr zu reinserieren ist, wird im Vorderhornbereich und hier mit einem zugfesten Faden armiert. Es kann erforderlich sein, den Riß in Richtung auf das Hinterhorn etwas zu verlängern, um den Meniskus genügend zu mobilisieren.

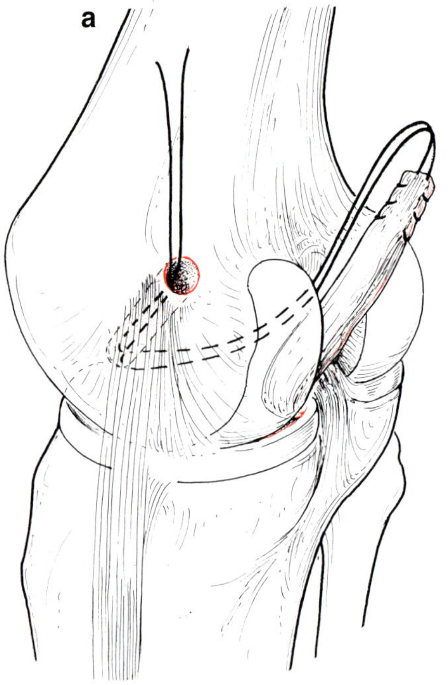

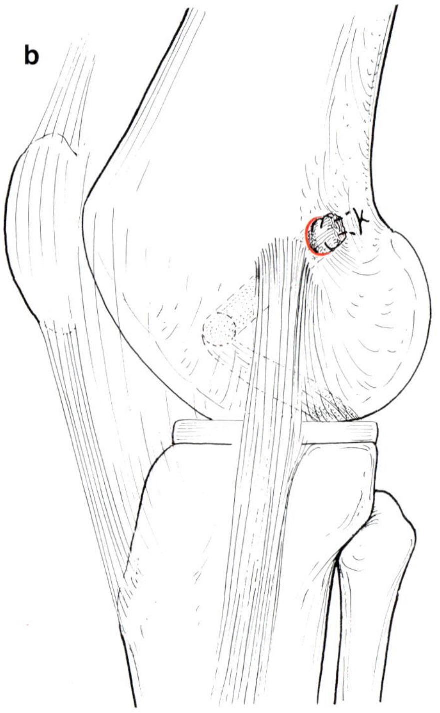

145 a u. **b** Es wird ein Bohrkanal durch den medialen Femurkondylus gelegt. Das Transplantat wird in diesen Kanal eingezogen und mit Haltefäden transossär fixiert. Hohlräume im medialen Femurkondylus können mit Spongiosabröckeln ausgefüllt werden (es empfiehlt sich deshalb, den Bohrkanal mit einer Knochenstanze zu legen).

147 Die hintere Kapsel wird in Höhe der Fossa intercondylaris perforiert und erweitert. Durch dieses Loch zieht man das Transplantatende in das Gelenk und durch einen transossären Bohrkanal an die Medialseite des medialen Femurkondylus. Dort wird es fixiert. ⇨

Operation unter Verwendung eines Traktusstreifens nach Ogata (Abb. **146** und **147**)

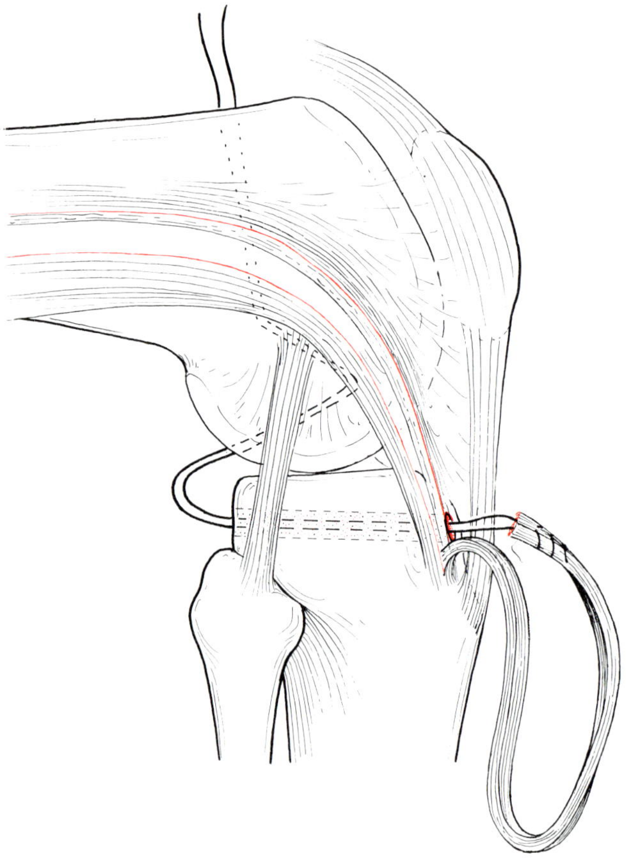

146 Aus dem mittleren Drittel des Tractus iliotibialis wird ein 1,5 cm breiter und ca. 15–20 cm langer Faszienstreifen gewonnen, der im Bereiche des Tuberculum Gerdy gestielt bleibt. Unmittelbar oberhalb des Tuberculum Gerdy legt man ein transossäres Bohrloch zum Kreuzbandursprung und zieht den Streifen durch diesen Kanal in die Kniekehle.

147

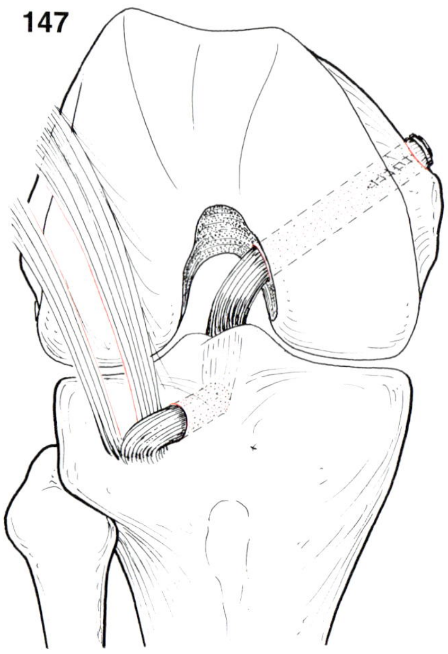

Operation nach W. Müller
(Abb. **148** und **149**)

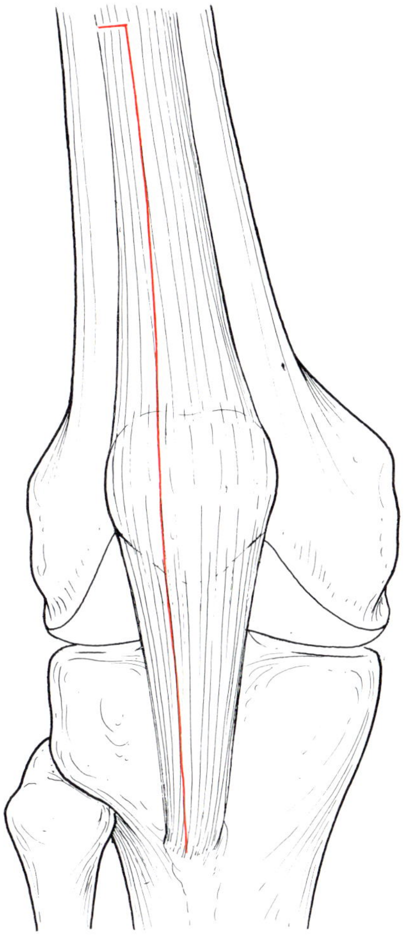

148 Es wird ein distal gestieltes Transplantat aus dem lateralen Drittel des Lig. patellae, dem präpatellaren Gewebe einschließlich einer V-förmigen Knochenschuppe aus dem lateralen Patellaumfang und Anteilen der Quadrizepssehne gewonnen.

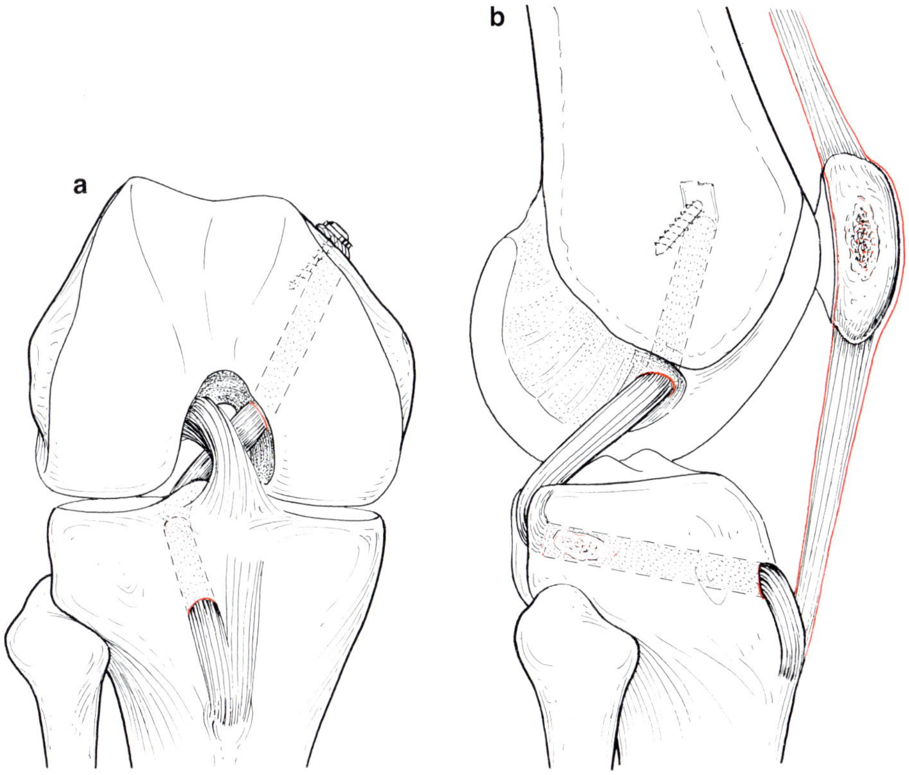

149 a u. **b** Durch ein transossäres Bohrloch wird das Transplantatende durch den Tibiakopf bis zum distalen Ansatz des hinteren Kreuzbandes geführt. Die aus der Vorderfläche der Patella stammende Knochenlamelle liegt in dem hinteren Anteil des Bohrkanales im Tibiakopf. Ein weiterer Bohrkanal wird durch den medialen Femurkondylus im Ansatz des hinteren Kreuzbandes gelegt. Das Transplantat zieht man durch diesen Bohrkanal und fixiert es an der Medialseite des medialen Femurkondylus.

Operation nach Augustine (modifiziert) (Abb. **150**)

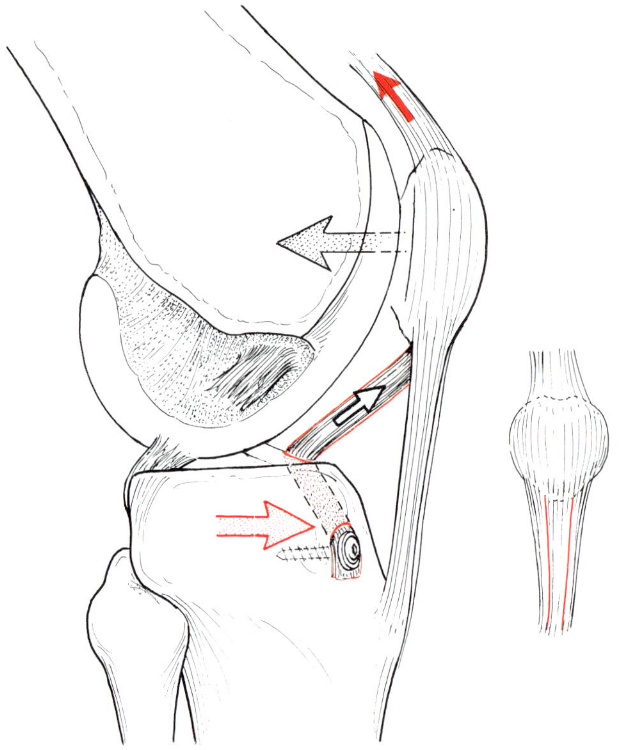

150 Das mediale Drittel des Lig. patellae wird mit einem Knochenmedaillon aus der Tuberositas tibiae abgespalten. Das Transplantat bleibt proximal gestielt.

Etwas oberhalb der Tuberositas tibiae wird schräg nach oben zum Ansatz des vorderen Kreuzbandes ein Bohrkanal gelegt. Vom Gelenk her zieht man das an einem Faden armierte Transplantatende in den Bohrkanal zum anteromedialen Schienbeinkopf heraus und fixiert es dort mit einer Schraube. Bei kontrahiertem M. quadriceps soll damit ein Zurücksinken des Tibiakopfes verhindert werden.

Operation nach Lindemann (modifiziert) (Abb. **151–154**)

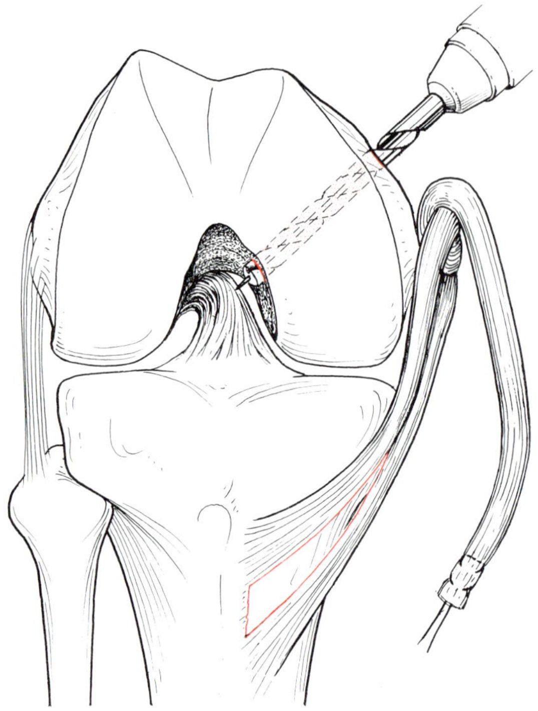

151 Der Pes anserinus wird dargestellt, die Sehne des M. gracilis aufgesucht und am distalen Ansatz abgetrennt.

Mit einem 6- bis 8-mm-Bohrer wird etwas oberhalb und hinter dem Epicondylus medialis ein transossäres Bohrloch zum oberen Ansatz des hinteren Kreuzbandes gebohrt.

152

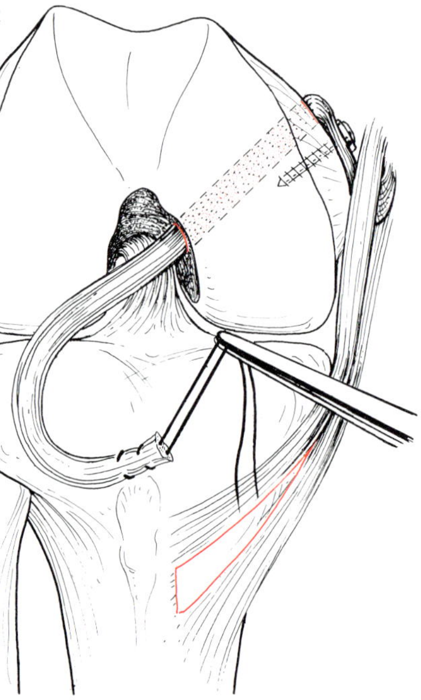

152 Das Transplantat zieht man straff durch den Bohrkanal ins Gelenk. Lindemann hat die Sehne nicht am medialen Kondylus fixiert (Vorstellung einer »aktiven« Kreuzbandplastik). Wir empfehlen die Fixation der Sehne am Eintritt in den Bohrkanal.

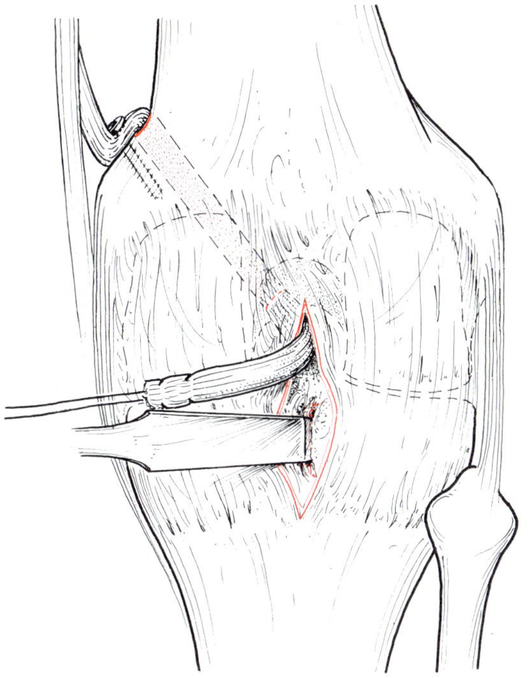

153 Die Sehne wird durch die Fossa intercondylaris in die Kniekehle gezogen und am Ursprung des hinteren Kreuzbandes am Tibiakopf fixiert: Der Knochen wird im Insertionsgebiet rinnenförmig aufgemeißelt, so daß die Sehne im Knochen inseriert werden kann.

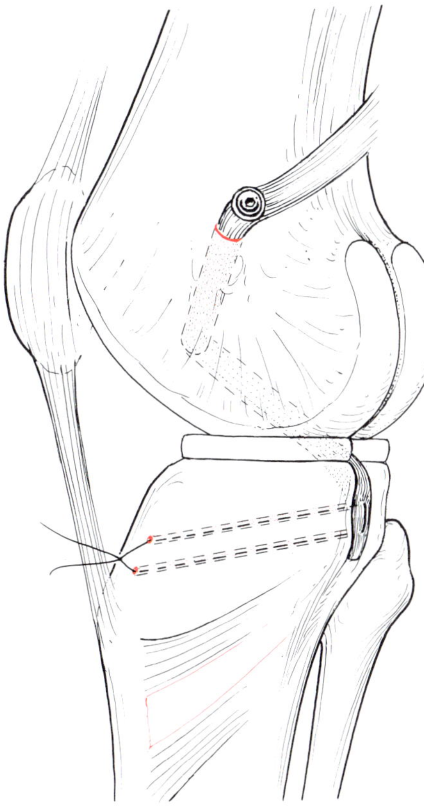

154 Man fixiert die Sehne mit nicht resorbierbaren Fäden, die durch Bohrkanäle (2,7 mm) im Schienbeinkopf nach vorn herausgezogen und über eine Knochenbrücke verknotet werden, oder einer Kleinfragmentschraube mit Unterlegscheibe.

Operation nach Blauth

(Abb. **155–158**)

Aus dem mittleren Drittel der Quadrizepssehne wird ein etwa 1 cm breites und 15 cm langes Transplantat entnommen (Technik s. S. 18.57 und 18.58).

Von einem bogenförmigen Schnitt über der Medialseite wird das Gelenk von einem Parapatellarschnitt aus eröffnet. Der anteromediale Tibiakopf wird freigelegt, ebenso die posteromediale Kapselecke.

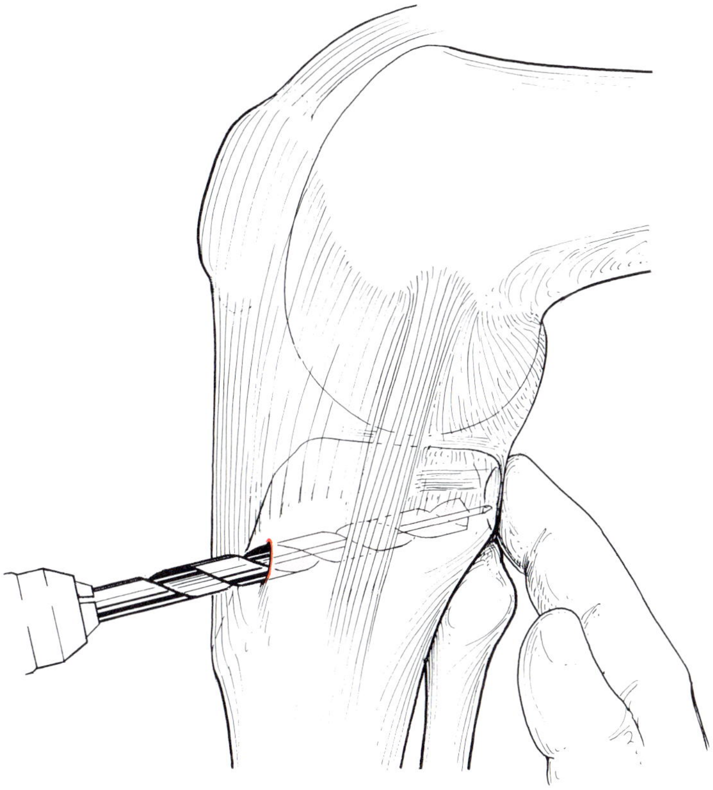

155 In einer Beugestellung von 90 Grad wird die hintere Kapsel von medial zur Kniekehle hin teils stumpf, teils scharf freipräpariert. Mit einem 2-mm-Kirschner-Draht wird vom anteromedialen Tibiakopf her ein Bohrkanal in Richtung auf den Ursprung des hinteren Kreuzbandes gelegt. Während der Bohrphase liegt ein Finger auf dem Ursprungsgebiet und tastet dem vorsichtig vorgeführten Kirschner-Draht entgegen. Das Ursprungsgebiet muß exakt getroffen sein, bevor man über den liegenden Kirschner-Draht mit einem 8-mm-Bohrer den definitiven Bohrkanal schafft.

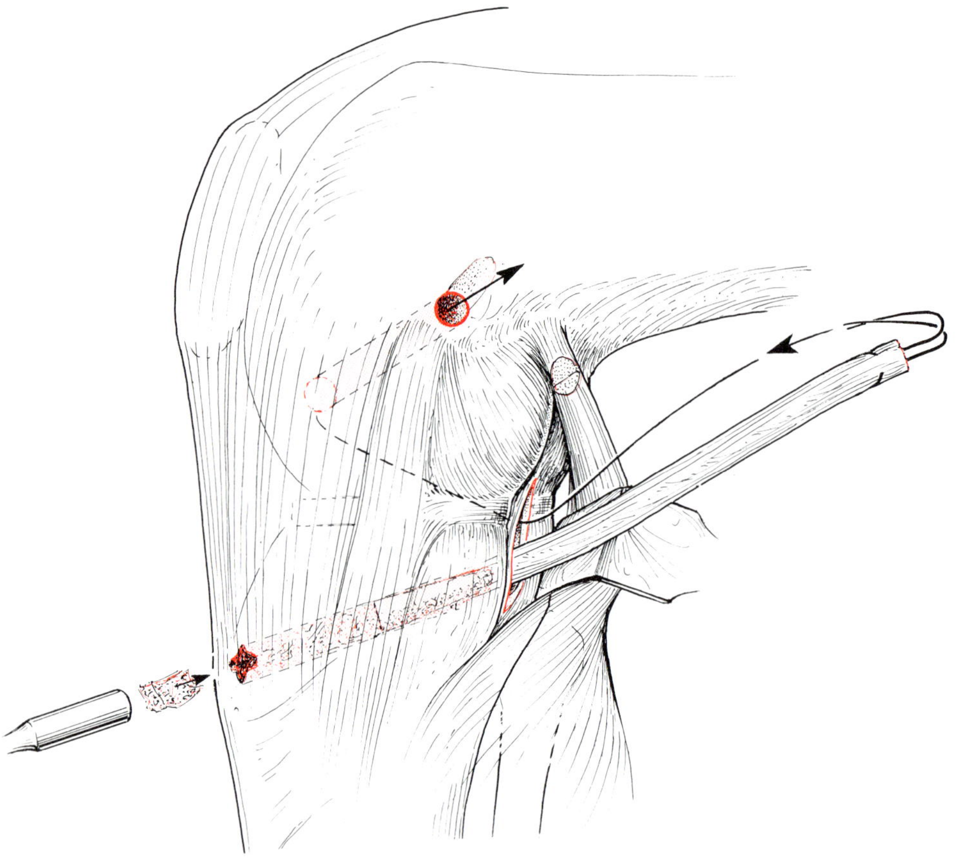

156 Die hintere Kapsel wird über dem Ursprungsgebiet des hinteren Kreuzbandes längs inzidiert, bis die Austrittsstelle des Bohrkanales freiliegt. Es wird nun von vorn her ein Durchziehfaden eingezogen. An diesen Faden knotet man den Haltefaden des proximalen Transplantatendes und zieht das Transplantat von vorn nach hinten in den Kanal ein. An der Eintrittsstelle am vorderen Schienbeinkopf wird die Kortikalis seitlich eingemeißelt, damit das trapezförmige Knochenstück mühelos in den Tibiakopf eingebolzt werden kann. Mit einem Vorschlaginstrument schlägt man das aus der Patella stammende Knochenstück unter gleichzeitigem Zug am Transplantat von der Kniekehle aus soweit wie möglich in den Tibiakopf ein und verblockt es in der subchondralen Spongiosa.

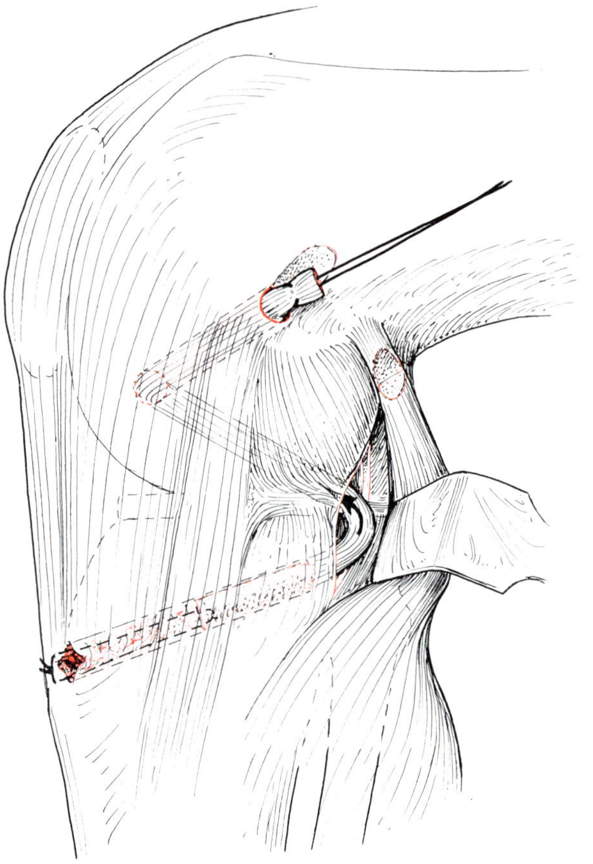

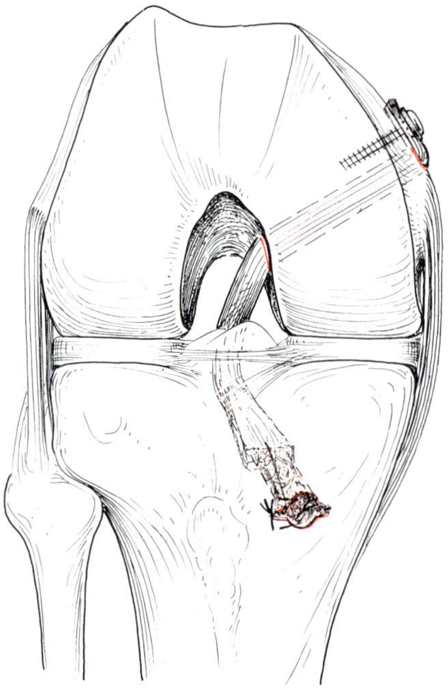

158 Der Knochen an der Austrittsstelle des Bohrkanales wird nun rinnenförmig ausgemeißelt. In diese Rinne legt man das Transplantat und befestigt es proximal mit einer Spongiosaschraube mit Zackenkranz-Unterlegscheibe.

157 Das Transplantat zieht man in die Fossa intercondylaris nach vorn und durch einen zuvor durch den medialen Femurkondylus gelegten Bohrkanal auf die Innenseite des inneren Gelenkknorrens.

Dynamischer Doppelsehnenersatz nach Wirth und Jäger
(Abb. **159**)

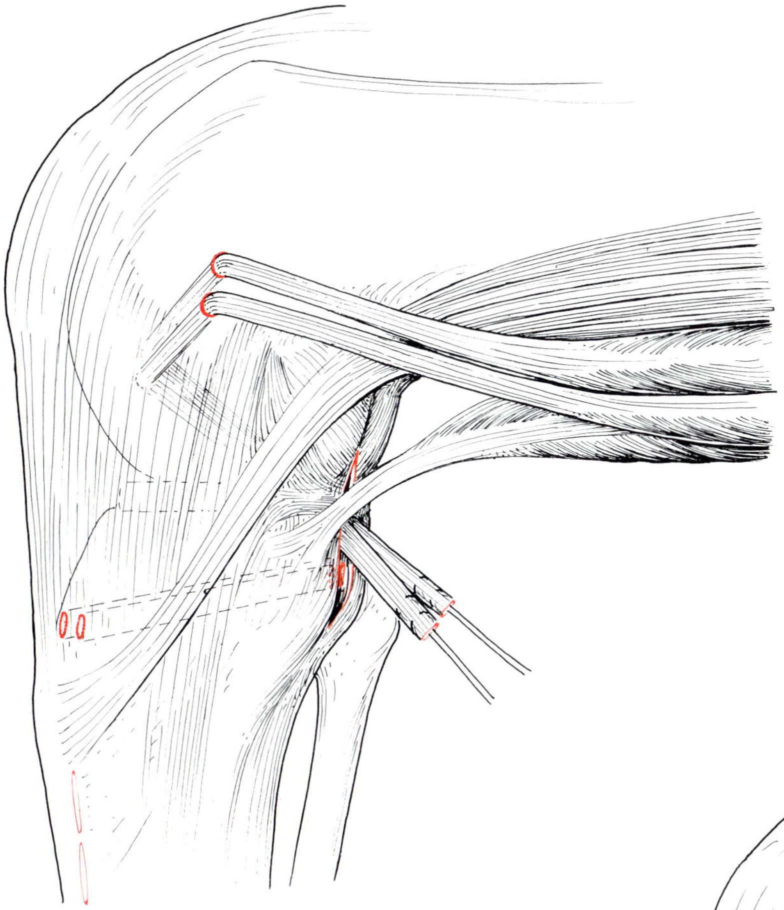

159 a Die Grazilis- und Semitendinosussehne werden scharf vom tibialen Ansatz abgelöst und bis zum Muskelbauch freigelegt.

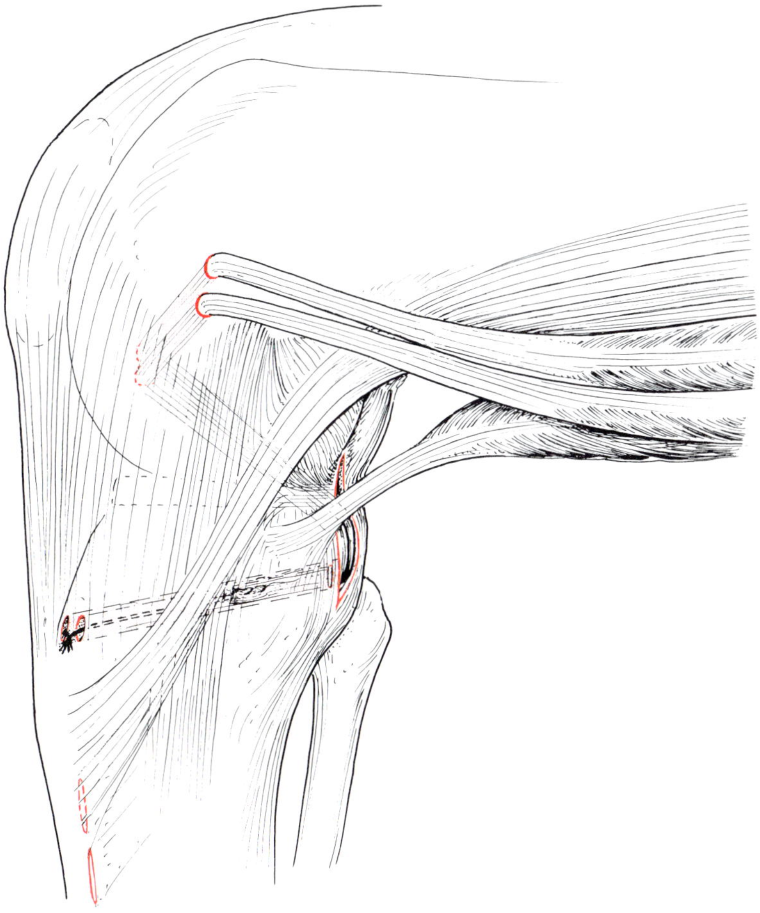

159 b Die jeweils durch einen Faden armierten Sehnenenden werden über 2 getrennt liegende parallele Bohrlöcher im ventralen Anteil des medialen Femurkondylus in das Gelenk eingezogen und über 2 weitere parallele Bohrlöcher von hinten her in den Tibiakopf eingezogen sowie transossär fixiert.

(Entsprechend der Operationsmethode nach O'Donoghue soll zusätzlich die gelockerte mediale Kapsel-Band-Schale nach distal gestrafft und transossär fixiert werden.)

Operationen bei veralteten komplexen Verletzungen

Bei veralteten Kapsel-Band-Verletzungen mit Unsicherheitsgefühl und Neigung zum Wegknicken im Kniegelenk kann man davon ausgehen, daß mehrere Haltestrukturen gelockert sind. Es wird allerdings kaum zu klären sein, welche Bandanteile primär verletzt wurden, welche sich erst im Laufe der Zeit gelockert haben und welche nach primärer Verletzung zum Teil ausgeheilt sind und das Bild der ursprünglichen Verletzung verwischen. Im übrigen bleibt der Schaden meist nicht auf das Kapsel-Band-System beschränkt.

Nach und nach sind arthrotische Veränderungen im Femorotibial- und im Femoropatellargelenk zu erwarten. Rekonstruktive Maßnahmen sollten deshalb nicht zu lange aufgeschoben werden. Je länger die pathologischen Verhältnisse bestehen, je mehr ligamentäre und kapsuläre Stabilisatoren insuffizient sind und je weiter die Gonarthrose bereits fortgeschritten ist, desto geringer ist die Chance eines zufriedenstellenden Ergebnisses. Dies gilt besonders für die Patienten, bei denen bereits ein oder beide Menisken entfernt worden sind.

Grundsätzlich sollten alle gelockerten Strukturen rekonstruiert werden!

Bei der folgenden Darstellung der verschiedenen Operationsverfahren wollen wir aus Übersichtsgründen die *einzelnen Rotationsinstabilitäten nacheinander* abhandeln, obwohl kombinierte Instabilitäten recht häufig vorkommen und dann entsprechend zu versorgen sind!

Aus der Vielzahl von Techniken mußten wir eine Auswahl treffen. Sie richtet sich vorwiegend nach eigenen Erfahrungen und nach Methoden, die von bekannten »Kniespezialisten« empfohlen worden sind. Wir stehen noch mitten in Entwicklungen, die die komplizierten Zusammenhänge in der Behandlung chronischer Knieinstabilitäten deutlich machen. Es gibt *kein Patentrezept,* mit dem man die Probleme sicher lösen kann. Wichtig ist in jedem Falle eine gründliche Analyse der jeweiligen Instabilität durch entsprechende anamnestische Erhebungen und Untersuchungstechniken. Daraus ergeben sich diagnostische Erkenntnisse, die unsere strategischen und taktischen Überlegungen zur Bandrekonstruktion bestimmen. Meistens müssen schwierige und langdauernde Eingriffe geplant werden. Der Operateur sollte immer versuchen, das gesteckte Ziel mit geringstem Aufwand und ohne wesentliche zusätzliche Schädigung gesunder Weichteilstrukturen zu erreichen.

Anteromediale Rotationsinstabilität

Die anteromediale Rotationsinstabilität stellt wohl die *häufigste Form* einer komplexen Instabilität dar; sie beruht meistens auf Läsionen der posteromedialen Kapselschale, des medialen Seitenbandes und des vorderen Kreuzbandes. Außerdem kann das Lig. femorotibiale laterale anterius verletzt gewesen sein. Wenn alle die genannten Strukturen betroffen sind, ist die anteromediale Rotationsinstabilität sehr stark ausgeprägt und mit einer deutlichen vorderen Schublade, einer Valgus- und Varusinstabilität sowie einem positiven »Pivot-Shift« kombiniert. Mit der Zeit kann diese Rotationsinstabilität in eine anterolaterale Rotationsinstabilität übergehen.

Wir führen in der Regel keine rein extraartikulären Eingriffe zur Beseitigung einer anteromedialen Rotationsinstabilität durch, sondern *ersetzen immer* auch das *zerrissene vordere Kreuzband.*

So kann man viele der folgenden Techniken gleichzeitig als Zusatzeingriffe zum Kreuzbandersatz betrachten. Die Methoden, bei denen gleichzeitig der Innenmeniskus vollständig reseziert wird, um die posteromediale Kapselschale zu straffen, können wir als Standardverfahren *nicht* empfehlen.

Straffung der posteromedialen Kapselschale

In Anlehnung an die Versorgung frischer Rupturen der Knieinnenseite wird eine modifizierte Hughston-Technik (1973) auch bei chronischen Instabilitäten angewendet.

Technik (Abb. **160–165**)

160

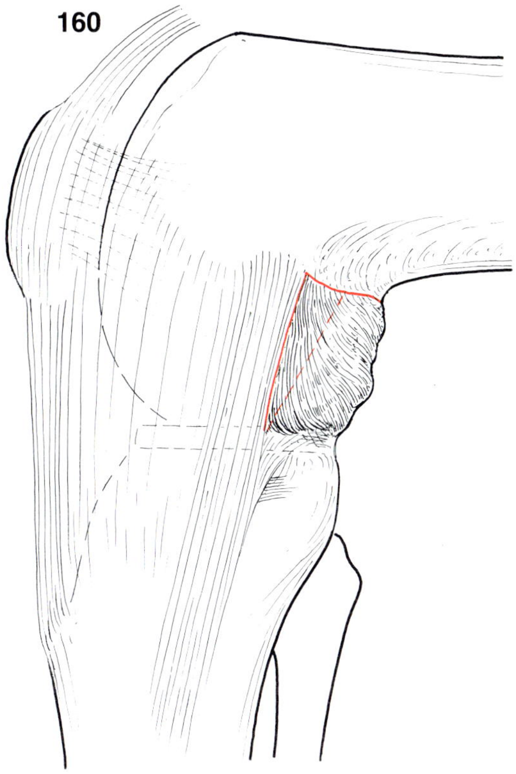

161

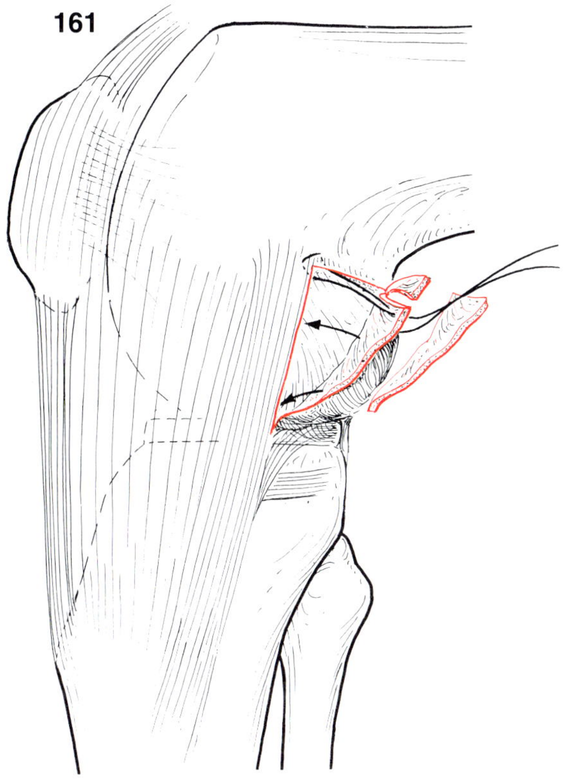

160 Das Gelenk wird durch einen Längsschnitt zwischen dem Hinterrand des Lig. collaterale mediale und dem hinteren Schrägband eröffnet.

161 Die erweiterte posteromediale Kapselschale wird am abgetrennten Vorder- und Oberrand so weit exzidiert, daß sie nach Refixation am Hinterrand des Innenbandes wieder straff ist.

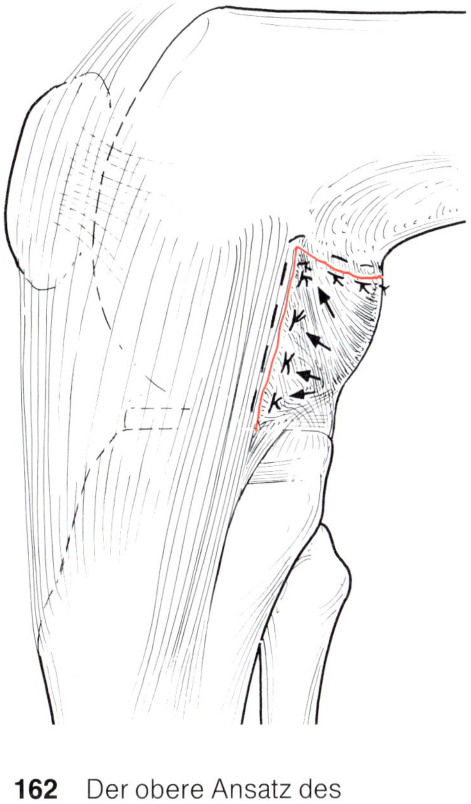

162 Der obere Ansatz des hinteren Schrägbandes wird dabei nach vorn-oben, das untere Ende des medialen Kapsellappens einschließlich des tibialen Armes des M. semimembranosus mit U-Nähten nach vorn-unten gezogen und vernäht.

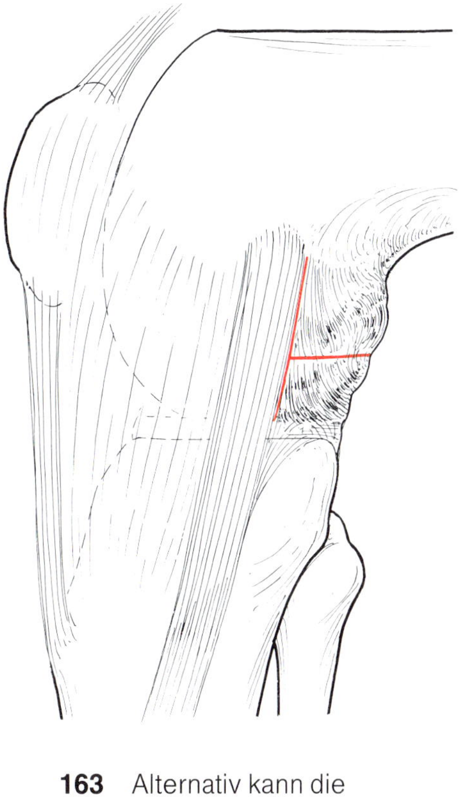

163 Alternativ kann die am Hinterrand des Innenbandes abgetrennte Kapselschale kniekehlenwärts bis in die Nähe der Fossa intercondylaris quer inzidiert werden.

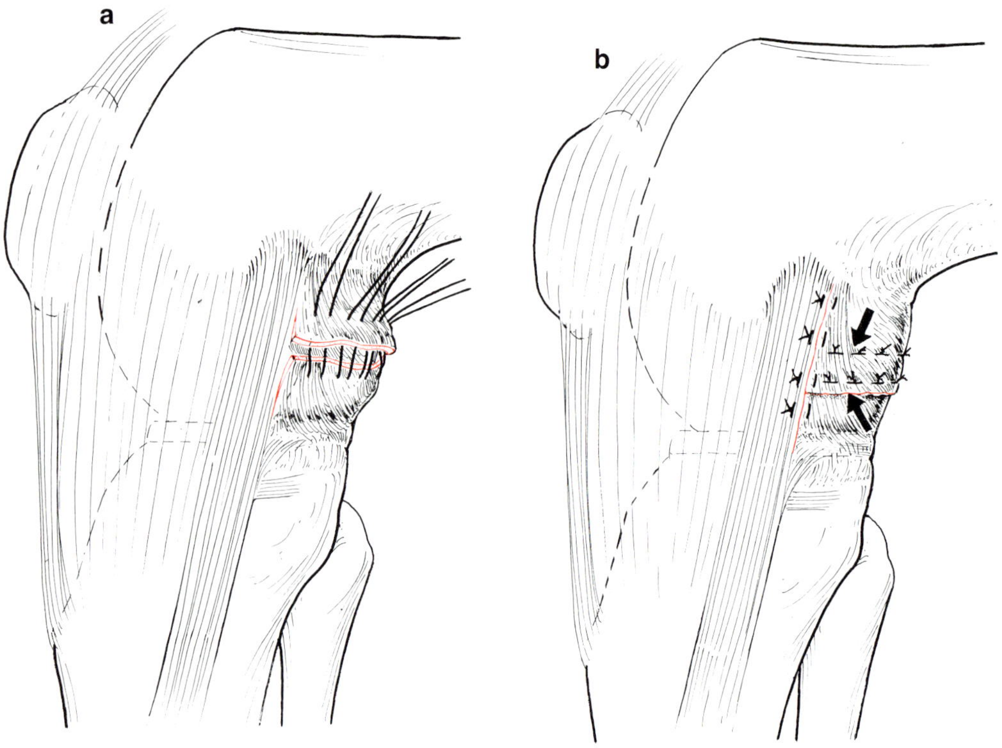

164 a u. **b** Die queren Kapsellappen werden gedoppelt vernäht – dadurch gestrafft – und außerdem nach vorn-unten und nach vorn-oben zum hinteren Rand des Seitenbandes verzogen sowie mit atraumatischen Einzelknopfnähten an das Seitenband fixiert.

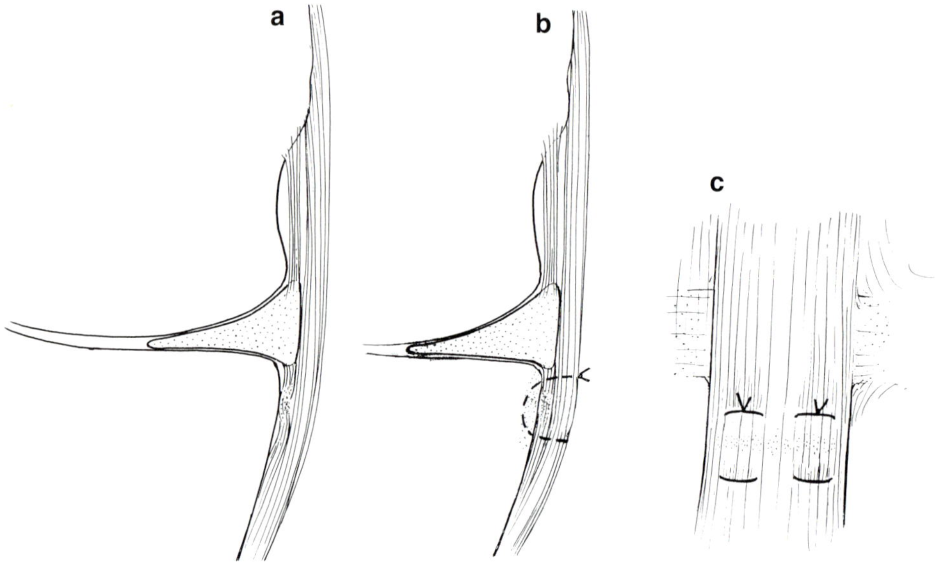

165 a–c Ist zusätzlich das Lig. meniscotibiale (Lig. coronarium) insuffizient, wird es am tibialen Ansatz scharf abgetrennt; die Gegend des Knochenansatzes wird mit einem Meißel angefrischt.

Wir fixieren das Band mit U-Nähten transossär am Schienbeinkopf (alternativ: O'Donoghue-Technik).

Operation nach Wirth und Jäger

Bei Grad II der *anteromedialen Rotationsinstabilität* – fehlendes vorderes Kreuzband und gelockerte posteromediale Kapselschale – wird ein direkter vorderer Kreuzbandersatz nur bei sportlich aktiven, jungen Patienten empfohlen, bei denen zudem keine wesentlichen Knorpelschäden im Kniegelenk vorliegen (Technik des vorderen Kreuzbandersatzes nach Wirth s. Abb. **116–120**). Bei unsportlichen, älteren Patienten mit intraartikulären Begleitschäden wird neben einer speziellen Umlenkung des Tractus iliotibialis (s. Abb. **202** und **203**) ein zusätzlicher extraartikulärer Eingriff an der Knieinnenseite als ausreichend angesehen.

Beim Grad III der *anteromedialen Rotationsinstabilität* – der klassischen »Unhappy triad« mit lockerem Innenband, schlaffer, posteromedialer Kapselschale und durchgerissenem vorderen Kreuzband – geben die Autoren eine Technik an, die sich aus 5–6 Schritten zusammensetzt:

- Refixation des Innenmeniskus (soweit möglich),
- Proximalversetzung des Innenbandes,
- Straffung der posteromedialen Kapselschale,
- Umlenkung des Innenbandes durch Überführung der Semimembranosussehne,
- vorderer Kreuzbandersatz,
- Umlenkung des Tractus iliotibialis durch Überführung des Außenbandes.

Bei stark erschlafftem Lig. collaterale mediale mit Versetzungsmöglichkeit um mehr als 5 mm kann zusätzlich eine Umlenkung durch die in spitzwinkeliger Kniebeugung über das Innenband geführte Semimembranosussehne empfehlenswert sein.

Technik (Abb. **166–172**)

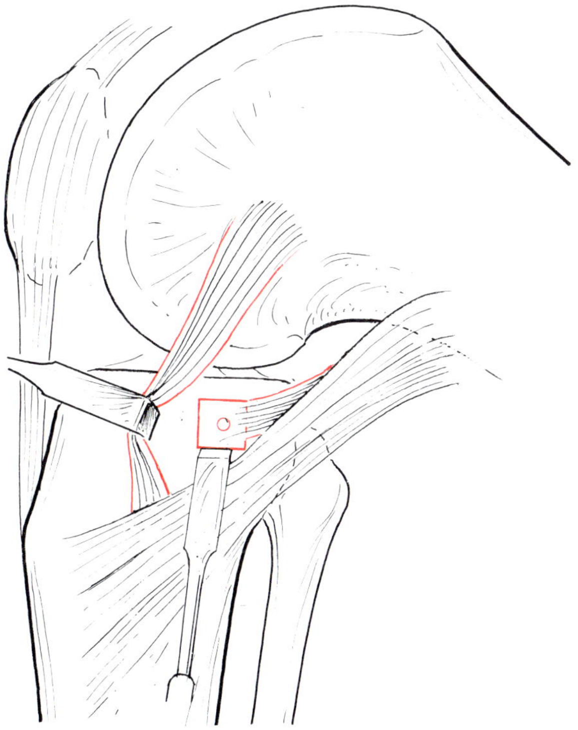

166 Der Vorder- und Hinterrand des Innenbandes wird längs inzidiert, die Insertion des M. semimembranosus am Hinterrand des Innenbandes dargestellt. Mit einem speziellen 9-mm-Meißel wird der knöcherne Semimembranosusansatz abgemeißelt.

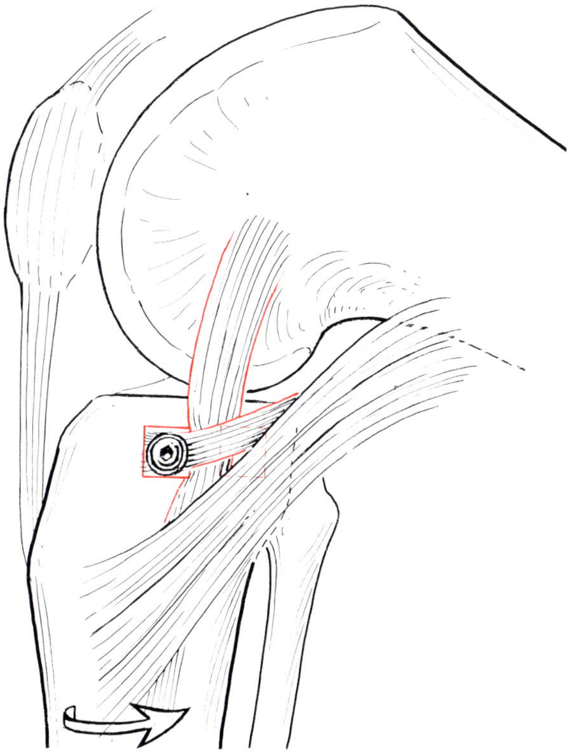

167 In spitzwinkeliger Kniebeugung Fixation der Semimembranosussehne vor dem Vorderrand des Innenbandes in ein neues Knochenbett mit einer 40-mm-Kleinfragment-Kortikalisschraube mit Kunststoffunterlegscheibe.

168

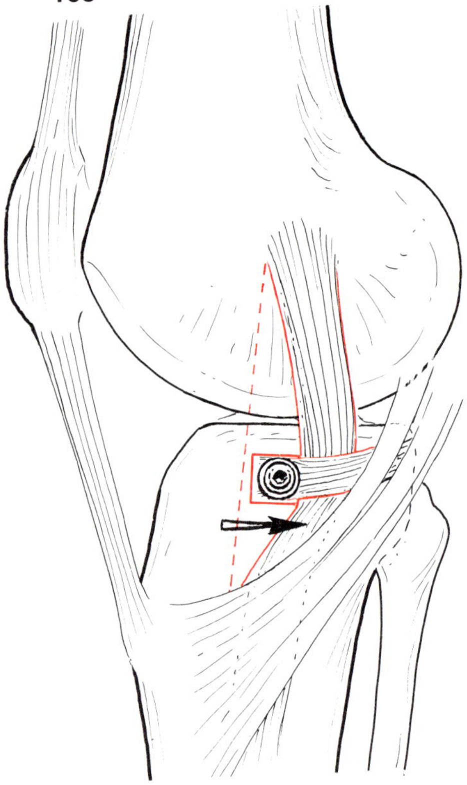

169

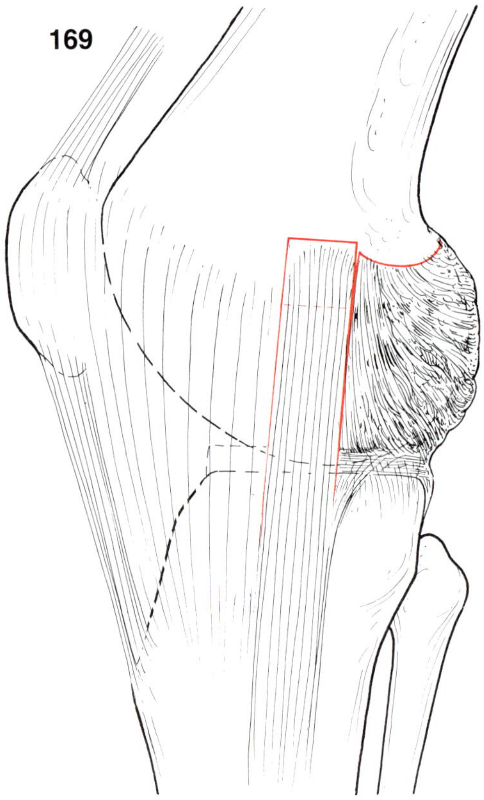

168 Durch diesen Eingriff, der stets mit einer Umlenkung des Tractus iliotibialis an der Außenseite kombiniert wird, wird die innenrotierende Kraft des M. semimembranosus verstärkt. Mit zunehmender Streckung wird der Tibiakopf durch die »Umlenkung« des Lig. collaterale mediale nach hinten gezogen. Das Lachmann-Zeichen wird deutlich reduziert.

169 Das Retinaculum extensorum mediale wird parapatellar vom M. vastus medialis obliquus abgetrennt. Umschneiden des vorderen und hinteren Innenbandrandes und des proximalen Innenbandursprungs.

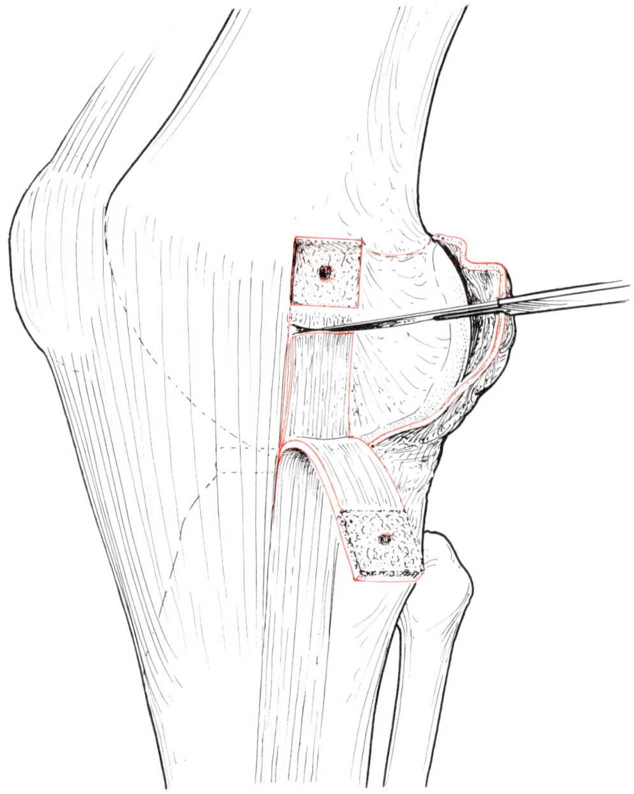

170 Die Innenbandinsertion wird anschließend als 16×16 mm großer Knochenblock ausgemeißelt. Abtrennen des Lig. meniscofemorale vom Innenband und scharfe Lösung der posteromedialen Kapselschale vom Femur.

a b

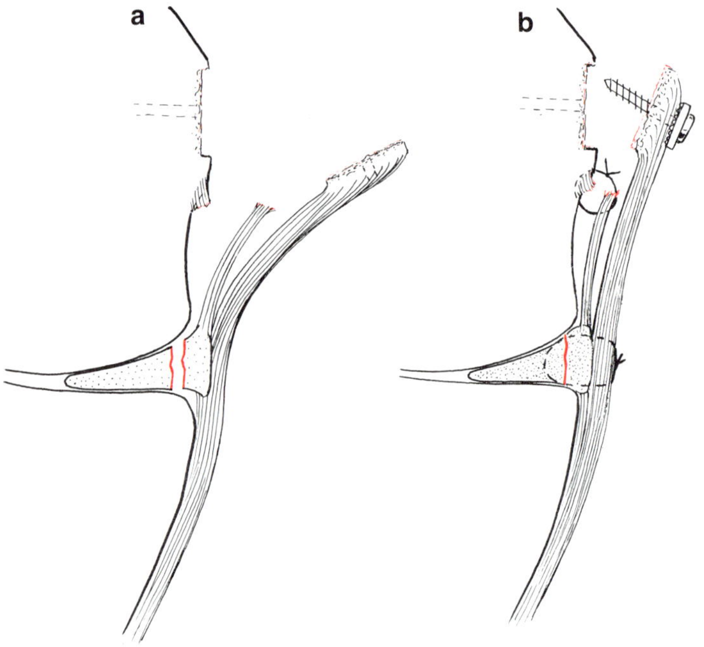

171 a u. **b** Der Innenmeniskus weist einen basisnahen Längsriß auf und soll nach Anfrischung durch Einzelknopfnähte refixiert werden. In diesem Fall ist das Lig. meniscofemorale am Femur abzutrennen und später wieder anzunähen, damit der Innenmeniskus durch die Proximalversetzung des Innenbandes nicht verzogen wird.

Nun erfolgt der plastische Ersatz des vorderen Kreuzbandes. Durch transossäre Einzelknopfnähte wird das tiefe mediale Kapselband bei der Refixation des Innenmeniskus wieder gesondert befestigt.

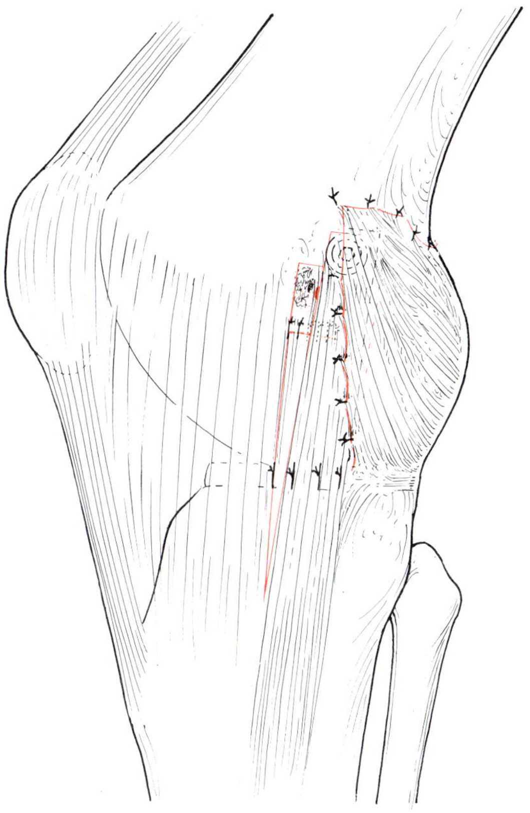

172 Das Innenband wird nun nach proximal verzogen und bei etwa 30 Grad Kniebeugung in einem neuen Knochenbett mit einer Malleolarschraube und Zackenunterlegscheibe refixiert. Die posteromediale Kapselschale wird entsprechend der Verlaufsrichtung des hinteren Schrägbandes nach oben-vorn gestrafft und mit Einzelknopfnähten auf das Innenband befestigt.

Auf der Lateralseite wird die Umlenkung des Tractus iliotibialis durch Überführen des Außenbandes (s. Abb. **202** und **203**) abschließend vorgenommen.

Modifikation der Operation nach Slocum

Zur Straffung der hinteren Kapselecke sind von Slocum 2 Techniken angegeben worden:

Methode 1

Das Gewebe der erschlafften posteromedialen Kapselschale ist noch dick und fest genug, um eine Straffung mit *direkter Naht* zu erreichen (Abb. **173** bis **176**).

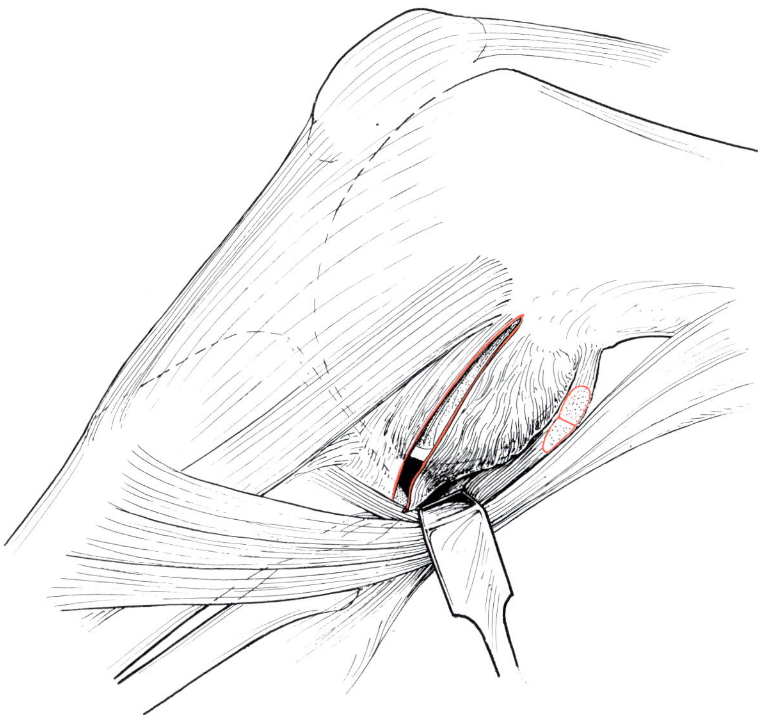

173 Schnitt durch Haut, Subkutis und Retinaculum extensorum. Das Gelenk wird von einem medialen, ca. 6 cm langen, parapatellaren Schnitt eröffnet und inspiziert. Der Innenmeniskus wird vollständig reseziert (Mobilisation der posteromedialen Kapsel). Präparation der medialen Hälfte der Fossa poplitea. Die posteromediale Kapselschale wird schräg inzidiert: Die Inzision beginnt proximal etwa in Höhe des Tuberculum adductorium, zieht nach unten hinten und endet wenige Millimeter oberhalb der Semimembranosussehne. Die Sehnenscheide des M. semimembranosus wird eröffnet: Man legt die 3 Hauptäste und den angrenzenden Muskelbauch frei.

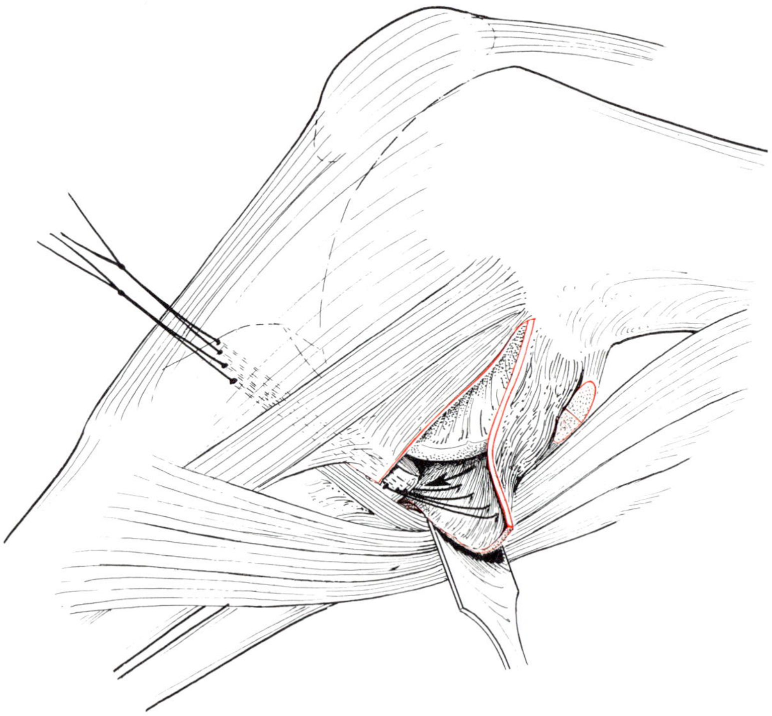

174 Die sehr schlaffe, posteromediale Kapselschale wird mit einem Langenbeck-Haken nach hinten gezogen und an ihrem tibialen Ansatz am Knochen scharf abgetrennt. Dabei darf der direkte tibiale Arm des M. semimembranosus nicht verletzt werden.

Mit einem kleinen, scharfen Meißel rauhen wir die Kapselansatzstelle etwas an. Dann bohren wir mit einem 2-mm-Bohrer 2–4 transossäre Bohrkanäle von vorn nach hinten durch die mediale Hälfte des Tibiakopfes. Der medial gelegene Bohrkanal tritt am tibialen Ansatz der Semimembranosussehne aus dem Schienbeinkopf aus. Die Nähte werden sofort geknotet, wobei das Gelenk zwischen 40 und 60 Grad gebeugt ist.

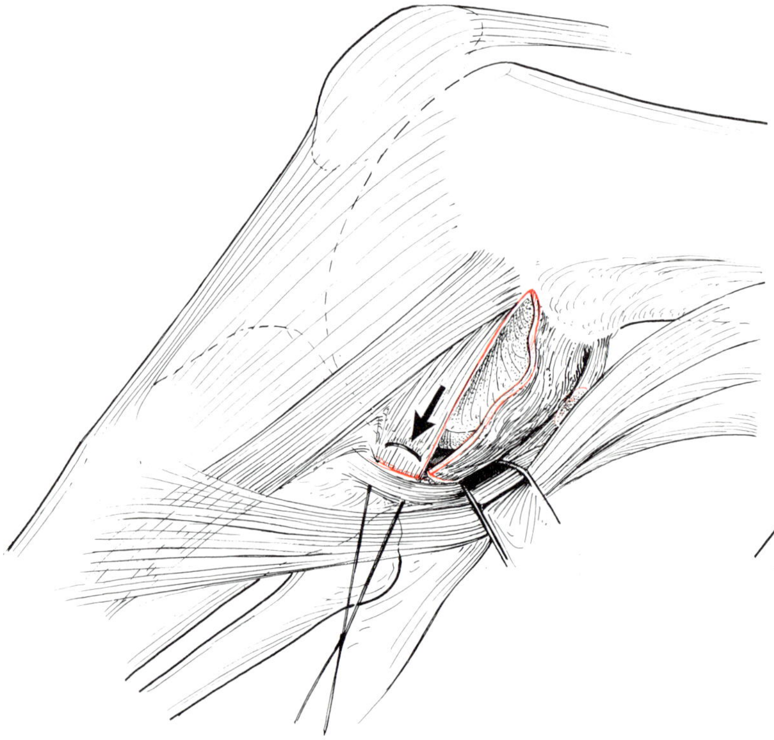

175 Eine kräftige Naht wird durch den distalen Ansatz des hinteren Schrägbandes gelegt; sie faßt die hintere Kapsel und den direkten Ansatz des Semimembranosus.

(Ist die Insertion des Semimembranosus nicht zur Befestigung der posteromedialen Kapsel geeignet, werden mit einem 2-mm-Bohrer transossäre Knochenkanäle gelegt und die Nähte über den Bohrkanälen geknotet.)

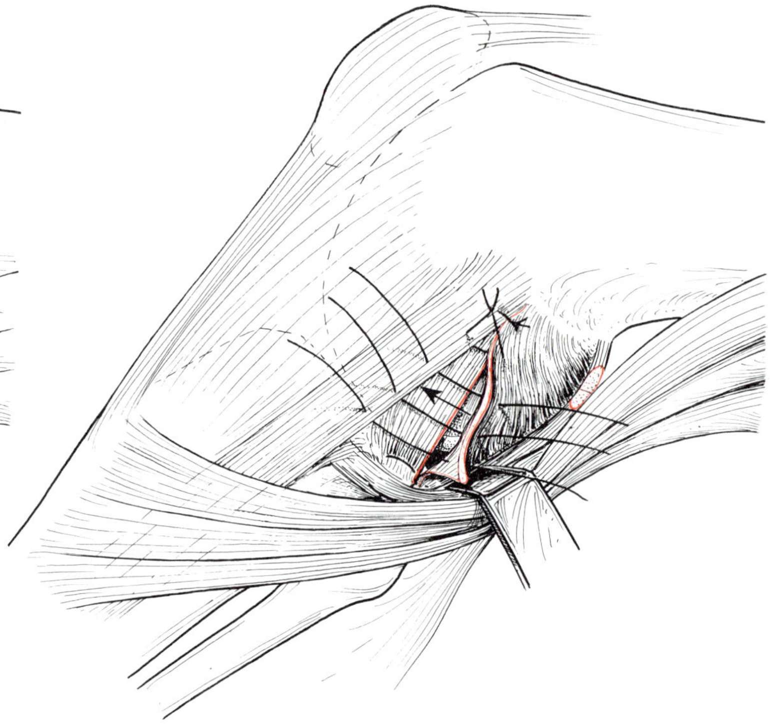

176 Die Kapsel wird durch Einzelknopfnähte überlappend gestrafft.

Methode 2

Die sehr schlaffe posteromediale Kapselschale besteht aus einer dünnen Gewebsschicht; die Naht erfolgt mit einem Faszienstreifen (Abb. **177–179**).

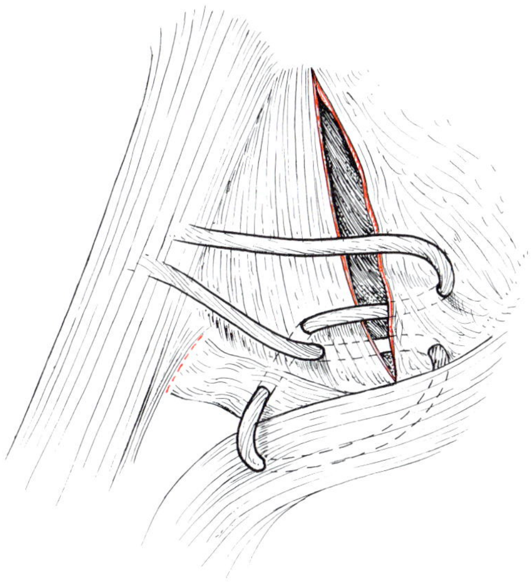

177 Die erste Naht wird im Bereich der unteren Inzision zur Eröffnung der posteromedialen Kapsel gelegt, faßt den tibialen Arm des Semimembranosus, biegt in dessen direkten Ansatz um und greift wieder den freien Rand der stehengebliebenen, medialen Kapsel. Nach dieser Naht sollte der hintere, untere Teil der medialen Kapsel bei 40–60 Grad gestrafft sein und eine Valgus- oder Rotationsinstabilität nicht mehr zulassen. Andernfalls wird die Naht gelöst und die Raffung verstärkt.

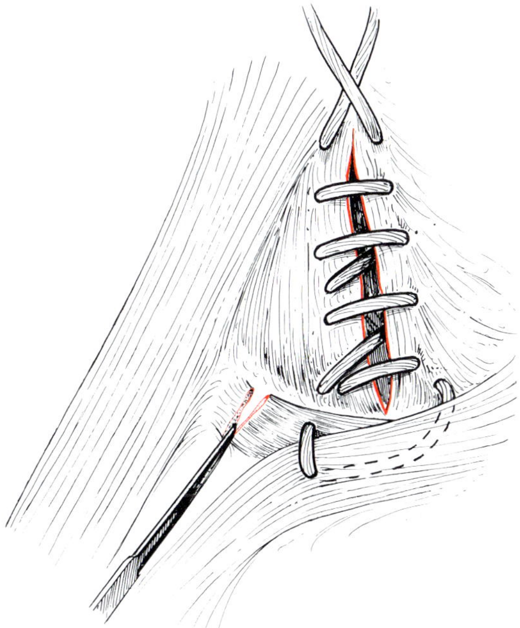

178 Zur Vorverlagerung eines schlaffen M. semimembranosus wird sein tibialer Ansatz scharf durchtrennt.

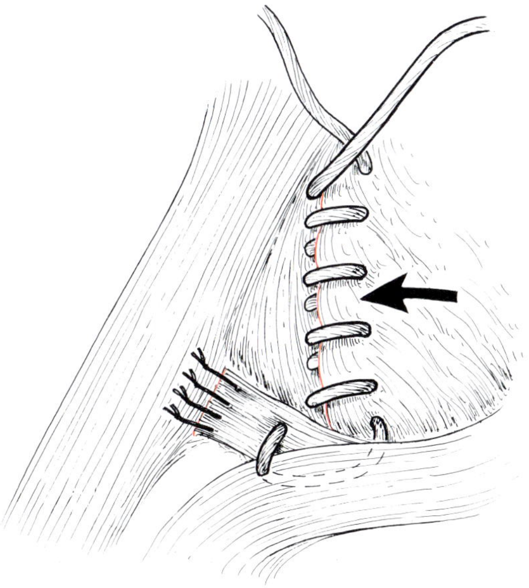

179 Unter Innendrehung der Tibia vernäht man die Sehne an dem Hinterrand des Lig. collaterale mediale.

Verlagerung der Sehne des M. semimembranosus (Abb. **180** und **181**)

180

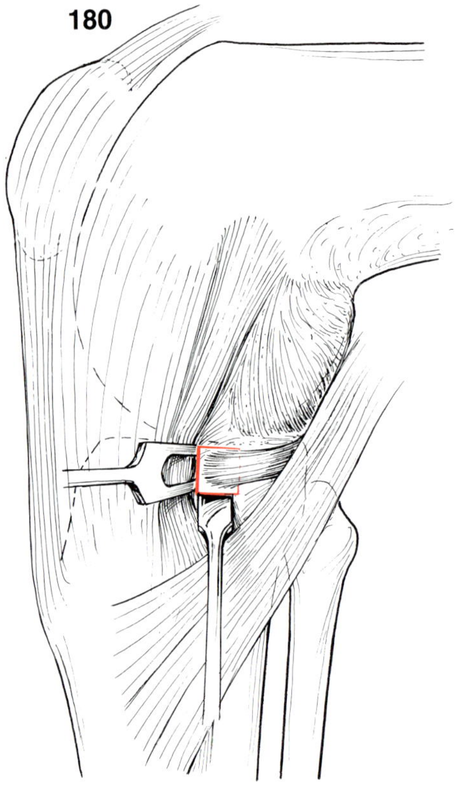

180 Nach Spaltung der Sehnenscheide wird der Sehnenanteil des M. semimembranosus aufgesucht, der im Sulcus m. semimembranosi liegt und in Richtung auf den Hinterrand des Lig. collaterale mediale verläuft.

181 Der abgelöste Sehnenanteil wird nach vorn und etwas nach unten über den unteren Ansatz des Lig. collaterale mediale gezogen und nach Aufrauhung der Kortikalis mit Krampen oder Schrauben am anteromedialen Umfang des Schienbeinkopfes fixiert.

181

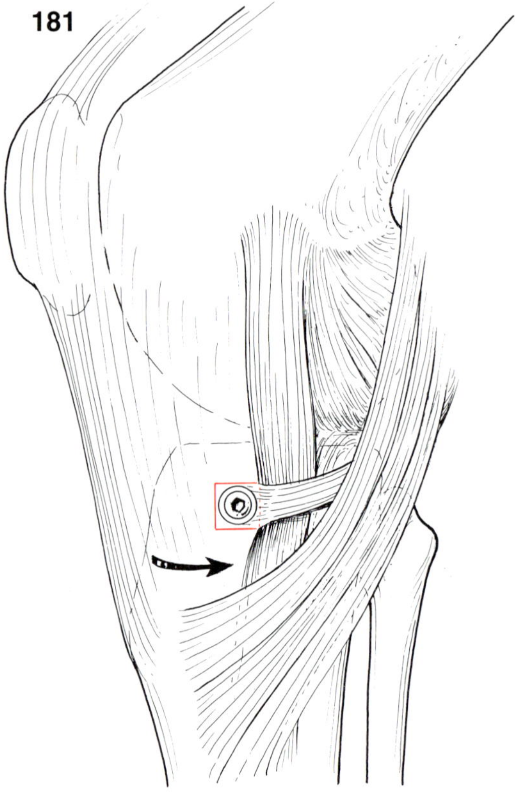

Ersatz des hinteren Schrägbandes (W. Müller) (Abb. **182** und **183**)

182

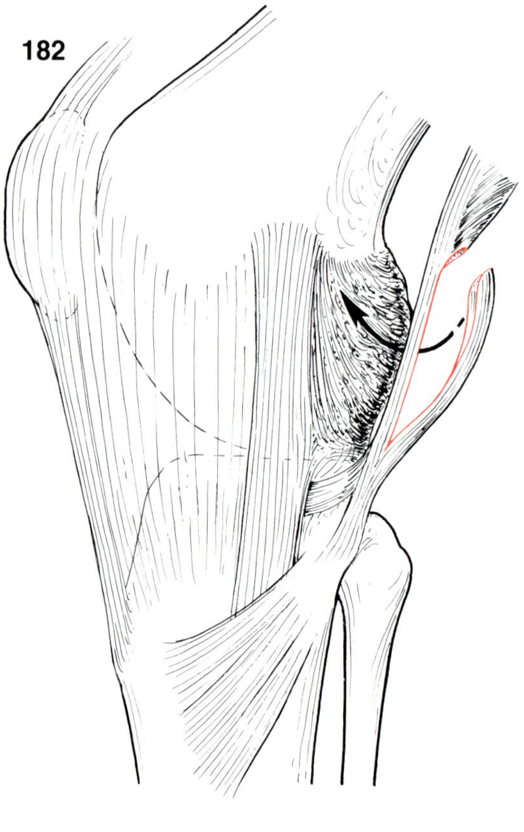

182 Aus dem hinteren Teil der Sehne des M. semimembranosus wird ein kräftiger, distal gestielter Sehnenstreifen abgespalten.

183 Das Transplantat wird unter dem stehengebliebenen Sehnenanteil hindurchgezogen und am Tuberculum adductorium oder Epicondylus femoris lateralis fixiert. Außerdem wird es an der Tibia und an der medialen Kapsel durch Einzelknopfnähte vernäht. Die schlaffe posteromediale Kapsel kann über dem Transplantat vernäht werden.

183

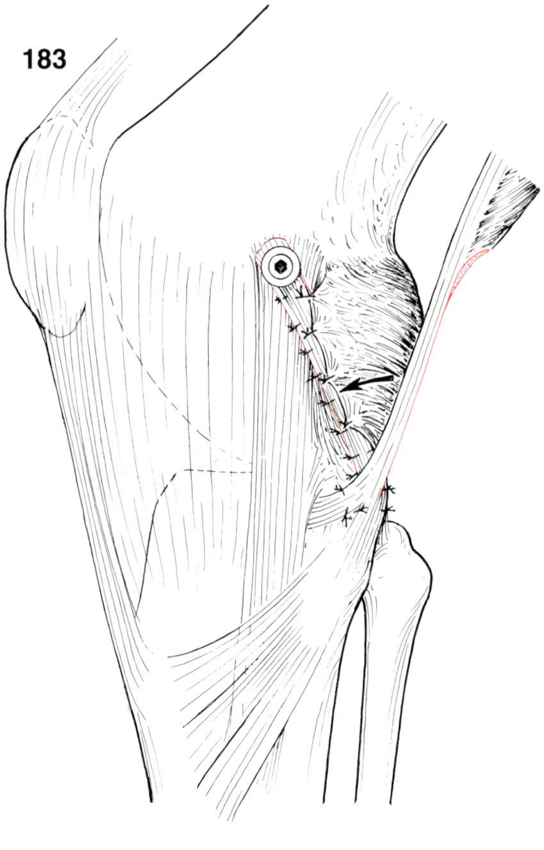

Operation nach Slocum u. Larsson (»Pes-anserinus-transfer«)

Der biomechanisch errechnete Stabilitätsgewinn durch Zuwachs der innenrotatorischen Kraft der Pes-anserinus-Gruppe an Leichenextremitäten (Noyes u. Mitarb. 1973) ist experimentell (Di Stefano u. Mitarb. 1976) und in klinischer Untersuchung (Wirth u. Refior 1978) bestätigt worden.

Als alleiniger Eingriff soll die Operation nicht mehr durchgeführt werden, da sie eine anteromediale Rotationsinstabilität nicht beheben kann (Abb. **184** und **185**).

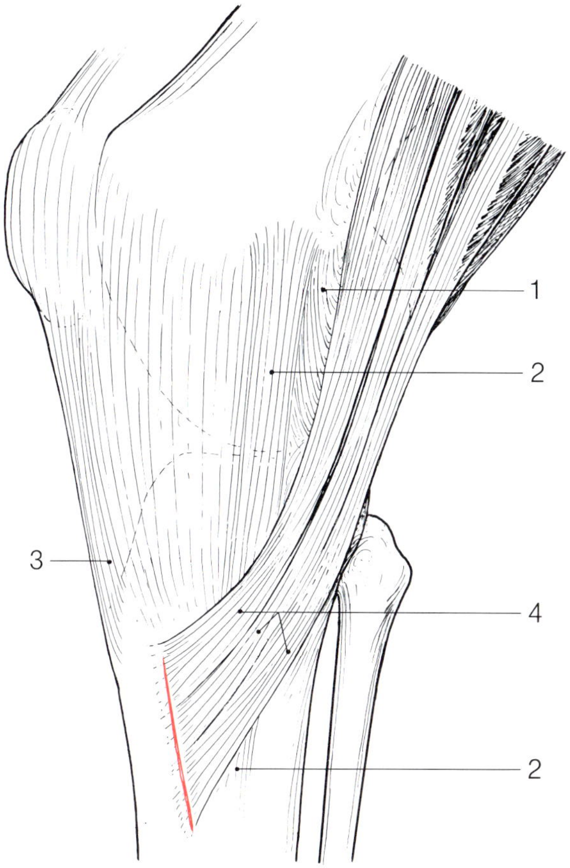

184 Der Pes anserinus wird an der Margo anterior tibiae so abgelöst, daß proximal noch ein schmaler Sehnenansatz stehen bleibt.

1 Hinteres Schrägband
2 Lig. coll. med.
3 Lig. patellae
4 Pes anserinus

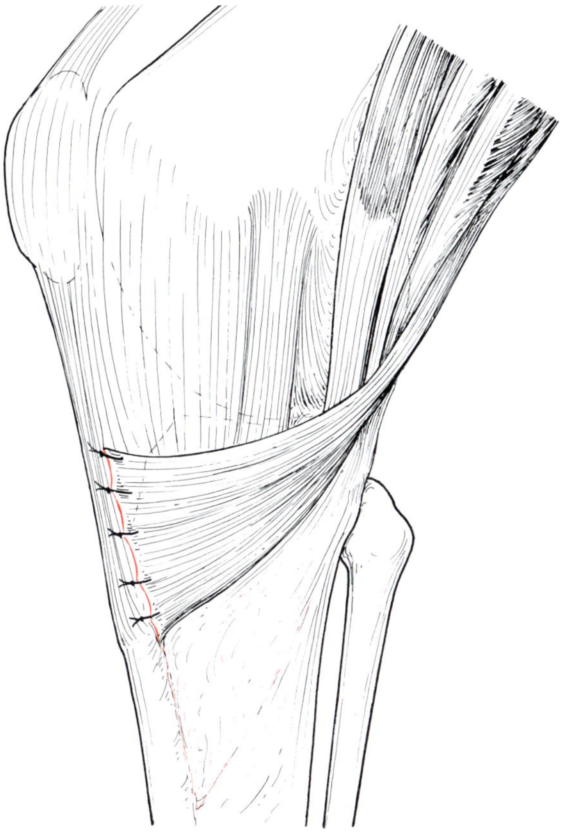

185 Der abgelöste Sehnenanteil wird um 180 Grad gedreht und am Periost der Tuberositas tibiae und dem angrenzenden medialen Rand des Lig. patellae fixiert.

Operation nach O'Donoghue

Prinzip

Straffung der posteromedialen Kapselschale nach unten vorn, transossäre Nahttechnik. Es brauchen also nicht mehr gelockerte Einzelligamente versorgt zu werden. Dieser Grundsatz ist auch von späteren Autoren übernommen worden. Die problematische Seite der Operation liegt in der totalen Menisektomie, weil sonst die Kapsel nicht gestrafft werden kann. Eine *Indikation* zur Methode nach O'Donoghue sehen wir *heute nur noch als »ultima ratio«* bei sehr ausgeprägter Instabilität, bei der der Innenmeniskusrest keine wesentliche Funktion mehr hat oder bei der der Innenmeniskus bereits total reseziert worden ist.

Technik (Abb. **186–191**)

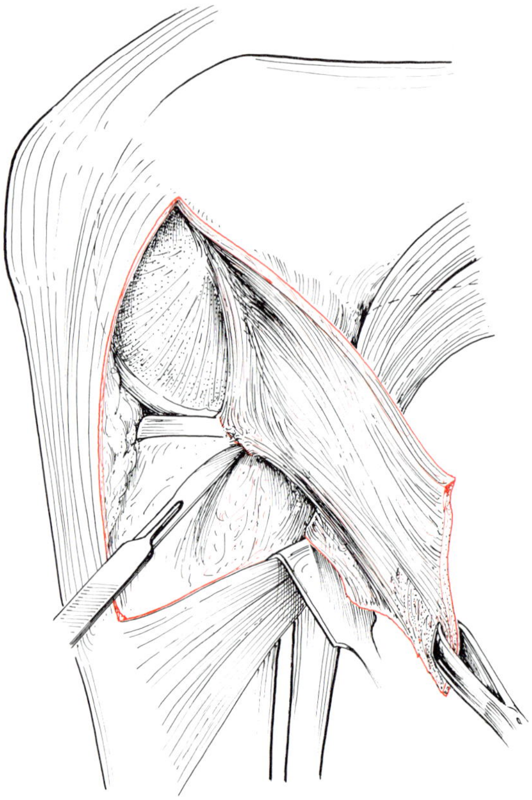

186 Medialer Zugang zur Knieinnenseite. Entlang der punktierten Linien werden das Retinaculum extensorum inzidiert und später der Pes anserinus abgelöst.

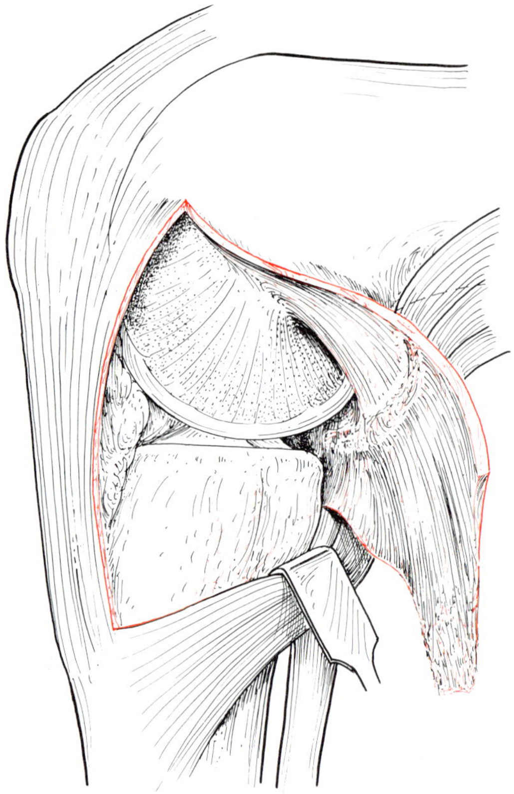

187 Die Pes-anserinus-Sehnen werden mit einem Haken nach hinten unten gehalten. Das Lig. collaterale mediale wird am distalen Ansatz abgetrennt. Sollten zwischen den anatomischen Strukturen der Knieinnenseite Verwachsungen bestehen (Verletzungsfolgen, vorangegangene Operationen), brauchen die einzelnen Bandanteile nicht voneinander präpariert zu werden.

Die Kapsel-Band-Strukturen werden lappenförmig von der Tibia etwas nach vorn und weit nach hinten abpräpariert. Dabei wird auch die tibiale Anheftung des Lig. meniscotibiale (Lig. coronarium) vom Schienbeinkopf scharf abgelöst. Sollte der tibiale Arm des M. semimembranosus mit dem Lappen fest verbunden sein, wird er mit abpräpariert. Haftet er dagegen dem Lappen nicht an, wird der Schnitt um die Sehne herumgeführt. Von hinten her wird die Tibia mit einem Haken oder Elevatorium freigehalten, so daß man den Knochen vom anteromedialen Schienbeinkopfumfang bis zur Mittellinie der Fossa poplitea übersehen kann. Das Gelenk wird inspiziert. Notwendige intraartikuläre Maßnahmen (z. B. »Gelenktoilette«) werden vorgenommen und der Innenmeniskus vollständig reseziert, um den Kapsellappen später nach unten vorn verlagern zu können.

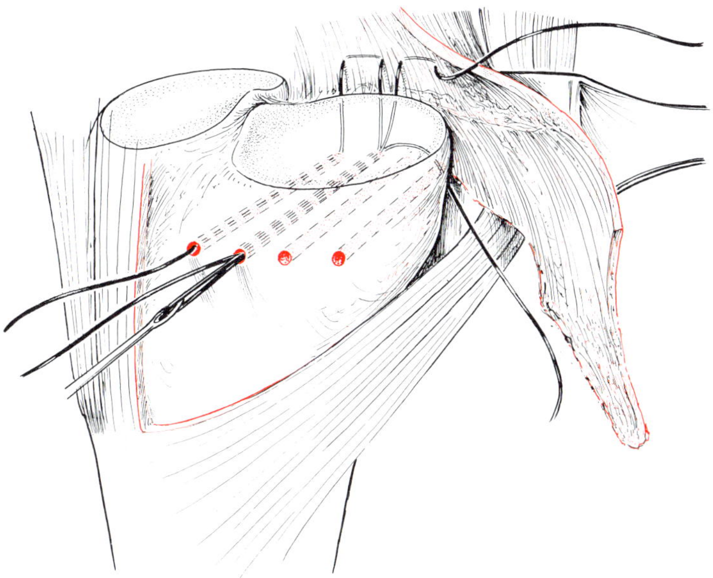

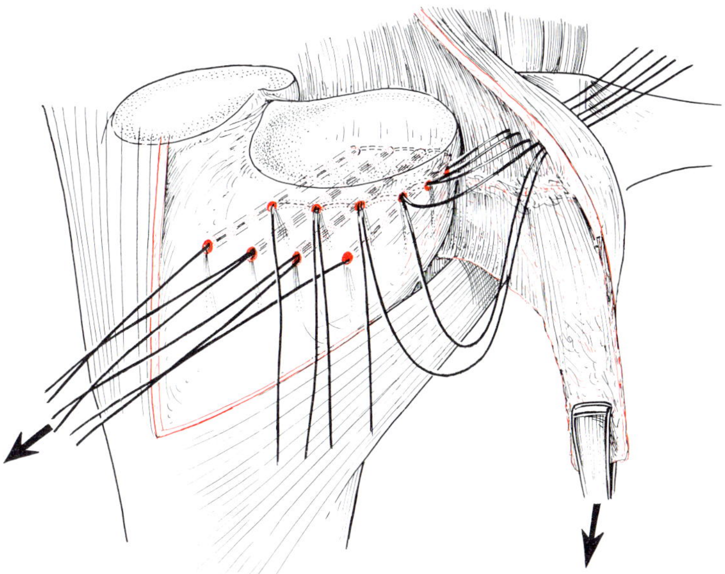

188 Zur Straffung und Refixation des Kapsellappens hat O'Donoghue eine spezielle Nahttechnik angegeben:

Von vorn nach hinten werden mit einem 2-mm-Kirschner-Draht 4 zum Tibiakopfplateau parallel verlaufende Bohrkanäle gelegt, wovon der zentrale dicht am Lig. patellae liegt und von der Tibiakopfgelenkkante einen Abstand von ca. 2 cm hat. Durch einen Hohmann-Hebel schützen wir dabei die Weichteile der Kniekehle.

Mit 4–5 Nähten wird die hintere Kapsel gefaßt. Die Einstichstelle stimmt mit dem Bereich überein, an dem der Meniskus angeheftet war. Mit einem geeigneten Fadenfänger wird zunächst in das zentrale Bohrloch eingegangen und der erste Schenkel der am weitesten zentral gelegenen Naht nach vorn gezogen. Mit dem Fadenfänger geht man nun in das Bohrloch daneben und holt die zweite Schlinge der ersten Naht. Auf diese Weise werden alle Nahtenden aus dem anteromedialen Schienbeinkopf herausgezogen und die Fäden provisorisch angezogen, jedoch noch nicht geknotet! Bei der Kniebeugung von 30 Grad soll nun die hintere Kapsel straff der Tibiarückseite anliegen.

189 4–6 weitere Löcher bohren wir winklig zueinander durch die Kortikalis rund um den medialen Rand des Schienbeinkopfes. An diesen Stellen soll später der Kapsellappen fixiert werden. Die Bohrkanäle liegen etwas höher als die ersten.

Die Nähte durch die Kortikalisbohrungen des medialen Schienbeinkopfes werden gelegt: Man beginnt am hintersten Loch und führt den Faden aus dem davorliegenden wieder heraus. Der zweite Faden wird durch dieses Bohrloch eingeführt und kommt aus dem nächsten wieder heraus. So verfährt man, bis alle Nähte verankert sind. An der Kapsel befinden sich die Nähte an Stelle der ehemaligen Meniskusresektion.

190

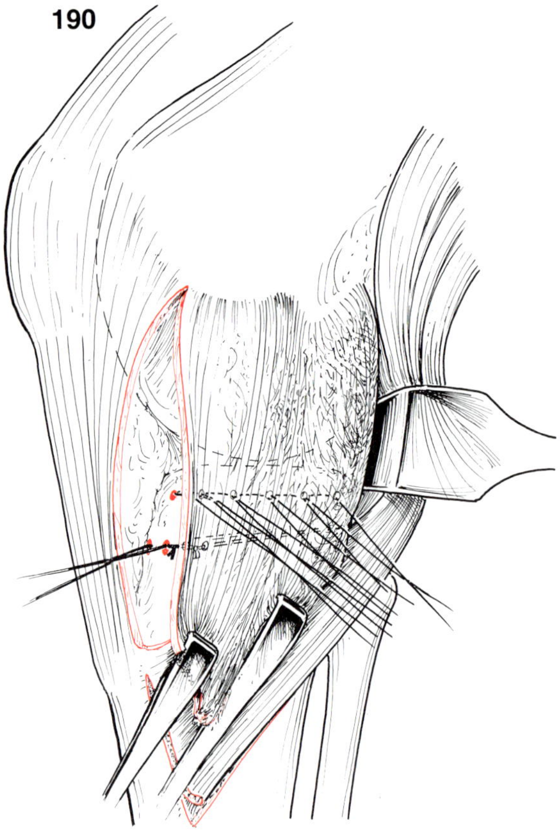

191

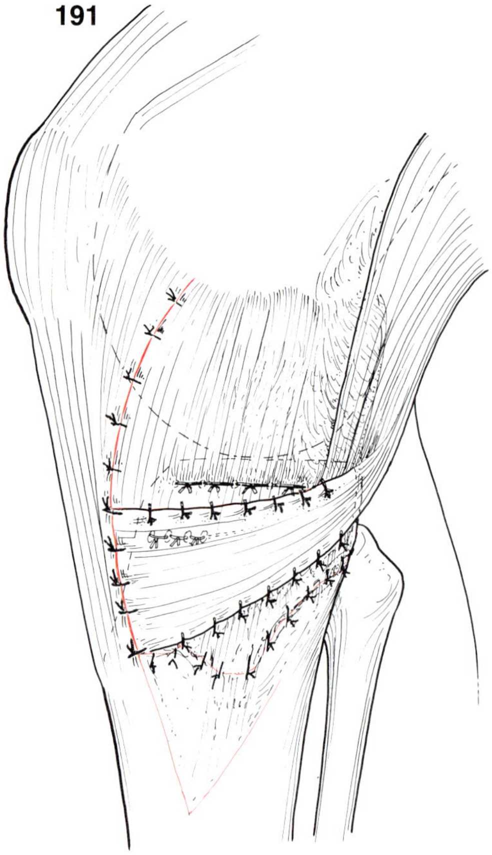

191 Abschließend wird der Pes anserinus an der Tibiavorderkante abgelöst, so daß nur eine ganz schmale, obere Brükke befestigt bleibt. Das untere Ende wird nun nach oben geschlagen und unter leichtem Zug am Medialrand des Lig. patellae und dem Periost der Tuberositas tibiae vernäht (Pes-anserinus-Transfer nach Slocum).

190 Erst wenn alle Nähte gelegt sind, wird geknotet: Das zentrale Fadenpaar in der hinteren Kapsel wird zuerst geknotet, nachfolgend alle weiteren Fäden der von vorn nach hinten reichenden Bohrlöcher, um anschließend ebenfalls von hinten nach vorn fortschreitend die Fäden der medialen Hälfte des Kapsellappens zu knoten, wobei mit Sehnenfaßzangen die Kapsel anhaltend nach vorn unten gezogen wird. Das untere Ende des Kapsellappens nun unter die Linie der Knoten frei herunter. Ist es sehr lang, wird es unter den Pes anserinus hindurchgezogen und am Periost des anteromedialen Schienbeinkopfes und der ursprünglichen distalen Anheftung des Lig. collaterale mediale vernäht.

Ist der Lappen kurz, wird er am Periost verankert. Wichtig ist, daß auch das freie Ende der posteromedialen Ecke am Periost des Schienbeinkopfes verankert wird.

Operation nach Nicholas (»Five-one-reconstruction«)

Prinzip

Die 5 einzelnen Operationsschritte während eines Eingriffes gaben dieser Technik ihren Namen (Innenmeniskusresektion, Verlagerung des Innenbandansatzes, Straffung der posteromedialen Kapselschale, Versetzung des Vastus medialis und Pes-anserinus-Transfer).

Die Verlagerung des oberen Ansatzes des Lig. collaterale mediale nach proximal und hinten ist wohl der gelenkmechanisch problematischste Teil der Nicholas-Technik.

Technik (Abb. **192–196**)

192

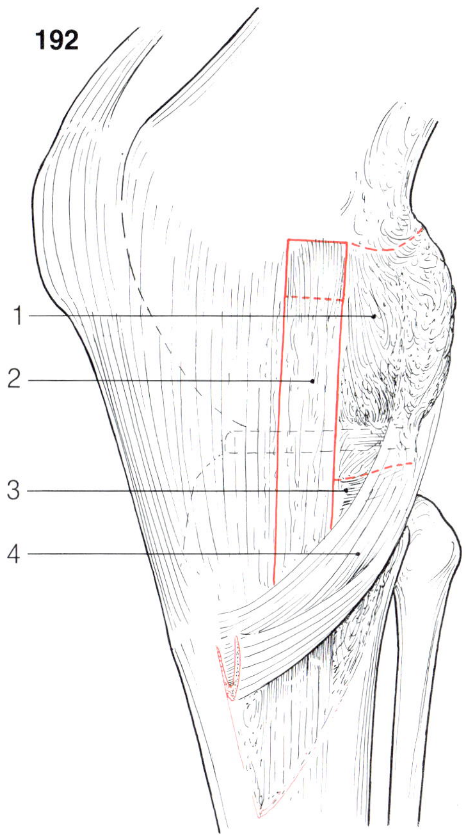

193

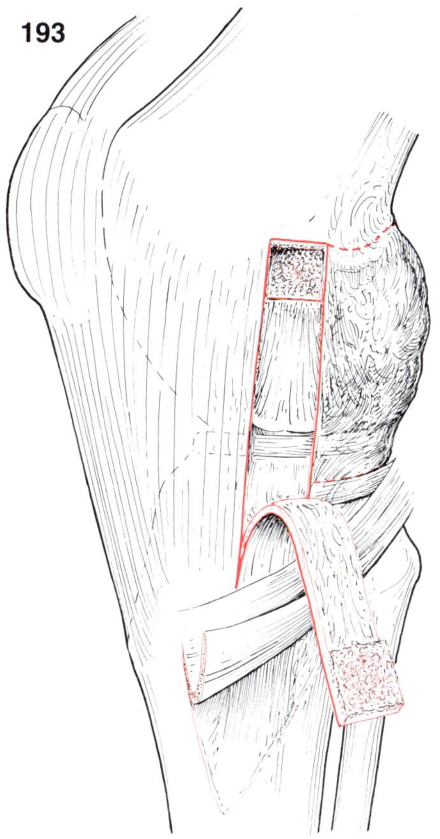

194

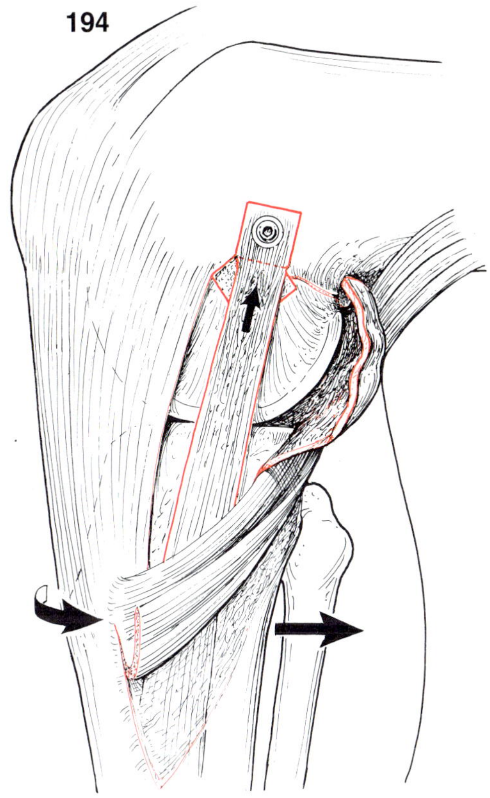

192 Typischer Zugang zur Knieinnenseite mit Durchtrennung des Retinaculum extensorum etwa im Verlaufe des Hautschnittes. Die Sehnen des Pes anserinus trennt man bis auf einen schmalen oberen Steg von der Vorderkante des Schienbeines ab.

1 Hinteres Schrägband (posteromediale Kapsel)
2 Lig. collaterale mediale
3 Tendo m. semimembranosus
4 Pes anserinus

193 Im Bereich des Lig. collaterale mediale und der angrenzenden posteromedialen Kapsel findet man lockeres Narbengewebe. Der Seitenbandansatz wird vom Femur mit einer ca. 1 cm^2 großen Knochenlamelle herausgemeißelt. Dazu schneidet man mit einem Messer um den Seitenbandansatz herum, direkt bis auf das Femur, wobei der Schnitt durch alle Weichteilstrukturen hindurch am Vorderrand des medialen Kollateralbandes einschließlich der tiefen Schicht nach distal fortgesetzt wird bis zur Anheftung am Schienbeinkopf. Ein zweiter Schnitt verläuft am Hinterrand des Bandes. Nun wird das Band heruntergeklappt. Die Schnittführung zur Mobilisation der posteromedialen Kapsel ist gestrichelt.

Das Knie wird rechtwinklig gebeugt: Der femorale Ansatz der posteromedialen Kapselschale wird am Tuberculum adductorium und der hinteren Fläche des Condylus mediale abgetrennt. Anschließend reseziert man den Innenmeniskus, um die mobilisierte, posteromediale Kapselschale verlagern zu können. Zwischen Meniskushinterhorn und Kapsel darf keine straffe, horizontale Verbindung mehr bestehen und die Vorverlagerung der Kapsel behindern. Osteophyten im Bereich des medialen Gelenkspaltes sollten abgemeißelt werden.

194 Der proximale Ansatz des Lig. collaterale mediale wird nun bei innengedrehtem Unterschenkel nach hinten oben verlagert, und mit einer Spongiosaschraube mit Unterlegscheibe fixiert.

Dieser Schritt der Nicholas-Technik ist *der problematischste.* Wirth u. Küsswetter (1980) konnten nachweisen, daß die Versetzung des oberen Ansatzes des Lig. collaterale mediale nach hinten oben biomechanisch ungünstiger ist als die Versetzung des distalen Bandansatzes nach unten vorn.

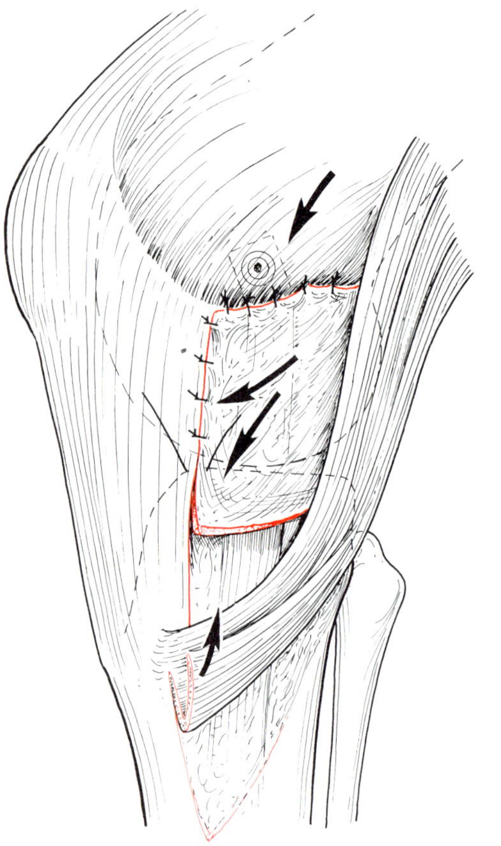

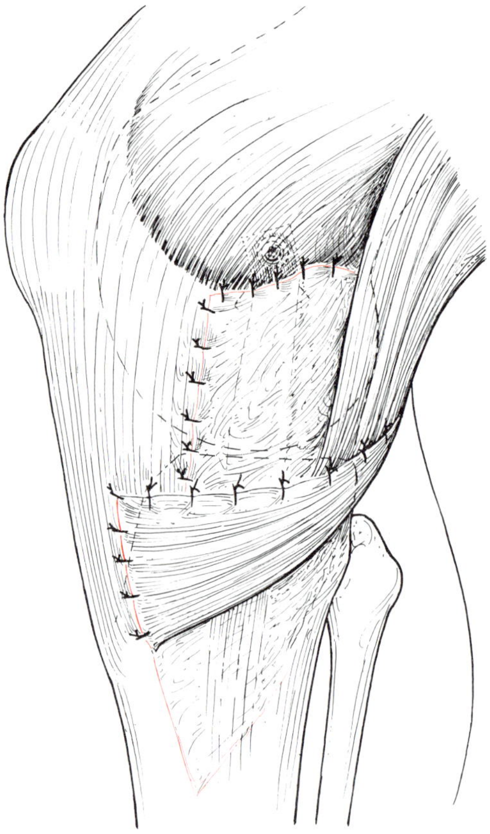

196 Die Sehnen des Pes anserinus werden nach vorn gezogen, 180 Grad um ihre Längsachse gedreht und am Periost der Tuberositas tibiae und dem medialen Rand des Lig. patellae angenäht. Die Sehnen des Pes anserinus sollen dabei an der Hinterseite der posteromedialen Ecke der Tibia fixiert bleiben. Sollten sie dort nicht festsitzen, werden sie mit ein paar Einzelnähten an die verlagerte Kapsel befestigt.

195 Die Vorderkante der mobilisierten posteromedialen Kapsel wird mit Sehnenfaßzangen fixiert und nach unten vorn gezogen. Durch die Vorverlagerung soll erreicht werden, daß der Vorderrand der posteromedialen Kapselschale an den Vorderrand des medialen Kollateralbandes genäht werden kann. Bei Vernarbungen im Bereich des posteromedialen Tibiakopfes kann es erforderlich sein, den Kapsellappen 2–3 cm distal von der Tibia zu lösen, um ihn ausreichend mobilisieren zu können. Die Sehne des M. semimembranosus muß dann dargestellt werden, um sie nicht zu verletzen. Mit der Vorverlagerung der Kapsel wird auch die Sehne nach vorn gezogen, sie sollte jedoch nicht aus ihrer Knochenrinne an der Hinterseite der Tibia luxiert werden. Der hintere untere Faszienrand des M. vastus medialis wird nach unten gezogen und dem Oberrand der vorgezogenen posteromedialen Kapselschale gegengenäht.

Anterolaterale Rotationsinstabilität

Zur operativen Behandlung der anterolateralen Rotationsinstabilität – klinisch bestehen Subluxationsphänomene im Zusammenhang mit einer Ruptur des vorderen Kreuzbandes und zuweilen einer Varusinstabilität – sind eine Vielzahl *extraartikulärer Techniken* angegeben worden:

1. Umlenkung des Tractus iliotibialis um das Außenband zur Verhinderung der Subluxation des Tibiakopfes:
   a) McIntosh und Ellison verlagern einen Traktusstreifen unter das Lig. collaterale laterale.
   b) Wirth und Jäger führen das Außenband über den Traktus.
2. Traktopexie des Tractus iliotibialis zur Verhinderung der Varusinstabilität.
   Hughston und Andrews, Wirth und Jäger sowie W. Müller rekonstruieren die insuffiziente Verbindung zwischen den hinteren Traktusanteilen und dem Femur (»Lig. femorotibiale laterale anterius« nach W. Müller).

Die Entwicklung dieser Techniken scheint noch nicht abgeschlossen zu sein, so daß wir verschiedene Verfahren darstellen wollen. Die Rekonstruktion der tiefen femorotibialen Traktusfasern ist möglicherweise anderen Methoden auf Dauer überlegen, weil sie noch am ehesten den physiologischen Gegebenheiten entspricht. Nach unseren Erfahrungen bringen aber ausschließlich extraartikuläre Operationen nur bei mäßig ausgeprägten Formen der Instabilität ein (vielleicht nur vorübergehend) funktionell befriedigendes Resultat.

Bei stärkerer Instabilität – besonders als Folge einer zunächst nur anteromedialen Rotationsinstabilität – sollte deshalb das *vordere Kreuzband ersetzt und der gelockerte mediale Kapsel-Band-Apparat gestrafft* werden (»Intraartikuläre Rekonstruktion und extraartikuläre Verstärkung«).

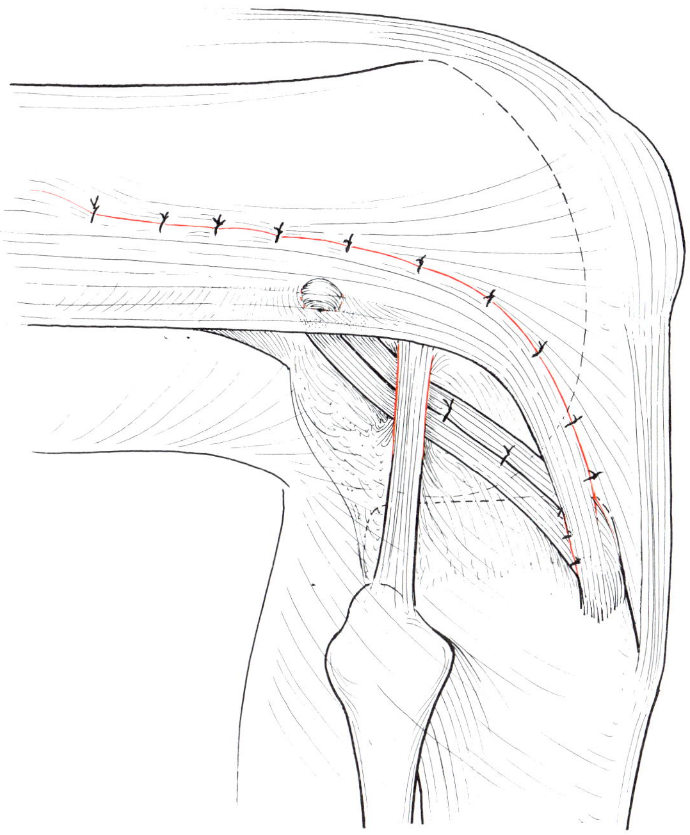

198 Das Traktustransplantat verlagert man unter das laterale Seitenband und vernäht es am Tuberculum Gerdy sowie Seit-zu-Seit mit sich selbst.

Operation nach MacIntosh (»Fasziodese«)

(Abb. **197** und **198**)

197

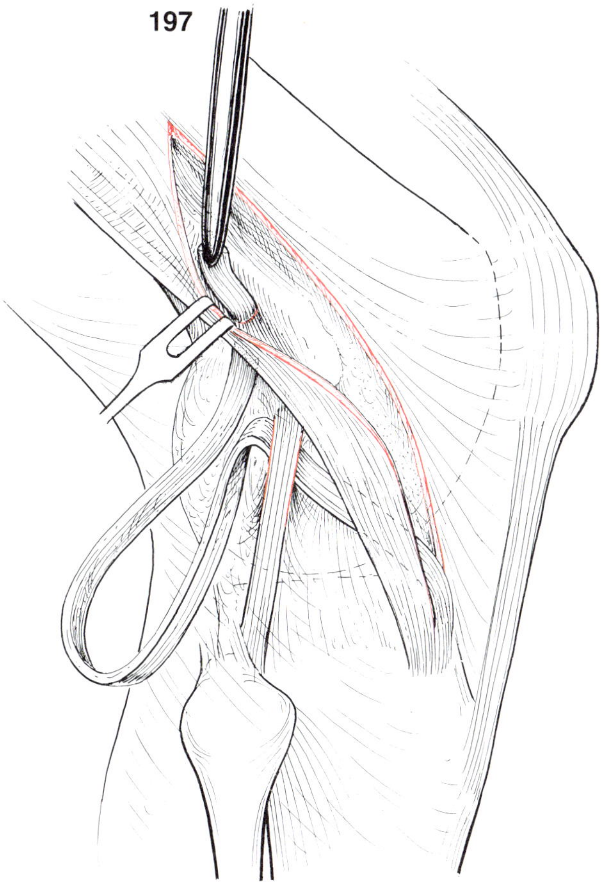

◊ **197** Aus der vorderen Hälfte des Tractus iliotibialis wird ein 1 cm breiter Streifen so abgetrennt, daß er an der Tuberositas tracti iliotibialis (Tuberculum Gerdy) gestielt bleibt. Längsinzisionen am Vorder- und Hinterrand des Lig. collaterale laterale und Trennung des proximalen Drittels des Außenbandes von der darunterliegenden Kapsel.

Der Faszienstreifen wird von vorn nach hinten unter das Seitenband hindurchgeführt und unter rechtwinkeliger Kniebeugung mit Außendrehung des Unterschenkels durch einen Schlitz im distalen Bereich des Septum intermusculare laterale hindurchgezogen und dort vernäht (Alternative: transossäres Bohrloch zur Umlenkung des Streifens).

Operation nach Ellison
(Abb. **199–201**)

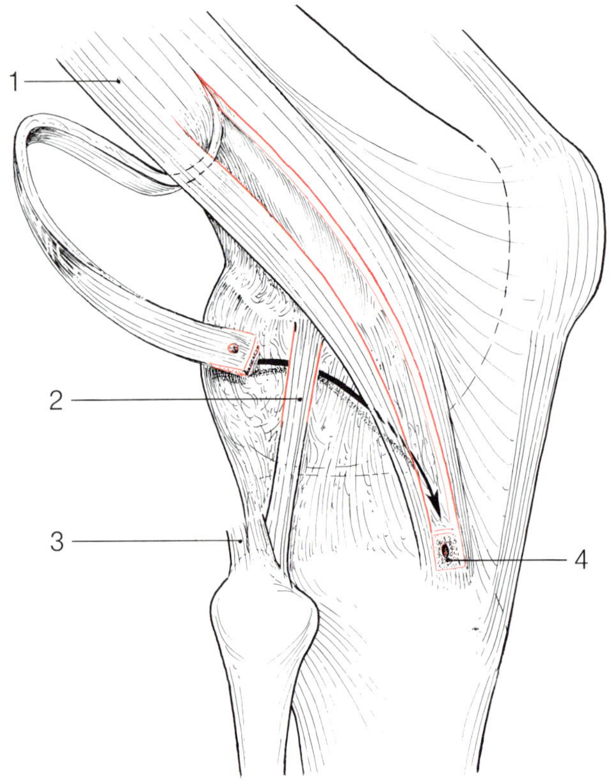

199 Aus dem medialen Drittel des Tractus iliotibialis wird ein 1,5 cm breiter, 15 cm langer Streifen faserparallel ausgeschnitten, der jedoch proximal gestielt bleibt. Distal wird das Tuberculum Gerdy umschnitten. Das Tuberculum wird ausgemeißelt (zuvor durchbohrt, wenn eine Schraubenfixation vorgesehen ist).

1 Tractus iliotibialis
2 Lig. collaterale laterale
3 Tendo m. bicipitis femoris
4 Tuberculum Gerdy

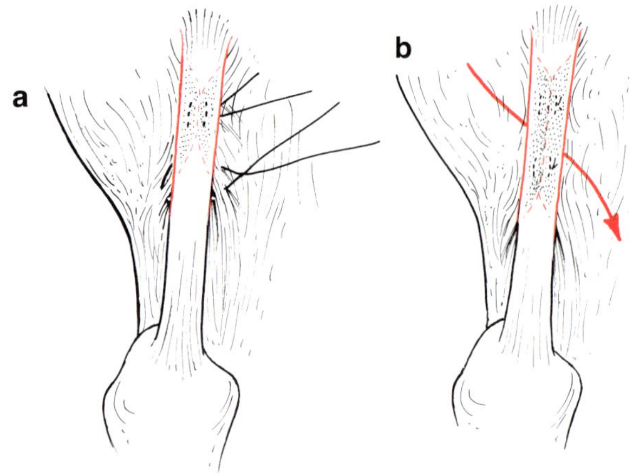

200 a u. **b** Das proximale Drittel des Lig. collaterale laterale wird untertunnelt.

Das tiefe Kapselligament unter dem Seitenband wird mit Einzelknopfnähten verschlossen.

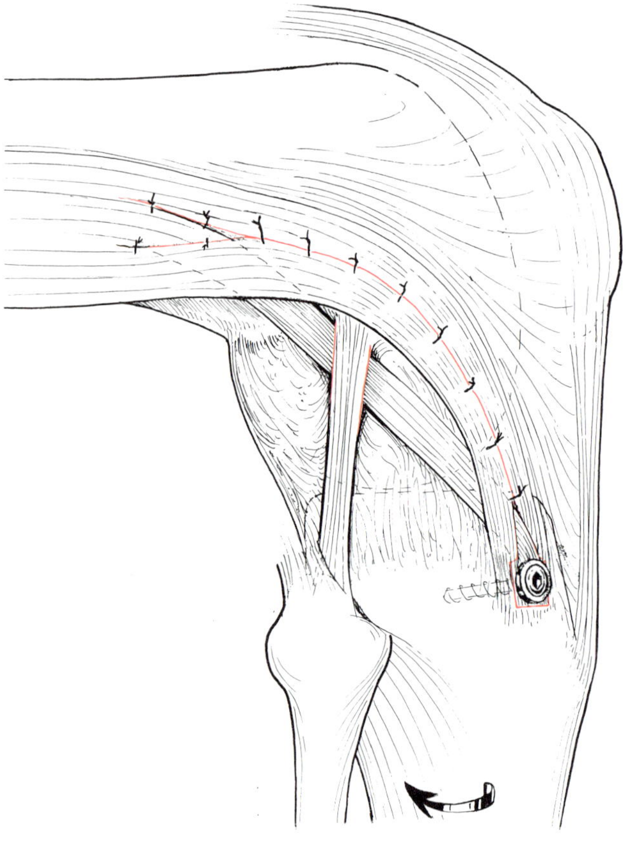

201 Der Traktusstreifen ist von hinten nach vorn durchgezogen und am Tuberculum Gerdy mit einer Schraube oder Krampe fixiert.

Das Kniegelenk sollte dabei gebeugt und außenrotiert sein. Die beiden stehengebliebenen Traktushälften nähen wir mit Einzelknopfnähten wieder dicht zusammen.

Operation nach Jäger und Wirth
(Abb. **202** und **203**)

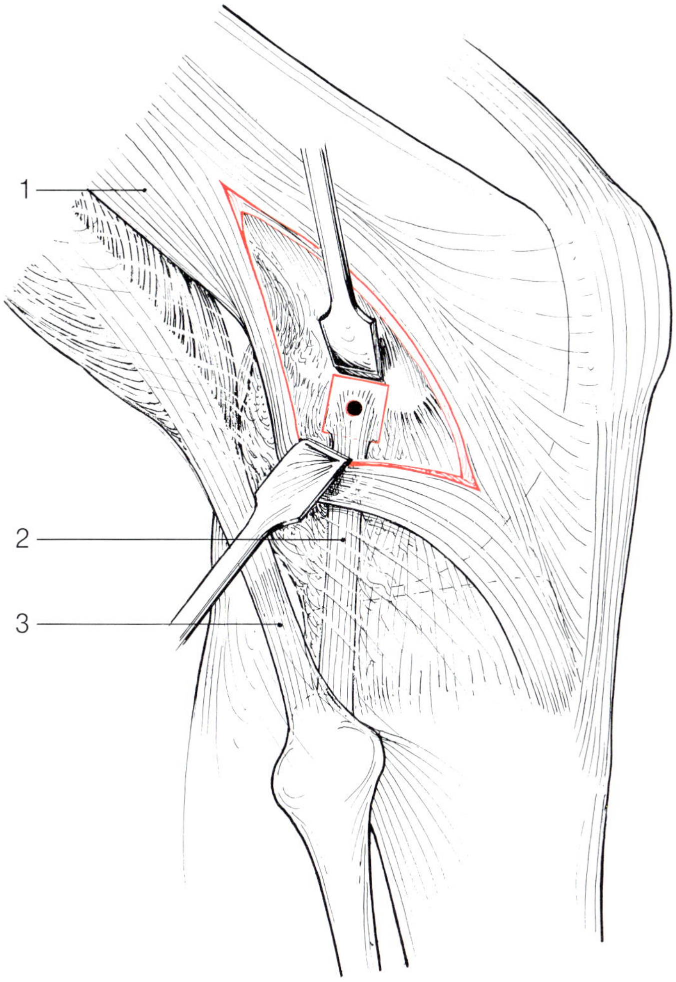

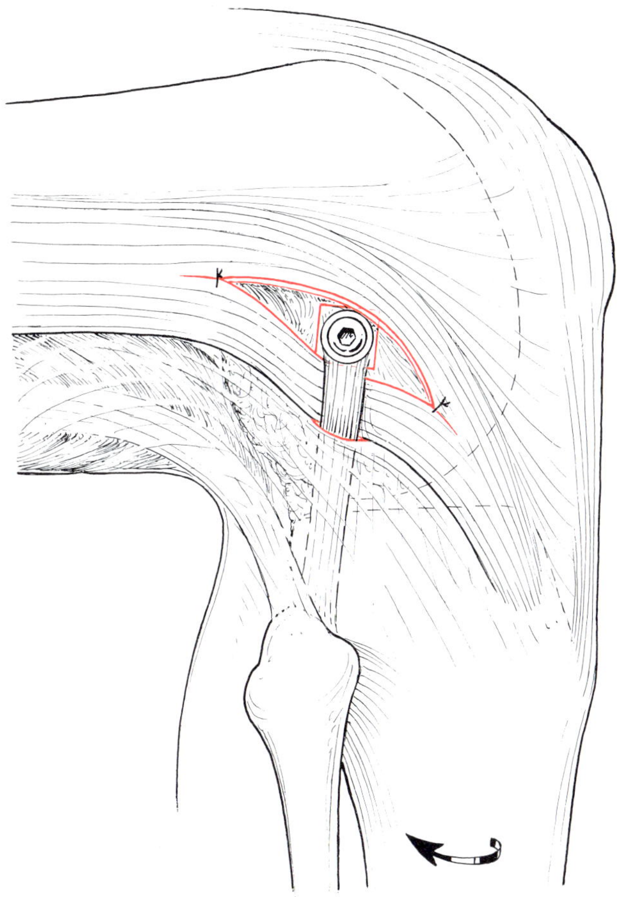

202 Der Traktus wird im mittleren Drittel faserparallel bis in die Höhe des unteren Patelladrittels gespalten. Der Ansatz des Lig. collaterale laterale wird mit einem 1×1 cm großen Knochenmedaillon ausgemeißelt, nachdem zuvor ein zentrales Bohrloch angebracht wurde.

1 Tractus iliotibialis
2 Lig. collaterale laterale
3 Tendo m. bicipitis femoris

203 Durch eine Inzision am Hinterrand des Traktus zieht man das Seitenband hindurch und fixiert es unter rechtwinkeliger Beugung und Außenrotation des Unterschenkels über dem Traktus am ursprünglichen Ansatz mit einer Schraube.

Operation nach Losee
(Abb. **204** und **205**)

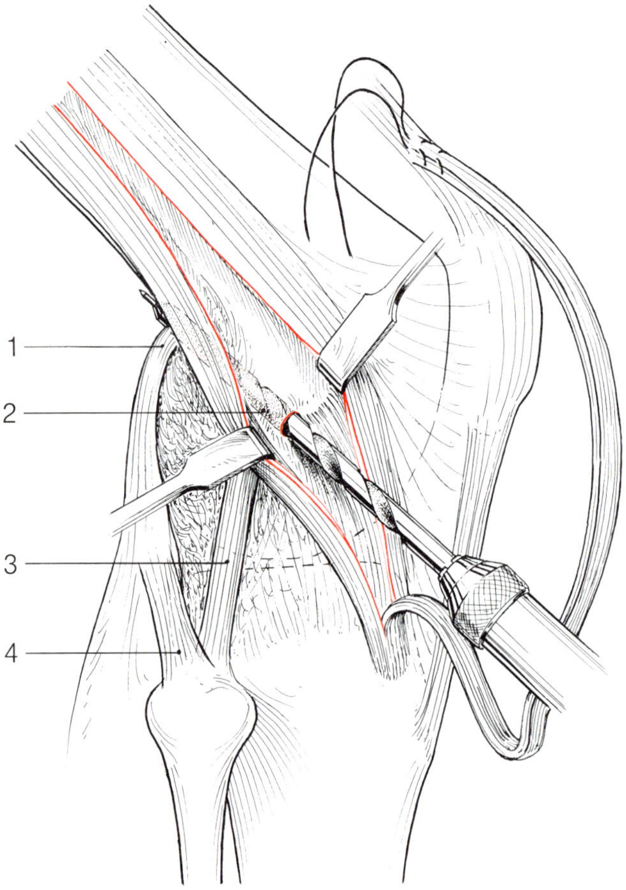

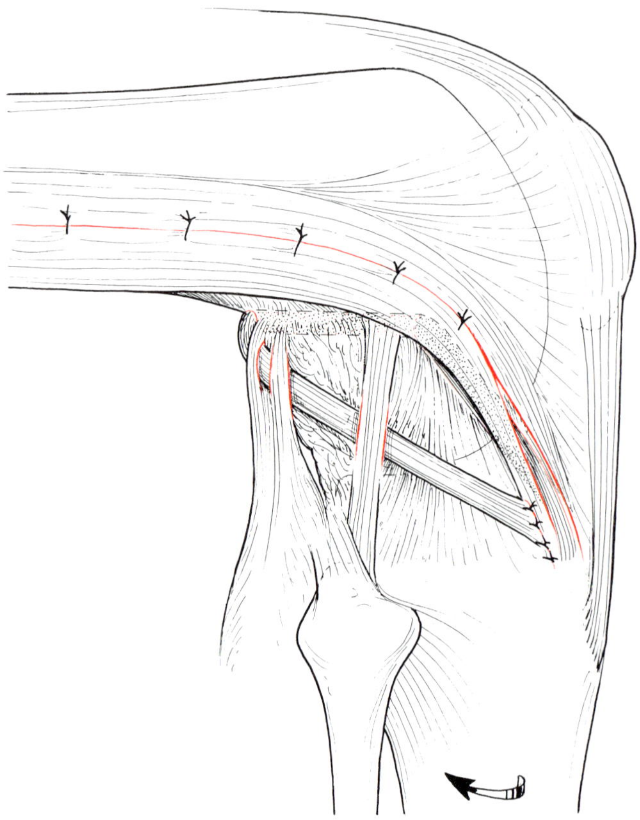

204 Es wird aus dem medialen Drittel des Tractus iliotibialis ein ca. 25 cm langer Streifen ausgeschnitten, der distal gestielt bleibt. Dicht vor dem Epicondylus lateralis wird ein Bohrkanal leicht schräg nach zentral oben hinten gelegt, der unmittelbar oberhalb des Ansatzes vom lateralen Gastrocnemiuskopf aus der Kortikalis der lateralen Femurrolle austritt. (Cave: Verletzung des Knorpelüberzuges der hinteren Femurrolle!)

1 Caput laterale m. gastrocnemii
2 Epicondylus femoris lateralis
3 Lig. collaterale laterale
4 Tendo m. bicipitis femoris

205 Das Transplantat wird nun von vorn nach hinten durch diesen Tunnel gezogen und an seinem Ein- und Austritt an dem Knochenkanal mit Nähten fixiert, nachdem das Knie rechtwinkelig gebeugt und der Unterschenkel außengedreht wurde.

Das Transplantat wird dann durch die distale Anheftungsstelle des Septum intermusculare laterale hindurchgezogen. Nachdem der Sehnenspiegel des Caput laterale m. gastrocnemi dicht unterhalb des Ansatzes am Femur und das Lig. arcuatum am vorderen Umfang stichförmig inzidiert wurden, kann das Transplantat durch diese Lücken hindurchgezogen werden. Es verläuft dann unter dem Lig. collaterale laterale und wird mit sich selbst am Tuberculum Gerdy vernäht. Entlang des Sehnenverlaufes sollte der Faszienstreifen mit der umgebenden Kapsel durch Einzelknopfnähte gesichert werden.

Operation nach Hughston sowie W. Müller
(Abb. **206–208**)

206

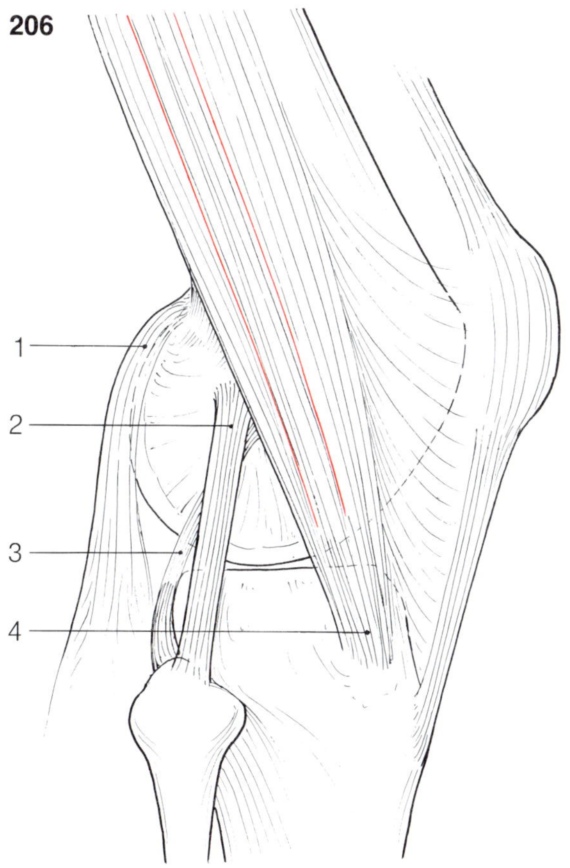

207

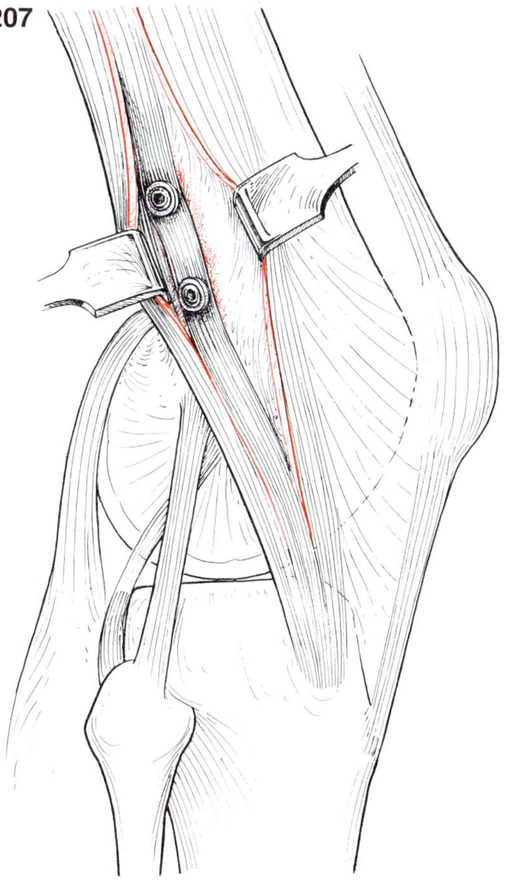

207 Nun wird die Kondylen-Schaft-Grenze lateral dargestellt und an deren hinterer Hälfte der Bereich gesucht, gegen den der abgetrennte Traktusstreifen temporär gehalten werden kann, ohne sich bei den Beuge-Streck-Bewegungen zu verlagern.

An dieser Stelle wird die Femurkortikalis aufgerauht und der abgesenkte Traktusstreifen mit 2 parallel zum Femurschaft eingedrehten Kleinfragmentschrauben mit Zackenunterlegscheiben fixiert.

206 Es wird durch zwei faserparallele Inzisionen die dorsale Hälfte des Tractus iliotibialis gespalten, der Traktusstreifen selbst bleibt im Verband.

1 Caput laterale m. gastrocnemii
2 Lig. collaterale laterale
3 Tendo m. poplitei
4 Tuberculum Gerdy

208

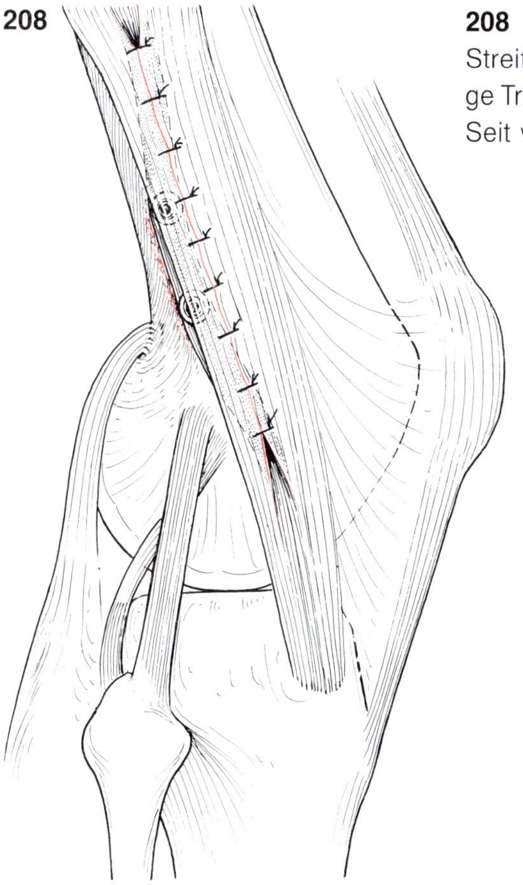

208 Über diesem Streifen wird der übrige Traktus Seit-zu-Seit wieder vernäht.

Traktopexie nach Wirth und Jäger
(Abb. **209–211**)

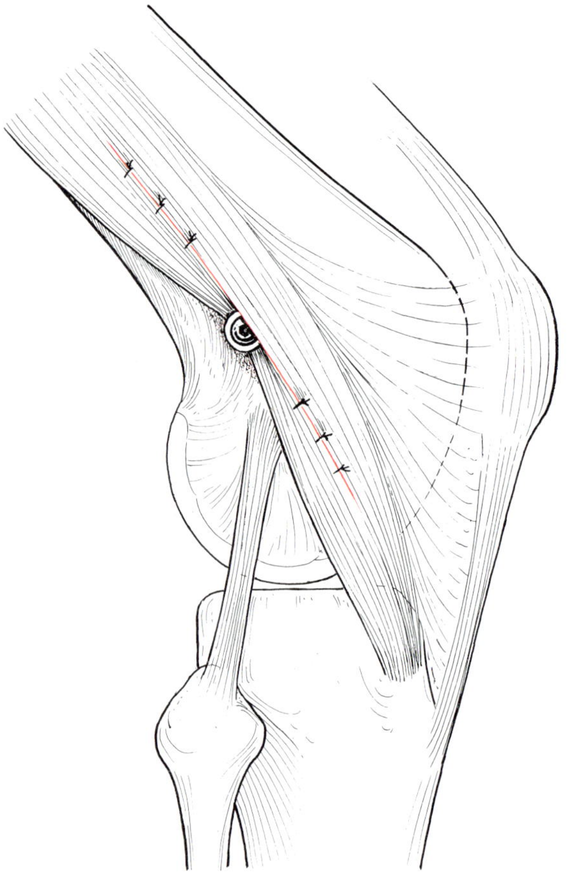

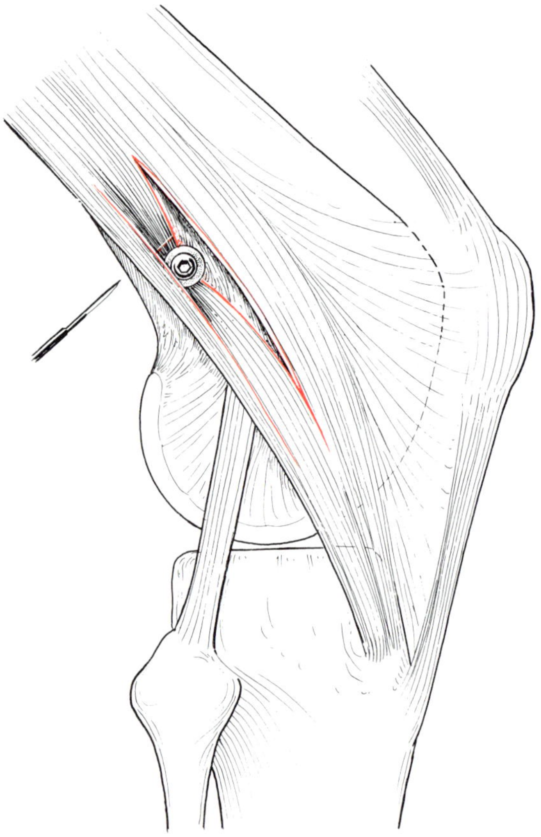

210 Bei sehr straffem Tractus iliotibialis wird aus dessen hinteren Anteilen ein 1 cm breiter Streifen faserparallel präpariert, der am Übergang des lateralen Femurkondylus zum Schaft mit einer Zackenunterlegscheibe an ein aufgerauhtes Knochenbett angeschraubt wird. Anschließend wird der Traktusstreifen proximal der Verschraubung quer durchtrennt.

209 Ist der Tractus iliotibialis ohne wesentliche Spannung an die Femuraußenseite zu fixieren, wird der hintere Traktusanteil an ein angefrischtes Knochenbett mit einer Zackenunterlegscheibe verschraubt.

211

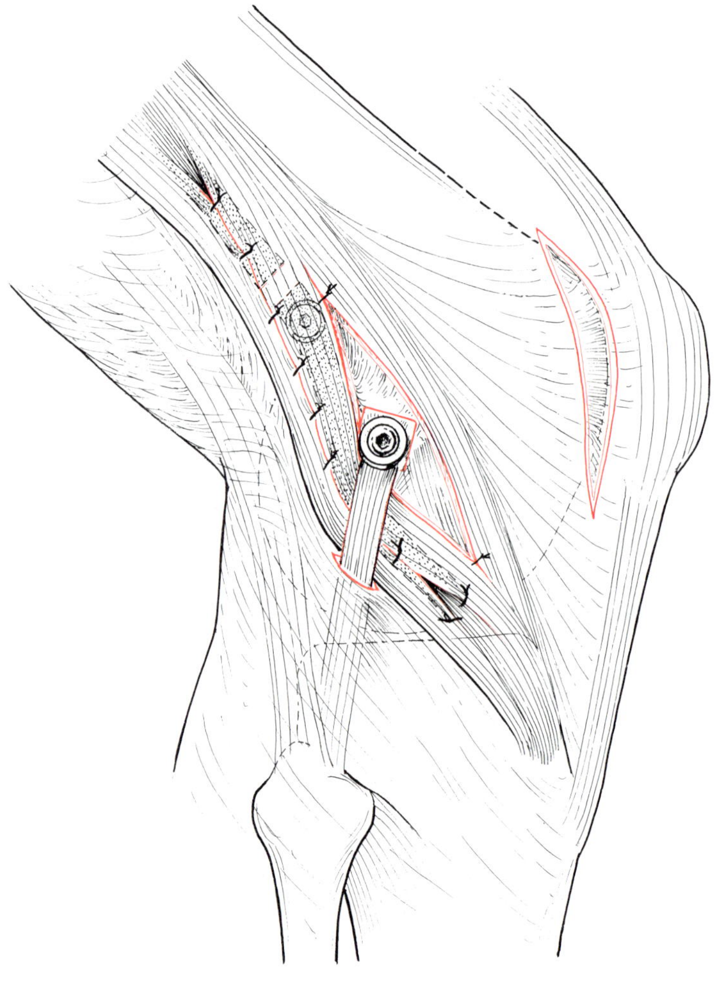

211 Der verbliebene Traktus wird nun Seit-zu-Seit über dem abgesenkten Streifen mit Einzelknopfnähten wieder vernäht. Abschließend wird das Außenband über die oberflächliche Schicht des Tractus iliotibialis geführt und an seiner ursprünglichen Insertion wieder refixiert. Zusätzlich wird eine *ausgiebige laterale Retinakulumeinkerbung* durchgeführt, um die Patella nicht zu lateralisieren.

Operation nach Hughston und Andrews
(Abb. **212–217**)

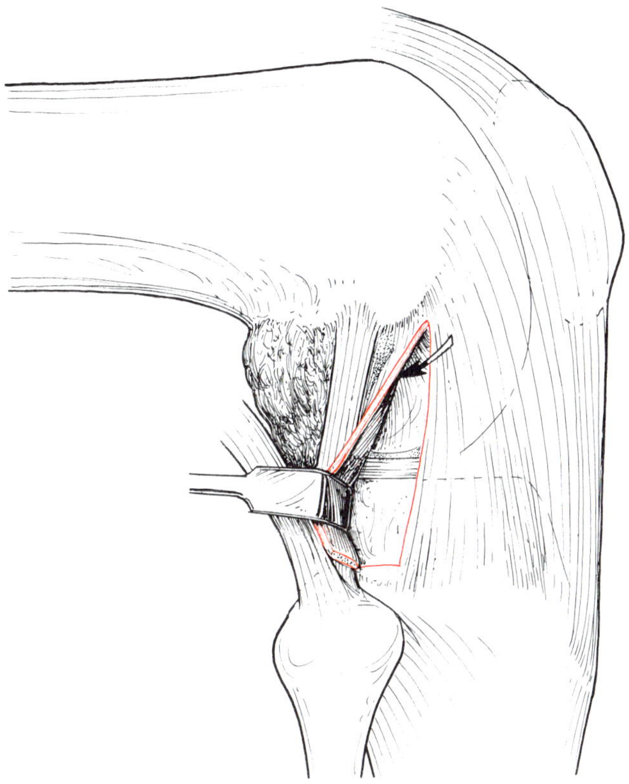

212 Ein erschlafftes laterales Kapselband wird vor dem äußeren Seitenband längs und leicht schräg verlaufend durchtrennt. Inspektion des posterolateralen Gelenkraumes.

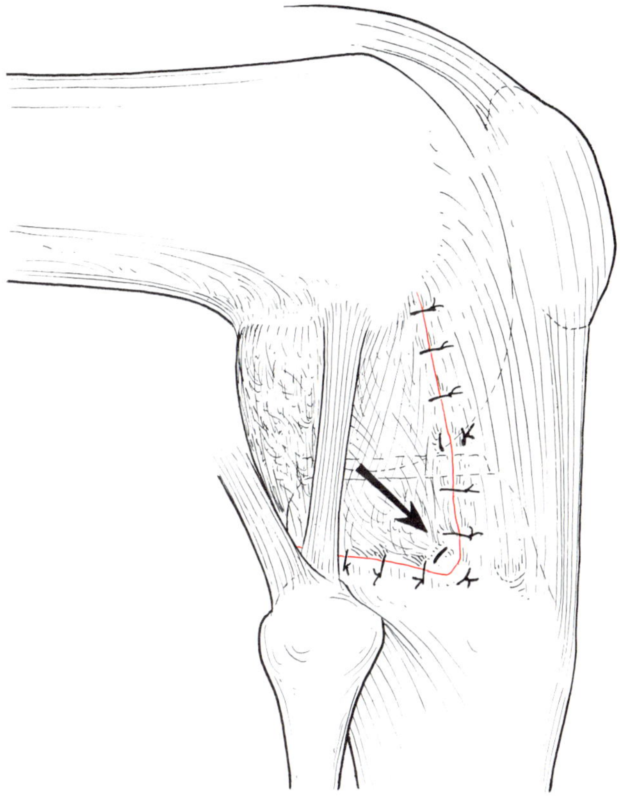

213 Der Vorderrand des Kapsellappens wird durch U-Nähte gefaßt, nach unten-vorn gezogen und am Tibiakopf in Nähe des Hinterrandes vom Tuberculum Gerdy fixiert. Weitere U-Nähte straffen das Kapselband durch die überlappende Naht. Damit ist die posterolaterale Kapselschale gestrafft und die anterolaterale Subluxation deutlich gemindert!

214 a

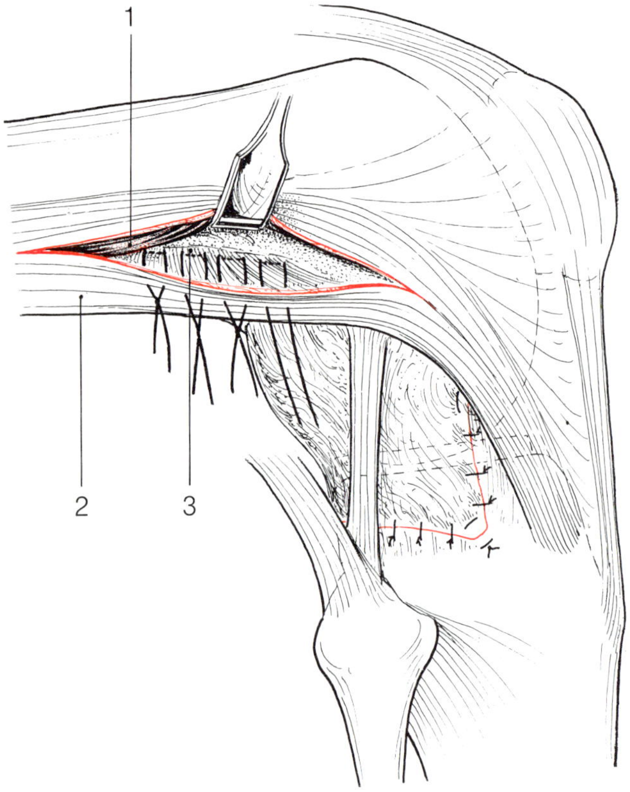

214 b

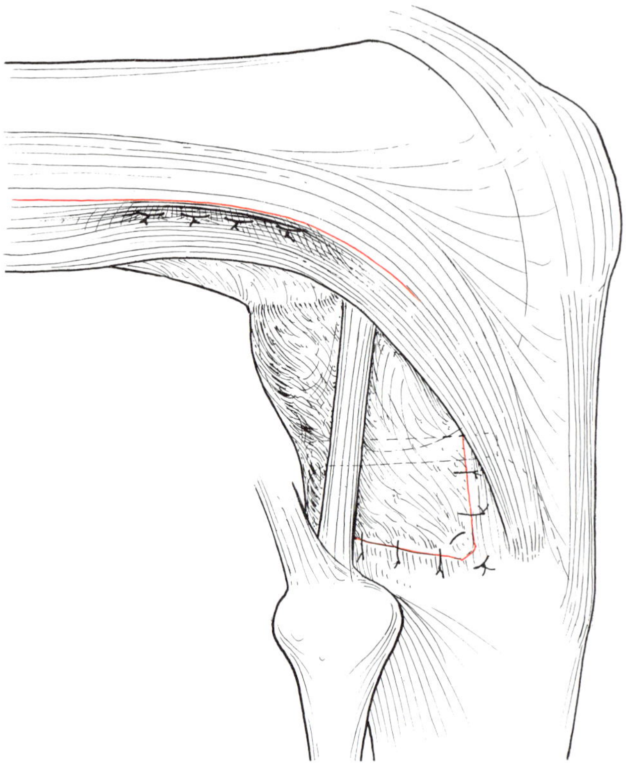

214 a u. **b** Nun wird der Tractus iliotibialis 2–2,5 cm vor dem deutlich tastbaren Hinterrand im Faserverlauf von dem vorn gelegenen iliotibialen Band scharf getrennt. Mit einem Raspatorium schieben wir den M. vastus lateralis von der Femuraußenseite ab und halten ihn mit einem Langenbeck-Haken nach vorn.

Das weitere Vorgehen richtet sich nach der Festigkeit des Septum intermusculare laterale und der angrenzenden Kaplan-Fasern: Geben diese Strukturen einen sicheren Gegenhalt, wird nach Hughston der Tractus iliotibialis mit 4 kräftigen Nähten an ihnen fixiert.

1 M. vastus lateralis
2 Tractus iliotibialis
3 Septum intermusculare laterale

215

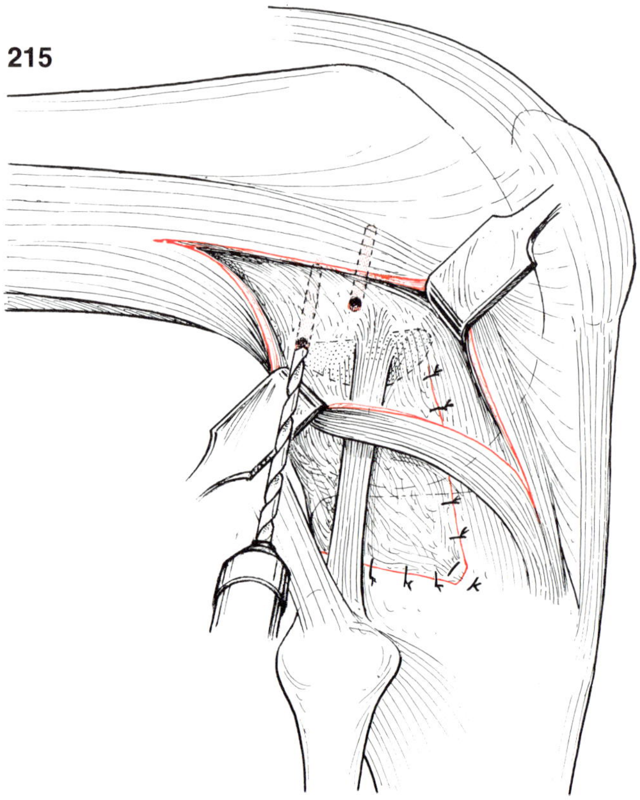

215 Erscheinen dagegen das Septum intermusculare laterale und die Kaplan-Fasern sehr insuffizient, wird der Traktus nach Andrews transossär fixiert: Etwas distal des unteren Endes der Linea aspera und des Septum intermusculare laterale wird die Femurkortikalis aufgerauht. Ein Loch wird etwa in Höhe der proximalen Insertionsstelle des anteromedialen Bündels des vorderen Kreuzbandes gebohrt. Das zweite Bohrloch wird parallel zum ersten 0,5–1,0 cm unterhalb und vor dem ersten angelegt, welches etwa der Höhe der Ansatzstelle des posterolateralen Kreuzbandanteiles entspricht. Bei außenrotiertem Fuß wird nun der Punkt des Tractus iliotibialis bestimmt, der in Höhe der Bohrlöcher liegt. ▷

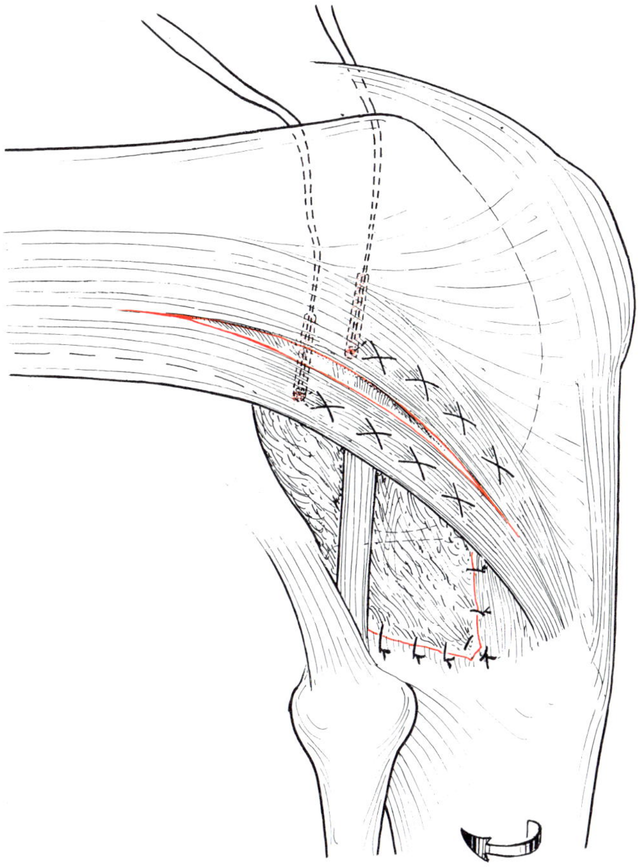

216 Nun wird der Tractus iliotibialis in 2 Teile geteilt: Mit je einer Matratzennaht werden beide Anteile durchflochten. Die vordere Bandhälfte soll dabei in Beugung, die hintere in Streckung des Kniegelenkes fixiert werden. Die Naht, welche das untere Bündel formt, beginnt in Höhe des hinteren Bohrloches und durchflicht das Band auf einer Strecke von 4–5 cm. Die Naht des vorderen Bandes beginnt ungefähr 1 cm vor und 0,5 cm distal des hinteren Bündels. Nachdem die Fäden durch den Femurkondylus hindurchgezogen sind, werden sie medial über der Knochenbrücke verknotet.

a

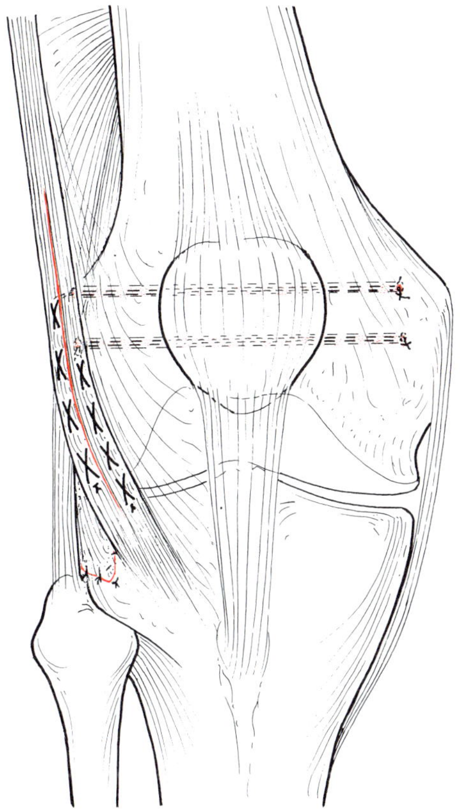

b

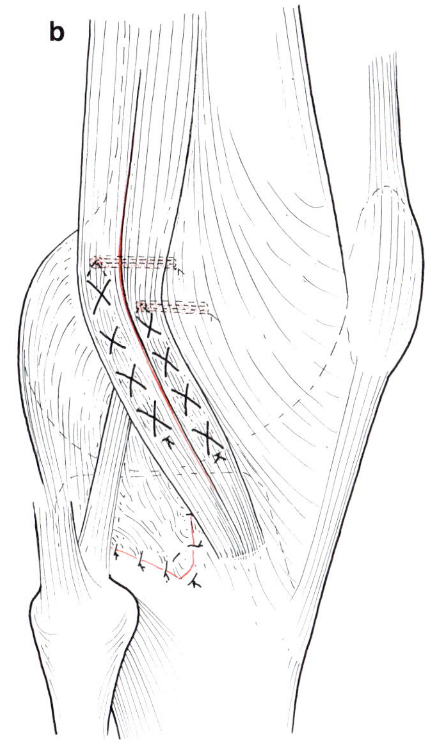

217 a u. **b** Ein Schnittbild in der Ansicht von vorn (**a**) und eine seitliche Abbildung (**b**) verdeutlichen als Schlußbilder das Prinzip dieser Technik.

Zusatzeingriffe zur Verstärkung der Außenrotation

Operation nach Ellison

(Abb. **218–220**)

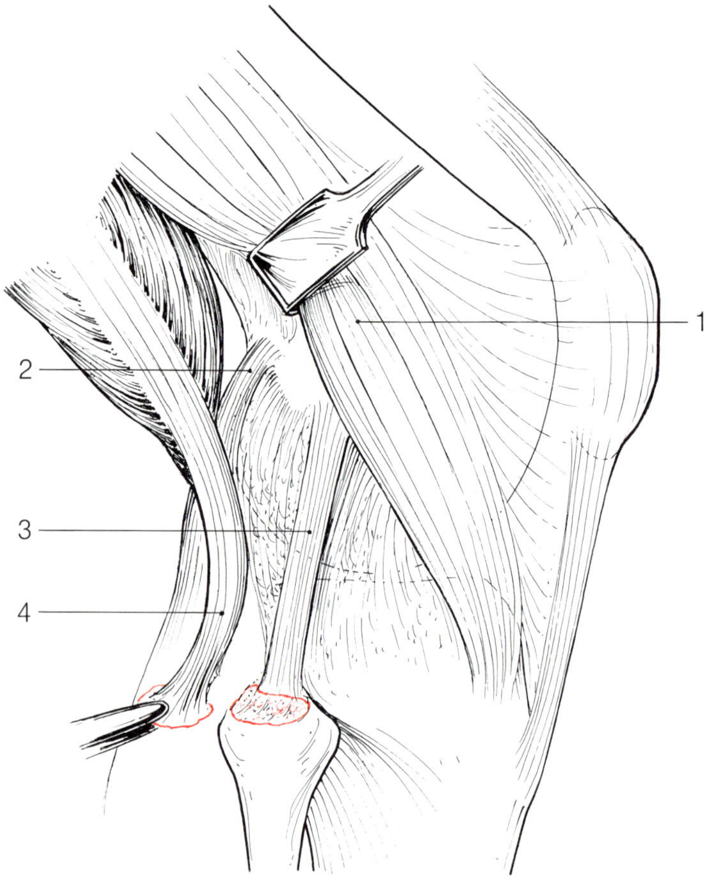

218 Der hintere Tractusrand wird nach vorn gehalten und die Bizepssehne von ihrem Ansatz am Wadenbeinköpfchen abgelöst.

1 Tractus iliotibialis
2 Tendo m. gastrocnemius caput lateralis
3 Lig. collaterale laterale
4 Tendo m. bicipitis femoris

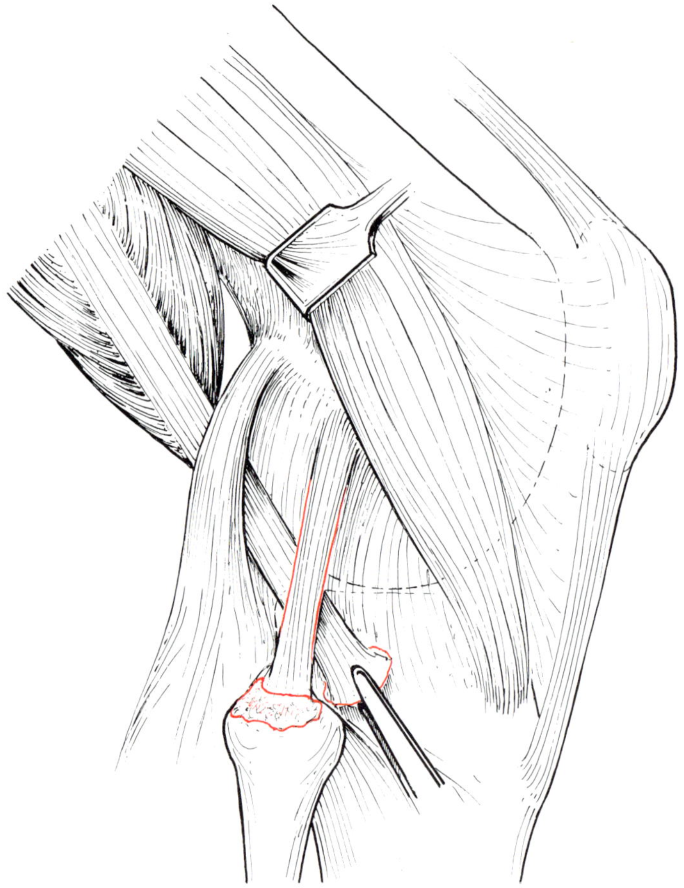

219 Die abgelöste Bizepssehne wird nun durch den Sehnenspiegel des Caput laterale des M. gastrocnemius sowie unter das distale Drittel des Lig. collaterale nach vorn hindurchgezogen.

220

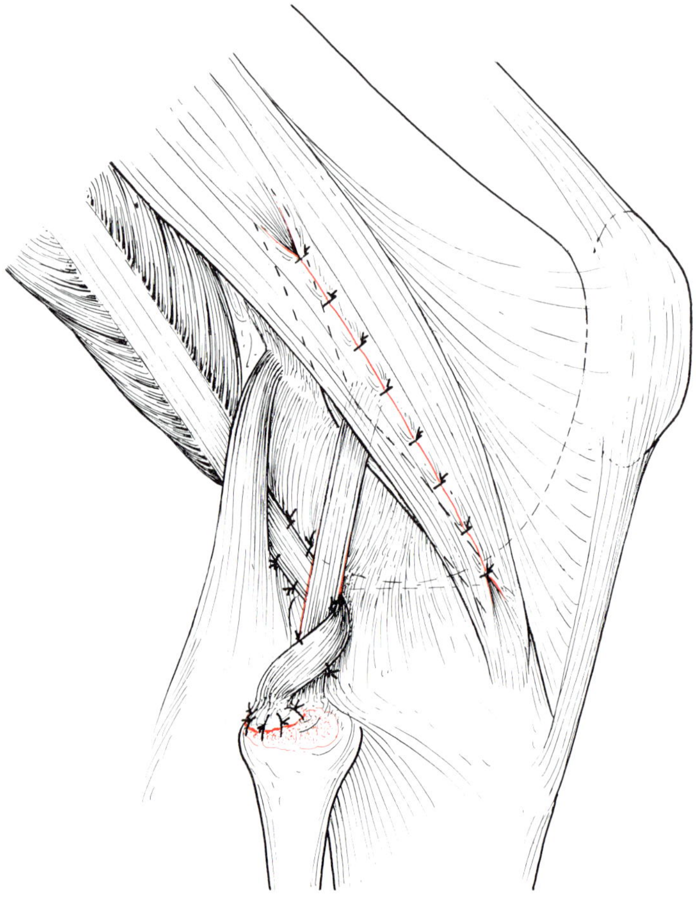

220 Das abgelöste Ende der Bizepssehne refixiert man am Hinterrand des Wadenbeinköpfchens. Die Sehne vernäht man an der hinteren Kapsel sowie dem äußeren Seitenband. Durchscheinend ist die Verlagerung des Tractus iliotibialis (Technik s. S. 18.98) eingezeichnet.

Operation nach Unverferth
(Abb. **221**)

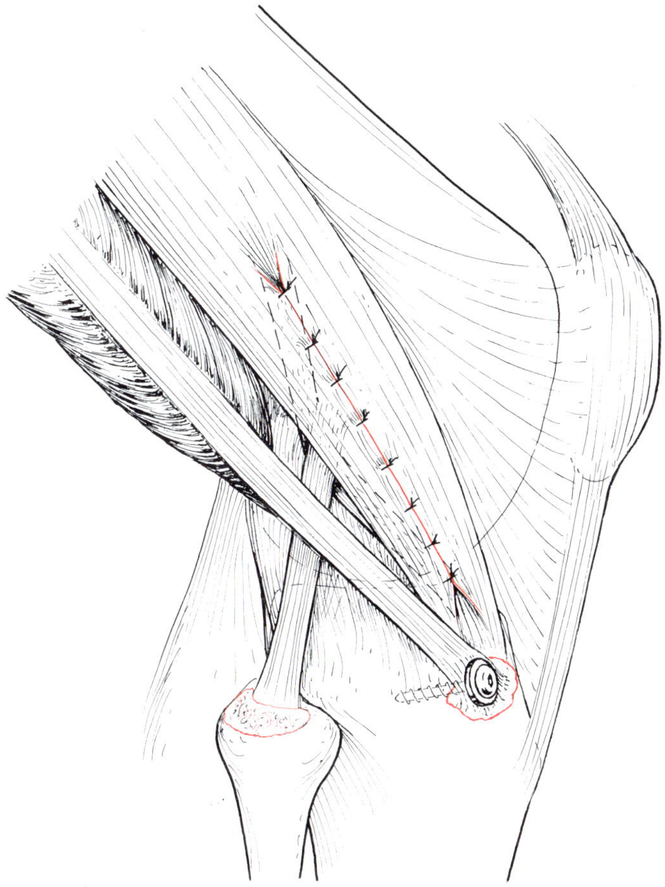

221 Der Autor kombiniert die Technik von Ellison mit einer Ablösung der Bizepssehne, die er etwas unterhalb des Tuberculum Gerdy wieder fixiert.

222 Der femorale Ansatz der erschlafften posterolateralen Kapselschale mit dem Lig. arcuatum wird am Femur und direkt hinter dem Lig. collaterale laterale scharf abgetrennt, so daß am Oberschenkel ein ca. 5 mm breiter, ligamentärer Stumpf verbleibt, um die Kapsel reinserieren zu können. Der obere Ansatz des lateralen Seitenbandes und der Popliteussehne wird mit einer Knochenlamelle ausgemeißelt, die zuvor mit einem Bohrer perforiert wurde.

Cave: Die Popliteussehne kann verletzt oder nicht mit abgelöst werden.

1 Epicondylus femoris lateralis
2 posterolaterale Kapsel
3 Lig. collaterale laterale
4 Tendo m. poplitei
5 Tendo m. bicipitis femoris

Posterolaterale Rotationsinstabilität

Die Ergebnisse der operativen Behandlung einer veralteten posterolateralen Rotationsinstabilität sind häufig nicht zufriedenstellend. Bisher liegt auch noch kein therapeutisches Konzept vor, dessen Überlegenheit an einer größeren Anzahl von Patienten unter Beweis gestellt worden wäre.

Ist das hintere Kreuzband in die komplexe Verletzung mit einbezogen, soll seine Wiederherstellung (Refixation, Naht, plastischer Ersatz) unbedingt angestrebt werden!

Bei erheblicher Varusinstabilität ist eine zusätzliche Verstärkung des Lig. collaterale laterale zu erwägen (s. Abb. **95–97**).

Operation in Anlehnung an Slocum u. Trillat

Prinzip: Straffung der posterolateralen Kapselecke durch Verlagerung ihrer proximalen Insertion nach oben vorn. Außerdem Versetzung des Caput laterale, des M. gastrocnemius und des Ansatzes des Lig. collaterale laterale sowie der Popliteussehne nach oben vorn. Straffung des Lig. coronarium.

Technik (Abb. **222–225**)

222

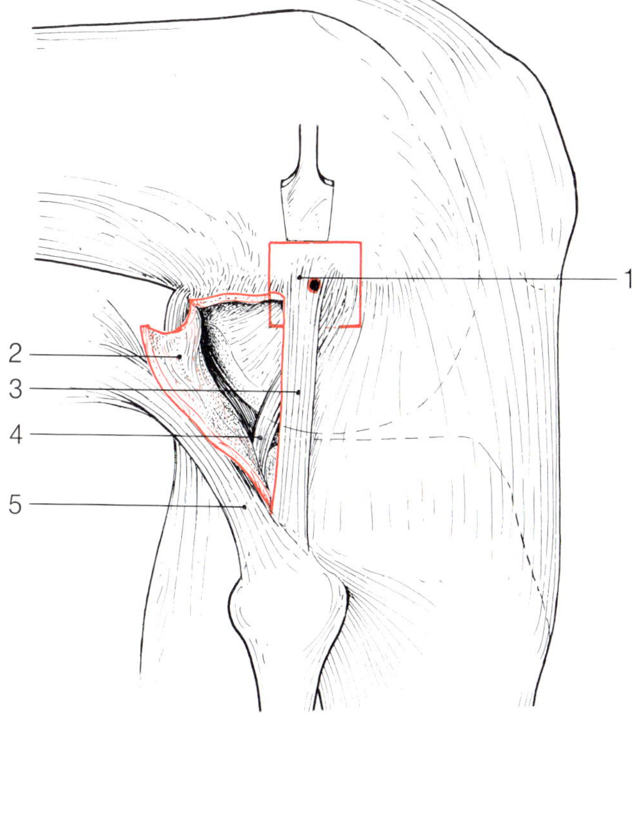

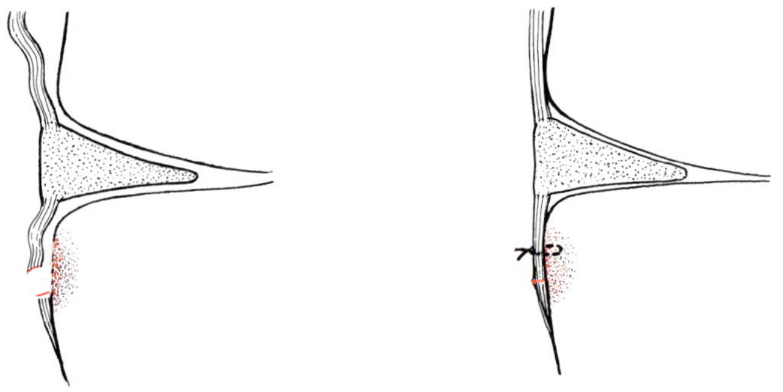

223 Ein insuffizientes Lig. coronarium trennen wir parallel zur Tibiakopfgelenkkante scharf ab. Das Kapselband wird durch transossär geführte Einzelknopfnähte nach Anrauhung der lateralen Schienbeinkopf-Gelenkkante gestrafft. Die Fäden werden zunächst nur gelegt und erst am Schluß des Eingriffs wieder verknotet. Bei Vorliegen eines Segond-Fragmentes kann dieses mit einer Kleinfragmentschraube fixiert werden.

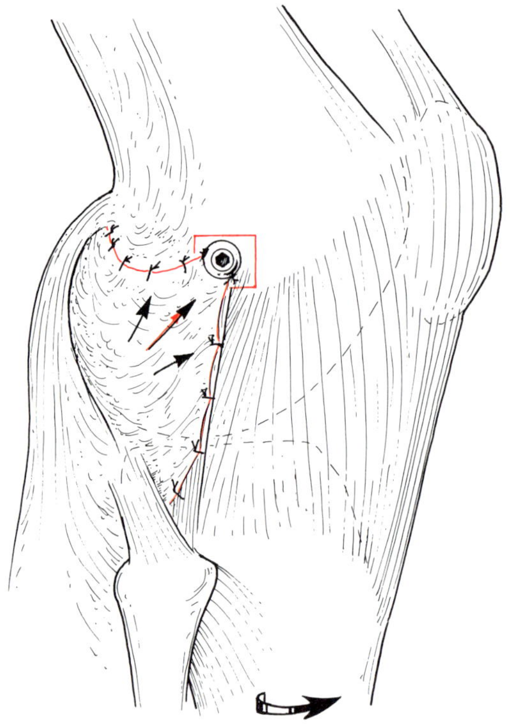

224 Unter Zug werden die abgemeißelten Knochenschuppen bei maximaler Innendrehung des Unterschenkels und 30 Grad gebeugtem Kniegelenk nach vorn oben gezogen und in einem neuen Knochenbett verschraubt. Die Sehnen des M. popliteus und das Lig. collaterale laterale können zusätzlich mit transossären Nähten an ihrer ursprünglichen Insertion fixiert werden.

Die posterolaterale Kapselschale mit dem Lig. arcuatum wird ebenfalls nach vorn oben straff gezogen und überlappend auf den proximalen Stumpf und gegen den Hinterrand des Lig. collaterale laterale vernäht.

225

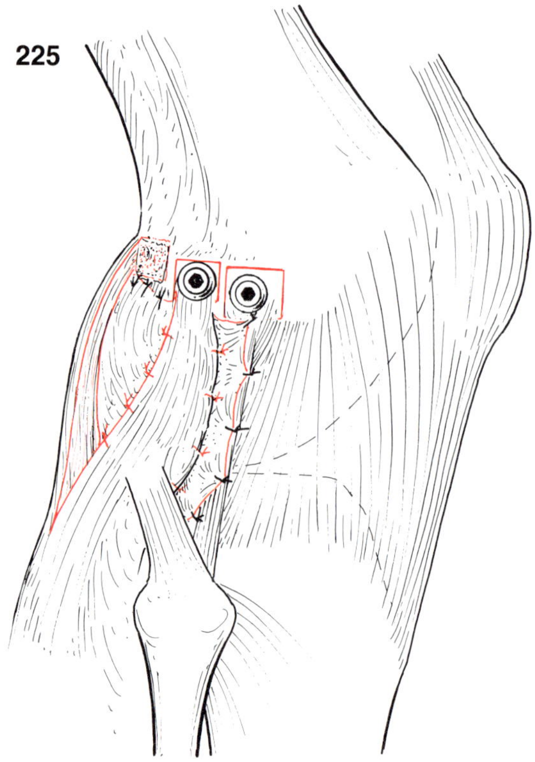

225 Darüber hinaus kann auch der laterale Kopf des M. gastrocnemius am Femur mit einer Knochenschuppe ausgemeißelt werden. Diesen Schritt führen wir nicht routinemäßig, sondern nur bei sehr ausgeprägten Formen der Instabilität durch. Er gestattet eine gute Einsicht in den hinteren Gelenkraum (untere Hälfte des hinteren Kreuzbandes!).

Der knöcherne Ansatz wird nach vorn-oben verlagert und mit einer Krampe oder Schraube fixiert. Den seitlichen Rand des Gastroknemius vernäht man gegen das Lig. collaterale laterale.

Operation nach W. Müller (Popliteus-Bypass)

W. Müller hat zur Rekonstruktion des Popliteus 2 Möglichkeiten angegeben, wenn die Popliteussehne nicht mehr gestrafft werden kann:

1. Popliteus-Bypass durch ein gestieltes Transplantat aus dem Tractus iliotibialis (Abb. **226** und **227**).
2. Popliteus-Bypass mit einem gestielten Transplantat aus der Bizepssehne (Abb. **228** und **229**).

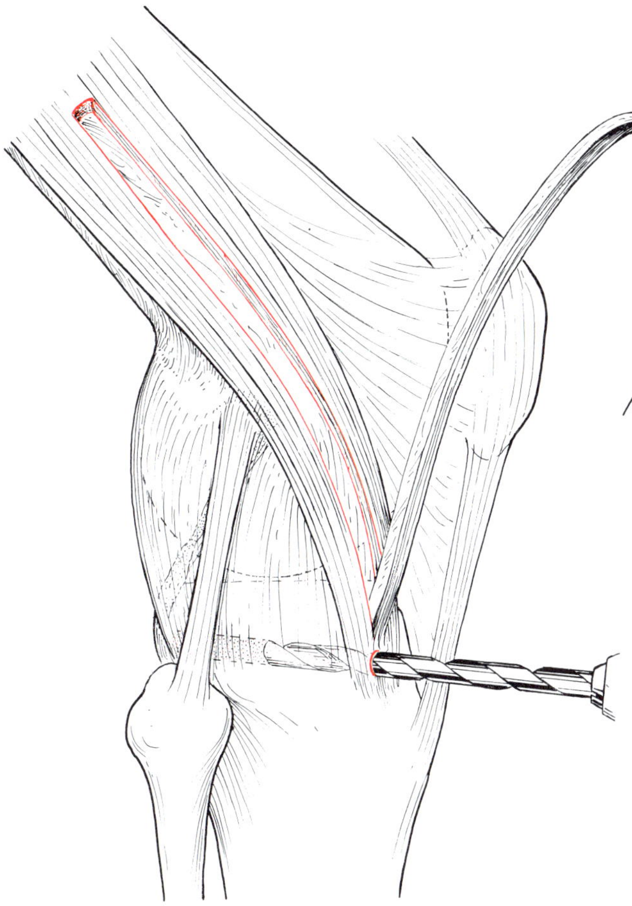

226 Aus dem Tractus iliotibialis wird ein distal gestielter, 1–1,5 cm breiter Streifen ausgeschnitten. Die Länge des Transplantates wird bestimmt, »indem man vom Tuberkulum einen Faden an der Tibia vorbei nach hinten bis auf die Höhe des Hiatus popliteus legt und ihn von dort in die Verlaufsrichtung der Popliteussehne bis vorn oben umleitet. Der Streifen wird sicherheitshalber 2 cm länger proximal abgetrennt«. Durch den Tibiakopf legt man mit einem 4,5-mm-Bohrer ein Bohrloch neben dem Tuberculum Gerdy, das hinten im Sulcus popliteus herauskommt.

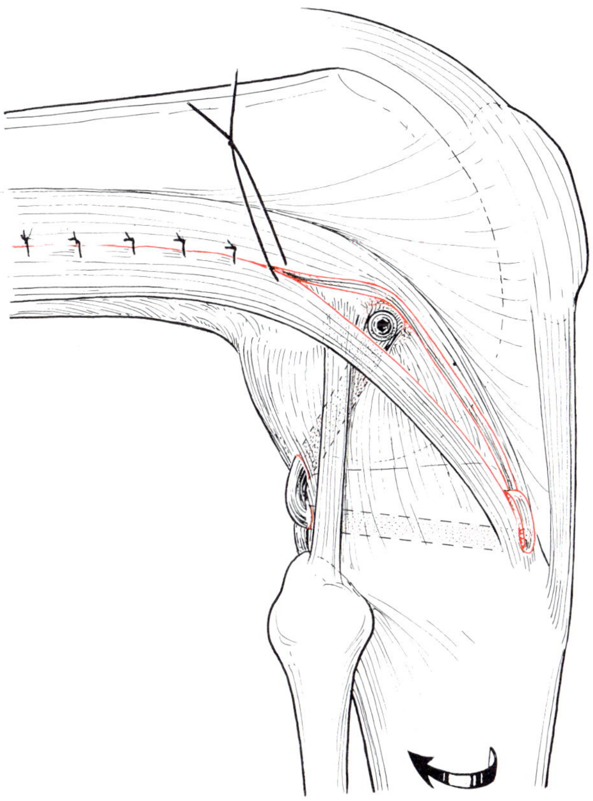

227 Der Streifen wird durch diesen Knochenkanal gezogen, schräg nach oben durch die laterale Kapsel geflochten und transossär im Insertionsgebiet der Popliteussehne verankert.

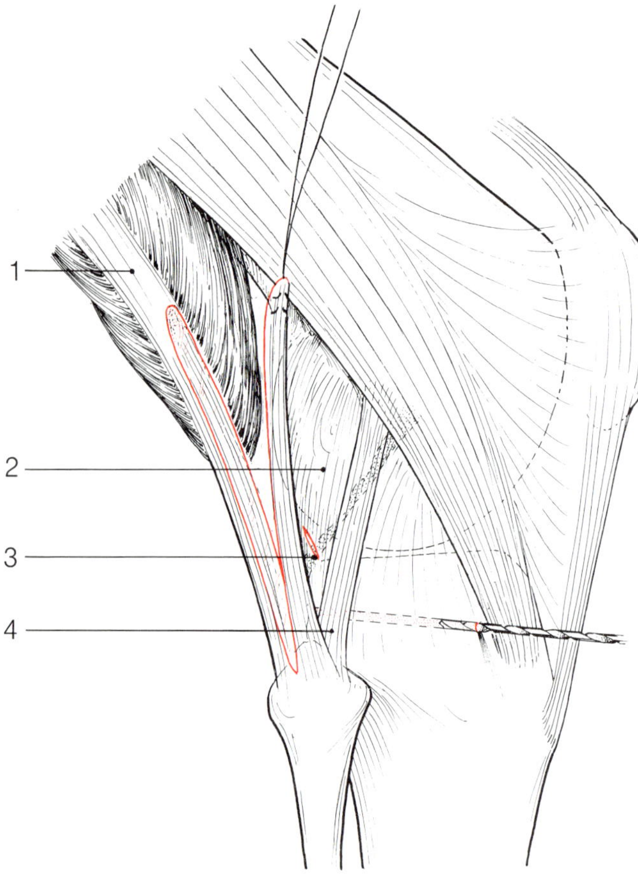

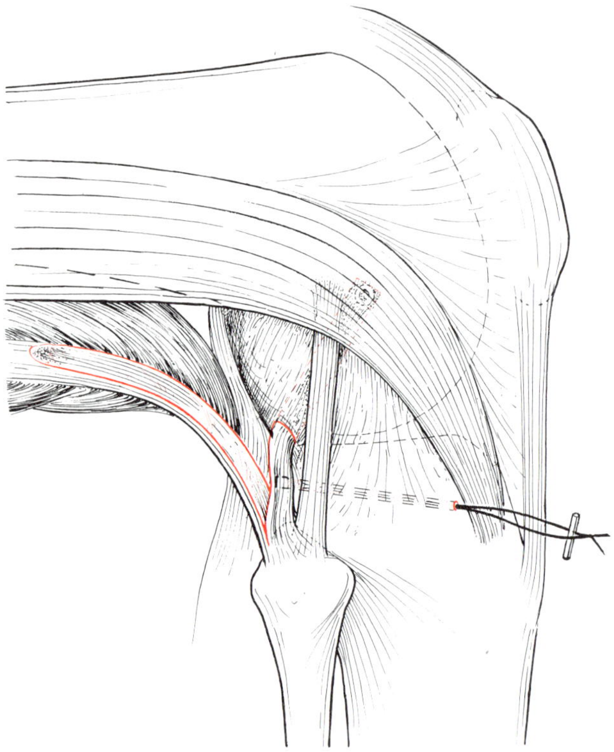

228 Aus dem vorderen Anteil der Bizepssehne wird eine Hälfte abgespalten. An der posterolateralen Tibiakante im Bereich des Sulkus der Popliteussehne wird die Kortikalis aufgerauht, die Bizepssehne mit einem Faden in gleicher Höhe angeschlungen und durch transossäre Naht an dieser Stelle fixiert.

1 M. biceps femoris
2 Lig. collaterale laterale
3 posterolaterale Kapsel
4 Region des Sulcus der Popliteussehne

229 Mit dem freien Ende wird die posterolaterale Kapsel durchflochten, das Transplantat unter dem Lig. collaterale laterale hindurchgezogen und im Bereich des Popliteussehnenansatzes ossär fixiert.

Posteromediale Rotationsinstabilität

Die posteromediale Rotationsinstabilität besitzt unter den Komplexinstabilitäten eine Sonderstellung. Die verletzten Strukturen sind die posteromediale Kapselschale mit der medialen Hälfte der hinteren Kapsel und das Lig. collaterale mediale mit dem Kapselband. Die Versorgung richtet sich nach den Verfahren, wie sie für die anteromediale Rotationsinstabilität und den plastischen Ersatz des vorderen und hinteren Kreuzbandes angegeben worden sind.

Postoperative Behandlung von Kniebandschäden

Die postoperative Übungsbehandlung von Schäden am Kapsel-Band-Apparat des Kniegelenkes ist von sehr großer Bedeutung und von gleicher Wichtigkeit wie die Operation selbst!

Dies geht schon allein aus der Tatsache hervor, daß zielgerichtete, intensive und langfristige Übungen zur Kräftigung der muskulären Stabilisatoren sogar dazu führen können, leichte bis mäßige Gelenkinstabilitäten zu kompensieren, ohne daß operativ vorgegangen worden ist (Giove u. Mitarb. 1983, Noyes u. Mitarb. 1983).

Bis vor einigen Jahren war man ziemlich einhellig der Meinung, Kniegelenke sollten nach Bandnähten und rekonstruktiven Eingriffen am Kapsel-Band-Apparat zunächst für mindestens 6 Wochen im Gipsverband ruhiggestellt werden. Seit einiger Zeit zeichnet sich jedoch ein Wandel ab: Frühe funktionelle Behandlung und Abkehr vom Gipsverband. Ein abschließendes Urteil, ob das eine Behandlungskonzept dem anderen wesentlich überlegen ist, kann zur Zeit noch nicht getroffen werden. Beide Verfahren haben ihr Für und Wider.

Eine *längerdauernde Ruhigstellung* des Kniegelenkes wirkt sich in mancherlei Hinsicht zunächst einmal *nachteilig* aus: Es drohen Muskel- und Knochenatrophien, dystrophische Erscheinungen, Gelenkkontrakturen, intraartikuläre Verwachsungen und Störungen der propriozeptiven Reflexsteuerung. Von *Vorteil* dagegen dürfte sein, daß die genähten oder plastisch ersetzten Strukturen eine Zeitlang nicht mechanisch irritiert werden und in Ruhe einheilen können. Die vorübergehende Gelenkfixation stellt bei uneinsichtigen (den »hyperaktiven«) Patienten auch einen Sicherheitsfaktor dar.

Eine *frühe funktionelle Behandlung* beugt dagegen Immobilisationsschäden vor und trägt möglicherweise auch dazu bei, daß sich die Bandstrukturen unter dem funktionellen Reiz einer dosierten Gelenkbewegung besser ausrichten können; dafür muß aber mit anderen Problemen gerechnet werden: Ein Unsicherheitsfaktor ist z. B. der Patient. Wird er das Behandlungsergebnis durch ein Zuviel an Bewegung und Belastung nicht gefährden?

Außerdem: Welche Belastungsgröße ist für ein Transplantat in der Umbauphase am nützlichsten? Über Wochen und Monate stellt das transplantierte Gewebe ja eine weitgehend avitale oder nur sehr mangelhaft ernährte Struktur dar. Deshalb könnten vorzeitige und zu umfangreiche Gelenkbewegungen schädlich sein, auch wenn die intraoperative Spannung und Isometrie eines Ersatzbandes den Erfordernissen entsprochen hat. Diese Gefahr wird erst recht bestehen, wenn die notwendige Spannung und Isometrie des Ersatzbandes nicht erreicht worden ist.

Trotzdem, der Trend zur funktionellen Behandlung ist unverkennbar, weil die Vorteile gegenüber der Immobilisation eines Gelenkes im Gipsverband wohl überwiegen. Dies gilt vor allem nach Eingriffen, bei denen künstliche Bänder verwendet worden sind. Die alloplastischen Transplantate schützen die genähten Bandstrukturen oder autologen Ersatzbänder in der Umbauphase und machen eine gefahrlosere frühere funktionelle Behandlung möglich.

Diese Behandlung besteht im wesentlichen aus geführten Bewegungen des Kniegelenkes in vorgegebenen Bewegungsabschnitten und intermittierenden Anspannungen der Beinmuskulatur. Die assistive Bewegungstherapie wird durch Einsatz von Bewegungsschienen gewährleistet und zwischenzeitlich von Phasen der Ruhigstellung der Gliedmaße abgelöst. Wenn das Gelenk etwa bis zum rechten Winkel gebeugt werden kann, kann der Patient vorübergehend aus stationärer Behandlung entlassen werden. Wir legen dann je nach Alter, Befund, Zuverlässigkeit und häuslichen Verhältnissen der Kranken für ca. 2–3 Wochen einen fixierenden Verband an und leiten 6 Wochen nach dem Eingriff erneut eine funktionelle Behandlung unter stationären Bedingungen ein.

Zunehmend werden auch *Orthesen* angewandt, die jegliche längerdauernde Ruhigstellung des Gelenkes überflüssig machen.

Der Gedanke eines Stützverbandes mit einem begrenzt beweglichen Scharniergelenk (Burri 1973) hat zur Entwicklung einer Vielzahl von Orthesen geführt. Ein Problem stellt dabei jedoch die Konstruktion und Anpassung der Gelenkachse dar. Die komplizierte Mechanik des Kniegelenkes (insbesondere seine wandernde Gelenkachse und die Schlußrotation) konnte bislang noch von keiner Konstruktion – auf den Einzelfall abgestimmt – erreicht werden. Möglicherweise besteht aber in dieser Hinsicht eine genügend breite Toleranz.

Wir beschreiten zur Zeit folgenden Weg:

Frische Kapsel-Band-Verletzungen behandeln wir frühzeitig funktionell, wenn es sich um

- Verletzungen mit knöchernen Bandausrissen handelt, bei denen eine übungsstabile Refixation erreicht worden ist, oder
- wenn partielle Rupturen zu versorgen waren, oder
- wenn ein intraligamentäres Kunststoffband implantiert worden ist, das das genähte Band schützt und Instabilitäten verhindert,
- wenn die Bewegungsprüfung keine Bandinsuffizienzen erkennen ließ und
- wenn eine primäre Kreuzbandplastik durchgeführt wurde.

Dann wird die Gliedmaße bis zum Abklingen der Wundschmerzen in einer Beugestellung von etwa 20–30 Grad auf einer Schiene oder in einer Gipsschale gelagert.

Nach 1–2 Tagen ziehen wir die Redon-Drainagen. Von Anfang an lassen wir isometrisch üben. Wir erlauben nach 2–3 Tagen geführte Bewegungen auf einer motorbetriebenen Schiene, zunächst zwischen 20 und 60 Grad, später zunehmend bis zu einer Beugung von 90 Grad.

Unter krankengymnastischer Aufsicht sind folgende zusätzliche Übungen sehr empfehlenswert:

- Komplexbewegung nach Dr. Kabat (propriozeptive neuromuskuläre Fazilitation = PNF) und

- Stemmführungen nach Brunkow:

Bei diesen Übungen wird durch Anspannung distal gelegener Muskelgruppen über Muskelketten auf neurophysiologischer Grundlage trainiert.

- Übungen nach Klein-Vogelbach:

Bei dieser »funktionellen Bewegungslehre« ergeben sich nach Bewegungsanalysen funktionelle Übungen zur Mobilisation und Stabilisation des betreffenden Gelenkes.

Nach Naht oder Ersatz des vorderen Kreuzbandes sollte bei Übungen auf Bewegungsschienen das distale Oberschenkelende, nach Operation am hinteren Kreuzband der Tibiakopf mit einer Tuchrolle o. ä. unterstützt werden, um die Bandstrukturen oder Transplantate nicht zu gefährden.

Unproblematische, kooperative Patienten entlassen wir nach ca. 2–3 Wochen mit einem Gipsverband. Wir nehmen sie 2–4 Wochen später erneut stationär auf.

Nun lassen wir aus einer Liegeschale heraus geführte Bewegungen auf speziellen Schienen (z. B. Bimler-Schiene, Motorschiene) ausführen, geben nach und nach einen größeren Bewegungssektor frei und achten darauf, daß die vollständige Streckung nicht vor ca. 4–6 Monaten nach dem Eingriff erreicht wird. Von großer Wichtigkeit sind regelmäßige isometrische Spannungsübungen der Beinmuskulatur. 6–8 Wochen nach der Operation können die Kranken im Bewegungsbad üben und sie dürfen die Gliedmaße zunehmend auf dem Fahrradergometer belasten und unter Aufsicht an der Kraftmaschine üben. Wir legen großen Wert darauf, daß alle Agonisten der betroffenen Bandstruktur gekräftigt werden und alle Antagonisten zunächst im Hintergrund bleiben.

Nach Rekonstruktion und plastischem Ersatz **veralteter Kapsel-Band-Verletzungen** gehen wir grundsätzlich wie nach Operation frischer Bandschäden vor:

- Die Patienten sollten vor der Operation über die voraussichtliche Zeit der Behandlung aufgeklärt werden und wissen, daß ein gutes Behandlungsergebnis im allgemeinen nur mit Geduld, Stetigkeit, Eifer und Disziplin zu erreichen ist.

Die Gliedmaße wird vorübergehend in einer Gipsschale in einer Kniebeugung von ca. 20–30 Grad gelagert. Nach wenigen Tagen führen die Patienten mehrmals täglich isometrische Spannungsübungen und Bewegungen auf der Motorschiene zwischen 20 und 60 Grad aus. Die weitere Behandlung richtet sich nach der Einsicht und Zuverlässigkeit des Patienten sowie dem Ergebnis der Isometrieprüfung während des Eingriffes. Bestehen in dieser Hinsicht Unsicherheiten, fixieren wir die Gliedmaße etwa 4–6 Wochen nach der Operation im Oberschenkel-Liegegipsverband und führen 6 Wochen nach dem Eingriff unter stationären Bedingungen das zuvor beschriebene Rehabilitationsprogramm durch. Bei guter Isometrie und zuverlässiger Naht sowie einsichtigen Patienten behandeln wir von Anfang an funktionell, erst recht, wenn zum autologen Transplantat ein sicherndes Kunststoffband hinzugefügt worden ist. Findet die Bewegungstherapie unter dem Schutz einer gut angepaßten Orthese statt, lassen wir die Beugung und Streckung im Kniegelenk in den ersten 6 Wochen nach der Operation zunehmend lediglich zwischen 90–20–0 Grad üben. Anschließend erweitern wir den Bewegungsumfang wöchentlich um etwa 5–10 Grad.

Nach 8 Wochen erlauben wir eine langsam zunehmende Belastung des Beines unter Verwendung von 2 Unterarmstützen. Die volle Kniestrekkung geben wir bereits ab der 12.–14. Woche nach der Operation frei. Die Orthese sollte insgesamt ca. 4–6 Monate getragen werden.

Vorsicht bei Schwimmübungen: Vorzeitiges forciertes Brustschwimmen ist z. B. nach operativer Behandlung medialer Bandinstabilitäten eher schädlich (Abduktionsstreß!).

Sportliche Tätigkeiten sollten je nach Sportart, Verletzungsmuster und Behandlungsergebnis nicht vor 6–9–12 Monaten erlaubt werden.

Bei Verwendung der Knieführungsorthese »System Hellersen« (Schuchardt) wird das Bewegungsausmaß wie folgt limitiert:

a) Operierte vordere Knieinstabilität:
Für 6 Wochen p. op. Beugung/Streckung 60/30/0,
6.–12. Woche p. op. Beugung/Streckung 90/20/0,
ab 12. Woche p. op. voller Bewegungsausschlag.

b) Operierte hintere Knieinstabilität:
Für 6 Wochen p. op. Beugung/Streckung 40/20/0,
6.–12. Woche p. op. Beugung/Streckung 60/10/0,
ab 12. Woche voller Bewegungsausschlag.

Zusammenfassend gelten also folgende Empfehlungen:

- Eine frühe funktionelle Behandlung ist immer dann angezeigt, wenn durch den operativen Eingriff eine übungsstabile isometrische Wiederherstellung der verletzten Kapsel-Band-Strukturen erreicht worden ist.
- Der Einsatz von Motorschienen mit begrenzbaren Bewegungssektoren ist für eine dosierte, schmerzfreie, assistive Bewegungstherapie unerläßlich und deshalb für das Operationsergebnis von großer Bedeutung.
- Regelmäßige isometrische Übungen der Antagonisten eines betroffenen Bandes oder Bandkomplexes dienen der Erhaltung und der Kräftigung der Muskulatur und sollten so lange fortgesetzt werden, bis eine weitgehende Wiederherstellung der Muskelsubstanz erreicht worden ist.
- Bei starken Bandzerfetzungen und sehr umfangreichen Schäden am Kapsel-Band-Apparat kann es zweckmäßig sein, das Gelenk nach einer frühen Mobilisationsphase von ca. 2 Wochen 4–6 Wochen lang im Gipsverband ruhigzustellen, bevor man die Phase intensiver Bewegungsübungen einleitet.
- Reizzustände im Verlauf der postoperativen Behandlung deuten meistens darauf hin, daß zuviel und zu intensiv geübt worden ist. In diesen Fällen ist es besser, die Bewegungstherapie vorübergehend einzustellen und antiphlogistisch zu behandeln.

Weiterführende Literatur

Alieff, A., J. Schalutin: Lyophilisierte Dura mater als Ersatz des vorderen Kreuzbandes und gleichzeitig des Innenbandes des Kniegelenkes. Akt. Traumat. 5 (1975) 49–50

Andrews, J. R., R. A. Sanders, M. Benoit: Surgical treatment of anterolateral rotatory instability. Amer. J. Sports Med. 13 (1985) 112–119

Andrews, J. R., W. G. Carson: Symposium on the anterior cruciate ligament. Orth. Clin. North Amer. 16 (1985) Part I: 1–162, Part II: 163–355

Arnold, J. A., T. P. Coker, L. M. Heaton, J. P. Park, W. D. Harris: Natural history of anterior cruciate tears. Amer. Sports Med. 7 (1979) 305–313

Artmann, M., C. J. Wirth: Ist die Länge der Patellarsehne für die vordere Kreuzbandplastik ausreichend? Arch. orthop. Unfall-Chir. 79 (1974) 149–152

Augustine, R. W.: The unstable knee. Amer. J. Surg. 92 (1958) 380–388

Bähler, A.: Die orthopädietechnische Versorgung des Knies. Ther. Umsch. 41 (1984) 75–81

Baker, C. I., L. A. Norwood. J. C. Hughston: Acute posterolateral rotatory instability of the knee. J. Bone Jt. Surg. 65 A (1983) 614–618

Beauchamp, P., C. A. Laurin, J.-P. Bailon: Étude des propriétés mécaniques des ligaments croisés en vue de leur remplacement prothétique. 65 (1979) 197–207

Benedetto, K. P.: Der Ersatz des vorderen Kreuzbandes mit dem vaskulär gestielten zentralen Drittel des Ligamentum patellae, Teil I. Unfallchirurg. 88 (1985) 182–188

Benedetto, K. P.: Der Ersatz des vorderen Kreuzbandes mit dem vaskulär gestielten zentralen Drittel des Ligamentum patellae, Teil II. Unfallchirurg 88 (1985) 189–197

Blauth, W.: Die zweizügelige Ersatzplastik des vorderen Kreuzbandes aus der Quadrizepssehne. Unfallheilk. 87 (1984) 45–51

Blauth, W.: Eine neue Bohrlehre für die operative Behandlung von Verletzungen des vorderen Kreuzbandes. Unfallheilk. 87 (1984) 463–466

Blauth, W., J. Hassenpflug: Gedanken zur Kreuzbandrekonstruktion unter besonderer Berücksichtigung von synthetischem Ersatzmaterial. Unfallchirurg 88 (1985) 118–125

Böckelmann, J., T. Meiners, A. Emmerich: Knieführungsorthese System Hellersen. Orthop. Techn. 37 (1986) 202–206

Bold, R. M., A. Grossmann: Stemmführung nach R. Brunkow. Enke, Stuttgart 1983

Bosworth, D. M.: Transplantation of the Semitendinosus for repair of laceration of medial collateral ligament of the knee. J. Bone Jt. Surg. 34 A (1952) 196–206

Brauckhoff, K.-F., G. Näkel, K.-P. Kirchner: Spätergebnisse der Seitenbandplastik nach Krömer am Kniegelenk. Beitr. Orthop. Traum. 28 (1981) 200–204

Brückner, H.: Plastiken mit dem Kniescheibenband. Chir. Praxis 28 (1981) 105–118

Brückner, H., P. Gutschmidt: Der Ersatz des hinteren Kreuzbandes durch den mitverletzten Meniskus. Zbl. Chir. 105 (1980) 451–459

Burri, C., L. Claes: Alloplastischer Bandersatz. In: Aktuelle Probleme in Chirurgie und Orthopädie, Bd. 26. Huber, Bern 1983

Burri, C., A. Rüter: Bandverletzungen am Knie. Hefte Unfallheilk. 125 (1975)

Burri, C., G. Helbing, A. Rüter: Die Behandlung der posttraumatischer Bandinstabilität am Kniegelenk. Orthopäde 3 (1974) 184–192

Buscayret, Ch., J. Vidal: Transplantation du vaste interne – Traitement des laxités internes du genou. Rev. Chir. Orthop., Suppl. II, 66 (1980) 81–86

Chapchal, G.: Injuries of the Ligaments and Their Repair. Thieme, Stuttgart 1977

Clancy, W. G.: Knee ligamentous injury in sports: the past, present, and future. Med. Sci. Sports Exerc. 15 (1983) 9–14

Clancy, W. G., D. A. Nelson, B. Reider, R. G. Narechania: Anterior cruciate ligament reconstruction using one-third of the patellar ligament, augmented by extra-articular tendon transfers. J. Bone Jt. Surg. 64 A (1982) 352–359

Clancy, W. G., K. D. Shelbourne, G. B. Zoellner, J. S. Keene, B. Reider, Th. D. Rosenberg: Treatment of knee joint instability secondary to rupture of the posterior cruciate ligament. J. Bone Jt. Surg. 65 A (1983) 310–322

Clanton, Th. O., J. C. DeLee, B. Sanders, A. Neidre: Knee ligament injuries in children. J. Bone Jt. Surg. (1979) 1195–1201

Cubbins, W. R., J. J. Callahan, C. S. Scuderi: Cruciate ligament injuries. Surg. Gynec. Obstet. 64 (1937) 218–225

Cubbins, W. R., J. J. Callahan, C. S. Scuderi: Cruciate ligaments. J. Surg. 43 (1939) 481–485

Dejour, H.: Les Résultats du Traitement des Laxités Anterieures du Genou. Symposium présenté à la 56e. Réunion annuelle de la SO.F.C.O.T., Paris, novembre 1981

Dejour, H., P. Chambat, P. Aglietti: Ligamentous surgery of the knee. In J. N. Insall: Surgery of the Knee. Churchill Livingstone, New York 1984 (S. 353–394)

DeLee, J. C., M. B. Riley, Ch. A. Rockwood jr.: Acute straight lateral instability of the knee. Amer. Sports Med. 11 (1983) 404–411

Dolanc, B.: Die Behandlung des instabilen Kniegelenkes durch die intraligamentäre Tibia-Osteotomie. Hefte Unfallheilk. 125 (1975) 129–132

Donaldson, W. F., R. F. Warren, Th. Wickiewicz: A comparison of acute anterior cruciate ligament examinations. Amer. J. Sports Med. 13 (1985) 5–10

Drez, jr., D.: Modified Eriksson procedure for chronic anterior cruciate instability. Orthopedics 1 (1978) 30–36

Edwards, A. H.: Operative procedure suggested for the repair of collateral ligaments of the knee-joint. Brit. J. Surg. 8 (1921) 266–271

Ehricht, H.-G.: Das Verfahren von Mommsen zur Versorgung des tibialen Seitenbandrisses am Kniegelenk und seine Erweiterung nach Kaiser. Med. u. Sport 12 (1972) 71–74

Ellison, A. E.: The pathogenesis and treatment of anterolateral rotatory instability. Clin. Orthop. 147 (1980) 51–55

Eriksson, E.: Sports injuries of the knee ligaments: their diagnosis, treatment, rehabilitation, and prevention. Med. Sci. Sports 8 (1976) 133–144

Eriksson, E., T. Häggmark: Comparison of isometric muscle training and electrical stimulation supplementing isometric muscle training in the recovery after major knee ligament surgery. Amer. Sports Med. 7 (1979) 169–171

Feagin jr., J. A.: Symposium: The anterior cruciate ligament deficient knee. Clin. Orthop. 172 (1983) 2–163

Ferguson, A. B., J. H. McMaster: The isolated medial capsular lesion of the knee. Clin. Orthop. 97 (1973) 119–128

Fetto, J. F., J. L. Marshall: Medial collateral ligament injuries of the knee. Clin. Orthop. 132 (1978) 206–217

Fetto, J. F., J. L. Marshall: The natural history and diagnosis of anterior cruciate ligament insufficiency. Clin. Orthop. 147 (1980) 29–38

Ficat, P., J.-P. Cuzacq, A. Ricci: Chirurgie réparatrice des laxités chroniques des ligaments croisés du genou. Rev. Chir. orthop. 61 (1975) 89–100

Fleming jr., R. E., D. J. Blatz, J. R. McCarroll: Posterior problems in the knee. Posterior cruciate insufficiency and posterolateral rotatory insufficiency. Amer. J. Sports Med. 9 (1981) 107–113

Freeman, B. L., J. H. Beaty, D. B. Haynes: The pes anserinus transfer. J. Bone Jt. Surg. 64 A (1982) 202–207

Frick, H.: Bandverletzungen des Kniegelenkes. Hefte Unfallheilk. 167 (1984)

Fox, J. M., M. E. Blazina, W. del Pizzo, F. M. Ivey, B. Broukhim: Extra-articular stabilization of the knee joint for anterior instability. Clin. Orthop. 147 (1980) 56–61

Fulkerson, J. P., H. R. Gossling: Anatomy of the knee joint lateral retinaculum. Clin. Orthop. 153 (1980) 183–188

Gerber, Ch., R. P. Jakob, R. Ganz: Observations concerning the limited mobilisation cast after anterior cruciate ligament surgery. Arch. Orthop. Traum. Surg. 101 (1983) 291–296

Giove, Th. P., S. J. Miller, B. E. Kent, T. L. Sanford, J. G. Garrick: Non-operative treatment of the torn anterior cruciate ligament. J. Bone Jt. Surg. 65 A (1983) 184–192

Girgis, F. G., J. L. Marshall, A. R. S. Al-Monajem: The cruciate ligaments of the knee joint. Chir. Orthop. 106 (1975) 216–231

Goutallier, D., A. Barthélémy, J. Debeyre: Traitement des laxités chroniques antéro-internes du genou par la transposition interne et postérieure de la tubérosité tibiale associée à la translocation des muscles de la patte d'oie intervention d'Elmslie-Slocum. Rev. chir. orthop. 66 (1980) 69–73

Grood, E. S., F. R. Noyes: Cruciate ligament prosthesis: strength, creep, and fatigue properties. J. Bone Jt. Surg. 58 A (1976) 1083–1088

Hackenbroch jr., M. H., C. J. Wirth: Gonarthrose nach persistierender Kniegelenksinstabilität. Orthop. 117 (1979) 713–862

Hackenbruch, W., H. R. Henche: Diagnostik und Therapie von Kapselbandläsionen am Kniegelenk. Eular, Basel 1981

Hassenpflug, J., W. Blauth, D. Rose: Zum Spannungsverhalten von Transplantaten zum Ersatz des vorderen Kreuzbandes. Unfallchirurg 88 (1985) 151–158

Hauser, E. D. W.: Extra-Articular repair for ruptured collateral and cruciate ligaments. Surg. Gynec. Obstet. 84 (1947) 339–345

Heller, L., J. Langman: The menisco-femoral ligaments of the human knee. J. Bone Jt. Surg. 46 B (1964) 307–313

Hertel, P.: Verletzung und Spannung von Kniebändern. Hefte Unfallheilk. 142 (1980)

Hey Groves, E. W.: Crucial ligaments of the knee-joint. Brit. J. Surg. 7 (1919) 505–515

Hinze, M.: Die Ersatzplastik des hinteren Kreuzbandes. Zbl. Chir. 96 (1971) 1016–1019

Hipp, E., R. Gradinger, R. Aigner, Th. Biehl, P. M. Karpf: Unsere Grundsätze zur Versorgung der vorderen Kreuzbandrupturen. Prakt. Sporttraumatol. Sportmed. 1 (1986) 17–22

Hughston, J. C.: A surgical approach to the medial and posterior ligaments of the knee. Clin. Orthop. 91 (1973) 29–33

Hughston, J. C., G. R. Barrett: Acute anteromedial rotatory instability. J. Bone Jt. Surg. 65 A (1983) 145–153

Hughston, J. C., A. F. Eilers: The role of the posterior oblique ligament in repairs of acute medial (collateral) ligament tear of the knee. J. Bone Jt. Surg. 55 A (1973) 923–940

Hughston, J. C., K. E. Jacobson: Chronic posterolateral rotatory instability of the knee. J. Bone Jt. Surg. 67 A (1985) 351–359

Hughston, J. C., J. R. Andrews, M. J. Cross, A. Moschi: Classification of knee ligament instabilities, part I: The medial compartment and cruciate ligaments. J. Bone Jt. Surg. 58 A (1976) 159–172

Hughston, J. C., J. R. Andrews, M. J. Cross, A. Moschi: Classification of knee ligament instabilities, part II: The lateral compartment. J. Bone Jt. Surg. 58 A (1976) 173–179

Hughston, J. C., J. A. Bowden, J. R. Andrews, L. A. Norwood: Acute tears of the posterior cruciate ligament. J. Bone Jt. Surg. 62 A (1980) 438–450

Hunter, L. Y., F. J. Funk: Rehabilitation of the Injured Knee. Mosby, St. Louis 1984

Hunter, St. C., R. Marascalco, J. C. Hughston: Disruption of the vastus medialis obliquus with medial knee ligament injuries. Amer. J. Sports Med. 11 (1983) 427–431

Hussein, S.: Die Varietäten des Ligamentum collaterale fibulare und die Bandzüge zum Condylus lateralis tibiae. Hefte Unfallheilk. 86 (1983) 178–181

Indelicato, P. A.: Non-operative treatment of complete tears of the medial collateral ligament of the knee. J. Bone Jt. Surg. 65 A (1983) 323–329

Insall, J. N.: Chronic instability of the knee. In J. N. Insall: Surgery of the Knee. Churchill Livingstone, New York 1984 (S. 295–352)

Insall, J., D. M. Joseph, P. Aglietti, R. D. Campbell jr.: Bone-block iliotibial-band transfer for anterior cruciate insufficiency. J. Bone Jt. Surg. 63 A (1981) 560–569

Ireland, J., E. L. Trickey: Macintosh tenodesis for anterolateral instability of the knee. J. Bone Jt. Surg. 62 B (1980) 340–345

Jäger, M., C. J. Wirth: Kapselbandläsionen – Biomechanik, Diagnostik und Therapie. Thieme, Stuttgart 1978

Jäger, M., C. J. Wirth: Die Problematik veralteter, kombinierte Komplexinstabilitäten des Kniegelenkes. Unfallheilkunde 82 (1979) 58–66

Jäger, M., C. J. Wirth: Grenzen der Wiederherstellung und Therapie irreparabler Spätfolgen nach Bandverletzungen. Hefte Unfallheilk. 83 (1980) 422–425

Jäger, M., M. H. Hackenbroch, H. J. Refior: Kapselbandläsionen des Kniegelenkes. Experimentelle Grundlagen der Diagnostik und Therapie. Thieme, Stuttgart 1981

Jakob, R. P.: Die Knieinstabilitäten des lateralen Kompartimentes. Unfallmediz. Tagung d. Landesverb. Nordwestdeutschl. d. gewerbl. Berufsgenossenschaften, H. 40 (1980) Schriftreihe Unfallmed. Tagungen.

Jakob, R. P., H. Hassler, H.-U. Stäubli: Observations on rotatory instability of the lateral compartment of the knee. Acta orthop. scand., Suppl. 191, 52 (1981)

James, St. L.: Surgical anatomy of the knee. Fortschr. Med. 96 (1978) 139–192

James, St. L.: Biomechanics of knee ligament reconstruction. Clin. Orthop. 146 (1980) 90–101

Janik, B.: Kreuzbandverletzungen des Kniegelenkes. Walter de Gruyter, Berlin 1955

Johner, R., H. B. Burch, P. Ballmer, R. P. Jakob: Der Fixateur externe bei Knieluxation und komplexen Kniebandläsionen. Hefte Unfallheilk. 165 (1983) 300–302

Jones, K. G.: Results of use of the central one-third of the patellar ligament to compensate for anterior cruciate ligament deficiency. Clin. Orthop. 147 (1980) 39–44

Kaplan, E. B.: The lateral menisco-femoral ligament of the knee joint. Bull. Hosp. Jt. Dis. 17 (1956) 176–182

Kennedy, J. C.: Ligamentous injuries in the adolescent. In J. C. Kennedy: The Injured Adolescent Knee. Williams & Wilkins, Baltimore 1979 (S. 1–42)

Kennedy, J. C., R. Stewart, D. M. Walker: Anterolateral rotatory instability of the knee joint. J. Bone Jt. Surg. 60 A (1978) 1031–1039

Kennedy, J. C., J. H. Roth, H. V. Mendenhall, J. B. Sanford: Intraarticular replacement in the anterior cruciate ligament-deficient knee. Amer. J. Sports Med. 8 (1980) 1–8

Kentsch, A., R. Joller: Verletzungen des Kapsel-Band-Apparates am Kniegelenk. Prinzipien der Rekonstruktion. Ther. Umsch. 41 (1984) 29–38

Klein-Vogelbach, S.: Funktionelle Bewegungslehre, 3. Aufl. Springer, Berlin 1984

Knott, M., D. E. Voss: Komplexbewegungen. Bewegungsbahnung nach Dr. Kabat, 3. Aufl. Fischer, Stuttgart 1981

Korisek, G., C. Fabbriciani: Ruptur des Musculus popliteus. Chir. Praxis 31 (1983) 111–118

Krömer, K.: Zur operativen Behandlung der Seitenbandrisse des Kniegelenkes. Zbl. Chir. 34 (1963) 273–276

Lemaire, M., F. Combelles: Technique actuelle de plastie ligamentaire pour rupture ancienne du ligament croisé antérieur. Rev. Chir. orthop. 66 (1980) 523–525

Lerat, J. L., H. Dejour, A. Trillat: Les problèmes posés par les ruptures ligamentaires du compartiment externe du genou, fraîches et anciennes. Rev. Chir. orthop. 64 (1978) 231–246

Leyshon, R. L., G. M. Channon, D. H. R. Jenkins, Z. A. Rális: Flexible carbon fibre in late ligamentous reconstruction for instability of the knee. J. Bone Jt. Surg. 66 B (1984) 196–200

Lindemann, K.: Über den plastische Ersatz der Kreuzbänder durch gestielte Sehnenverpflanzungen. Z. orthop. Chir. 75 (1950) 316–334

Loos, W. C., J. M. Fox, M. E. Blazina, W. Del Pizzo, M. J. Friedeman: Acute posterior cruciate ligament injuries. Amer. J. Sports Med. 9 (1981) 86–92

Losee, R. E., Th. R. Johnson, W. O. Southwick: Anterior subluxation of the lateral tibial plateau. J. Bone Jt. Surg. 60 A (1978) 1015–1030

McDaniel jr., W. J., Th. B. Dameron jr.: Untreated ruptures of the anterior cruciate ligament. J. Bone Jt. Surg. 62 A (1980) 696–705

MacIntosh, D. L., T. A. Darby: Lateral substitution reconstruction. J. Bone Jt. Surg. 58 (1976) 142

Mann, K.: Ein Beitrag zur Behandlung des Seitenbandrisses am Kniegelenk durch sofortige gelenkte aktive Bewegung. Zbl. Chir. (1971) 193–198

Mansat, Ch.: Traitement chirurgical des laxités anciennes antéro-internes du genou. Rev. Chir. orthop. 62 (1976) 321–336

Marshall, J. L., R. F. Warren, Th. L. Wickiewicz, B. Reider: The anterior cruciate ligament: A technique of repair and reconstruction. Clin. Orthop. 143 (1979) 97–106

Mironova, S. S.: Spätresultate der Rekonstruktion des Bandapparates des Kniegelenks mit Lawsan. Zbl. Chir. 103 (1978) 432–434

Mommsen, F.: Neue Operation zum Ersatz des inneren Knieseitenbandes. Z. orthop. Chir. 80 (1951) 143–144

Moore, H. A., R. L. Larson: Posterior cruciate ligament injuries. Amer. J. Sports Med. 8 (1980) 68–78

Muhr, G., H. Tscherne: Therapeutische Möglichkeiten bei veralteten lateralen Instabilitäten am Kniegelenk. Unfallchirurgie 6 (1980) 123–133

Muhr, G., M. Wagner: Kapsel-Band-Verletzungen des Kniegelenks. Springer, Berlin 1981

Müller, J., H. Willenegger, K. Schuster: Autologe Cutisplastik bei Spätschäden von seiten der Bänder (Seitenband, Kreuzband). Z. Unfallmed. Berufskr. 63 (1970) 23–29

Müller, J., H. Willenegger, D. Terbrüggen: Freie, autologe Transplantate in der Behandlung des instabilen Knies. Hefte Unfallheilk. 125 (1975) 109–116

Müller, W.: Das Knie – Form, Funktion und ligamentäre Wiederherstellungschirurgie. Springer, Berlin 1982

Munzinger, U., H. Baumgartner, J. P. Müller: Rehabilitation des Kniegelenkes. Ther. Umsch. 41 (1984) 67–74

Nicholas, J. A.: The five-one reconstruction for anteromedial instability of the knee. J. Bone Jt. Surg. 55 A (1973) 899–922

Nicholas, J. A., J. Minkoff: Iliotibial band transfer through the intercondylar notch for combined anterior instability (ITPT procedure). Amer. J. Sports Med. 6 (1978) 341–353

Niederecker, K.: Befunde und Erfahrungen bei Kniegelenksoperationen, insbesondere bei Binnenverletzungen. Z. Orthop. 81 (1951) 225–250

Norwood, L. A., M. J. Cross: Anterior cruciate ligament: functional anatomy of its bundles in rotatory instabilities. Amer. J. Sports Med. 7 (1979) 23–26

Norwood, jr., L. A., J. R. Andrews, R. C. Meisterling, G. L. Glancy: Acute anterolateral rotatory instability of the knee. J. Bone Jt. Surg. 61 A (1979) 704–709

Noyes, F. R., D. S. Matthews, P. A. Mooar, E. S. Grood: The symptomatic anterior cruciate-deficient knee, part II: The results of rehabilitation, activity modification, and counseling on functional disability. J. Bone Jt. Surg. 65 A (1983) 163–174

Noyes, F. R., P. A. Mooar, D. S. Matthews, D. L. Butler: The symptomatic anterior cruciate-deficient knee, part I: The long-term functional disability in athletically active individuals. J. Bone Jt. Surg. 65 A (1983) 154–162

Odensten, M., J. Gillquist, Ph. D. Linköping: Functional anatomy of the anterior cruciate ligament and a rationale for reconstruction. J. Bone Jt. Surg. 67 A (1985) 257–261

Odensten, M., J. Lysholm, J. Gillquist: Long-term follow-up study of a distal iliotibial band transfer (DIT) for anterolateral knee instability. Chir. Orthop. 176 (1983) 129–135

O'Donoghue, D. H.: Reconstruction for medial instability of the knee. J. Bone Jt. Surg. 55 A (1973) 941–955

Ogata, K.: Posterior cruciate reconstruction using iliotibial band. Arch. Orthop. Traum. Surg. 101 (1983) 107–110

Palmer, I.: On the injuries to the ligaments of the knee joint. Acta chir. scand., Suppl. 53 (1983)

Parolie, J. M., J. A. Bergfeld: Long-term results of nonoperative treatment of isolated posterior cruciate ligament injuries in the athlete. Amer. J. Sports Med. 1 (1986) 35–38

Passl, R., G. Sauer: Eine neue Methode zum Ersatz des vorderen Kreuzbandes. Beitr. Orthop. Traum. 31 (1984) 401–407

Paulos, L., F. R. Noyes, E. Grood, D. L. Butler: Knee rehabilitation after anterior cruciate ligament reconstruction and repair. Amer. J. Sports Med. 9 (1981) 140–149

Pavlov, H., R. F. Warren, M. F. Sherman, P. D. Cayea: The accuracy of double-contrast arthrographie evaluation of the anterior cruciate ligament. J. Bone Jt. Surg. 65 A (1983) 175–183

Price, Ch. T., W. C. Allen: Ligament repair in the knee with preservation of the meniscus. J. Bone Jt. Surg. 60 A (1978) 61–65

Reichelt, A.: Klinische und röntgenologische Spätergebnisse nach Kreuzbandersatzplastiken mit dem Meniskus. Arch.-orthop. Unfall-Chir. 88 (1977) 37–48

Reider, B., J. L. Marshall, B. Koslin, B. Ring, F. G. Girgis: The anterior aspect of the knee joint. J. Bone Jt. Surg. 63 A (1981) 351–356

Schuchardt, E.: Zur Technik und Nachbehandlung von Kreuzbandersatzoperationen bei chronischen Knieinstabilitäten. Orthop. Techn. 37 (1986) 136–140

Schulitz, K.-P., H. Krahl, W. H. Stein: Late reconstructions of injured ligaments of the knee. Springer, Berlin 1978

Seebacher, J. R., A. E. Inglis, J. L. Marshall, R. F. Warren: The structure of the posterolateral aspect of the knee. J. Bone Jt. Surg. 64 A (1982) 536–541

Ségal, Ph., J. J. Lallement, M. Raguet, M. Jacob, Y. Gérard: Les lésions ostéo-cartilagineuses de la laxite antéro-interne du genou. Rev. Chir. orthop. 66 (1980) 357–365

Ségal, Ph., M. Jacob: The Knee. Wolfe Medical Publications, London 1984

Sherman, W. M., D. R. Pearson, M. J. Plyley, D. J. Costill, A. J. Habansky, D. A. Vogelsang: Isokinetic rehabilitation after surgery. Amer. J. Sports Med. 10 (1982) 155–161

Slocum, D. B., R. L. Larson, St. L. James: Late reconstruction procedures used to stabilize the knee. Orthop. Clin. North. Amer. 4 (1973) 679–689

Slocum, D. B., R. L. Larson, St. J. James: Late Reconstruction of ligamentous injuries of the medial compartment of the knee. Clin. Orthop. 100 (1974) 23–55

Stedtfeld, H.-W.: Die standardisierte gehaltene Röntgenaufnahme des Kniegelenkes – ein neues apparativ-diagnostisches Konzept. Habil.-Schrift, Münster 1984

Stedtfeld, H.-W., M. Strobel, H. Stenzel: Beitrag zur Frage der posteromedialen Instabilität des Kniegelenkes. Hefte Unfallheilk. 87 (1984) 290–297

Terry, G. C., J. C. Hughston, L. A. Norwood: The anatomy of the iliopatellar band and iliotibial tract. Amer. J. Sports Med. 1 (1986) 39–45

Trickey, E. L.: Injuries to the posterior cruciate ligament. Clin. Orthop. 147 (1980) 76–81

Trillat, A., P. Ficat: Laxités post-traumatiques du genou. Rev. chir. orthop., Suppl. 58 (1972) 32–114

Trillat, A., H. Dejour, G. Bousquet: Chirurgie du genou. Simep, Villeurbanne 1978

Tscherne, H., G. Muhr: Die sekundäre Wiederherstellung nach Bandverletzungen des Kniegelenkes. Hefte Unfallheilk. 83 (1980) 405–413

Unverferth, L. J., J. E. Bagenstose: Extra-articular reconstructive surgery for combined anterolateral-anteromedial rotatory instability. Amer. J. Sports Med. 7 (1979) 34–39

Vigliani, F., B. Martinelli, E. A. Tagliapietra: The early surgical treatment of rupture of the tibial collateral ligament of the knee. Ital. J. Orthop. Traumat. 1 (1975) 151–161

Villiger, K. J.: Erfahrungen bei 250 dynamischen, proximal muskulär gestielten, vorderen Kreuzbandplastiken (Lindemann). Chirurg 55 (1984) 710–716

Voorhoeve, A., W. Adolphs: Komplexinstabilität des Kniegelenkes – Kutisplastik. Chir. Praxis 31 (1983) 669–682

Wagner, M., H. Kern, E. Trojan: Nachbehandlung frischer operierter Kapsel-Band-Verletzungen. Unfallchirurgie 11 (1985) 302–308

Warren, R. F.: Acute ligament injuries. In J. N. Insall: Surgery of the Knee. Churchill Livingstone, New York. 1984 (S. 261–294)

Warren, R. F., J. L. Marshall: Injuries of the anterior cruciate and medial collateral ligaments of the knee. A retrospective analysis of clinical records – Part 1. Clin. Orthop. 136 (1978) 191–197

Warren, R. F., J. L. Marshall: Injuries of the anterior cruciate and medial collateral ligaments of the knee. A long-term follow-up of 86 cases – Part II. Clin. Orthop. 136 (1978) 197–211

Warren, R. F., J. L. Marshall: The supporting structures and layers on the medial side of the knee. J. Bone Jt. Surg. 61 A (1979) 56–62

Wirth, C. J., M. Jäger: Dynamic double tendon replacement of the posterior cruciate ligament. Amer. J. Sports Med. 12 (1984) 39–43

Wirth, C. J., M. Jäger, M. Kolb: Die komplexe vordere Knie-Instabilität. Thieme, Stuttgart 1984

Wirth, C. J., W. Küsswetter: Biomechanic studies reinserting the medial collateral ligament to correct a chronic anteromedial instability of the knee joint. Arch. Orthop. Traum. Surg. 96 (1980) 171–176

Wittek, A.: Zur Naht der Kreuzbandverletzung im Kniegelenk. Zbl. Chir. 54 (1927) 1538–1541

Woods, G. W., D. R. Chapman: Repairable posterior menisco-capsular disruption in anterior cruciate ligament injuries. Amer. Sports Med. 12 (1984) 381–385

Woods, G. W., R. F. Stanley jr., H. S. Tullos: Lateral capsular sign: x-ray clue to a significant knee instability. Amer. J. Sports Med. 7 (1979) 27–33

Woods, G. W., Ch. A. Homsy, J. M. Prewitt, H. S. Tullos: Proplast leader for use in cruciate ligament reconstruction. Amer. J. Sports Med. 7 (1979) 314–320

Zimmermann, H., K. Petzold: Chirurgische Technik. Zbl. Chir. 107 (1982) 1394–1398

19

Eingriffe bei Fehlstellungen der Beinachse

Vorbemerkungen

Kniegelenknahe Korrekturen der Beinachse *zielen* im wesentlichen darauf ab, mechanisch stärker beanspruchte und arthrotisch veränderte Gelenkanteile zu entlasten, um einen zunehmenden *Gelenkverschleiß* zu *verhüten* oder *aufzuhalten*. Bei stark ausgeprägten Gonarthrosen können *zusätzliche* intraartikuläre *Eingriffe* in Form einer sog. Gelenktoilette (Débridement) erforderlich werden (z. B. Menisektomie, Entfernung freier Gelenkkörper, Abtragung von Osteophyten, Chondrektomie oder Synovektomie). Wir nehmen diese Operationen jedoch meistens nicht gleichzeitig mit einer Umstellungsosteotomie vor, sondern erst später, wenn z. B. schmerzhafte Störungen der Gelenkfunktionen (Ergußneigungen, Einklemmungserscheinungen usw.) verblieben sind. Nach unseren Erfahrungen kommt man sehr häufig, zumal bei älteren Patienten, mit der alleinigen Korrekturosteotomie aus.

Bei vielen *X- oder O-Fehlstellungen* der Beinachse bestehen auch *Lockerungen* von *Kniegelenkbändern*. Deutliche Instabilitäten sollten mitbehandelt werden: Eine **Bandstraffung** kann auf verschiedene Weise erreicht werden, beim Genu varum z. B. durch »Aufkeilung« der Osteotomieflächen auf der Konkavseite der Achsenkrümmung (Aufklapposteotomie am Tibiakopf mit Spongiosaunterfütterung) oder durch sog. Zweidrittel-Keilosteotomie ohne Knochenspanverpflanzung oder durch Verlagerung eines Seitenbandansatzes. Bei der Indikation zu diesen Maßnahmen sollte man allerdings am lateralen Seitenband zurückhaltend sein, weil dieses bei einer regelrechten oder gar im Valgussinne leicht überkorrigierten Beinachse weniger beansprucht wird.

Ort der Osteotomie

Der *Ort einer Osteotomie* richtet sich nach *dem* gelenknahen Knochenbezirk, in welchem die Fehlstellung ihren Sitz hat (Abb. **1–4**). Er liegt gewöhnlich im *Scheitelpunkt der Deformität*, kann aber auch im distalen Femur- sowie proximalen Unterschenkelbereich zugleich lokalisiert sein und macht dann zwei Osteotomien erforderlich, um die Kniegelenkflächen horizontal einzustellen. In Grenzfällen und bei älteren Patienten sollte man mit *einer* Osteotomie auszukommen versuchen. Dabei *bevorzugen* wir die *hohe Tibiakopfosteotomie:* Sie stellt meistens keine so großen technischen Anforderungen wie eine suprakondyläre Osteotomie und heilt im allgemeinen rascher aus. – Bei schweren *retropatellaren Knorpelschäden* kann eine interligamentäre Tibiakopfosteotomie mit einer Verschiebung des distalen Unterschenkelfragmentes nach vorne kombiniert werden, um die Beanspruchung des Kniescheibengleitlagers zu verringern (»Maquet-Effekt«). Die Abb. **1a–c** zeigt schematische Darstellungen zum Ort der Osteotomie bei verschiedenen **Genua valga:** Zur Beseitigung einer Deformität wie in Abb. **1a** und horizontalen Einstellung der Kniebasislinie ist eine hohe Tibiakopfosteotomie erforderlich. Handelt es sich um eine Deformität wie in Abb. **1b**, wird suprakondylär osteotomiert. Liegt eine Fehlstellung wie in Abb. **1c** vor, ist eine supra- und infrakondyläre Osteotomie angezeigt. In der Abb. **2a–c** findet sich die schematische Darstellung zum Ort der Osteotomie bei verschiedenartigen **Genua vara:** Die Korrektur und horizontale Einstellung der Kniebasislinie wird bei einer Deformität wie in Abb. **2a** durch eine suprakondyläre Femur- und infrakondyläre Tibiakopfosteotomie, wie in Abb. **2b** durch eine suprakondyläre Femur- und wie in Abb. **2c** durch eine infrakondyläre Tibiakopfosteotomie erreicht. – Trotz gerader Beinachse kann die Kniebasislinie schräg stehen. Bei den Beispielen in Abb. **3a** u. **b** wird supra- und infrakondylär korrigiert. – Die Abb. **4a** u. **b** zeigt die Verhältnisse beim Genu flectum und Genu recurvatum. Beim **Genu flectum** liegt der Ort der Korrektur gewöhnlich suprakondylär, beim **Genu recurvatum** infrakondylär.

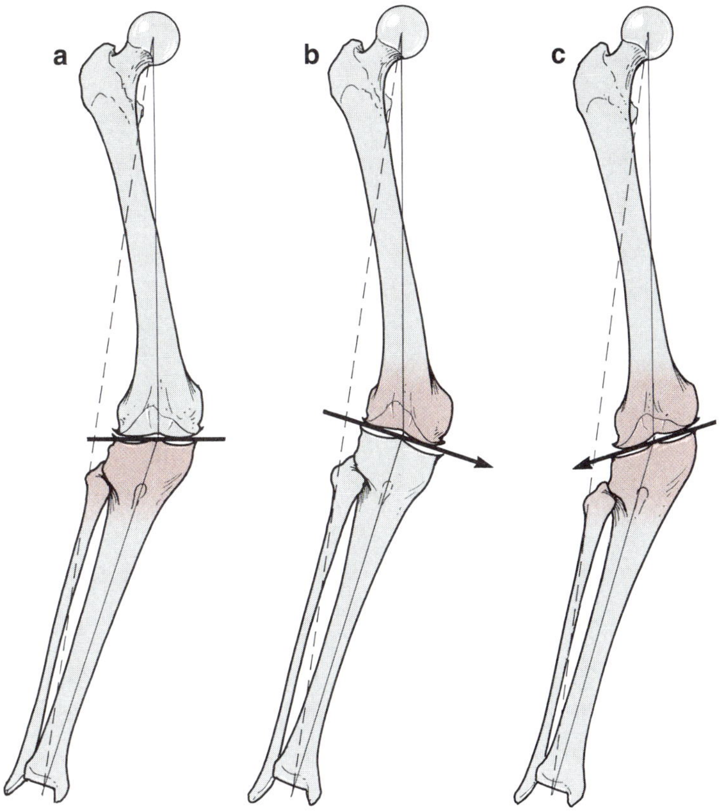

1 a–c Legende siehe Text.

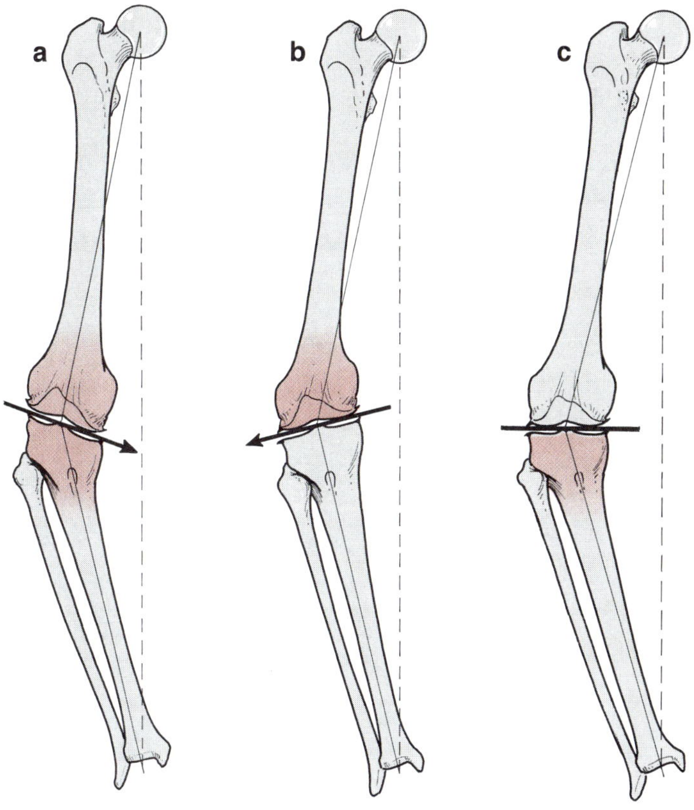

2 a–c Legende siehe Text.

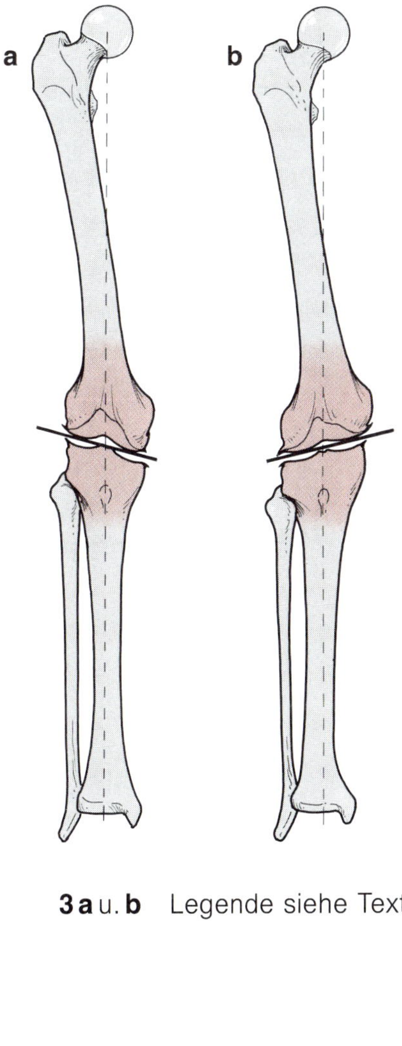

3 a u. **b** Legende siehe Text.

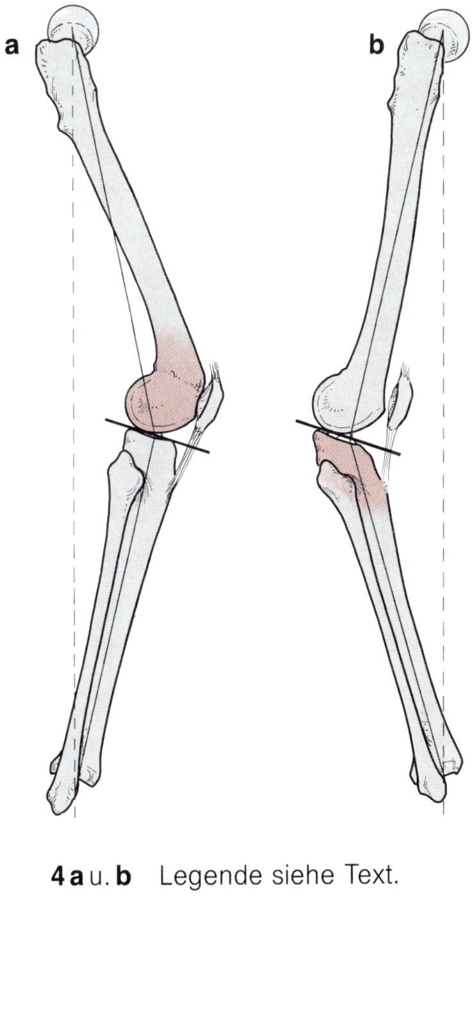

4 a u. **b** Legende siehe Text.

Berechnung der Korrektur

Das *Ausmaß einer Korrektur* richtet sich nach dem klinischen Bild sowie den Röntgenbefunden. *Außerdem müssen bei allen kniegelenknahen Osteotomien die Verhältnisse am koxalen Femurende (Schenkelhalswinkel, Schenkelhalslänge, Hüftgelenkpfanne) und die Stellung des oberen Sprunggelenkes berücksichtigt werden!* Die Planung wird in einer genauen *Operationsskizze* festgehalten. Dazu müssen die anatomischen Achsen des Beinskeletts bekannt sein (Abb. **5**). Bei keilförmigen Osteotomien werden von der Höhe der eingezeichneten Keilbasis 10 % abgezogen (Vergrößerungseffekt des Röntgenbildes bei 1 m Fokusabstand). An den Schnittflächen geht etwas Knochensubstanz verloren, so daß von der eingezeichneten Höhe der Keilbasis etwa 1–1,5 mm abzurechnen sind. Man erhält so die *reelle Keilhöhe,* die während der Operation auf den Knochen übertragen wird. Bei der *Anfertigung der Umrißzeichnung* und der *Berechnung des Knochenkeiles* berücksichtigen wir auch die Informationen aus der a.-p. und Seitenaufnahme des Kniegelenkes, der sog. Becken-Bein-Statik, der Aufnahme beim Einbeinstand, der gehaltenen Röntgenaufnahmen in X- und O-Beanspruchung sowie der Überstreckaufnahme beim Genu recurvatum: Die *Röntgenaufnahmen im beidbeinigen* und *einbeinigen Stand* geben Aufschluß über die *Gelenkposition unter Belastung*. Die Bekken-Bein-Statik orientiert außerdem über die Stellung der Gelenkflächen der benachbarten Gelenke und den Verlauf der Traglinie.

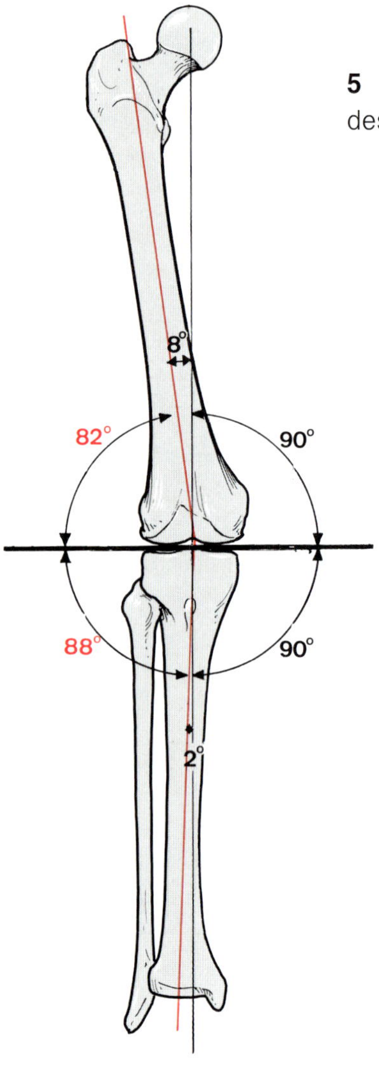

5 Anatomische Achsen des Beinskeletts.

Die *gehaltenen Röntgenaufnahmen* im a.-p. Strahlengang zeigen den Grad der Aufklappbarkeit der Gelenkkörper und auch der *Laxität des Bandapparates.* Bei Varus- oder Valgusgonarthrosen schließen wir daraus, ob durch entsprechenden Zuschnitt des Knochenkeiles (z. B. Zweidrittelkeil) eine gleichzeitige Bandstraffung auf der Medial- oder Lateralseite empfehlenswert ist und in welchem Umfang überkorrigiert werden muß. Bei Aufklapposteotomien kann außerdem die Höhe und Länge der Beckenkammspäne bestimmt werden. Eine Varusdeformität sollte etwa 3–5 Grad über den anatomischen Achsenverlauf korrigiert werden. Beim Genu valgum, Genu recurvatum oder antecurvatum gleicht man dagegen in der Regel nur bis zur regelrechten Beinachse aus (Ausnahme: Streckosteotomie bei Kniebeugekontraktur).

Auf den Röntgenaufnahmen in seitlicher Ansicht läßt sich die passive Überstreckbarkeit des Unterschenkels erkennen.

Bei *komplexen Fehlstellungen* sind *mehrdimensionale Osteotomien* notwendig, wie z. B. bei Varusdeformitäten mit gleichzeitigen Beugekontrakturen im Kniegelenk.

Osteosyntheseverfahren

Die Fragmente können entweder durch *äußere Spanner* (Fixateur externe) oder durch *Klammern, Platten und Bohrdrähte* gesichert werden. Beim erwachsenen Patienten streben wir immer eine *übungsstabile Osteosynthese* an. (Mit der Barrel-Vault-Technik von Maquet haben wir keine Erfahrungen. Der interessierte Leser sei auf die Originalarbeiten verwiesen.)

Umstellungsosteotomien am distalen Femur und proximalen Unterschenkel weisen einige *Besonderheiten* auf.

- *Plattenosteosynthesen* am distalen Femur sind technisch *anspruchsvolle* Eingriffe. Bei *älteren Patienten* können häufiger Komplikationen in Form von mangelhaften Korrekturen, verzögerten Heilungen und Funktionsstörungen des Kniegelenkes auftreten. *Osteotomien* und *Osteosynthesen* mit Kondylenplatte sollten deshalb in diesen Fällen

etwas mehr *diaphysenwärts* vorgenommen werden. Man kann in das distale Fragment zusätzlich zwei Spongiosaschrauben mit vollem Gewinde einbringen, da die dünne Kortikalis und rarefizierte Spongiosa im metaphysären Femurbereich dem Osteosynthesematerial geringeren Halt bieten.
- Nach Korrekturen schwerer Valgusfehlstellungen können Irritationen und Lähmungen des *N. peronaeus* auftreten.
- *Korrekturosteotomien distal* der *Tuberositas tibiae* sollten als Routineeingriffe möglichst *vermieden* werden. Wir *ziehen Osteotomien proximal* des *Kniescheibenbandansatzes* als sog. hohe oder interligamentäre Tibiakopfosteotomien *vor,* weil sie wegen des breiteren spongiösen Kontaktes der Osteotomieflächen schneller ausheilen. Auch die Muskelkräfte, die auf die Osteotomieebene einwirken, spielen dabei eine günstige Rolle.

Bei *Korrekturen im Wachstumsalter* muß folgendes berücksichtigt werden:

- **Reifezustand des Skeletts** (Skelettalter), verbleibende *Wachstumspotenzen* und spontane Korrekturmöglichkeiten.
- Bei progredienten Achsenfehlstellungen infolge von partiellen Epiphysenschäden werden *nochmalige Osteotomien* zu einem späteren Zeitpunkt um so eher und häufiger erforderlich, je jünger die Patienten sind. Deshalb sollte *bei jüngeren Patienten* von vornherein *überkorrigiert werden.*
- *Die Epiphysenscheiben* dürfen *nicht verletzt* werden.
- Der *Ort* einer Osteotomie sollte *metaphysär* gelegen sein.
- Meistens genügen sog. *Minimalosteosynthesen* (gekreuzte Kirschner-Drähte) oder Knochenklammern mit anschließenden Gipsverbänden, weil Osteotomien am kindlichen Skelett rascher konsolidieren.
- Die Patienten müssen *regelmäßig nachuntersucht* werden.
- Zu den Korrekturmöglichkeiten von Achsenfehlstellungen durch *temporäre Epiphyseodese* verweisen wir auf Kapitel 20.

Indikationen und Voraussetzungen

Korrekturosteotomien sind bei kniegelenknahen Fehlstellungen der Beinachse *angezeigt,* falls schmerzhafte Funktionsstörungen vorliegen oder verhütet werden sollen. Die Operationsindikation wird *auch in höherem Alter* noch relativ *großzügig* gestellt, wenn es sich um vorwiegend unikondyläre Gonarthrosen handelt. Allerdings sollte das Gelenk wenigstens noch ca. 100 Grad gebeugt werden können. Die Eingriffe können unter entsprechenden Voraussetzungen bei Fehlstellungen in der Frontalebene ab etwa 5–7 Grad, in der Sagittalebene ab etwa 10–15 Grad erwogen werden. Eine Streckosteotomie von über 15–20 Grad sollte nur am distalen Femur vorgenommen werden. *Starre Richtlinien sind nicht möglich!* Jede Deformität muß genau analysiert werden, wobei auch der Zustand der benachbarten und gegenüberliegenden Gelenke, die jeweilige Grundkrankheit und voraussichtliche Lebenserwartung des Patienten, die ästhetischen Belange, die Zeitspanne bis zum Wachstumsabschluß und die Mentalität des Kranken zu beachten sind. Bei einem Kranken im höheren Lebensalter mit schwerer Varusgonarthrose, Retropatellararthrose und starker Gelenkinstabilität kann die Alloarthroplastik u. U. eine bessere Alternative darstellen.

Präoperativ sind Kräftigungsübungen der Beinmuskulatur sowie Gehübungen an zwei Unterarmstützen unter Teilentlastung des betroffenen Beines zu empfehlen. *Übergewichtige* Patienten sollten unbedingt ihr *Gewicht reduzieren!* Liegt eine stärkere Varikosis vor, kann die Beseitigung der Varizen zweckmäßig sein. Schließlich muß man erwarten können, daß der Patient aufgrund seines Allgemeinzustandes imstande ist, aktiv mitzuarbeiten.

Korrekturen der Beinachse im Bereich des distalen Femurs

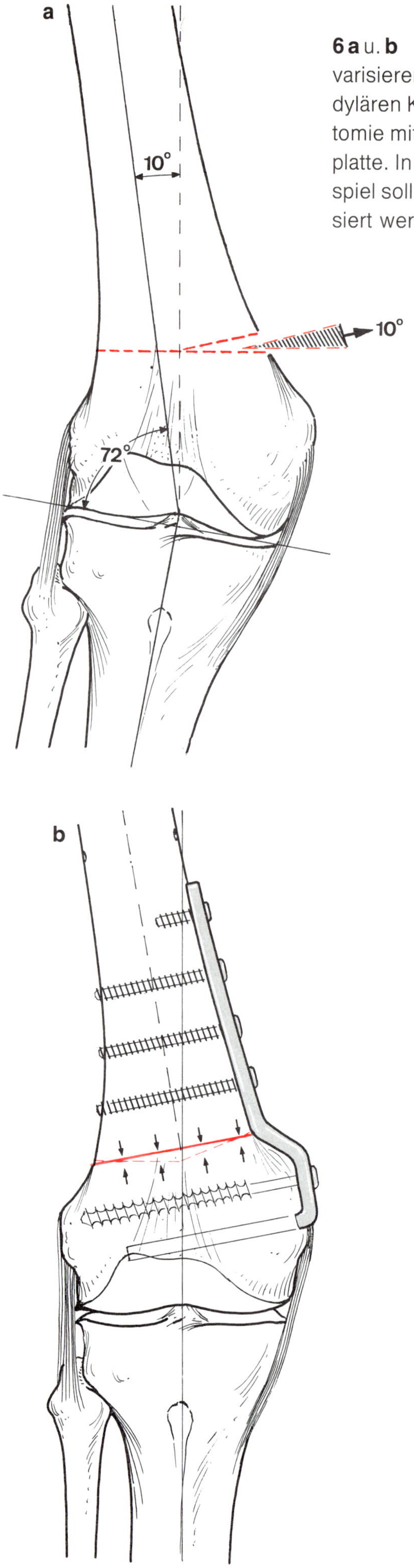

6a u. **b** Schema einer varisierenden suprakondylären Korrekturosteotomie mit Rechtwinkelplatte. In unserem Beispiel soll 10 Grad varisiert werden.

Suprakondyläre, varisierende Osteotomie
(medialer Zugang)

Prinzip

Varisierende Korrektur durch Entnahme eines Knochenkeiles mit medialer Basis (Halbkeil). Fixation mit medial liegender Rechtwinkelplatte (Abb. **6a** u. **b**).

Indikation

Genu valgum mit suprakondylärem Krümmungsscheitel.

Vorteile

Die *Osteosyntheseplatte* liegt auf der *Zuggurtungsseite!* Der Knochenkeil kann leichter als vom lateralen Zugang her entnommen werden.

Nachteile

Keine wesentlichen Nachteile. – In Nähe des proximalen Wundwinkels verläuft die A. femoralis und der N. saphenus! An der Innenseite des Oberschenkels werden Schmerzen manchmal stärker als an der Außenseite empfunden.

Vorbereitung und Lagerung

Rückenlage, Blutsperre. Die Blutdruckmanschette liegt so weit wie möglich proximal am Oberschenkel. Es ist von Vorteil, das gegenseitige Bein abzuspreizen und im Kniegelenk rechtwinklig zu beugen. Das betroffene Kniegelenk wird ca. 70–90 Grad gebeugt. Die Kniescheibe zeigt genau nach vorne. *Tuchrolle* unter den Oberschenkel zum *oberen Drittel hin,* damit die Weichteile im Operationsgebiet nicht zu stark nach vorne gedrückt werden.

Technik (Abb. **7–15**)

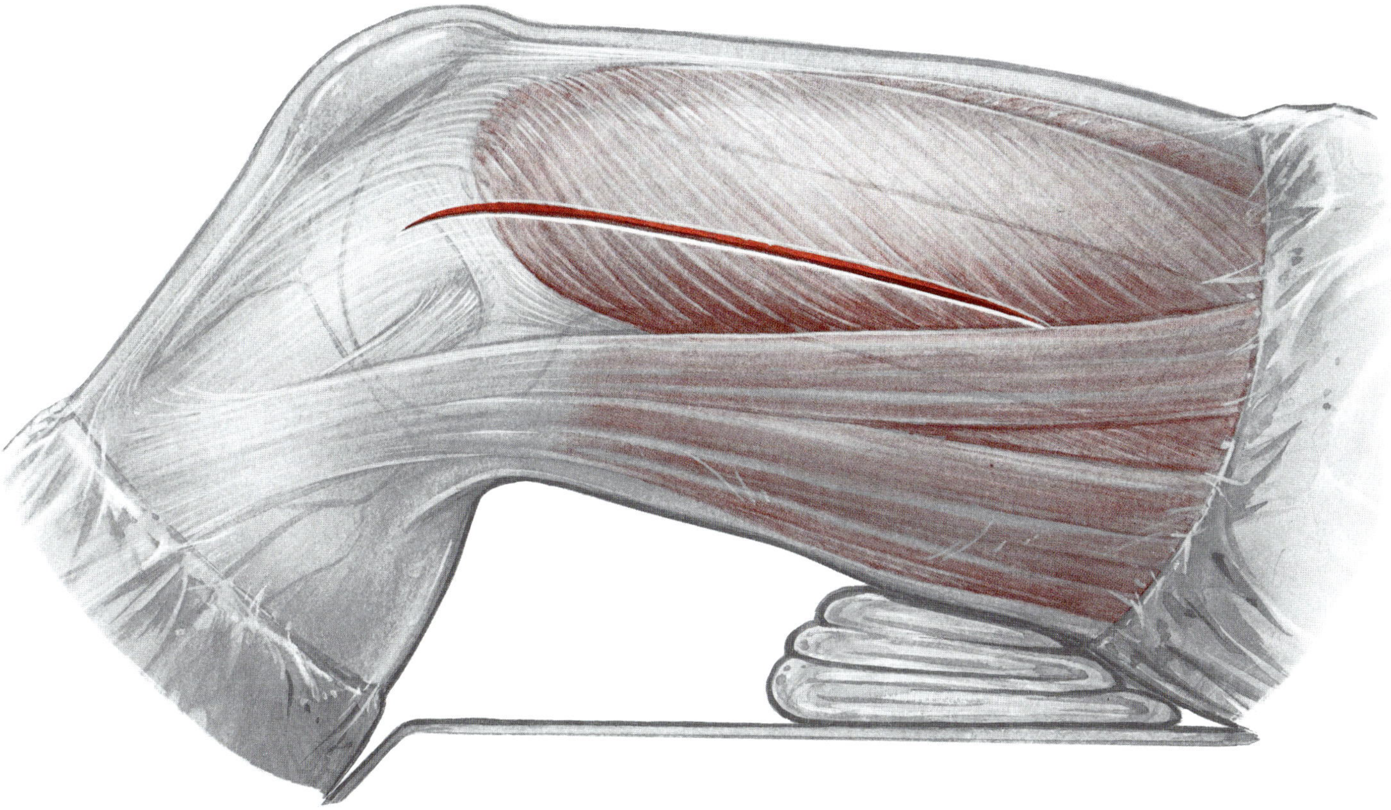

7 Der ca. 15 cm lange Hautschnitt beginnt kaudal 2–3 cm distal und etwas vor dem Epicondylus medialis und verläuft nach proximal parallel zur Femurschaftachse.

Subkutis und Faszie werden in Schnittrichtung durchtrennt.

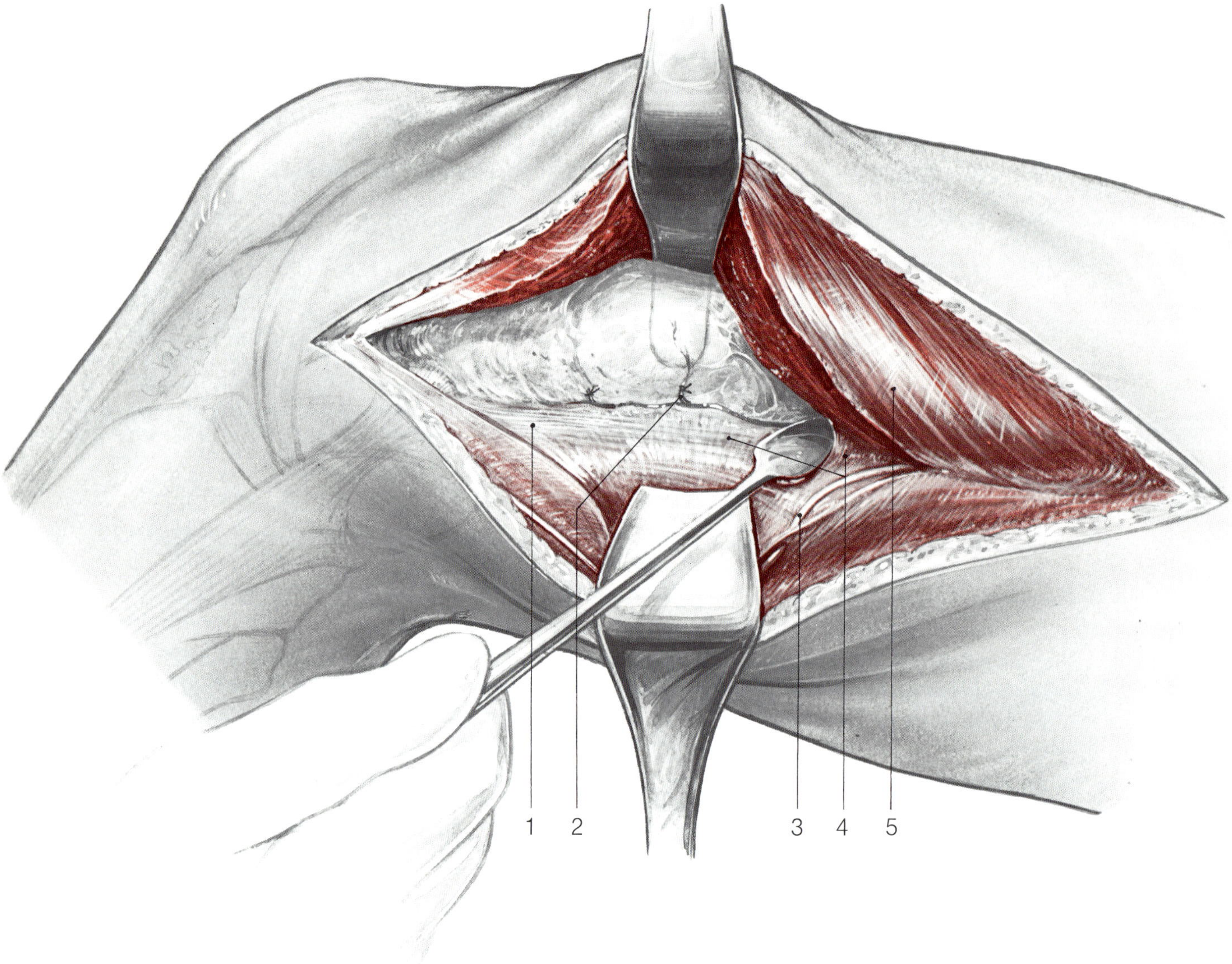

8 Vom distalen Sehnenansatz des M. adductor magnus am Epicondylus medialis wird auf das Septum intermusculare femoris mediale eingegangen: Den M. vastus medialis schiebt man von distal nach proximal teils stumpf, teils scharf mit dem Raspatorium ab. Vv. perforantes unterbinden. Vorsicht im oberen Wundbereich: Hiatus tendineus des Adduktorenkanales mit A. femoralis und N. saphenus (s. Abb. 2, S. 4.3).

1 Tendo m. adductor magnus
2 Vv. perforantes
3 N. saphenus
4 Septum intermusculare femoris mediale
5 M. vastus medialis

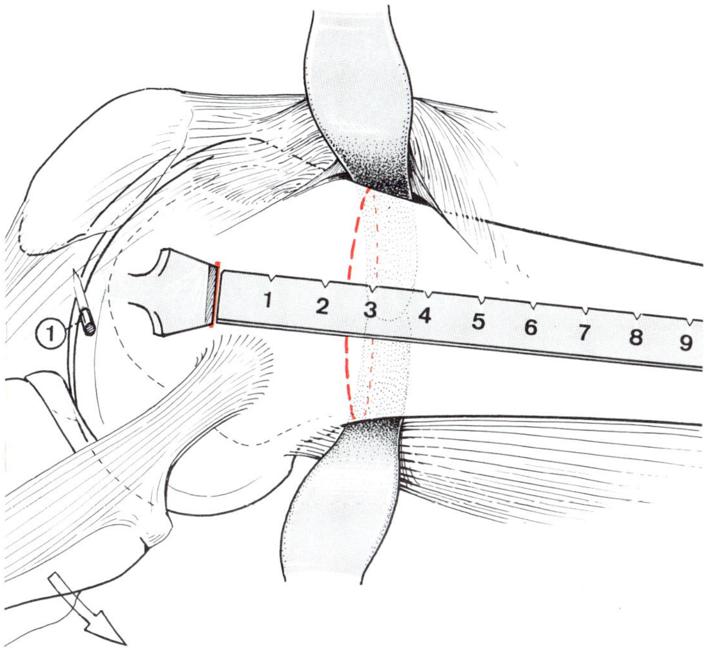

9 Das Periost wird vom Epicondylus medialis nach proximal inzidiert. Subperiostale Freilegung der Diaphyse. Einsetzen von Hohmann-Hebeln. Darstellung der Femurmetaphyse und der Region vor und unterhalb des Lig. collaterale mediale (Plattensitz!). Ein ca. 2 mm dicker Kirschner-Draht (1) wird vorsichtig durch die Weichteile vor dem Gelenk parallel und tangential zu den Gelenkflächen der Femurkondylen geführt (Richtungsdraht für die Kniebasislinie). Der weniger erfahrene Operateur sollte die Lage des Drahtes röntgenologisch überprüfen! Der Draht sollte über dem inneren und äußeren Gelenkspalt liegen. Kniegelenk nahezu 90 Grad beugen! Die Einschlagstelle des Plattensitzinstrumentes liegt in der Verlängerung der Femurdiaphyse, und zwar etwas vor und ca. 1,5–2 cm unterhalb des Epicondylus medialis. Sie wird mit einem 1 cm breiten Meißel vorbereitet. Man markiert sich die Längsachse der Diaphyse mit einem metallenen Meßband oder ähnlichem. Der Ort der Osteotomie liegt ca. 2,5 cm oberhalb der Platteneinschlagstelle.

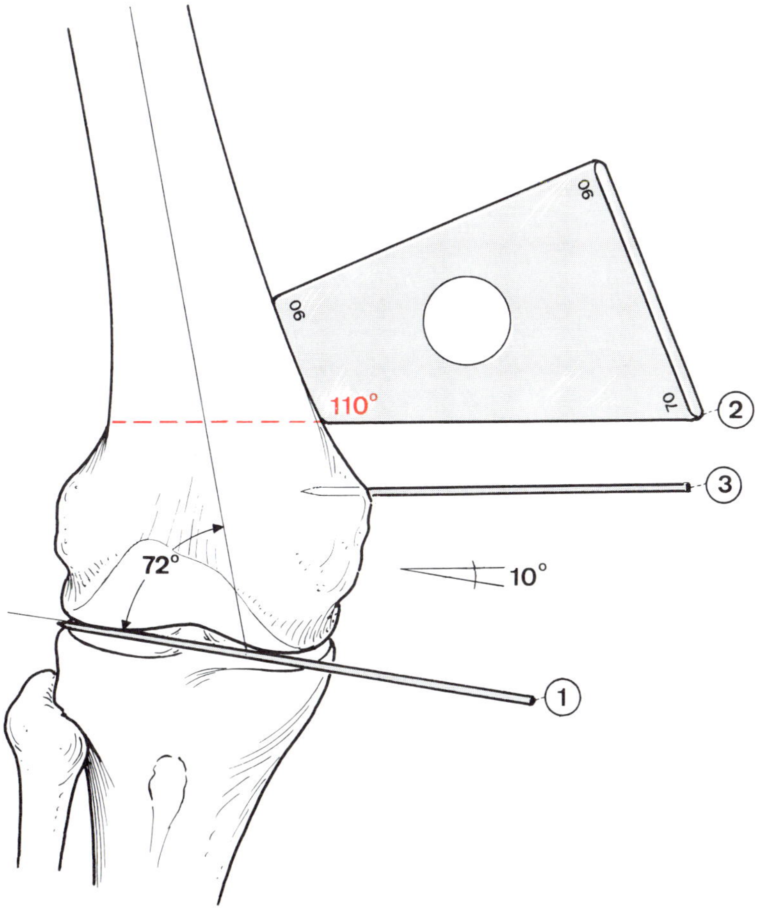

10 An den Femurschaft wird eine Winkelplatte (2) angelegt. Bei einer beabsichtigten Korrektur von 10 Grad bohren wir parallel zum freien Rand des 110-Grad-Winkelstückes einen 2 mm starken Kirschner-Draht ins Kondylenmassiv (3) und achten darauf, daß dieser Draht die Osteosynthese nicht behindert und zur Kniebasislinie (1) ca. 10 Grad geneigt ist. (Der normale Außenwinkel zwischen anatomischer Femurachse und Kniebasislinie beträgt 82 Grad.) Um die Ebene der Femurrollen zu beurteilen ist dem weniger Geübten eine mediale Arthrotomie zu empfehlen.

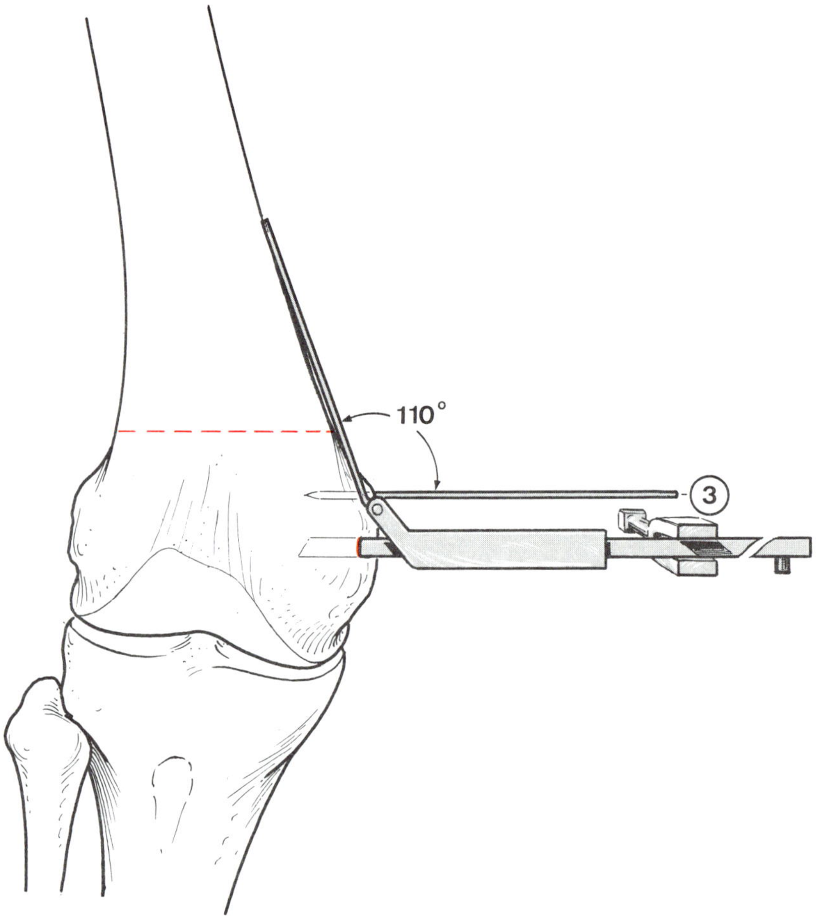

11 Das Plattensitzinstrument mit aufgeschobener Führungsplatte wird in die vorbereitete Einschlagstelle parallel zum Richtungsdraht (3) zunächst ca. 1,5–2 cm tief in den Knochen eingeschlagen. Der Schlitzhammer verhindert eine Rotation des Sitzinstrumentes um die Längsachse und trägt dazu bei, daß auch in der Frontalebene eine korrekte Lage erreicht wird. Bevor wir das Sitzinstrument ca. 5,5 cm in das Kondylenmassiv einschlagen, *überprüfen* wir noch einmal seine Lage *in den 3 Ebenen*. Beim Einschlagen übt ein Assistent von lateral einen Gegendruck aus. Kniegelenk etwa rechtwinklig gebeugt! – Der quere Durchmesser des Kondylenmassivs in Höhe des Sitzinstrumentes entspricht nicht der röntgenologisch ausgemessenen Kondylenbreite, weil sich der Querschnitt der Femurrolle nach vorne zu verjüngt (s. Abb. 20).

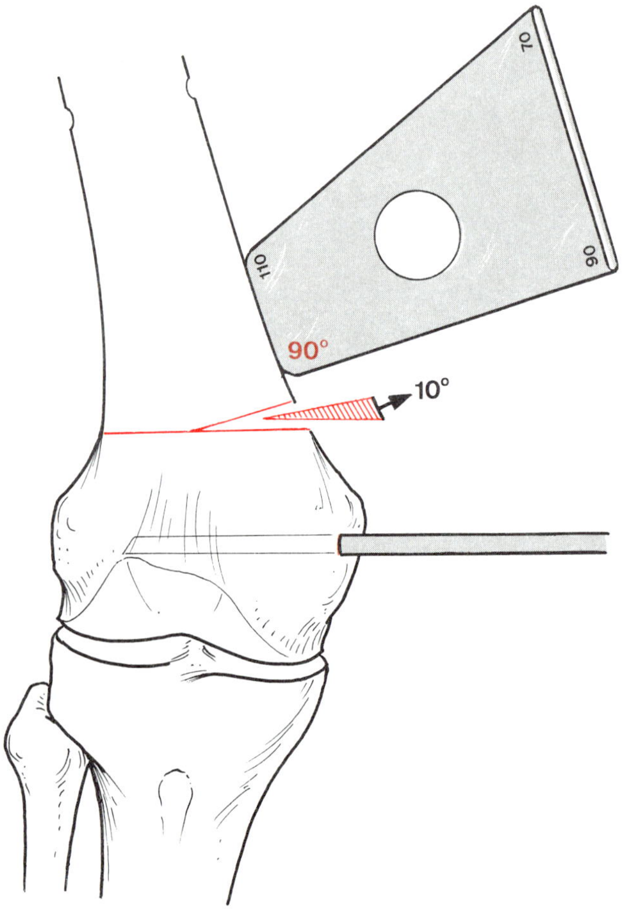

12 Mit einem Meißel wird der Ort der Osteotomie ca. 2,5 cm oberhalb des Plattensitzinstrumentes markiert. *Osteotomie* zunächst *parallel zum Sitzinstrument* unter Schutz von zwei Hohmann-Hebeln. Die laterale Kortikalis wird bis auf eine sehr schmale Brücke durchtrennt. Entfernung des Knochenkeiles (Halbkeil). Die proximale Schnittfläche verläuft senkrecht zur Diaphysenachse.

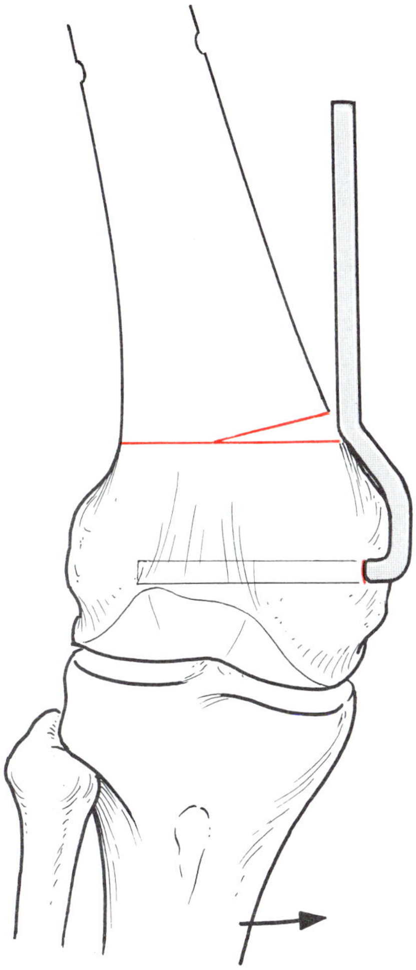

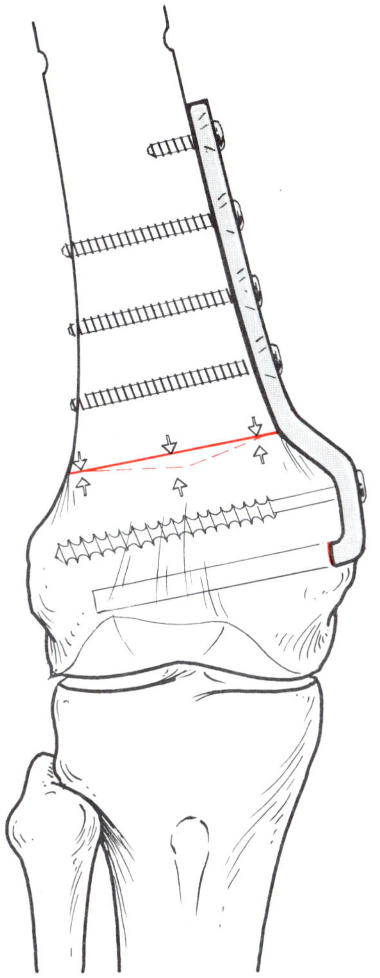

13 Das Sitzinstrument wird entfernt; eine Rechtwinkelplatte wird mit einem Führungsinstrument (nicht abgebildet) in das vorbereitete Klingenlager eingeführt. Nach Wegnahme des Führungsinstrumentes schlägt man die Platte mit einem Vorschlaginstrument so fest ein, daß sie im Bogen dem Knochen anliegt. Gegebenenfalls muß eine Platte mit kleinerer oder größerer Bogentiefe gewählt werden. Die überstehende mediale Knochenkante am distalen Fragment wird abgetragen. Überführung des distalen Fragmentes in Korrekturstellung. Dabei bricht die dünne laterale Kortikalisbrücke ein. Die Platte liegt nun der Femurdiaphyse an und wird an ihr mit einer Haltezange fixiert.

14 In das distale Fragment wird eine Kortikalis- (oder Malleolar-)schraube eingebracht. Die Osteotomieflächen werden mit dem Spanngerät unter Druck gesetzt. Die Fragmente stauchen sich dabei ein. Mit einer *selbstspannenden Platte* erreicht man noch höhere Drücke, wenn man die Osteotomieflächen zunächst mit dem Spanner unter Druck setzt, bevor die Schrauben in der Reihenfolge Gleitloch – Streckspannloch – Kraftspannloch nach entsprechendem Aufbohren und Gewindeschneiden der Bohrlöcher eingedreht werden.

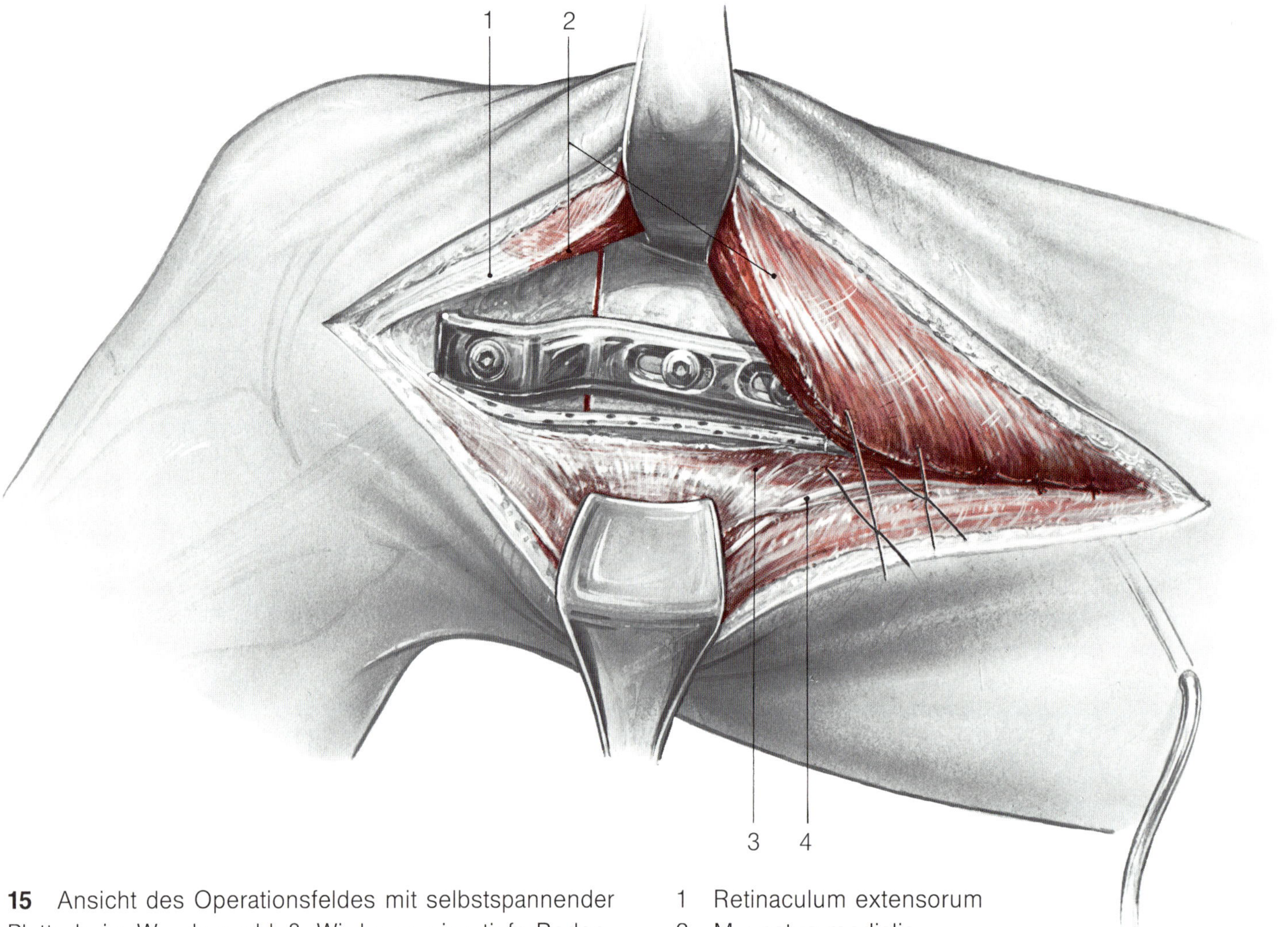

15 Ansicht des Operationsfeldes mit selbstspannender Platte beim Wundverschluß. Wir legen eine tiefe Redondrainage, öffnen die Blutsperre und reinserieren den M. vastus medialis am Septum intermusculare mediale. Nach der Hautnaht leichter Kompressionsverband und Röntgenkontrolle in 2 Ebenen, Plattenformat 20/40.

1 Retinaculum extensorum
2 M. vastus medialis
3 Septum intermusculare femoris mediale
4 N. saphenus

Postoperative Behandlung

Das Bein wird in eine Schaumstoff- oder Rechtwinkelschiene gelagert. Entfernung der Redon-Drainagen nach spätestens 48 Stunden. Die Fäden ziehen wir nach ca. 12 Tagen. Nach Abklingen der Wundschmerzen wird das Gelenk mehrmals am Tage umgelagert. Ab dem 4.–5. Tage lassen wir auf der Frankfurter Bewegungsschiene oder einer Motorschiene üben. So früh wie möglich halten wir den Patienten zu isometrischen Spannungsübungen an. Er lernt nach wenigen Tagen mit zwei Unterarmstützen gehen (Fuß darf auf dem Boden aufgesetzt, aber nicht belastet werden) und kann im allgemeinen ca. 2–3 Wochen nach dem Eingriff in ambulante Behandlung entlassen werden. Ältere und sehr alte Patienten bleiben länger in der Klinik. Stützverbände beugen Blutumlaufstörungen vor.

Vor der Entlassung und 8 Wochen nach der Operation Röntgenkontrolle. Nach 2 Monaten kann man in der Regel eine Teilbelastung (ca. 5–10 kg) erlauben. Die Krankengymnastik und Hydrotherapie wird fortgesetzt. Bei schweren Arthrosen lassen wir 4–6 Monate mit Unterarmstützen entlasten! Die Platte wird ca. 16–18 Monate nach der Operation entfernt.

Fehler und Gefahren

- Blutsperre wird nicht hoch genug am Oberschenkel angelegt.
- Verletzungen der Gefäße und Nerven im Adduktorenkanal.
- Falsche Lage des Sitzinstrumentes: Osteotomie liegt zu hoch oder zu tief. Das distale Femurfragment wird gekippt oder verdreht.

- Perforation des lateralen Femurkondylus mit der Plattenklinge. Die Klinge sollte je nach Größe des Patienten nicht länger als ca. 5,5–6 cm gewählt werden.
- Fehlerhafte Osteotomie, Entnahme eines Keiles aus dem gesamten Femurquerschnitt: Unebene Schnittflächen, unnötige Verkürzung. Verzögerte Heilung. Mangelhafte Korrektur.
- Überkorrektur (Entwicklung einer Varusgonarthrose).
- Verklebungen der Muskulatur und des Recessus suprapatellaris bei zu grober Präparation, breiter Eröffnung des Gelenkes oder schlechter Lagerung und ungenügender Mobilisation in der postoperativen Behandlungsphase: Gelenkkontrakturen (rechtzeitige Narkosemobilisation empfehlenswert!).
- Vorzeitige Belastung: Schraubenlockerung, Pseudarthrose.
- Ungenügende und zu kurzzeitige Entlastung eines arthrotischen Gelenkes.

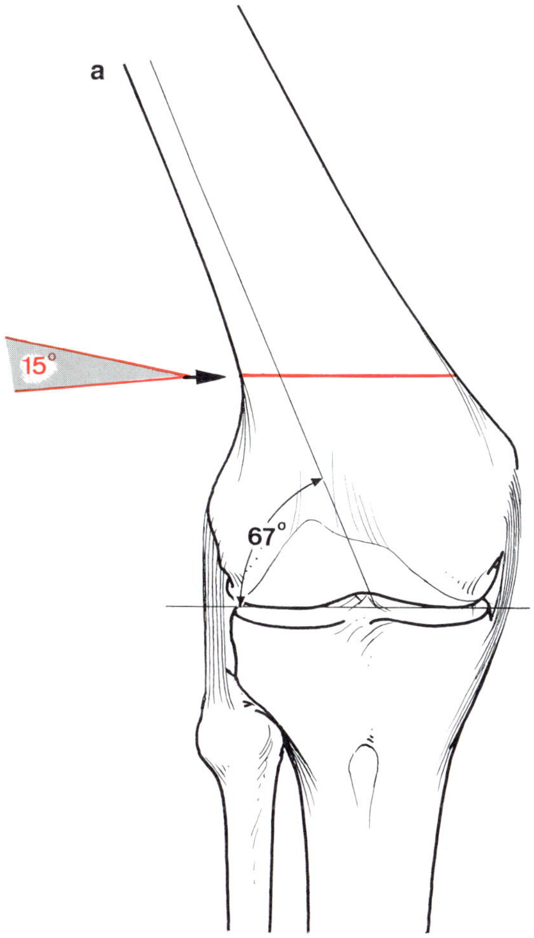

Suprakondyläre, varisierende Femurosteotomie

(lateraler Zugang, »Aufklapposteotomie«)

Prinzip

Varisierende Korrekturosteotomie und Implantation keilförmig zugerichteter Beckenkammspäne in den aufgeklappten Osteotomiespalt. Kompressionsosteosynthese mit Kondylenplatte (Abb. **16a** u. **b**).

Vorteil

Geringer Beinlängengewinn.

Nachteile

Zweiter Eingriff zur Spanentnahme. Längere Kondylenplatte erforderlich. Schwierigere Technik, längere Heilungsdauer.

Vorbereitung und Lagerung

Rückenlage. Blutsperre. Kniegelenk ca. 70–90 Grad gebeugt. Tuchrolle unter das mittlere, obere Femurdrittel. Kniescheibe zeigt genau nach vorn.

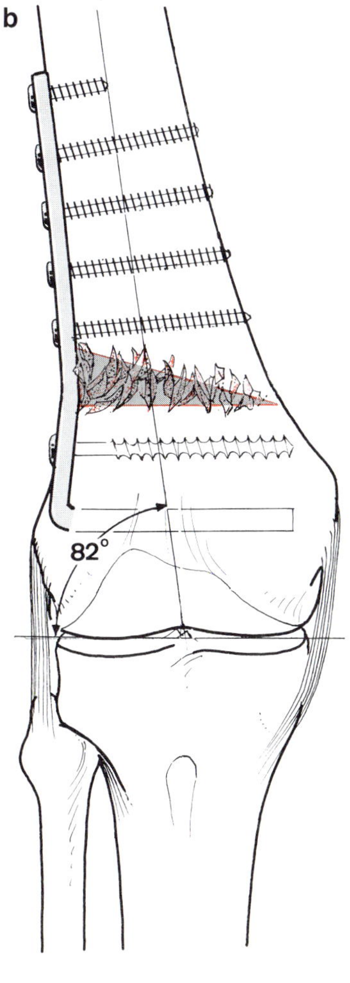

16a u. **b** Prinzip der varisierenden »Aufklapposteotomie«. Im vorliegenden Beispiel wird um 15 Grad varisiert.

Technik

(Abb. **17–25**)

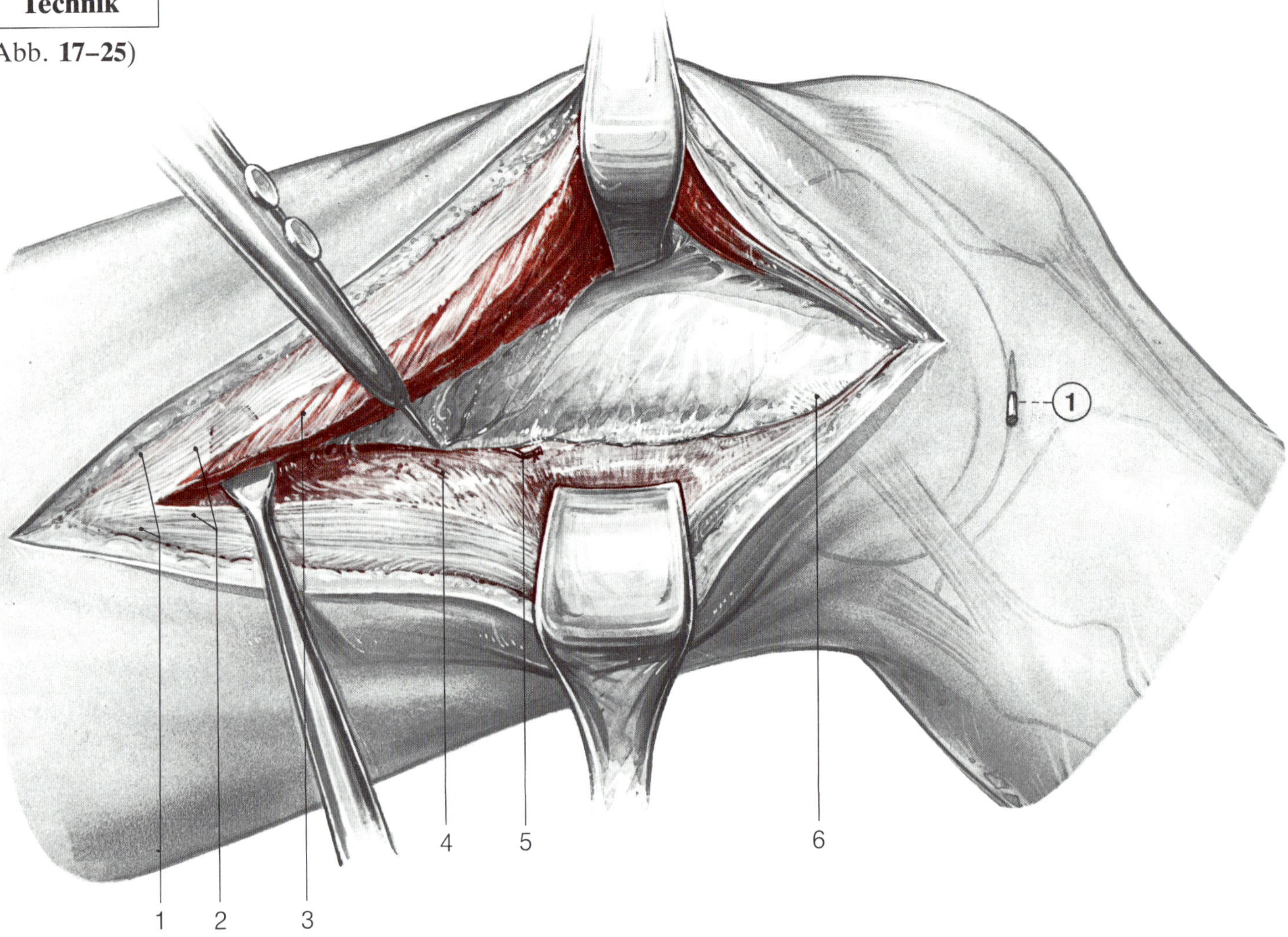

17 Etwa 16–18 cm langer Schnitt an der Außenseite des distalen Oberschenkeldrittels parallel zur Femurschaftachse.

Die Inzision endet etwa 2 cm distal des Epicondylus femoris lateralis. Subkutis und Fascia lata werden in Richtung des Hautschnittes durchtrennt.

Ablösung des M. vastus lateralis vom Septum intermusculare femoris laterale. Unterbindung der Vv. perforantes. Kleinere Gefäße werden koaguliert. Subperiostale Freilegung des Femurschaftes und Einsetzen von Hohmann-Hebeln. Die Weichteile an der Kondylenschaftgrenze und vor dem Epicondylus femoris lateralis werden mit einem Raspatorium etwas abgeschoben. Das Gelenk wird nicht eröffnet! Parallel zur Kniebasislinie legen wir bei stärkerer Unterschenkelbeugung (bis zum rechten Winkel) einen 2 mm dicken Kirschner-Draht (1) tangential zu den Femurkondylen durch die vorderen Gelenkweichteile. Bei Unsicherheiten über die Lage des Kirschner-Drahtes empfiehlt sich Bildwandlerkontrolle oder eine laterale Arthrotomie.

1 Fascia lata
2 Tractus iliotibialis
3 M. vastus lateralis
4 Septum intermusculare femoris laterale
5 Vv. perforantes
6 Epicondylus femoris lateralis

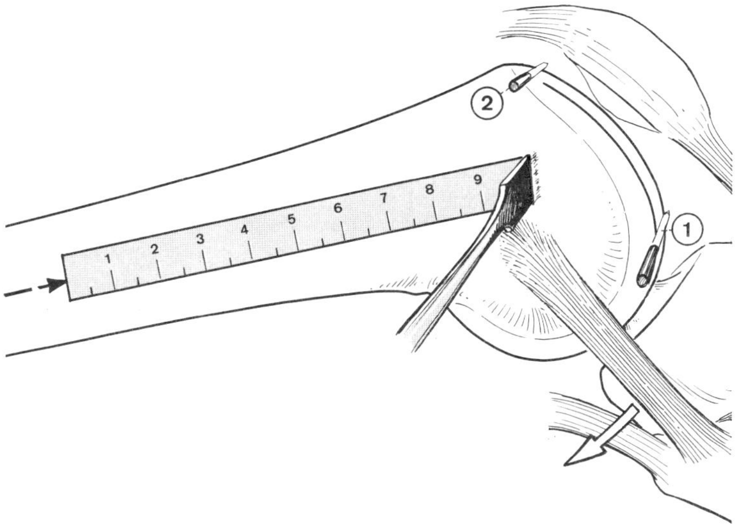

18 Auf die Mittellinie der lateralen Femurdiaphyse legt man entlang der Schaftachse eine schmale gerade Platte oder ein kurzes metallenes Zentimetermaß an, um die Einschlagstelle für das Plattensitzinstrument zu bestimmen. Das »Richtungsinstrument« liegt in Verlängerung der Längsachse der Diaphysenmitte vor und etwas unterhalb des lateralen Epikondylus. Die Einschlagstelle wird markiert und mit einigen Meißelschlägen vorbereitet. Ein zweiter Kirschner-Draht (2) kann tangential zur Facies patellaris durch die Weichteile geschoben werden und die Orientierung in der Frontalebene erleichtern. (Der Unterschenkel sollte in dieser Phase stärker gebeugt werden.)

19 Das Plattensitzinstrument mit aufgesetzter Führungsplatte wird etwa 1–2 cm tief in den Knochen vorgetrieben. Der Flügel der Führungsplatte zeigt exakt in Richtung der Längsachse des Oberschenkels. Das *Sitzinstrument* liegt außerdem *parallel zu dem Kirschner-Draht, der die Kniebasislinie markiert* (1). In der Frontalebene orientiert der auf der Facies patellaris liegende Draht (2). Wenn das Kniegelenk nahezu rechtwinklig gebeugt ist, fällt die Orientierung in der Frontalebene noch leichter. Der Draht (2) liegt nicht genau parallel zum Sitzinstrument: s. Abb. 20!

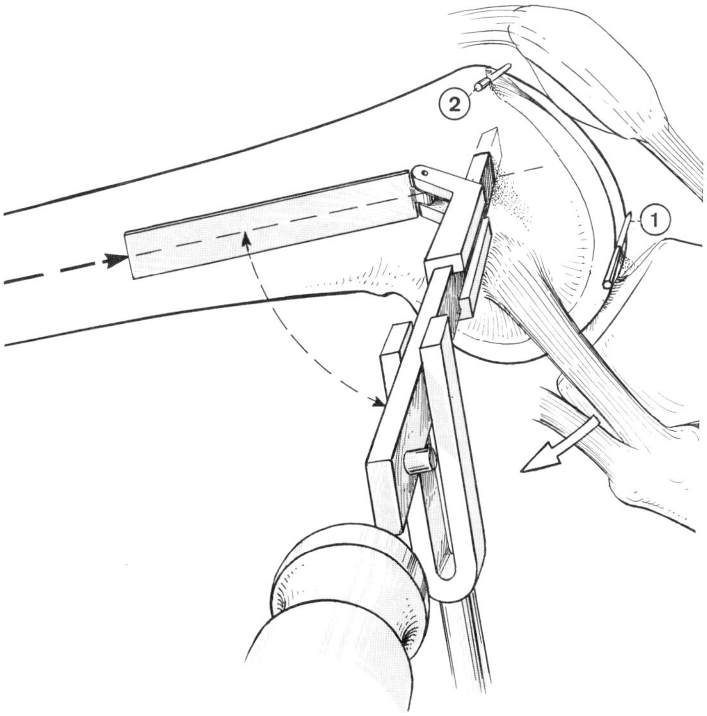

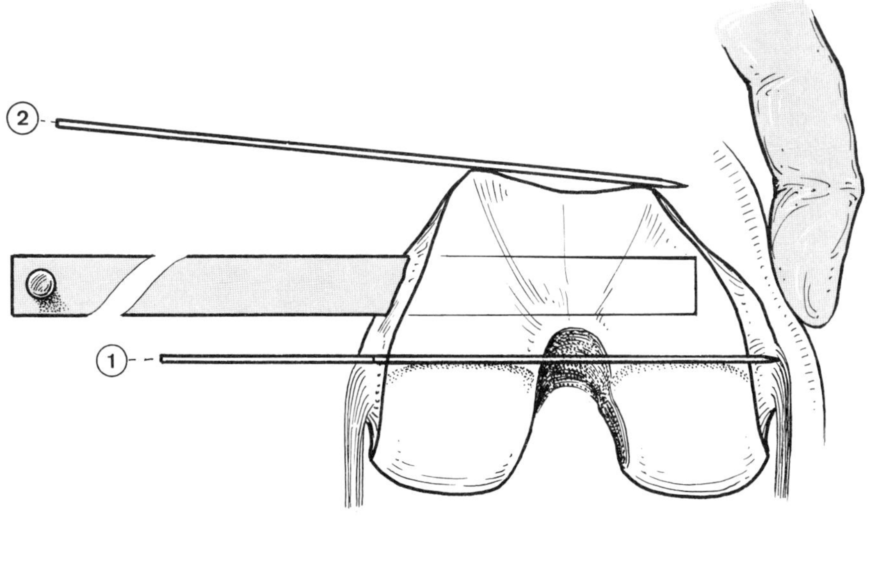

20 Lage der Kirschner-Drähte und der Klinge des Sitzinstrumentes bei Aufsicht auf die Femurkondylen von unten her. Das Instrument sollte nicht tiefer als ca. 5,5 cm eingeschlagen werden, weil sonst die Gefahr der Perforation der medialen Kondylenwange besteht.

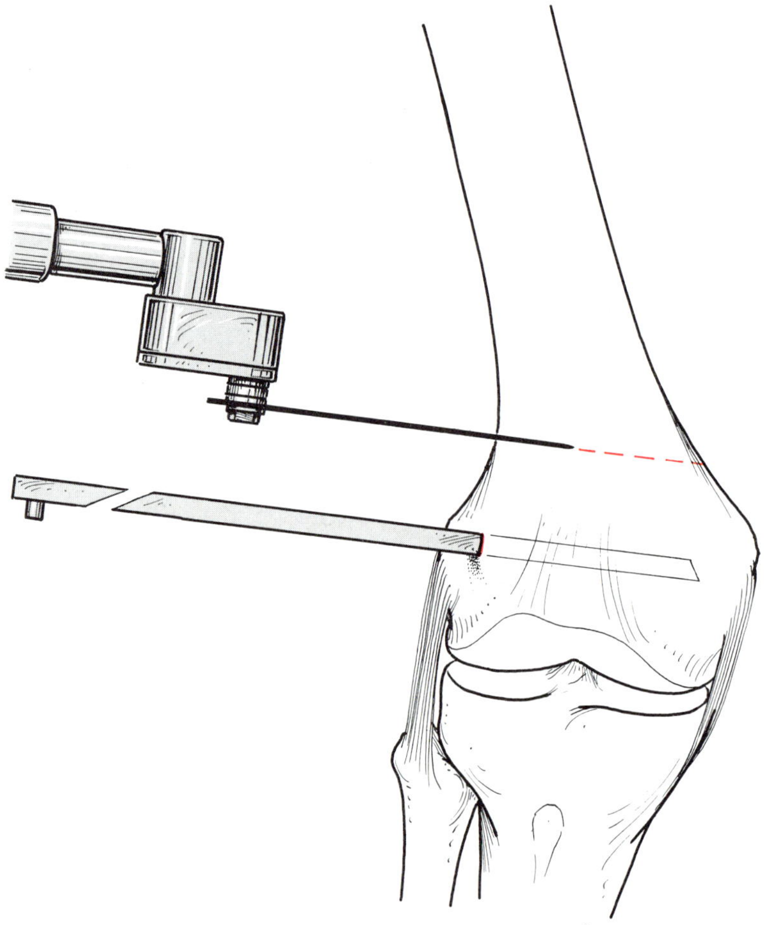

21 Osteotomiestelle – ca. 2,5 cm proximal des Plattensitzinstrumentes – wird mit dem Meißel markiert. Quere Osteotomie parallel zum Sitzinstrument unter dem Schutz von Hohmann-Hebeln. Die mediale Femurkortikalis sollte fast vollständig durchtrennt werden. Man bricht den dünnen Rest beim Überführen des distalen Fragmentes in die Korrekturstellung ein.

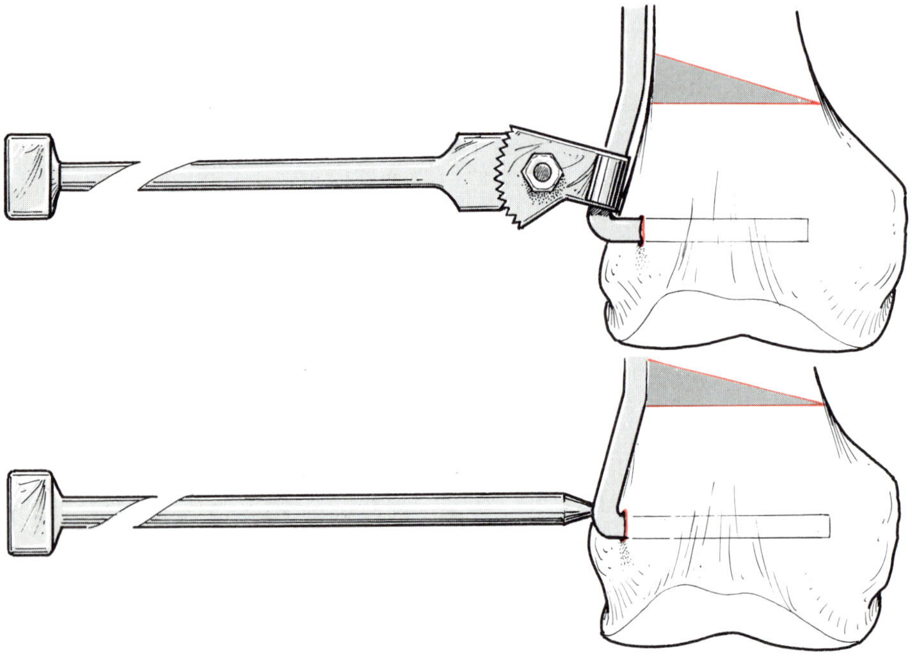

22 Wechsel des Plattensitzinstrumentes gegen die Kondylenplatte (7-Loch-Platte). Die Platte wird bis zum satten Sitz auf dem lateralen Kondylus eingeschlagen. Gegendruck von medial.

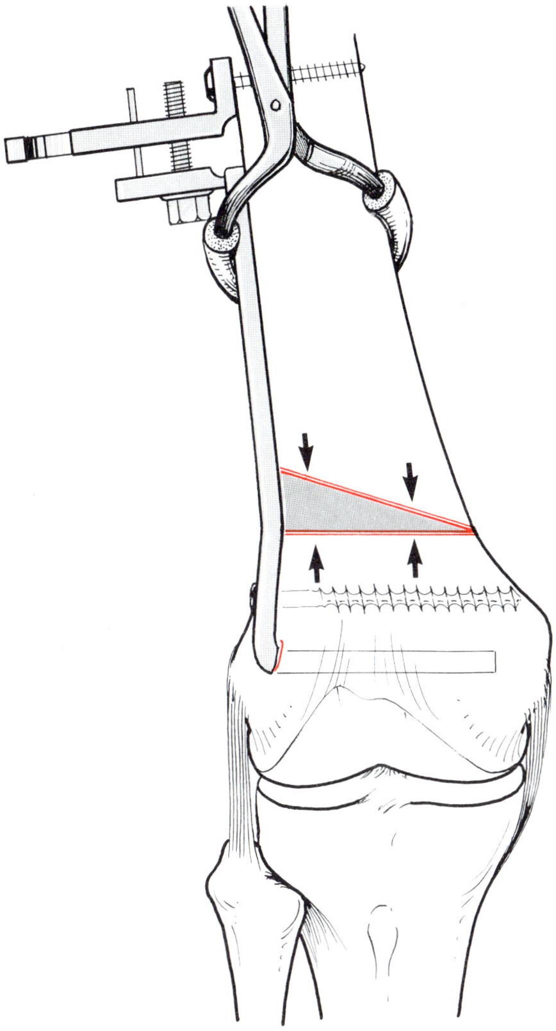

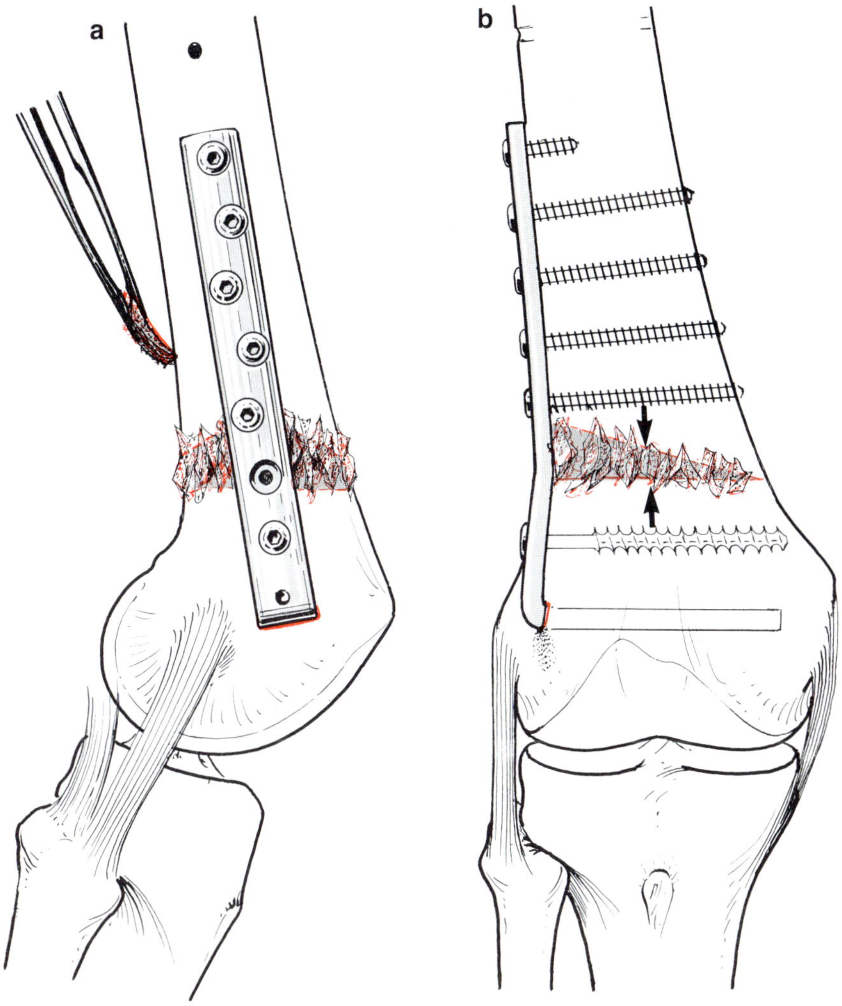

23 Fixation der Kondylenplatte mit Haltezange am Femurschaft. In das distale Fragment wird eine Spongiosaschraube bis in die gegenseitige Kortikalis eingedreht. Man setzt das Osteotomiegebiet und die Knochenspäne mit einem Plattenspanner unter Druck (auch wenn eine selbstspannende Platte verwendet wird).

24 a u. **b** Verschraubung der Platte am Femurschaft. Autologe Knochenchips werden um das Osteotomiegebiet angelagert.

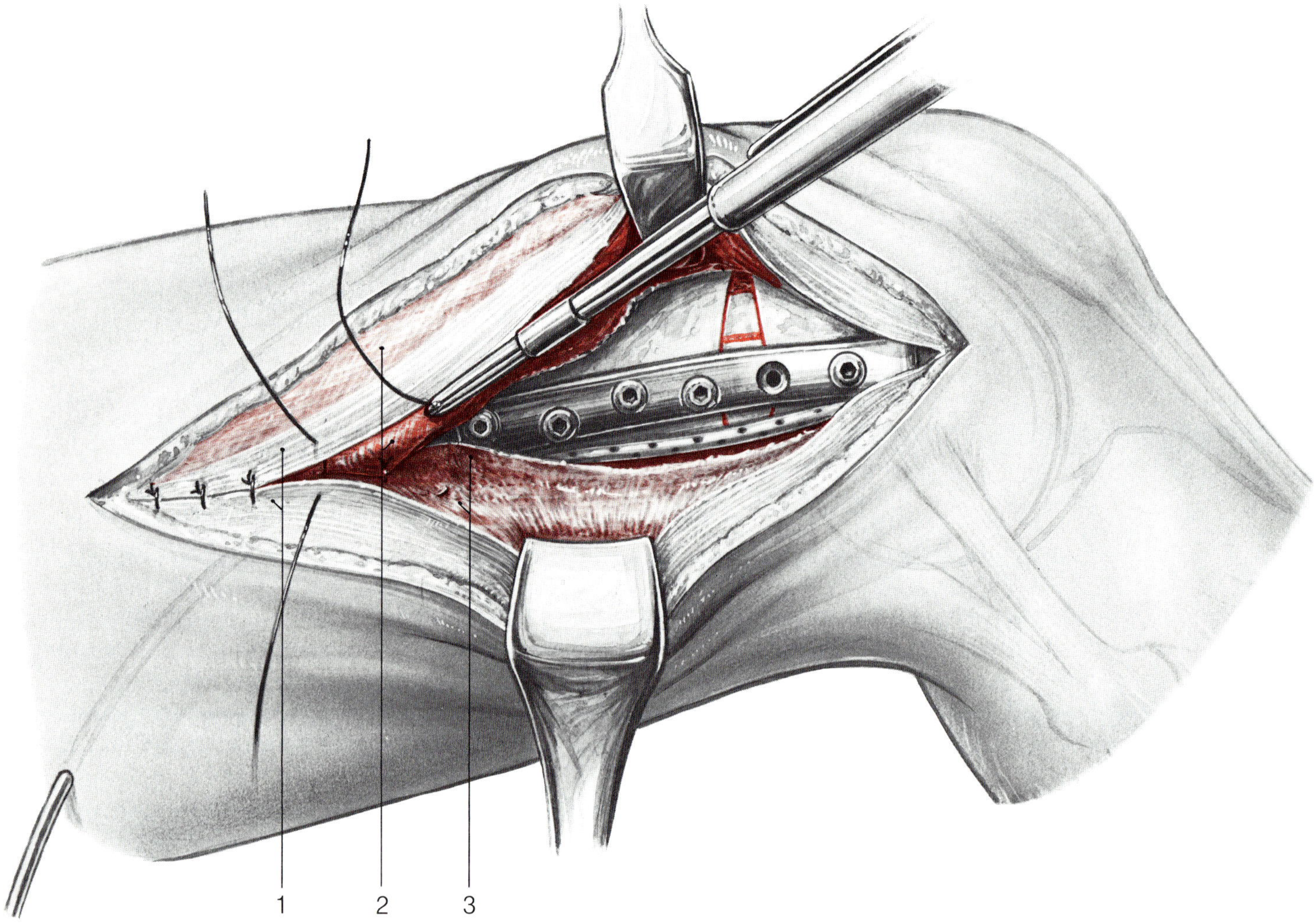

25 Wundverschluß. Tiefe Redon-Drainage. Reinsertion des M. vastus lateralis am Septum intermusculare femoris laterale. Naht des Tractus iliotibialis. Subkutane Redondrainage. Hautnaht. Druckverband. Röntgenkontrolle des Kniegelenkes in 2 Ebenen (Format 20/40).

1 Tractus iliotibialis
2 M. vastus lateralis
3 Septum intermusculare femoris laterale

Postoperative Behandlung

Siehe S. 19.12. – Bis die Knochenspäne eingebaut sind, muß die Gliedmaße entlastet werden: Gehen an Unterarmstützen ca. 3–4 Monate! Regelmäßige Röntgenkontrollen in Abständen von ca. 4–6 Wochen.

Fehler und Gefahren

Siehe S. 19.12. – Außerdem:
- Es werden keine festen Beckenkammspäne, sondern nur Knochenchips eingelagert: Stärkerer Korrekturverlust beim Spannen der Platte möglich.
- Die Späne werden der Defektgröße entsprechend und nicht etwas größer entnommen.
- Ungenaue Zurichtung der Beckenkammspäne.
- Die Späne werden nicht unter leichter Überkorrektur des distalen Fragmentes eingefügt.
- Die Gliedmaße wird nicht lange genug entlastet.

Suprakondyläre, varisierende Femurosteotomie
(lateraler Zugang, Alternativmethode)

Prinzip

Die Operation kann *ausnahmsweise* einmal angezeigt sein, wenn eine Osteotomie mit medialem Zugang als das grundsätzlich bessere Verfahren nicht angewandt werden kann (z. B. bei Weichteilnarben) und der Knochen nicht atrophisch ist! Bei adipösen Patienten ist der *laterale Zugang einfacher* (Abb. **26 a, b** und **27**).

Nachteile

Die Platte liegt nicht auf der Zuggurtungsseite. Die *Keilentnahme* ist vom lateralen Zugang aus technisch *schwieriger!*

6 a

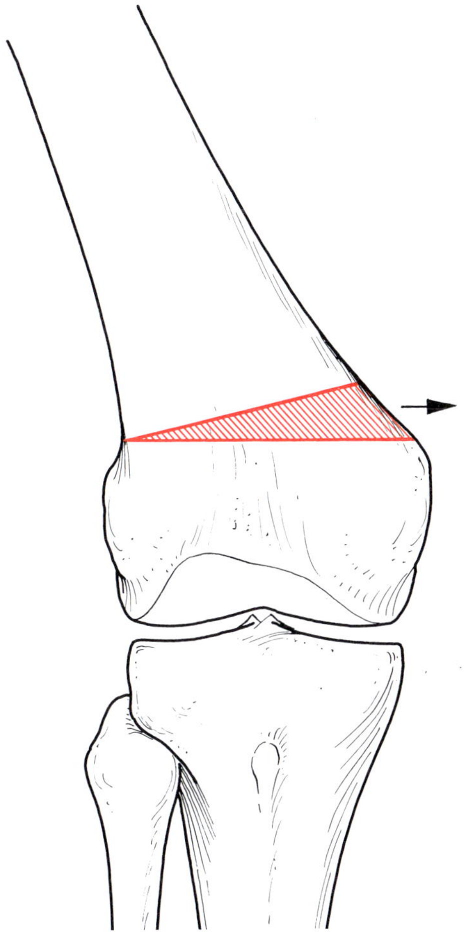

26 b

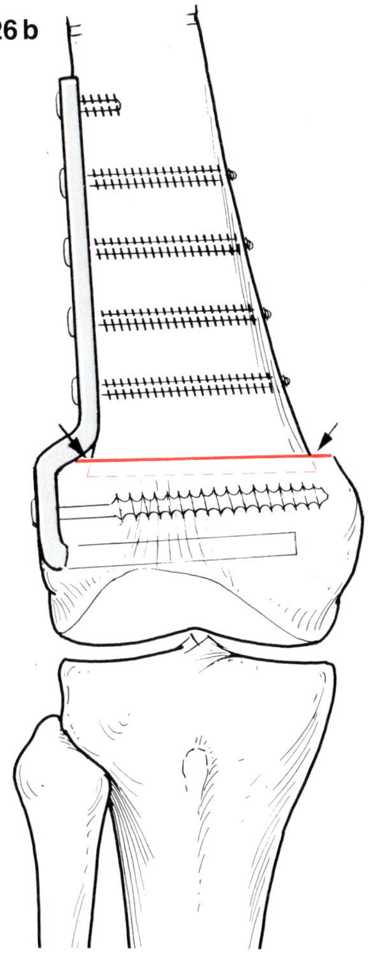

27

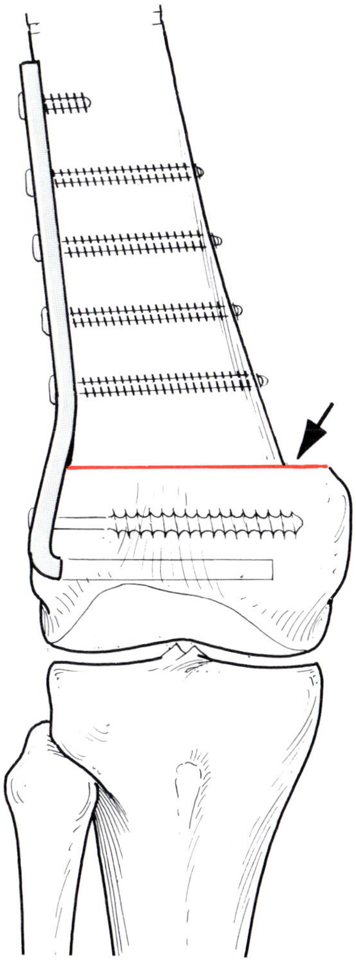

26 a u. **b** Suprakondyläre Korrekturosteotomie durch Entnahme eines Knochenkeiles mit medialer Basis. Kompressionsosteosynthese mit stark gekröpfter Rechtwinkelplatte. (Ausnahmeindikation!)

27 Bei Verwendung einer Kondylenplatte würde die Achse der Femurdiaphyse etwas zum lateralen Femurkondylus hin verlagert werden (exzentrische Belastung des Kniegelenkes). – Mit einer stark gekröpften Rechtswinkelplatte läßt sich die Diaphyse dagegen nach medial verschieben und zentral über das Kniegelenk einstellen (s. Abb. 26 b).

Technik (Abb. **28** und **29**)

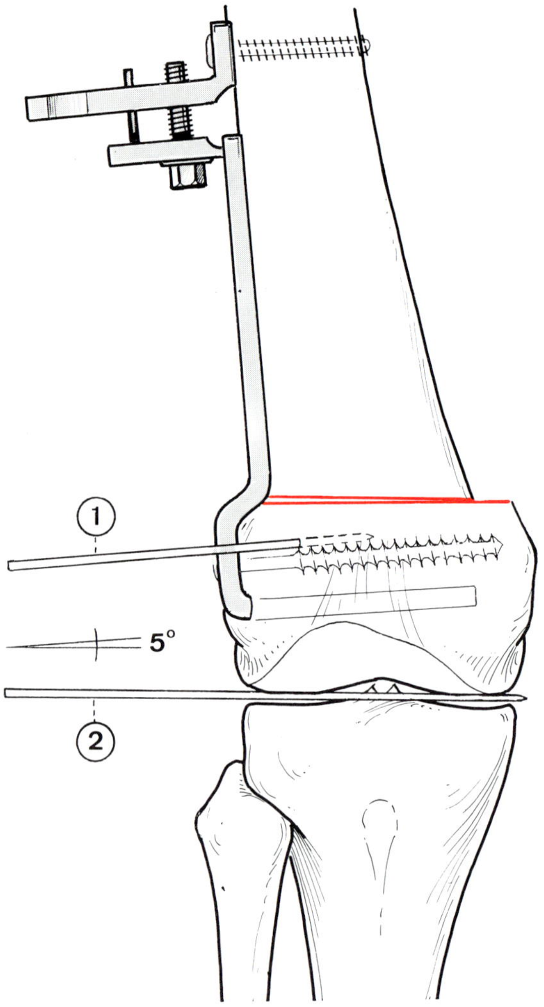

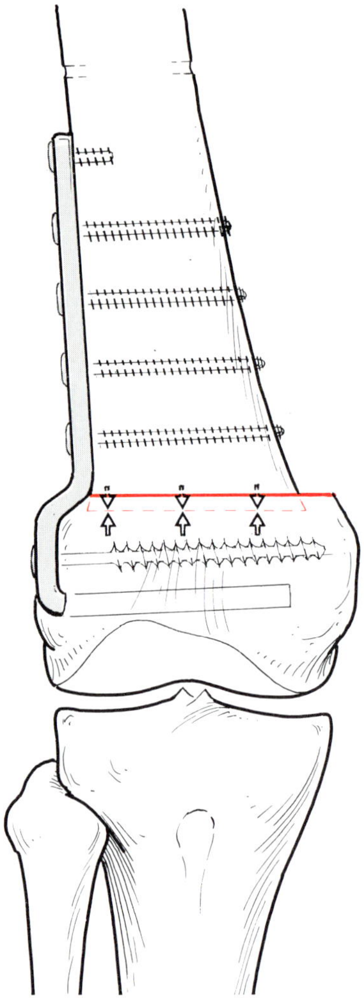

28 Wir achten auf einen exakten Sitz der Plattenklinge. Die Richtung des Sitzinstrumentes (1) weicht von der Kniebasislinie (2) um 5 Grad ab und verläuft von lateral-distal nach medial-proximal. Die Osteotomieflächen müssen genau geschnitten werden. Nach der Adaptation der Platte am Femurschaft sollte der Osteotomiespalt auf der Medialseite geschlossen sein und auf der Lateralseite leicht klaffen!

29 Nach der Kompression schließt sich der Osteotomiespalt. Die zur Kompression eingesetzte Kraft richtet sich nach der Härte des Knochens: Bei sehr festem Knochen können größere Kompressionskräfte angewandt werden. Es kommt dann zu einem leichten Aufbiegen der Platte um wenige Winkelgrade. Dies muß bei der Operationsplanung berücksichtigt werden!

Anmerkung

Bei starker Osteoporose kann das Hauptfragment in das Kondylenmassiv einsinken. Die Stabilität ist dann ungenügend. Man kann diese Schwierigkeiten vermeiden, wenn man nach einem Vorschlag von H. Wagner anstelle der Keilosteotomie eine etwas höher gelegene, suprakondyläre Querosteotomie senkrecht zur Femurlängsachse anlegt und den medialen Rand des distalen Fragmentes in die Osteotomiefläche des proximalen Fragmentes einsinken läßt. Die Kompression findet dann überwiegend zwischen kortikalen Knochenbezirken statt, muß allerdings langsam und behutsam erfolgen (s. Abb. **33** u. **34**).

Suprakondyläre Verschiebeosteotomie (H. Wagner)

Korrektur einer ausgeprägten Valgusfehlstellung

Prinzip

Bei *sehr ausgeprägter Valgusgonarthrose* werden gleichzeitig mit der Achskorrektur die Fragmente ohne Entnahme eines korrigierenden Keiles in die physiologische Traglinie des Gelenkes verschoben (Abb. **33** u. **34**).

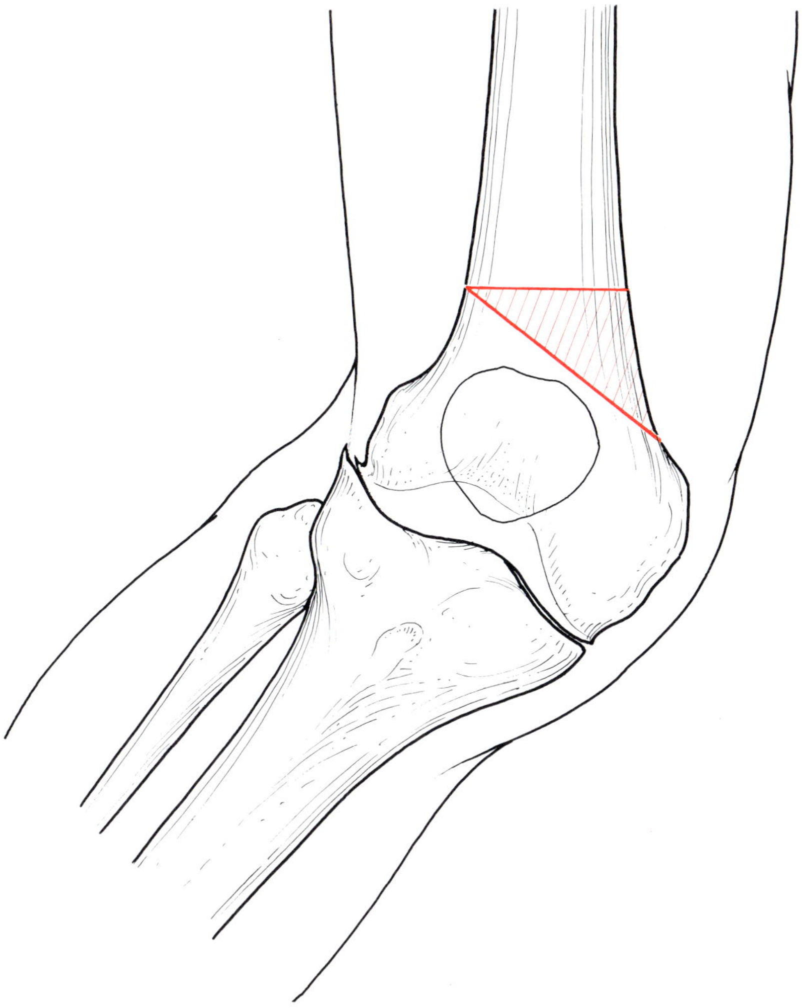

30 Die Korrektur einer sehr ausgeprägten Valgusfehlstellung des distalen Femurs durch Entnahme eines suprakondylären Keiles mit medialer Basis bietet Probleme.

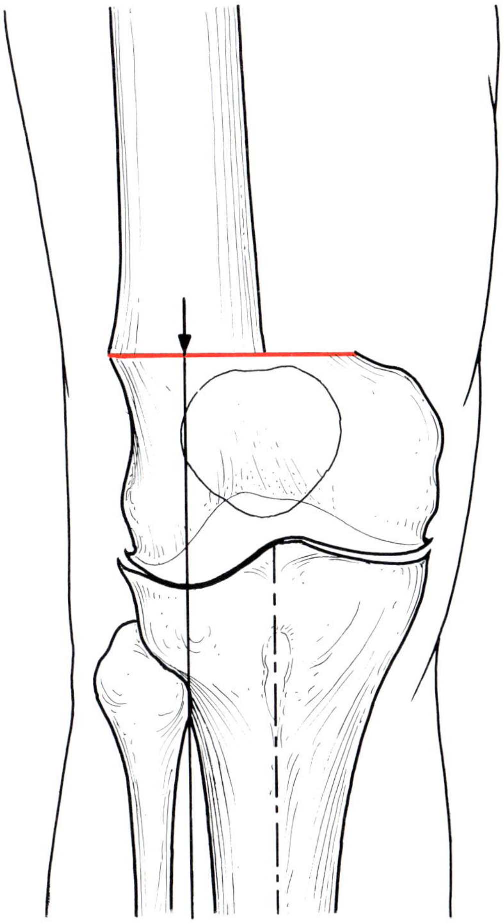

31 Wird die laterale Kortikalis beider Fragmente nach der Korrektur schlüssig aufeinander gestellt, verschiebt sich zum einen die Traglinie des proximalen Fragmentes nach lateral, zum anderen ergäbe sich auch eine kosmetisch unbefriedigende Kniegelenkskontur.

Technik (Abb. **33** und **34**)

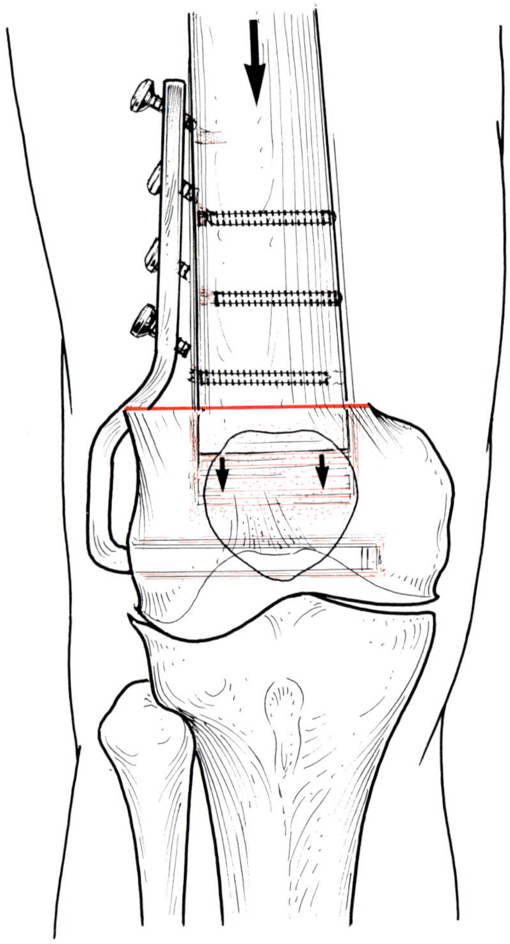

32 Durch eine Medialverschiebung des proximalen Fragmentes verliefe zwar die Traglinie korrekt durch die Mitte des Gelenkes, die kleinere Osteotomiefläche des distalen Femurs fände jedoch in der wesentlich größeren der Femurkondylen keinen sicheren Gegenhalt (Lockerung oder »Ermüdungs«-bruch des Osteosynthesematerials, Pseudarthrose).

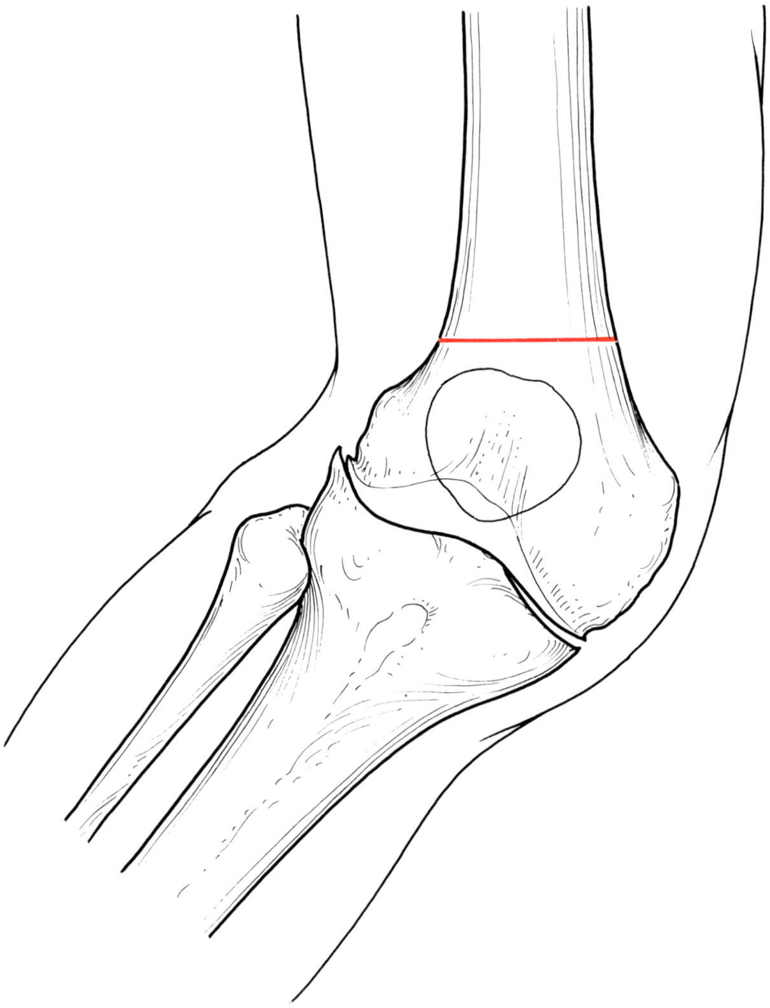

33 Bei der suprakondylären Verschiebeosteotomie wird das distale Femur quer zur Längsachse des Schaftes durchtrennt. Ein Knochenkeil wird nicht entnommen!

Suprakondyläre, valgisierende Osteotomie

(lateraler Zugang)

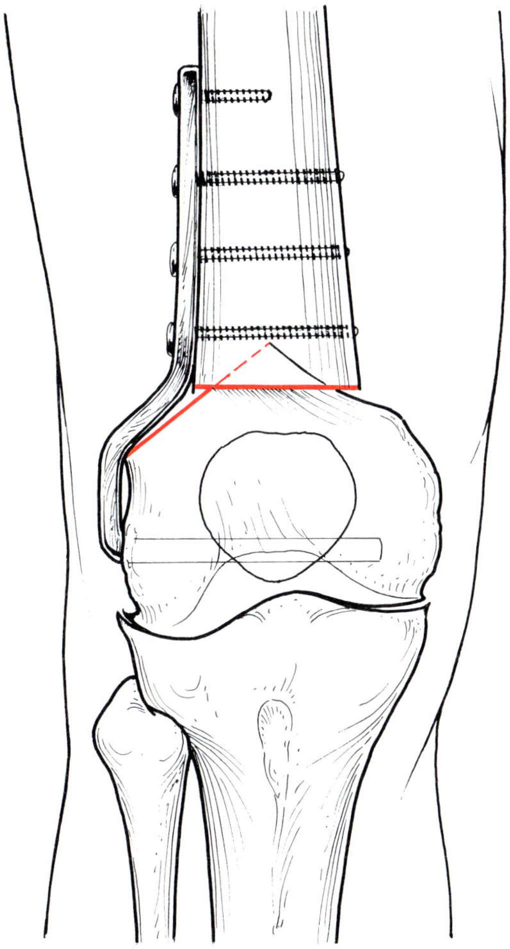

34 Das distale Fragment wird valgisiert und das proximale nach medial verschoben. Die mediale Kante des distalen Fragmentes staucht sich dabei in die Markhöhle des Femurschaftes ein.

Die Fixation erfolgt mit einer stark gekröpften Rechtwinkelplatte, die von lateral implantiert wird.

Bei jeder Korrektur einer Valgusfehlstellung fordert H. Wagner eine Spaltung der Faszie über dem N. peronaeus hinter der Bizepssehne bis zum Caput fibulae, um dem Risiko einer Parese zu begegnen.

Prinzip

Valgisierende Korrektur durch Entnahme eines Knochenkeiles mit lateraler Basis. Kompressionsosteosynthese mit Kondylenplatte (Abb. **35 a** u. **b**).

Vorbereitung und Lagerung

Rückenlage, Blutsperre. Die Blutdruckmanschette liegt so weit proximal wie möglich um den Oberschenkel. Kniegelenk ca. 70–90 Grad gebeugt!

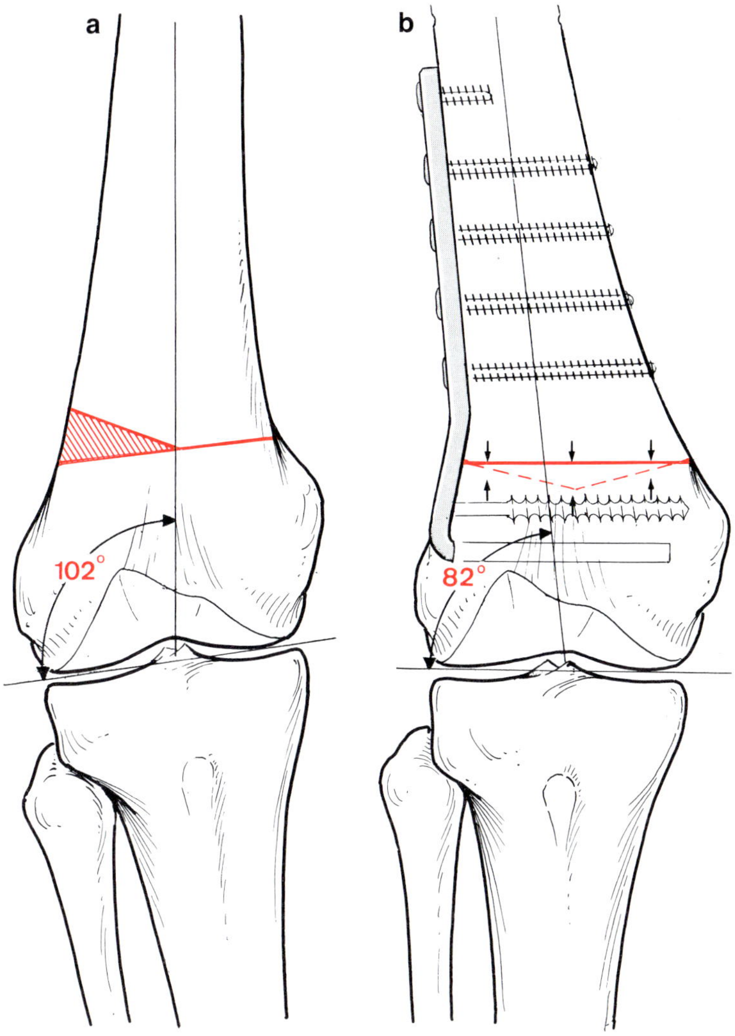

35 a u. **b** Genu varum mit Sitz der Deformität im suprakondylären Bereich. *Prinzip* der valgisierenden Korrekturosteotomie unter Entnahme eines Knochenkeiles aus der lateralen Hälfte der Femurmetaphyse und Kompressionsosteosynthese mit Kondylenplatte. Im vorliegenden Beispiel soll um 20 Grad korrigiert werden.

Technik (Abb. **36–40**)

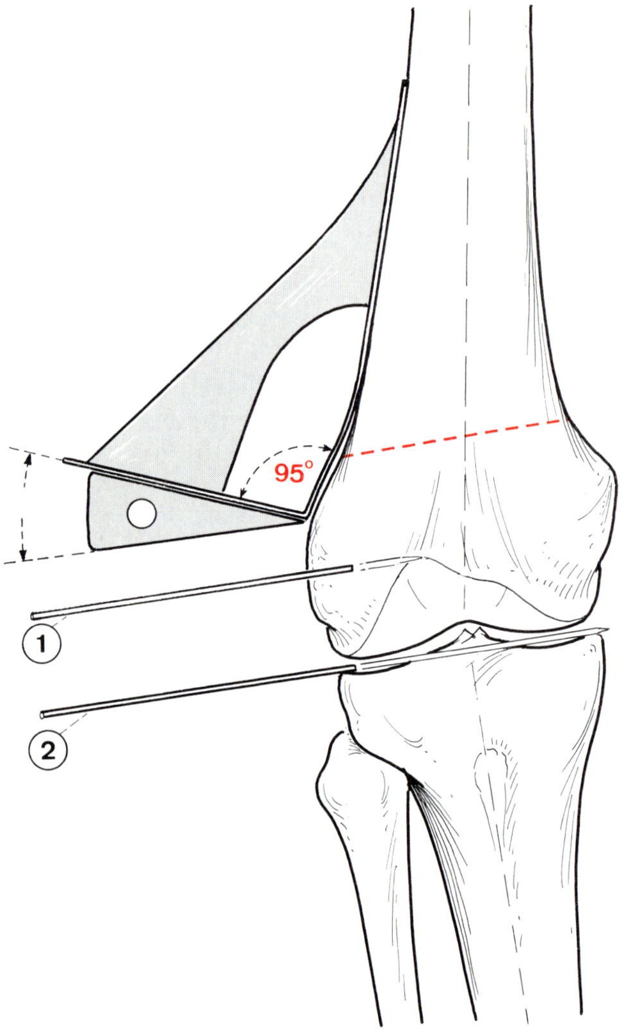

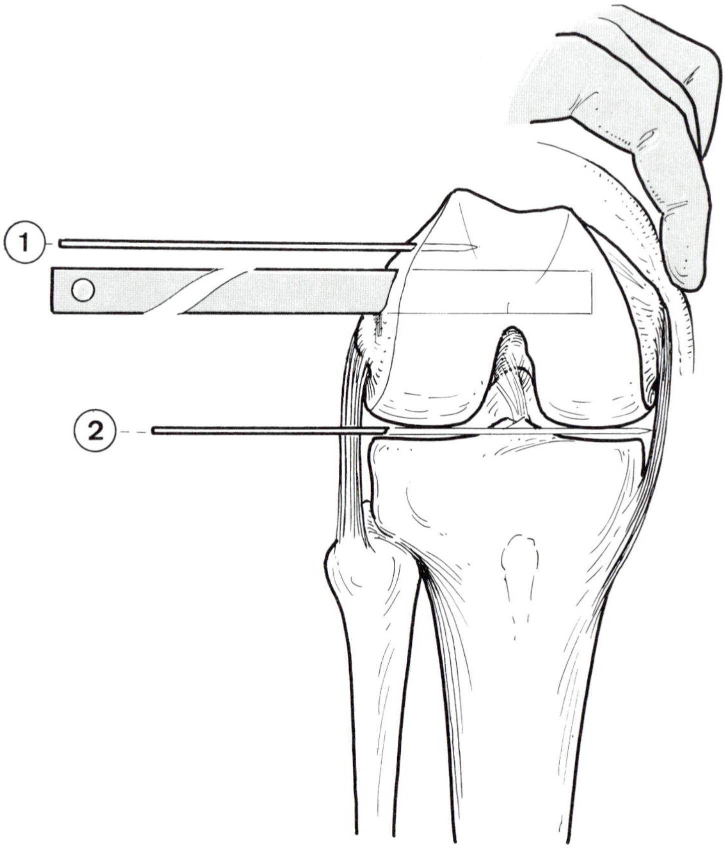

36 Lateraler Zugang (s. Abb. 12) unter temporärer Desinsertion des M. vastus lateralis vom Septum intermusculare femoris laterale. Der Femurschaft wird subperiostal freigelegt. Es wird eine *valgisierende Osteotomie um 20 Grad* vorgenommen: Das Kondylenzielgerät sowie eine dem Korrekturwinkel entsprechende Dreieckzielplatte werden an die Lateralseite des Femurs angelegt. Einbohren eines Kirschner-Drahtes (Richtungsdraht für das Plattensitzinstrument) parallel zur Dreieckzielplatte. Dieser Draht (1) darf das Sitzinstrument nicht behindern und sollte parallel zu einem zweiten Kirschner-Draht (2) verlaufen, der durch den vorderen Gelenkraum verläuft und die Kniebasislinie markiert. Bildwandlerkontrolle empfehlenswert. Das Kniegelenk sollte mindestens 70 Grad, besser rechtwinklig gebeugt sein. Dadurch lassen sich Fehler beim Einschlagen des Sitzinstrumentes in der Frontalebene eher vermeiden. (Auch ein weiterer Richtungsdraht tangential zur Facies patellaris kann zur Orientierung in der Frontalebene hilfreich sein.)

37 Lage des Plattensitzinstrumentes und der Richtungsdrähte in der Aufsicht von unten bei rechtwinklig gebeugtem Kniegelenk. Die Einschlagstelle des Sitzinstrumentes liegt etwas unterhalb und vor dem Epicondylus lateralis und wird mit dem Meißel vorbereitet. Das Sitzinstrument wird mit aufgeschobener Führungsplatte parallel zum intraossären Richtungsdraht schrittweise bis ca. 5,5 cm tief in die Femurkondylen eingeschlagen. Der Flügel der Führungsplatte zeigt in Richtung der Femurlängsachse. Der mediale Femurkondylus sollte nicht perforiert werden. Gegendruck von medial.

38

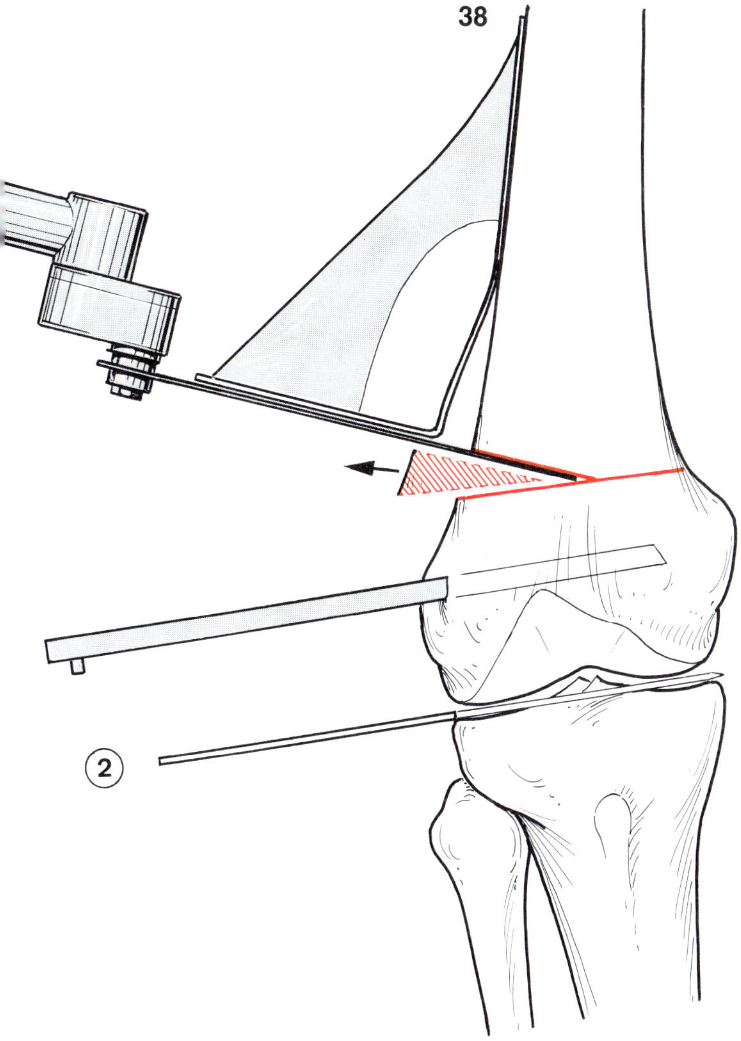

38 Etwa 2,5 cm oberhalb des Plattensitzinstrumentes wird die Basis des Knochenkeiles markiert. Quere Osteotomie parallel zum Sitzinstrument. Entnahme eines Halbkeiles mit lateraler Basis. Die Richtung des zweiten Sägeschnittes kann man mit Hilfe des Kondylenzielgerätes festlegen oder überprüfen.

39

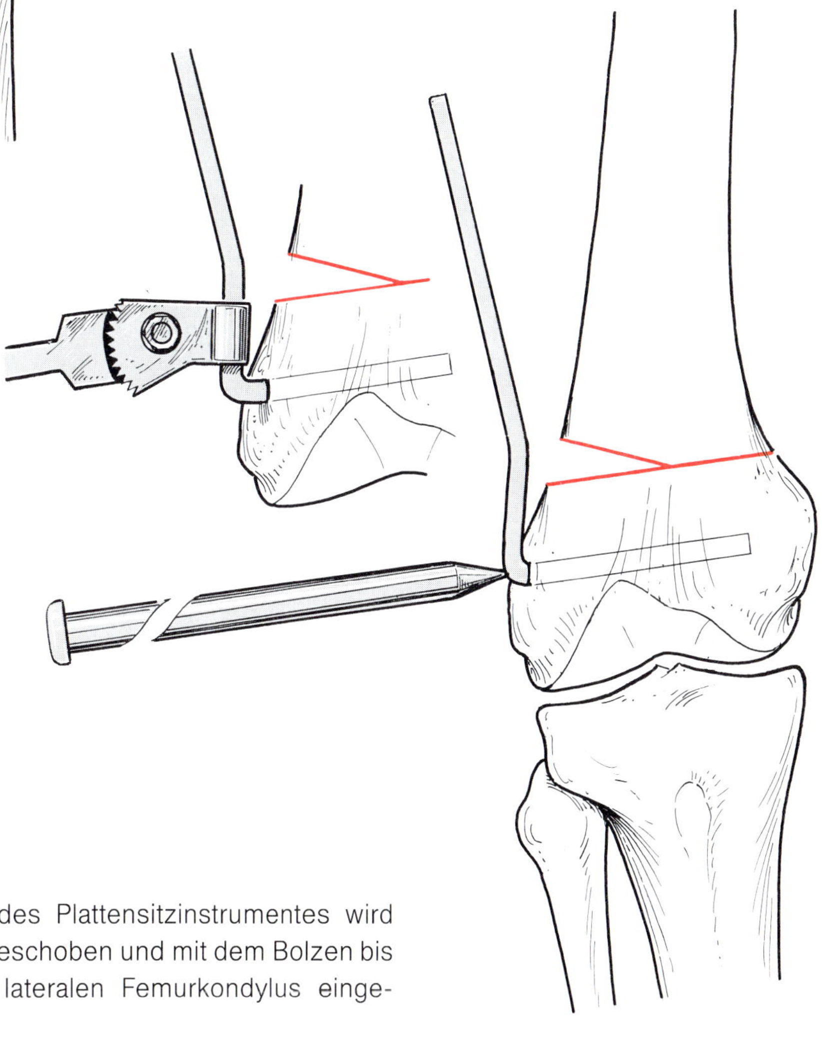

39 Nach Entfernung des Plattensitzinstrumentes wird die Kondylenplatte eingeschoben und mit dem Bolzen bis zum Aufsitz auf dem lateralen Femurkondylus eingeschlagen.

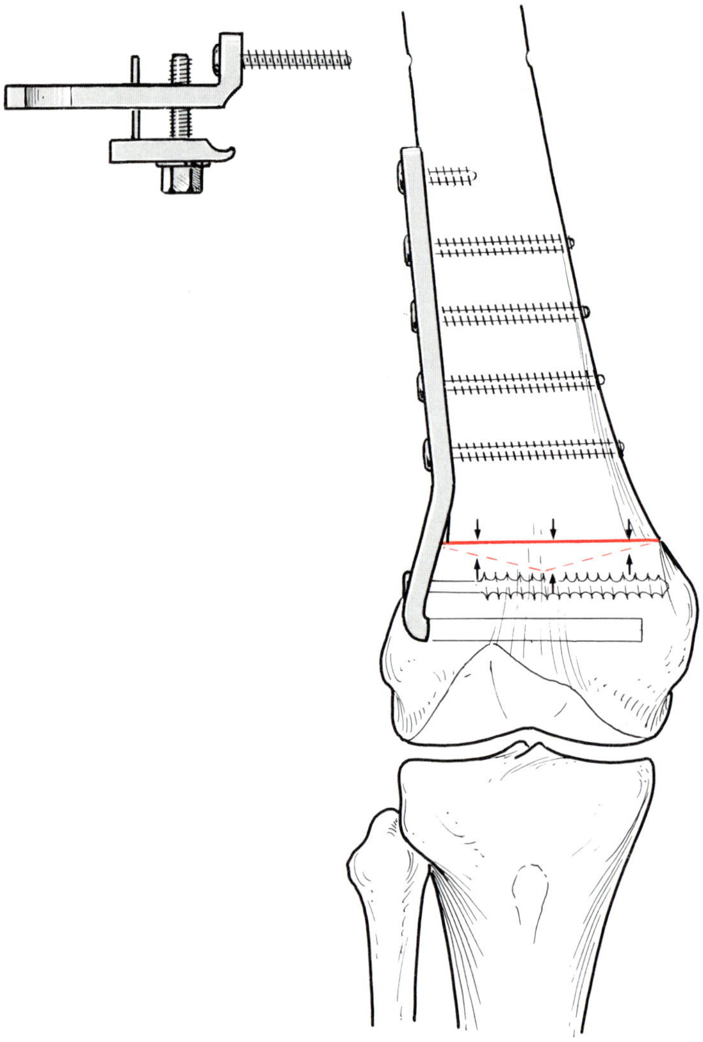

40 Der Unterschenkel wird gestreckt und abduziert. Der Plattenschaft legt sich der Femurdiaphyse an und wird hier mit Haltezangen fixiert. Der laterale Osteotomiespalt sollte noch leicht klaffen. Ins distale Fragment wird eine Spongiosaschraube eingebracht. Die Osteotomieflächen werden mit dem Plattenspanner langsam unter Druck gesetzt. Der Osteotomiespalt schließt sich, und das proximale Fragment wird leicht in das Kondylenmassiv eingestaucht. Auf exakte Adaptation achten! Verschrauben der Platte und Entfernung des Plattenspanners.

Postoperative Behandlung, Fehler und Gefahren

Siehe S. 19.12.

Suprakondyläre »Stich«-Osteotomie

Prinzip

Der Oberschenkelknochen wird metaphysär oberhalb der Epiphysenscheibe mit einem Meißel durchtrennt, ohne daß man das Osteotomiegebiet freilegt. Der Meißel wird lediglich durch eine kleine Längsinzision (»Stich«) zum Knochen eingeführt und auf dem Periost um 90 Grad gedreht. Man meißelt schrittweise durch den Oberschenkelknochen und läßt die hintere Kortikalis bis auf eine schmale Brücke stehen. Bei der Korrektur wird diese Brücke eingebrochen, die Fragmente stauchen sich ineinander (Abb. **41a** u. **b**).

Vorteile

Die Methode eignet sich als Korrekturosteotomie am *atrophischen, kindlichen Knochen.* Sie ist in der Hand des Erfahrenen einfach und schnell auszuführen. Osteosynthesematerial ist nicht erforderlich. Rasche Heilung im Gipsverband, weil Fragmente ineinander gestaucht sind. Nachkorrekturen möglich. – Das Verfahren ist in der voraseptischen Zeit entwickelt worden und hat früher zahlreiche Anhänger gefunden. Es ist heute nur noch ausnahmsweise angezeigt.

Nachteile

Es wird »blind« osteotomiert. Bei unvorsichtigem Vorgehen sind Verletzungen der Epiphysenscheibe sowie der Gefäße und Nerven möglich!

Vorbereitung und Lagerung

Rückenlage. Kniegelenk in mittlerer Beugestellung. Tuchrolle unter dem mittleren Oberschenkeldrittel. Im Osteotomiegebiet sollten die Weichteile nicht von hinten gegen den Knochen gedrückt werden, um bei der Osteotomie die großen Gefäße und Nerven nicht besonders zu gefährden!

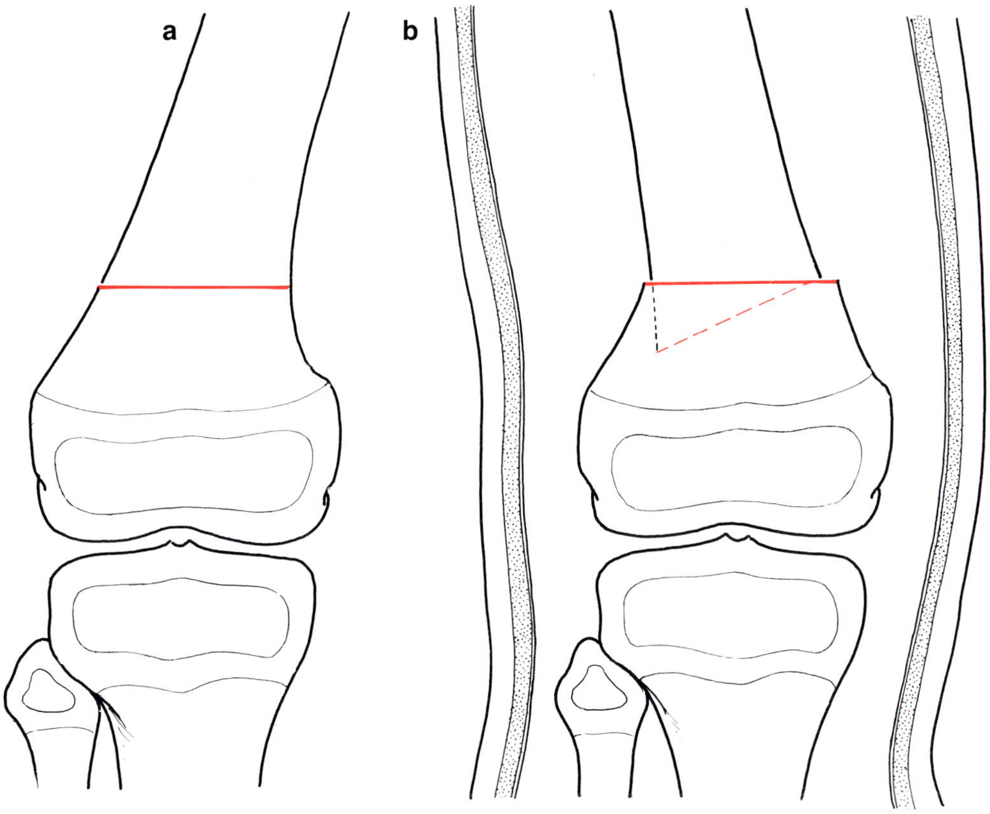

41 a u. **b** Prinzip der Operation.

Technik (Abb. **42–47**)

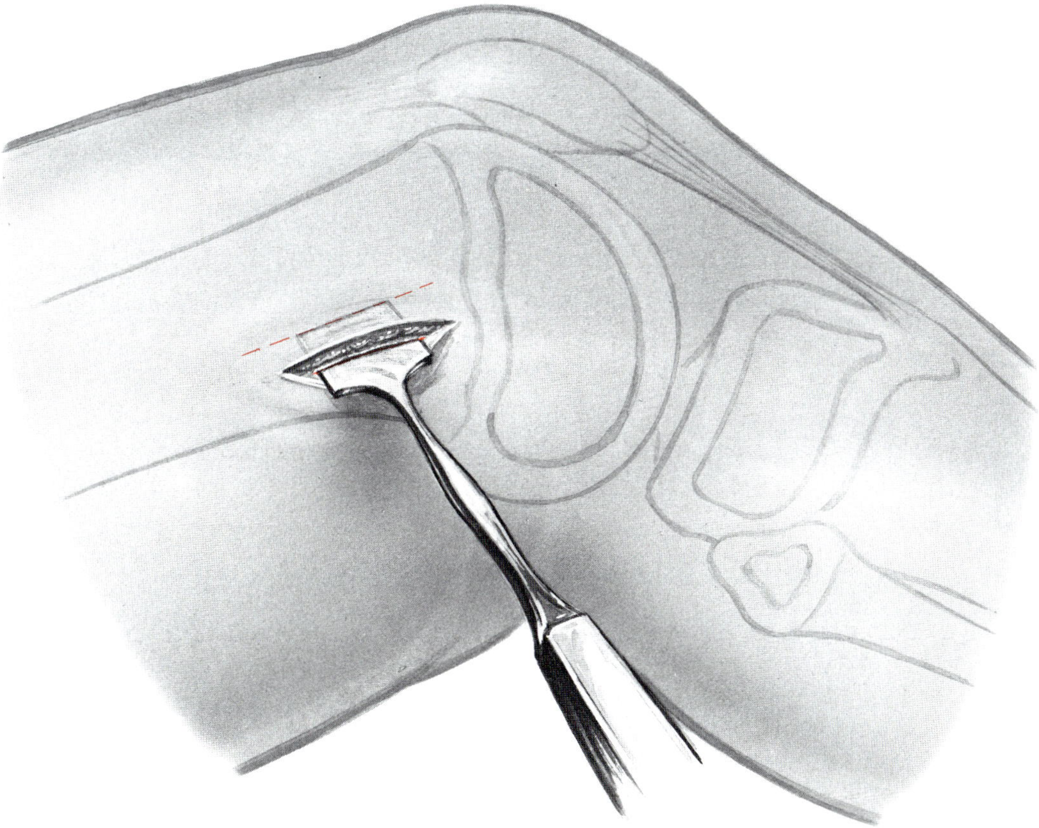

42 Ein etwa 1,5 cm breiter Lexer-Meißel wird durch eine »Stichinzision« auf den Oberschenkelknochen geführt. Seine Schneide verläuft zunächst längs des Oberschenkelschaftes. Die Osteotomie liegt etwa 1,5 bis 2 cm oberhalb der Epiphysenlinie! Bei Kindern Bildwandlerkontrolle empfehlenswert!

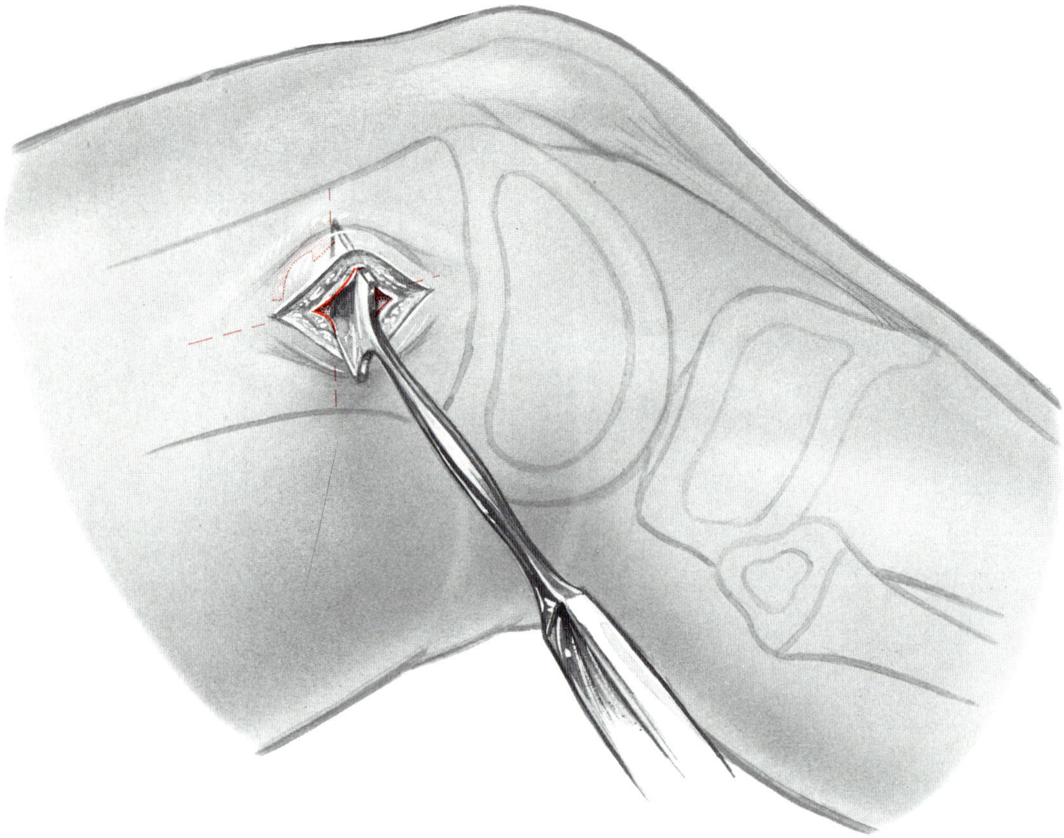

43 Meißel wird auf dem Femurknochen um 90 Grad gedreht. Man tastet sich die vordere Begrenzung des Oberschenkelknochens und meißelt zunächst in Schaftmitte durch die laterale Kortikalis. Der Meißel wird zurückgezogen und etwas nach vorne versetzt. Erneut wird die Kortikalis durchtrennt. Schrittweise und mit Gefühl meißelt man weiter bis auf die hintere Kortikalis. Sie bleibt sicherheitshalber stehen und wird erst bei der Korrektur eingebrochen.

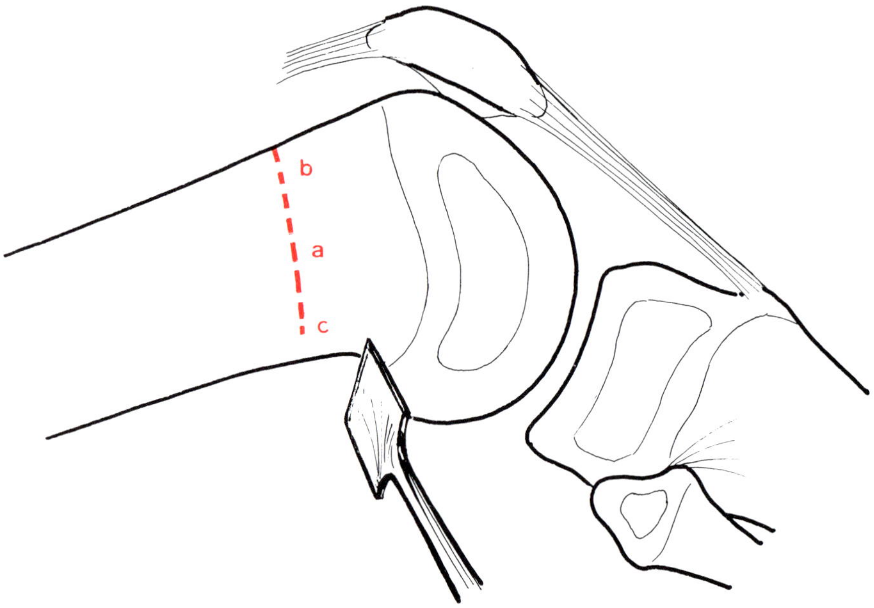

44 Schema der Reihenfolge bei der Osteotomie. Der hinteren Kortikalis nähert man sich zuletzt. Während der Osteotomie übt ein Assistent Gegendruck von medial aus. Die Buchstaben a, b und c kennzeichnen die Oberschenkelregionen, die nacheinander durchmeißelt werden.

45

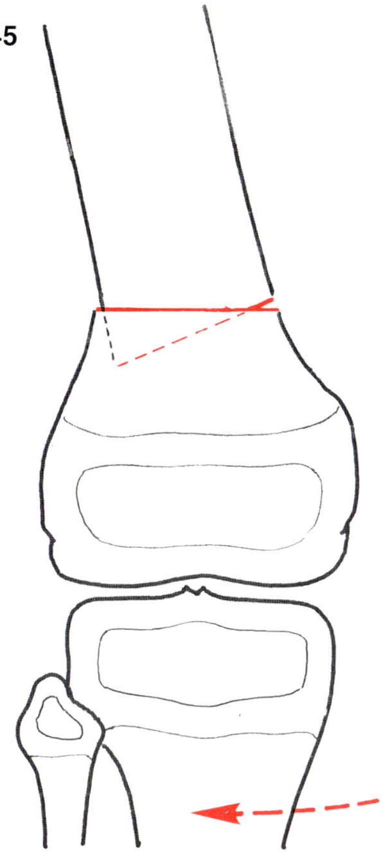

46

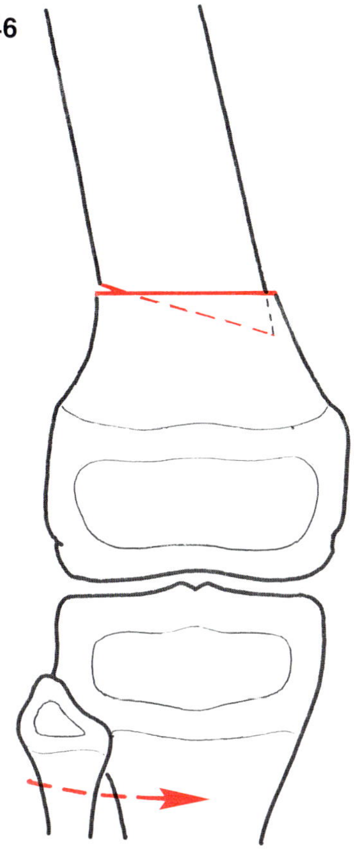

47

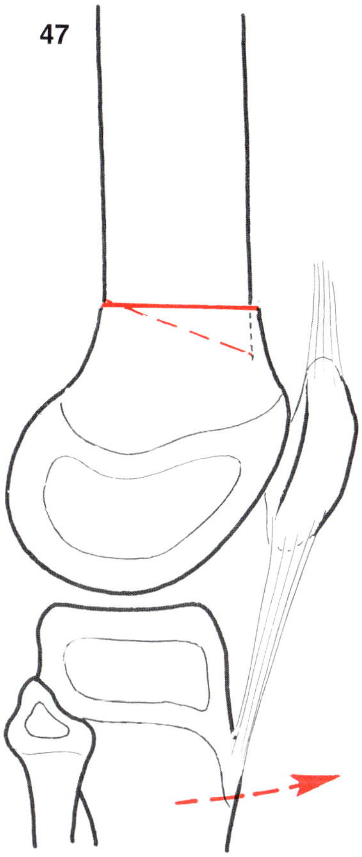

45 Beispiel einer Stichosteotomie bei Genu varum. Die Fragmente sind ineinander gestaucht.

46 Beispiel einer Stichosteotomie bei Genu valgum. Das distale Fragment ist bei der Varisierung in das proximale Fragment eingestaucht.

47 Schema nach Korrektur eines Genu flectum.

Postoperative Behandlung

Die Gliedmaße wird in einem gut anmodellierten Gipsverband (hoher Oberschenkelgipsverband) fixiert. Röntgenkontrolle in 2 Ebenen, Format 20/40. Der Gipsverband wird bis auf die Haut gespalten und an den Rändern leicht aufgebogen. In der 3. Woche nach der Operation wird ein neuer Gipsverband angelegt. Röntgenologische Überprüfung der Fragmentstellung. Nachkorrektur ist möglich. Erneute Röntgenkontrolle 4–6 Wochen nach der Operation. Anschließend kann in der Regel ein Oberschenkel-Gehgipsverband für ca. 2–3 Wochen angelegt werden.

Fehler und Gefahren

- Osteotomie liegt zu hoch oder zu tief: Verzögerte Heilung, Verletzung der Wachstumsscheibe.
- Verletzungen der großen Gefäße und Nerven.
- Fragmente werden nicht ineinander gestaucht: Gefahr der Dislokation.
- Starke Blutung aus dem Osteotomiegebiet. Mangelnde Übersicht: Inzision erweitern, Osteotomiegebiet breit freilegen.
- Eröffnung des Kniegelenkes.
- Mangelhafte Gipstechnik: Korrekturverlust, verzögerte Heilung.
- Der Gipsverband wird nicht bis auf die Haut aufgeschnitten und etwas aufgebogen: Zirkulationsstörungen, Peronäuslähmung. Eine Peronäuslähmung kann auch durch Distraktion des Nervs im Gefolge von Korrekturen stärkerer Valgusfehlstellungen auftreten. Nach der Operation muß die Funktion des Nervs überprüft werden! Bei Paresen infolge Distraktion umgehend Neurolyse.
- Einsteifungen des Kniegelenkes durch zu lange Immobilisation oder als Folge von Weichteilverletzungen und Hämatomen.

Suprakondyläre, valgisierende Osteotomie bei Zerstörung der medialen Wachstumsscheibe

Indikation

Starkes Genu varum bei jugendlichen Patienten *im Alter von ca. 13–15 Jahren,* bei noch offener lateraler Epiphysenscheibe.

Es handelt sich um eine relativ *seltene* Deformität, bei der eine Korrektur wegen der Schwere der Fehlstellung *nicht* erst nach Wachstumsabschluß stattfinden soll. Zusätzlich zur Osteotomie ist deshalb eine Zerstörung der noch unversehrten, aber nur noch gering funktionsfähigen Anteile der Epiphysenscheibe (Epiphyseodese) oder eine Blountsche Klammerung erforderlich, um einen Korrekturverlust durch das restliche asymmetrische Wachstum zu vermeiden.

Prinzip

Suprakondyläre Korrektur durch Entnahme eines sog. Halbkeiles aus der Femurmetaphyse. Laterale Epiphyseodese. Einpflanzung des Knochenkeiles in den metaphysären Defekt auf der Medialseite und Osteosynthese mit gekreuzten Kirschner-Drähten. Im vorliegenden Beispiel soll um 30 Grad korrigiert werden.

Vorbereitung und Lagerung

Auf der Operationsskizze wird der Knochenkeil eingetragen. Beide Schenkel der Osteotomieflächen sollten etwa gleich lang sein. Die Keilspitze liegt in der Mitte des Femurquerschnittes. Die mediale Femurkortikalis wird etwa 1 cm oberhalb des Epicondylus femoris medialis durchtrennt. Rückenlagerung. Blutsperre. Kniegelenk ca. 70 Grad gebeugt. Kniescheibe zeigt genau nach vorn.

Technik (Abb. **48** und **49**)

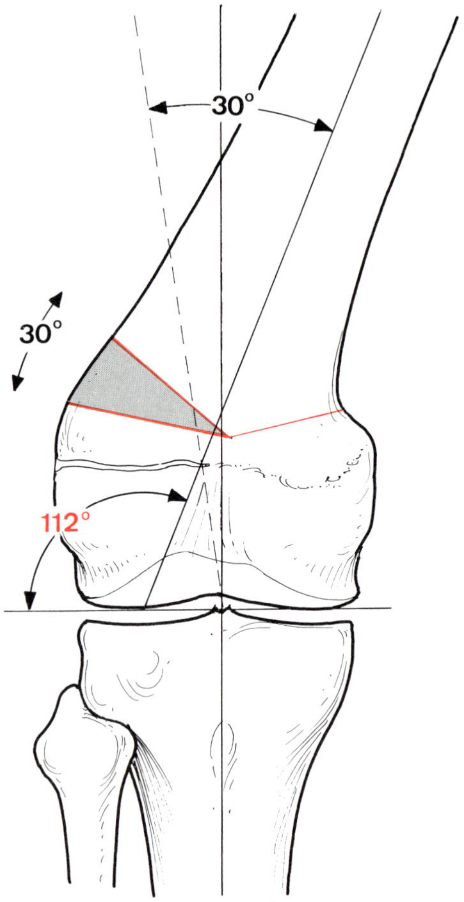

48 Etwa 6–8 cm langer Längsschnitt über der Außenseite des distalen Femurendes. Nach Durchtrennung der Haut und Subkutis sowie Spaltung des Tractus iliotibialis wird die Femurmetaphyse subperiostal freigelegt. Einsetzen von zwei Hohmann-Hebeln. Die Lage der noch offenen lateralen Epiphysenscheibe kann mit einer feinen spitzen Nadel bestimmt oder nach Spaltung des Periosts aufgesucht werden. Anschließend markiert man die aus der Skizze errechnete Basis des Knochenkeiles mit einem Meißel. Der distale Schenkel sollte etwa 1,5–2 cm oberhalb der Epiphysenscheibe liegen. Es wird ein Keil von 30 Grad herausgeschnitten. Die Femurkortikalis auf der Medialseite wird in der Knochentaille oberhalb des medialen Femurepikondylus durchtrennt. Bei Unsicherheit über Osteotomiehöhe: Bildwandler-Röntgenkontrolle.

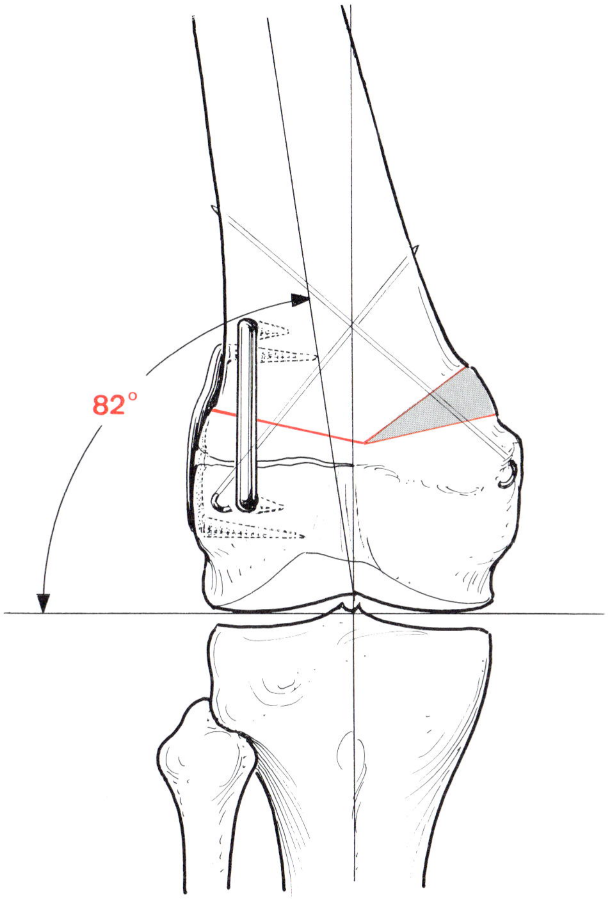

49 Das distale Fragment wird valgisiert. Die aufeinander liegenden lateralen Osteotomieflächen werden zunächst mit einem von lateral-distal nach medial-proximal gebohrten Kirschner-Draht fixiert. In den Knochenspalt auf der Medialseite wird der lateral entnommene Knochenkeil eingepflanzt. Ein zweiter Kirschner-Draht von medial-distal nach lateral-proximal fixiert die Fragmente und den Knochenkeil. Zusätzliche Stabilität erreicht man mit den zwei Knochenklammern auf der Lateralseite. Ein Schenkel der Klammern liegt distal der Epiphysenscheibe, der andere im proximalen Femurfragment. Die eine Klammer wird mehr von vorne nach hinten, die andere von hinten nach vorne eingebracht. Die härtere Kortikalis des proximalen Fragmentes perforiert man zuvor mit einem Pfriem. – Redon-Drainage, Wundverschluß.

Suprakondyläre, valgisierende Osteotomie bei Zerstörung der medialen Wachstumsscheibe (Alternativmethode)

Indikation

Starkes Genu varum mit noch offener lateraler Epiphysenscheibe bei *Kindern unter 10 Jahren.*

Prinzip

Suprakondyläre Korrektur durch Knochenkeilentnahme oberhalb der Epiphysenscheibe. *Keine* Epiphyseodese auf der Lateralseite, sondern Ausnutzung der noch vorhandenen Wachstumspotenzen. Es wird deshalb kein Knochenkeil, wie in Abb. **49**, in den medialen Knochendefekt eingepflanzt. Osteosynthese mit zwei gekreuzten Kirschner-Drähten.

Postoperative Behandlung

Oberschenkel-Gipsverband (mit Beckenring) für die Dauer von ca. 6–8 Wochen. Anschließend Röntgenkontrolle. Entfernung der Kirschner-Drähte. Übungsbehandlung oder, je nach Heilung der Osteotomie, Oberschenkel-Gehgipsverband für weitere 3–4 Wochen.

Technik (Abb. **50** und **51**)

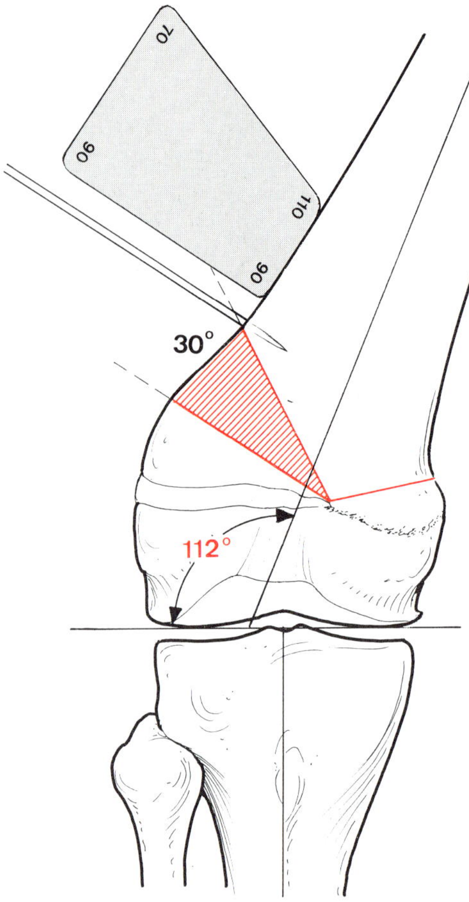

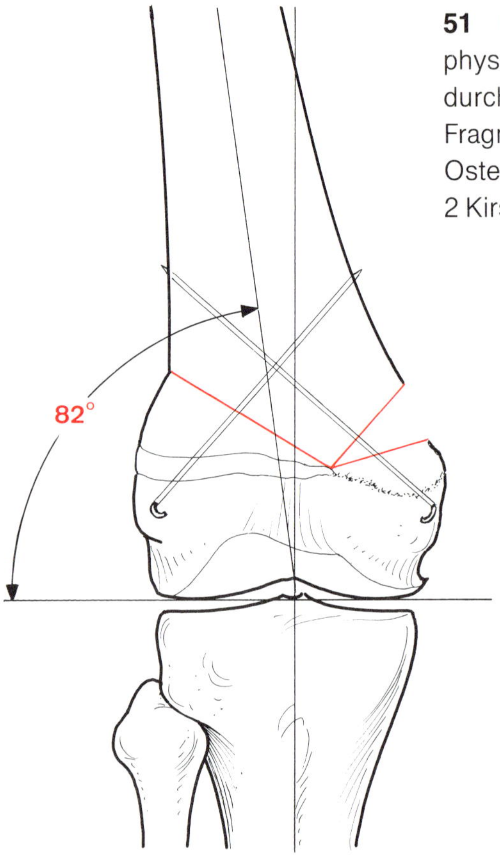

51 Die Femurmetaphyse ist medialseitig durchtrennt, das distale Fragment valgisiert. Osteosynthese mit 2 Kirschner-Drähten.

50 Es wird ein Knochenkeil von 30 Grad entnommen, dessen Spitze am medialen Ende der noch intakten Epiphysenscheibe ausläuft. Die distale Basis des Knochenkeiles wird aus der Röntgenskizze auf den Knochen übertragen (Abstand von der Epiphysenscheibe nach proximal). Die Richtung des distalen Sägeschnittes markieren wir uns mit einem Richtungsdraht, der senkrecht zur Femurdiaphyse in das proximale Fragment eingebohrt wird. Die Eintrittsstelle des Drahtes in den Knochen markiert die proximale Basis des Knochenkeiles.

Postoperative Behandlung

Siehe S. 19.31.

Suprakondyläre Streckosteotomie

Prinzip

Suprakondyläre Korrektur einer *Anteflektionsfehlstellung* des Oberschenkels *oder* einer *Kniebeugekontraktur* durch Knochenkeilentnahme mit Basis streckseitig. Kompressionsosteosynthese mit Kondylenplatte (Abb. **52 a, b** u. **53 a, b**).

Kniebeugekontrakturen von mehr als 10–15 Grad sollten suprakondylär korrigiert werden, weil Streckosteotomien im Bereiche des Tibiakopfes eine Neigung der Tibiakopfgelenkfläche nach vorne unten hinterlassen und eine vermehrte Schubbeanspruchung des Gelenkes unter Belastung verursachen. Bei suprakondylären Streckosteotomien zur Behandlung von Kniebeugekontrakturen empfiehlt sich eine leichte Überkorrektur von 3–5 Grad.

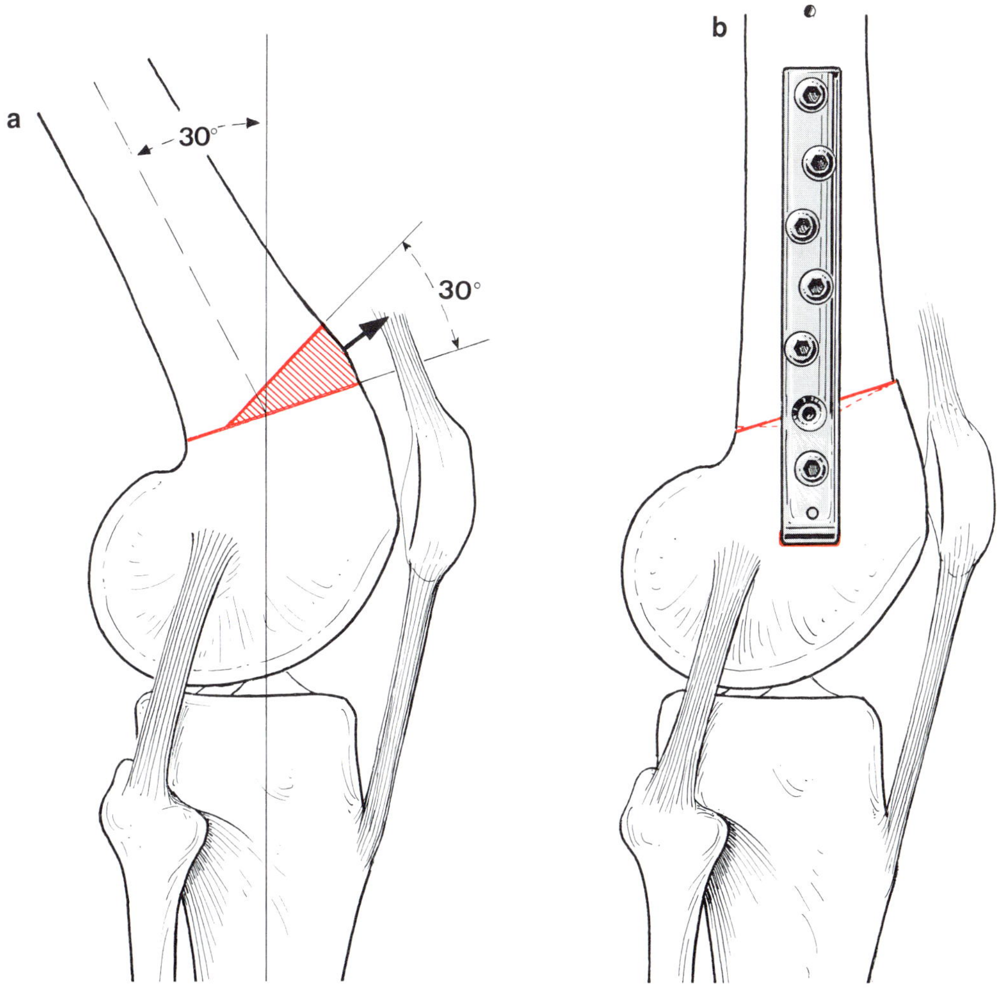

52 a u. **b** Prinzip einer suprakondylären Streckosteotomie am *Beispiel* einer *Antekurvationsfehlstellung* von 30 Grad. Kompressionsosteosynthese mit Kondylenplatte (7-Loch-Platte).

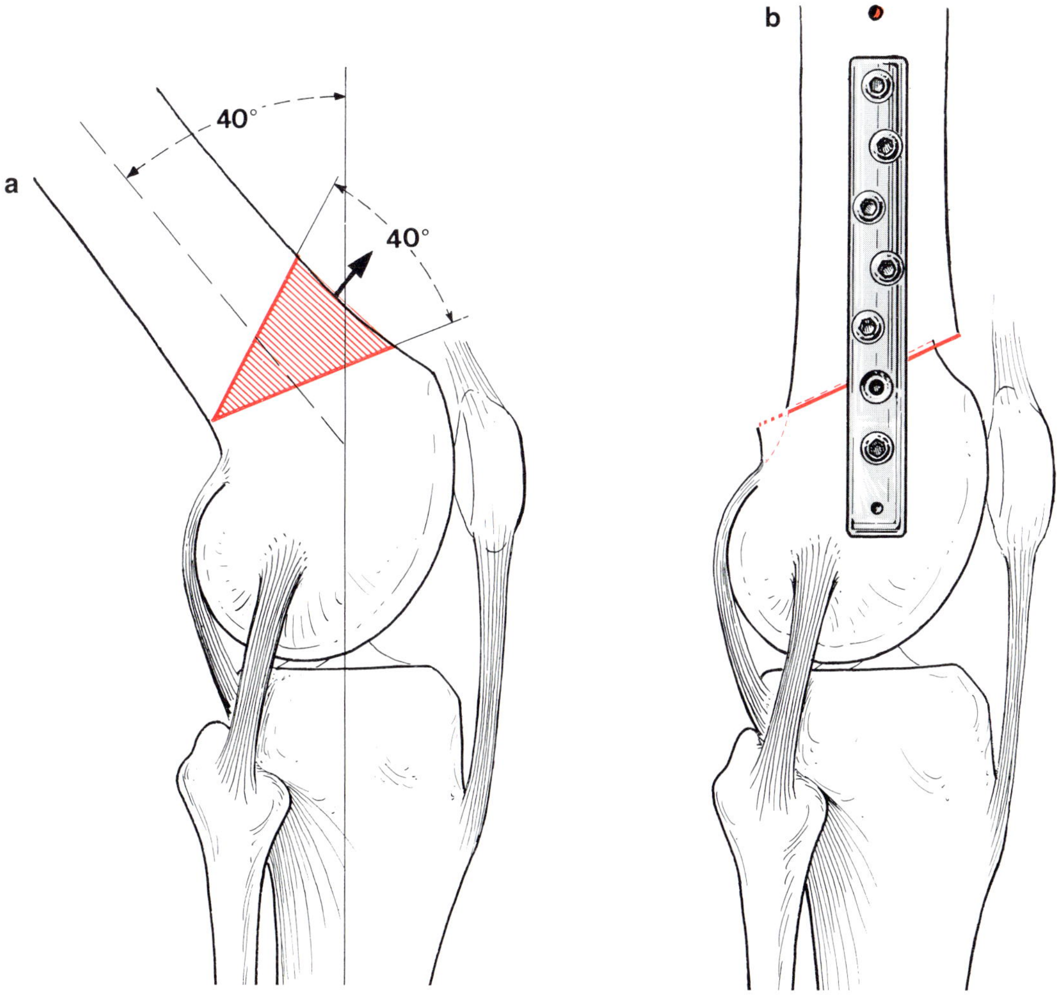

53 a u. **b** Prinzip einer suprakondylären Streckosteotomie am *Beispiel* einer *Kniebeugekontraktur* von 40 Grad unter Entnahme eines Knochenkeiles aus dem gesamten Knochenquerschnitt. Kompressionsosteosynthese mit Kondylenplatte (7-Loch-Platte).

Vorbereitung und Lagerung

Rückenlage, Kniegelenk ca. 70–90 Grad gebeugt. Blutsperre. Operationsskizze.

Technik (Abb. **54–59**)

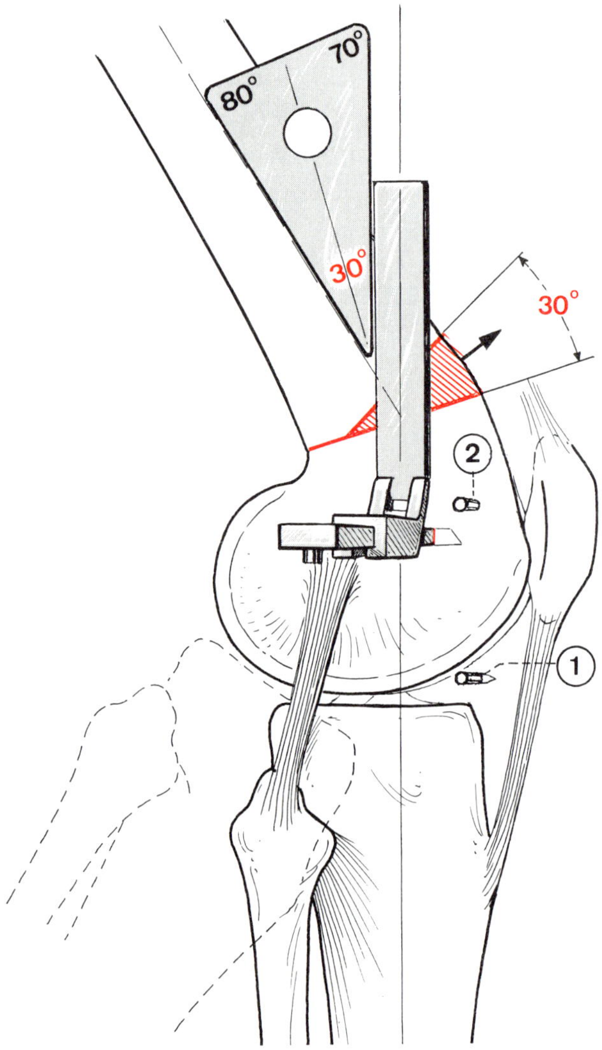

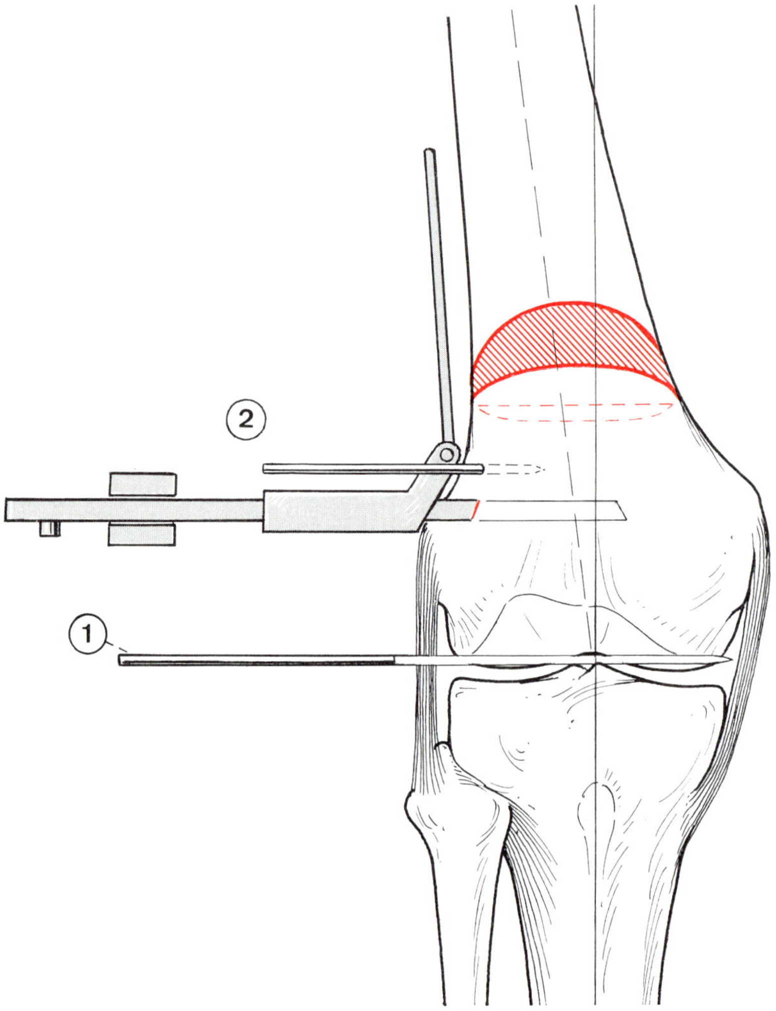

54 Lateraler Zugang mit Desinsertion des M. vastus lateralis und subperiostaler Freilegung der Femurdia- und -metaphyse. Kniegelenk genügend beugen! Ein 2 mm dicker Kirschner-Draht wird als Richtungsdraht parallel zur Kniebasislinie durch die vorderen Gelenkweichteile geführt (1). Ein zweiter Kirschner-Draht (2) markiert Lage des Plattensitzinstrumentes; er verläuft parallel zum ersten Draht und berücksichtigt die Frontalebene. Es soll eine Fehlstellung von 30 Grad korrigiert werden. Die Einschlagstelle für das Plattensitzinstrument wird vorbereitet. Man schlägt das Sitzinstrument (»Stimmgabel« benützen) parallel zur Kniebasislinie und zum zweiten Richtungsdraht ca. 1–2 cm tief in den lateralen Femurkondylus ein, wobei zwischen der Femurschaftachse und der Senkrechten auf das Sitzinstrument ein nach vorne offener Winkel besteht, der dem Korrekturwinkel (plus einer gewählten Überkorrektur) entspricht. Man kontrolliert die Lage des Sitzinstrumentes auch durch Anlegen des Kondylenzielgerätes. Außerdem legt man an den Flügel der aufgeschobenen Führungsplatte eine 30-Grad-Dreieckzielplatte an, deren hinterer Rand parallel zur Oberschenkellängsachse verlaufen sollte. Frontalebene beachten!

55 Das Plattensitzinstrument wird mit der »Stimmgabel« geführt und schrittweise bis in 5,5 cm Tiefe eingeschlagen. Die mediale Kortikalis sollte nicht perforiert werden.

56

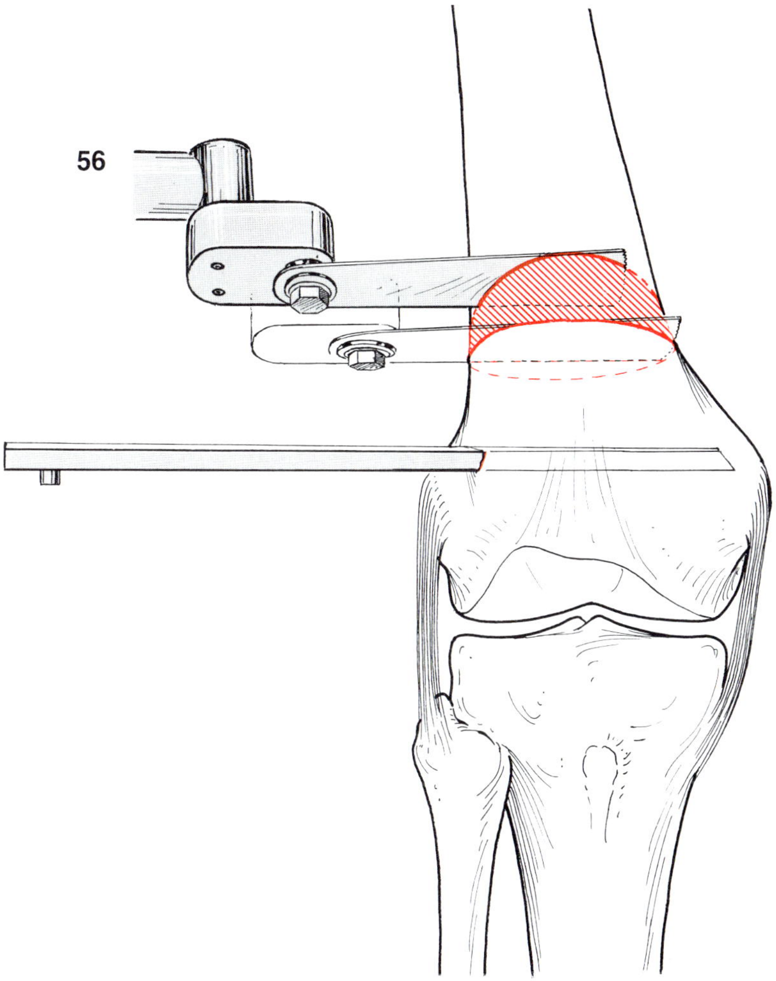

56 Der Ort der Femurosteotomie liegt etwa 2,5 cm proximal des Sitzinstrumentes. Nach Durchtrennung der Femurdiaphyse Entnahme eines ½- bis ⅔-Knochenkeiles mit streckseitiger Basis.

57

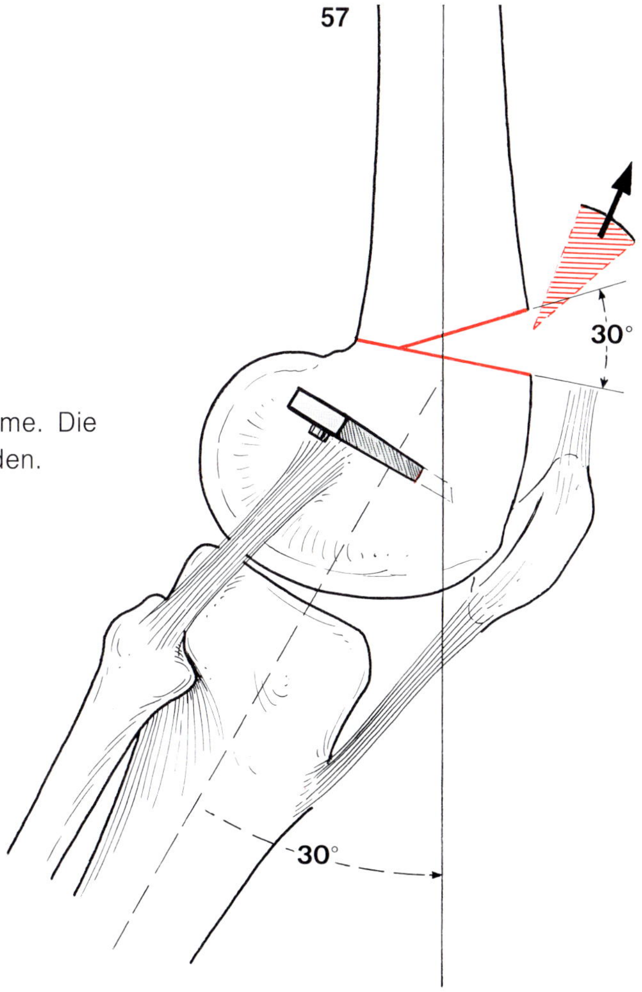

57 Seitliches Schema der Knochenkeilentnahme. Die Schnittflächen müssen sehr exakt angelegt werden.

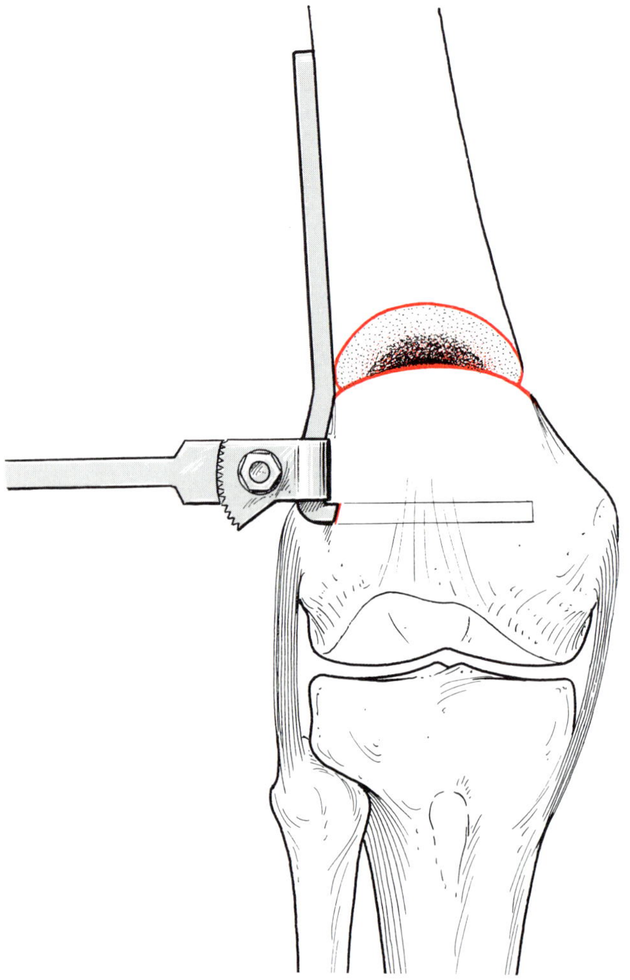

58 Die Kondylenplatte wird eingeführt und mit dem Nachschlaginstrument bis zum Knochenaufsitz eingeschlagen. Nach Ausgleich der Fehlstellung liegt die Platte dem Femurschaft an und wird mit einer Haltezange fixiert.

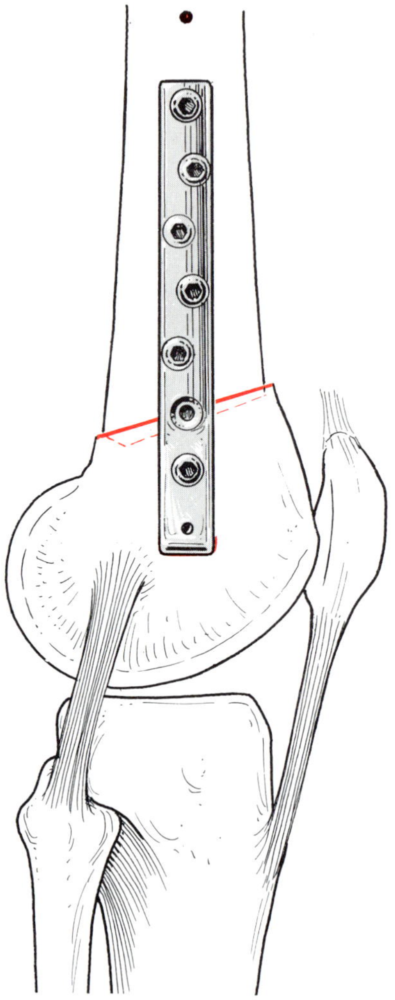

59 Zuerst wird in das distale Fragment eine Spongiosaschraube eingebracht. Anschließend werden die Osteotomieflächen mit dem Plattenspanner unter Druck gesetzt. Seitenansicht nach Verschraubung der Platte.

Postoperative Behandlung

Siehe S. 19.12.

Fehler und Gefahren

- Fehlerhafte Lage des Sitzinstrumentes: ungenügende Korrektur, Schwierigkeiten bei der Osteosynthese, Verzögerung oder Ausbleiben der Knochenheilung.
- Fehlerhafte Entnahme des Knochenkeiles; Schnittflächen uneben.
- Gelegentlich kann eine zusätzliche vordere Zuggurtungsplatte (gerade 4- bis 6-Loch-Platte) angezeigt sein!
- Verzicht auf interfragmentäre Kompression.

Monokondyläre Korrekturosteotomie

(distales Femur)

Indikationen

Posttraumatisches Genu valgum (oder varum) mit verzögert heilender Fraktur, Pseudarthrose oder bereits in Fehlstellung verheilter, monokondylärer Fraktur.

Voraussetzungen

Röntgenaufnahmen im a.-p., seitlichen und schrägen Strahlengang sowie Tomographien sind notwendig, um den Verlauf der Bruchflächen genau zu analysieren. Der Operateur sollte daraus die räumliche Lage der Osteotomie bestimmen. Es handelt sich um einen *technisch schwierigen* Eingriff, der dem Erfahrenen vorbehalten bleiben sollte! – Die Gelenkflächen dürfen noch keine wesentlichen arthrotischen Veränderungen aufweisen. Eine präoperative Arthrographie und/oder Arthroskopie kann angezeigt sein. Für die Operation sind in der Regel nur *jugendliche* Patienten mit noch gut beweglichem Gelenk geeignet.

Prinzip

Osteotomie, Reposition und Osteosynthese einer disloziert verheilten Femurgelenkrolle im Rahmen einer Gelenkrekonstruktion (Abb. **60 a** u. **b**).

a

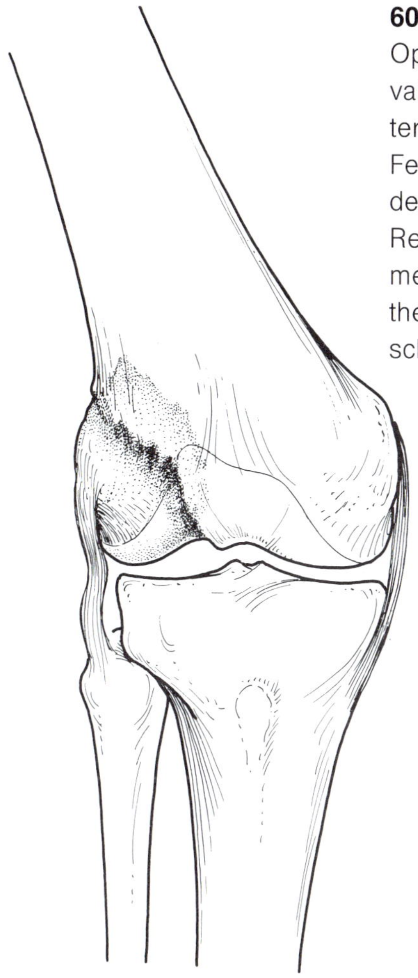

b

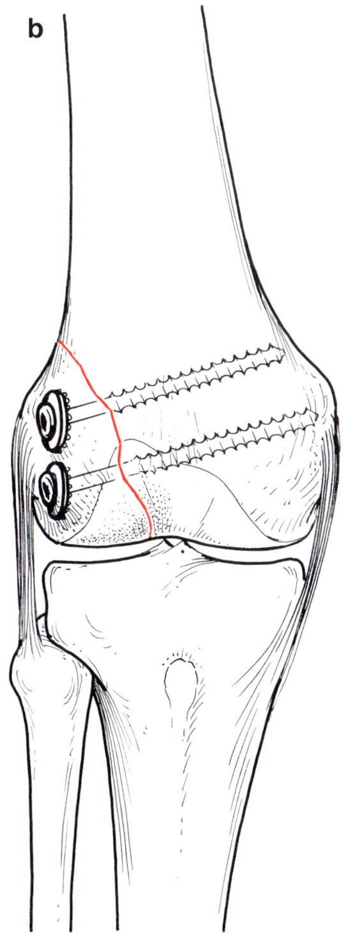

60 a u. **b** Prinzip der Operation bei Genu valgum nach veralteter monokondylärer Femurfraktur. Nach der Osteotomie und Reposition des Fragmentes Osteosynthese mit Spongiosaschrauben.

Vorbereitung und Lagerung

Rückenlagerung, Blutleere. Kniegelenk zunächst ca. 60 Grad gebeugt. Im Verlaufe der Operation muß bis zum rechten Winkel und darüber hinaus gebeugt werden können.

Technik (Abb. **61–68**)

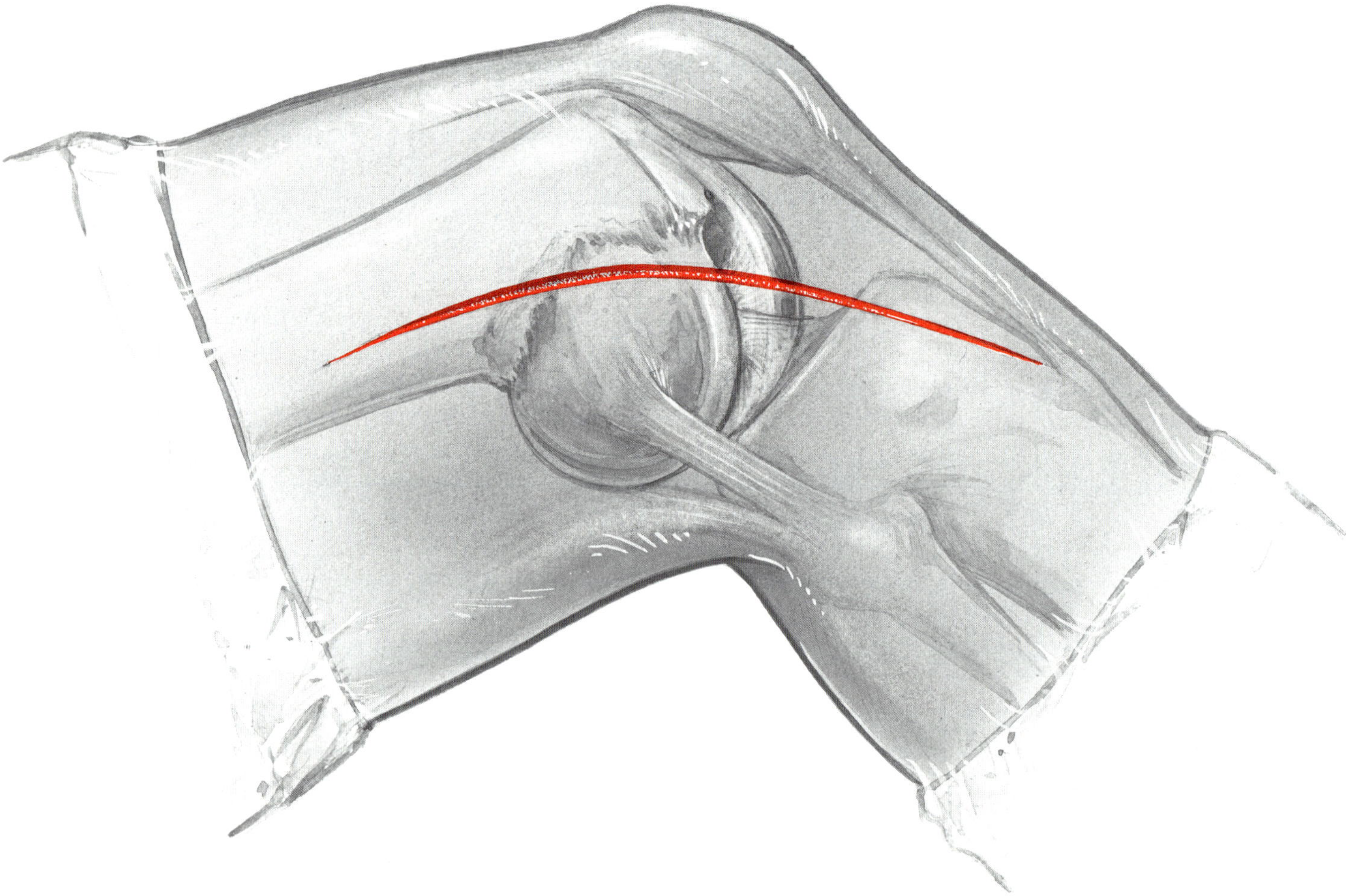

61 15–16 cm langer Hautschnitt von etwa 5–6 cm proximal des Epicondylus lateralis bis zur Tuberositas tibiae.

Nach Durchtrennung der Subkutis und Faszie wird der Tractus iliotibialis im vorderen Bereich gespalten.

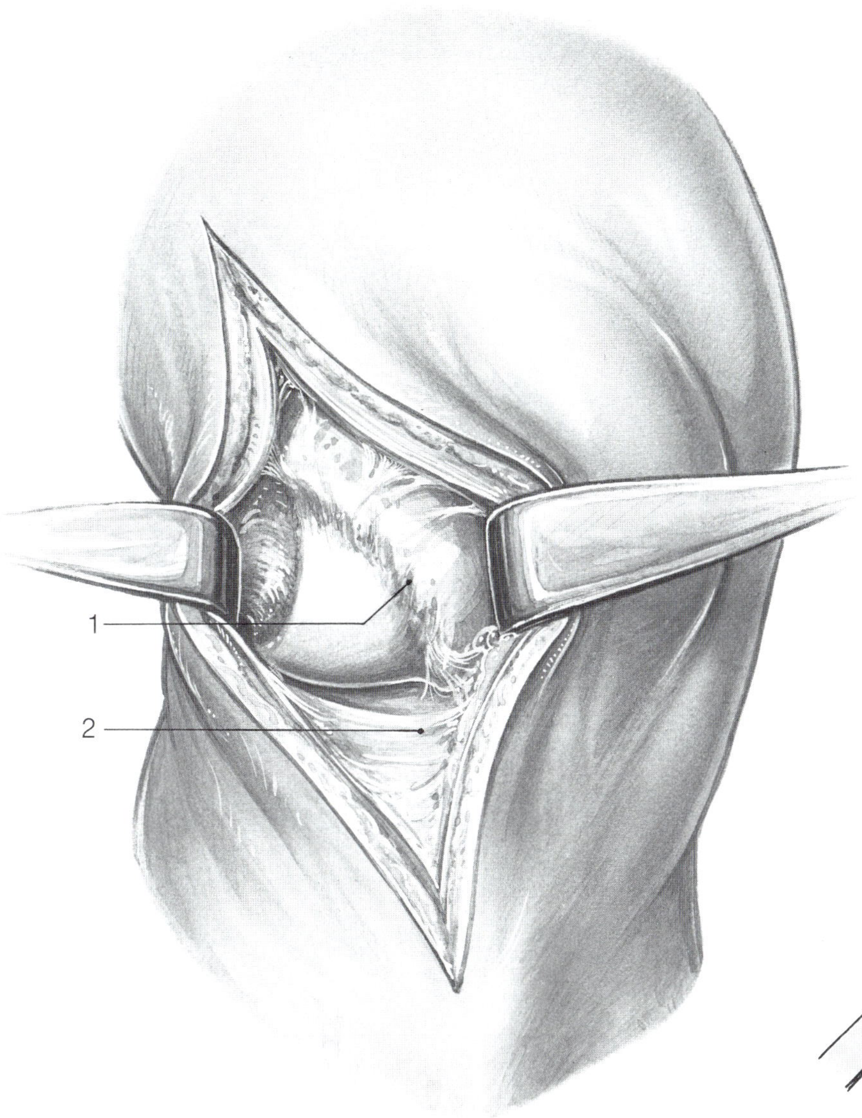

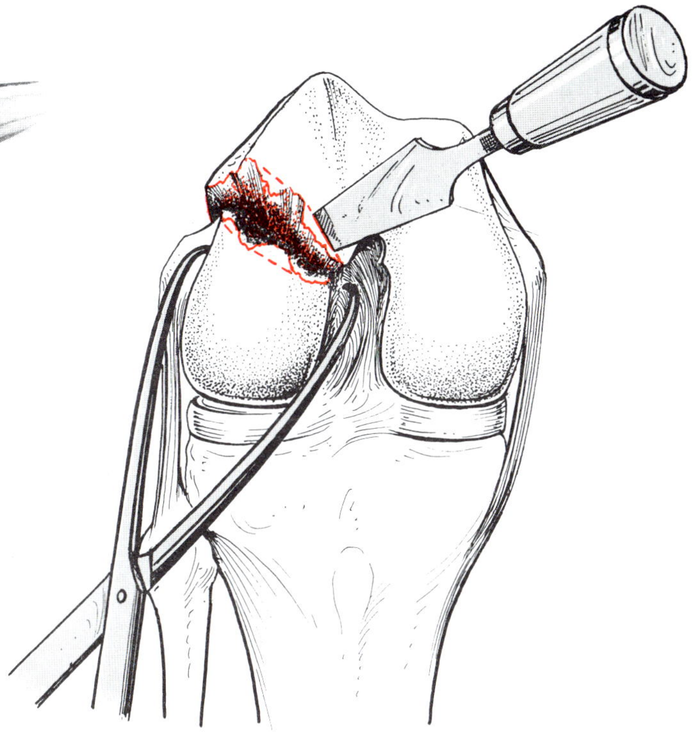

62 Das Gelenk wird nach Durchtrennung des Retinaculum extensorum eröffnet. Intraartikuläre Verwachsungen werden gelöst. Rechtwinklige Unterschenkelbeugung. Es kann erforderlich sein, einen zerrissenen Außenmeniskus zu entfernen.

1 Gelenkstufe
2 lateraler Meniskus

63 Von der Gelenkstufe aus wird das disloziert verheilte Fragment vorsichtig und schrittweise mit einem geeigneten Meißel vom Hauptfragment abgelöst.

64

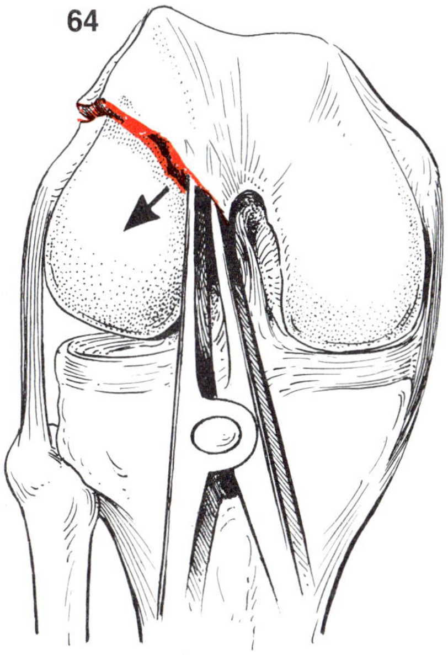

64 Wenn das Fragment durch die Osteotomie von vorn und von der Seite genügend gelockert ist, versucht man es mit einem Spreizer aufzuklappen. Jetzt lassen sich die restlichen Verbindungen in der Knochennarbe nach und nach mit einem Raspatorium oder Meißel lösen.

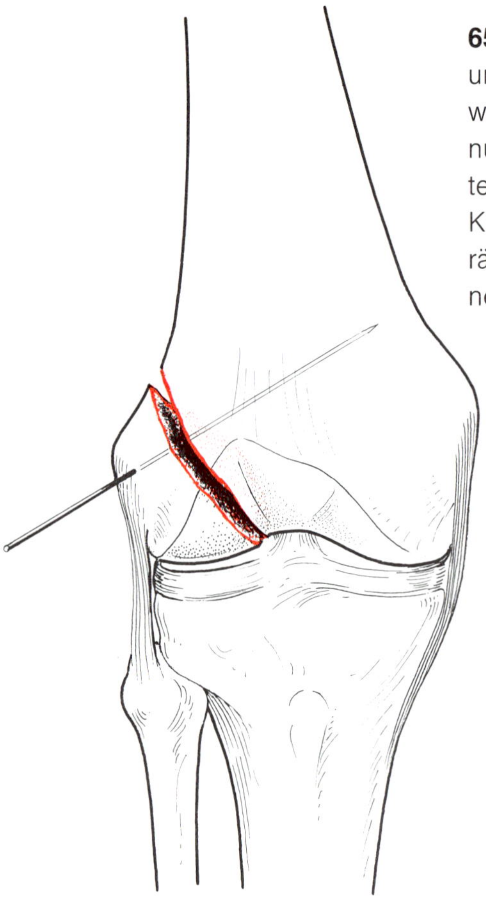

65 Die Osteotomie- und Gelenkflächen werden geglättet. Manuelle und instrumentelle Reposition des Kondylus und temporäre Fixation mit einem Kirschner-Draht.

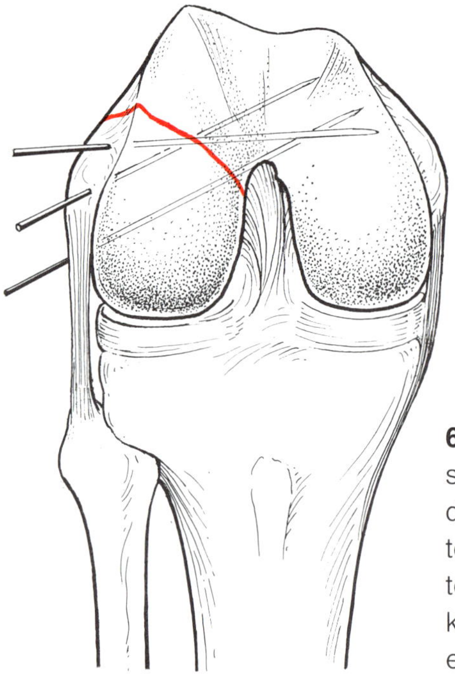

66 Bei gutem Repositionsergebnis wird das Fragment mit weiteren Kirschner-Drähten fixiert. Röntgenkontrolle in 2 Ebenen empfehlenswert.

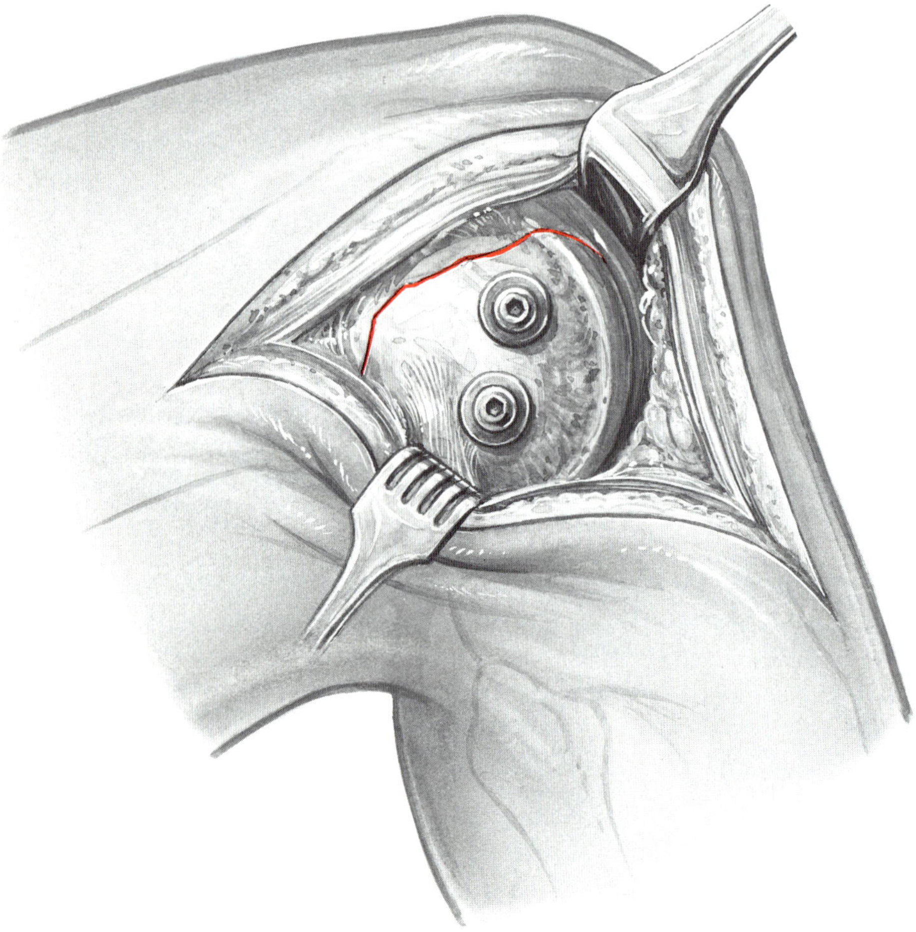

67 Kompressionsosteosynthese mit Spongiosazugschrauben und Unterlegscheiben oder sog. Flachkopfschrauben.

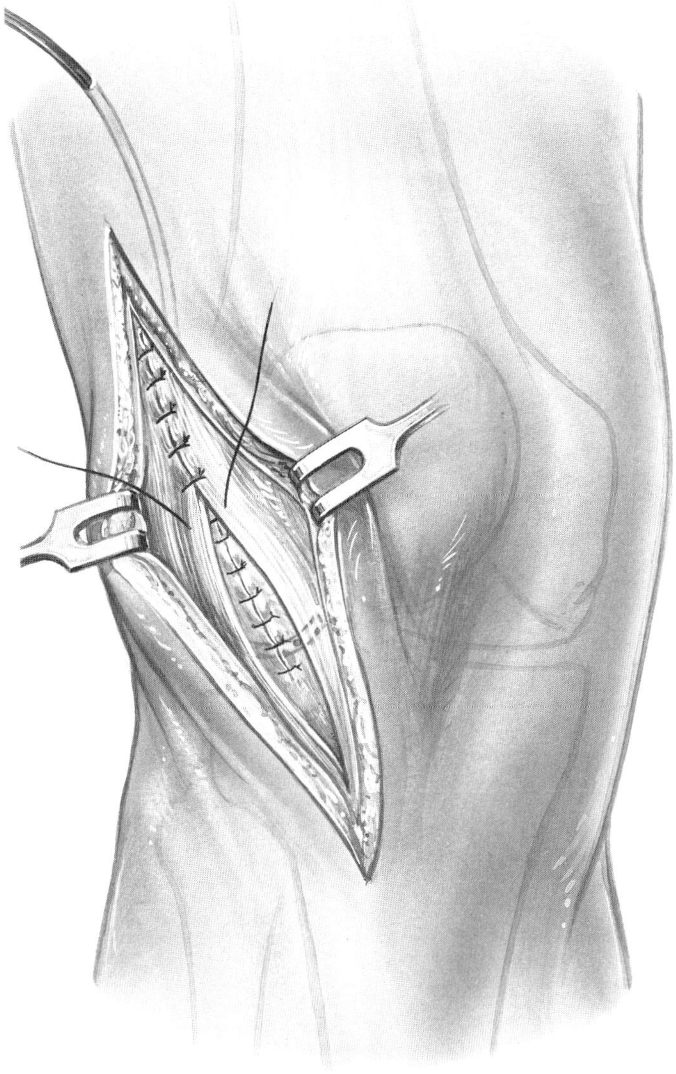

68 Intraartikuläre Redon-Drainage. Naht der Membrana synovialis sowie des Retinaculum extensorum laterale. Schichtweiser Wundverschluß. Kompressionsverband. Röntgenkontrolle des Kniegelenkes in 2 Ebenen. Lagerung auf Schaumstoff- oder Rechtwinkelschiene.

Postoperative Behandlung

Sie entspricht im allgemeinen unserem Vorgehen bei Korrekturosteotomien (s. S. 19.12). Das Gelenk sollte jedoch mindestens 4 Monate entlastet werden!

Fehler und Gefahren

- Die Operation wird von einem unerfahrenen Operateur vorgenommen.
- Das Kondylenfragment wird nicht behutsam oder nicht genau im ehemaligen Bruchgebiet osteotomiert: Es verbleiben Inkongruenzen und Formfehler des lateralen Femurkondylus.
- Das Kondylenfragment wird zu ausgiebig oder gar vollständig aus den Weichteilen (Kapsel-, Bandansätzen) herausgelöst: Ernährungsstörungen des Fragmentes.
- Mangelhafte Reposition und Retention: Inkongruenzen der Gelenkfläche, verzögerte Knochenheilung, Achsenfehlstellung.

Korrekturen der Beinachse im Bereich des Tibiakopfes

Vorbemerkungen

Bei Osteotomien im Bereich des Tibiakopfes bestehen folgende *Besonderheiten*:

- Korrekturen von stärkeren Valgusfehlstellungen können, allerdings seltener als bei suprakondylären Osteotomien, zu *Irritationen* des *N. peronaeus* führen!
- Blutungen oder Ödeme in den Muskellogen des M. tibialis anterior sowie der Extensoren oder Raumnot nach Implantation von Osteosynthesematerial (z. B. Winkelplatte) können *ischämische* Muskelnekrosen (Compartement-Syndrom, Tibialis-anterior-Syndrom) hervorrufen.
- Bei Korrektur eines Genu recurvatum im Bereiche des Schienbeinkopfes verlagert sich die Kniescheibe nach distal.
- Das Verfahren der hohen, *interligamentären Tibiakopfosteotomie* oberhalb des distalen Ansatzes der Seitenbänder und der Tuberositas tibiae hat den *Vorteil*, daß die spongiösen Osteotomieflächen rascher konsolidieren. Bei entsprechendem Zuschnitt des Knochenkeiles können gleichzeitige Bandinsuffizienzen beseitigt werden. Die metaphysäre oder infrakondyläre Tibiakopfosteotomie unterhalb der Tuberositas tibiae bietet ungünstigere Heilungsaussichten. Zur Osteosynthese sind aufwendigere Verfahren erforderlich.
- Die Wahl der Verfahren hängt unter anderem auch von der Knochenfestigkeit ab. Bei einer schweren Osteoporose sind z. B. der Osteosynthese mit einem Fixateur externe Grenzen gesetzt.
- Wir bevorzugen zur Korrektur eines Genu varum eine von uns modifizierte Osteotomie nach Coventry.

Interligamentäre, valgisierende Tibiakopfosteotomie (in Anlehnung an Coventry)

Prinzip

Korrektur eines Genu varum durch Knochenkeilentnahme aus Tibia und Fibula. Leichte Überkorrektur zu empfehlen. Osteosynthese mit speziellen Knochenklammern. Straffung des medialen Bandapparates möglich (Abb. **69 a** u. **b**).

69 a

69 b

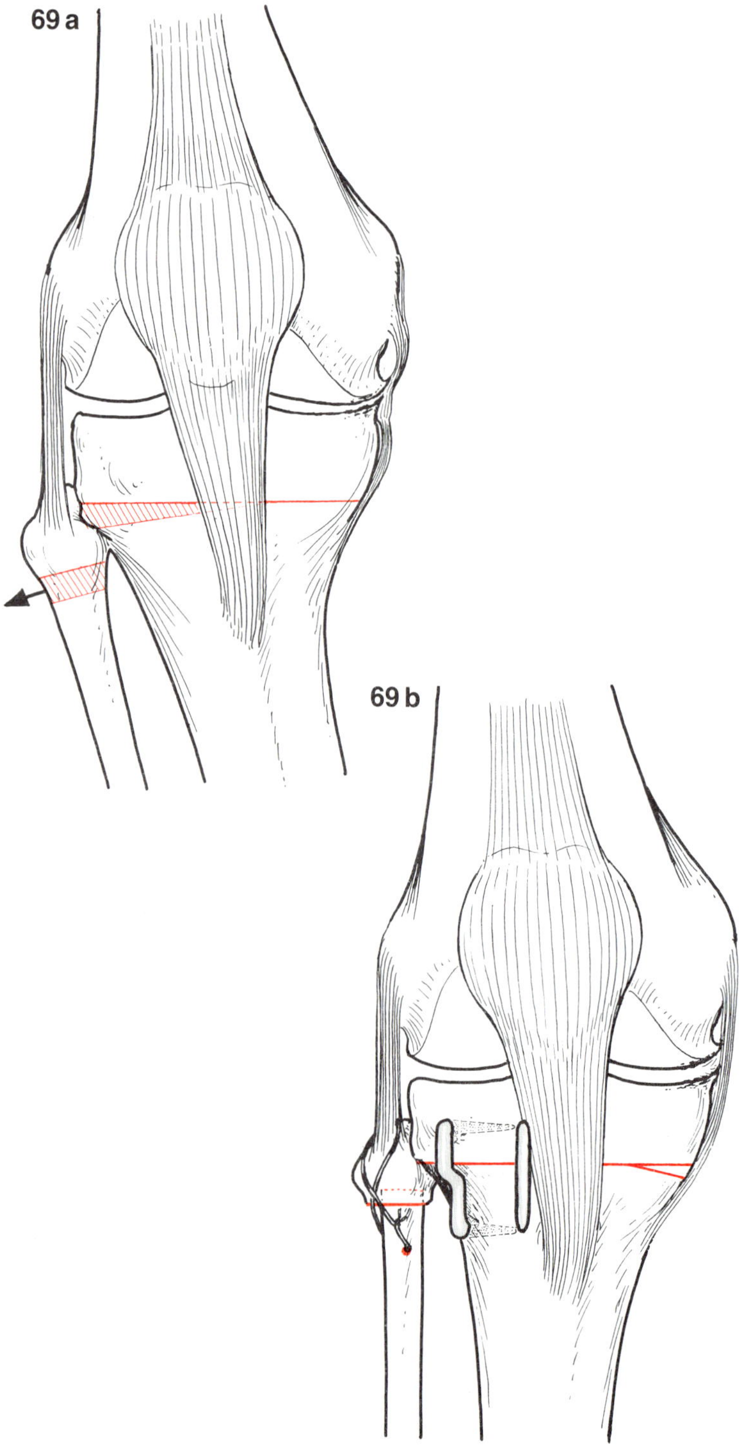

69 a u. **b** Operationsprinzip. Entnahme eines Knochenkeiles aus Tibia und Fibula (Zweidrittelkeil) und Straffung des gelockerten medialen Bandapparates. Fixation der Tibiafragmente mit 2–3 »Coventry-Klammern«. Zuggurtungs-Knochennaht der Wadenbeinfragmente. ⇨

Vorbereitung und Lagerung

Rückenlage. Kniegelenk ca. 60 Grad gebeugt. Tuchrolle unter dem *distalen* Oberschenkel; *die Kniekehle muß frei bleiben*, damit die Gefäße und Nerven nicht gegen den Tibiakopf gepreßt und dadurch bei der Osteotomie gefährdet werden! Blutleere.

Technik (Abb. **70–81**)

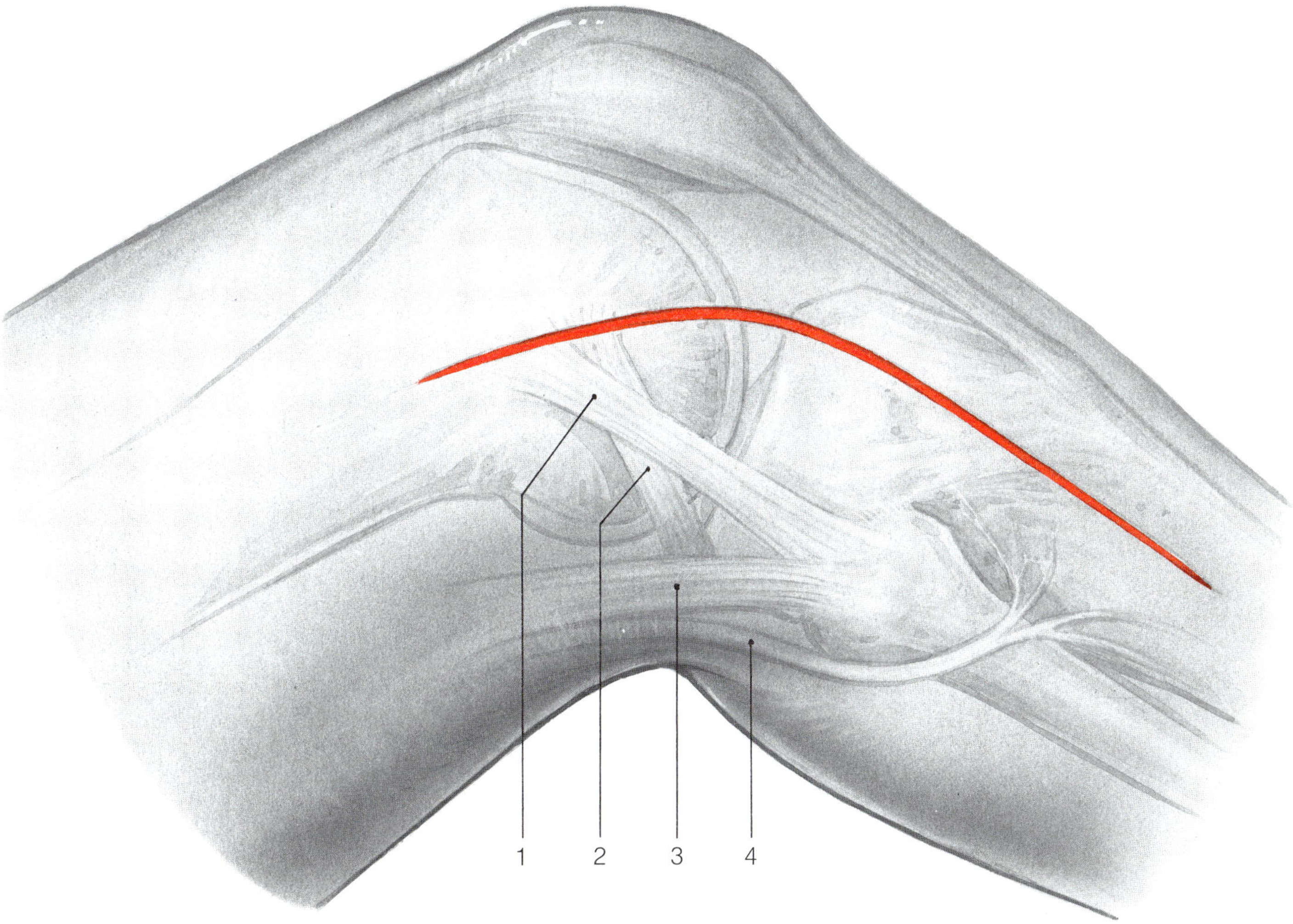

70 Der 12–15 cm lange Hautschnitt zieht bogenförmig über die Lateralseite des Gelenkes und des Tibiakopfes zwischen Patella und lateralem Seitenband.

1 Lig. collaterale laterale
2 Tendo m. popliteus
3 M. biceps femoris
4 N. peronaeus

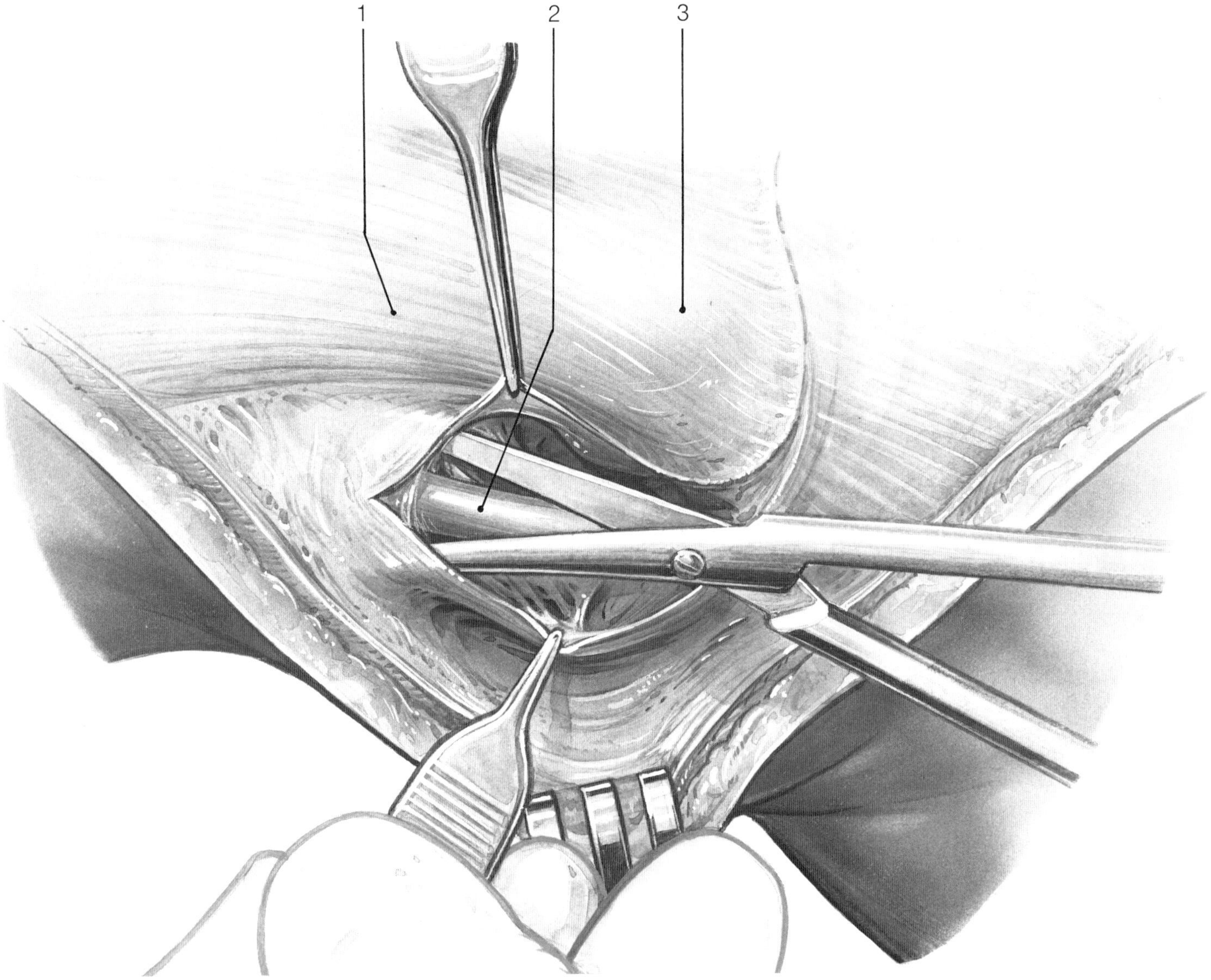

71 Haut und Subkutis werden teils scharf, teils stumpf nach vorne und hinten vom Tractus iliotibialis abpräpariert. Hinter der Bizepssehne sucht man den *oberflächlich liegenden N. peronaeus* auf und präpariert ihn übersichtlich bis zum Wadenbeinköpfchen frei. Achtung, der Nerv liegt direkt unter der Faszie.

1 M. biceps femoris
2 N. peronaeus
3 Caput fibulae

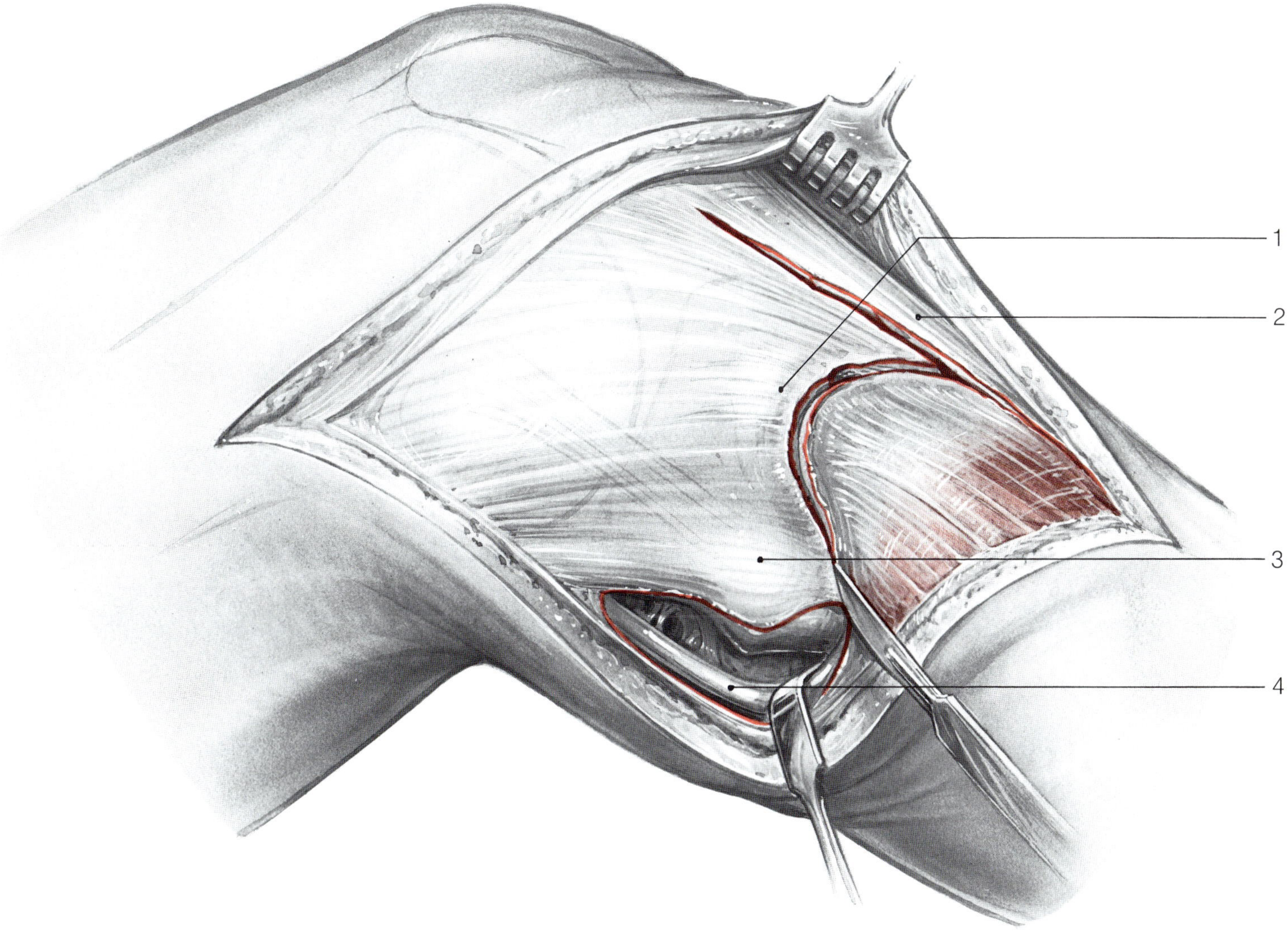

72 Das Retinaculum extensorum laterale wird vom Rand des Lig. patellae abgetrennt. Bogenförmige Inzision an der Insertion der Unterschenkelmuskulatur am Condylus lateralis dicht unterhalb der Tuberositas tractus iliotibialis (Gerdy). Auch die Muskelansätze am Wadenbeinköpfchen werden vorsichtig nach distal abgeschoben, wobei man subperiostal vorgeht, den N. peronaeus stets kontrolliert und mit stumpfem Haken schützt.

1 Tuberositas tractus iliotibialis (Gerdy)
2 Lig. patellae
3 Caput fibulae
4 N. peronaeus

73

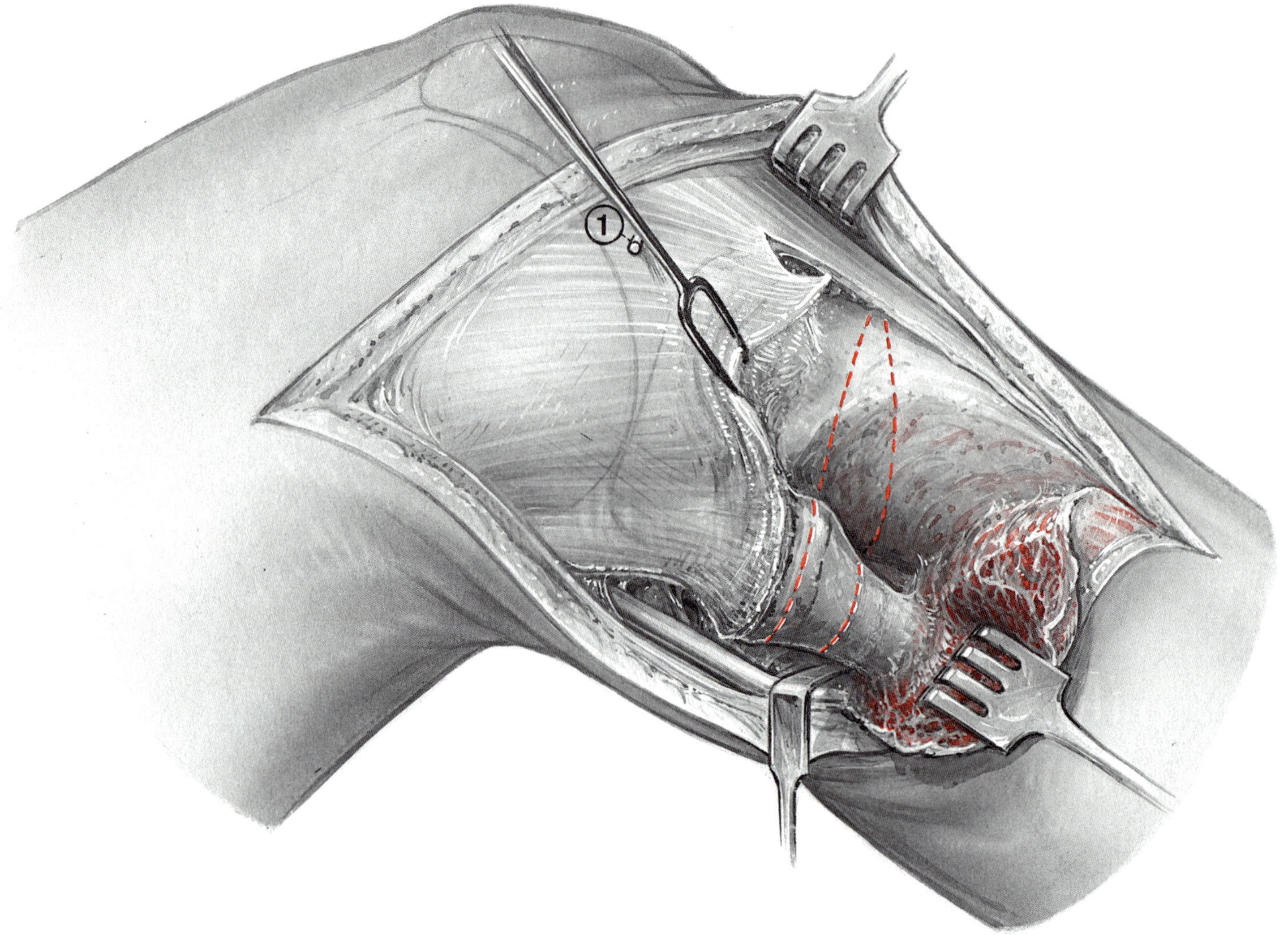

73 Die einstrahlenden Fasern des Tractus iliotibialis werden mit einem feinen Skalpell etwa 1 cm nach proximal vom Schienbeinkopf abpräpariert und nach proximal weggehalten. Die Muskelansätze am Schien- und Wadenbein sind so weit abgeschoben, daß die Osteotomie vorbereitet werden kann: Basis des errechneten Knochenkeiles auf der Tibia mit Meißel markieren. Die Höhe des Wadenbeinsegmentes kann etwas knapper als errechnet gewählt werden, damit sich nach der Korrektur das distale Wadenbeinfragment in das proximale einstaucht! Die Kniebasislinie wird mit einem 2 mm dicken Kirschner-Draht markiert ①. Man tastet sich in den lateralen und medialen Gelenkspalt und schiebt den Draht durch die vorderen Gelenkweichteile.

74 Hohe Wadenbeinosteotomie: Das Wadenbein wird mit 2 stumpfen Hohmann-Hebeln subperiostal umfahren. *Bevor* man osteotomiert, legt man in sagittaler Richtung ein Bohrloch mit einem 2-mm-Bohrer durch das distale Wadenbeinfragment und zieht einen kräftigen, nicht resorbierbaren Kunststoffaden für die spätere Zuggurtungsnaht ein. Aus dem Wadenbein schneidet man mit der Säge (kleines Sägeblatt!) das zuvor berechnete und auf den Knochen übertragene Segment aus. ⇨

75 Das distale Wadenbeinfragment läßt sich nach der Osteotomie leicht nach hinten weghalten, so daß man den Tibiakopf im hinteren Bereich gut freilegen und mit einem stumpfen Hohmann-Hebel umfahren kann. Auch der vordere Umfang des Tibiakopfes oberhalb der Tuberositas tibiae wird mit einem gebogenen Raspatorium subperiostal freigelegt und mit einem stumpfen Hohmann-Hebel umfahren. Die proximale Osteotomiefläche verläuft parallel zum Kniegelenkspalt! Entnahme des Knochenkeiles mit oszillierender Säge. Das mediale Drittel des Schienbeines wird durchgemeißelt. ⇨

1 Hoffascher Fettkörper
2 Lig. patellae
3 Tuberositas tibiae
4 Gelenkspalt
5 N. peronaeus
6 Caput fibulae
7 Fibula

74

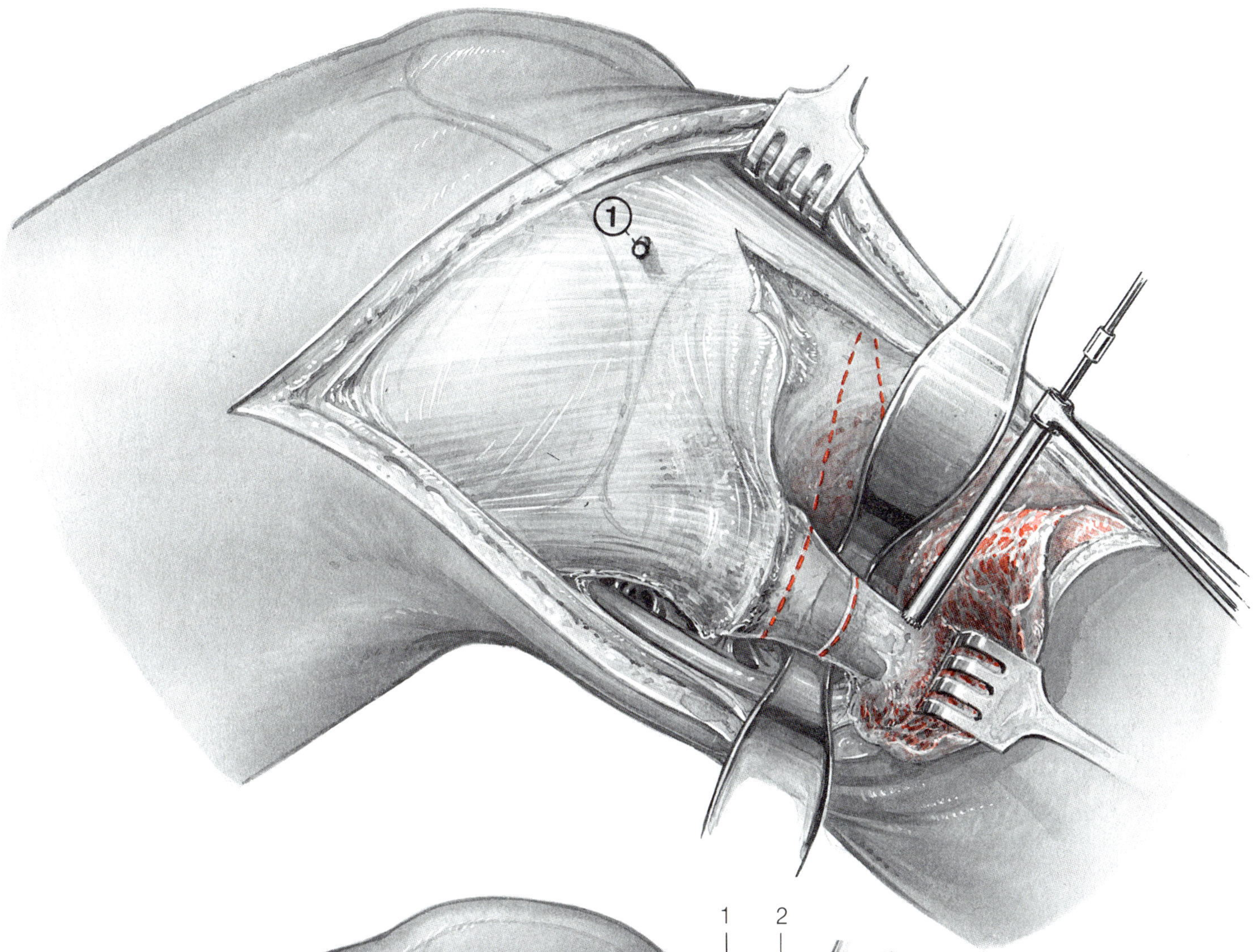

75

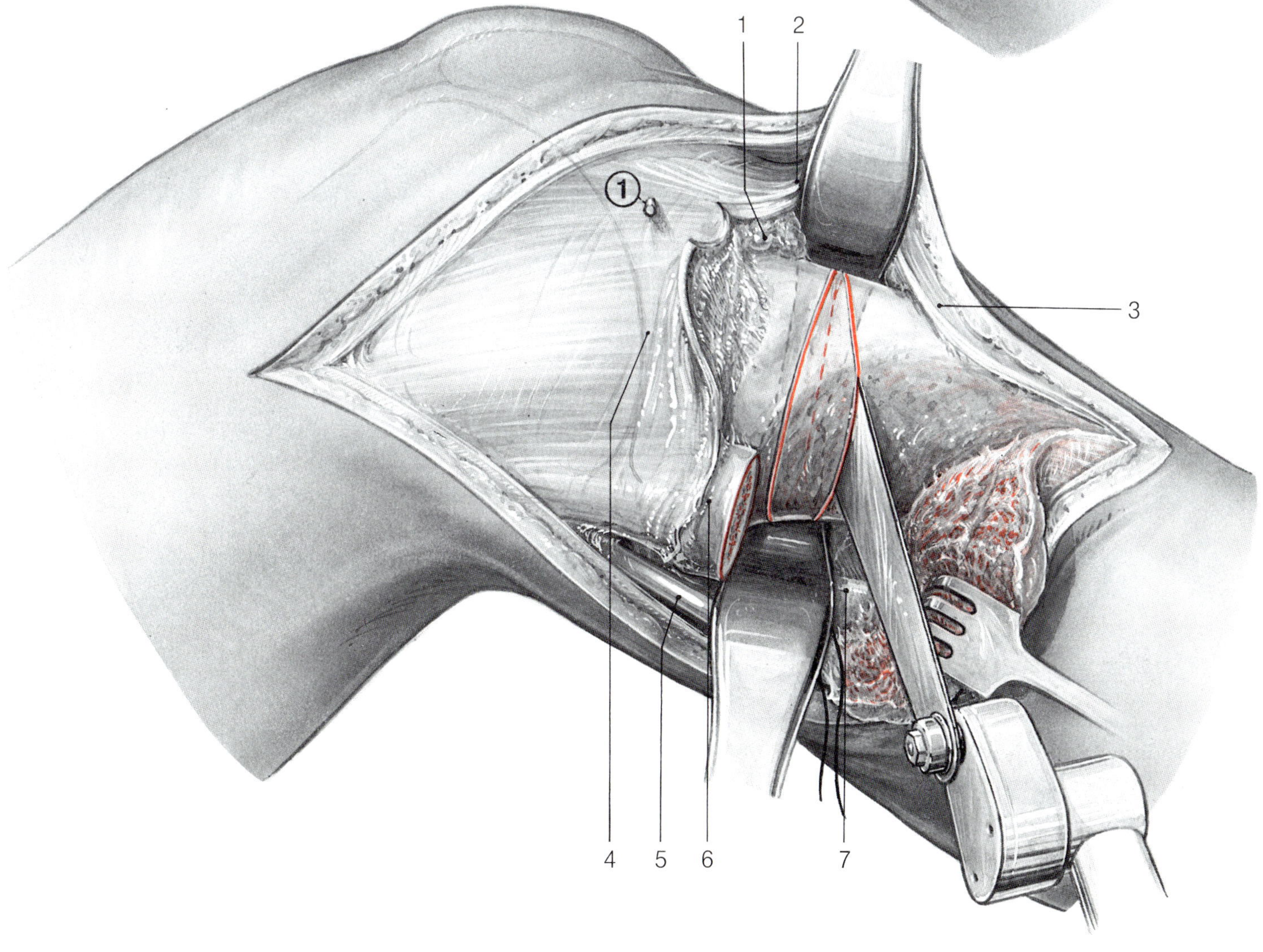

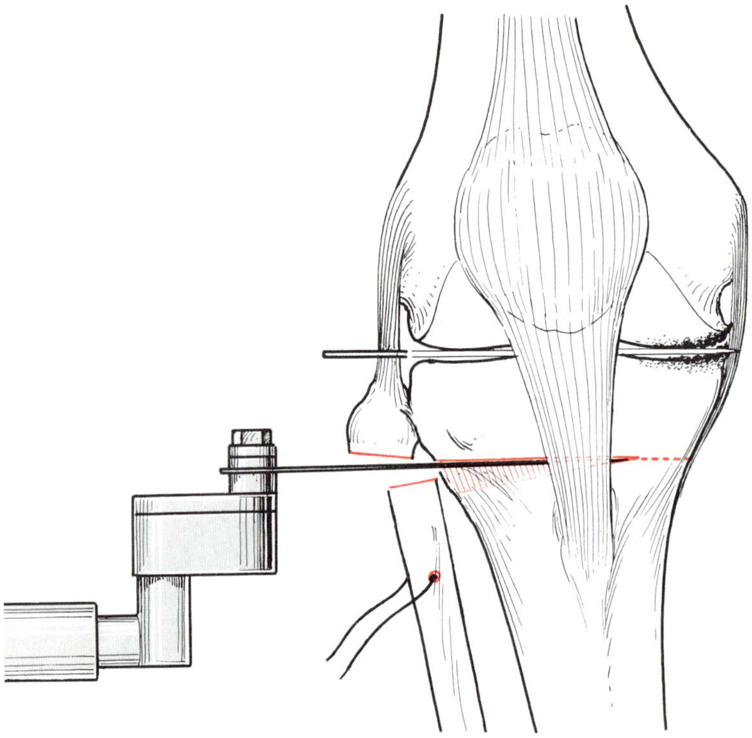

76 Schematische Darstellung der Keilentnahme bei Ansicht von vorn. Vorsicht: Bei zu hoher und nach medial ansteigender Osteotomie Gefahr der Gelenkeröffnung! Wenn der Operateur diesen Irrtum nicht rechtzeitig entdeckt, kann es beim Überführen des distalen Fragmentes in Korrekturstellung zur Gelenkfraktur kommen!

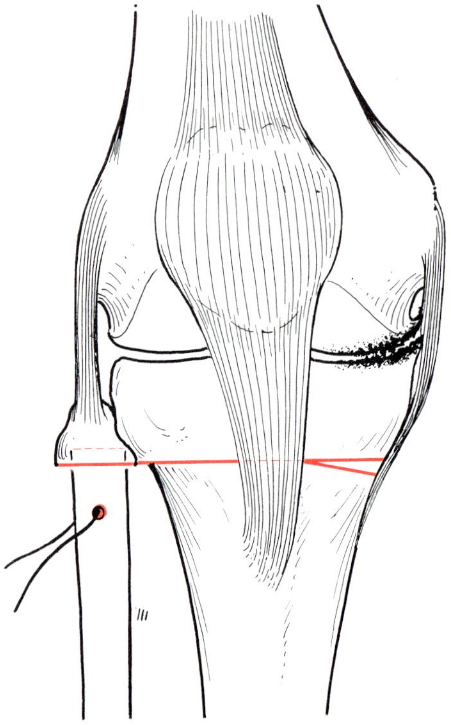

77 Nach Unterschenkelabduktion schließt sich der laterale Osteotomiespalt; der mediale kommt leicht zum Klaffen. Das distale Wadenbeinfragment muß gleichzeitig reponiert werden (Hohmann-Hebel benutzen) und staucht sich in das proximale ein.

78 Zuerst wird eine stufenlose Klammer dicht neben dem lateralen Rand des Lig. patellae von vorne nach hinten eingeschlagen. Damit beugt man einer Verschiebung der Fragmente nach medial vor. Als zweite Klammer wird eine sog. *Stufenklammer* verwendet. Sie wird posterolateral eingebracht. Der proximale Schenkel wird im oberen Fragment möglichst weit hinten eingeschlagen, der distale Schenkel etwas nach vorn (Retroposition des Schienbeinkopfes!). – Die Kortikalis im Bereich der Einschlagstellen der Klammern wird mit einem spitzen Pfriem perforiert! ⇨

79 a u. **b** Zuggurtungsnaht der Wadenbeinfragmente: Der durch den Bohrkanal im distalen Fragment eingezogene kräftige Kunststoffaden wird in einer Achtertour durch die Sehnen- und Bandansätze knochennah am Caput fibulae herumgeführt und fest verknotet. Bei stark atrophischem Knochen kann ein zweiter Faden verwendet werden, den man durch einen weiteren Bohrkanal durch das distale Fragment führt. Wir kürzen die Nadel, mit der der Faden armiert ist, auf etwa 1,5 cm und schieben dieses Stück von vorne nach hinten durch den Bohrkanal. Zum Durchziehen kann auch ein »Fadenfänger« benutzt werden. ⇨

78

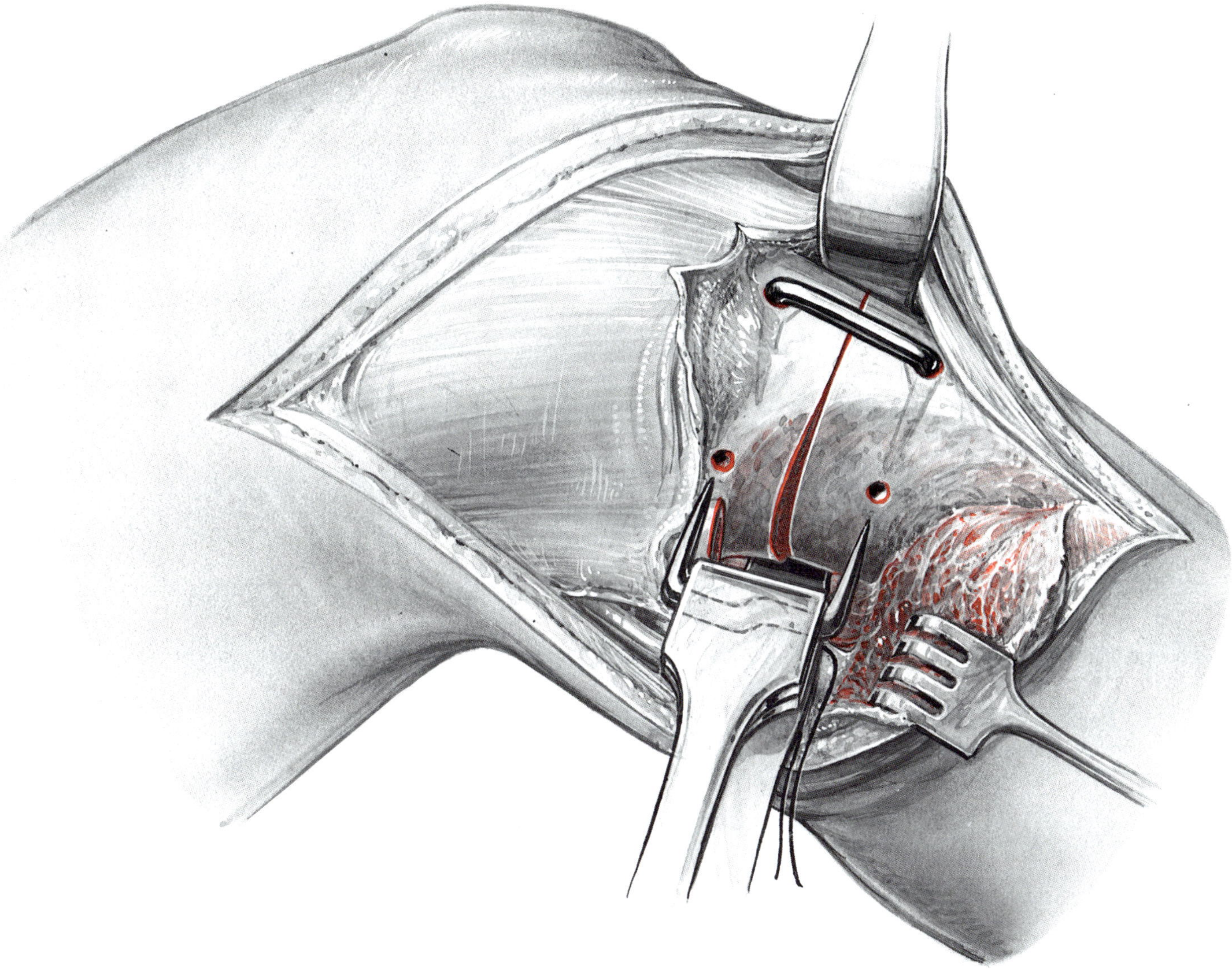

79 a

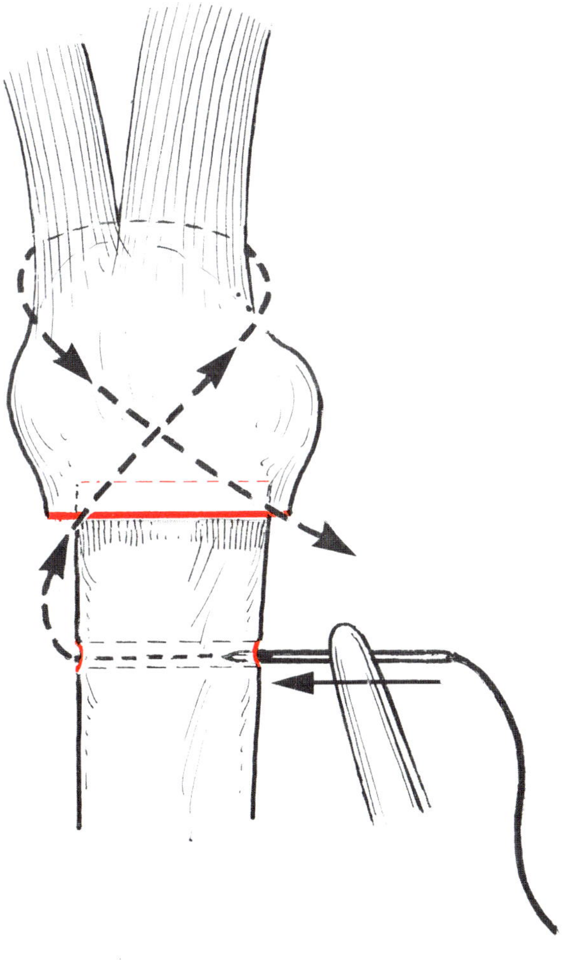

79 b

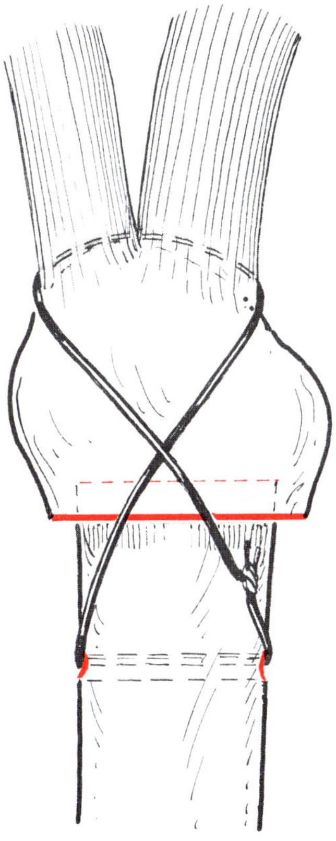

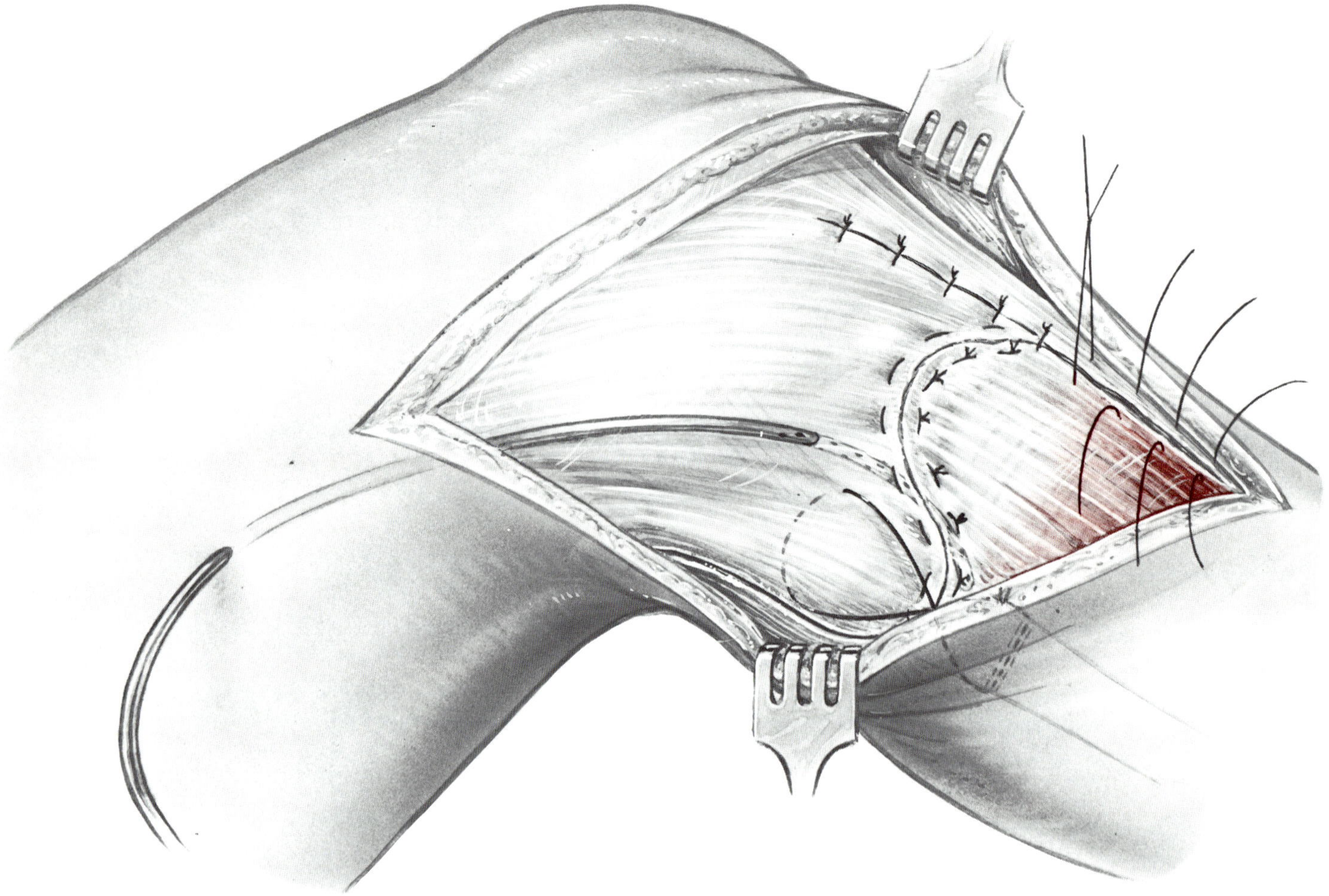

80 Nach Öffnen der Blutsperre und Blutstillung wird in die Nachbarschaft der Osteotomie eine Redon-Drainage eingelegt. Reinsertion der Muskulatur. Naht des Retinaculum extensorum laterale. Wundverschluß. Röntgenkontrolle des Kniegelenkes in 2 Ebenen (Format 20/40). Kompressionsverband von den Zwischenzehenfalten bis zum Oberschenkel.

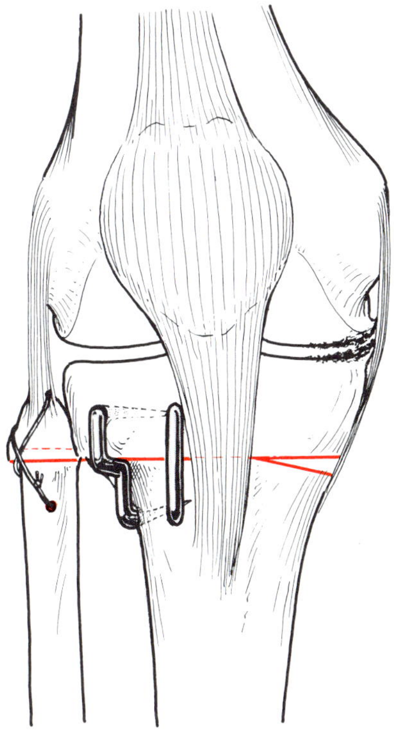

81 Schlußbild. Der mediale Bandapparat ist gestrafft. Das Osteotomiegebiet klafft etwas auf der Medialseite. Die Wadenbeinfragmente sind ineinander gestaucht und durch Zuggurtungsnaht fixiert. Teile der Spongiosa des entnommenen Knochenkeiles können im Osteotomiegebiet angelagert werden.

Postoperative Behandlung

Anlegen einer Kniemanschette oder einer Kniegitterschiene und Lagerung des Beines auf Schaumstoff- oder Rechtwinkelschiene. Die Redon-Drainagen werden nach spätestens 48 Stunden entfernt. Nach Abklingen der Wundschmerzen isometrische Spannungsübungen. Nach 3–5 Tagen lassen wir die Patienten auf der Frankfurter Bewegungsschiene oder einer Motorschiene üben. Aufstehen mit angewickelter Kniemanschette oder Kniegitterschiene. Das Bein darf noch nicht belastet werden. In der übungsfreien Zeit sollten die Gliedmaße in eine gut sitzende Gipsliegeschale gelagert werden. Sobald die Patienten mehr als 90 Grad beugen können, wird ein hoher Oberschenkel-Gehgipsverband nach dem Dreipunkteprinzip angelegt. Teilbelastung ist erlaubt. 2 Wochen nach der Entlassung erfolgt erneute stationäre Aufnahme zur Übungsbehandlung. Der Patient erhält einen zweiten Oberschenkel-Gehgipsverband, wenn er das Kniegelenk mühelos über 90 Grad beugen kann. Wir vermeiden längere Fixationszeiten als höchstens 2 Wochen. 6–8 Wochen nach der Operation entscheidet man aufgrund einer Röntgenaufnahme darüber, ob die Gliedmaße »freigegeben« werden kann. Intensive krankengymnastische Behandlung. Gehbad, Spannungsübungen usw. Teilbelastung mit 5–10 kg und mehr. Die *Unterarmstützen* sollten *4–6 Monate benutzt* werden, je nach Schwere der Gonarthrose.

Fehler und Gefahren

- Verletzungen des N. peronaeus.
- Verletzungen der Kniekehlengefäße und -nerven, falls die Tibia unvorsichtig und nicht mit einem gebogenen Raspatorium superiostal freigelegt wird.
- Es wird ein zu großer oder ein zu kleiner Knochenkeil entnommen: Überkorrektur oder mangelhafte Korrektur.
- Beim *Genu varum* wird keine *leichte* Überkorrektur im Valgussinne erreicht. Beim *Genu valgum* wird *über* die *Mittelstellung* hinaus im Varussinne korrigiert.
- Die Osteotomie erfolgt nicht parallel zur Kniebasislinie, sondern aufsteigend und endet intraartikulär: Gefahr der intraartikulären Fraktur bei schräg ansteigender Tibiakopfosteotomie.
- Spezialklammern werden in zu geringem Abstand zu den Osteotomieflächen eingeschlagen: Mangelhafter Halt, verzögerte Knochenheilung.
- Ein Klammerschenkel liegt intraartikulär oder extraossär.
- Das distale Wadenbeinfragment wird nicht *gleichzeitig* mit der Korrektur der Tibiafragmente reponiert: Reposition erschwert oder unmöglich (Korrektur der Tibiafragmente muß rückgängig gemacht werden).
- Die Gliedmaße wird bereits nach der Operation im Gipsverband fixiert: drohende Gelenksteife.
- Die Belastung wird zu früh und mit zu großem Gewicht aufgenommen: Verzögerungen der Knochenheilung.
- Mangelhafte postoperative Übungsbehandlung.

Alternativmethode (nach Ueno)

Prinzip

Osteosynthese mit selbstspannender Platte (Ueno-Platte) (Abb. **82** und **83**).

Vorteile

Kompressionsosteosynthese. Gipsverband nicht erforderlich.

Nachteil

Höhere Ansprüche an Operationstechnik.

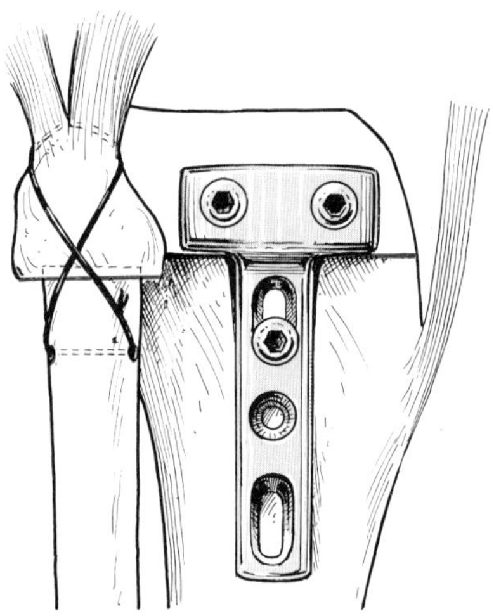

82 Die selbstspannende Platte wird an der Lateralseite des Tibiakopfes und -schaftes angepaßt. Der Osteotomiespalt sollte lateral leicht klaffen. Ins proximale Fragment werden zwei Spongiosaschrauben eingedreht, eine weitere Spongiosa- oder Kortikalisschraube ins proximale Gleitloch (Vorbohren, Vorfräsen).

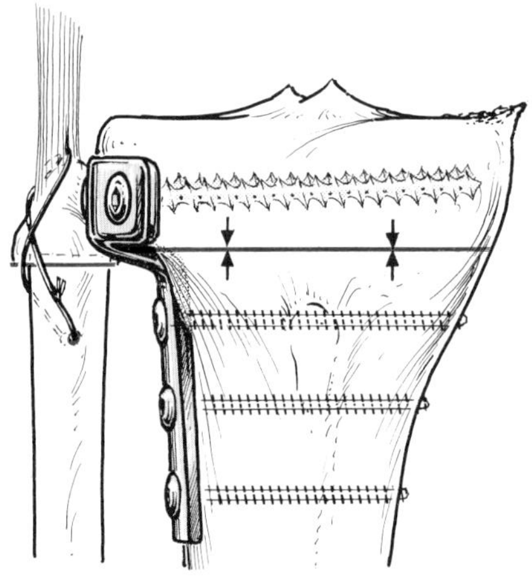

83 Kompressionsosteosynthese. Der Osteotomiespalt ist geschlossen. Schlußbild nach Zuggurtungsnaht der Wadenfragmente.

Infrakondyläre valgisierende Verschiebeosteotomie (H. Wagner)

Prinzip

Die Korrektur *sehr ausgeprägter Varusgonarthrosen* erfolgt ohne Keilentnahme unter Verschiebung des distalen Fragmentes nach lateral in die physiologische Traglinie des Gelenkes (Abb. **84–86**).

84

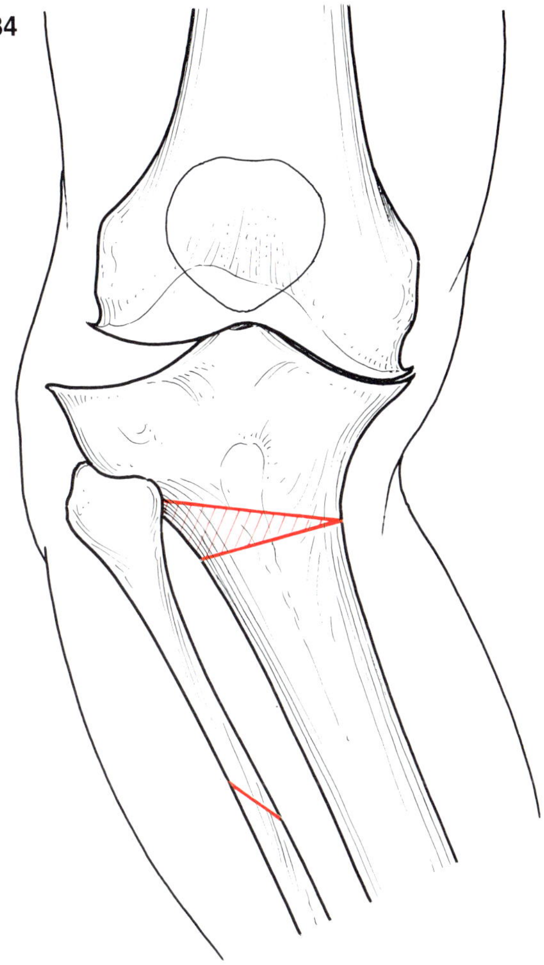

85

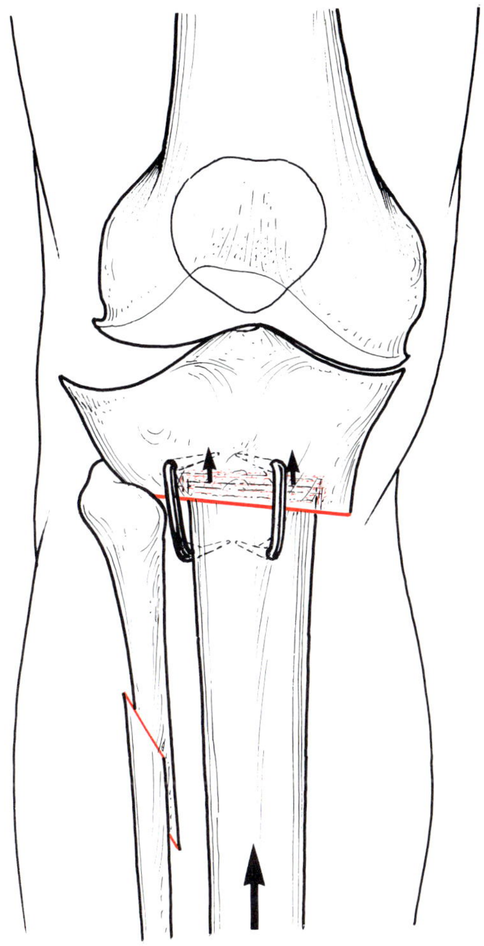

84 Die Korrektur einer sehr ausgeprägten Varusfehlstellung der proximalen Tibia durch Entnahme eines Keiles mit lateraler Basis bietet Probleme.

85 Durch die erhebliche Inkongruenz der Osteotomieflächen nach der Keilentnahme besteht die Gefahr einer instabilen Adaptation der Fragmente (Lockerung oder »Ermüdungs«-bruch des Osteosynthesematerials, Pseudarthrose).

86 Der Stabilitätsgewinn durch Kontakt zum Beispiel der medialen Kortikalis der beiden Fragmente würde nur durch einen in Hinsicht auf die Schaftachse des Schienbeines exzentrischen Verlauf der Traglinie erreicht.

86

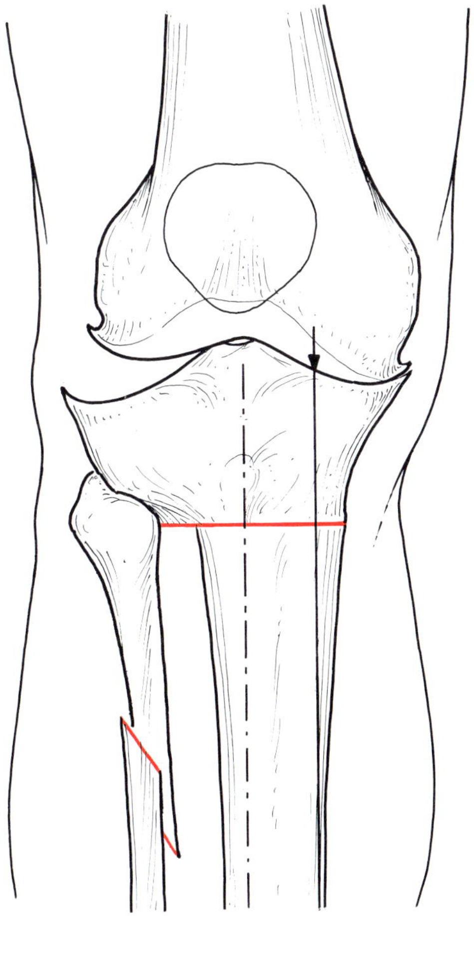

Technik (Abb. **87** und **88**)

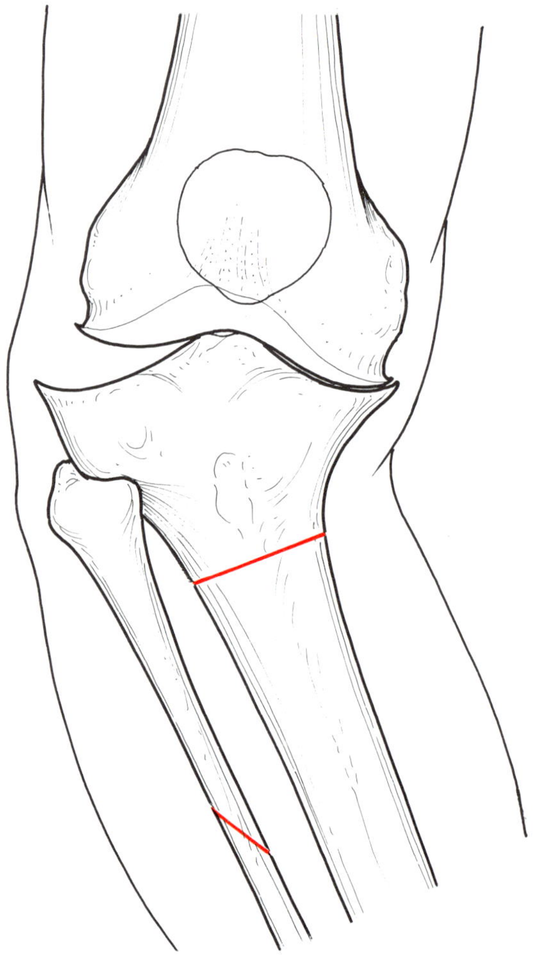

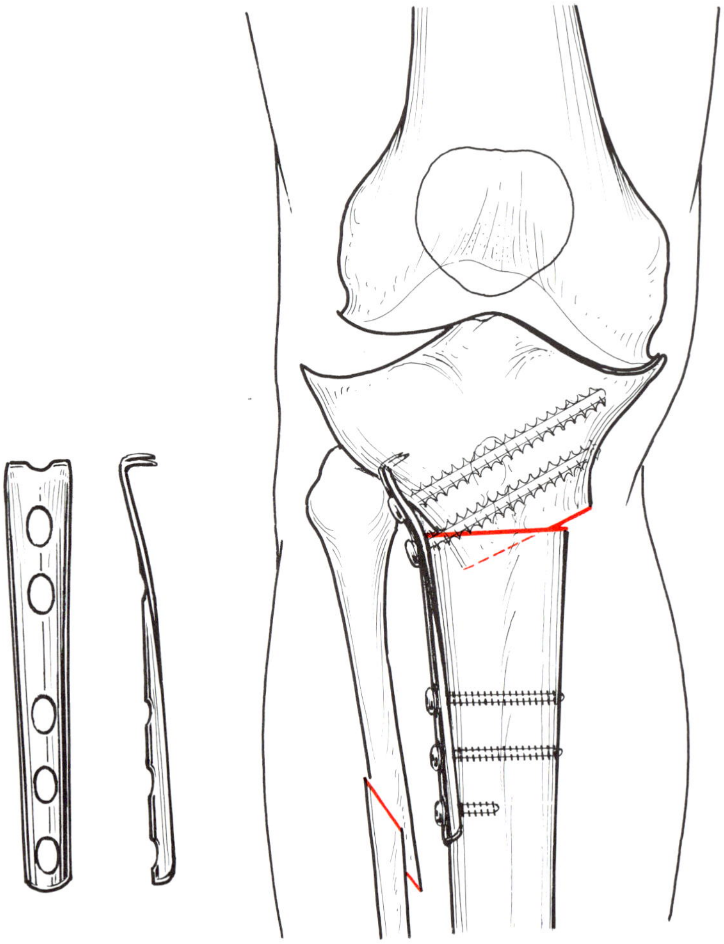

87 Bei der *valgisierenden Verschiebeosteotomie* durchtrennt man zunächst das Wadenbein schräg im oberen Drittel (Technik s. Abb. 90–92).

Der Tibiakopf wird im distalen Drittel der Tuberositas tibiae quer zur Längsachse des Tibiaschaftes osteotomiert. Ein Knochenkeil zur Achskorrektur wird nicht entnommen!

Durch Valgisation und Lateralverschiebung des distalen Fragmentes kann sich die laterale Kante des proximalen Fragmentes in den Markraum des Tibiaschaftes einkeilen.

Zur Fixation der Fragmente verwendet H. Wagner eine Halbrohrplatte, deren endständiges Schraubenloch mit einem Seitenschneider gabelförmig geöffnet und die so entstandenen Zacken mit einer Flachzange krallenförmig umgebogen werden. Diese Platte richtet man den individuellen Knochenkonturen entsprechend zu.

88 Schlußbild nach Osteosynthese. Die Verkeilung der Fragmente sichert in Verbindung mit der Plattenosteosynthese Übungsstabilität und schnelle knöcherne Konsolidierung. Die Fragmente der osteotomierten Fibula überbrücken sich meist durch einen breiten Kallus.

Interligamentäre, valgisierende Tibiakopfosteotomie

(Fixateur externe)

Prinzip

Hohe Schienbeinkopfosteotomie und Entnahme eines Halbkeiles mit lateraler Basis. Resektion eines Wadenbeinfragmentes aus der Diaphyse. Interfragmentäre Kompression mit dem Fixateur externe (Abb. **89 a** u. **b**).

Vorteile

Das Verfahren erlaubt Nachkorrekturen.

Nachteile

Infektionsgefahr an den Austrittsstellen der Steinmann-Nägel. Ungenügende Stabilität bei Osteoporose. Behinderung des Patienten durch das überstehende Kompressionsgestänge.

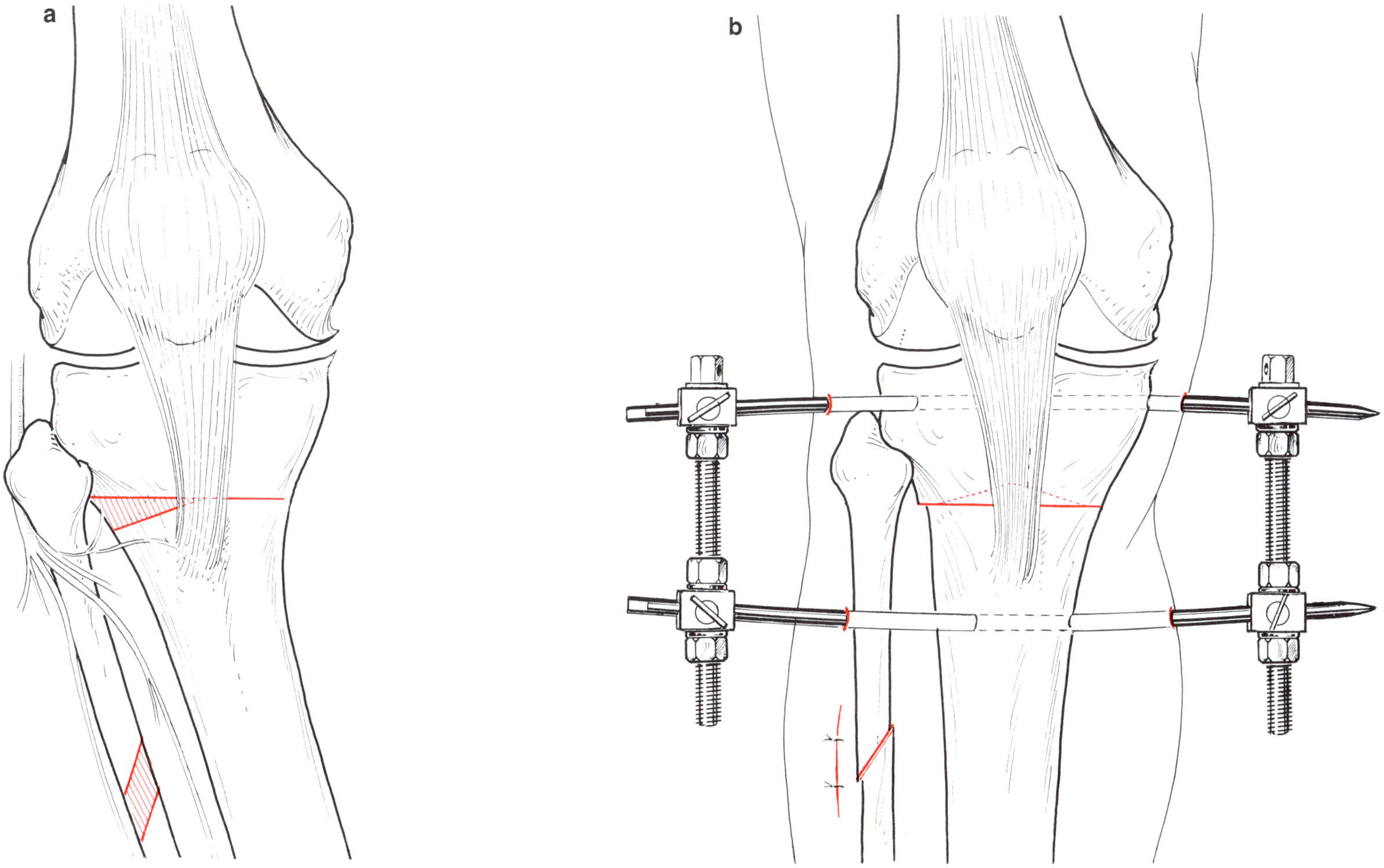

89 a u. **b** Operationsprinzip am Beispiel eines Genu varum. Nach Entnahme eines Halbkeiles mit lateraler Basis aus dem Schienbeinkopf sowie eines entsprechenden Knochenstückes aus dem Wadenbeinschaft wird das distale Schienbeinfragment valgisiert und gegen das proximale komprimiert. Die äußeren Spanner sollten möglichst nahe dem Osteotomiegebiet liegen!

Technik (Abb. **90–100**)

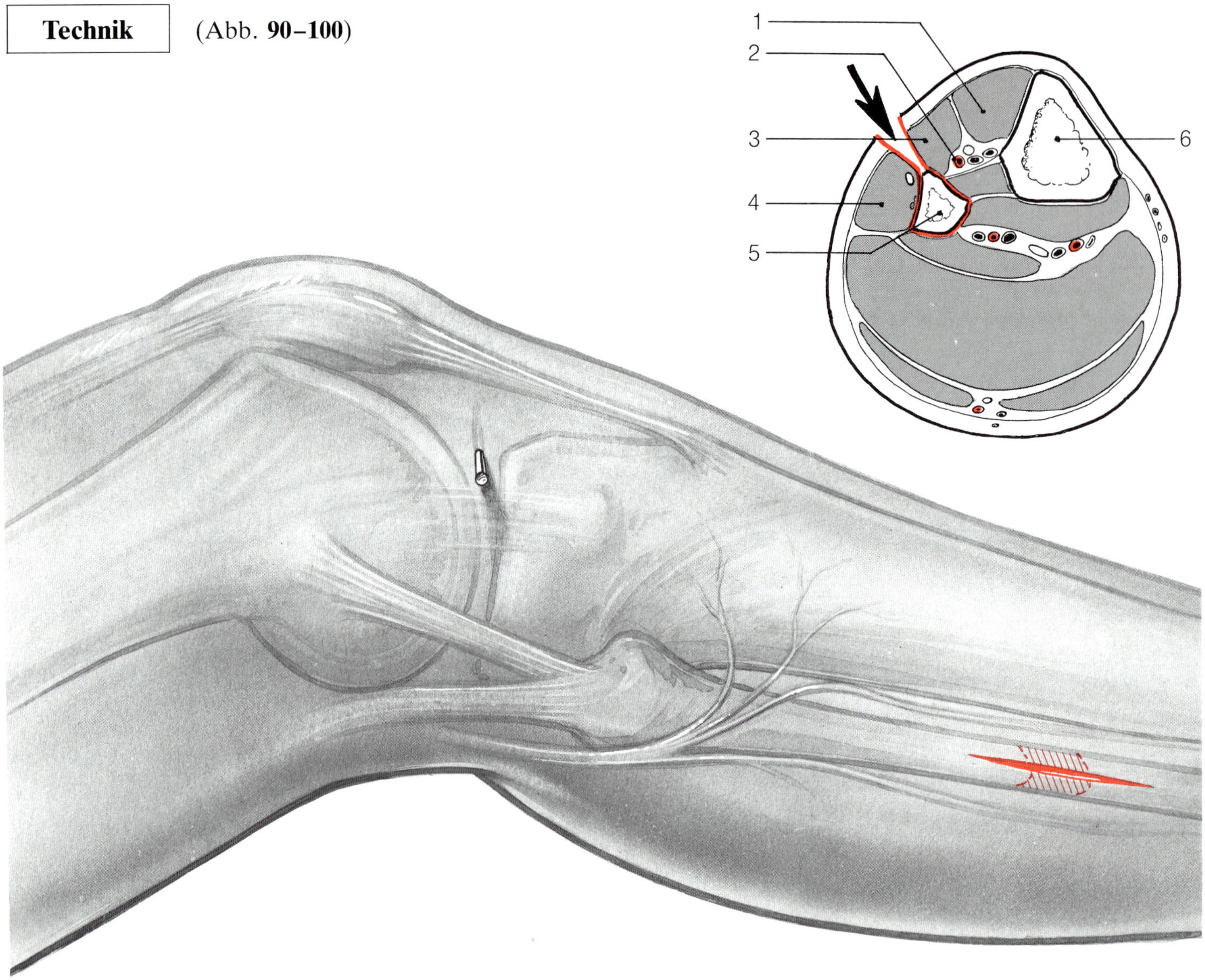

90 Zirka 5 cm langer, längsverlaufender Hautschnitt, etwa 4–5 cm unterhalb des Wadenbeinköpfchens. Nach Durchtrennung der Subkutis und Faszie geht man zwischen den Extensoren und der »Peronäusmuskulatur« auf das Wadenbein ein (s. Schnittbild).

1 M. tibialis anterior
2 N. peronaeus
3 M. extensor digitorum longus
4 M. fibularis longus
5 Fibula
6 Tibia

91 a

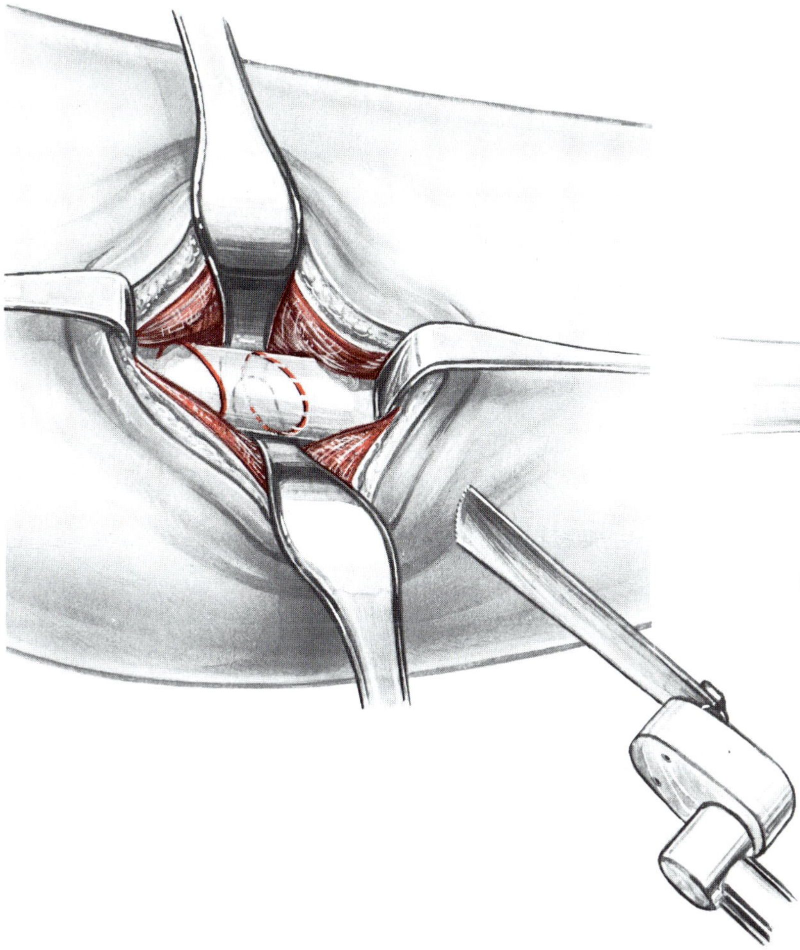

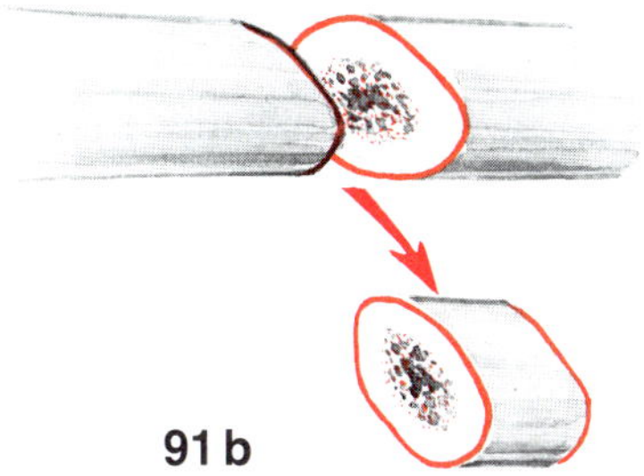

91 b

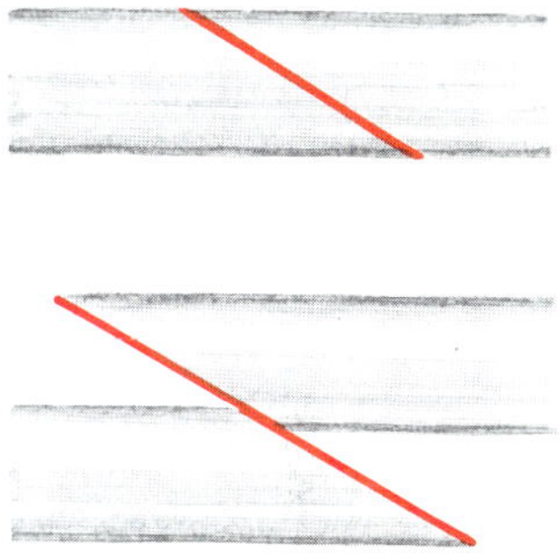

92

91 a u. **b** Subperiostale Freilegung des Wadenbeines. Einsetzen von stumpfen Hohmann-Hebeln um den Wadenbeinschaft und Osteotomie schräg von unten-außen nach oben-innen. Resektion eines Diaphysenstückes, dessen Breite etwa 3 mm größer ist als die Höhe der Basis des Knochenkeiles, der aus dem Schienbein entnommen werden muß (Operationsskizze!). Naht der Faszie, Hautnaht.

92 Schrägosteotomie statt Resektion eines Wadenbeinstückes auch möglich.

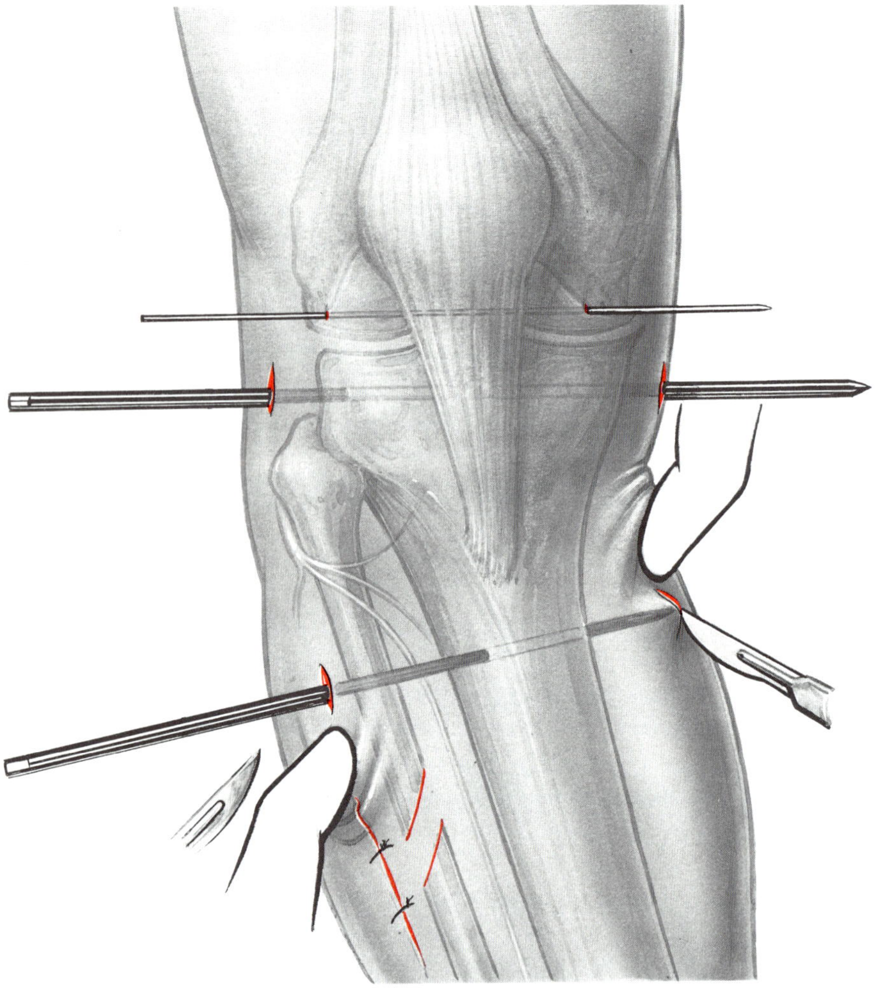

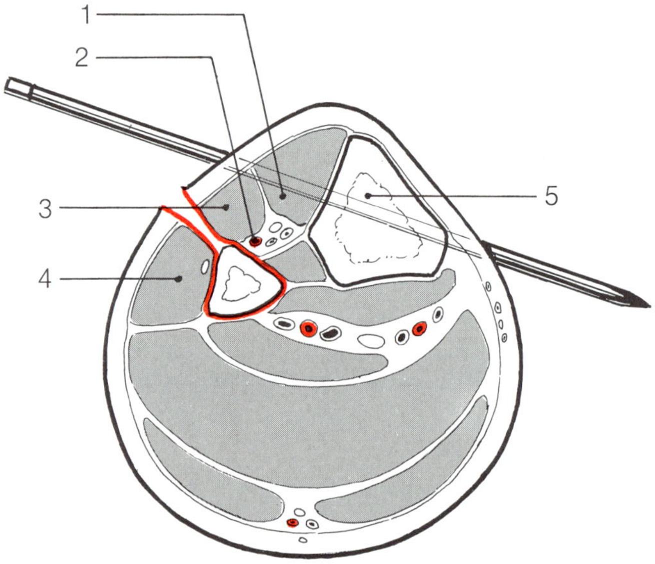

93 Das Kniegelenk wird gestreckt, die Kniescheibe zeigt nach vorne. Markierung der Kniebasislinie mit einem Kirschner-Draht (Bildwandlerkontrolle). Stichinzision vor dem Wadenbeinköpfchen und etwas distal des Tuberositas tractus iliotibialis (Gerdy). Der erste Steinmann-Nagel (gewindetragende Nägel finden besseren Halt im atrophischen Knochen!) (4,5 mm) wird parallel zum Gelenkspalt mit dem Handbohrfutter oder mit der Preßluftbohrmaschine eingebohrt (Vorbohren nicht erforderlich). Auf der Medialseite wird die Haut über der Spitze des austretenden Steinmann-Nagels inzidiert. Lage in der Frontalebene s. Abb. 94. Der zweite Steinmann-Nagel wird etwa 3 cm unterhalb der Tuberositas tibiae von lateral eingebracht: Die Haut wird vor der Stichinzision nach distal verzogen. Stichinzision. Ein 3,5-mm-Bohrer mit Bohrbüchse bildet gegen den ersten Steinmann-Nagel einen lateral offenen Winkel, der dem erforderlichen Korrekturwinkel plus 2–4 Grad Überkorrektur entspricht. In das Bohrloch wird der zweite Steinmann-Nagel eingedreht. Er liegt in der Frontalebene parallel zum ersten. Vor Durchtritt der Nagelspitze an der Medialseite verzieht man die Haut etwas nach proximal.

94 Um die Muskulatur möglichst oberflächlich zu durchbohren, sollten die Nägel um ca. 20 Grad in der Frontalebene geneigt liegen.

1 M. tibialis anterior
2 N. peronaeus
3 M. extensor digitorum longus
4 M. peronaeus longus
5 Tibia

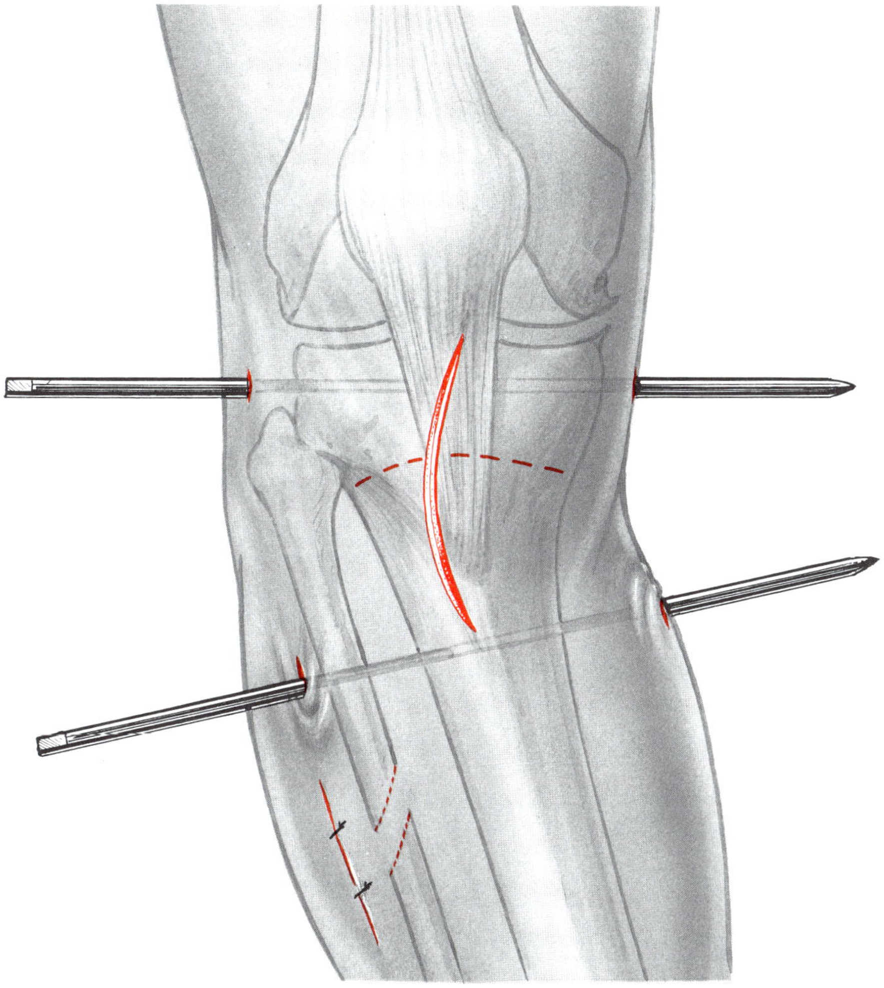

95 8–10 cm langer, gerader oder leicht lateral konvex gebogener Schnitt durch die Haut und Subkutis auf der Vorderseite des Schienbeinkopfes. Die Tuberositas tibiae liegt etwas medial von der Mitte der Inzision. – Auch quere Inzision (gestrichelte Linie) möglich und empfehlenswert.

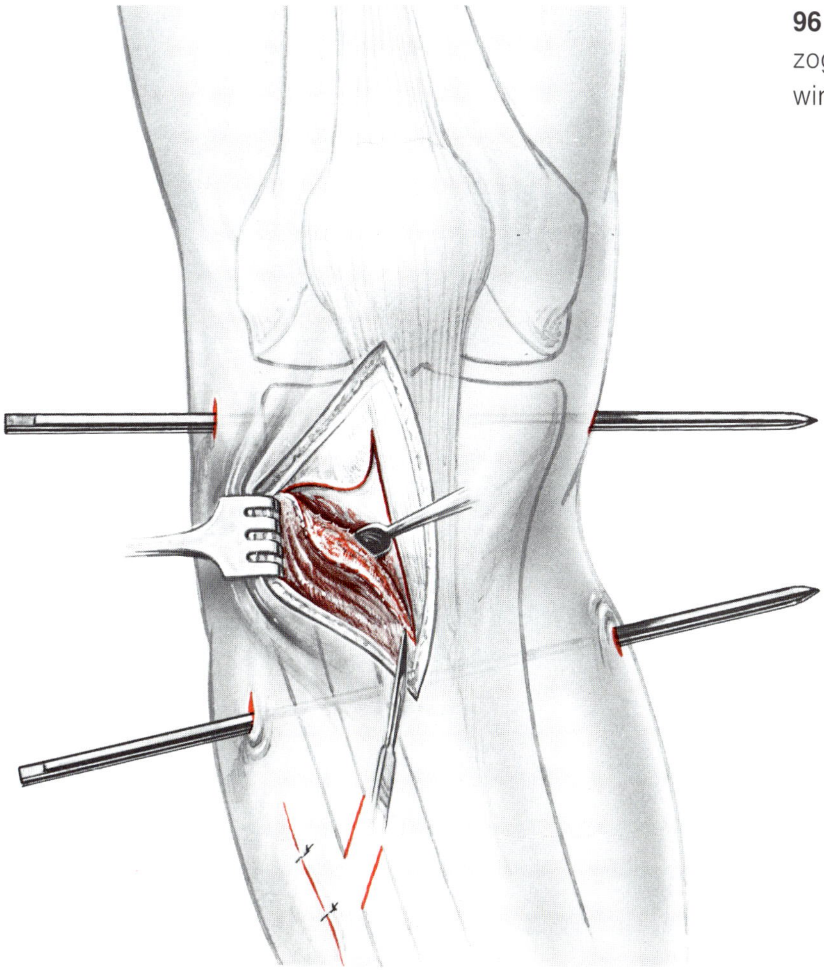

96 Die Haut wird nach lateral verzogen; der laterale Schienbeinkopf wird subperiostal freigelegt.

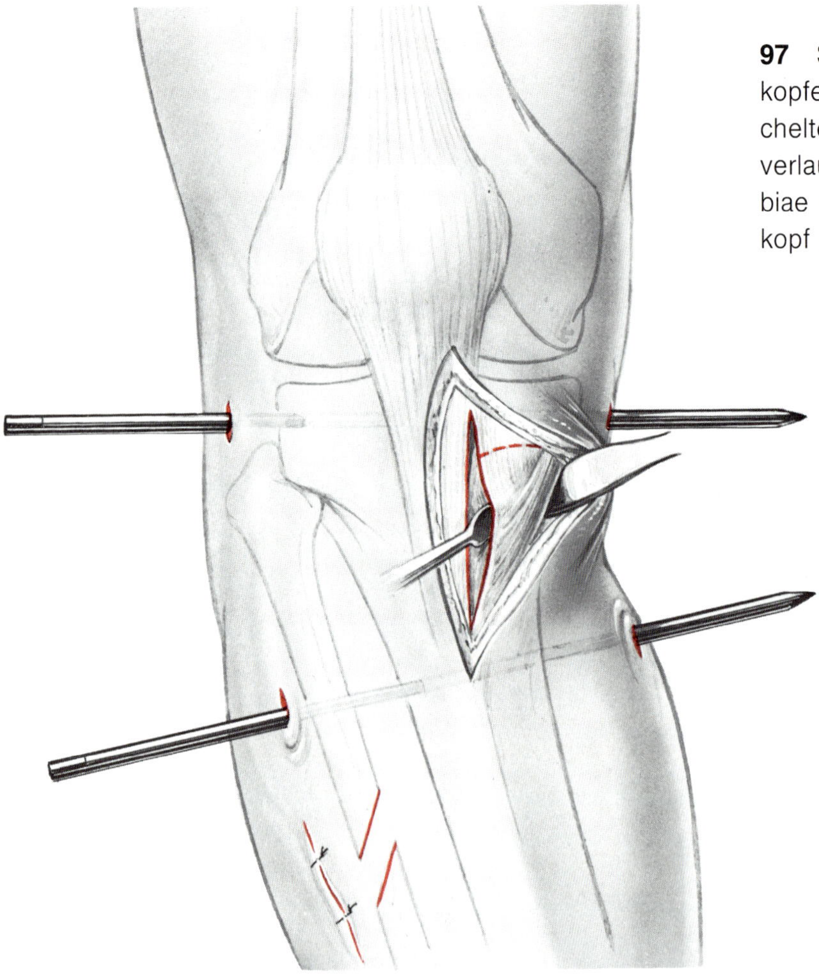

97 Subperiostale Freilegung des medialen Schienbeinkopfes. Periost wird von vorn nach hinten inzidiert (gestrichelte Linie). Zur Rotationskontrolle können zwei parallel verlaufende Kirschner-Drähte medial der Tuberositas tibiae in der Sagittalebene senkrecht in den Schienbeinkopf gebohrt werden.

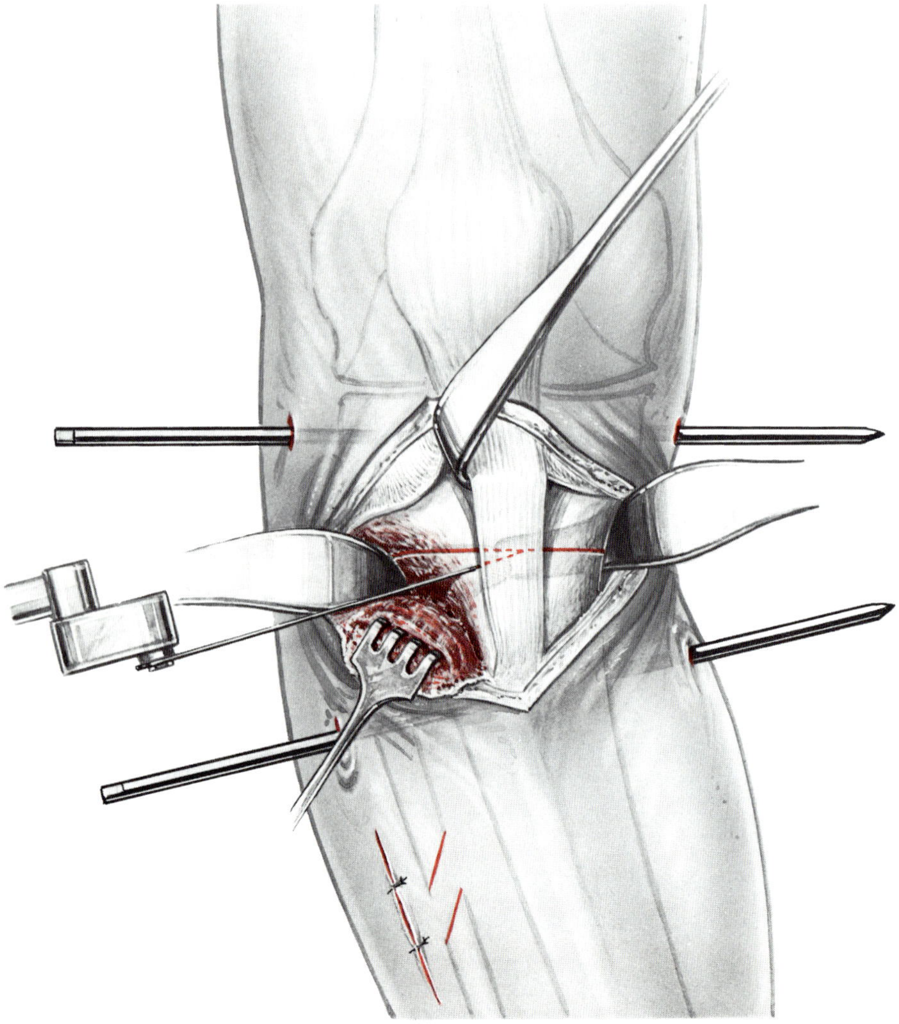

98 Einsetzen von stumpfen Hohmann-Hebeln um den Schienbeinkopf. Quere Osteotomie parallel zum Kniegelenkspalt dicht oberhalb der Tuberositas tibiae. Entnahme eines Halbkeiles mit lateraler Basis.

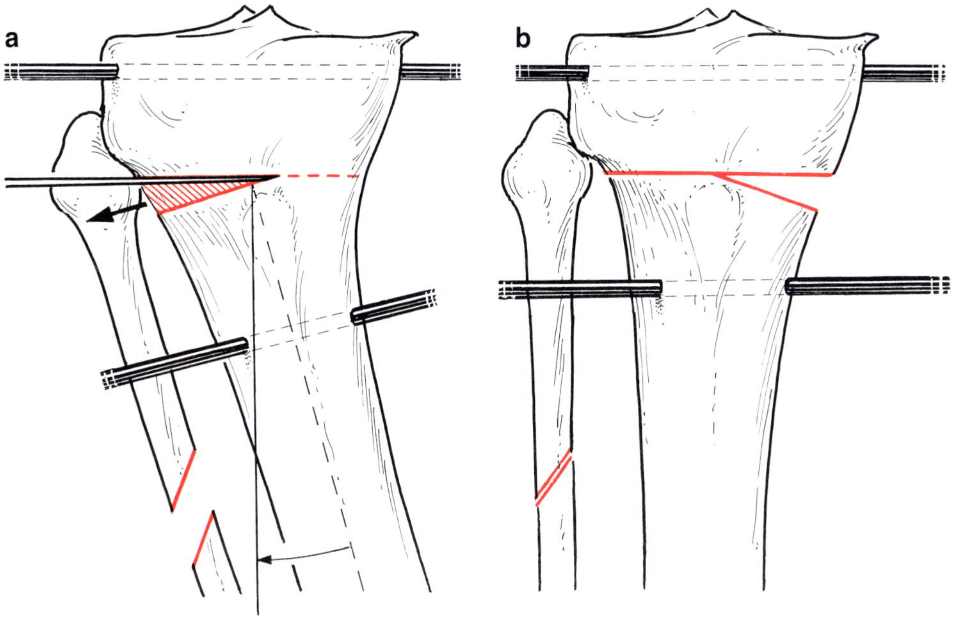

99 a u. **b** Nach Osteotomie und Keilentnahme wird der Unterschenkel vorsichtig abduziert, bis beide Steinmann-Nägel parallel stehen.

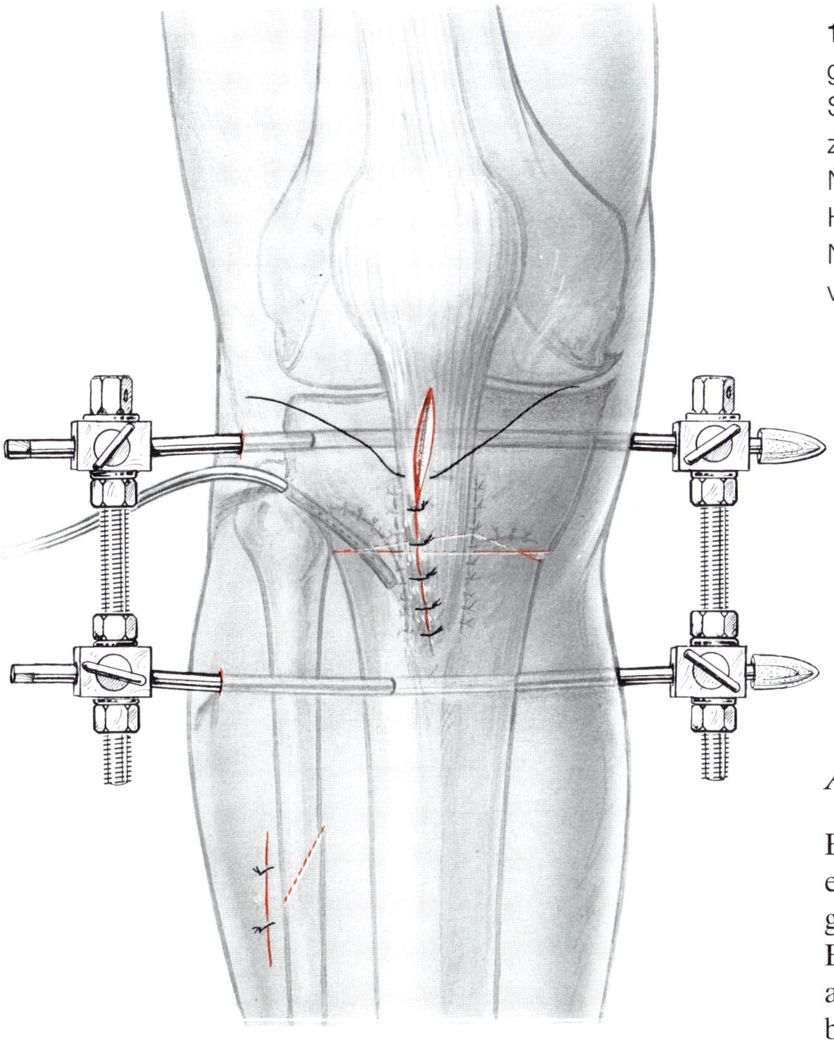

100 Die gewindetragenden Kompressionsvorrichtungen werden medial und lateral auf die freien Enden der Steinmann-Nägel geschoben. Die Kompression erfolgt zu beiden Seiten gleichzeitig, bis sich die Steinmann-Nägel leicht zueinander biegen. Vorsicht: Gespannte Hautbezirke müssen durch Inzision entlastet werden! Nekrosegefahr! Stichinzisionen an Nagelaustrittsstellen verschließen.

Anmerkung

Bei Verwendung des modernen *Rohrsystems* wird entsprechend den *Empfehlungen der AO* vorgegangen. – Zur Erhöhung der Stabilität wird im AO-Bulletin eine Modifikation angegeben: »Es werden auf die distalen Rohrenden zwei weitere Standardbacken geschoben. Mit Hilfe der Bohrlehre läßt sich etwas weiter distal des ersten distalen Steinmann-Nagels von lateral nach medial ein Kanal für den zweiten distalen Steinmann-Nagel mit dem 3,5-mm-Bohrer bohren. Eindrehen eines 4,5 mm dicken Steinmann-Nagels durch die distalen freien Standardbacken« (Abb. **101** und **102**).

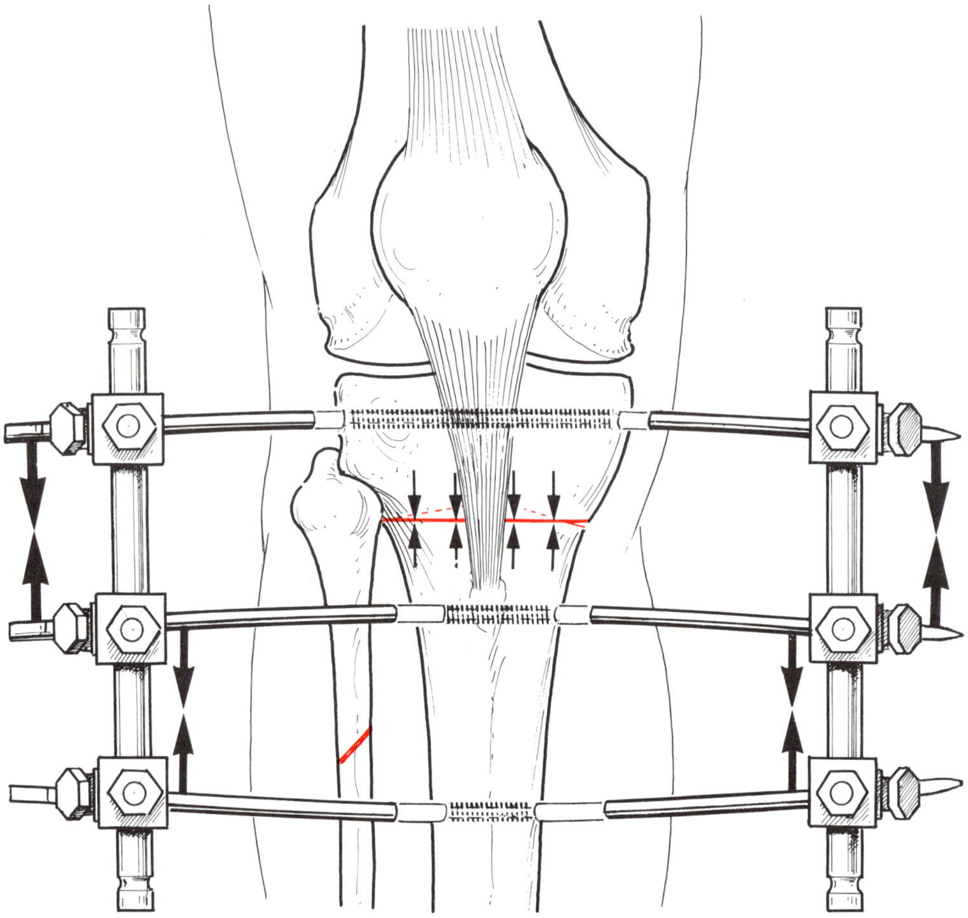

101 Beispiel einer Montage mit dem Rohrskelettsystem (AO). Zunächst werden die beiden unteren Nägel gegeneinander und dann erst zum oberen Nagel verspannt.

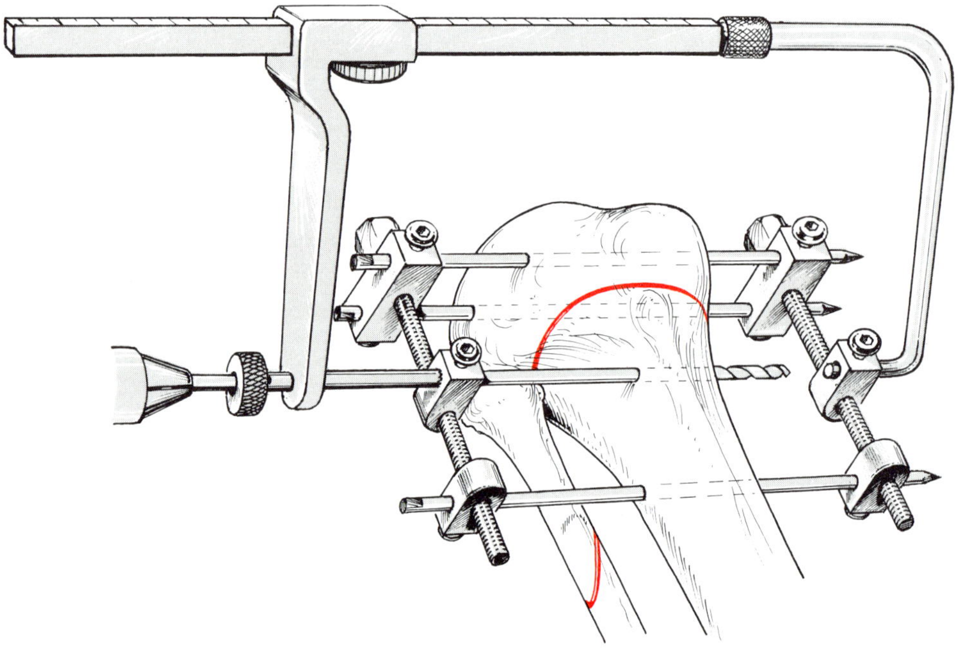

102 Osteotomie mit Gewindespanner und Doppelbacken (AO). Es muß immer ein Zielgerät benutzt werden! Mit diesem System erreicht man eine größere interfragmentäre Stabilität. Es wird zunächst ein proximaler Steinmann-Nagel (4,5 mm Durchmesser) parallel zur Gelenkfläche durch den Tibiakopf gebohrt und zwar etwa 2,5–3 cm proximal der Osteotomie. Ein zweiter Steinmann-Nagel (vorbohren!) liegt distal im Tibiaschaft, und zwar parallel zum ersten nach Ausgleich der Achsenfehlstellung. Adaptation der Fragmente. Beide werden mit dem äußeren Spanner leicht unter Druck gesetzt. Nun bohrt man mit Hilfe des Zielgeräts die restlichen Knochenkanäle und bringt den dritten und vierten Steinmann-Nagel ein. Anschließend wird auf beiden Seiten gleichzeitig komprimiert, bis sich die Steinmann-Nägel leicht anbiegen.

Postoperative Behandlung

Öffnen der Blutsperre. Blutstillung und Redondrainage. Wundschluß. Die Durchtrittsstellen der Steinmann-Nägel werden mit sterilen Tupfern abgedeckt. Röntgenkontrolle (Format 20/40). Lagerung auf Rechtwinkelschiene. Drainagen werden nach 48 Stunden, Fäden nach 12 Tagen entfernt. Nach Abklingen der Wundschmerzen Bewegungsübungen, isometrische Spannungsübungen. Aufstehen mit 2 Unterarmstützen unter Entlastung der Gliedmaße. Die äußeren Spanner werden in den ersten 3 Wochen nach der Operation wöchentlich einmal nachgespannt. Regelmäßiger Verbandswechsel an den Austrittsstellen der Steinmann-Nägel.

Nach 6–8 Wochen Röntgenkontrolle: Spanner werden abgenommen, Steinmann-Nägel bleiben zunächst noch liegen. Bei guter röntgenologischer Überbrückung des Osteotomiegebietes entfernen wir die Nägel und legen für ca. 2–3 Wochen einen Oberschenkel-Gehgipsverband an. Anschließend stationäre Aufnahme und Physiotherapie.

Fehler und Gefahren

- Verletzungen des N. peronaeus bei der Freilegung und Osteotomie des Wadenbeines.
- Falsche oder schlechte Lage der Steinmann-Nägel: Korrektur mangelhaft. Rotationsfehler. Kompression unwirksam.
- Wundheilungsstörungen an den Austrittsstellen der Steinmann-Nägel.
- Mangelhafte Kompression im Osteotomiegebiet: Verzögerte Heilung. Sekundärer Korrekturverlust.
- Sperrwirkung der Wadenbeinfragmente.
- Anwendung des Verfahrens bei stärkerer Osteoporose.

Interligamentäre, valgisierende Tibiakopfosteotomie

(Aufklapposteotomie)

Indikation

Genu varum mit starker medialer Bandlaxität. Der Eingriff sollte nur bei jüngeren Patienten erwogen werden.

Prinzip

Hohe, valgisierende Schienbeinkopfosteotomie mit Implantation autologer Knochenkeile (Beckenkamm) in die mediale Osteotomiehälfte (Abb. **103** und **104**).

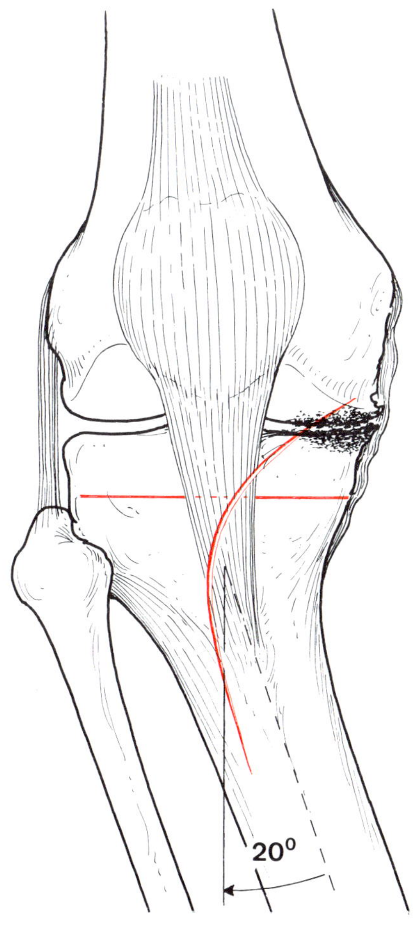

103 Hautschnitt und Ausgangsbefund. Auf R. infrapatellaris n. sapheni achten. Keine Osteotomie der Fibula.

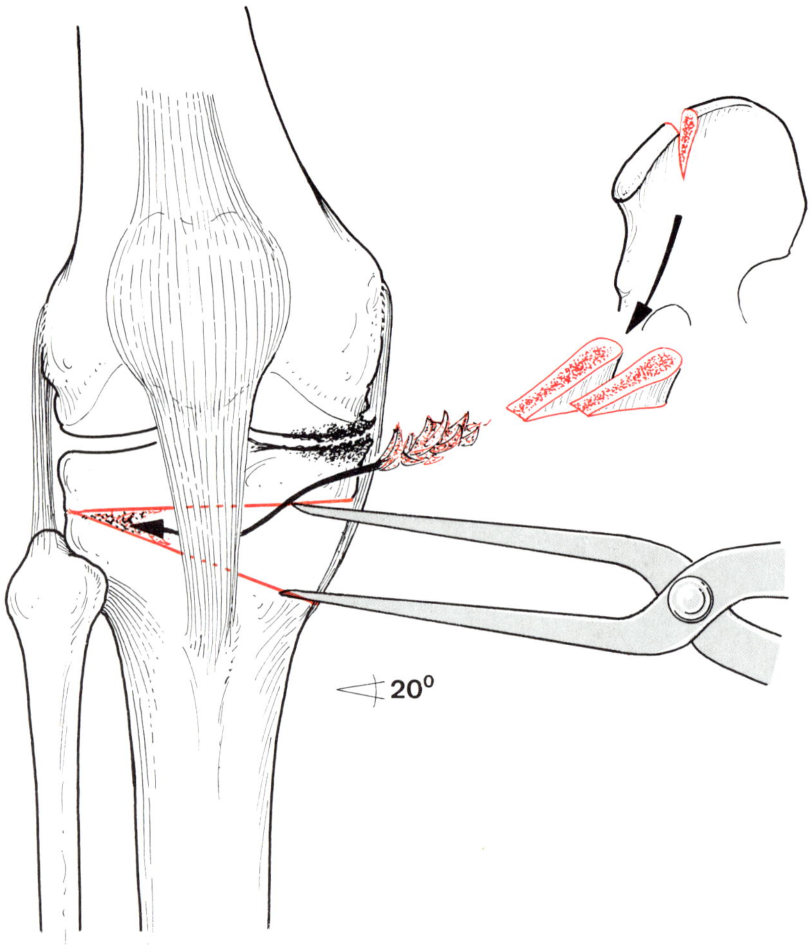

104 Nach querer interligamentärer Tibiakopfosteotomie. Bis auf eine schmale, laterale Knochenbrücke wird das distale Fragment abduziert. Man kann bei genügend hartem Knochen mit einem Knochenspreizer etwas nachhelfen und das Fragment in der gewünschten Position (leichte Überkorrektur!) halten. Exakt zugerichtete Bekkenkammspäne und Spongiosabröckel werden »eingebaut«. Eine Osteosynthese (Kirschner-Drähte, Knochenklammern) ist meist nicht erforderlich, da die Osteotomieflächen durch die Weichteilspannung die implantierten Späne ausreichend fixieren.

Postoperative Behandlung, Fehler und Gefahren

Siehe S. 19.51.

»Pendelosteotomie« nach M. Lange

Prinzip

Pyramidenförmige Korrekturosteotomie mit Scheitel oberhalb der Tuberositas tibiae und Entnahme eines medialen (oder beim O-Bein lateralen) Knochenkeiles. Der Knochen wird nach der Umstellung des distalen Fragmentes in den lateral entstandenen Defekt eingepflanzt. Fixation der Fragmente mit Knochenklammern. (Im Originalverfahren keine Osteosynthese, lediglich Gipsverband.)

Vorteile

Gute Heilungsbedingungen, Osteotomie im spongiösen Bereich des Tibiakopfes. Nachkorrekturen in den ersten 2–3 Wochen möglich, falls, wie bei jugendlichen Patienten nach Wachstumsabschluß, auf Osteosynthesematerial verzichtet wird. Keine Beinverkürzung.

Nachteile

Keine stabile Osteosynthese; auf Gipsverband kann nicht ganz verzichtet werden. Das Verfahren eignet sich nicht im Kindesalter bei noch offenen Wachstumsfugen (Genu recurvatum).

Technik (Abb. **105** und **106**)

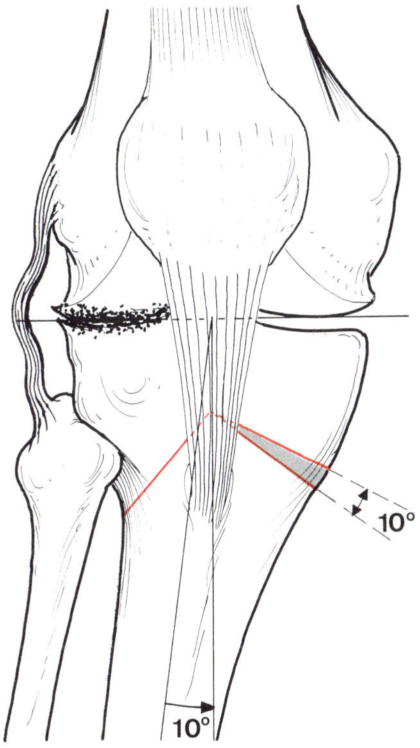

105 Zugang durch quere Inzision (s. Abb. 112 und 113) dicht oberhalb der Tuberositas tibiae. Unterschenkel ca. 60–70 Grad gebeugt. Medialseitig ist auf den R. infrapatellaris N. sapheni zu achten. Tibiakopf wird subperiostal freigelegt und mit 2 stumpfen Hohmann-Hebeln umfahren. Das Lig. patellae hält man zunächst mit einem schmalen Langenbeck-Haken nach lateral. Aufsteigende Osteotomie des medialen Tibiakopfes und Entnahme eines Knochenkeiles entsprechend der Operationsskizze. Anschließend wird das Lig. patellae nach medial weggehalten. Osteotomie des lateralen Tibiakopfes. Beide Schnittflächen treffen oberhalb der Tuberositas tibiae zusammen.

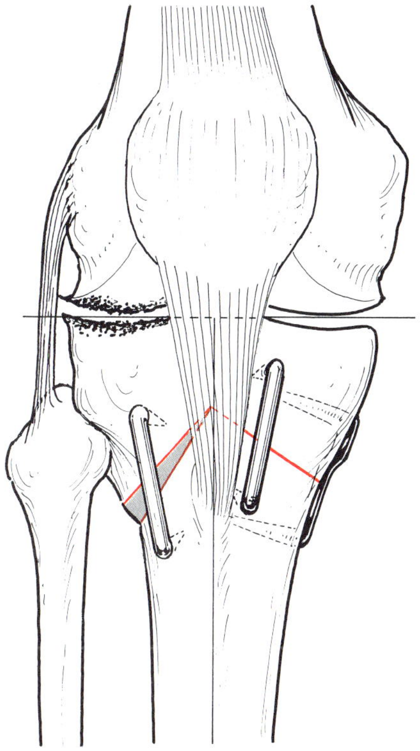

106 Bei der Adduktion des distalen Fragmentes werden die restlichen Knochenbrücken im lateralen Osteotomiebereich eingebrochen. Überprüfung der Beinachse! Fibula wird nicht osteotomiert. Die aufeinandergepreßten medialen Osteotomieflächen werden mit 2 Knochenklammern fixiert. Eine weitere Klammer wird auf der Lateralseite der Osteotomie eingeschlagen. Kortikalis in Gegend der Klammerspitzen zuvor mit dem Pfriem perforieren. Der Knochenkeil wird in den lateralen Spalt eingefügt und mit einem Stößel eingebolzt. – Redon-Drainage, schichtweiser Wundverschluß. Kniemanschette oder Kniegitterschiene. Leichter Kompressionsverband.

Postoperative Behandlung

Siehe S. 19.51.

Fehler und Gefahren

– Es wird ein zu großer Knochenkeil entnommen: Überkorrektur oder mangelhafter Kontakt zwischen den Osteotomieflächen. Im übrigen s. auf S. 19.51.

Korrekturosteotomie bei Genu valgum

nach veralteter lateraler Tibiakopffraktur

Voraussetzungen

Gelenkfläche des Fragmentes noch gut erhalten (Tomographie!). Valgusfehlstellung ist passiv auszugleichen (gehaltene Röntgenaufnahmen in Adduktionsstellung). Unfall liegt noch nicht zu lange zurück. Gute Gelenkbeweglichkeit.

Prinzip

Osteotomie durch das alte Bruchgebiet unter weitgehender Schonung der am Fragment ansetzenden Weichteile. Reposition unter Sicht (Arthrotomie) und Retention mit T-Platte (Abb. **97 a** u. **b**).

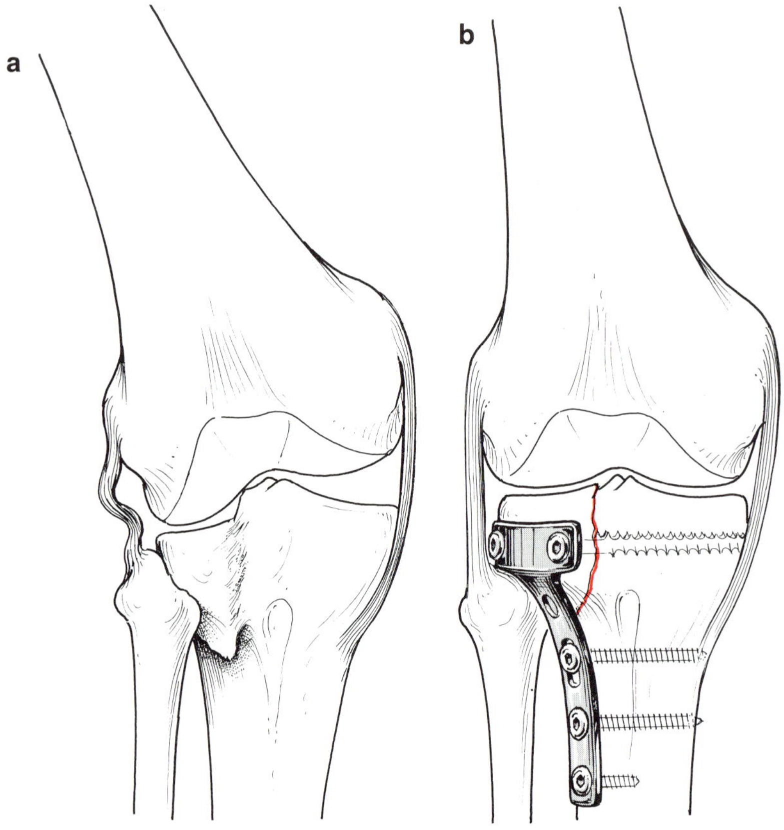

107 a u. **b** Ausgangsbefund und Korrektur nach Osteotomie und Osteosynthese mit T- oder L-Platte.

Technik (Abb. **108–111**)

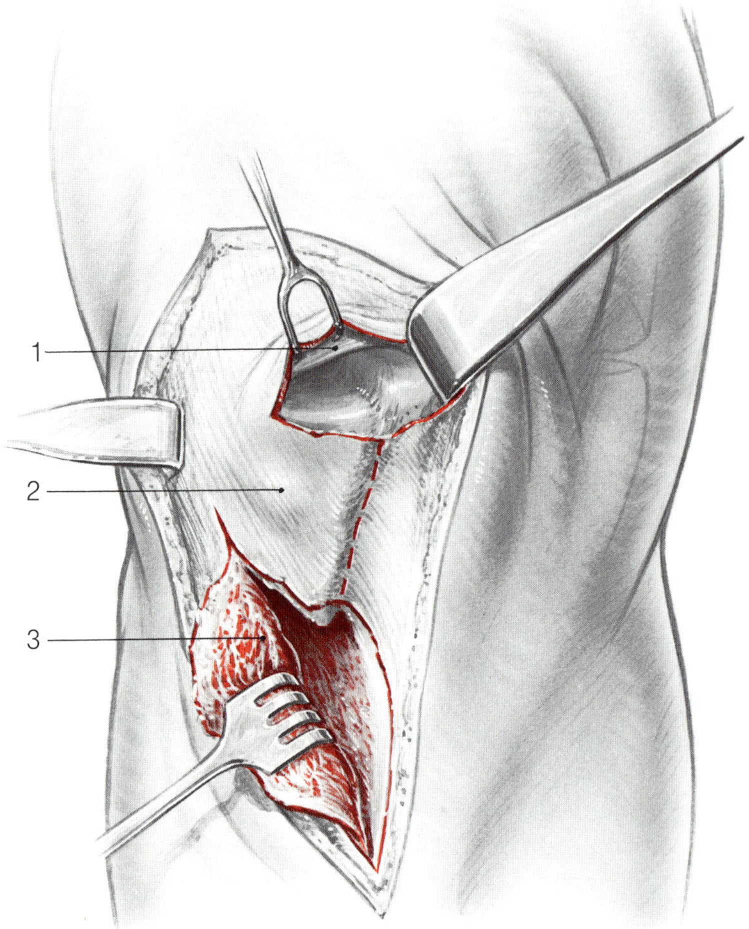

108 Der laterale, bogenförmige Schnitt beginnt zwischen Epicondylus lateralis und Caput fibulae, zieht abwärts über die Tuberositas tractus iliotibialis und endet etwa 6–8 cm unterhalb des lateralen Kniegelenkspaltes. Die Faszie der Extensoren wird nahe am Margo anterior der Tibia inzidiert. Subperiostales Abschieben der Muskulatur und Präparation des Fragmentes: Die Weichteile werden im vorderen, unteren und soweit wie möglich auch hinteren Rand inzidiert. Vorsicht: Vasa tibiales anteriores im Winkel zwischen Tibia und Fibula. Vorsicht: A. und V. poplitea auf der Rückseite! – Das Gelenk wird direkt unter dem Meniskusansatz so weit eröffnet, bis man die Stufe in der Gelenkfläche gut übersehen kann. Den Meniskus zieht man mit einem Zweizinkerhäkchen nach proximal und adduziert den Unterschenkel.

1 Meniscus lateralis
2 Tuberositas tractus iliotibialis
3 M. tibialis anterior

109

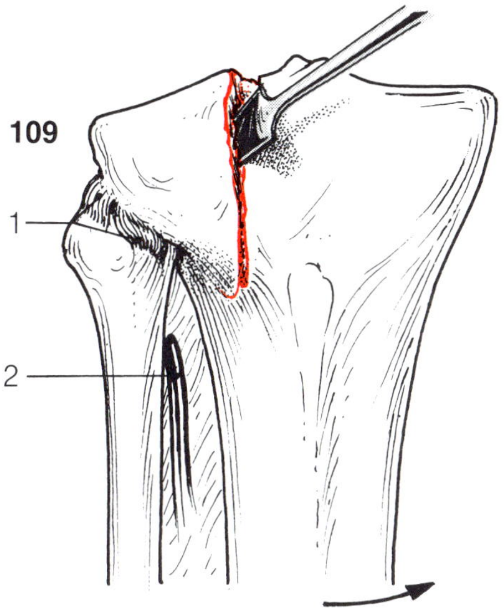

110

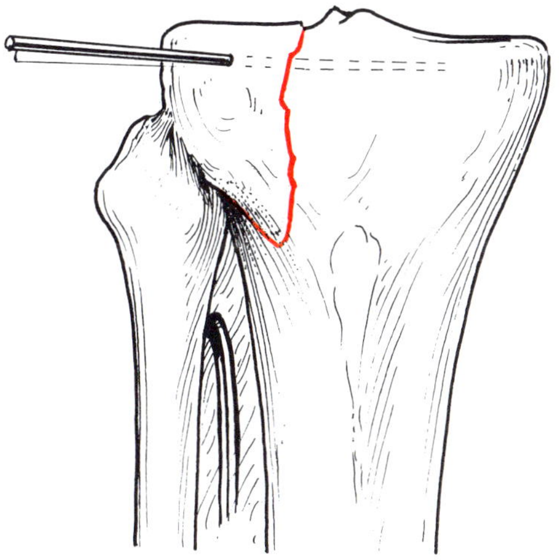

111

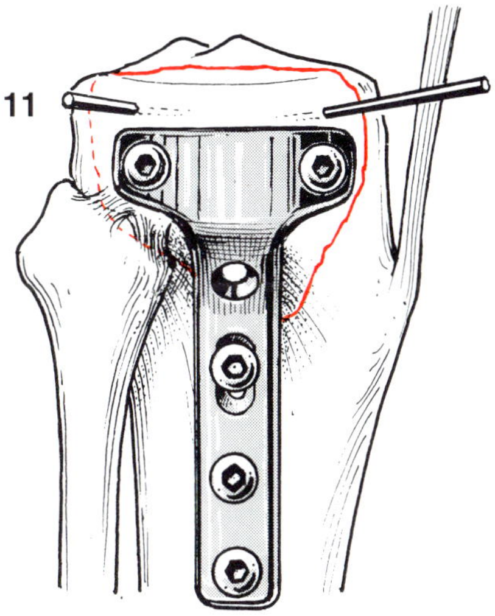

109 Das Fragment wird schrittweise osteotomiert und vorsichtig vom Tibiakopf abgehebelt. Dabei werden die auf der Rückseite noch vorhandenen Weichteilbrücken gedehnt oder durchtrennt.

1 Lig. capitis fibulae anterius
2 Vasa tibiales anteriores

110 Das abgelöste Fragment wird mit zwei 2 mm dicken Kirschner-Drähten parallel zu den Gelenkflächen in einem relativ harten Kortikalisbereich durchbohrt und reponiert. Man bohrt die Kirschner-Drähte ins Hauptfragment, biegt sie leicht nach proximal auf und erreicht so eine geringe Überkorrektur. Das Ergebnis wird vom Gelenk her überprüft (im Zweifelsfalle Bildwandlerkontrolle). Ein zerrissener und stark beschädigter Meniskus muß entfernt werden. Bei basisnahem Abriß kann eine Reinsertion des Meniskus versucht werden.

111 Schlußbild nach Osteosynthese mit T-Platte. Die Abstützplatte wird genau dem Knochen angepaßt. Interfragmentäre Kompression durch die beiden proximalen Spongiosaschrauben. Reinsertion der Muskulatur. Periost- und Kapselnähte. Redon-Drainage. Wundverschluß.

Fehler und Gefahren

- Das Fragment wird bei der Mobilisation zerbrochen oder unnötig weit freigelegt.
- Es wird in falscher »Schicht« osteotomiert.
- Verletzungen der Vasa tibiales anteriores oder der Vasa popliteae.
- Mangelhafte Reposition. Ergebnis wird nicht vom Gelenk aus überprüft. Es wird keine leichte Überkorrektur angestrebt.
- Verzicht auf Röntgenkontrolle im Zweifelsfalle.
- Ein abgerissener Außenmeniskus wird nicht reinseriert oder, falls stärker geschädigt, nicht entfernt.
- Es werden Spongiosaschrauben mit langem Gewinde verwendet: Keine interfragmentäre Kompression.
- Die proximalen Schraubenenden perforieren die Gelenkflächen.
- Es werden zu kurze Schrauben verwendet.

Korrekturosteotomie bei Genu varum

nach veralteter medialer Tibiakopffraktur

Siehe S. 23.31.

Postoperative Behandlung

Siehe S. 19.51.

Korrekturosteotomie bei Genu valgum

mit ausgeprägter Insuffizienz der lateralen Kapsel-Band-Strukturen

Prinzip

Quere Schienbeinkopfosteotomie oberhalb der Tuberositas tibiae und des distalen Ansatzes des Lig. collaterale lat. Der medial entnommene Knochenkeil wird lateral implantiert und strafft das äußere Seitenband.

Technik (Abb. **112–114**)

112

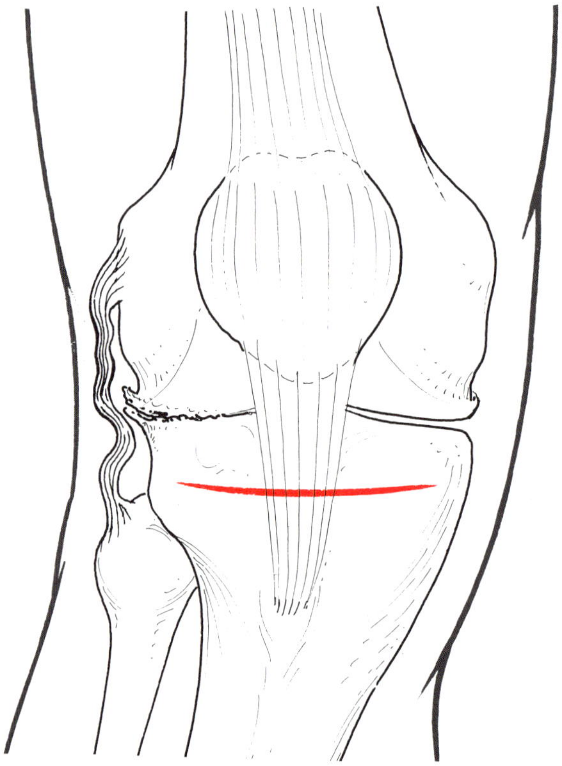

113

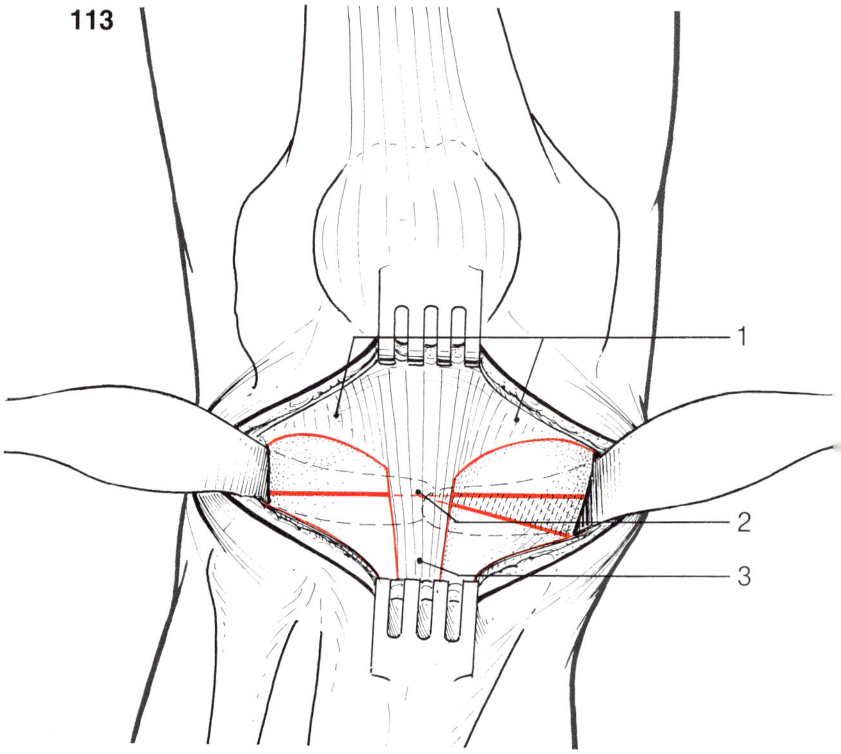

114

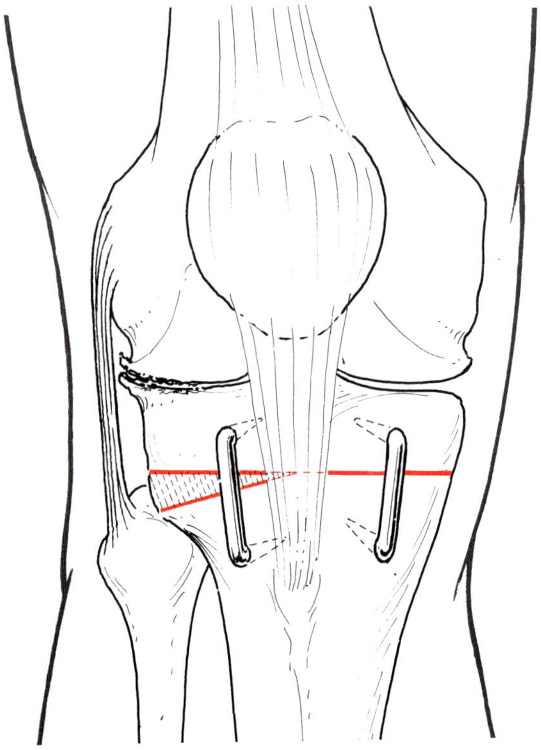

112 Quere Hautinzision über der Mitte des Lig. patellae.

113 Der Schienbeinkopf ist subperiostal freigelegt und die Weichteile werden durch Hohmann-Hebel bei der Osteotomie und der Keilentnahme geschützt.

1 Retinaculum extensorum
2 Lig. patellae
3 Tuberositas tibiae

114 Durch die Implantation des medial entnommenen Keiles in die laterale Hälfte der Osteotomie kann neben der Korrektur der Beinachse auch das Lig. collaterale lat. gestrafft werden. Osteosynthese mit 2 Coventry-Klammern.

Interligamentäre Beugeosteotomie

Indikation

Genu recurvatum mit Sitz der Deformität im Tibiakopf.

Prinzip

Hohe Schienbeinkopfosteotomie. Streckung des distalen Fragmentes und Implantation von keilförmig zugerichteten Beckenkammspänen zwischen die Osteotomieflächen (Abb. **115 a** u. **b**).

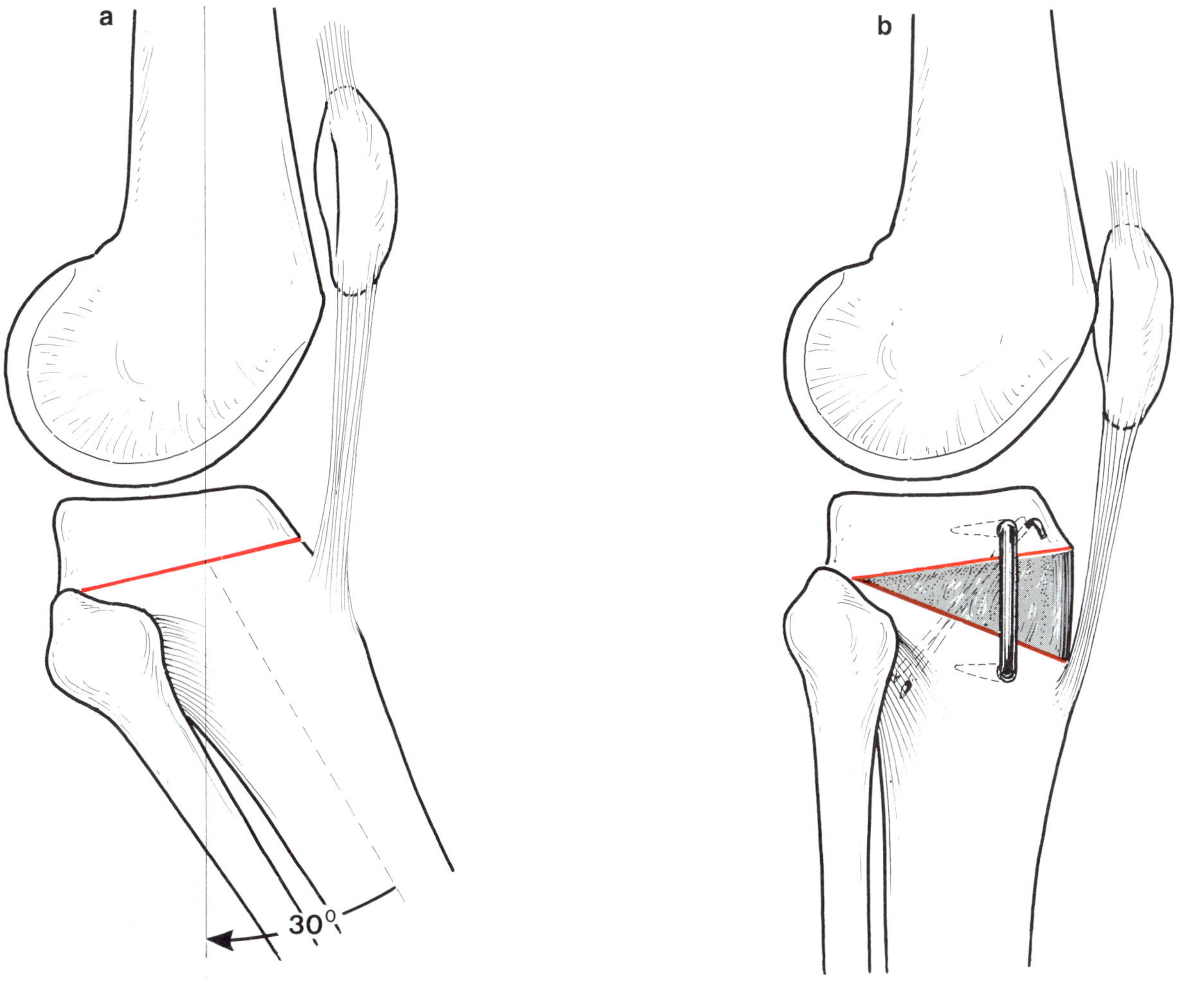

115 a u. **b** Operationsprinzip. Der Korrekturwinkel wird aus dem seitlichen Röntgenbild in maximaler Überstrekkung des Unterschenkels berechnet: Der eine Schenkel entspricht der Längsachse des Unterschenkels, der andere der nach distal verlängerten Längsachse des Oberschenkels (im vorliegenden Beispiel 30 Grad). Das Osteotomiegebiet wird aufgeklappt und mit genau zugerichteten autologen Beckenkammspänen ausgefüllt. Die Patella tritt tiefer! In verbliebene Lücken werden autologe Spongiosabröckel eingelagert. Osteosynthese mit 2 gekreuzten Kirschner-Drähten und 2 Knochenklammern.

Vorbereitung und Lagerung

Rückenlage, Blutsperre. Kniescheibe zeigt nach vorne. Tuchrolle unter den Oberschenkel.

Technik (Abb. **116–122**)

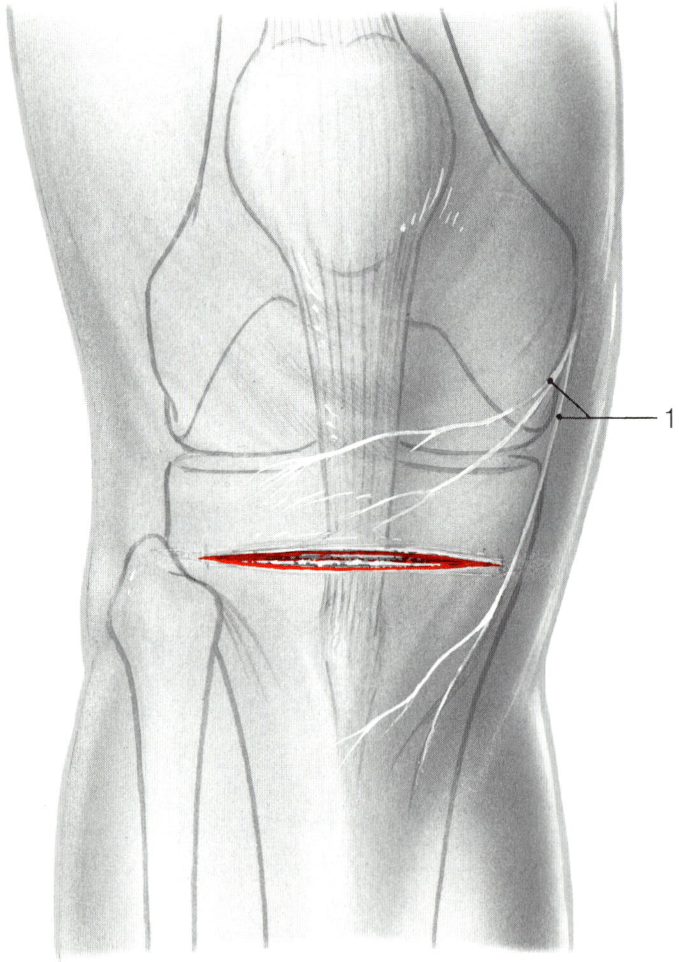

116 Querer, ca. 8–10 cm langer Hautschnitt über dem Lig. patellae in der Mitte zwischen Tuberositas tibiae und Gelenkspalt. Auf der Medialseite muß auf den R. infrapatellaris des N. saphenus geachtet werden! – Es ist auch ein Längs- oder S-förmiger Schnitt möglich.

1 R. infrapatellaris

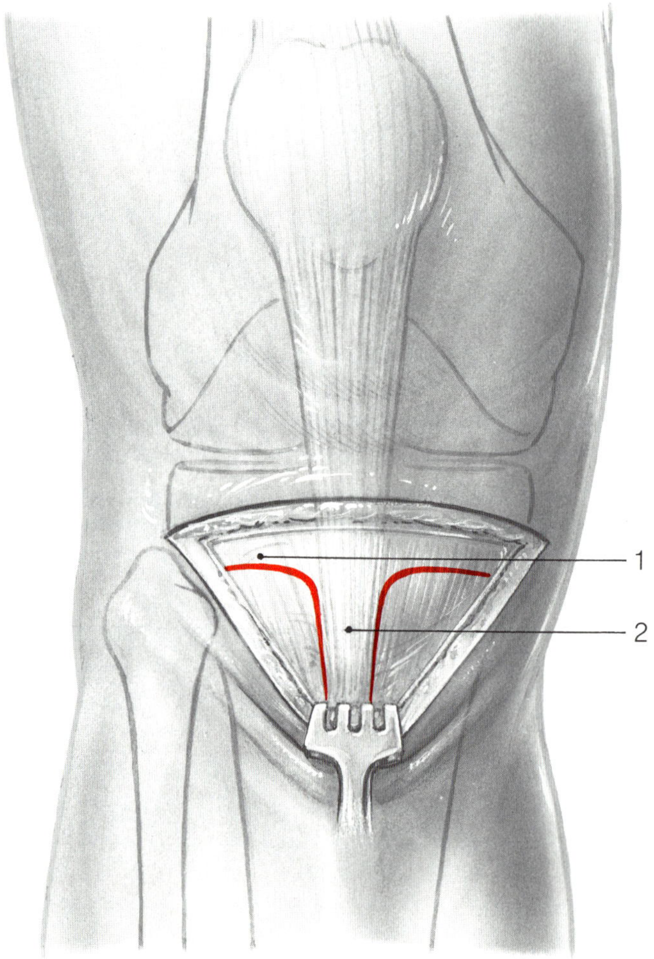

117 Die beiderseits des Lig. patellae einstrahlenden Retinacula extensorum werden 1,5–2 cm unterhalb des Kniegelenkspaltes L- oder bogenförmig inzidiert, und zwar einschließlich des darunterliegenden Periostes. Der Schienbeinkopf wird subperiostal freigelegt.

1 Tuberositas tractus iliotibialis
2 Tuberositas tibiae

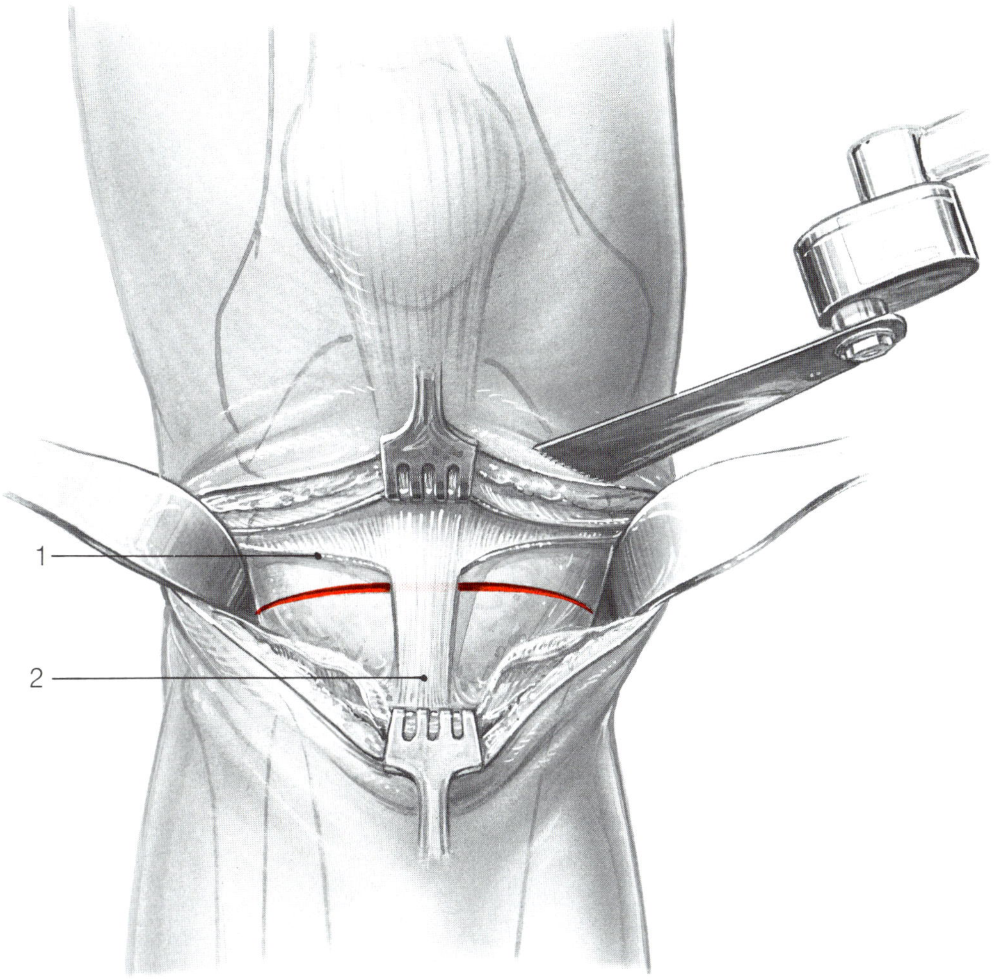

118 Nach Abschieben des Periostes auch auf der Rückseite des Tibiakopfes (gebogenes Raspatorium!) werden zwei stumpfe Hohmann-Haken soweit wie möglich hinter dem Schienbeinkopf eingesetzt. Die Osteotomie liegt *oberhalb* der Tuberositas tibiae. Achtung: Die Neigung der Tibiagelenkfläche nach vorne muß bedacht werden! Äußeren und inneren Kniegelenkspalt seitlich abtasten und markieren (1 mm starke Kirschner-Drähte können in Höhe des Gelenkspaltes auf der Medial- und Lateralseite durch die Weichteile geschoben werden). Vorsicht: Vasa tibiales anteriores im Winkel zwischen Tibia und Fibula. A. und V. poplitea auf der Rückseite.

1 Tuberositas tractus iliotibialis
2 Tuberositas tibiae

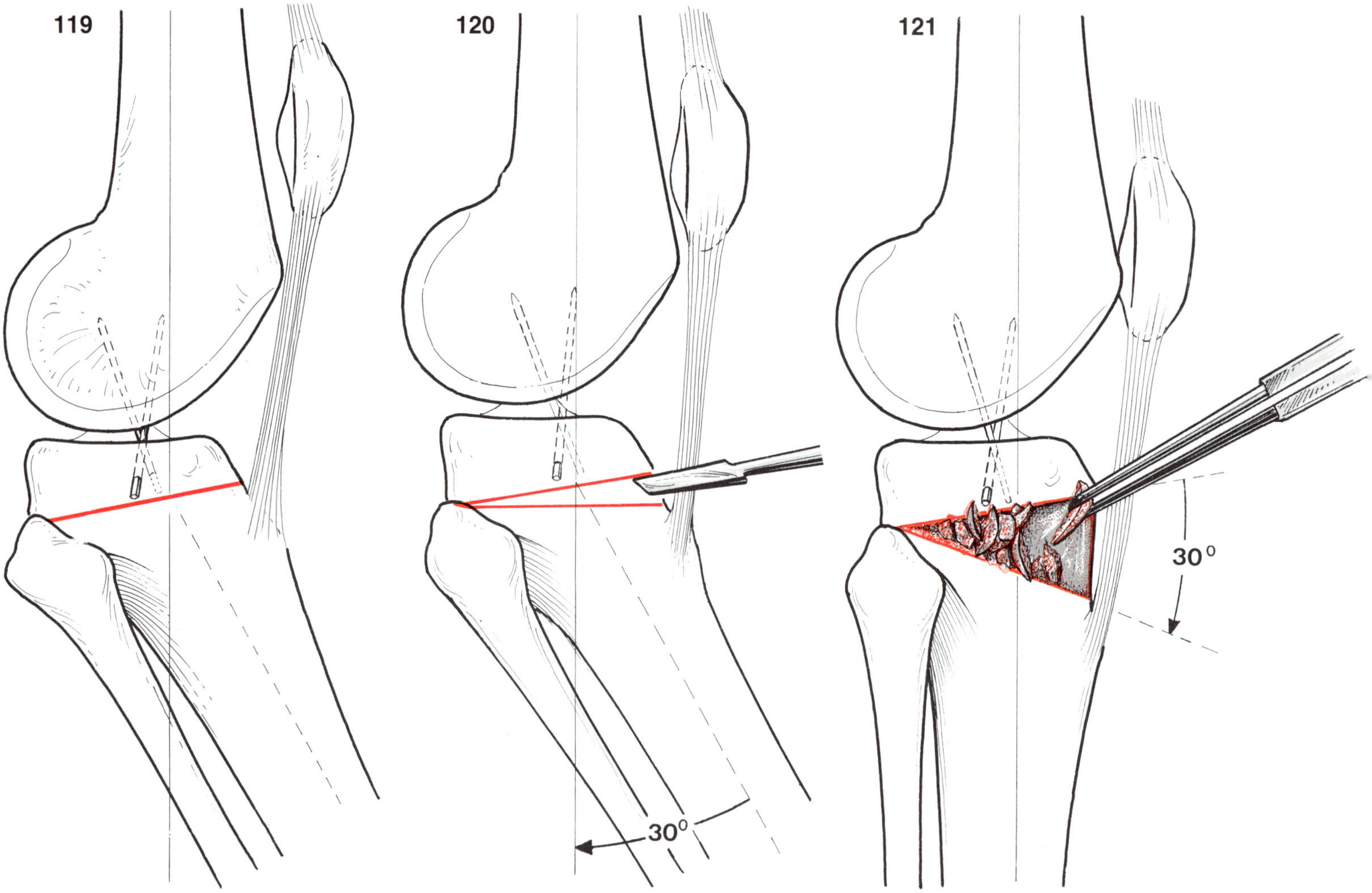

119 Vorbereitung zur Osteotomie des Tibiakopfes: Der Unterschenkel wird soweit wie möglich überstreckt. Der *Tibiakopf* kann in dieser Stellung *temporär* mit zwei Kirschner-Drähten transartikulär *an die Femurkondylen* fixiert werden. Die Drähte (1,8 mm) sollten möglichst weit vorne und in Richtung auf die Fossa intercondylaris eingebohrt werden. Osteotomie mit Säge oder Meißel. Ein kleiner Anteil der hinteren Kortikalis bleibt stehen!

120 Eine Tuchrolle wird unter den Tibiakopf gelegt. Man beugt vorsichtig das distale Fragment. Dabei bricht die hintere Kortikalis ein, der Osteotomiespalt öffnet sich. Manchmal muß die hintere Kortikalis noch weiter eingemeißelt werden.

121 In den klaffenden Osteotomiespalt werden keilförmig zugerichtete Beckenkammspäne medial und lateral des Lig. patellae eingefügt und mit einem Vorschlaginstrument verkeilt. Soll gleichzeitig eine Valgus- oder Varusdeformität beseitigt werden, müssen die Späne entsprechend zugeschnitten werden. Die Lücken im Osteotomiespalt füllt man mit autologen kortikospongiösen Spänen auf.

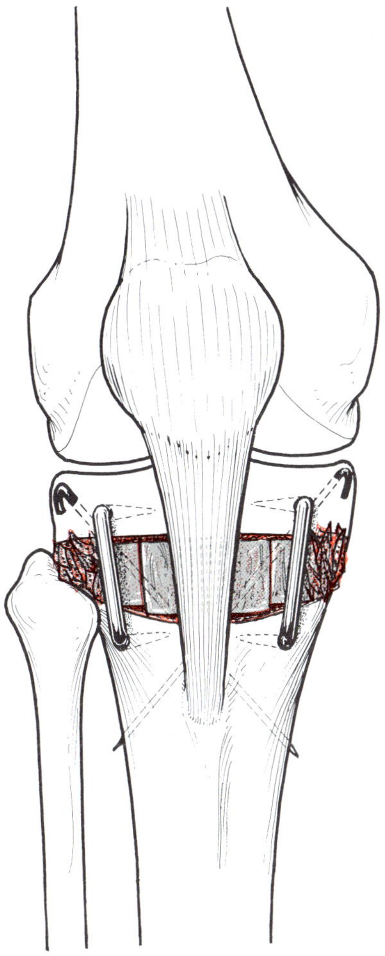

122 Entfernung der transartikulären Kirschner-Drähte und Beispiel der Fixation der Fragmente mit zwei 2,2 mm starken Kirschner-Drähten, die seitlich am Tibiakopf umgebogen werden. Zusätzlich kann medial und lateral eine breite Knochenklammer eingebracht werden. Eine Osteosynthese erübrigt sich jedoch meist, da durch die Weichteilspannung die implantierten Späne genügend fixiert werden. Redon-Drainage. Schichtweiser Wundverschluß. Röntgenkontrolle: Kniegelenk in 2 Ebenen (Format 20/40).

Postoperative Behandlung

Lagerung auf Rechtwinkelschiene. Nach Abklingen der Wundschmerzen wird auf der Frankfurter Bewegungsschiene oder Motorschiene geübt. Drainagen werden nach 1–2 Tagen, Fäden nach 12–14 Tagen entfernt. Der Patient wird zu intensiven Spannungsübungen angehalten. Oberschenkel-Liegegipsverband, sobald das Gelenk mehr als rechtwinklig gebeugt werden kann. Ca. 4 Wochen nach der Operation Abnahme des Verbandes und Röntgenkontrolle des Kniegelenkes in 2 Ebenen. Im allgemeinen kann nun die weitere physikalische Behandlung eingeleitet werden: Übungen auf der Bewegungsschiene, Muskeltraining usw. Die Gliedmaße darf, je nach Alter der Patienten, nicht vor 4–5 Monaten nach der Operation voll belastet werden. Bei früherer Belastung besteht die Gefahr, daß die Späne zusammensintern und ein Korrekturverlust eintritt.

Fehler und Gefahren

- Falsche Lage der Osteotomie: Verletzungen der Gelenkflächen, Gelenkfraktur.
- Die hintere Tibiakopfkortikalis wird nur ungenügend durchtrennt: Beim Überführen des distalen Fragmentes in Streckstellung kann ein größeres hinteres Fragment ausbrechen.
- Verletzungen der Kniekehlengefäße und -nerven sowie der Vasa tibiales anteriores
- Verletzungen des R. infrapatellaris des N. saphenus.
- Osteotomie liegt zu hoch oder zu tief.
- Die Beckenkammspäne werden nicht exakt zugerichtet: Verzögerte Heilung im Osteotomiegebiet, Fehlstellungen der Beinachse in der Frontalebene.
- Die Kirschner-Drähte, die das proximale Fragment temporär an die Femurkondylen fixieren, liegen nicht weit genug vorn, werden mehrfach durch die Gelenkflächen gebohrt oder zu dünn gewählt: Die Drähte können ausreißen, sich verbiegen oder Schäden am Gelenkknorpel hervorrufen.
- Bei einer Osteosynthese durchbohren die Drähte nicht die gegenseitige Kortikalis, sondern sind in die Markhöhle ausgewichen: mangelhafte Osteosynthese.
  Es wird auf zusätzliche Knochenklammern verzichtet.
- Die Gliedmaße wird sofort im Gipsverband fixiert: Gelenkkontraktur.
- Die Gliedmaße wird zu früh zur Belastung freigegeben: verzögerte Heilung, Korrekturverlust.
- Retropatellare Reizzustände durch Lagewechsel der Patella.

Alternativmethode

Prinzip

Korrektur eines Genu recurvatum durch hohe Schienbeinkopfosteotomie und Entnahme eines Knochenkeiles mit hinterer Basis. Fixation der Fragmente mit Kirschner-Drähten und Knochenklammern.

Indikation

Genu recurvatum mit tiefstehender Patella. Ungünstige Hautverhältnisse über der Vorderseite des Schienbeinkopfes.

Technik

(Abb. **123** und **124**)

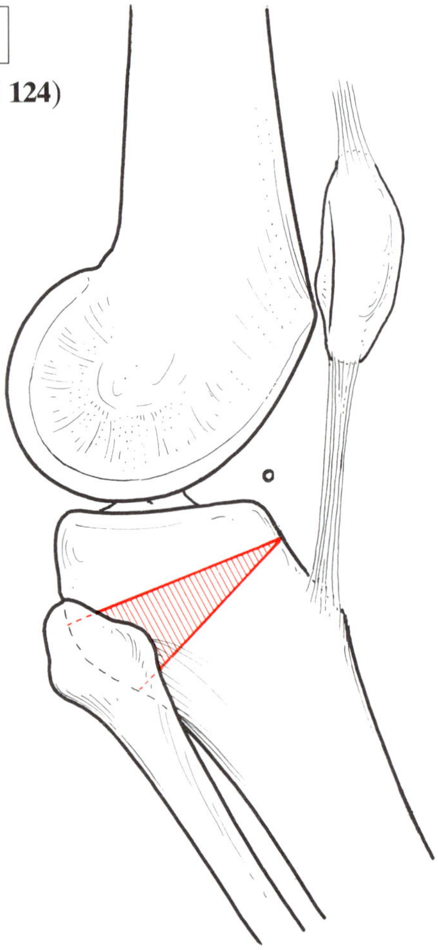

123 Längsschnitt über der Vorderseite des Gelenks von der Patellabasis bis dicht unterhalb der Tuberositas tibiae. Zweiter Längsschnitt von ca. 6–8 cm über dem Wadenbeinköpfchen. Zunächst wird das Wadenbeinköpfchen subperiostal freigelegt und im Übergang zum Wadenbeinschaft möglichst weit proximal um ca. ⅔ der Höhe der Basis des Tibiaknochenkeiles reseziert. Vorsicht N. peronaeus! Anschließend Freilegung des Tibia-Osteotomiegebietes wie in den Abb. 90–92 dargestellt. Der Schienbeinkopf wird mit 2 stumpfen Hohmann-Hebeln umfahren. Knochenkeil wird mit Meißel markiert. Es wird behutsam medial und lateral des Lig. patellae osteotomiert. Die hintere Kortikalis sollte möglichst unter Sicht durchtrennt werden.

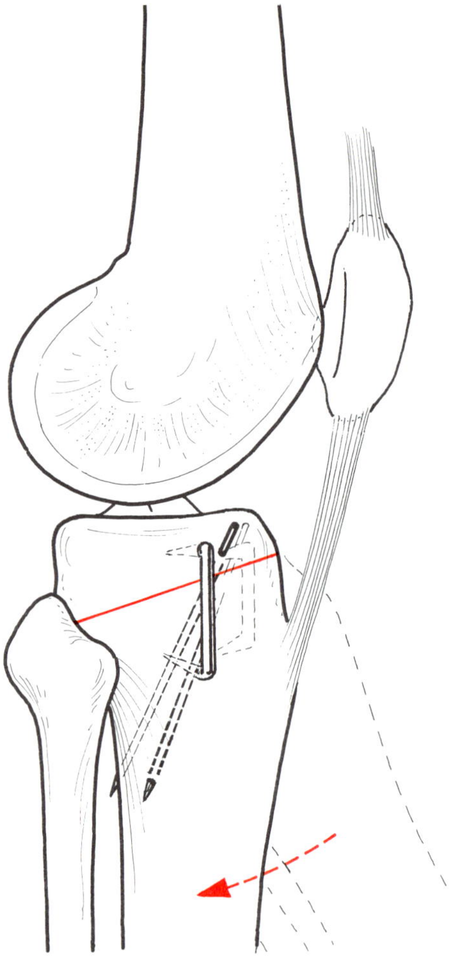

124 Nach der Keilentnahme werden die Tibiafragmente adaptiert und mit Kirschner-Drähten und Knochenklammern fixiert. Zuvor werden die Wadenbeinfragmente ineinandergestaucht.

Postoperative Behandlung, Fehler und Gefahren

Siehe S. 19.51. – Die Keilentnahme auf der Rückseite des Tibiakopfes ist technisch schwierig und birgt mehr Gefahren in sich als die Keilentnahme mit Basis vorn.

Infrakondyläre, valgisierende Osteotomie

Indikation

Die Operation kann bei einem posttraumatischen Genu varum angezeigt sein, wenn der *Scheitel der Achsenkrümmung unterhalb der Tuberositas tibiae* liegt.

Prinzip

Knochenkeilentnahme aus der Tibiadiaphyse mit lateraler Basis nach vorausgegangener schräger Fibulaosteotomie. Kompressionsosteosynthese mit 2 Platten. Auch Osteosynthese mit *einer* ca. 5 Grad vorgeschränkten Platte möglich.

Vorteile

Übungsstabile Osteosynthese. Fixierender Verband nicht erforderlich.

Nachteile

Relativ aufwendiges Verfahren, das sehr exakt ausgeführt werden muß. Man osteotomiert in einem spongiosaarmen oder spongiosafreien Knochenbezirk! Die Methode ist bei *osteoporotischem Knochen nicht* zu empfehlen. – Weitere Operation zur Entfernung des Osteosynthesematerials erforderlich. (Eine Alternative ist die Verwendung eines Fixateur externe.)

Vorbereitung und Lagerung

Auf einer Röntgenskizze (Umrißzeichnung) werden Korrekturwinkel und Korrekturhöhe festgelegt. Rükkenlagerung. Blutsperre. Tuchrolle unter die Kniekehle. Im vorliegenden Beispiel soll um 20 Grad valgisiert werden.

Technik (Abb. **125–131**)

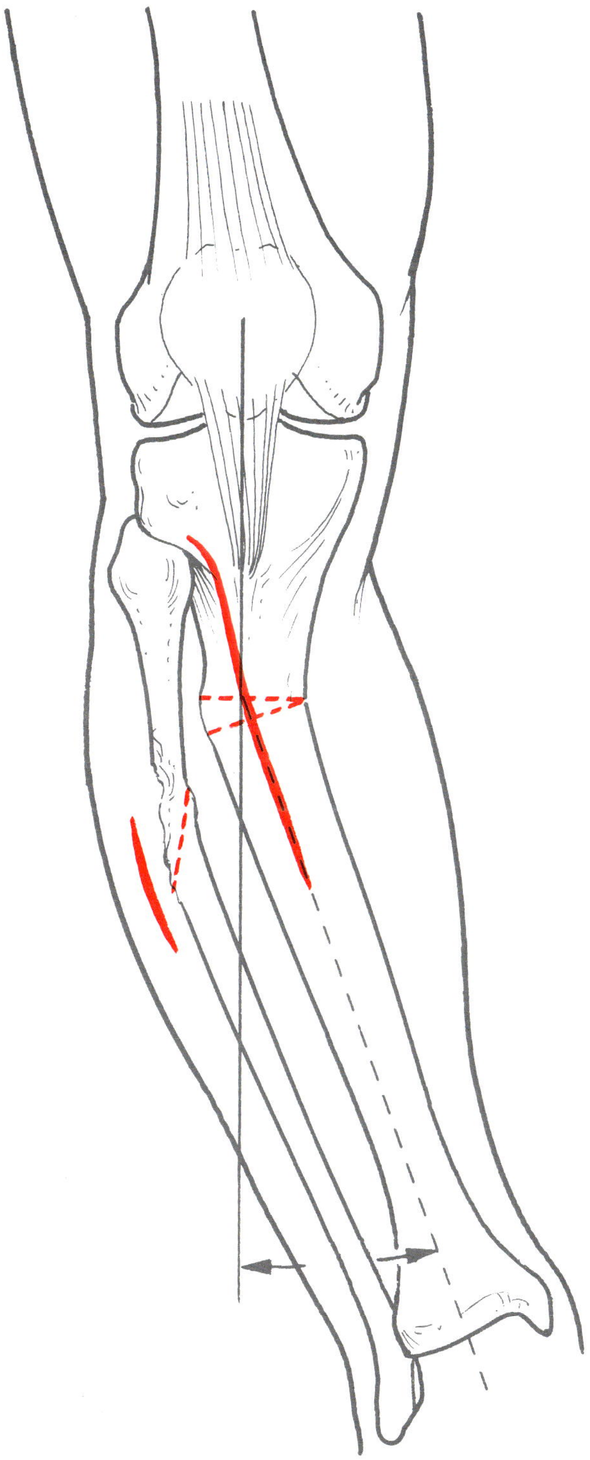

125 Zuerst wird die Fibula von einem lateralen Längsschnitt über dem Fibulaschaft am Übergang zum mittleren Drittel schräg osteotomiert (Zugang s. Abb. 90–92). Die Tibia wird von einer ca. 12 cm langen Inzision freigelegt; sie beginnt proximal zwischen Wadenbeinköpfchen und Lig. patellae dicht unterhalb des lateralen Kniegelenkspaltes, verläuft bogenförmig nach vorne abwärts bis etwa 0,5 cm lateral der vorderen Schienbeinkante und endet distal im mittleren Tibiadrittel. Die Unterschenkelfaszie wird etwa 0,5 cm von der vorderen Tibiakante entfernt inzidiert. Dies erleichtert die spätere Refixation der Unterschenkelmuskulatur.

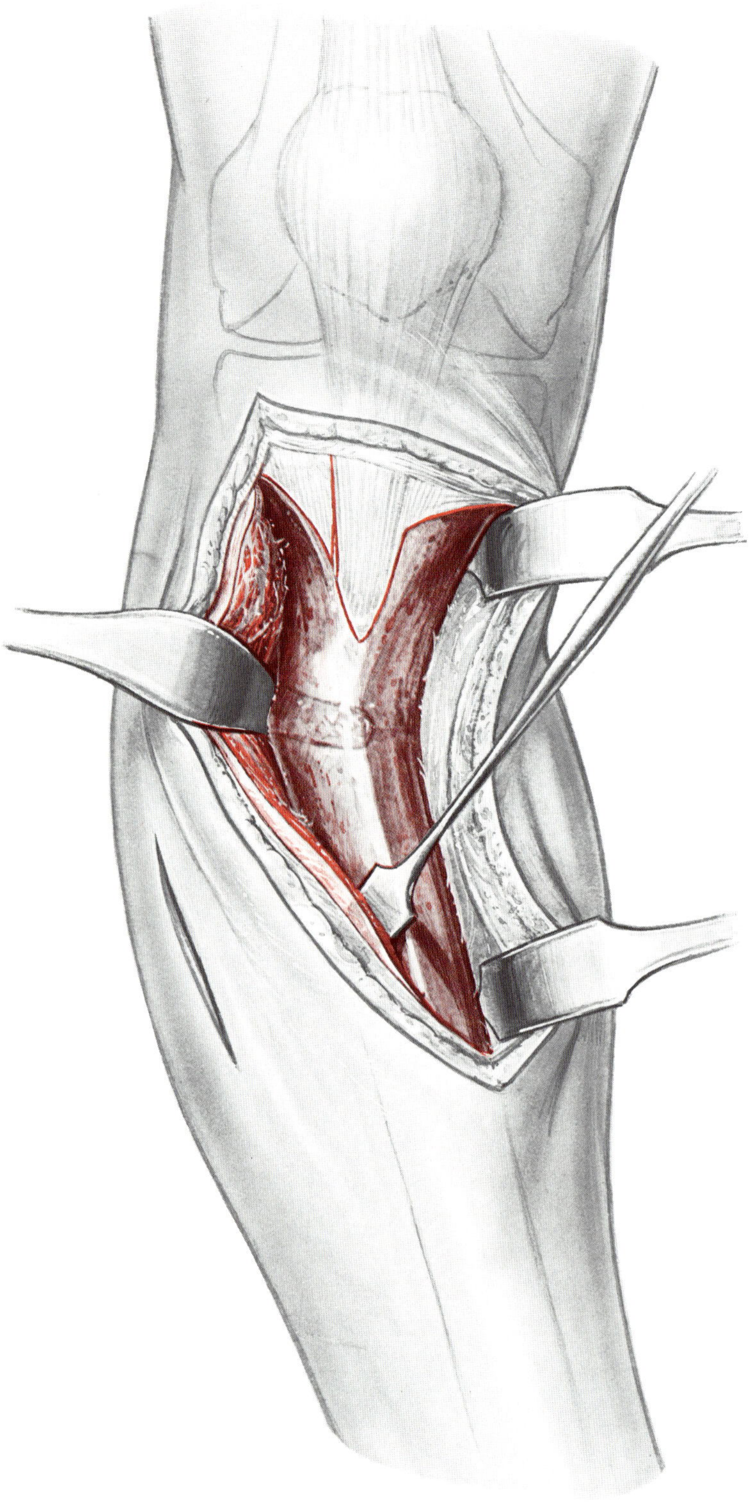

126 Die Muskulatur wird an ihren Ansätzen am Tibiakopf und der Tibiadiaphyse subperiostal abgeschoben. Am medialen Tibiakopf schneidet man das Periost quer nach hinten ein, legt auch die mediale Schienbeinfläche frei und setzt Hohmann-Hebel ein. Im Prinzip wird das Periost so weit wie nötig, aber so sparsam wie möglich weggeschoben.

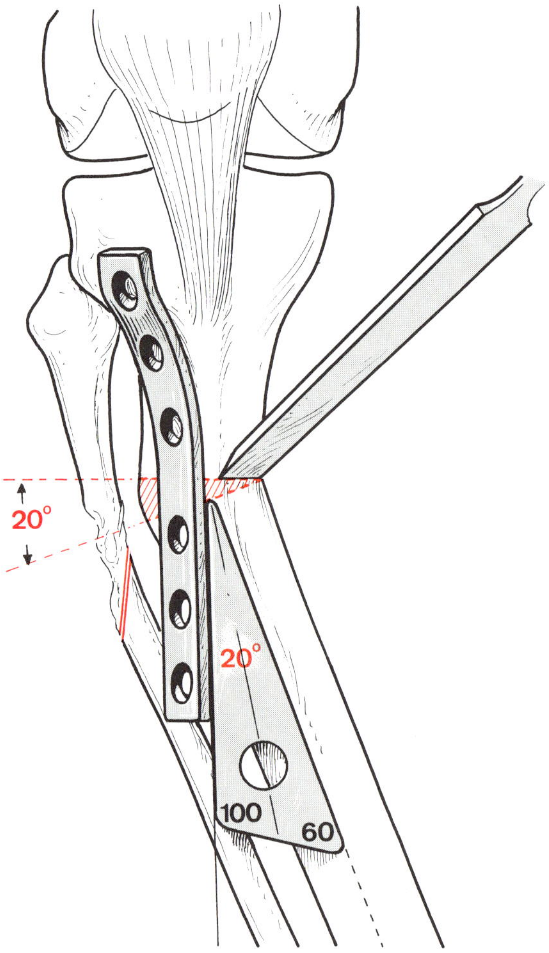

127 Die Osteotomiehöhe wird mit einem Meißel markiert. Mit einer Schablone wird die Form der lateralen 6-Loch-Platte bestimmt: Man legt den einen Schenkel eines 20-Grad-Dreieckwinkels entlang der vorderen Schienbeinkante (Margo anterior) und richtet die Schablone unterhalb der geplanten Osteotomie nach dem knochenfernen Schenkel der dreieckigen Meßplatte aus.

128

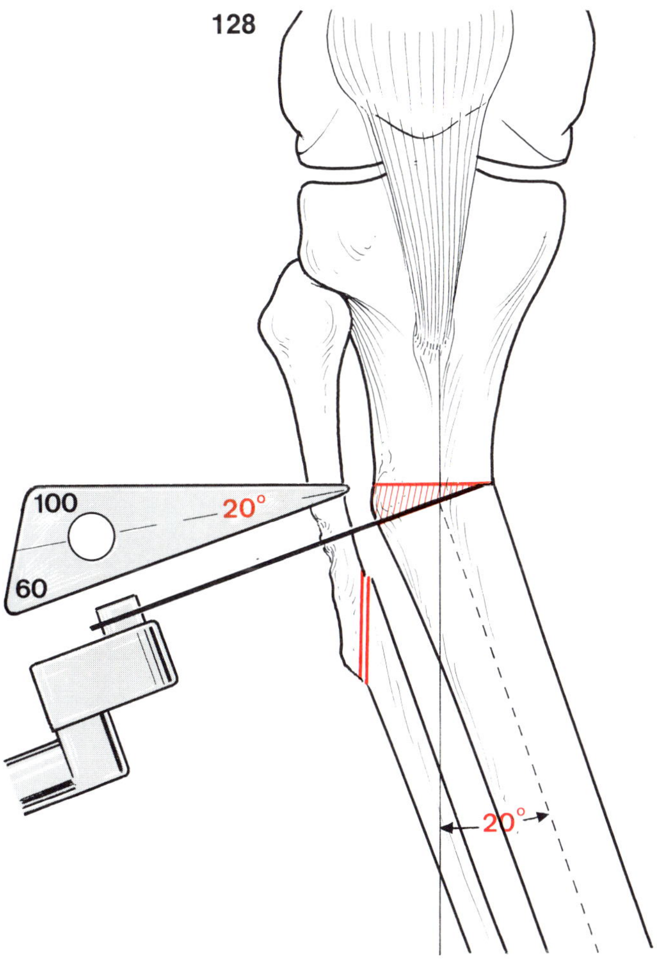

129

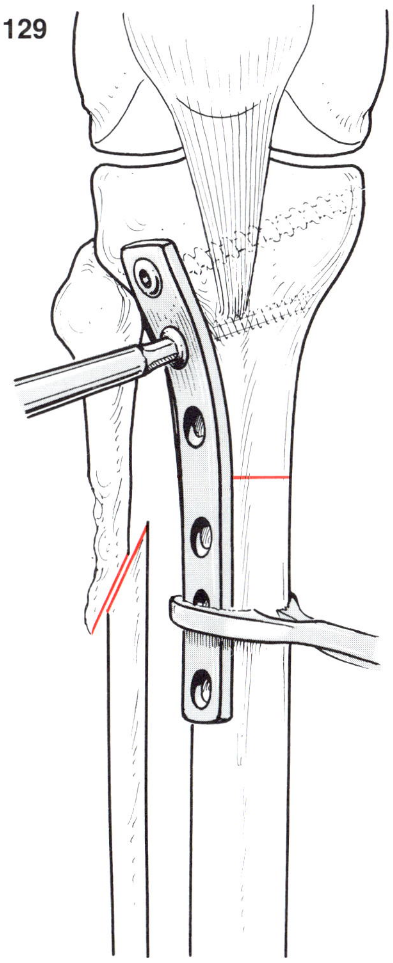

130

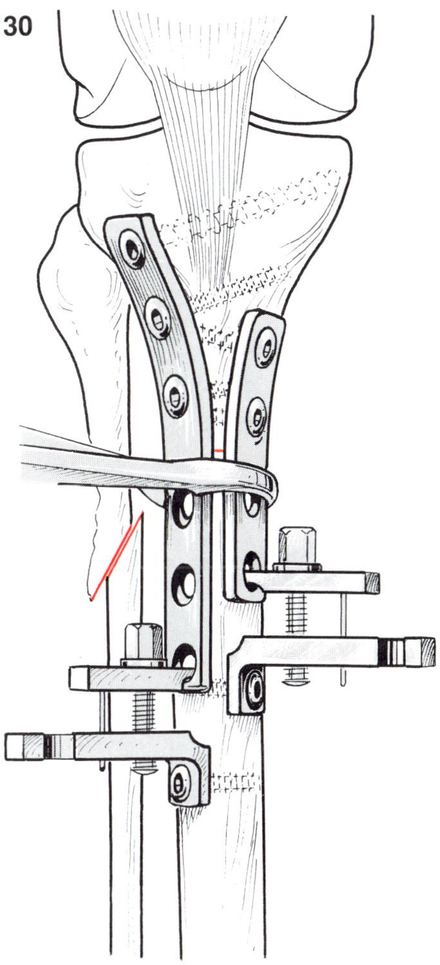

128 Der Knochenkeil, der aus der Tibiadiaphyse entnommen werden muß, wird auf den Knochen übertragen. Bei der Osteotomie bleibt ein schmales Stück der medialen Kortikalis zunächst noch stehen. Auf exakten Zuschnitt der Osteotomieflächen muß geachtet werden. Vorsicht, Hitzeschäden! Während des Sägevorganges sollte das Sägeblatt ständig mit Spülflüssigkeit gekühlt werden.

129 Die nach der Schablone zugerichtete und vor der Osteotomie am Knochen überprüfte 6-Loch-Platte wird so ans proximale Fragment angelegt, daß in jedes Fragment sicher 3 Schrauben eingebracht werden können. Das distale Fragment wird abduziert. Der Osteotomiespalt schließt sich. Haltezange zwischen distalem Fragment und Platte. Zunächst werden die Schrauben in die 3 proximalen Plattenlöcher eingebracht (vorbohren, vorfräsen). (Wird nur eine Platte verwendet, so muß sie um ca. 5 Grad vorgebogen werden, um die Fragmente gleichmäßig zu komprimieren!)

130 Die Osteotomieflächen werden mit dem Plattenspanner zunächst nur *leicht* unter Druck gesetzt. Der Osteotomiespalt kommt medial etwas zum Klaffen. Anschließend wird eine 4-Loch-Platte auf der Medialseite angelegt, entsprechend zu den lateralen Schrauben versetzt und ans proximale Fragment verschraubt. Mit einem zweiten Spanngerät wird auch über diese Platte Druck auf das Osteotomiegebiet ausgeübt. Die erste Platte wird nachgespannt; anschließend werden die Schrauben ins distale Fragment eingebracht und die Spanngeräte entfernt.

(Bei Verwendung selbstspannender Platten kann noch größerer Druck ausgeübt werden.)

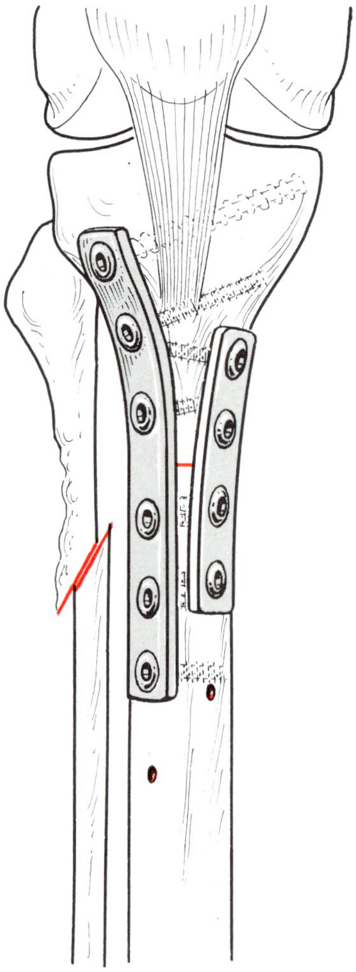

131 Schlußbild. Die unteren Schrauben der beiden Platten brauchen nur eine Kortikalis zu fassen. Redon-Drainage. Reinsertion der Muskulatur und Faszie. Wundverschluß. Leichter Kompressionsverband. Lagerung auf Schaumstoffschiene.

Postoperative Behandlung

Drainagen werden nach 24–48 Stunden entfernt, Fäden nach ca. 12 Tagen. Nach Abklingen der Wundschmerzen aktive Übungsbehandlung, Aufstehen, Gehen mit zwei Unterarmstützen; Fuß wird aufgestellt, aber nicht belastet. Röntgenkontrolle 8 Wochen nach der Osteotomie entscheidet über stärkere Teilbelastung und Übergang auf Gehstock. Je nach Alter des Patienten und Röntgenbefund kann nach 12–16 Wochen voll belastet werden. Platten nicht vor 1½–2 Jahre nach der Operation entfernen. Zweizeitige Entfernung empfehlenswert.

Fehler und Gefahren

- Unebene Osteotomieflächen: mangelhafte Osteosynthese, verzögerte Heilung, Pseudarthrose.
- Hitzeschäden bei der Osteotomie mit Vibrationssäge, falls nicht mit Kochsalzlösung gespült wird.
- *Verzicht auf mediale Zuggurtungsplatte!*
- Anwendung des Verfahrens bei osteoporotischem Knochen.
- Verhakung der Wadenbeinosteotomieflächen, falls nicht aufsteigend schräg und glatt osteotomiert worden ist.
- Falsche Lage der proximalen Schraube. Tibiagelenkfläche wird perforiert.
- Verzicht auf Vorbiegung der Platte bei Verwendung einer Platte.
- Zu frühe Entfernung der Platten.

Alternativmethode

Prinzip

Metaphysäre, infrakondyläre Valgusosteotomie mit Entnahme eines Knochenkeiles mit lateraler Basis und Kompression der Fragmente mit T- oder Löffelplatte. Mediale Zuggurtung mit 4-Loch-Platte. Diese Methode kann bei *jüngeren* Erwachsenen mit Varusfehlstellung in Höhe der Metaphyse indiziert sein.

Technik (Abb. **132–134**)

132

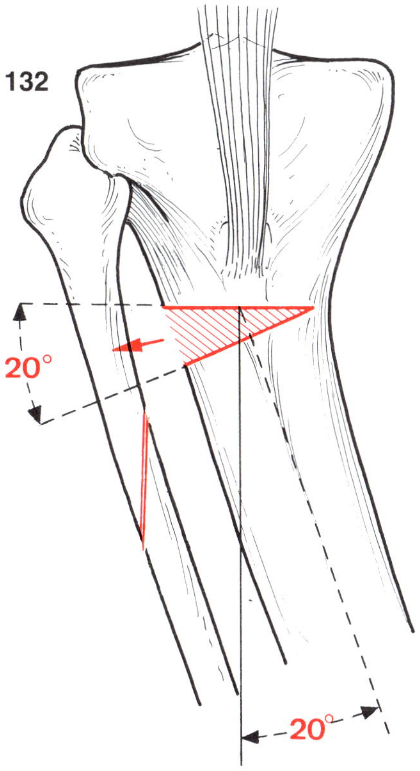

133

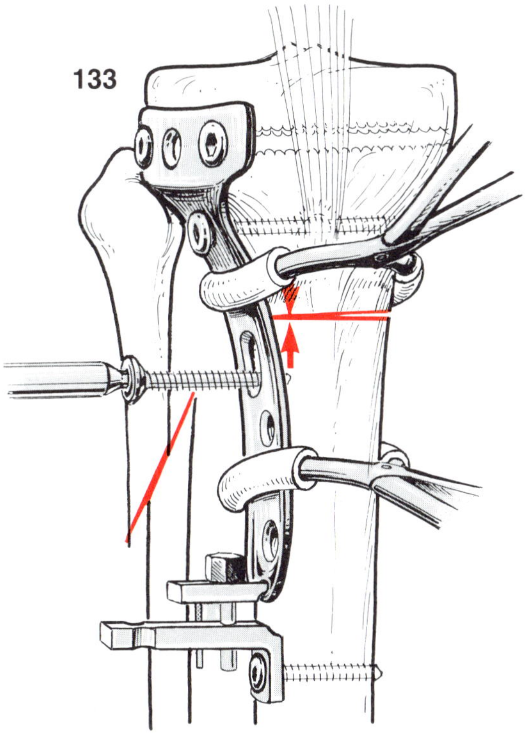

134

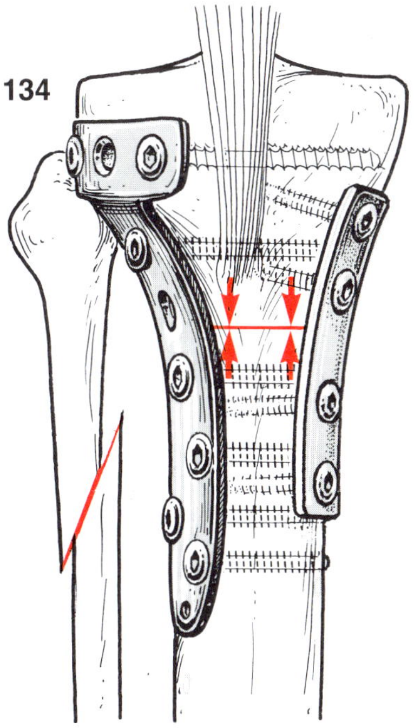

132 Schema der Osteotomie. Unterhalb der Tuberositas tibiae wird nach schräger Osteotomie des Wadenbeines ein Knochenkeil aus dem Tibiaschaft entnommen, und zwar entsprechend dem Grad der Achsenfehlstellung (Hautinzision und Freilegung des Osteotomiegebietes wie in Abb. 125 und 126 dargestellt).

133 Die nach Schablone mit Schwenkeisen zugerichtete T-Platte wird nach Ausgleich der Fehlstellung dem Knochen angepaßt. Fixation der Platte mit Haltezangen. Einbringen der Schrauben ins proximale Fragment (Spongiosaschrauben parallel zum Gelenkspalt). Die Osteotomie wird mit dem Plattenspanner zunächst nur leicht unter Druck gesetzt. Der Osteotomiespalt klafft medial gering auf.

134 Nach Kompression mit einer medialen 4-Loch-Platte schließt sich der Osteotomiespalt (Spanngerät verwenden).

Metaphysäre, infrakondyläre »Pendelosteotomie«

Diese Technik kann *im Kindesalter* vorgenommen werden, wenn man nicht eine Bohrosteoklasie oder quere Keilentnahme mit Einstauchung des distalen in das proximale Fragment vorzieht.

Technik (Abb. **135** und **136**).

135

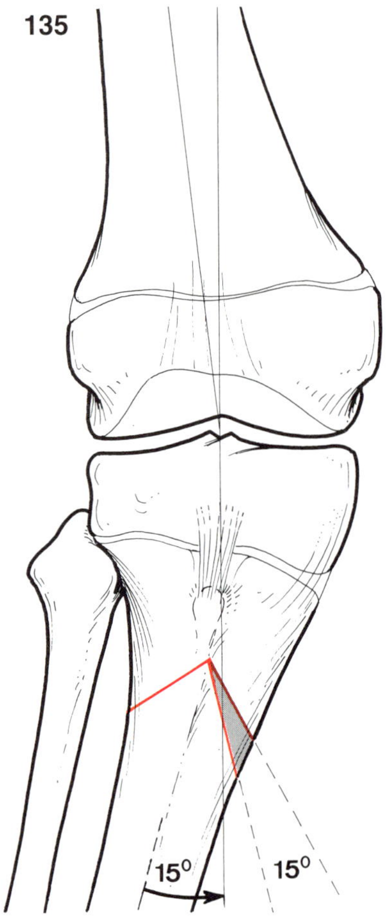

136

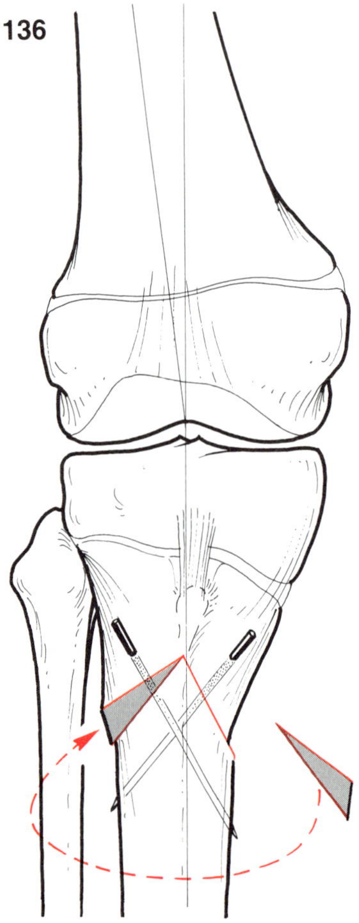

135 Entnahme eines medialen Knochenkeiles unterhalb der Tuberositas tibiae. Die laterale Hälfte des Schienbeines wird schräg aufsteigend durchtrennt. Es ist darauf zu achten, daß der Punkt, um den das distale Tibiafragment nach medial geschwenkt wird, etwa in der Schwerlinie liegt.

136 Der auf der Medialseite entnommene Keil kann nach Ausgleich der Unterschenkelfehlstellung lateral wieder eingesetzt werden. Die Fragmente werden mit zwei gekreuzten Kirschner-Drähten fixiert.

Postoperative Behandlung

Oberschenkel-Liegegipsverband bis zum Abheilen der Osteotomie (ca. 6 Wochen). Entfernung der Kirschner-Drähte. Für weitere 2–4 Wochen Oberschenkel-Gehgipsverband. Anschließend krankengymnastische und physikalische Behandlung.

Fehler und Gefahren

- Verletzungen der Tuberositasapophyse: Entwicklung eines Genu recurvatum.

Metaphysäre, infrakondyläre Keilosteotomie

Technik (Abb. **137** und **138**)

137

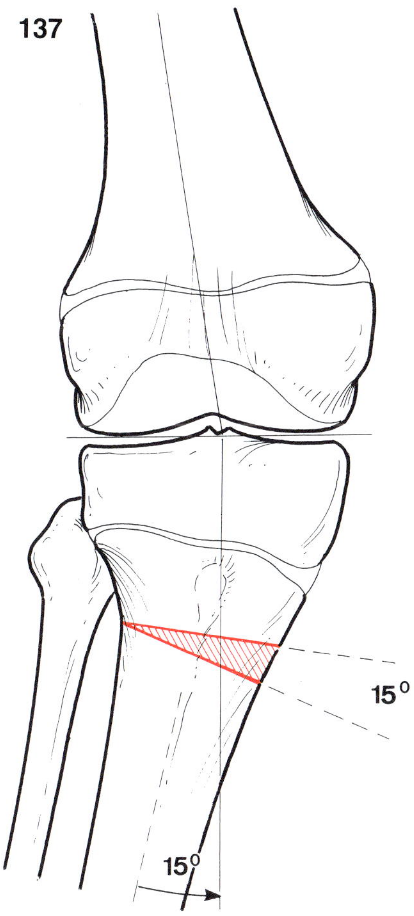

138

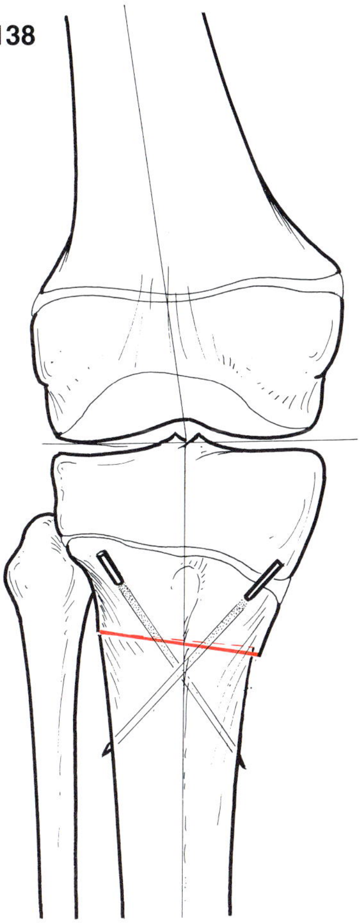

137 Metaphysäre Korrekturosteotomie durch Entnahme eines Knochenkeiles mit medialer Basis (nach Operationsskizze!).

138 Nach Ausgleich der Fehlstellung werden die Fragmente ineinander gestaucht und mit gekreuzten Kirschner-Drähten fixiert.

Fehler und Gefahren, postoperative Behandlung

Siehe S. 19.80.

Weiterführende Literatur

Baacke, M., H. Legal, R. Luther: Grenzindikationen für die suprakondyläre Femurosteotomie zur Behandlung der Gonarthrose. Z. Orthop. 112 (1974) 221–229

Bauer, G. C. H., J. Insall, T. Koshino: Tibial osteotomy in gonarthrosis (osteo-arthritis of the knee). J. Bone Jt. Surg. 51 A (1969) 1545–1563

Blanchard, J. P., G. Lord, J. H. Marotte, J. L. Guillamon, J. P. Besse: Ostéotomies tibiales de valgisation. Rev. Chir. orthop. 65 (1979) 209–219

Blauth, W.: Zur Technik der valgisierenden, kniegelenknahen Tibiakopfosteotomie. Unfallheilkunde 87 (1984) 45–51

Coventry, M. B.: Osteotomy of the upper portion of the tibiae for degenerative arthritis of the knee. J. Bone Jt. Surg. 47 A (1965) 984–990

Coventry, M. B.: Osteotomy about the knee for degenerative and rheumatoid arthritis. J. Bone Jt. Surg. 55 A (1973) 23–48

Coventry, M. B.: Upper total osteotomy for gonarthrosis. The evolution of the operation in the last 18 years and long term results. Orthop. Clin. North Amer. 10 (1979) 191–210

Dietz, J., U. Holz, M. Frey: Die intraligamentäre additive Tibiakopfosteotomie. Z. Orthop. 121 (1983) 177–182

Dolanc, B.: Die Behandlung des instabilen Kniegelenkes mit Achsenfehlstellung durch die intraligamentäre Anhebe-Tibiaosteotomie. Arch. orthop. Unfall-Chir. 76 (1973) 280–289

Endler, F.: Einführung in die Biomechanik und Biotechnik des Bewegungsapparates. In A. N. Witt, H. Rettig, K. F. Schlegel, M. Hackenbroch, W. Hupfauer: Orthopädie in Praxis und Klinik, Bd. I: Allgemeine Orthopädie. Thieme, Stuttgart 1980

Fernandez, D. L., R. P. Jakob: External fixation of high tibial osteotomies and proximal methaphyseal fractures of the tibia. In H. K. Uhthoff: Current Concepts of External Fixatur of Fractures. Springer, Berlin 1982

Frank, W., O. Oest, H. Rettig: Die Röntgenganzaufnahme in der Operationsplanung von Korrekturosteotomien der Beine. Z. Orthop. 112 (1974) 344–347

Giebel, G., H. Tscherne, N. Haas, H.-J. Oestern: Schienbeinkopf-Osteotomie mit neuer Zuggurtungsplatte – Technik und klinische Ergebnisse. Hefte Unfallheilk. 165 (1983) 302–304

Goymann, V., A. Stoytscheff: Indikationsfehler und technische Fehler bei kniegelenksnahen Osteotomien. Orthop. Prax. 15 (1979) 144–149

Haas, N., S. Behrens. J. Jacobitz: Technik und Ergebnisse der kniegelenksnahen Osteotomien. Unfallheilkunde 81 (1978) 634–641

Ha'eri, G. B., A. M. Wiley: High tibial osteotomy combined with joint debridement – A long-term study of results. Clin. Orthop. 151 (1980) 153–159

Hierholzer, G., K. H. Müller (Hrsg.): Korrekturosteotomie nach Traumen an der unteren Extremität. Springer, Berlin 1984

Insall, J. N.: Osteotomy. In J. N. Insall: Surgery of the Knee. Churchill Livingstone, New York 1984 (S. 551–586)

Jackson, J. P., W. Waugh: The technique and complications of upper tibial osteotomy. J. Bone Jt. Surg. 56-B (1974) 236–245

Jenny, K., H. Jenny, E. Morscher: Indikation, Operationstechnik und Resultate der transcondylären Tibiaosteotomie bei Gonarthrose. – Erfahrungen aufgrund einer Nachuntersuchung von 783 Tibiaosteotomien. Orthopäde 14 (1985) 161–171

Kettelkamp, D. B., R. E. Learch, R. Nasca: Pitfalls of proximal tibial osteotomy. Clin. Orthop. 106 (1975) 232–241

Kleinert, B., H. J. G. Scheier, U. Munzinger, U. Steiger: Ergebnisse der Tibiakopf-Osteotomie. Orthopäde 14 (1985) 154–160

Korisek, G., H. Schneider: Die diakondyläre V-Osteotomie am Femur. Unfallchirurgie 10 (1984) 137–141

Lang, G., P. Kehr, J. Pointu, P. Séjourné: L'ostéotomie semi-cylindrique de l'extrémité supérieure du tibia. Rev. Chir. Orthop. 64 (1978) 513–519

Lecuire, F., J. L. Lerat, G. Bousquet, H. Dejour, A. Trillat: Le genu recurvatum et son traitement par ostéotomie tibiale. Rev. Chir. Orthop. 66 (1980) 95–103

MacIntosh, D. L., R. P. Welsh: Joint débridement – A complement to high tibial osteotomy in the treatment of degenerative arthritis of the knee. J. Bone Jt. Surg. 59 A (1977) 1094–1097

Maquet, P. G. J.: Korrekturosteotomien in der Behandlung der Kniegelenksarthrose. Orthopäde 8 (1979) 296–308

Maquet, P. G. J.: Osteotomy. In M. A. R. Freeman: Arthritis of the Knee. Springer, Berlin 1980

Maquet, P. G. J.: Biomechanics of the Knee. 2. Aufl. Springer, Berlin 1984

Morscher, E., L. Jani: Korrekturosteotomien bei posttraumatischen Wachstumsstörungen. Orthopäde 6 (1977) 113–120

Müller, K.-H., M. Biebrach: Korrekturosteotomien und ihre Ergebnisse bei kniegelenknahen posttraumatischen Fehlstellungen. Unfallheilkunde 80 (1977) 359–367

Müller, K.-H., M. Biebrach: Korrekturosteotomien und ihre Ergebnisse bei idiopathischen kniegelenksnahen Achsenfehlstellungen. Unfallheilkunde 80 (1977) 457–464

Müller, W.: Die Tibiaosteotomie in der Therapie posttraumatischer Arthrosen am Kniegelenk. Hefte Unfallheilk. 128 (1976) 175–183

Nicod, L.: Die Gonarthrosen. Huber, Bern 1970

Noesberger, B.: Osteotomien im Kniebereich. Orthop. Prax. 12 (1976) 168–177

Oest, O.: Die Achsenfehlstellung als präarthrotische Deformität für das Kniegelenk und die röntgenologische Beinachsenbeurteilung. Unfallheilkunde 81 (1978) 629–633

Oest, O., F. Süssenbach: Achsenfehler der unteren Extremitäten nach Wachstumsverletzungen. In J. Eichler, U. Weber: Frakturen im Kindesalter. Thieme, Stuttgart 1982 (S. 117–124).

Ogata, K.: Interlocking wedge osteotomy of the proximal tibia for gonarthrosis. Clin. Orthop. 186 (1984) 129–134

Parsch, K., G. Manner, K. Dippe: Genu valgum nach proximaler Tibiafraktur beim Kind. Arch. orthop. Unfall-Chir. 90 (1977) 289–297

Putnam, M. D., D. C. Mears, F. H. Fu: Combined Maquet and proximal tibial valgus osteotomy. Clin. Orthop. 197 (1985) 217–223

Rüter, A., C. Burri, U. Kreuzer: Korrektureingriffe nach Epiphysenverletzungen im Bereich des Kniegelenkes. Unfallheilkunde 81 (1978) 649–660

Schatzker, J., R. C. Burgess, M. K. Glynn: The management of nonunions following high tibial osteotomies. Clin. Orthop. 193 (1985) 230–233

Schmitt, E., O. Schmitt, H. Mittelmeier: Indikation, Technik und Ergebnisse der kniegelenksnahen Umstellungsosteotomie bei hemilateraler Gonarthrose mit der Autokompressionswinkelplatte. Orthop. Prax. 11 (1984) 903–913

Sprenger, Th. R., B. G. Weber, F. M. Howard: Compression osteotomy of the tibia. Clin. Orthop. 140 (1979) 103–108

Stäubli, H. U., P. Bamert, D. L. Fernandez: Posttraumatic genu recurvatum: Planning and technique of operative correction by tibial osteotomy. In G. Chapchal: Fractures in Children. Thieme, Stuttgart 1981 (S. 71–73)

Strauch, D., K. F. Schlegel, E. Puhlvers: Die biologisch-biomechanisch wirksame Kniegelenksarthroplastik nach Schlegel. Hefte Unfallheilk. 165 (1983) 199–201

Stürz, H., B. Rosemeyer: Die isolierte Großzehenheberschwäche nach Fibulaosteotomie. Z. Orthop. 117 (1979) 31–38

Thomas, W.: Besonderheiten zu Indikation der Tibiakopfosteotomie bei Gonarthrosen. Orthop. Prax. 13 (1977) 757–763

Wagner, H., G. Zeiler, W. Baur: Indikation, Technik und Ergebnisse der supra- und infracondylären Osteotomie bei der Kniegelenkarthrose. Orthopäde 14 (1985) 172–192

Wagner, H.: Indikation und Technik der Korrekturosteotomien bei der posttraumatischen Kniegelenksarthrose. Hefte Unfallheilk. 128 (1976) 155–174

Wagner, H.: Prinzipien der Korrekturosteotomie am Bein. Orthopäde 6 (1977) 145–177

Weber, B. G.: Osteotomie bei Arthrose im Tibia-Femoralgelenk. Hefte Unfallheilk. 165 (1983) 190–193

Willenegger, H., M. E. Müller, M. Allgöwer, R. Schneider: Manual der Osteosynthese. AO-Technik, 2. Aufl. Springer, Berlin 1977

20

Epiphysenklammerung

Prinzip

Mechanische *Bremsung* und/oder *Lenkung* des *Gliedmaßenwachstums* mit Hilfe von Metallklammern, die senkrecht zu einer Epiphysenscheibe und fächerförmig zur Knochenmitte hin eingeschlagen werden. »Die Schenkel aller Klammern müssen gleich weit von der Epiphysenfuge und die Querstücke parallel zur Knochenoberfläche liegen« (Blount 1966).

Die Wachstumspotenz einer geklammerten Epiphysenscheibe wird um ca. 80–90 % gehemmt. Am anderen Ende des operierten Knochens tritt vorübergehend ein Wachstumsschub auf. Blount hat darauf hingewiesen, daß die Wachstumspotenz einer geklammerten Epiphysenscheibe im 1. postoperativen Jahr nur um etwa 50 % eingeschränkt ist. Nach der Klammerentfernung kommt es während der Dauer von ca. 6 Monaten zu einer Beschleunigung des Wachstums.

Vorteile

Ausgleich von leichten bis mäßigen Längendifferenzen und Achsfehlstellungen ohne Osteotomie. Keine Zerstörung der Epiphysenscheibe. Die Gliedmaße wächst nach Entfernung der Klammern weiter.

Nachteile

Relativ kompliziertes, komplikationsreiches, nicht immer zuverlässiges Verfahren. Zweiter Eingriff zur Klammerentfernung erforderlich.

Indikationen

Die Operation besitzt nur eine sehr *begrenzte Indikation*, z. B. bei Achsfehlstellungen und mäßigen Beinlängendifferenzen am wachsenden Skelett (z. B. bei Morbus Klippel-Trénaunay, angeborener Fibulaaplasie, progredientem posttraumatischem Genu valgum), weil Korrektur- und Verlängerungsosteotomien sicherer und schneller zum Erfolg führen.

Das Verfahren empfiehlt sich nach Blount vor allem dann, wenn ein Längenunterschied hauptsächlich im Femur und eine Achsfehlstellung vornehmlich am längeren Bein vorliegen. Die Operation sollte nur bei Kindern erwogen werden, bei denen zu erwarten ist, daß *regelmäßige Kontrolluntersuchungen* bis zum Wachstumsabschluß möglich sind (Kooperationsbereitschaft der Eltern!).

Kontraindikationen

- Systemerkrankungen mit unklaren Wachstumsprognosen oder ungenügendem Knochenwachstum.
- Kleinwuchs.

Operationszeitpunkt, Planung

Der beste Zeitpunkt zur Epiphysenklammerung liegt bei Mädchen im biologischen Alter von etwa 8–11 Jahren, bei Jungen von etwa 8–13 Jahren. Eine Operation ist sinnlos, wenn nicht mehr damit gerechnet werden kann, daß beide Gliedmaßen noch deutlich weiterwachsen. Deshalb ist eine *genaue Planung* erforderlich; dabei muß bedacht werden, daß die Entfernung der Klammern einen Wachstumsschub für die Dauer von etwa 6 Monaten hervorruft. Vor einer temporären Epiphyseodese müssen die Beinlängen und Beinachsen sowie das »Skelettalter« (Greulich u. Pyle 1977) bestimmt und die voraussichtliche Wachstumsprognose gestellt werden (Bayley u. Pinneau 1952, Anderson u. Mitarb. 1963). Es muß festgelegt werden, welche Epiphyse operiert werden soll. Für das idiopathische Genu valgum haben Pistevos und Duckworth (1977) genauere Richtlinien angegeben. Demnach sollte eine Klammerung am medialen Femurkondylus bei einem Malleolenabstand von 10–13,5 cm, eine Klammerung am medialen Tibiakondylus bei einem Malleolenabstand von 7,5–8 cm und eine Klammerung am medialen Femur- und Tibiakondylus bei einem Malleolenabstand von 12–15 cm vorgenommen werden.

Allgemeine Vorbereitungen und Lagerung

Es wird in Blutleere operiert. Rückenlage. Tuchrolle unter die Kniekehle. Bei Klammerungen auf der Medialseite einer Gliedmaße wird der Rumpf auf der Gegenseite höhergelagert. Die Gliedmaße wird im Hüftgelenk gebeugt und außenrotiert. Bei Eingriffen auf der Lateralseite einer Gliedmaße wird der Rumpf auf der gleichen Seite höhergelagert, die Gliedmaße leicht angespreizt und innenrotiert. – Der Eingriff erfolgt unter Bildwandlerkontrolle.

Klammerung der lateralen Epiphysenscheibe des Femurs

Spezielle Indikation

Genu varum mit Hauptsitz der Deformität oberhalb der Kniebasislinie.

Technik (Abb. **1–4**)

1

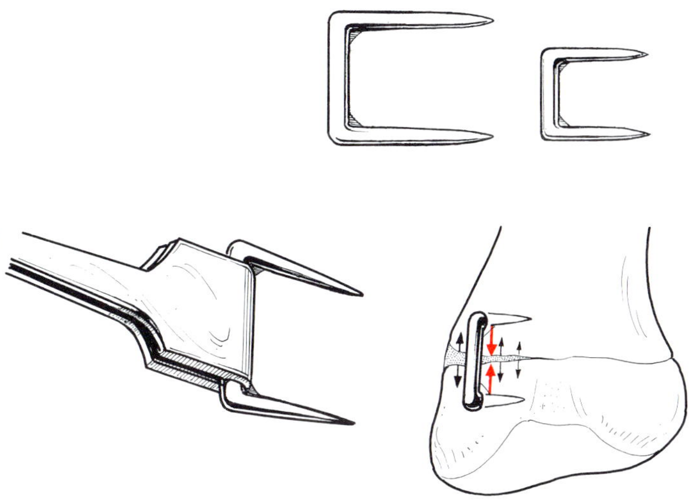

2

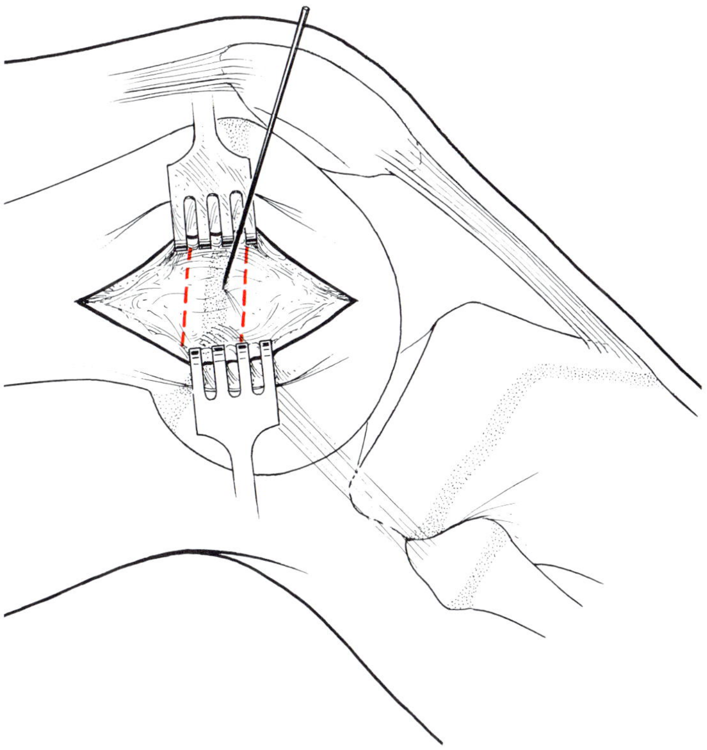

1 Die große Klammer dient zur Epiphyseodese am distalen Femur, die kleine an der proximalen Tibia.

3a u. **b** Die Klammern werden senkrecht zur Wachstumsscheibe eingeschlagen und auf die Knochenmitte hin zentriert. Die Klammerschenkel sollten gleich weit von der Epiphysenscheibe entfernt liegen. Das Querstück sollte möglichst parallel zur Knochenoberfläche und senkrecht zur Knorpelfuge verlaufen.

Die am weitesten *hinten* gelegene Klammer muß leicht in Richtung *nach vorne* eingeschlagen werden, weil man sonst Gefahr läuft, daß der proximale Schenkel hinter dem Schaft in den Kniekehlenweichteilen liegt.

2 Längsinzision von ca. 6–8 cm. Der Tractus iliotibialis wird im vorderen/mittleren Drittel im Faserverlauf gespalten. Wir suchen uns die Epiphysenscheibe mit einer scharfen Nadel auf. Das Periost über der Wachstumsscheibe sollte nicht gespalten werden, sondern höchstens ober- und unterhalb sowie parallel zur Knorpelzone inzidiert und wenige Millimeter abgeschoben werden. *Vorteilhafter* ist es allerdings, auf diese Maßnahmen ganz zu verzichten und die Klammern unter *Bildwandlerkontrolle* anzubringen.

4 Fehlerhafte Position der Klammer.

3a

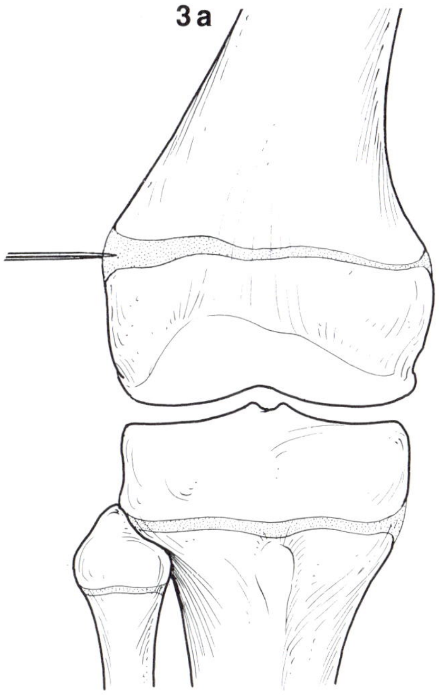

3b

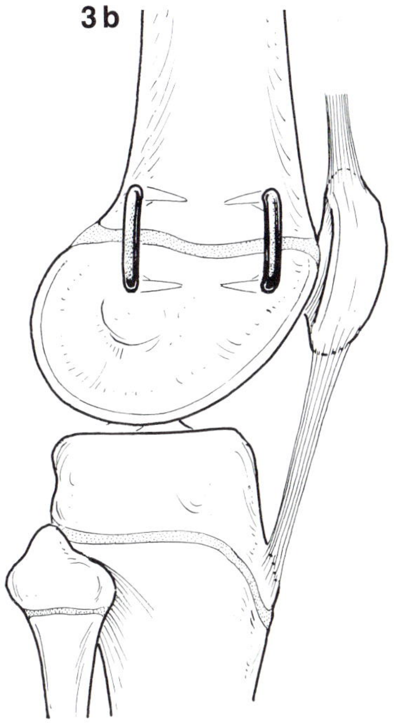

4

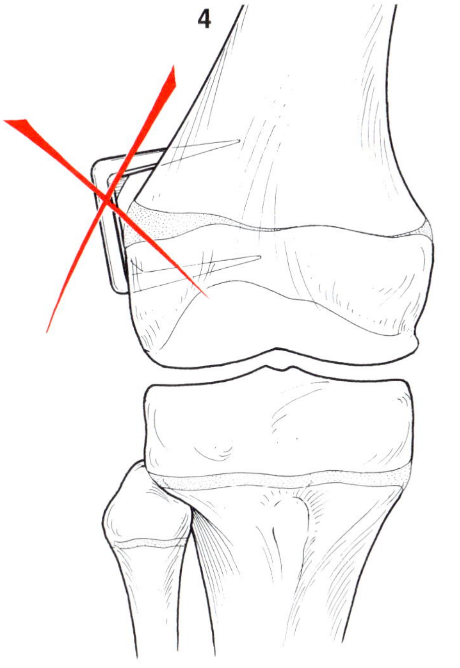

Klammerung der lateralen proximalen Tibiaepiphyse

Spezielle Indikation

Genu varum mit Hauptsitz der Deformität unterhalb der Kniebasislinie.

Technik (Abb. **5–8**)

5
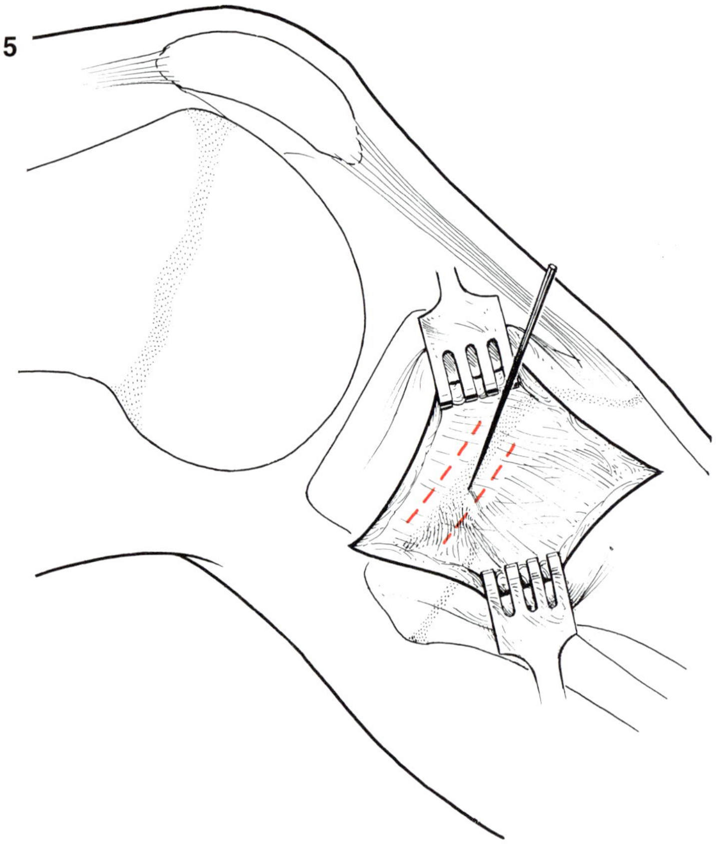

5 Der Hautschnitt verläuft schräg vom Wadenbeinköpfchen in Richtung Tuberositas tibiae. Wegen der Form des Tibiakopfes ist die Klammerung der Epiphysenscheibe etwas schwieriger als am distalen Femur. Die Klammern sollten auf die Knochenmitte hin zentriert sein. Beim Einbringen der hinteren Klammer muß die unterschiedliche Breite vom Tibiakopf und Tibiaschaft berücksichtigt werden (Retroposition des Tibiakopfes).

6 7 8
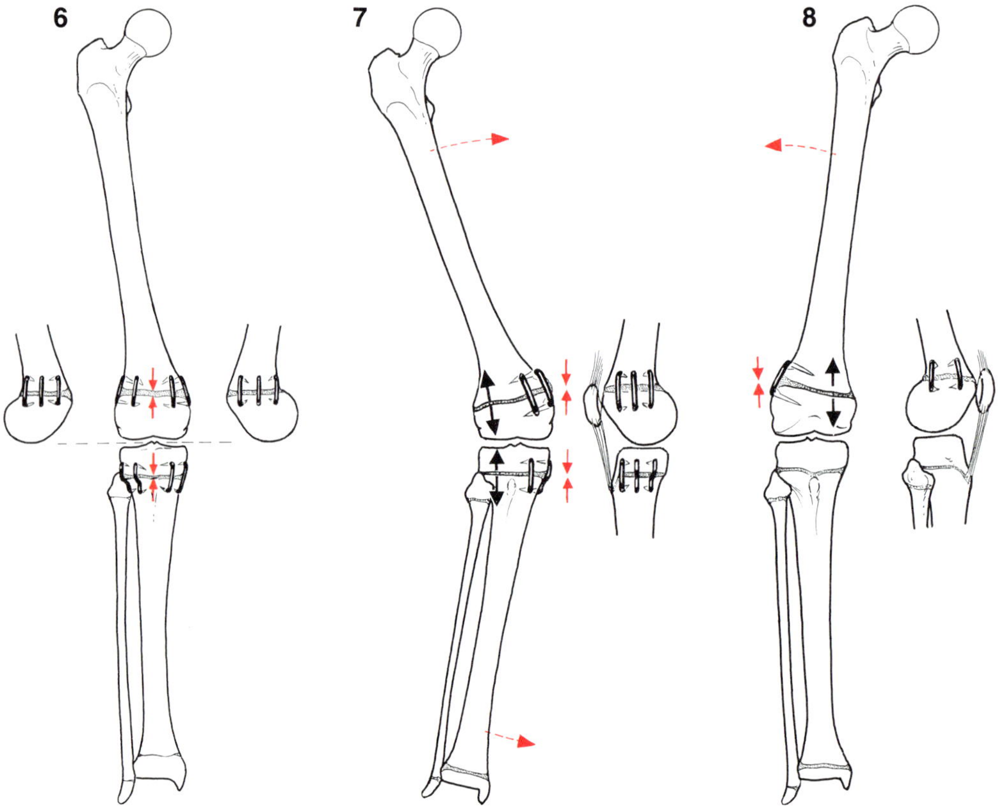

6 Lage der Klammern bei Korrektur einer Beinlängendifferenz und unauffälliger Beinachse.

7 Lage der Klammern bei Korrektur eines Genu valgum.

8 Lage der Klammern beim Genu varum mit leichter Schädigung der medialen distalen Femurepiphyse.

Postoperative Behandlung

Elastischer Kompressionsverband. Redon-Drainagen nach 24–48 Stunden entfernen. Nach Abklingen der Wundschmerzen Bewegungsübungen und nach wenigen Tagen langsam zunehmende Belastung der Gliedmaße. Röntgenkontrolle nach der Operation, bei Entlassung aus dem Krankenhaus und 4 Wochen später. Anschließend regelmäßige Kontrollen in zunächst 2- bis 3-, später 4- bis 6monatigen Abständen.

Entfernung der Klammern: Die Entscheidung, wann die Klammern zu entfernen sind, erfolgt aufgrund von Längenmessungen der Gliedmaßen. Bei schnell wachsenden Kindern sollte eine leichte Überkorrektur von Achsfehlstellungen angestrebt werden, weil die Klammerentfernung einen Wachstumsreiz und damit einen leichten Korrekturverlust verursacht. Gegen Ende des Wachstums ist eine Überkorrektur nicht mehr angebracht.

Fehler und Gefahren

- Die Operation wird an einer Gliedmaße mit nur noch geringer Wachstumspotenz ausgeführt.
- Unkorrekte Lage der Metallklammern: Lockerung, Aufbiegen, Ausschneiden oder Bruch der Klammern.
- Die Klammern werden ohne Bildwandlerkontrolle eingeschlagen.
- Die Klammern werden ins Periost versenkt: Schädigung der Epiphysenscheiben bei der Klammerentfernung mit vorzeitigem Epiphysenschluß.
- Postoperatives Genu recurvatum durch inkomplette Wachstumshemmung der hinteren Anteile, vor allem der Tibiaepiphyse (schwieriger Zugang an der Außenseite der Tibia!). Nach Cabalzar (1978) handelt es sich um eine häufige Komplikation der Epiphysenklammerung.
- Falscher Zeitpunkt der Metallentfernung: Überkorrektur oder Unterkorrektur.

Weiterführende Literatur

Blount, W. P.: Hat sich die Epiphysenklammerung bewährt? Verh. dtsch. orthop. Ges. 53 (1966) 189–201

Blount, W. P., G. R. Clarke: Control of bone growth by epiphyseal stapling. J. Bone Jt. Surg. 31 A (1949) 464–478

Bogner, G., H. R. Schönbauer: Equalizing differences of length through stimulation or epiphyseodesis. In G. Chapchal: Fractures in Children. Thieme, Stuttgart 1981 (S. 47–49)

Bonnevialle, P., R. Durroux, J. P. Cahuzac, P. Lebarbier, J. M. Laville, M. Pasquie: Traitement des déviations frontales du genou par épiphysiodèse temporaire de Blount. Rev. Chir. Orthop. 68 (1982) 115–122

Cabalzar, A.: Erfahrungen mit der temporären Epiphyseodese nach Blount. Z. Orthop. 116 (1978) 355–362

Dahmen, G., A. Paprotka: Erfahrungen mit der temporären Epiphyseodese nach Blount. Chir. Praxis 32 (1983/84) 675–685

Heipertz, W., Ch. Horrig: Epiphyseal stapling for control of bone growth after fractures in childhood. In G. Chapchal: Fractures in Children. Thieme, Stuttgart 1981 (S. 49–52)

Howorth, B.: Knock knees. Clin. Orthop. 77 (1971) 233–246

Pistevos, G., T. Duckworth: The correction of genu valgum by epiphyseal stapling. J. Bone Jt. Surg. 59 B (1977) 72–76

Träger, D., F. Dörfler: Erfahrungen bei der Behandlung von Beinlängendifferenzen mit der Epiphyseodese nach Blount. Orthop. Praxis 4 (1983) 292–297

Zuege, R. C., Th. G. Kempken, W. P. Blount: Epiphyseal stapling for angular deformity at the knee. J. Bone Jt. Surg. 61 A (1979) 320–329

21

Operationen bei angeborener Kniegelenkluxation

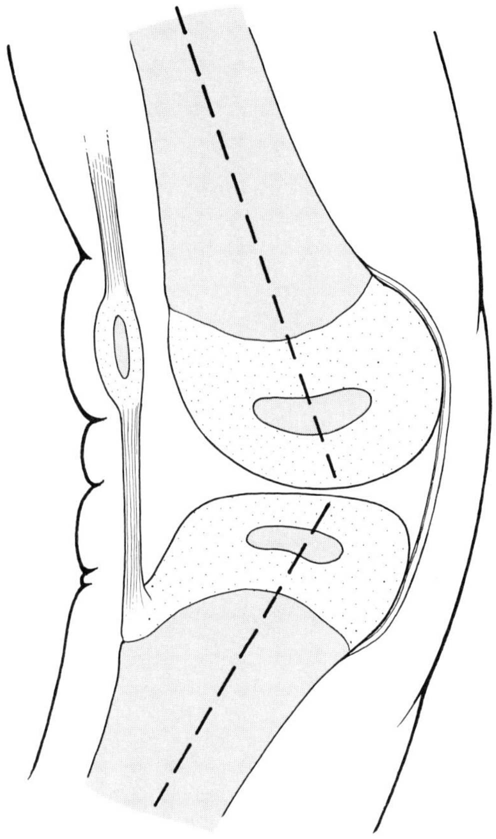

1 »Einfaches« Genu recurvatum.

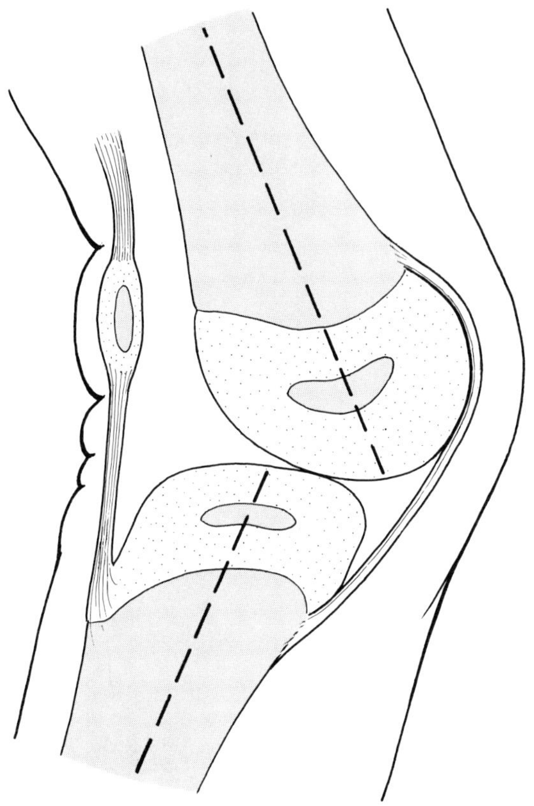

2 Genu recurvatum mit Subluxation.

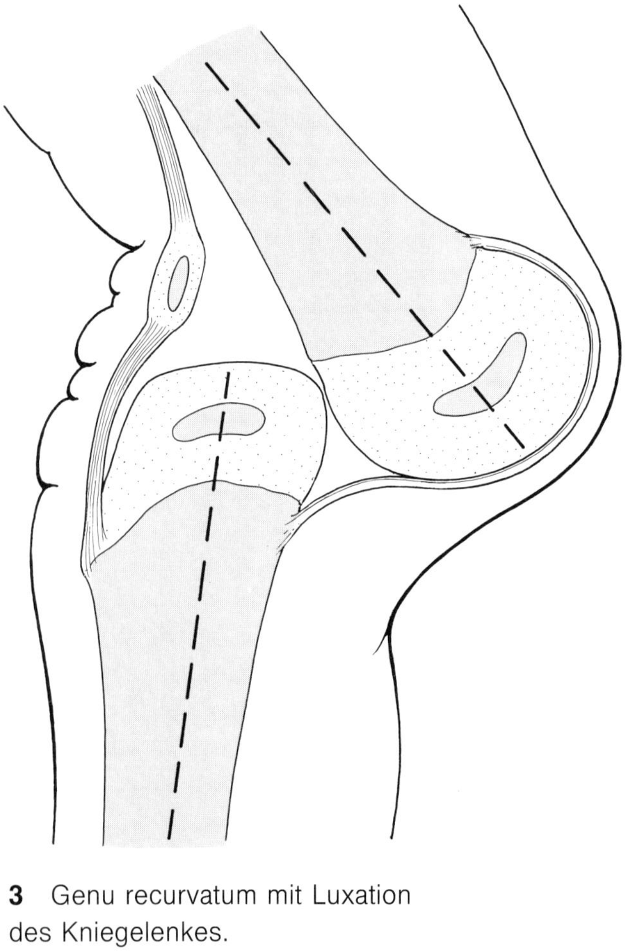

3 Genu recurvatum mit Luxation des Kniegelenkes.

Leitsymptom des sehr seltenen, meistens doppelseitigen Krankheitsbildes ist eine fixierte Fehlstellung des Kniegelenkes in Hyperextension (Genu recurvatum). Es können verschiedene *Schweregrade* unterschieden werden (Drehmann), die sich nach Art einer teratologischen Reihe ordnen lassen (Abb. **1–3**):

- Das »einfache« Genu recurvatum congenitum,
- das Genu recurvatum congenitum mit Subluxation und
- das Genu recurvatum mit Luxation des Kniegelenkes.

Mit diesen Fehlbildungen können noch *weitere Anomalien* einhergehen, wie z.B. Insertionsfehler, Hypoplasien und fibrotische Veränderungen der Muskulatur, Obliterationen des Recessus suprapatellaris, Verkürzungen der sog. Retinacula extensorum (Ligg. patellae longitudinale mediale und laterale), Hypoplasien oder Aplasien der Patella, Patella alta, Aplasien oder Elongationen der Kreuzbänder, Verlagerungen und Überdehnungen der Seitenbänder sowie Achsenfehlstellungen auch in der Frontalebene. In einem hohen Prozentsatz beobachten wir gleichzeitig Hüftluxationen und Fußdeformitäten, wie z. B. Klumpfüße. Außerdem muß auch auf Mißbildungen des übrigen Skeletts sowie der inneren Organe geachtet werden.

Das *»einfache« Genu recurvatum* congenitum ist gut einer frühzeitigen und konsequenten **konservativen Behandlung** zugängig, wobei sich vor allem redressierende Etappengipsverbände bewährt haben.

Auch für die *Subluxation* und *Luxation* des Kniegelenkes ist das konservative Vorgehen zunächst die Behandlung der Wahl. Die Therapie kann mit Extensionsverbänden eingeleitet oder ergänzt werden. Das Kind liegt dabei auf dem Bauch. Der Zug des Extensionsverbandes führt schräg aufwärts über eine Rolle und wird mit einem Gewicht aufrechterhalten. Das Gewicht sollte die Eigenschwere des Unterschenkels gerade überwinden. Den Oberschenkel fixiert man mit einem Gurt auf die Unterlage (Abb. **4**).

Nach der konservativen *Behandlung* eines Genu recurvatum congenitum *verbleiben* oft *Instabilitäten,* die operativ behandelt werden können.

Ein **operatives Vorgehen** kann primär bereits bei der angeborenen Kniegelenkluxation, der schwersten Form des Hyperextensionssyndroms, angezeigt sein. Man sollte dabei jedoch im Prinzip *zurückhaltend* sein; nicht selten trifft man nämlich beim Versuch einer Gelenkstabilisierung auf *sehr große Schwierigkeiten,* die auch vom Erfahrenen nicht befriedigend gelöst werden können: Beide Kreuzbänder können fehlen oder extrem überdehnt sein; Anomalien kommen auch im Bereich des Seitenbandapparates und der Gelenkkapsel sowie der Muskulatur vor. Außerdem passen die Gelenkpartner gelegentlich nur unvollkommen aufeinander.

Besondere Probleme tauchen auf, wenn gleichzeitig Mißbildungen der Hüftgelenke oder/und Klumpfüße bestehen. Dann muß man Prioritäten setzen und z. B. zunächst oder überhaupt auf die Behandlung einer teratologischen Hüftgelenkluxation verzichten. Klumpfüße lassen sich dagegen gut zusammen mit der Kniegelenkdeformität redressieren und, falls erforderlich, ohne wesentliche zeitliche Intervalle operativ korrigieren.

Die verschiedenen operativen Techniken sind zum Teil mit Vorbehalten zu betrachten, weil der einzelne bei der Seltenheit der Erkrankung kaum eine größere Anzahl von Patienten übersieht und langfristige Behandlungsergebnisse nur selten bekannt geworden sind. Die *Erwartungen* an das Operationsergebnis dürfen jedenfalls *nicht zu hoch* angesetzt werden.

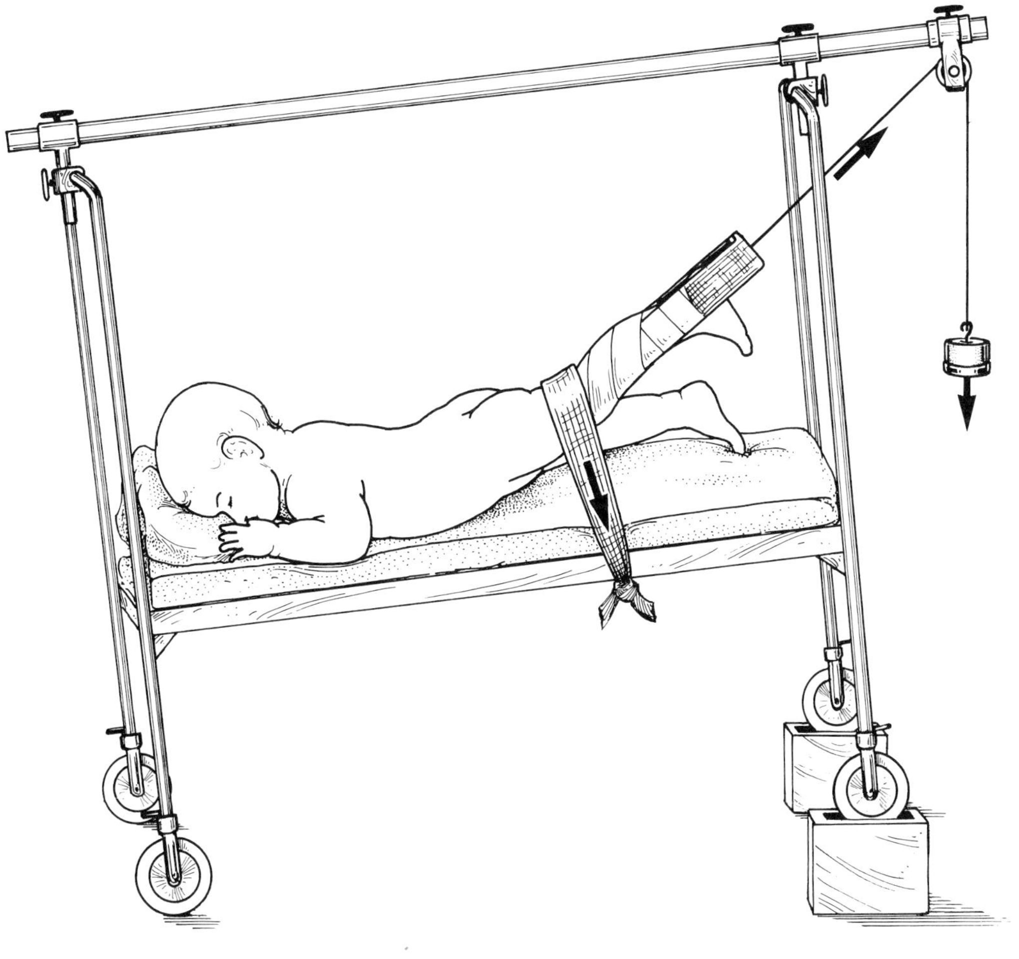

4 Extensionsbehandlung des Genu recurvatum congenitum aus der Bauchlage.

Im Prinzip kommen folgende Eingriffe in Betracht:

- *Verlängerung des Streckapparates,* gegebenenfalls mit Lösung oder Resektion des Recessus suprapatellaris sowie Durchtrennung der medialen und lateralen Retinacula extensorum, falls die Verkürzung der Quadrizepssehne und die Schrumpfungen der Streckmuskulatur sowie die Retraktion der vorderen Gelenkkapsel Ursache für die ungenügende Beugefähigkeit des Kniegelenkes darstellen (wesentlichen Widerstand können auch die verkürzten Seitenbänder leisten).
- *Desinsertionen der Kniestrecker* an ihren Ansätzen im Bereich des Oberschenkels (s. Kapitel »Arthrolyse«).
- Die *extraartikuläre Verlagerung* eines elongierten vorderen *Kreuzbandes.* Diese Operation kann mit einer Exzision und Raffung der überdehnten hinteren Kapselschalen kombiniert werden.
- Die *Reposition* und *Retention* der *Gelenkkörper,* wobei man gelegentlich auf eine temporäre Kirschner-Drahtfixation nicht verzichten kann.
- Die *Verlagerung des Pes anserinus* nach hinten (die Sehnen wirken durch die Verschiebung ihres Drehpunktes nach vorn nämlich als Unterschenkelstrecker!).
- *Die Seit-zu-Seit-Naht* zwischen den *Mm. semitendinosus* sowie *semimembranosus* einerseits und dem *M. biceps femoris* andererseits (Dal Monte u. Mitarb. 1982).

Die *Operationen* zur Reposition und Retention subluxierter oder luxierter Gelenke sollten bei geeigneter Indikation möglichst *frühzeitig,* u. U. schon im ersten Lebensjahr vorgenommen werden. Verlagerungen elongierter Kreuzbänder oder Kapselraffungen führen wir dagegen *später* aus, wenn sich trotz apparativer Hilfen Schwierigkeiten beim Gehen ergeben oder durch die Operation in leichteren Fällen Aussicht besteht, vom Apparat wegzukommen.

Indikationen

Indikationen stellen vorwiegend **instabile Gelenke** dar, bei denen rekonstruktive Maßnahmen erfolgversprechend erscheinen, wie z. B. Gelenke mit deutlich positivem Schubladen-Zeichen oder Gelenke, bei denen Verkürzungen des Streckapparates auf konservativem Wege nicht oder nicht genügend beseitigt werden konnten.

Verlängerung der Quadrizepssehne, Reposition und Retention des Kniegelenkes, Raffung der hinteren Kapsel und Verlagerung des vorderen Kreuzbandes

Nicht immer ist ein so umfangreiches Operationsprogramm notwendig. Der Operateur kann andererseits aber auch Situationen vorfinden, die ein Abweichen von den hier gezeigten Techniken erfordern.

Technik (Abb. **5–13**)

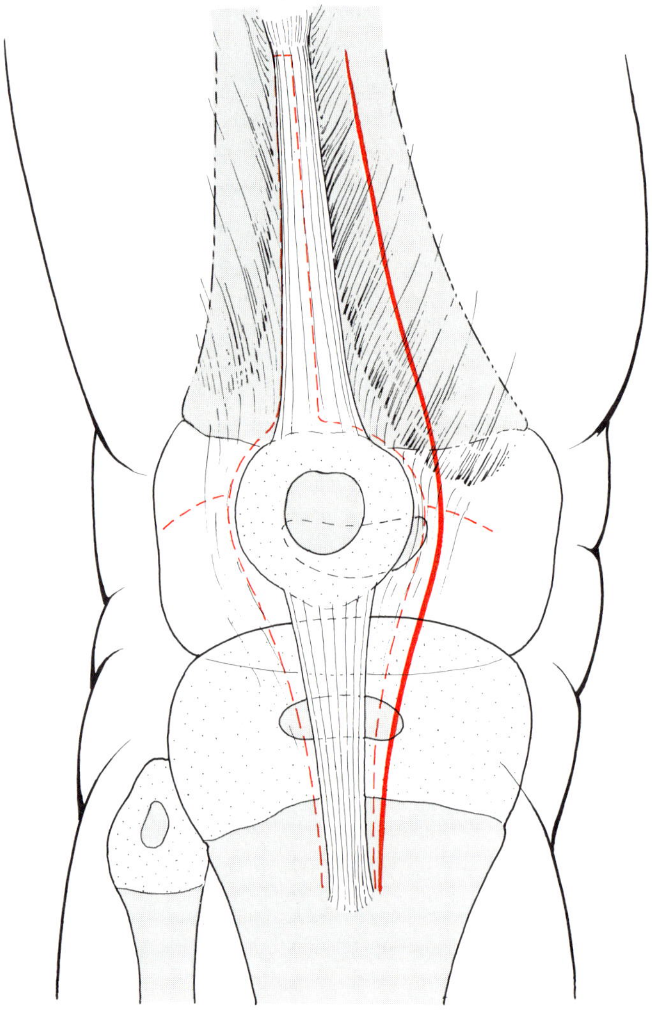

5 Mediale Inzision neben der Quadrizepssehne, als medialer Parapatellarschnitt weiter nach distal bis zur Tuberositas tibiae. Z-förmige Inzision in die Strecksehne.

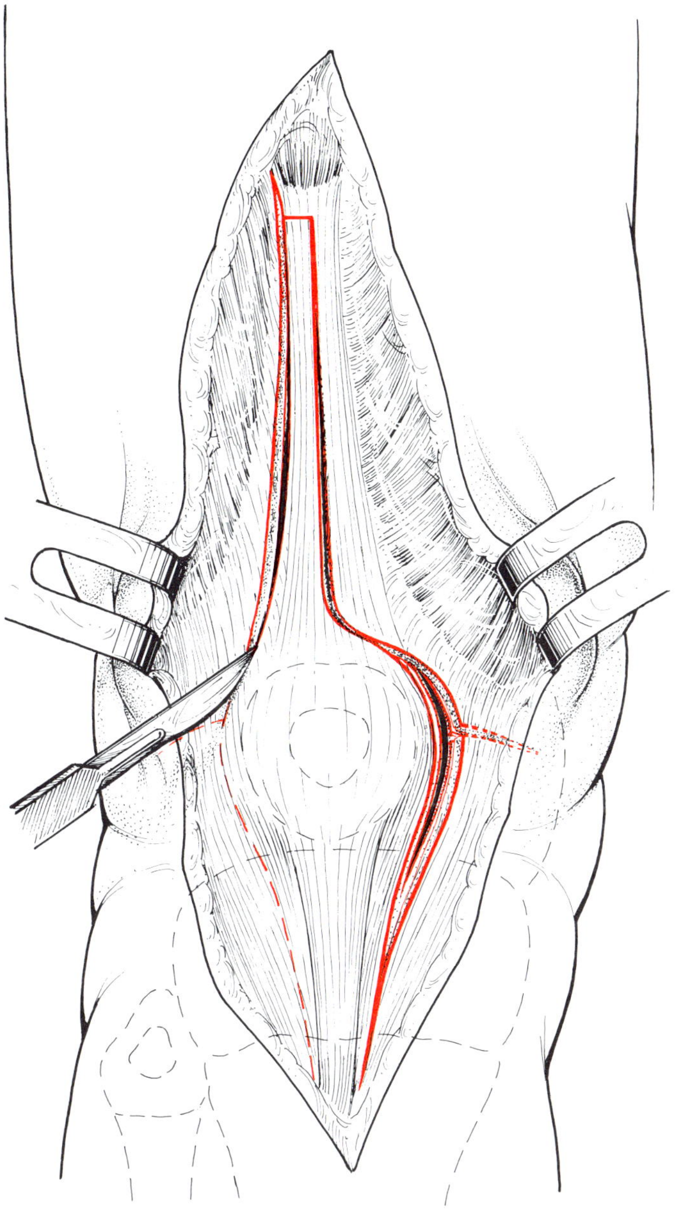

6 Die laterale Vastusmuskulatur wird von der schmalen, hypoplastischen Quadrizepssehne abgetrennt. Eröffnung des Gelenkes medial und lateral der Patella. Die Strecksehne muß genügend weit nach proximal inzidiert werden. Weite Einschnitte in die Retinakula (gestrichelt) können notwendig sein, um die Gelenkkörper zu reponieren.

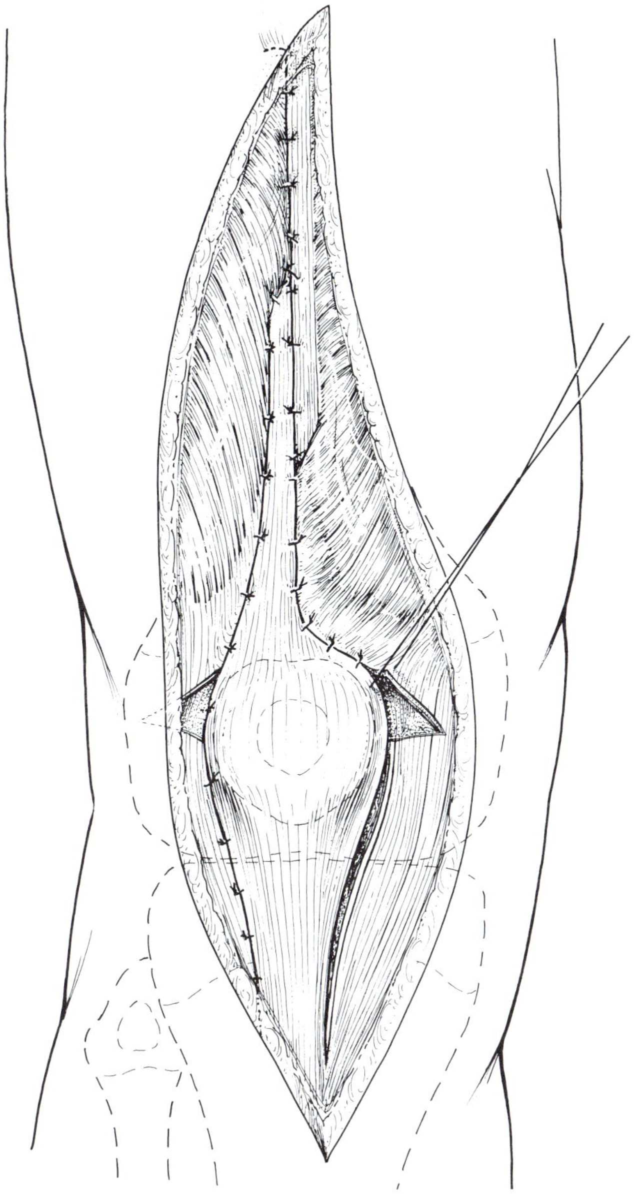

7 Die Quadrizepssehne wird bei mittlerer Kniebeugung vernäht (cave: zu großzügige Strecksehnenverlängerung mit nachfolgendem Streckdefizit!). Die Defekte in der Gelenkkapsel können nicht verschlossen werden.

8

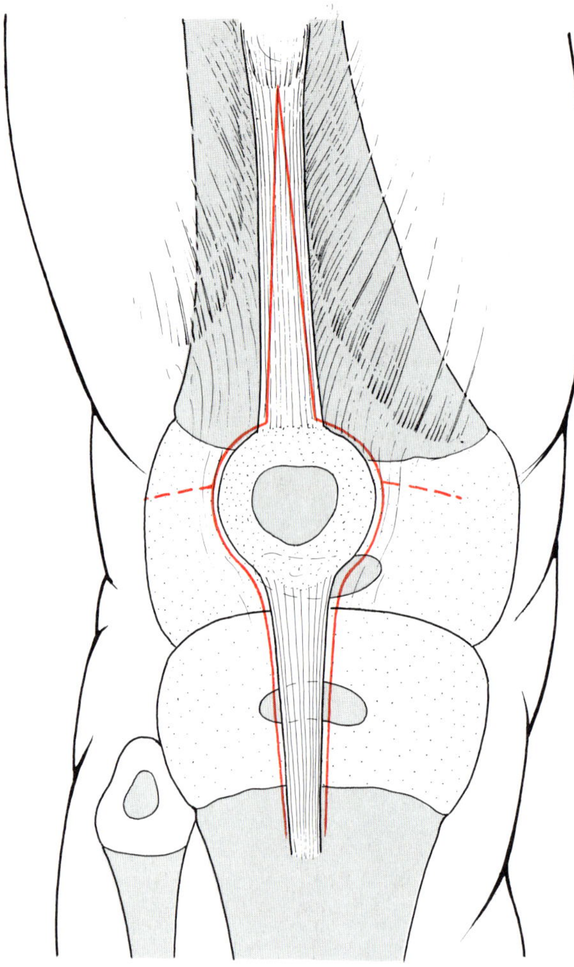

9

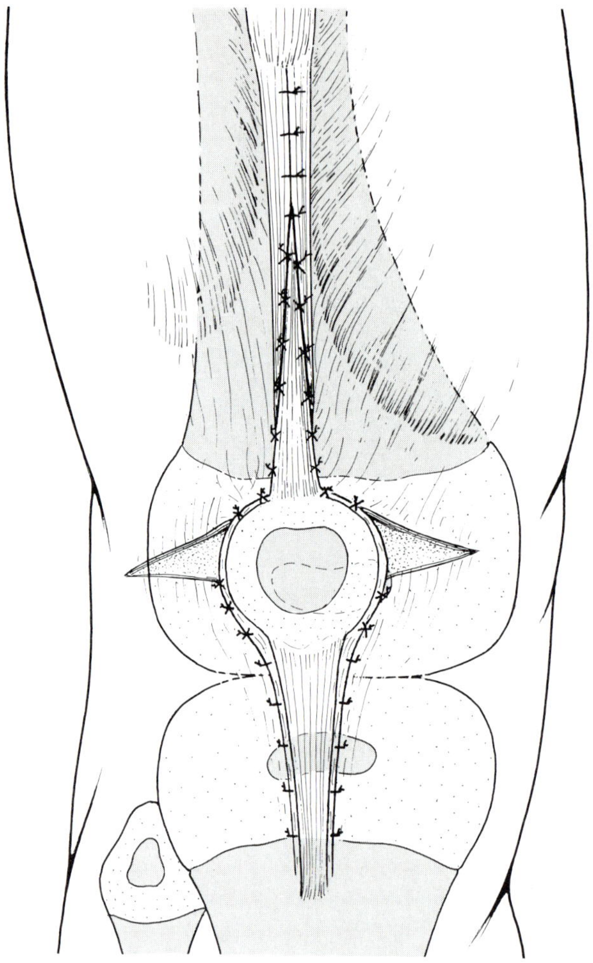

10

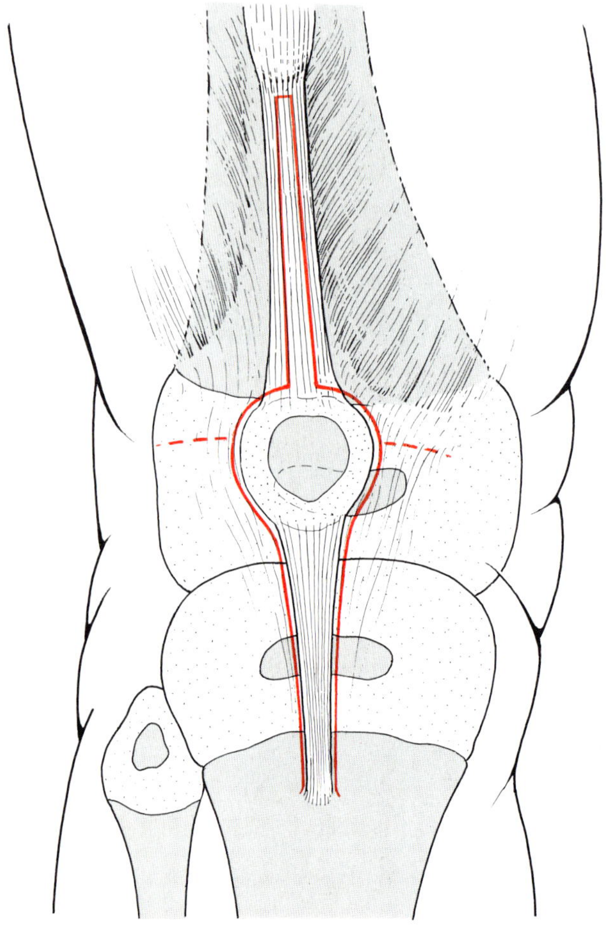

8 und **9** Curtis u. Fisher (1969) empfehlen eine V-förmige Verlängerung der Quadrizepssehne. Auch bei diesem Verfahren müssen die Retinakula in der Transversalebene inzidiert werden, falls nach der Tenotomie nur eine unzureichende Reposition und Kniebeugung möglich ist.

10 Auch eine stufenförmige Verlängerungstenotomie ist möglich (Calandra), falls die Strecksehne genügend breit ist (nur in leichten Fällen).

11

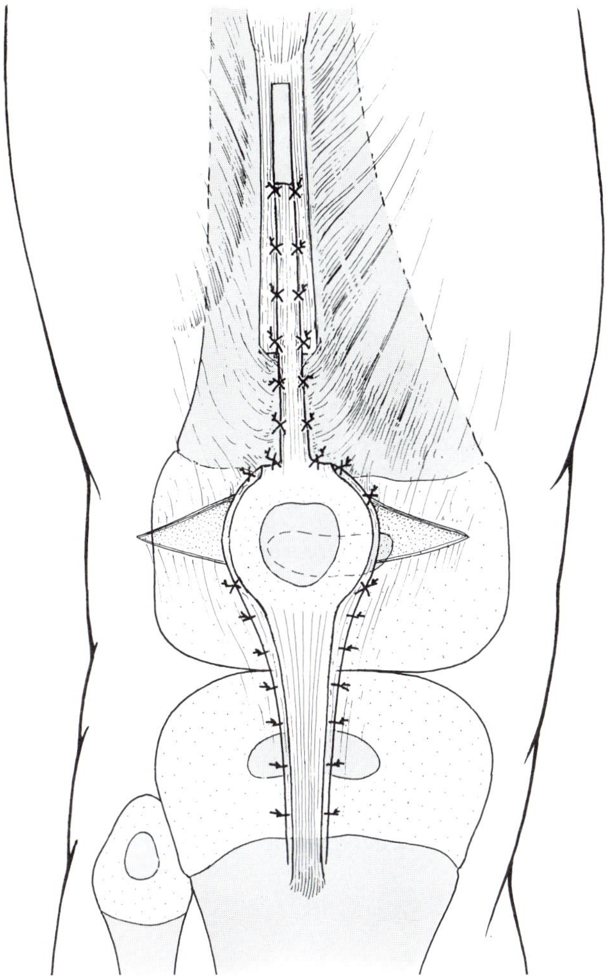

12

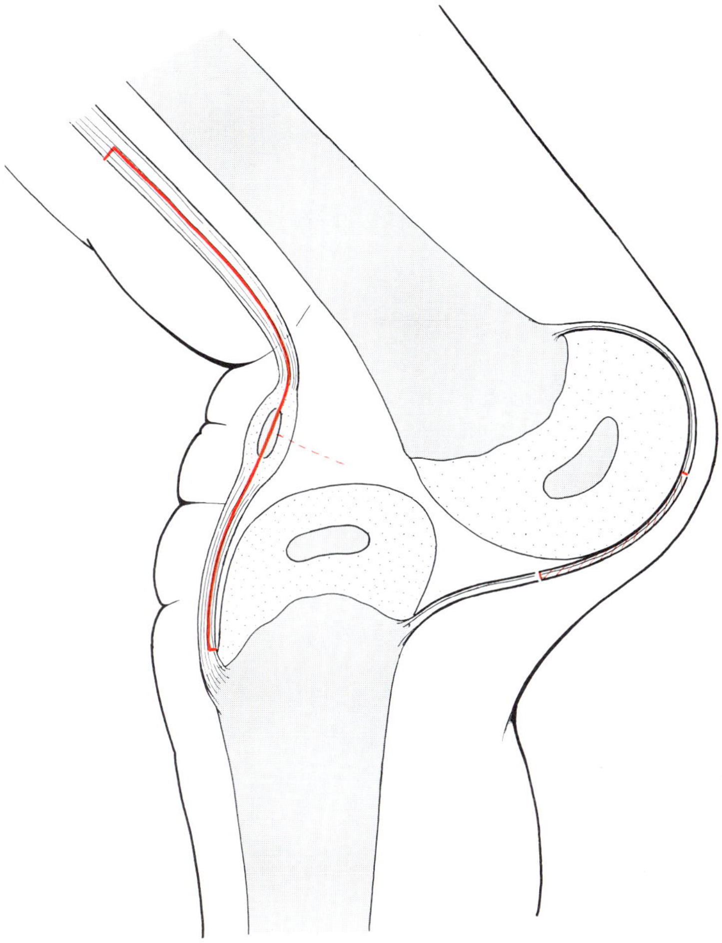

13

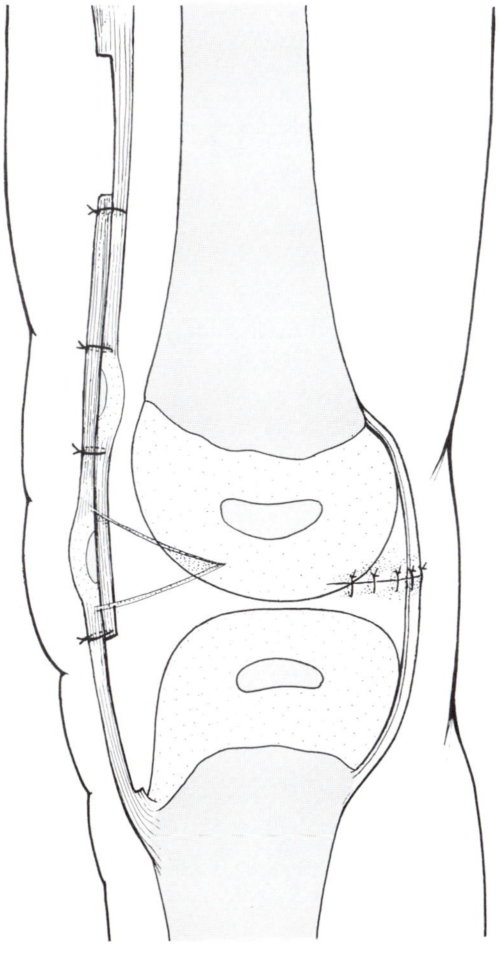

11 Nach Naht der verlängerten Strecksehne.

12 Bei sehr rigiden, subluxierten oder luxierten Gelenken kann die zur Verlängerung zur Verfügung stehende Strecke der Quadrizepssehne nicht ausreichen. Nach einem Vorschlag von v. Aberle (1907) werden deshalb Patella und Lig. patellae in der Frontalebene gespalten. Die seitlichen Retinakula werden schräg oder quer geschnitten.

13 Nach Naht des verlängerten Streckapparates. Die schlaffe hintere Gelenkkapsel kann teilweise exzidiert und gerafft werden.

Verlagerung des distalen vorderen Kreuzbandansatzes nach Niebauer und King

Technik (Abb. **14–19**)

14
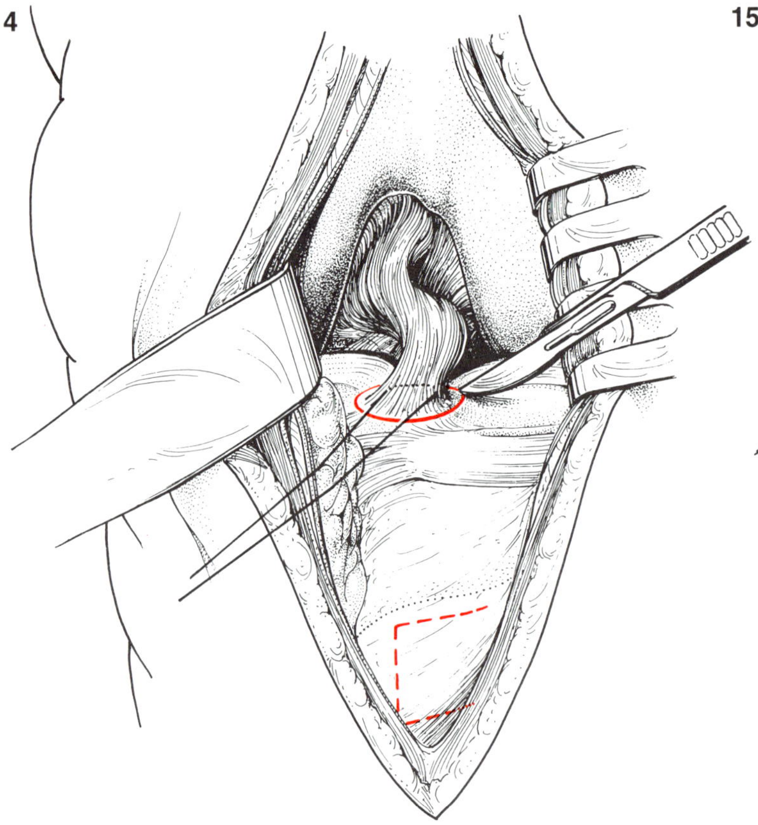

15
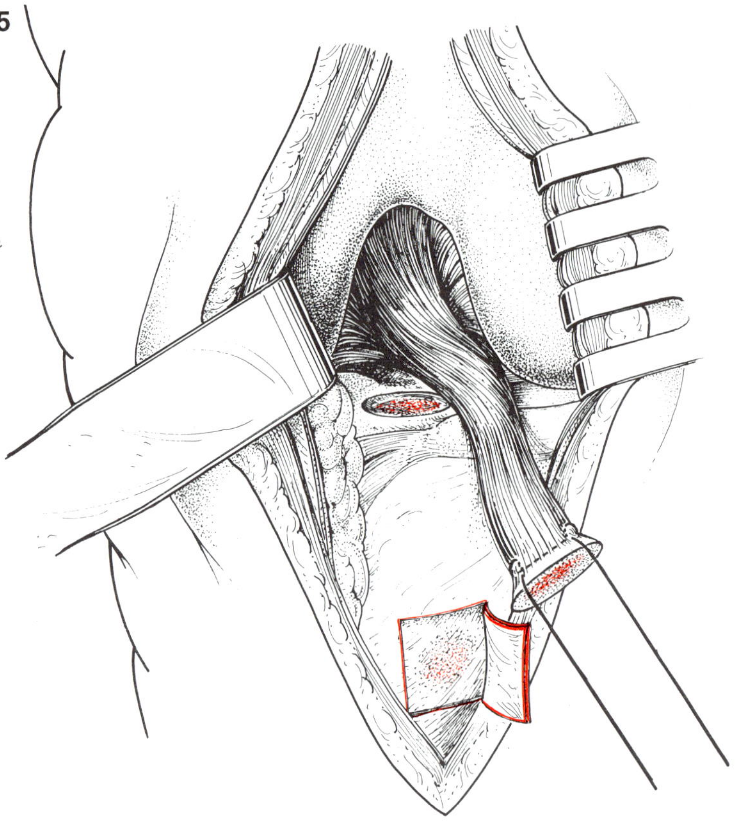

16
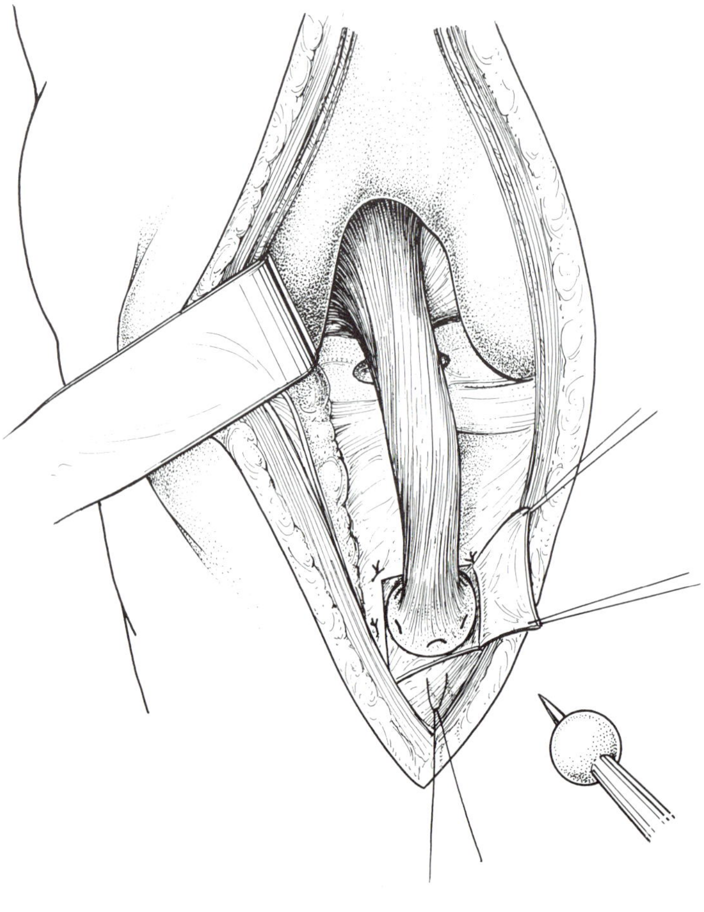

14 Das Gelenk ist von einem medialen Parapatellarschnitt eröffnet. Blick in die Fossa intercondylaris. Das schlaffe, elongierte vordere Kreuzband wird mit einer Knorpelscheibe an seinem distalen Ansatz umschnitten und abgelöst. Periosttasche am medialen Tibiakopf angedeutet.

15 Die Periosttasche am medialen Tibiakopf liegt, je nach Länge des Bandes, distal oder proximal der Epiphysenscheibe. Der Kreuzbandstumpf ist mit einem Faden armiert und wird nach distal aus dem Gelenk gezogen. Den Tibiakopf schieben wir bei rechtwinkliger Beugestellung nach hinten.

16 Das elongierte vordere Kreuzband wird so straff wie möglich angespannt, mit einem Kugelspitzinstrument temporär fixiert und am medialen Tibiakopf vernäht. Der Periostlappen wird darübergesteppt.

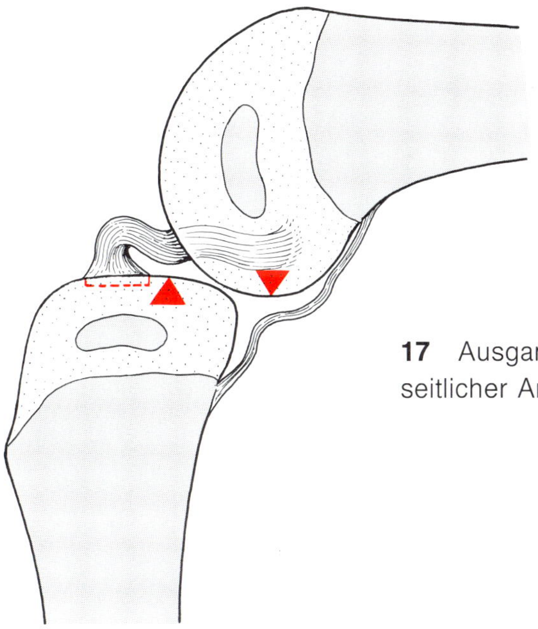

17 Ausgangsbefund in seitlicher Ansicht.

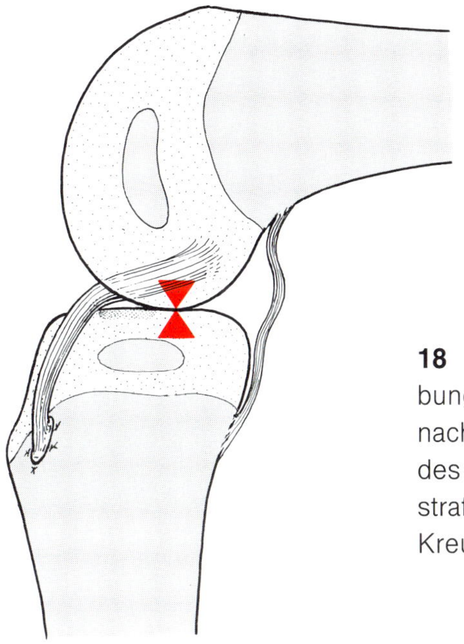

18 Nach Verschiebung des Tibiakopfes nach hinten und Naht des elongierten und straff gespannten Kreuzbandes.

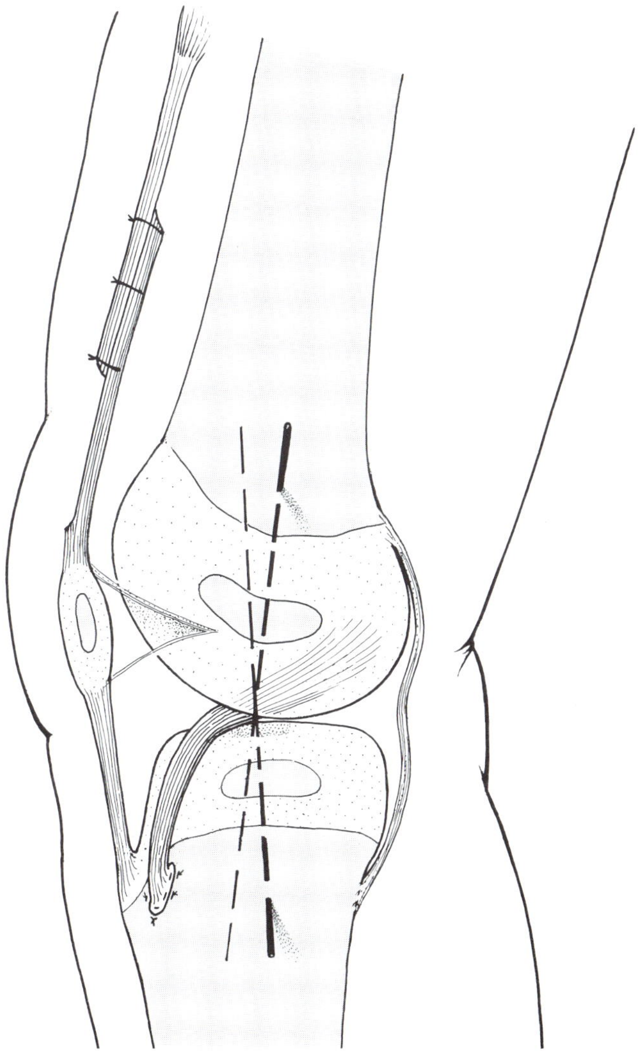

19 Das Gelenk kann bei höhergradiger Instabilität temporär in einer Beugestellung von ca. 20 Grad durch gekreuzte Kirschner-Drähte fixiert werden.

Fehler und Gefahren

- Verletzung der Epiphysenscheibe.
- Mangelhafte Straffung und Fixation des Kreuzbandes.
- Zu frühe Freigabe des Gelenkes zur Übungsbehandlung.

Zusatzeingriffe bei Luxationen

(Abb. **20** und **21**)

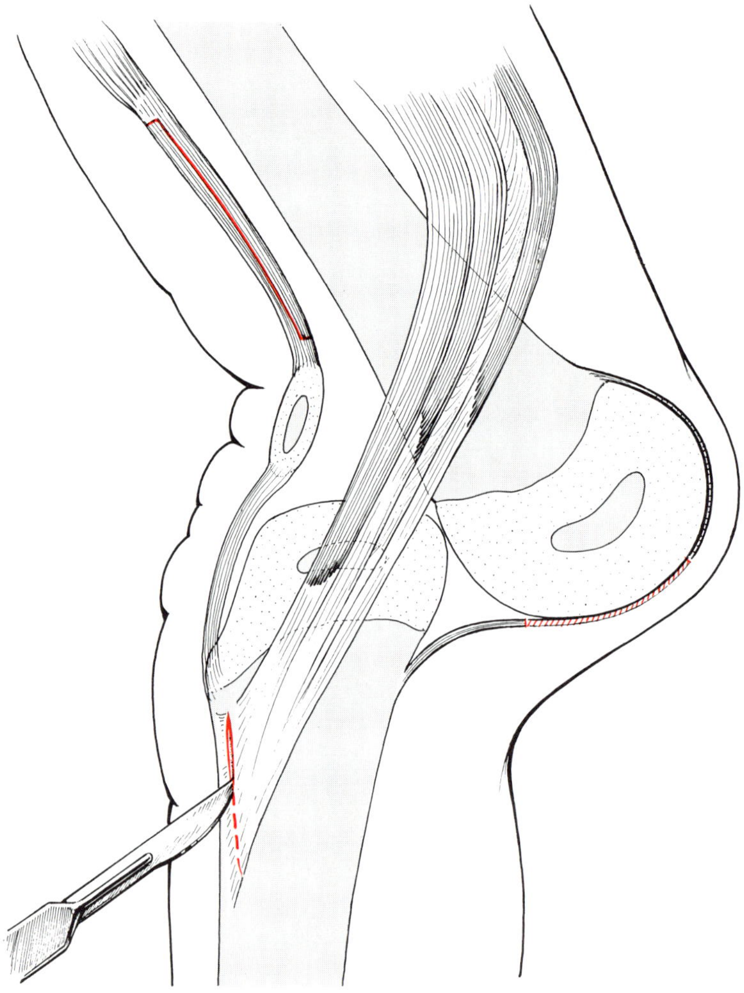

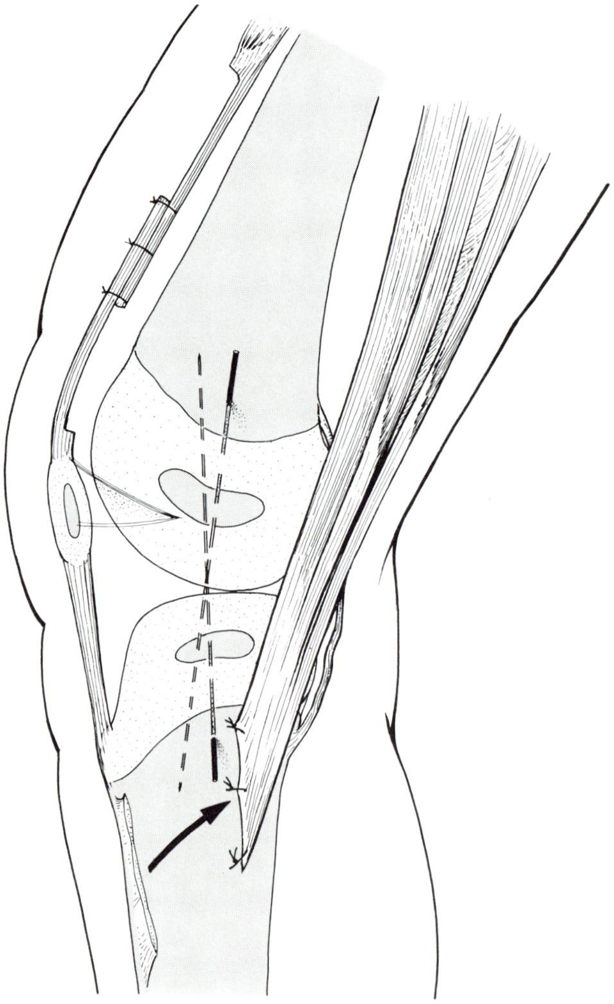

20 Bei ausgeprägten Formen der angeborenen Kniegelenksverrenkung unterhält der Zug der Sehnen des Pes anserinus die Luxationsposition. Nach Verlängerung der Strecksehne werden die Sehnen an ihrem distalen Ansatz abgetrennt.

21 Nach Gelenkreposition und Naht des Streckapparates wird die Pes-anserinus-Gruppe am posteromedialen Schienbeinschaft mit Periostnähten fixiert.

Operation nach Dal Monte u. Mitarb. ▷

(Abb. **22** und **23**)

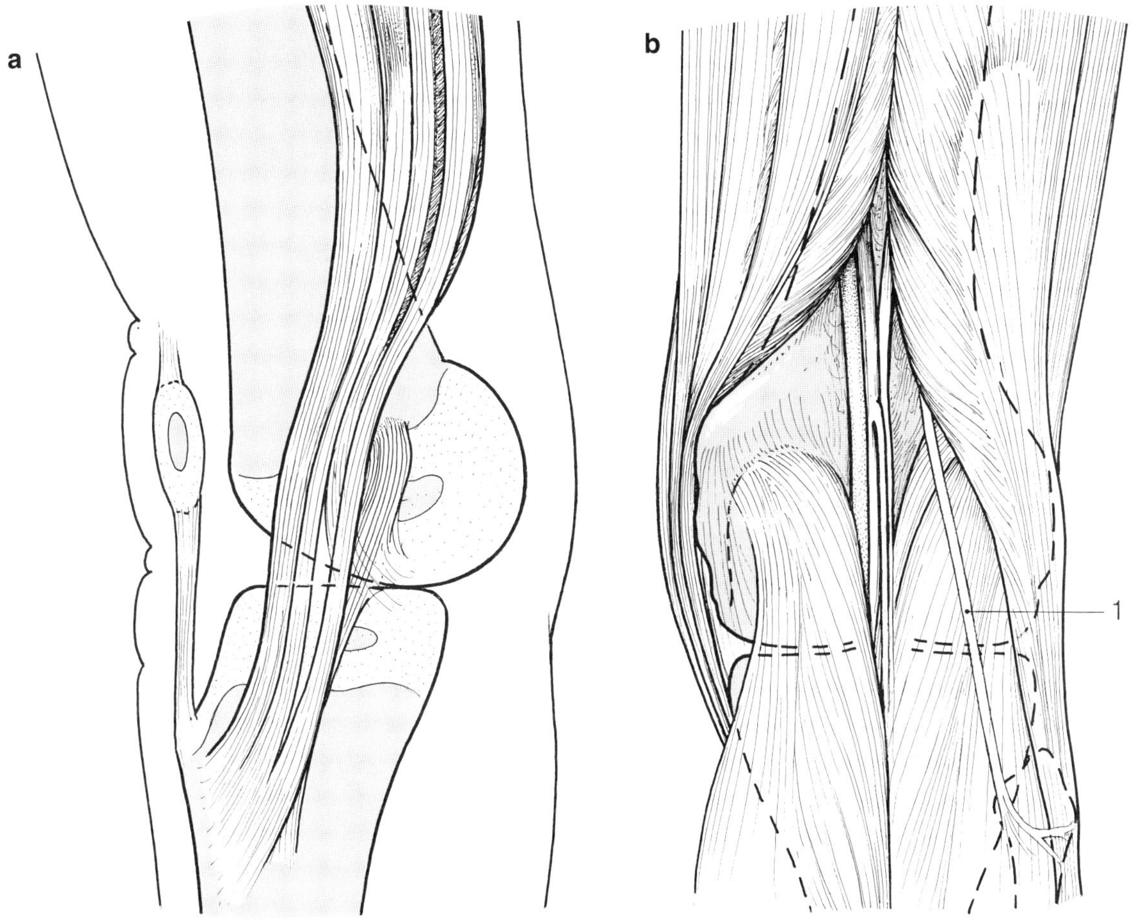

22 a u. **b** Bei der Subluxation oder Luxation des Kniegelenkes liegen die Flexoren des Unterschenkels vor der queren Kniegelenksachse und wirken dadurch als Strecker.

1 N. peronaeus

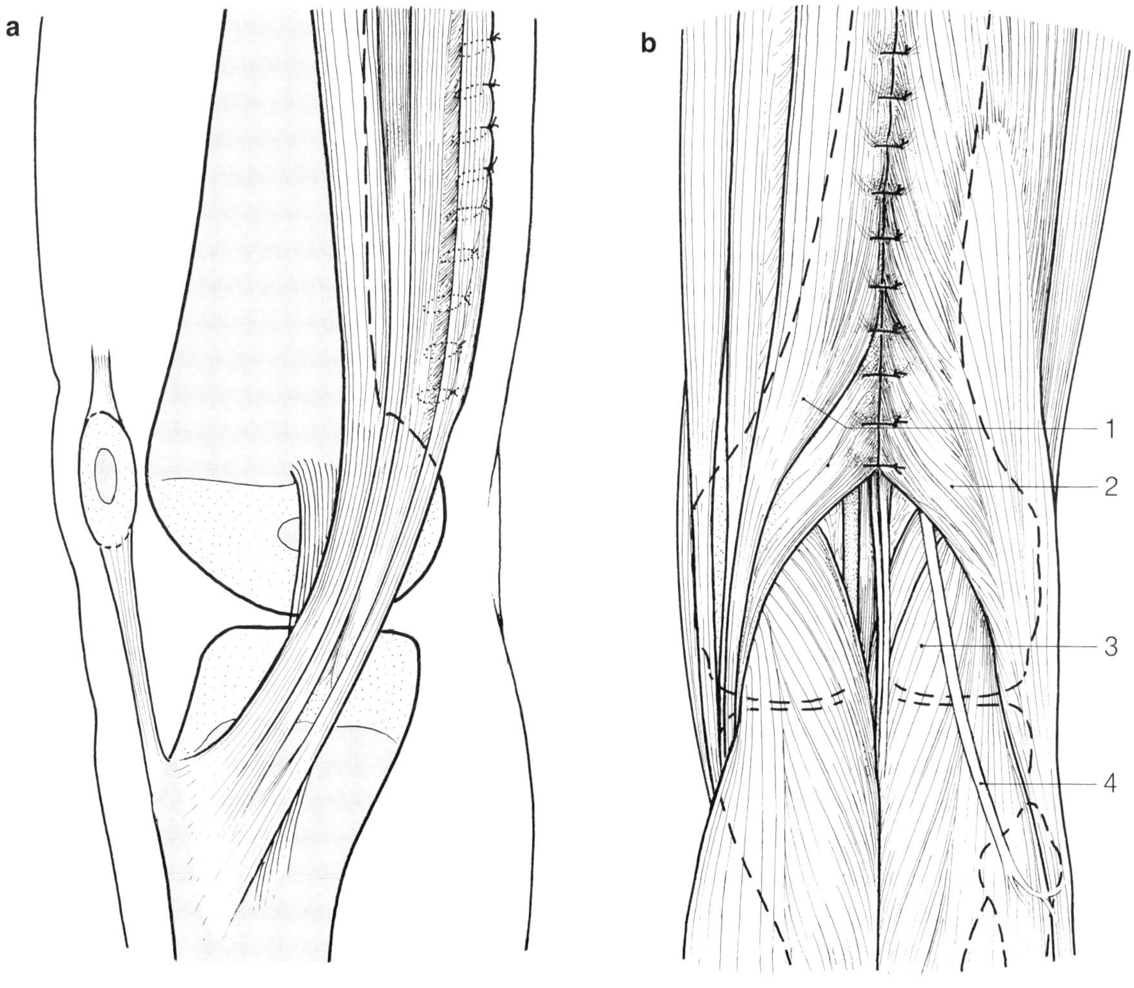

23 a u. **b** Die distalen Muskelbäuche und Sehnen des M. biceps femoris sowie die Mm. semitendinosus und semimembranosus werden auf eine Strecke von ungefähr 6 cm durch Einzelknopfnähte adaptiert, um der Überstrecktendenz entgegenzuwirken. Der N. peronaeus darf dabei nicht verletzt oder stranguliert werden.

1 Mm. semimembranosus und semitendinosus
2 M. biceps femoris
3 M. gastrocnemius, Caput laterale
4 N. peronaeus

Postoperative Behandlung

Immobilisation im Becken-Bein-Gipsverband. Die Redon-Drainagen werden nach spätestens 48 Stunden, die Fäden nach etwa 10 Tagen entfernt. Gegen Ende der 3.–4. Woche, je nach Alter des Patienten und Schwere des Befundes, *Gipsverband mit Gelenkschienen.* Die Schienen sperren die Hyperextension und erlauben zunächst etwa 30 Grad Kniebeugung. Die weitere Behandlung muß sehr individuell abgestimmt werden. Es muß darauf geachtet werden, daß ein Rückfall in die Hyperextensionsstellung nicht möglich ist (Nachtschienen, Schienen mit Anschlagsperren). *Regelmäßige Kontrollen* sind erforderlich, um Fehlentwicklungen rechtzeitig erkennen und verhindern zu können.

Fehler und Gefahren

- Die Strecke, um die die Strecksehne verlängert werden muß, wird unterschätzt (es verbleibt eine Subluxationsstellung; Röntgenaufnahme im Gipsverband in 2 Ebenen!).
- Die Strecksehnenverlängerung wird zu ausgiebig vorgenommen (Streckdefizit des Kniegelenkes).
- Das vordere Kreuzband wird nicht straff und fest genug fixiert.
- Es kommt zu Verletzungen der Wachstumsscheibe.
- Es verbleiben Achsfehlstellungen in der Frontalebene oder Rotationsfehlstellungen und Gelenksteifen.
- Es kommt zu Gefäß- oder Nervenverletzungen.
- Die Kinder werden nicht regelmäßig kontrolliert!

Weiterführende Literatur

Austwick, D. H., D. J. Dandy: Early operation for congenital subluxation of the knee. J. Pediatr. Orthop. 3 (1983) 85–87

Bellyei, H., J. Kránicz: Die kongenitale Knieverrenkung. Arch. orthop. Unfall-Chir. 87 (1977) 51–63

Curtis, B. H., R. L. Fischer: Congenital hyperextension with anterior subluxation of the knee. J. Bone Jt. Surg. 51 A (1969) 255–269

Drehmann, G.: Die congenitalen Luxationen des Kniegelenks. Z. orthop. Chir. 7 (1900) 459–521

Forgon, M., J. Szentpétery: Über angeborene Kniegelenksverrenkung. Arch. orthop. Unfall-Chir. 52 (1961) 599–606

Laurence, M.: Genu recurvatum congenitum. J. Bone Jt. Surg. 49 B (1967) 121–134

Leveuf, J., C. Pais: Les dislocations congénitales du genou. Rev. Orthop. 32 (1946) 313–350

Niebauer, J. J., D. E. King: Congenital dislocation of the knee. J. Bone Jt. Surg. 42 A (1960) 207–225

Wolff, J.: Über einen Fall von »willkürlicher« angeborener präfemoraler Kniegelenksluxation nebst anderweitigen angeborenen Anomalien fast sämtlicher Gelenke des Körpers. Z. orthop. Chir. 2 (1893) 23–38

22

Distale Oberschenkelfrakturen

Allgemeine Hinweise, Frakturformen

Die kniegelenknahen Femur- und Tibiafrakturen im Erwachsenenalter stellen eine Domäne der operativen Behandlung dar. Häufig handelt es sich um technisch schwierige Eingriffe. *Operationszeitpunkt* und *-verfahren* hängen vom Alter und Allgemeinbefinden des Patienten, der Zeitspanne seit dem Unfall, dem Zustand der Hautdecke sowie etwaigen Begleitverletzungen ab (Nerven, Gefäße, intraabdominelle oder zerebrale Verletzungen, Polytrauma, Schock). Wenn möglich, sollte innerhalb der ersten 12 Stunden nach dem Unfall operiert werden. Verletzungen großer Gefäße verlangen natürlich eine sofortige Operation. Ist die Haut im Operationsgebiet durch Aufschürfungen, Quetschungen oder starke Schwellungen mit Blasenbildungen geschädigt, muß ein Eingriff u. U. so lange aufgeschoben werden, bis die Störungen abgeklungen sind. In der Zwischenzeit kann eine Extensionsbehandlung angezeigt sein.

Offene Frakturen 1. Grades (Perforation der Haut von innen nach außen mit kleinen Durchspießungs- oder Platzwunden) werden so rasch wie möglich nach Prinzipien operiert, die auch für geschlossene Frakturen gelten. Die Wundränder werden exzidiert. Es sollte versucht werden, die Hautwunde in die Inzision zur operativen Versorgung der Fraktur mit einzubeziehen.

Frakturen 2. Grades (Perforation der Haut von außen nach innen mit geringen Weichteilschäden) werden möglichst rasch operiert. Folgende Richtlinien sind zu beachten:

Sorgfältige Wundausschneidung und -reinigung. Schlecht durchblutete, zerfetzte oder zerquetschte Weichteile werden ebenso entfernt wie kleine, devitale Knochenfragmente. Bei größeren Knochendefekten ist eine Spongiosaplastik erforderlich. Möglichst »sparsame«, aber stabile Osteosynthese! Das Osteosynthesematerial sollte im Bereich gut durchbluteter Weichteile liegen. Der Fixateur externe kann große Vorteile bieten. Spannungsfreier Wundverschluß! Entlastungsschnitte, Spalt- oder Vollhauttransplantate können notwendig werden. Drainage des Wundgebietes! Bei umfangreichen Wundtaschen oder Wundverschmutzungen kann für wenige Tage eine Spül-Saug-Drainage erwogen werden.

Bei **offenen Frakturen 3. Grades** (Perforation der Haut von außen nach innen mit schweren Weichteilquetschungen und -zerreißungen einschließlich Schädigungen von Muskelgruppen sowie Verletzungen von Gefäßen und Nerven) gelten grundsätzlich die gleichen Empfehlungen. Behandlungsplan und Heilverlauf werden von Anfang an wesentlich durch die Art und das Ausmaß von Begleitverletzungen bestimmt. Gefäßverletzungen müssen vorrangig versorgt werden; sie haben Priorität vor der Wiederherstellung der Knochen- und Bandverletzungen. Zur Osteosynthese ist der Fixateur externe unverzichtbar. Er kann auch bei kniegelenknahen Frakturen mit ausgedehnten Weichteilzerstörungen in Form einer gelenküberbrückenden Montage verwendet werden (s. Kapitel 29 »Arthrodesen«).

Besondere Probleme bieten die **gelenknahen Frakturen alter Menschen:** Das Operationsrisiko kann durch gleichzeitige Stoffwechselleiden, Hypertonie, Herzinsuffizienz, Arteriosklerose u. a. deutlich erhöht sein. Die Entscheidung über den Operationszeitpunkt sollte deshalb mit dem Internisten und Anästhesisten abgestimmt werden. Es ist jedoch zu bedenken, daß mit zunehmender Dauer der Bettlägerigkeit bedrohliche Komplikationen hinzukommen können, wie zum Beispiel hypostatische Pneumonien, Dekubitalgeschwüre, Thrombosen, Embolien usw. Rasche Schmerzbefreiung und schnelle Mobilisation gewähren am besten eine ungestörte Bruchheilung und komplikationslose postoperative Behandlung. Dieses Ziel läßt sich in der Regel nur mit einer stabilen Osteosynthese erreichen. In technischer Hinsicht können besondere Schwierigkeiten bei der Verankerung des Osteosynthesematerials auftreten, weil der osteoporotische, weniger elastische Knochen des alten Patienten eine dünne Kortikalis, eine rarefizierte, grobmaschige Spongiosa und eine weite Markhöhle aufweist. Nicht selten findet man im Bruchgebiet größere Substanzverluste der Spongiosa; deshalb ist eine übungsstabile Fixation der Fragmente manchmal nur durch eine sog. *Verbundosteosynthese* mit Knochenzement zu erreichen. Aufwendige Gelenkrekonstruktionen können problematisch sein, weil der alte Patient die Gliedmaße nicht oder nicht lange genug entlasten kann. Die Aussichten auf ein gutes Operationsergebnis werden außerdem durch vorbestehenden Gelenkverschleiß herabgesetzt.

Vor jeder Operation sollte folgendes bedacht werden:

- Reihenfolge der Fragmentreposition und einfachster sowie sicherster Weg zur stabilen Osteosynthese.
- Röntgenaufnahmen vermitteln eher ein günstigeres Bild der Knochenverletzungen.
- Gleichzeitige Schäden am Kapsel-Band-Apparat, den Sehnen oder Menisken des Kniegelenkes lassen sich manchmal klinisch schwer oder überhaupt nicht erfassen.

- Es ist verschiedenes Osteosynthesematerial bereitzustellen, falls die geplante Operationsmethode nicht angewandt werden kann.
- Die Hautinzision muß während des Eingriffes vielleicht erweitert werden.
- Es kann eine Spongiosaplastik oder Verbundosteosynthese erforderlich werden.
- Bei offenen Frakturen werden Verbände, die am Unfallort angelegt worden sind, erst im Vorbereitungsraum zur Operation unter sterilen Bedingungen entfernt.

Kniegelenknahe Femurfrakturen

Im folgenden sind die häufigsten Frakturformen und dafür bewährte Behandlungsmethoden zusammengefaßt. Es handelt sich dabei um **Therapievorschläge**, die gelegentlich modifiziert oder kombiniert werden müssen. Voraussetzung zur Anwendung dieser Empfehlungen ist die exakte Diagnose einer Fraktur. Eine grobe *Einteilung* distaler Femurfrakturen nach der Frakturhöhe ist in Abb. **1** dargestellt.

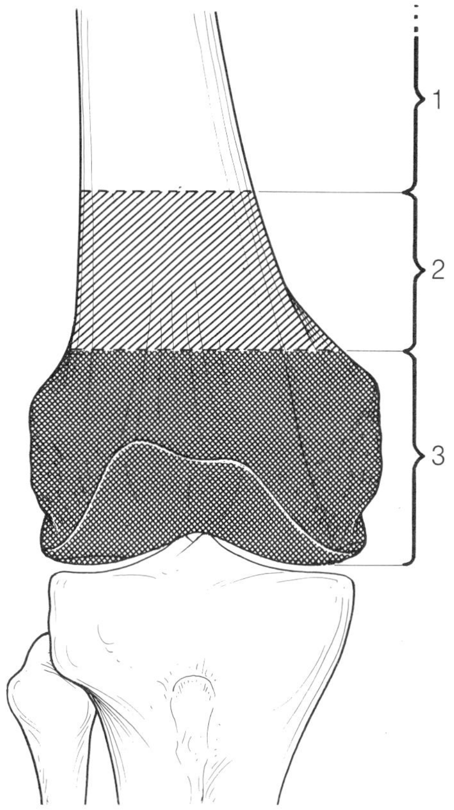

1 Schema zur Einteilung distaler Femurfrakturen.

1 distale Femurschaftfrakturen
2 suprakondyläre Frakturen
3 dia- und interkondyläre Frakturen

Frakturformen	**Therapievorschläge**
Hohe suprakondyläre Quer- oder Schrägfraktur (Abb. **2**)	Kondylenplatte (mit Zugschraube bei langer Schrägfraktur) oder dynamischer Verriegelungsnagel
Suprakondyläre Mehrfragmentfraktur (Abb. **3**)	Kondylenplatte, ggf. Spongiosaplastik
Supra- und diakondyläre Fraktur, bikondyläre Fraktur (Y-, T- oder V-Fraktur) (Abb. **4**)	Temporäre Kirschner-Drähte, interfragmentäre Verschraubung, Kondylenplatte (lateral)
Fraktur mit ausgedehnter Trümmerzone am distalen Fragment (Abb. **5**)	Temporäre Kirschner-Drähte, interfragmentäre Verschraubung, Kondylenplatte (lateral) und ausgiebige Spongiosaplastik
Querfraktur mit kleiner suprakondylärer Trümmerzone medial (Abb. **6**)	Hüftplatte medial (evtl. Spongiosaplastik)
Supra- und diakondyläre Trümmerfraktur (Abb. **7**)	Kondylenabstützplatte (Burri) lateral, evtl. mediale T-Platte. Spongiosaplastik, Zugschrauben
Diakondyläre Fraktur mit kondylärer Trümmerzone, Trümmerzone an der medialen Kondylenschaftgrenze, Trümmerzone im tragenden Gelenkanteil (Abb. **8**)	Kondylenabstützplatte (Burri) lateral, evtl. mediale T-Platte. Spongiosaplastik, Kirschner-Drahtspikkung (definitiv)
Einfache unikondyläre Fraktur (Abb. **9**)	Verschraubung, T-Platte
Hochreichende unikondyläre Fraktur (osteoporotischer Knochen) (Abb. **10**)	Lange T-Platte oder Kondylenabstützplatte
Tangentialer Rollenabbruch hinten (Hoffa) (Abb. **11**)	Verschraubung
Tangentiale osteochondrale oder chondrale Fraktur (»flake fracture«) (s. S. 26.3)	Verschraubung, Spickung, Fixation mit Knochenspänchen, Fibrinklebung
Knöcherner Bandausriß (s. S. 18.28, 18.34, 18.41 und 23.34)	Verschraubung, Krampe, Naht

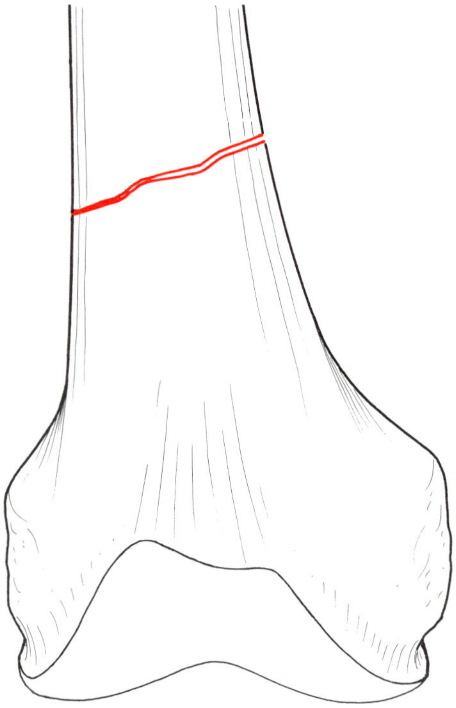

2 Hohe suprakondyläre Quer- und Schrägfraktur.

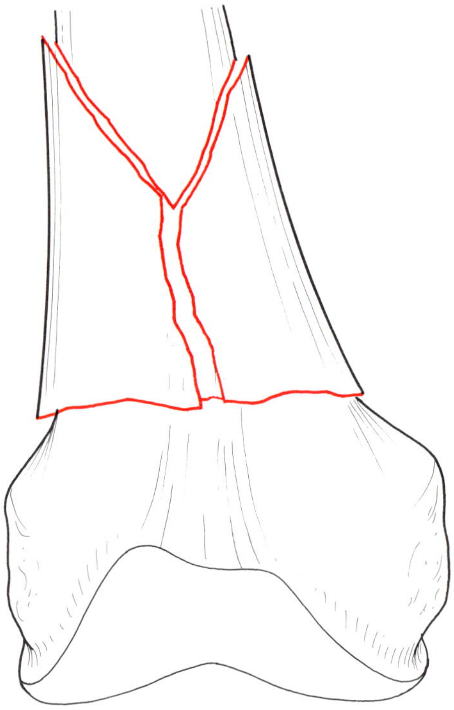

3 Suprakondyläre Mehrfragmentfraktur.

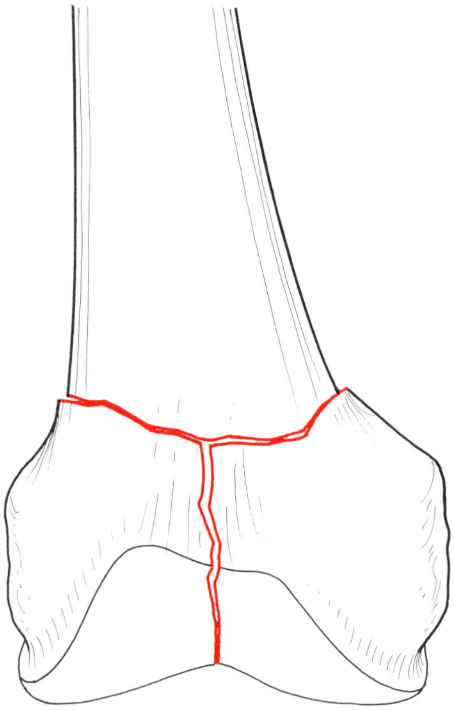

4 Supra- und diakondyläre Fraktur.

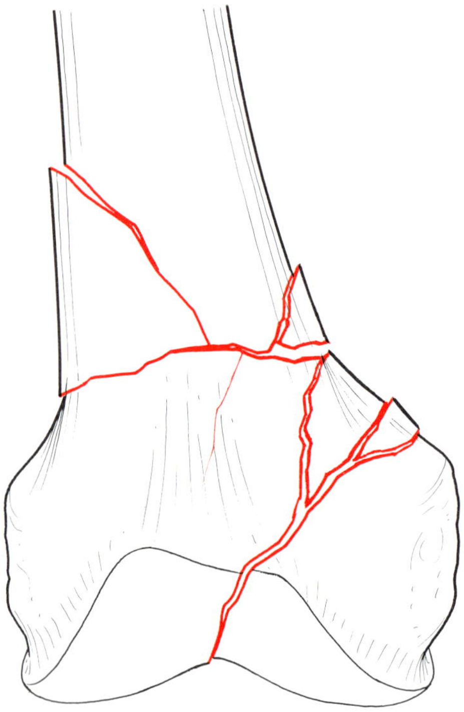

5 Fraktur mit ausgedehnter Trümmerzone am distalen Fragment.

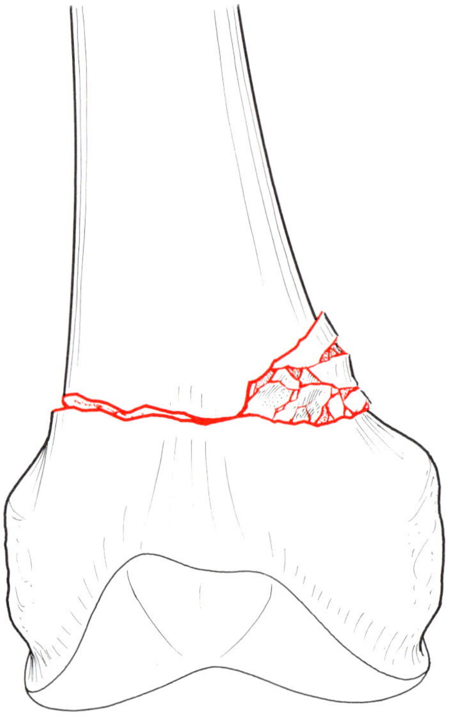

6 Querfraktur mit kleiner suprakondylärer Trümmerzone.

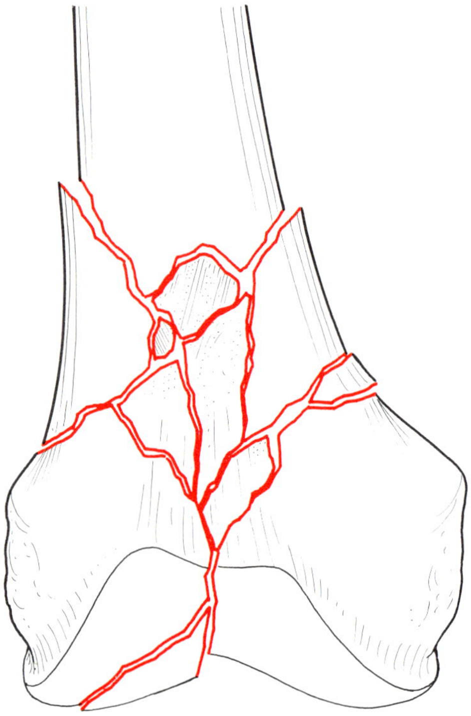

7 Supra- und diakondyläre Trümmerfraktur.

41.

already

47

schon, bereits

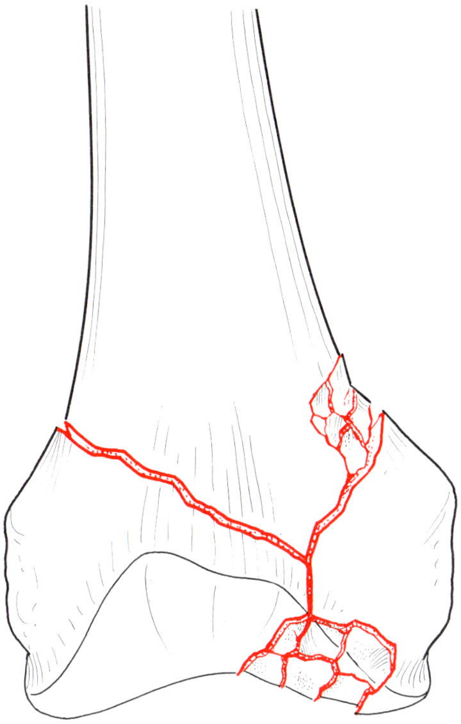

8 Diakondyläre Fraktur mit kondylärer Trümmerzone.

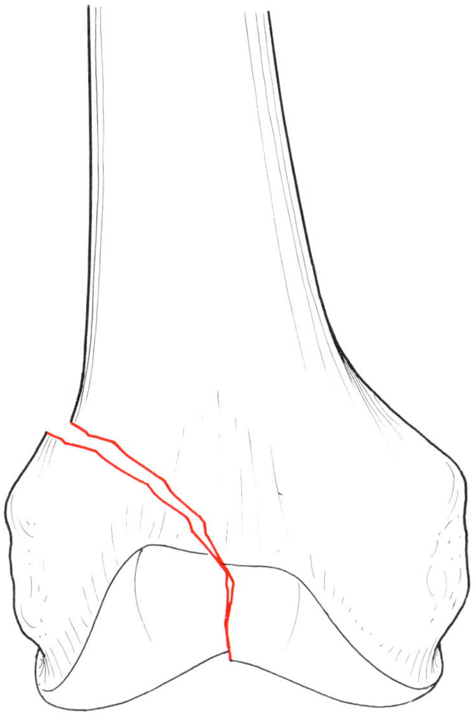

9 Einfache unikondyläre Fraktur.

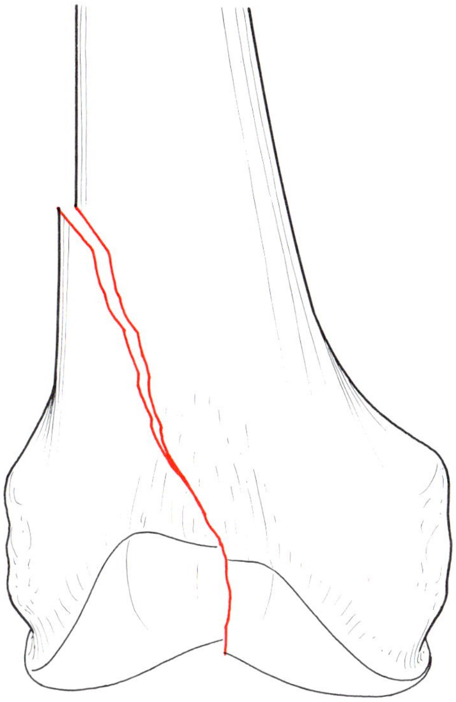

10 Hochreichende unikondyläre Fraktur.

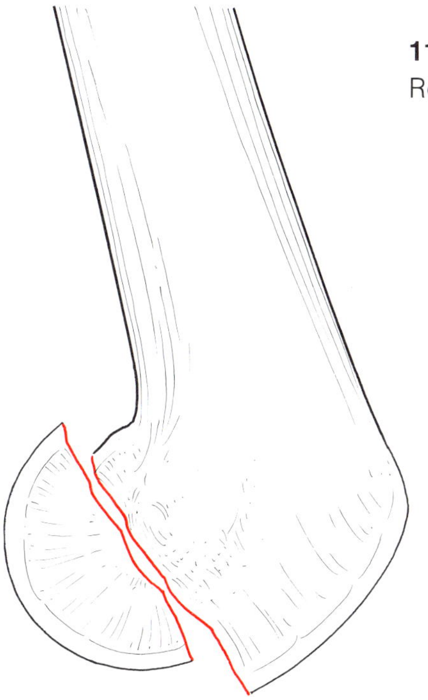

11 Tangentialer Rollenabbruch hinten.

Spezielle Behandlungsmethoden

Extensionsbehandlung

Die Extensionsbehandlung *zielt* darauf ab, die Bruchstücke nach und nach zu reponieren, ungünstige Kräfte, wie Muskelzug und Schwerkraft, auszuschalten, Schmerzen zu beseitigen und die Fragmente so lange unterbrochen in achsengerechter Stellung zu halten, bis sie ausreichend knöchern konsolidiert sind. Die *Extension* dient *auch* der *Vorbereitung* zur Osteosynthese, wenn diese primär nicht vorgenommen werden kann.

Vorteile

Risikoarme, schonende Methode. Keine zusätzliche Devitalisierung der Fragmente.

Nachteile

Der Patient muß Bettruhe einhalten. Heilung in anatomischer Stellung nicht immer erreichbar. Aufwendiges und pflegeintensives Verfahren. Meistens noch während der Immobilisation Nachkorrekturen erforderlich. Gelenkmobilisation während der Behandlung nur in begrenztem Umfange möglich. Nach Abnahme der Extension sind in der Regel Gipsverbände nötig, bis die Fraktur belastungsstabil ist. Infektionsgefahr an den Ein- und Austrittsstellen des Extensionsnagels. Überdehnungen der Kniegelenkbänder, Kniestrecksteifen. Wegen der genannten Nachteile sollte die Behandlung im Dauerzug nur als *Ausnahme* mit folgenden *Indikationen* betrachtet werden:

- Als Vorbehandlung vor einer definitiven Osteosynthese.
- Bei kniegelenknahen Frakturen, die wegen eines schlechten Allgemeinzustandes des Patienten, ungünstigen Hautverhältnissen oder ausgedehnten Zertrümmerungen nicht operiert werden können.
- Bei kniegelenknahen Frakturen polytraumatisierter Patienten, die wegen anderer Verletzungsfolgen keine vorrangige Priorität besitzen.

Extension am Schienbeinkopf

Vorbereitung und Lagerung

Rückenlage. Kniegelenk ca. 40 Grad gebeugt. Lokalanästhesie: Ein- und Austrittsstellen des Extensionsnagels oder Röhrchendrahtes werden mit je 3–5 ml eines 1%igen Lokalanästhetikums infiltriert.

Verschieden große Extensionsbügel sowie eine Auswahl verschieden langer Steinmann-Nägel stehen zur Verfügung.

Lagerungsschienen und Extensionsvorrichtungen am Bett sind vorbereitet.

Reposition und Retention der Fragmente

Durch den Zug des M. gastrocnemius wird das distale Fragment nach hinten abgewinkelt; die Adduktoren ziehen das proximale Fragment nach medial (Abb. **12 a** u. **b**). Die Wirkung des M. gastrocnemius ist um so stärker, je näher die Fraktur zum Gelenk hin liegt (auf Verletzungen der Gefäße und Nerven achten!).

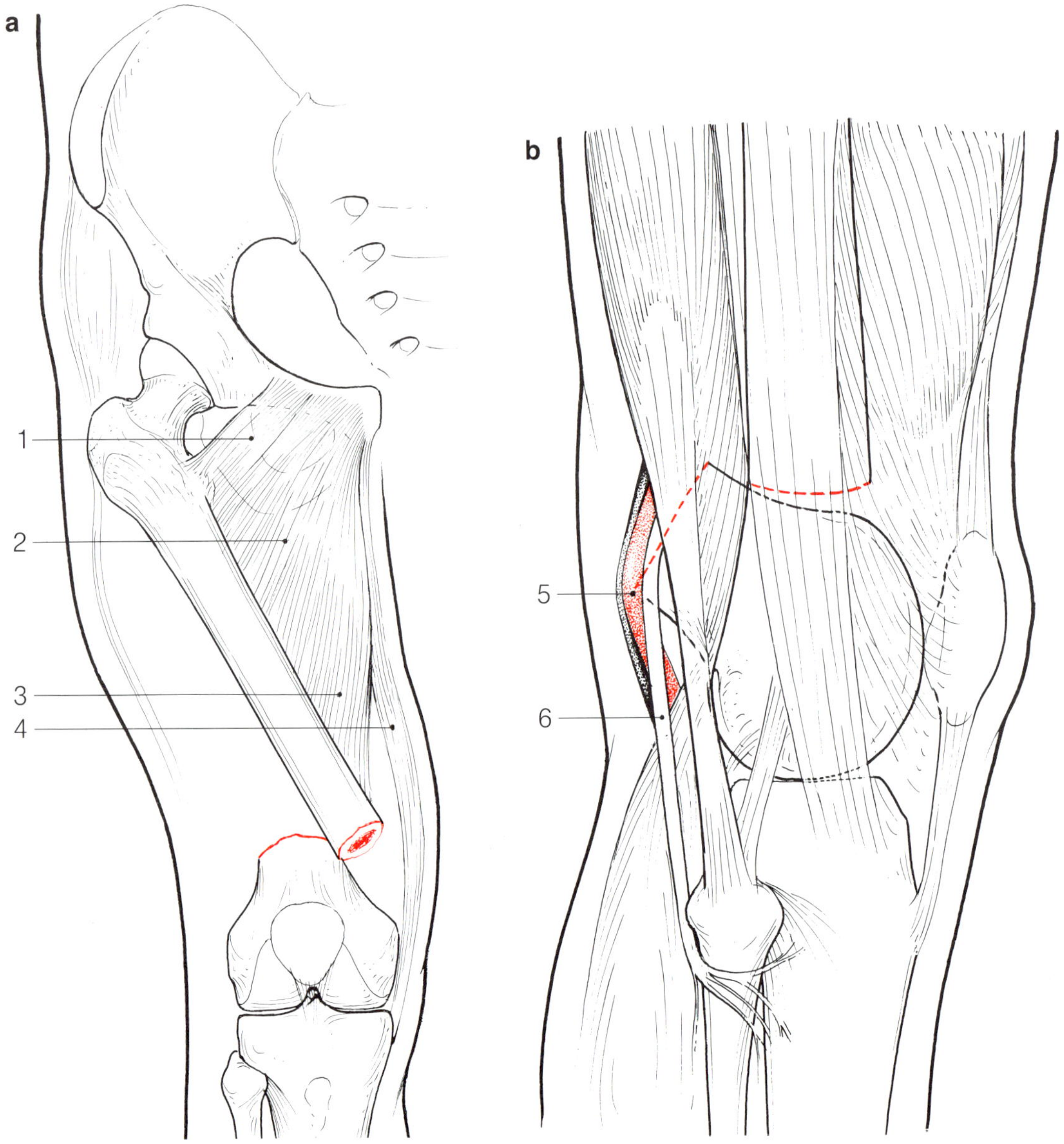

12 a u. **b** Charakteristische Fehlstellung einer distalen Femurfraktur.

1 M. adductor brevis
2 M. adductor longus
3 M. adductor magnus
4 M. semimembranosus
5 A. und V. poplitea
6 N. peronaeus communis

Technik (Abb. **13** und **14**)

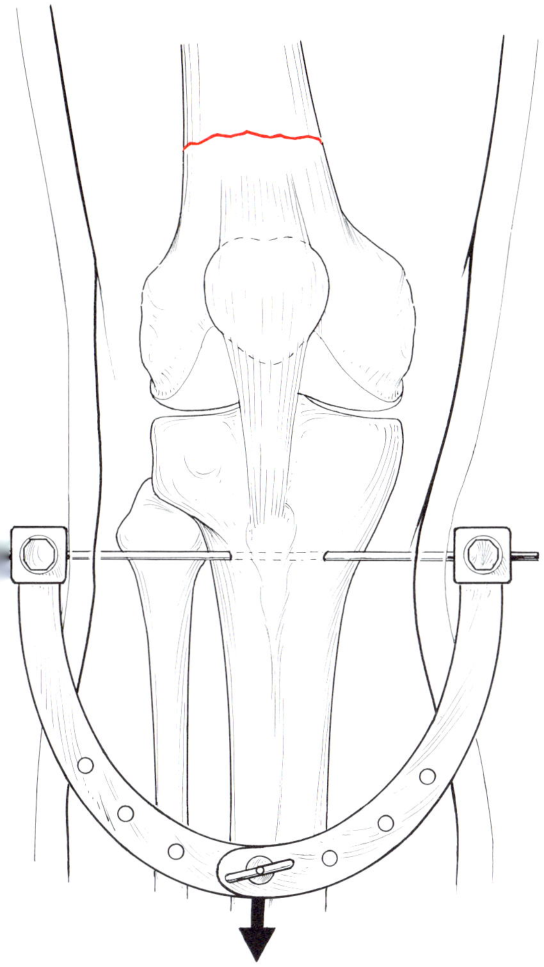

13

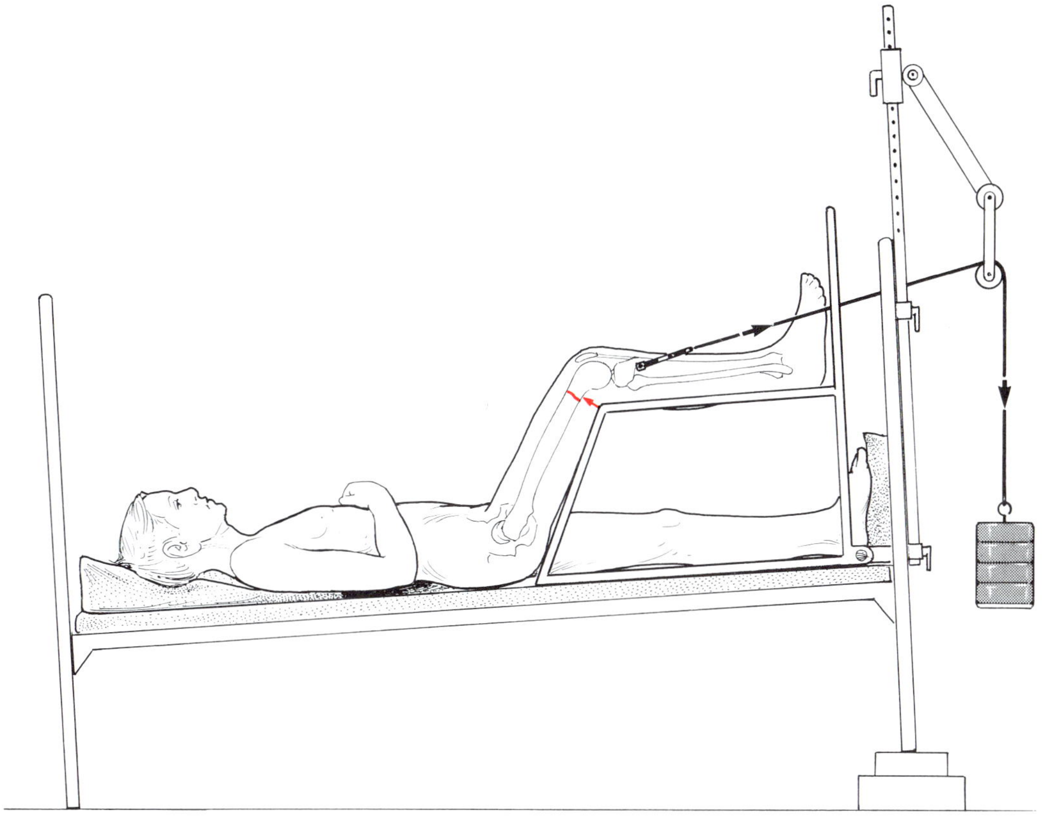

14

13 Stichförmige Inzision der Haut ca. 2–3 cm posterolateral der Tuberositas tibiae. Die Tibia wird in der Frontalebene durchbohrt. – Bei harten Knochen wird ein Bohrkanal (Bohrerstärke 3,6 mm) gelegt. Troicart und Bohrhülse benutzen. Der Nagel wird so weit vorgeschoben, bis gleich lange Teile medial und lateral überragen. Die Stichinzisionen werden spannungsfrei verschlossen! Gegebenenfalls müssen dazu Entlastungsschnitte gelegt werden. Der Extensionsbügel wird angelegt (Zuggewicht beträgt ca. $\frac{1}{7}$–$\frac{1}{10}$ des Körpergewichtes).

Bei Verwendung eines Röhrchendrahtes wird eine Metallröhre durch die Tuberositas tibiae gelegt, in ihr verläuft ein starker Kirschner-Draht, der mit dem Extensionsbügel verbunden ist. Der Vorteil besteht darin, daß sich nur der Kirschner-Draht in dem Röhrchen bewegen kann, die Verbindung zu Knochen und Weichteilen jedoch fixiert bleibt (Verringerung der Gefahr lokaler Infektion!).

14 Das Bein wird auf eine verstellbare Schiene gelagert. Der Kniewinkel der Schiene liegt in Höhe der Fraktur. Der Extensionszug verläuft nicht in Richtung der Femurlängsachse, sondern wird zu ihr um ca. 30 Grad fußwärts gesenkt. Die Zugkraft ($\frac{1}{7}$–$\frac{1}{10}$ des Körpergewichtes, je nach Alter des Patienten und Zustand der Muskulatur) kann bei unbefriedigendem Repositionsergebnis vorübergehend erhöht werden. – Bei der Lagerung ist zu beachten, daß die Schiene (und das Kniegelenk!) um so stärker abgewinkelt werden müssen, je näher die Fraktur zum Gelenk liegt. Bei weit distal gelegenen, suprakondylären Frakturen ist eine Lagerung mit ca. 70–80 Grad gebeugtem Kniegelenk erforderlich. Läßt sich das distale Fragment nicht befriedigend reponieren, wird ein zusätzlicher Zug mit einem gut gepolsterten Trikotschlauch senkrecht zur Oberschenkellängsachse nach vorn ausgeübt. Dieser Zug darf nur am distalen Fragment ansetzen. Druckschäden an den Weichteilen müssen vermieden werden. Einer Valgustendenz des proximalen Bruchstükkes kann mit einem Gegenzug an der Medialseite entgegengewirkt werden.

Postoperative Behandlung

Täglich mehrmals isometrische Spannungsübungen. Fuß- und Zehengelenke werden regelmäßig durchbewegt. Thrombose- und Embolieprophylaxe.

In den ersten 3 Wochen werden in kürzeren Abständen Röntgenkontrollen in 2 Ebenen (Format 20/40) vorgenommen. Nach 3–4 Wochen wird die Extension wegen möglicher Distraktionsschäden am Kniegelenk suprakondylär umgesetzt. Danach erneute Röntgenkontrolle des Oberschenkels in 2 Ebenen. Nach weiteren 3–4 Wochen kann im allgemeinen die Extension entfernt werden. Bei genügender Kallusbildung wird ein Oberschenkelgipsverband (oder Becken-Bein-Gipsverband) angelegt, in dem der Patient die Gliedmaße teilweise belasten darf. Die Dauer der Gipsfixation richtet sich nach dem Alter des Patienten, der Frakturart und der Kallusbildung. Nach Abnahme des Verbandes ist eine mehrwöchige krankengymnastische und physikalische Behandlung erforderlich. Übungen auf motorgetriebenen Bewegungsschienen. Teilbelastung nach ca. 10–12 Wochen, volle Belastung nach ca. 16–20 Wochen möglich.

Fehler und Gefahren

- Der Steinmann-Nagel liegt nicht in der Frontalebene und nicht parallel zum Kniegelenkspalt: Die Extensionskräfte greifen ungleichmäßig an: Schwierigkeiten bei der Reposition. Die Fragmente rutschen ab. Der Nagel kann sich im Bohrkanal verschieben: Infektionsgefahr.
- Der Nagel wird nicht mit dem Handbohrfutter, sondern direkt mit der Bohrmaschine durch den Knochen gebohrt: Hitzeschäden, Infektionsgefahr.
- Der Nagel liegt zu weit vorn in der Tuberositas tibiae: Die vordere Knochenbrücke kann ausbrechen.
- Gespannte Hautpartien an der Ein- oder Austrittsstelle des Nagels werden nicht durch Inzisionen entlastet: Infektionsgefahr.
- Es werden zu große Zuggewichte verwendet.
- Fehlerhafte Zugrichtung.
- Vorzeitige Belastung: Sekundäre Fehlstellungen der Fragmente oder Pseudarthrosen.
- Strecksteifen des Kniegelenkes.
- »Frakturkrankheit«.
- Extension liegt zu lange am Tibiakopf; es wird mit zu großen Gewichten gezogen: Laxität des Knie-Band-Apparates, Dystrophien, Pseudarthrose.
- Verletzungen der Poplitealgefäße und -nerven werden übersehen.

Osteosynthesen

Zugangswege

Je nach Bruchform wird einer der 3 folgenden *Hauptzugänge* gewählt:

- Der *laterale Zugang* von einem Längsschnitt über der Außenseite des distalen Oberschenkels.
- Der *laterale Zugang,* kombiniert mit einem *medialen Hilfsschnitt.* (Eine alleinige mediale Inzision kann bei bestimmten Frakturen, z. B. des medialen Femurkondylus, ausreichend sein.)
- Der *Zugang nach Olerud* mit temporärer Ablösung der Tuberositas tibiae. Mit dieser Inzision läßt sich das distale Femurende mit den gelenktragenden Anteilen sehr übersichtlich freilegen. (Wegen der Gefahr von Ernährungsstörungen der Haut kann von vornherein auch ein vorderer Längsschnitt verwendet werden. Aber auch diese Inzision ist nicht frei von solchen Komplikationen.)

15 Der laterale Längsschnitt beginnt proximal oberhalb des Bruchgebietes an der Außenseite des distalen Oberschenkels, verläuft nach distal in Richtung auf den Epicondylus lateralis, biegt in Höhe der Gelenkrolle etwas nach vorn ab und endet über dem lateralen Schienbeinkopf. Die Länge der Inzision hängt von der Bruchform ab.

16 Die Fascia lata wird längs gespalten. Man löst den M. vastus lateralis von distal nach proximal teils stumpf, teils scharf vom Septum intermusculare laterale ab. Einsetzen von Hohmann-Haken. Die Vasa perforantia werden unterbunden oder koaguliert, das Bruchgebiet vorsichtig freigelegt.

1 Septum intermusculare laterale
2 M. vastus lateralis

17 Periost und Weichteile nicht unnötig weit abschieben! Bei der Reposition der Fragmente wird das Kniegelenk ca. 70 Grad und mehr gebeugt. Das Repositionsergebnis wird mit Haltezangen, Cerclagen oder Spickdrähten gehalten. – Wenn eine Arthrotomie notwendig ist, wird die Gelenkkapsel im Verlaufe des Hautschnittes vor dem Seitenband eröffnet.

15

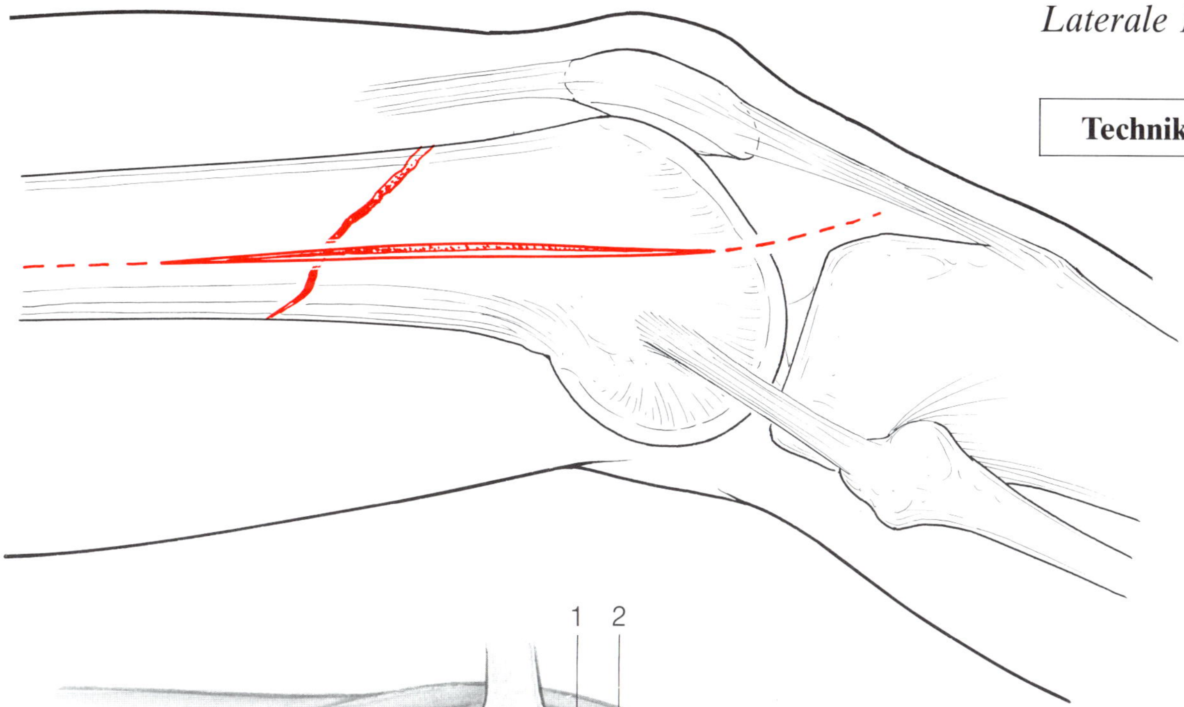

Laterale Inzision

Technik (Abb. **15–17**)

16

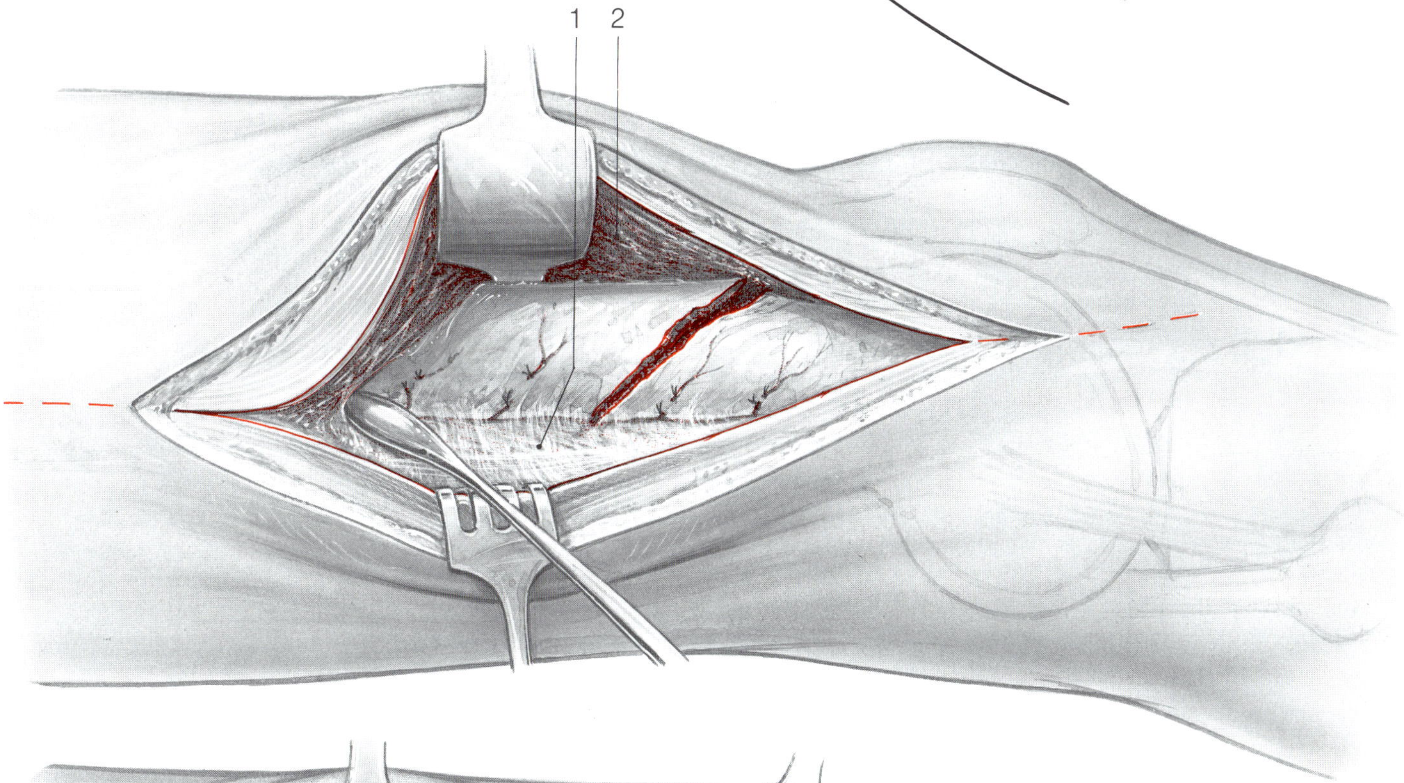

17

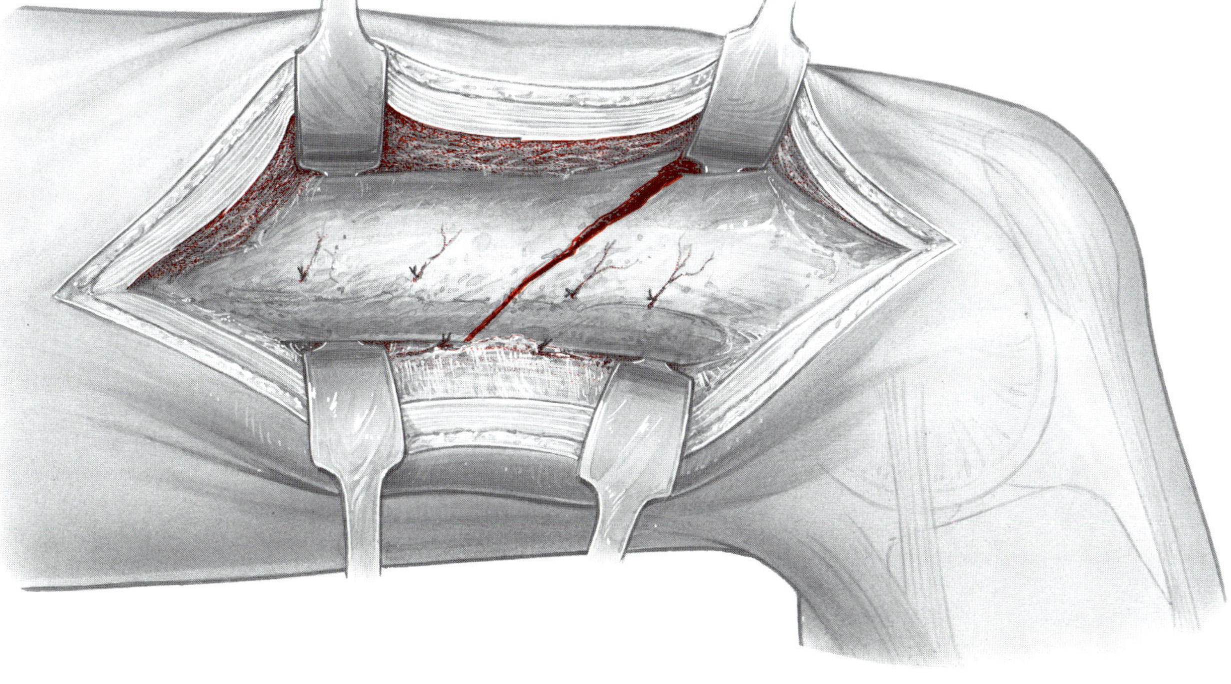

Medialer Hilfsschnitt

Technik

(Abb. **18–20**)

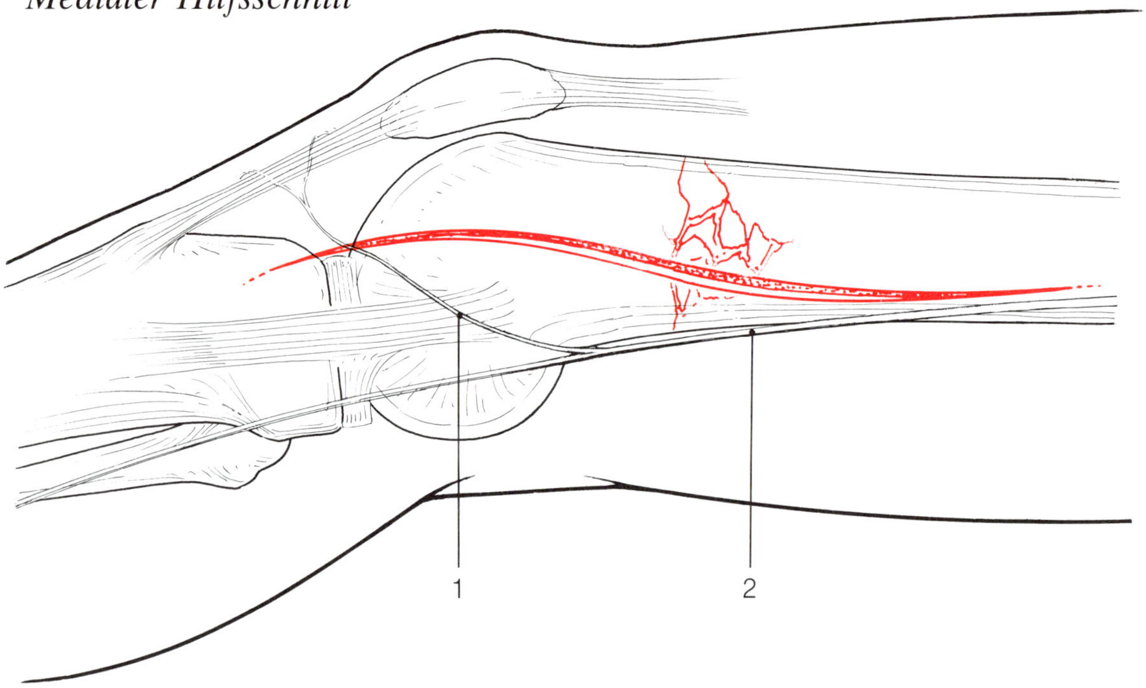

18 *Inzision bei medialem Hilfsschnitt.* Dieser Zugang kann bei manchen Frakturen, wie z. B. schlecht reponierbaren Brüchen des medialen Kondylus oder Brüchen mit medialen Trümmerzonen (auch für sich allein) angewandt werden. Er verläuft über dem Epicondylus medialis nach proximal und kann bei Bedarf auch nach distal verlängert werden. Im unteren Wunddrittel kreuzt der R. infrapatellaris des N. saphenus!

1 Ramus infrapatellaris n. sapheni
2 N. saphenus

19

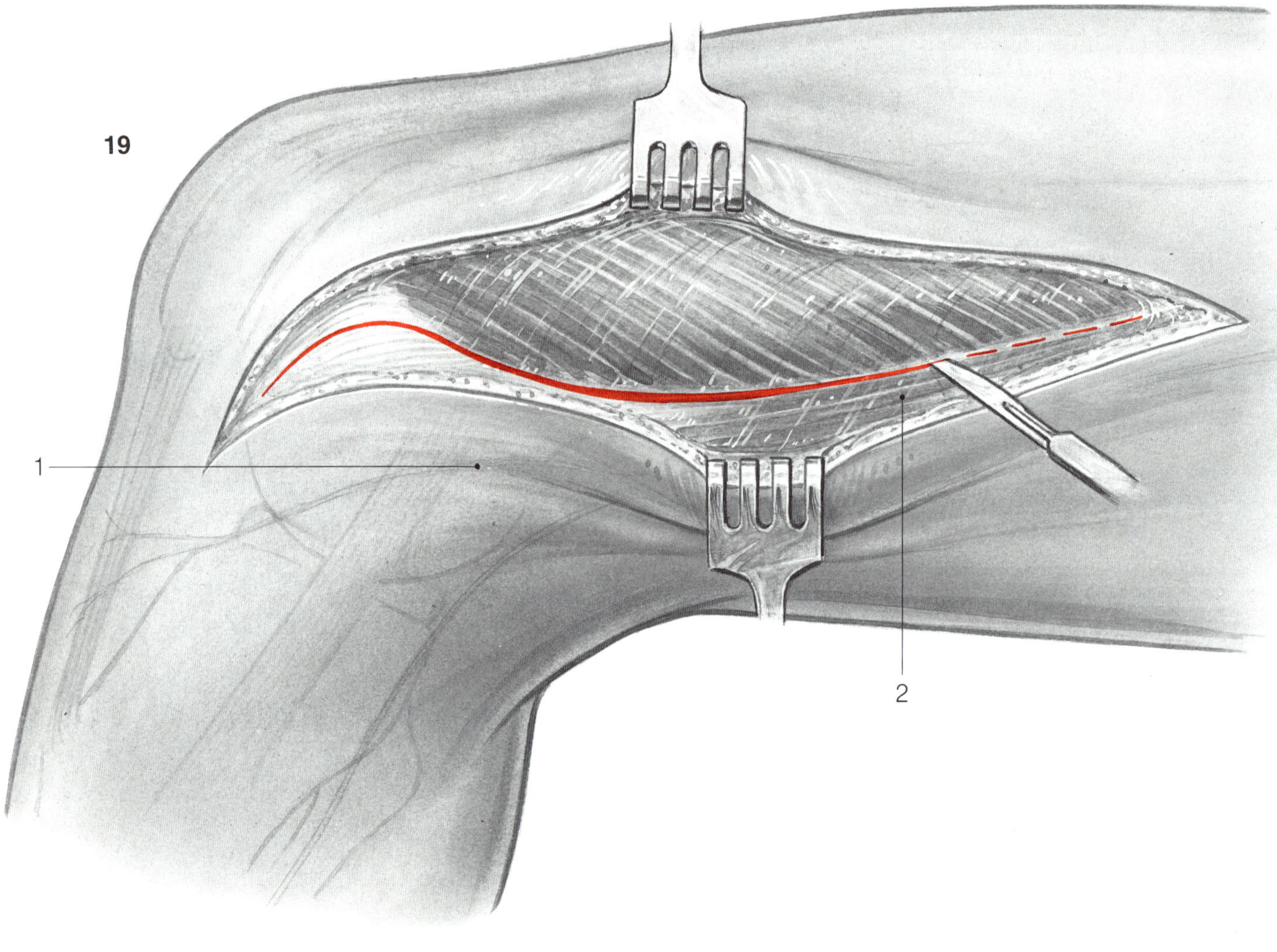

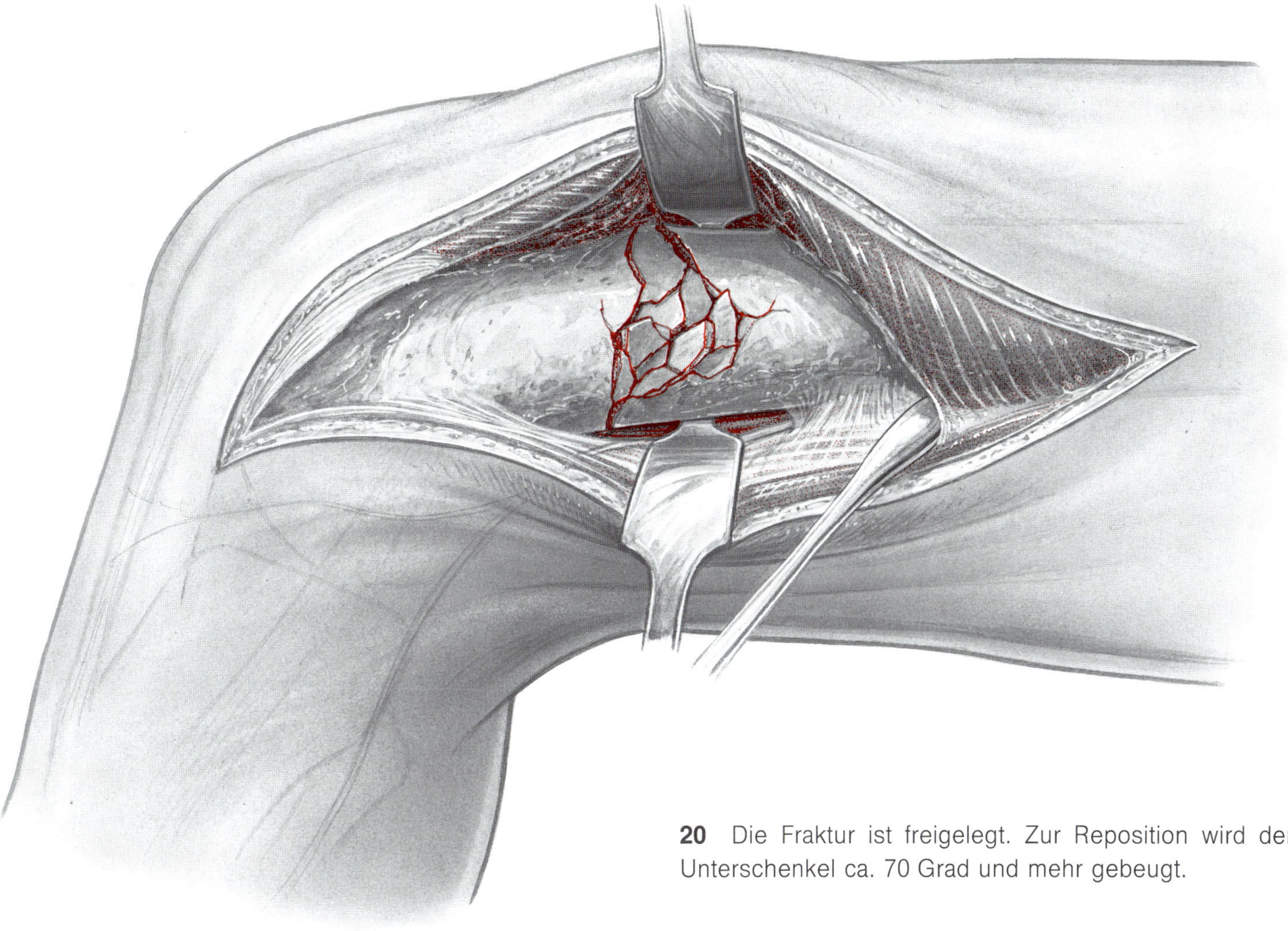

20 Die Fraktur ist freigelegt. Zur Reposition wird der Unterschenkel ca. 70 Grad und mehr gebeugt.

◊ **19** Spaltung der Faszie über dem Septum intermusculare mediale und Ablösung des M. vastus medialis vom Septum intermusculare mediale. Bei der Präparation darf der N. saphenus nicht verletzt werden. Er verläuft zwischen M. vastus medialis und M. adductor magnus, bedeckt vom M. sartorius, und tritt mit seinem R. infrapatellaris an der Medialseite des distalen Oberschenkels in die Subkutis aus. Häufig durchbohrt der Nerv zuvor den M. sartorius. – Wenn eine mediale Arthrotomie angezeigt ist, wird das Gelenk von einem Schrägschnitt etwa auf der Linie Epicondylus medialis – Tuberositas tibiae eröffnet.

1 Ramus infrapatellaris n. sapheni
2 N. saphenus

Inzision nach Olerud

Technik (Abb. **21–25**)

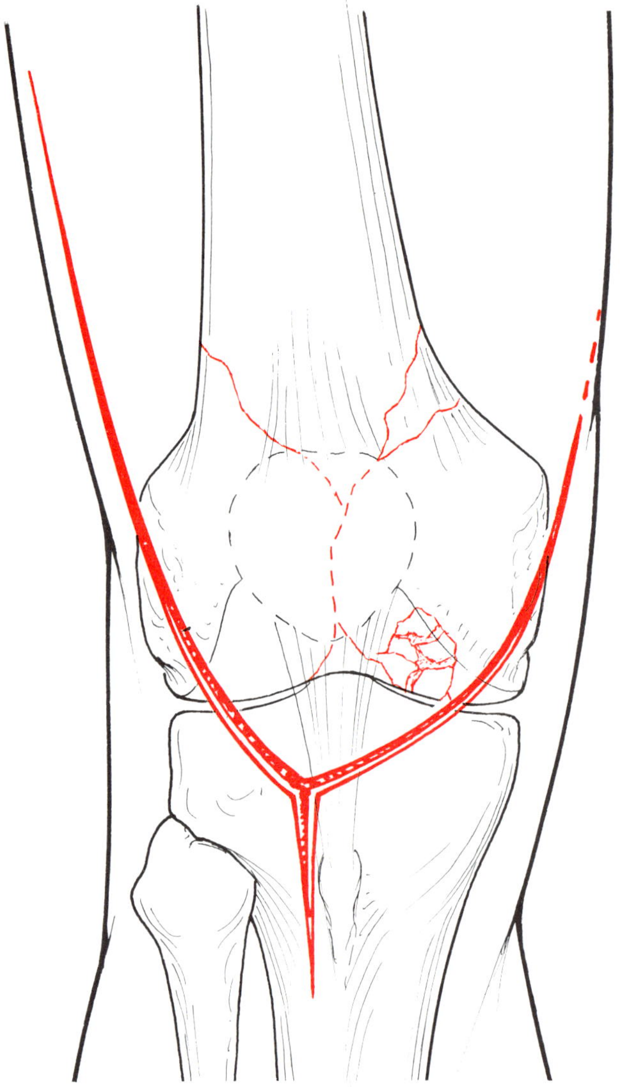

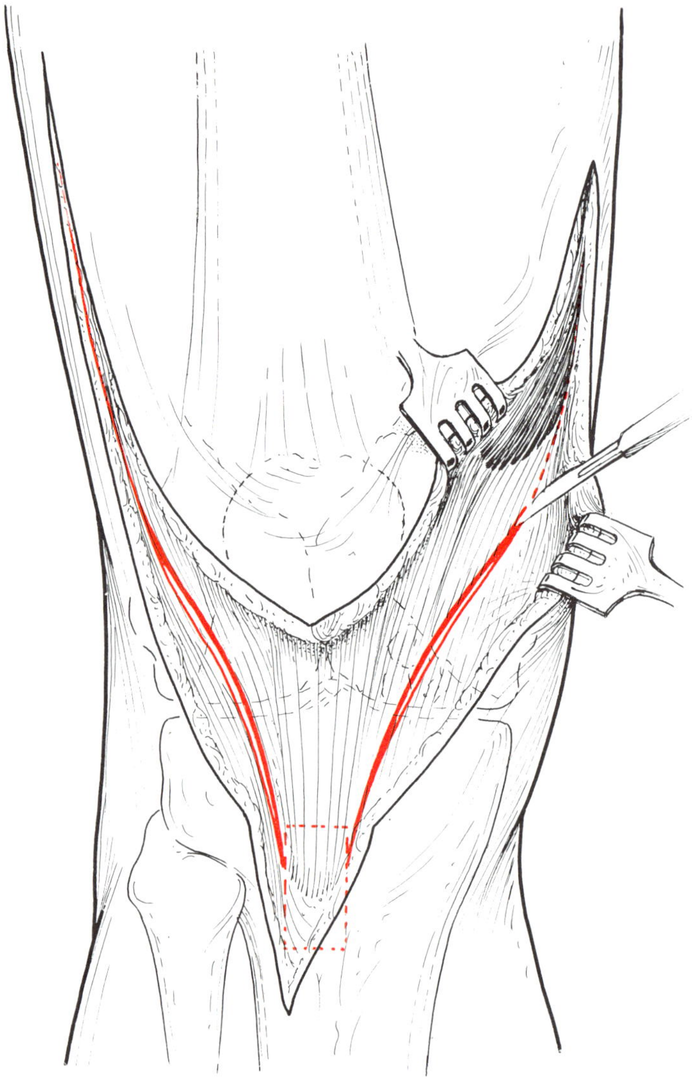

21 Der Zugang nach Olerud stellt im Prinzip eine etwa Y-förmige Inzision dar. Der eine, längere Schenkel liegt lateral, der andere medial. Beide Inzisionen sollten leicht bogenförmig (!) zwischen dem distalen Patellapol und der Tuberositas tibiae zusammenlaufen. Von hier aus wird die Haut längs und etwas lateral der vorderen Tibiakante bis ca. 2 cm distal der Tuberositas tibiae inzidiert (distaler Schenkel). Inzisionen, die zu spitzwinkligen Hautzipfeln führen, bergen die Gefahr von Ernährungsstörungen in sich! (Es kann von vornherein auch ein vorderer Längsschnitt als Zugang verwendet werden.)

22 Der Tractus iliotibialis wird im vorderen Drittel in Faserrichtung gespalten. Das Lig. patellae longitudinale laterale (Retinakulum) und die Membrana synovialis durchtrennt man parapatellar und läßt den Schnitt am lateralen Rand des Lig. patellae entlang neben der Tuberositas tibiae enden. Auf der Medialseite wird wie beim medialen Hilfsschnitt verfahren. Man eröffnet das Gelenk parapatellar und zieht den Schnitt medial des Lig. patellae bis zur Tuberositas. Vorsicht: R. infrapatellaris n. sapheni.

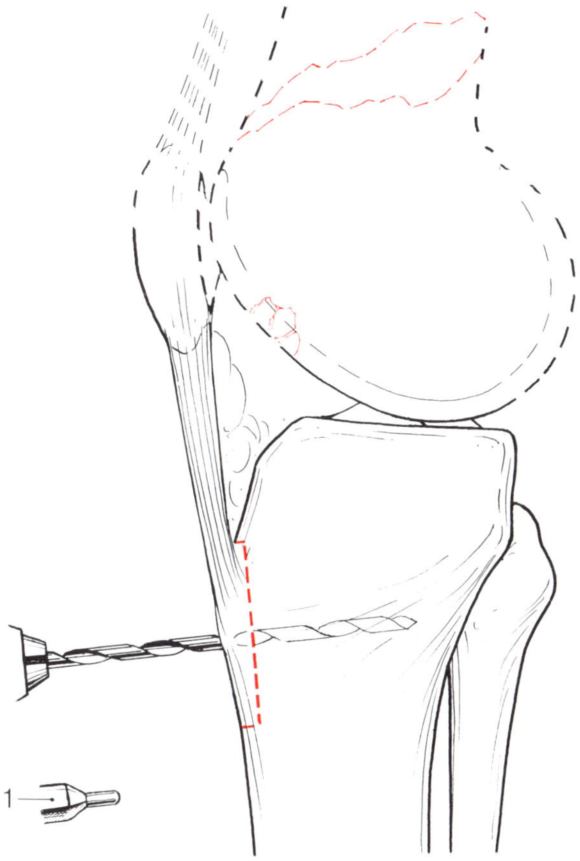

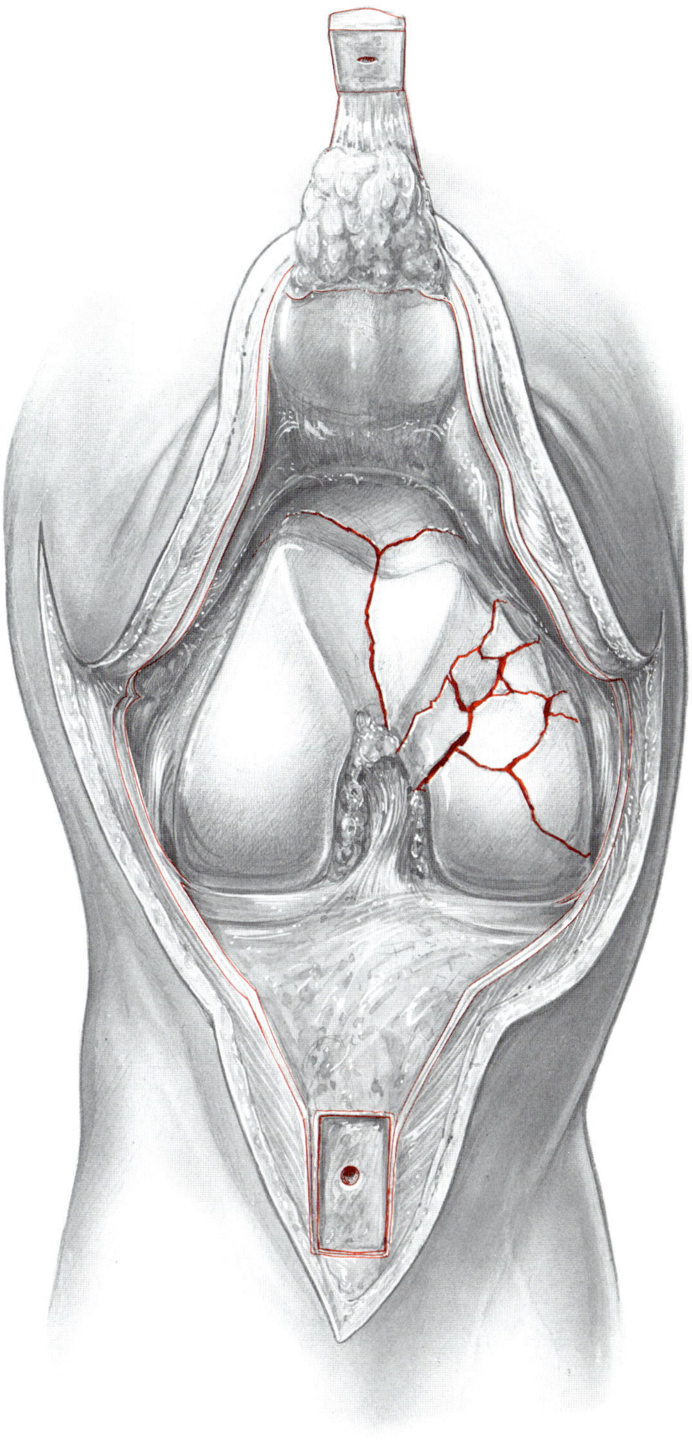

23 Durch die Tuberositas tibiae, den Schienbeinkopf und die hintere Schienbeinkopfkortikalis wird mit einem 3,6-mm-Bohrer ein Knochenkanal vorgebohrt. Wir schneiden mit dem Gewindeschneider (4,5 mm) ein Gewinde und fräsen mit dem Senker das Bohrloch aus. Die Refixation der Tuberositas tibiae erfolgt später mit einer sog. Tuberositas- oder Flachkopfschraube. Auch die hintere Kortikalis muß durchbohrt und aufgefräst werden.

1 Senker

24 Die Tuberositas tibiae ist mit einer Vibrationssäge rechteckig umschnitten und mit einem Flachmeißel als Knochenmedaillon von ca. 3 cm Länge und 2,5 cm Breite abgehoben worden. Der Streckapparat mitsamt dem Hofaschen Fettkörper ist nach proximal wegpräpariert. Die fibröse Gelenkkapsel muß dabei u. U. bis zu den Muskelansätzen am Septum intermusculare mediale und laterale durchtrennt werden. Falls erforderlich, schiebt man die Vastusmuskulatur an den Septen teils stumpf, teils scharf ab, und unterbindet die Vasa perforantia. Es ist darauf zu achten, daß die Tuberositas tibiae nicht zu klein und zu schmal abgetragen wird!

Suprakondyläre Femurfraktur (Quer- oder Schrägfraktur)

Prinzip

Osteosynthese mit lateraler Kondylenplatte (bei Schrägfrakturen zusätzliche Zugschraube).

Vorbereitung und Lagerung

Rückenlage. Kniegelenk wird ca. 80–90 Grad gebeugt. Blutsperre. *Beim* vorsichtigen *Auswickeln* der Gliedmaße und Anbringen der Manschette sollte ein *gleichmäßiger Dauerzug* am Bein ausgeübt werden.

Technik (Abb. **26–37**)

Lateraler Längsschnitt zur Freilegung des Bruchgebietes (s. S. 22.9). Die Fragmente werden unter Zug und Druck reponiert. Temporäre Retention mit Kirschner-Drähten, Repositionszange oder Drahtcerclagen, je nach Bruchform. Repositions- und Retentionshilfen so einsetzen, daß sie für die weiteren Schritte der Osteosynthese nicht im Wege sind.

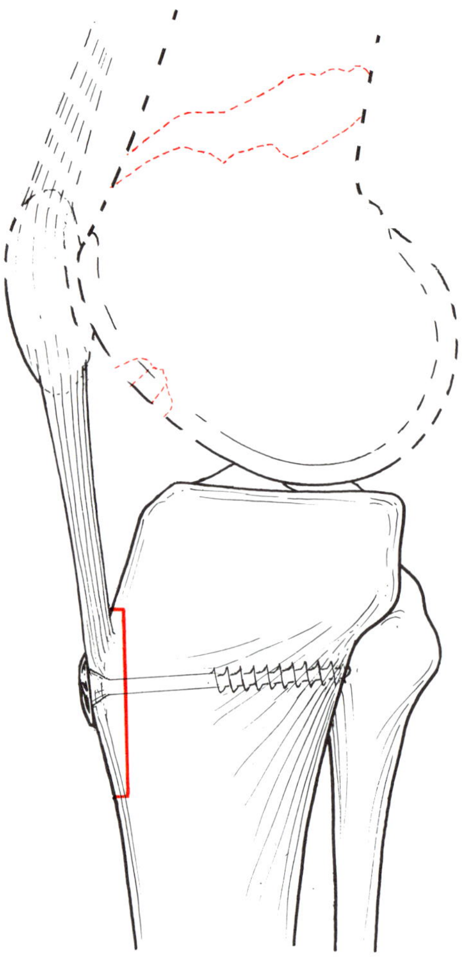

25 Refixation der Tuberositas tibiae. Das Schraubengewinde muß die hintere Kortikalis sicher fassen! Die Membrana synovialis wird mit atraumatischen, resorbierbaren Fäden verschlossen. – Redon-Drainage ins Gelenk. Naht der fibrösen Gelenkkapsel und Fixation der Muskulatur an die Septen. Auch ins laterale und mediale Wundgebiet wird eine Redon-Drainage eingelegt.

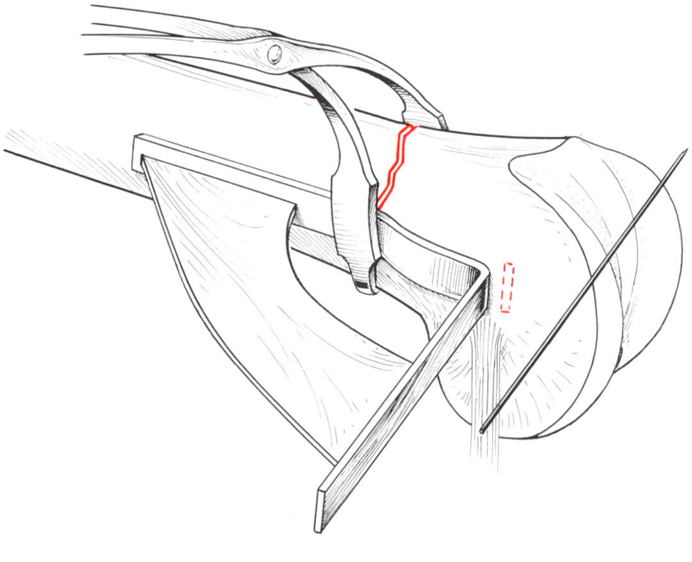

26 Schema der Operation nach Freilegung und Reposition der Fragmente. Unterschenkel ca. 80–90 Grad gebeugt. Man legt den Kondylenmeßwinkel an und fixiert ihn mit einer Lambotte-Zange. Sein femoraler Schenkel sollte in der Mitte der Längsachse des Femur verlaufen. Die Einschlagstelle für die Kondylenplatte wird markiert: Sie liegt stets in Verlängerung der Femurlängsachse, dicht vor dem äußeren Seitenband und etwas unterhalb des Epicondylus lateralis. Ein Richtungsdraht verläuft tangential zu den Femurgelenkflächen in der Frontalebene. – Der nicht so erfahrene Operateur sollte die Lage des Richtungsdrahtes röntgenologisch überprüfen!

Fehler und Gefahren, postoperative Behandlung

Die häufigsten *Fehler* und *Gefahren* bei Osteosynthesen kniegelenknaher Frakturen gehen aus dem Text hervor. Die Richtlinien zur *postoperativen Behandlung* und *Materialentfernung* finden sich zusammengefaßt auf S. 23.33.

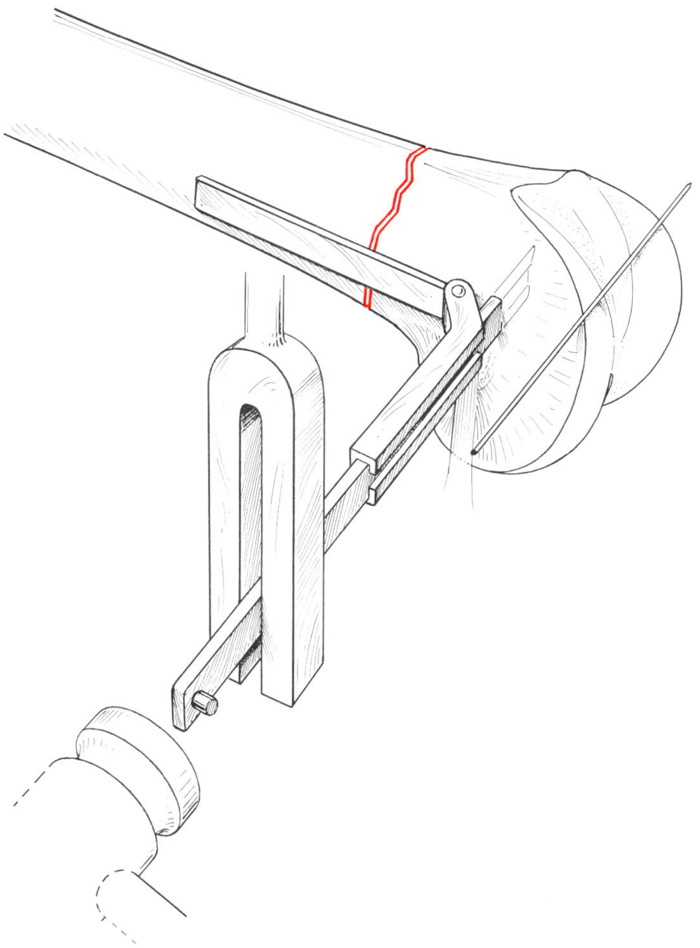

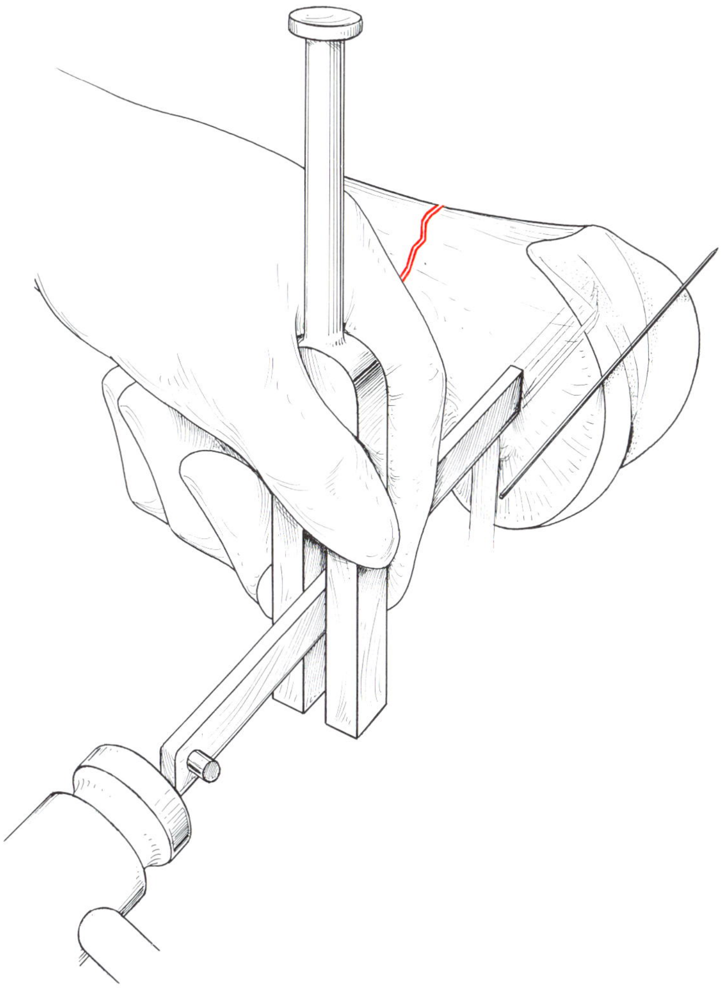

27 Das Plattensitzinstrument wird mit aufgeschobenem Winkelzielgerät etwa 1–2 cm tief in den lateralen Femurkondylus eingeschlagen. Der Winkel des Zielinstrumentes ist auf 85 Grad eingestellt. Der freie Schenkel liegt genau über der Mitte der Außenseite des Femurs parallel zur Längsachse (bei jugendlichen Patienten mit harter Kortikalis ist es zweckmäßig, die Einschlagstelle mit einem Bohrer oder Zapfenfräser etwas aufzuweiten). Bevor die Klinge weiter eingeschlagen wird, überprüft man nochmals die Einschlagrichtung. – Fehlerhafte Positionen müssen wegen der Gefahr einer Re- oder Antekurvation der Fragmente vermieden werden!

28 Bei korrekter Lage wird das Sitzinstrument mit dem Schlitzhammer geführt und schrittweise bis ca. 5–6 cm tief in das Kondylenmassiv eingeschlagen. Ein Assistent übt Gegenhalt am medialen Femurkondylus aus. (Die Kondylen sind vorn schmaler als hinten!) Beim Einschlagen des Instrumentes muß auch die Parallelität zum Kirschner-Draht sowie zur Tangente über die hinteren Anteile der Kondylenrollen beachtet werden (Rotationsfehler!). Der freie Schenkel des aufgeschobenen Zielgerätes zeigt stets in Richtung der Femurlängsachse.

29

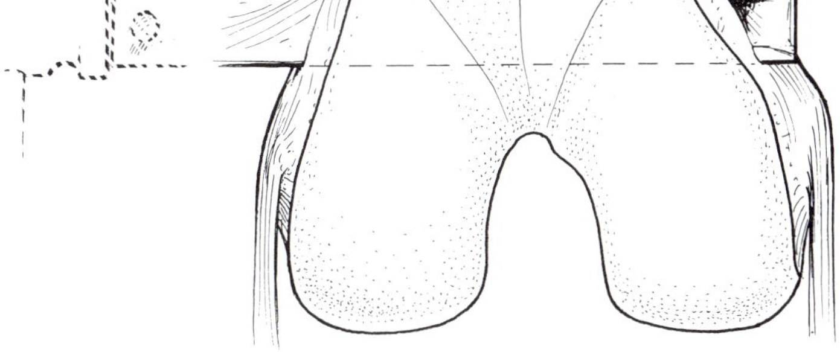

29 Achtung, schlägt man das Sitzinstrument tiefer als ca. 5–6 cm in das Kondylenmassiv, kann die mediale Kortikalis perforiert werden (eine Röntgenaufnahme im a.-p. Strahlengang täuscht dabei einen korrekten Sitz der Plattenklinge vor!).

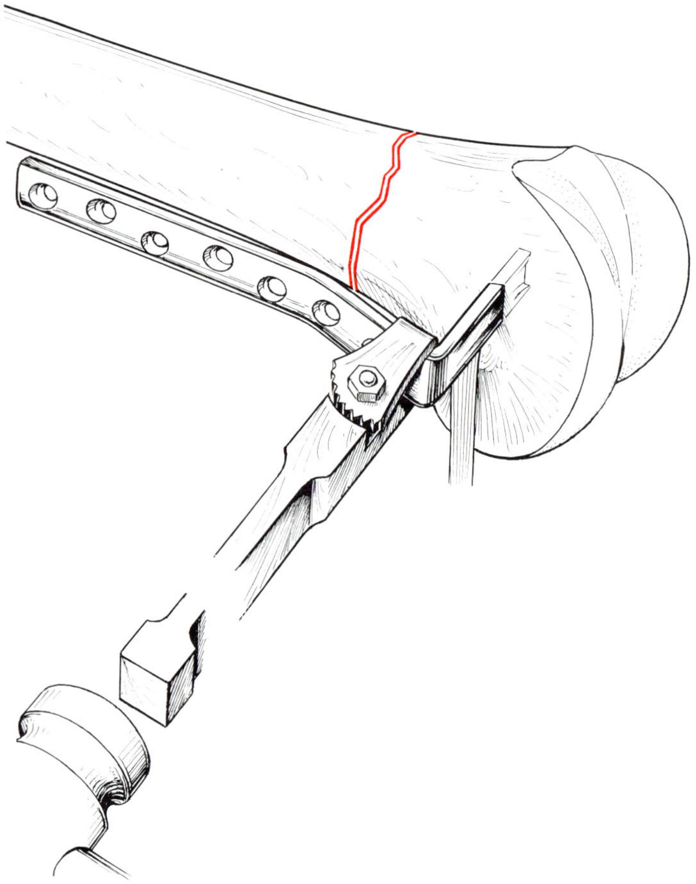

30 Wir wechseln das Plattensitzinstrument gegen die Winkelplatte und schieben diese mit dem Einschlaginstrument in das vorbereitete Bett vor.

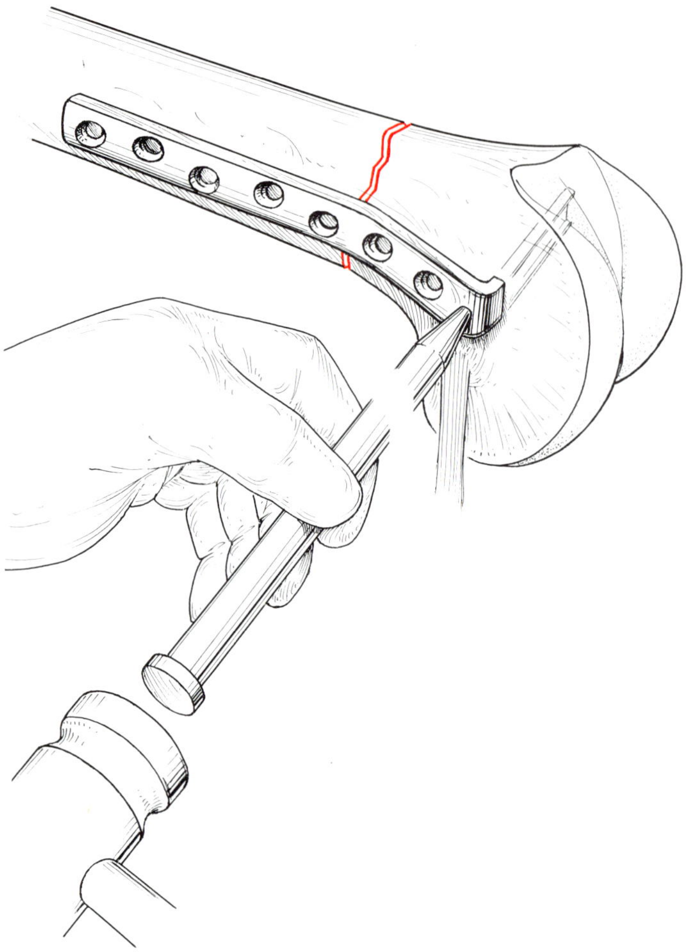

31 Die Platte wird mit dem Nachschlagbolzen so weit eingeschlagen, bis sie dem Knochen aufliegt.

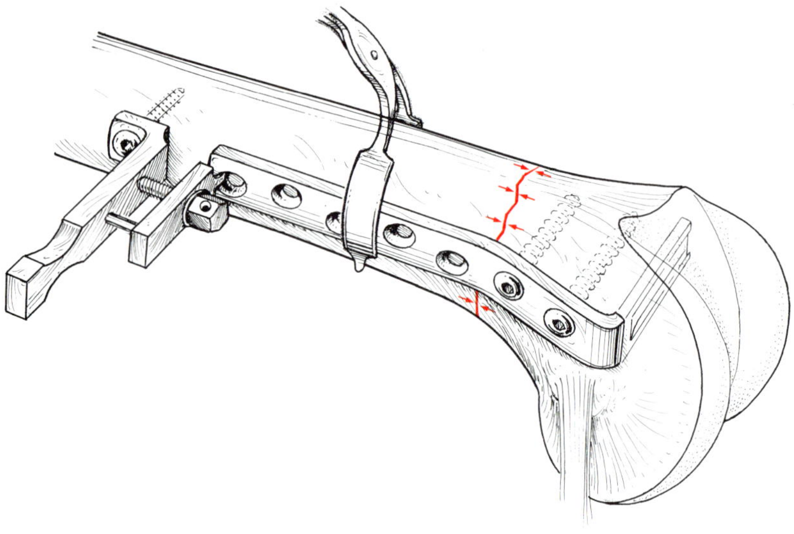

32 Die Platte wird mit einer Haltezange an die Fragmente fixiert. In die beiden Plattenlöcher, die der Klinge am nächsten liegen, werden 2 Spongiosaschrauben mit langem Gewinde eingedreht. Die Schrauben sollten die mediale Kortikalis perforieren (bei harter Spongiosa Vorbohren [3,6 mm] und Gewindeschneiden [4,5 mm]). Die Spannvorrichtung wird angebracht: Bei atrophischem Knochen empfiehlt es sich, die gegenseitige Kompakta mit der Spannschraube mitzufassen. Die Fragmente werden unter Druck gesetzt.

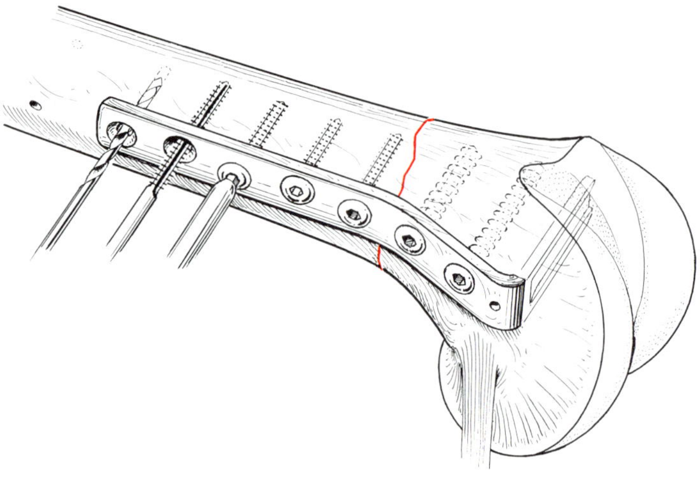

33 Nach Vorbohren und Vorfräsen werden die Kortikalisschrauben eingedreht. Die am weitesten proximal liegende Schraube faßt nur die laterale Kortikalis (Auftreten von Spannungsspitzen). Alle Schrauben werden nachgezogen.

34

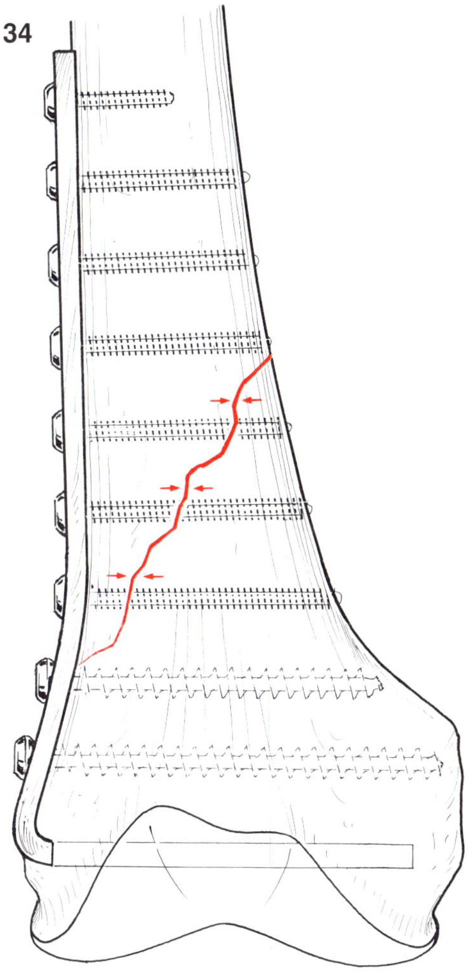

35

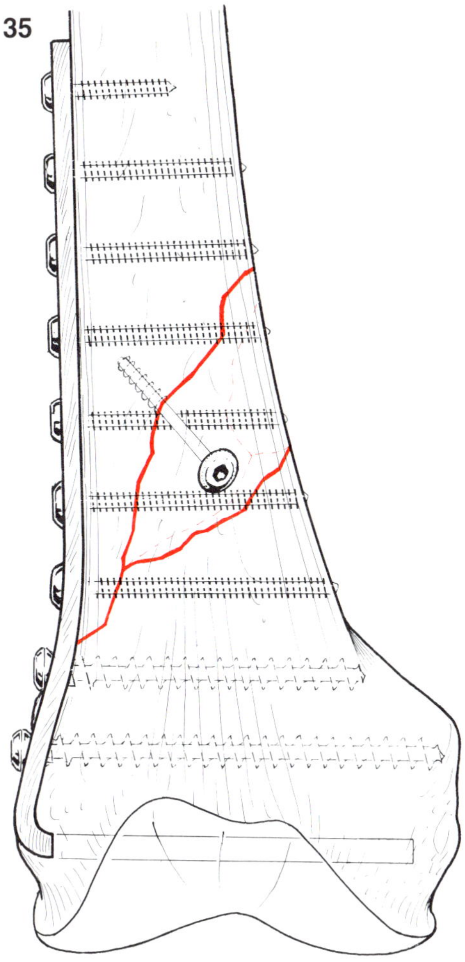

36

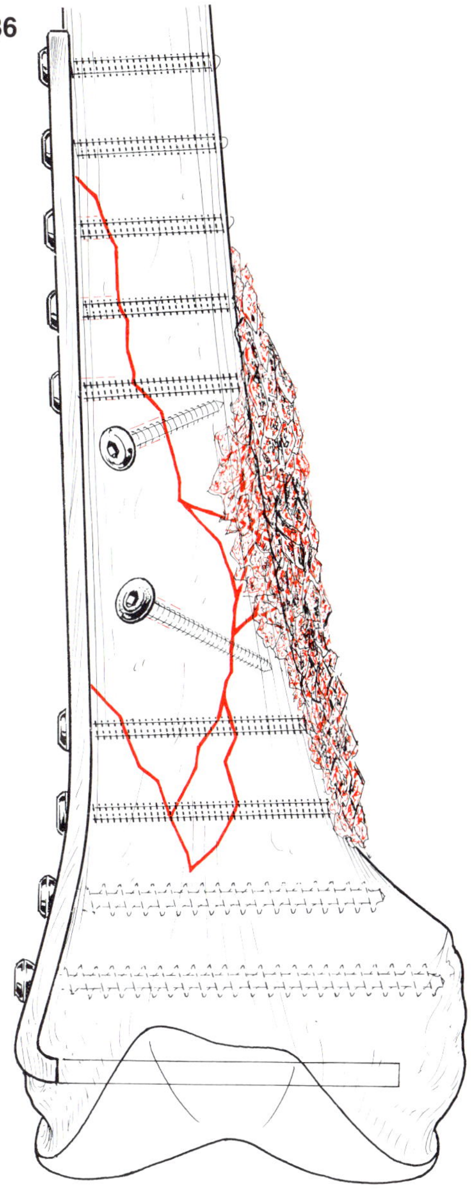

34 Bei *Schrägfrakturen* werden 1–2 Kortikalisschrauben als *Zugschrauben* eingedreht: Man setzt die Bruchflächen zunächst bei fest angezogenen Lambotte-Zangen unter Druck und verstärkt den interfragmentären Druck durch die Kortikaliszugschrauben. Nach Vorbohren (3,2 mm) und Vorfräsen des Schraubenloches wird die plattennahe Kortikalis mit dem 4,5-mm-Bohrer aufgeweitet. Die Kortikalisschraube faßt nun allein das gegenüberliegende Fragment und kann so als Zugschraube wirken.

35 Handelt es sich um eine *Schrägfraktur* mit *ausgesprengtem Drehkeil,* wird dieses Fragment mit einer Kortikalisschraube als Zugschraube fixiert, bevor man die Hauptfragmente unter mäßigen Druck setzt und schließlich einen interfragmentären Druck durch Kortikalisschrauben, die durch Plattenlöcher eingeführt werden, ausübt.

36 Beispiel einer suprakondylären Mehrfragmentfraktur mit medialer Trümmerzone. Osteosynthese mit *vorgespannter* 12-Loch-Kondylenplatte und interfragmentären Zugschrauben. Von einem medialen Hilfsschnitt wird im Bereich der medialen Trümmerzone autologe Spongiosa angelagert.

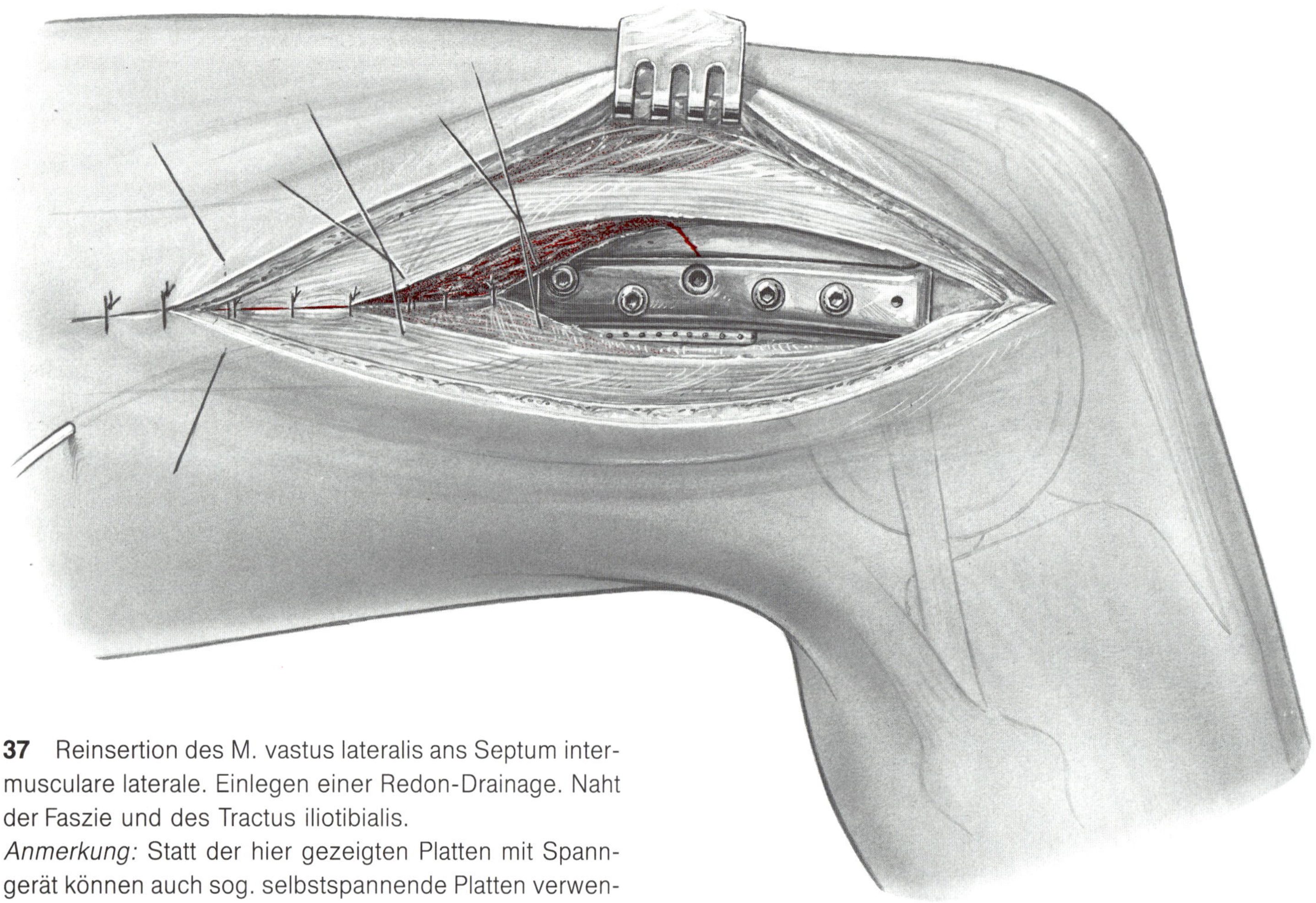

37 Reinsertion des M. vastus lateralis ans Septum intermusculare laterale. Einlegen einer Redon-Drainage. Naht der Faszie und des Tractus iliotibialis.
Anmerkung: Statt der hier gezeigten Platten mit Spanngerät können auch sog. selbstspannende Platten verwendet werden.

Alternativmethode

Osteosynthese mit dynamischem Verriegelungsnagel nach Klemm und Schellmann

Prinzip

Stabilisation der Fraktur mit einem speziellen Marknagel, der durch Querbolzen im distalen Fragment verriegelt wird. Das Verfahren wird deshalb »dynamisch« genannt, weil der Nagel nicht fest im proximalen Fragment fixiert ist. Bei Belastung des Beines kann deshalb ein axialer Druck auf die Fraktur einwirken.

Vorteile

Der Zugang erfolgt durch eine kleine, frakturferne Inzision über und oberhalb des Trochanter major. Die Ernährung der Fragmente wird weitaus weniger als bei Osteosynthesen mit Platten beeinträchtigt. Sofortige Übungsstabilität und frühe Belastbarkeit der Gliedmaße. Keine Gefahr der »Spongiosierung« des Knochens, besonders wenn im Verlauf der Nachbehandlung die Querbolzen entfernt werden (»Dynamisierung«.)

Nachteile

Begrenzte Indikation. Komplizierte Technik, höhere Strahlenbelastung. Eine Erleichterung beim Bohren des Knochenkanals im distalen Fragment stellt das von Kluger (1982) entwickelte Zielgerät dar. Seit 1985 wird ein *Zielgerät* auf der Basis magnetischer Gleichfelder angeboten (Fa. Ortopedia, 2300 Kiel). Damit ist eine höhere Zielgenauigkeit als bei röntgenologischen Meßverfahren möglich. Außerdem entsteht keine Strahlenbelastung.

Technik (Abb. **38–41**)

38

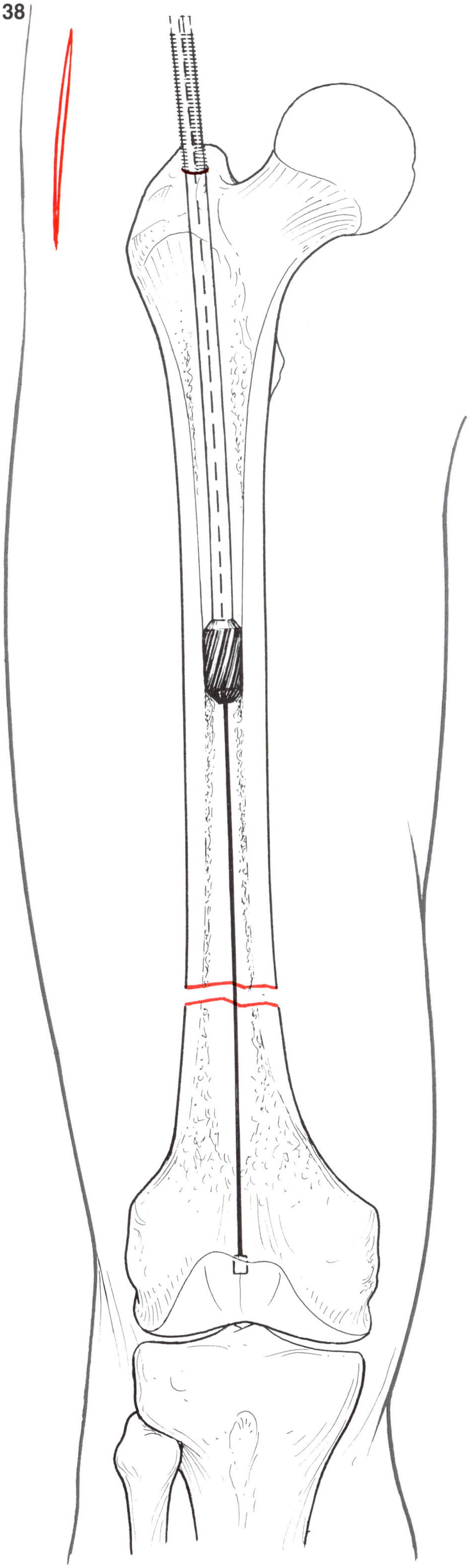

38 Der Spezialnagel wird nach der gleichen Technik wie der Küntschernagel eingebracht: Eröffnung der Markhöhle mit dem Pfriem von der Vorderseite des Trochanter major. Einführung eines Bohrdornes bis in die Spongiosa des distalen Fragmentes. Kontrolle der richtigen Lage und Länge des Bohrdornes mit dem Bildwandler. Aufbohrung der Markhöhle mit flexibler Welle und zunächst festem, 9 mm dickem Bohrkopf in Stufen von 0,5 mm, bis im distalen Fragment guter Kortikaliskontakt erreicht ist. Die Nagellänge wird präoperativ an der Länge des gesunden Oberschenkels und anhand des Röntgenbildes bestimmt. Intraoperativ kann die definitive Nagellänge am Bohrdorn abgelesen werden. Die Nageldicke entspricht dem bei der Aufbohrung der Markhöhle zuletzt verwandten Bohrer. Es stehen Spezialnägel für die linke und rechte Extremität mit entsprechenden Bolzen zur Verfügung. Mit Spezialinstrumenten kann einer Drehung des Nagels beim Einschlagen vorgebeugt werden. Der Nagel sollte eine Vorgabe von etwa 10 Grad Innendrehung erhalten, weil er sich beim Einschlagen nach außen drehen kann und damit Schwierigkeiten beim Einführen der Bolzen entstehen.

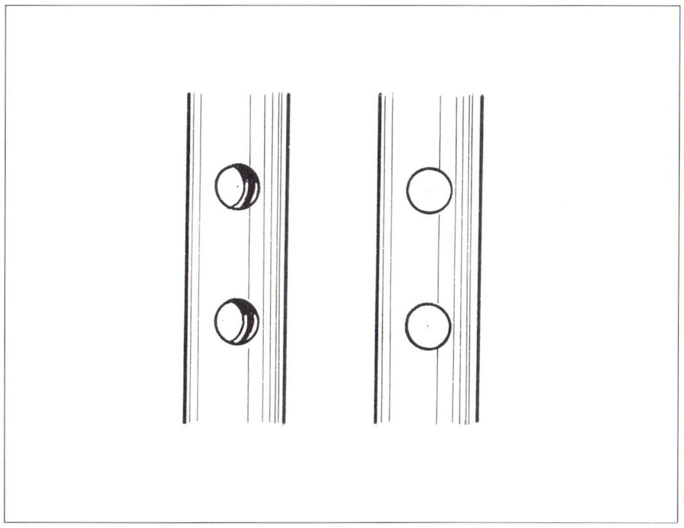

39 Wenn der Nagel eingebracht ist, werden seine distalen Querkanäle mit dem Bildwandler im seitlichen Strahlengang orthograd eingestellt: Die Kanäle müssen als runde Aussparungen auf dem Bildschirm erscheinen, wie rechts im Schema.

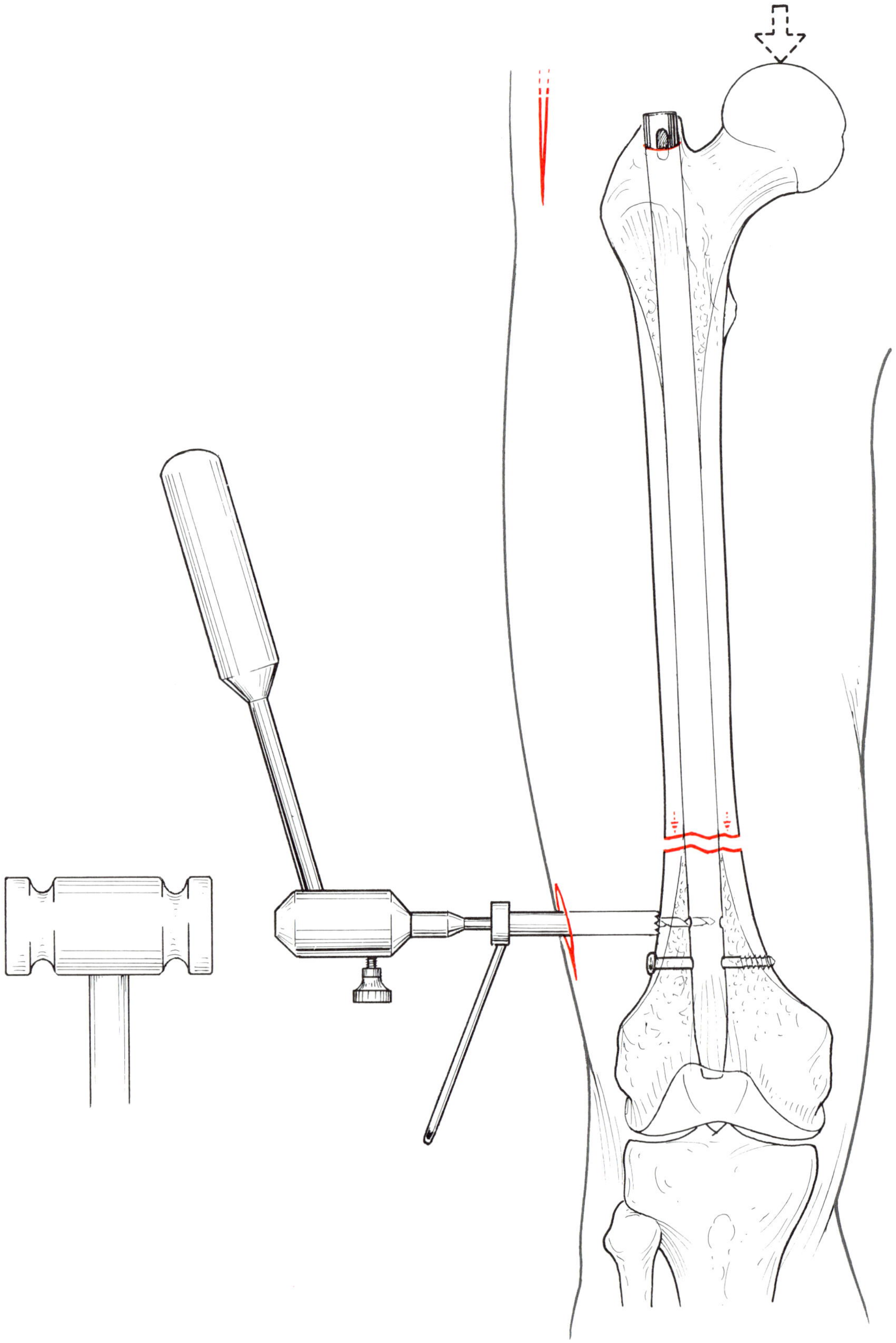

40 Über dem röntgenologisch dargestellten Querloch des Nagels wird die Haut inzidiert. Durch die Wunde führt man einen Troicart und eine spezielle Bohrbüchse ein. Im Bildwandler wird die Richtung des Kanals der Bohrbüchse mit dem Querkanal des Marknagels exakt zur Deckung gebracht. Die Dorne an der Spitze der Bohrbüchse werden mit einigen Hammerschlägen im Knochen verankert.

Beide Kortikales werden mit einem 4-mm-Bohrer durchbohrt. Die laterale Femurkortikalis wird auf 6 mm aufgeweitet. Eine speziell entwickelte Bohrlehre gestattet die Bohrung am zweiten Querloch ohne Bildwandlerkontrolle. – Das von Kluger entwikkelte Zielgerät bietet in dieser Operationsphase deutliche Vorteile. Die Schraubenlänge wird bestimmt, die Schrauben werden eingedreht. Die Bruchflächen stehen bei Belastung unter axialem Druck.

Technische Hilfe: distales Zielgerät
(Abb. **41 a–c**)

Ohne Röntgenstrahlen kommt das Zielgerät der Fa. Ortopedia (Kiel) aus, das nach dem magnetischen Gleichfeldverfahren arbeitet.

In den Verriegelungsnagel wird zunächst die Meßsonde eingeführt sowie unter Verwendung eines Längenanschlages auf die unterschiedliche Entfernung der beiden distalen Perforationen des Nagels eingestellt und wieder entfernt.

Das Einschlagen des Nagels erfolgt wie in Abb. **38** dargestellt.

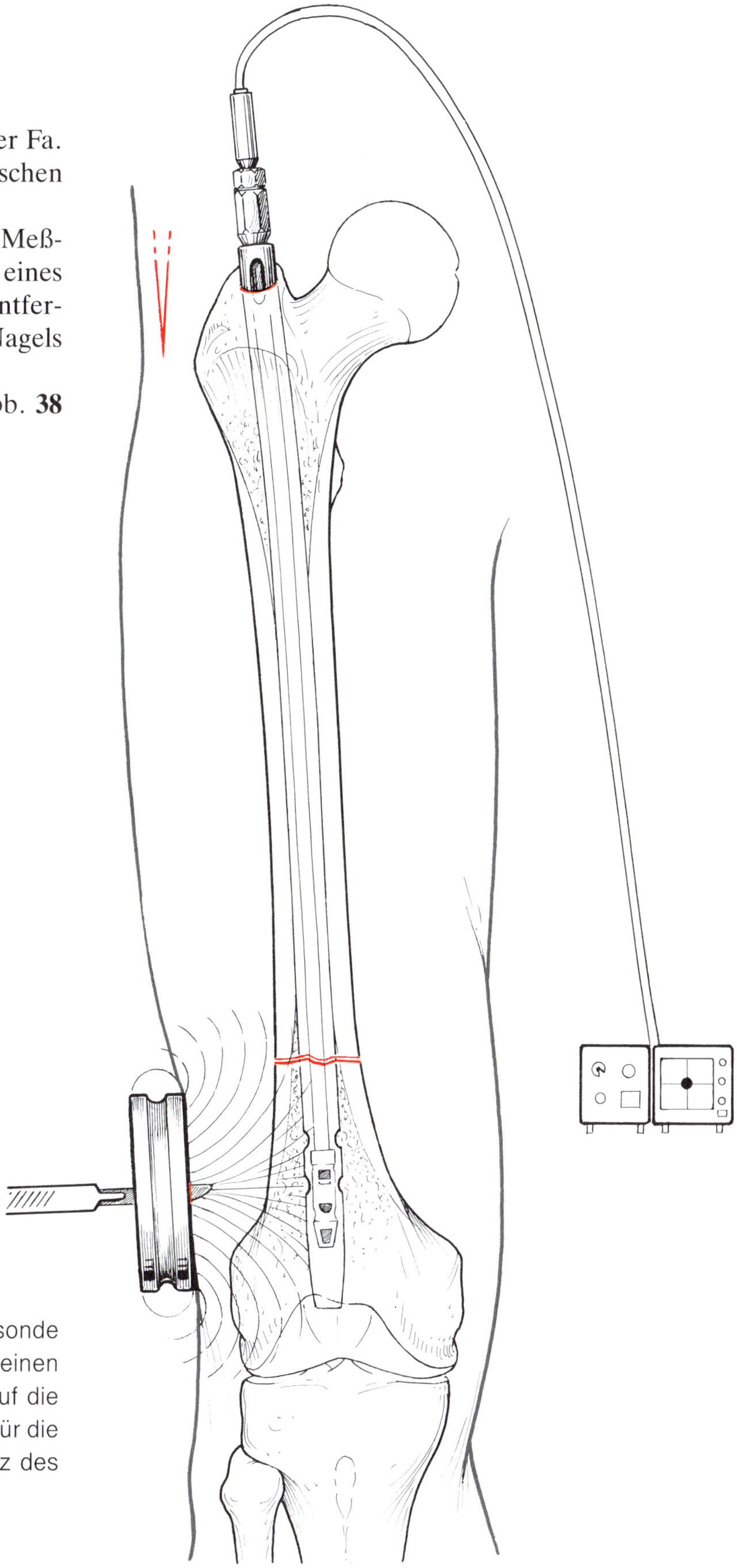

41 a Suchvorgang für die Stichinzision: Die Meßsonde ist nun wieder in den Nagel einzubringen. Durch einen von der Außenseite des distalen Oberschenkels auf die Haut aufgesetzten Ringmagneten wird nun der Ort für die Stichinzision ermittelt (Leuchtpunkt im Achsenkreuz des Monitors).

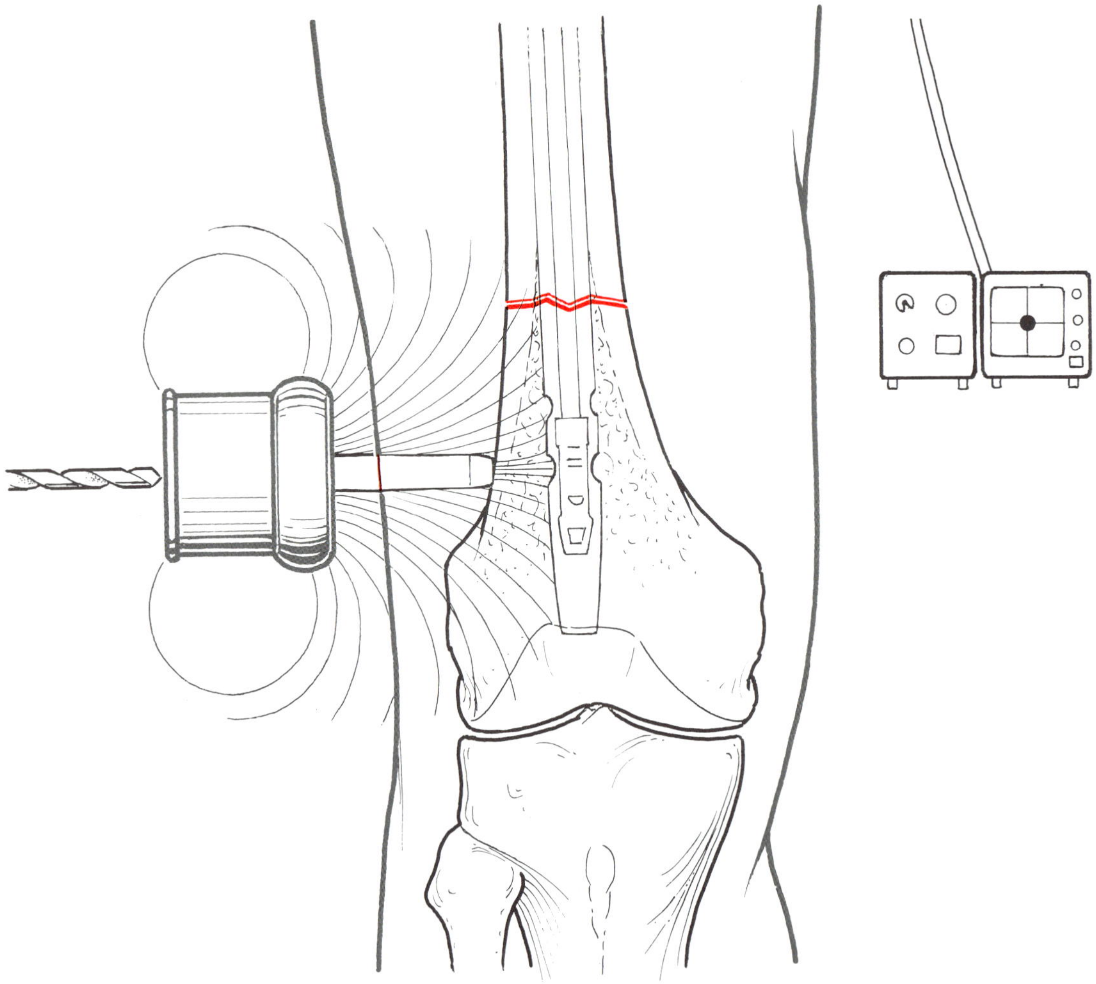

41 b Suchvorgang für die Knochenbohrung: Nun wird die Bohrlehre eingeführt, deren Spitze auf der Femurkortikalis so lange verschoben wird, bis wiederum der Leuchtpunkt auf dem Monitor exakt in der Mitte des Fadenkreuzes steht.

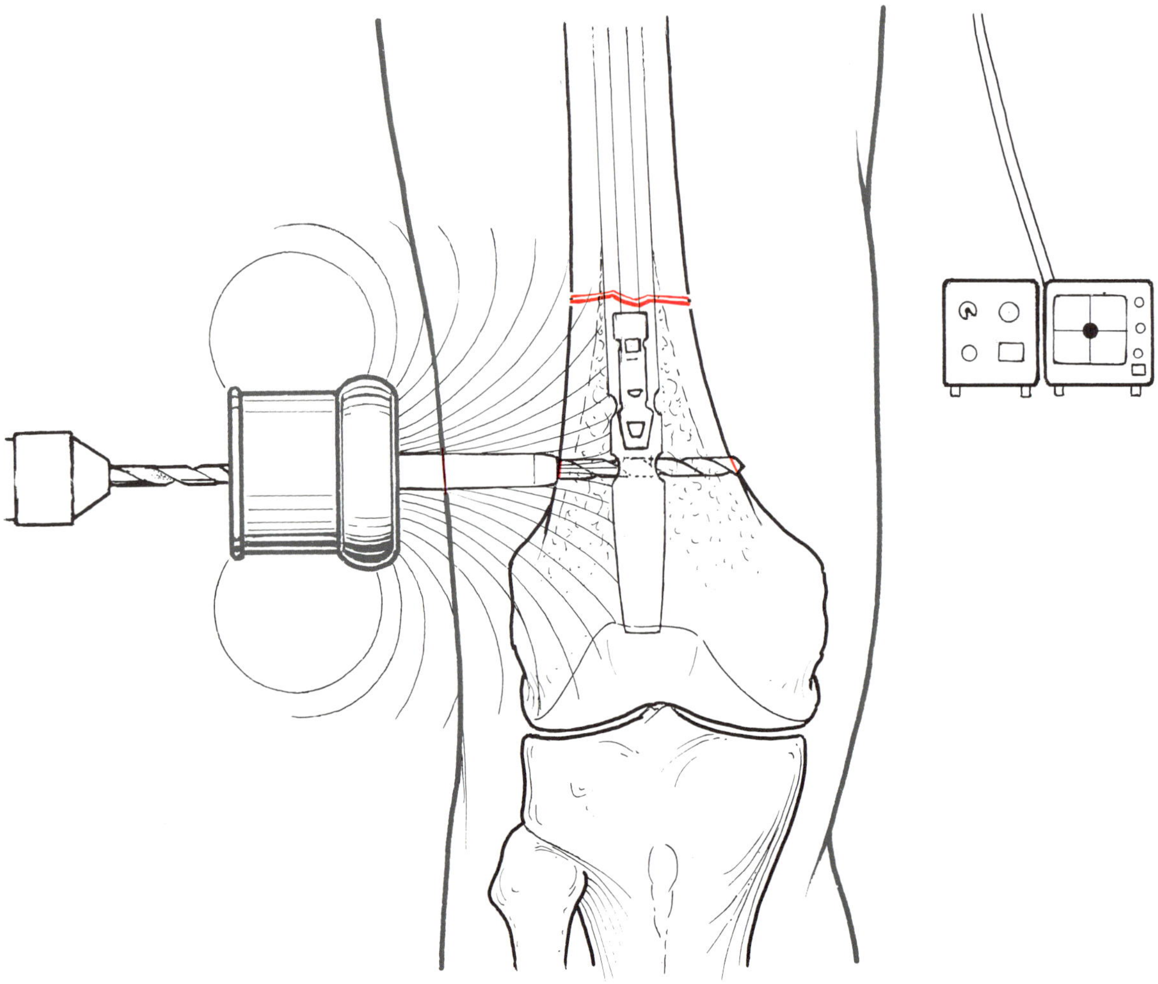

41 c Die Bohrlehre fixiert man mit leichten Hammerschlägen auf der Kortikalis. Der Bohrer wird in die Bohrlehre eingebracht, die Sonde aus dem Nagel zurückgezogen und nach Querbohrung des Femurs der Bolzen implantiert.

Bikondyläre Frakturen

Die operative Behandlung dieser Brüche kann sehr schwierig sein. Es kommen Y-, T- oder V-förmige Frakturen vor. Nicht selten liegen zusätzliche Verletzungen der knorpeligen Gelenkflächen und/oder des Bandapparates vor.

Prinzip

Die interkondyläre Fraktur wird zunächst mit Spongiosazugschrauben mit Unterlegscheibe oder sog. Flachkopfschrauben fixiert und anschließend mit einer Kondylenplatte stabilisiert.

Technik (Abb. **42–47**)

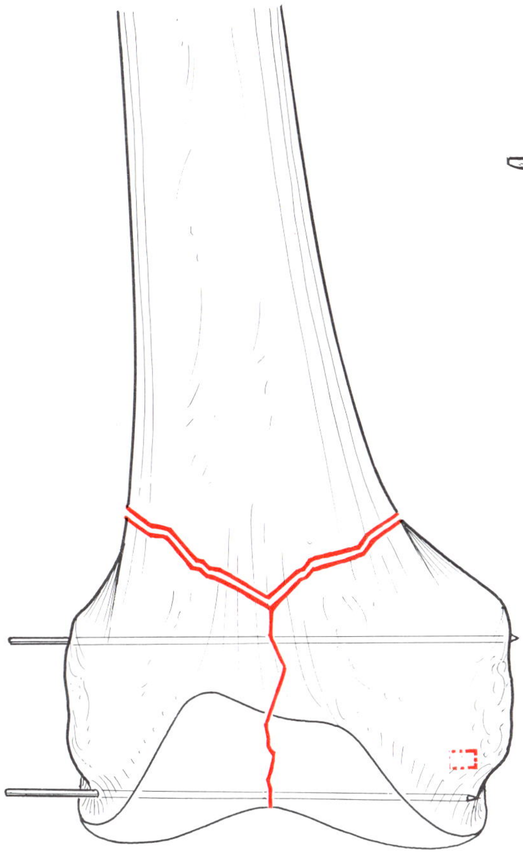

42 Lateraler Zugang und Eröffnung des Gelenkes. Die Kondylenfragmente werden exakt reponiert (Kniegelenk gebeugt!) und temporär mit Kirschner-Drähten fixiert. Die Drähte werden möglichst randständig eingebohrt, damit sie den Zugschrauben nicht im Wege sind.

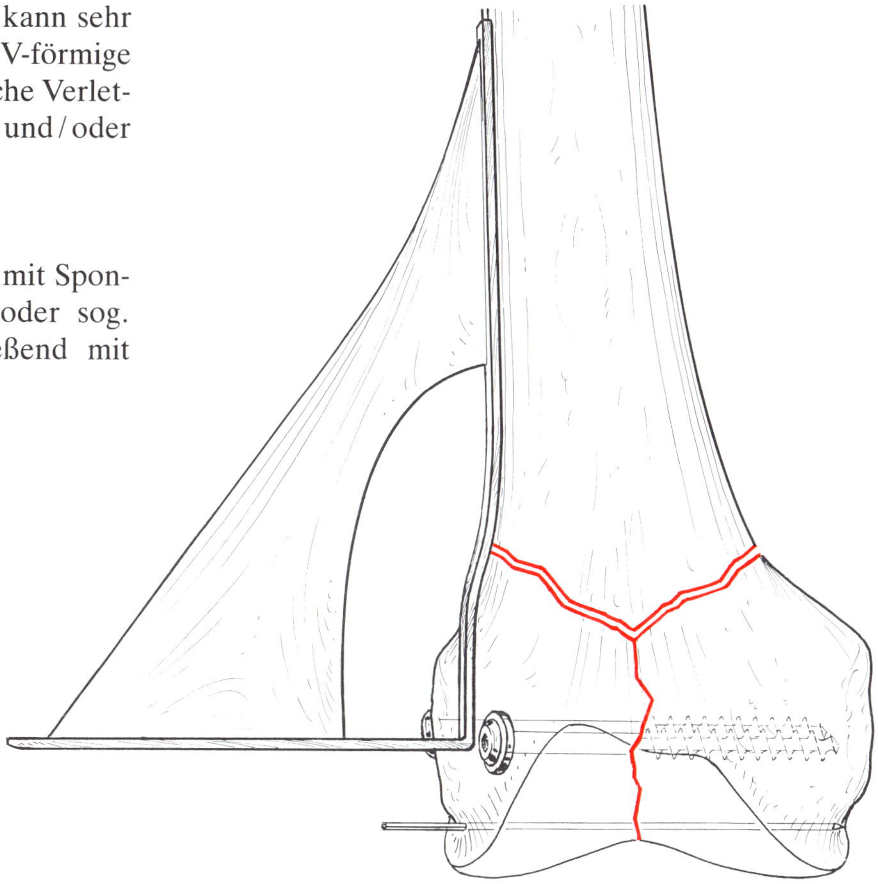

43 Kompressionsosteosynthese der Kondylenfragmente mit 2 Spongiosaschrauben mit Unterlegscheibe oder sog. Flachkopfschrauben. Die Kirschner-Drähte werden entfernt. Reposition der beiden Hauptfragmente. Die Einschlagstelle des Plattensitzinstrumentes wird vorbereitet (s. Abb. 26). Kirschner-Drähte werden als Richtungsdrähte eingebracht.

44

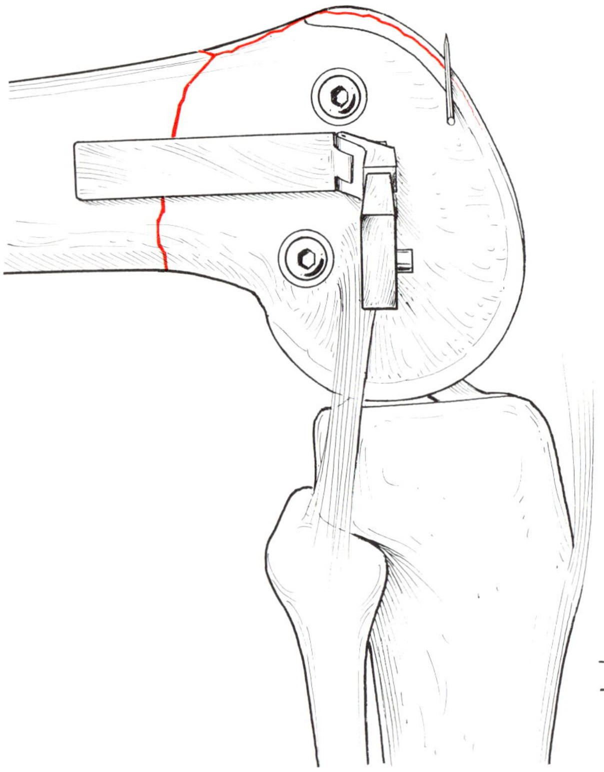

44 Einschlagen des Plattensitzinstrumentes bei seitlicher Betrachtung.

45 Einschlagen des Plattensitzinstrumentes bei Betrachtung von vorn.

45

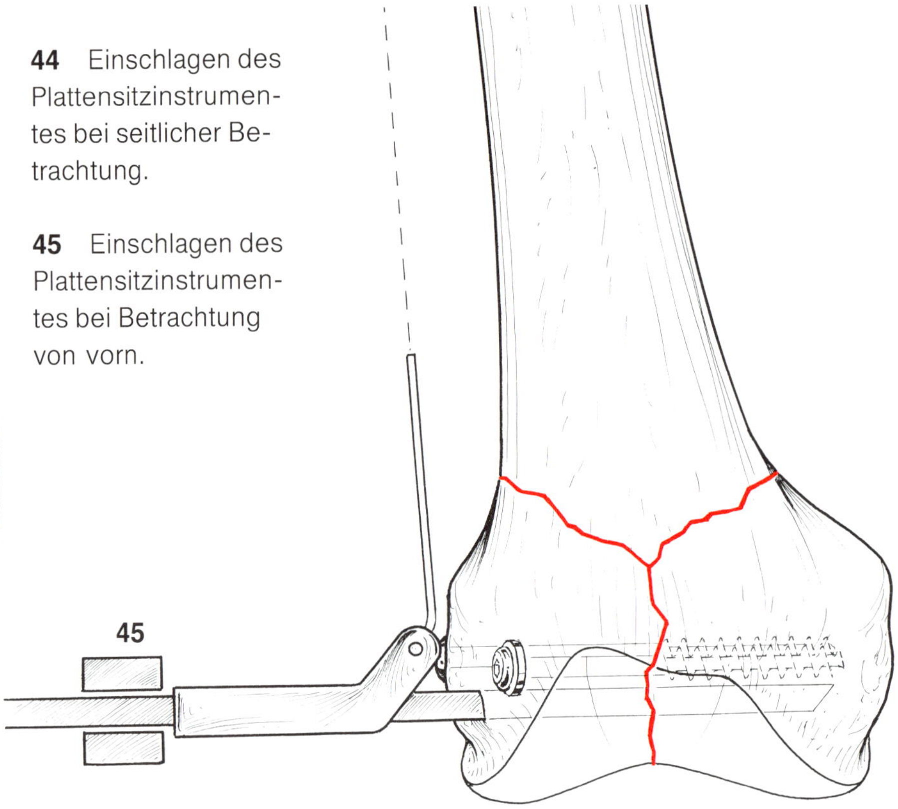

46

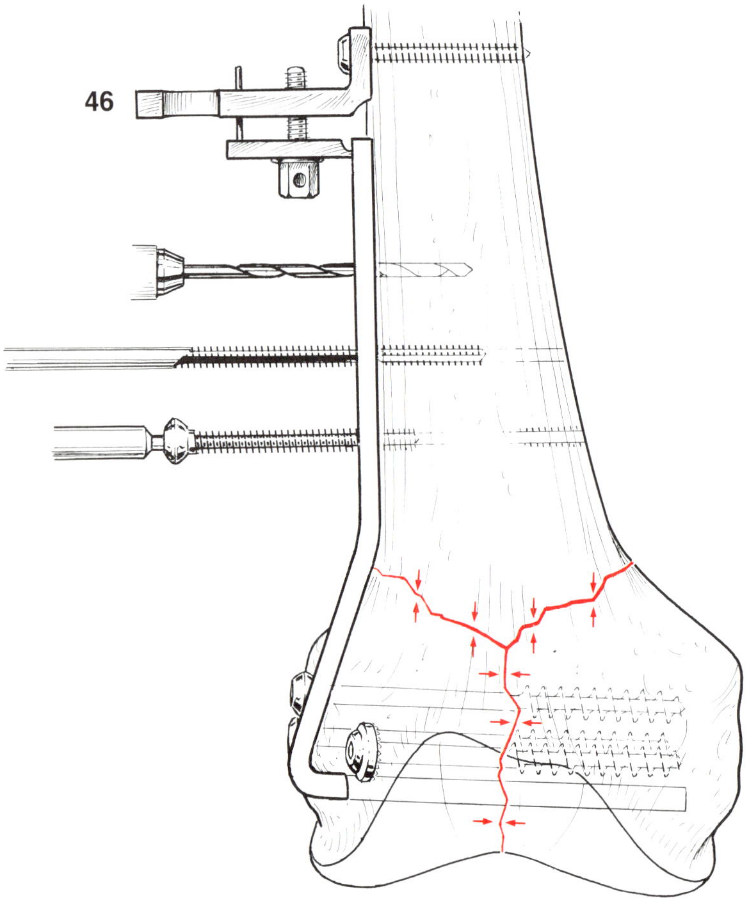

47

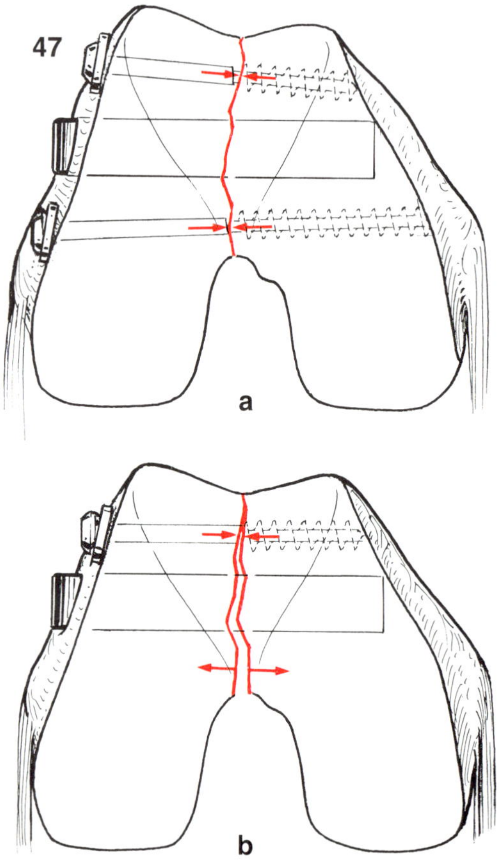

46 Die leicht *vorgespannte* Kondylenplatte wird mit dem Einschlaginstrument eingebracht und nach Entfernung des Einschlaginstrumentes mit dem Nachschlagbolzen fest eingeschlagen. Der vorgespannte Plattenschaft wird mit Haltezangen am Knochen fixiert. Entfernung der Kirschner-Drähte, Kompressionsosteosynthese.

47 a Lage der Plattenklinge und der interkondylären Spongiosaschrauben in der Aufsicht von unten.

47 b Falls nur eine vordere Schraube verwendet wird, können die Fragmente hinten klaffen.

Supra- und interkondyläre Trümmerfraktur

Prinzip

Schrittweise Rekonstruktion der Gelenkflächen und temporäre Fixation mit Kirschner-Drähten. Rekonstruktion der Hauptfragmente. Vorläufige Osteosynthese mit Kondylenabstützplatte (Burri) auf der Lateralseite, Eindrehen der unteren Spongiosaschrauben und Fixation der Platte an den Femurschaft mit einem Halteinstrument. Zusätzlich mediale T-Platte (schmale Platte) und Spongiosaplastik. Definitive Osteosynthese.

Technik (Abb. **48–50**)

48

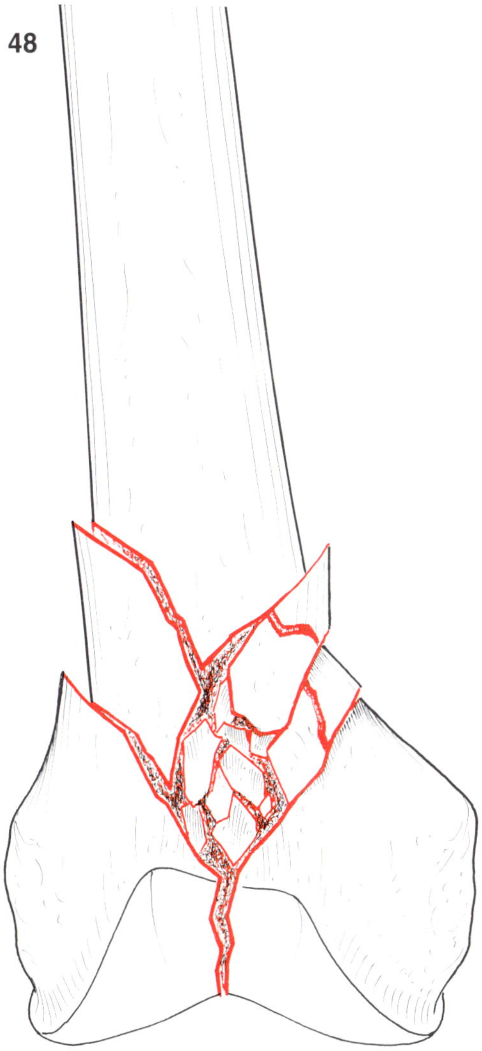

49

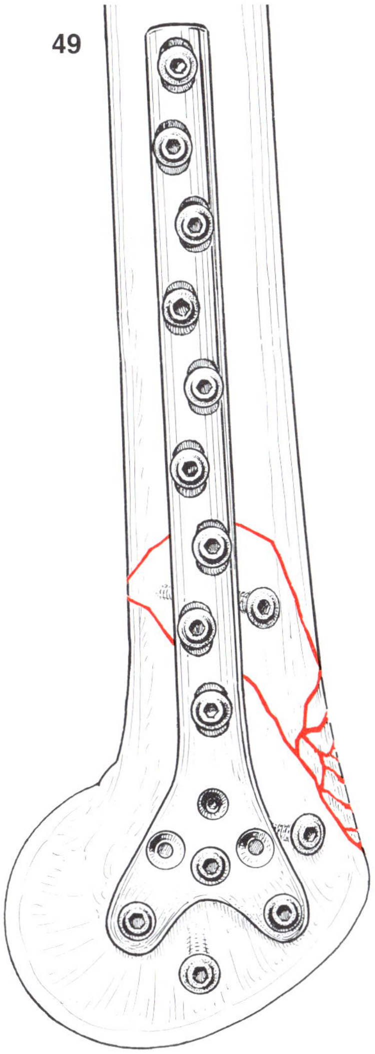

50

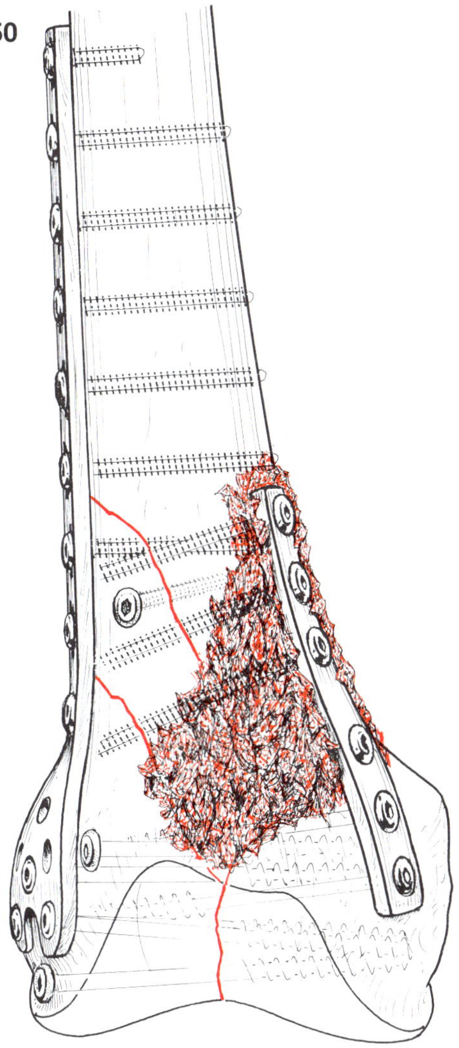

48 Ausgangsbefund. Zugang durch lateralen Längsschnitt mit medialem Hilfsschnitt oder durch Inzision nach Olerud.

49 Zunächst werden die Kondylenfragmente unter Extension bei gebeugtem Kniegelenk reponiert und mit Kirschner-Drähten temporär fixiert. Reposition der suprakondylären Fragmente unter Zug und Anlegen einer Kondylenabstützplatte an der Oberschenkelaußenseite (Seitansicht). Interfragmentäre Kompression der Kondylenfragmente durch Spongiosaschrauben, die durch die unteren Löcher der Abstützplatte eingedreht werden. Reposition der Hauptfragmente und Fixation der Abstützplatte mit einer Haltezange am Femurschaft. Adaptation der lateralen Femurfragmente ans Hauptfragment mit Zugschraube.

50 Wegen der ausgedehnten Trümmerzonen auf der Medialseite wird hier von einem medialen Hilfsschnitt eine schmale, der Knochenoberfläche angepaßte T- oder gerade Platte angebracht. Zusätzlich ausgiebige Spongiosaplastik.

Unikondyläre Frakturen

Prinzip

Bei jugendlichen Patienten Osteosynthese mit Zugschrauben. Am osteoporotischen Skelett Osteosynthese mit T-Platte oder Kondylenabstützplatte nach Burri.

Technik (Abb. **51** und **52**)

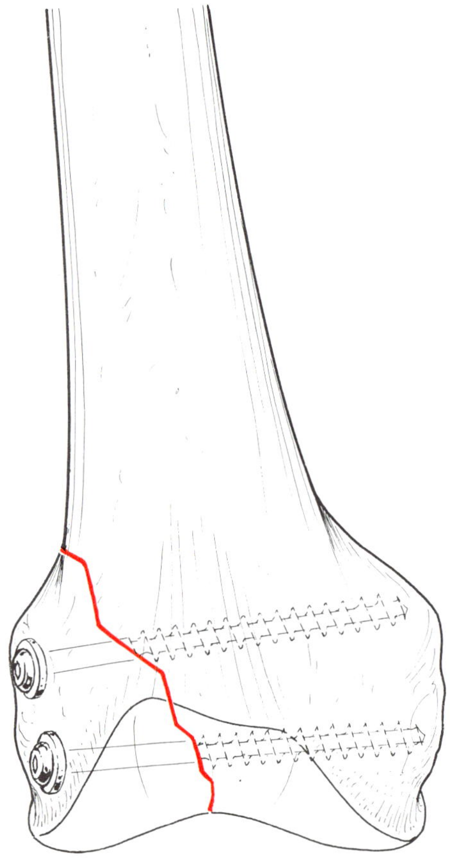

51 Zugang, je nach Ort der Fraktur, durch laterale oder mediale Inzision über dem Bruchgebiet. Eröffnung des Gelenkes. Reposition des frakturierten Kondylus, temporäre Fixation mit Kirschner-Drähten. Verschraubung durch 2 Spongiosaschrauben mit Unterlegscheiben oder sog. Flachkopfschrauben. Der gewindetragende Anteil der Schrauben liegt jenseits des Bruchspaltes.

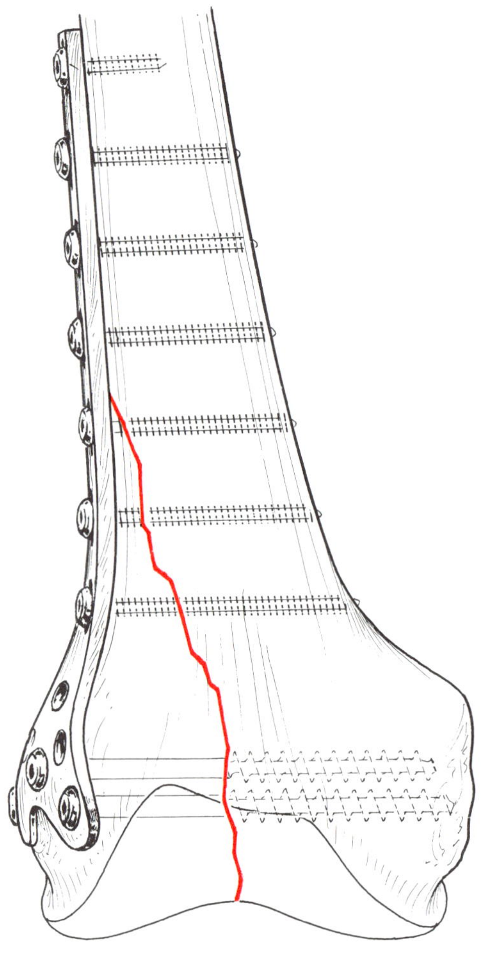

52 Beispiel einer unikondylären, in die Diaphyse hinaufreichenden Fraktur.

Nach anatomischer Reposition und temporärer Fixation der Fragmente mit Kirschner-Drähten wird lateral eine Abstützplatte angelegt. Durch die distalen Schraubenlöcher werden 2 Spongiosaschrauben mit langen Zugschrauben eingedreht. Fixation der Platte am Hauptfragment. Kortikalisschrauben werden als interfragmentäre Zugschrauben verwendet. (Nach Vorbohren mit dem 3,2-mm-Bohrer und Vorfräsen wird die plattennahe Kortikalis mit dem 4,5-mm-Bohrer aufgeweitet.)

Tangentialfraktur der hinteren Femurrolle (Hoffa-Fraktur)

Prinzip

Osteosynthese mit 2 Spongiosaschrauben.

Technik (Abb. **53–55**)

53

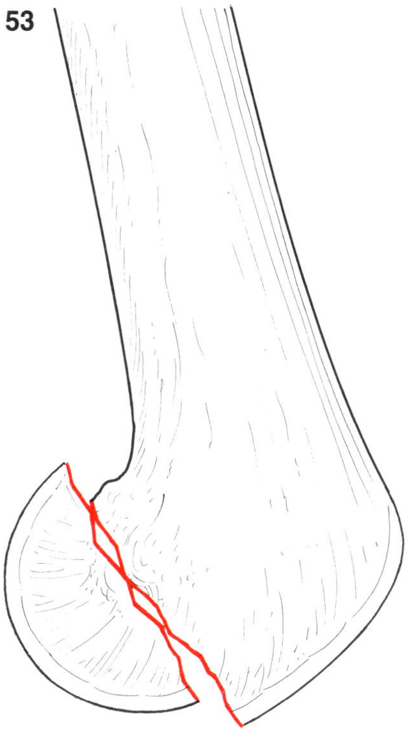

54

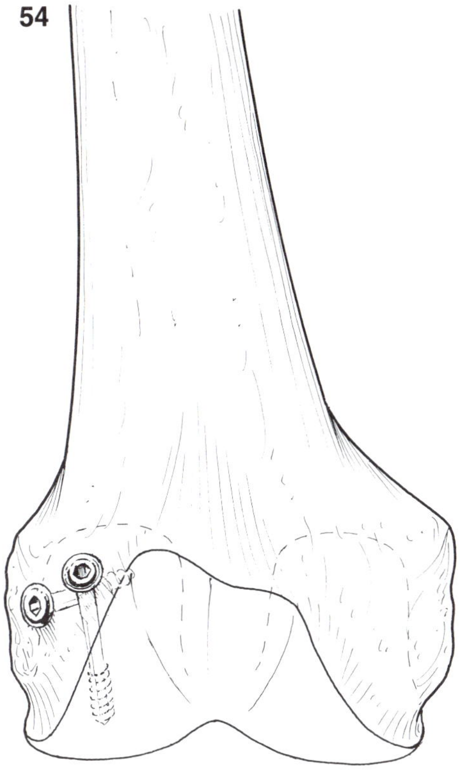

55

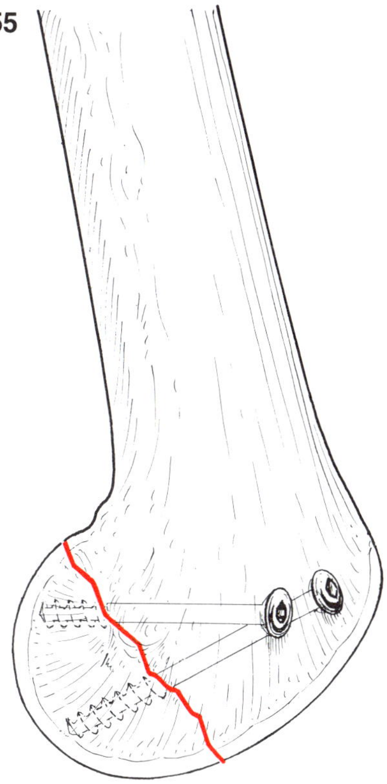

53 Tangentiale Fraktur einer hinteren Femurrolle.

54 Eröffnung des Gelenkes durch eine bogenförmige Inzision zwischen Patella und dem betroffenen Kondylus vor (und hinter) dem Seitenband. In Rechtwinkelstellung wird das hintere Fragment exakt reponiert und zunächst mit 2 Kirschner-Drähten temporär fixiert. 2 Spongiosaschrauben mit kurzem Gewinde werden von vorn nach hinten, möglichst rechtwinklig zur Bruchfläche ins Fragment eingedreht. Die Gewinde liegen nur im hinteren Fragment.

55 Ansicht von der Seite nach Osteosynthese. Die Schraubenköpfe sollten möglichst extraartikulär liegen. Falls durch eine Gelenkfläche verschraubt werden muß, versenkt man den Schraubenkopf unter die Knorpeloberfläche. – Bei der hinteren Abscherfraktur einer Kondylenrolle ist auch eine Verschraubung von hinten möglich. Der Schraubenkopf wird unter das Niveau der Gelenkfläche versenkt. (Posterolateraler oder posteromedialer Zugang mit Längsinzision durch die hintere Gelenkkapsel und, falls nötig, temporärer Ablösung eines Gastroknemiuskopfes.)

Verbundosteosynthese bei pathologischer Fraktur

Prinzip

Ausräumung der Markhöhle, Reposition der Fragmente, Osteosynthese mit Kondylenplatte und medialer Abstützplatte. Ausgießen der Markhöhle mit Knochenzement.

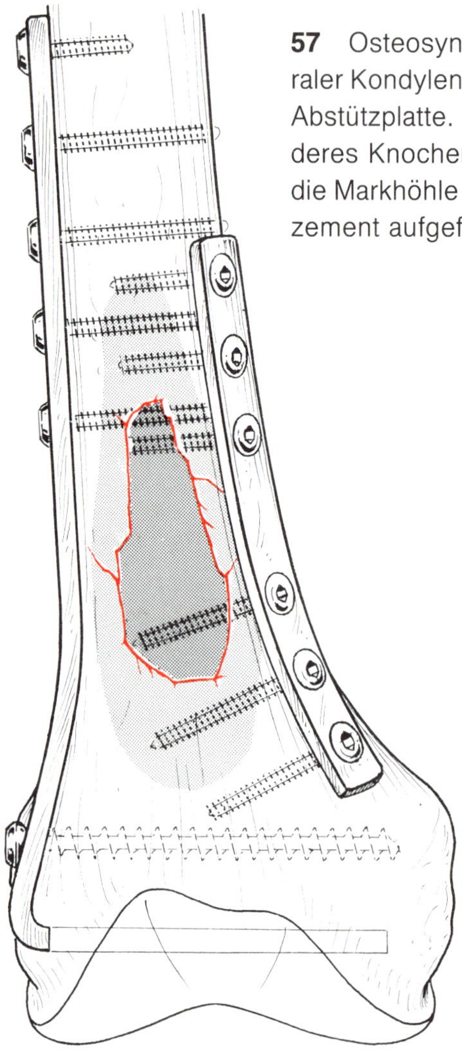

57 Osteosynthese mit lateraler Kondylen- und medialer Abstützplatte. Durch ein vorderes Knochenfenster wird die Markhöhle mit Knochenzement aufgefüllt.

Technik (Abb. **56** und **57**)

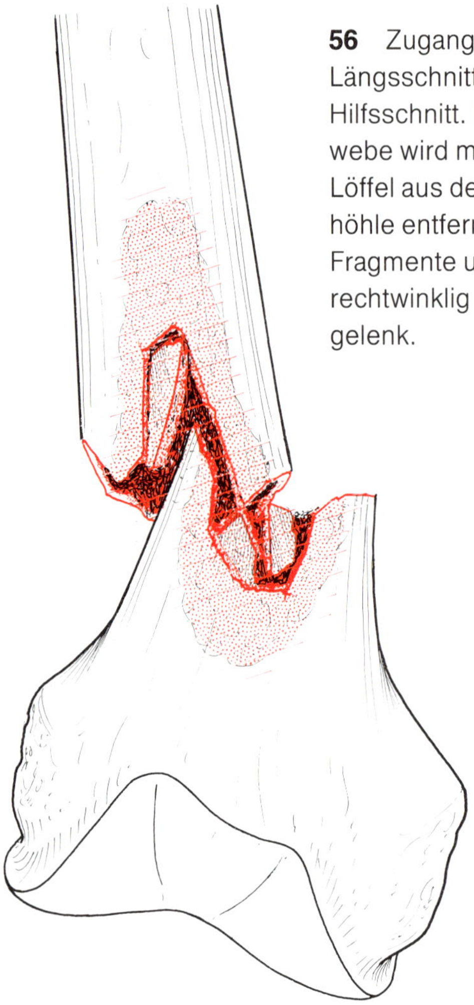

56 Zugang durch lateralen Längsschnitt und medialen Hilfsschnitt. Das kranke Gewebe wird mit einem scharfen Löffel aus der Femurmarkhöhle entfernt. Reposition der Fragmente unter Zug bei rechtwinklig gebeugtem Kniegelenk.

Suprakondyläre Femurpseudarthrose

Prinzip

Kompressionsosteosynthese mit Zuggurtungsplatte. Bei straffer Pseudarthrose keilförmige Korrekturosteotomie. Die mediale Kortikalis wird nicht durchtrennt. Bei schlaffer Pseudarthrose kann auf Osteotomie verzichtet werden. Die nachstehenden Abbildungen entsprechen der Technik von B. G. Weber und Czech.

Technik (Abb. **58–60**)

58

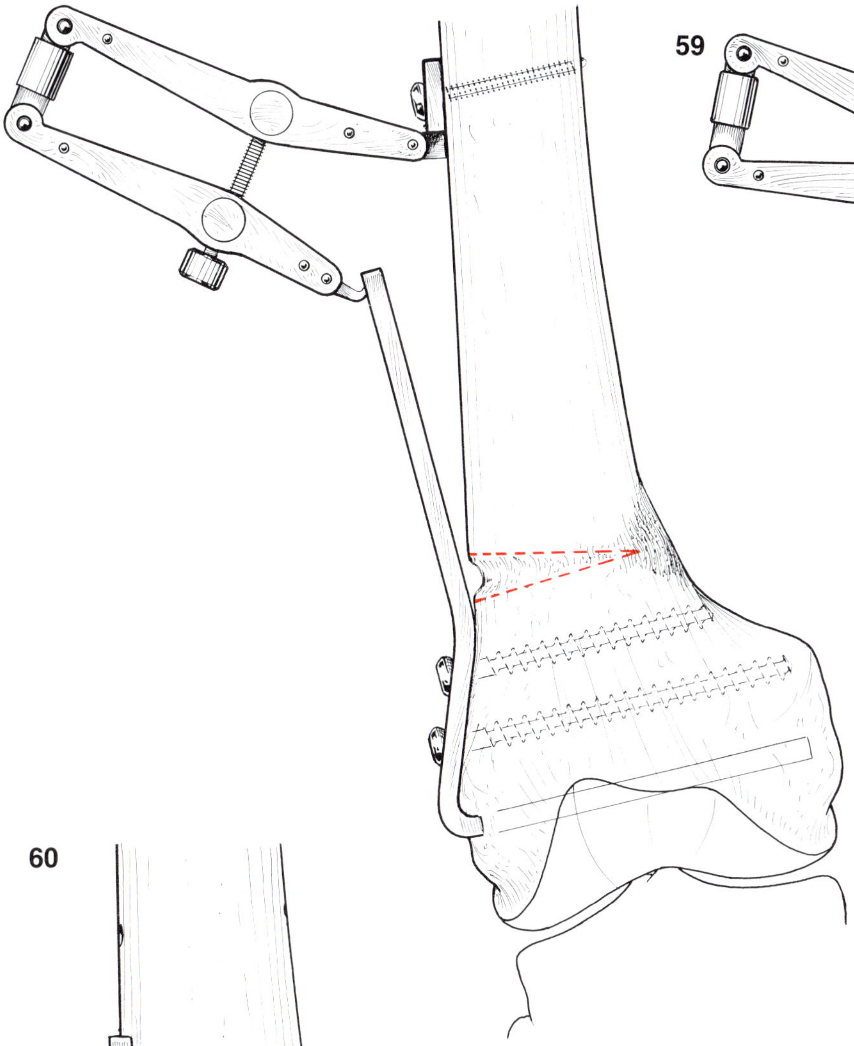

59

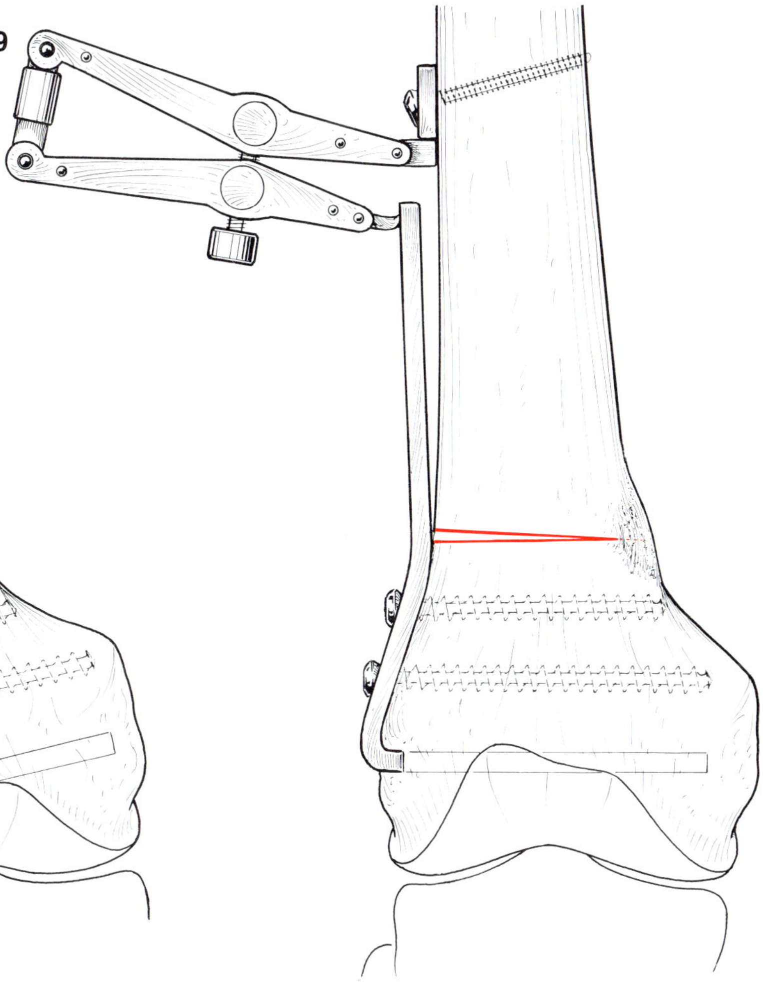

60

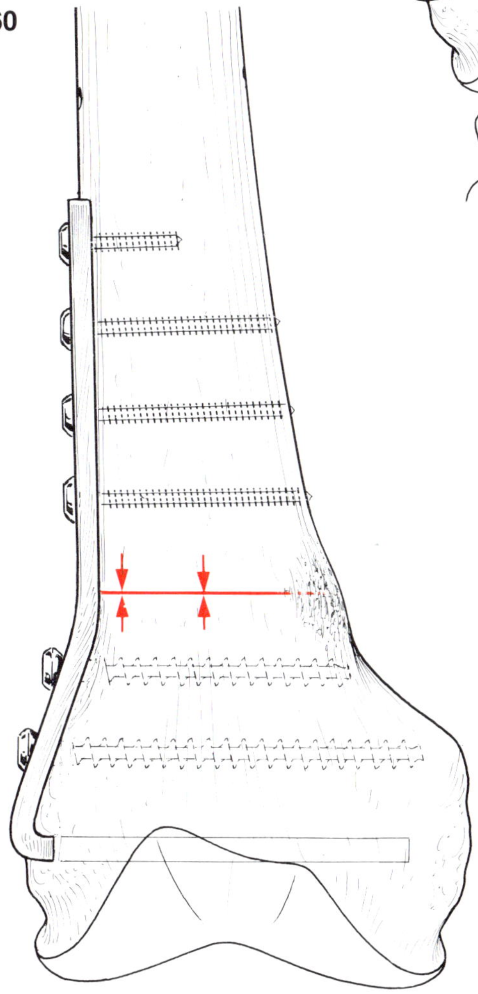

58 Straffe, suprakondyläre Femurpseudarthrose in Varusfehlstellung. Auf der Lateralseite des distalen Fragmentes wird eine 7-Loch-Kondylenplatte als Zuggurtungsplatte angelegt. Die Plattenklinge liegt parallel des Gelenkspaltes (Kniebasislinie). Zwei Spongiosaschrauben werden ins distale Fragment eingedreht. Osteotomie der straffen Pseudarthrose entsprechend dem Winkel der Fehlstellung.

59 Die Fragmente werden mit dem Plattenspanner unter Druck gesetzt.

60 Schlußbild nach Verschraubung der Kondylenplatte.

Weiterführende Literatur

Frakturen: Gesamtdarstellungen

Aglietti, P., P. Chambat: Fractures of the knee. In J. N. Insall: Surgery of the Knee. Churchill Livingstone, New York 1984

Baumgartl, F., R. Hohenbleicher: Kniegelenke; Schienbeinkopfbrüche. In F. Baumgartl, K. Kremer, H. W. Schreiber: Spezielle Chirurgie für die Praxis, Bd. III/2: Haltungs- und Bewegungsapparat – Traumatologie. Thieme, Stuttgart 1980

Böhler, L.: Die Technik der Knochenbruchbehandlung, Bd. 2, Teil 1 u. 2, 12. u. 13. Aufl. Maudrich, Wien 1977

Burri, C., A. Rüter, W. Spier: Knochenverletzungen im Kniebereich. Hefte Unfallheilk. 120 (1975)

Chapchal, G.: Fractures in Children. Thieme, Stuttgart 1981

Charnley, J.: Die konservative Therapie der Extremitätenfrakturen. Springer, Berlin 1968

Duparc, J.: Les fractures du genou. Expansion Scientifique Française, Paris 1975

Eichler, J., U. Weber: Frakturen im Kindesalter. Thieme, Stuttgart 1982

Hempel, D., S. Fischer: Marknagelungspraxis nach Küntscher. Thieme, Stuttgart 1980

Hertel, P., L. Schweiberer: Unfallchirurgische Eingriffe im Kindesalter. In B. Breitner: Chirurgische Operationslehre, Bd. VI, hrsg. von F. Gschnitzer, E. Kern, L. Schweiberer. Urban & Schwarzenberg, München 1976 (S. 1–72).

Italienische Gesellschaft für Orthopädie und Traumatologie: Le fratture articolari del ginocchio (62. Congr., Roma 1977). Aulo Gaggi, Bologna

Jahna, H., H. Wittich: Konservative Methoden in der Frakturbehandlung. Urban & Schwarzenberg, Wien 1985

Maatz, R., W. Lentz, W. Arens, H. Beck: Die Marknagelung und andere intramedulläre Osteosynthesen. Schattauer, Stuttgart 1983

Müller, M. E., M. Allgöwer, R. Schneider, H. Willenegger: Manual der Osteosynthese, 2. Aufl. Springer, Berlin 1977

Rüedi, Th., M. Allgöwer: Richtlinien der schweizerischen AO für die Nachbehandlung operativ versorgter Frakturen. AO-Bulletin 1975

Sarmiento, A., L. L. Latta: Nichtoperative funktionelle Frakturbehandlung. Springer, Berlin 1984

Schauwecker, F.: Osteosynthesepraxis, 2. Aufl. Thieme, Stuttgart 1981

Weber, B. G., O. Čech: Pseudarthrosen. Huber, Bern 1973

Weber, B. G., F. Magerl: The External Fixator. Springer, Berlin 1985

Weber, B. G., Ch. Brunner, F. Freuler: Die Frakturenbehandlung bei Kindern und Jugendlichen. Springer, Berlin 1978

Zenker, R., F. Deucher, W. Schink: Chirurgie der Gegenwart, Bd. IVa/2: Unfallchirurgie. Urban & Schwarzenberg, München 1975

Oberschenkelfrakturen

Albrecht, F., J. O. Jost, E. Brug: Sportliche Belastungsfähigkeit nach Osteosynthesen im Bereich der unteren Extremität. Dtsch. Z. Sportmed. 2 (1979) 35–44

Bansal, V. P., V. Singhal, M. K. Mam, S. S. Gill: The floating knee. 40 cases of ipsilateral fractures of the femur and the tibia. Int. Orthop. 8 (1984) 183–187

Boitzy, A.: Zur Entfernung von Metallimplantaten nach Osteosynthese. Ther. Umsch. 29 (1972) 406–408

Čech, O., S. Beznoska: Technique of external fixation in nonunion. In G. Chapchal: Pseudarthroses and their treatment. Thieme, Stuttgart 1979 (S. 67–72)

Della Torre, P., P. Aglietti, M. Altissimi: Results of rigid fixation in 54 supracondylar fractures of the femur. Arch. Orthop. Traum. Surg. 97 (1980) 177–183

Diezemann, E. D., E. H. Kuner, R. Hoos: Entwicklung in der Behandlung der distalen Oberschenkelfrakturen. Unfallchirurgie 2 (1976) 177–182

Fraser, R. D., G. A. Hunter, J. P. Waddell: Ipsilateral fracture of the femur and tibia. J. Bone Jt. Surg. 60 B (1978) 510–515

Giles, J. B., J. C. de Lee, J. D. Heckmann, J. E. Keever: Supracondylar-intercondylar fractures of the femur treated with a supracondylar plate and lag screw. J. Bone Jt. Surg. 64A (1982) 864–870

Healy, W. L., A. F. Brooker: Distal femoral fractures. Clin. Orthop. 174 (1983) 166–171

Holz, U., S. Weller, D. Wagner: Typische Implantatbrüche – Eine klinische Analyse. Unfallheilkunde 84 (1981) 20–25

Kolmert, L., B. M. Persson: Supracondylar femoral fractures as a complication to ender nailing of trochanteric fractures. Arch. Orthop. Traum. Surg. 97 (1980) 51–55

Krettek, C., N. Haas, H. Tscherne: Kniegelenksnahe Femurfrakturen: Operationstaktisches Vorgehen und Nachuntersuchungsergebnisse. Prakt. Sport-Traumatol. Sportmed. 1 (1986) 12–16

Lattermann, D.: Frakturen im Alter und ihre therapeutischen Probleme. Ther. Umsch. 29 (1972) 415–420

Lehmann, L., H.-K. Kaufner, B. Friedrich: Zur Problematik der Sekundärfrakturen nach Entfernung des Osteosynthesematerials. Unfallheilkunde 80 (1977) 449–455

Lehmann, A., B. Noesberger: Supracondylar nonunions of the femur. In G. Chapchal: Pseudarthroses and Their Treatment. Thieme, Stuttgart 1979 (S. 222–226)

Martinek, H., L. Schmidt: Frakturen des distalen Oberschenkels und ihre Behandlungen mit der Kondylenplatte. Chirurg 49 (1978) 382–389

Mize, R. D., R. W. Bucholz, D. P. Grogan: Surgical treatment of displaced, comminuted fractures of the distal end of the femur. J. Bone Jt. Surg. 64 A (1982) 871–879

Muhr, G.: Therapie und Nachbehandlung distaler Femurfrakturen. Hefte Unfallheilk. 120 (1975) 9–14

Mustur, V., R. P. Jakob: Laterale Femurkondylusfraktur kombiniert mit Patellafraktur. Orthop. Praxis 6 (1980) 477–480

Neer, Ch. S., S. A. Grantham, M. L. Shelton: Supracondylar fracture of the adult femur. J. Bone Jt. Surg. 49 A (1967) 591–613

Nordin, J. Y., A. C. Masquelet, R. Gavard, F. Signoret: Les fractures unicondyliennes du fémur. Rev. Chir. Orthop. 71 (1985) 111–115

Olerud, S.: Operative treatment of supracondylar-condylar fractures of the femur. J. Bone Jt. Surg. 54 A (1972) 1015–1032

Schatzker, J., D. C. Lambert: Supracondylar fractures of the femur. Clin. Orthop. 138 (1979) 77–83

Shelbourne, K. D., F. R. Brueckmann: Rush-Pin fixation of supracondylar and intercondylar fractures of the femur. J. Bone Jt. Surg. 64A (1982) 161–169

Trentz, O., H. Tscherne, H.-J. Oestern: Operationstechnik und Ergebnisse bei distalen Femurfrakturen. Unfallheilkunde 80 (1977) 441–448

Trillat, A., H. Dejour, J. Bost, C. Nourissat: Les fractures unicondyliennes du fémur. Rev. Chir. orthop. 61 (1975) 611–626

Trojan, E., V. Vécsei, O. Wruhs: Indikationen für die Verriegelungsnagelung am Oberschenkel im distalen Drittel. Hefte Unfallheilk. 161 (1983) 53–61

Tscherne, H., O. Trentz: Die frischen Verletzungen der Femurcondylen. Langenbecks Arch. Chir. 345 (1977) 395–401

Tscherne, H., H.-J. Oestern, O. Trentz: Spätergebnisse der distalen Femurfraktur und ihre besonderen Probleme. Zbl. Chir. 102 (1977) 897–904

Vécsei, V.: Ender-Nagelung – Pro und Kontra. Chirurg 56 (1985) 16–24

Vives, P., J. G. Gaffuri, M. de Lestang, T. Dorde, L. M. Collet: Étude critique et résultats de 86 fractures de l'extrémité inférieure du fémur traitées par lame plaque monobloc. Rev. Chir. Orthop. 67 (1981) 451–460

Walcher, K., M. von Lüdinghausen: Indikation, Technik und Histologie der Verbundosteosynthese zur Frakturbehandlung alter Menschen. Orthopäde 4 (1975) 149–158

Wenzl, H., P. A. Casey, P. Hébert, J. Belin: Die operative Behandlung der distalen Femurfraktur. AO Bulletin 1970

van der Werken, Chr., R. K. Marti, E. L. F. B. Raaymakers: Distal femoral fractures, results of operative treatment. Neth. J. Surg. 33 (1981) 230–236

Zilkens, J., W. Leger, I. Schneider: Grenzen der Indikation zur Verbundosteosynthese. Unfallheilkunde 80 (1977) 353–357

23

Tibiakopffrakturen

Klassifikationen

Die Vielfalt der Bruchformen des Schienbeinkopfes verlangt nach *Ordnung* und *Übersicht*. Einteilungsversuche stammen von Hohl (1967), Holz (1974), Rasmussen (1973), Schatzker (1979) und Thiele (1968). In den letzten Jahren kamen 2 weitere Klassifikationsvorschläge hinzu, nämlich die von Moore (1981) und die AO-Klassifikation aus dem gleichen Jahre.

Wir wollen beide bei unserem Therapiekonzept berücksichtigen, weil

- die Mooresche Einteilung auf der Grundlage gleichzeitiger Begleitverletzungen der Bänder, Nerven und Gefäße erfolgt ist und
- die AO-Klassifikation sowie die AO-Prinzipien der Frakturbehandlung (AO-Manual 1977) anerkannte Grundlagen darstellen.

Moore hat in seiner Einteilung allerdings nicht die Frakturen des Tibiaplateaus einbezogen, die durch Stauchungskräfte hervorgerufen werden. Er analysierte lediglich die *Verrenkungsbrüche* und unterscheidet dabei *5 Frakturtypen:*

- Den Spaltbruch (Split) des medialen Kondylus. Dabei ist die mediale Kapsel vertikal eingerissen und vom hinteren Fragment losgelöst. Häufig liegen auch Abrißfrakturen des Caput fibulae und des Tuberculum intercondylare laterale vor. Die Fraktur gilt als »instabil«.
- Frakturen des gesamten Tibiaplateaus (Entire Condyle). Die Frakturlinie zieht durch die ausgerissene Eminentia intercondylaris ins gegenseitige Tibiaplateau. Bleibt die Eminentia am frakturierten Kondylus, sind stets ein oder beide Kreuzbänder zerrissen; außerdem bestehen Kapsel-Band-Läsionen auf der Gegenseite des Kniegelenkes. Häufig werden auch Verletzungen der Nerven und Gefäße beobachtet.
- Fraktur des Plateaurandes (Rim Avulsion).
- Ausriß des Lig. coronarium (Kapselzeichen nach Hughston) oder des Tuberculum tracti iliotibialis (Gerdy). Häufig werden Kapsel-Band- und Kreuzbandverletzungen beobachtet.
- Impressionsfrakturen des Plateaurandes (Rim Impression). Sowohl der mediale als auch der laterale Kondylenrand können betroffen sein. Die mediale Randimpression wird oft von Abrißfrakturen des Caput fibulae, des Tuberculum intercondylare laterale und Kreuzbandverletzungen begleitet.
- Mehrfragmentfrakturen (»vierteilige Fraktur« [Four Part]). Bei dieser Bruchform ist die Eminentia intercondylaris sowohl von den Kondylenfragmenten als auch vom Schaftfragment abgetrennt. Als häufige Begleitverletzungen treten Brüche des Fibulaköpfchens auf. Jede zweite Verletzung geht mit zusätzlichen neurovaskulären Schäden einher.

Tscherne u. Mitarb. (1984) haben aus prognostischen Erwägungen die Mooresche Klassifikation modifiziert. Sie unterscheiden folgende Gruppen intraartikulärer Tibiakopffrakturen:

- Randabbrüche im Rahmen von Bandverletzungen und Luxationen des Kniegelenkes (Typ III und IV der Einteilung nach Moore),
- Plateaufrakturen und
- Luxationsfrakturen (Typ I, II und V nach Moore).

Die besondere klinische Bedeutung der Mooreschen Klassifikation liegt darin, daß sie aus dem röntgenologischen Verlauf der Frakturlinien auf gleichzeitige Ligamentverletzungen schließen läßt. Bei all diesen Frakturformen sind deshalb mediale und/oder laterale parapatellare Arthrotomien erforderlich, um intraartikuläre Begleitverletzungen zu erkennen und bei Brüchen der Gelenkfläche das Ergebnis der Korrektur zu überprüfen.

Da im folgenden Kapitel die operative Behandlung der Knochenverletzungen im Vordergrund stehen soll – zur Behandlung der Kapsel-Band-Verletzungen verweisen wir auf das Kapitel 18 – folgen wir bei der Darstellung der kniegelenknahen Tibiafrakturen im Erwachsenenalter dem Vorschlag von Holz (1974) sowie der AO-Klassifikation (1981) und versuchen die wesentlichen Gesichtspunkte der Mooreschen Einteilung mit zu berücksichtigen. Wir unterscheiden:

- Randfrakturen (Abb. **1a** u. **b**),
- unikondyläre Spaltfrakturen (Abb. **2**),
- unikondyläre Schrägfrakturen mit oder ohne Impression des Fragmentes (Abb. **3**),
- Impressionsfrakturen (Abb. **4–7**),
- bikondyläre Frakturen (Abb. **8**),
- unikondyläre Frakturen mit Depression und Impression,
- bikondyläre Trümmerfrakturen (Abb. **9**),
- infrakondyläre Frakturen (Abb. **10**),
- Abrißfrakturen der Tuberositas tibiae (Abb. **11–13**).

a

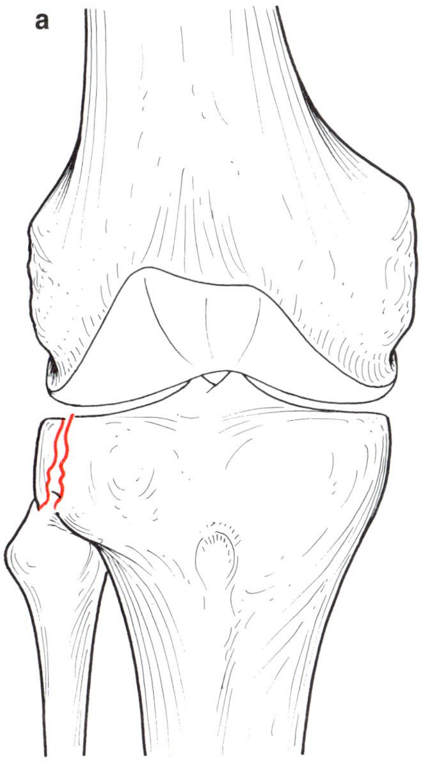

b

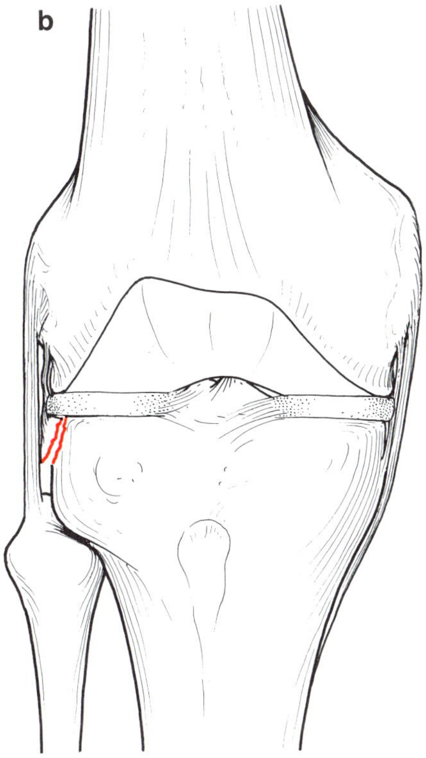

1 a Beispiel eines sog. Randabbruches (Verrenkungsbruch). Abrisse des Fibulaköpfchens, Ausrisse der Kreuzbandhöcker und gleichzeitige Risse der Seitenbänder sind recht häufig. Abrisse der Tuberositas tracti iliotibialis (Gerdy) kommen vor.

1 b Sogenannter Randabbruch in Form einer schmalen Abrißfraktur des Lig. meniscotibiale laterale (Kapselzeichen nach Hughston).

2

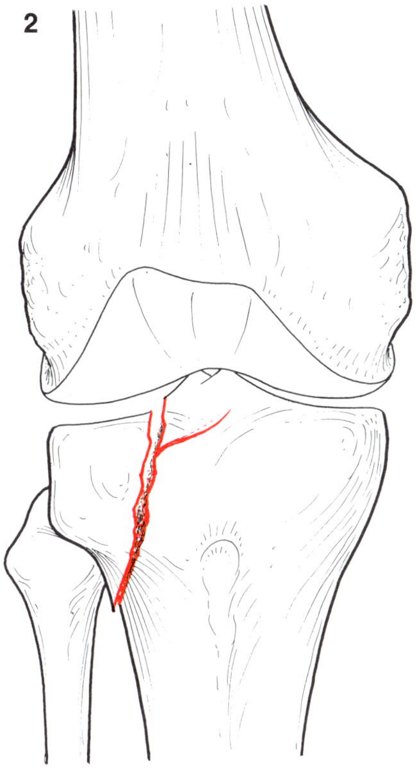

2 Unikondyläre Spaltfraktur (häufigster Verrenkungsbruch). Mediales und laterales Plateau sind etwa gleich häufig betroffen. Die Eminentia intercondylaris kann mitfrakturieren. Oft liegen gleichzeitige Verletzungen des gegenseitigen Seitenbandes und der Kreuzbänder sowie neurovaskuläre Schäden vor.

3 Unikondyläre Schrägfraktur ohne Impression. Die Eminentia intercondylaris kann teilweise oder vollständig ausgerissen sein. Die Begleitverletzungen entsprechen denen unikondylärer Spaltfrakturen.

3

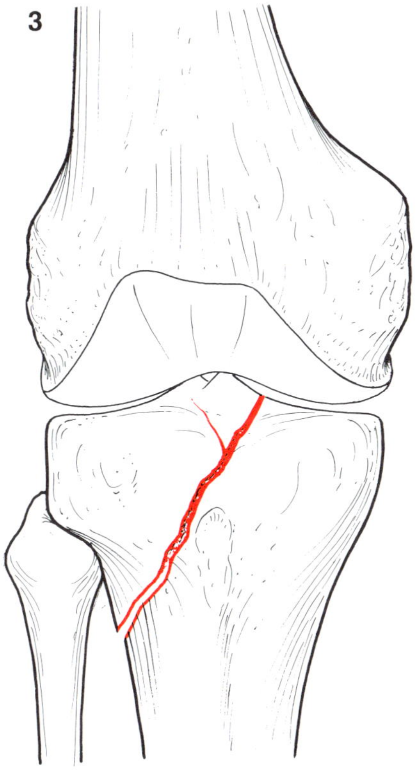

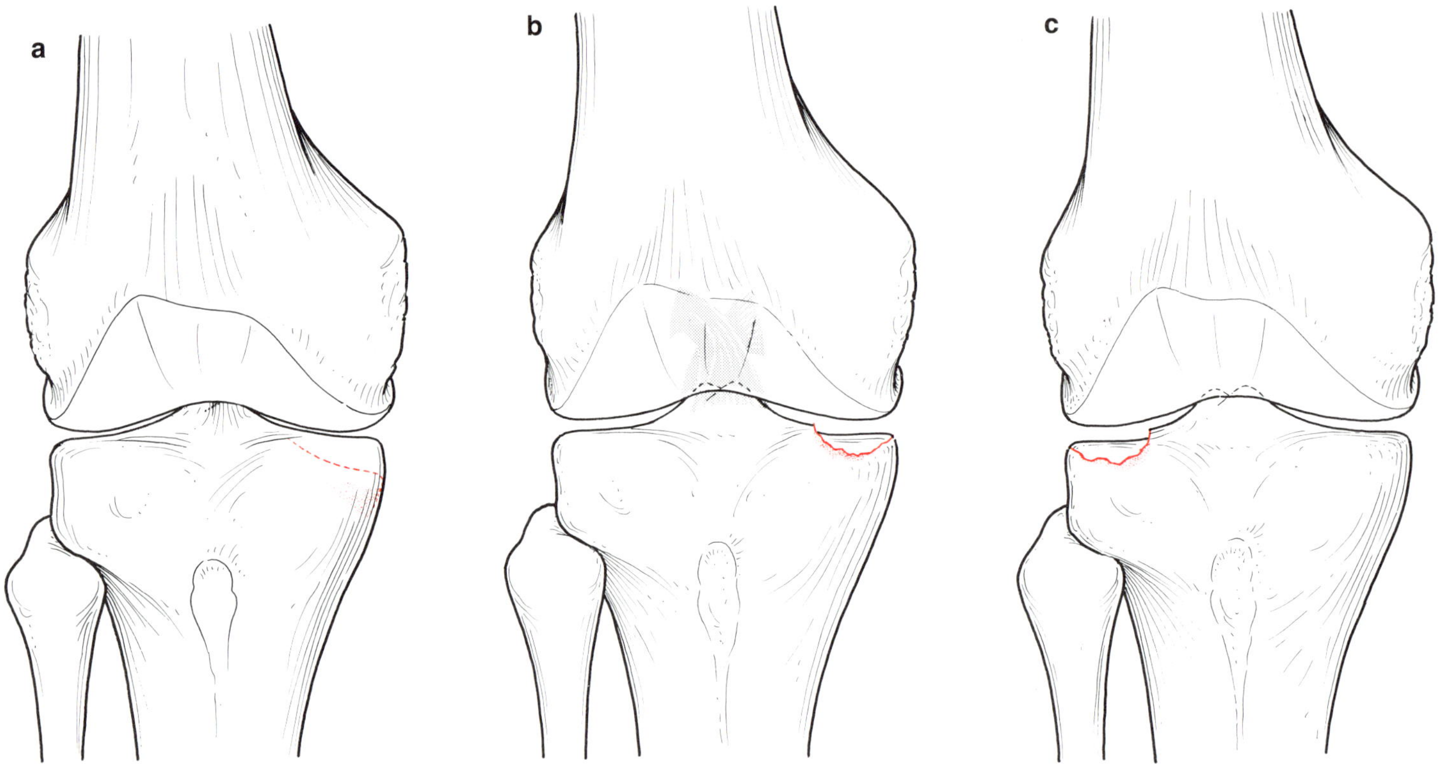

4 a–c Randimpressionsfraktur. Sie sitzt etwa gleich häufig im Bereich des medialen und lateralen Kondylenrandes. Ist der mediale Rand betroffen, treten nicht selten Abrißbrüche des Fibulaköpfchens und Kreuzbandrupturen auf (Verrenkungsbruch).

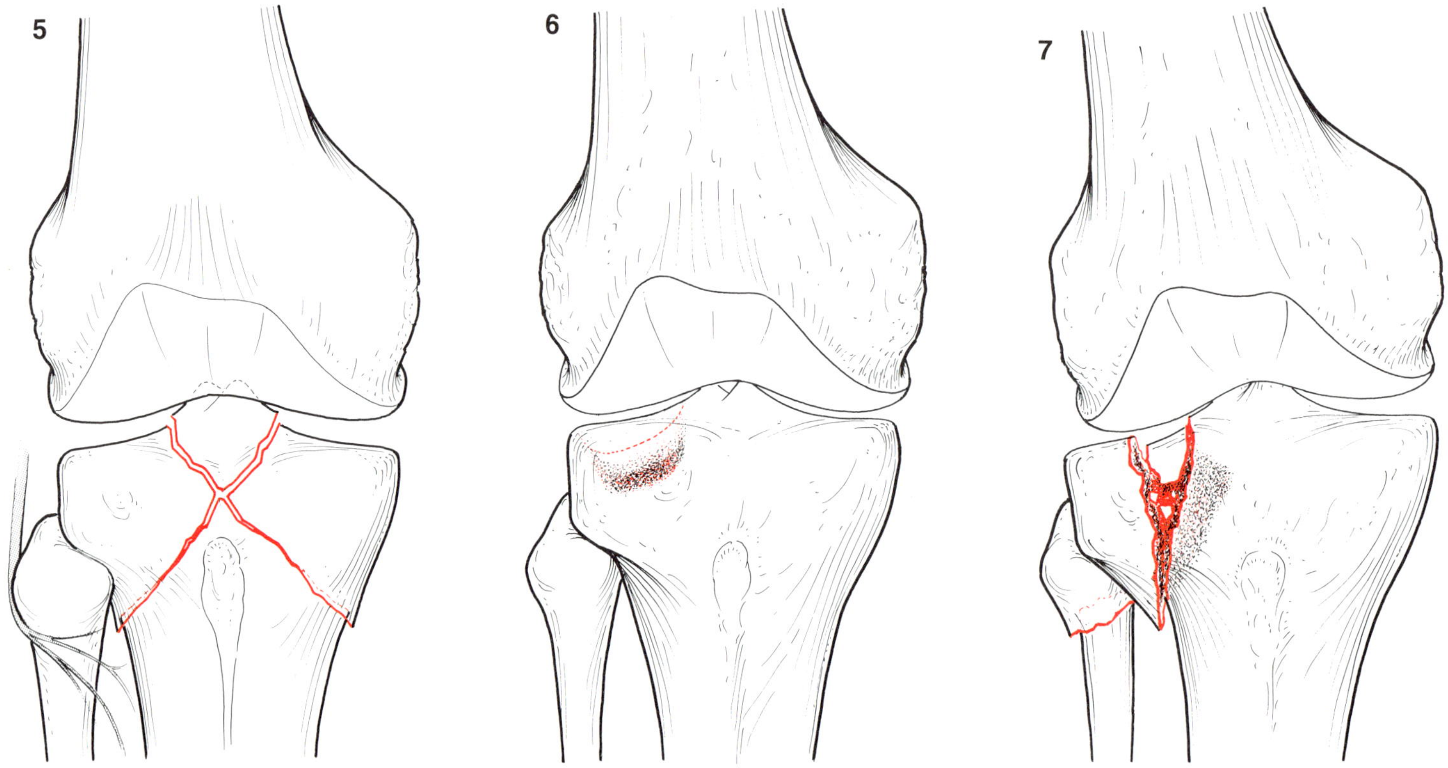

5 »Vierteilfraktur« (die Eminentia intercondylaris ist gebrochen und vom Tibiaschaft sowie von den Kondylenfragmenten getrennt [häufig sind neurovaskuläre Begleitverletzungen und Abrißbrüche des Fibulaköpfchens]) (Verrenkungsbruch).

6 Impressionsfraktur des lateralen Tibiaplateaus.

7 Spalt-Impressions-Bruch

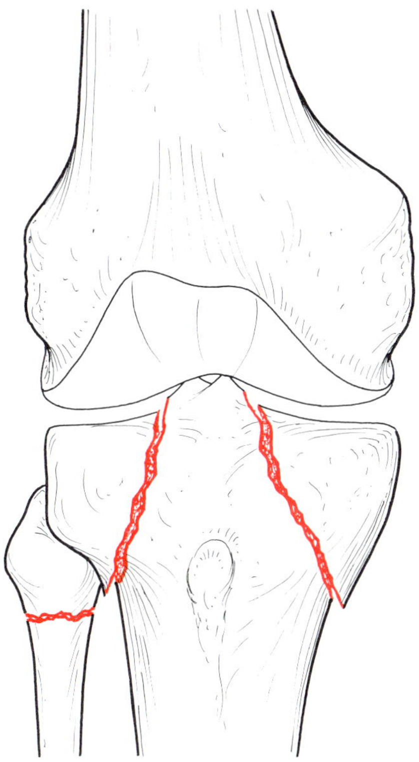

8 Bikondyläre Fraktur.

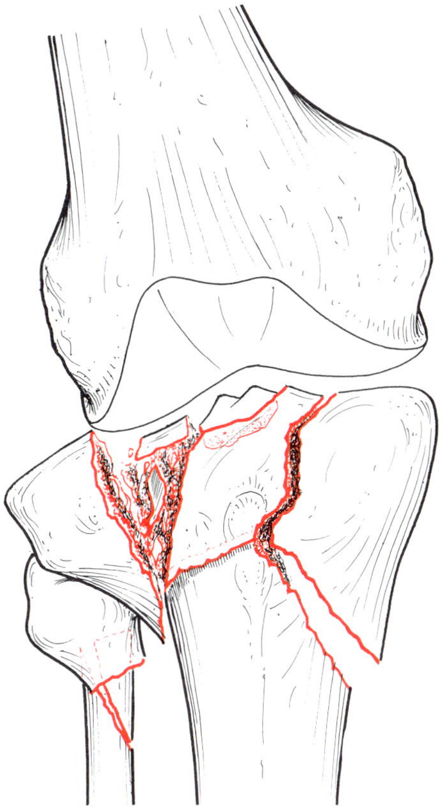

9 Bikondyläre Trümmerfraktur (Verrenkungsbruch). Häufig kommen gleichzeitige Verletzungen der Bänder sowie der Gefäße und Nerven vor.

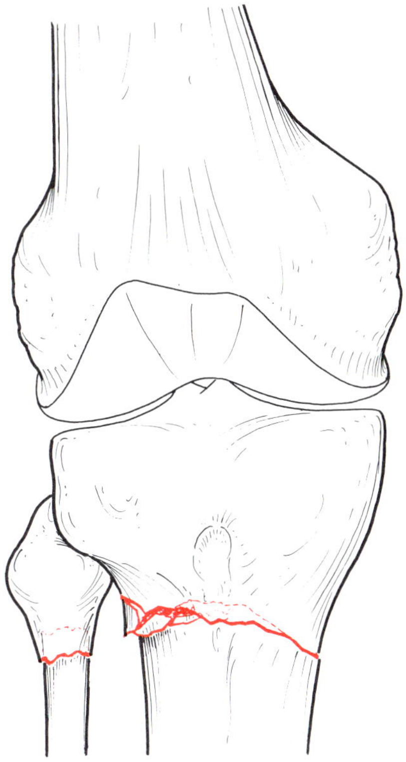

10 Infrakondyläre Fraktur.

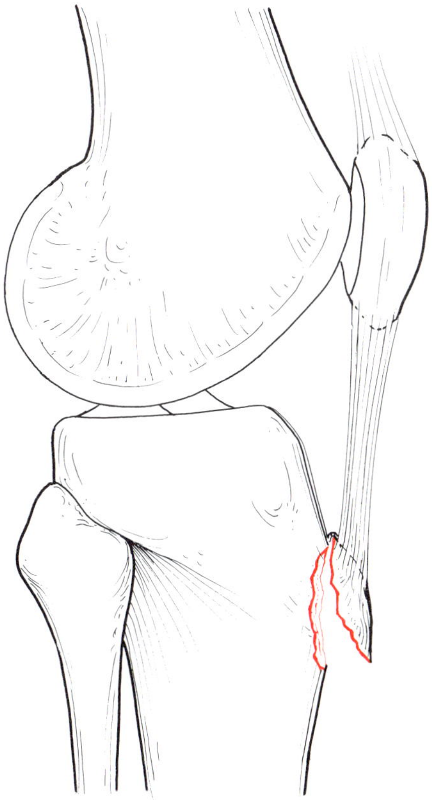

11 Fraktur der Tuberositas tibiae (Typ I nach Schönbauer).

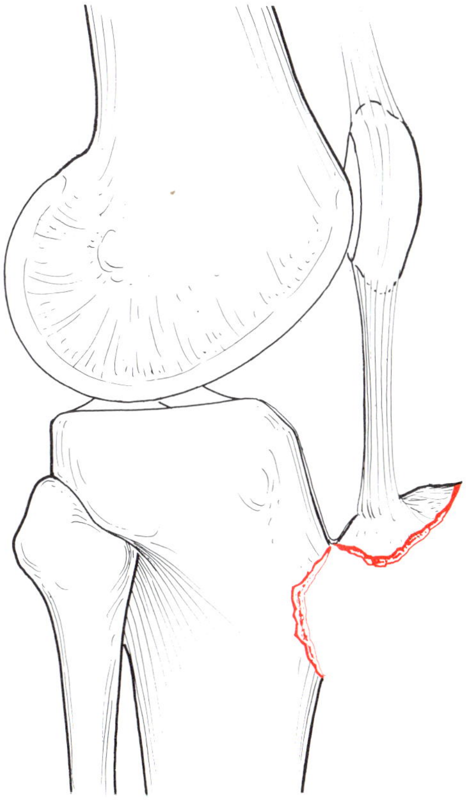

12 Fraktur der Tuberositas tibiae (Typ II nach Schönbauer).

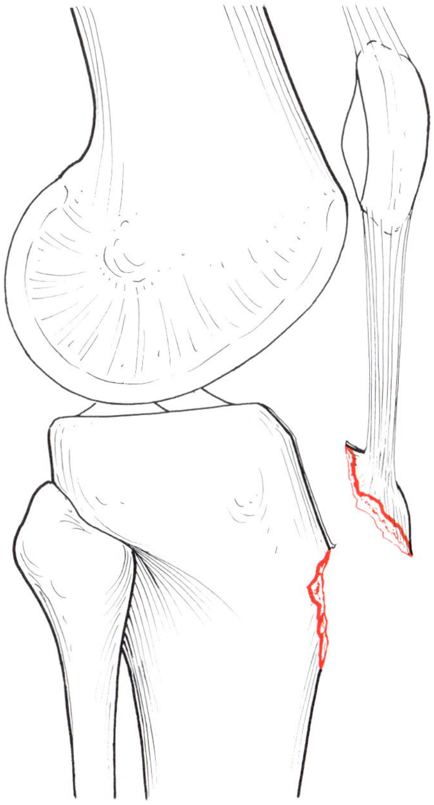

13 Fraktur der Tuberositas tibiae (Typ III nach Schönbauer).

Die Abrißfrakturen der Tuberositas tibiae kann man nach Schönbauer (1957) weiter unterteilen in:

- Frakturen ohne wesentliche Verschiebung der Tuberositas tibiae (Abb. **11**),
- Frakturen mit Kippung des distalen Fragmentes bis zu 130 Grad (Abb. **12**)
- und Frakturen mit vollständiger Zusammenhangstrennung des Fragmentes (Abb. **13**).

In der nachfolgenden Übersicht wollen wir zunächst die **technischen Möglichkeiten** der operativen Behandlung der verschiedenen Bruchformen darstellen. Wir beschränken uns dabei allein auf die Osteosyntheseverfahren.

Frakturformen	**Therapievorschläge**
Randfraktur	Spickdrähte, Kleinfragmentschrauben (oder konservativ)
Unikondyläre Spaltfraktur	Spongiosaschrauben. Doppelgewindebolzen
Unikondyläre Schrägfraktur ohne Depression (oder mit Depression des Fragmentes)	Schrauben- oder Plattenosteosynthese (zusätzliche Spongiosaplastik)
Impressionsfraktur	Hebung des Imprimates. Spongiosaplastik mit Plattenosteosynthese. Spongiosaplastik mit Minimalosteosynthese. Gabelplatte nach Strehli
Bikondyläre Fraktur	Doppelplattenosteosynthese
Bikondyläre Fraktur mit einseitiger Impression	Hebung des Imprimates. Doppelplattenosteosynthese. Spongiosaplastik
Bikondyläre Trümmerfraktur	Temporäre Kirschner-Drahtfixation. Spongiosaplastik, Abstützplatten. Fixateur externe. (Verbundosteosynthese? Früh- oder Sofortarthrodese?)
Infrakondyläre Fraktur	Plattenosteosynthese, Fixateur externe
Abrißfraktur der Tuberositas tibiae	Spongiosaschraube. Zuggurtungsosteosynthese

Allgemeine Hinweise

Das **Ziel** der Behandlung ist eine stufenlose Rekonstruktion der Gelenkflächen, eine *übungsstabile Fragmentfixation* und – bei den häufigen Verrenkungsbrüchen – eine *Wiederherstellung der Bandstabilität.* Die Naht begleitender Kapsel-Band-Verletzungen muß deshalb den Anforderungen der Isometrie genügen. Bei gleichzeitigen Nervenverletzungen (N. peronaeus communis) wird der betroffene Nerv freigelegt und gegebenenfalls unter mikrochirurgischen Bedingungen genäht.

Aufgrund einer stabilen Osteosynthese und anatomischen Adaptation von zerrissenen Bandstrukturen ist eine frühe funktionelle Nachbehandlung möglich. Damit schaffen wir die besten Voraussetzungen für eine ungestörte Ernährung der knorpeligen Gelenkflächen.

Bei der klinischen Untersuchung besitzt zunächst die Beurteilung der *Gefäßversorgung* einer verletzten Extremität (Fußpulse!) *vorrangige Bedeutung.* Ein Compartment-Syndrom muß rechtzeitig erkannt und von einer Verletzung des N. peronaeus communis abgegrenzt werden. Die Beseitigung bedrohlicher Durchblutungsstörungen muß innerhalb weniger Stunden erfolgen und beugt irreversiblen Schäden (ischämische Kontraktur) vor.

Bei einfachen Bruchformen lassen sich Verletzungen der Bänder manchmal ohne Narkose nachweisen. In jedem Falle sollte aber die *Bandstabilität* nach einer Osteosynthese *genau untersucht* werden.

Besonders wichtig ist auch eine ausreichende **präoperative Röntgendiagnostik.** Neben sog. Standardaufnahmen des Kniegelenkes in 2 Ebenen können Schicht- und Schrägaufnahmen notwendig sein, um den Bruchlinienverlauf und die Dislokation der Fragmente genau bestimmen zu können. Zum Nachweis von Impressionsfrakturen ist die Tomographie eigentlich unentbehrlich.

Bei der Operation muß, vor allem bei den Verrenkungsbrüchen, auf gleichzeitige **Mitverletzungen** der Kreuz- und Seitenbänder, der Gelenkkapsel und der Menisken sowie auf Absprengungen von Knorpel-Knochen-Fragmenten geachtet werden. Menisken sollten grundsätzlich nur entfernt werden, wenn sie zerquetscht sind oder ausgedehnte Risse in ihrer gefäßfreien Zone aufweisen. Nach Möglichkeit wird ein **Meniskus reinseriert**! Der weniger geübte Operateur sollte sich vor der endgültigen Osteosynthese nach temporärer Fixation der Bruchfragmente durch ein Röntgenbild vom korrekten Repositionsergebnis überzeugen. Er sollte nach der Osteosynthese auch die Bandstabilität überprüfen.

Indikationen

Es gelten im Prinzip die gleichen Richtlinien wie bei den kniegelenknahen Oberschenkelfrakturen im Erwachsenenalter (s. S. 22.2). Im einzelnen sollten alle Impressionsfrakturen des Tibiaplateaus, alle dislozierten Frakturen sowie alle instabilen Frakturen und Frakturen mit ligamentären Begleitverletzungen operiert werden. Bei schweren, ausgedehnten Trümmerfrakturen des Tibiakopfes sollte man allerdings mit der operativen Behandlung (interne Fixation) zurückhaltend sein. Die Risiken und Schwierigkeiten einer Operation sind gegenüber den bestehenden Knorpelschäden und den zu erwartenden Funktionsstörungen des Gelenkes abzuwägen.

Konservative Therapie

Eine konservative Behandlung kann bei »stabilen« Frakturen, z.B. bei nicht verschobenen Spaltbrüchen oder nicht verschobenen bikondylären Frakturen, vertreten und empfohlen werden.

Die Gliedmaße wird in mittlerer Kniebeugestellung auf eine Schiene oder in eine Gipsschale gelagert. Gelenkergüsse werden abpunktiert.

So früh wie möglich lassen wir isometrische Muskelübungen durchführen. Nach Abklingen der Schmerzen wird das Kniegelenk auf einer motorbetriebenen Bewegungsschiene umgelagert. Sobald die Beweglichkeit im Kniegelenk weitgehend wiederhergestellt ist – dies ist im allgemeinen nach ca. 10–14 Tagen der Fall – fixieren wir die »stabilen« Frakturen im Oberschenkelgipsverband. »Instabile« Brüche werden etwas später fixiert. Etwa 8 Wochen nach der Verletzung wird der Gipsverband geschalt und eine Röntgenkontrolle vorgenommen. Die meisten Frakturen sind nach dieser Zeit ausreichend fest verheilt, so daß eine physikalische Behandlung eingeleitet werden kann. Wir lassen die Gliedmaße zunächst nur teilweise belasten und wickeln für etwa 2 Wochen noch eine abnehmbare Schiene an. Eine volle Belastung kann in der Regel nach ca. 12 Wochen erlaubt werden.

Extensionsbehandlung

Die Behandlung kniegelenknaher Tibiafrakturen im Dauerzug ist heute nur noch relativ selten angezeigt, und zwar

- bei Frakturen, die wegen ungünstiger Hautverhältnisse oder ausgedehnten Zertrümmerungen nicht operiert werden können,
- bei Frakturen polytraumatisierter Patienten, bei denen die Behandlung anderer Verletzungsfolgen vorrangig ist, oder
- als Überbrückung aus anderen Ursachen bis zur definitiven Osteosynthese.

Vorbereitung und Lagerung

Kniegelenk ca. 60 Grad gebeugt. Lokalanästhesie: Die Ein- und Austrittsstellen des Steinmann-Nagels oder Röhrchendrahtes werden mit ca. 3–4 ml eines 0,5–1 %igen Lokalanästhetikums infiltriert. Verschieden große Extensionsbügel sowie eine Auswahl von Nägeln liegen bereit. Lagerungsschienen und Extensionsvorrichtungen am Bett sind vorbereitet.

Technik (Abb. **14** und **15**)

14

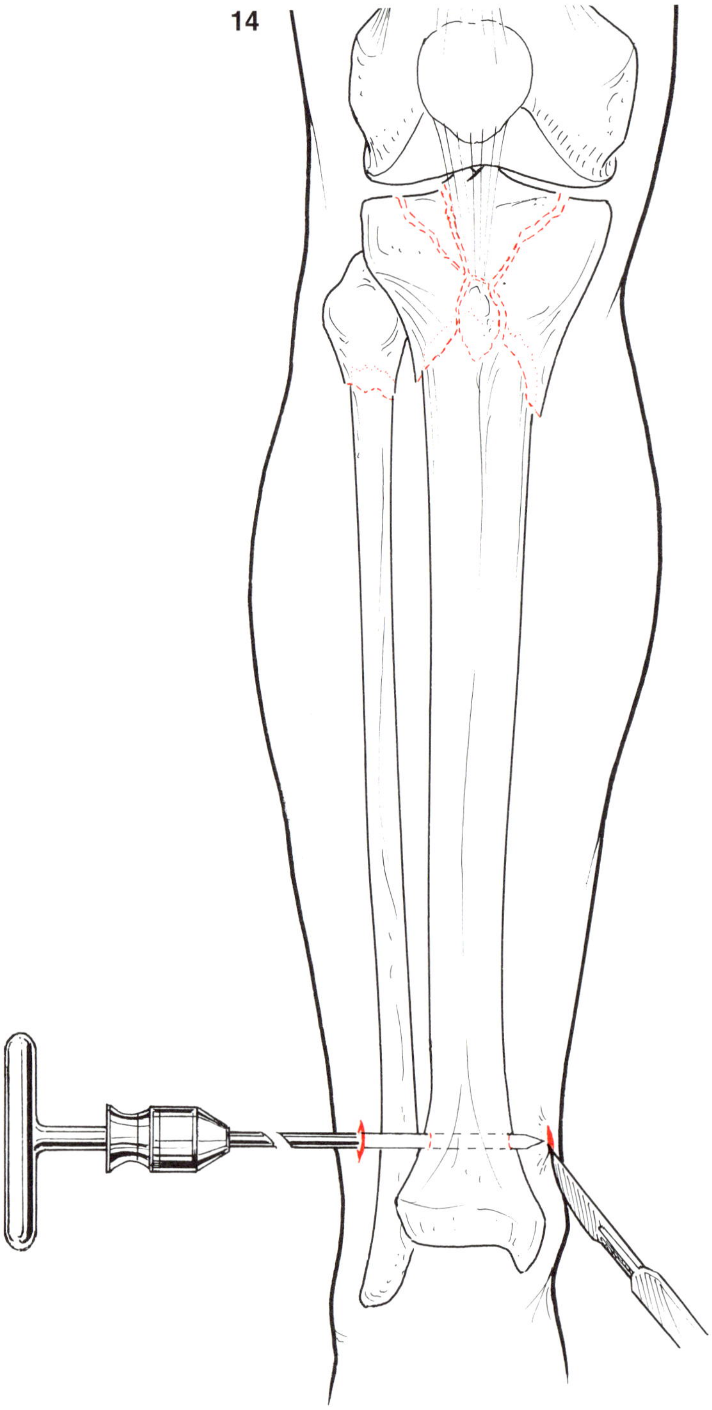

14 Inzision der Haut ca. 2 Querfinger oberhalb des oberen Sprunggelenkspaltes, dicht vor dem Wadenbeinschaft. Mit einem Handbohrfutter wird ein 4 mm dicker Steinmann-Nagel auf die Mitte der Tibia eingeführt. Der Knochen wird in der Frontalebene durchbohrt. Ist die Tibiakortikalis sehr hart, bohren wir mit einem 3,6 mm starken Bohrer mit Bohrhülse einen Bohrkanal, durch den der Nagel eingeschlagen wird. Inzision der Haut auf der Gegenseite. Der Nagel wird so weit vorgeschoben, bis er medial und lateral gleich lang übersteht. *Spannungsfreie Hautnaht* um die Ein- und Austrittsstellen. Sterile Abdekkung. Anlegen des Extensionsbügels mit einem Zuggewicht von zunächst ca. 2–2,5 kg.

15 Lagerung der Gliedmaße auf einer Winkelschiene. Das Bettende wird etwas hochgekippt (Gegenzug durch das Körpergewicht; Förderung des Blut- und Lymphabflusses). Der Fuß der gesunden Gliedmaße tritt gegen ein Widerlager (z. B. Holzkiste oder Sandsack).

15

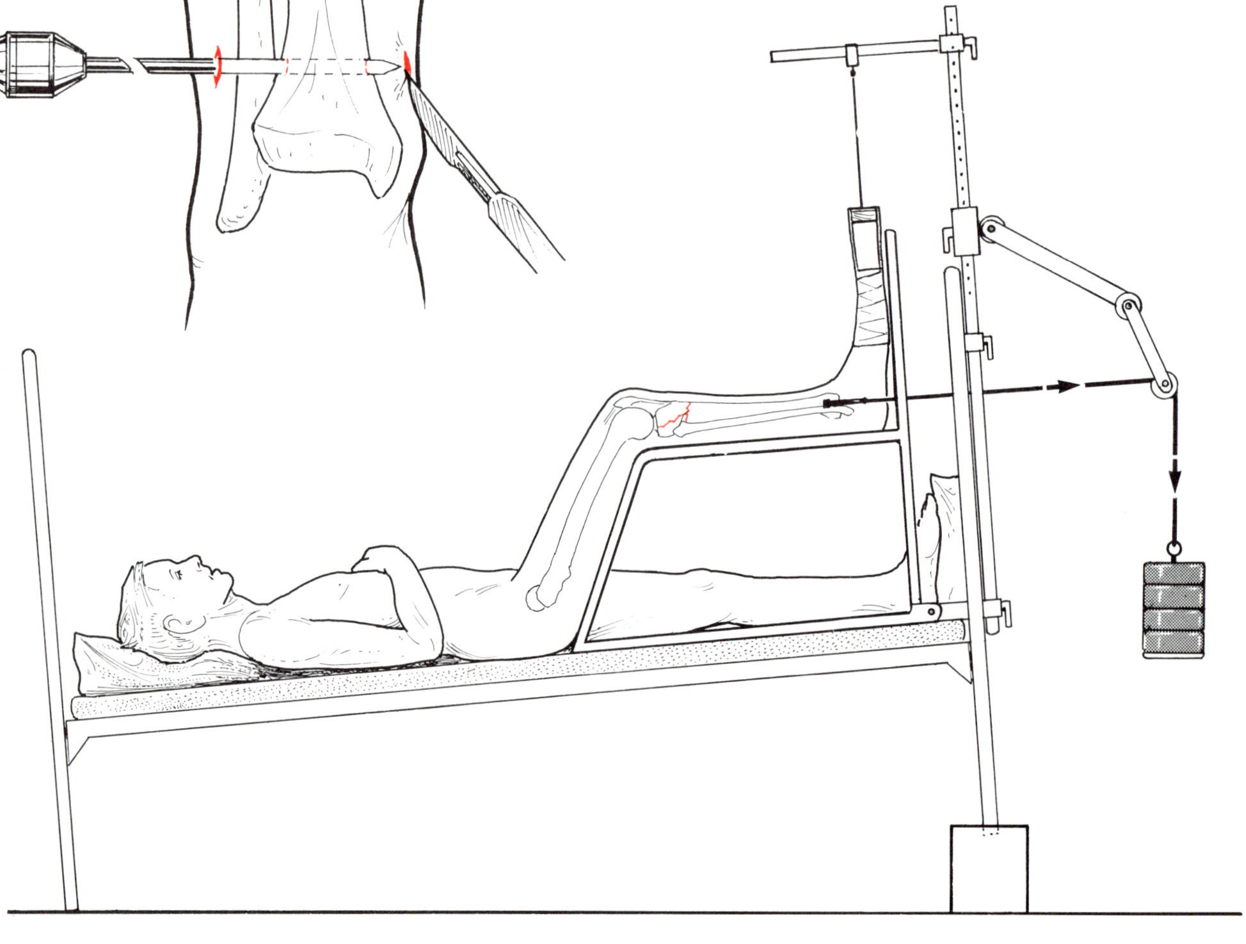

Postoperative Behandlung

Frühzeitige, isometrische Spannungsübungen. Übungen unter Extension auf Bewegungsschiene. Nach wenigen Wochen kann ein Oberschenkelgipsverband angelegt werden. Ist die Fraktur ausreichend knöchern fest verheilt, wird eine aktive Bewegungstherapie eingeleitet.

Fehler und Gefahren

Siehe »Suprakondyläre Extension«, S. 22.8

Osteosyntheseverfahren

Vorbereitung und Lagerung

Das Kniegelenk wird meistens in mittlerer Beugestellung gelagert. Pneumatische Blutsperre (Ausnahme: ausgeprägter Weichteilschaden). Die Blutsperre wird nach Osteosynthese und Bandnähten geöffnet, nicht erst nach der Hautnaht.

Zugangswege

Die Inzisionen müssen genau überlegt werden und hängen von der Bruchform und den jeweiligen Begleitverletzungen ab. Folgende Zugänge können gewählt werden:

- Der laterale Zugang,
- der mediale Zugang,
- der sog. »Becher-Schnitt«,
- der posteromediale Zugang und
- die vordere Längsinzision.

Lateraler Zugang

Technik (Abb. **16–19**)

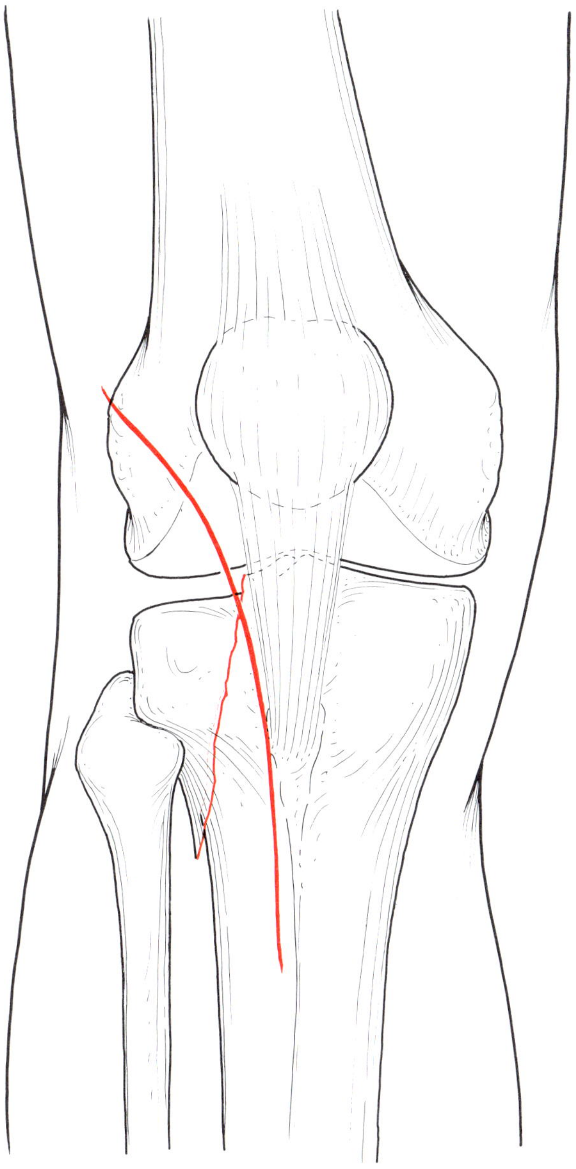

16 Man beginnt die Inzision zwischen dem lateralen Patellarand und dem Epicondylus femoris lateralis, schneidet leicht bogenförmig nach vorn abwärts bis zur Tuberositas tibiae und endet unterhalb dieses Knochenvorsprunges.

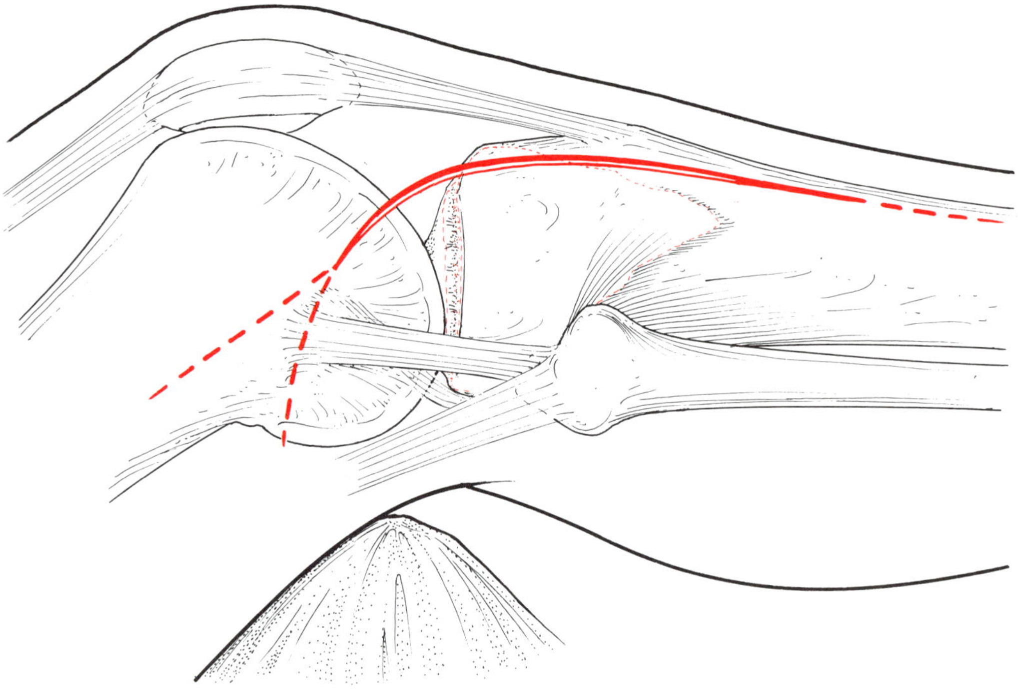

17 Hautschnitt bei seitlicher Betrachtung. Die Inzision kann bei Bedarf nach distal oder nach proximal oder nach posterolateral erweitert werden (gestrichelte Linien).

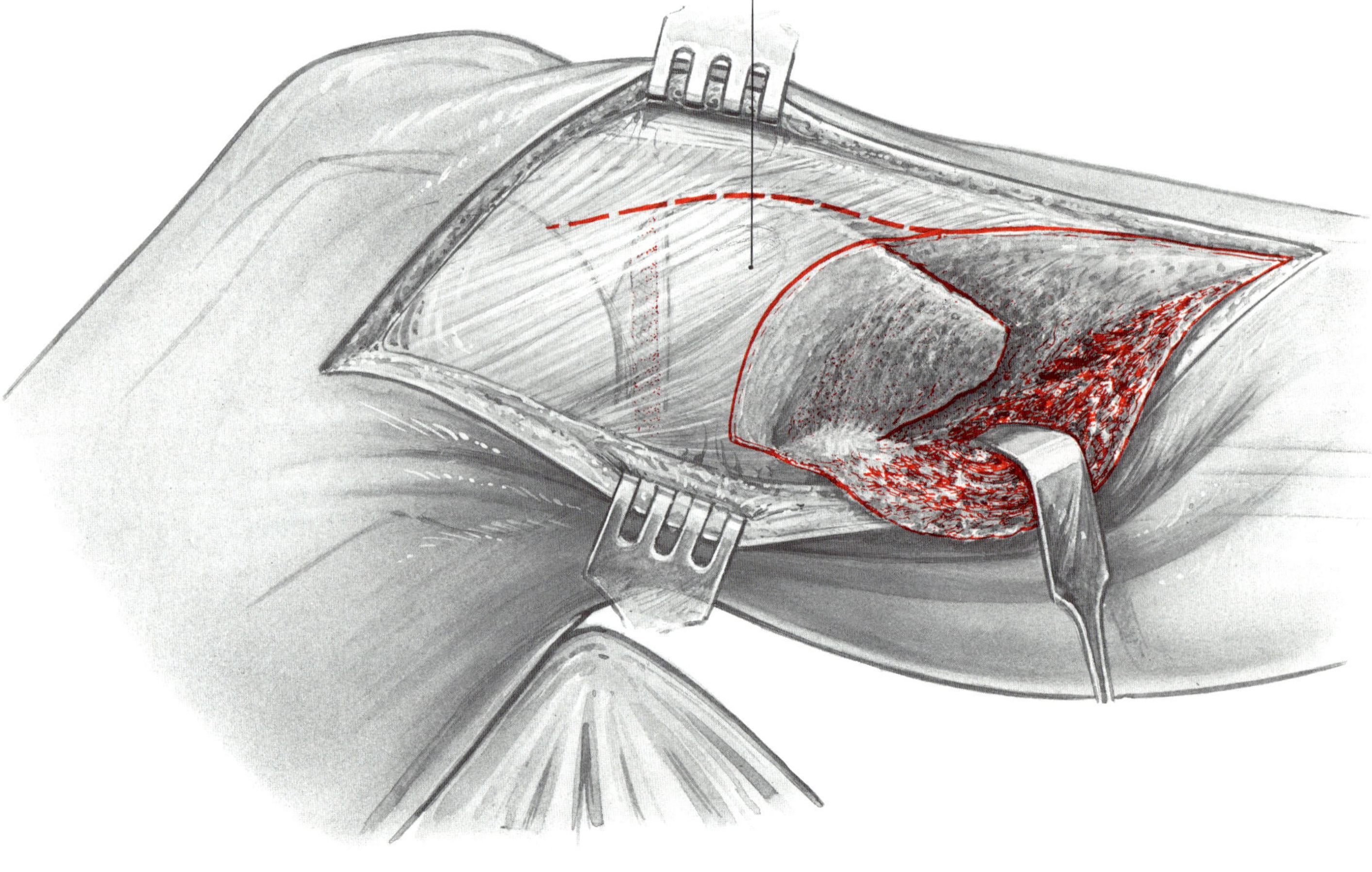

18 Haut und Subkutis werden vom Tractus iliotibialis und der fibrösen Gelenkkapsel abpräpariert. Wir inzidieren die Fascia lata und die fibröse Kapsel längs zwischen Lig. patellae und Tuberculum Gerdy und lösen die Muskelansätze am lateralen Schienbeinkopf sparsam ab. Dabei wird das Bruchgebiet schrittweise freigelegt.

1 Tuberositas tracti iliotibialis

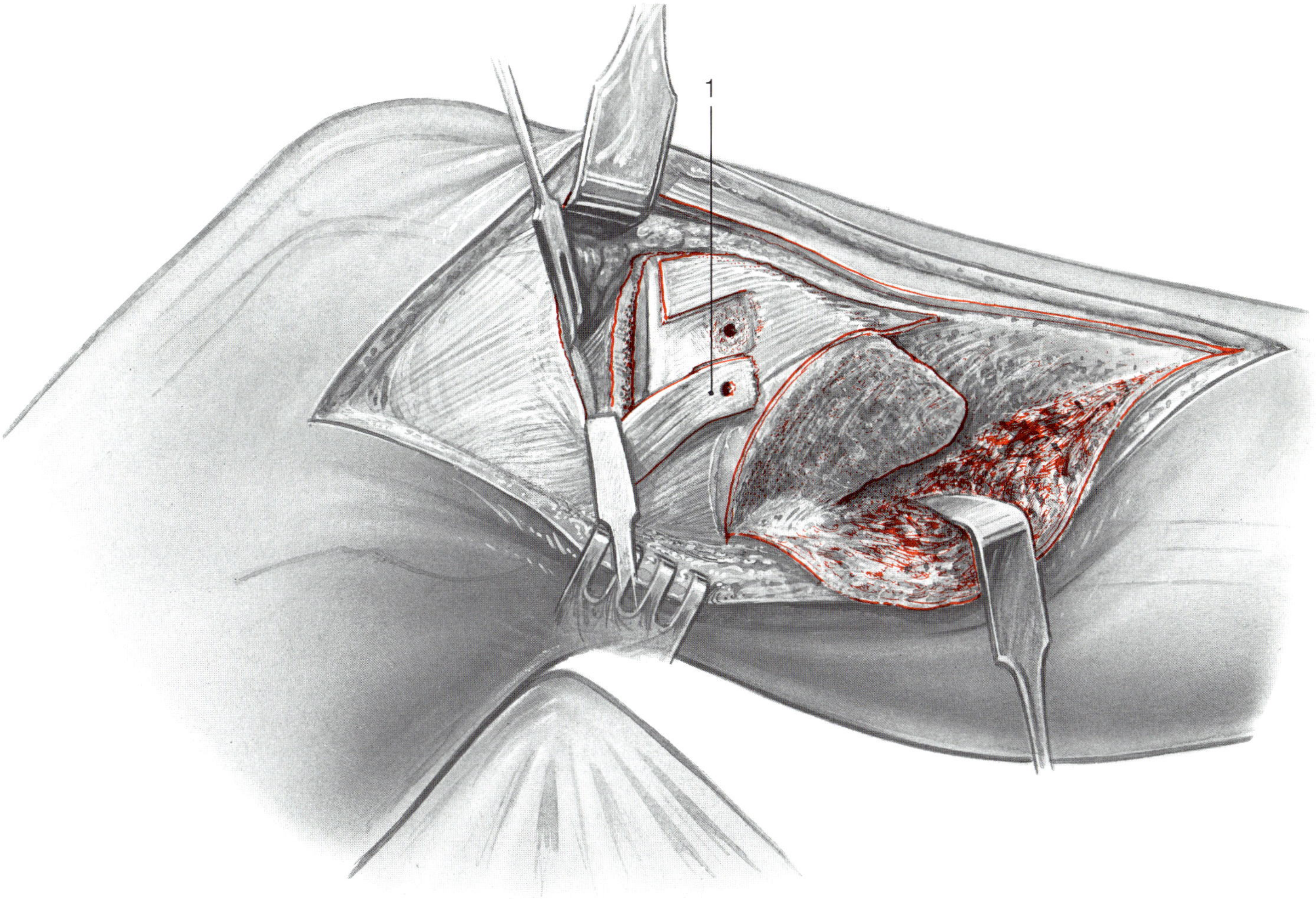

19 Das Retinaculum extensorum laterale wird quer in Höhe des Tibiaplateaus durchtrennt. Die Meniskusbasis lösen wir am Tibiakopf (Lig. coronarium) so ab, daß eine sichere Reinsertion möglich ist. Die lateralen Anteile des Hoffaschen Fettkörpers werden etwas nach medial abpräpariert und weggehalten. Nach Abduktion des Unterschenkels kann man die Gelenkflächen gut einsehen. Bei Bedarf temporäre Ausmeißelung des Tuberculum Gerdy, dessen Refixation vor der Ausmeißelung vorbereitet wird (Bohrloch legen, Gewinde schneiden). Nach Möglichkeit sollte die Abtrennung des Tuberculum Gerdy vermieden werden.

1 Tuberositas tracti iliotibialis

Lateraler Zugang nach Perry und Mitarb.

Dieser gering modifizierte laterale Zugang wurde zur Versorgung von Depressionsfrakturen der lateralen Hälfte des Tibiaplateaus empfohlen.

Technik (Abb. **20–22**)

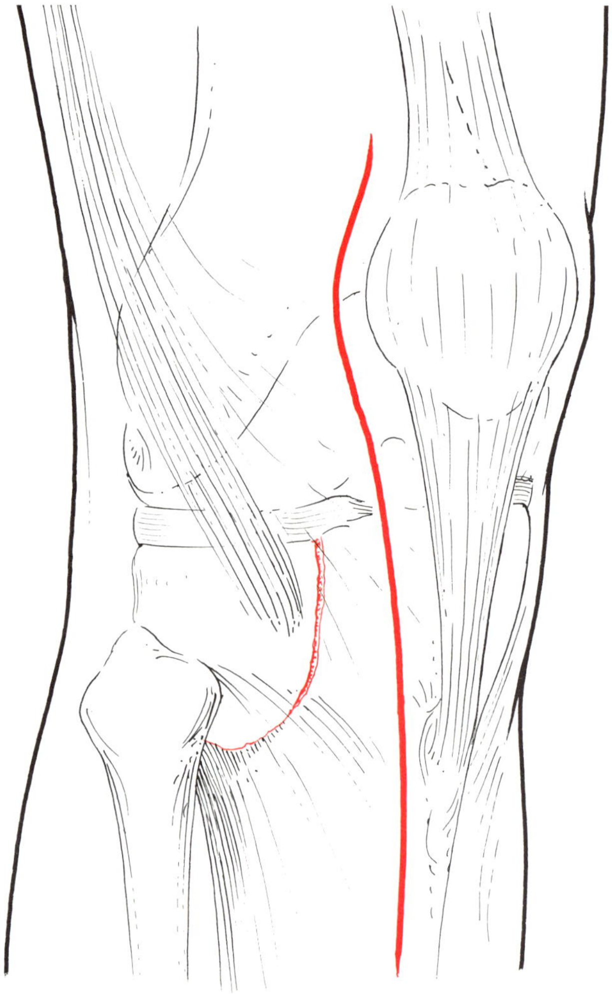

20 Der Hautschnitt beginnt 1 cm lateral der Basis patellae, verläuft leicht bogenförmig lateral parapatellar bis zur äußeren Hälfte des Hoffaschen Fettkörpers und von dort gerade 6–10 cm abwärts neben der Schienbeinvorderkante.

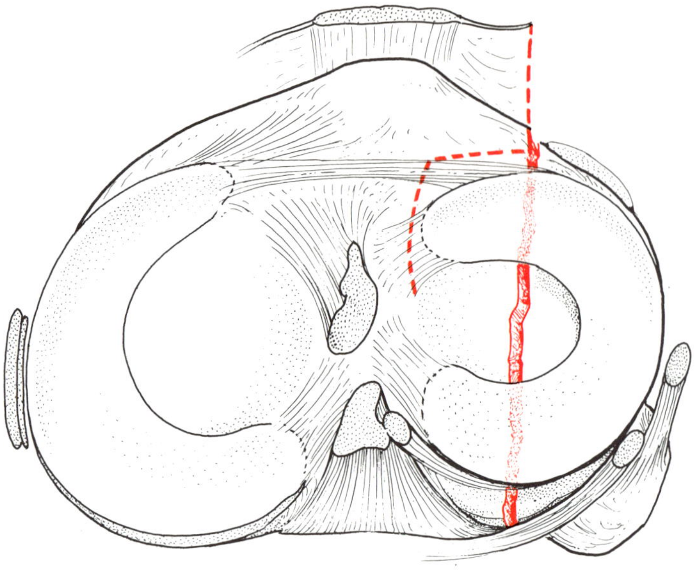

21 Retinaculum extensorum, Gelenkkapsel, Membrana synovialis und die Fascia cruris werden im Verlauf des Hautschnittes durchtrennt. Die Aufsicht des Tibiakopfes zeigt die Frakturlinie und die Depression der zentralen Hälfte des lateralen Tibiaplateaus. Die gestrichelte Linie markiert die Inzision des Lig. coronarium – dicht an der Basis des Außenmeniskus – und des Außenmeniskusvorderhornes.

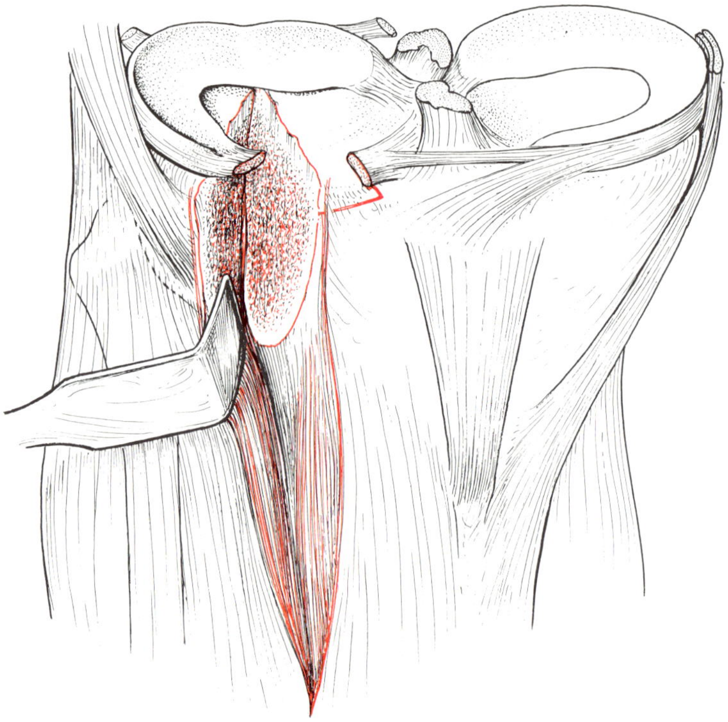

22 Die Muskulatur wird vom Ansatz am Schienbeinkopf teils scharf, teils stumpf (Raspatorium) abgeschoben. Die Fraktur läßt sich nun »wie ein Buch« aufklappen.

Nach der Osteosynthese werden der Ansatz des Außenmeniskusvorderhorns und das durchtrennte Lig. coronarium wieder vernäht.

Medialer Zugang

Technik (Abb. **23–26**)

23 Die Inzision beginnt ca. 2–3 cm neben dem medialen Patellarand, zieht schräg abwärts, kreuzt das Lig. patellae und endet lateral der Tuberositas tibiae. Alternativ kann auch am medialen Rand des Lig. patellae nach distal inzidiert werden. Hierbei ist der R. infrapatellaris n. saperi mehr gefährdet.

23

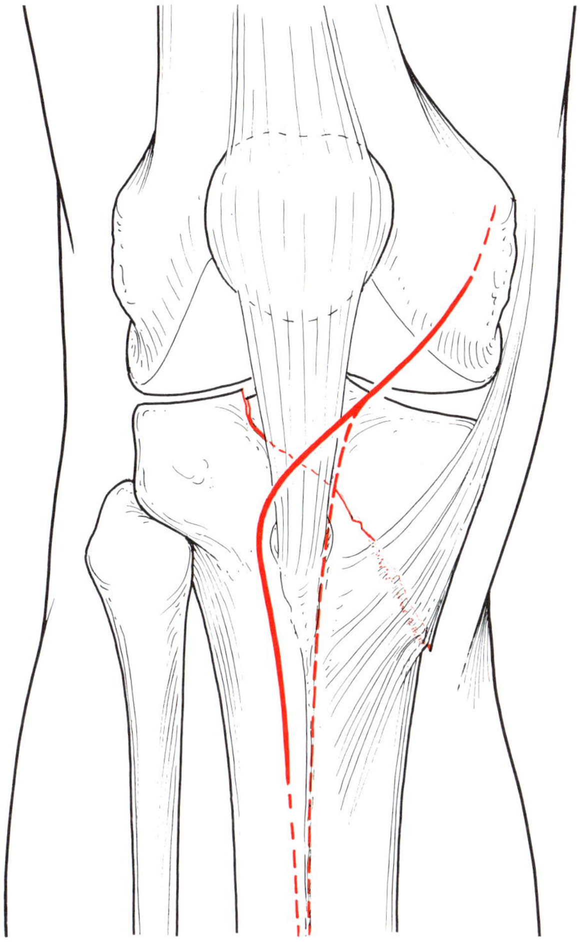

24 Ansicht von medial. Beachte den Verlauf des R. infrapatellaris n. sapheni.

1 Pes anserinus
2 N. saphenus
3 R. infrapatellaris
4 Lig. collaterale mediale

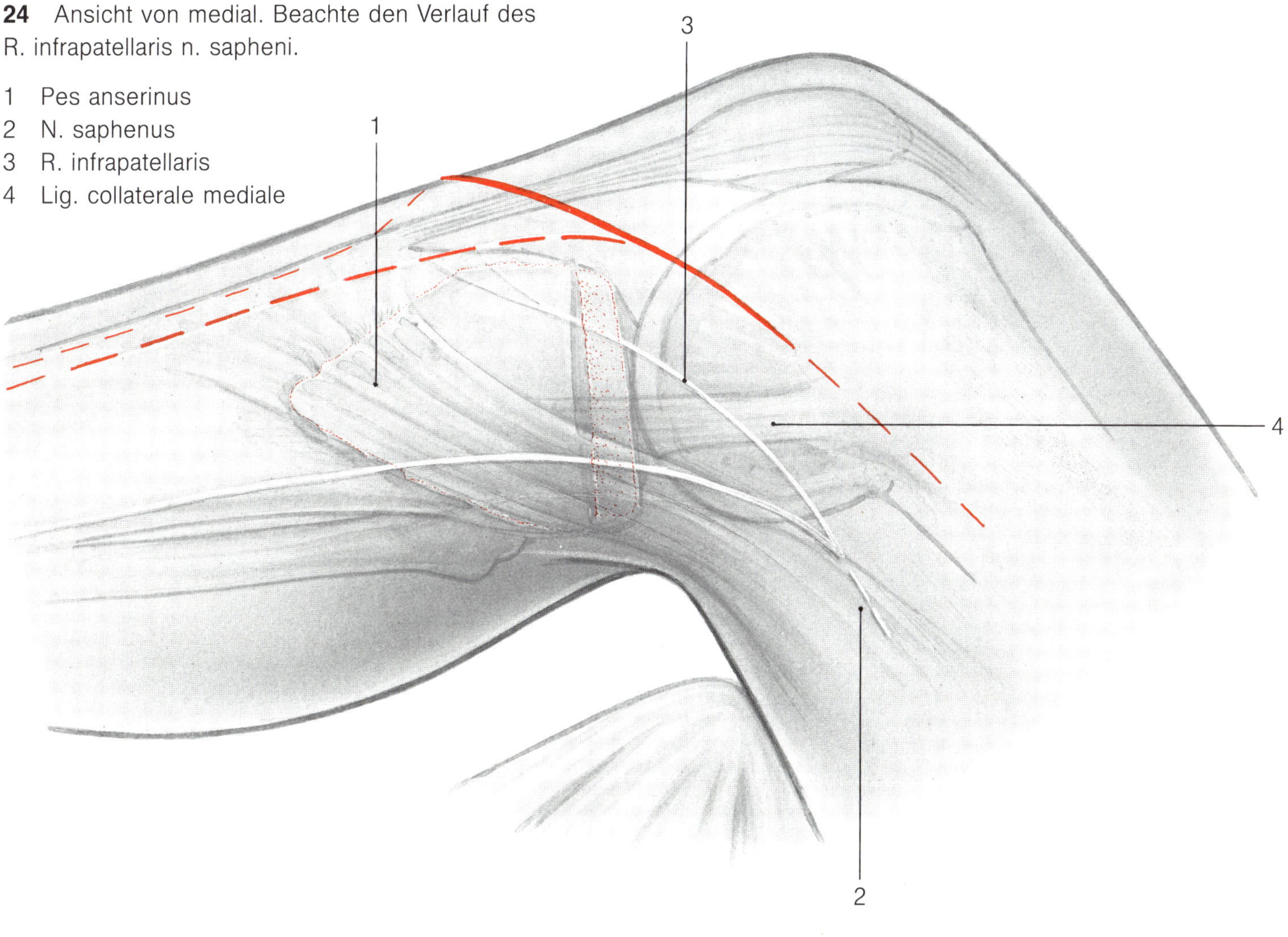

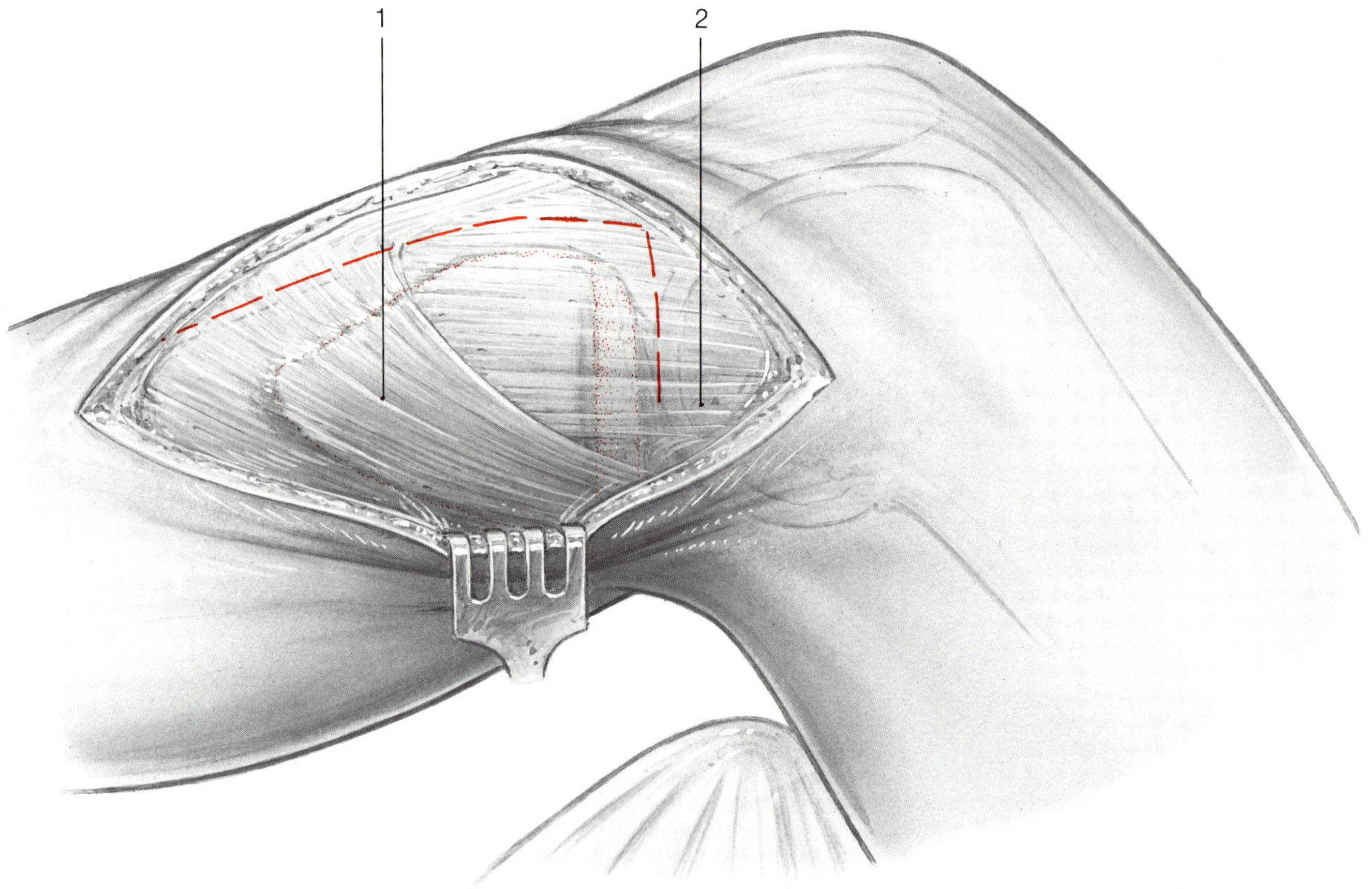

25 Haut und Subkutis werden abpräpariert. Zur Freilegung des Bruchgebietes trennen wir die fibröse Gelenkkapsel in Höhe der Meniskusbasis vom vorderen Rand des Seitenbandes parallel zum Kniegelenkspalt durch und ziehen die Inzision am Lig. patellae nach distal. Je nach Osteosyntheseverfahren kann es erforderlich werden, die Pes-anserinus-Sehnen nahe an ihrem Ansatz temporär abzutrennen.

1 Pes anserinus
2 Lig. collaterale mediale

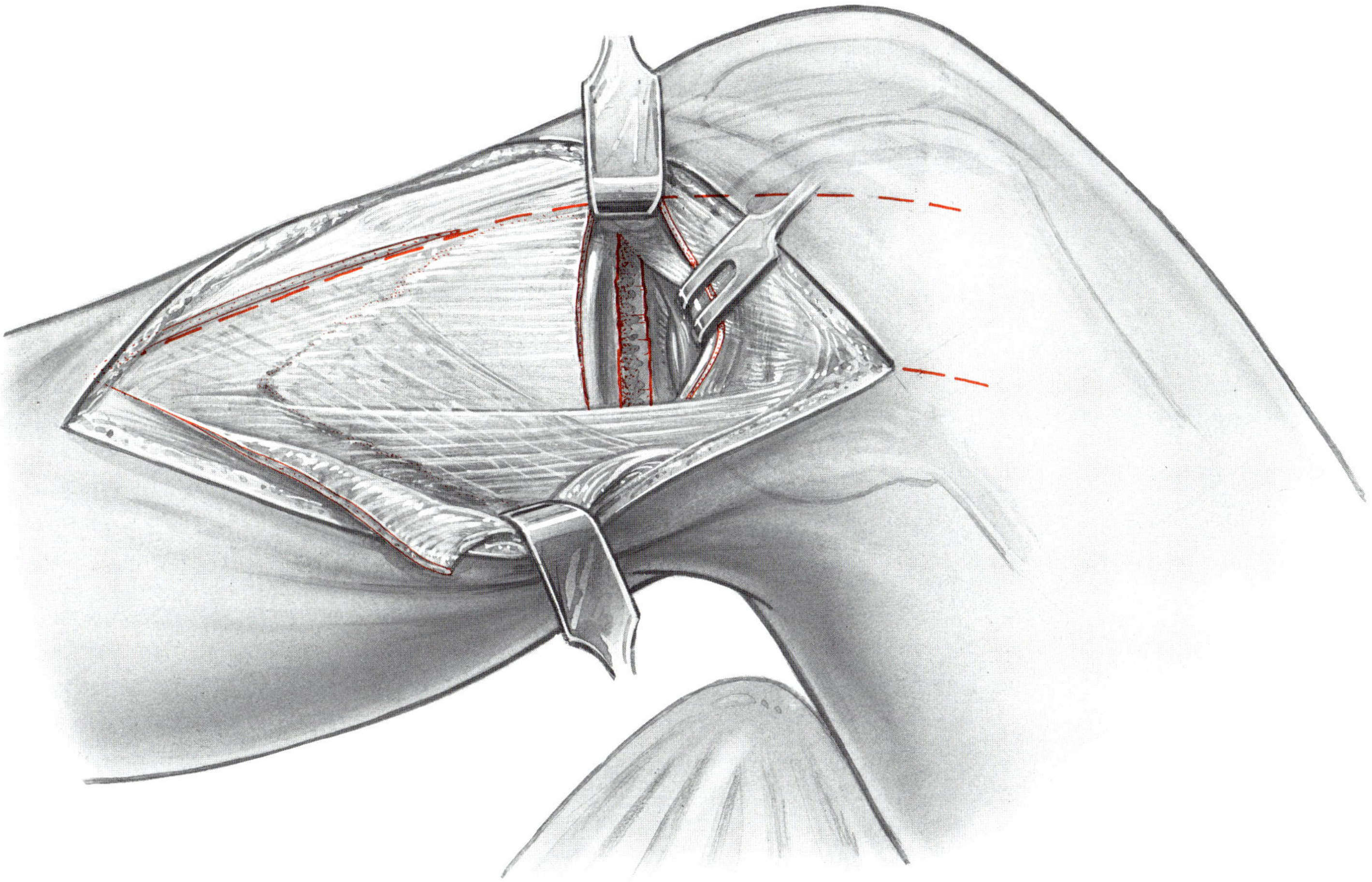

26 Die abgetrennten Sehnen des Pes anserinus werden nach hinten weggehalten. Das Lig. meniscotibiale und die Kapselansätze sind dicht an der Meniskusbasis durchtrennt. Der Hoffasche Fettkörper wird nach lateral wegpräpariert und mit einem Haken zur Seite gehalten. Bei Abduktion des Unterschenkels zieht man mit einem Zweizinker- oder stumpfen Langenbeck-Haken den Innenmeniskus nach proximal und kann nun die Bruchflächen gut einsehen. Bei Orientierungsschwierigkeiten empfiehlt es sich, die Gelenkkapsel parapatellar weiter nach proximal zu durchtrennen (Übersicht zur Fossa intercondylaris).

»Becher-Schnitt«

Diese Inzision ist hauptsächlich bikondylären Tibiakopffrakturen und Trümmerfrakturen vorbehalten. Dort, wo die Schnitte im Zentrum zusammenlaufen, besteht die Gefahr eines Weichteilschadens!

Technik (Abb. **27** und **28**)

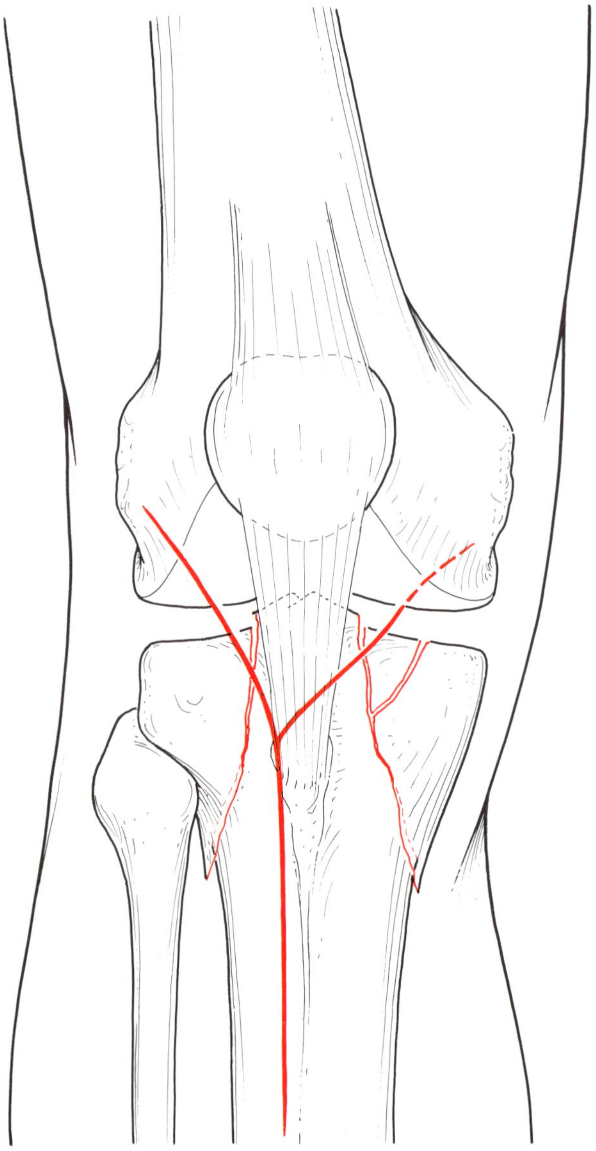

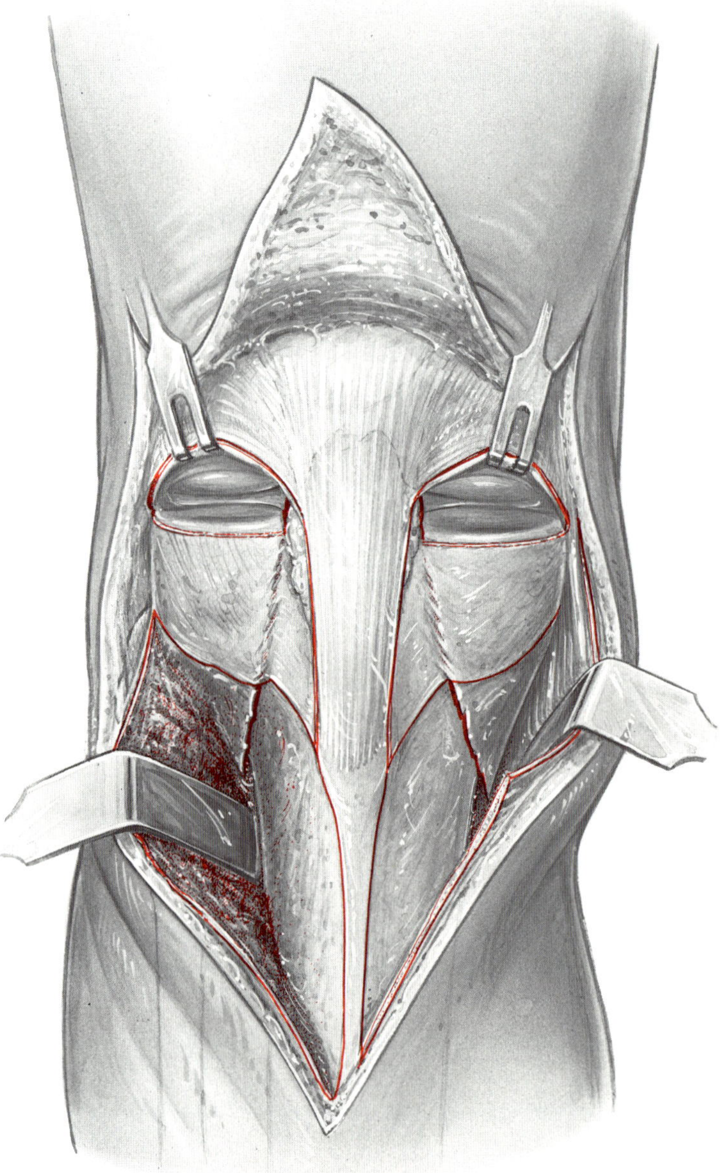

27 Die Hautinzisionen entsprechen etwa der Kombination eines lateralen und medialen Zuganges. Über dem Lig. patellae muß darauf geachtet werden, daß keine spitzwinkligen Hautlappen entstehen (Nekrosegefahr!)

28 Das Gelenk ist medial und lateral nach temporärer Ablösung der Menisken im Bereich ihrer Vorderhornbasis geöffnet. Einsetzen von Haken und Überprüfung der Gelenkflächen. Falls ungenügender Einblick, inzidiert man die fibröse Gelenkkapsel ein- oder beiderseits der Patella. Reinsertion der Menisken und der Gelenkkapsel mit atraumatischen Einzelknopfnähten.

Vorderer Längsschnitt

Beim vorderen Längsschnitt ist das Risiko der Wundrandnekrose weniger groß als beim »Y«- oder »Becher-Schnitt«. Er bietet eine gute Übersicht und kann zur Freilegung bei Frakturen mit Beteiligung beider Schienbeinkopfhälften empfohlen werden.

Technik (Abb. **29–32**)

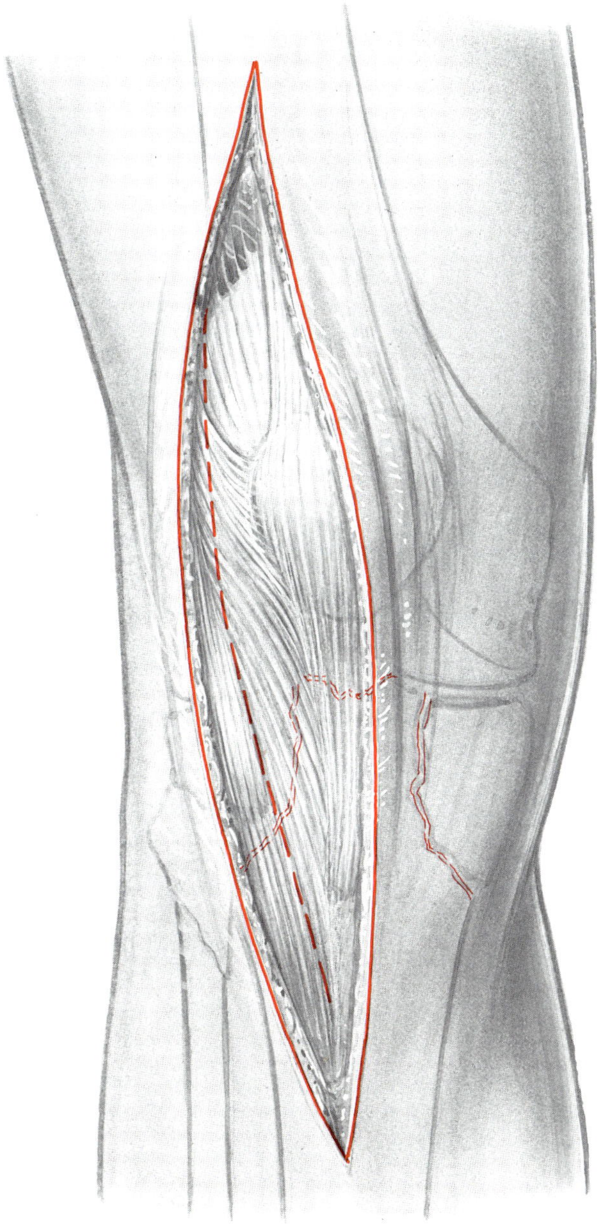

29 Der Hautschnitt verläuft entweder direkt über die Mitte der Kniescheibe oder dicht parapatellar.

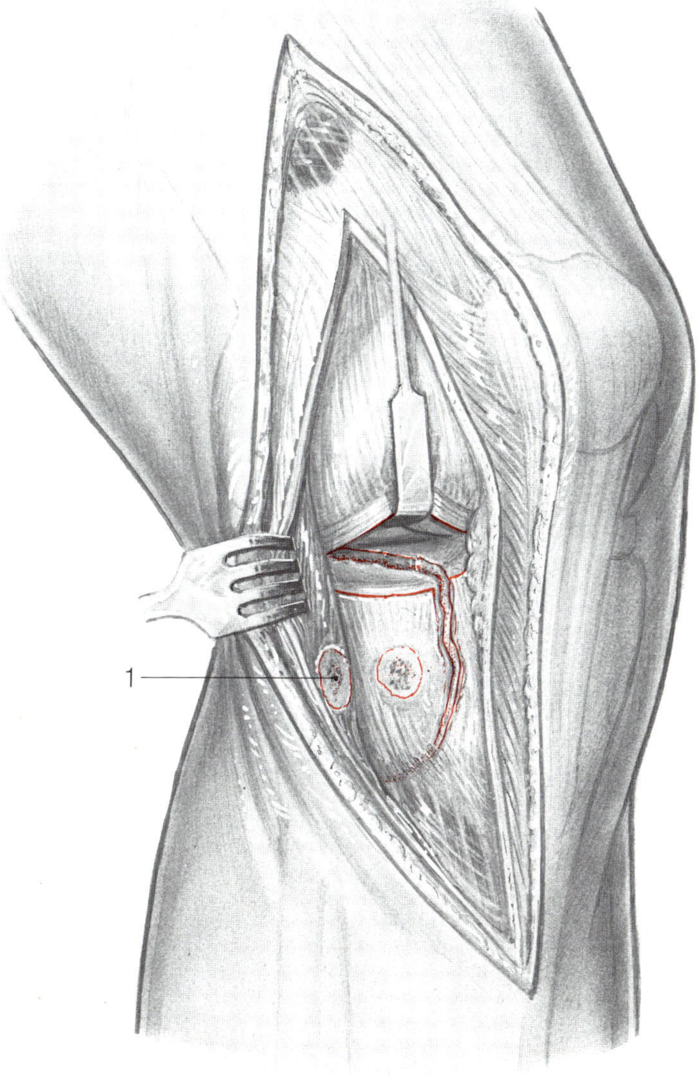

30 Bei Frakturen der äußeren Hälfte des Tibiakopfes durchtrennt man das Retinakulum lateral parapatellar. Der Tractus iliotibialis wird entweder scharf abpräpariert oder mit einer schmalen Knochenschuppe aus der Tuberositas tracti iliotibialis ausgemeißelt. Der gesamte Reservestreckapparat kann dann bei ca. 60 Grad gebeugtem Kniegelenk nach hinten abgetrennt werden.

1 Tuberculum tracti iliotibialis

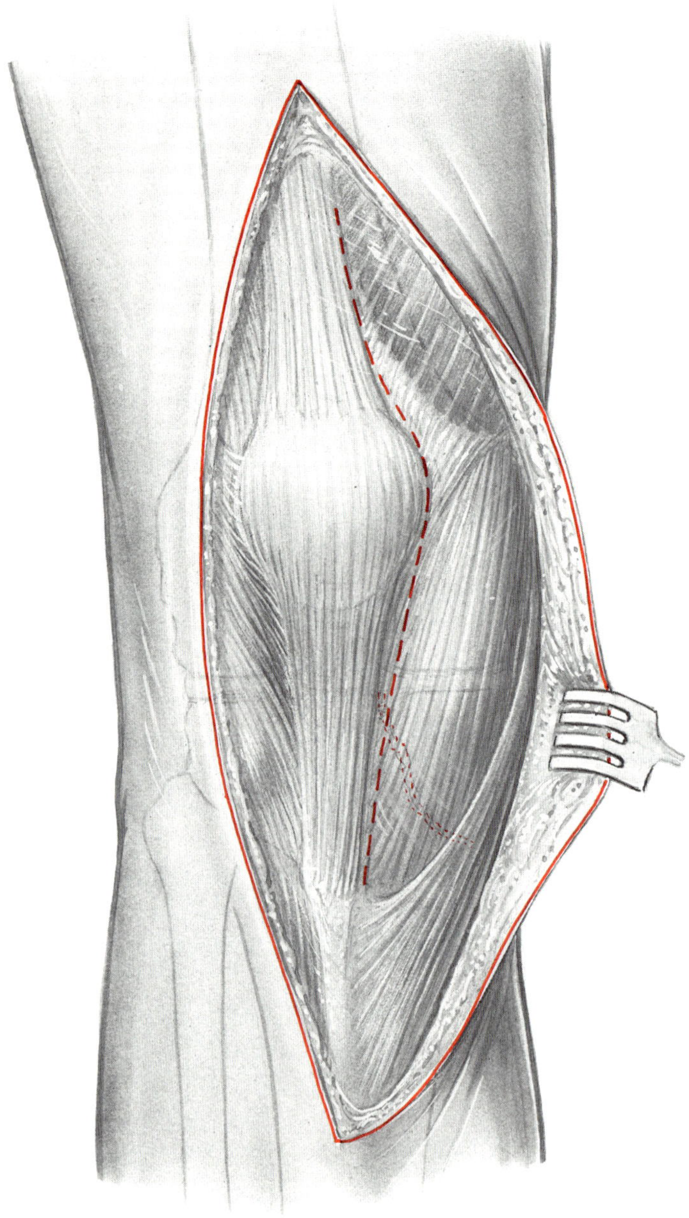

31 Bei Brüchen des Condylus medialis tibiae wird der mediale Reservestreckapparat einschließlich des Ansatzes der Sehnen des Pes anserinus inzidiert.

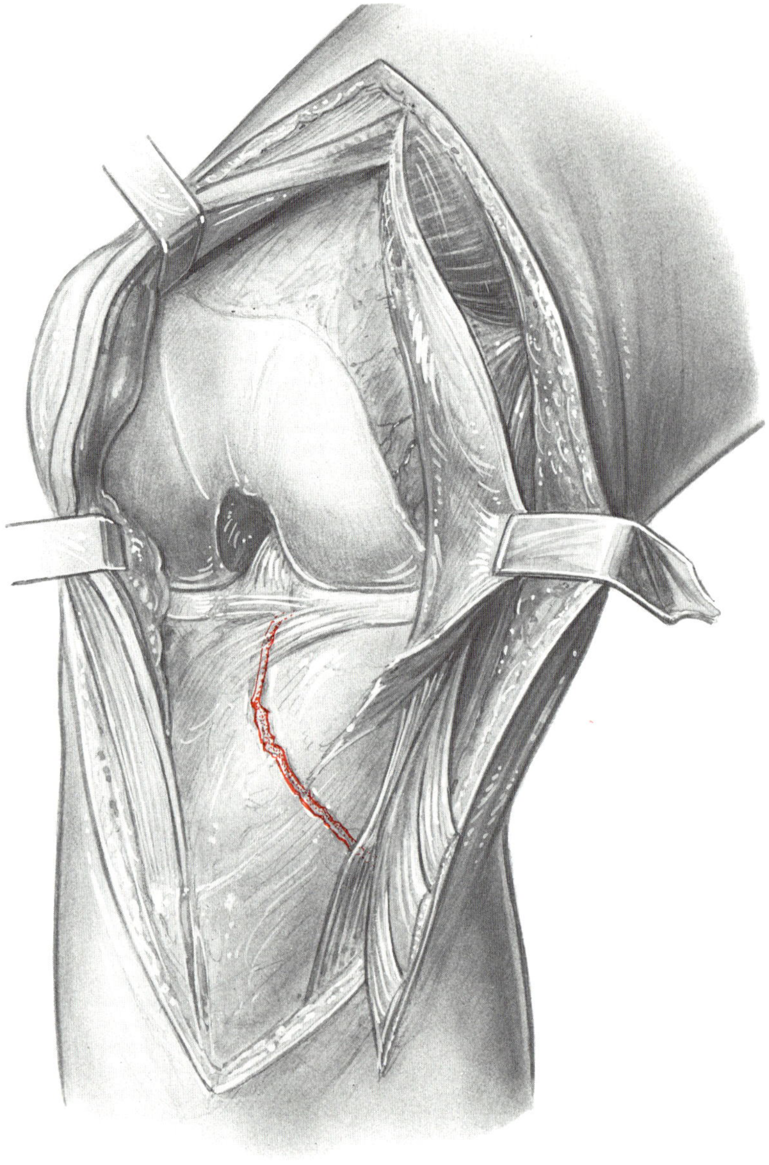

32 Das Kniegelenk wird etwa 60 Grad gebeugt, der Reservestreckapparat und der Vorderrand des Lig. collaterale mediale nach hinten weggehalten. Der Pes anserinus kann, falls erforderlich, ausgemeißelt werden.

Posteromedialer Zugang

Diese Inzision kann z. B. bei einer Depressionsfraktur im hinteren Anteil des medialen Tibiaplateaus vorteilhaft sein.

Technik (Abb. **33** und **34**)

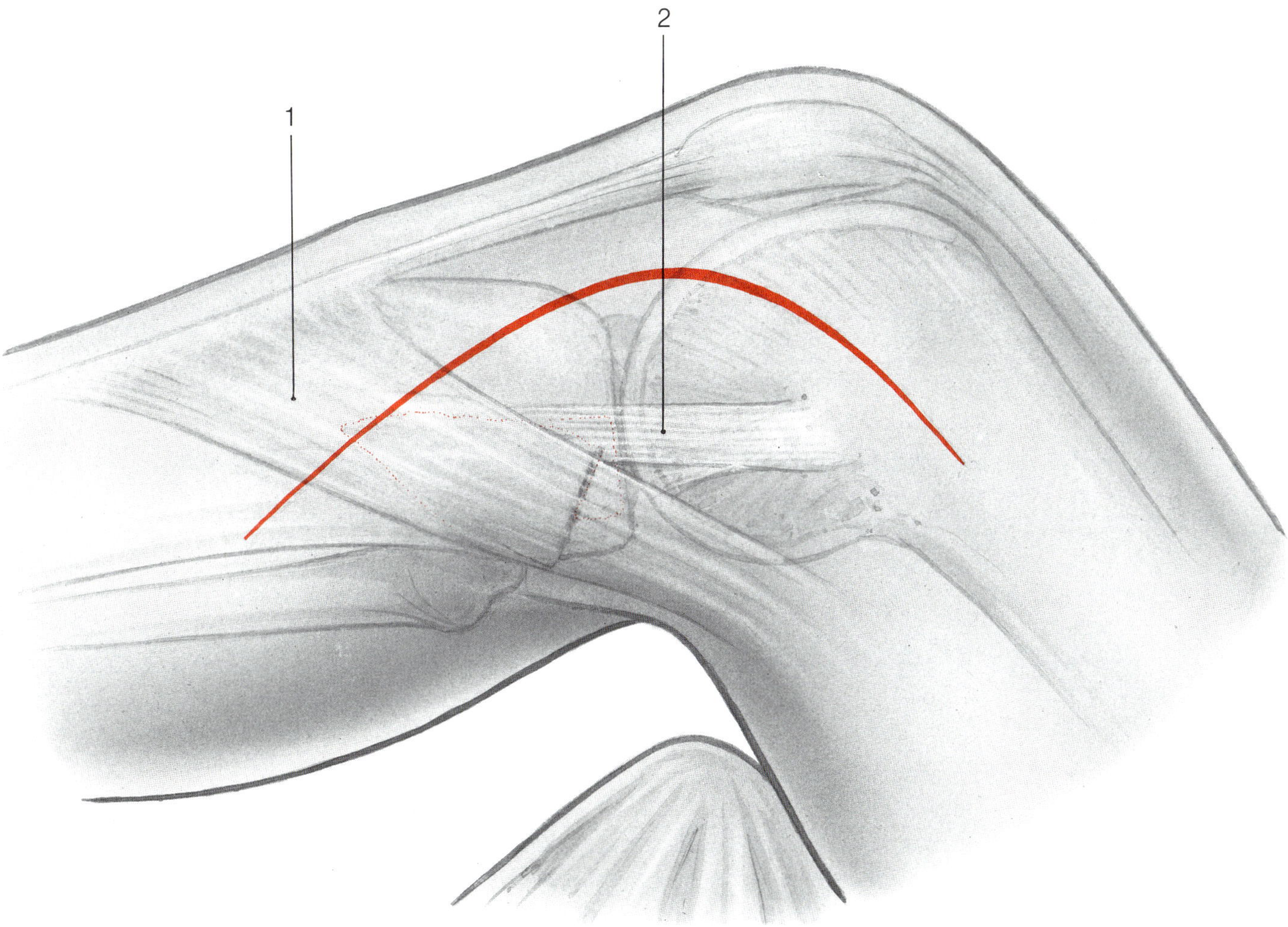

33 Die Inzision beginnt etwa 3–5 cm oberhalb der Basis patellae über dem medialen Rand der Quadrizepssehne, zieht parapatellar abwärts entlang des medialen Randes des Lig. patellae und endet unterhalb der Tuberositas tibiae. Bei einer Kniebeugung von ca. 60–80 Grad werden Haut und Subkutis bis über den hinteren Anteil des medialen Seitenbandes freipräpariert. Vorsicht: R. infrapatellaris n. sapheni. Der Nerv muß dargestellt und zur Seite gehalten werden.

1 Pes anserinus
2 Lig. collaterale mediale

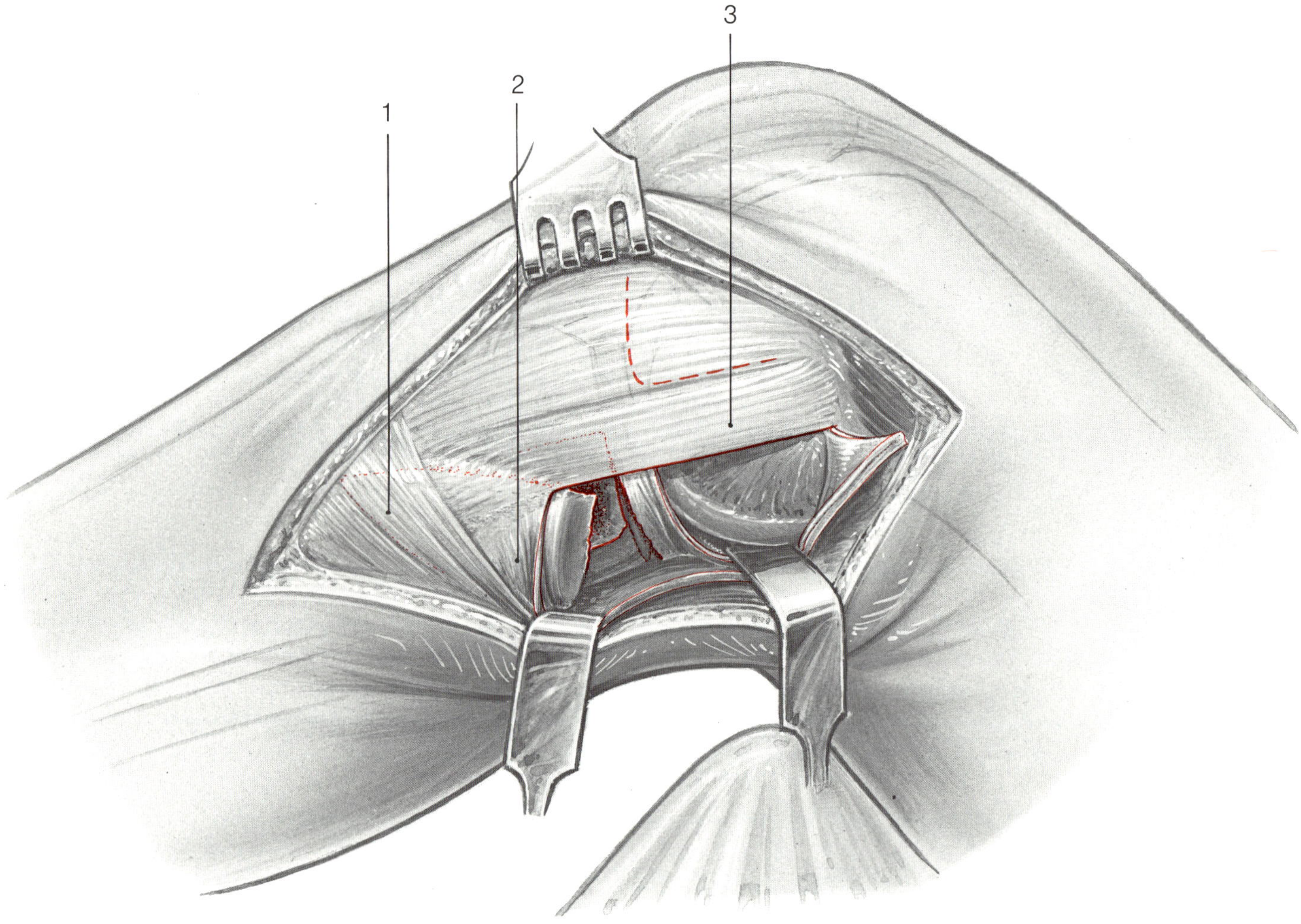

34 Die Faszie wird am Vorderrand des Pes anserinus inzidiert. Mit einem stumpfen Haken hält man die Sehnen des Pes anserinus nach hinten. Schrittweise Freilegung des Bruchgebietes und Eröffnung des Gelenkes von einem Längsschnitt am Hinterrand des Lig. collaterale mediale.

Die Sehne des M. semimembranosus hängt am abgerissenen Fragment. Der Innenmeniskus ist an seiner Basis am Schienbeinkopf im Hinterhornbereich abgerissen. Nach Reposition des Fragmentes werden die Gelenkflächen überprüft. Osteosynthese mit Schrauben. Meniskusbasis und Seitenbandapparat werden mit atraumatischen Einzelknopfnähten vernäht. – Bei ungenügender Übersicht über die vorderen Plateauanteile empfiehlt sich ein winkelförmiger Hilfsschnitt entlang des vorderen Seitenbandrandes und der Basis des Innenmeniskus.

1 Pes anserinus
2 Tendo m. semimembranosi
3 Lig. collaterale mediale

Randabbruch des lateralen Tibiakopfes

Prinzip

Reposition und Osteosynthese mit Spongiosa- oder Kleinfragmentschraube (diese Fraktur tritt nicht selten zusammen mit ausgedehnten Kapsel-Bandrupturen, Ausrissen der Kreuzbandhöcker oder der Tuberositas tracti iliotibialis auf. Alle Begleitverletzungen müssen mitversorgt werden!).

Schraubenosteosynthese bei großem Randfragment

Technik (Abb. **35** und **36**)

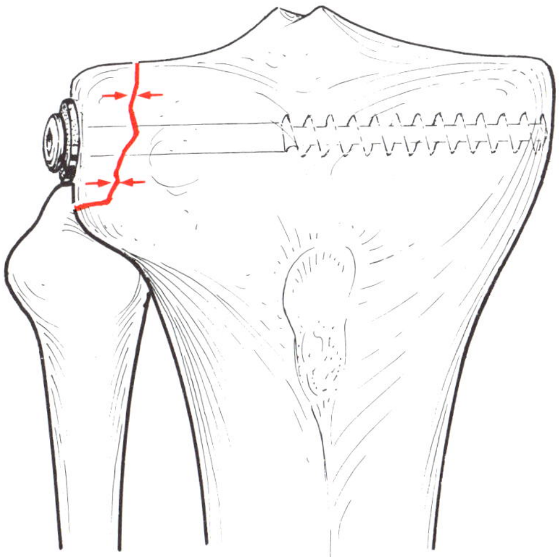

35 Das Fragment wird freigelegt, exakt reponiert und mit einer Spongiosaschraube fixiert. Bei größerem Fragment oder osteoporotischem Knochen sollte eine Unterlegscheibe benutzt werden (bei gleichzeitigem Abriß der Meniskusbasis: Reinsertion!).

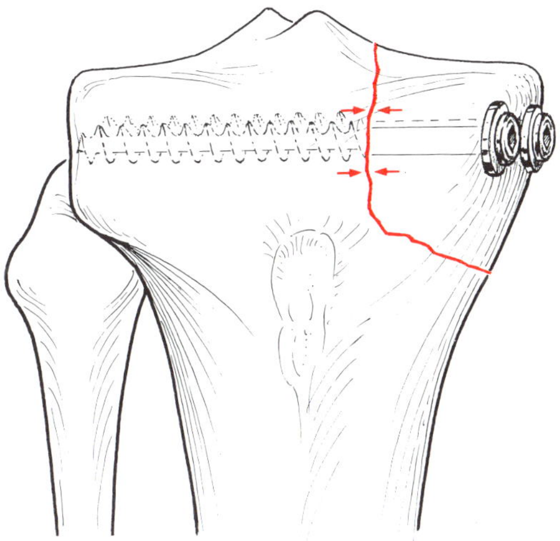

36 Anteromedialer Längsschnitt bei gebeugtem Kniegelenk. Vorsicht: R. infrapatellaris n. sapheni! Freilegung des Bruchgebietes. Pes-anserinus-Sehnen werden nach hinten weggehalten. Inspektion des Gelenkes nach temporärer Abtrennung der Meniskusbasis. Das Fragment wird unter Extension und Abduktion des Unterschenkels reponiert und zunächst mit 2 Kirschner-Drähten fixiert. Mit einem 3,6-mm-Bohrer wird ein Kanal parallel zum Kniegelenkspalt von medial nach lateral gebohrt. Man bestimmt die Länge der Schraube, schneidet das Gewinde und dreht eine Spongiosaschraube mit Unterlegscheibe und kurzem Gewinde ein. Beim Eindrehen der zweiten Schraube verfährt man ebenso. Die Spitze der Schraubengewinde sollte die gegenseitige Kortikalis mitfassen.

Fehler und Gefahren

- Zusätzliche Band- oder Meniskusverletzungen werden übersehen.
- Schraube perforiert die Gelenkfläche oder tritt aus dem Tibiakopf der Gegenseite heraus.

Unikondylärer Spaltbruch

Schraubenosteosynthese

Kompressionsosteosynthese mit Spongiosaschrauben.

Indikation

Unikondyläre Frakturen, bei denen die Bruchflächen so verlaufen, daß das Fragment nicht absinken kann. Vorsicht: Unikondyläre Frakturen gehen häufig mit Zerreißungen des gegenüberliegenden Seitenbandes und der Kreuzbänder einher. Diese Begleitverletzungen müssen ebenso wie Läsionen des N. peronaeus communis erkannt und mitversorgt werden.

Technik (Abb. **37**)

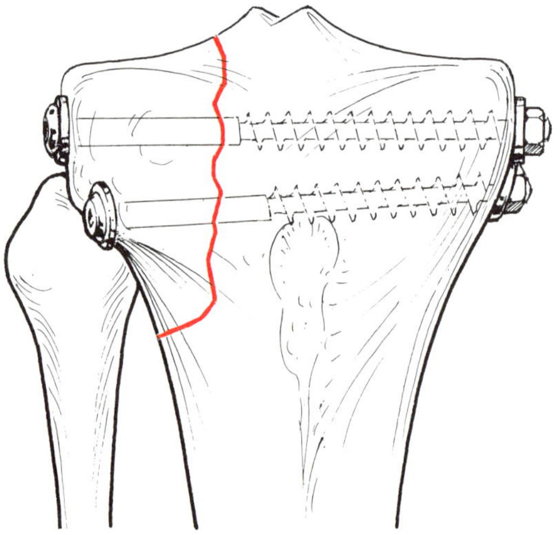

37 Osteosynthese mit Spongiosaschrauben und Gegenmuttern am Beispiel eines lateralen Spaltbruches. Dieses Vorgehen kann bei osteoporotischem Knochen angezeigt sein, wenn die Spongiosaschrauben keinen festen Halt finden oder überdreht worden sind.

Plattenosteosynthese

Reposition und Osteosynthese mit einer Abstützplatte (L- oder T-Platte), weil die Bruchflächen fast ausschließlich unter Scherbeanspruchung stehen.

Technik (Abb. **38–42**)

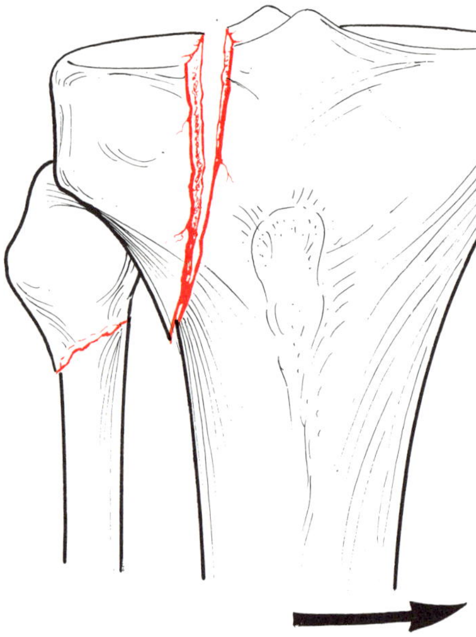

38 Lateraler Zugang. Unter Adduktion des Unterschenkels werden die Fragmente reponiert.

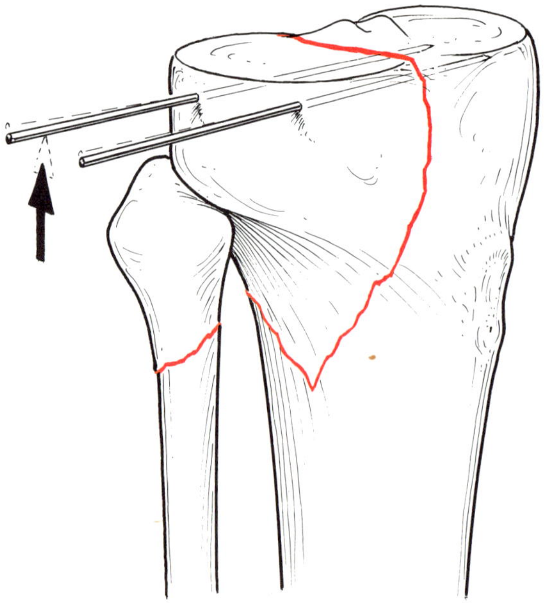

39 Überprüfung der Gelenkflächen und temporäre Fixation mit 2 Kirschner-Drähten parallel zum Gelenkspalt. Geringe Überkorrektur anstreben.

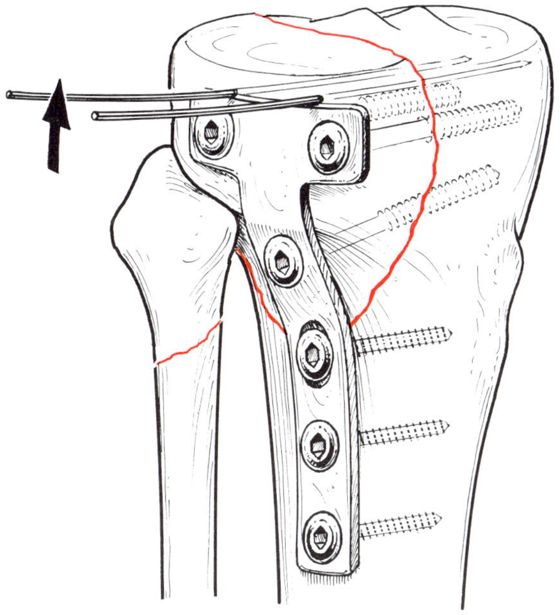

41

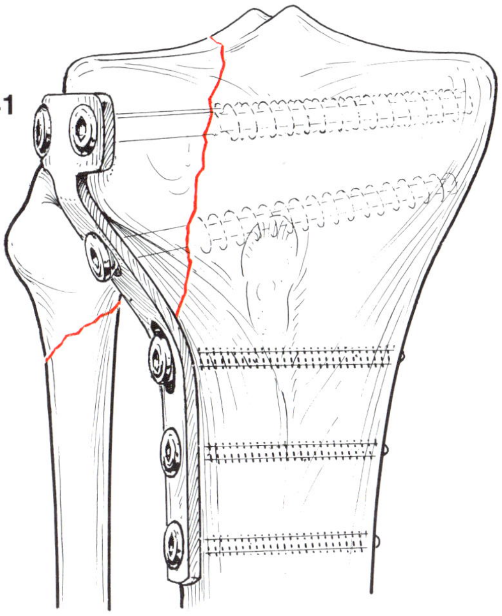

40 Eine zurechtgebogene T-Platte wird so an den Knochen angelegt, daß ihr Oberrand an den Kirschner-Drähten abstützt. Nach der Verschraubung werden die Drähte entfernt.

41 Es ist darauf zu achten, daß die Gewindegänge der Spongiosaschrauben nur im gegenseitigen Tibiakopf liegen.

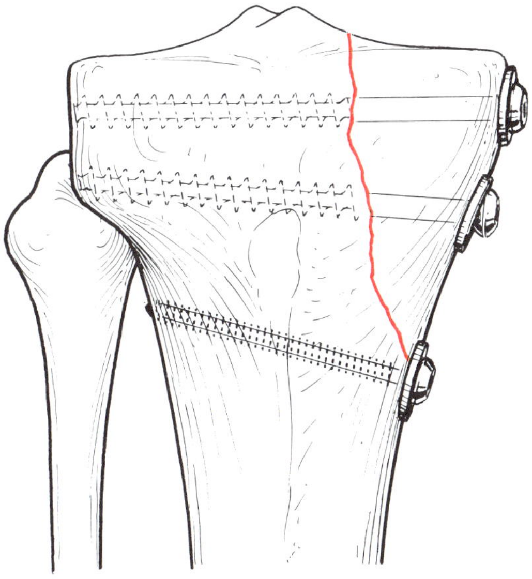

42 St. Galler Modifikation der Schraubenosteosynthese: Die distale Schraube wird mit einer Unterlegscheibe unmittelbar distal des Bruchspaltes eingebracht. Die Unterlegscheibe dient als Abstützung.

Laterale Impressionsfraktur des Tibiakopfes

Prinzip

Reposition des imprimierten Fragmentes (Abb. **43**) durch ein Knochenfenster von distal her. Auffüllung des Defektes mit autologer Spongiosa. Abstützung des Fragmentes mit Schrauben oder Spezialplatte.

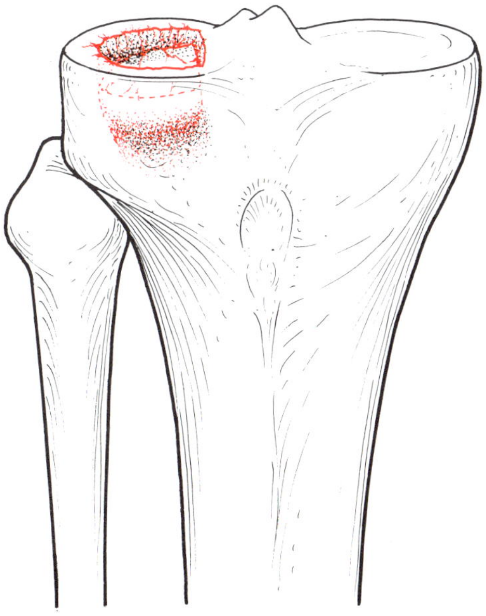

43 Beispiel einer lateralen Impressionsfraktur.

Technik (Abb. **44–47**)

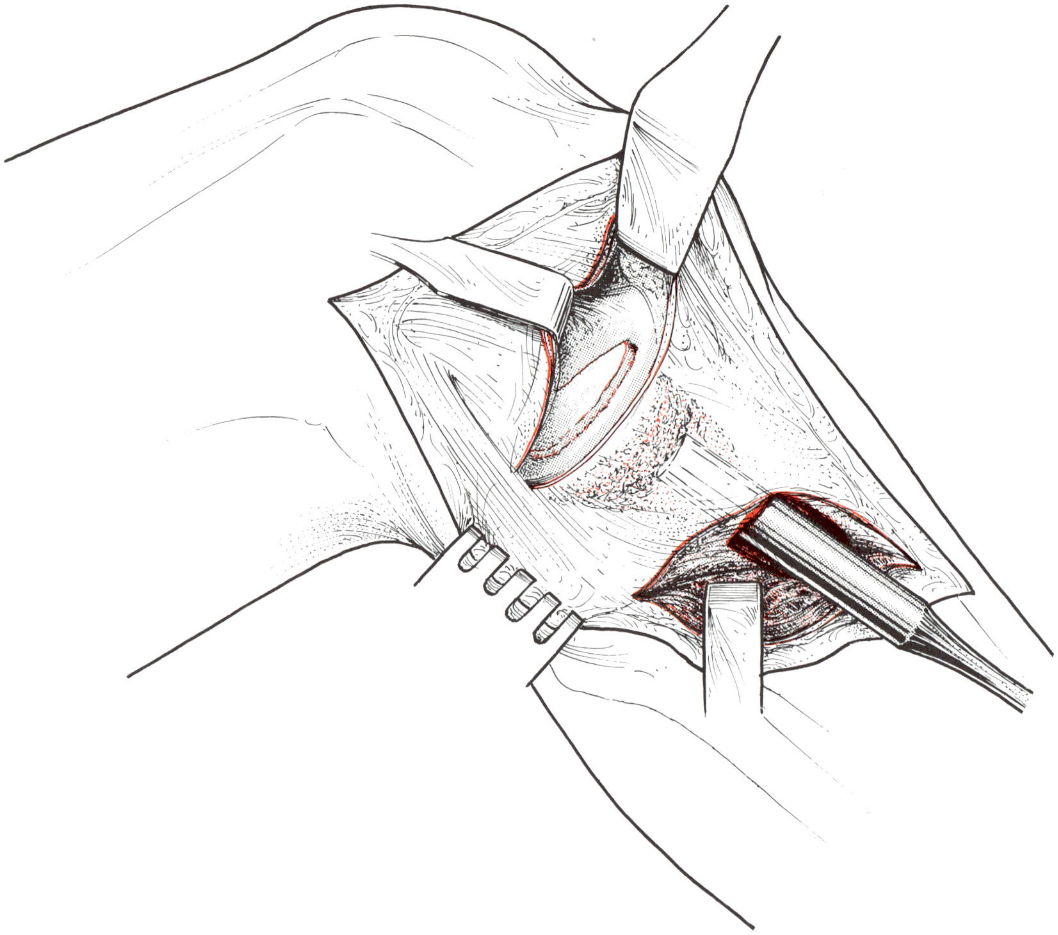

44 Lateraler Zugang mit temporärer Ablösung des Außenmeniskus und Eröffnung des Gelenkes. Es liegt eine zentrale Impression des lateralen Tibiaplateaus vor. Nach Abschieben der Muskulatur am lateralen Schienbeinkopf wird ein Knochenfenster von etwa 1,5 × 1,5 cm ausgemeißelt. Durch dieses Fenster schlägt man ein Vorschlaginstrument mit einem Durchmesser von ca. 1 cm in Richtung auf das Imprimat ein. Die eingesunkene Gelenkfläche wird nach und nach vorsichtig nach proximal gehoben.

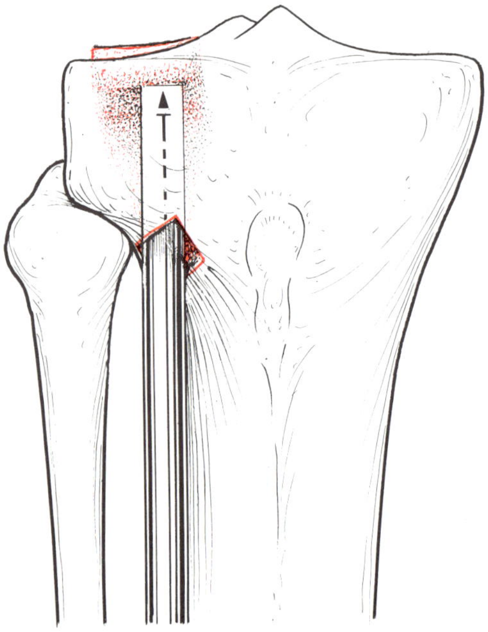

45 Es wird eine leichte Überkorrektur angestrebt.

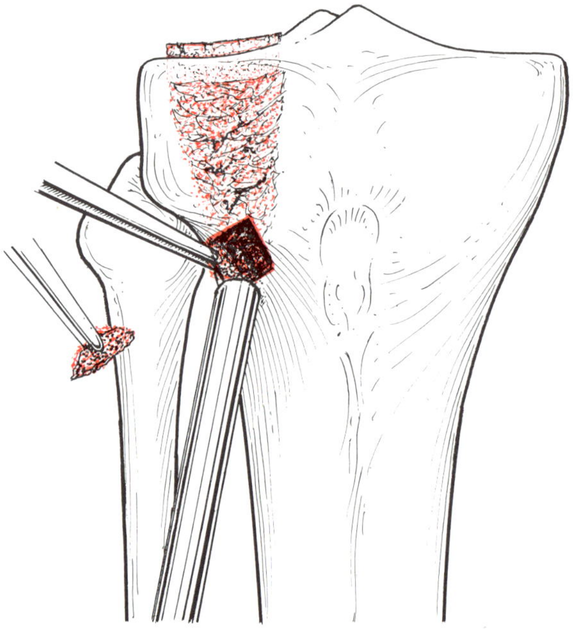

46 Der Knochenkanal wird mit autologer Spongiosa fest aufgefüllt.

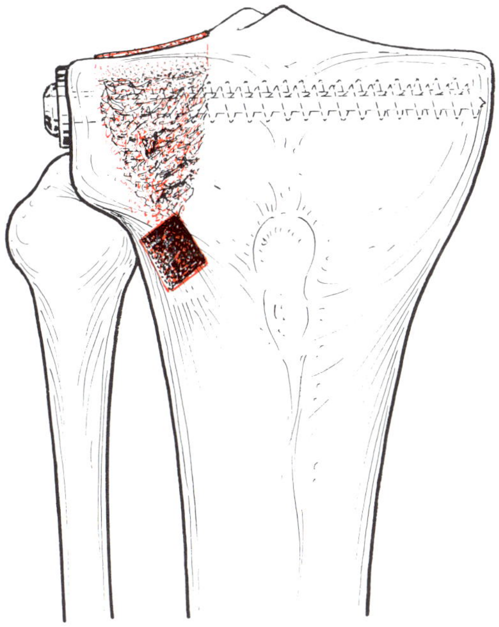

47 2 Spongiosaschrauben parallel zur Gelenkfläche des Tibiakopfes stützen das angehobene Imprimat ab. Der Kortikalisdeckel verschließt wieder den ausgemeißelten Defekt.

Alternativmethode

(Osteosynthese mit der Platte nach Streli)

Vorteil

Gute Abstützung des gehobenen Imprimates.

Nachteil

Aufwendigeres Verfahren.

Technik (Abb. **48**)

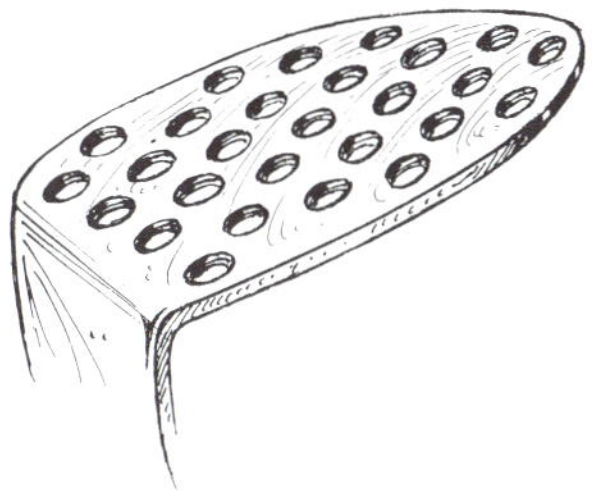

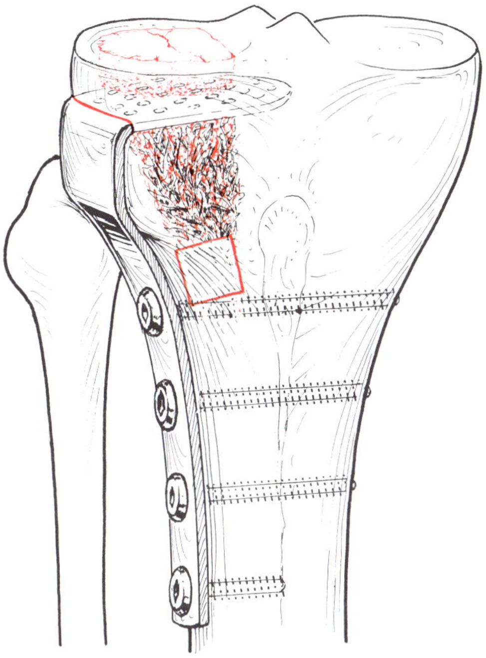

48 Nach Reposition und Unterfütterung des imprimierten Fragmentes mit autologer Spongiosa werden mit einem 3,2-mm-Bohrer Bohrkanäle für die Platte ca. 1–1,5 cm distal und parallel zur Gelenkfläche des Tibiakopfes vorgebohrt. Die Platte wird in den Tibiakopf eingeführt und gegen den Schaft verschraubt.

Fehler und Gefahren

- Das Kortikalisfenster wird zu weit proximal am Schienbeinkopf angelegt: Das imprimierte Fragment kann nicht steil genug von unten angehoben werden.
- Es wird ein Vorschlaginstrument mit zu kleinem Durchmesser verwendet: Ungenügende Einwirkung auf das Imprimat. Perforationsgefahr.
- Das Kortikalisfenster liegt im Bereiche eines Bruchspaltes: Zusätzlicher Instabilitätsfaktor.
- Der Bohrkanal wird nicht fest mit autologen Knochenspänen ausgestopft: Stabilitätsverlust. Sekundäre Dislokation des Imprimates. Verzögerte Einheilung.
- Zu frühe Belastung: Absinken des Fragmentes. Inkongruenz der Gelenkflächen.

Autoplastischer Ersatz des Tibiaplateaus mit der Patella (Wilson u. Jacobs)

Indikation und Prinzip

Ersatz einer irreponiblen (meist lateralen) Tibiaplateauhälfte durch die Kniescheibe.

Technik (Abb. **49–51**)

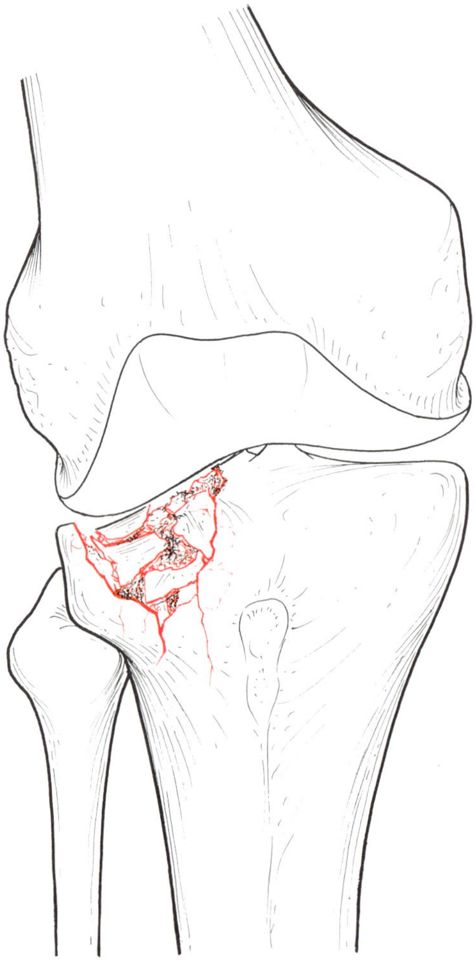

49 Das schwer zerstörte laterale Tibiaplateau mit Im- und Depression zahlreicher Fragmente. Rekonstruktion nicht erfolgversprechend.

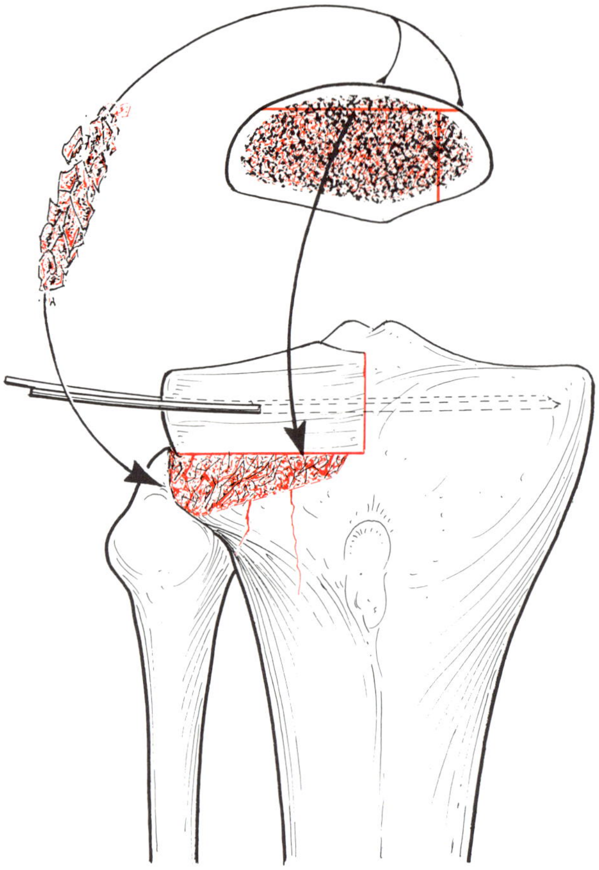

50 Die exzidierte Patella wird so zugerichtet, daß sie als Transplantat für das Tibiaplateau verwendet werden kann. Die restliche Patella wird zu kortikospongiösen Spänen aufgearbeitet und dient zur Auffüllung des Spongiosadefektes. Temporäre Fixation des Transplantates mit Kirschner-Drähten. Die Drähte sollten so eingebohrt werden, daß sie bei einer Plattenosteosynthese nicht im Wege sind.

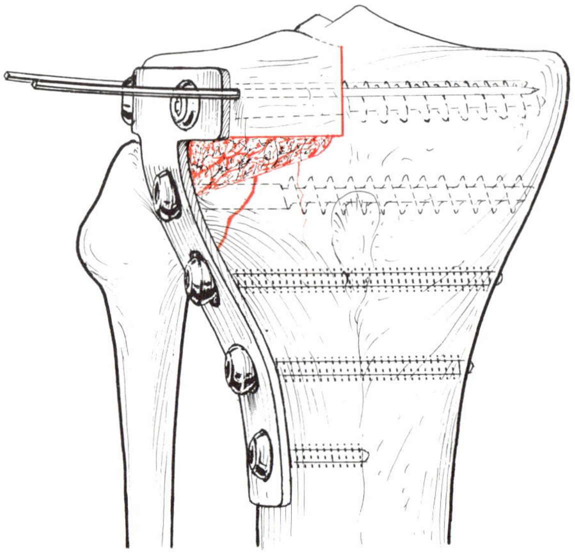

51 Fixation des Fragmentes mit einer T-Platte. Es sind auch Schrauben oder Spickdrahtosteosynthesen möglich.

Bikondyläre Tibiakopffraktur

Prinzip

Reposition und Osteosynthese mit einer medialen und lateralen Abstützplatte.

Technik (Abb. **52–54**)

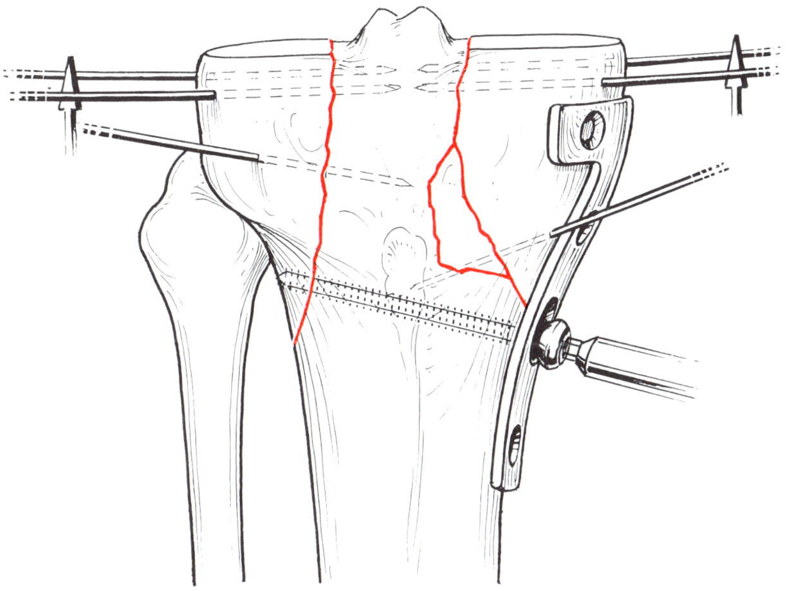

52 Lateraler und medialer Zugang (»Becher-Schnitt«) oder große Längsinzision. Das Gelenk wird innen und außen nach temporärer Ablösung der Menisken am Rande des Schienbeinkopfes eröffnet. Die Inzisionen legt man so, daß eine Reinsertion der Menisken gut möglich ist. Reposition des lateralen Tibiakopffragmentes und temporäre Fixation mit Spickdrähten, die dicht unter der Gelenkfläche in das Hauptfragment eingebohrt werden. Ein imprimiertes Gelenkareal wird reponiert und mit autologer Spongiosa unterfüttert. Nach temporärer Osteosynthese des lateralen Tibiakopfes reponieren wir das tibiale Fragment und fixieren es ebenfalls mit Kirschner-Drähten. In Zweifelsfällen sollte das Ergebnis der Reposition im Bildwandler oder durch eine Röntgenaufnahme kontrolliert werden.

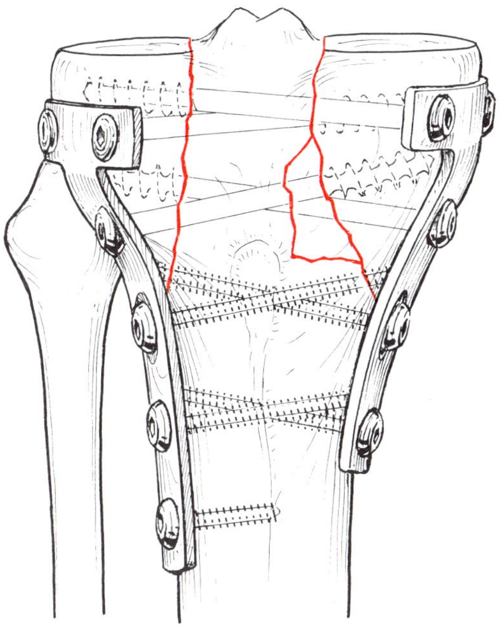

53 Osteosynthese mit 2 T-Platten.

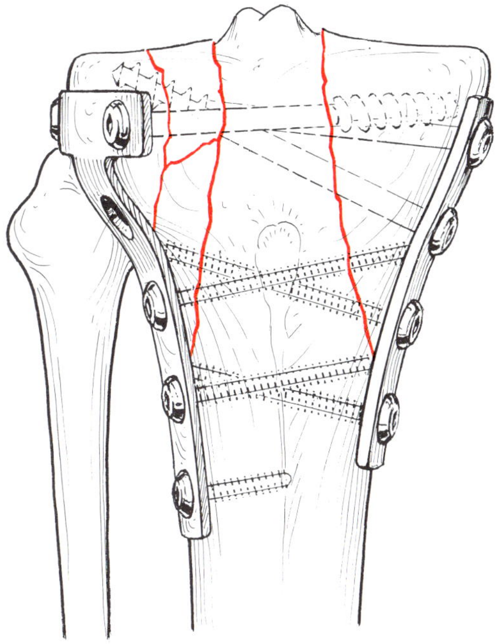

54 Alternativ können eine T-Platte und eine Halbrohrplatte oder eine L-Platte und eine DC-Platte implantiert werden. Die Implantate werden angepaßt und je nach Lage der Bruchflächen so gegeneinander versetzt, daß ein Kontakt zwischen den Schrauben vermieden wird. Möglich ist auch eine Vereinigung beider Platten durch Schrauben mit Gegenmutter.

Menisken, die in der gefäßhaltigen Zone abgerissen sind, werden reinseriert. Zerstörte Menisken müssen entfernt werden.

Spalt-Impressions-Fraktur mit Ausriß der Eminentia intercondylaris

Prinzip

Reposition. Temporäre Fixation der Fragmente. Spongiosaplastik. Laterale Abstützplatte. Fixation der Eminentia intercondylaris durch transossäre Knochennaht.

Technik (Abb. **55–57**)

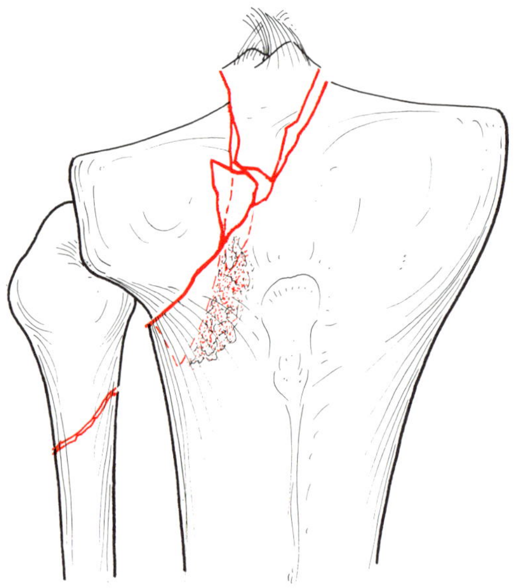

55 Ausgangsbefund.

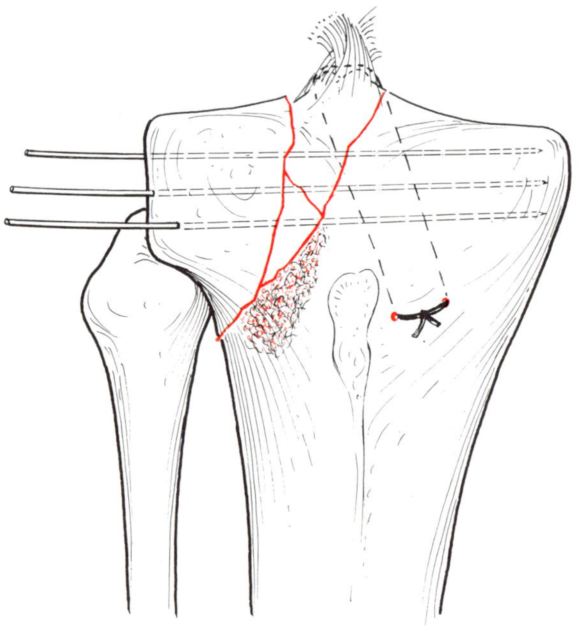

56 Zugang durch laterale Inzision mit kurzem medialem Hilfsschnitt. Nach Ablösung des Außenmeniskus wird das Gelenk inspiziert. Eröffnung des Gelenkes auf der Medialseite auf der Linie Epicondylus medialis – Tuberositas tibiae wie zur Menisektomie. Die Fragmente werden reponiert und mit Kirschner-Drähten fixiert (der mediale Hilfsschnitt ist notwendig, um das Eminentiafragment genau adaptieren zu können. Die Inzision muß nach posteromedial erweitert werden, wenn das mediale Seitenband mit verletzt ist). Das laterale Tibiaplateau wird mit Kirschner-Drähten fixiert und leicht überkorrigiert. Wenn das Eminentiafragment zu kurz ist, um mit Schrauben gefaßt zu werden, ist eine transossäre Knochennaht erforderlich: 2 parallele Bohrlöcher werden vom vorderen medialen Schienbeinkopf aus schräg nach oben an die Begrenzung des vorderen Kreuzbandansatzes in das Gelenk gebohrt. Mit einer Fadensonde ziehen wir einen nicht resorbierbaren Faden durch das eine Bohrloch ins Gelenk, führen ihn um und durch den Ansatz des Kreuzbandes und ziehen ihn mit einem durch das zweite Loch eingeführten Ausziehfaden zum Tibiakopf heraus. Die Fäden werden über der Kortikalis oder einem dort eingelegten Knopf geknotet.

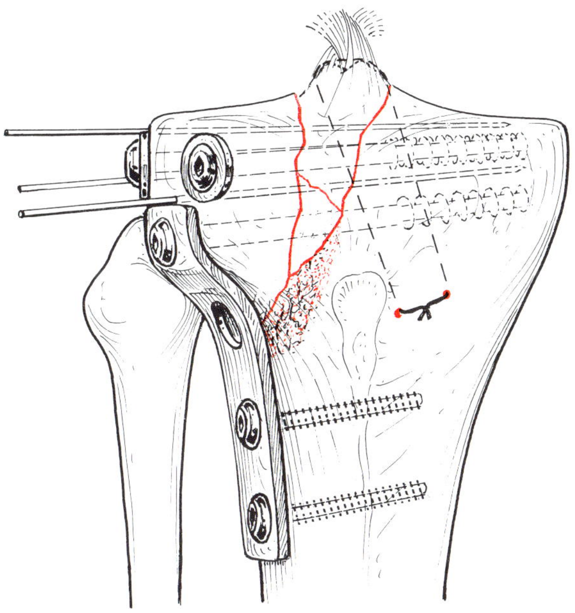

57 Ein Defekt im Tibiakopf wird mit Spongiosa aufgefüllt. Bei der Osteosynthese mit Spongiosaschrauben und Abstützplatte sollte versucht werden, das Eminentiafragment mit einer Schraube zu fassen. Dabei können die transossären Fäden zerrissen werden. Dann empfiehlt es sich, einen zusätzlichen Kirschner-Draht durch das Eminentiafragment zu bohren. (Stellt sich nach der Osteosynthese noch eine abnorme Aufklappbarkeit des medialen Gelenkanteiles heraus, muß der mediale Kapsel-Band-Apparat revidiert werden.)

Fehler und Gefahren

- Verzicht auf medialen Hilfsschnitt.
- Die Schrauben liegen nicht parallel zur Gelenkfläche, sondern perforieren sie.
- Ein großer Knochendefekt im Tibiakopf wird nicht mit Spongiosa aufgefüllt.
- Mangelhafte Reposition der Fragmente.
- Das Eminentiafragment wird nicht genügend stabilisiert.
- Gleichzeitige Verletzungen des Kapsel-Band-Apparates werden nicht erkannt und bleiben deshalb unversorgt.

Infrakondyläre Tibiakopffraktur

Prinzip

Osteosynthese mit 2 Platten. Alternativ ist auch eine Osteosynthese mit dem Fixateur externe möglich. Dieses Verfahren empfiehlt sich vor allem bei schlechten Haut- und Weichteilverhältnissen im Bereich der Inzision.

Technik (Abb. **58–61**)

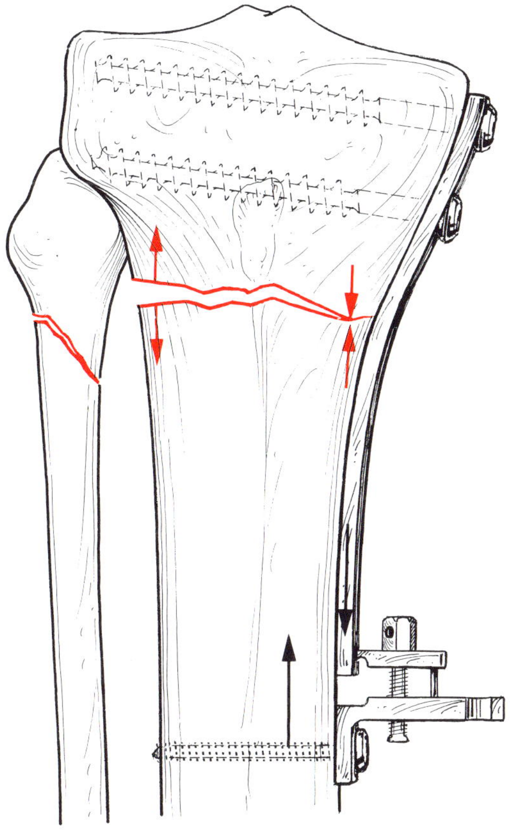

58 Nach Reposition der Fraktur wird zunächst eine lange mediale oder laterale Platte zugerichtet und am proximalen Fragment mit 2 Spongiosaschrauben fixiert. Mit dieser Platte übt man einen leichten interfragmentären Druck aus. (Mit zunehmender Kompression kommt es zum Klaffen des Bruchspaltes auf der Gegenseite.)

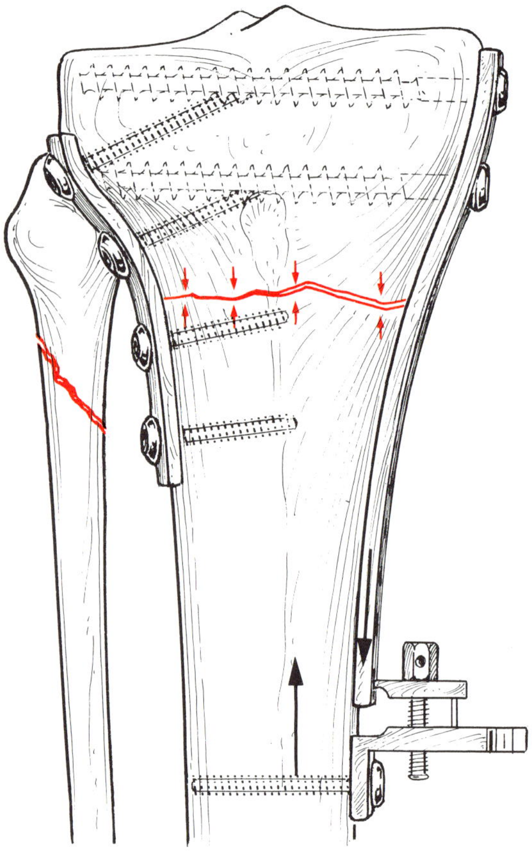

59 Auf der Gegenseite wird eine 4-Loch-Zuggurtungsplatte angebracht und unter Druck verschraubt. Anschließend werden die Fragmente mit der langen Platte weiter unter Druck gesetzt.

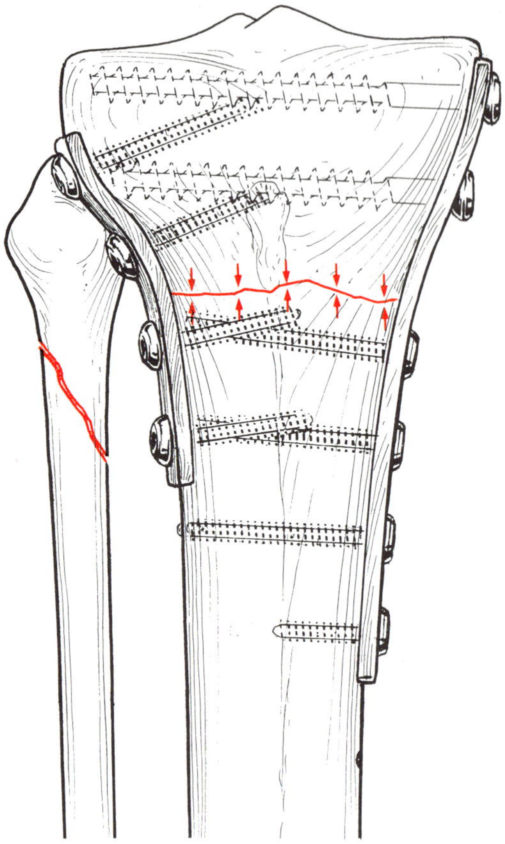

60 Schlußbild. Die Fragmentflächen stehen gleichmäßig unter Druck.

61

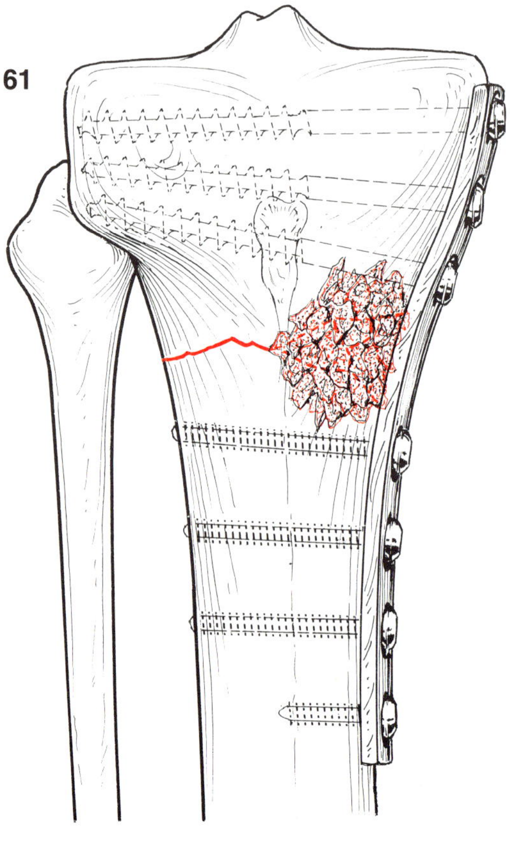

61 Falls die Fibula intakt geblieben ist und eine Fraktur mit medialer Trümmerzone vorliegt, kann eine Osteosynthese mit einer selbstspannenden Platte vorgenommen werden. Die Platte sollte vorgespannt werden, damit eine gleichmäßige interfragmentäre Kompression zustande kommt. Zusätzlich Spongiosaplastik.

Veraltete monokondyläre Fraktur (Korrekturosteotomie)

Prinzip

Osteotomie und Anhebung der in Fehlstellung verheilten Hälfte des Tibiakopfes. Auffüllung des Defektes mit Spongiosa. Osteosynthese mit Kirschner-Drähten.

Vorbereitung und Lagerung

Blutsperre. Die Gliedmaße wird im Hüftgelenk stark außenrotiert, im Kniegelenk ca. 70–90 Grad gebeugt.

Technik (Abb. **62** und **63**)

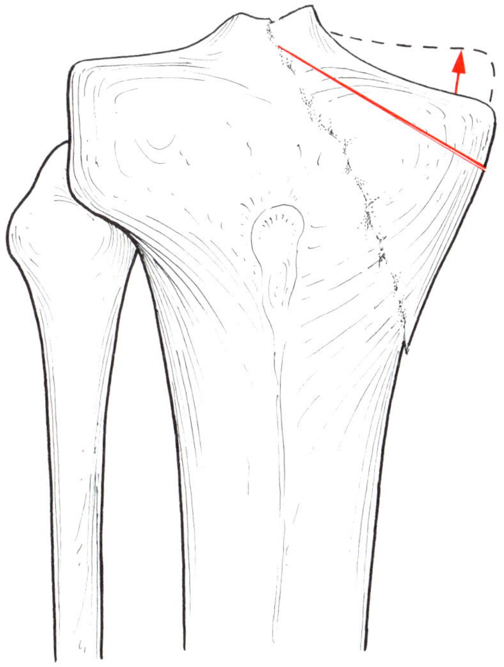

62 Medialer Zugang. Die Pes-anserinus-Sehnen werden nach hinten weggehalten. Mediales Seitenband und Gelenkkapsel sowie einstrahlende Sehne des M. semimembranosus werden dargestellt. Eröffnung des Gelenkes im Bereich der Meniskusbasis vor dem medialen Seitenband. Abschieben des Periostes am Tibiakopf und Bestimmung des Ortes der Osteotomie. Es wird zunächst mit einem flachen, 1,5–2 cm breiten Meißel ca. 1,5–2 cm unterhalb der Gelenkfläche bis in Höhe der Eminentia intercondylaris osteotomiert, und zwar zum Zentrum des Gelenkes leicht ansteigend, damit sich der Abstand zwischen Meißelspitze und Gelenkfläche verringert. Bei guter Meißellage wird die Osteotomie schrittweise mit einem zweiten Meißel – hinter dem ersten – fortgesetzt. Wenn die Kortikalis des Schienbeinkopfes im vorgesehenen Bereich durchtrennt ist, führt man vor und hinter dem Seitenband einen sehr breiten Meißel ein und hebelt das osteotomierte Fragment unter gleichzeitiger Abduktion des Unterschenkels gelenkwärts. – Zur Osteotomie kann auch eine Knochensäge mit breitem Sägeblatt benutzt werden.

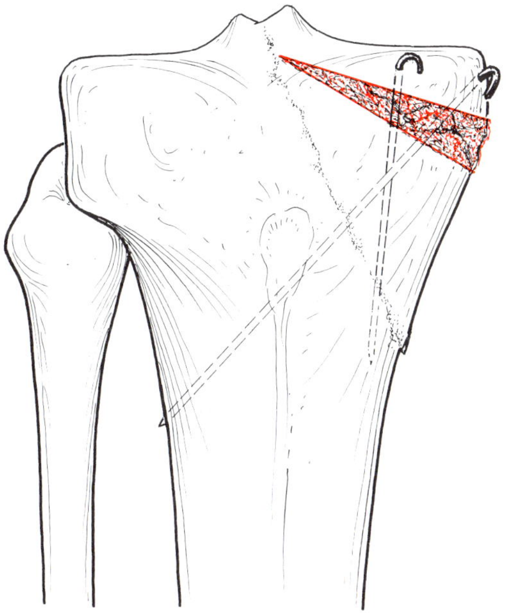

63 In den entstandenen Defekt füllen wir keilförmig zugeschnittene Spongiosa aus dem Beckenkamm ein. Osteosynthese mit mehreren Kirschner-Drähten, die in der gegenseitigen Kortikalis verankert werden. Reinsertion der Meniskusbasis. Naht des Retinaculum extensorum. Redon-Drainage ins Gelenk und subkutan. Wundverschluß. (Falls ursprünglich auch das mediale Tibiaplateau mit betroffen war, kann eine hohe, valgisierende Umstellungsosteotomie als sog. Aufklapposteotomie angezeigt sein: Der Tibiakopf wird in ca. 70–90 Grad Beugestellung oberhalb der Tuberositas tibiae parallel zum Gelenkspalt und ca. 2,5–3 cm unterhalb davon von medial nach lateral durchtrennt. Die laterale Kortikalis bleibt stehen und bricht beim Überführen des distalen Fragmentes in Abduktion ein. In den Osteotomiespalt wird Spongiosa eingebracht. Osteosynthese mit mehreren Kirschner-Drähten, Knochenklammern oder Fixateur externe.

Frakturen der Tuberositas tibiae

Indikationen

Alle Frakturen vom Typ II und III nach Schönbauer stellen eine absolute Operationsindikation dar. Der Eingriff sollte möglichst innerhalb der ersten Stunden nach dem Unfall vorgenommen werden, bevor lokale Zirkulationsstörungen auftreten.

Prinzip

Reposition und Retention des abgerissenen Fragmentes mit Schrauben oder Kirschner-Drähten mit Zuggurtung.

Technik (Abb. **64–67**)

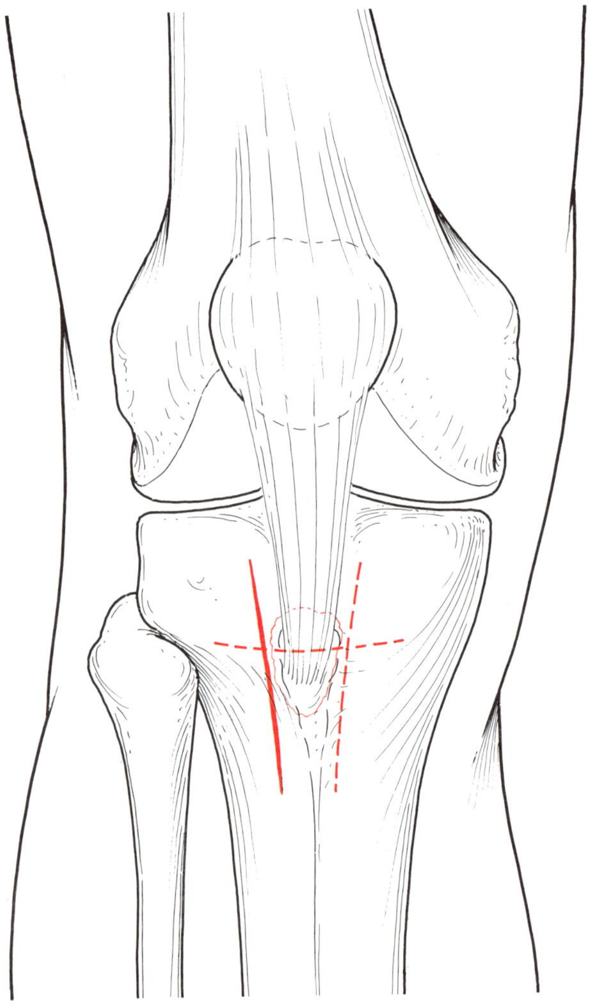

64 Etwa 4–6 cm langer Längsschnitt an der Medial- oder Lateralseite des Lig. patellae nach distal. Es ist auch eine quere, leicht bogenförmige, nach distal konvexe Inzision über dem Bruchgebiet möglich.

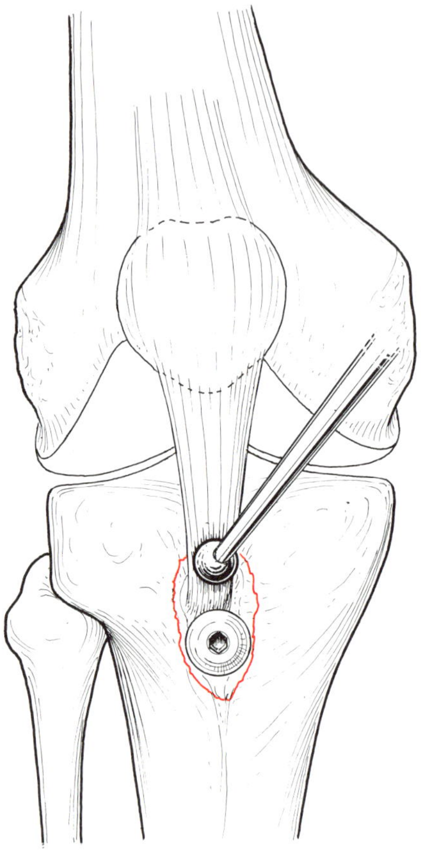

65 Das Fragment wird reponiert und temporär fixiert. Osteosynthese mit einer sog. Flachkopfschraube (Tuberositasschraube; Hersteller Fa. Aesculap, Tuttlingen) oder 1–2 Kleinfragmentschrauben mit Unterlegscheibe, je nach Größe des Fragmentes. Vorbohren und Vorfräsen des Schraubenkanals unter *Perforation* der *hinteren* Kortikalis. Entschließt man sich zur Osteosynthese mit einer Flachkopfschraube, muß der Schraubenkanal im Bereich des Fragmentes mit einem Senker vertieft werden! (s. Abb. 19, S. 14.12).

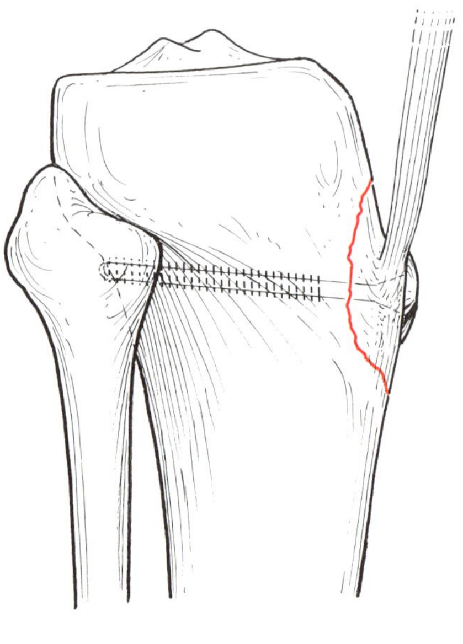

66 Es muß so gebohrt werden, daß der Schraubenkopf allseits dem Knochen aufliegt.

67a 67b

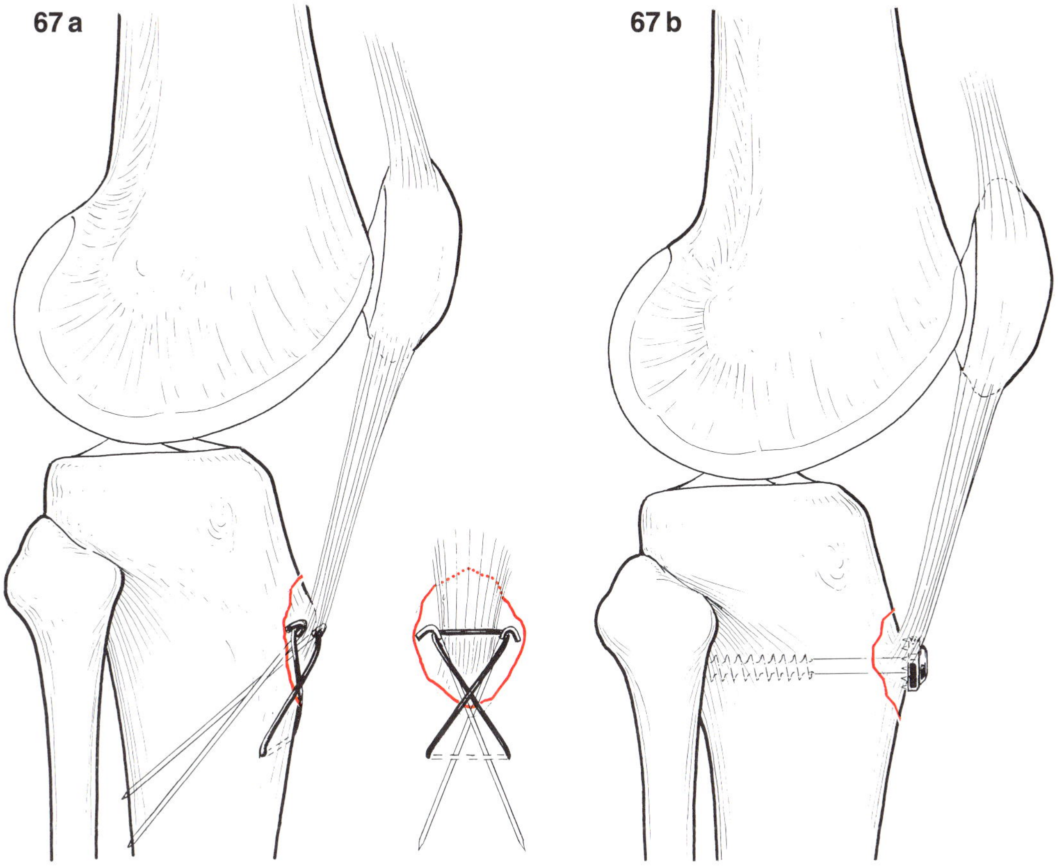

67a Osteosynthese des Tuberositasfragmentes mit Kirschner-Drähten und Zuggurtungsnaht. Nach Reposition des Fragmentes werden die Kirschner-Drähte nach hinten divergierend schräg von proximal-kranial nach distal-kaudal eingebohrt. Die Drahtspitzen liegen in der hinteren Kortikalis. Zuggurtungsnaht, Abkneifen und Umbiegen der überstehenden Drahtenden.

67b Osteosynthese mit Spongiosaschraube mit Zackenkranz.

Fehler und Gefahren

- Der Eingriff wird zu lange aufgeschoben: Durchblutungsstörungen der Haut, Hautnekrose und Sekundärheilung.
- Das ausgerissene Fragment wird beim Anziehen der Schraube gesprengt.
- Die »Tuberositasschraube« wird nicht so eingedreht, daß der flache Schraubenkopf gleichmäßig dem Knochen aufliegt.
- Der Schraubenkanal wird nicht mit dem Senker erweitert.
- Die Schraube faßt nicht die hintere Schienbeinkortikalis.

Allgemeine Hinweise zur postoperativen Behandlung von Frakturen im Bereich des Schienbeinkopfes

Wir legen einen gepolsterten Druckverband an und lagern das Kniegelenk in der Regel in mittlerer Beugestellung auf eine Schiene. Überprüfung der Durchblutung und Nervenfunktionen. Falls keine übungsstabile Osteosynthese oder Bandstabilität erreicht worden ist, muß zunächst ein gespaltener Oberschenkel-Liegegipsverband angelegt werden.

Redon-Drainagen werden nach ca. 24–48 Stunden entfernt. Die Wundfäden entfernen wir nach 10–12 Tagen. Durchblutete Verbände werden frühzeitig gewechselt. Sobald die Wundschmerzen abgeklungen sind, lassen wir isometrische Spannungsübungen ausführen. So früh wie möglich üben die Patienten auf einer motorgetriebenen Bewegungsschiene zunächst in einem Bewegungssektor zwischen 20 und 45 Grad Beugung. Je nach Beschwerden kann das Bewegungsausmaß rasch vergrößert werden. Es gilt der Grundsatz: Früh bewegen, spät belasten. Auch bei gleichzeitigen Kapsel-Band-Verletzungen wird eine frühzeitige Bewegungstherapie durchgeführt (s. S. 18.111). Je nach Stabilität der Fraktur und Verläßlichkeit des Patienten kann vorübergehend auch ein Gipstutor angelegt werden. Zirka 6–8 Wochen nach dem Eingriff kann meistens schon nach röntgenologischer Überprüfung der Fraktur eine Teilbelastung (ca. 10 kg) unter Benutzung von 2 Unterarmstützen erlaubt werden. Die Patienten dürfen bis 12 Wochen nach der Operation langsam zunehmend und dann voll belasten. Bei Impressionsfrakturen warten wir mit der vollen Belastung bis ca. 14/16 Wochen nach der Operation, je nach Bruchform und Röntgenbefund.

Größere Metallimplantate werden im allgemeinen nach ca. 1 Jahr, Schrauben nach 6–9 Monaten entfernt (bei älteren Menschen über 65 Jahren kann das Osteosynthesematerial belassen werden).

Frakturen der Eminentia intercondylaris

Vorbemerkungen

Diese Brüche kommen vorwiegend im Adoleszentenalter vor. Man kann sie nach Meyers u. McKeever (1959), Seitz u. Hoffmann (1974) in verschiedene Typen ordnen:

- Frakturen der Eminentia ohne wesentliche Abhebung des Bruchstückes aus dem Tibiaplateau (Abb. **68**).
- Frakturen mit stärkerer Dislokation des Fragmentes. Das Fragment hat noch Kontakt mit dem Knochenbett (Abb. **69**).
- Vollständige Abrißbrüche der Eminentia intercondylaris ohne Knochenkontakt mit dem Tibiakopf (Abb. **70**).
- Abrißbrüche des Tuberculum mediale oder laterale.

Häufigere Begleitverletzungen sind Risse im Bereich der Menisken (Vorderhörner) und des Kapsel-Band-Apparates. Das klinische Bild der Verletzung ist durch einen blutigen Erguß mit aufgelagerten Fettaugen, schmerzhafte Funktionsstörungen (Streckhemmung) und röntgenologische Veränderungen, die sich oft tomographisch genauer darstellen lassen, gekennzeichnet. In den Standard-Röntgenaufnahmen stellt sich das Fragment im seitlichen Strahlengang besser dar.
Zur Fraktur der Eminentia im Rahmen eines Trümmerbruches des Schienbeinkopfes s. S. 23.28.

Konservative Therapie

Ist die Eminentia vom Tibiaplateau kaum oder nur wenig abgehoben, ist ein *konservatives* Vorgehen angezeigt. Aber auch bei stärkerer Dislokation kann ein konservativer Repositionsversuch unternommen werden.

Der Hämarthros wird punktiert. Die »Reposition« der Eminentia erfolgt in Überstreckung des Gelenkes. Röntgen-(Bildwandler-)Kontrolle.

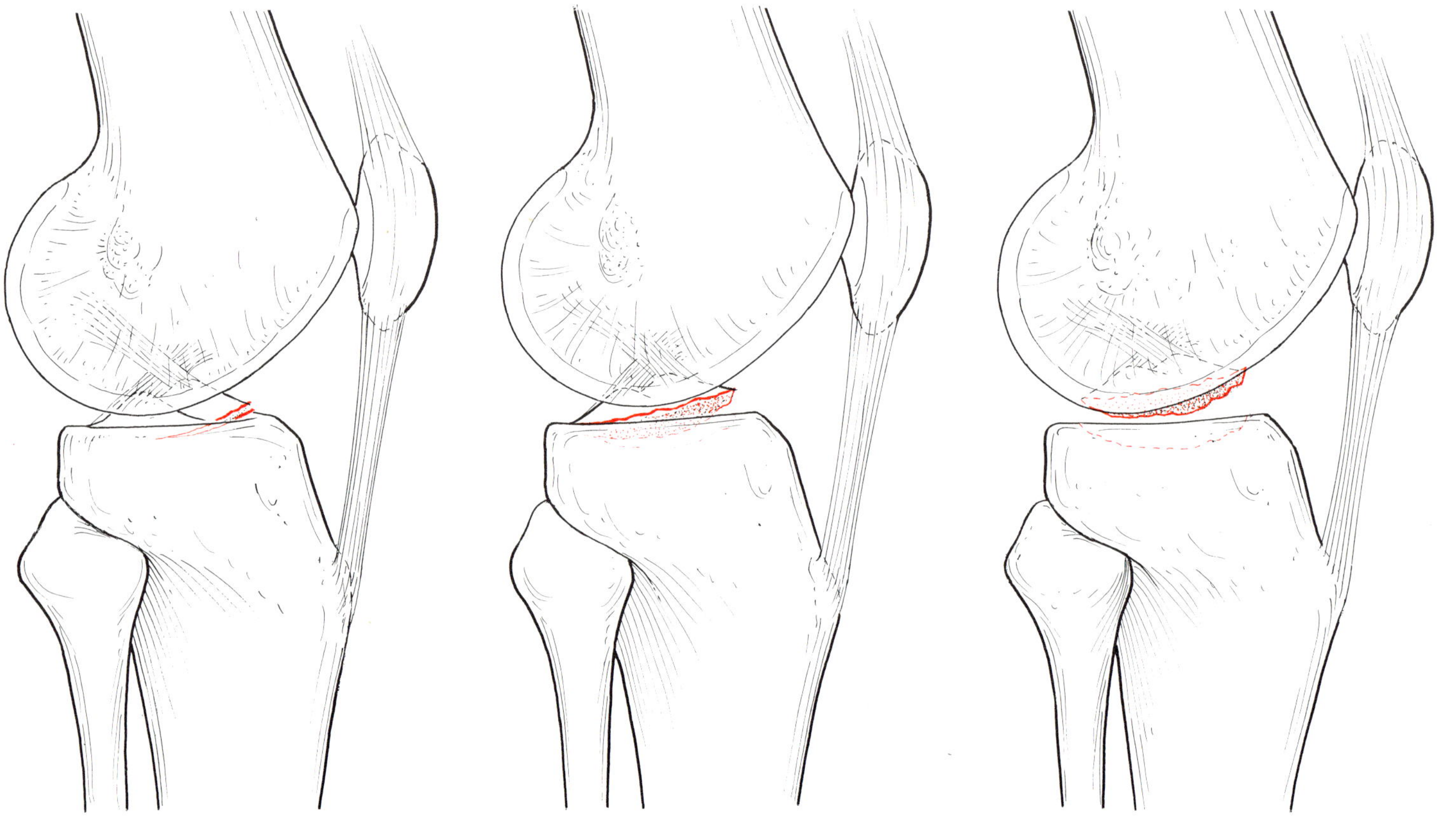

68 Fraktur der Eminentia intercondylaris ohne wesentliche Abhebung des Fragmentes.

69 Fraktur mit Dislokation des Fragmentes.

70 Vollständiger Abrißbruch der Eminentia intercondylaris.

Oberschenkel-Gipsverband oder »Tutor« für 6–8 Wochen. Nach 3 Wochen darf mit 20 kg belastet werden. Zwischenzeitige Röntgenkontrollen und Gipswechsel.

Indikationen

Eine operative Behandlung ist dann angezeigt, wenn eine *Dislokation des Fragmentes* besteht, gleichzeitig Strukturen des Kapsel-Band-Apparates oder Menisken mitverletzt sind, deren Wiederherstellung mit konservativen Maßnahmen *unsicher* erscheint oder ein konservativer Behandlungsversuch *gescheitert* ist.

Lagerung und Prinzip

Rückenlage mit ca. 30 Grad gebeugtem Kniegelenk. Zugang durch medialen Parapatellarschnitt. Das Retinaculum extensorum mediale und die Membrana synovialis werden durchtrennt. Beugung des Unterschenkels bis zur guten Übersicht im Bruchgebiet. Nach Absaugen des Blutergusses läßt sich das Fragment in leichter Beugung und Innenrotation am besten reponieren. Zu seiner Retention sind verschiedene Methoden möglich.

Technik (Abb. **71–77**)

71

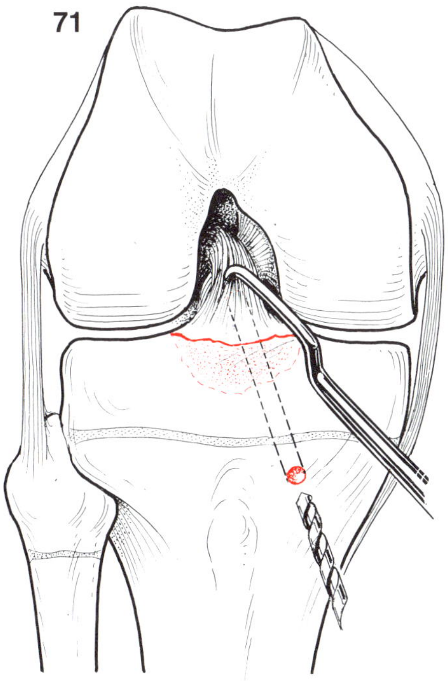

72

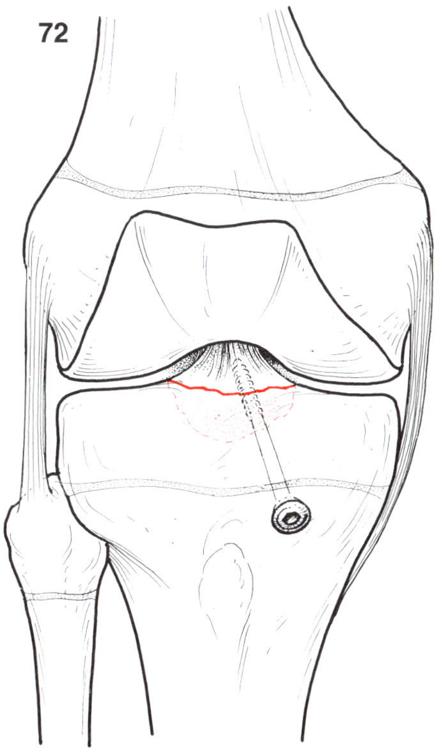

73

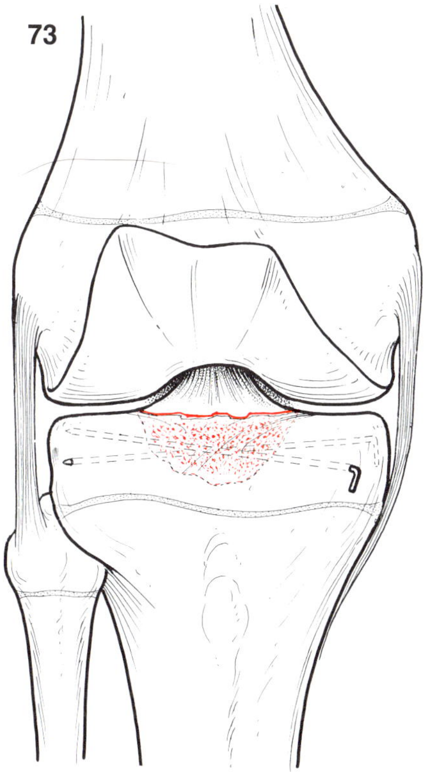

71 Osteosynthese mit Spongiosazugschraube des AO-Kleinfragment-Instrumentariums. Voraussetzung für dieses Verfahren ist ein genügend großes Fragment. Nach exakter Reposition wird vom vorderen medialen Schienbeinkopf aus ein Bohrkanal (2 mm) möglichst senkrecht durch die Wachstumsfuge zentral in das ausgerissene Fragment gebohrt.

72 Die Länge der Zugschraube wird bestimmt, das Gewinde geschnitten und die Schraube eingedreht. Das Gewinde der Schraube liegt nur im abgerissenen Fragment.

73 Alternativmethode mit Kirschner-Drahtosteosynthese: Auch bei dieser Technik muß das Fragment genügend groß sein. Es werden mehrere, etwa 1,2 mm starke Drähte so in den Schienbeinkopf eingebohrt, daß die Drahtspitzen möglichst fächerförmig im Fragment liegen und nicht ins Gelenk überragen.

74

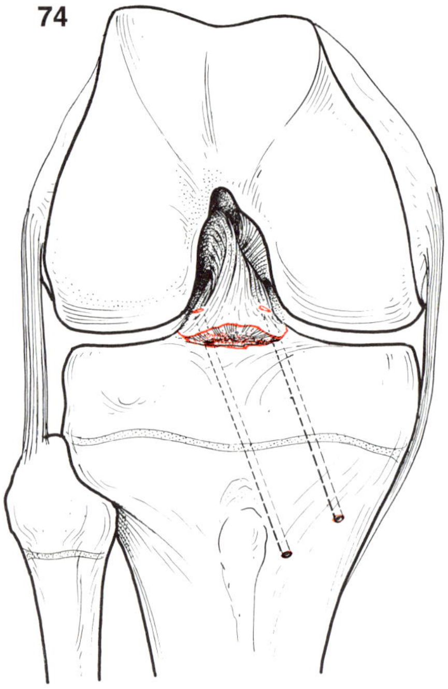

75

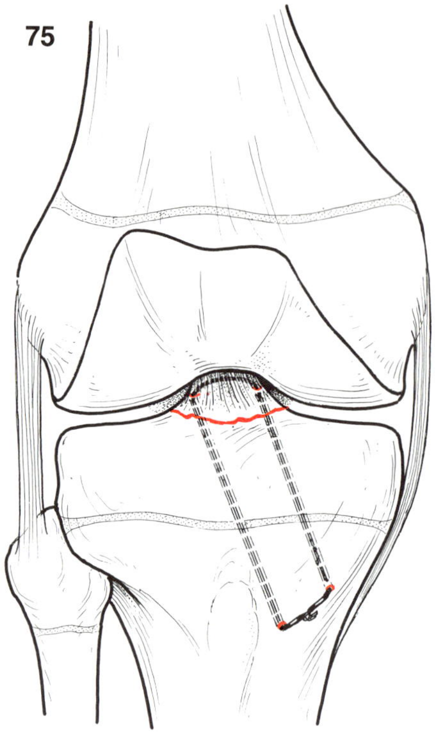

74 Fixation eines Fragmentes mit transligamentären, transossären Nähten. Mit einem 2-mm-Bohrer werden 2 etwa parallel zueinander verlaufende Kanäle durch den Tibiakopf gelegt. Die Bohrerspitze tritt dicht medial und lateral des Knochenbettes ins Gelenk.

75 Das Fragment wird mit einem kräftigen Faden fixiert: Entsprechend den Austrittsstellen der Bohrkanäle durch den Tibiakopf legt man sich 2 Bohrkanäle nahe am medialen und lateralen Rand des Fragmentes. Der Faden wird mit der O'Donnoghue-Nadel von außen nach innen durch den einen Bohrkanal im Tibiakopf und dann durch den zugehörigen Bohrkanal im Fragment in den Gelenkraum geführt. Dann wird er vom Gelenk aus durch den Bohrkanal im Fragment und den im Schienbeinkopf nach außen gezogen. Das Fragment wird exakt reponiert und temporär mit einem Knochenhaken fixiert. Man knotet den Faden über der Knochenbrücke am Schienbeinkopf und/oder eine dort eingedrehte Schraube. Bei kleinem Eminentiafragment ist es zweckmäßig, den Faden um den Kreuzbandansatz herum und nicht durch Bohrlöcher im Fragment zu führen.

76

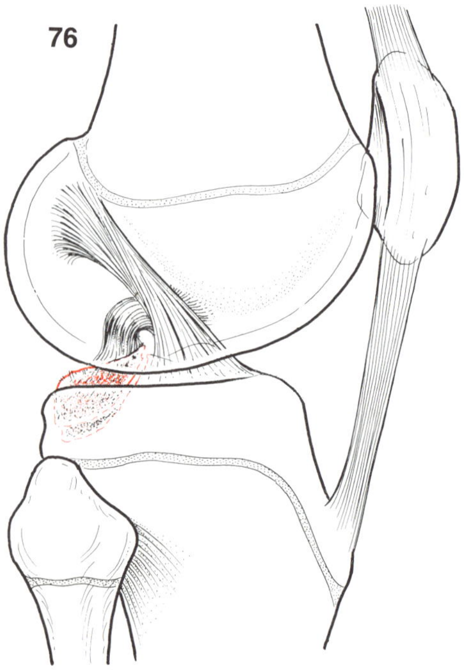

76 Abrißfraktur des hinteren Kreuzbandhöckers.

77 Der Zugang erfolgt von der Kniekehle aus, wie auf S. 18.46 beschrieben. Osteosynthese mit Spongiosazugschraube des AO-Kleinfragment-Instrumentariums.

77

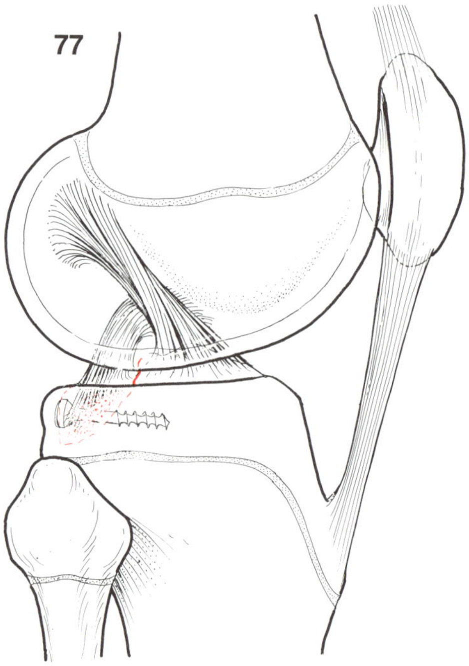

Postoperative Behandlung

Oberschenkel-Liegegipsverband in ca. 20–30 Grad Kniebeugung für ca. 2–3 Wochen. Die Redon-Drainagen werden nach 24–36 Stunden entfernt, die Fäden nach ca. 12 Tagen. Röntgenkontrolle des Kniegelenkes in 2 Ebenen nach der Operation und beim Gipswechsel, ca. 2 Wochen später.

Gehen mit Unterarmstützen. Stationäre Wiederaufnahme ca. 4–6 Wochen nach der Operation zur krankengymnastischen und physikalischen Behandlung. Umlagerungs- und Spannungsübungen. Übungen auf Bewegungsschienen. Teilbelastung nach ca. 8 Wochen. Zuvor Röntgenkontrolle.

Wenn eine stabile Osteosynthese erreicht worden ist, kann das Gelenk bereits nach Abklingen der Wundschmerzen vorsichtig mobilisiert werden.

Wurde das Fragment bei noch offener Wachstumsscheibe verschraubt, sollte die Schraube, die die Wachstumsscheibe kreuzt, nach spätestens 8 Wochen entfernt werden! Drahtnähte können bis zu 3 Monaten belassen werden.

Fehler und Gefahren

- Zertrümmerung des Fragmentes durch ungeschicktes Manipulieren bei der Reposition oder Fixation oder während des Bohrvorganges: Alternativmethode anwenden.
- Mangelhafte Fixation des Fragmentes: Verheilung unter Dislokation. Störungen der Gelenkbeweglichkeit. Pseudarthrose.
- Kirschner-Drähte, die im Gelenkraum liegen, können wandern und Reizzustände sowie Knorpelschäden hervorrufen.
- Schrauben, die die Wachstumsscheibe kreuzen, bleiben wesentlich länger als ca. 8 Wochen liegen: partielle Wachstumshemmung.
- Gelenkkontrakturen und Reizzustände, wenn das Gelenk nach Abnahme des Gipsverbandes passiv unter Schmerzen mobilisiert wird.
- Begleitverletzungen werden übersehen und daher nicht mitbehandelt (z. B. Meniskusabrisse, Kapsel-Band-Verletzungen).

Weiterführende Literatur

Aglietti, P., P. Chambat: Fractures of the knee. Part III: Tibial plateau fractures. In J. N. Insall: Surgery of the Knee. Churchill Livingstone, New York 1984 (p. 449–490)

Belgrano, M., L. Roncalli-Benedetti, G. Soave: Le fratture del piatto tibiale. Minerva ortop. 18 (1967) 331–345

Bimler, R.: Band-, Knorpel- und Spongiosaheilung unter frühfunktioneller Behandlung auf der Bewegungsschiene am Beispiel der Tibiakopftrümmerfraktur. Unfallheilkunde 81 (1978) 568–576

Böhler, L.: Die Technik der Knochenbruchbehandlung: Brüche des Schienbeinkopfes, Bd. II/1 u. 2., 12. u. 13. Aufl. Verlag W. Maudrich, Wien 1977 (S. 1726–1776)

Brunner, Ch.: Frakturen im Kniegelenksbereich. In B. G. Weber, Ch. Brunner, F. Freuler: Die Frakturenbehandlung bei Kindern und Jugendlichen. Springer, Berlin 1979 (S. 298–327)

Burri, C., G. Bartzke, J. Coldewey, E. Muggler: Fractures of the tibial plateau. Clin. Orthop. 138 (1979) 84–93

Caranacci, M., C. Cervellati, U. Donati: Autogenous patella as replacement for a resected femoral or tibial condyle. J. Bone Jt. Surg. 67 B (1985) 557–563

Chaix, O., S. Herman, P. Cohen, T. Le Balch, J. P. Lamare: Ostéosynthèse par plaque épiphysaire dans les fractures des plateaux tibiaux. Rev. Chir. Orthop. 68 (1982) 189–197

Duparc, J., G. Filipe: Fractures spino-tubérositaires ou fractures avec subluxation de l'extrémité supérieur du tibia. Rev. Chir. orthop. 61 (1975) 705–716

Gérard, Y., Ph. Ségal, F. Schernberg: Fractures extra-articulaires du quart supérieur du tibia. Rev. Chir. orthop. 64 (1978) 499–512

Gossling, H. R., C. A. Peterson: A new surgical approach in the treatment of depressed lateral condylar fractures of the tibia. Clin. Orthop. 140 (1979) 96–102

Hierholzer, G., A. Voorhoeve, R. Kleining, H. Kehr: Reinterventionen nach Schienbeinkopfbrüchen. Chirurg 46 (1975) 352–358

Holz, U.: Ursachen, Formen und Begleitverletzungen der Tibiakopffraktur. Hefte Unfallheilk. 120 (1975) 99–113

Holz, U., G. Welte, H.-M. Märklin, S. Weller: Ergebnisse nach operativer Versorgung von Tibiakopffrakturen. Unfallchir. 88 (1985) 519–527

Jacobs, J. E.: Follow-up notes an articles previously published in the journal. J. Bone Jt. Surg. 47 A (1965) 842–847

Jahna, H., H. Wittich: Konservative Methoden in der Frakturenbehandlung. Urban & Schwarzenberg, Wien 1985

Kennedy, W. R.: Fractures of the tibial condyles. Clin. Orthop. 134 (1978) 153–157

Locht, R. C., A. E. Gross, F. Langer: Late osteochondral allograft resurfacing for tibial plateau fractures. J. Bone Jt. Surg. 66 A (1984) 328–335

Moore, T. M.: Fracture-dislocation of the knee. Clin. Orthop. 156 (1981) 128–140

Muggler, E., G. Bartzke, C. Burri: Die Tibiakopffraktur – Problematik, operative Technik und Resultate. Unfallchirurgie 4 (1978) 157–178

Muggler, E., D. Huber, C. Burri: Ergebnisse nach operativer Versorgung von 225 Tibiakopffrakturen. Chirurg 46 (1975) 348–352

Müller, M. E., M. Allgöwer, R. Schneider, H. Willenegger: Manual der Osteosynthese, 2. Aufl., Springer, Berlin 1977

Perry, C. R., L. G. Evans, S. Rice, J. Fogarty, R. E. Burdge: A new surgical approach to fractures of the lateral tibial plateau. J. Bone Jt. Surg. 66 A (1984) 1236–1240

Postel, M., F. Mazas, J. Y. de la Caffinière: Fracture-séparation postérieure des plateaux tibiaux. Rev. Chir. orthop. 60 (1974) 317–323

Probst, J., E. Jonasch, E. Baur: Schienbeinkopfbrüche (Kongreßbericht). Hefte Unfallheilk. 126 (1976) 207–328

Sarmiento, A., L. L. Latta: Nichtoperative funktionelle Frakturenbehandlung. Springer, Berlin 1984

Schatzker, J., R. McBroom: The tibial plateau fracture. Clin. Orthop. 138 (1979) 94–104

Schauwecker, F., S. Weller: Die operative Behandlung der Tibiakopf- und subkondylären Tibiafrakturen. Mschr. Unfallheilk. 73 (1970) 114–126

Schulak, D. J., D. R. Gunn: Fractures of the tibial plateaus. Clin. Orthop. 109 (1975) 166–177

Spier, W., A. Rüter: Tibiakopffrakturen. Hefte Unfallheilk. 120 (1975) 114–121

Streli, R.: Zur Therapie der Tibiakopffrakturen – neue Kondylenplatte. Mschr. Unfallheilk. 73 (1970) 127–146

Thiele, K.: Schienbeinkopfbrüche. Hefte Unfallheilk. 95 (1968)

Tscherne, H., P. Lobenhoffer, O. Russe: Proximale intraartikuläre Tibiafrakturen. Unfallheilkunde 87 (1984) 277–289

Vittali, H. P., W. D. Schellmann, K. Klemm: Behandlungsfehlschläge bei Tibiakopffrakturen. Mschr. Unfallheilk. 77 (1974) 368–378

Weber, B. G.: Die proximale metaphysäre Tibiafraktur. In B. G. Weber, Ch. Brunner, F. Freuler: Die Frakturenbehandlungen bei Kindern und Jugendlichen. Springer, Berlin 1979 (S. 328–333)

Wilson, W. J., J. E. Jacobs: Patellar graft for severely depressed comminuted fractures of the lateral tibial condyle. J. Bone Jt. Surg. 34 A (1952) 436–442

Tuberositas tibiae

Levi, J. H., C. R. Coleman: Fracture of the tibial tubercle. Amer. J. Sports Med. 4 (1976) 254–263

Odgen, J. A., R. B. Tross, M. J. Murphy: Fractures of the tibial tuberosity in adolescents. J. Bone Jt. Surg. 62 A (1980) 205–215

Schönbauer, H. R.: Brüche der Tuberositas tibiae. Mschr. Unfallheilk. 60 (1957) 83–88

Schwarzkopf, W., J. Ahlers, P. Kirschner: Abrisse und Frakturen der Tuberositas tibiae. Unfallheilk. 83 (1980) 360–365

Eminentia intercondylaris

Blauth, W., J. Hassenpflug, L. Schroeder: Ausrißfrakturen der Eminentia intercondylaris im Kindesalter. In J. Eichler, U. Weber: Frakturen im Kindesalter. Thieme, Stuttgart 1982 (S. 102–111)

Hertel, P.: Ergebnisse der operativen Behandlung von Eminentia-Ausrissen des Kniegelenkes im Kindesalter. Unfallheilkunde 84 (1981) 307–404

von Laer, L., R. Brunner: Einteilung und Therapie der Ausrißfrakturen der Eminentia intercondylica im Wachstumsalter. Unfallheilkunde 87 (1984) 144–150

Meyers, M. H., F. M. McKeever: Fracture of the intercondylar emminence of the tibia. J. Bone Jt. Surg. 52 A (1970) 1677–1684

Roberts, J. M.: Avulsion fractures of the proximal tibial epiphysis. In J. C. Kennedy: The Injured Adolescent Knee. Williams & Wilkins, Baltimore 1979 (S. 141–160)

Seitz, W., S. Hofmann: Die Brüche der Eminentia intercondylica im Kindesalter. Z. Kinderchir. 14 (1974) 104–112

Seriat-Gautier, B., M. Frick, M. Pieracci: Fractures des épines tibiales chez l'enfant. Rec. Chir. orthop. 69 (1983) 221–231

Zifko, B., T. Gaudernak: Zur Problematik in der Therapie von »Eminentiaausrissen« bei Kindern und Jugendlichen. Unfallheilkunde 87 (1984) 267–272

Weitere Literatur s. »Frakturen: Gesamtdarstellungen«, S. 22.30

24

Patellafrakturen

Die Kniescheibe ist wegen ihrer exponierten Lage und dünnen Weichteildeckung Verletzungen gegenüber besonders gefährdet. Direkte und indirekte Gewalteinwirkungen können Brüche mit sehr *unterschiedlichen Formen* zur Folge haben, wie z. B. *Fissuren, Quer-, Längs-,* sog. *Stern- oder Trümmerbrüche, Abrißbrüche* an den Sehnenansätzen einschließlich schalenförmiger *Aushülsungen* der Patellapole (bei Jugendlichen) sowie *osteochondrale* oder *chondrale Frakturen (Flake fractures).* Die Abb. **1–8** zeigen die verschiedenen Frakturformen halbschematisch. Die Brüche kommen geschlossen oder offen vor, häufig auch als Begleitverletzungen bei polytraumatisierten Patienten. Entscheidend für die Wahl der Behandlungsmethoden ist die Frage, ob der Strecksehnenapparat mit zerrissen ist oder nicht (röntgenologische Diastase zwischen den Bruchstükken?). Bei den meisten Frakturen sind Einrisse in das Lig. longitudinale patellae mediale und laterale (Retinaculum extensorum) zu beobachten.

Indikationen

Indikation und *Zeitpunkt* einer operativen Behandlung hängen von verschiedenen Faktoren ab, nämlich dem Alter und Allgemeinzustand des Patienten, den Haut- und Weichteilverhältnissen im Verletzungsgebiet, der Bruchform, dem Grad der Zerreißung des Strecksehnenapparates, der Schwere und Lokalisation von Begleitverletzungen sowie der Zeitspanne, die seit dem Unfall verstrichen ist.

Eine *absolute Operationsindikation* besteht bei allen offenen Frakturen sowie bei allen Frakturen mit Distraktion der Fragmente. Eine *Ausnahmeindikation* bilden Kniescheibenbrüche, deren Fragmente nicht oder nur unbedeutend verschoben sind. Hier kann operiert werden, falls eine konservative Behandlung mit längerer Fixation der Gliedmaße wegen der Gefahr von Gelenkversteifungen nicht so ratsam ist, wie z. B. bei älteren Patienten mit gleichzeitiger Gonarthrose.

Eine Operation ist **kontraindiziert,** wenn es sich lediglich um Fissuren der Patella handelt.

1

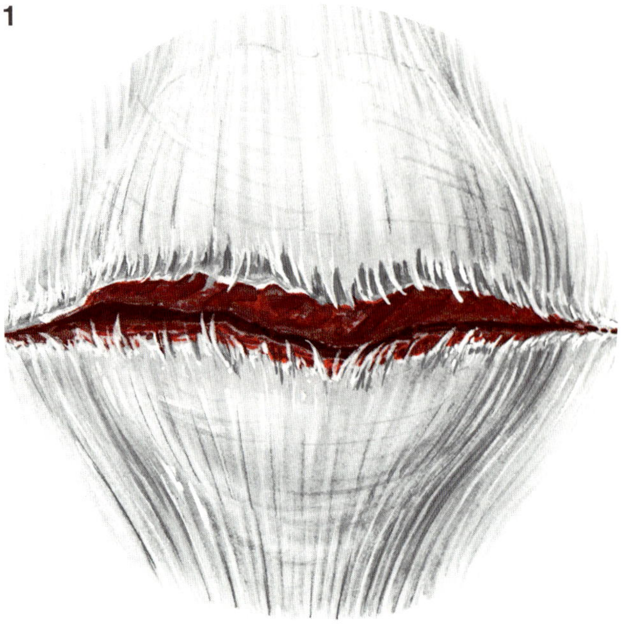

2

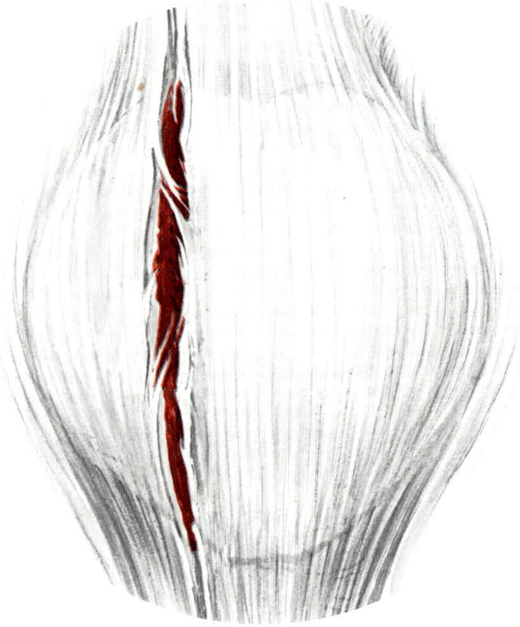

1 Querbruch

2 Längsbruch

3 Sternbruch

4 Sternbruch

5 Trümmerbruch

6 Abrißbruch der Patellabasis

7 Abrißbruch des unteren Patellapols

8 Randabbruch. Osteochondrale Fraktur, falls Bruchfläche tangential durch Knorpel oder subchondralen Knochen verläuft.

3

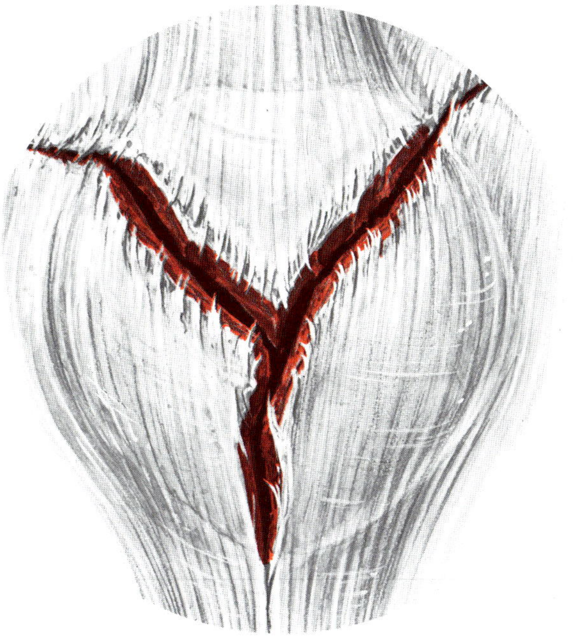

4

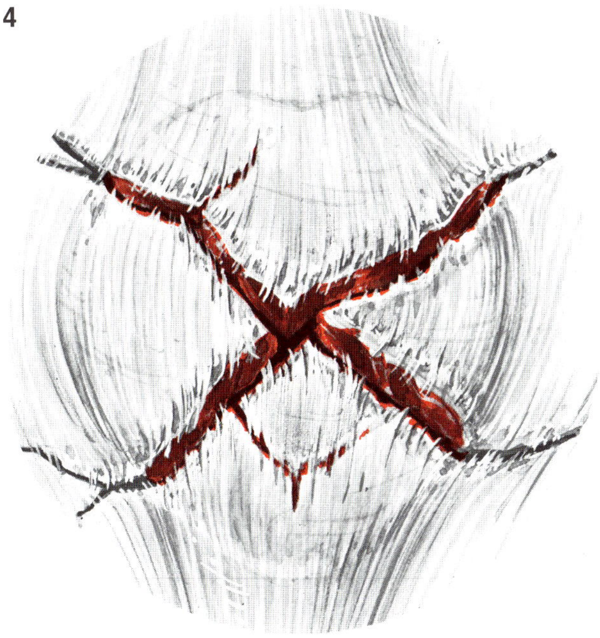

5

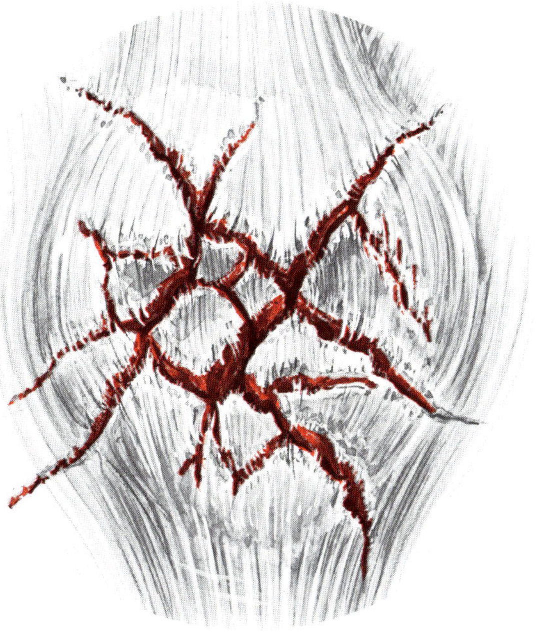

6

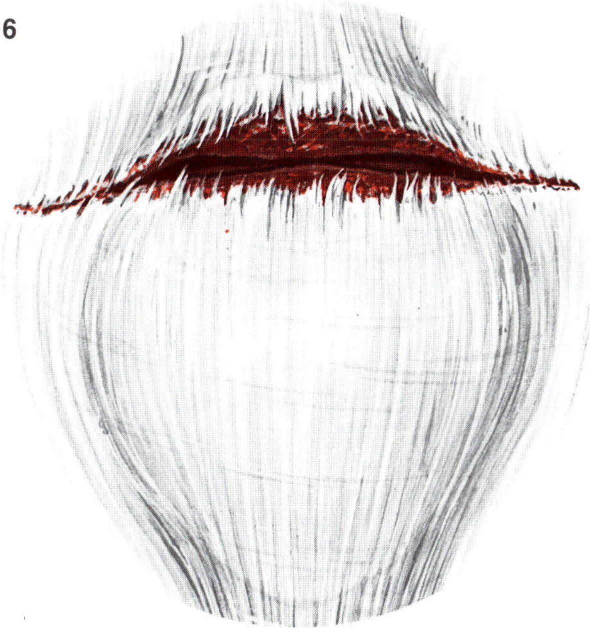

7

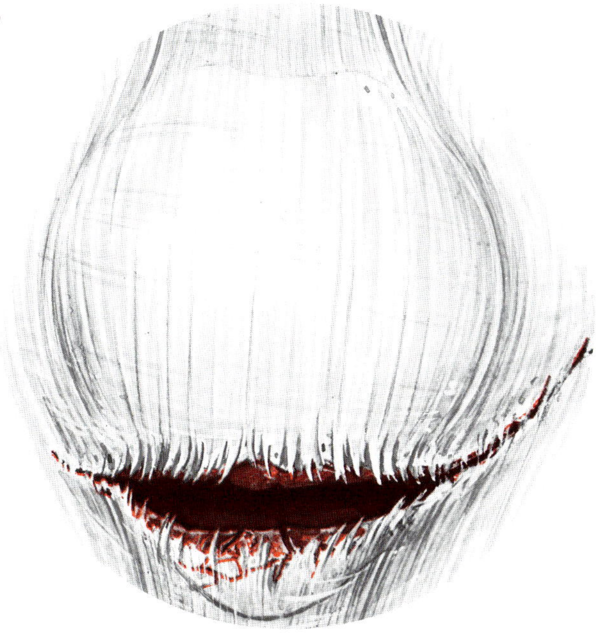

8

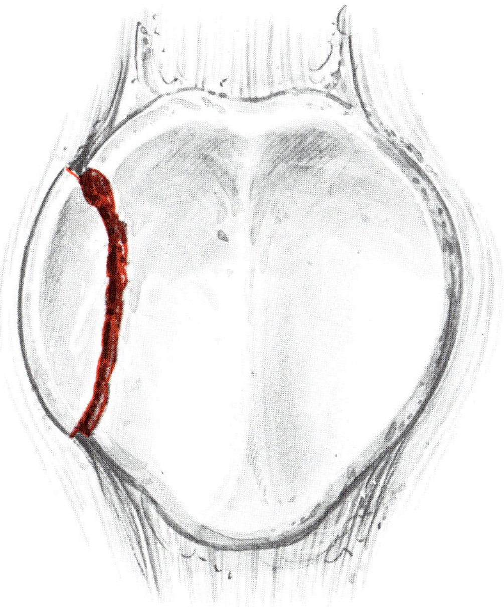

Zeitpunkt, Voraussetzungen und Ziel der Operation

Bei *offenen* Frakturen sollte der Eingriff möglichst umgehend, bei *geschlossenen* möglichst innerhalb der ersten 24 Stunden nach dem Unfall vorgenommen werden. Liegen bei geschlossenen Brüchen jedoch gleichzeitig stark verschmutzte Zerreißungen oder Quetschungen der Haut und Weichteile vor, wird die Operation besser so lange aufgeschoben, bis die Hautschäden ausgeheilt sind. Auch bei offenen Patellafrakturen muß man sich nach der Wundbeschaffenheit und den Begleitverletzungen zwischen sofortiger oder »aufgeschobener« Osteosynthese entscheiden. Liegen großflächige Weichteilquetschungen und stark verunreinigte Wunden vor, kann es von Vorteil sein, die Wunden lediglich auszuschneiden, Schmutzpartikel, Knochensplitter, Sehnenfetzen usw. zu entfernen, das Gelenk zu drainieren, für einen spannungsfreien Wundverschluß zu sorgen und die Osteosynthese erst später vorzunehmen, wenn die Wundheilung abgeschlossen ist. Die Entscheidung über den besten Operationszeitpunkt läßt sich *nicht schematisch* fällen, sondern sollte dem einzelnen Patienten und dem jeweiligen Ausgangsbefund angepaßt sein.

Es ist das **Ziel** der Operation, die Fragmente stufenlos zu reponieren, bis zur knöchernen Heilung unverrückbar zu fixieren und damit die Funktion des Streckapparates wiederherzustellen. Bei ausgedehnten Zertrümmerungen kann es erforderlich werden, die Kniescheibe teilweise oder vollständig zu exstirpieren (s. S. 16.5). – Im Kindesalter sollte man mit der Patellektomie jedoch äußerst zurückhaltend sein, weil die Anpassungsfähigkeit auch nach ausgedehnten Knorpelschäden wesentlich größer als im Erwachsenenalter ist. – Gelegentlich muß man sich bei Brüchen mit relativ glatten Bruchflächen, jedoch

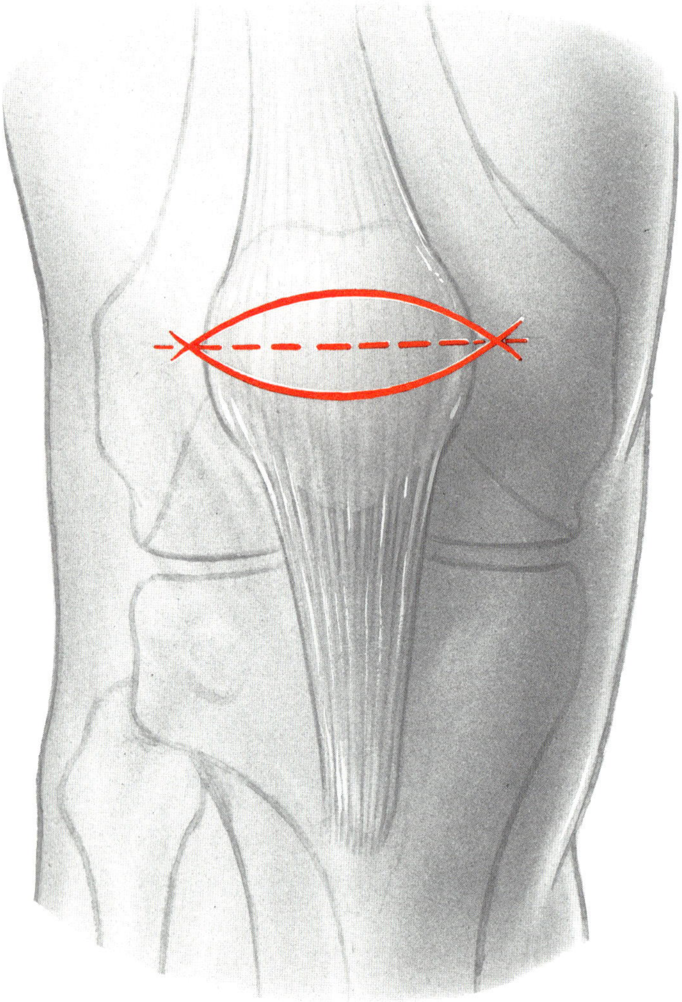

9 Zugang zur Kniescheibe von einem Querschnitt oder von bogenförmigen Schnitten aus. Diese Inzisionen enden etwa 1 Querfinger neben dem Kniescheibenrand und schaffen eine gute Übersicht, vor allem bei Querfrakturen.

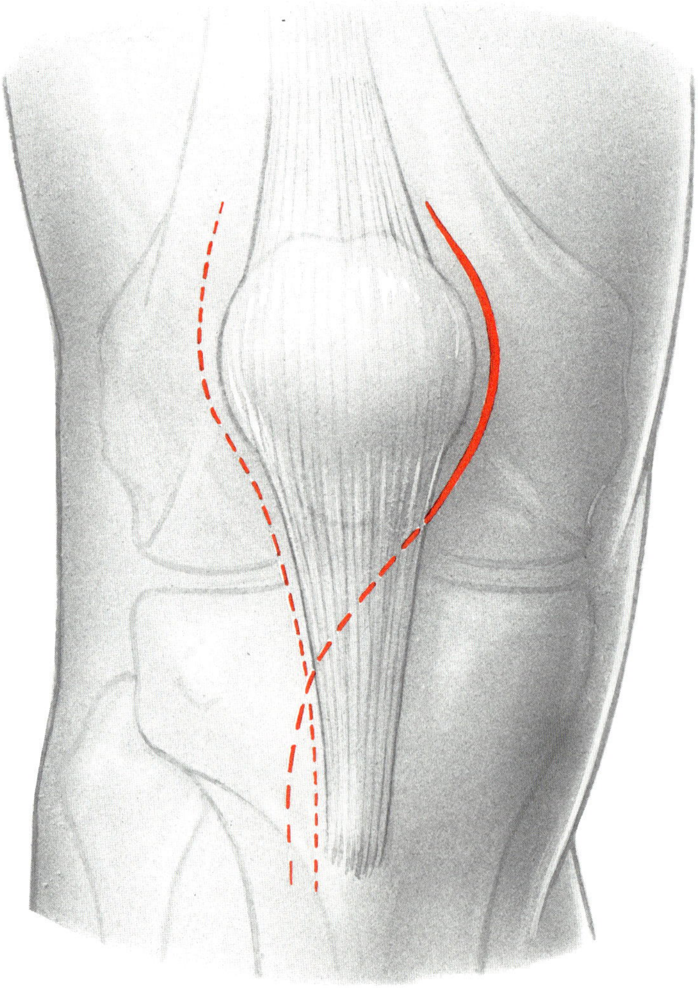

10 Schnittführung nach Payr als medialer Parapatellarschnitt oder laterale Inzision. Beide Inzisionen erlauben eine gute Präparation der Sehnenansätze und sind vor allem von Vorteil, wenn eine vordere Zuggurtungsnaht bis zur Tuberositas tibiae beabsichtigt ist.

kleineren Knorpel-, Knochenabsprengungen dazu entschließen, diese Fragmente zu entfernen. – Die *Zugänge* hängen von der Lage der Fraktur und dem Zustand der Hautdecke ab (Abb. **9** und **10**).

Operationsmethoden

Die Patellafragmente können auf verschiedene Weise vereinigt werden, und zwar durch

- Zuggurtungsosteosynthese mit Drahtnaht (Pauwels, B. G. Weber),
- Verschraubung oder
- gemischte Verfahren.

Die Methoden richten sich nach den jeweiligen Bruchformen sowie nach der Größe und dem Kalksalzgehalt der Fragmente.

Die *Zuggurtungsosteosynthese* mit Draht kann zur Zeit als *Verfahren der Wahl* angesehen werden und hat sich vor allem bei einfachen Querfrakturen sehr gut bewährt. Die exakt reponierten Fragmente können zusätzlich mit parallel verlaufenden Kirschner-Drähten fixiert werden, die auch zur Verankerung des Zuggurtungsdrahtes dienen. Bei Abrißfrakturen der Patellapole kann versucht werden, die Fragmente mit kleinen Spongiosaschrauben zu fixieren und durch eine transossäre Naht zu sichern. Die Naht läßt sich auch zur Tuberositas hin entweder durch einen queren Bohrkanal oder über eine quer eingeführte Schraube verankern. – Bei Zertrümmerung des distalen Patellapoles empfiehlt es sich, die Fragmente zu resezieren, die Bruchfläche der Hauptfragmente zu glätten und die Sehne mit Hilfe transossärer, transligamentärer Nähte zu reinserieren. – Wir stellen verschiedene, auch weniger gebräuchliche Verfahren (zum Teil nur schematisch) vor, um auch *alternative Techniken* zu zeigen.

Zuggurtungsosteosynthese (nach Pauwels sowie B. G. Weber)

Die Zuggurtungsosteosynthese eignet sich vor allem zur Behandlung von *Querfrakturen* der Kniescheibe. Sie führt zu einer dynamischen Kompression der Fragmente und erfordert eine frühzeitige Gelenkmobilisation.

Vorbereitung und Lagerung

Allgemeinnarkose, Blutleere. Rückenlage. Unter das Kniegelenk wird zunächst eine Tuchrolle geschoben.

Technik (Abb. **11–18**)

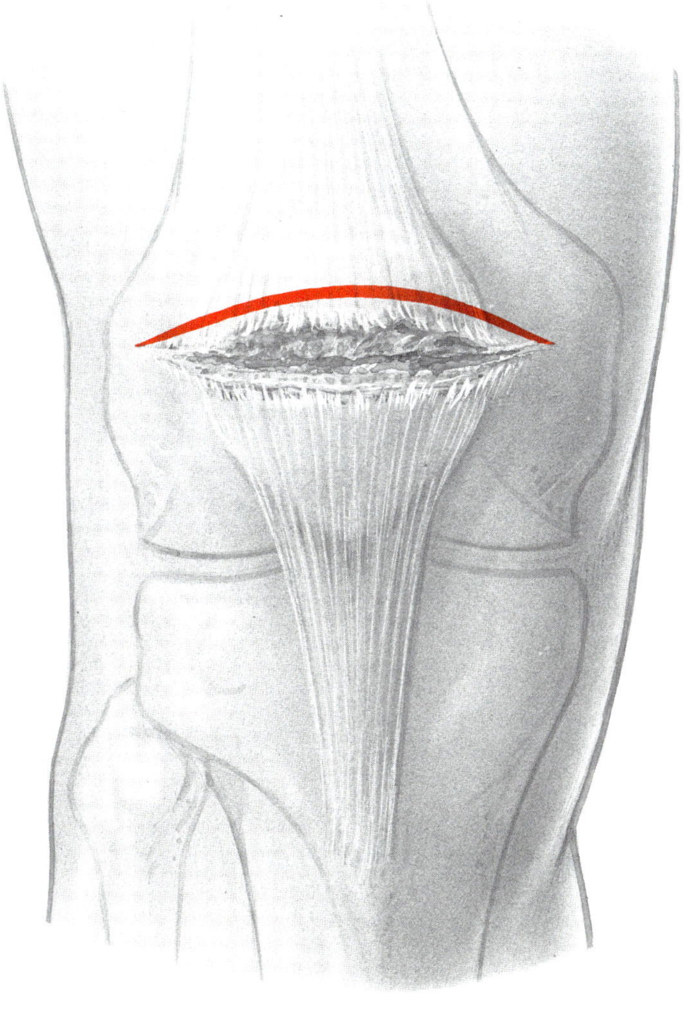

11 Querschnitt oder leicht bogenförmige Inzision von ca. 6–8 cm Länge über der Mitte der Kniescheibe. Liegen gleichzeitig Verletzungen der Hautdecke vor, muß die Schnittführung diesen Veränderungen angepaßt werden.

12

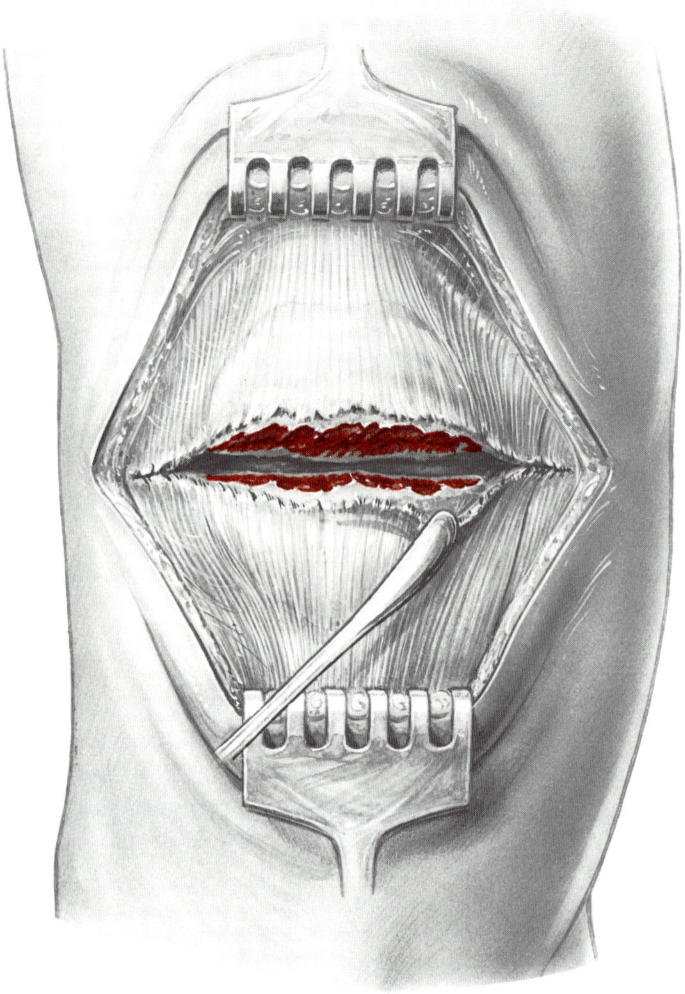

12 Freilegung des Bruchgebietes: Blutkoagel, Periostfetzen, ins Gelenk verlagerte Knochenbröckel oder abgerissene Knorpelstückchen werden entfernt. Mehrfaches Ausspülen des Gelenkinnenraumes. Das Periost wird vorsichtig mit einem schmalen Raspatorium einige Millimeter von den Knochenrändern abgeschoben, um später die Reposition der Fragmente genau beurteilen zu können. Die Faszie über dem Lig. patellae longitudinale kann intakt geblieben sein und das Ausmaß der Weichteilzerreißung verdecken.

14

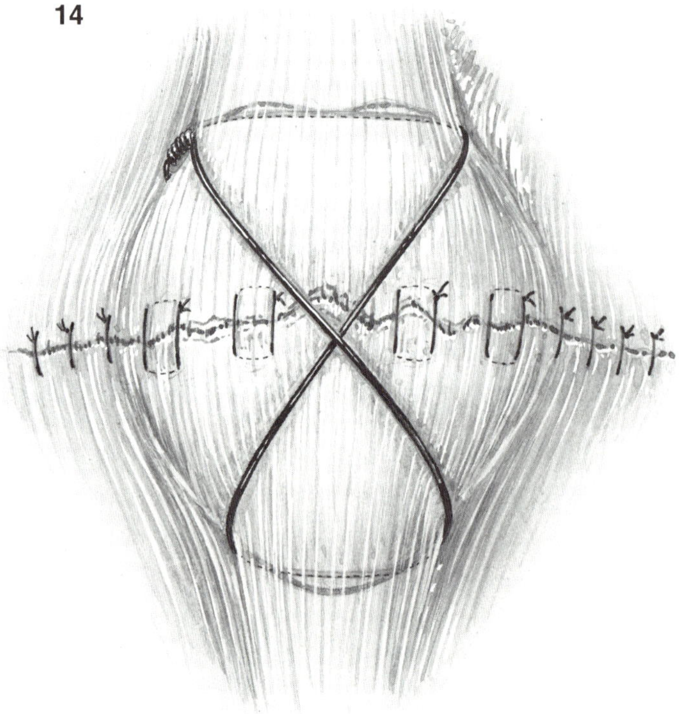

14 Mit einer Ahle führt man einen 1,2–1,5 mm dicken, weichen V4-A-Stahldraht quer und zentral unmittelbar durch den Sehnenansatz der Quadrizepssehne und des Lig. patellae (hinter der Basis und Apex patellae) in engem Kontakt zum Knochen und bildet eine Achterschlinge über der Vorderfläche der Kniescheibe. Der Draht wird mit einem Spanngerät verspannt, bis die Fragmente bei gestrecktem Knie zur Gelenkseite hin leicht klaffen (Palpation). Anschließend wird das Gelenk vorsichtig durchbewegt.

13

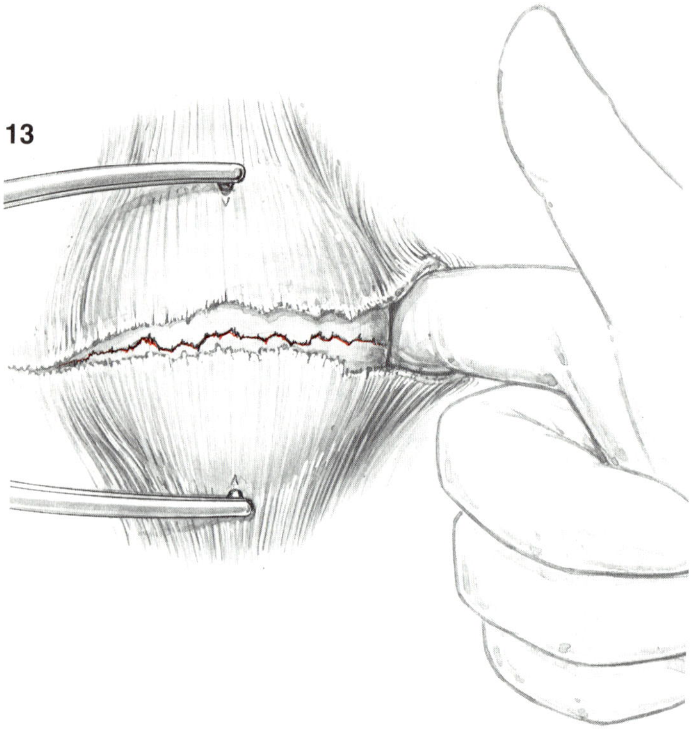

13 Reposition und Retention der Kniescheibenfragmente. Die knorpeligen Gelenkflächen werden inspiziert und abgetastet. Inkongruenzen müssen vermieden werden! – Während dieser Operationsphase Tuchrolle unter die Ferse, um den Streckapparat zu entspannen.

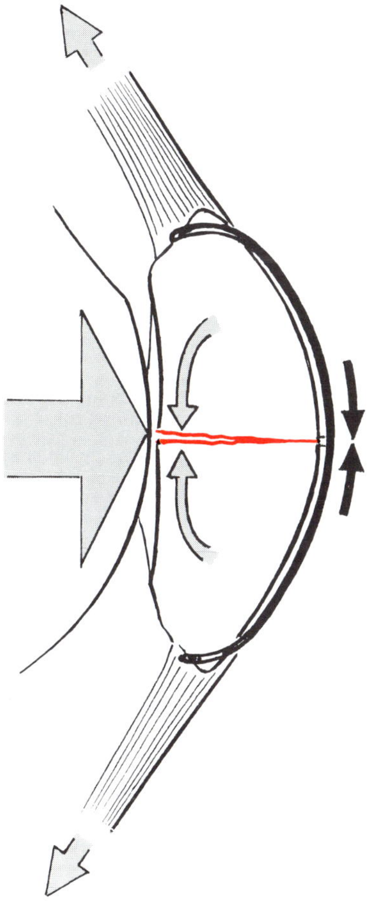

15 Schematische Darstellung der primären Kompression des vorderen Frakturbereiches durch die unter Spannung gebrachte Drahtnaht; sekundäre Kompression des mittleren und hinteren Frakturbereiches durch die funktionelle Beanspruchung bei zunehmender Beugung über die als Widerlager wirkenden Femurkondylen.

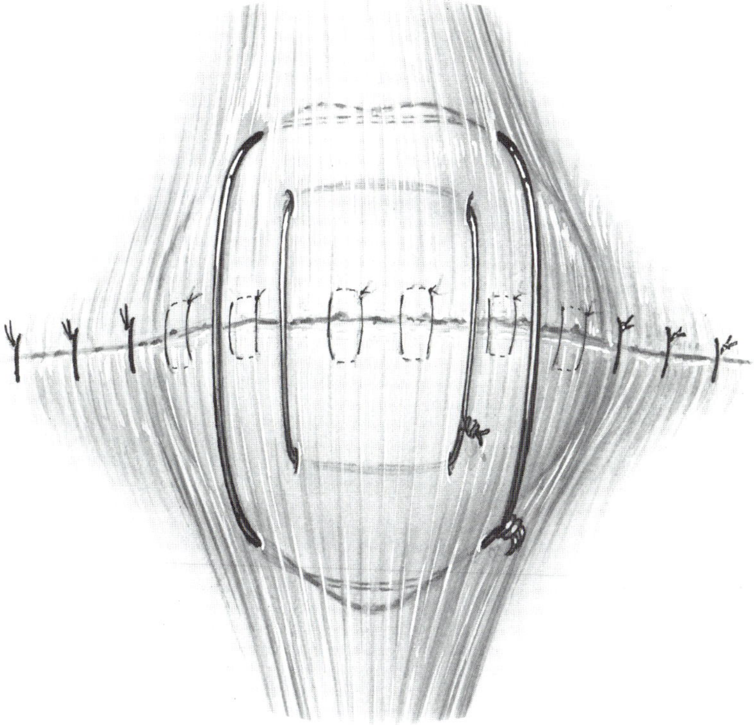

17 Technik einer *zweifachen vorderen Drahtnaht.* Die erste, »äußere« Naht wird im Knochenkontakt durch den Ansatz der Sehnen geführt und verläuft auf der Vorderfläche der Kniescheibe.

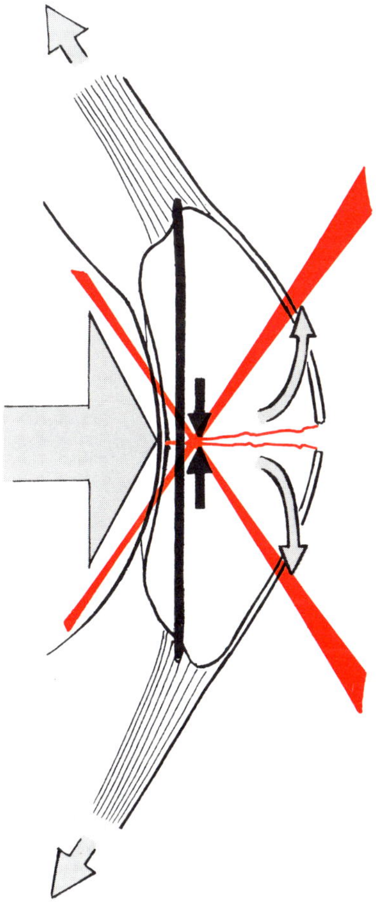

16 *Fehlerhafte Lage der Drahtnaht:* Bei peripatellarer, hinterer Lage des Drahtes würden die Bruchflächen während der frühfunktionellen Behandlung im vorderen Kniescheibenbereich zum Klaffen gebracht werden (Gefahr der Pseudarthrose und Deformierung der Patella).

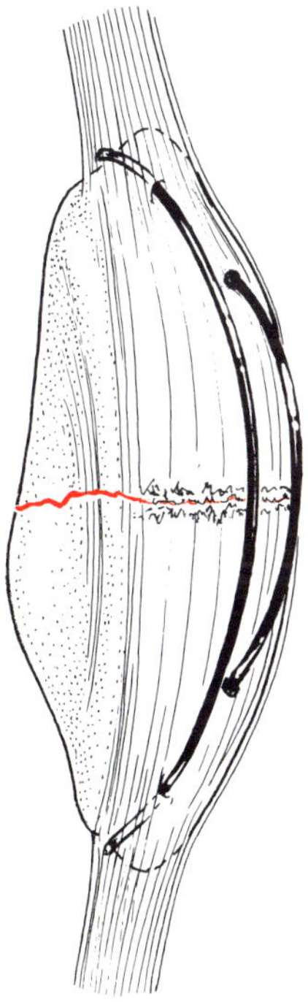

18 Eine zweite, »innere« Naht wird durch je einen tangentialen Bohrkanal (2,7 mm Durchmesser) durch die vorderen Anteile der Fragmente gelegt. Wenn ein kräftiges präpatellares Gewebe vorhanden ist, kann mit einem dünneren Draht auch subperiostal genäht werden. – Nach der Zuggurtungsosteosynthese Redon-Drainage ins Gelenk. Das zerrissene Lig. patellae longitudinale wird genäht. Dünne, subkutane Redon-Drainage. Wundverschluß. Röntgenkontrolle in zwei Ebenen.

Postoperative Behandlung, Fehler und Gefahren

Siehe S. 24.15.

Vordere Zuggurtungsnaht mit Kirschner-Drähten

Im Gegensatz zur reinen Zuggurtungsnaht werden bei der Zuggurtung mit Hilfe von Kirschner-Drähten auch *Scherkräfte neutralisiert.* Bei dieser Technik besteht kaum Gefahr, daß die Fragmente während der postoperativen Übungsbehandlung auseinanderweichen. Die Entfernung der Drähte kann allerdings etwas mühsam sein, weil sie in oder unter das Lig. patellae und die Quadrizepssehne versenkt werden.

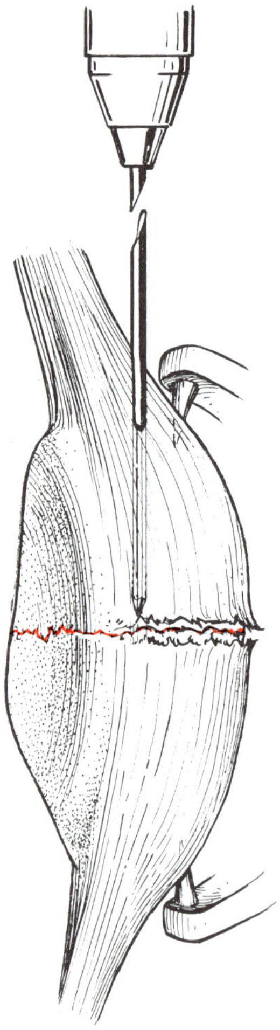

20 Beide Drähte werden ins proximale Patellafragment so weit zurückgezogen, bis ihre Enden in der Frakturebene liegen. Die Fragmente werden exakt reponiert und mit einer Knochenzange fixiert.

Technik (Abb. **19–23**)

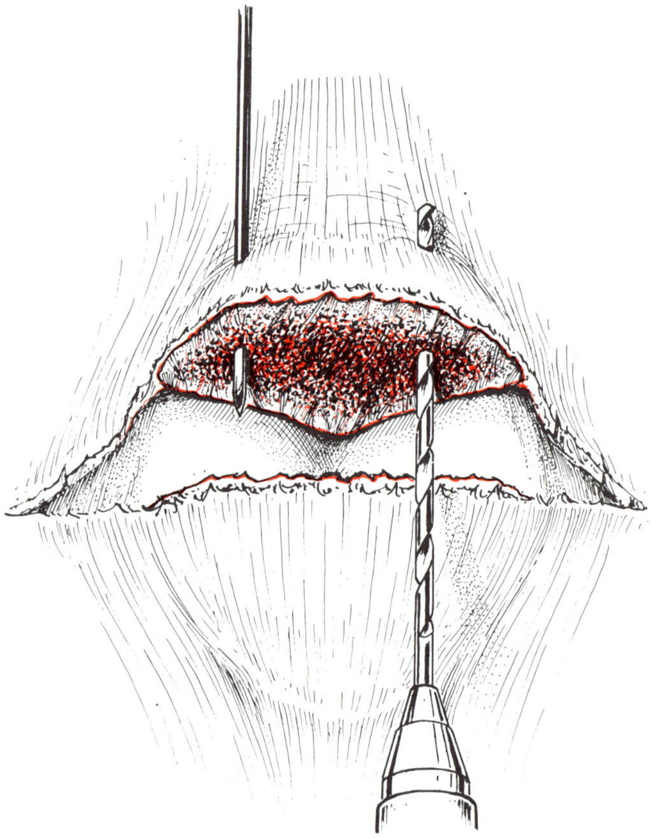

19 Zur Vorbereitung der Osteosynthese wird der Unterschenkel zunächst gebeugt.

Die Bruchfläche des proximalen Fragmentes kippt man mit einem kleinen Knochenhaken auf. 2 Bohrkanäle (2,7 mm) werden von der Bruchfläche in der vorderen Hälfte der Kniescheibe zum proximalen Kniescheibenrand (Basis patellae) gebohrt. Die Bohrer sollten in der Frontal- und Longitudinalebene sowie zur Kniescheibenrückfläche parallel zueinander verlaufen, und zwar in einem Abstand von ca. 25–30 mm. Durch den ersten Bohrkanal schiebt man einen 1,6 mm dicken Kirschner-Draht mit dem stumpfen Ende voran nach proximal. Er dient als Richtungsdraht, um den zweiten Kanal parallel zum ersten anzulegen.

22 Die Drähte sollten den distalen Patellarand um ca. 0,5–1 cm überragen. Die Drahtenden werden ca. 1 cm proximal ihrer Eintrittsstelle am proximalen Fragment abgekniffen. Ein 1,2–1,5 mm dicker Draht wird unmittelbar hinter beiden Kirschner-Drähten im engen Kontakt zum Knochen um den oberen und unteren Patellapol herumgeführt und achterförmig auf der Vorderfläche der Patella verspannt. Der Drahtzwirbel sollte neben einem der proximal oder distal austretenden Kirschner-Drähte liegen, weil er sich dort später leichter entfernen läßt. Die proximalen Drahtenden werden nach hinten gebogen und in die Sehnenansätze versenkt. Wir achten darauf, daß die Drähte den unteren Patellarand nicht so weit überragen. Sie werden leicht nach hinten seitlich umgebogen. ⇨

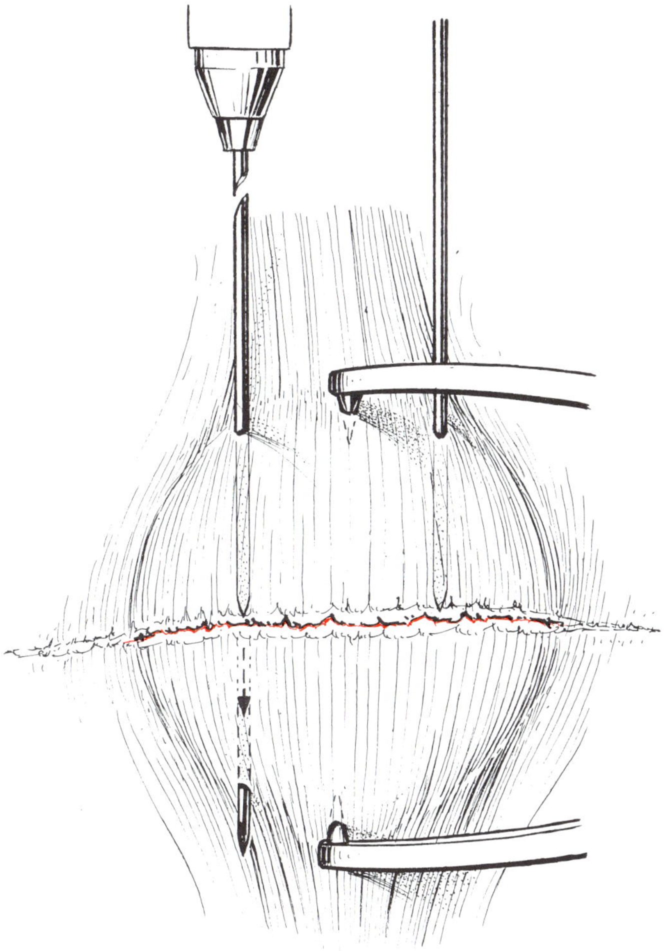

21 Man bohrt die aus dem proximalen Fragment herausragenden Drähte durch das distale Fragment bis zum vorderen Ansatz des Kniescheibenbandes (Apex patellae).

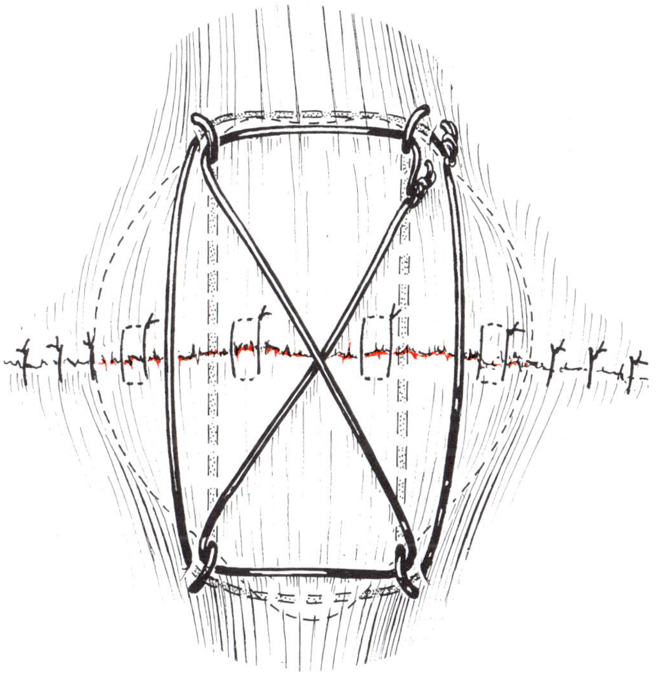

23 a Zusätzlich zur vorderen Zuggurtungsnaht mit Kirschner-Drähten kann noch eine »Rahmennaht« gelegt werden. Sie verläuft unmittelbar auf der Kniescheibenbasis und um den unteren Kniescheibenpol und verleiht der Osteosynthese noch größere Stabilität.

22

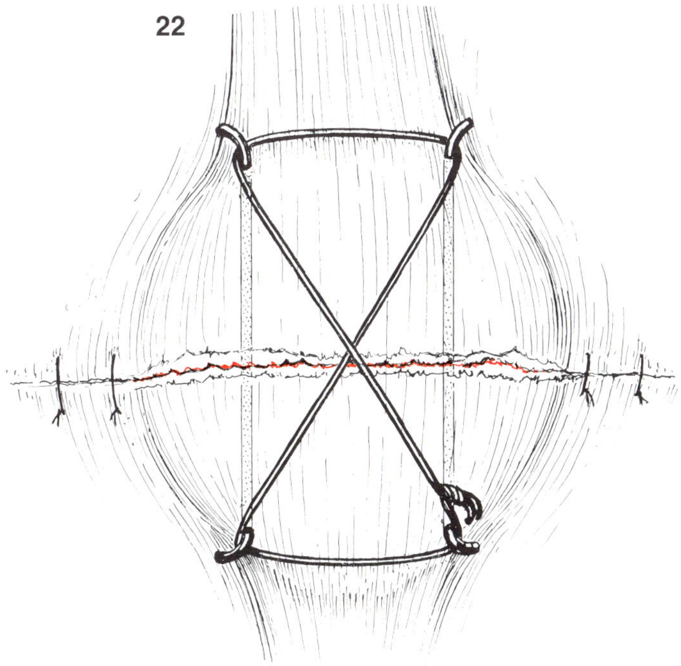

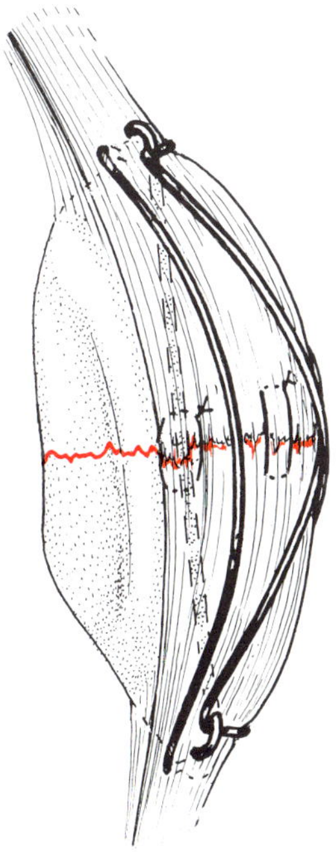

23 b Das Verfahren in seitlicher Ansicht.

Alternativmethoden

»Laterale Zuggurtung« nach Labitzke

(Abb. **24 a** u. **b**)

Ausgehend von der Überlegung, daß bei Verwendung der *vorderen Zuggurtung nur durch Flexion* des Kniegelenkes *Druckkräfte* an den hinteren Anteilen der Patella auftreten, hat Labitzke das Prinzip der »lateralen Zuggurtung« entwickelt.

24 a

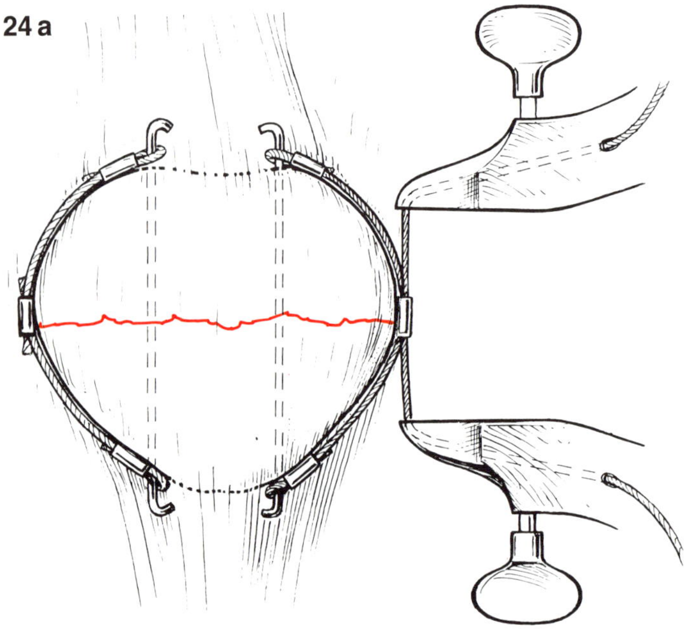

24 b

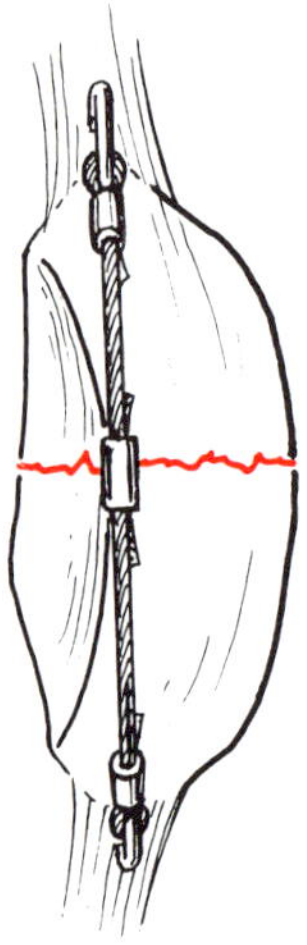

24 a Nach Adaptation der Fragmente werden von distal nach proximal zunächst zwei parallel verlaufende Kirschner-Drähte eingebohrt. An deren Austrittsstellen werden das Lig. patellae und die Quadrizepssehne in Längsrichtung schlitzförmig inzidiert und die Drahtenden parallel *seitlich* um die Enden der Kirschner-Drähte geführt und unter Zug verspannt.

24 b Das Verfahren in seitlicher Ansicht.

Technik der Longitudinalnaht nach Payr

(Abb. **25 a** u. **b**)

25 a

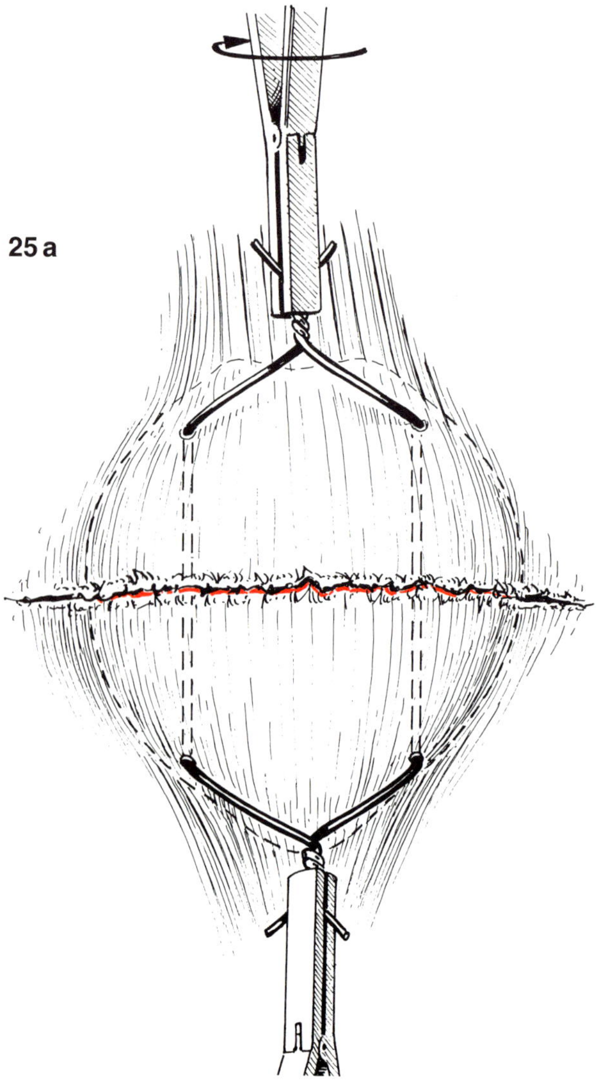

25 b

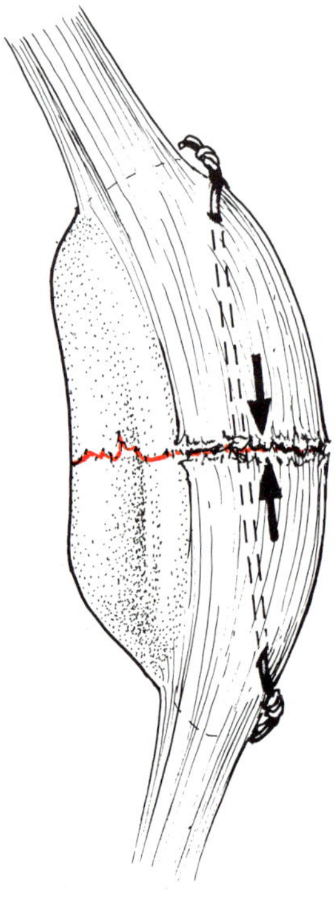

25 a Man bohrt längs durch das vordere Drittel der reponierten Patellafragmente 2 Bohrkanäle und führt in jeden Kanal einen ca. 1,6 mm dicken Draht ein. Die Fragmente preßt man mit 2 Einzinkerhaken aufeinander. Anschließend werden die Drahtenden am proximalen und distalen Patellafragment gleichzeitig verspannt. Zusätzlich sollte eine »Rahmennaht« durch die Sehnenansätze gelegt werden.

25 b Das Verfahren in seitlicher Ansicht.

Osteosynthese mit Schrauben

(Abb. **26**)

26 a Kompressionsosteosynthese mit Malleolarschrauben bei Längsfraktur der Kniescheibe.

Die Fragmente werden exakt reponiert und temporär mit Knochenzangen fixiert. Im Abstand von etwa 2,5 cm bohrt man in der Frontalebene 2 parallele Kanäle durch die vordere Kniescheibenhälfte, bestimmt die Schraubenlänge und dreht die entsprechenden Malleolarschrauben ein. Die *Schraubengewinde* dürfen *nur im Hauptfragment* liegen, weil sonst keine interfragmentäre Kompression zustande kommt.

26 b Das Verfahren in seitlicher Ansicht.

26 a

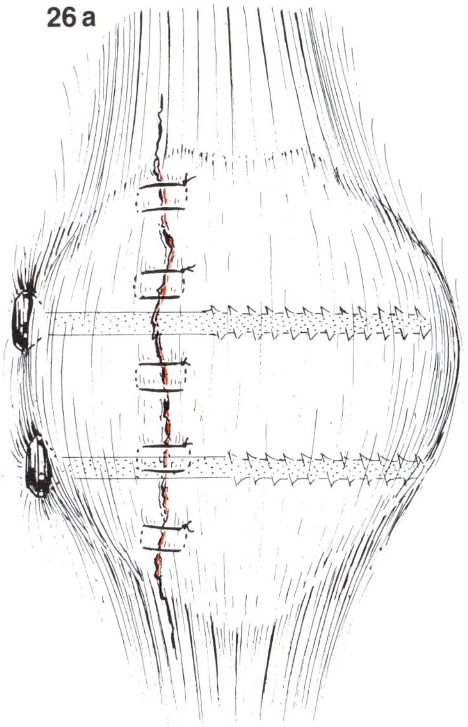

26 b

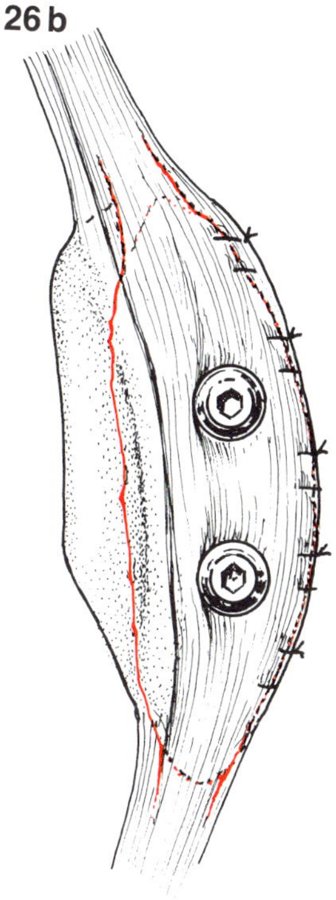

Osteosynthese nach Quenu (modifiziert)

(Abb. **27**)

27 Alternativverfahren in Anlehnung an Quenu: Nach Reposition der Fragmente und Retention mit Faßzangen werden quer durch die vordere Hälfte der Kniescheibe zwei Bohrkanäle gebohrt. Osteosynthese mit einer 1,6 mm dicken, transossären Drahtnaht, die fest verspannt wird. Zusätzlich wird über die Vorderfläche der Kniescheibe eine Rahmennaht gelegt, die unmittelbar am Knochen an den seitlichen Kniescheibenrändern entlanggeführt wird. Eine größere Stabilität erreicht man durch Zuggurtungsosteosynthese mit Hilfe von 2 Kirschner-Drähten, die in der Frontalebene durch die vordere Hälfte der Kniescheibe gebohrt werden (nicht abgebildet).

27

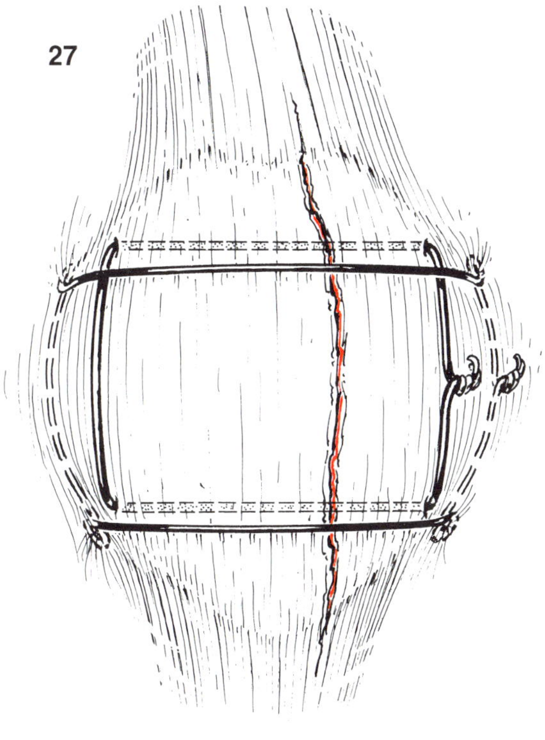

Abrißfrakturen an der Basis patellae und am unteren Patellapol

Zur Behandlung dieser Frakturen sind verschiedene Verfahren möglich. Sie richten sich im wesentlichen nach der Größe und Festigkeit der Fragmente. Im jugendlichen Alter oder nach vorangegangener längerer Fixation der Gliedmaße im Gipsverband können kappenförmige Aushülsungen der Sehnenansätze unter Mitnahme randständiger Knochenbezirke auftreten (s. Kapitel »Strecksehnenrupturen«). – Nicht selten sind Zertrümmerungen des unteren Kniescheibenpoles zu beobachten. Hier empfiehlt es sich, die Trümmerzone zu exzidieren, die Bruchfläche am Hauptfragment zu glätten und das Lig. patellae durch transossäre Nähte zu reinserieren.

Abriß des distalen Patellapoles

(Abb. **28** und **29**)

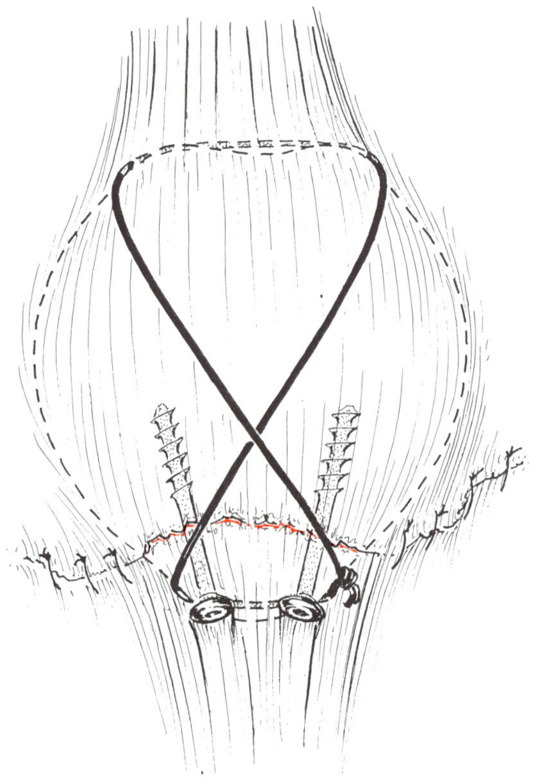

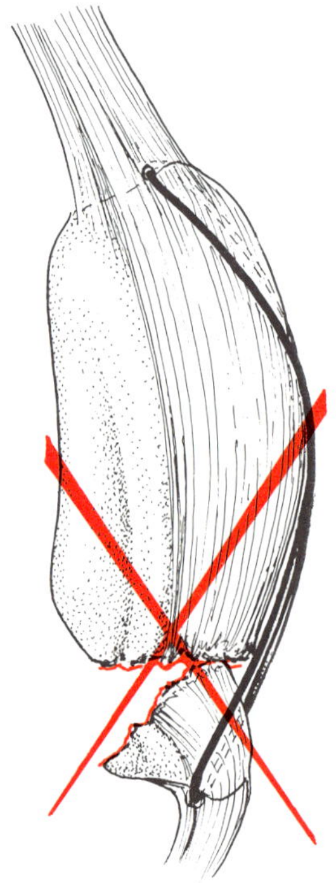

29 Eine *alleinige* vordere *Zuggurtungsnaht* ist *nicht* zu empfehlen: Es besteht die Gefahr, daß das distale Polfragment nach hinten abkippt.

28 Osteosynthese mit Malleolar- oder Kleinfragmentschrauben sowie vordere Zuggurtung. Das Bruchgebiet wird von einem längs- oder querverlaufenden Schnitt aus freigelegt. Gewebstrümmer werden entfernt. Zur Adaptation der Fragmente wird das Kniegelenk maximal gestreckt; die Patella zieht man mit einem kräftigen Knochenhaken nach distal. Reposition des distalen Fragmentes mit einem zweiten Einzinkerhaken. Das distale Polfragment wird mit 1–2 Malleolar- oder Spongiosaschrauben des Kleinfragmentinstrumentariums der AO an das Hauptfragment verschraubt (interfragmentäre Kompression). Zusätzlich wird eine vordere Zuggurtungsnaht durch die Ansätze der Quadrizepssehne und des Lig. patellae im engen Knochenkontakt gelegt.

Alternativmethoden (Abb. **30–32**)

30

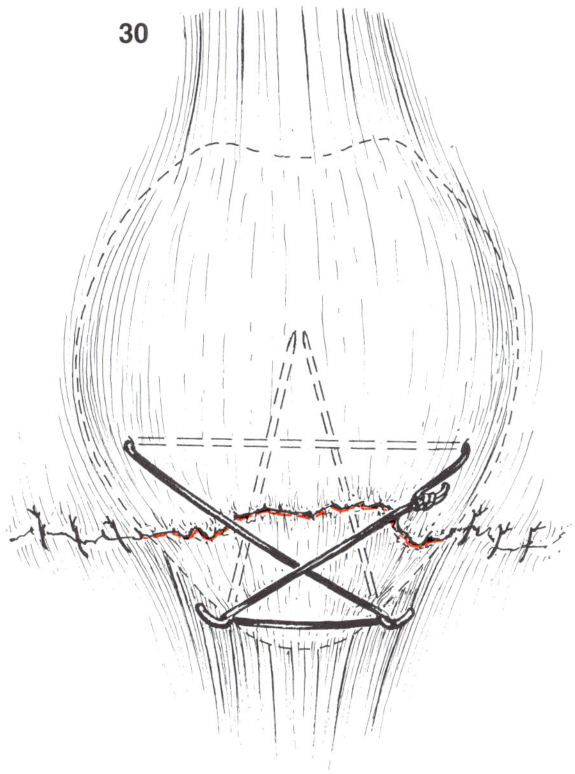

31

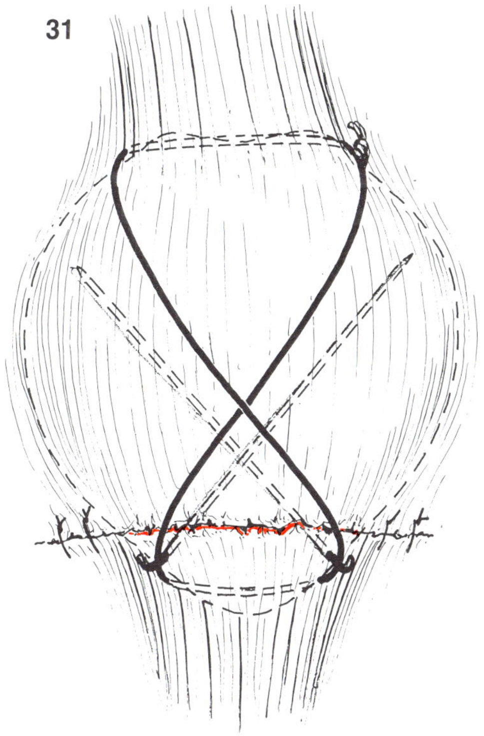

32

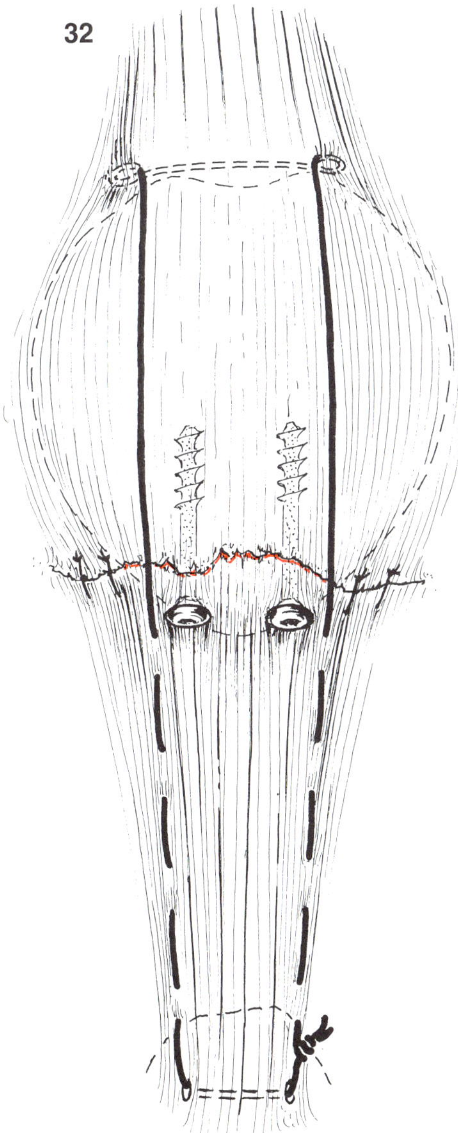

30 Osteosynthese des distalen Patellafragmentes mit Kirschner-Drähten und transossärer Zuggurtungsnaht.

31 Ist das distale Fragment zu klein, um eine Schraubenosteosynthese durchführen zu können, verwenden wir zwei gekreuzt verlaufende Kirschner-Drähte mit zusätzlicher vorderer Zuggurtung.

32 Osteosynthese mit zwei Kleinfragment-Spongiosaschrauben und vorderer Zuggurtungsnaht. Die Naht wird durch den Quadrizepssehnenansatz über die Vorderfläche der Kniescheibe längs durch das Lig. patellae und durch einen Knochenkanal der Tuberositas tibiae geführt und so verknotet, daß das Lig. patellae leicht entspannt wird.

Osteosynthesen bei Stern- und Trümmerbrüchen

Bei schweren Zertrümmerungen der Kniescheibe – nicht selten liegen dabei auch umfangreiche Weichteilschäden vor – ist zu entscheiden, ob eine Rekonstruktion noch sinnvoll ist oder ob die Kniescheibe teilweise oder vollständig entfernt werden sollte. Eine *Patellektomie* kann *bei irreparabler Zerstörung* größerer Knorpelgelenkflächen angezeigt sein. Entschließt man sich zur Osteosynthese, so sollte die Kniescheibe schrittweise aufgebaut werden, indem man die Einzelfragmente temporär oder definitiv mit Kirschner-Drähten oder Schrauben adaptiert und anschließend mit einer Zuggurtungsosteosynthese stabilisiert.

Technik (Abb. **33–35**)

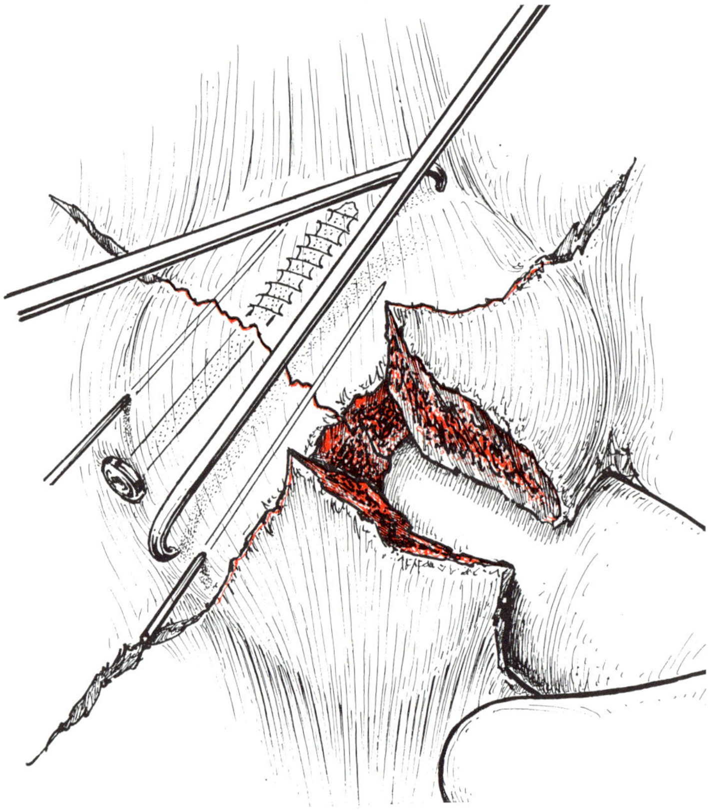

33 Osteosynthese einer Sternfraktur. Die beiden größten Fragmente werden zunächst mit zwei Kirschner-Drähten temporär fixiert. Man tastet die Gelenkflächen ab, um sich von einer stufenlosen Adaptation zu überzeugen. Die Osteosynthese erfolgt mit einer Malleolarschraube, deren Gewindeteil nur im Nachbarfragment liegen darf (interfragmentäre Kompression).

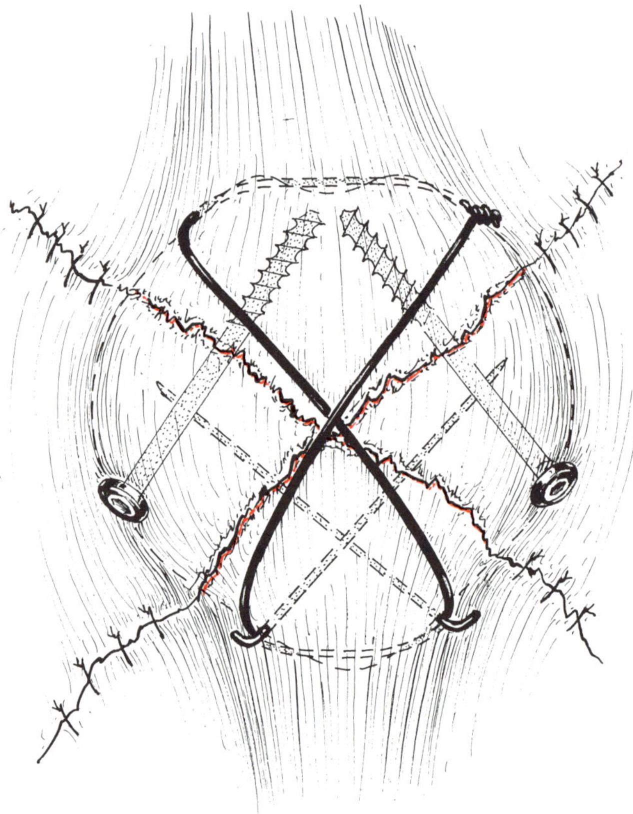

34 Das dritte Fragment wird in gleicher Weise stufenlos adaptiert und mit einer Malleolarschraube an das Hauptfragment fixiert. Das untere Polfragment wird mit zwei 1,6 mm dicken Kirschner-Drähten fixiert. Zusätzlich wird eine vordere Zuggurtungsnaht gelegt, die um das distale Polfragment und die beiden dort überstehenden Kirschner-Drähte sowie durch den Ansatz der Quadrizepssehne gelegt und achterförmig über die Kniescheibenvorderfläche geführt wird. Naht des Lig. patellae longitudinale. Intraartikuläre Redon-Drainage, subkutane Redon-Drainage. Wundverschluß.

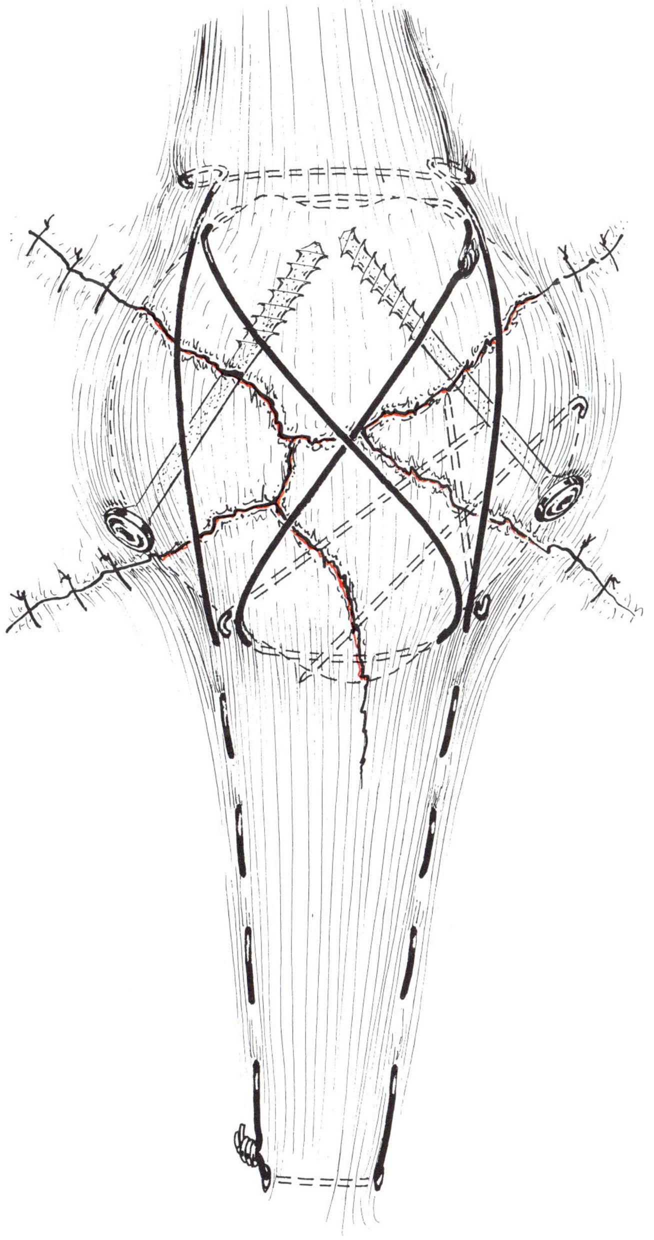

35 Osteosynthese bei einer Trümmerfraktur mit fünf Fragmenten. Die Osteosynthese kann mit einer Zuggurtungsnaht gesichert werden, die durch den Ansatz der Quadrizepssehne und einen Bohrkanal in der Tuberositas tibiae geführt wird.

Empfehlungen zur postoperativen Behandlung

Über die gut gepolsterte Gliedmaße wird eine elastische Binde von den Zwischenzehenfalten bis zur Leiste angelegt. Lagerung des Beines auf eine verstellbare Schiene, Kniegelenk ca. 30–40 Grad gebeugt.

Beginn mit aktiven Quadrizepsübungen und Fußgymnastik schon am 1.–2. Tag nach der Operation, sobald die Wundschmerzen abgeklungen sind. Nach spätestens 48 Stunden werden die Redon-Drainagen entfernt. 3–5 Tage nach dem Eingriff soll der Patient mehrmals täglich auf einer *Bewegungs-* oder *Motorschiene* üben. Gelenkergüsse werden frühzeitig abpunktiert. Wenn nach ca. 2 Wochen noch nicht bis zum rechten Winkel gebeugt werden kann und die Beweglichkeit in den nächsten Tagen nicht zunimmt, kann bei entsprechenden Voraussetzungen eine vorsichtige Narkosemobilisation erwogen werden. Hat die Beweglichkeit des Kniegelenkes jedoch stetig zugenommen, versorgen wir den Patienten vorübergehend mit einem Gipstutor. Der Verband sollte nicht länger als 2 Wochen liegen bleiben! Anschließend physikalische und krankengymnastische Weiterbehandlung. Es dauert im allgemeinen viele Monate, bis ein deutlicher Rückgang der Quadrizepsatrophie erreicht ist. Entfernung des Fremdmaterials nach ca. 9–12 Monaten.

Fehler und Gefahren

- Falsche Schnittführung: Das Gewebe wird zusätzlich traumatisiert, die Osteosynthese wird erschwert. Es drohen Wundrandnekrosen und Sekundärheilungen.
- Ungenügende Inspektion des Gelenkes: Es verbleiben intraartikuläre Fragmente.
- Die Zuggurtungsnaht wird nicht unmittelbar im engen Kontakt zum Knochen um die Fragmente herumgeführt oder nur ungenügend fest verspannt: Dehiszenz der Fragmente, verzögerte Heilung. Pseudarthrose.
- Es wird ein zu dünner oder zu »steifer« Draht verwendet: Drahtruptur, Fragmentverschiebung. Draht schmiegt sich dem Knochen ungenügend an.
- Versuch einer Osteosynthese mit Schrauben bei zu kleinem Fragment: Fragmentzerstörung.
- Die Kirschner-Drähte oder die Zuggurtungsnähte liegen nicht in der vorderen Hälfte oder auf der vorderen Fläche der Kniescheibe: Die Fragmente kippen vorne auf, Fragmentdislokation. Instabile Osteosynthese, verzögerte Heilung.

- Einrisse in das Lig. patellae longitudinale werden nicht entdeckt und/oder nicht genäht.
- Infektionsgefahr bei offenen Frakturen.
- Das Gelenk wird nicht drainiert, Blutergüsse werden nicht rechtzeitig abpunktiert: Gefahr der intraartikulären Verklebungen, Gelenksteife.
- Mangelhafte Mitarbeit des Patienten, zu spät einsetzende Übungsbehandlung, längere Fixation der Gliedmaße im Gipsverband: Gelenkkontrakturen, Muskelschwäche, Gehunsicherheit.

Weiterführende Literatur

Bedacht, R., A. Meyer, K. Wilhelm: Klinik und Therapie der Patellafraktur. Chir. Praxis 14 (1970) 627–634

Bensahel, H., R. Sprung: Les fractures de la rotule de l'enfant. J. Chir. (Paris) 99 (1970) 45–54

Heckmann, J. D., C. C. Alkire: Distal patellar pole fractures – A proposed common mechanism of injury. Amer. J. Sports Med. 12 (1984) 424–428

Labitzke, R., H. Towfigh: Operationstechnik und Behandlungsergebnisse nach lateraler Zuggurtung an Patella und Olecranon. Unfallheilkunde 83 (1980) 450–456

Mansat, Ch., F. Bonnel, J. H. Jaeger: L'appareil extenseur du genou. Masson, Paris 1985

Müller, M. E., M. Allgöwer, R. Schneider, H. Willenegger: Manual der Osteosynthese. 2. Aufl. Springer, Berlin 1977 (S. 248–253)

Mustur, V., R. P. Jakob: Laterale Femurkondylusfraktur kombiniert mit Patellafraktur. Orthop. Praxis 6 (1980) 477–480

Pauwels, F.: Überraschende Erfolge durch die Anwendung einer Zuggurtung bei der Patellafraktur. Langenbecks Arch. klin. Chir. 316 (1966) 221–224

Rogge, D., H. J. Oestern, F. Gossé: Die Patellafraktur. Therapie und Ergebnisse. Orthopäde 14 (1985) 266–280

Rüter, A., C. Burri: Patellafrakturen (Diskussionen und Empfehlungen). Hefte Unfallheilk. 120 (1975) 91–98

Schweiberer, L.: Operative Behandlung von Patellafrakturen. Zbl. Chir. 102 (1977) 982–987

Seligo, W.: Fracture of the patella. Reconst. Surg. Traumat. 12 (1971) 84–102

Senst, W., W. Nowak: Die konservative Behandlung der Patellafraktur. Zbl. Chir. 102 (1977) 919–923

Szyszkowitz, R., H. Tscherne: Patellafrakturen – Osteosynthese oder Resektion bei Mehrfragmentbrüchen des distalen Drittels. Mschr. Unfallheilk. 72 (1969) 393–397

Tscherne, H., R. Szyszowitz: Die stabile Osteosynthese bei Kniescheibenbrüchen. Zbl. Chir. 93 (1968) 1276–1281

Weber, B. G.: Grundlagen und Möglichkeiten der Zuggurtungsosteosynthese. Chirurg 35 (1963) 81–86

Weber, M. J., C. J. Janecki, P. McLeod, C. L. Nelson, J. A. Thompson: Efficacy of various forms of fixation of transverse fractures of the patella. J. Bone Jt. Surg. 62 A (1980) 215–220

Wenzl, H., P. Krueger: Transossäre Drahtnaht und Zuggurtung – Ideale Osteosynthese der Patellafraktur. Mschr. Unfallheilk. 74 (1971) 169–175

Wermann, H., B. Gay: Zur operativen Versorgung der Patellafrakturen. Beitr. Orthop. 20 (1973) 205–218

Weitere Literatur s. »Frakturen: Gesamtdarstellungen«, S. 22.30

25

Frakturen im Wachstumsalter

Besonderheiten

Gelenknahe Femur- und Tibiafrakturen im Wachstumsalter zeigen verschiedene Besonderheiten, die im Behandlungsplan und in der Behandlungstechnik berücksichtigt werden müssen. Wir stellen deshalb zunächst ihre wichtigsten *Merkmale* und die daraus folgenden *therapeutischen Richtlinien* zusammen (in Anlehnung an B. G. Weber, Brunner u. Freuler 1978):

Typische Merkmale	**Therapeutische Folgerungen**
Gute und rasche Kallusbildung. Pseudarthrosen kommen sehr selten vor und beruhen meistens auf Behandlungsfehlern	Kindliche Frakturen überwiegend konservativ behandeln! Korrekturen (»Nachrepositionen«) sind nur in einem begrenzten Zeitraum innerhalb der ersten 1–3 Wochen möglich
Achsenfehler im Valgus-, Varus-, Ante- und Rekurvatussinne gleichen sich um so eher vollständig aus, je geringer die Fehlstellungen ausgeprägt sind und je jünger der Patient ist. Nach dem 12. Lebensjahr kann mit einer »Eigenkorrektur« nur noch in sehr begrenztem Umfange gerechnet werden	Geringe bis mäßige Achsenfehlstellungen (außer Rotationsfehlstellungen) sind beim Kleinkind belanglos
Rotationsfehlstellungen zeigen keine Tendenz zur spontanen Korrektur	Rotationsfehler dürfen nicht belassen werden
Unvollständig reponierte Epiphysenlösungen richten sich im Laufe des Wachstums auf (Gesetz der funktionellen Anpassung durch Längenwachstum nach Pauwels)	Unvollständig reponierte Epiphysenlösungen können im Kindesalter toleriert werden
Nach Schaftfrakturen im Wachstumsalter wird häufig ein überschießendes Längenwachstum beobachtet	Schaftfrakturen jüngerer Patienten sollten unter leichter Verkürzung der Fragmente ausheilen. – Beim Adoleszenten ist dagegen auf eine anatomisch exakte Reposition und Retention zu achten
Epiphysenfrakturen können zu sekundären Wachstumsschäden und Inkongruenzen der Gelenkflächen führen	Nur eine sehr genaue Reposition der Fragmente und eine »wasserdichte« Vereinigung der Wachstumsfuge sowie eine korrekte Wiederherstellung der Gelenkoberfläche lassen ein ungestörtes Wachstum der betroffenen Gliedmaße und eine normale Gelenkfunktion erwarten
Frakturen am kindlichen Skelett hinterlassen trotz Fixation im Gipsverband keine Ruheschäden. Eine »Frakturkrankheit« oder Sudecksche Dystrophie ist nicht zu befürchten	Die regelrecht vorgenommene konservative Behandlung ist unschädlich

Nach der Lokalisation lassen sich folgende **Frakturtypen** unterscheiden, die

- quere, metaphysäre, suprakondyläre Femurfraktur,
- Epiphysenfugenverletzungen am distalen Femur,
- Ausrißfrakturen der Eminentia intercondylaris,
- Frakturen der proximalen Tibiaepiphyse,
- Abrißfrakturen der Tuberositas tibiae,
- quere, hohe Tibiakopffraktur,
- proximale, metaphysäre Tibiafraktur

Bei den Verletzungen der Epiphysenscheibe sollte man aus therapeutischen und prognostischen Gründen die **Epiphysenlösungen** von den **Epiphysenfrakturen abgrenzen** (Steiner, Morscher, B. G. Weber). Die Epiphysenlösungen treten in der Mineralisationszone der Wachstumsscheibe (Abb. **1**) zwischen der Zone der primären Verknöcherung und der Zone der Degeneration der Knorpelzellsäulen auf und berühren – im Gegensatz zu den Epiphysenfrakturen – nicht die Germinativschicht (Abb. **2**).

Dem Operateur sollten die Einteilungen der Epiphysenfugenverletzungen nach Aitken, Salter u. Harris sowie M. E. Müller u. Ganz bekannt sein.

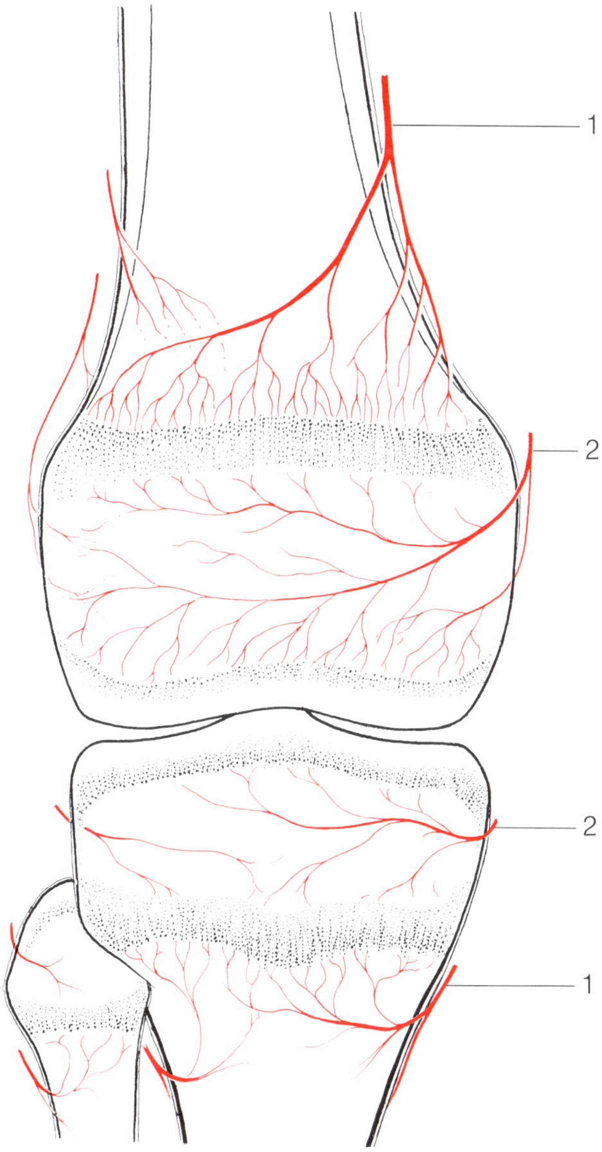

1 Arterielle Versorgung im Bereich der Epiphysen.

1 metaphysäre Arterie
2 epiphysäre Arterie

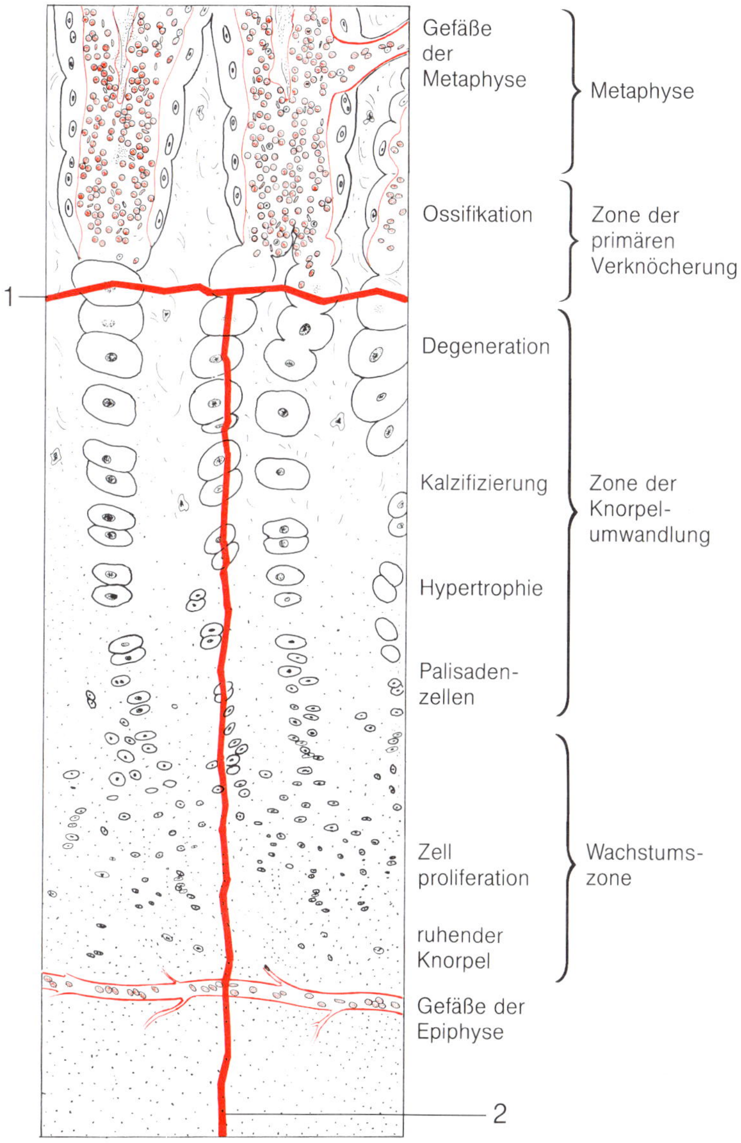

2 Lokalisation der Epiphysenlösungen (1) und der Epiphysenfrakturen (2).

Man unterscheidet:

1. Brüche der Mineralisationszone (»Epiphyseolysen«),
   a) einfache Lysen (oder Lockerungen) (Abb. **3**),
   b) Teillysen mit gleichzeitiger metaphysärer Fraktur (Abb. **4**).
2. Brüche durch die Germinativzone (»Epiphysenfrakturen«, intraartikuläre Frakturen),
   a) epiphysäre Frakturen mit Teil- (Abb. **5**) oder Totallösungen (Abb. **6**) der Fuge,
   b) epi- und metaphysäre Frakturen (sog. Meißelfrakturen, geradlinig [Abb. **7**] oder Y-förmig [Abb. **8**]) oder
   c) Ausrißfrakturen des proximalen Ansatzes eines Seitenbandes (Abb. **9** und **10**) und Verletzungen des »periepiphysären Ringes« (Abb. **11**).
3. Epiphysenimpressionen (Abb. **12**); sog. Crush-Verletzungen.

Die Epiphysenlösungen (Typ 1a und b, Aitken I) besitzen eine gute *Prognose,* weil die Schicht des wachsenden Knorpels nicht betroffen ist. Epiphysenfrakturen (Typ 2a–c, Aitken II und III) müssen prognostisch als zweifelhaft bis ungünstig angesehen werden, weil das Stratum germinativum geschädigt ist. Crush-Verletzungen (Typ 3) sind prognostisch schlecht zu beurteilen, weil sicher Anteile der Germinativschicht zerstört sind.

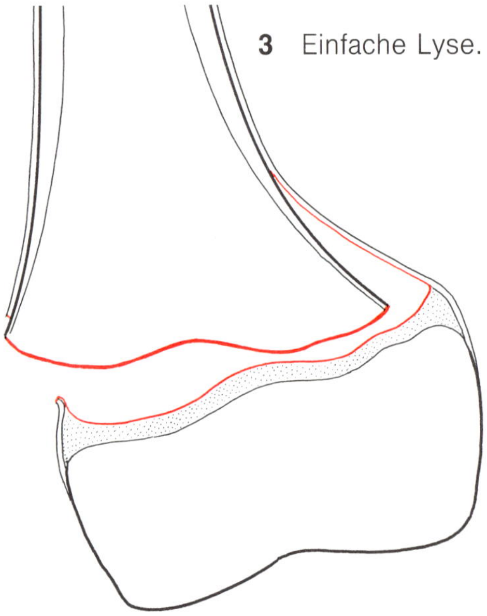

3 Einfache Lyse.

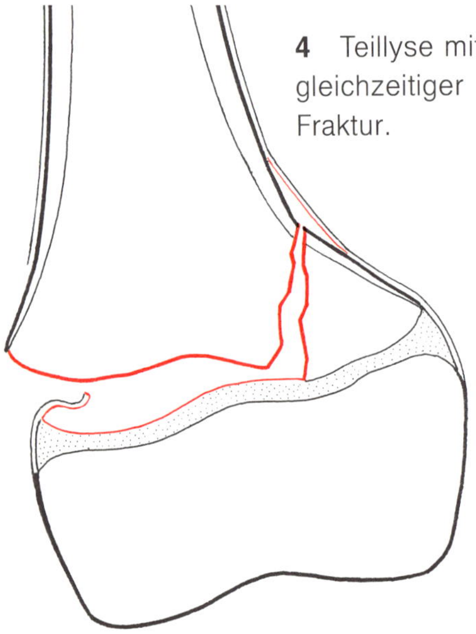

4 Teillyse mit gleichzeitiger Fraktur.

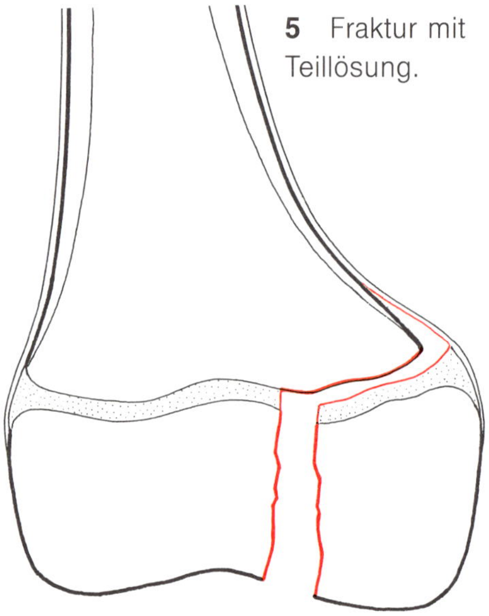

5 Fraktur mit Teillösung.

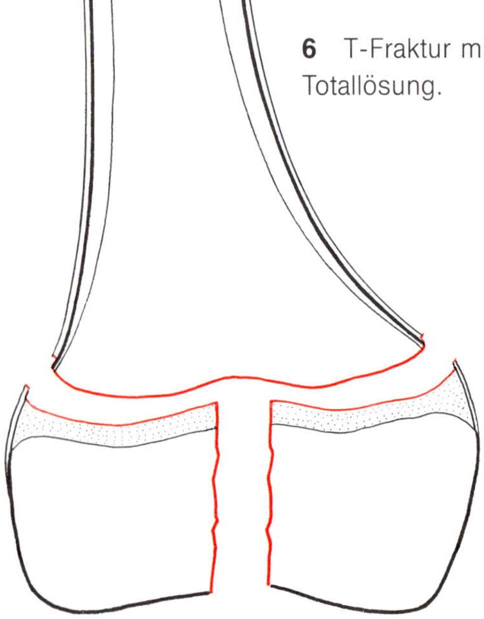

6 T-Fraktur mit Totallösung.

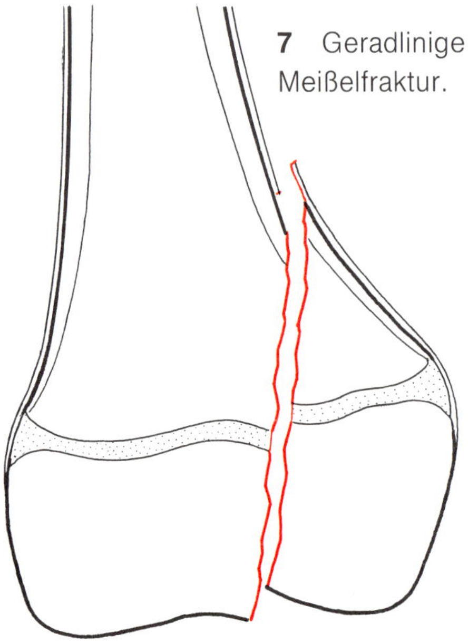

7 Geradlinige Meißelfraktur.

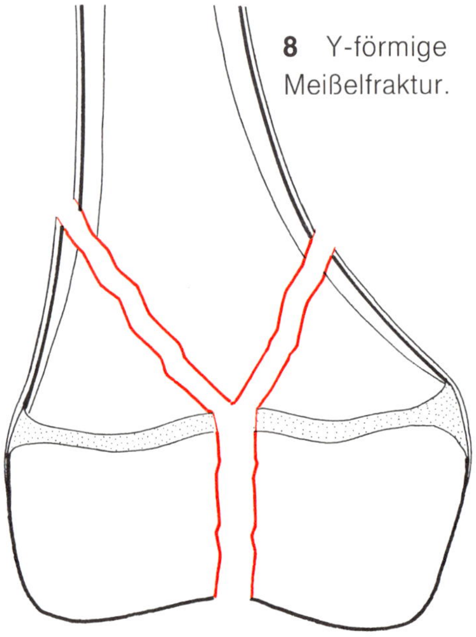

8 Y-förmige Meißelfraktur.

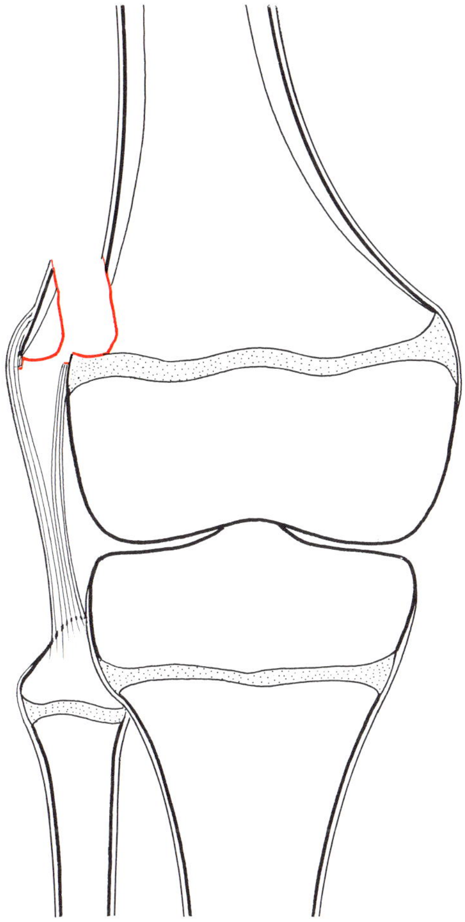

9 Ausrißfraktur.

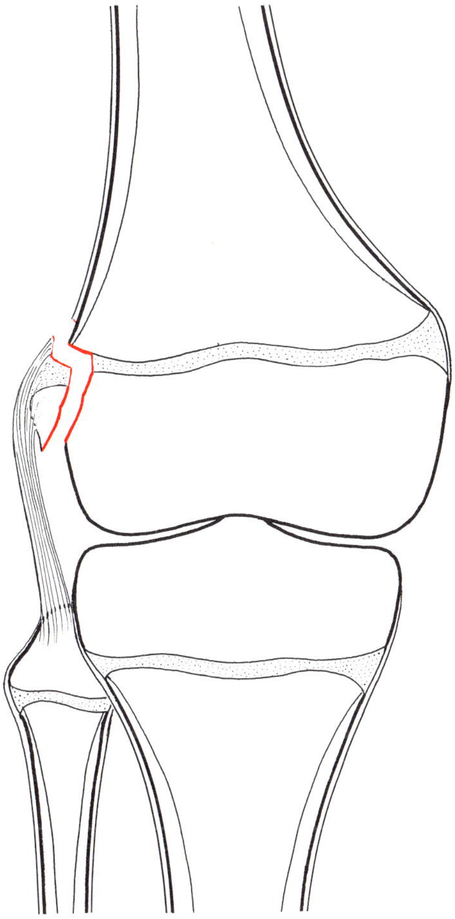

10 Ausrißfraktur.

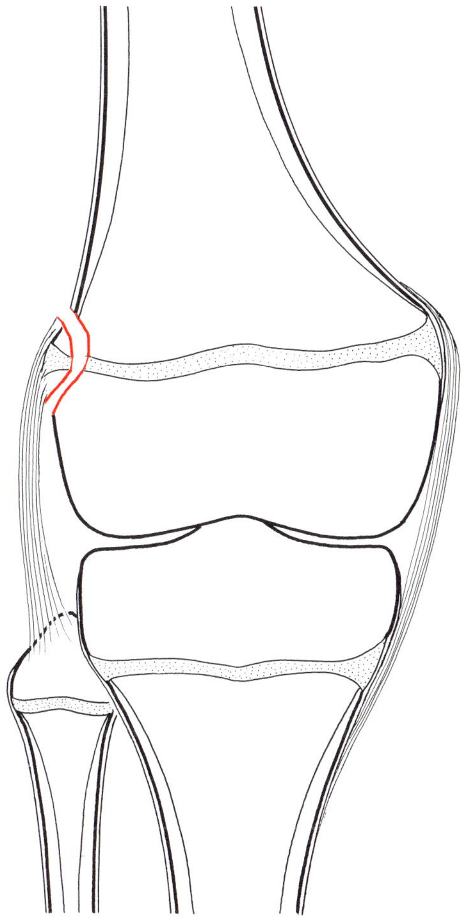

11 Fraktur des »periepiphysären Ringes«.

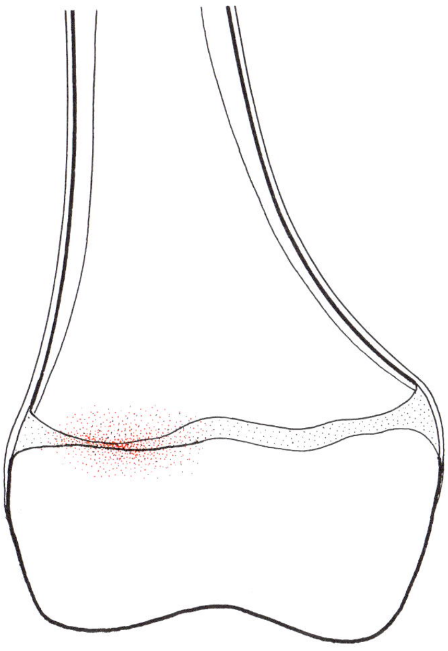

12 Epiphysenimpression (Crush-Verletzung).

Allgemeine Richtlinien und Indikationen

Metaphysäre, suprakondyläre *Femurfrakturen* und reine **Epiphysenlösungen** (einfache Lysen und Teillysen mit metaphysärer Fraktur) lassen sich *fast ausschließlich konservativ* in Allgemeinnarkose reponieren und im Gipsverband behandeln. Das Repositionsergebnis sollte um so perfekter sein, je älter das Kind ist. Die **Indikation** zu einem operativen Vorgehen kann ausnahmsweise dann gegeben sein, wenn die Reposition zu keinem befriedigenden Ergebnis führt, ein Repositionshindernis vorliegt (eingeschlagenes Periost oder interponierte Weichteile) oder anzunehmen ist, daß »damit ein schlechtes Ergebnis zu vermeiden ist« (B. G. Weber, Waidelich u. Kern). Auch bei schweren Weichteilschäden kann eine Osteosynthese (mit Kirschner-Drähten) angezeigt sein. B. G. Weber spricht von einer Osteosynthese »im Dienste der Weichteilheilung«.

Eine **operative Behandlung** ist dagegen bei allen Epiphysenfrakturen angezeigt, weil in der Regel nur auf diesem Wege eine sichere anatomische Reposition und Retention zu erreichen ist. Damit kann den

Gefahren von Wachstumsschäden und Stufenbildungen im Bereiche eines Gelenkkörpers am besten vorgebeugt werden.

Für die *hohe metaphysäre Tibiafraktur* ist eine *offene Reposition* zu fordern, falls der Frakturspalt medialseitig klafft und ein Valgusknick besteht. Bei konservativer Behandlung droht nämlich eine progrediente Valgusdeformität (B. G. Weber), die u. U. bis zum Wachstumsabschluß mehrfache Korrekturosteotomien notwendig macht.

Hauptziel aller Eingriffe ist eine anatomische Reposition und Retention der Fragmente bis zur knöchernen Ausheilung. Bei der Operation muß gewebsschonend vorgegangen werden! Das Periost sollte nur so weit wie unbedingt nötig abgelöst werden. Durch die Epiphysenscheiben bohren wir, falls erforderlich, lediglich Kirschner-Drähte, jedoch möglichst *keine Schrauben* oder *Nägel.* Spongiosaschrauben zur interfragmentären Kompression werden parallel zum Gelenkspalt und außerhalb des Stratum germinativum eingebohrt. Das Osteosynthesematerial sollte in der Regel nach 6–8 Wochen wieder entfernt werden.

Die operativen Zugangswege sind im Prinzip die gleichen wie bei den Frakturen am Erwachsenenskelett (s. S. 22.8 ff. und 23.9). Die Tuberositas tibiae darf jedoch im Wachstumsalter nicht abgemeißelt werden (Genu recurvatum!). Bei Frakturen mit Gelenkbeteiligung ist stets eine Gelenkinspektion erforderlich.

Metaphysäre, suprakondyläre Femurfraktur

Indikation

Offene Fraktur mit ausgedehnten Weichteilschäden. Irreponible oder mangelhaft reponierbare (z. B. durch Periostinterponat) Fraktur in der Präpubertät.

Vorbereitung und Lagerung

Allgemeinnarkose, Blutsperre, Rückenlage, Kniegelenk ca. 60–80 Grad gebeugt. Unterschenkel liegt auf abklappbarer Beinstütze.

Technik (Abb. **13–16**)

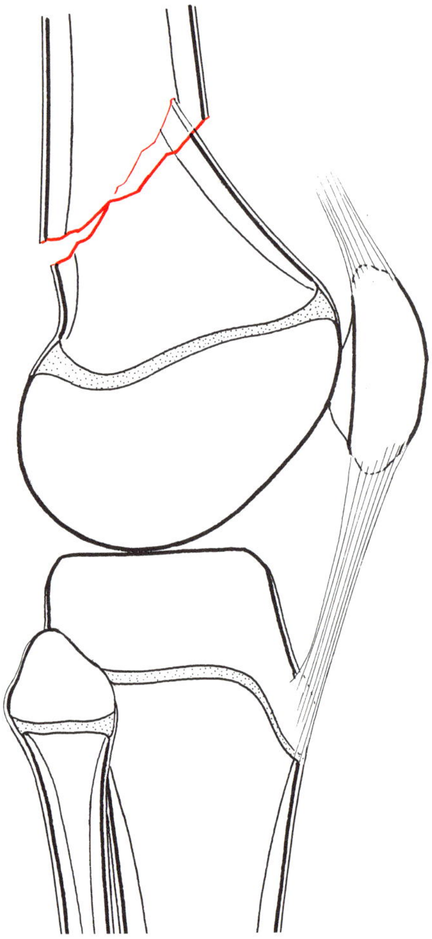

13 Schematische Darstellung einer metaphysären, suprakondylären Fraktur in Rekurvations- und Valgusfehlstellung. Die in den Abb. 13 u. 14 schematisch dargestellte Fraktur würde natürlich konservativ zu behandeln sein. Nur *schlecht reponierbare Frakturen* (offen) operieren wir. Die Wunde muß exzidiert werden. Wundabstrich!

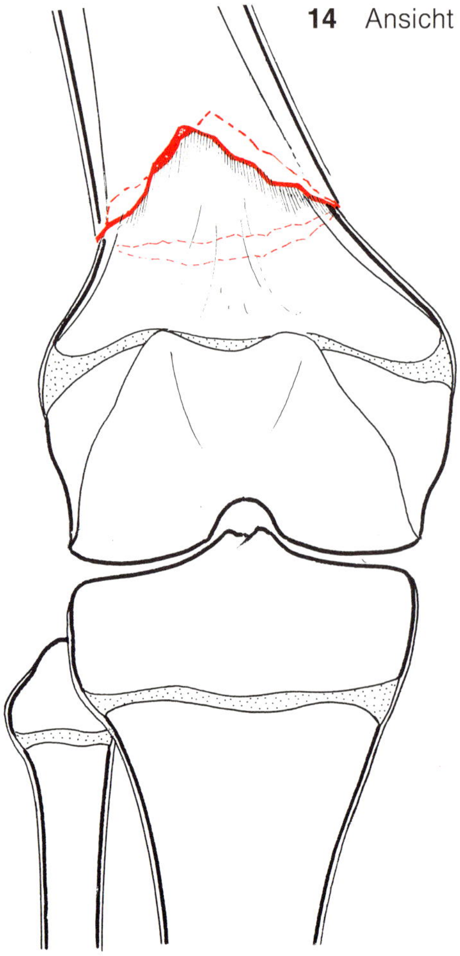

14 Ansicht von vorn.

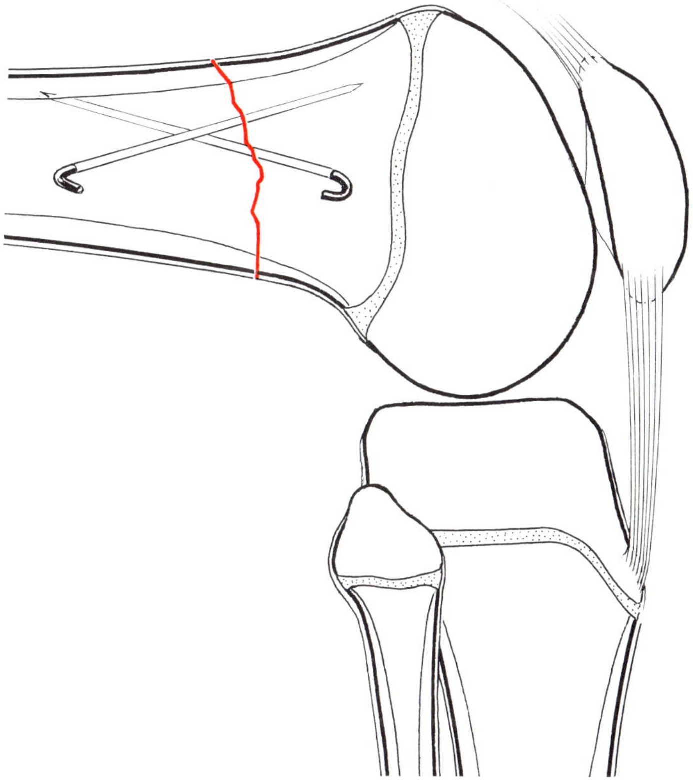

15 Reposition der Fragmente bei etwa rechtwinklig gebeugtem Unterschenkel. Die Fragmente werden mit zwei gekreuzten Kirschner-Drähten fixiert. Die gegenüberliegende Kortikalis muß mit durchbohrt werden.

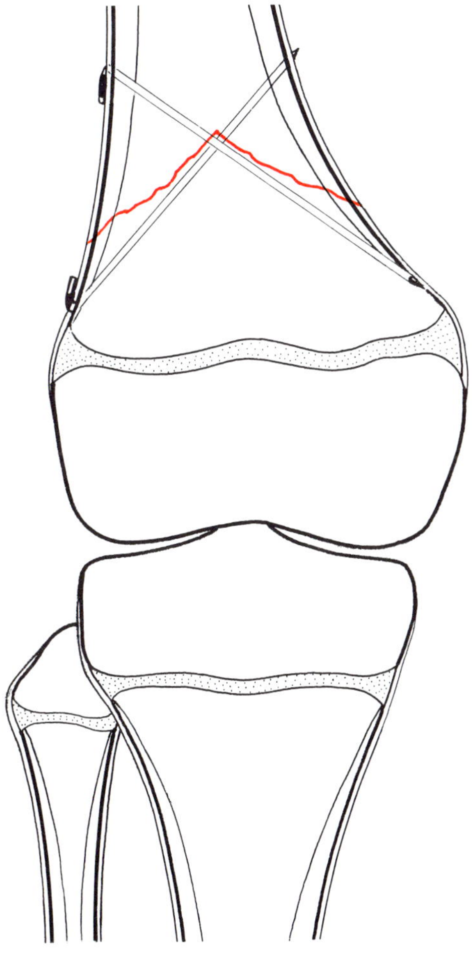

16 Die Drähte werden in Knochennähe abgezwickt und umgebogen. Mehrfache Spülungen des Wundgebietes. Redon-Drainage. Beim Wundverschluß möglichst wenig Nahtmaterial verwenden! Röntgenkontrolle in 2 Ebenen (Format 20/40).

Postoperative Behandlung

Gespaltener Oberschenkel-Liegegipsverband, Kniegelenk ca. 30–40 Grad gebeugt. Röntgenkontrolle. Nach 48 Stunden wird die Redon-Drainage entfernt. Nach ca. 10 Tagen Abnahme des Gipsverbandes und Röntgenkontrolle. Neuer Oberschenkel-Liegegipsverband. Zirka 6 Wochen nach dem Eingriff Röntgenkontrolle und Entfernung der Kirschner-Drähte. Anschließend physikalische und krankengymnastische Behandlung. Teilbelastung der Gliedmaße. Nach ca. 8–10 Wochen Röntgenkontrolle und Abbau der Gehhilfen.

Fehler und Gefahren

- Die Wunde wird nicht sorgfältig ausgeschnitten und nicht ausreichend drainiert: Infektionsgefahr.
- Es wird nicht bei gebeugtem Unterschenkel reponiert, die Fragmente stehen nicht achsengerecht.
- Die Kirschner-Drähte fassen nicht die gegenüberliegende Kortikalis oder werden nicht in die Weichteile versenkt.
- Die Kirschner-Drähte werden zu spät entfernt.
- Die Belastung wird zu früh gestattet.

Verletzungen der distalen Femurepiphyse

Reine Epiphysenlösungen

Indikationen

Irreponierbare oder nur mangelhaft reponierte Epiphysenlösungen mit Verdacht auf Weichteilinterposition. Die Operationsanzeige ist im Adoleszentenalter eher als im Kleinkindes- oder Kindesalter gegeben.

Vorbereitung und Lagerung

Allgemeinnarkose, Blutleere. Rückenlage. Tuchrolle unter dem Oberschenkel. Kniekehle und Frakturgebiet liegen nicht auf der Unterlage.

Technik (Abb. **17–19**)

17

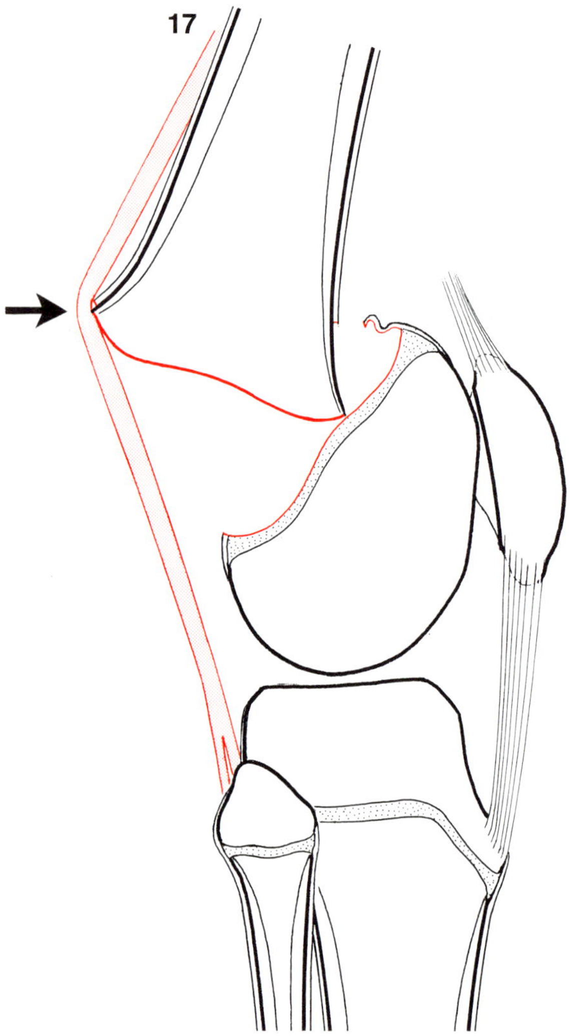

18

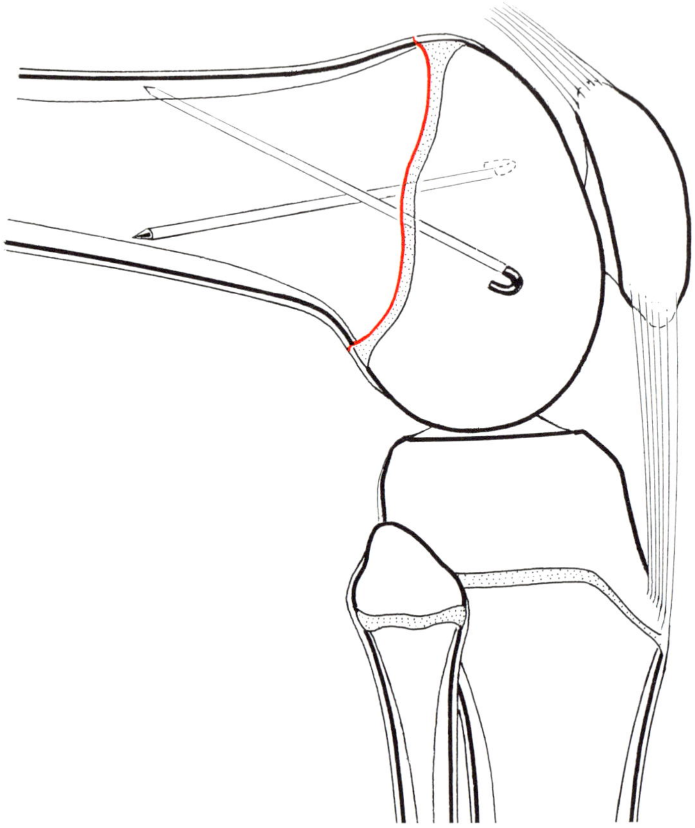

19

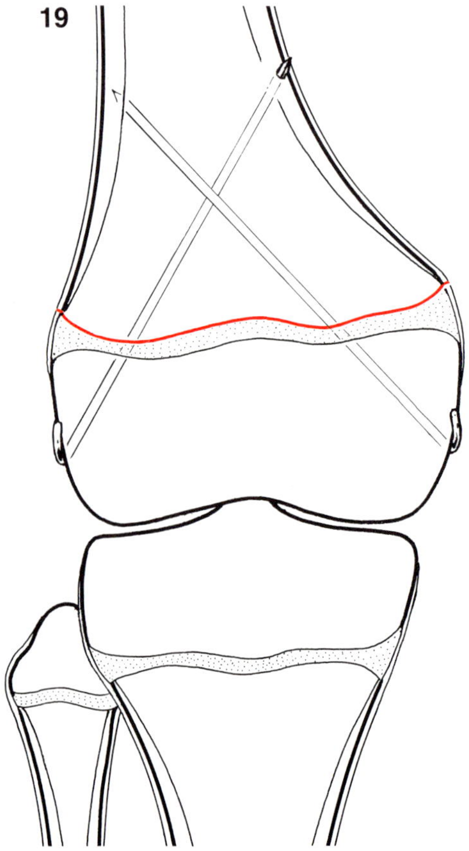

17 Beispiel einer reinen Epiphysenlösung. Charakteristisch ist eine Verschiebung der Epiphyse gegenüber dem Schaftfragment nach vorne. Die hintere Kante des proximalen Fragmentes kann die Gefäße und Nerven oberhalb der Kniekehle beeinträchtigen!

18 Lateraler oder medialer Längsschnitt. Das Bruchgebiet wird schonend freigelegt. Interponierte Weichteile werden befreit. Manuelle Reposition der Epiphyse auf die distale Femurmetaphyse unter Zug und Druck. Feinkorrektur bei gebeugtem Unterschenkel unter Extension. Der Patient sollte in dieser Operationsphase *gut relaxiert* sein. Man überzeugt sich mit dem palpierenden Finger, daß die Fragmente exakt aufeinander stehen. Fixation mit zwei gekreuzten Kirschner-Drähten.

19 Der erste Draht wird vom medialen Femurkondylus nach proximal-lateral ins proximale Fragment gebohrt; er soll die Epiphysenscheibe so senkrecht wie möglich kreuzen. Die Drahtspitze perforiert die gegenüberliegende Kortikalis des proximalen Fragmentes. Den zweiten Draht bohren wir perkutan auf der Gegenseite in gleicher Weise ein. – Drainage des Wundgebietes, Wundverschluß.

Postoperative Behandlung

Gespaltener Oberschenkel-Liegegipsverband für ca. 2 Wochen. Überprüfung der Zirkulation, Motorik und Sensibilität. Entfernung der Drainage nach spätestens 48 Stunden. Wechsel des Gipsverbandes ca. 2 Wochen nach der Operation. Entfernung der Kirschner-Drähte ca. 6 Wochen nach dem Eingriff, je nach Alter des Kindes. Anschließend Teilbelastung für ca. 4 Wochen.

Fehler und Gefahren

- Unvollständige oder nicht schonende Reposition: Sekundäre Verletzungen der Germinativzone. Wachstumsschäden. Achsenfehlstellungen. Zusätzliche Schäden an den Weichteilen.
- Die Epiphysenscheibe wird beim Einbohren der Kirschner-Drähte mehrfach perforiert. Die Drähte kreuzen die Epiphysenscheibe nicht so senkrecht wie möglich.
- Es werden zu dicke Kirschner-Drähte verwendet.
- Die Drahtspitzen durchbohren nicht die Kortikalis des proximalen Fragmentes: Mangelhafte Osteosynthese, sekundäre Dislokation der Drähte.
- Die Drähte werden zu spät entfernt.

Teillysen mit metaphysärer Fraktur

Indikationen

Irreponible Lysen. Lysen mit Weichteilinterponat (Periost). Ungenügende Korrektur der Beinachse. Irreponible oder nur mangelhaft reponierbare Frakturen im jugendlichen Alter vor Wachstumsabschluß. Offene Verletzungen.

Vorgehen

Im Prinzip gleichartiges Vorgehen wie bei der operativen Behandlung reiner Epiphyseolysen. Wenn der metaphysäre Keil genügend groß ist, sollte er entweder von einem der beiden sich kreuzenden Kirschner-Drähte gefaßt oder mit einer Spongiosaschraube mit kurzem Gewinde (Zugschraube) fixiert werden. Die Schraube verläuft dabei möglichst parallel zur Epiphysenscheibe. Der Schraubenkopf liegt auf der Seite des metaphysären Keiles. Die Schraube darf die *Epiphysenscheibe nicht durchdringen.*

Technik (Abb. **20**)

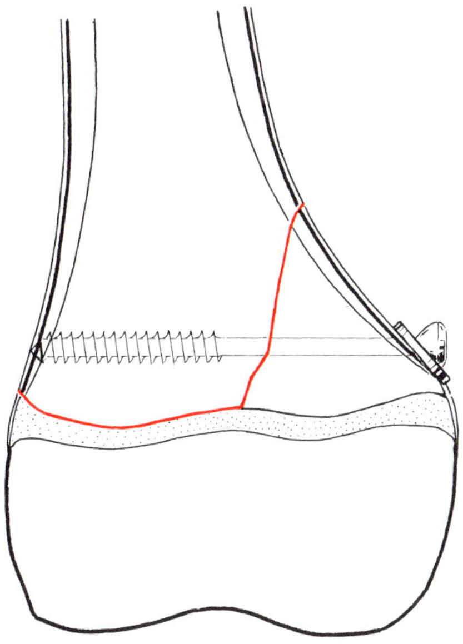

20 Beispiel einer Teillyse mit metaphysärem Keil (s. Abb. 4). Das Metaphysenstück ist genügend groß und kann mit einer Spongiosaschraube mit kurzem Gewinde (Zugschraube) fixiert werden. – Bei kleinem metaphysärem Keil werden die Fragmente mit gekreuzten Kirschner-Drähten fixiert.

Postoperative Behandlung

Siehe S. 25.15

Fehler und Gefahren

- Ungenügende Reposition.
- Die Schraube kreuzt die Wachstumsscheibe und führt zur partiellen Epiphyseodese.

Epiphysenfraktur mit partieller Lyse

Die Fraktur verläuft durch die Epiphyse und Wachstumsscheibe! Stufenbildungen im Gelenk kommen häufig vor. Der Periostmantel ist meistens weitgehend intakt. – Als **Sonderform** ist die T-förmige Fraktur bekannt, die durch axialen Druck auf die Femurkondylen entsteht.

Eine operative Behandlung ist notwendig, weil damit die besten Voraussetzungen für eine optimale Heilung ohne Wachstumsschäden gegeben sind.

Operationsziel ist eine exakte anatomische Reposition und »wasserdichte« Retention der Fragmente. Man verwendet Spongiosa- oder Malleolarschrauben; sie werden parallel zur Epiphysenscheibe durch die gelenknahen Fragmente eingedreht. Bei einer T-Fraktur muß man die Epiphyse zusätzlich mit 2 gekreuzten Kirschner-Drähten an die Metaphyse fixieren.

Vorgehen

Das distale Femurende wird von einem medialen oder lateralen Parapatellarschnitt eröffnet. Nach Arthrotomie reponieren wir die Fragmente und achten darauf, daß die Gelenkflächen stufenlos adaptiert sind (ggf. temporäre Fixation mit Kirschner-Drähten). Transepiphysäre Fixation der Fragmente mit einer Malleolarschraube.

Das Schraubengewinde liegt nur in einem Fragment. Bei Epiphysenfrakturen mit Teillyse oder Y-förmigen Frakturen werden die Epiphyse und die Epiphysenfragmente reponiert und mit gekreuzten Kirschner-Drähten an die Metaphyse fixiert.

Technik (Abb. **21–23**)

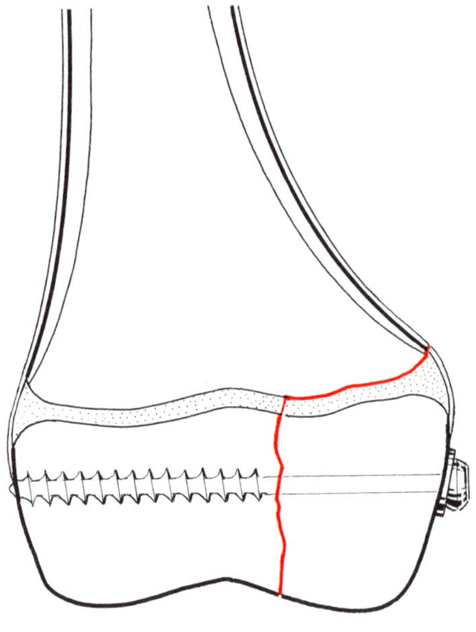

21 Beispiel einer Epiphysenfraktur mit Teillyse. Fragmentfixation mit Malleolarschraube (s. Abb. 5).

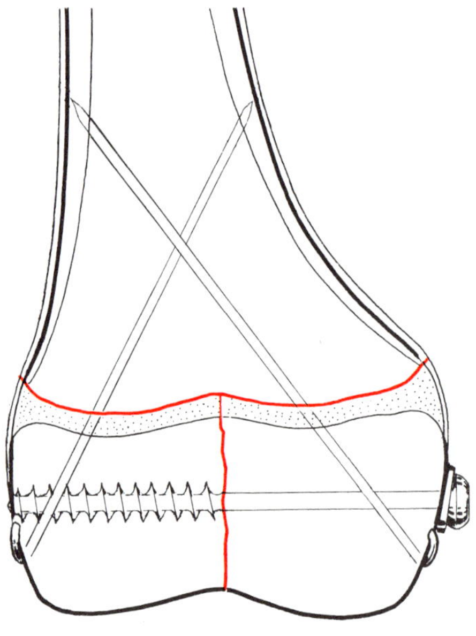

22 Beispiel einer T-förmigen Fraktur. Osteosynthese mit transepiphysärer Malleolarschraube und Kirschner-Drähten (s. Abb. 6).

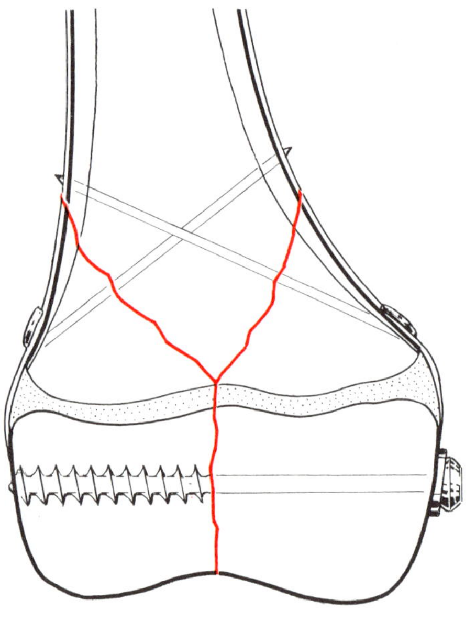

23 Beispiel einer Y-Fraktur (s. Abb. 8). Osteosynthese im Prinzip wie in Abb. 22.

Postoperative Behandlung

Siehe S. 25.15

Fehler und Gefahren

Siehe S. 25.12

Epi-, metaphysäre Fraktur (sog. Meißelfraktur)

Die Frakturlinie verläuft durch die Epi- und Metaphyse und kreuzt die Wachstumsscheibe. Der Periostmantel ist meistens zerrissen. Es handelt sich um eine intraartikuläre Fraktur mit Stufenbildungen zwischen den Gelenkflächen (s. Abb. **7**).

Technik (Abb. **24**)

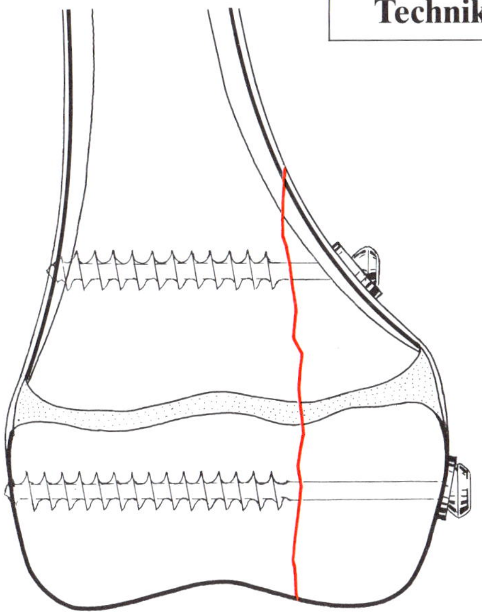

24 Nach Reposition der Fragmente und exakter Adaptation der Gelenkflächen wird die Fraktur mit 2 Spongiosaschrauben fixiert. Die eine Schraube liegt proximal, die andere distal der Epiphysenscheibe. »Wasserdichte« Adaptation der Fragmente.

Postoperative Behandlung

Siehe S. 25.15

Ausrißfrakturen des proximalen Seitenbandansatzes

Die Verletzungen kommen am proximalen Ansatz des medialen und lateralen Seitenbandes vor. Auf die *Mitverletzung anderer Kapsel-Band-Strukturen* ist zu achten. Das dislozierte Fragment enthält meistens Teile der Wachstumsfuge. In der Regel ist die Germinativschicht mitverletzt. Es gelten die gleichen therapeutischen Richtlinien wie für die epi- und metaphysären Frakturen.

Technik (Abb. **25–27**)

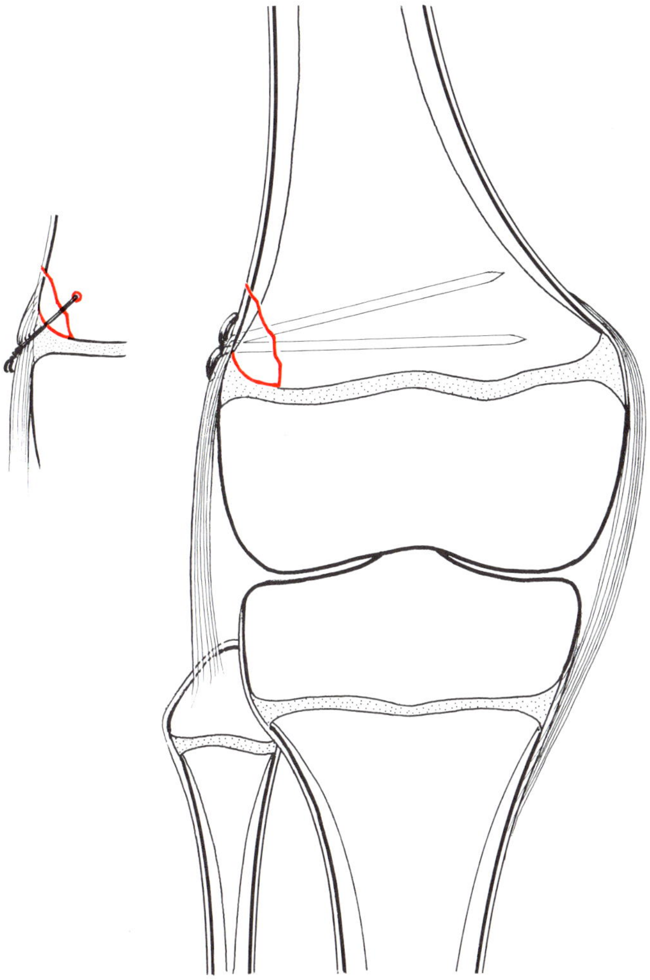

25 Beispiel einer Ausrißfraktur am proximalen Ansatz des lateralen Seitenbandes mit verschiedenen Osteosyntheseverfahren: Kleine Fragmente werden mit Kirschner-Drähten oder Knochennähten fixiert (s. Abb. 9).

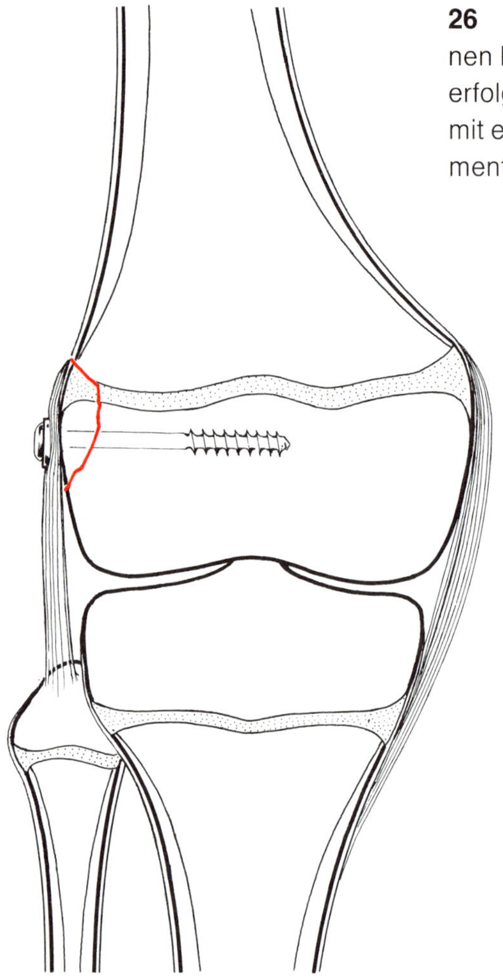

26 Bei einem kleinen Knochenfragment erfolgt die Refixation mit einer Kleinfragmentzugschraube.

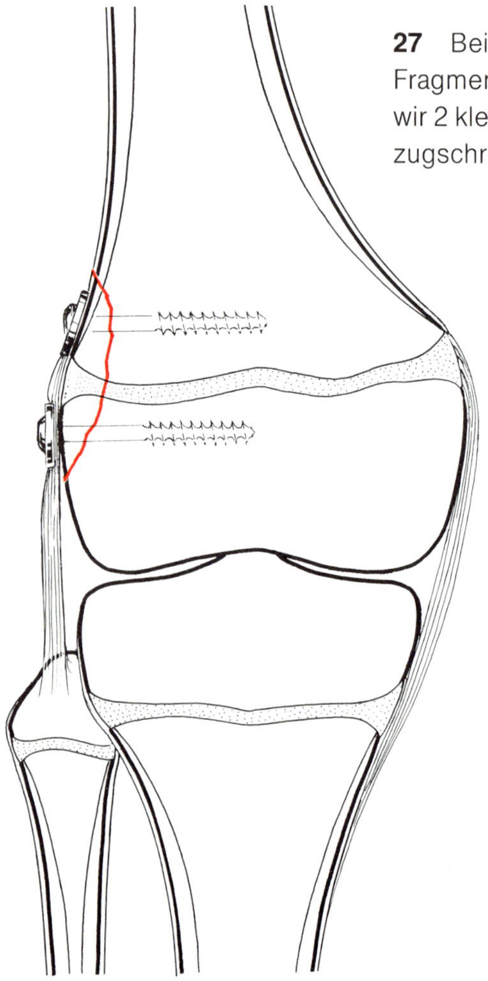

27 Bei größeren Fragmenten benutzen wir 2 kleine Fragmentzugschrauben.

Postoperative Behandlung

Siehe S. 25.15

Fehler und Gefahren

- Mitverletzungen anderer Kapsel-Band-Strukturen werden übersehen.
- Mangelhafte Reposition des abgerissenen Fragmentes.
- Es werden zu große Schrauben verwendet.
- Das Osteosynthesematerial liegt in der Wachstumsscheibe.

Frakturen im proximalen Tibiabereich

Bruchformen und Behandlungsrichtlinien sind im Prinzip dieselben wie bei Frakturen am distalen Femurende. Wir beschränken uns deshalb auf *schematische Darstellungen* und gehen lediglich auf einige *Besonderheiten* ein, nämlich die *Ausrißfrakturen* der *Tuberositas tibiae* und die *hohe, metaphysäre Tibiafraktur*. Die Frakturen der Eminentia intercondylaris sind auf S. 23.34 dargestellt. Das Beispiel eines *transepiphysären Depressions-, Impressionsbruches* im Bereiche des lateralen Tibiaplateaus wird wegen der besonderen Schwierigkeiten der operativen Behandlung *ausführlicher* dargestellt.

Frakturen der Tuberositas tibiae

Die seltenen Frakturen der Tuberositas tibiae im Kindesalter kann man in Frakturen *ohne* Gelenkbeteiligung und in Frakturen *mit* Gelenkbeteiligung unterteilen. Das abgerissene und dislozierte Fragment läßt sich im allgemeinen auf konservativem Wege nicht exakt reponieren und bis zur Ausheilung halten. Es droht dann eine partielle Epiphyseodese mit nachfolgendem Genu recurvatum. Deshalb ist bei diesen Frakturen die operative Behandlung angezeigt.

Stärker dislozierte Fragmente gefährden die Hautzirkulation und können umschriebene Ischämien hervorrufen.

Beispiele von Verletzungen der Tuberositas tibiae mit gleichzeitiger Epiphysenlösung (Abb. **28**), mit Abriß verschieden großer Fragmente (Abb. **29** und **30**) sowie mit gleichzeitiger Epiphysen- und Gelenkfraktur (Abb. **31**).

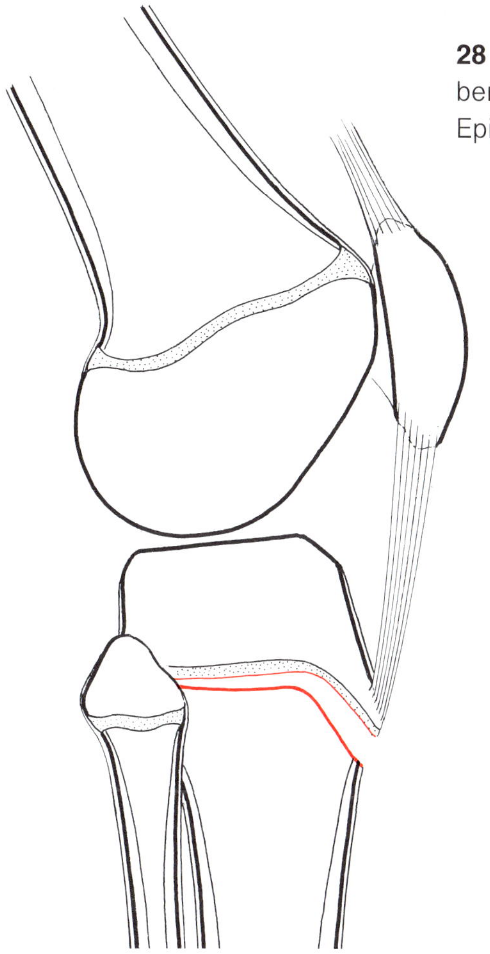

28 Fraktur der Tuberositas tibiae mit Epiphysenlösung.

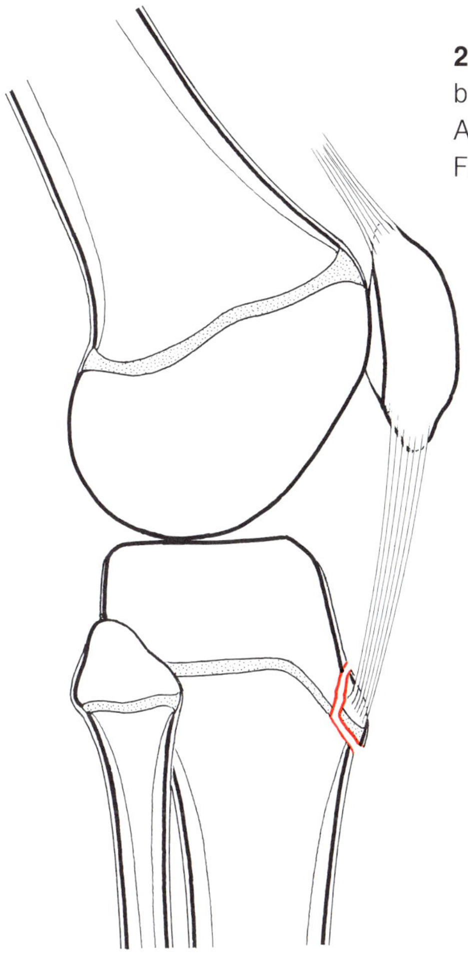

29 Fraktur der Tuberositas tibiae mit Abriß eines kleinen Fragmentes.

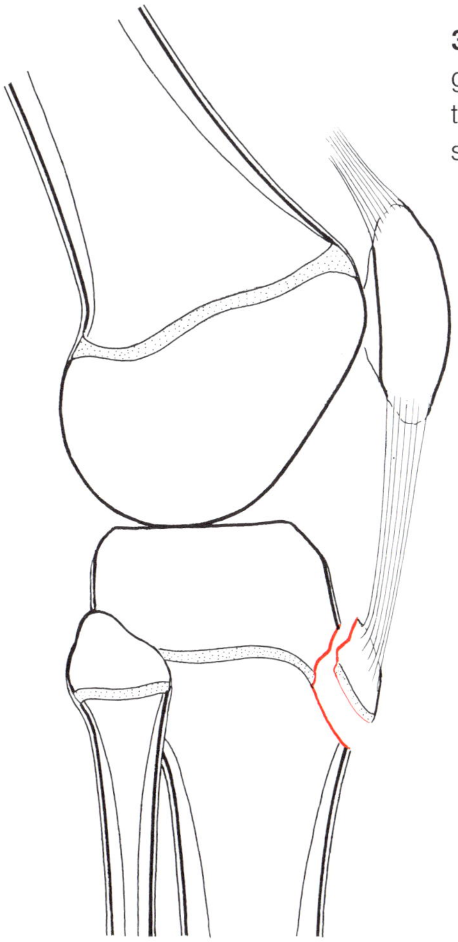

30 Ausriß eines größeren Fragmentes aus der Tuberositas tibiae.

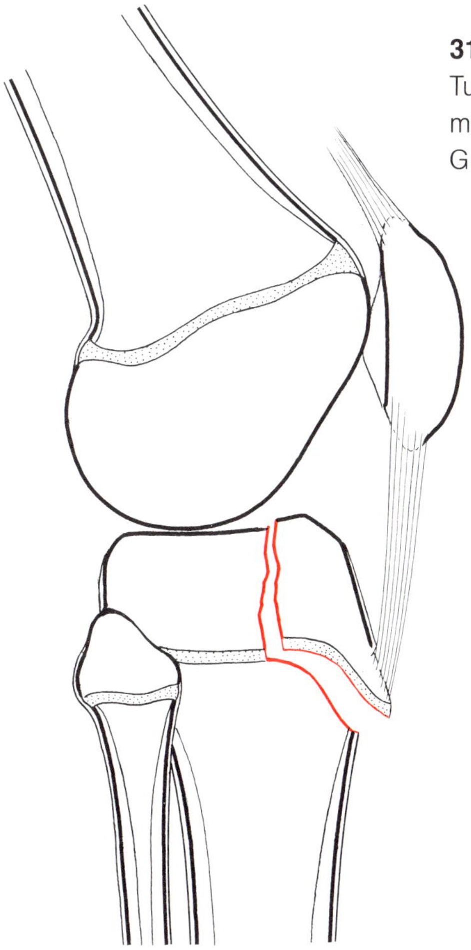

31 Verletzung der Tuberositas tibiae mit Epiphysen- und Gelenkfraktur.

Frakturen der Tuberositas tibiae ohne Gelenkbeteiligung

Technik (Abb. **32–35**)

32

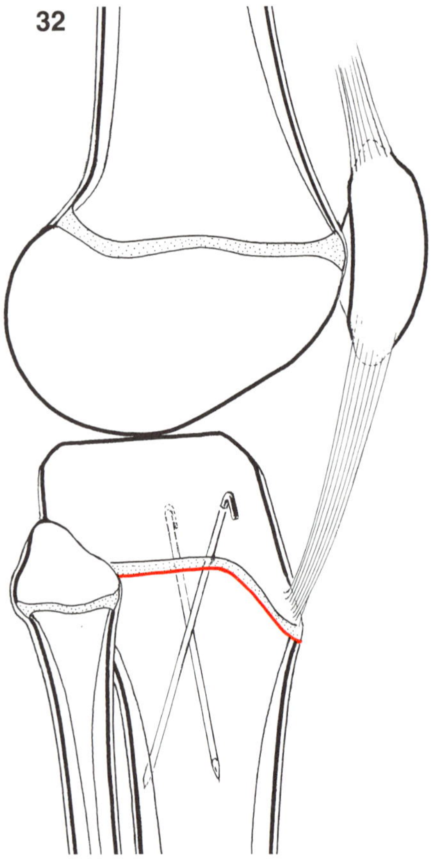

32 Die Fragmente werden geschlossen unter Extension und nachfolgender Hyperextension reponiert und perkutan mit gekreuzten Kirschner-Drähten fixiert. Die Drahtspitzen sollten die Kortikalis des distalen Fragmentes perforieren. – Offene Reposition, falls kein befriedigendes Ergebnis zu erzielen ist.

33 Die Kirschner-Drähte sollen sich nicht in der Epiphysenfuge, sondern in der angrenzenden Tibiametaphyse kreuzen.

33

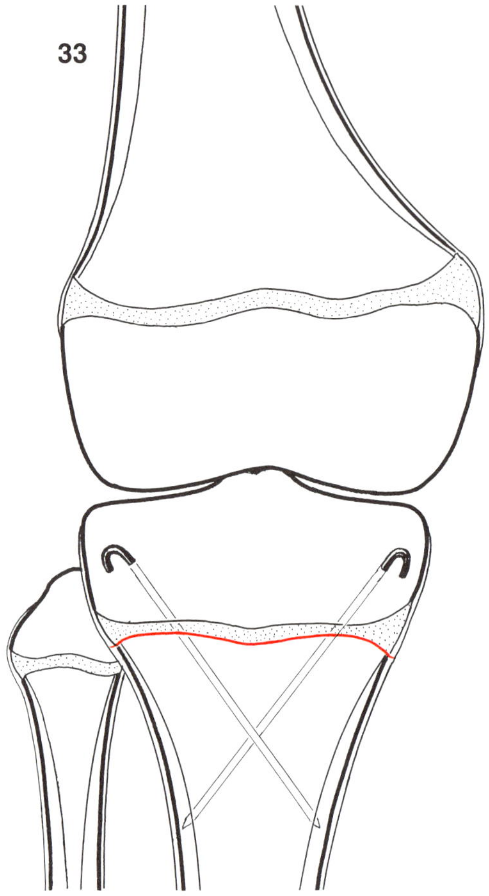

34

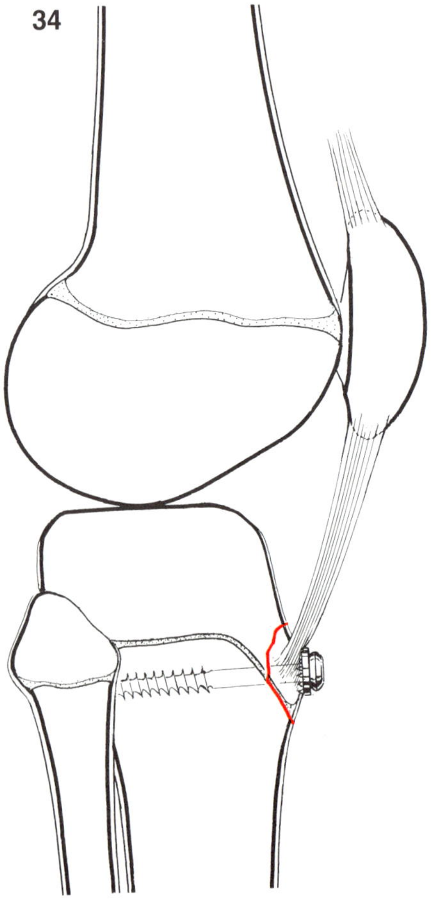

34 Beispiel der Fragmentfixation bei älteren Jugendlichen. Zugang durch Längs- oder Querschnitt. Das Frakturbett wird dargestellt. Reposition des Fragmentes bei gestrecktem Kniegelenk und Fixation mit *Kleinfragmentschraube* und gezackter Unterlegscheibe. (Schraube muß frühzeitig entfernt werden!)

35 Beispiel der Tuberositasfixation mit 2 Kirschner-Drähten und Zuggurtungsnaht.

35

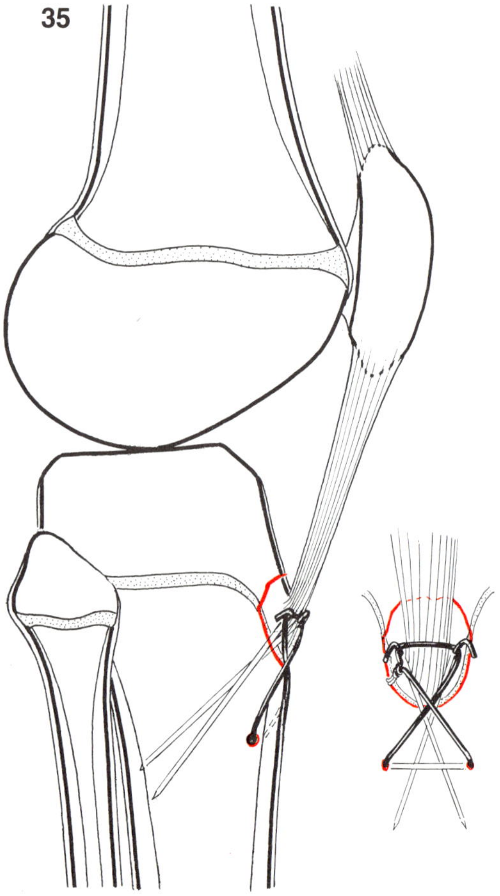

Frakturen der Tuberositas tibiae mit Gelenkbeteiligung
(Epiphysenfrakturen)

Technik (Abb. **36**)

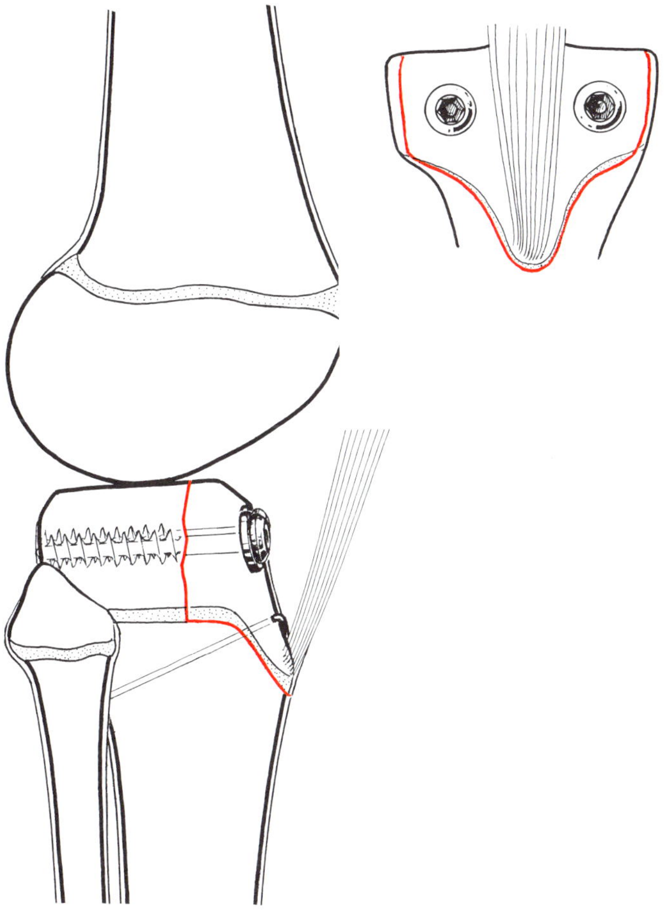

36 Beispiel der Osteosynthese einer Epiphysenfraktur: Das Bruchgebiet wird von einem medialen Parapatellarschnitt aus eröffnet. Die Inzision kann das Lig. patellae unterhalb des Kniescheibenpoles kreuzen und lateral weiter nach distal bis etwa 1 cm unterhalb der Tuberositas tibiae verlaufen. Das Gelenk wird eröffnet und inspiziert. Reposition der Fraktur bei gestrecktem Kniegelenk. Temporäre Retention der Fragmente mit dünnen Kirschner-Drähten. Osteosynthese mit 2 Spongiosazugschrauben (Kleinfragmentschrauben) oder, bei älteren Kindern, mit Malleolarschrauben mit Unterlegscheibe. Die *Schrauben* werden medial und lateral des Lig. patellae in die Epiphyse eingedreht, und zwar *parallel zum Gelenkspalt,* nach hinten leicht divergierend. Die Schraubengewinde liegen jenseits des Bruchspaltes! »Wasserdichte« Osteosynthese. Zusätzlich kann ein Kirschner-Draht in der Gegend des vorderen unteren Fragmentrandes eingebracht werden.

Postoperative Behandlung

Oberschenkel-Liegegipsverband, Kniegelenk gestreckt. Nach ca. 1–2 Wochen kann eine vorsichtige Übungsbehandlung eingeleitet werden. Handelt es sich um ein relativ kleines oder zertrümmertes Fragment, wird die Gliedmaße im Oberschenkel-Gipsverband für ca. 3–4 Wochen fixiert. Anschließend Abnahme des Verbandes und Röntgenkontrolle. Bewegungsübungen.

Fehler und Gefahren

- Das abgerissene und dislozierte Fragment führt zu umschriebenen Durchblutungsstörungen der Haut über dem Bruchgebiet. Die Operation darf deshalb nicht länger aufgeschoben werden. Bestehen bereits Zirkulationsstörungen, muß der Hautschnitt entsprechend modifiziert werden.
- Der postoperative Gipsverband über der Tuberositas tibiae wird nicht gepolstert und nicht gespalten: Störungen der Wundheilung.
- Sekundäre Verletzungen der Wachstumszone durch unvorsichtiges Repositionsmanöver.
- Wachstumszone wird mit Schraube perforiert.
- Mangelhafte Reposition.

Hohe, metaphysäre Tibiakopffraktur

Das Wadenbein kann gleichzeitig gebrochen sein. Als *Folge* dieser seltenen Fraktur wird häufig ein **progredientes Genu valgum** beobachtet. Nach B. G. Weber sind für die Entwicklung dieser Deformität Periost- und Weichteilinterpositionen (Pes anserinus) verantwortlich. Die Fraktur sollte operativ behandelt werden, falls der mediale Bruchspalt auseinanderklafft und konservativ nicht zu schließen ist.

Technik (Abb. **37–40**)

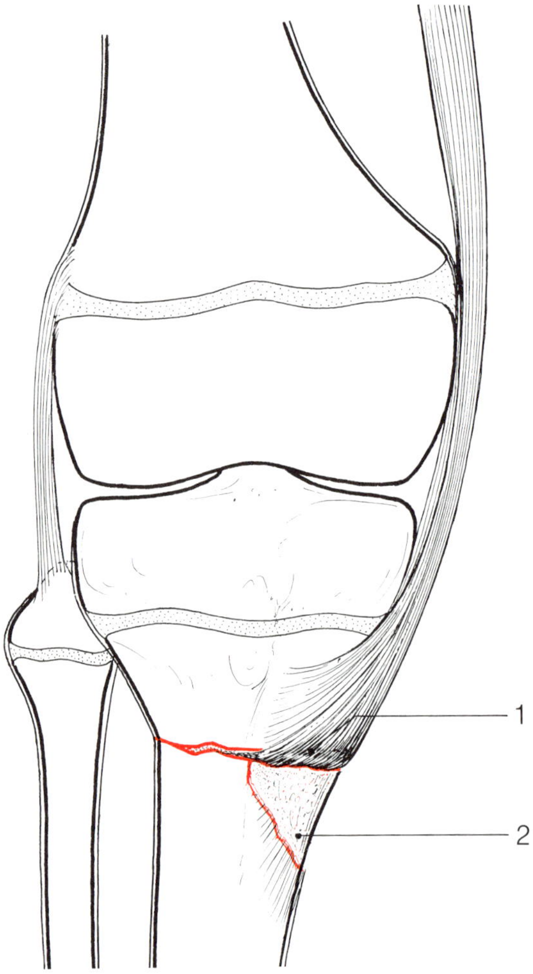

37 Beispiel einer hohen, metaphysären Tibiakopffraktur mit interponiertem Pes anserinus und Periost. Deutliches Klaffen des medialen Bruchspaltes

1 Pes anserinus
2 Abrißstelle des Pes anserinus

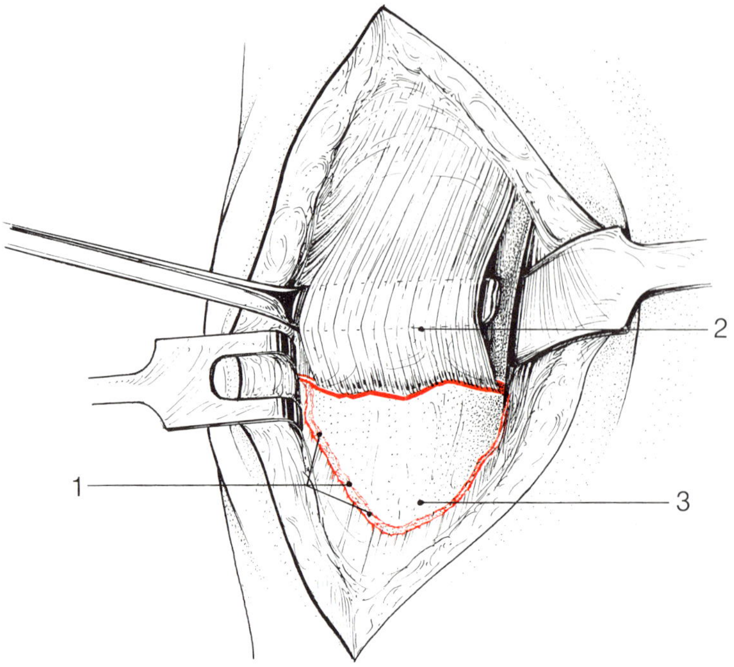

38 Das Bruchgebiet wird von einem ca. 6–8 cm langen Hautschnitt aus freigelegt. Vorsicht, R. infrapatellaris des N. saphenus nicht verletzen. Der abgerissene Pes anserinus wird unter gleichzeitiger Abduktion des distalen Fragmentes aus dem Bruchspalt herausgezogen.

1 Abrißstelle des Pes anserinus
2 eingeschlagener Pes anserinus
3 distales Tibiafragment

39

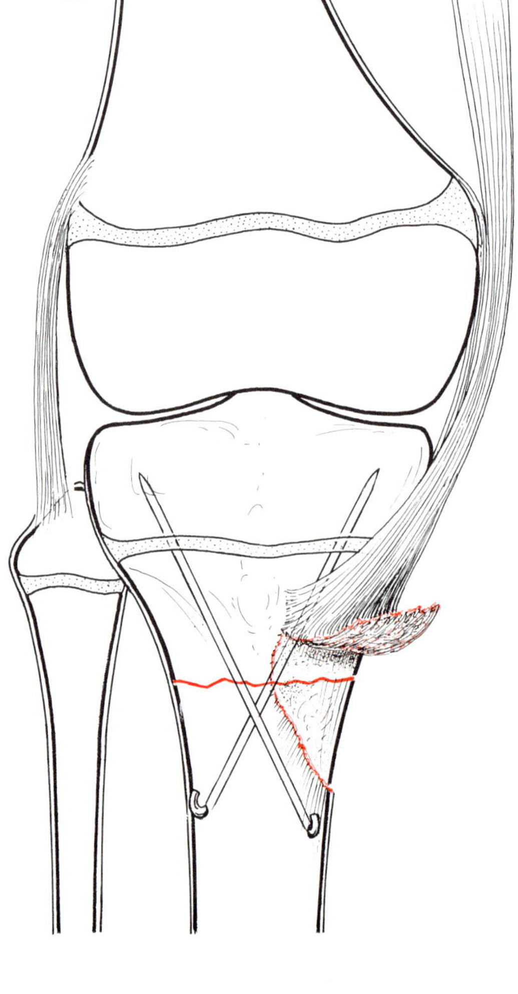

39 Osteosynthese mit 2 gekreuzt verlaufenden ⇨ Kirschner-Drähten.

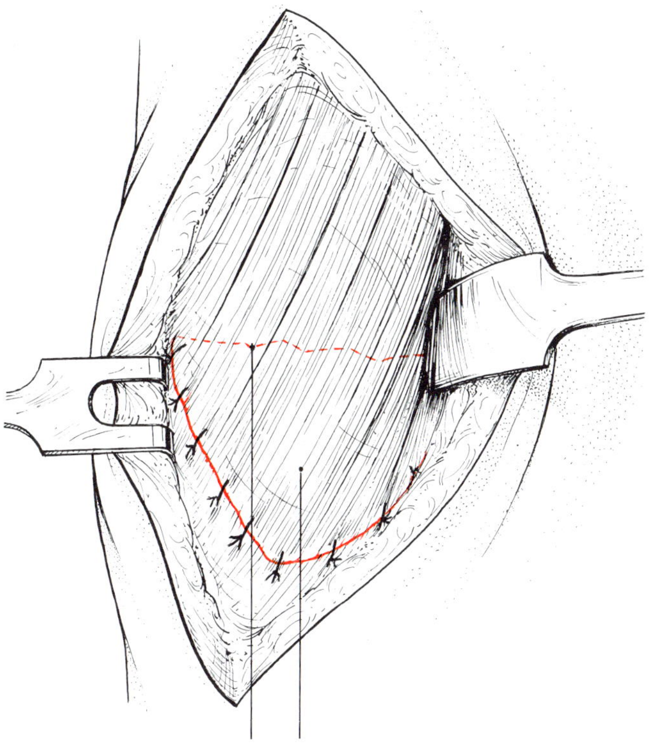

40 Reinsertion des Pes anserinus und des Periostlappens mit Einzelknopfnähten.

1 ausgekrempelter Pes anserinus
2 Bruchspalt

Postoperative Behandlung

Oberschenkel-Liegegipsverband. Die Redon-Drainage wird nach 1–2 Tagen entfernt. Nach 2–3 Wochen Oberschenkel-Gehgipsverband für weitere 4 Wochen mit 10–20 kg Teilbelastung. Dann Röntgenkontrolle und zunehmende Belastung.

Epiphysenverletzungen am Tibiakopf

Allgemeine Hinweise
(Siehe S. 25.5)

Die Abb. **41–46** zeigen verschiedene Formen epiphysärer Verletzungen und Vorschläge zu ihrer operativen Behandlung.

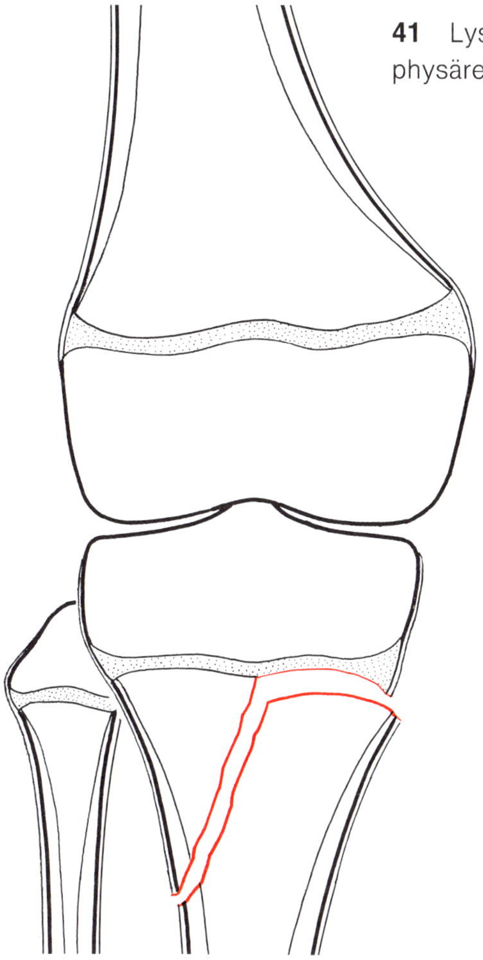

41 Lyse mit metaphysärem Keil.

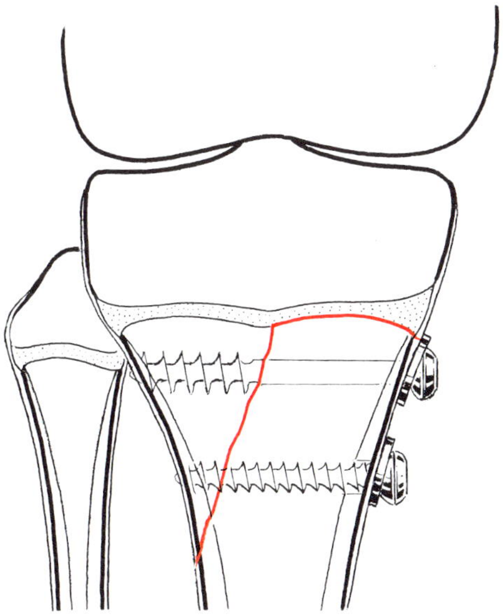

42 Beispiel der Osteosynthese.

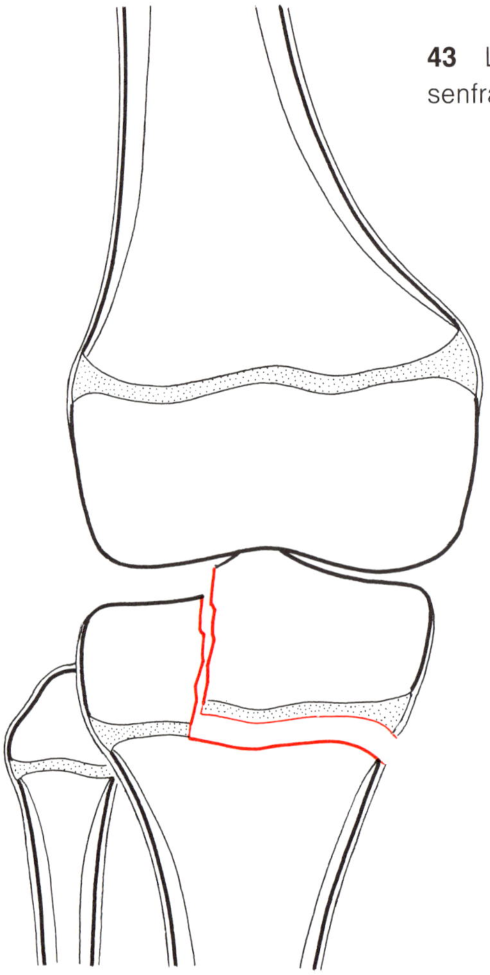

43 Lyse mit Epiphysenfraktur.

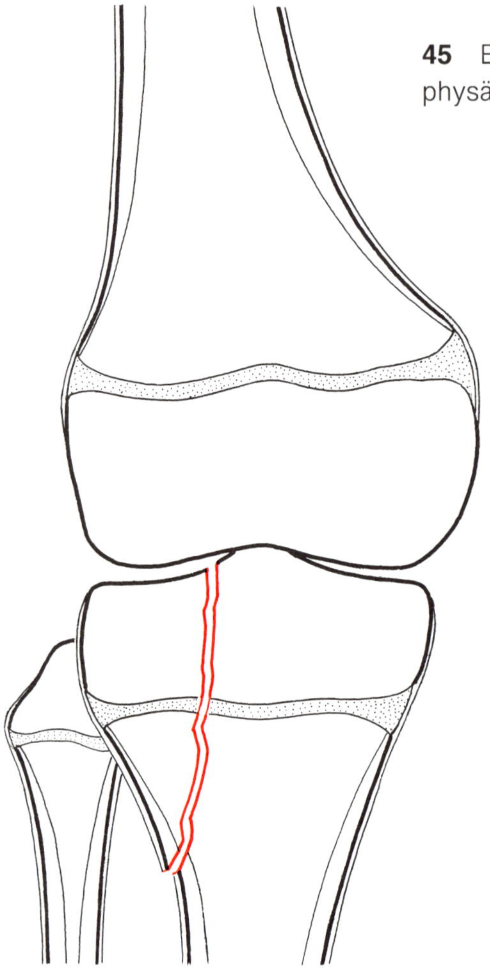

45 Epi- und metaphysäre Fraktur.

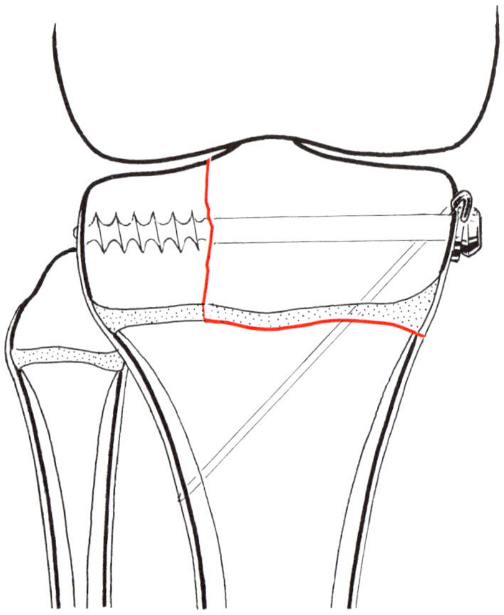

44 Beispiel der Osteosynthese.

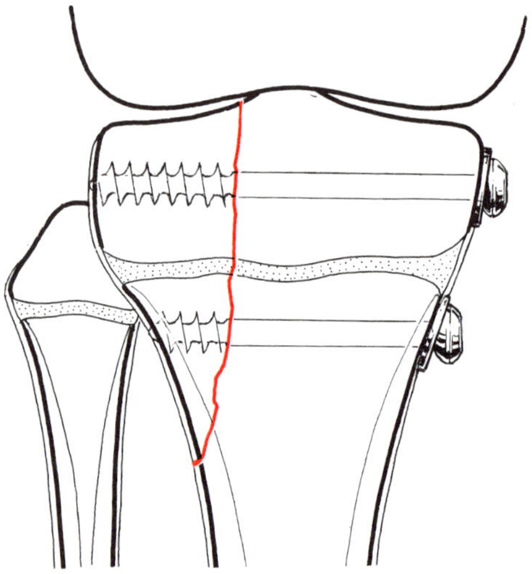

46 Beispiel der Osteosynthese.

Transepiphysärer Depressions-, Impressionsbruch des lateralen Tibiaplateaus

Bei kindlichen Frakturen dieser Art kann das normale Röntgenbild über das wirkliche Ausmaß der Verletzung täuschen. **Tomographien** lassen eine genaue Beurteilung zu. Als Begleitverletzungen kommen Rupturen des Außenmeniskus, der Kreuzbänder und des gegenseitigen Seitenbandes vor.

Prinzip

Hebung des Imprimates. Spongiosaunterfütterung und Osteosynthese. (Naht und Reinsertion des Außenmeniskus sowie der verletzten Bandstrukturen.)

Vorbereitung und Lagerung

Rückenlage, Blutleere. Kniegelenk ca. 60 Grad gebeugt.

Technik (Abb. **47–52**)

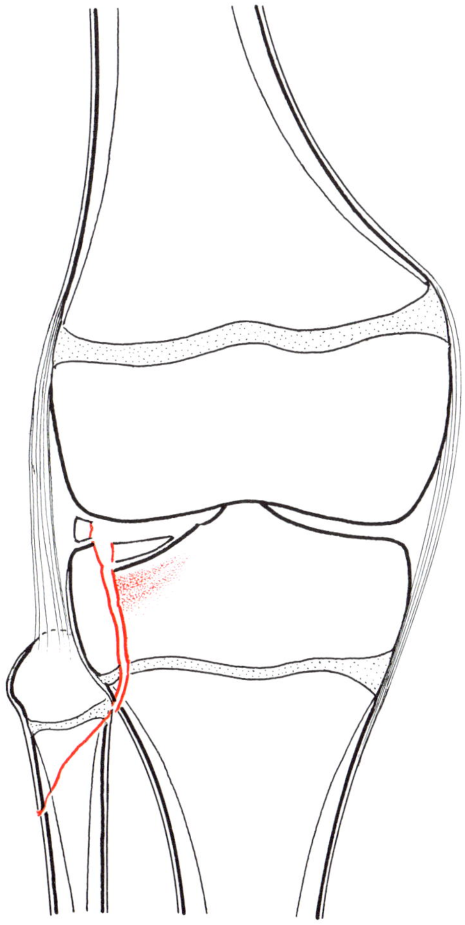

47 Es besteht eine deutliche Impression eines größeren Anteiles der lateralen Gelenkfläche. Die Fraktur kreuzt die Epiphysenscheibe, endet in der lateralen Tibiametaphyse und »setzt« sich am Wadenbein als Grünholzfraktur »fort«.

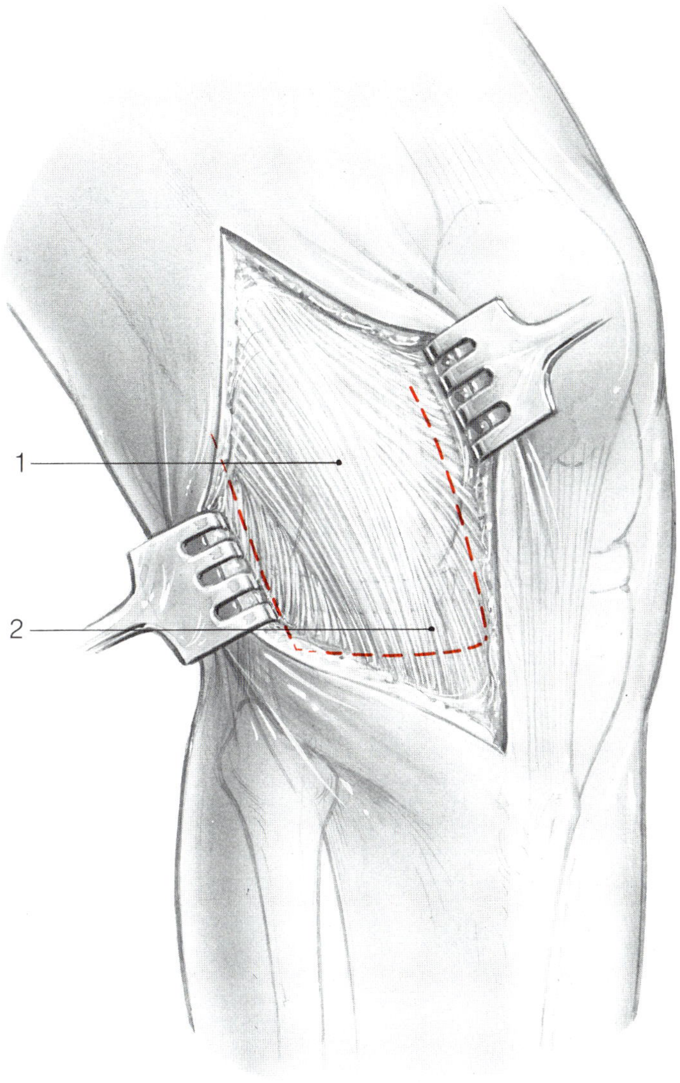

48 Hautinzision zwischen lateralem Kniescheibenrand und Epicondylus femoris lateralis etwa über dem Tuberculum tracti iliotibialis. Haut und Subkutis werden vom Lig. patellae longitudinale laterale und Tractus iliotibialis teils stumpf, teils scharf abpräpariert. Wir lösen den Tractus iliotibialis quer zum Gelenkspalt dicht oberhalb seines Ansatzes am Tibiakopf ab und präparieren ihn lappenförmig von der Membrana synovialis. Die laterale Tibiakopfgelenkfläche wird von einer Inzision durch das Lig. coronarium dicht unterhalb der Meniskusbasis aus freigelegt. Hautschnitt zur Spanentnahme entlang der vorderen Tibiakante unterhalb der Tuberositas tibiae oder in Verlängerung der Hautinzision (linkes Kniegelenk, Ansicht von lateral).

1 Tractus iliotibialis
2 Tuberositas tractus iliotibialis (Gerdy)

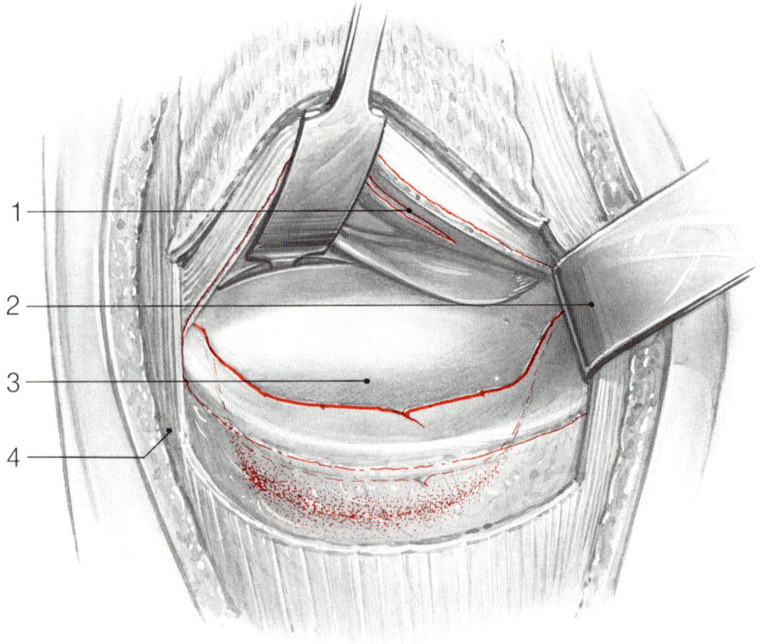

49 Blick auf die imprimierte Gelenkfläche. Der an seiner Basis am Schienbeinkopf abgelöste Außenmeniskus weist basisnah einen Einriß auf. Mit einem kleinen Hohmann-Hebel am hinteren Rand des Schienbeinkopfes wird der Außenmeniskus mit der abgelösten Membrana synovialis nach oben weggehalten. Zum Hoffaschen Fettkörper hin setzen wir einen Langenbeck-Haken ein. Der Unterschenkel wird in 0-Stellung überführt. Das Gelenk läßt sich gut einsehen.

1 eingerissener und abgelöster Meniskus
2 Hoffa-Haken
3 imprimiertes Tibiaplateau
4 laterales Seitenband

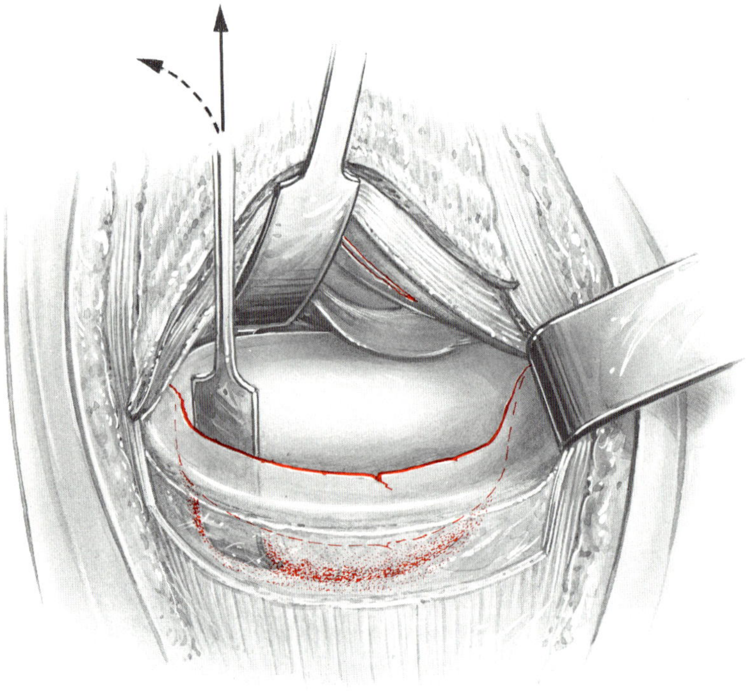

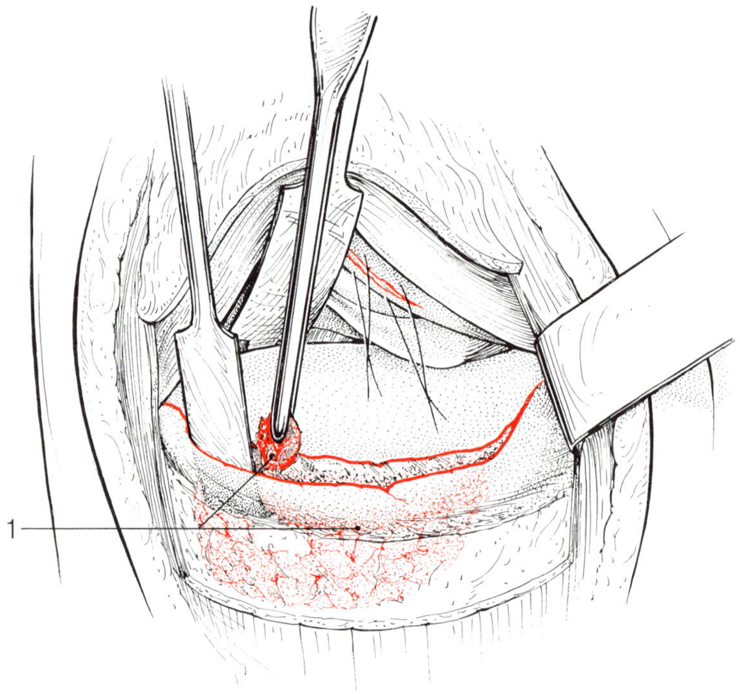

50 Mit einem schmalen, leicht gebogenen Raspatorium oder einem feinen Meißel geht man von oben her in den Bruchspalt ein und hebt vorsichtig die abgesunkene Gelenkfläche an. Der Knorpelbelag darf nicht verletzt werden. Der schmale, unverletzt gebliebene, laterale Rand des Schienbeinkopfes gibt bei dieser Manipulation federnd nach und soll nicht einbrechen.

51 Aus der Vorderfläche des Schienbeins, unterhalb der Tuberositas tibiae, wird ein kortikospongiöser Span entnommen. Zusätzlich Entnahme von Spongiosa. Das Knochenmaterial wird unter die Gelenkfläche implantiert und fest eingestopft. Wir streben zunächst eine geringe Überkorrektur an.

1 autologe Spongiosa

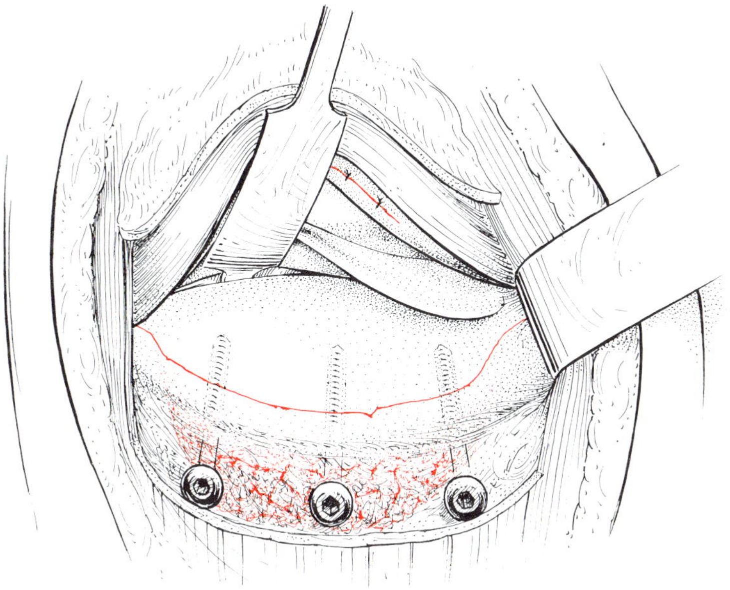

52 Nach der Reposition werden die Fragmente zunächst mit zwei Kirschner-Drähten temporär fixiert. Osteosynthese mit Kompressionsschrauben (je nach Alter des Patienten und Größe der Fragmente verwenden wir Kleinfragment-Spongiosaschrauben oder Malleolarschrauben). Der basisnahe Riß im Außenmeniskus ist mit atraumatischen, resorbierbaren Einzelknopfnähten verschlossen. Anschließend Reinsertion des Außenmeniskus und der Membrana synovialis am Schienbeinkopf (= Naht des inzidierten Lig. coronarium). Redon-Drainage ins Gelenk. Sorgfältige Naht des Tractus iliotibialis. Wundverschluß.

Fehler und Gefahren

- Ungenügende Übersicht im Gelenkraum.
- Zusätzliche Schädigung der knorpeligen Gelenkflächen bei der Reposition und Retention der Fragmente.
- Verletzungen oder Durchbohrungen der Epiphysenscheibe bei der Osteosynthese.
- Mangelhafte Reposition der Gelenkfraktur.
- Zu frühe Belastung des unterfütterten Tibiaplateaus und Entwicklung eines Achsenfehlers.
- Ein basisnaher Meniskusriß wird nicht reinseriert, der Meniskus wird reseziert.

Postoperative Behandlung

Oberschenkel-Liegegipsverband für ca. 4–6 Wochen. Anschließend vorsichtige Übungsbehandlung ohne Belastung des Gelenkes. Es kann eine vorübergehende Versorgung im entlastenden Apparat zweckmäßig sein, um ein Absinken des unterfütterten Tibiaplateaus (Genu valgum) durch zu frühe Belastung zu vermeiden. Teilbelastung ab ca. 12. Woche.

Weiterführende Literatur

Aitken, A. P., R. E. Ingersoll: Fractures of the proximal tibial epiphyseal cartilage. J. Bone Jt. Surg. 38 A (1956) 787–796

Aitken, A. P., H. K. Magill: Fractures involving the distal femoral epiphyseal cartilage. J. Bone Jt. Surg. 34 A (1952) 96–108

Brückl, R.: Minimalosteosynthesen bei Jugendlichen. Arch. orthop. Unfall-Chir. 90 (1977) 113–138

Czitrom, A. A., R. B. Salter, R. B. Willis: Fractures involving the distal epiphyseal plate of the femur. Int. Orthop. 4 (1981) 269–277

Eichler, J., U. Weber: Frakturen im Kindesalter. Thieme, Stuttgart 1982

Laer, L. v.: Klinische Aspekte zur Einteilung kindlicher Frakturen, insbesondere zu den traumatischen Läsionen der Wachstumsfuge. Unfallheilkunde 84 (1981) 229–236

Lehner, A., J. Dubas: Sekundäre Deformierungen nach Epiphysenlösungen und epiphysenliniennahen Frakturen. Helv. chir. Acta 21 (1954)

Lombardo, S. J., P. Harvey: Fractures of the distal femoral epiphyses. J. Bone Jt. Surg. 59 A (1977) 742–751

Morscher, E.: Klassifikation von Epiphysenfugenverletzungen. Z. Orthop. 115 (1977) 557–562

Müller, M. E.: Zur Einteilung und Reposition der Kinderfrakturen. Unfallheilkunde 80 (1977) 187–190

Salter, R. B., R. Harris: Injuries involving the epiphyseal plate. J. Bone Jt. Surg. 45 A (1963) 587–621

Tischer, W.: Indikationen und Gefahren der Osteosynthese im Kindesalter. Zbl. Chir. 101 (1975) 129–139

Tischer, W.: Kniegelenksverletzungen im Kindesalter. Zbl. Chir. 102 (1977) 988–997

Torg, J. S., H. Pavlov, V. B. Morris: Salter-Harris type-III fracture of the medial femoral condyle occurring in the adolescent athlete. J. Bone Jt. Surg. 63 A (1981) 586–591

Tscherne, H., L. Gotzen, O. Trentz: Die Osteosynthesen epiphysennaher Frakturen im Kniegelenksbereich einschließlich der Korrektureingriffe. Akt. Traumatol. 4 (1974) 101–107

Weitere Literatur s. »Frakturen: Gesamtdarstellungen«, S. 22.30

26

Operationen bei Verletzungen der Gelenkoberflächen

Chondrale und osteochondrale Fragmente (Flake fractures) entstehen oft als Folge eines *indirekten Traumas* (z. B. nach Distorsion) oder in Begleitung von Gelenkfrakturen.

Ätiologisch spielen aber auch *direkte Gewalteinwirkungen* (z. B. Kontusionen) oder *Abscherungen* von Teilen einer Gelenkfläche, z. B. im Rahmen einer Patellaluxation, eine große Rolle. In seltenen Fällen kann es durch forcierte Überstreckung des Kniegelenkes zu *Impressionen* des Gelenkknorpels mit Gefügestörungen des subchondralen Knochens an den Oberschenkelrollen kommen.

Die Fragmente weisen unterschiedliche Beschaffenheit und Größe auf. Hauptsächlich sind die *Kniescheibe* und die *Femurgelenkrollen* betroffen. Beim Hyperextensionstrauma liegt die Impression in der Regel im Bereich des medialen Femurkondylus gegenüber dem Meniskusvorderhorn.

Begleitende *Ergüsse* werden *abpunktiert* und analysiert: Findet sich bei entsprechender Anamnese und klinischem Bild ein blutiger *Erguß mit »Fettaugen«* (Kapselschwellung, umschriebener Druckschmerz am Ort der Läsion, Bewegungssperre), so ist dieser Befund für eine osteochondrale Abscherverletzung verdächtig.

Die Diagnose kann schwierig sein, weil die üblichen Röntgenaufnahmen oft wenig Aufschluß geben. Wenn allerdings mit dem Knorpelfragment auch eine Knochenlamelle ausgesprengt worden ist, findet man zarte, sichelförmige Schatten im Gelenkinnenraum. In Zweifelsfällen können Tomographien, Arthrographien, Xeroradiographien oder Schrägaufnahmen weiterhelfen. *Diagnostisch* besonders *wertvoll* ist die *Arthroskopie!*

Indikationen und operative Hinweise

Eine *Operationsindikation* besteht bei allen Absprengungen der knorpeligen Gelenkflächen sowie bei deutlichen Impressionsfrakturen. Bei Abscherungen nach Patellaluxation wird gleichzeitig auch ein zerrissenes Retinaculum extensorum mediale genäht. Außerdem sollte versucht werden, die Ursachen der Luxationsbereitschaft zu korrigieren, wie z. B. bei einer Lateralisation der Patella die Lateralposition der Tuberositas tibiae oder/und die »Verkürzung« des Retinaculum extensorum laterale. Je nach Befund wird die Replantation, die Entfernung eines Fragmentes mit Glättung des Defektes, oder die Hebung eines imprimierten Bezirkes durchgeführt. Die Erwartungen an diese Eingriffe dürfen nicht zu hoch gesteckt werden!

Die **Fragmentreplantation** wird vorgenommen, wenn es sich um ein ausreichend großes Fragment handelt, dessen Einpassung und Fixation keine besonderen Schwierigkeiten bereitet. Das Fragment kann mit autologen Knochenspänen, Smillie-Nägeln, Kleinfragmentschrauben oder mit Hilfe eines Fibrinklebers fixiert werden.

Die **Fragmententfernung** empfiehlt sich bei sehr kleinen, gequetschten oder malazisch veränderten Fragmenten; gelegentlich müssen aber auch größere Fragmente geopfert werden, wenn sie sich nicht mehr exakt einpassen oder aufgrund ihrer mangelhaften Festigkeit und Oberflächenbeschaffenheit nicht replantieren lassen (veraltete Verletzungen!). Bei der Fragmententfernung wird das Wundbett überprüft, geglättet und angebohrt.

Die **Hebung** *von Impressionsfrakturen* sollte nur für größere Gelenkflächenbezirke erwogen werden. Von einem transkondylären Zugang wird das imprimierte Areal gehoben und mit autologer Spongiosa unterfüttert.

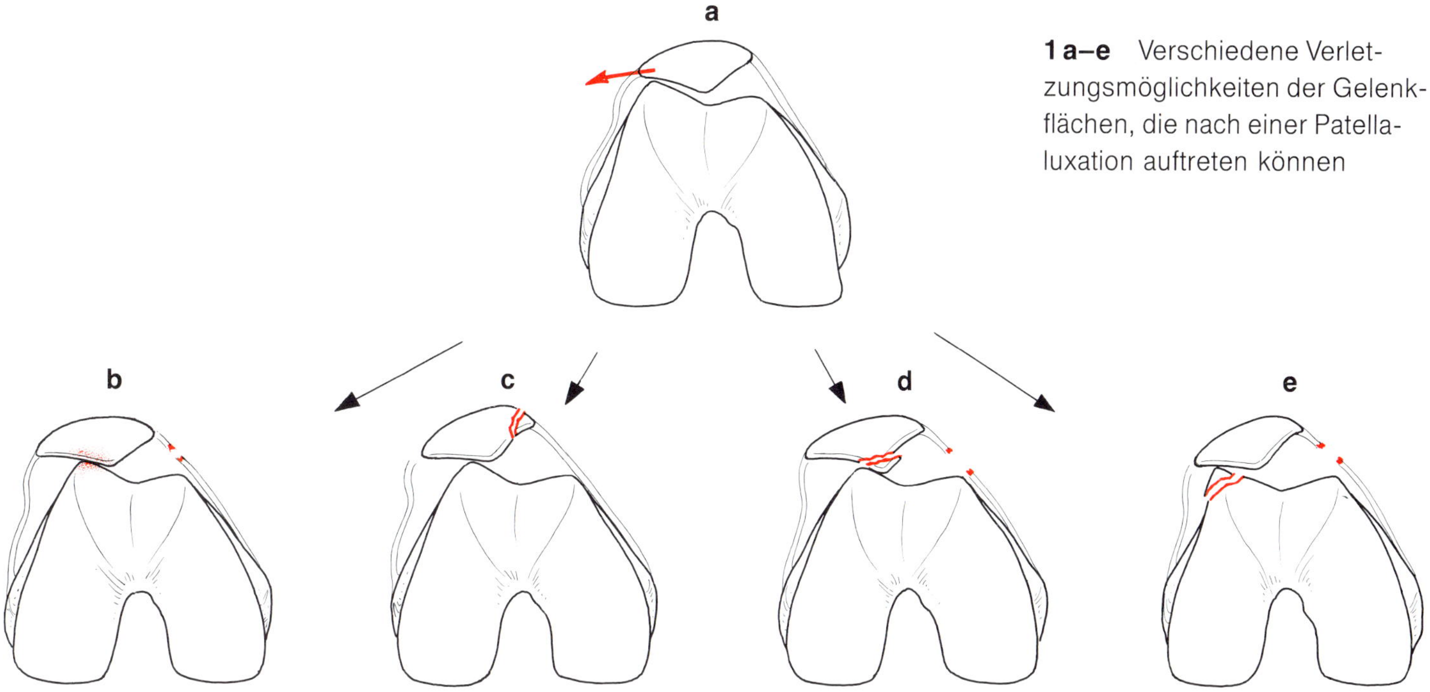

1 a–e Verschiedene Verletzungsmöglichkeiten der Gelenkflächen, die nach einer Patellaluxation auftreten können

Osteochondralfrakturen bei Patellaluxationen

Die Abb. **1 a–e** enthalten schematische Hinweise zur Pathogenese und Lokalisation osteochondraler Fragmente. Im Gefolge einer *Patellaluxation* nach lateral (Abb. **1 a**) kann es zu verschiedenen Abscherverletzungen kommen, nämlich

- einer chondralen Gefügestörung im Bereich des Femoropatellargelenkes (Chondropathia patellae) (Abb. **1 b**),
- einem knöchernen Ausriß des Kapselansatzes am medialen Patellarand (Abb. **1 c**),
- einer Abscherung eines osteokartilaginären Fragmentes aus der medialen Patellafacette (Abb. **1 d**) oder
- einer Abscherfraktur an der Knorpel-Knochen-Grenze der lateralen Femurgelenkrolle (Abb. **1 e**).

Osteochondralfrakturen nach Distorsionen

Die Flake fractures nach *Distorsionen* entstehen bei einem Valgus-, Flexions-, Außenrotationstrauma und liegen dann in der Regel am Condylus femoris lateralis (Abb. **2 a**).

Beim Varus-, Flexions-, Innenrotationsmechanismus ist der Condylus femoris medialis betroffen (Abb. **2 b**).

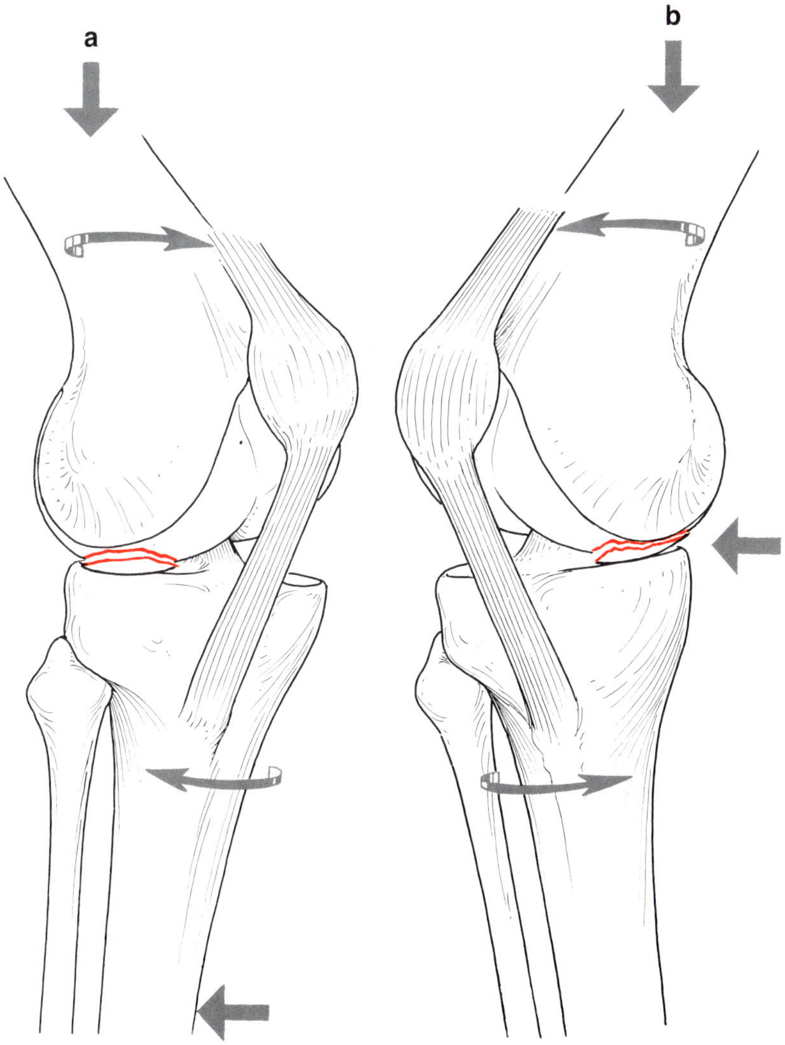

2 a u. **b** Flake fractures nach Distorsionen

Osteochondralfrakturen nach Kontusionen

Direkte Traumen (Kontusionen) können zu Knorpel- und Knochenabscherungen führen (Abb. **3**).

Gelenkflächenimpressionen beim Hyperextensionstrauma

Normalerweise findet sich im Bereich des Condylus medialis eine leichte Einsenkung der Gelenkfläche, und zwar dort, wo das Innenmeniskusvorderhorn bei maximaler Streckung der Femurrolle anliegt (Abb. **4**). Bei gewaltsamer *Überstreckung* kann es zur Knorpelimpression mit Gefügestörung des subchondralen Knochens kommen. Eine intakt gebliebene Knorpelschicht vermag sich durch ihre Eigenelastizität wieder aufzurichten, so daß die Verletzungsfolgen (imprimiert gebliebener subchondraler Knochen!) unentdeckt bleiben können. Bei der Gelenkinspektion sollte deshalb geprüft werden, ob verdächtige Gelenkbezirke auf Druck nachgeben.

Operative Techniken

Arthrotomie durch Parapatellarschnitt auf der Seite der Patella, an der der Defekt liegt oder vermutet wird. (Hier am Beispiel einer Osteochondralfraktur an der lateralen Femurrolle [Abb. **5**].) Durch eine stichförmige Inzision in die Membrana synovialis wird der meist blutige Erguß abgesaugt (Cave: Das Fragment kann bei grobem Vorgehen aus dem sterilen Operationsfeld fallen!). Nach Darstellung des Gelenkinnenraumes sichern wir das Fragment und bewahren es in steriler, physiologischer Lösung bis zur Replantation auf.

Die bewährten Methoden zur Refixation mit metallischen Implantaten (Abb. **6a–c**) sollen nicht eingehend dargelegt werden. Neben dem Vorteil einer meist sicheren Fixation liegt ihr Nachteil in der Notwendigkeit der Metallentfernung als Zweiteingriff. Letztere bietet jedoch wiederum den Vorzug einer Verlaufskontrolle. Schwierigkeiten bereitet die Replantation *rein chondraler* Fragmente. Es kann der Versuch mit der *Fibrinklebung* unternommen werden (unsichere Prognose) (Abb. **7a–c**).

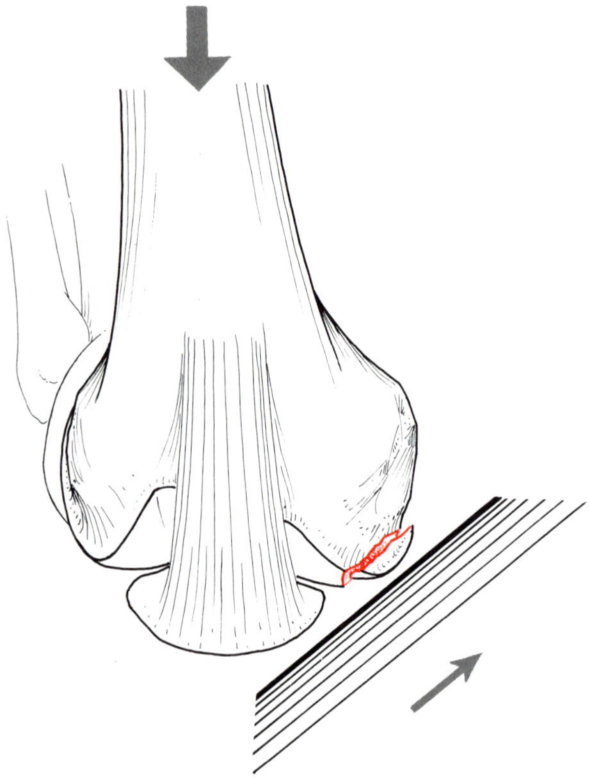

3 Knorpel-Knochen-Abscherung nach Kontusion

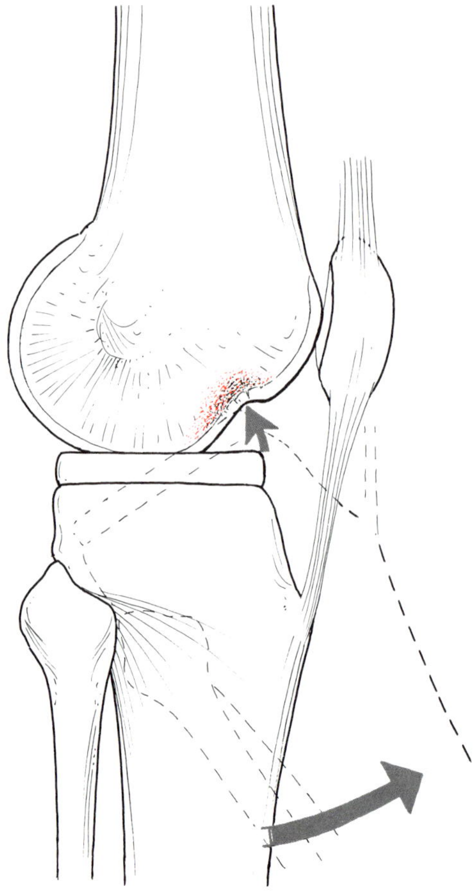

4 Knorpelimpression nach gewaltsamer Überstreckung

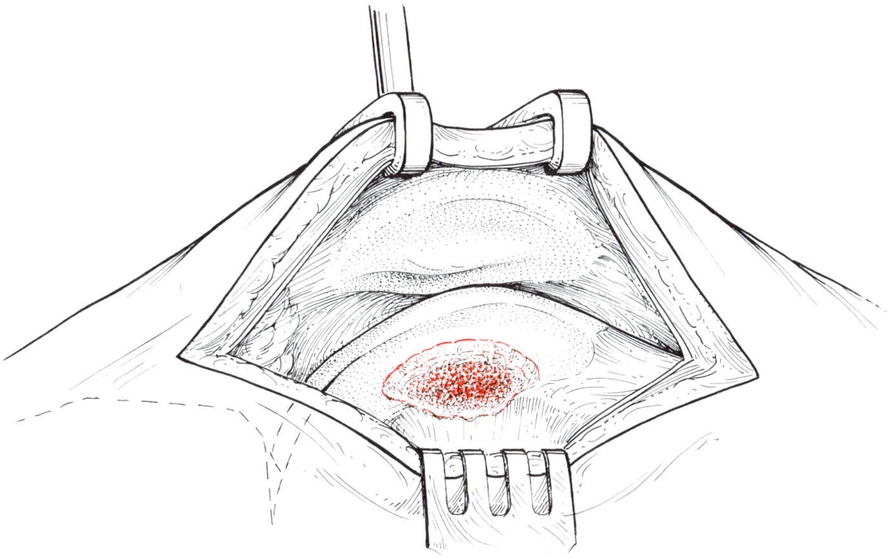

5 Arthrotomie bei Osteochondralfraktur

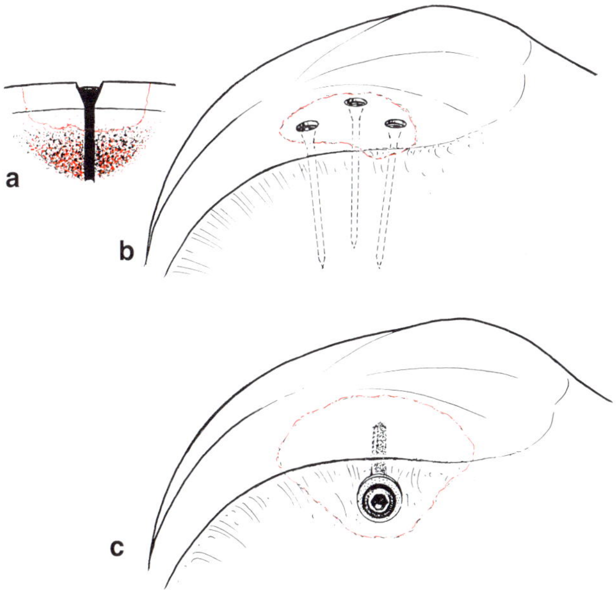

6 a u. **b** Smillie-Nägel, **c** Schrauben des Kleinfragmentinstrumentariums der AO

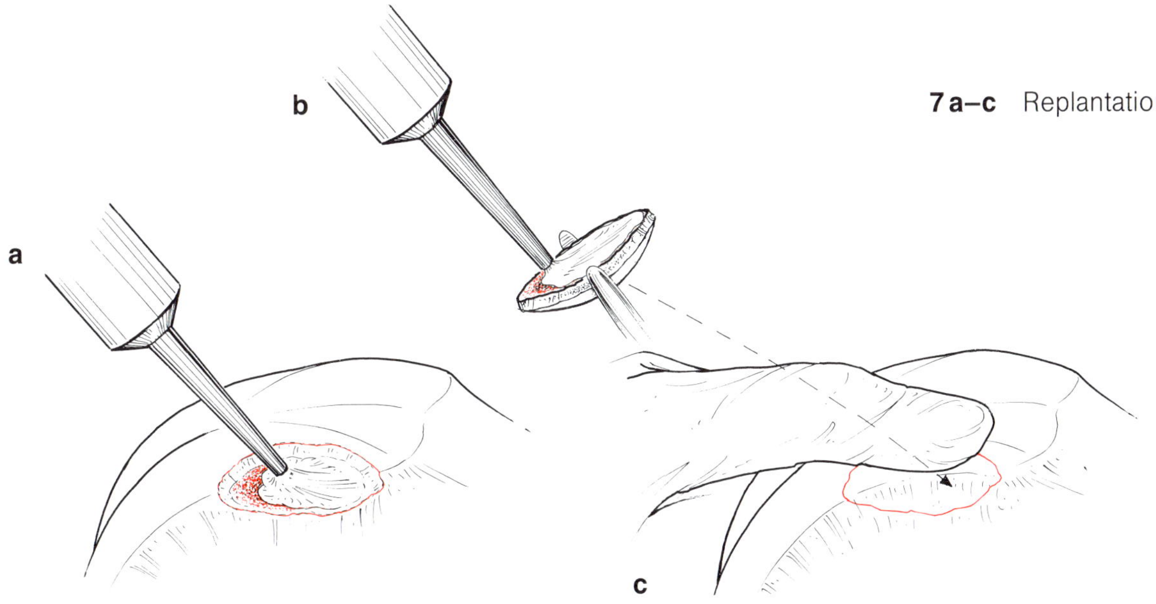

7 a–c Replantation mit Fibrinkleber

Spongiosaplastik bei größerer Impressionsfraktur des medialen Femurkondylus

Technik (Abb. **8**)

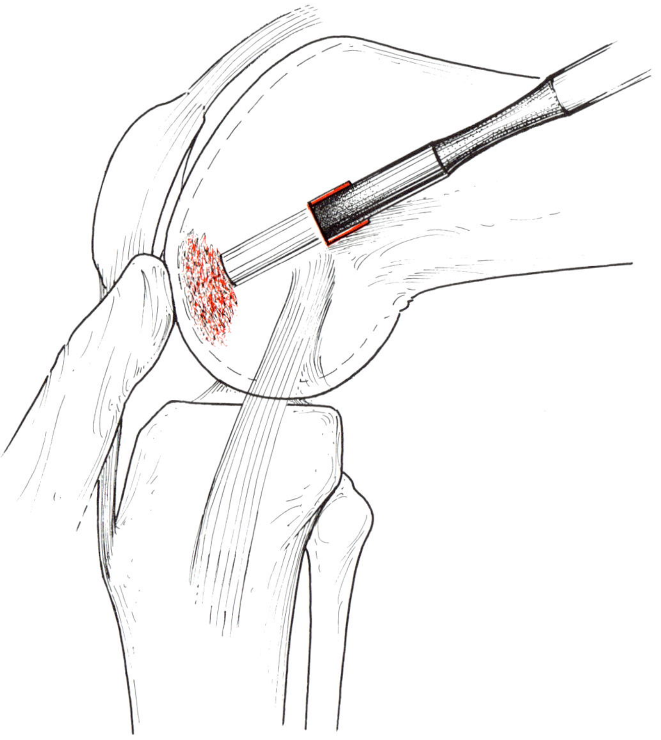

8 Ist der subchondrale Knochen in einem größeren Areal imprimiert, ziehen wir den Schnitt zur Gelenkeröffnung nach hinten oben. Die Kortikalis des medialen Femurkondylus wird hinter und oberhalb des proximalen Seitenbandansatzes gefenstert. Mit einem Stopfeisen stoßen wir die Spongiosa vorsichtig gegen die intakt gebliebene Knorpelschicht, wobei mit einer Fingerkuppe vom Gelenkraum her ein Gegenhalt ausgeübt wird. Den entstandenen Hohlraum füllen wir mit autologer Spongiosa auf und drücken abschließend den ausgemeißelten Kortikalisdeckel in seine Entnahmestelle.

Postoperative Behandlung

Die postoperative Behandlung richtet sich nach dem Ausgangsbefund sowie der Art und dem Ergebnis einer Operation; im Prinzip sollte bei allen Verfahren, bei denen das abgescherte Knorpel-Knochen-Stück refixiert werden konnte, der Zeitpunkt der Belastung der Gliedmaße erst nach *Kontrollarthroskopie* festgelegt werden! Üben ohne Belastung erlauben wir dagegen so früh wie möglich:

- Mußte das Fragment entfernt werden, kann bereits nach Abklingen des Wundschmerzes mit dosierten Bewegungsübungen begonnen werden. Der Zeitpunkt der Belastung richtet sich danach, ob das Fragment aus einem Hauptbelastungsbezirk stammt oder nicht. Vorübergehende Teilentlastung kann angebracht sein.
- Ließ sich das osteochondrale Fragment sicher fixieren (Smillie-Nägel), lassen wir das Gelenk nach Abklingen des Wundschmerzes üben und gestatten jedoch eine Teilbelastung nicht vor ca. 8 Wochen.
- Nach Replantation eines Fragmentes und Fixation mit Fibrinkleber wird die Extremität in einem Tutor ca. 8 Wochen fixiert in einer Gelenkstellung, in der das Fragment keinen Kontakt zum gegenüberliegenden Gelenkpartner besitzt.

Fehler und Gefahren

- Kritiklose Entfernung von Fragmenten, insbesondere aus Gelenkflächen im Belastungsbereich.
- Verfrühte Belastung des Beines: Gefährdung des Einheilungsprozesses.
- Metallimplantate werden nicht unter die Knorpeloberfläche versenkt (Knorpelschäden der artikulierenden Tibia- und Patellagelenkfläche).
- Metallimplantate (besonders Smillie-Nägel) werden nicht ca. 8–10 Wochen nach dem Einbringen wieder entfernt: Gefahr der Implantatlockerung und -wanderung.
- Ernährungsstörungen des Fragmentes: Chronische Reizzustände, Arthrose.
- Fragment heilt nicht ein und wird als freier Körper ins Gelenk »abgestoßen«.
- Die Ursache einer Patellaluxation wird nicht gleichzeitig oder später beseitigt.

Weiterführende Literatur

Hammerle, C.-P., R. P. Jacob: Chondral and osteochondral fractures after luxation of the patella and their treatment. Arch. Orthop. Traumat. Surg. 97 (1980) 207–211

Jäger, M.: Traumatische Knorpelknochenabsprengungen des lateralen Femurcondylus und der Patella (osteochondrale Frakturen im Kniegelenksbereich). Mschr. Unfallheilk. 75 (1972) 4–12

Johnson, jr., E. W., T. L. McLeod: Osteochondral fragments of distal end of the femur fixed with bone pegs. J. Bone Jt. Surg. 59 A (1977) 677–679

Kennedy, J. C., R. W. Grainger, R. W. McGraw: Osteochondral fractures of the femoral condyles. J. Bone Jt. Surg. 48 B (1966) 436–440

Kuner, E. H.: Akuter traumatischer Knorpelschaden – Therapie und Ergebnisse. Langenbecks Arch. klin. Chir. 345 (1977) 431–437

Mayer, G., H. Seidlein: Die Behandlung chondraler und osteochondraler Frakturen des Kniegelenks. Zbl. Chir. 109 (1984) 737–745

Morscher, E.: Cartilage-bone lesions of the knee joint following injury. Reconstr. Surg. Traumat. 12 (1971) 2–26

Morscher, E.: Traumatische Knorpelläsionen am Kniegelenk. Chirurg 50 (1979) 599–604

Rigault, P., P. Mouterde, J. Beneux, J. P. Padovani, P. Raux: Fractures ostéo-cartilagineuses du genou chez l'enfant. Ann. Chir. infant. 16 (1975) 314–324

Trillat, A., H. Dejour: Les fractures chondro-osseuses du versant articulaire interne de la rotule. Rev. Chir. orthop. 53 (1967) 331–342

Tscherne, H., H. J. Oestern, H. Kolbow, G. Muhr: Operative Verfahren und Behandlungsergebnisse bei traumatischen Knorpelschäden. Hefte Unfallheilk. 129 (1977) 246–251

Zippel, H., H. Seidlein: Zur Behandlung osteochondraler Verletzungen und Defekte im Kniegelenk aus klinischer Sicht. Med. u. Sport 22 (1982) 137–145

Weitere Literatur s. »Operationen bei freien Gelenkkörpern«, S. 27.6

27

Operationen bei freien Gelenkkörpern

Freie Gelenkkörper (sog. Gelenkmäuse) können im Gefolge verschiedener Kniegelenkerkrankungen auftreten, wie z. B. bei

- chondralen oder osteochondralen Frakturen (s. Kapitel 26),
- Gelenkchondromatose (s. Kapitel 5),
- intraartikulären Knorpelschäden (Gonarthrose, s. Kapitel 7),
- aseptischen Knochennekrosen (s. Kapitel 9).
- Inokulation von Fremdkörpern (Holzteilchen, Glassplitter, Metallspäne usw.).

Mit der Entfernung eines freien oder fixierten Körpers darf die *Behandlung* der *Grundkrankheit nicht vernachlässigt* werden!

Indikationen

- Rezidivierende Gelenkblockierungen (nicht selten kann das Corpus liberum im oberen Rezessus getastet werden).
- Reizzustände mit Neigung zu Gelenkergüssen.
- Eine *relative* Operationsindikation stellen große freie Gelenkkörper im Bereich des oberen Rezessus älterer Menschen dar, falls weder Gelenkblokkaden noch schmerzhafte Reizzustände bestehen.
- Auch bei Gelenkkörpern in der Kniekehle kann mit einer Operation zugewartet werden, wenn die Gebilde in röntgenologischen Verlaufskontrollen ihre Lage nicht verändern und keine wesentlichen Beschwerden hervorrufen.

Allgemeine Hinweise

Präoperativ ist möglichst festzustellen, ob die schattengebenden Körper im Gelenkraum ihre Lage wechseln (freie Körper) oder ortsständig bleiben (fixierte Körper).

Eine wichtige Entscheidungshilfe sind native Röntgenaufnahmen, wenn mehrere, zu verschiedenen Zeiten angefertigte Bilder vorliegen. Nicht alle freien Körper sind röntgenologisch schattengebend (traumatisch entstandene chondrale Fragmente; Gelenkchondromatose!).

Fixierte Körper sind mit der Schleimhaut verwachsen (häufig im Bereich des Hoffaschen Fettkörpers) oder liegen an stets gleicher Stelle in Schleimhautaussackungen (z. B. des oberen Rezessus und in der Kniekehle).

Bei den röntgenologisch nachweisbaren freien Körpern ist es zweckmäßig, ihre *Lage kurz vor der Operation* noch einmal zu *bestimmen* (Röntgenaufnahme), die Extremität unmittelbar vor dem Eingriff wenig zu bewegen oder bei Anlegen der Blutsperre die Extremität nicht auszustreichen, damit sich der Körper nicht verlagert; Bildwandler bereitstellen.

Die Entfernung von Corpora libera stellt in technischer Hinsicht sehr verschiedene Anforderungen an den Operateur:

Liegt ein freier Körper z. B. im oberen Rezessus und läßt er sich von außen her gut tasten, bereitet seine Exstirpation kaum Schwierigkeiten. Probleme können jedoch dann auftreten, wenn der obere Rezessus durch Septen gekammert ist oder wenn mehrere freie Körper im vorderen oder in den seitlichen Gelenkräumen liegen und nach einer Arthrotomie nur zum Teil sofort aufgefunden werden. Die Seitenbandtaschen und die Fossa intercondylaris sind genau zu überprüfen. Ergeben sich aus der Anamnese »Gelenksperren« und konnten während der Gelenkinspektion Meniskusrisse, auffallende Knorpelinkongruenzen oder ein durchgerissenes vorderes Kreuzband (cave: Verwechslung des »Giving way« mit einer Einklemmung!) ausgeschlossen werden, ist die *Suche* nach freien Körpern *nicht zu früh aufzugeben.* Manchmal kommen die Gebilde erst nach mehrfachen Spülungen und nach intensivem Durchbewegen des Gelenkes zur Darstellung. Große Schwierigkeiten kann die Entfernung freier Körper bereiten, die gelegentlich im tibialen Rezessus eines Meniskus oder unter dem Meniskus stecken, sich in Aussackungen der hinteren Gelenkkapsel verbergen oder gar im Rezessus der Popliteussehne liegen!

Die *operativen Techniken* richten sich nach der Lage, Anzahl und Größe der Gelenkkörper. Freie Körper können sowohl *transarthroskopisch* als auch durch *konventionelle Arthrotomie* entfernt werden. Zunehmend setzt sich das transarthroskopische Vorgehen durch. Bei arthrotisch veränderten Gelenken wird damit die Gefahr der Aktivierung entzündlicher Begleiterscheinungen gemindert und durch die gleichzeitige Durchflutung der Gelenkhöhle mit dem flüssigen Medium (ausspülen kleiner Knorpelpartikel und Detritus!) auch ein zusätzlicher therapeutischer Effekt erreicht (Lavage).

Die Patienten sollten darüber *aufgeklärt* sein, daß freie Körper im Gelenk zurückbleiben oder später wieder entstehen können, wie z. B. bei fortgeschrittener Gonarthrose oder Chondromatose.

Spezielle Hinweise zur transarthroskopischen Exstirpation

Wird ein flüssiges Füllungsmedium verwendet und ein kontinuierlicher Durchfluß beibehalten, besteht die Gefahr, daß freie Körper schwieriger zu fassen sind. Aus diesem Grunde bevorzugen wir die Füllung des Gelenkraumes mit Gas.

Kann ein Corpus liberum mit einer Zange oder Klemme nicht sicher gefaßt werden, versuchen wir zunächst, den Körper mit einer transkutan eingestochenen Kanüle unter arthroskopischer Sicht zu fixieren, um ihn dann extrahieren zu können.

Körper mit einem Durchmesser von weniger als 4,5 mm können durch den Schaft des Arthroskops ausgespült werden. Liegen multiple freie Körper bei *Chondromatose* vor, ist eine *Synovektomie* (s. Kapitel 5) erforderlich, um Rezidive zu vermeiden.

Konventionelle Exstirpation durch Arthrotomie

Im folgenden wird das Vorgehen bei freiem Gelenkkörper in der medialen Kniegelenkhälfte dargestellt. Bei Corpora libera im lateralen Gelenkraum wird entsprechend verfahren.

Lagerung

Der Oberschenkel liegt außenrotiert, das Kniegelenk ist zunächst ca. 60 Grad gebeugt, sollte jedoch zur Inspektion des hinteren Gelenkraumes spitzwinklig zu beugen sein.

Technik (Abb. **1–4**)

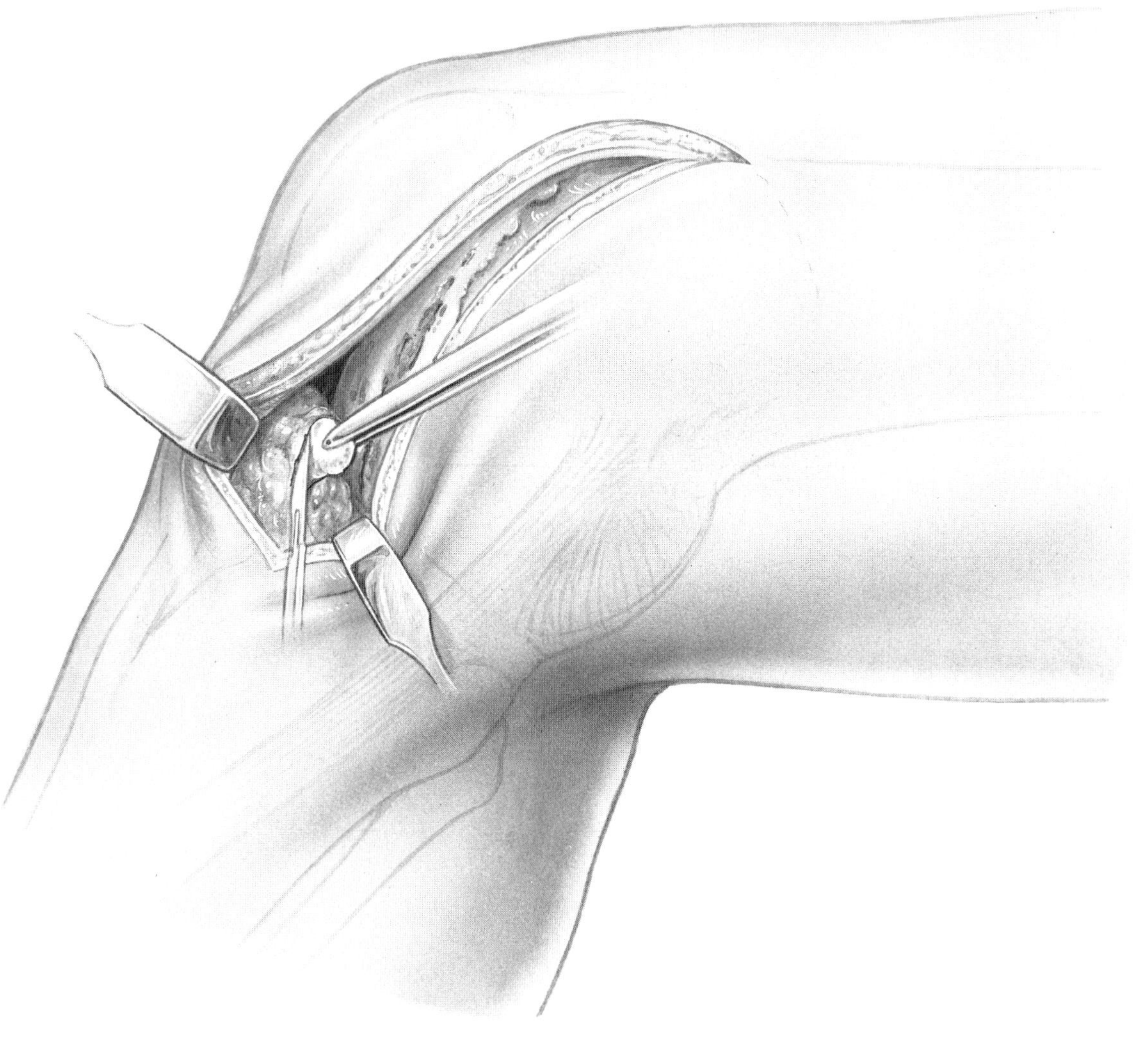

1 Mediale Arthrotomie mit Inspektion des Gelenkraumes. Ein im Bereich des Hoffaschen Fettkörpers *fixierter Körper* wird scharf gelöst (andauernde Behinderung der vollen Streckung!).

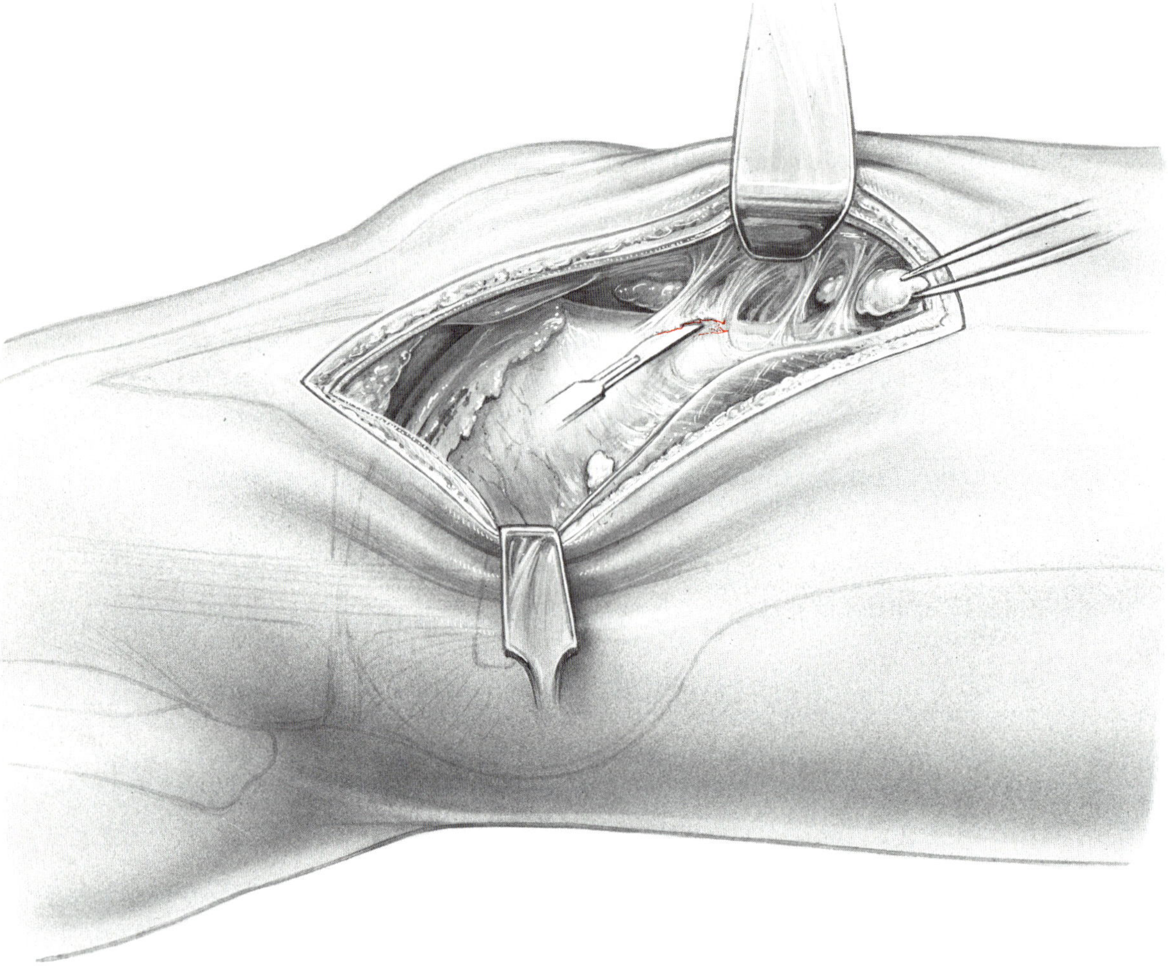

2 In Streckstellung Revision des oberen Rezessus: Nach Entfernung *freier oder fixierter Körper* wird dieser Gelenkraum digital ausgetastet und mehrfach ausgespült! Wir achten besonders auf Aussackungen des oberen Rezessus mit breiten Schleimhautsepten. In den Exkavationen finden sich häufig weitere freie Körper! Die Plicae werden reseziert, die Schnittflächen elektrokoaguliert.

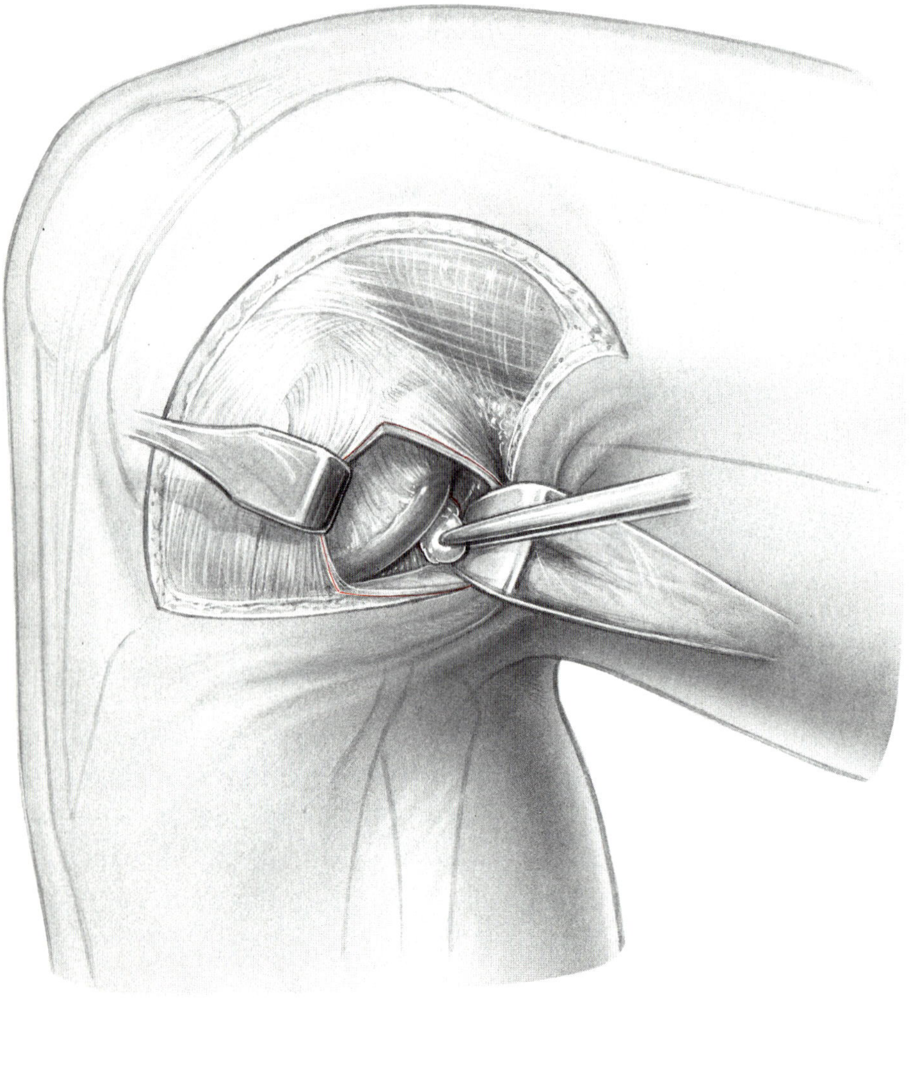

3 Liegen weitere Corpora libera im medialen, hinteren Gelenkraum, wird die Hautinzision bogenförmig nach hinten-oben erweitert und das Gelenk recht- oder spitzwinklig gebeugt. Der hintere Gelenkraum wird zusätzlich durch einen Längsschnitt am hinteren Rand des Lig. collaterale mediale eröffnet. Zur besseren Übersicht kann der Ansatz der posteromedialen Kapselschale am Oberschenkel temporär abgelöst werden. Man läßt dabei wenige Millimeter Kapselgewebe im Insertionsgebiet am Tuberculum adductorium stehen, um später exakt und zuverlässig reinserieren zu können.

Ein großer Langenbeck-Haken hält die Weichteile der Kniekehle weg und erweitert so den hinteren Gelenkraum. Freie Gelenkkörper werden mit einer Faßzange entfernt. Der hintere Gelenkraum muß auch zur Fossa intercondylaris hin inspiziert und digital ausgetastet werden.

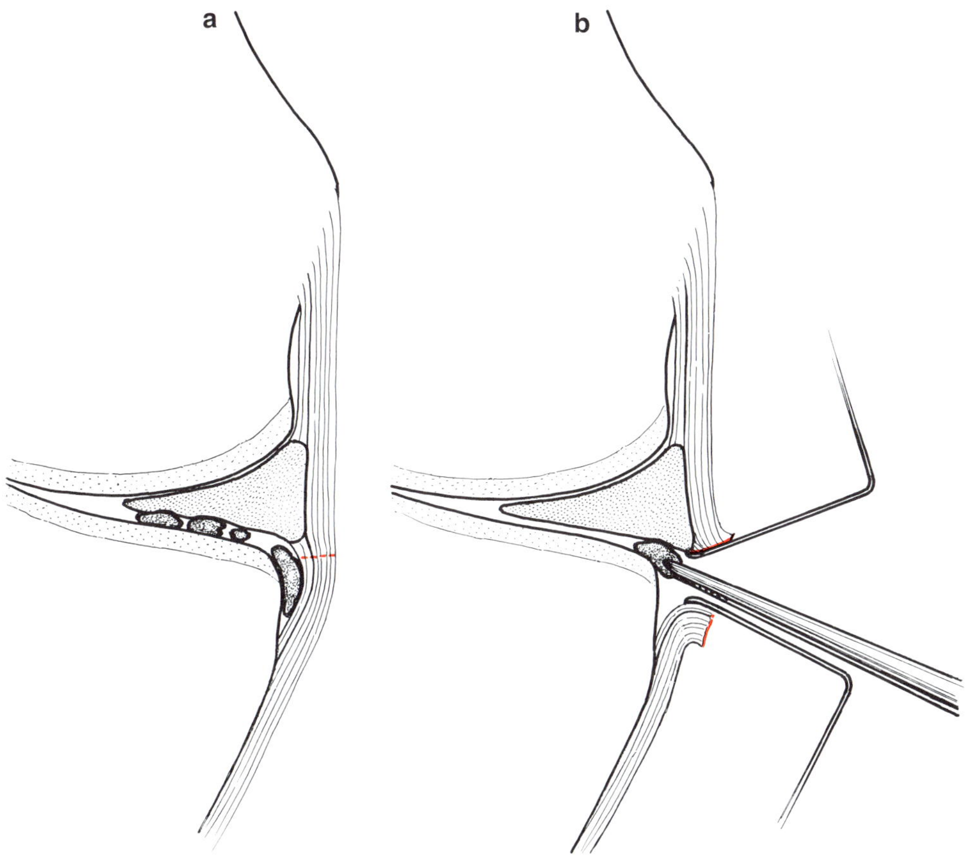

4a u. **b** Einige freie Körper liegen im »Rezessus« zwischen Hinterhorn des Innenmeniskus und Ansatz des Lig. meniscotibiale (Lig. coronarium). Sie sind vom vorderen Gelenkzugang her nicht zu erreichen. Das Lig. coronarium wird dicht unterhalb der Meniskusbasis parallel zum Schienbeinkopf inzidiert. Mit einem feinen Häkchen zieht man den Meniskus nach proximal und entfernt die freien Gelenkkörper. Mehrfache Spülungen des Gelenkinnenraumes. Reinsertion der Meniskusbasis und der hinteren Kapselschale.

Intraartikuläre Redon-Drainage. Nach Wundschluß leichter Kompressionsverband. Röntgenkontrollen des Kniegelenkes in 2 Ebenen, wenn präoperativ schattengebende Körper nachweisbar waren.

Postoperative Behandlung

Nach Zugang zum vorderen und oberen Rezessus Nachbehandlung wie nach Meniskektomie (s. S. 8.19).

Wurde temporär eine hintere Kapselschale abgelöst oder mußte ein Meniskus reinseriert werden, postoperative Schienenlagerung in 30 Grad Beugung des Kniegelenkes. Nach Abklingen des Wundschmerzes regelmäßige Spannungsübungen der Muskulatur und frühe funktionelle Behandlung auf einer Bewegungsschiene (Lagerung des Kniegelenkes zwischen 30 und 90 Grad Beugung). Anschließend fixierender Verband für 4 Wochen und zunehmende Belastung für die nächsten 14 Tage.

Fehler und Gefahren

- Mangelhafte Gelenkinspektion (es bleiben freie Körper im Gelenk zurück).
- Postoperative Knieinstabilität (mangelnde Reinsertion der Meniskusbasis und der hinteren Kapselschale).
- Grunderkrankung (z. B. Chondromatose) wird nicht behandelt (Rezidiv).

Weiterführende Literatur

Bentrami, P., F. Travaglini: Le fratture sottocondrali della regione femoro-rotulea. Arch. Ortop. (Milano) 81 (1968) 331–354

Bernett, P., A. Pfister, W. Sauer, W. Erhardt: Klebung von Knorpelfrakturen. In H. Cotta, A. Braun: Fibrinkleber in Orthopädie und Traumatologie (4. Heidelberger Orthopädie-Symposium, Mai 1981). Thieme, Stuttgart 1982 (S. 146–150)

Hammerle, C.-P., R. P. Jacob: Chondral and osteochondral fractures after luxation of the patella and their treatment. Arch. Orthop. Traumat. Surg. 97 (1980) 207–211

Havemann, D.: Bedingungen und Voraussetzungen für die Replantation und Osteosynthese isolierter Gelenkfragmente. Akt. Traumatol. 8 (1978) 421–426

Helbing, G., W. Mutschler: Akute und chronische Knorpelläsionen. In C. Burri, W. Mutschler: Das Knie – Verletzungen, Verletzungsfolgen, Erkrankungen. Hippokrates, Stuttgart 1982 (S. 99–112)

Jäger, M.: Traumatische Knorpelknochenabsprengungen des lateralen Femurcondylus und der Patella (osteochondrale Frakturen im Kniegelenksbereich). Mschr. Unfallheilk. 75 (1972) 4–12

Johnson jr., E. W., T. L. McLeod: Osteochondral fragments of the distal end of the femur fixed with bone pegs. J. Bone Jt. Surg. 59 A (1977) 677–679

Kennedy, J. C.: Osteochondral fractures of the knee joint. In J. C. Kennedy: The Injured Adolescent Knee. Williams & Wilkins, Baltimore 1979 (S. 103–120)

Kennedy, J. C., R. W. Grainer, R. W. McGraw: Osteochondral fractures of the femoral condyles. J. Bone Jt. Surg. 48B (1966) 436–440

Kuner, E. H.: Akuter traumatischer Knorpelschaden – Therapie und Ergebnisse. Langenbecks Arch. Chir. 345 (1977) 431–437

Kuner, E. H., M. Häring: Die stabile Fixation frischer, ausgesprengter und intraartikulärer Knorpel-Knochenfragmente im Kniegelenk. Unfallchirurgie 1 (1975) 63–67

Mayer, G., H. Seidlein: Die Behandlung chondraler und osteochondraler Frakturen des Kniegelenks. Zbl. Chir. 109 (1984) 737–745

Morscher, E.: Cartilage-bone lesions of the knee joint following injury. Reconstr. Surg. Traumat. 12 (1971) 2–26

Morscher, E.: Traumatische Knorpelläsionen am Kniegelenk. Chirurg 50 (1979) 599–604

Niethard, F. U., W. Puhl: Osteochondrale Abscherverletzungen der Oberschenkelrolle im Kindesalter. In J. Eichler, U. Weber: Frakturen im Kindesalter. Thieme, Stuttgart 1982 (S. 111–117)

Paar, O., W. Strübig, P. Bernett: Die Knorpelklebung am Kniegelenk. Eine klinische Nachuntersuchung. Akt. Traumatol. 14 (1984) 15–19

Rigault, P., P. Mouterde, J. Beneux: Fractures ostéo-cartilagineuses du genou chez l'enfant. Ann. Chir. Inf. 16 (1975) 313–324

Trillat, A., H. Dejour: Les fractures chondro-osseuses du versant articulaire interne de la rotule. Rev. Chir. Orthop. 53 (1967) 331–342

Tscherne, H., H. J. Oestern, H. Kolbow, G. Muhr: Operative Verfahren und Behandlungsergebnisse bei traumatischen Knorpelschäden. Hefte Unfallheilk. 129 (1977) 246–251

Zilch, H., G. Friedebold: Klebung osteochondraler Fragmente mit dem Fibrinkleber. Akt. Traumatol. 11 (1981) 136–140

Zippel, H., H. Seidlein: Zur Behandlung osteochondraler Verletzungen und Defekte im Kniegelenk aus klinischer Sicht. Med. u. Sport 22 (1982) 137–145

Siehe auch Kapitel 2 »Arthroskopie und transarthroskopische Eingriffe«, Kapitel 7 »Die Gelenktoilette« und Kapitel 26 »Operationen bei Verletzungen der Gelenkoberflächen«.

28

Knochentumoren und tumorähnliche Knochenläsionen

Die Behandlung von Tumoren ist Anliegen der *interdisziplinären Onkologie* mit verschiedenen fachspezifischen Schwerpunkten:

- Aufgabe des *Radiologen* sind spezielle diagnostische und therapeutische Maßnahmen, wie die Angiographie, Szintigraphie, Computer- und Kernspintomographie und die Strahlentherapie.
- Der *orthopädische Chirurg* stellt die Operationsindikation, nimmt den Eingriff vor und ist in der Regel auch für die postoperative Behandlung verantwortlich.
- Der *Pathologe* bestimmt die Entität und Dignität eines Tumors und weist nach, ob eine Geschwulst radikal entfernt worden ist (Resektionsgrenzen).
- Der *Internist* (oder Pädiater) übernimmt die zusätzliche Chemotherapie.

Erst die enge *Kooperation* der *verschiedenen Fächer* schafft die Voraussetzungen zu einer optimalen Behandlung. Ein Teil der Knochentumoren bedarf keiner operativen Behandlung. Dies gilt für manche gutartigen Geschwülste, wie z. B. das häufige, oft nur zufällig entdeckte, nicht ossifizierende Knochenfibrom, kleinere solitäre Knochenzysten oder kartilaginäre Exostosen, die weder Beschwerden noch Funktionsstörungen verursachen und bei röntgenologischen Kontrollen kein progredientes Wachstum aufweisen. Trotzdem sollte man nicht vorschnell entscheiden, sondern vor allem bei allen unklaren Prozessen *rechtzeitig* Gewebe zur histologischen Untersuchung entnehmen.

Probeexzision (Biopsie)

Der Probeexzision kommt bei der Sicherung der Diagnose die größte Bedeutung zu. Sie kann als *Exzisions-* oder *Inzisionsbiopsie* (Willert u. Mitarb. 1977) vorgenommen werden. Die Exzisionsbiopsie eignet sich lediglich für kleinere und gutartige Tumoren.

Folgende Gesichtspunkte sind zu beachten:

- Es sollte in Allgemein- oder Leitungsanästhesie und Blutleere operiert werden.
- Der Tumor darf möglichst wenig traumatisiert werden.
- Beim Verdacht auf Malignität wird der Hautschnitt so gewählt, daß das umliegende Gewebe bei einer späteren radikalen Tumorresektion vollständig mit entfernt werden kann. Die Inzision muß der röntgenologischen Ausdehnung der Geschwulst angepaßt sein. Zur Orientierung kann das Angiogramm dienen.
- Zum Nachweis der Tumorentität sollten stets aus *verschiedenen Bereichen,* nämlich der Tumorperipherie, dem Tumorzentrum und der unmittelbaren Nachbarschaft, *Gewebsproben* entnommen werden, weil die Einschätzung der Tumordignität schwierig sein kann.
- Die entnommenen Gewebsproben sollten nach der Exzision möglichst rasch zusammen mit den Röntgenaufnahmen dem Pathologen zugeleitet werden. Es empfiehlt sich nicht, die Exzisate in einzelne Portionen aufzuteilen und verschiedenen Pathologen zur Begutachtung zu übersenden, weil die Proben Tumorgewebe unterschiedlicher Dignitätsgrade aufweisen können. Die Weitersendung von Präparaten sollte man dem beratenden Pathologen überlassen!
- Die Gewebe werden nach den Entnahmestellen markiert.
- Nach sog. Schnellschnitten sollten keine folgenschweren Entscheidungen getroffen werden, es sei denn, ein spezialisierter Pathologe kann eine sichere Diagnose stellen.
- Der Eingriff sollte nur von einem erfahrenen Operateur ausgeführt werden.

Resektion von gelenknahen Knochentumoren

Die Resektion zielt in erster Linie auf eine vollständige Entfernung der Geschwulst hin und sollte in der Regel so früh wie möglich vorgenommen werden. Die unterschiedliche Größe, Lokalisation und Dignität von Tumoren erfordert verschiedene Resektionstechniken. Wir wollen die *hauptsächlichen Verfahren* anhand einiger *charakteristischer Beispiele* darstellen. Dabei beschränken wir uns im wesentlichen auf prinzipielle Hinweise und Schemata. Lediglich die Operation eines Tumors am Wadenbeinköpfchen wird ausführlicher geschildert, und zwar als Beispiel für das Vorgehen bei einem topographisch ungünstig gelegenen Tumor.

Folgende **Methoden** werden dargestellt:

- Resektion von Osteochondromen (Exostosen),
- Ausräumung und Spongiosaauffüllung zystischer Knochenprozesse,
- Ausräumung eines Tumors, Spongiosaauffüllung und Verwendung einer Abstützplatte,
- Ausräumung und Auffüllung des Defektes mit Knochenzement,
- Segmentresektion mit autologer Knochenspanverpflanzung,

- Segmentresektion mit autologer Knochenspanverpflanzung und Abstützplatte,
- Resektion eines Gelenkkörpers und Implantation einer Tumorprothese.

(Die Kontinuitätsresektion eines kniegelenknahen Tumors wird meistens in Form einer sog. *Überbrückungsarthrodese* ausgeführt. Diese Technik ist auf S. 29.40 ff. beschrieben.)

Nach allen operativen Eingriffen sind *regelmäßige Kontrolluntersuchungen* angezeigt!

Resektion eines Osteochondroms (Exostose)

Indikationen

- Vermehrtes Wachstum,
- Rezidiv,
- Nerven- und/oder Gefäßirritationen,
- Bursitis exostotica,
- schmerzhaftes Sehnenschnappen oder andere Störungen, die von dem Knochenvorsprung hervorgerufen werden,
- Fraktur eines Osteochondroms,
- ästhetische Gesichtspunkte.

Vorbereitung und Lagerung

Rückenlage, Kniegelenk leicht gebeugt. Liegt der Tumor auf der Medialseite der Gliedmaße, wird die Extremität außenrotiert und im Hüft- sowie Kniegelenk gebeugt. Blutsperre und Blutleere.

Technik (Abb. **1–3**)

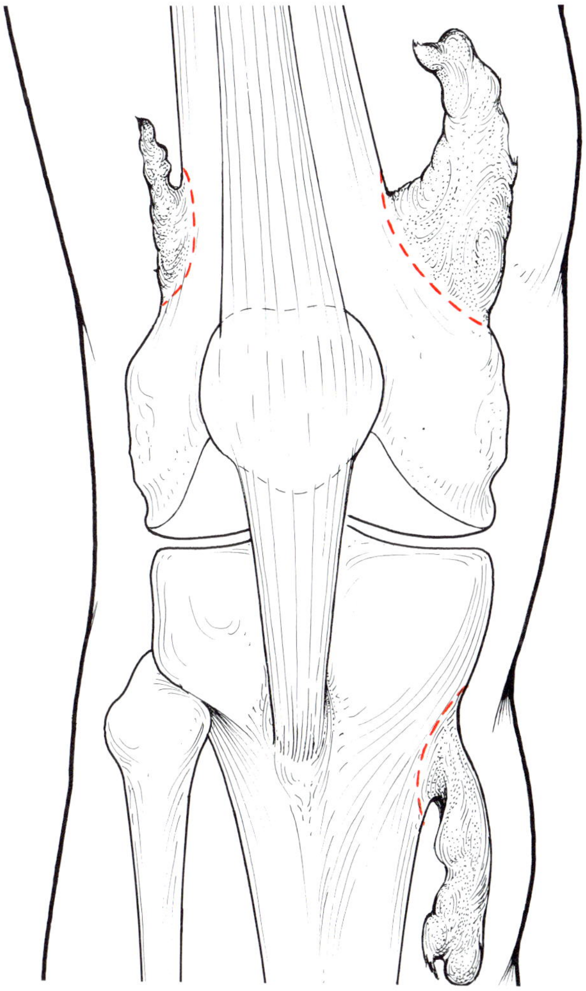

1 Osteochondrome (Exostosen) sitzen gewöhnlich im Bereich der kniegelenknahen Femur- und/oder Tibiametaphysen, von denen sie sich im Laufe des Wachstums diaphysenwärts entfernen. Im Prinzip werden die Knochenauswüchse an ihrer Basis abgetragen. Die basisnahen Knochenbezirke mulden wir etwas aus.

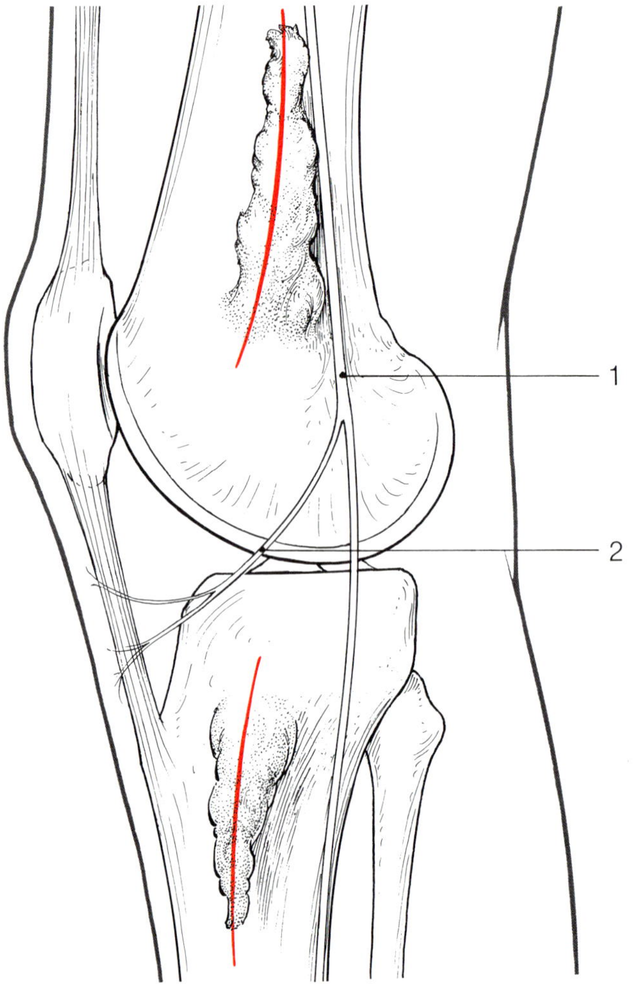

2 Hautinzisionen. Am Tibiakopf achten wir auf den R. infrapatellaris des N. saphenus. Die Tumoren sind von einer meist straffen Gewebshülle umgeben; sie wird über der knorpeligen Tumorkappe inzidiert. Das umliegende Gewebe läßt sich anschließend leicht bis zur Tumorbasis abschieben.

1 N. saphenus
2 R. infrapatellaris n. sapheni

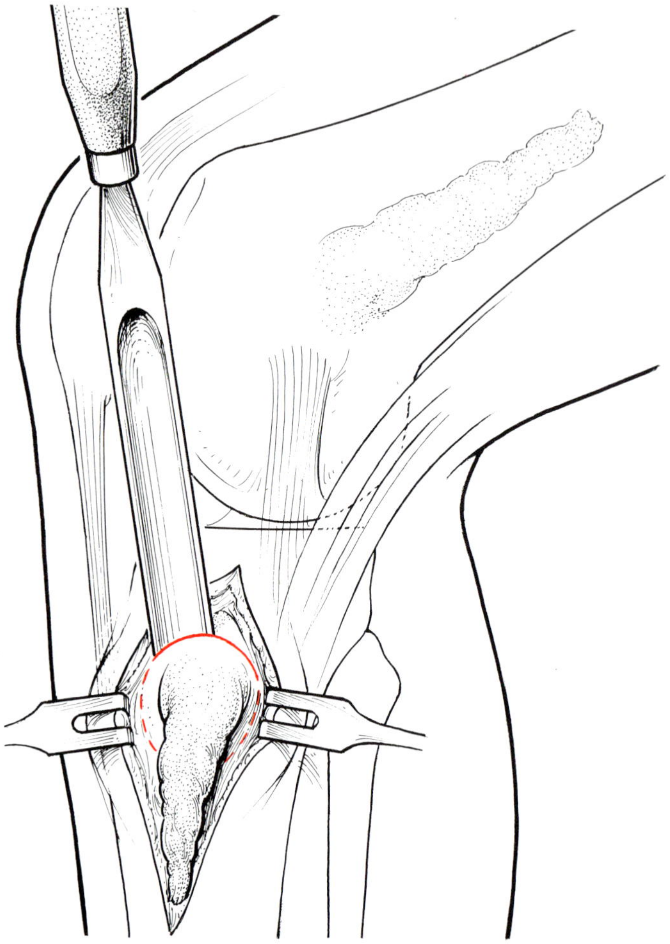

3 Resektion und Abmuldung des Tumors. Bei epiphysennahem Sitz wird die Wachstumsscheibe immer identifiziert, bevor man den Tumor reseziert. Gelegentlich kann eine intraoperative Röntgenkontrolle angebracht sein, um sich genau über Ort und Ausmaß der Resektion oder über zurückbleibende Tumorreste klarzuwerden.

Redon-Drainage. Wundverschluß. Leichter Kompressionsverband. Röntgenkontrolle.

Postoperative Behandlung

Für wenige Tage kann eine Kniemanschette oder Kniegitterschiene angewickelt werden. Die Drainage ziehen wir nach 24–48 Stunden, die Fäden nach etwa 8–10 Tagen.

Fehler und Gefahren

- Verletzungen von Gefäßen und Nerven.
- Verletzungen der Wachstumsscheibe.
- Unvollständige Entfernung der Tumorbasis.
- Verzicht auf intraoperative Röntgenkontrolle, falls man sich über die Vollständigkeit der Resektion unklar ist.

Resektion eines Osteochondroms (Exostose) am Fibulaköpfchen

Lagerung

Bauchlage. Die Beckenhälfte auf der kranken Seite wird höher gelagert. Blutsperre und Blutleere.

Technik (Abb. **4–7**)

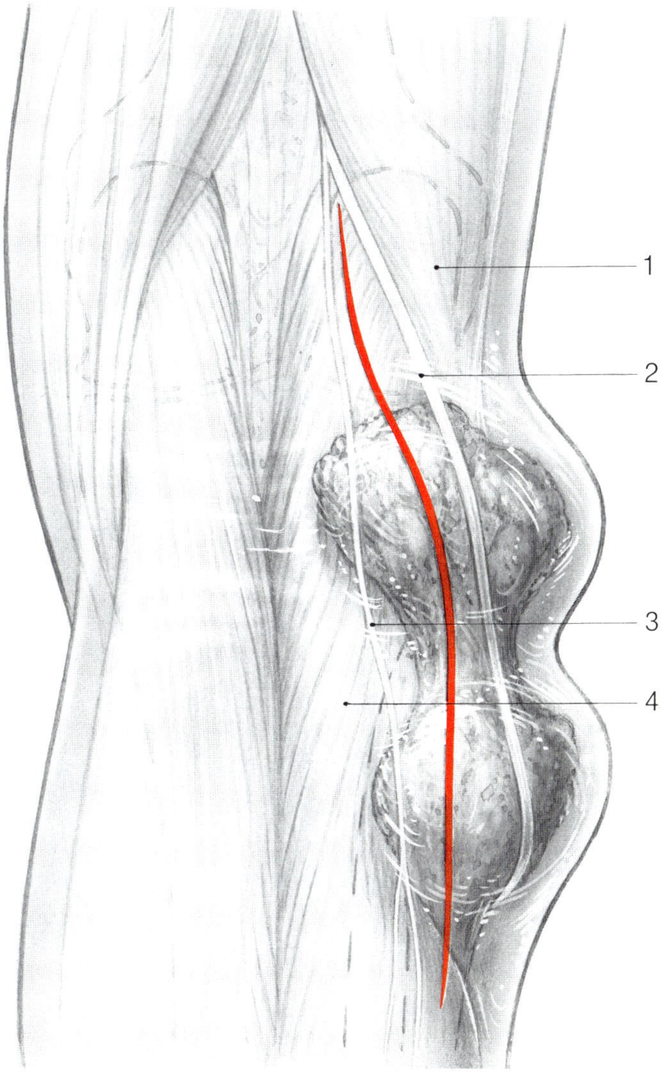

4 Ausgangsbefund, Ansicht von hinten. Der Tumor nimmt einen großen Bezirk um das im Wachstum deutlich zurückgebliebene Wadenbeinköpfchen ein und hat den N. peroneaus sowie den R. cutaneus surae lateralis nach hinten abgedrängt. Die Hautinzision führt etwas bogenförmig geschwungen über den Scheitel der Exostose.

1 M. biceps femoris
2 N. peronaeus
3 R. cutaneus surae lateralis
4 M. gastrocnemius

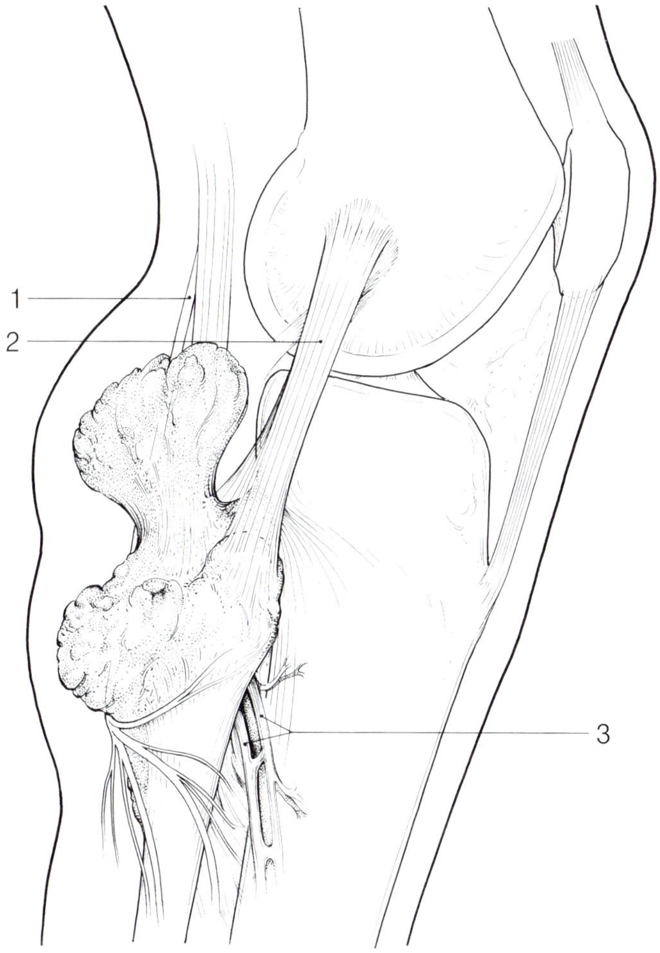

5 Ansicht von der Lateralseite. Der Tumor sitzt zum Teil auf der hinteren Tibiakortikalis.

1 N. peronaeus communis
2 Lig. collaterale laterale
3 Vasa tibiales anteriores

6

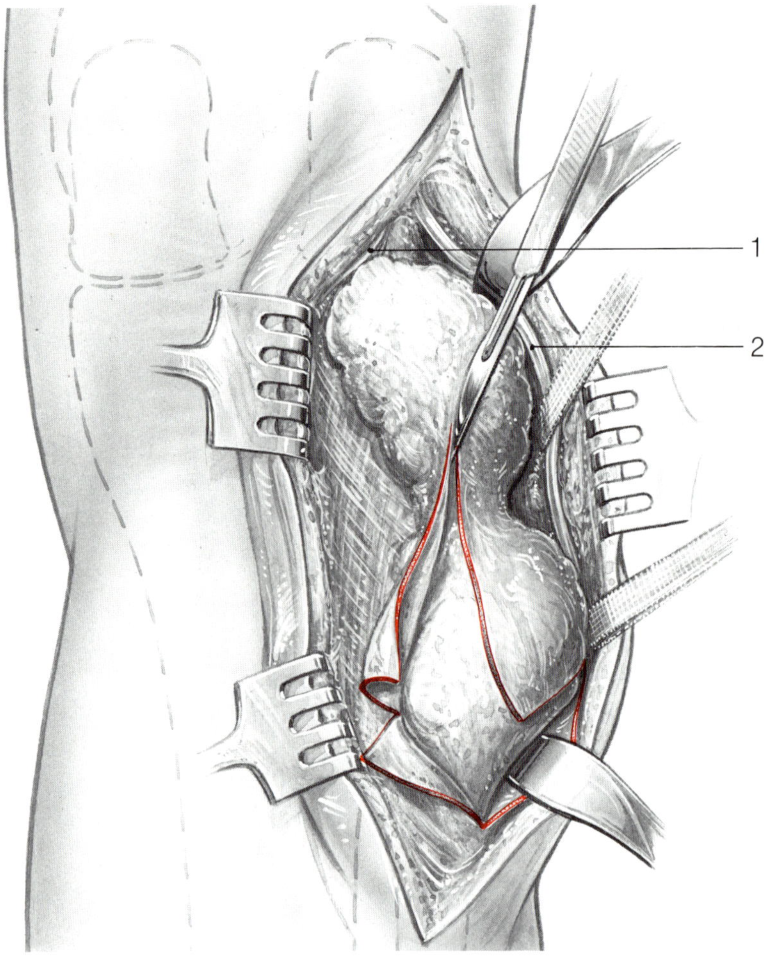

6 Nach Durchtrennung der Haut und Subkutis werden der N. peronaeus und der R. cutaneus surae lateralis oberhalb der oberen Tumorgrenze freipräpariert. Beide Gebilde werden nach distal über die nach hinten vorspringenden Knochenauswüchse dargestellt. Teils stumpf, teils scharf legen wir die Weichteile um die Exostose frei und halten den R. cutaneus surae lateralis nach medial, den Hauptstamm des N. peronaeus nach lateral. Die »Tumorkapsel« wird über dem Scheitelpunkt eröffnet.

1 N. cutaneus surae lateralis
2 N. peronaeus superficialis

7

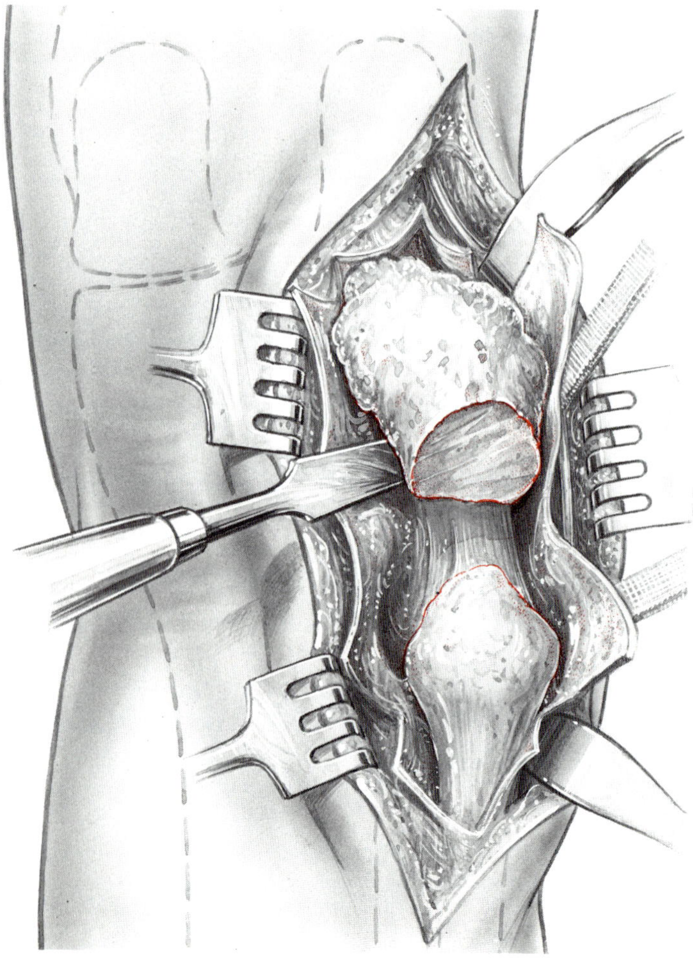

7 Das Hüllgewebe läßt sich schrittweise abschieben. Wir setzen Hohmann-Hebel ein und achten im distalen Wundwinkel auf die A. tibialis anterior sowie den N. peronaeus und seinen R. cutaneus surae lateralis. Zuerst tragen wir einen Teil der gut zugängigen Exostose ab. Der Rest läßt sich leichter übersehen. Er wird mit einer Knochenzange gefaßt und schrittweise abgelöst. Wir glätten die Resektionsflächen. – Redon-Drainage, Wundverschluß. Leichter Kompressionsverband.

Postoperative Behandlung

Im allgemeinen genügt es, das Gelenk für kurze Zeit mit einer Kniemanschette ruhigzustellen.

Ausräumung und Spongiosaauffüllung eines zystischen Knochenprozesses

Vorbereitung und Lagerung

Rückenlage. Blutleere. Kniegelenk leicht gebeugt.

Postoperative Behandlung

Entfernung der Drainagen nach 24–48 Stunden, der Fäden nach ca. 12 Tagen. Je nach Alter des Patienten, Größe und Lage der Knochenzyste ist eine mehrwöchige Ruhigstellung des Kniegelenkes im Gipsverband erforderlich. Die Gliedmaße muß u. U. längere Zeit entlastet werden.

Fehler und Gefahren

- Das Knochenfenster wird zu klein angelegt: Die Zystenwand kann nur ungenügend entfernt werden: Rezidivgefahr.
- Verletzungen der Epiphysenscheibe mit anschließenden Wachstumsschäden.
- Zu frühe Belastung: Streßfraktur.

Technik (Abb. **8–10**)

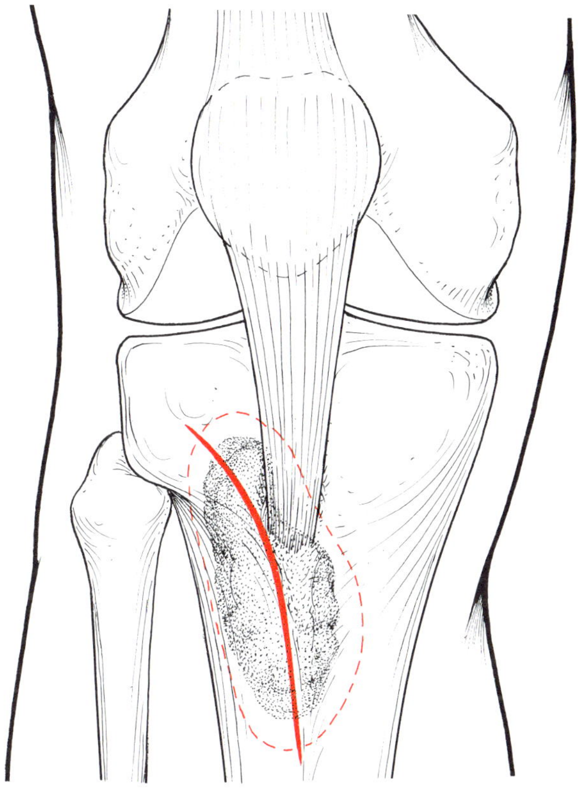

8 Die Hautinzision richtet sich nach Lage und Ausdehnung des Tumors.

9

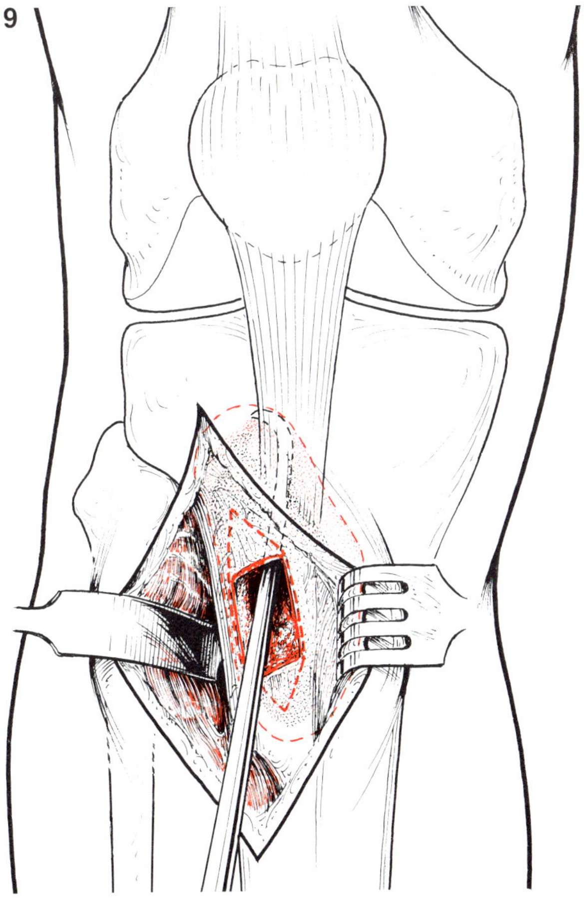

9 Die Tibia ist subperiostal freigelegt und über dem Zentrum des Tumors gefenstert. Es kann erforderlich werden, das Knochenfenster nach proximal und distal mit der Luer-Zange zu erweitern, um die Tumorgrenzen sicher zu erreichen. Die Tumorwand wird mit scharfen Löffeln abgekratzt und schrittweise abgefräst.

10 In die Knochenhöhle lagern wir autologe Spongiosa ein und pressen sie mit einem Stößel gleichmäßig fest. – Redon-Drainage, Wundverschluß.

10

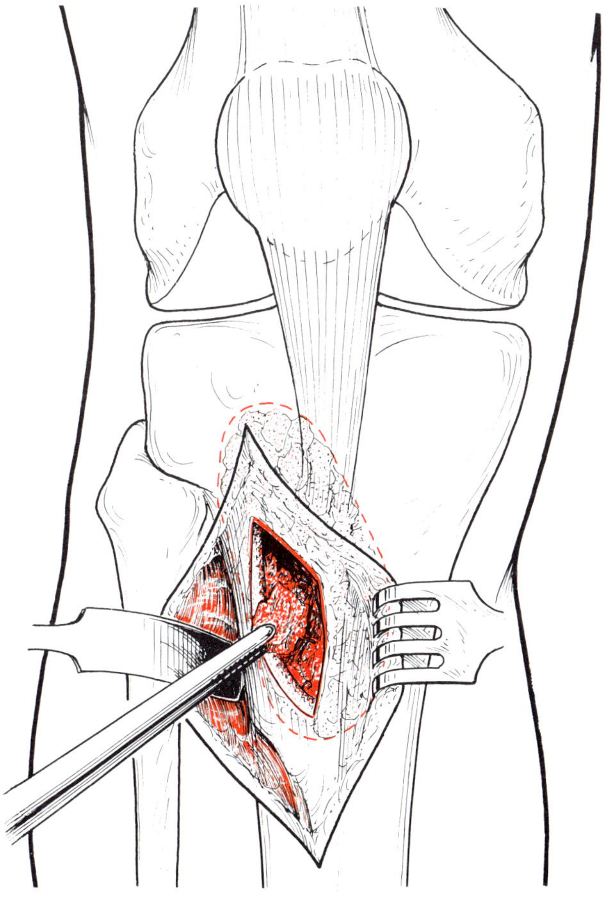

Ausräumung eines Tumors, Spongiosaauffüllung und Verwendung einer Abstützplatte

Indikation

Erwachsene Patienten, bei denen der Tumor bis in die Nähe der Gelenkflächen reicht. Nach Ausräumung der Geschwulst besteht die Gefahr einer Fraktur.

Vorbereitung und Lagerung

Siehe S. 28.3

Technik (Abb. **11** und **12**)

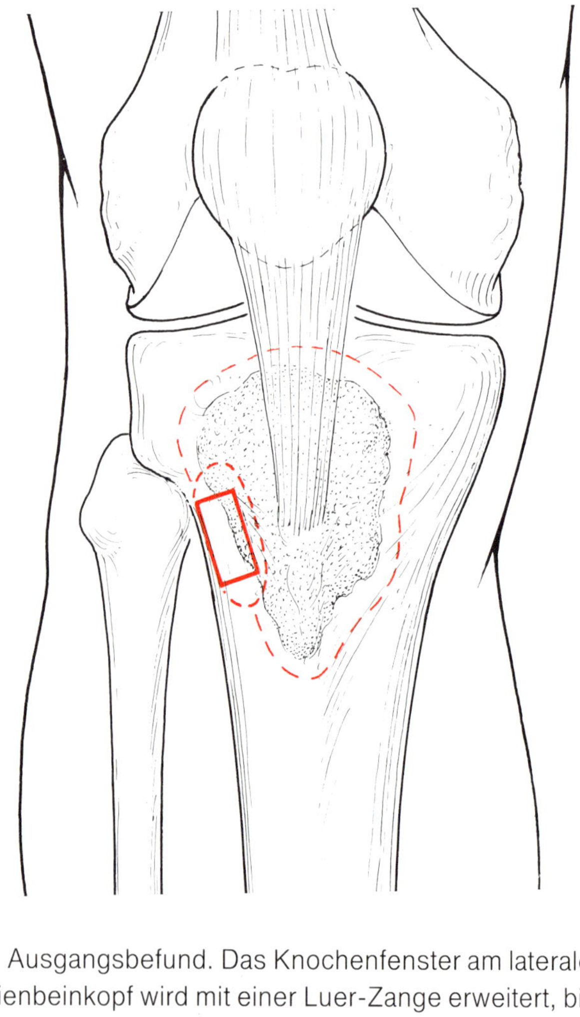

11 Ausgangsbefund. Das Knochenfenster am lateralen Schienbeinkopf wird mit einer Luer-Zange erweitert, bis die Tumorhöhle gut einzusehen ist.

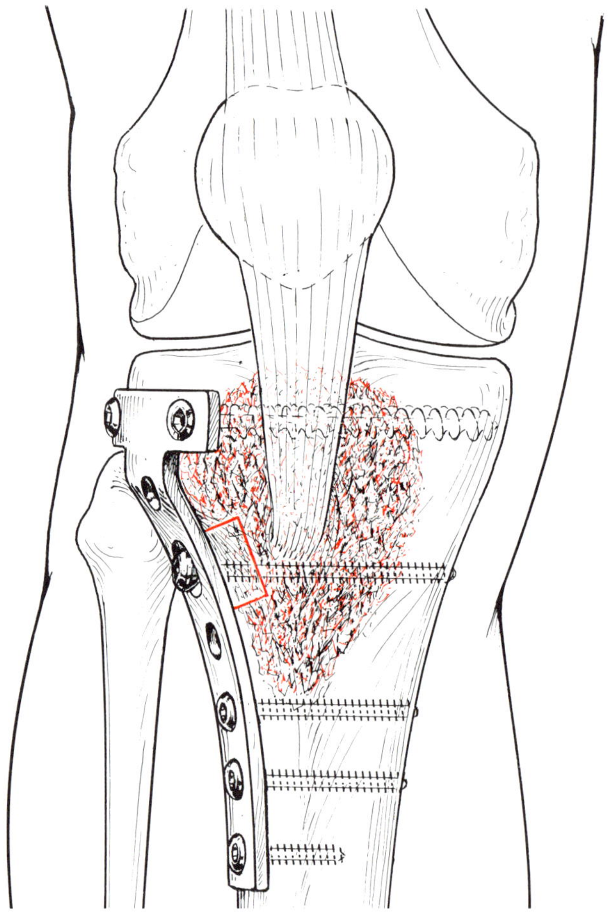

12 Schema der »Osteosynthese« nach Resektion des Tumors und Auffüllung der Knochenhöhle mit autologer Spongiosa. Die beiden proximalen Spongiosaschrauben liegen dicht unterhalb der Gelenkflächen und fassen die gesunde Spongiosa auf der Medialseite. Als Abstützplatte kann eine L- oder T-Platte verwendet werden.

Fehler und Gefahren

- Die Spongiosaschrauben fassen die gegenseitige Kortikalis nicht oder nur mangelhaft oder perforieren die Gelenkflächen.

Segmentresektion mit autologer Knochenspanverpflanzung

Technik (Abb. **13** und **14**)

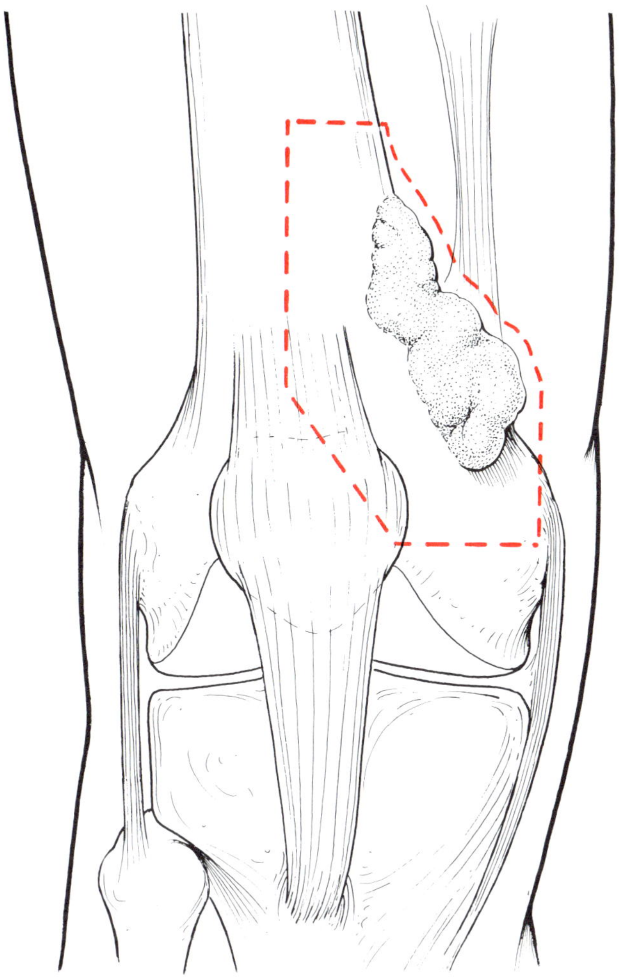

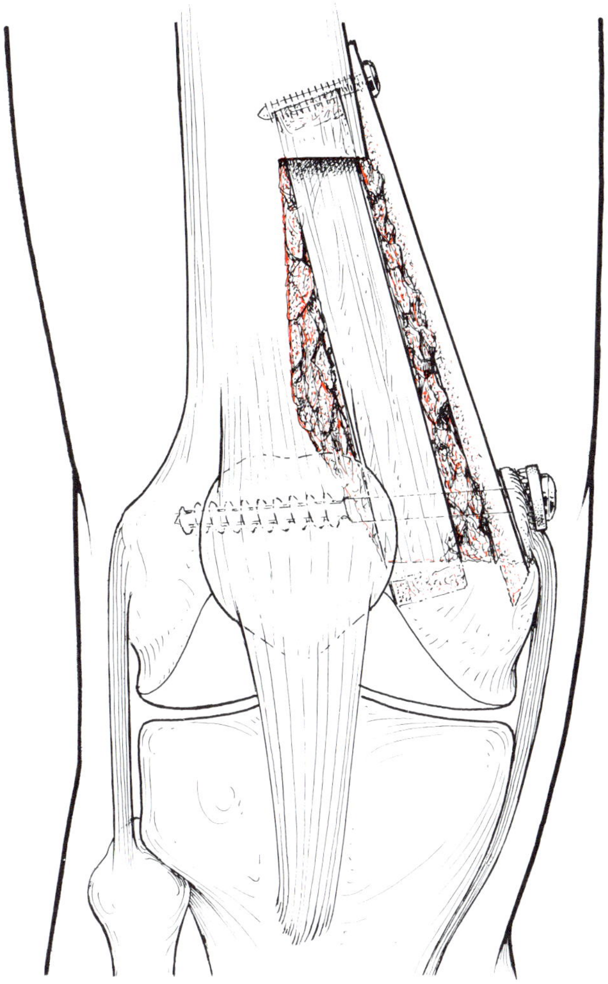

13 Ausgangsbefund. In einer präoperativen Röntgenskizze werden die Resektionsgrenzen festgelegt. Der obere Ansatz des medialen Seitenbandes am Epicondylus femoris wird mit einer sehr schmalen Knochenlamelle abgetragen. Das Band wird vorübergehend nach unten weggeklappt. Der Tumor wird in toto unter Mitnahme des umliegenden Periosts entfernt. Vorsicht bei der Präparation der oberen Tumorgrenze: Gefahr der Verletzung der A. oder V. femoralis sowie des N. saphenus. (Dieser Eingriff kann bei Tumoren geringerer Malignität angezeigt sein.)

14 Refixation des medialen Seitenbandes und Auffüllung des Defektes mit autologen, kortikospongiösen Spänen sowie autologer Spongiosa (Tibiavorderseite, Beckenkamm, Trochanter major). Einen kräftigen, kortikospongiösen Tibiaspan bolzen wir in den medialen Femurkondylus und befestigen ihn an der medialen Femurdiaphyse mit einer Kortikalisschraube. Ein weiterer kortikospongiöser Span wird auf die Vorderseite, ein dritter auf die Hinterseite des Knochendefektes in die Femurmarkhöhle und den medialen Femurkondylus eingelagert. Die Zwischenräume füllen wir mit autologer Spongiosa aus. Der mediale Seitenbandansatz wird mit einer Spongiosaschraube auf den der Femurdiaphyse aufliegenden, kortikospongiösen Span fixiert.

Postoperative Behandlung

Oberschenkelgipsverband. Entfernung der Redon-Drainagen nach spätestens 2 Tagen. Den Verband entfernen wir je nach Größe des Defektes nach ca. 2–6 Wochen. Anschließend Übungen auf der Bewegungsschiene. Muskeltraining. Nach ca. 8–12 Wochen oder später kann, je nach Röntgenbefund und Größe des Defektes, ein entlastender Stützapparat für die Dauer von ca. 1–2 Jahren angezeigt sein.

Fehler und Gefahren

- Ungenügende Tumorresektion oder zu ausgiebige Entfernung des umliegenden Knochens.
- Auffüllung des Defektes ausschließlich mit homologem Spanmaterial.
- Ungenügende Fixation des temporär abgelösten, medialen Seitenbandansatzes.
- Mangelhafte Abstützung zwischen Kondylus und Femurdiaphyse durch autologe, kortikospongiöse Späne.
- Zu frühe Belastung der operierten Gliedmaße.
- Bewegungseinschränkung im Kniegelenk durch intra- und extraartikuläre Verklebungen.
- Verzicht auf entlastenden Apparat, falls es sich um einen großen Defekt handelt und der Knochen noch ungenügend eingebaut ist.

Segmentresektion mit autologer Spongiosaauffüllung und Abstützplatte

Technik (Abb. **15** und **16**)

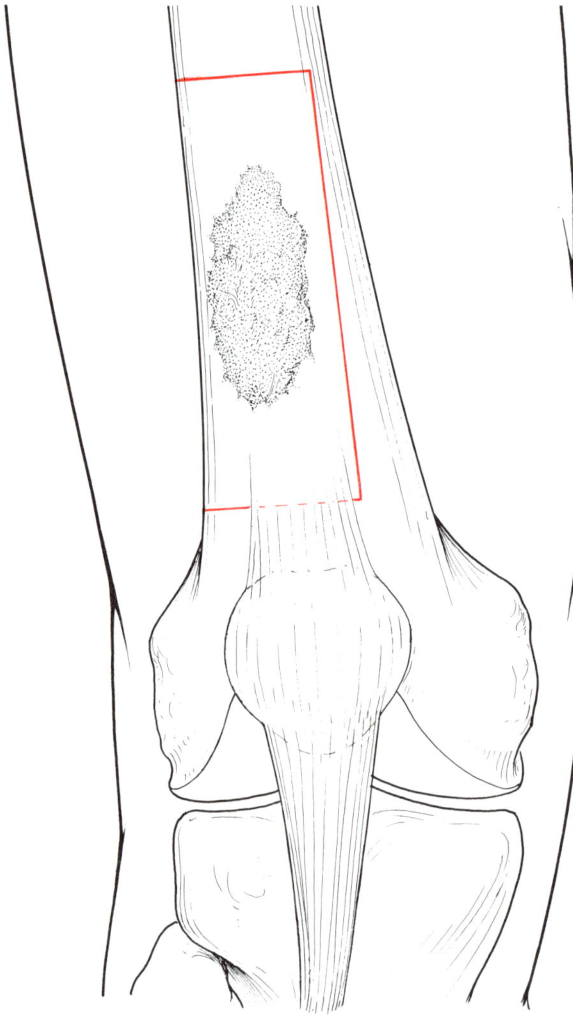

15 Die Resektionsgrenzen werden auf einer Röntgenskizze markiert und auf den Knochen übertragen. Der Tumor wird entsprechend »en bloc« reseziert.

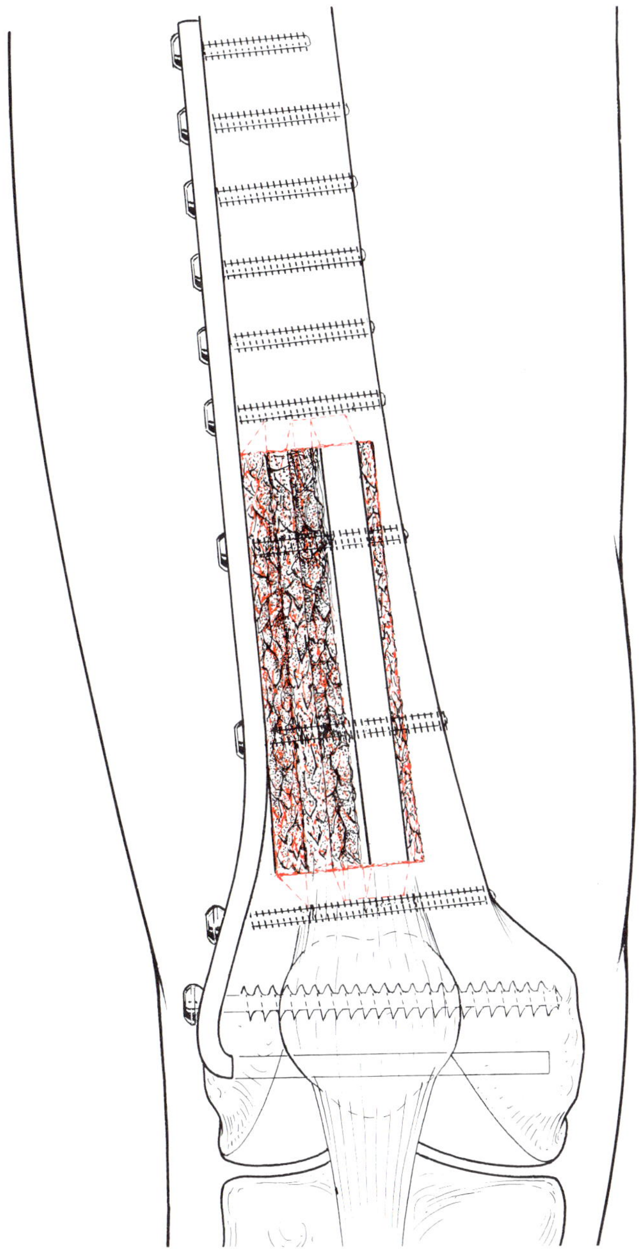

16 Eine überlange Kondylenplatte ist in üblicher Technik als Abstützplatte eingebracht. Auffüllung des Defektes mit kortikospongiösen Spänen (gleichseitige Tibia) und autologem Spanmaterial (Beckenkamm). Im allgemeinen genügen 4 Kortikalisschrauben im proximalen »Fragment«, d. h. oberhalb des Diaphysendefektes. (Diese Operationstechnik kann bei Tumoren geringerer Malignität angezeigt sein.)

Postoperative Behandlung

Nach Abklingen des Wundschmerzes aktive Bewegungsübungen unter krankengymnastischer Aufsicht wie nach suprakondylärer Korrekturosteotomie (s. S. 19.12). Wir versorgen den Patienten mit einem entlastenden Stützapparat. Das Hilfsmittel sollte, je nach Alter des Patienten und Röntgenbefund, ca. 1–2 Jahre getragen werden.

Rekonstruktion des medialen Femur-(Tibia-)Kondylus durch Transplantation der gestielten Patella

(Merle d'Aubigné)

Prinzip

Resektion der einen Hälfte eines Femur- oder Tibiakondylus und Ersatz der Gelenkfläche mit einem gestielten Patellatransplantat. Auffüllung des gelenknahen Defektes mit autologer Kortikalis und Spongiosa.

Vorteil

Resektions-Überbrückungs-Arthrodese kann vermieden werden.

Nachteil

Inkongruenz der Gelenkfläche, Gefahr der Gonarthrose und Gelenkinstabilität oder Gelenksteife. Sehr aufwendiges Verfahren mit unsicherer Prognose.

Indikationen

- Gelenkflächennaher Tumor, der sich zur Segmentresektion eignet.
- Posttraumatische Gelenkdestruktion, die mit anderen Verfahren nicht beseitigt werden kann.

Technik (Abb. **17–21**)

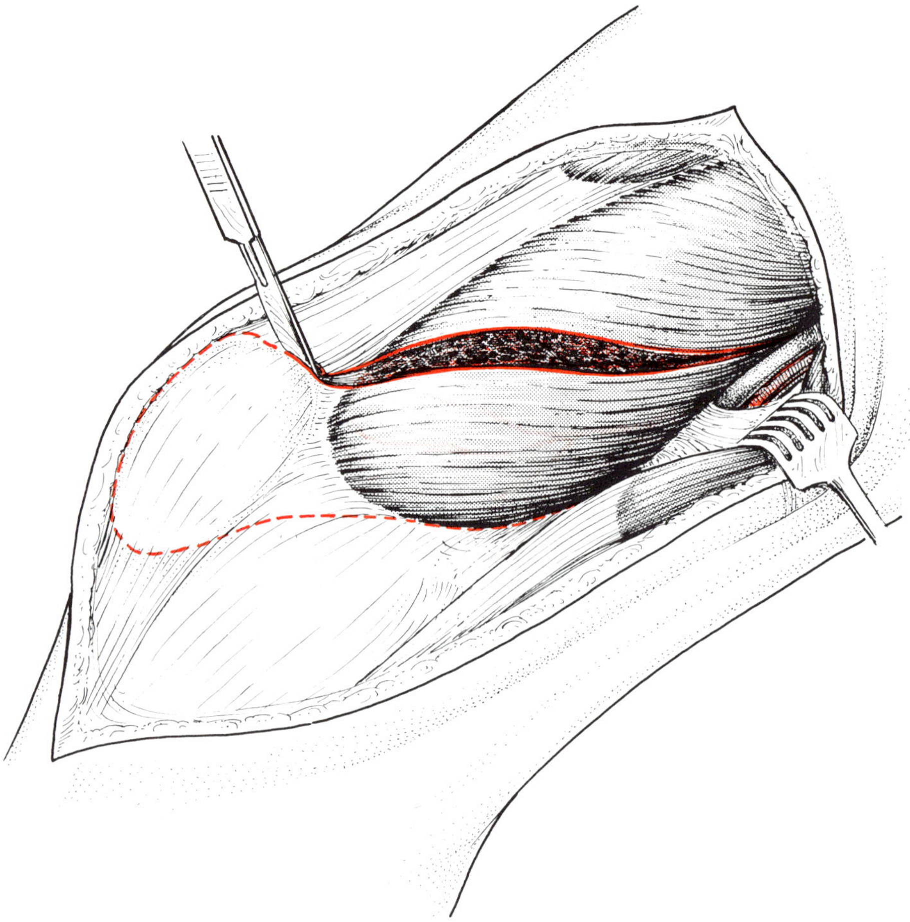

17 Das Lig. patellae, die Kniescheibe und die Quadrizepssehne werden von einem medialen Payr-Schnitt aus freigelegt. Bildung eines ca. 3 cm breiten Muskellappens vom unteren Umfang des M. vastus medialis. Die Kniescheibe wird scharf aus dem umgebenden Strecksehnenapparat ausgelöst. Damit das zirkuläre Gefäßnetz erhalten bleibt, läßt man etwa 4 mm des peripatellaren Sehnengewebes stehen.

Die A. femoralis wird im Adduktorenkanal aufgesucht. Präparation der in den »Vastus-Patellalappen« abzweigenden Gefäße.

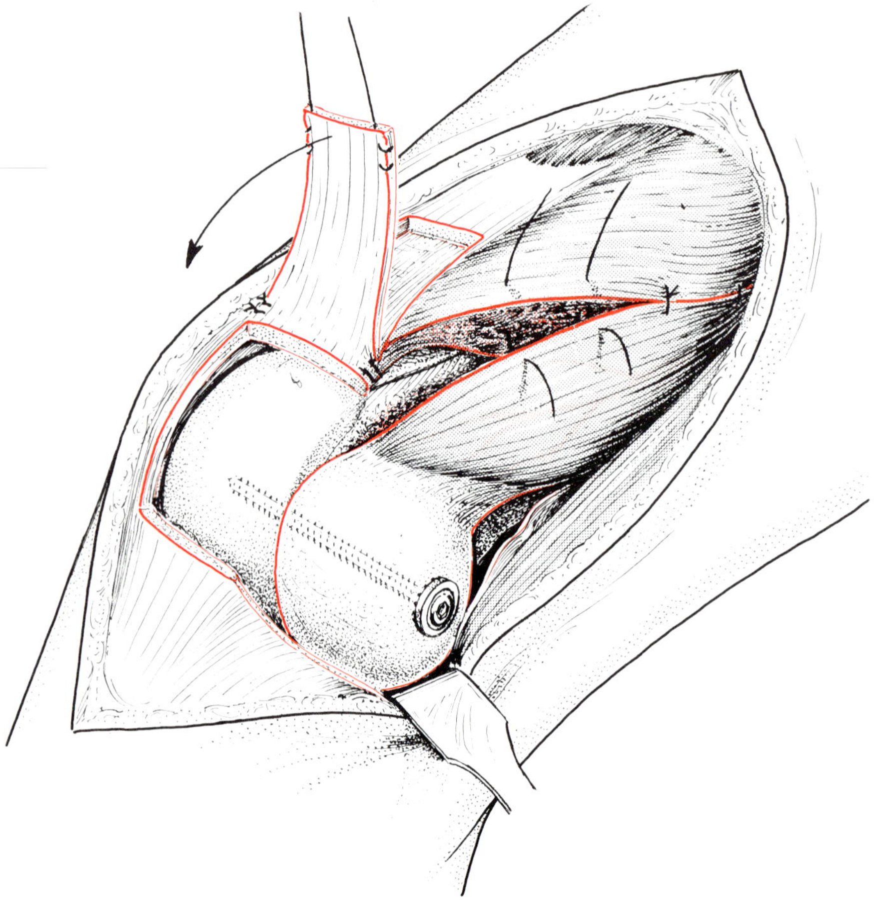

18 Nach Resektion des medialen Femurkondylus wird die Gelenkfläche der Patella im Knorpel und ihr lateraler Rand längs abgesägt. Man fixiert die Patella mit 2 Schrauben so an den lateralen Femurkondylus, daß ihre Vorderfläche mit der medialen Hälfte des Tibiaplateaus artikuliert.

19

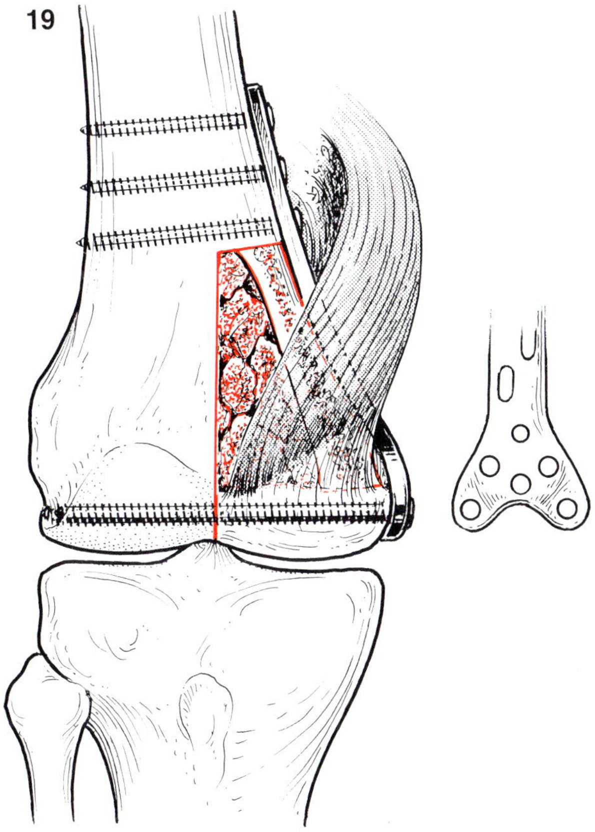

20

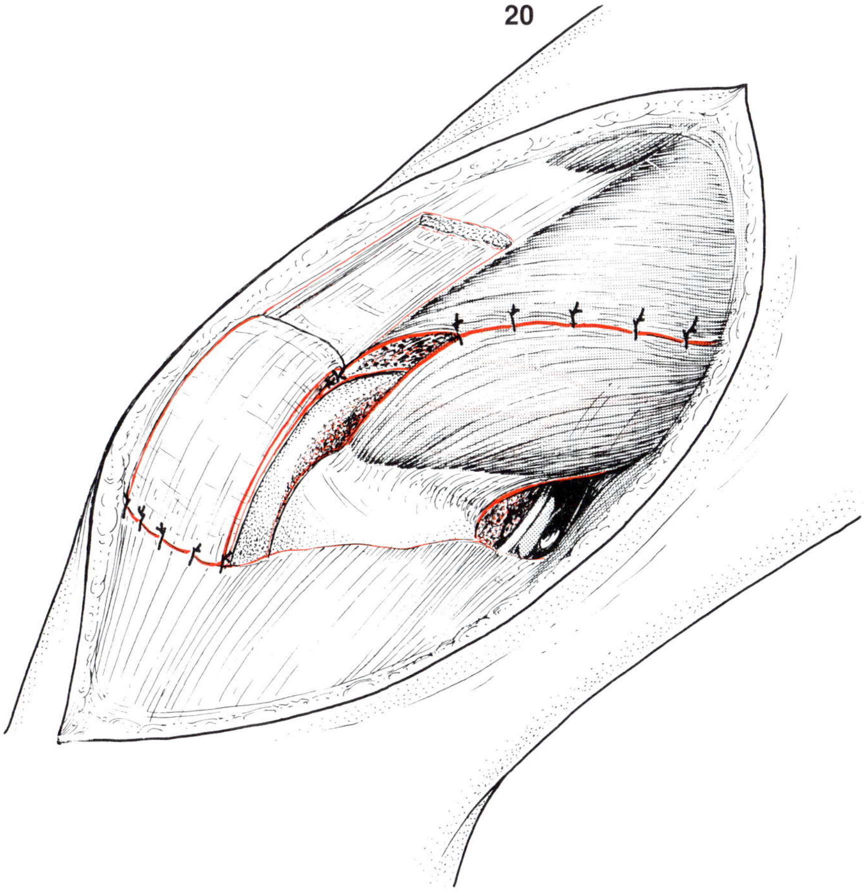

19 Zusätzlich kann eine Abstützplatte die Stabilität zum Femurschaft verbessern. Durch autologe Kortikalis- und Spongiosaspäne wird der Knochendefekt ausgefüllt.

20 Umklappplastik aus Anteilen der Sehne des M. rectus femoris zur Überbrückung des Patelladefektes. Die Lücke im M. vastus medialis wird durch Seit-zu-Seit-Naht geschlossen.

21 Schematische Darstellung der Rekonstruktion der medialen Hälfte des Tibiaplateaus. Die Gelenkfläche der Patella wird zum Ersatz der Tibiagelenkfläche verwendet. Redon-Drainage, Wundverschluß.

21

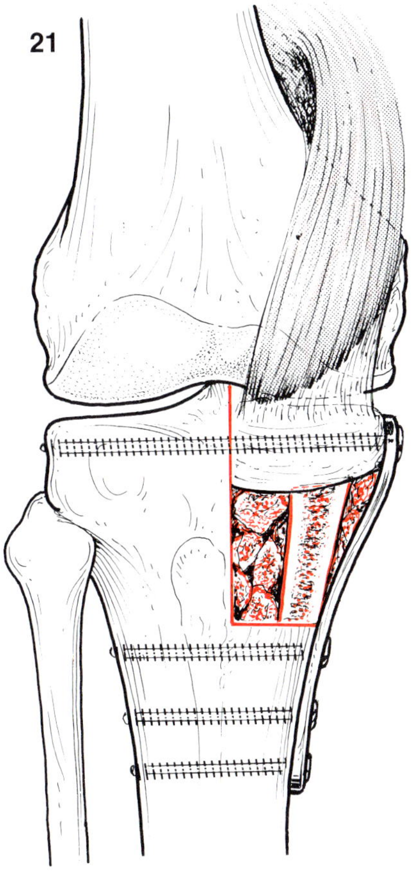

Postoperative Behandlung

Frühzeitige Bewegungsübungen in einem begrenzten Sektor von 20–40 Grad oder mehr, je nach Stabilität der Knochenspäne. Vorübergehend kurzfristige Fixation des Kniegelenkes im Oberschenkelgipsverband für ca. 2 Wochen. Anschließend erneute Aufnahme der Bewegungsübungen. Je nach Alter des Patienten und Größe des Defektes kann nach etwa 4–6 Monaten ein entlastender Stützapparat gegeben werden.

Verbundosteosynthese bei pathologischer Fraktur

Diese Methode kann ausnahmsweise einmal bei Patienten angezeigt sein, bei denen andere Verfahren, wie z. B. die Ausräumung des Tumorgewebes, Reposition der Fragmente, Auffüllung des Defektes mit Spongiosa und Osteosynthese, aufgrund des Alters und der Grundkrankheit ebensowenig in Frage kommen, wie z. B. Resektions-Überbrückungs-Arthrodesen.

Technik (Abb. **22** und **23**)

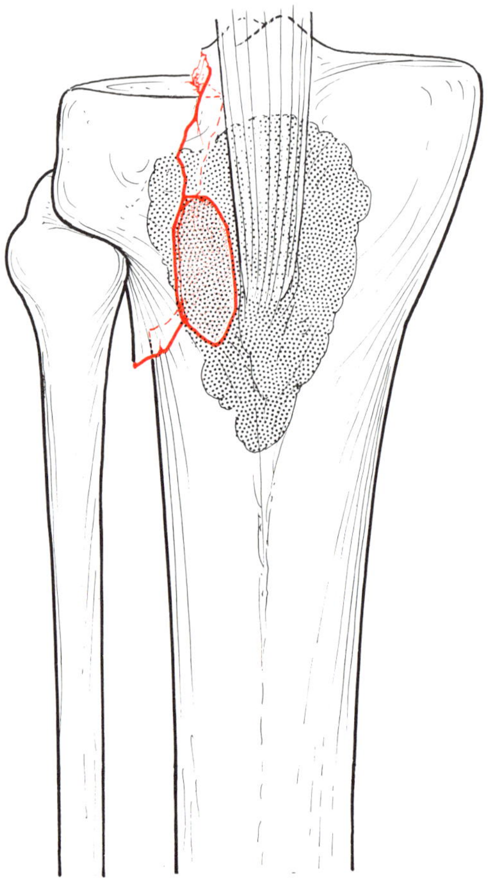

22 Frakturgebiet und Tumor werden von einem Längsschnitt am lateralen Rand des Lig. patellae abwärts verlaufend freigelegt. Die Kortikalis in Nähe der Tuberositas tibiae wird so weit gefenstert, daß eine radikale Ausräumung des Knochentumors möglich ist. Die angrenzenden Knochenregionen werden mit entfernt.

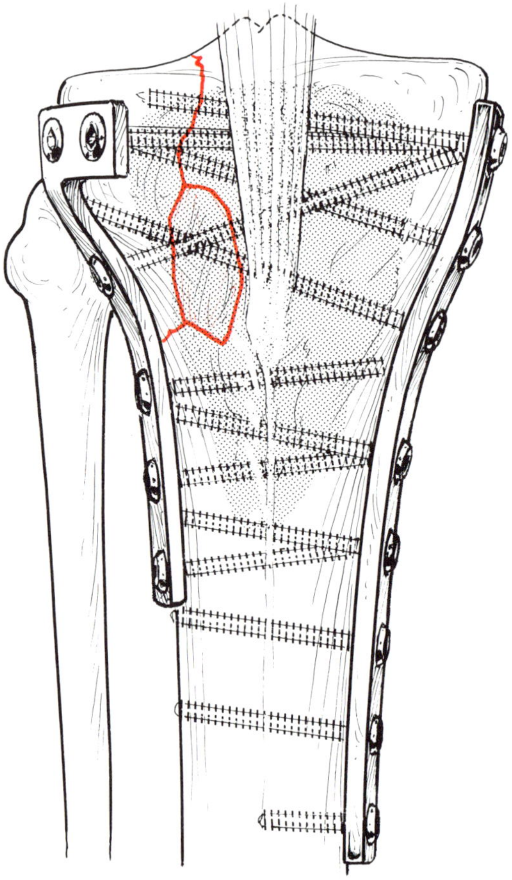

23 Nach Reposition des lateralen Tibiaplateaus und temporärer Fixation mit zwei dicht unter der Gelenkfläche nach medial eingebohrten Kirschner-Drähten wird eine L- oder T-Platte angepaßt und im Sinne einer Abstützplatte verschraubt. Die Schraubenenden sollten die gegenseitige Kortikalis perforieren.

Medialseitig wird eine zweite schmale, dem Knochen angepaßte Platte angeschraubt.

In den Knochendefekt wird Knochenzement eingefüllt. Es empfiehlt sich, einen Zement zu wählen, der in mehr flüssiger Form eingebracht werden kann, damit ein unkontrollierter Austritt des Zementes nach dorsal durch Einpressen vermieden wird.

Resektion eines Gelenkkörpers und Implantation einer Tumorspezialendoprothese

Die Implantation einer Spezialendoprothese kann bei destruierenden Tumoren im Bereiche oder in der Nähe eines Gelenkkörpers erwogen werden, wenn gelenkerhaltende Eingriffe oder Kontinuitätsresektionen nicht mehr möglich oder sinnvoll erscheinen, eine Resektions-, Überbrückungsarthrodese in Anbetracht des Grundleidens und Alters des Patienten viel zu aufwendig oder unsicher wäre, der Tumor die Knochengrenzen noch nicht überschritten hat und die Lebenserwartung des Kranken begrenzt ist.

Indikation

Dieses Verfahren sollte sehr sorgfältig und zurückhaltend gestellt werden, weil ungünstige biomechanische Bedingungen vorliegen:

- Nach Resektion eines Gelenkkörpers müssen die einwirkenden Kräfte ausschließlich vom Diaphysenfragment aufgenommen und fortgeleitet werden. Der Diaphysenknochen ist dazu aber weder von der Form noch Struktur her besonders geeignet.
- Ernährung und Festigkeit des Diaphysenrohres werden im Zusammenhang mit der Prothesenverankerung herabgesetzt.
- Die starre Verbindung der Prothesenteile durch eine Achse, die Spannungsspitzen am Übergang zwischen Prothesenmaterial und Knochen sowie die modellierenden Kräfte, die mit der Beanspruchung der Gliedmaße einsetzen und zu einem Knochenumbau führen, sind weitere Faktoren, die eine relativ frühe Lockerung der Spezialprothese herbeiführen können.

Bei der Konstruktion der Prothese sollte man auf einer der bewährten Scharnierprothesen aufbauen. Leistungsfähige Herstellungsfirmen können das Modell in kurzer Zeit nach den individuellen Gegebenheiten anfertigen. Besonderer Wert ist auf die gewissenhafte Verankerung der Prothesenstiele in den Markhöhlen zu legen. Die Stiele sollten lang und dick genug gewählt werden. Die Markhöhlen von Femur und Tibia werden so weit aufgebohrt, daß die Implantation der Prothesenteile im Knochenzement keine Mühe bereitet. Rotationssicherungen in Form von Metallaschen, die parallel zum Prothesenstiel auf die Diaphyse geschraubt werden, sind empfehlenswert. Bei der Implantation müssen *Rotationsfehler* vermieden werden! Nach dem Eingriff sollte die Gliedmaße längere Zeit nur teilweise belastet werden (Unterarmstützen).

Technik (Abb. **24** und **25**)

24

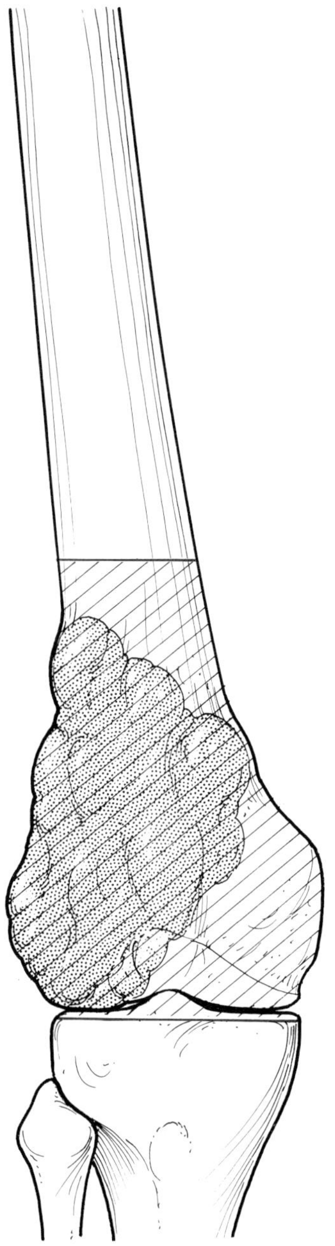

25

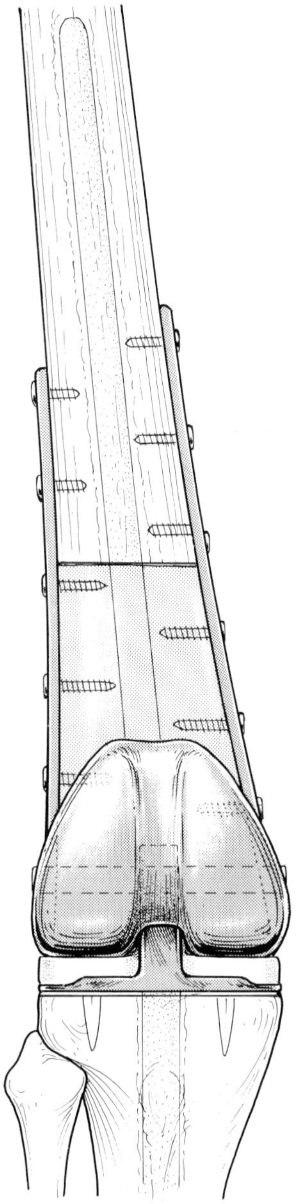

25 Vor Implantation der Prothese wird die Blutsperre geöffnet. Nach der Implantation und der Verbindung beider Prothesenteile durch die Prothesenachse werden 3 Redon-Drainagen eingelegt. Doppelschichtige Naht des M. vastus medialis. Schichtweiser Wundverschluß, Hautnaht, leichter Kompressionsverband. (Auch die Kniescheibengelenkfläche kann ersetzt werden.)

24 Die Resektionsgrenzen werden anhand von Röntgenaufnahmen festgelegt. Es wird eine Spezialprothese mit entsprechend breitem Stiel und Metallaschen zur Rotationssicherung verwendet (Sonderanfertigung!). Die Inzision liegt über der Vorderseite des distalen Oberschenkels und endet etwa in Höhe der Tuberositas tibiae. Der M. vastus medialis wird von der Quadrizepssehne abgetrennt. Der Schnitt führt weiter durch das Retinaculum extensorum medial und parapatellar nach distal. Nach Durchtrennung der Kreuz- und Seitenbänder sowie Resektion der Menisken wird das distale Oberschenkelende schrittweise aus den Weichteilen freigelegt. Die Resektionshöhe wird bestimmt. Nach querer Durchtrennung der Femurdiaphyse löst man das distale Fragment mit dem Gelenkkörper unter Mitnahme des Tumors aus den restlichen Verbindungen heraus (Ansätze des Septum intermusculare mediale und laterale, M. adductor, tiefe Fasern der Fascia lata, hintere Gelenkkapsel).

(Vor der Resektion empfiehlt es sich, in der Sagittalebene der Oberschenkeldiaphyse und der Tibia einen kurzen Bohrdraht einzubohren oder eine Marke am Knochen anzubringen, damit die Prothese nicht in fehlerhafter Rotationsstellung implantiert wird.)

Postoperative Behandlung

Die Patienten sollten für mehrere Monate 2 Unterarmstützen benutzen. Regelmäßige Kontrolluntersuchungen – im ersten Jahr nach der Operation in dreimonatigen Abständen – sind empfehlenswert.

Fehler und Gefahren

- Unvollständige Resektion des Tumors.
- Verletzung von größeren Gefäßen und Nerven bei der Tumorresektion.
- Mangelhafte Blutstillung.
- Implantation der Prothese in fehlerhafter Rotation.
- Lockerung der Prothese oder Prothesenbruch bei ausgedehnter Osteoporose oder Verwendung von Prothesen mit zu kurzem Stiel oder fehlender Rotationssicherung.

Weiterführende Literatur

Adler, C. P.: Röntgenologische und pathologisch-anatomische Diagnostik von Knochentumoren. Röntgenpraxis 36 (1983) 37–56

Bumbasirevic, Z., P. Buzdon: Maligne Knochentumoren in der Knieregion. Beitr. Orthop. Traumatol. 31 (1984) 66–70

Burri, C., M. Betzler: Knochentumoren. Aktuelle Probleme in Chirurgie und Orthopädie, Bd. V. Huber, Bern 1977

Dahlin, D. C.: Bone Tumors: General Aspects and Data on 3987 Cases, 3. ed. Thomas, Springfield/Ill. 1978

Dominok, W.: Knochengeschwülste und geschwulstähnliche Knochenerkrankungen, 2. Aufl. VEB Fischer, Jena 1977

Enneking, W. F.: Musculosceletal Tumor Surgery. Churchill Livingstone, Edinburgh 1983

Freyschmidt, J.: Zur Indikation der Angiographie von Knochentumoren – aktueller Stand der Knochentumorangiographie unter Berücksichtigung der diagnostischen Möglichkeiten der Computertomographie. Röntgenpraxis 36 (1983) 63–69

Freyschmidt, J., D. Saure, S. Dammenhain: Der fibröse metaphysäre Defekt (fibröser Kortikalisdefekt, nicht ossifizierendes Knochenfibrom). Fortschr. Röntgenstr. 134 (1981) 169–177

Ganz, R., M. D. Cserhati: Chirurgische Maßnahmen bei Knochentumoren. Therap. Umsch. 36 (1979) 629–646

Gläser, A.: Geschwülste des Skeletts. VEB Thieme, Leipzig 1974

Gross, A. E., N. H. McKee, K. P. H. Pritzker, F. Langer: Reconstruction of skeletal deficits at the knee. Clin. Orthop. 174 (1983) 96–106

Harr, U., H. Henkemeyer: Verbundosteosynthese am Tibiakopf. Unfallchirurgie 6 (1980) 175–177

Heuck, F.: Periostale Reaktionen bei Knochentumoren. Radiologe 19 (1979) 329–340

Jacobs, A., E. Clemency: The closed cryosurgical treatment of giant cell tumor. Clin. Orthop. 192 (1985) 149–158

Knahr, K., M. Salzer: Amputationen bei primär malignen Knochentumoren. Med. orthop. Techn. 98 (1978) 173–178

Knoch, H. G., G. W. Dominok: Diagnostik und Therapie benigner Knochentumoren. Zbl. Chir. 103 (1978) 87–90

Kober, B., B. Kimmig, H. J. Hermann: Szintigraphie in der Diagnostik von primären Knochengeschwülsten. Röntgenpraxis 36 (1983) 57–62

Konradt, J., J. Waldschmidt, F. Siemens: Operationsindikation bei osteokartilaginären Exostosen. Chir. Prax. 25 (1979) 311–322

Kotz, R., W. Ramach, M. Salzer-Kuntschik: Tumoren im Kniegelenkbereich. Orthop. Praxis 8 (1979) 662–668

Kotz, R., M. Salzer-Kuntschik, G. Lechner, M. Immenkamp u. Mitarb.: Tumoren und tumorähnliche Erkrankungen der Knochen und der Weichteile. In A. N. Witt, H. Rettig, K. F. Schlegel, M. Hackenbroch, W. Hupfauer: Orthopädie in Praxis und Klinik. 2. Aufl., Thieme, Stuttgart 1984 (1–375)

Lechner, G.: Die Bedeutung der Angiographie bei der Differentialdiagnose kniegelenknaher Knochentumoren. Orthop. Praxis 8 (1979) 669–672

Merle d'Aubigné, R.: Reconstruction of the knee by pedicled patellar transplant. Act. orthop. scand. 44 (1973) 550–559

Merle d'Aubigné, R., G. Alexandre: Reconstruction condylienne fémorale par greffe rotulienne pédiculée. Rev. Chir. orthop. 52 (1966) 611–633

Merle d'Aubigné, R., B. Tomeno: The treatment of giant cell tumors. Int. Orthop. (SICOT) 1 (1977) 159–164

Muhr, G., H. Tscherne: Chirurgische Therapie von Knochentumoren. Unfallheilkunde 82 (1979) 507–516

Salzer, M., H. Arbes, R. Kotz, J. Sekera: Chirurgische Behandlung der malignen Knochentumoren der Knieregion. Orthop. Praxis 8 (1979) 655–661

Saure, D., H. Ostertag, J. Freyschmidt: Differentialdiagnostik von Knochentumoren und extraossären Prozessen mit Knochenveränderungen. Unfallheilkunde 82 (1979) 494–499

Schmelzeisen, H., Z. Bado: Das autologe Rippenresektat zur Behandlung größerer Knochenzysten. Chir. Prax. 26 (1979/80) 653–661

Schmidt, M., H. J. Thiel, J. Spitz: Der fibröse Kortikalisdefekt. Fortschr. Röntgenstr. 128 (1978) 521–524

Springer, F., G. Deim: Intraossäre Ganglien im Kniebereich. Orthop. Praxis 7 (1979) 547–550

Strube, H. D.: Kunststoffzement in der Behandlung maligner Knochentumoren. Fortschr. Med. 20 (1982) 946–952

Strube, H. D., G. Ritter: Die Verbundosteosynthese. Unfallheilkunde 88 (1985) 53–62

Tuli, S. M., B. P. Varma, T. P. Srivastava: Giant-cell tumor of bone. Intern. Orthop. (SICOT) 2 (1978) 207–214

Walcher, K., M. v. Lüdinghausen: Indikation, Technik und Histologie der Verbundosteosynthese zur Frakturbehandlung alter Menschen. Orthopäde 4 (1975) 149–158

Willert, H. G., A. Enderle: Klinik und chirurgische Diagnostik von Knochentumoren. Unfallheilkunde 82 (1979) 500–506

Willert, H. G., A. Enderle: Temporäre Zementplombe bei Knochentumoren fraglicher Dignität. Z. Orthop. 117 (1979) 224–232

Wilson, J. N.: The diagnosis and treatment of benign and malignant tumours around the knee. In J. P. Jackson, W. Waugh: Surgery of the Knee Joint. Chapman & Hall, London 1984

Winter, W., S. Decker, J. Müller-Färber: Klinischer Beitrag zur Häufigkeit, Lokalisation und chirurgischen Therapie der Knochentumoren. Arch. Orthop. Traumat. Surg. 95 (1979) 285–291

Zilkens, J. W. Leger, I. Schneider: Grenzen der Indikation zur Verbundosteosynthese. Unfallheilkunde 80 (1977) 353–357

29

Arthrodesen

Die Eingriffe *zielen* darauf ab, das Gelenk in funktionell günstiger Position von ca. 10 Grad Beuge- und ca. 5 Grad Valgusstellung knöchern zu versteifen. Bei Beinverkürzungen von mehr als 2 cm sollte eine Gelenkversteifung in voller Streckstellung vorgenommen werden. Die **Vorteile** einer Arthrodese sind Schmerzfreiheit, Kniegelenkstabilität und »volle« Belastbarkeit der Gliedmaße. Als **Nachteile** müssen Behinderungen beim Gehen, Sitzen, An- und Auskleiden, bei der Körperpflege, beim Benutzen von Verkehrsmitteln, sekundäre Veränderungen der Nachbargelenke sowie eine Beinverkürzung in Kauf genommen werden. – Bei der **Operationsplanung** sollte überlegt werden, ob eine Arthrodese ohne vollständige Resektion der Gelenkflächen möglich ist, wie z. B. bei fibröser Wackelsteife, ob die Gelenkflächen – wie gewöhnlich – sparsam bis in gesunde Spongiosabezirke reseziert werden müssen oder ob umfangreiche Resektionen erforderlich werden, wie z. B. bei Tumoren der Gelenkkörper. Wird vielleicht zusätzlich eine Spongiosaplastik notwendig sein?

Besondere Schwierigkeiten sind bei Arthrodesen nach Prothesenfehlschlägen zu erwarten, weil oft nur minderwertige Resektionsflächen mit umfangreichen zentralen Knochendefekten zur Verfügung stehen.

Folgende **Operationsmethoden** können unterschieden werden:

- Resektions-, Kompressionsarthrodese mit äußeren Spannern (Charnley, M. Müller u. a.) (s. S. 29.4–29.22),
- Resektions-, Kompressionsarthrodese mit geraden Platten (Blauth) (s. S. 29.22–29.26),
- Arthrodese mit »innerer Verriegelung« durch einen Küntscher-Nagel (Küntscher, Chapchal, Maatz) (s. S. 29.27–29.37),
- Resektions-, Kompressionsarthrodese mit Winkelplatte und gleichzeitiger Überbrückungsplastik (Blauth) (s. S. 29.40–29.43),
- Rotationsarthrodese (Borggreve) (s. S. 29.44–29.47),
- Resektionsarthrodese (mit Küntscher-Nagel und Umdrehplastik) (Juvara, Merle d'Aubigné, J. Böhler) (s. S. 29.48–29.52),

Die Resektionsarthrodesen unter Verwendung von gekreuzt verlaufenden Nägeln (Galloway), Zugschrauben, Spannbügeln (Greifensteiner), umgedrehten Knochenblöcken (Roeren, Milgram) oder extraartikuläre Techniken stellen seltene Ausnahmen dar und werden deshalb nicht abgehandelt.

Allgemeine Voraussetzungen

- Guter Allgemeinzustand, ausgeglichene Stoffwechsellage, günstige lokale Bedingungen. Es kann zweckmäßig sein, ausgedehntere, auf dem Knochen adhärente Narben *vor* einer Arthrodese zu beseitigen (z. B. wenn Störungen der Wundheilung befürchtet werden müssen).
- Abschluß des Längenwachstums (Arthrodesen vor Wachstumsabschluß sind im allgemeinen kontraindiziert, falls Verfahren angewandt werden, die zu Störungen des Längenwachstums führen können, wie z. B. Kompressionsarthrodesen).
- Junge Erwachsene und aktive, im mittleren Lebensalter stehende Patienten eignen sich am besten zur Operation, weil sie sich an die Gelenkversteifung eher anpassen können als ältere Menschen. Arthrodesen nach dem 65. Lebensjahr sehen wir deshalb als Ausnahmeindikation an, zumal in diesen Altersgruppen die Alloarthroplastik die meist bessere Alternative darstellt. Nach Ausbau von Endoprothesen kann eine Arthrodese aber auch noch in höherem Alter hilfreich sein.
- Bei Patienten mit rheumatischen Gelenkleiden empfiehlt es sich, Medikamente, die die Wundheilung beeinträchtigen können, rechtzeitig abzusetzen oder möglichst einzuschränken (z. B. Kortikoide).
- Bei Sudeckscher Dystrophie sollte das Stadium III der Erkrankung abgewartet werden.
- *Gleichseitige* Erkrankungen der Hüft- und Fußgelenke oder/und des *gegenseitigen* Kniegelenkes müssen berücksichtigt werden: Bei doppelseitigen Kniegelenkprozessen kann z. B. auf der stärker betroffenen Seite eine Arthrodese, auf der Gegenseite eine Alloarthroplastik oder eine Apparatversorgung erwogen werden. *Bei Versteifung des gegenseitigen Hüftgelenkes darf das Kniegelenk nicht versteift werden!*
- Berufliche und soziale Gesichtspunkte sind zu berücksichtigen.

Indikationen

- Schwere, vorwiegend einseitige **Gonarthrosen,** bei denen weder konservative noch gelenkerhaltende operative Maßnahmen, wie z. B. Umstellungsosteotomien, Erfolg versprechen oder bereits fehlgeschlagen sind und eine Alloarthroplastik kontraindiziert ist.
- Schlaffe Lähmungen mit **Schlottergelenken** und Fehlstellungen der Beinachse, bei denen Muskelersatzoperationen nicht in Frage kommen, Korrekturosteotomien nicht mehr angezeigt sind, der Patient von seinem Apparat befreit sein möchte oder eine Apparatversorgung gescheitert ist. Die Operationsindikation muß hier besonders sorgfältig gestellt werden. Manchmal läßt sich die Frage »Apparat oder Arthrodese« erst nach längerer Beobachtung entscheiden. In Zweifelsfällen sind Wert und Wirkung einer geplanten Arthrodese präoperativ mit einer Gips- oder Kunststoffhülse auszutesten.
- **Posttraumatische Gelenkschäden,** wie z. B. schwere Schlottergelenke, bei denen Eingriffe am Bandapparat nicht mehr angezeigt sind oder der Patient die Apparatversorgung ablehnt. In diesen Indikationsbereich gehören auch die schmerzhaften Gelenksteifen mit Zerstörungen der Gelenkflächen, die sich für gelenkerhaltende Eingriffe, wie z. B. Arthrolysen, nicht mehr eignen.
- **Chronisch-destruierende Gelenkentzündungen** einschließlich Erkrankungen des rheumatischen Formenkreises. Bei bakteriellen Arthritiden müssen Abwehrlage, Verlauf und Intensität eines entzündlichen Prozesses berücksichtigt werden. Zum Zeitpunkt der Operation sollten die akut-entzündlichen Erscheinungen abgeklungen sein.
- Besondere Probleme bringen Arthrodesen nach Ausbau **gelockerter und / oder infizierter Endoprothesen** mit sich (s. S. 29.53 f.). Nach Entfernung der Prothesenteile und des Knochenzementes verbleiben meistens größere Knochendefekte und dünnwandige Knochenröhren. Es müssen u. U. beträchtliche Beinverkürzungen und Fehlschläge (Pseudarthrosen) in Kauf genommen werden. Eine Kompressionsarthrodese mit äußeren Spannern und gleichzeitiger Spongiosaanlagerung kann die beste Lösung sein. Auch bei **vereiterten Gelenken** mit umfangreichen Knochennekrosen und Weichteilfisteln stellt eine Stabilisierung der Knochen mit dem Kompressionssystem »Fixateur externe« das zweckmäßigste Verfahren dar. Die Steinmann-Nägel müssen weitab vom Wundgebiet eingebracht werden. – Man kann aber auch gezwungen sein, auf eine primäre Arthrodese zu verzichten und sich zunächst darauf zu beschränken, Fremdmaterial und Sequester zu entfernen, Fisteln und Granulationsgewebe zu exzidieren, eine Spül-Saug-Drainage anzulegen, die Gliedmaße vorübergehend im Gipsverband zu fixieren und den Patienten nach Ausheilung der Infektion mit einem entlastenden Stützapparat zu versorgen. Die Arthrodesenoperation kann nach ca. 9 Monaten nachgeholt werden. Manche Patienten kommen jedoch auch allein mit der Orthese zurecht.
- **Neuropathische Gelenkerkrankungen** (»Charcot-Knie«). Sie bieten für die Arthrodese ebenfalls große Schwierigkeiten und sind durch manche Fehlschläge belastet: Störungen der Trophik, regressive Veränderungen am Knochen und an den Weichteilen sowie osteolytische Prozesse können die knöcherne Überbrückung an den Resektionsflächen verhindern oder verzögern. Aber auch nach Erreichen der Arthrodese drohen Komplikationen, wie z. B. Frakturen am oberen oder unteren Ende des Osteosynthesematerials. Deshalb ist die *Apparatversorgung* im allgemeinen einer Arthrodese *vorzuziehen.* Bei doppelseitigem Gelenkbefall kann jedoch auf einer Seite eine Arthrodese versucht werden, wenn sich die Krankheit im »proliferativen« und nicht im »osteolytischen« Stadium befindet (Röntgenverlaufsserien!).
- Kniegelenknahe Knochentumoren (s. S. 28.15).

Kompressionsarthrodese mit äußeren Spannern

Die **Technik der Kompressionsarthrodese** mit äußeren Spannern ist in der jüngsten Vergangenheit mehrfach verbessert und modifiziert worden. Folgende Methoden sollen hervorgehoben werden:

- das Verfahren nach Charnley u. M. Müller, (Abb. **1–12**)
- das Verfahren mit Gewindespanner und Doppelbacken (AO), (Abb. **13** und **14**)
- das Verfahren mit dem Rohrsystem einschließlich »Zeltaufbau« (AO) (»modifizierte Technik der räumlichen Konstruktion«), (Abb. **15–27**).

Vorteile

Die Versteifung wird in der Regel rasch und zuverlässig erreicht. Auf zusätzliche Gipsverbände kann verzichtet werden. Benachbarte Gelenke lassen sich frühzeitig mobilisieren. Geringe Nachkorrekturen sind möglich. Einfache Handhabung des Instrumentariums mit standardisierter Operationstechnik. Die zusätzlich in der vorderen Resektionsebene fixierte Patella erhöht die Stabilität gegen sagittale Belastung. Das Verfahren ist in der »modifizierten Technik der räumlichen Konstruktion« (Decker u. Scheuer 1982, K. H. Müller 1981, Hierholzer u. Mitarb. 1979) besonders bei Arthrodesen am infizierten Gelenk zu empfehlen.

Nachteile

Gefahr von Sekundärinfektionen an den Durchtrittsstellen der Steinmann-Nägel (vor allem, wenn die umliegende Haut unter Spannung belassen wird!). Behinderung der gegenseitigen Gliedmaße durch äußere Spanner.

Vorbereitung und Lagerung

Blutsperre im proximalen Oberschenkeldrittel. Die gleichseitige Gesäßhälfte wird etwas hochgelagert, bis die Kniescheibe genau nach vorn zeigt. Die Beinachse sollte während des Eingriffs ohne Schwierigkeiten zu überprüfen sein.

Technik

Technik nach Charnley u. M. Müller

(Abb. **1–12**)

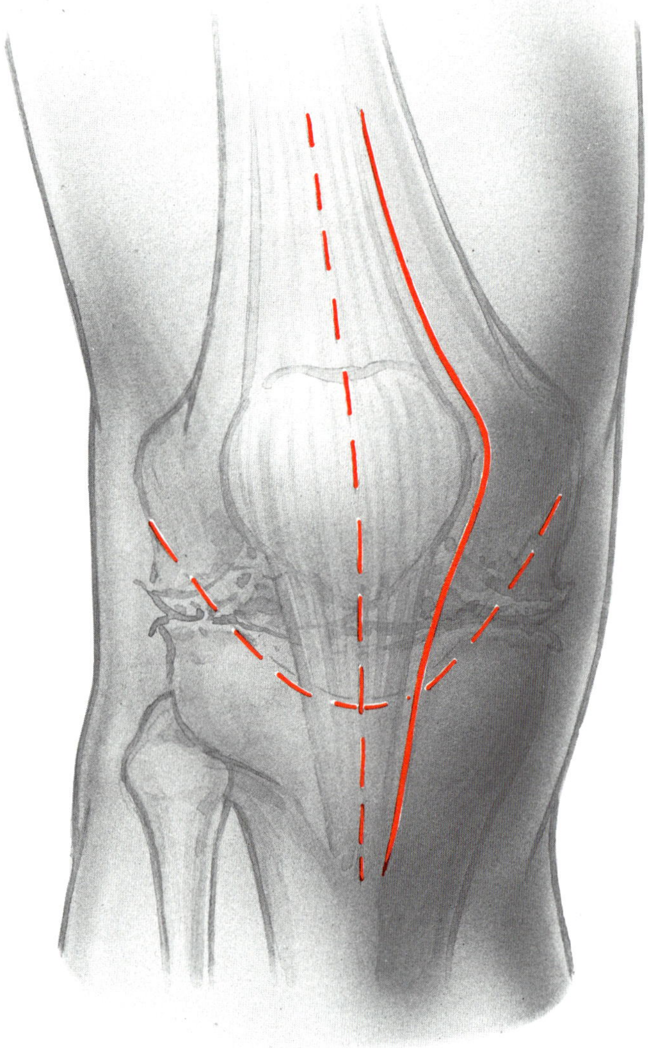

1 Längsschnitt oder medialer Payr-Schnitt über der Vorderseite des Kniegelenkes von ca. 3–4 cm oberhalb der Patella bis zur Tuberositas tibiae. Als Alternative kann auch ein Textor-Schnitt verwendet werden. Er beginnt etwa 1 cm distal des Epicondylus medialis, verläuft flach bogenförmig nach distal-ventral, kreuzt das Lig. patellae ungefähr im oberen Drittel zwischen dem distalen Patellapol und der Tuberositas tibiae und endet etwas distal des Epicondylus femoris lateralis. Diese Inzision ergibt eine sehr gute Übersicht. Störungen der Wundheilung sind nur zu befürchten, wenn nicht flach genug, sondern zungenförmig inzidiert wird und die Blutzirkulation dadurch im Bereich des Lappenrandes notleidet.

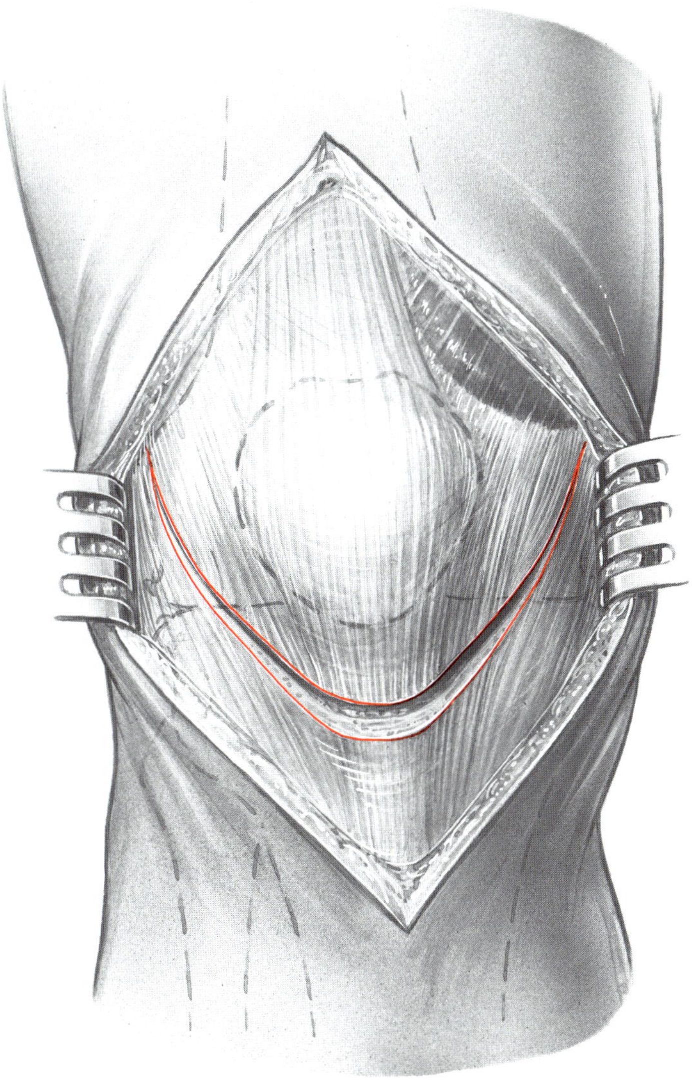

2 Das Gelenk wird durch einen bogenförmigen, nach distal konvexen Schnitt vom Epicondylus femoris lateralis durch das Lig. patellae zum Epicondylus femoris medialis eröffnet. Man tastet sich den medialen und lateralen Gelenkspalt und achtet darauf, daß die Inzision vorn etwas unterhalb der Gelenkhöhe liegt.

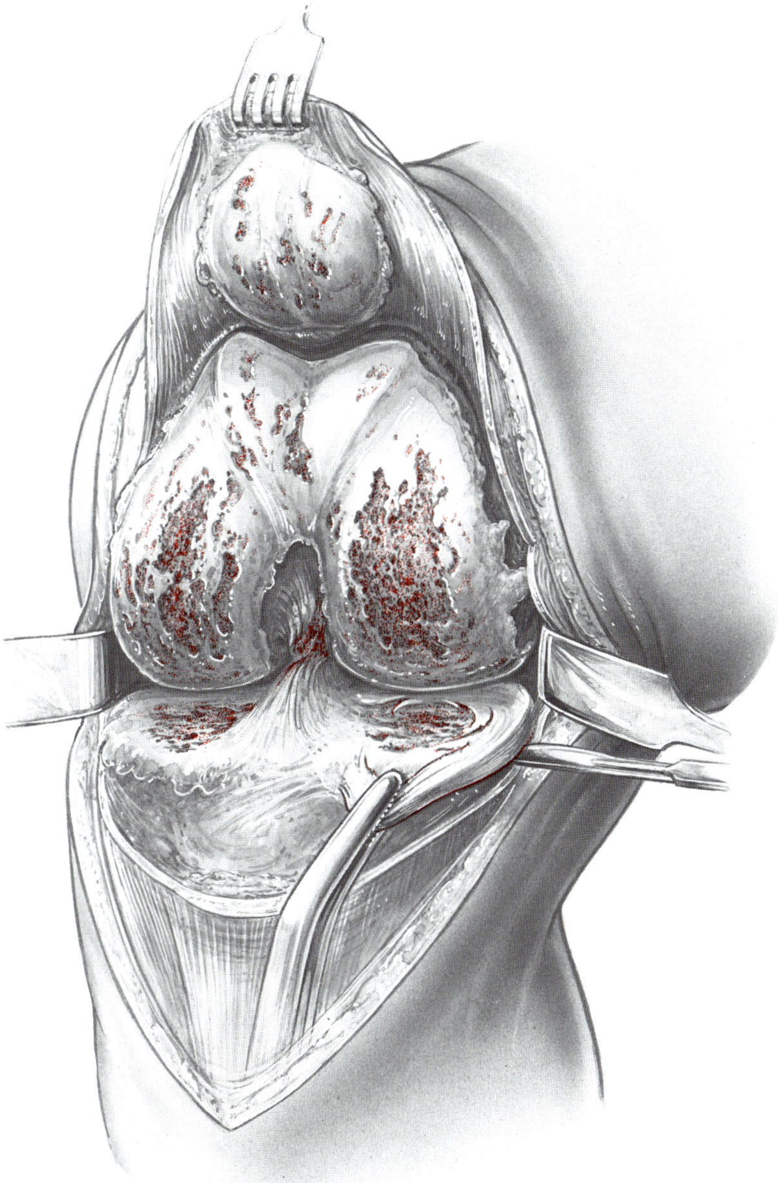

3 Der Streckapparat wird nach proximal weggezogen. Zunehmende Unterschenkelbeugung; dabei Durchtrennung der sperrenden Anteile der Gelenkkapsel im medialen und lateralen Wundwinkel. Menisken und Kreuzbänder oder deren Reste werden reseziert, die Seitenbänder durchtrennt. Danach rücken die Gelenkkörper auseinander.

4

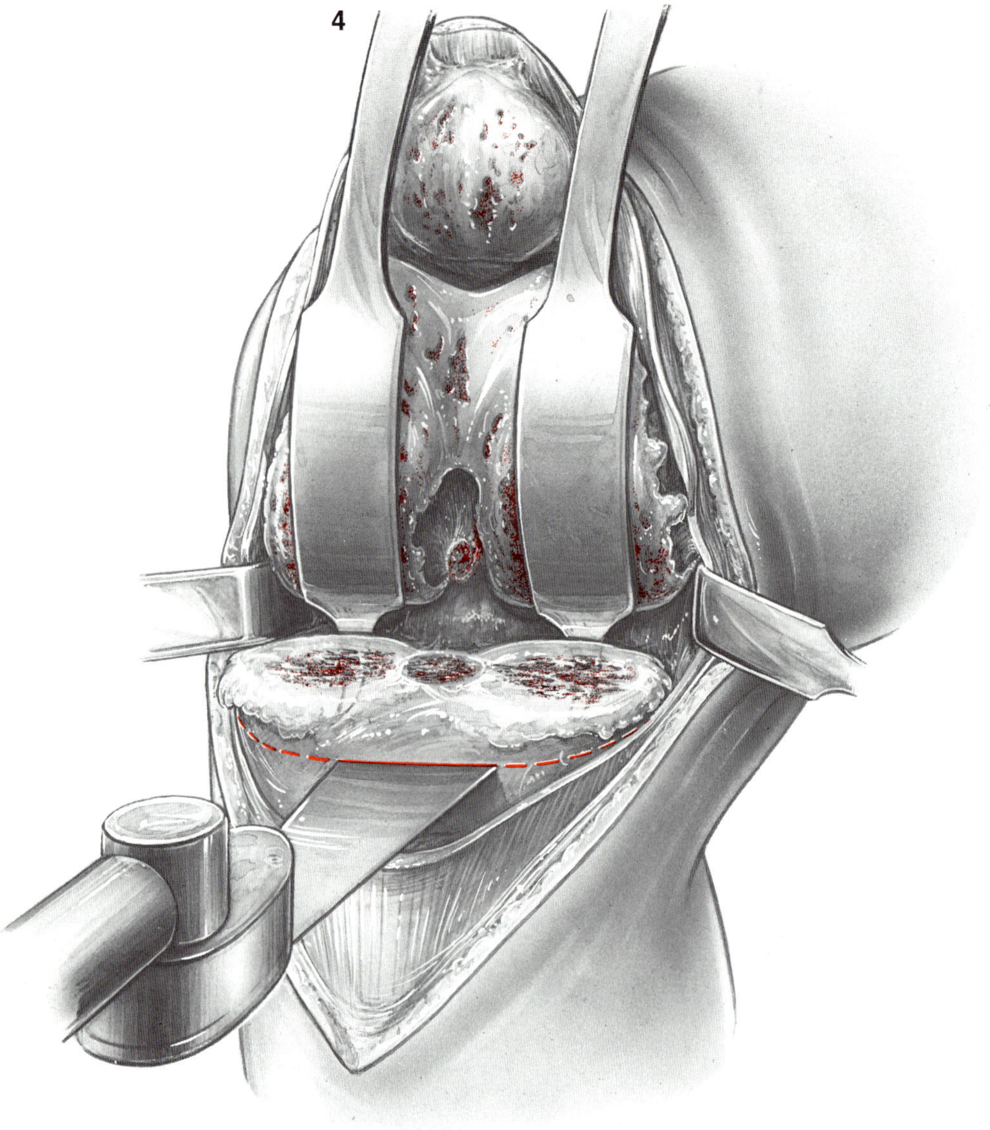

4 Man setzt 2 Hohmann-Haken direkt hinter den Tibiakopf und hebelt damit das Tibiaplateau nach vorn. Die Tibiagelenkfläche wird mit der Säge bis auf einen schmalen hinteren Knochenrand durchtrennt, wobei die Schnittfläche in der Frontalebene 10 Grad nach hinten geneigt sein sollte (breites Sägeblatt benutzen). Es muß so weit reseziert werden, bis überall spongiöser Knochen freiliegt. Die hintere Knochenbrücke hebeln wir mit einem breiten Meißel ab. Die Weichteile in der Kniekehle werden durch die Hohmann-Hebel geschützt. – (Man kann die Schnittfläche auch rechtwinklig zur Tibialängsachse wählen und die Femurgelenkflächen 10 Grad nach hinten geneigt resezieren, um eine Arthrodese in leichter Beugestellung zu erreichen.)

5

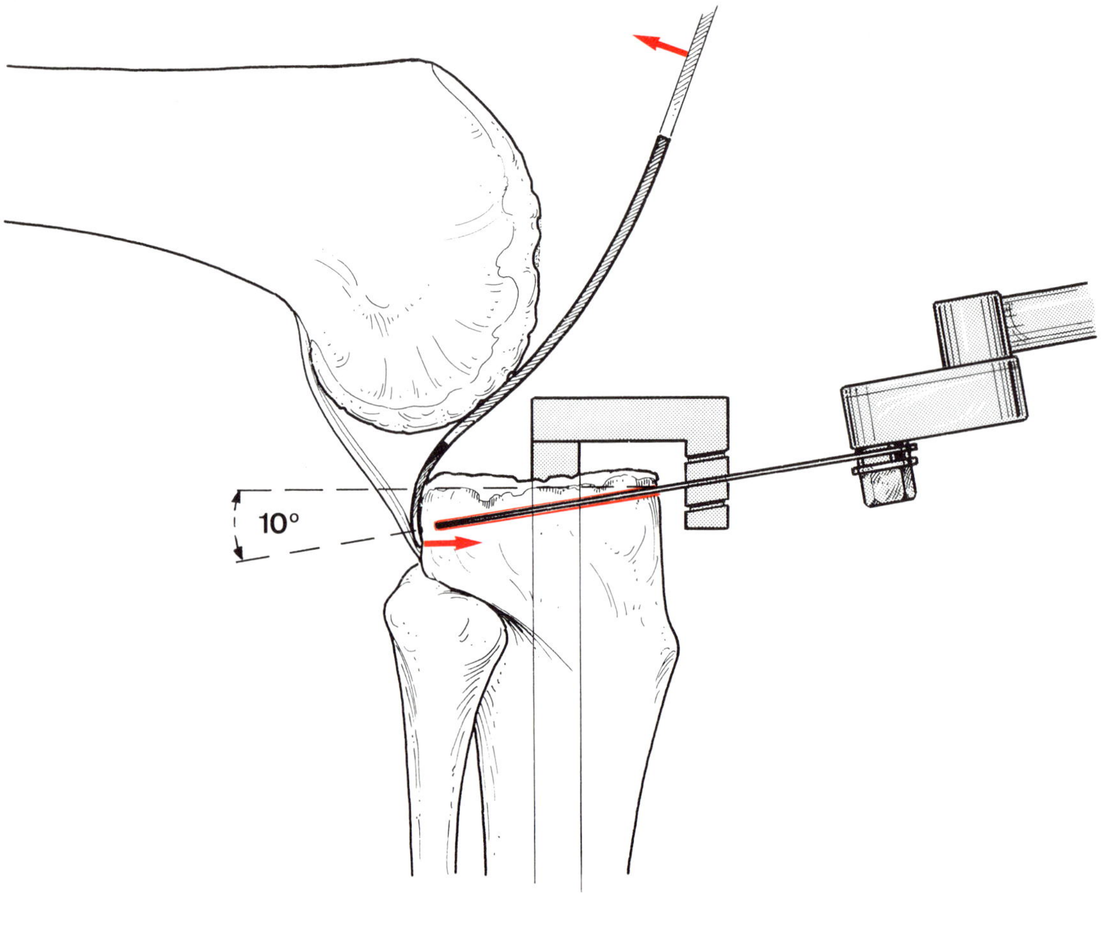

5 Schema der Resektion bei seitlicher Betrachtung. Der Tibiakopf läßt sich nach Durchtrennung der Seiten- und Kreuzbänder sowie nach Entfernung der Menisken leicht mit Hohmann-Hebeln nach vorn schieben. – Zur exakten endgültigen Resektion kann eine Sägeschablone benutzt werden, deren Stiel in die Tibiamarkhöhle eingebracht wird.

6

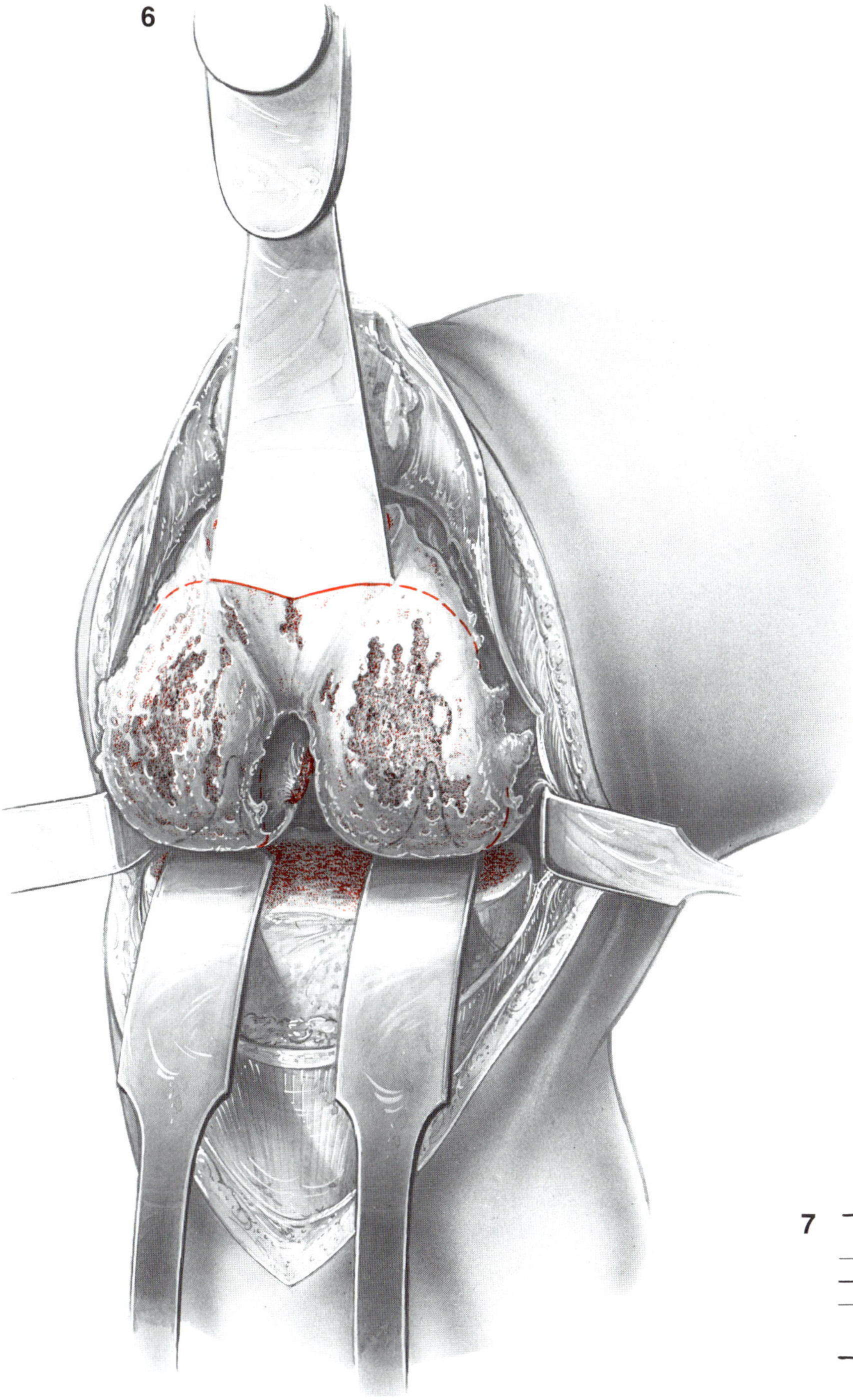

6 Resektion der Femurgelenkflächen: Das distale Femurende wird mit Hohmann-Hebeln unterfahren. Man drückt damit den Tibiakopf nach hinten und sägt (oder meißelt) die Gelenkflächen senkrecht zur Längsachse des Femurs ab. Die Resektionsfläche wird mit einer breiten Raspel geglättet! (Zur besseren Orientierung der Lage der Femurachse kann ein 2,5 mm dicker Kirschner-Draht dienen, der auf die Vorderfläche des Femurschaftes aufgeschoben wird. – Empfehlenswert ist eine Sägeschablone, deren Stiel in der eröffneten Markhöhle liegt.)

7

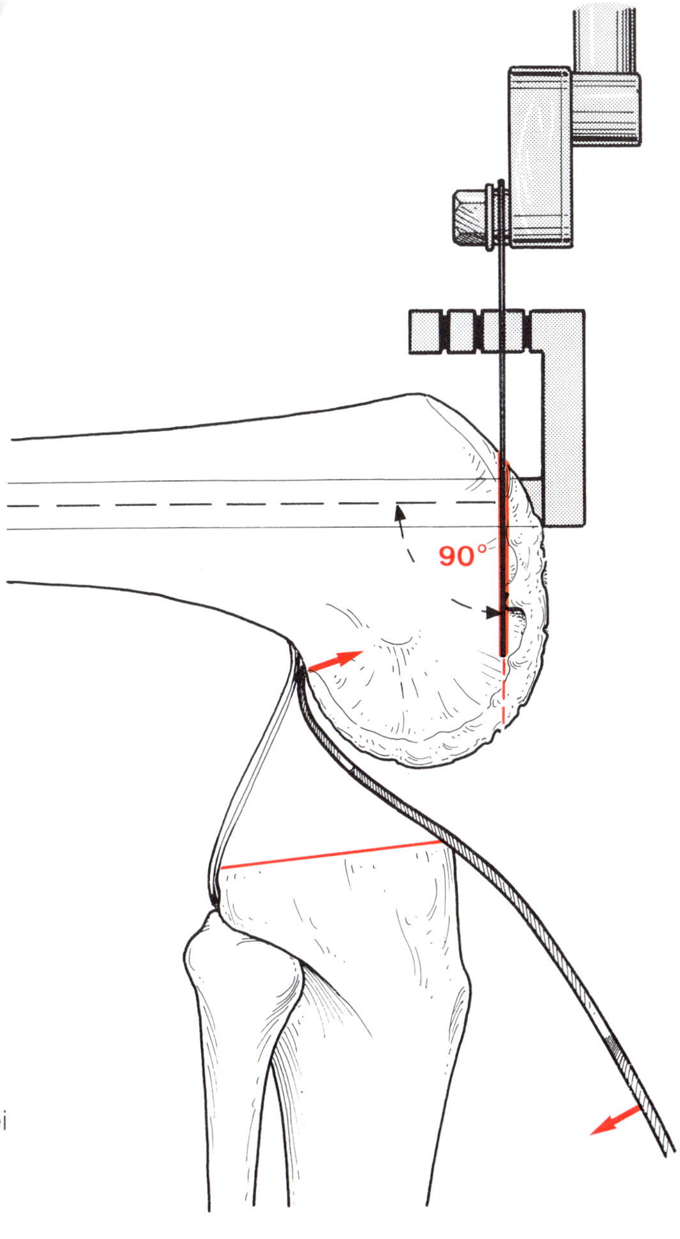

7 Schema der Resektion der Femurgelenkflächen bei seitlicher Betrachtung.

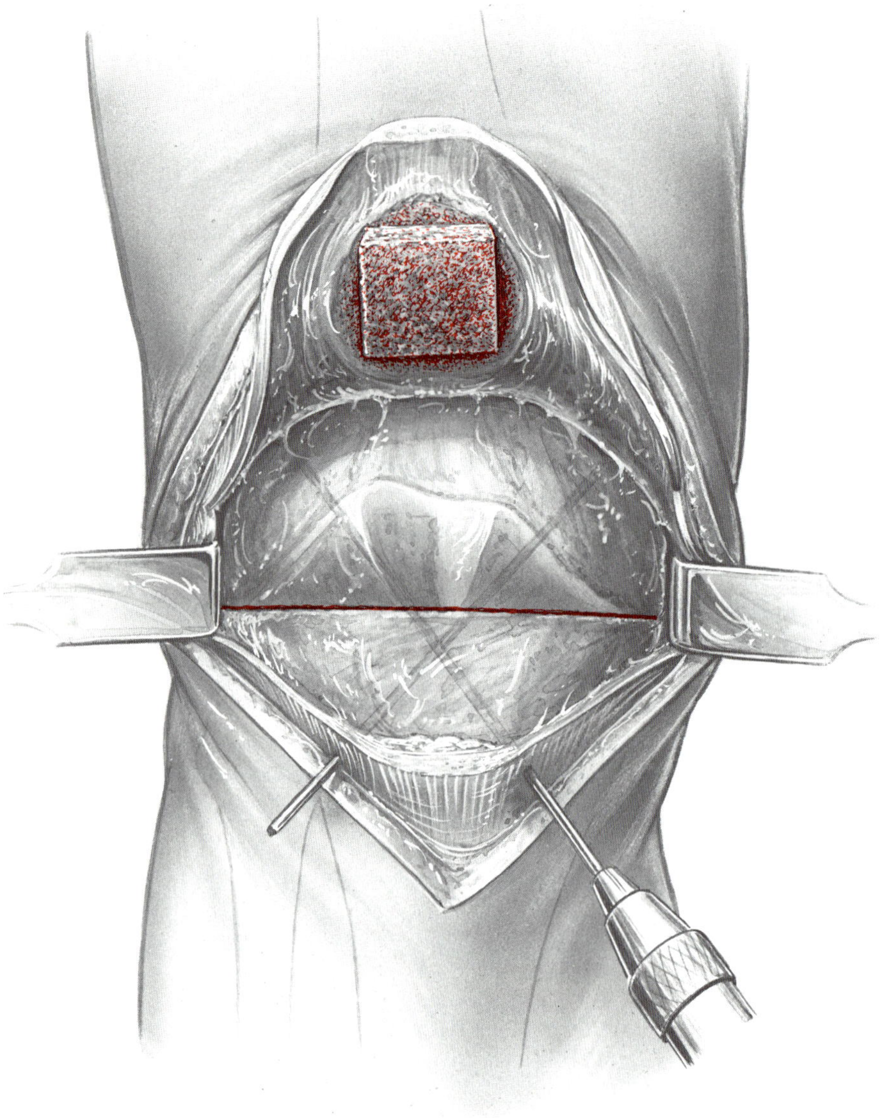

8 Die Patellagelenkfläche wird abgetragen. Die Kniescheibe richtet man zu einem rechtwinkligen Würfel und paßt sie später als »Brückenspan« zwischen Femur und Tibia ein. Sie kann auch vollständig ausgelöst und anschließend zu einem würfelförmigen Transplantat geformt werden. Die Resektionsflächen von Femur und Tibia werden probeweise adaptiert. Passen sie korrekt aufeinander, fixiert man sie temporär mit 2 Kirschner-Drähten (2,2 mm).

9 Überprüfung der Beinachse (auch der Rotation!). Die Mitte des Kniegelenkes sollte auf der Verbindungslinie zwischen Spina iliaca anterior superior und dem Zwischenraum zwischen der 1. und 2. Zehe liegen (Fuß in Mittelstellung). ⇨

9

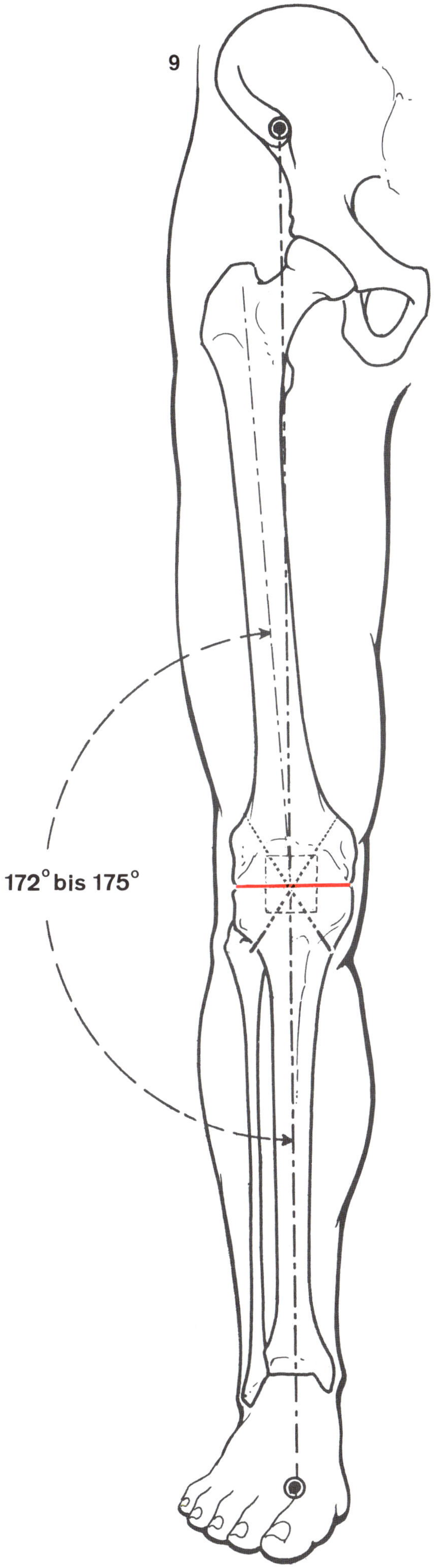

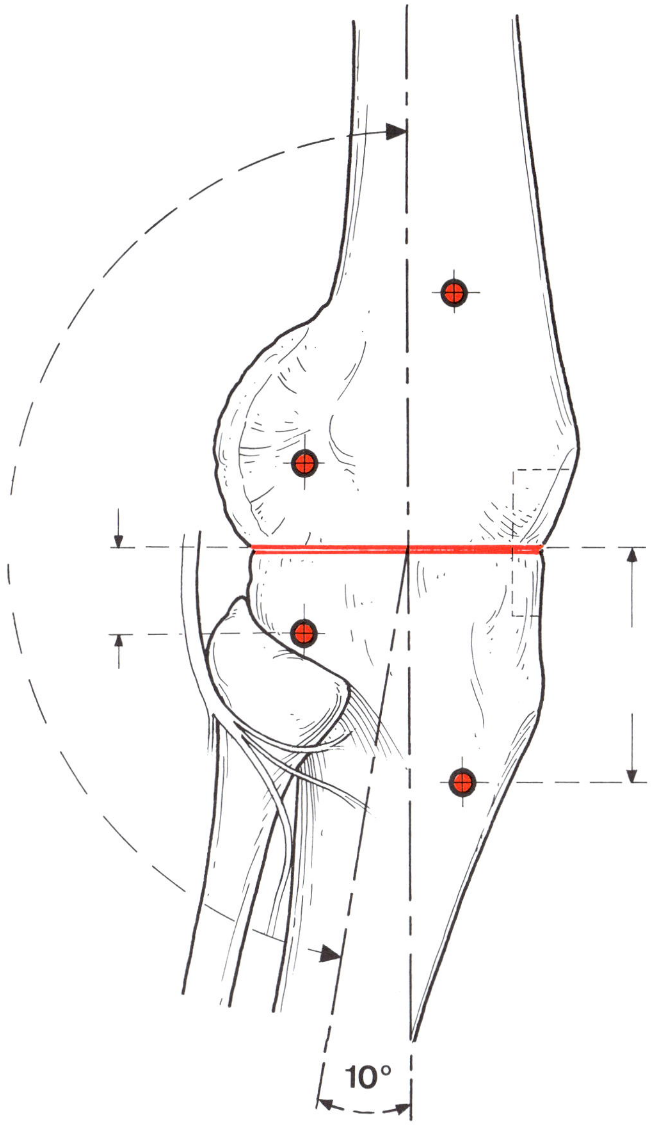

10 Der Unterschenkel ist um etwa 10 Grad gebeugt. Passen die Resektionsflächen exakt aufeinander, werden die Steinmann-Nägel der Kompressionsvorrichtung (Fixateur externe) angelegt. *Nägel mit Gewinde im mittleren Anteil* sind grundsätzlich zu *bevorzugen,* weil sie sich besser im Knochen verankern lassen und dadurch sekundären Verschiebungen weitgehend vorgebeugt wird. Der Abstand der hinteren Bohrlöcher in Femur und Tibia sollte mindestens 2,5 cm zur Resektionsfläche betragen. Die vorderen Bohrlöcher werden etwa 5–6 cm proximal und distal der Resektionsfläche angelegt.

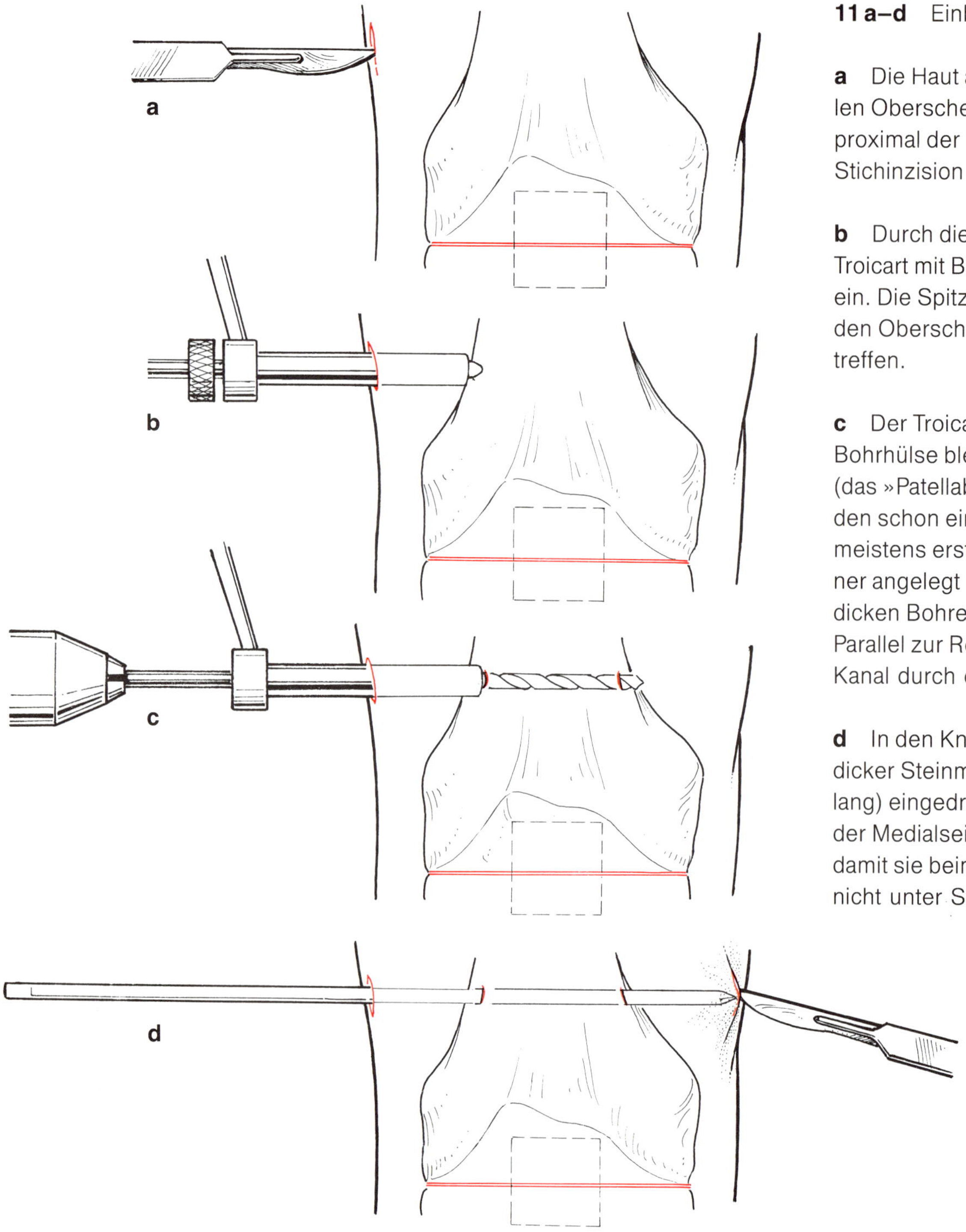

11 a–d Einbringen der Steinmann-Nägel.

a Die Haut an der Lateralseite des distalen Oberschenkelendes wird ca. 5–6 cm proximal der Resektionsfläche durch eine Stichinzision eröffnet.

b Durch die Weichteile führen wir einen Troicart mit Bohrhülse bis zum Knochen ein. Die Spitze des Instrumentes sollte den Oberschenkel dicht vor der Mitte treffen.

c Der Troicart wird zurückgezogen, die Bohrhülse bleibt auf dem Knochen fixiert (das »Patellabett« ist aus Übersichtsgründen schon eingezeichnet. Wir bereiten es meistens erst später vor, wenn der Spanner angelegt ist!). Einführen des 3,5 mm dicken Bohrers bis zum Knochenkontakt. Parallel zur Resektionsfläche wird ein Kanal durch das Femur gebohrt.

d In den Knochenkanal wird ein 4,5 mm dicker Steinmann-Nagel (ca. 200 mm lang) eingedreht. Zuvor wird die Haut auf der Medialseite etwas nach vorn gezogen, damit sie beim späteren Wundverschluß nicht unter Spannung steht.

Parallel zum Steinmann-Nagel bohren wir den zweiten Bohrkanal (3,5 mm Durchmesser) durch die Tibia, möglichst weit vorn in der Frontalebene. Der zweite Steinmann-Nagel wird durch diesen Bohrkanal eingedreht und durch die Weichteile auf der Medialseite des Unterschenkels geschoben. Die Nägel schieben wir so weit vor, daß sie beiderseits in gleicher Länge aus den Weichteilen überstehen.

Wiederum achten wir darauf, daß die Haut an den Ein- und Austrittsstellen nicht unter Spannung gerät. Je ein weiterer Steinmann-Nagel wird nun mit gleicher Technik möglichst weit hinten durch Femur und Tibia eingebracht, und zwar in einem Abstand von etwa 2,5–3 cm von den Resektionsflächen entfernt. Siehe Schema der Arthrodese in seitlicher Ansicht mit Darstellung der Lage der Bohrkanäle in Abb. 10.

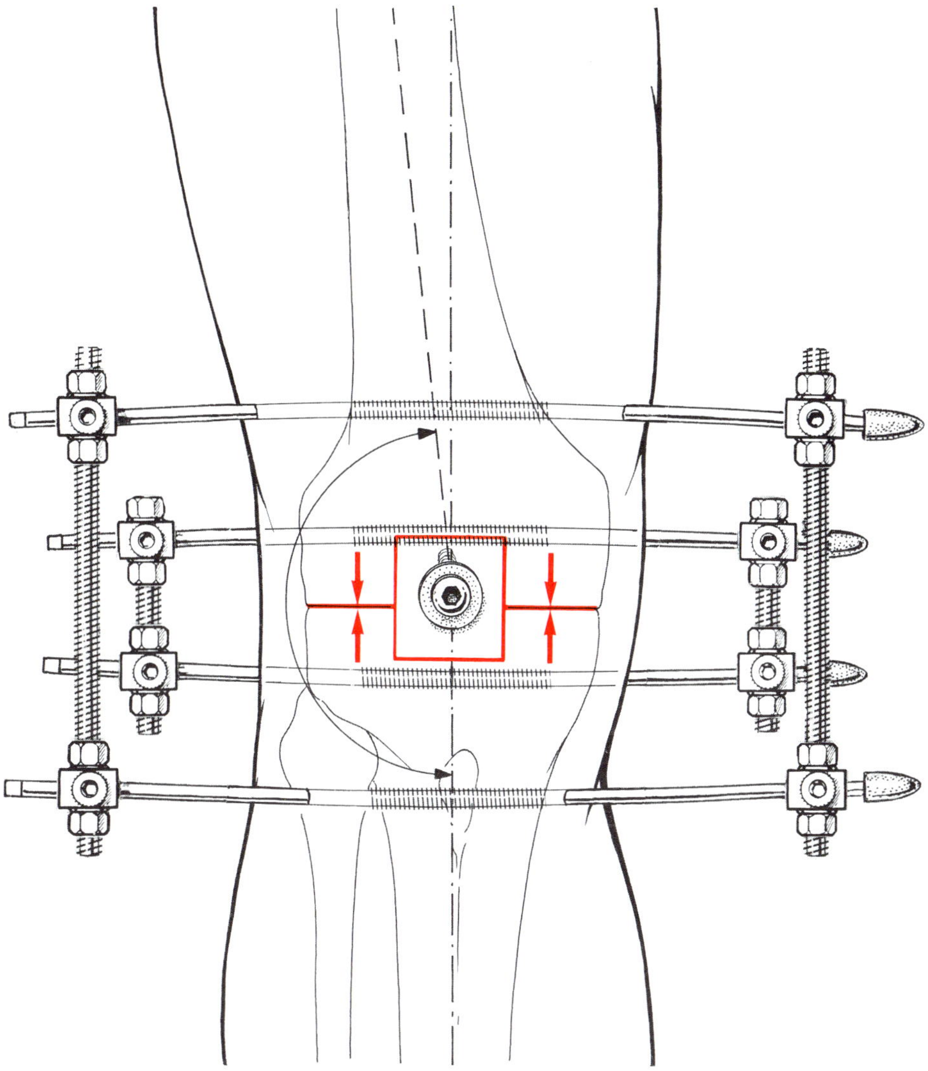

12 Die äußeren Spanner sind angebracht, die Resektionsflächen komprimiert (Steinmann-Nägel leicht durchgebogen!). Die Spanner müssen möglichst nahe zum Knochen liegen (höherer Kompressionseffekt). Der von den Spanngeräten ausgeübte Druck soll gleichmäßig auf die Resektionsflächen einwirken. – Die zugerichtete Patella ist mit einer Spongiosa- oder Flachkopfschraube in ihr vorbereitetes Bett fixiert.

Die Haut in der Umgebung der Steinmann-Nägel muß überprüft werden: Spannungsbezirke durch Inzisionen entlasten!

Redon-Drainagen, schichtweiser Wundverschluß.

Die Umgebung der Steinmann-Nägel wird mit Mastisol oder ähnlichem bestrichen und mit sterilen Tupfern abgedeckt. Die spitzen Enden der Steinmann-Nägel bedecken wir mit speziellen Plastikhütchen oder abgeschnittenen Stücken von Plastikschläuchen, um Verletzungen zu vermeiden.

Technik mit Gewindespanner und Doppelbacken der AO

(Abb. **13** und **14**)

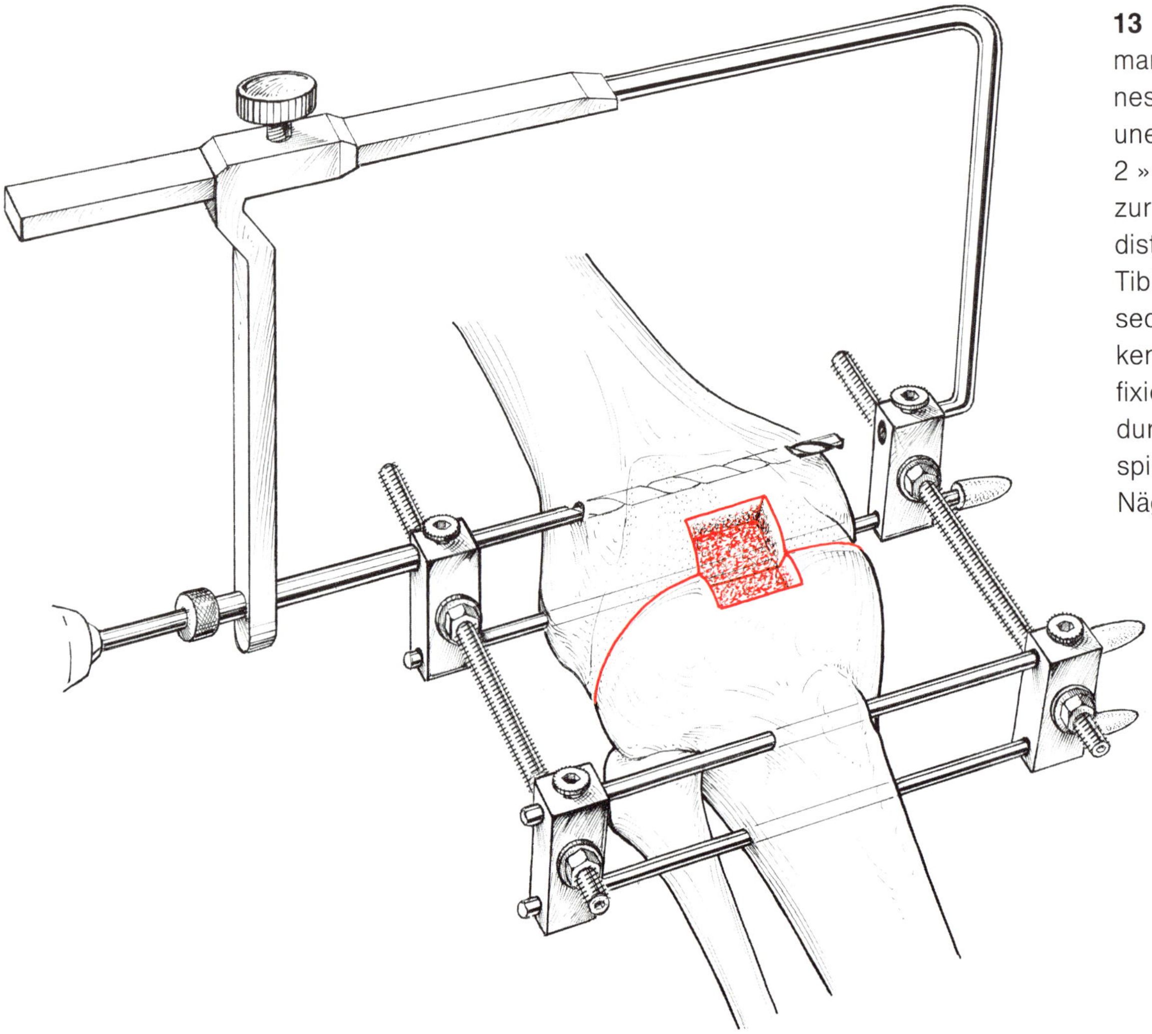

13 Die 4,5 mm dicken Steinmann-Nägel werden mit Hilfe eines speziellen, für diese Technik unerläßlichen Zielgerätes und 2 »Querdoppelbacken« parallel zur Resektionsebene in das distale Femur und die proximale Tibia eingebracht. Mit Innensechskantschrauben an den Backen werden die Steinmann-Nägel fixiert. Das System setzt man durch Andrehen der Gewindespindel unter Druck, bis sich die Nägel leicht durchbiegen.

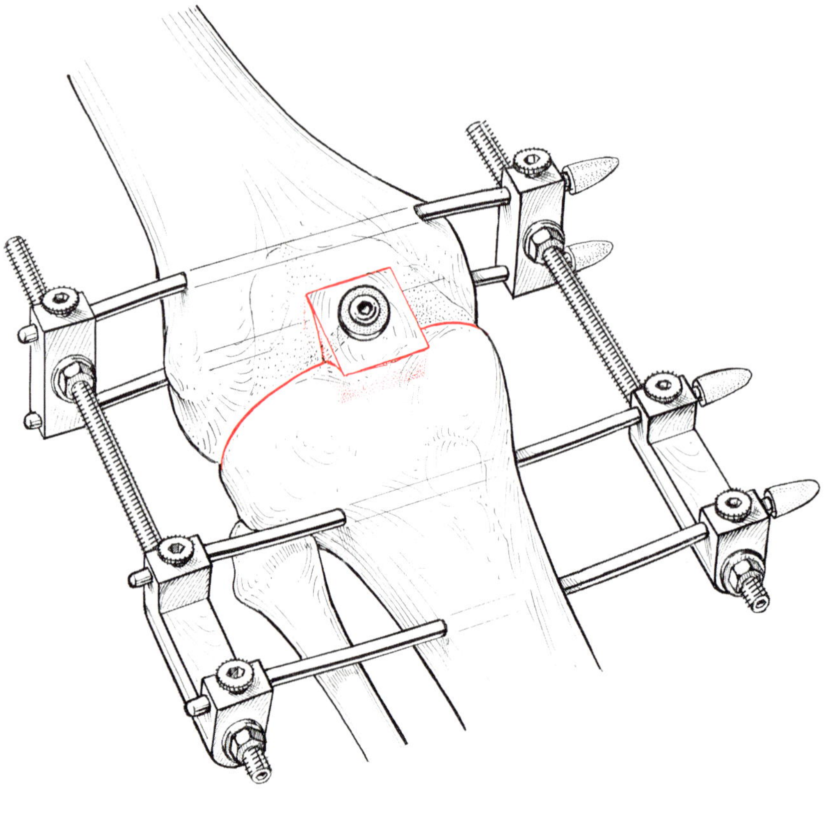

14 Alternativ kann anstatt der zweiten Querbacke distal eine Längsbacke im Bereich der Tibia verwendet werden.

Technik mit dem Rohrsystem der AO

(Abb. **15–25**)

Man benötigt zwei Rohre, 4 Steinmann-Nägel und 8 Standardbacken. Im AO-Bulletin (Boltze) wird folgendes empfohlen (Abb. **15–20**): »Von lateral nach medial wird zunächst 4 cm distal und parallel der Arthrodesenlinie ein Kanal mit dem 3,5-mm-Bohrer gebohrt. Dieser Kanal sollte möglichst weit ventral verlaufen« (Abb. **15**). »Eindrehen eines 4,5 mm dikken Steinmann-Nagels. Ebenfalls ungefähr 4 cm proximal der Arthrodesenlinie wird nach Stellungskontrolle in analoger Weise parallel zum ersten Steinmann-Nagel und wiederum möglichst weit ventral der zweite, 4,5 mm dicke Steinmann-Nagel eingesetzt« (Abb. **16**). »Auf die gewählten 2 Rohre werden jeweils 4 Standardbacken derart geschoben, daß für die bereits eingesetzten 2 ventral gelegenen Steinmann-Nägel die Steinmann-Nagel-Fixationsvorrichtungen ventral liegen. Vorläufige Fixation der 2 Steinmann-Nägel und Rohre« (Abb. **17**). »Auf das laterale Ende des distalen Steinmann-Nagels wird die Bohrlehre geschoben. Die 3,5 mm-Bohrbüchse wird nun durch eines der freien Löcher der Bohrlehre geführt, da sie die freie laterale Standardbacke, deren Steinmann-Nagel-Fixationsvorrichtung nach dorsal liegt, so auffädeln kann, daß der Arthrodesen-Steinmann-Nagel möglichst weit dorsal zu liegen kommt. Vorsichtiges Anklemmen der Bohrbüchse und Bohren eines Kanales mit dem 3,5-mm-Bohrer durch die Bohrbüchse« (Abb. **18**). »Eindrehen des distalen, nahe an der Arthrodesenlinie liegenden und 5 mm dicken Steinmann-Nagels. In analoger Weise wird der proximale, nahe an der Arthrodesenlinie liegende und ebenfalls 5 mm dicke Steinmann-Nagel eingedreht« (Abb. **19**). »Anziehen aller Fixationsschrauben der proximalen Standardbacken und Unterdrucksetzen der Arthrodese mit den 2 offenen Druckspannern, die nach Anziehen auch der distalen Fixationsschrauben wieder abgenommen werden können. Einsetzen des anfangs entfernten Würfels aus der Patella ventral quer über die Arthrodesenlinie« (Abb. **20**).

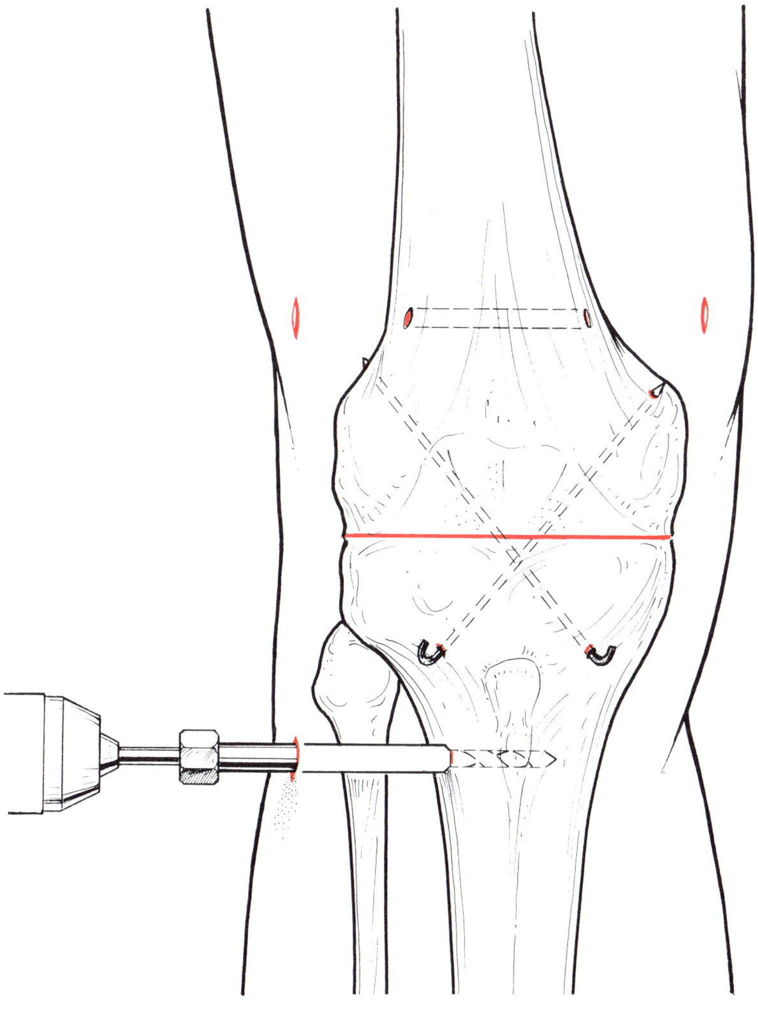

15 Temporäre Fixation von Femur und Tibia und Anlegen der ersten Bohrkanäle.

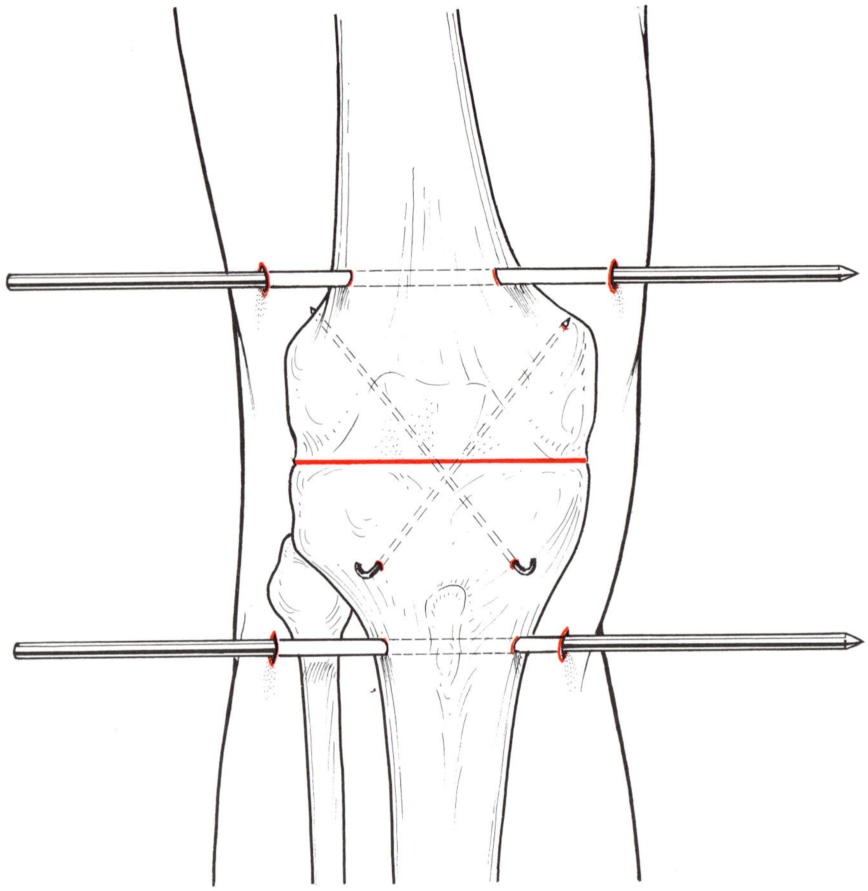

16 Einbringen der beiden von der Resektionsebene fernen Steinmann-Nägel.

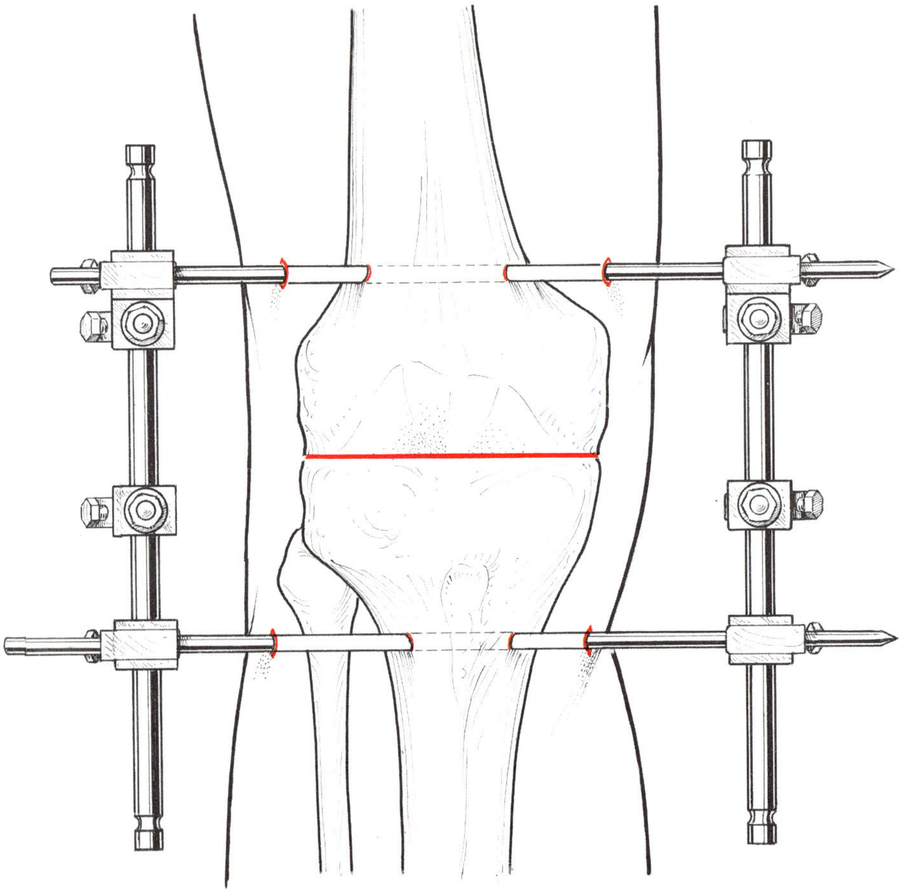

17 Rahmenkonstruktion mit zusätzlich eingebrachten Standardbacken.

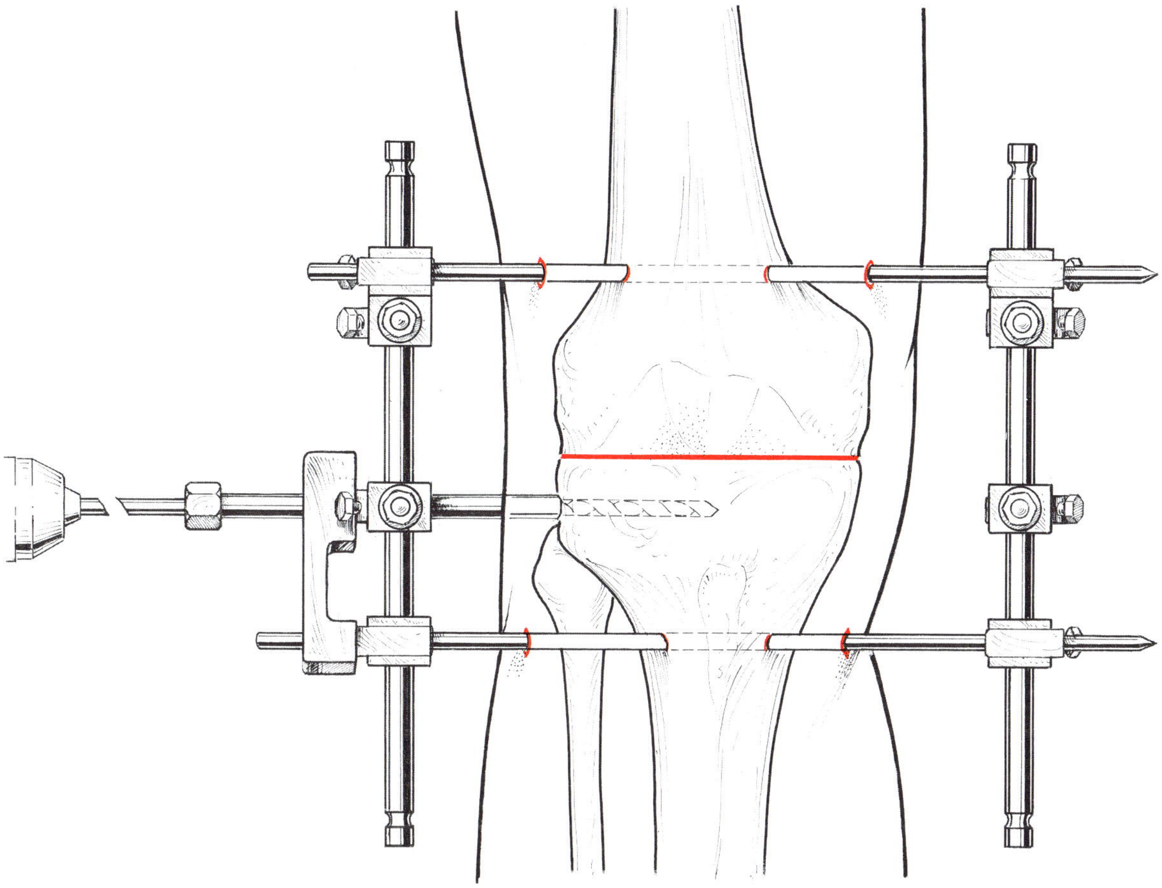

18 Aufsetzen der Bohrlehre.

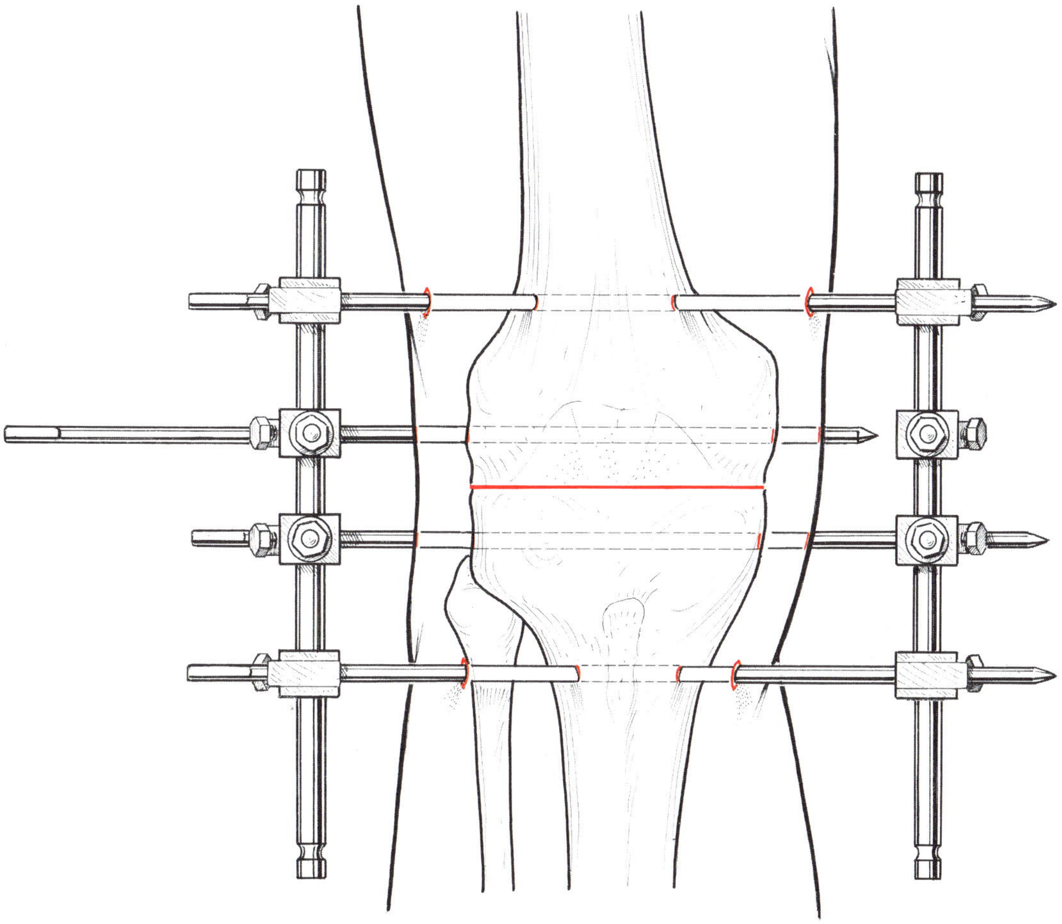

19 Einbringen der zentralen Steinmann-Nägel. Für die zugerichtete Patella wird eine Vertiefung in den osteotomienahen Bereich von Femur und Tibia geschaffen.

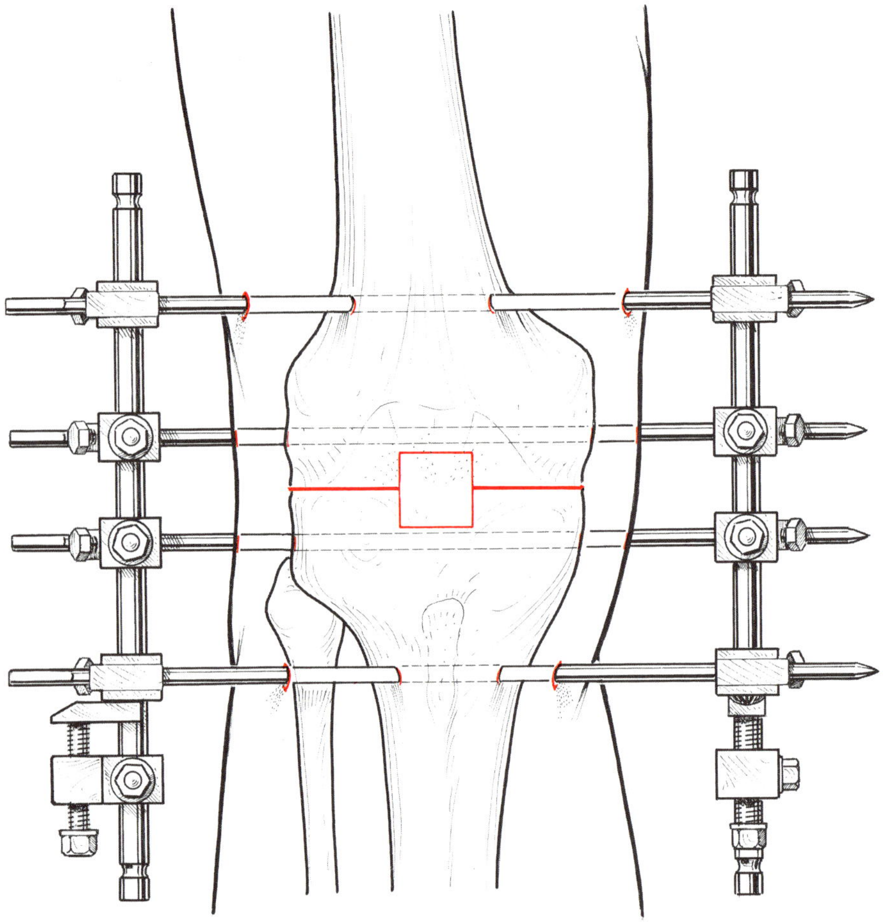

20 Die Arthrodese wird unter Druck gesetzt.

Modifikation

Die *Arthrodese* kann auch mit *4 Rohren, 4 Steinmann-Nägeln* und *8 Standardbacken* vorgenommen werden (Abb. **21–25**). Die ersten beiden Steinmann-Nägel werden, wie in Abb. **15** und **16** dargestellt, eingebracht. Zum weiteren Vorgehen heißt es im AO-Bulletin: »Auf die gewählten 2 Rohre werden jeweils 2 Standardbacken geschoben, und nach Aufschieben auf die Steinmann-Nägel werden die Fixationsschrauben zur Steinmann-Nagel- und Rohrfixation angezogen« (Abb. **21**). »Möglichst parallel zum ersten distalen Steinmann-Nagel wird von lateral nach medial, 1–2 cm distal der Arthrodese, ein Kanal mit dem 3,5 mm-Bohrer gebohrt. Eindrehen eines 5 mm dicken Steinmann-Nagels« (Abb. **22**). »Auf das laterale Ende des arthrodesennahen distalen Steinmann-Nagels wird die Bohrlehre geschoben. Durch die Bohrlehre und durch die eingeführte 3,5-mm-Bohrbüchse wird der Kanal für den proximalen arthrodesennahen Steinmann-Nagel gebohrt. Eindrehen eines ebenfalls 5 mm dicken Steinmann-Nagels« (Abb. **23**). »Fixation der Steinmann-Nägel und der beiden gewählten Rohre mit jeweils 2 Standardbacken. Anziehen der Fixationsschrauben der 4 proximalen Standardbacken zur Steinmann-Nagel- und Rohrfixation« (Abb. **24**). »Kompression der Arthrodesenfläche mit den offenen Druckspannern, die zunächst auf die distalen Rohrenden der dorsal gelegenen Rohre, dann auf die ventral gelegenen Rohre angeschraubt werden« (Abb. **25**).

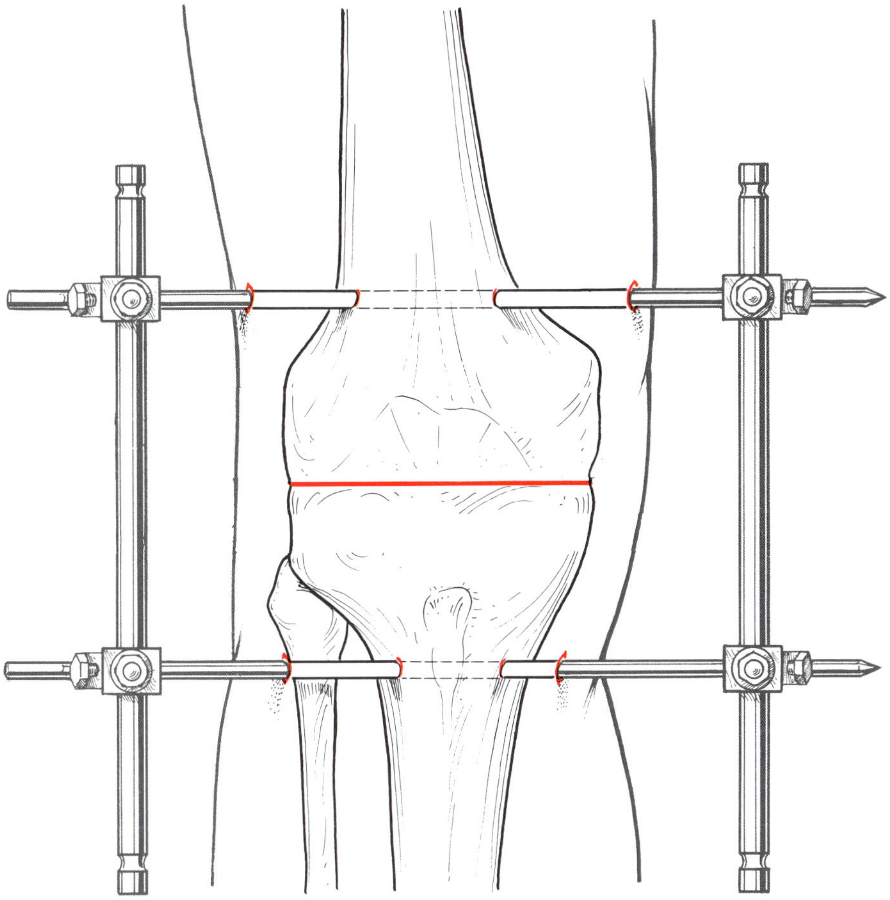

21 Anbringen des vorderen Rahmens.

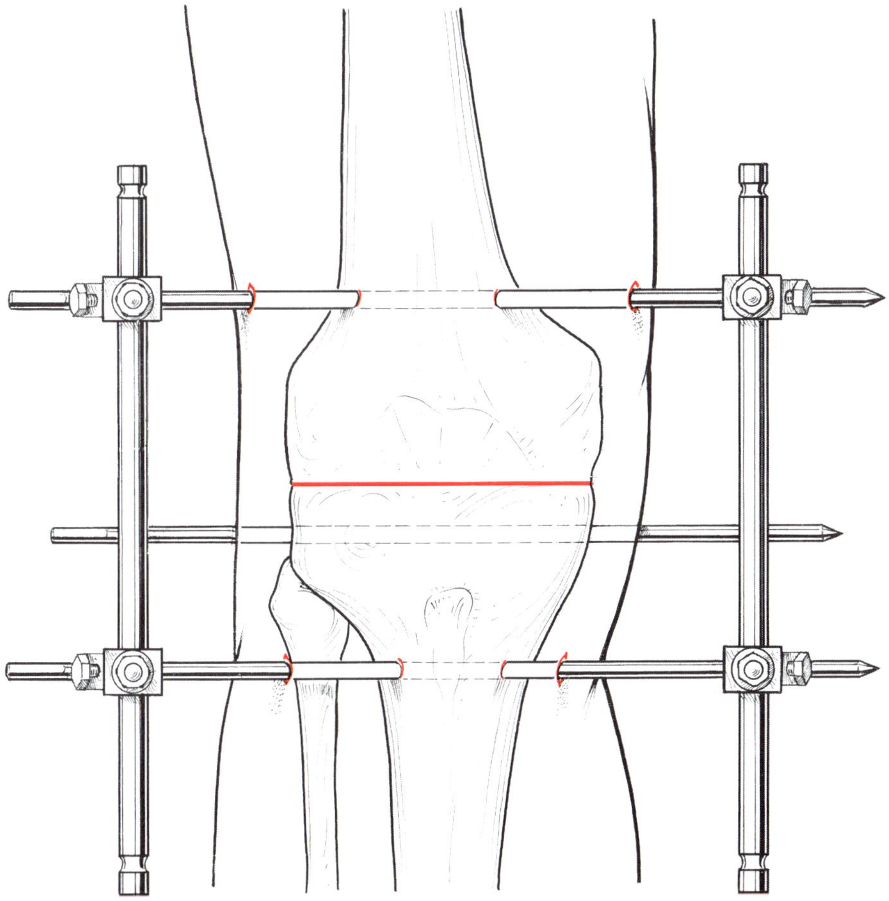

22 Anbringen des unteren Steinmann-Nagels.

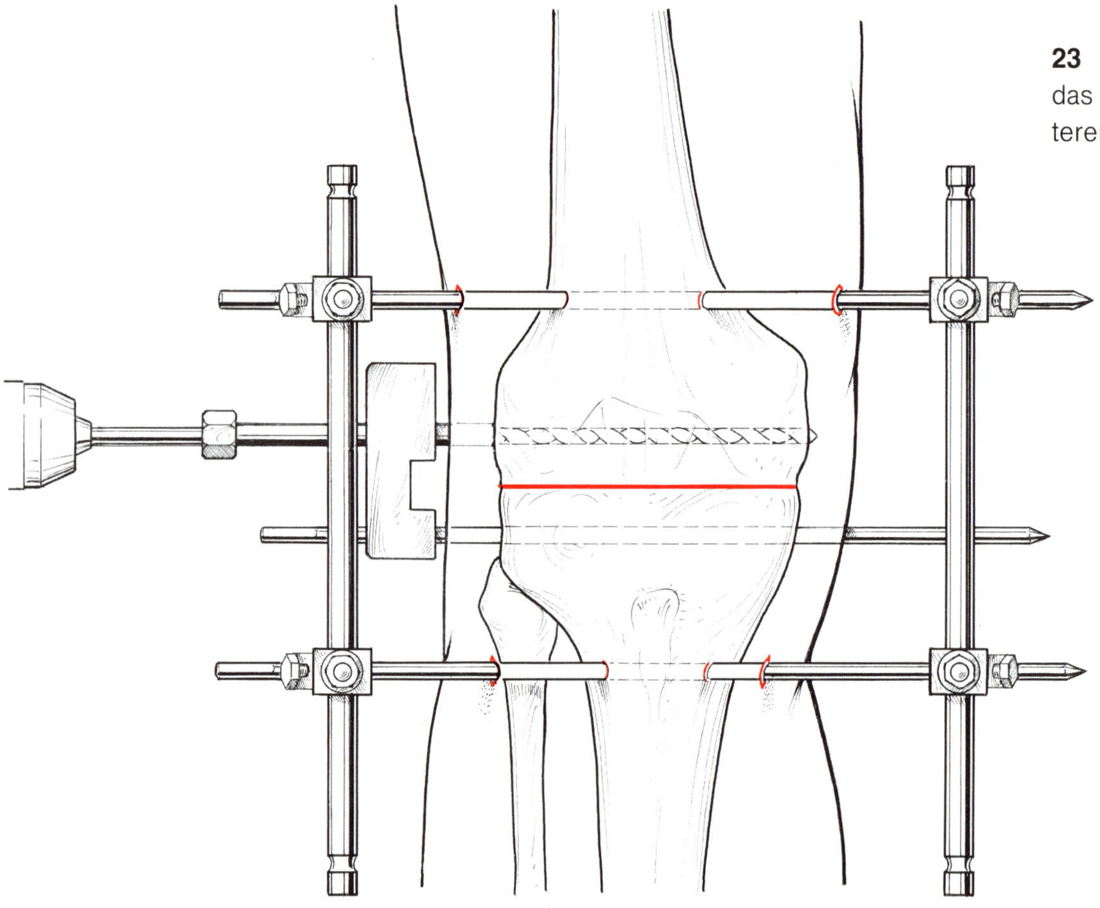

23 Mit Hilfe der Bohrlehre wird das Bohrloch für den oberen, hinteren Steinmann-Nagel gelegt.

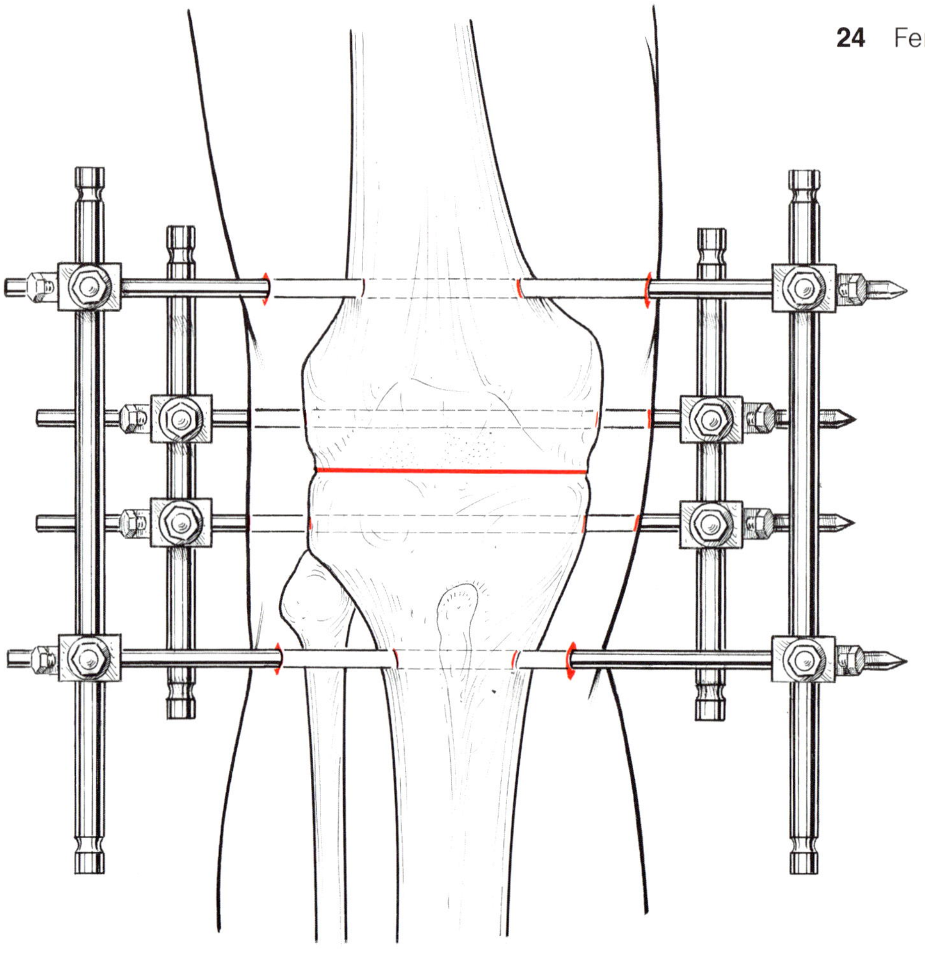

24 Fertige Rahmenkonstruktion.

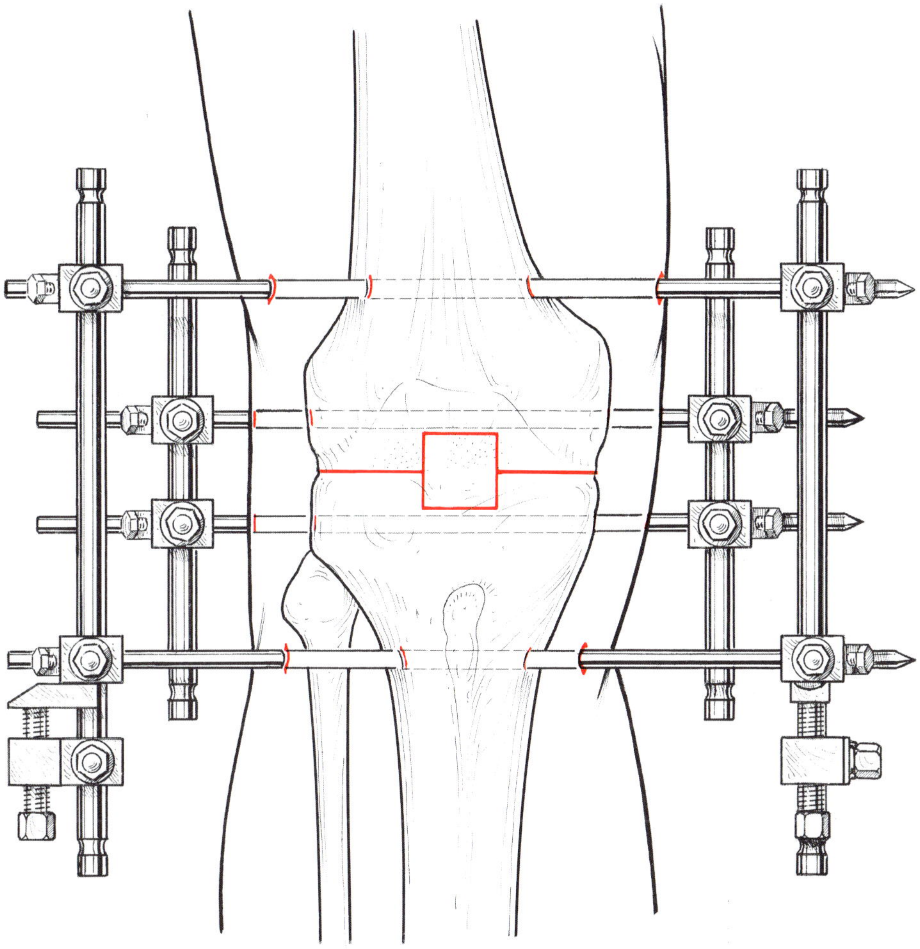

25 Abschließende Kompression der beiden Rahmen.

»Zeltkonstruktion« mit Rohrsystem der AO (K. H. Müller, Hierholzer u. a.)

Technik (Abb. **26** und **27**)

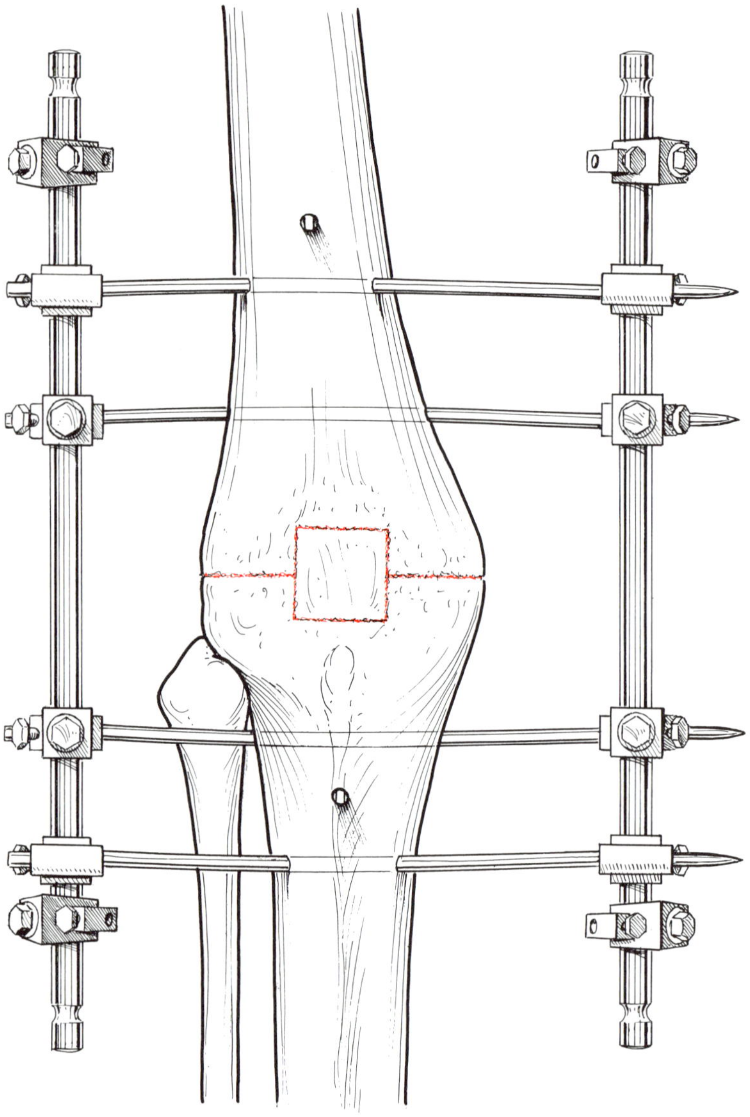

26 a Zur Vorbereitung der Zeltkonstruktion werden in sagittaler Richtung Bohrlöcher in das Femur und die Tibia gelegt.

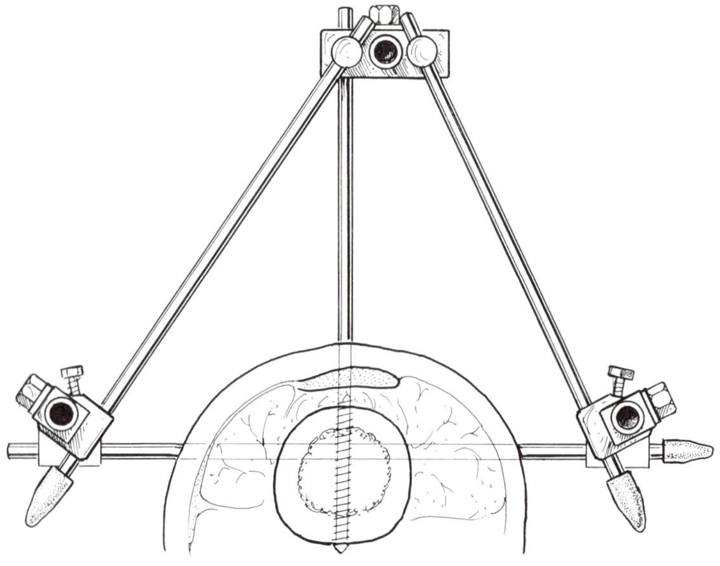

26 b Es wird zunächst wie in Abb. 1–12 vorgegangen: Je 2 Steinmann-Nägel werden in das distale Femurende und die proximale Tibia eingebracht und über einen Rahmen miteinander verbunden (Nägel mit Gewinde im mittleren Anteil). Die beiden endständigen Nägel legt man am besten vor der Resektion der Gelenkflächen an! Dabei müssen vorhandene Achsenfehlstellungen berücksichtigt werden. Nach Resektion der Gelenkflächen schließt man den Rahmen in der erforderlichen Gelenkstellung und bohrt dann erst die osteotomienahen Steinmann-Nägel ein. Nun werden die Resektionsflächen gleichmäßig unter Druck gesetzt. Abschließend bringen wir eine Schanzsche Schraube in der Sagittalebene in das Femur durch den M. quadriceps oberhalb der Steinmann-Nägel ein (im Schnittbild dargestellt) und eine weitere zwischen den beiden Nägeln in der Tibia. Die Schanzschen Schrauben werden untereinander mit einem Rohr und mit je zwei Steinmann-Nägeln zum Hauptrahmen verbunden.

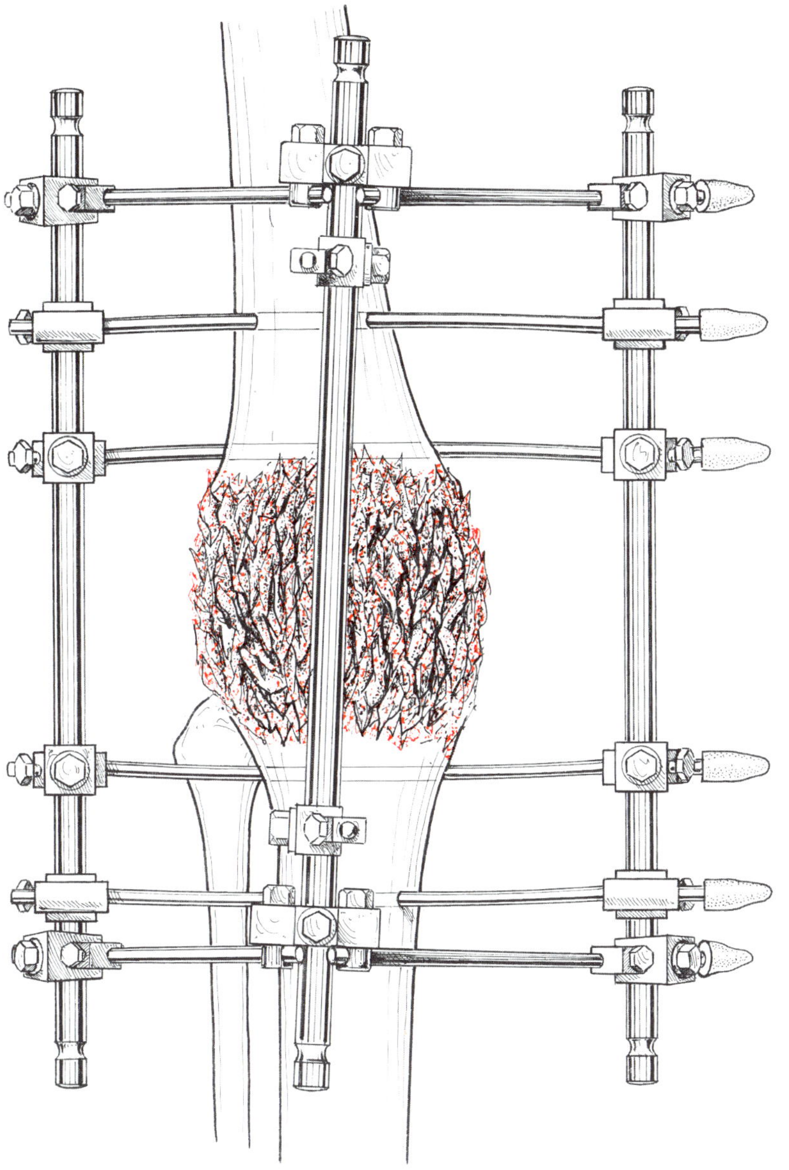

27 Diese Technik ist bei schwierigeren Ausgangslagen, wie z. B. chronischer Osteomyelitis und ausgeprägter Osteoporose angezeigt, bei denen eine »Stabilisation auf Distanz« vorgenommen werden muß (Arthrodese nach Prothesenausbau s. S. 29.53). Nach Resektion des erkrankten Knochengewebes und Anpassung der Fragmentenden sind häufig Spongiosaplastiken nötig, um Defekte aufzufüllen und eine Arthrodese zu erreichen. – Die hier gezeigte Montage ist ein Beispiel von zahlreichen Möglichkeiten. Die Lage der Steinmann-Nägel hängt vor allem von der Ausdehnung der Knochen- und Weichteilinfektion sowie den Hautverhältnissen ab. (Die geplante Zeltkonstruktion sollte, entsprechend den vorliegenden Bedingungen, vor dem Eingriff probeweise zusammengebaut werden.)

Postoperative Behandlung

Röntgenkontrolle in 2 Ebenen (Format 20/40 cm). Gliedmaße wird hochgelagert. Wir entfernen die Redon-Drainagen nach 24–48 Stunden und beginnen mit isometrischen Spannungsübungen der gesamten Beinmuskulatur, sobald die Wundschmerzen abgeklungen sind. Die Patienten dürfen so früh wie möglich aufstehen. Die Tupfer um die Ein- und Austrittsstellen der Steinmann-Nägel werden unter sterilen Bedingungen bereits 1–2 Tage nach dem Eingriff gewechselt, falls sie feucht oder verkrustet sind. Es ist sehr darauf zu achten, daß diese Problemzonen sauber und trocken gehalten werden!

Am Ende der zweiten postoperativen Woche werden die Spanner nachgezogen und die Fäden entfernt. Handelt es sich um unproblematische Arthrodesen, wird ca. 6–8 Wochen nach der Operation eine Röntgenkontrolle bei liegenden Steinmann-Nägeln, jedoch abmontierten äußeren Spannern vorgenommen. Zeigen die Aufnahmen eine gute knöcherne Überbrückung des Resektionsgebietes und ist die Arthrodese bei vorsichtiger klinischer Prüfung fest, können die Steinmann-Nägel unter sterilen Kautelen entfernt werden: Wir reinigen die Nagelenden in antiseptischer Lösung, tragen Verkrustungen usw. ab und drehen die Nägel mit Hilfe eines Spannfutters heraus. Die Wundkanäle werden steril abgedeckt. Tags darauf werden ein Zinkleimverband von den Zwischenzehenfalten bis zum Oberschenkel und darüber eine Gipshülse von etwa 2–3 Querfingern oberhalb der Knöchelgabel bis zur Leiste anmodelliert. Der Patient darf nun teilweise belasten.

Nach ca. 4 Wochen wird die Gipshülse entfernt und der Befund erneut röntgenologisch überprüft. In der Regel kann nun voll belastet werden. Die Beinverkürzung sollte bis auf ca. 1 cm ausgeglichen werden. – Ist die Arthrodese noch nicht ausreichend fest, werden die Spanner wieder angebracht, nachgezogen und weitere ca. 4 Wochen belassen. – Handelt es sich um Arthrodesen bei problematischen Ausgangsbefunden oder waren zusätzliche Spongiosaplastiken erforderlich, muß die Montage u. U. mehrere Monate liegen bleiben. Beim Verbandswechsel ist große Sorgfalt angebracht.

Auch bei *tabischen Arthropathien* sollte der Fixateur externe *länger als normal* (mindestens 14–16 Wochen) liegen bleiben und in der 4. Woche nach der Operation nochmals nachgespannt werden! Stets ist eine »Zeltkonstruktion« zu montieren, weil damit eine zuverlässigere Fixation der Fragmente erreicht wird. Die Gipshülse lassen wir wenigstens ca. 8 Wochen tragen, je nach klinischem und röntgenologischem Befund. Anschließend empfiehlt sich vorübergehend eine Apparatversorgung! – Aufgrund unserer bisherigen Erfahrungen bevorzugen wir zur Arthrodese tabischer Arthropathien jedoch die Druckosteosynthese mit 2 Platten!

Fehler und Gefahren

- Die Methoden werden mit unvollständigem Instrumentarium bei ungünstigen Narbenverhältnissen oder Jugendlichen mit noch offenen Epiphysenfugen angewandt.
- Die Gliedmaße wird bis auf das Operationsfeld in sterile Tücher eingehüllt: Die Beurteilung der Beinachsen ist während des Eingriffes erschwert.
- Die Resektion erfolgt in falscher Ebene, zu großzügig oder ungenügend oder ungleichmäßig: Es resultiert eine stärkere Verkürzung; die Arthrodese tritt verzögert oder überhaupt nicht ein, es können Achsenfehler (auch Rotationsfehler) entstehen.
- Verletzungen der großen Gefäße und / oder Nerven in der Kniekehle. Verletzungen des N. peronaeus am Wadenbeinköpfchen.
- Die Blutsperre wird nach und nicht vor Montage des Fixateurs geöffnet: Die Blutstillung kann sehr erschwert sein.
- Die Steinmann-Nägel liegen fehlerhaft, z. B. nicht parallel zueinander oder nicht weit genug vorn und hinten: Der Fixateur läßt sich nur unter Schwierigkeiten oder überhaupt nicht anbringen; es entstehen Rotationsfehler; der Kompressionseffekt kann mangelhaft oder ungenügend sein.
- Die Nägel werden maschinell eingebohrt und nicht in vorbereitete Bohrkanäle eingedreht: Hitzeschäden mit Gefahr von Infektionen und Lockerungen.
- Es werden, vor allem bei osteoporotischen Knochen, keine Nägel mit zentralem Gewinde verwendet.
- Die äußeren Spanner liegen zu weit vom Knochen entfernt: Es kann nur mit geringerem Druck komprimiert werden.
- Die Haut an den Ein- und Austrittsstellen der Nägel steht unter Spannung: Hautnekrosen und Infektionsgefahr.
- Bei Arthrodesen an tabischen Gelenken werden die Gelenkenden nicht radikal bis in einwandfreie spongiöse Bezirke reseziert. Die Spanner werden zu früh entfernt.
- Die Ein- und Austrittsstellen der Steinmann-Nägel werden nicht rechtzeitig und sorgfältig genug verbunden.

Resektions-, Kompressionsarthrodese mit geraden Platten

(Blauth)

Lucas u. Murray (1961) haben bereits über **Doppelplattenarthrodesen** berichtet und darauf hingewiesen, daß die Methode erstmals wohl schon 1913 von Osgood verwendet worden ist. Die Autoren führten allerdings keine Kompressionsarthrodese aus.

Vorteile

Stabile Osteosynthese. Osteosynthesematerial ist versenkt. Frühzeitige Mobilisation möglich. Das Verfahren eignet sich besonders bei schwieriger Ausgangslage, wie z. B. bei gleichzeitigen gelenknahen Pseudarthrosen mit fibröser Gelenkversteifung oder Gelenkdestruktion sowie bei Arthropathien oder nach Ausbau von nicht infizierten Endoprothesen.

Nachteile

Technisch anspruchsvoller Eingriff. Nachträgliche Korrekturen nicht mehr möglich. Gefahr von Ermüdungsbrüchen an den Plattenenden. Plattenentfernung muß zweizeitig erfolgen!

Vorbereitung und Lagerung

Siehe S. 29.4.

Technik (Abb. **28–35**)

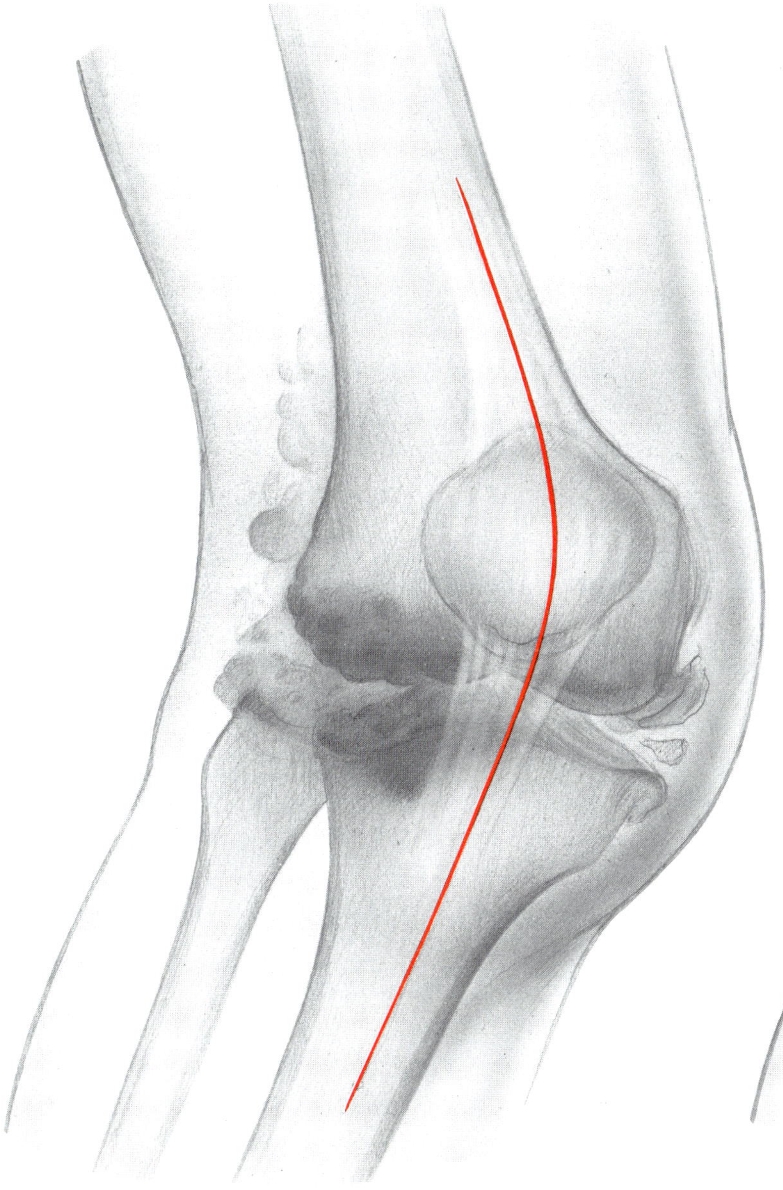

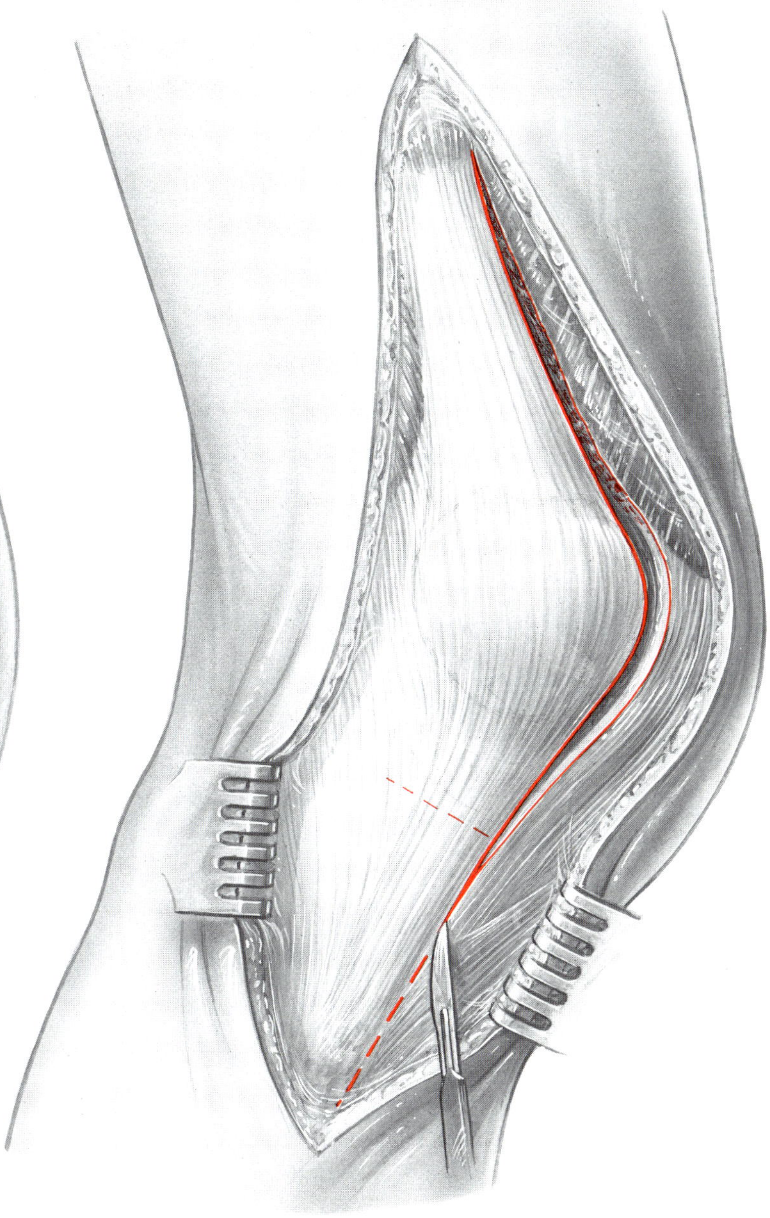

28 Ausgangsbefund bei einer *tabischen Arthropathie.* Beachte die parossalen Verknöcherungen sowie die Destruktion und Depression des lateralen Gelenkanteiles mit Sklerose. – Längsinzision wie bei einer Kompressionsarthrodese mit dem Fixateur externe. Der Hautschnitt reicht allerdings ca. 4–6 cm weiter nach proximal und distal.

29 Der M. vastus medialis wird von der Quadrizepssehne abgetrennt. Anschließend eröffnet man das Gelenk und präpariert die Gelenkflächen sowie Femur und Tibia so weit frei, wie es für die Plattenosteosynthese erforderlich ist. Das Lig. patellae wird in Höhe des Gelenks quer durchtrennt. Resektion der Gelenkflächen. Sklerosierte Knochenbezirke müssen bis in einwandfreie spongiöse Bereiche entfernt werden! Nach sehr ausgiebiger Resektion am Tibiakopf kann es notwendig sein, auch Teile des Wadenbeinköpfchens abzutragen (Vorsicht, N. peronaeus).

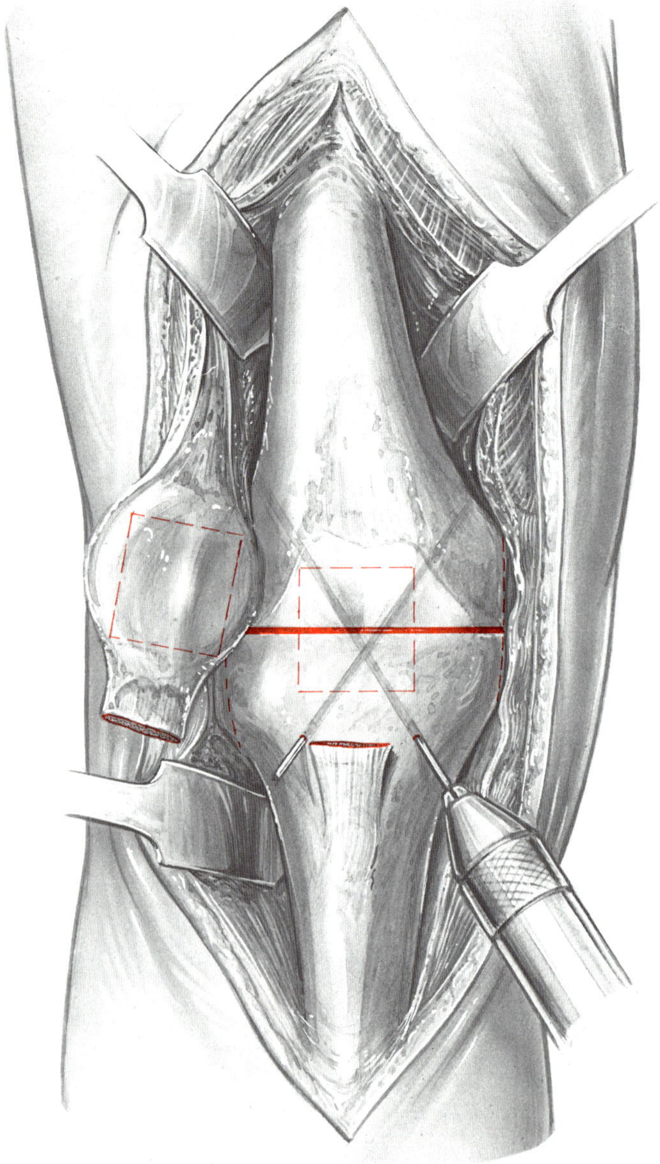

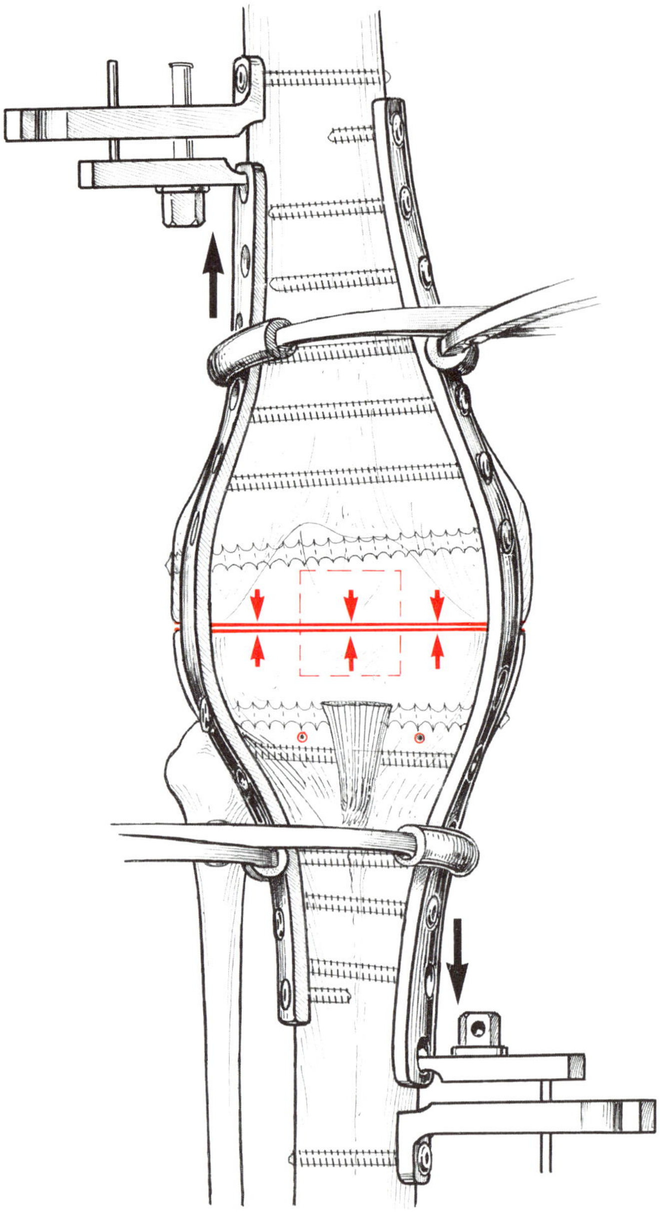

30 Die Resektionsflächen von Femur und Tibia werden mit der Raspel geglättet und probeweise adaptiert. Bei guter Stellung temporäre Fixation mit 2 Kirschner-Drähten (2,2 mm). Die Drähte liegen so, daß sie bei der Anpassung der Kompressionsplatten nicht im Wege sind. Erneute Kontrolle der Beinachse. Die Mitte des Kniegelenkes sollte auf der Verbindungslinie zwischen Spina iliaca anterior superior und dem Zwischenraum zwischen der 1. und 2. Zehe liegen (Fuß in Mittelstellung). Außerdem ist eine leichte Beugestellung im Knie von ca. 10 Grad zu empfehlen, wenn die Resektion nur zu einer geringen Beinverkürzung geführt hat. Bei Beinverkürzungen von mehr als 2 cm empfiehlt sich eine Arthrodese in vollständiger Streckstellung. Um die Platten leichter anbringen zu können, werden die medialen und lateralen Teile der Femur- und Tibiakondylen mit einem breiten Meißel teilweise abgetragen. Die Patella kann zu einem Würfel zugerichtet werden, der in ein entsprechend ausgemeißeltes Bett von Femur und Tibia paßt.

31 Wir richten mit Biegeinstrument und Schwenkeisen 2 ungleich lange und verschieden breite Platten zu. Die breitere, längere Platte wird anteromedial, die schmale, kürzere Platte anterolateral angepaßt. Beide Platten werden so gegeneinander versetzt, daß die Schrauben ungehindert eingedreht werden können. Nach Möglichkeit sollte die eine Platte nach proximal, die andere nach distal gespannt werden. Nahe den Resektionsflächen wird je eine Spongiosaschraube eingedreht. Die Kirschner-Drähte werden entfernt. Anschließend werden sämtliche Schrauben in das Femur eingedreht (Vorbohren und Gewindeschneider benutzen). Die Resektionsflächen setzen wir mit den Plattenspannern unter Druck und verschrauben beide Platten. In das erste und letzte Loch jeder Platte wird nur je eine kurze Schraube eingedreht (Minderung der Spannungsspitzen).

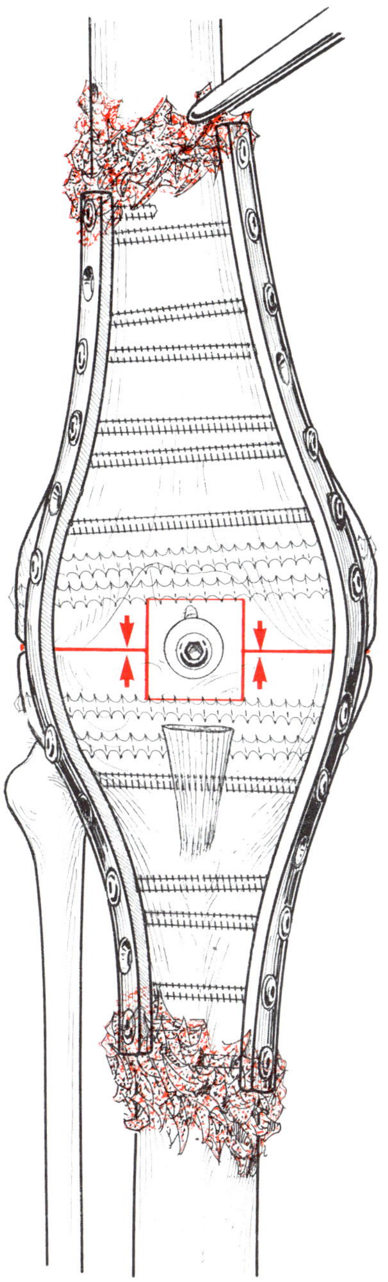

32 Das Spanmaterial aus Patella, seitlichen Femur- und Tibiakondylen wird an die proximalen und distalen Plattenenden angelagert. Die Patella verschrauben wir in das vorbereitete Knochenbett. Sie kann auch zu kortikospongiösen Spänen aufgearbeitet werden, die man um die Resektionsflächen anlegt. Es ist *nicht* nötig, in alle Plattenlöcher Schrauben einzudrehen!

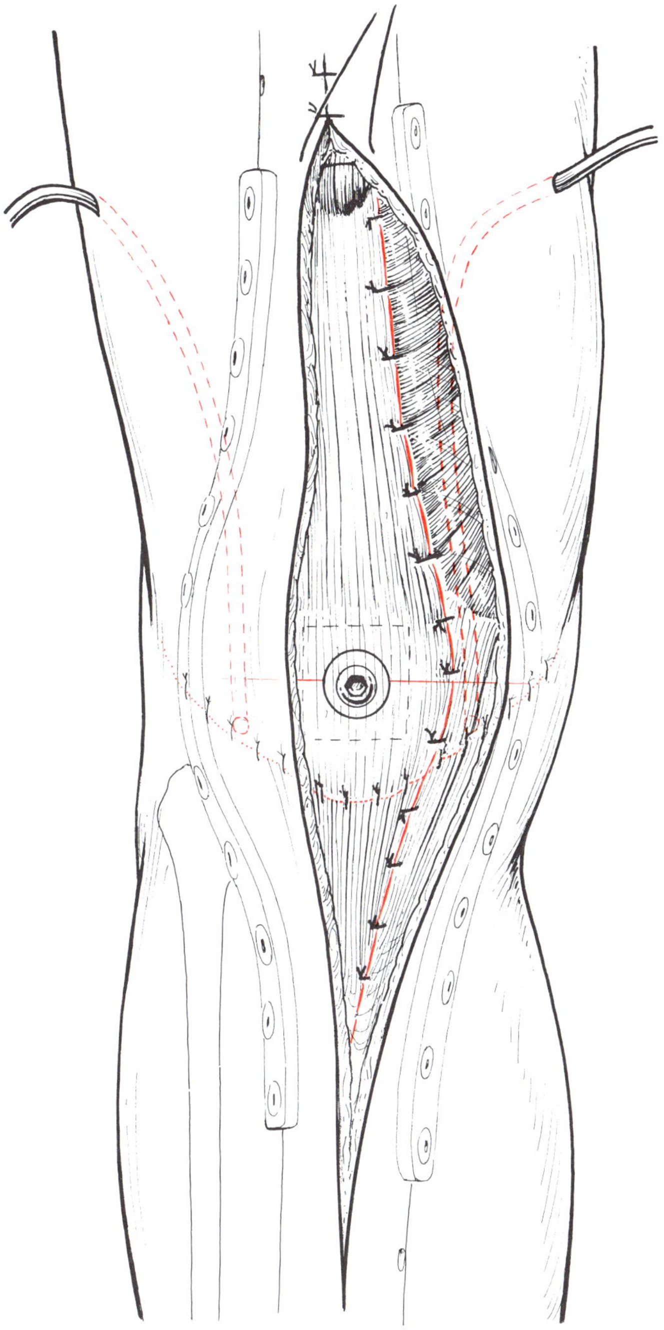

33 Nach Reinsertion des M. vastus medialis Naht der Gelenkkapsel und des Streckapparates. In den posterolateralen und anteromedialen Gelenkraum sowie subkutan werden Redon-Drainagen eingelegt.

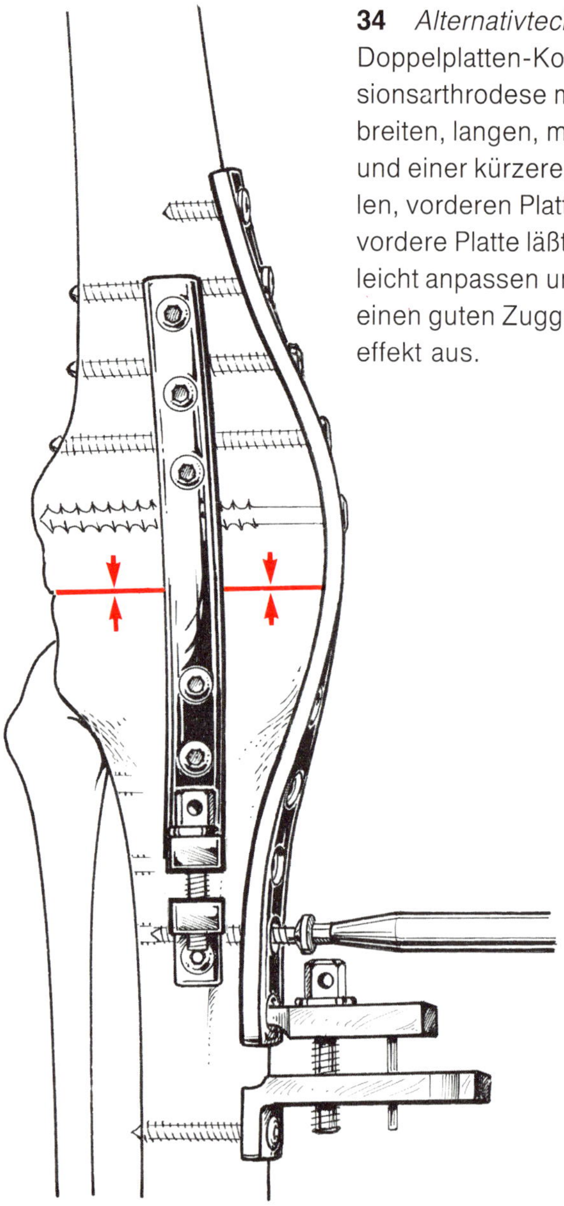

34 *Alternativtechnik* der Doppelplatten-Kompressionsarthrodese mit einer breiten, langen, medialen und einer kürzeren, schmalen, vorderen Platte. Die vordere Platte läßt sich leicht anpassen und übt einen guten Zuggurtungseffekt aus.

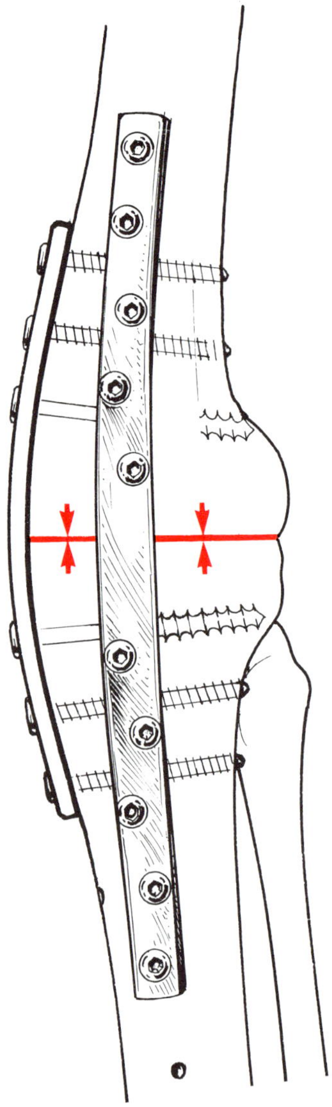

35 Schlußbild. Schema der Arthrodese bei seitlicher Betrachtung.

Postoperative Behandlung

Elastischer Kompressionsverband von den Zwischenzehenfalten bis zum Oberschenkel. Röntgenkontrolle des Kniegelenkes in 2 Ebenen (Format 20/40 cm). Die Gliedmaße wird auf eine Schaumstoffschiene gelagert. Die Redon-Drainagen entfernen wir nach spätestens 48 Stunden, die Fäden nach ca. 12–14 Tagen. Sobald die Wundschmerzen abgeklungen sind, dürfen die Patienten für kurze Zeit vor dem Bett stehen und das Gehen ohne Belastung des operierten Beines lernen (Gehwagen, Unterarmstützen. Bodenkontakt!). Stützverbände, z. B. in Form von Zinkleimverbänden, haben sich in dieser Behandlungsphase besonders bewährt. Beim Gehen mit Unterarmstützen darf der Fuß der operierten Gliedmaße aufgesetzt und abgewickelt, aber zunächst noch nicht belastet werden. Erst ca. 4 Wochen nach der Operation lassen wir mit ca. 10 kg belasten. Röntgenkontrolle in 2 Ebenen (Format 20/40 cm). Etwa 6–8 Wochen p. o. Teilbelastung mit 20–25 kg. Etwa 10–12 Wochen nach dem Eingriff braucht der Patient nur noch einen Gehstock auf der Gegenseite zu benutzen. Bei Ödemneigung empfiehlt es sich, einen Gummistrumpf tragen zu lassen. Patienten mit neuropathischen Gelenken sollte eine freie Belastung der operierten Gliedmaße erst nach ca. 4–6 Monaten erlaubt werden. Die Platten werden *zweizeitig* entfernt: Die erste Platte nicht vor ca. 1½ Jahren nach der Operation, die zweite etwa 6–9 Monate später.

Fehler und Gefahren

- Die Resektionsflächen sind uneben und passen nicht gut aufeinander.
- Achsenfehlstellungen.
- Die Platten liegen in der Frontalebene in der Mitte oder hinter der Mitte von Femur und Tibia, also biomechanisch ungünstig.
- Es werden gleich lange Platten verwendet.
- Bei Anbringen beider Spanner in gleicher Höhe des Tibiaschaftes besteht die Gefahr einer späteren Tibiafraktur im Niveau der entsprechenden Bohrlöcher.
- Mangelhafte Kompression.
- Verzicht auf Spongiosaanlagerung am proximalen und distalen Plattenende.
- Vorzeitige Belastung der Gliedmaße.
- Einzeitige oder zu frühzeitige Entfernung der Platten.
- Eindrehen zu vieler Schrauben.

Küntscher-Nagelarthrodese

Die *Indikationen* zur Küntscher-Nagelarthrodese sind relativ begrenzt und beschränken sich im allgemeinen auf Patienten höheren Alters mit irreparablen Gelenkveränderungen, bei denen Resektionsarthrodesen wegen des schlechten Allgemeinzustandes oder besonders schwerer Zerstörungen des Kniegelenkes, wie z. B. bei schwersten Trümmerfrakturen, nicht möglich sind. Mit dem Verfahren erreicht man eine temporäre »Gelenkblockierung«, jedoch keine Arthrodese, es sei denn, man kombiniert die Nagelung mit der Resektion der Gelenkflächen (s. auch »Arthrodesen bei gelenknahen Tumoren«). Bei gleichzeitigen Gelenkfehlstellungen, wie z. B. Beugekontrakturen, können zusätzliche Korrekturosteotomien erforderlich werden. Dann ist aber im allgemeinen eine Kompressions-, Resektionsarthrodese unter gleichzeitiger Korrektur der Fehlstellung in Höhe des Kniegelenkes vorzuziehen. Die Methode erlaubt eine rasche Mobilisation des Patienten.

Voraussetzungen

Es muß ein vollständiges Nagelinstrumentarium mit überlangen Spezialnägeln sowie eine Möglichkeit zur intraoperativen Röntgendurchleuchtung (Röntgenbildverstärker) vorhanden sein. Der übliche Arthrodesennagel ist 65 cm lang und weist einen Krümmungsradius von 100 cm auf. Sein distales Ende verjüngt sich auf einer Strecke von 10 cm um 3–4 mm. Es stehen aber auch noch längere Nägel und Nägel mit gleichbleibender Dicke zur Verfügung.

Planung der Operation

Die Nagelstärke kann anhand des Röntgenbildes bestimmt werden: Wir messen die engste Stelle der Markhöhle und ziehen davon 10 % ab (Vergrößerungseffekt der Röntgenaufnahme bei 1 m Fokus-Platten-Abstand). Wir verwenden einen Küntscher-Nagel der gleichen Stärke, falls der Knochen nicht osteoporotisch ist. Bei osteoporotischem Knochen wählen wir einen 0,5 mm dickeren Nagel. – AO-Nägel liegen lediglich in Millimeterabstufungen vor. Bei Aufbohrungen mit 0,5 mm Unterschieden muß man deshalb entweder einen 0,5 mm dickeren Nagel benutzen, je nachdem, ob der Knochen osteoporotisch ist oder nicht.

Vorbereitung und Lagerung

Schräge Seitenlagerung auf einem Extensionstisch. Hüft- und Kniegelenk werden leicht gebeugt, der Oberschenkel adduziert. Der Operateur muß sich vor dem Eingriff davon überzeugen, daß die Gliedmaße unbehindert mit dem Röntgenbildverstärker durchleuchtet werden kann. Beine und Rumpf werden bis etwa in Brusthöhe zweimal mit antiseptischer Lösung bestrichen. Wir decken so ab, daß das Bein während des Eingriffes bewegt werden kann. Für den nicht so Geübten ist sehr zu empfehlen, die Lagerung und Position des Röntgenbildverstärkers sowie das Abdecken mit Tüchern am Tage vor dem Eingriff einzuüben.

Technik (Abb. **36–42**)

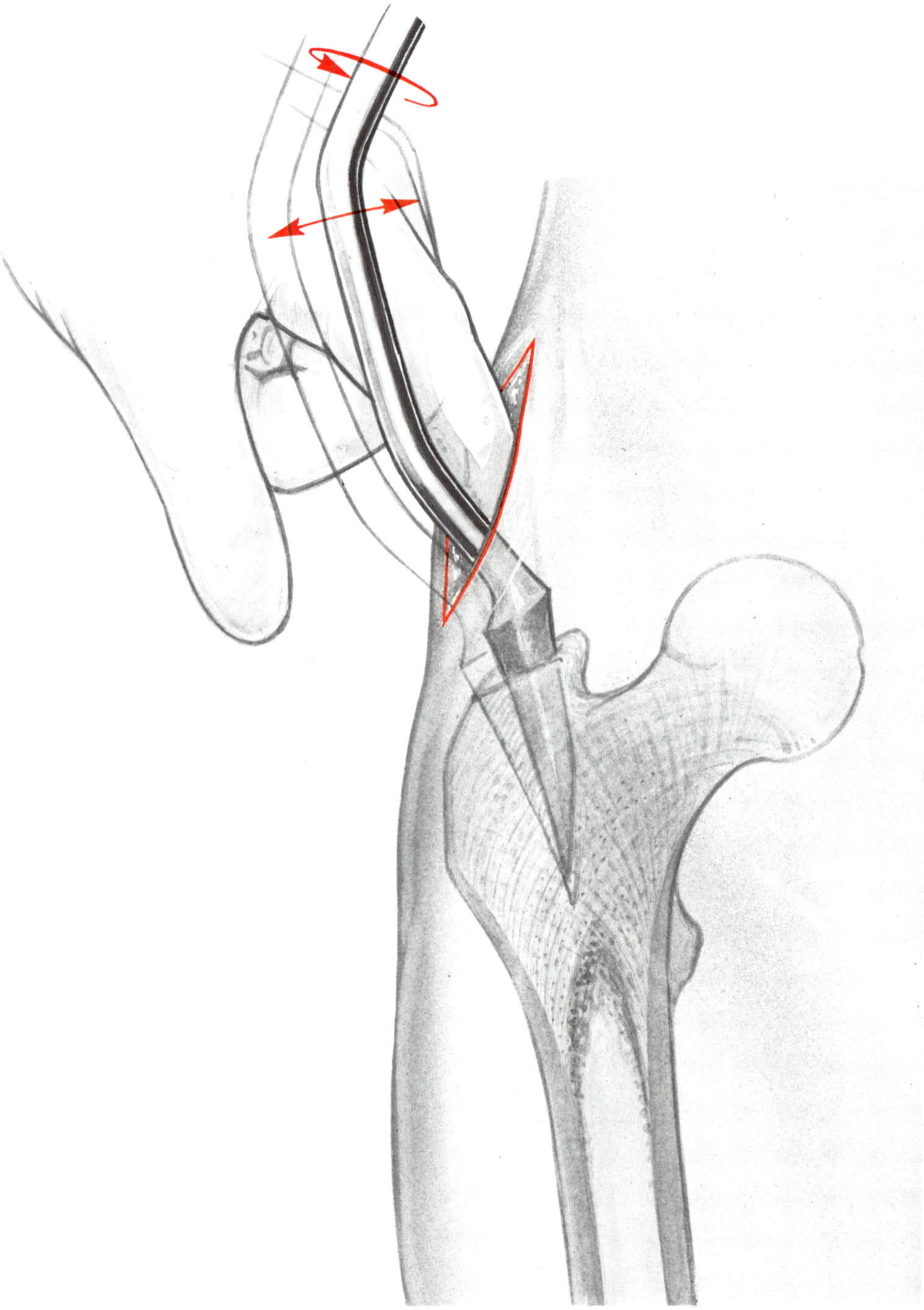

36 Inzision von ca. 5–7 cm Länge über und oberhalb der Trochanterspitze. Nach Spaltung der Faszie und Auseinanderspreizen der Fasern des M. glutaeus tastet man die Außenseite des Trochanter major. Nach Einsetzen von 2 Langenbeck-Haken wird die Femurmarkhöhle mit einem Pfriem eröffnet. Man stößt das Instrument unter Drehung voran und achtet darauf, daß die Femurkortikalis nicht perforiert wird. *Die Pfriemspitze sollte etwas anterolateral der Trochanterspitze eingeführt werden, damit man nicht nach medial vorgeht, das Hüftgelenk eröffnet und wichtige Hüftkopfgefäße verletzt* (Gefahr der Hüftkopfnekrose). Wird jedoch zu weit lateral eingegangen, besteht die Gefahr einer seitlichen Knochenaussprengung.

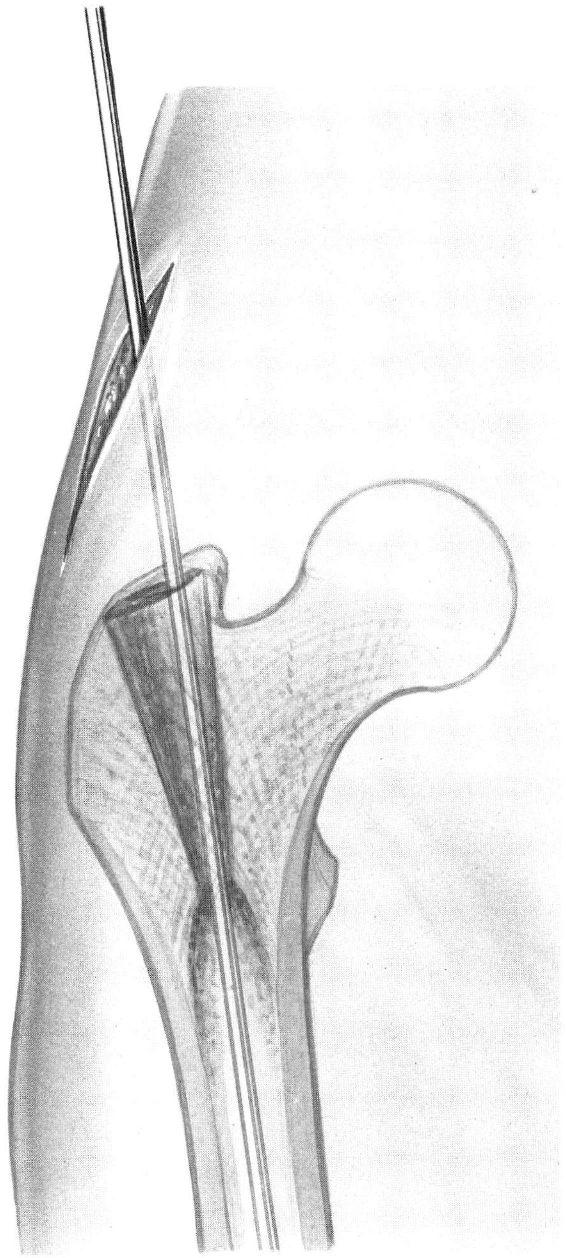

37 In den Knochenkanal durch den Trochanter major führt man einen 4 mm dicken, spitzen, 44 cm langen, geraden Führungsspieß in die Markhöhle des Oberschenkels ein.

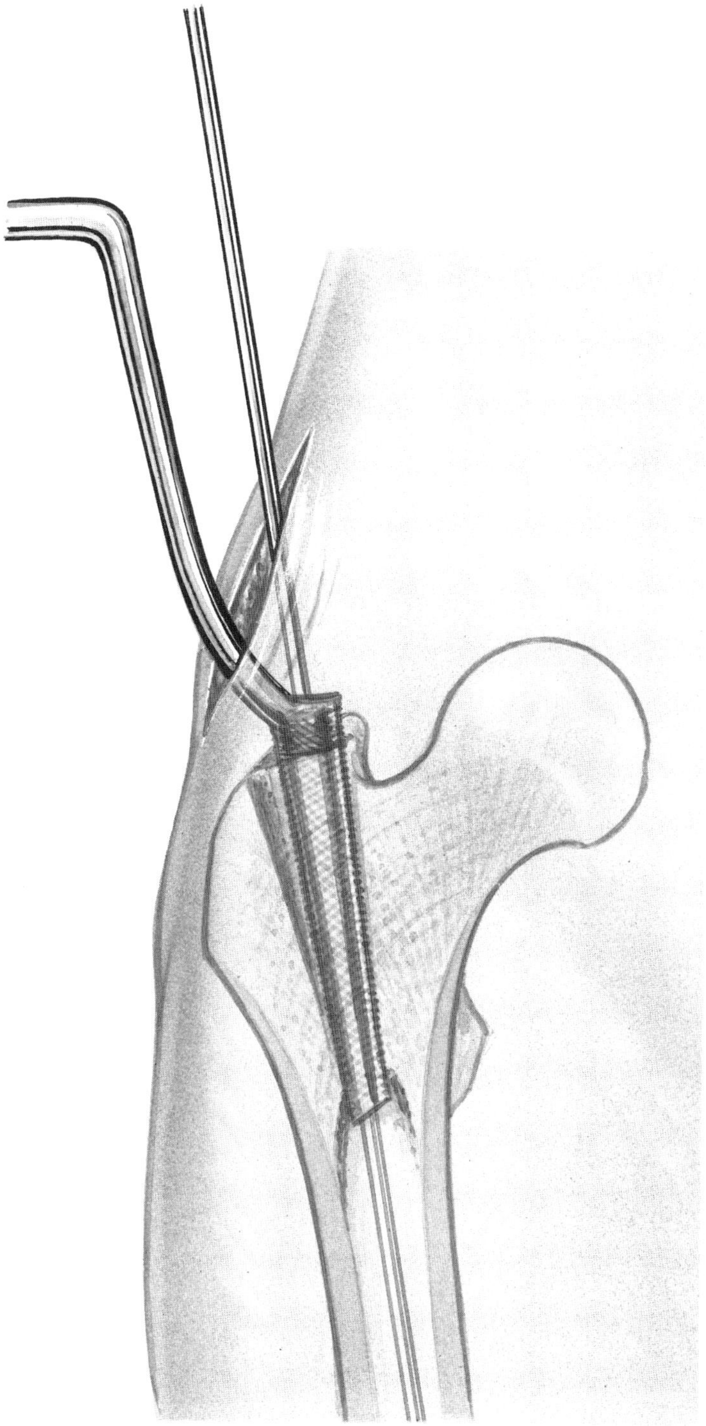

38 Das Einführungsloch wird mit dem »Aufreiber« erweitert, wenn der Führungsspieß einwandfrei in der Markhöhle liegt (Durchleuchtungskontrolle).

39

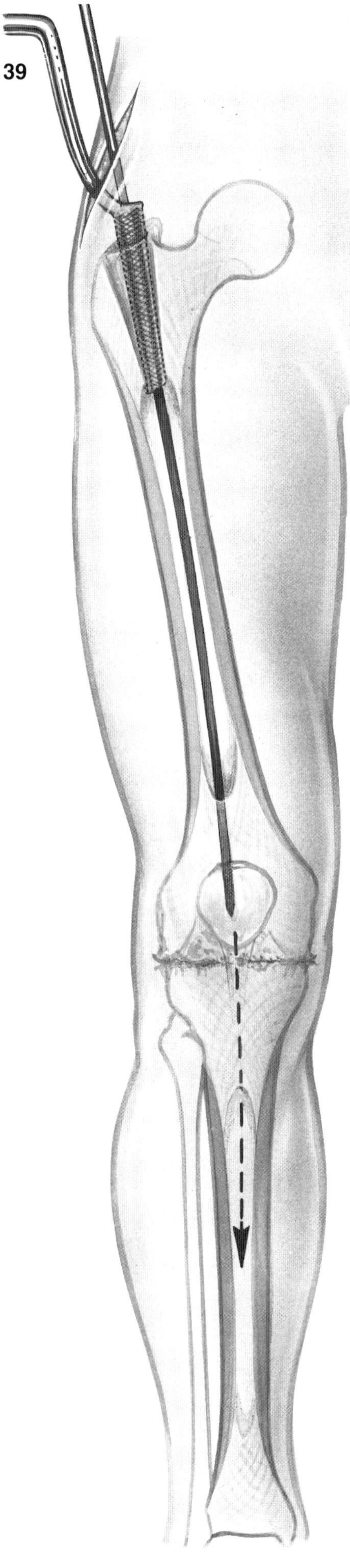

40

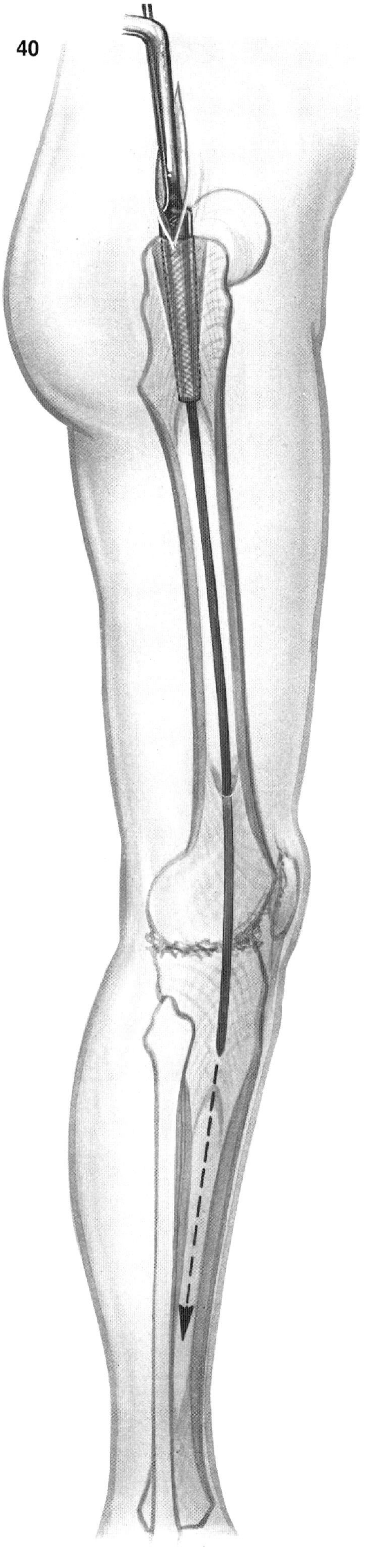

39 Der Reiber bleibt liegen. Wir wechseln den Führungsspieß gegen einen 75 cm langen, leicht gebogenen Spieß und treiben diesen im Markraum voran. In Kniegelenknähe soll der Führungsspieß auf die Fossa intercondylaris und die Mitte der Tibiamarkhöhle zeigen. Kontrolle im Röntgenbildverstärker. Durch Zurückziehen und Drehen des Spießes oder Änderung seiner Krümmung kann man Korrekturen vornehmen. Der Führungsspieß wird durch das Gelenk in die Tibiamarkhöhle vorangetrieben. Zum Dirigieren benutzt man einen Handgriff.

40 Lage des Führungsspießes bei seitlicher Betrachtung. Auch in dieser Ebene wird die richtige Länge und Lage des Instrumentes röntgenologisch kontrolliert.

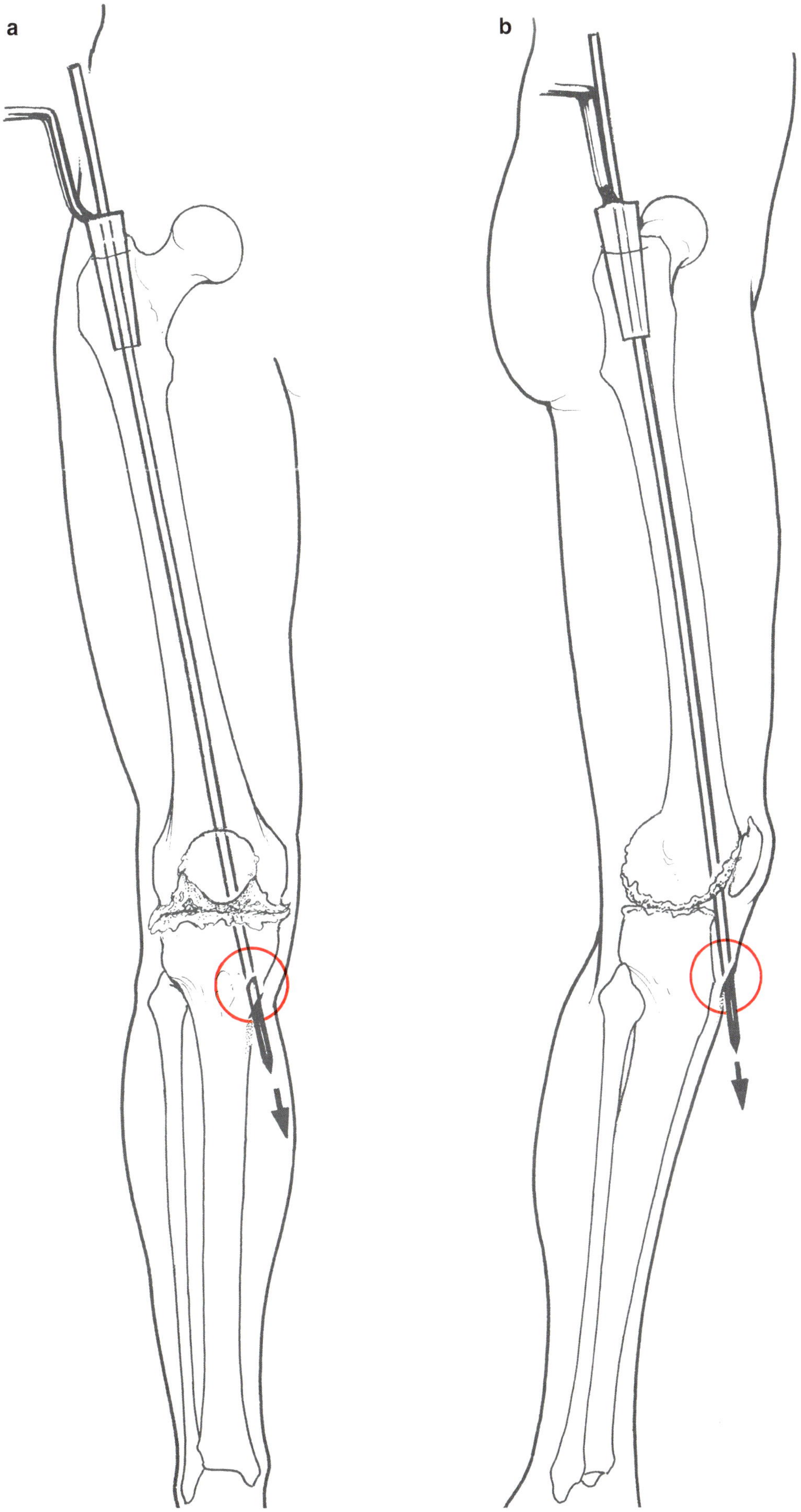

41 a u. **b** Bei fehlerhaftem Einführen des Spießes und Verzicht auf Röntgenkontrolle kann das Instrument anteromedial oder vor der Tibia austreten.

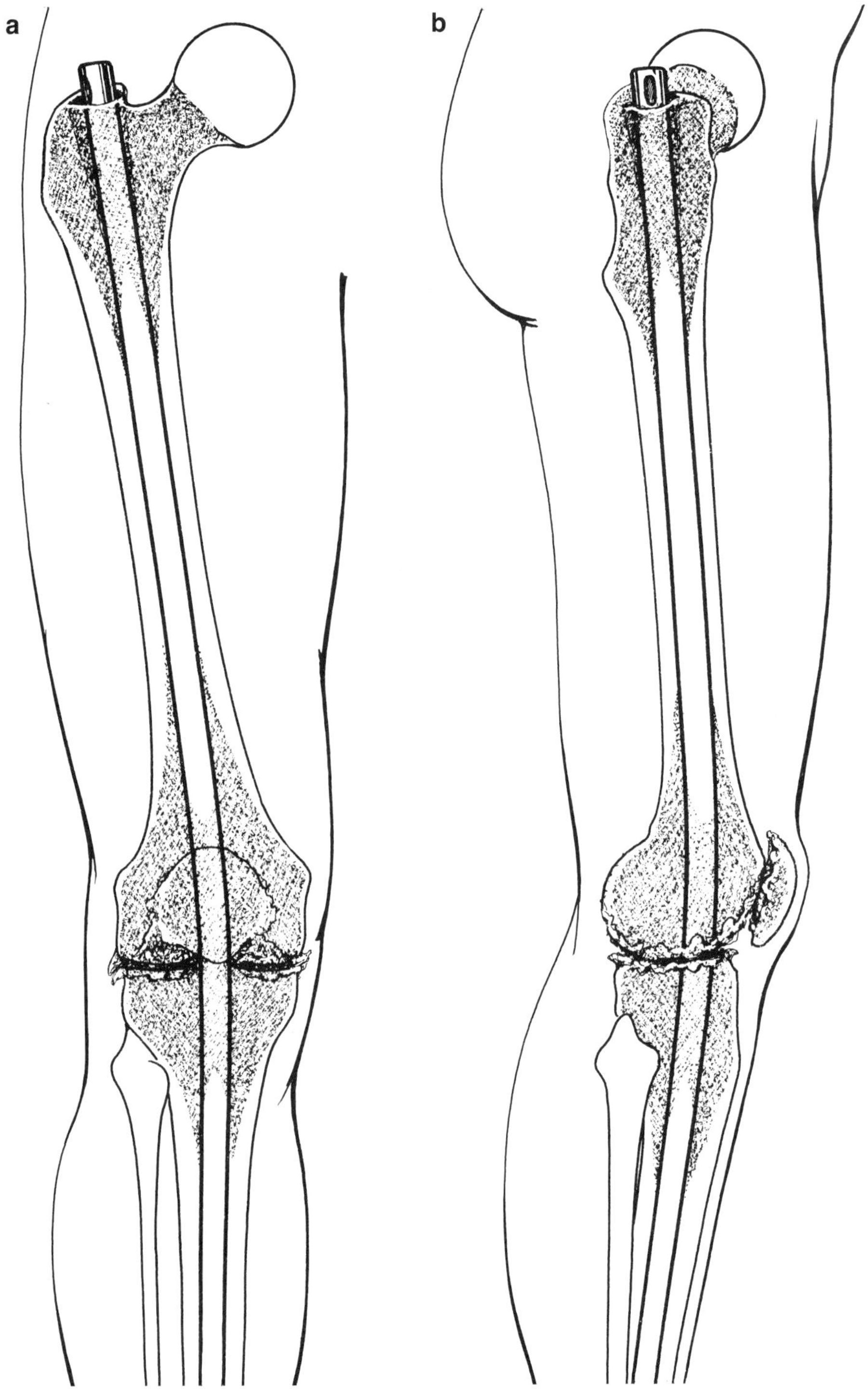

42 a u. **b** Schlußbild nach geschlossener Küntscher-Nagelung.

Wenn die Femurmarkhöhle aufgeweitet werden muß, wechseln wir den Führungsspieß gegen den Bohrdorn mit Knopf an der Spitze. Mit diesem Instrument erleichtert man sich die Extraktion eines verklemmten oder abgebrochenen Bohrers. Den Bohrdorn biegen wir entsprechend dem Verlauf der Markhöhle und der Stellung des Kniegelenkes etwas ab. Wir führen zunächst den kleinsten Bohrkopf, dessen Durchmesser wir errechnet haben, über den Bohrdorn ein und schieben ihn langsam ohne Druck voran. Bei Verwendung des AO-Instrumentariums nehmen wir für die erste Bohrtour bei enger Markhöhle den scharfen Bohrkopf (9 mm). Die Weichteile werden mit Gewebeschutzblech geschützt. Die Markhöhle wird mit Bohrköpfen mit 0,5 mm (oder 1 mm) ansteigendem Durchmesser aufgeweitet. Der jeweilige Bohrkopf wird 1–2 cm vorgeführt, dann zurückgezogen und dann erneut langsam vorgeschoben. So lassen sich Verklemmungen am besten vermeiden. Der Durchmesser des zuletzt verwendeten Bohrkopfes entspricht dem Durchmesser des Spezialnagels.

Bei osteoporotischem Knochen kann der Nageldurchmesser 0,5 mm über dem Durchmesser des Bohrkopfes liegen. Bei allen Manipulationen mit dem Bohrer, wie z. B. beim Reinigen von Knochenmehl etc., bleibt der Dorn in der Markhöhle liegen. Er sichert die einwandfreie intramedulläre Lage des Küntscher-Nagels. Nach der Aufbohrung wird der Nagel schrittweise mit leichten Hammerschlägen in die Markhöhle eingeschlagen. Beim Eintreiben in die Tibiamarkhöhle muß ein Gegenhalt von der Peripherie her erfolgen.

Offene, transartikuläre Nagelung

Technik (Abb. **43–47**)

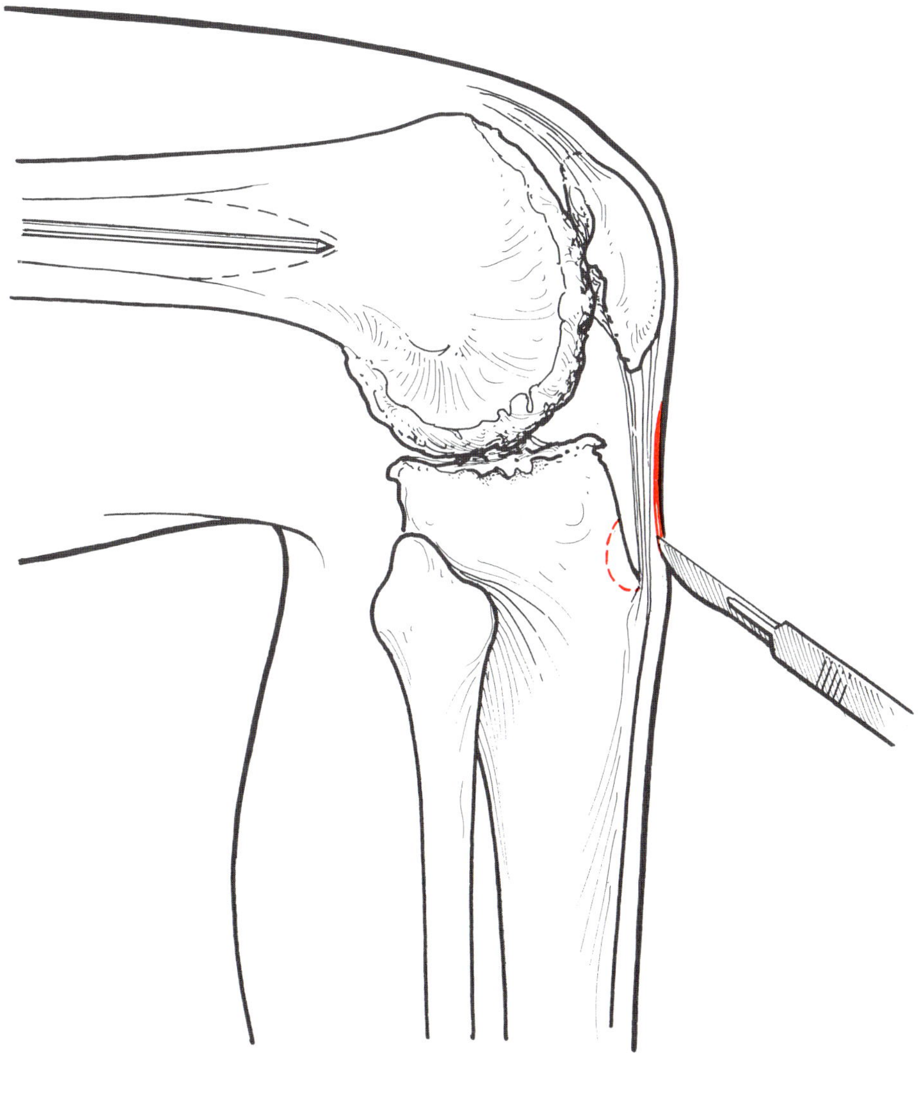

43 Gelingt es nicht, Führungsspieß und Bohrdorn geschlossen durch das Kniegelenk zu führen, muß das Gelenk von einem Hilfsschnitt aus eröffnet werden. Die Inzision verläuft längs über dem Lig. patellae. Das Ligament wird in Faserrichtung gespalten.

44

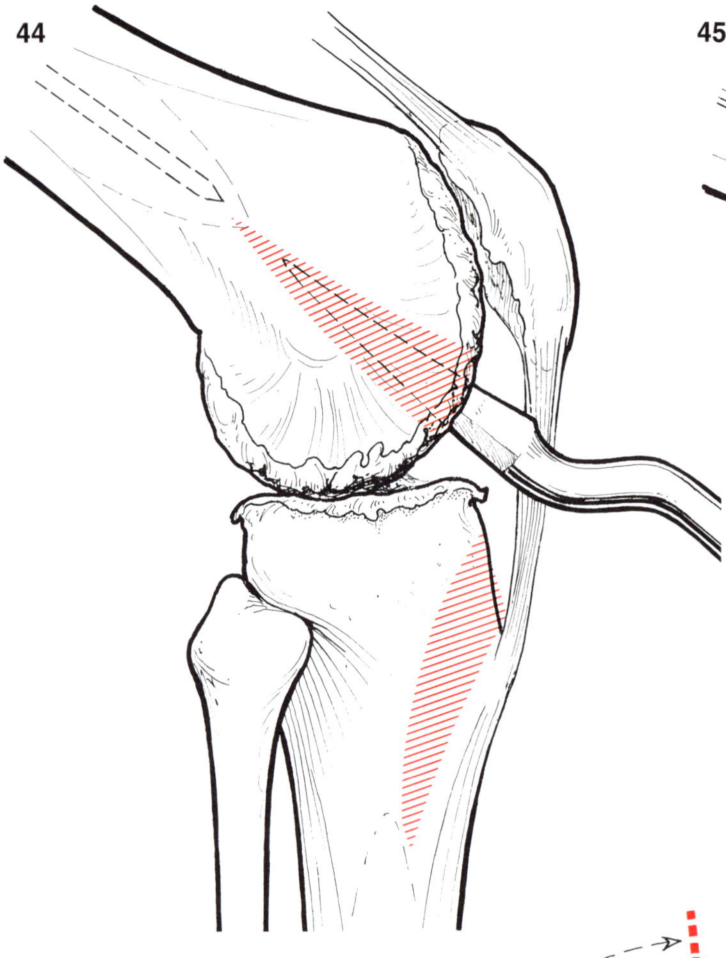

45

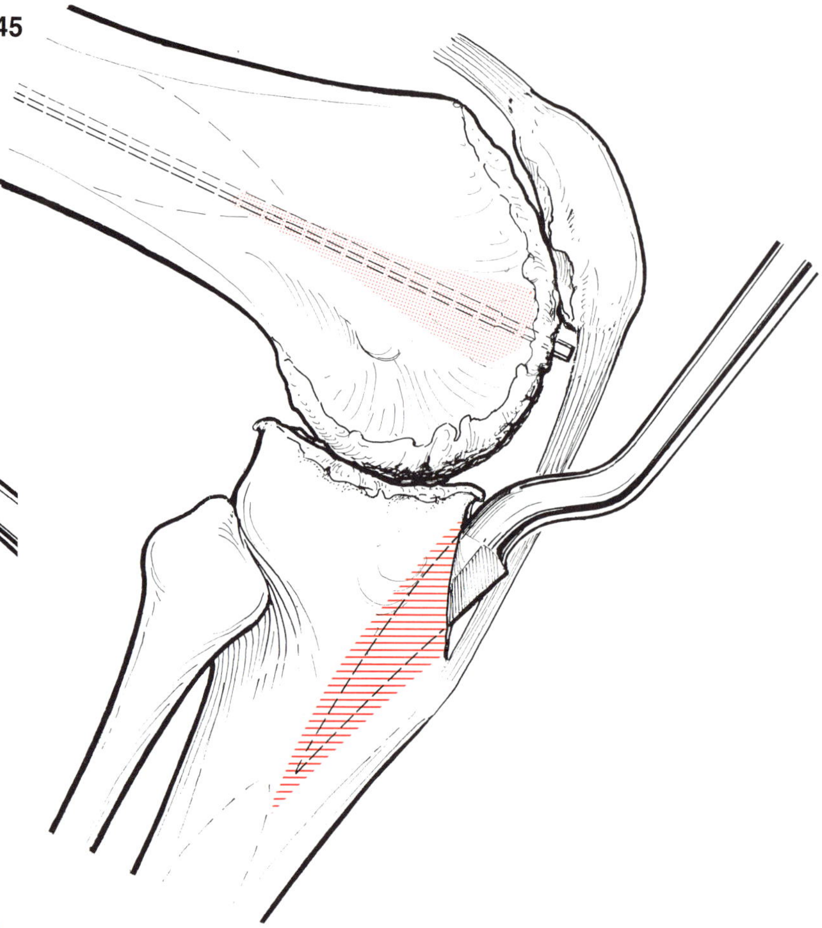

46

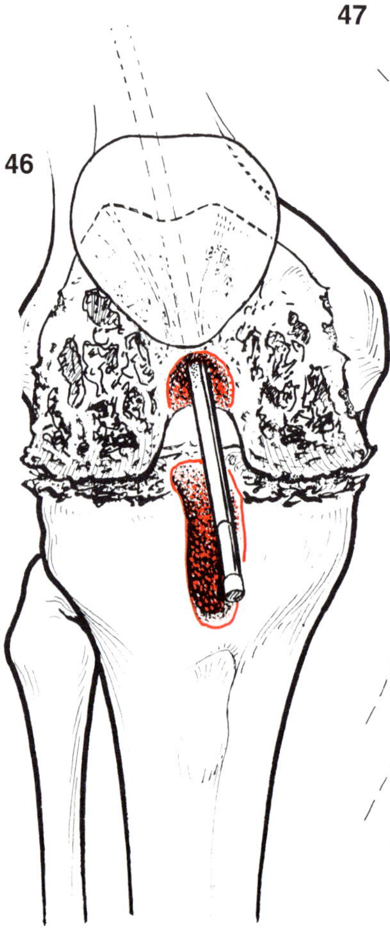

47

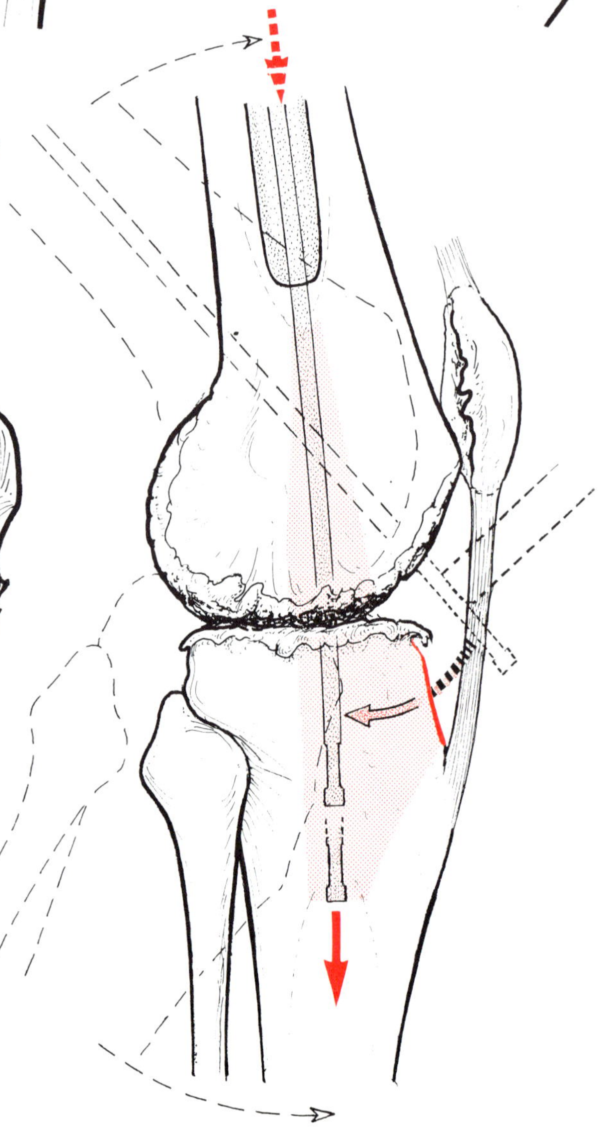

46 Unter zunehmender Streckung des Kniegelenkes schiebt man den Bohrdorn vor und drückt ihn nach hinten in die Tibiamarkhöhle. Die richtige Lage des Instrumentes wird im Röntgenbildverstärker überprüft.

47 Vorgang bei seitlicher Betrachtung. Wenn der Bohrdorn einwandfrei in der Tibiamarkhöhle liegt, wird der Arthrodesennagel eingeschlagen. – Redon-Drainagen. Wundverschluß.

◊ **44** Nach Einsetzen von Langenbeck-Haken und Abschieben des Hoffaschen Fettkörpers wird die Gelenkfläche des Femurs mit einem Pfriem in Richtung Markhöhle perforiert. Den Knochenkanal weitet man mit einem langen scharfen Löffel bis in die Markhöhle auf (Kontrolle im Röntgenbildverstärker). Führungsspieß und Knochendorn werden von proximal durch den Knochenkanal geschoben.

◊ **45** Die Tibiamarkhöhle wird mit dem Pfriem proximal der Tuberositas tibiae eröffnet. Das Kniegelenk muß dabei möglichst spitzwinklig gebeugt sein. Man setzt anschließend Langenbeck-Haken in die Wunde und meißelt das Tibiaplateau in der Sagittalebene bis zur Mitte hin auf, damit der Bohrdorn mühelos nach hinten geschoben werden kann (bei gestrecktem Kniegelenk).

Postoperative Behandlung

Die Gliedmaße wird mit elastischen Binden von den Zwischenzehenfalten bis zur Leiste gewickelt. Der Patient darf sobald wie möglich aufstehen und das Bein teilweise (ca. 5–10 kg) belasten. Die weitere Behandlung hängt von der Grundkrankheit ab. Bei Patienten mit längerer Lebenserwartung kann später, wenn es der Allgemeinzustand erlaubt, eine Resektionsarthrodese vorgenommen werden, weil über kurz oder lang mit einem Nagelbruch oder einer Nagelwanderung gerechnet werden muß.

Fehler und Gefahren

- Die transartikuläre Nagelung wird trotz irreparabler Achsenfehlstellung versucht.
- Lagerung des Patienten und Position des Röntgenbildverstärkers werden nicht präoperativ festgelegt und gegebenenfalls erprobt. Mangelhafte Abdekkung des Operationsgebietes: Schwierigkeiten während der Operation, Infektionsgefahr.
- Der Nagel wird nicht anterolateral der Trochanterspitze eingebracht. Der Operateur versucht, die Femurmarkhöhle direkt durch die Spitze des Trochanters zu erreichen: Gefahr der Gelenkeröffnung und Verletzung der A. circumflexa femoris medialis mit nachfolgender Hüftkopfnekrose.
- Es wird zu weit *lateral* der Trochanterspitze eingegangen: Aussprengen eines seitlichen Knochenfragmentes.
- Falscher Weg des Führungsspießes und/oder Bohrdorns.
- Versuch der geschlossenen Nagelung bei ausgedehnter Sklerosierung im Bereich der Gelenkkörper oder bei zu enger Markhöhle.
- Unvorsichtiges und gewaltsames Aufbohren: Der Bohrer kann in der Markhöhle verklemmen oder abbrechen.
- Perforation und Sprengung der Kortikalis oder Distraktion des Kniegelenkes, wenn ein zu dicker Nagel verwendet wird oder wenn die Markhöhle ungenügend aufgeweitet ist.
- Es wird ein zu dünner Nagel gewählt: Nagelwanderung oder Verbiegung. Ermüdungsbruch.
- Bei Eröffnung der Tibiamarkhöhle mit dem Pfriem wird die hintere Tibiakortikalis perforiert (ungenügende Beugung im Kniegelenk).
- Nagelbruch (Materialermüdung). Kein Nagel ist auf die Dauer imstande, der mechanischen Beanspruchung Widerstand zu leisten!

Kniearthrodese mit kurzem Oberschenkelnagel

(Maatz u. Chapchal)

Bei dieser Technik wird der Hauptnachteil der Knieversteifung unter Verwendung eines überlangen Küntscher-Nagels, nämlich die elastische Federung des Nagels mit Scherkräften im Gelenkbereich, vermieden. Mit einem kurzen Oberschenkelnagel werden Femur und Tibia auf kürzerem Wege vereinigt und zuverlässiger stabilisiert.

Technik (Abb. **48–50**)

48

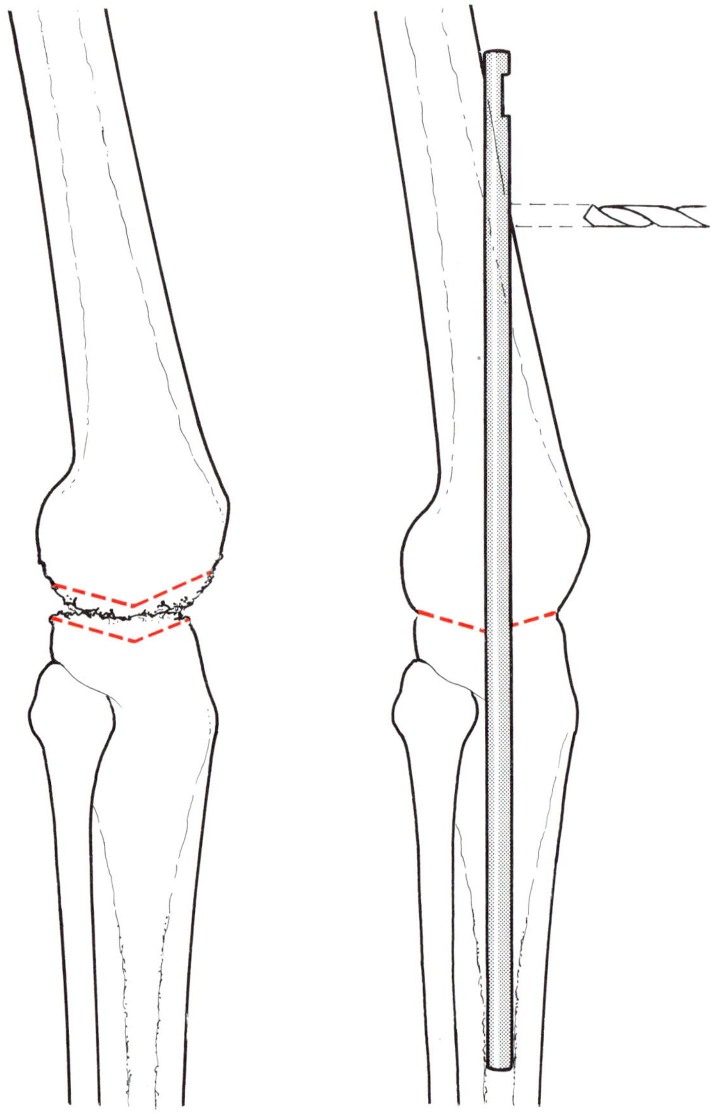

49

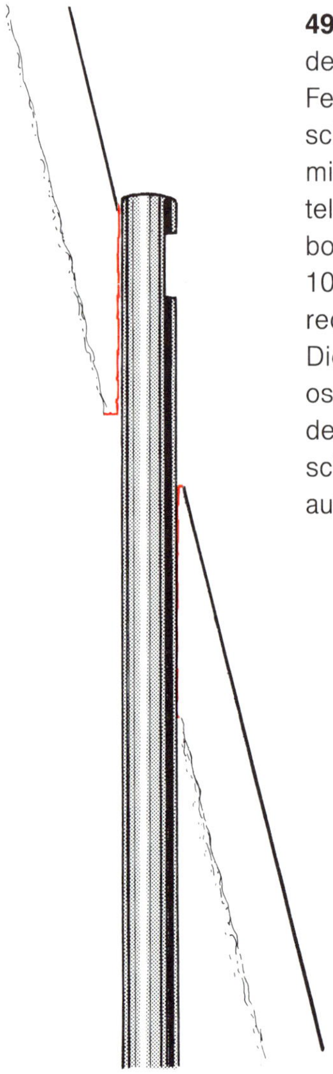

49 Vom vorderen Rand der Resektionsfläche des Femurs wird die Nageleinschlagstelle proximal im mittleren Oberschenkeldrittel bestimmt. Die Kortikalis bohrt man mit einem 10-mm-Spiralbohrer senkrecht zur Schaftachse auf. Dieses Loch wird mit der oszillierenden Stiftsäge und der Kugelfräse zu einem schräg verlaufenden Kanal aufgeweitet.

48 Zunächst wird die Pause eines Röntgenbildes im a.-p.-Strahlengang angefertigt, die Gelenkflächen dachfirstartig (Maatz) oder plan (Chapchal) »reseziert« und die »Papierfragmente« aneinandergelegt. Auf die Pause legt man nun einen 10 mm starken Oberschenkelnagel und bestimmt dessen Einschlagstelle und Länge. »Entscheidend für die störungsfreie Durchführung der Operation ist die möglichst exakte Bestimmung des Einführungsloches für den Nagel« (Beck u. Maatz). Der vordere Zugang erfolgt wie bei der »Doppelplattenarthrodese« S. 29.23 f. dargestellt.

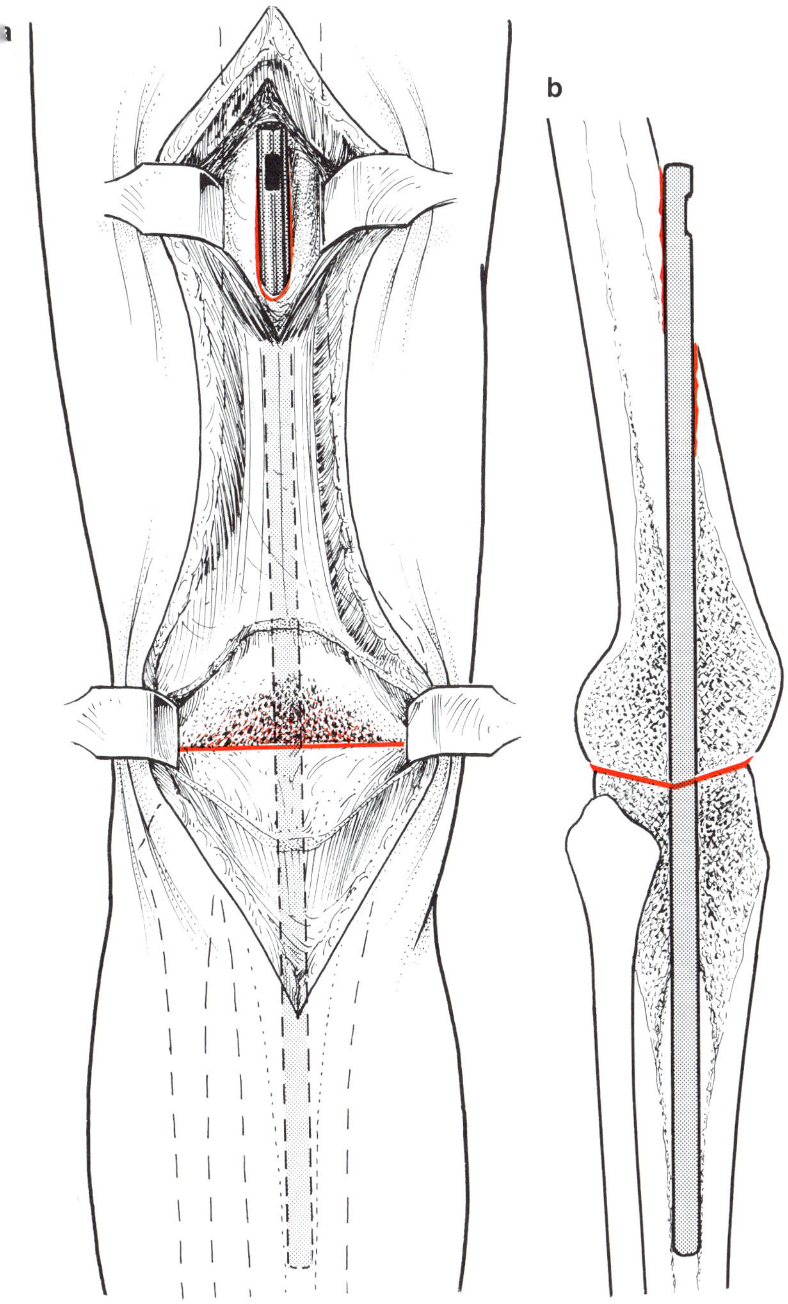

50 a u. **b** Der kurze Oberschenkelnagel muß mit leichten Hammerschlägen eingeführt werden, damit die Kortikalis nicht gesprengt wird. Das Ausschlagloch des Nagels sollte vorn liegen.

Resektionsarthrodesen bei kniegelenknahen Knochentumoren

Vorbemerkungen

Die **Therapie von Knochentumoren** ist Anliegen der *interdisziplinären Onkologie:*

- *Radiologisch* werden die diagnostischen Voraussetzungen geschaffen (Röntgenaufnahmen und Tomographien, Angiographie, Szintigraphie, Computertomographie) und die chirurgische Therapie unterstützt (Nachbestrahlung strahlenempfindlicher Tumoren).
- Der *Pathologe* bestimmt die Entität und die Dignität des Tumors und weist am Resektionspräparat nach, ob die Geschwulst radikal entfernt worden ist (Resektionsgrenzen).
- *Orthopädisch-chirurgisch* werden die Operationsindikation gestellt und der Eingriff einschließlich der postoperativen Behandlung vorgenommen.
- Der *Internist* (oder Pädiater) übernimmt in geeigneten Fällen die zusätzliche Chemotherapie.

Der Operateur sollte folgendes berücksichtigen:

Er muß bei der Probeexzision zum Nachweis der Tumorentität *Gewebe aus verschiedenen Geschwulstbereichen* entnehmen, weil die Einschätzung der Tumordignität schwierig sein kann. Der Grad der Malignität wird nicht nur aus dem histologischen Befund, sondern auch aus dem »entitätsspezifischen« klinischen Verlauf des Tumors bestimmt.

Die Geschwulst muß *radikal* entfernt werden. Das Resektionspräparat wird vom Pathologen untersucht. Die Defektstrecke wird durch autologes (und homologes) Knochenmaterial überbrückt und stabilisiert. *Autologes Spanmaterial ist unbedingt zu bevorzugen.*

Vor dem Eingriff werden Röntgenpausen angefertigt, die Resektionsstrecke ausgemessen, die Metallimplantate bestimmt und die Länge der Knochenspäne festgelegt, die den Defekt überbrücken helfen. Die Operation sollte einem *erfahrenen Operateur* vorbehalten bleiben, und zwar nicht nur wegen der Größe und der Dauer des Eingriffes, sondern auch wegen technischer Probleme, die nicht selten erst während der Operation auftreten.

Der *Patient* muß darüber *aufgeklärt* sein, daß der Operationsplan möglicherweise abgewandelt werden muß, wenn das Resultat der histologischen Untersuchung vorliegt. Auch über die Mühsal der Nachbehandlung (lange Ruhigstellung in äußeren fixierenden Verbänden, entlastender Stützapparat, zweizeitige Metallentfernung, gegebenenfalls mit erneuter Spongiosaanlagerung) sollte kein Zweifel sein.

Die im folgenden dargestellten Techniken bieten Lösungsvorschläge, die der Operateur dem jeweiligen Ausgangsbefund anpassen muß!

Resektions-, Kompressionsarthrodese mit 2 Platten

Spezielle Indikationen

Tumor oder Tumorrezidiv mit Einbruch ins Gelenk, jedoch guter Abgrenzung. Radikale Resektion im Gesunden möglich. Gelenkerhaltender Eingriff ist nicht mehr möglich oder in Anbetracht des histologischen Befundes nicht empfehlenswert.

Prinzip

En-bloc-Resektion des Tumors im Gesunden unter Mitnahme der zerstörten Gelenkfläche. Resektion des befallenen Femurkondylus. Auffüllen des Defektes mit autologen Beckenkammspänen. Kompressionsosteosynthese mit 2 Platten.

Vorbereitung und Lagerung

Wie bei der Arthrodese mit äußeren Spannern nach Charnley u. M. Müller (s. S. 29.4).

Technik (Abb. **51–54**)

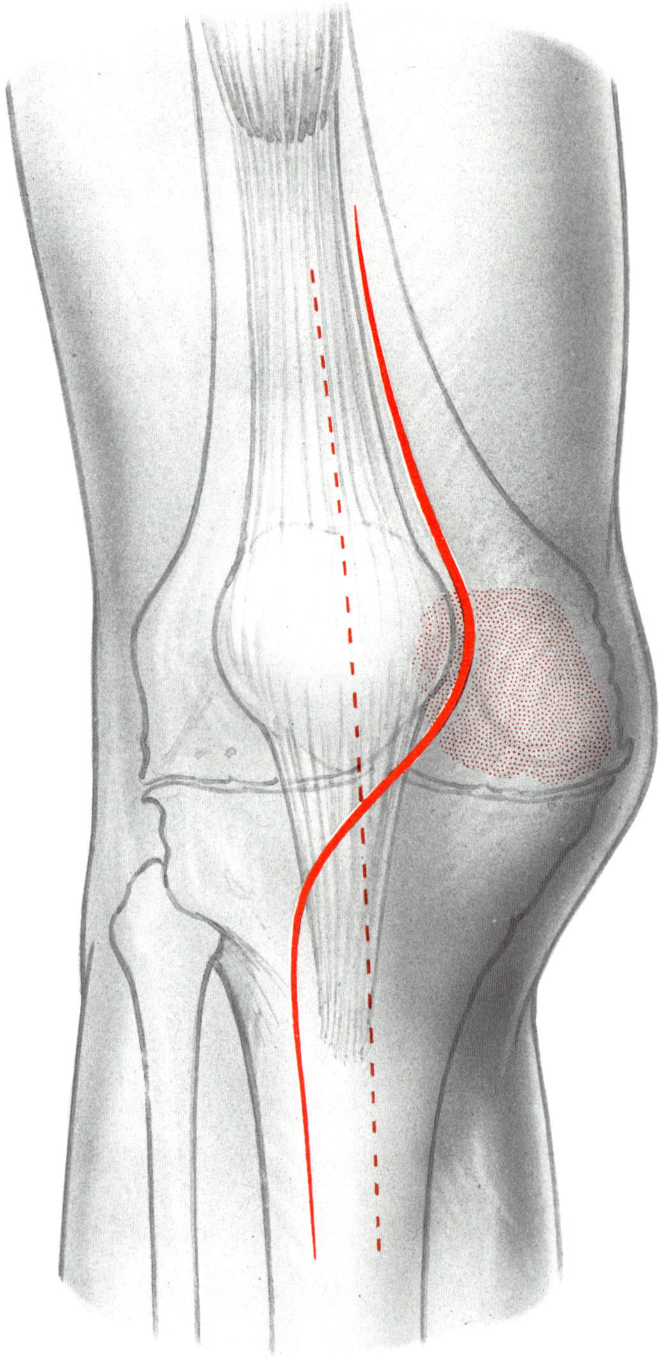

51 Beispiel eines gelenknahen Tumors im medialen Femurkondylus. Die S-förmige Inzision über der Vorderseite des Kniegelenkes beginnt ca. 6 cm proximal und medial des oberen Kniescheibenpoles und endet unterhalb der Tuberositas tibiae. Das Gelenk wird eröffnet. Der M. vastus medialis wird von der Strecksehne abgetrennt. Quere Durchtrennung des Lig. patellae dicht oberhalb der Tuberositas tibiae. Resektion der Kreuzbänder und Menisken, Durchschneidung der Seitenbänder. – Als Zugang kann auch eine Längsinzision empfohlen werden (punktierte Linie).

52

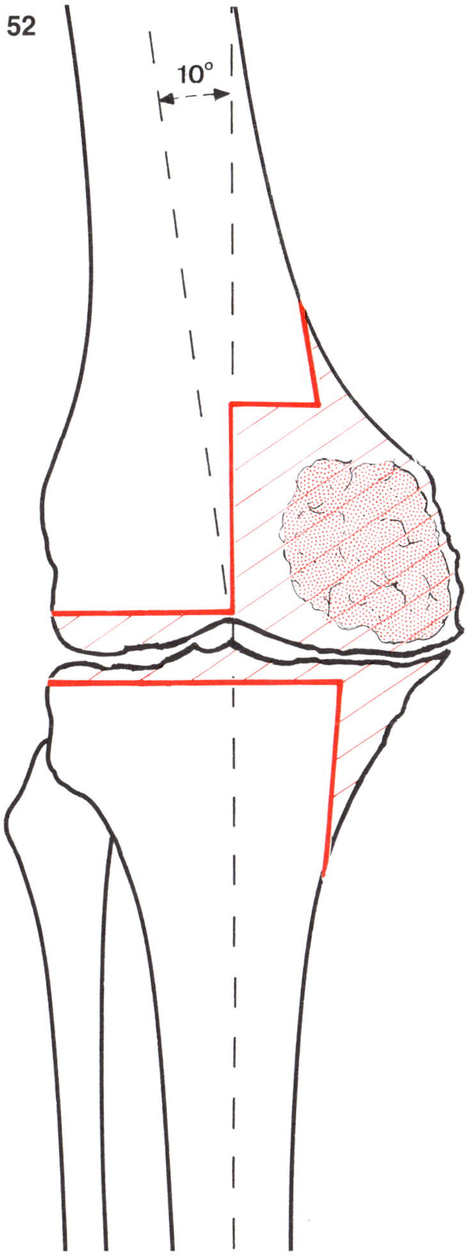

53

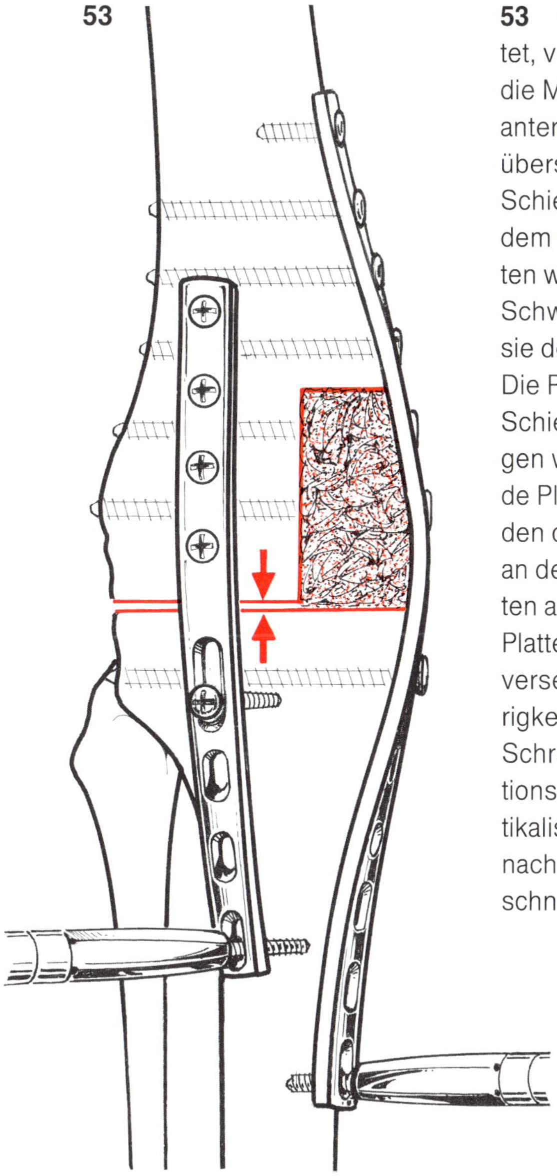

53 Es werden 2 Platten vorbereitet, von denen die eine, längere, auf die Medialseite, die andere, kürzere, anterolateral zu liegen kommt. Der überstehende Rand des medialen Schienbeinkopfes wird zuvor mit dem Meißel abgetragen. Beide Platten werden mit Biegeinstrument und Schwenkeisen so zugerichtet, daß sie dem Knochen exakt anliegen. Die Platten müssen deshalb im Schienbeinbereich auch verwrungen werden. Wenn selbstspannende Platten verwendet werden, werden die Fixationsseiten der Platten an den Oberschenkel, die Spannseiten an das Schienbein angelegt. Die Platten müssen so gegeneinander versetzt werden, daß keine Schwierigkeiten beim Eindrehen der Schrauben entstehen. Auf der Fixationsseite wird zunächst je eine Kortikalis- oder Spongiosaschraube nach Vorbohren und Gewindeschneiden eingedreht.

52 Der mediale Femurkondylus wird freipräpariert, mit Hohmann-Hebeln umfahren und mitsamt dem Tumor im Gesunden reseziert. Die Resektionsfläche sollte weit genug von der Tumorgrenze entfernt sein. Das Gelenk sollte in dieser Phase stärker gebeugt sein. Man luxiert den Streckapparat nach lateral und reseziert die Gelenkflächen des Schienbeinkopfes und die der lateralen Oberschenkelgelenkrolle, wie im Schema dargestellt.

Wir fixieren die Platten mit Haltezangen und überprüfen die Beinachsen. Anschließend werden die restlichen Schrauben auf der Fixationsseite eingedreht. Mit einer zusätzlichen Vorspannung läßt sich eine sehr hohe, interfragmentäre Kompression erreichen (nicht abgebildet). Verschraubung an der Tibia: Die Tibia wird zunächst mit einer Kortikalis- oder Spongiosaschraube an dem Plattenlochrand, der dem Kniegelenk entfernt liegt, fixiert, und zwar an beide Platten. In das distale Plattenloch jeder Platte wird dann die nächste Kortikalisschraube eingedreht. Bevor wir diese Schrauben fest anziehen, füllen wir den Knochendefekt mit autologen, kortikospongiösen Spänen aus dem Beckenkamm, der Kniescheibe und dem entfernten Anteil des Schienbeinkopfes auf. Erst dann werden die Kortikalisschrauben angezogen. Nun wird die nächste Kortikalisschraube in das benachbarte Gleitloch nach Vorbohren und Gewindeschneiden bei allen Schrauben eingedreht. Mit diesen Schrauben erzielen wir die Hauptkompression.

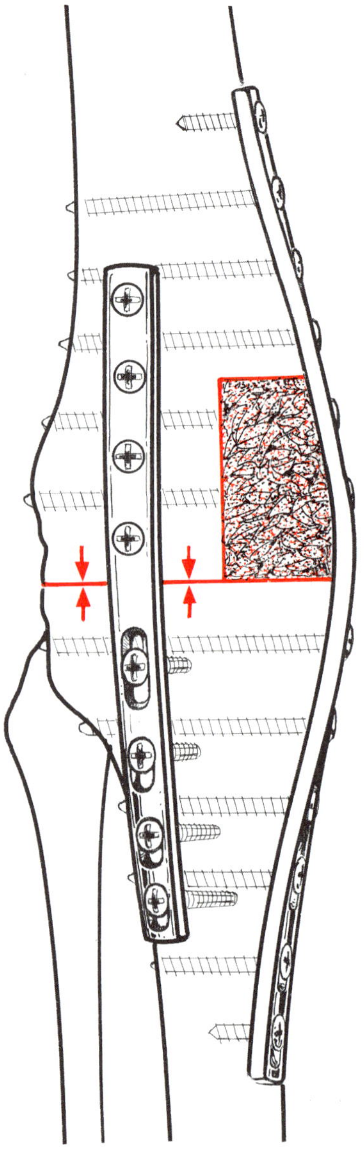

54 Die restlichen Schrauben sind nach den gleichen Richtlinien eingesetzt und abwechselnd festgezogen. Die Blutsperre wird geöffnet. Redon-Drainagen. Schichtweiser Wundverschluß mit Refixation der abgelösten Muskulatur sowie Naht der Gelenkkapsel und der Haut. – Die Patella kann zugerichtet und über die Resektionsflächen fixiert werden.

Postoperative Behandlung

Siehe S. 29.26 – Frühestens ca. 2 Jahre nach der Operation wird zunächst die vordere, etwa weitere 12 Monate später die mediale Platte entfernt. Mußte nach der Tumorresektion ein sehr großer Knochendefekt überbrückt werden, kann die vorübergehende Versorgung mit einem entlastenden Stützapparat und ein noch längeres Zuwarten bis zur Plattenentfernung empfehlenswert sein.

Fehler und Gefahren

Die Geschwulst wird nicht radikal genug reseziert. Im übrigen siehe Ausführungen auf S. 29.44.

Resektions-, Kompressionsarthrodese und Überbrückungsplastik mit Winkelplatte und gerader Platte (Blauth)

am Beispiel eines semimalignen Tumors der Femurkondylen

Indikationen

Siehe S. 29.48 »Juvara-Plastik«.

Vorteile

Der Eingriff ist technisch nicht so aufwendig wie die sog. Umdrehplastik (s. später) und stellt für den Patienten eine geringere Belastung dar.

Nachteile

Langsamer Einbau des homologen Transplantates. Spannungsspitzen an den Plattenenden. Bei osteoporotischem Tibiakopf ist die Methode nicht empfehlenswert.

Technik (Abb. **55–57**)

Vorderer Längsschnitt über dem distalen Oberschenkeldrittel und Kniegelenk bis unterhalb der Tuberositas tibiae. Der M. vastus medialis wird von der Quadrizepssehne abgetrennt oder vom Septum intermusculare mediale abgelöst. Eröffnung des Gelenkes, Resektion der Menisken und Kreuzbänder, Durchtrennung der Retinakula und der Seitenbänder. Das distale Femurende wird freigelegt.

55

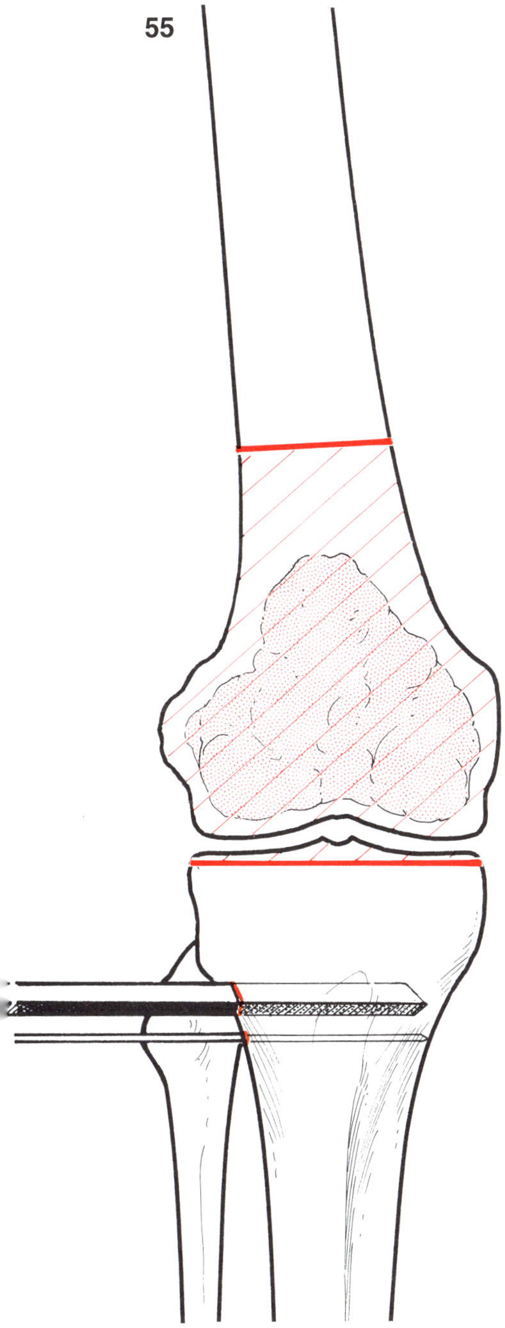

56

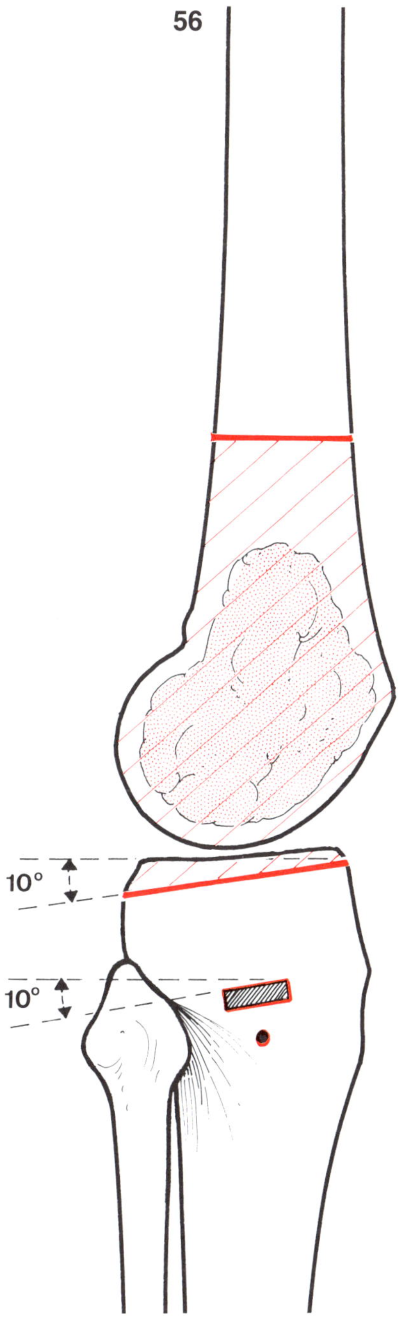

57

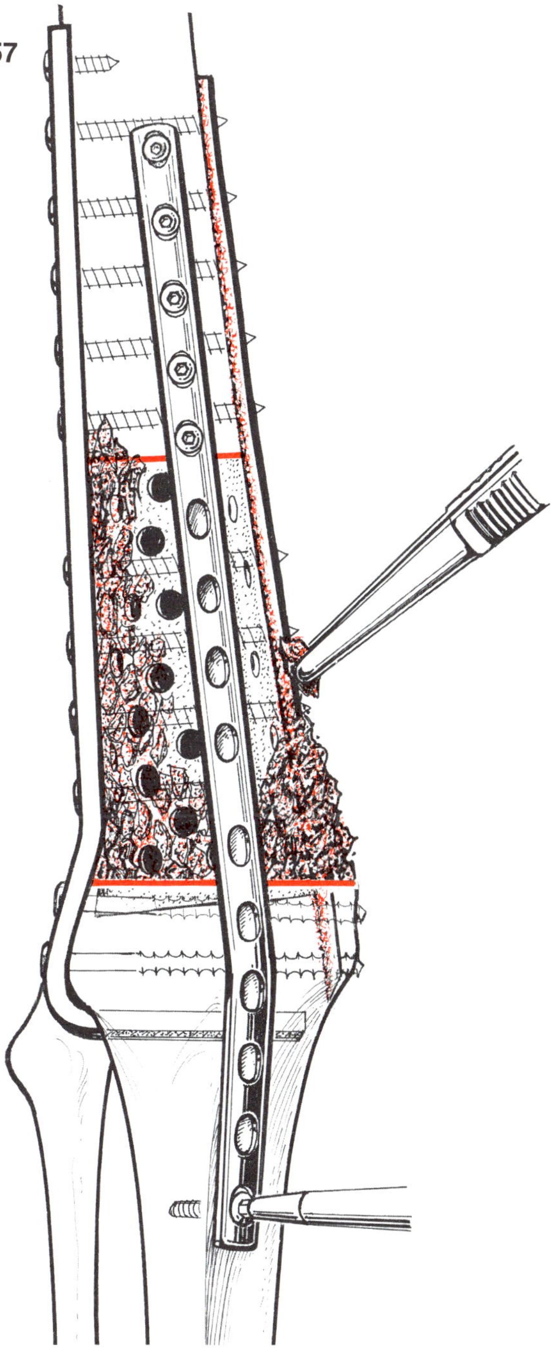

55 Man bestimmt die Einschlagstelle und die Richtung des Plattensitzinstrumentes am Tibiakopf. Die Einschlagstelle liegt so weit distal des Tibiaplateaus, daß noch 2 Schrauben in den Tibiakopf eingebracht werden können. Beim Einschlagen des Sitzinstrumentes ist darauf zu achten, daß die Klinge eine Kippung von ca. 5–10 Grad entsprechend der erwünschten Unterschenkelbeugung aufweist. Rotationsfehler vermeiden! Anteile des lateralen Tibiakopfes werden abgetragen, damit die Platte exakt dem Knochen anliegt. – Quere Durchtrennung des Femurschaftes und Resektion des distalen Femurendes: Man zieht sich den Knochen mit einem Einzinkerhaken aus dem Wundgebiet heraus und durchschneidet jeweils knochennahe die Strukturen, die sich anspannen. Vorsicht vor Verletzungen der Gefäße und Nerven! Die Tibiagelenkfläche wird abgetragen.

56 Schematische Darstellung bei seitlicher Betrachtung.

57 Die Platte ist eingeschlagen. Außerdem ist eine vorbereitete homologe Knochenröhre in die Spongiosa des Tibiakopfes eingetrieben. Die Platte fixiert man mit einer Haltezange an der Femurdiaphyse. Auf der Gegenseite falzen wir einen autologen kortikospongiösen Span (gegenseitige Tibia) in den Tibiakopf ein. Das proximale Spanende liegt dem Femurschaft an. Auf der Vorderseite verschrauben wir eine Zuggurtungsplatte, mit der wir Druck auf die Resektionsflächen ausüben. Anschließend wird die Winkelplatte gegen den autologen Span auf der Medialseite verschraubt. Anlagerung von autologer Spongiosa um die Knochenröhre bis in gesunde Knochenbezirke.

Postoperative Behandlung, Fehler und Gefahren

Siehe S. 29.44.

Resektions-, Kompressionsarthrodese und Überbrückungsplastik mit Winkelplatte (Blauth)

am Beispiel eines Riesenzelltumors am Tibiakopf

Indikationen

Siehe S. 29.48, »Juvara-Plastik«.

Vorbereitung und Lagerung

Wie bei der Resektions-, Kompressionsarthrodese nach Charnley u. M. Müller. Außerdem ist auf folgendes zu achten:

- Die Resektionsgrenze im Bereich des Tibiaschaftes wird anhand der Röntgenpause festgelegt (Vergrößerungseffekt berücksichtigen!).
- Je nach Größe des Defektes muß überlegt werden, ob man mit autologem Spanmaterial allein auskommt oder ob zusätzlich eine *homologe Knochenröhre* als *temporärer Platzhalter* implantiert werden soll.
- Es wird eine 90-Grad-Winkelplatte ausgewählt. Die Plattenlänge richtet sich nach der Größe des Defekts. Mindestens 5–6 Schrauben sollten im Tibiafragment liegen. Die Klingenlänge beträgt ca. 5–5,5 cm.
- Wegen der physiologischen Neigung der anteromedialen Fläche des Tibiaschaftes muß die Klinge nicht in der Frontalebene der Femurkondylen, sondern in der Diagonalebene liegen.
- Um eine exakte Plattenauflage zu erreichen, müssen Teile des medialen Femurkondylus abgetragen werden.
- Autologes Spanmaterial wird aus den Beckenkämmen, der gegenseitigen Tibia oder dem gleichseitigen Trochanter major entnommen.

Technik (Abb. **58–61**)

Längsschnitt von ca. 5 cm oberhalb der Kniescheibenbasis bis ca. Mitte Unterschenkel. Nach Durchtrennung der Haut und Subkutis wird der M. vastus medialis an der Quadrizepssehne abgetrennt. Die Inzision führt medialseitig parapatellar unter Eröffnung des Gelenkes weiter nach distal, verläuft schräg über das Lig. patellae nach lateral distal bis ins mittlere Schienbeindrittel. Das Lig. patellae wird oberhalb der Tuberositas tibiae durchtrennt. Subperiostale Freilegung der proximalen Tibia bis in die Diaphyse.

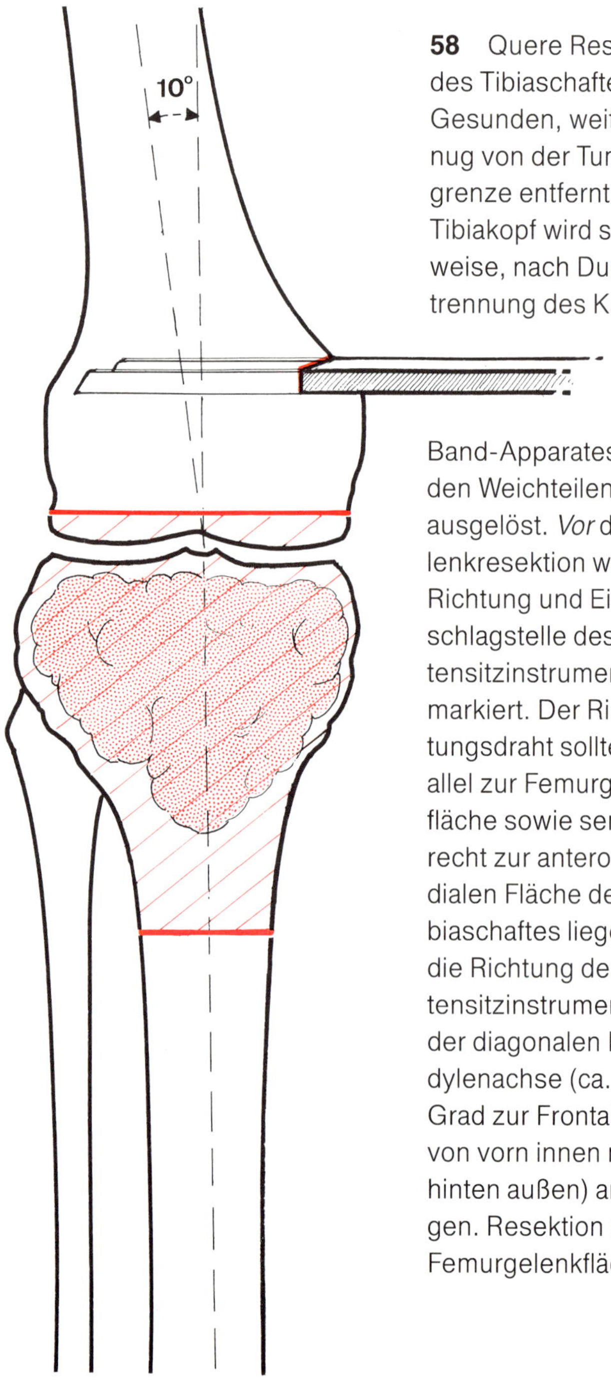

58 Quere Resektion des Tibiaschaftes im Gesunden, weit genug von der Tumorgrenze entfernt. Der Tibiakopf wird schrittweise, nach Durchtrennung des Kapsel-Band-Apparates, aus den Weichteilen herausgelöst. *Vor* der Gelenkresektion werden Richtung und Einschlagstelle des Plattensitzinstrumentes markiert. Der Richtungsdraht sollte parallel zur Femurgelenkfläche sowie senkrecht zur anteromedialen Fläche des Tibiaschaftes liegen und die Richtung des Plattensitzinstrumentes in der diagonalen Kondylenachse (ca. 40 Grad zur Frontalebene von vorn innen nach hinten außen) anzeigen. Resektion der Femurgelenkfläche.

59

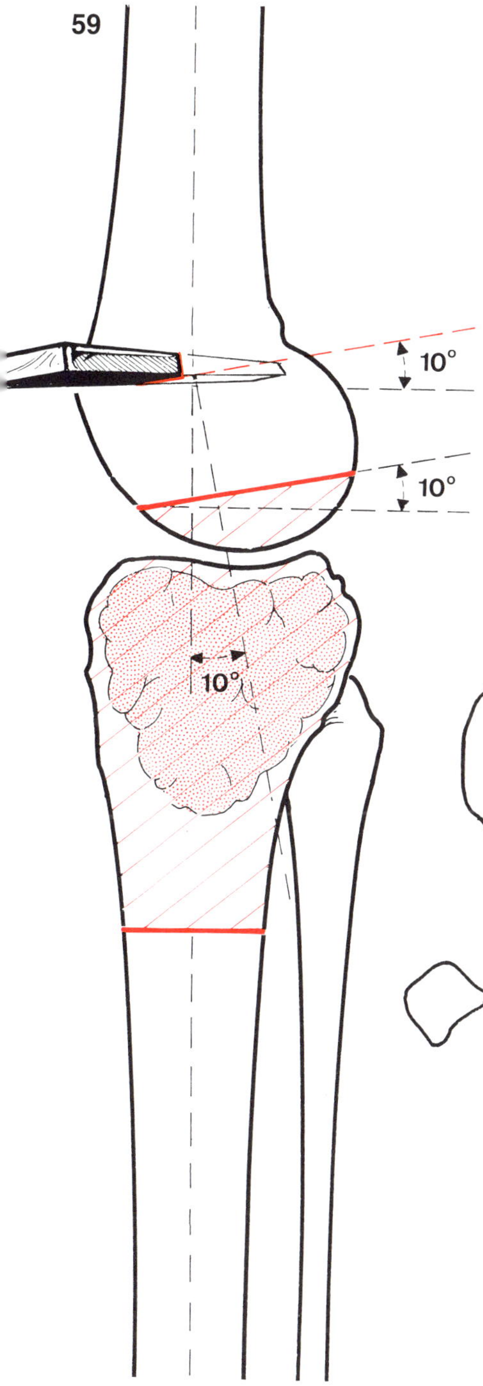

60

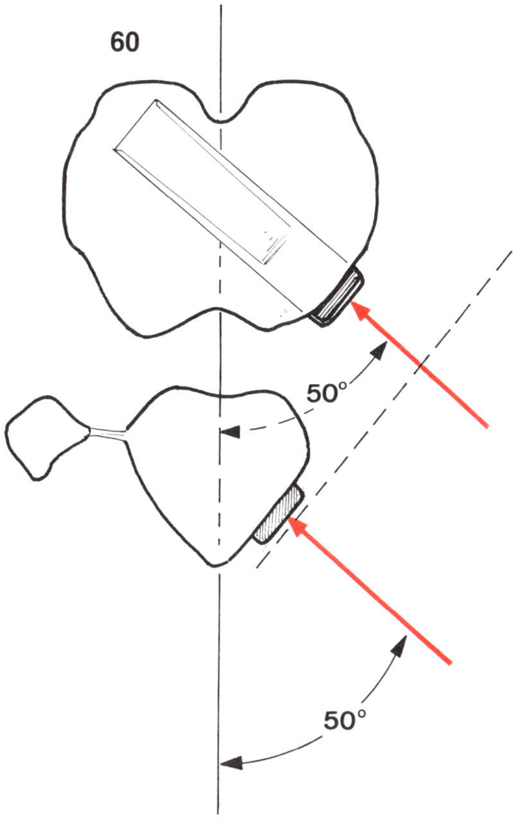

61

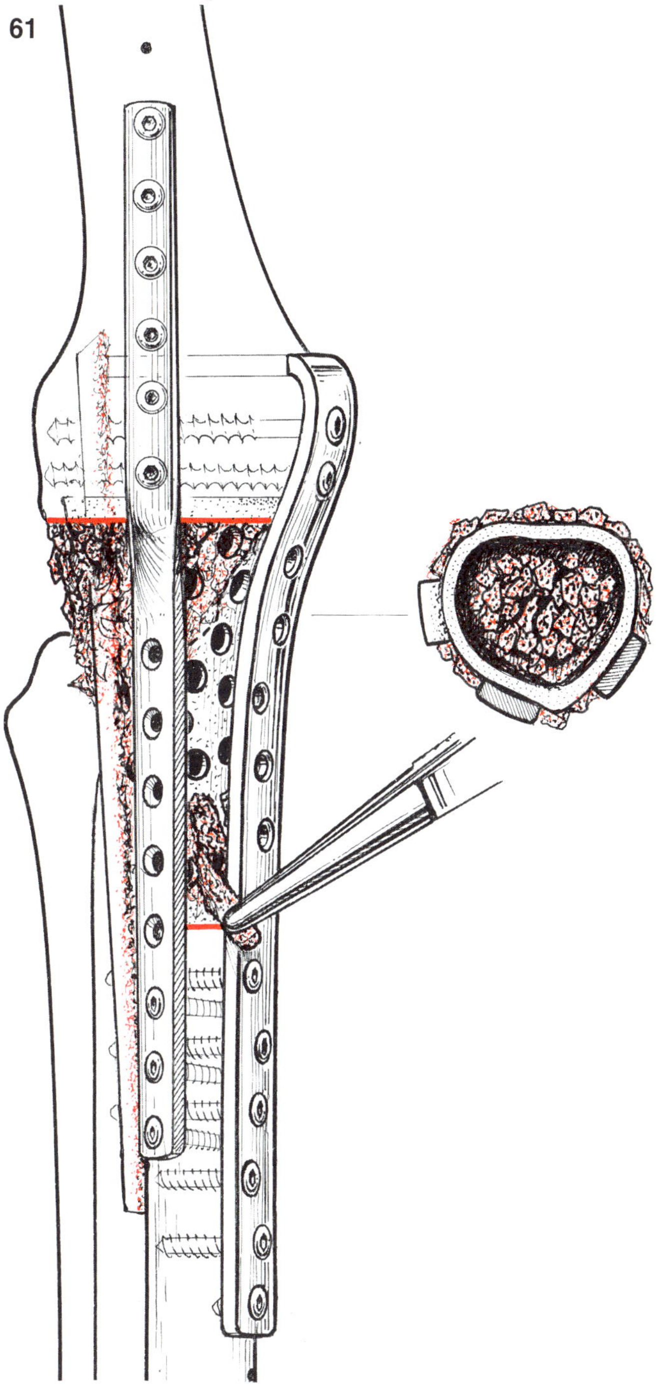

59 Lage des Plattensitzinstrumentes bei seitlicher Betrachtung.

60 Schnittbild mit Lage der Winkelplatte an Femur und Tibia.

61 Bei großen Defekten fügen wir eine homologe Knochenröhre zwischen die Resektionsflächen ein, bringen die Platte an und setzen die Fragmente unter Druck. Auf die lateralseitige Tibiafläche (Margo lateralis) wird ein autologer kortikospongiöser Span (aus der gegenseitigen Tibia) aufgelegt und in den lateralen Femurkondylus eingebolzt. Zusätzlich wird reichlich autologe Beckenkammspongiosa angelagert (auch an das untere Plattenende!). Auf der Vorderseite von Femur und Tibia wird eine Zuggurtungsplatte angeschraubt. Die Stabilität wird dadurch wesentlich erhöht.

Postoperative Behandlung

Oberschenkelgipsverband, falls man den Knochendefekt nicht mit autologem Material allein überbrükken konnte. Redon-Drainagen werden nach spätestens 48 Stunden, die Fäden nach ca. 12–14 Tagen entfernt. Wechsel des Gipsverbandes. 8 Wochen nach der Operation erneute Röntgenkontrolle und Oberschenkelgipsverband für weitere 6–8 Wochen. Anschließend kann, je nach Röntgenbefund, ein Oberschenkel-Gehgipsverband angelegt werden, mit dem der Patient jedoch nur minimal belasten darf. Zirka 4–6 Monate nach der Operation wird ein entlastender Stützapparat angepaßt. Die Orthese muß unter Umständen (z. B. bei großen Defekten, die mit homologem Material überbrückt werden mußten) viele Jahre getragen werden. Auch die Platten bleiben länger in situ. Bei der Plattenentfernung (zweizeitig) kann erneute Anlagerung von autologem Knochenmaterial zweckmäßig sein. – Handelt es sich um keinen zu großen Defekt, der gut mit autologem Material überbrückt werden konnte, liegt keine wesentliche Osteoporose vor und kann eine zuverlässige Osteosynthese erreicht werden, ist von vornherein kein Gipsverband erforderlich.

Fehler und Gefahren

- Gefäß- und Nervenverletzungen bei der Resektion des Tibiakopfes.
- Mangelhafte Blutstillung.
- Fehlstellungen der Beinachse (Rotationsfehler!).
- Es wird nicht genügend autologes Spanmaterial angelagert.
- Die Gliedmaße wird zu früh zur Belastung freigegeben.
- Bei größeren Defekten und Verwendung homologen Knochenmaterials wird auf entlastenden Stützapparat verzichtet.
- Zu frühe oder einseitige Entfernung der Platten.

Rotationsarthrodese

(Borggreve-Plastik)

Prinzip

Resektionsarthrodese mit Drehung des Unterschenkels um 180 Grad und erheblicher Beinverkürzung. Das obere Sprunggelenk wird funktionell in ein »Kniegelenk« umgewandelt.

Indikationen

Eine Borggreve-Plastik kann nach Salzer bei folgenden Erkrankungen erwogen werden:
- Starke Beinverkürzung infolge eines kongenitalen Femurdefektes,
- vollständig resezierbares, kniegelenknahes Osteosarkom im Wachstumsalter sowie bei Erwachsenen mit sportlichen Ambitionen,
- Bestrahlungsfolgen am distalen Femur bei erhaltenen Nerven (Osteosarkome, Ewing-Sarkome).

Kontraindikationen

- Funktionslosigkeit eines Hauptnervs des betroffenen Beines vor oder durch die Resektion (N. ischiadicus, N. peronaeus communis, N. tibialis),
- bewegungseingeschränktes oder -schmerzhaftes oberes Sprunggelenk der betroffenen Gliedmaße.

Spezielle Vorbemerkungen

Die Resektion eines kniegelenknahen malignen Tumors (ggf. mit Anastomose der Hauptgefäße!), die anschließende Rotationsarthrodese und die Prothesenversorgung stellen hohe Anforderungen an den Operateur, die Mitarbeiter während der Rehabilitation und den Orthopädiemechaniker. Die Klinik sollte auf die Behandlung maligner Knochentumoren spezialisiert sein.
In der präoperativen Phase bedarf es intensiver Gespräche zwischen Arzt und Patienten (Eltern). Die Vor- und Nachteile aller operativen Möglichkeiten sind zu diskutieren und die psychische Hemmschwelle wegen des zu erwartenden ästhetischen Ergebnisses zu überwinden (Demonstration von Patienten mit gelungenem Eingriff!).
Bei Patienten im Wachstumsalter muß das zu erwartende Längenwachstum berechnet werden, damit später nach Wachstumsabschluß das umfunktionierte Sprunggelenk in gleicher Höhe mit dem Knie der gesunden Seite steht. Grundlage dafür sind die Tabellen von Anderson u. Mitarb. (1963) mit den Ergänzungen von Taillard u. Morscher (1965).

Obgleich nach einer Borggreve-Plastik eine starke Beinverkürzung mit befremdender Stellung des Fußes resultiert, liegt der *Vorteil* der Methode darin, daß mit dem »neu geschaffenen Kniegelenk« selbst sportliche Belastungen wieder möglich werden!

Technik (Abb. **62–65**)

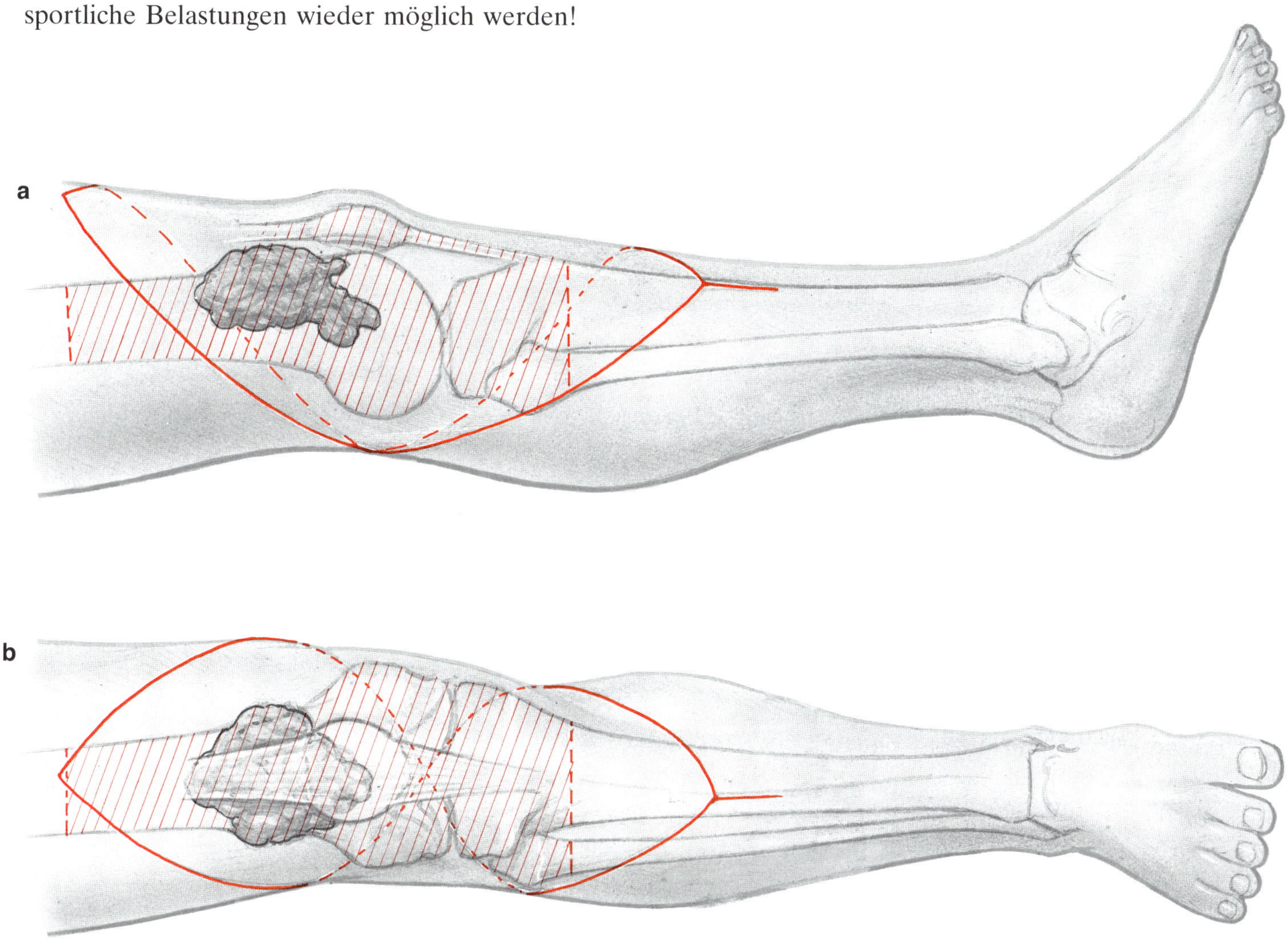

62 a u. **b** Der Hautschnitt wird in Form eines großen Rhombus gelegt, wobei die lange Achse auf der Vorderseite liegt. Die Länge des rhombenförmigen Hautgebietes ist ungefähr 5–10 cm länger als die beabsichtigte Länge der Knochenresektion. Am distalen Ende des Rhombus wird die Hautinzision 8–10 cm nach unten gradlinig weitergeführt.

Der später resezierte Hautbezirk ist gestrichelt dargestellt.

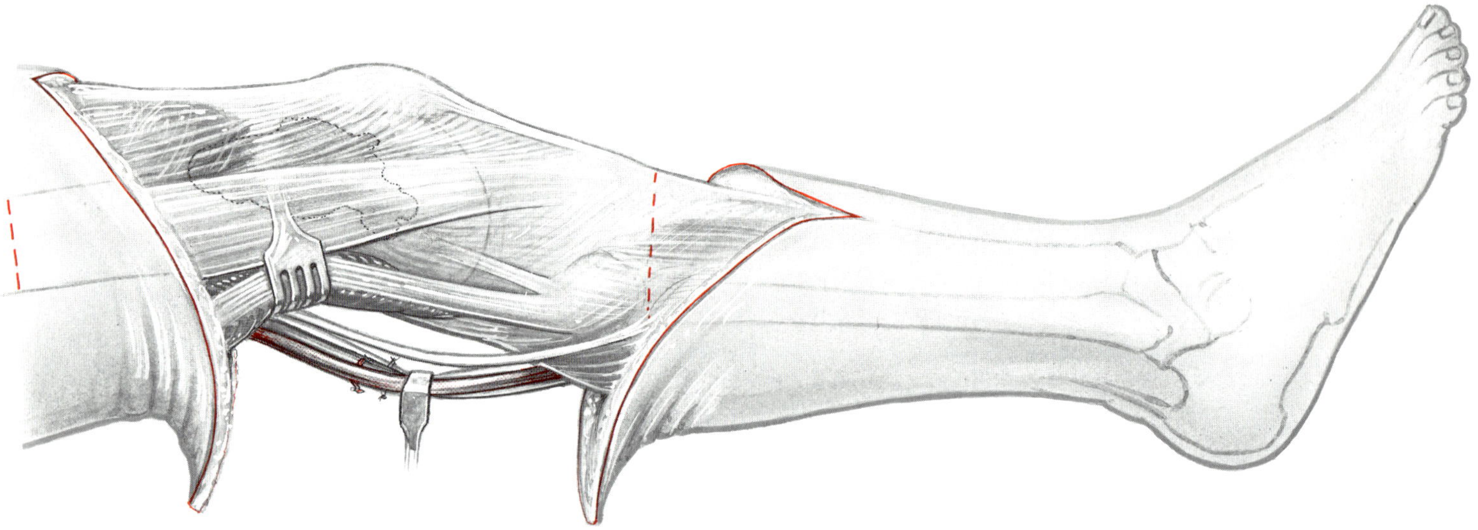

63 Die Ober- und Unterschenkelfaszie wird auf Höhe des Hautschnittes durchtrennt. Freilegung des N. peronaeus communis bis proximal zum N. ischiadicus. Anschließend Darstellen des N. tibialis bis zur Poplitealregion. Dort werden auch die großen Gefäße nach proximal bis zum Adduktorenkanal präpariert. Sorgfältige Ligatur segmental abgehender Gefäße. Vor allen Dingen müssen die zahlreichen Gefäße, die den Tumor versorgen, dargestellt und ligiert werden. Sind A. und V. femoralis in der Weichteilausdehnung des Tumors mit eingeschlossen, müssen sie abgeklemmt und proximal des betroffenen Gebietes abgetrennt sowie nach distal in die Regio poplitea verfolgt werden. Sie werden distal der Tumorgrenze abgeklemmt und abgetrennt. Während der Operation muß besonders darauf geachtet werden, daß der Tumor immer mit einer ausreichend dicken Schicht gesunder Muskulatur bedeckt ist. Nach Darstellung des Femurschaftes und des Tibiakopfes werden 2 Drähte parallel zueinander von hinten in die proximale Tibia und von vorn in das distale Femur eingebracht, um später das genaue Ausmaß der Rotation bestimmen zu können. Das Femur wird mindestens 5–10 cm proximal des oberen Tumorrandes durchtrennt. Die Tibia osteotomiert man genau unterhalb der Tuberositas, die Fibula noch etwas weiter distal davon.

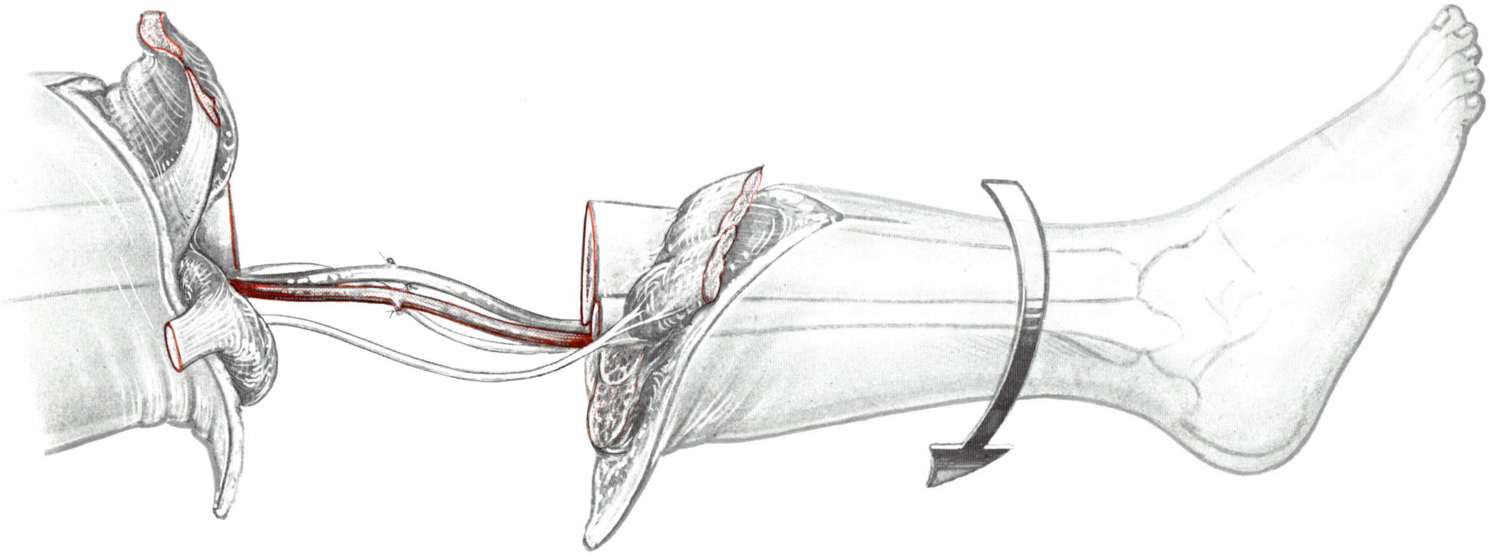

64 Nachdem das Kniegelenk mit den umgebenden Weichteilen und dem rhombusförmigen Hautbezirk en bloc entfernt ist, wird der Unterschenkel – jetzt nur noch durch Gefäße und Nerven mit dem Oberschenkel verbunden – um 180 Grad nach außen gedreht (bei Innendrehung würden der N. tibialis, der N. peronaeus communis und die femoralen Gefäße das Femur auf der lateralen Seite von dorsal nach ventral kreuzen, wo die Osteosyntheseplatte plaziert werden soll!).

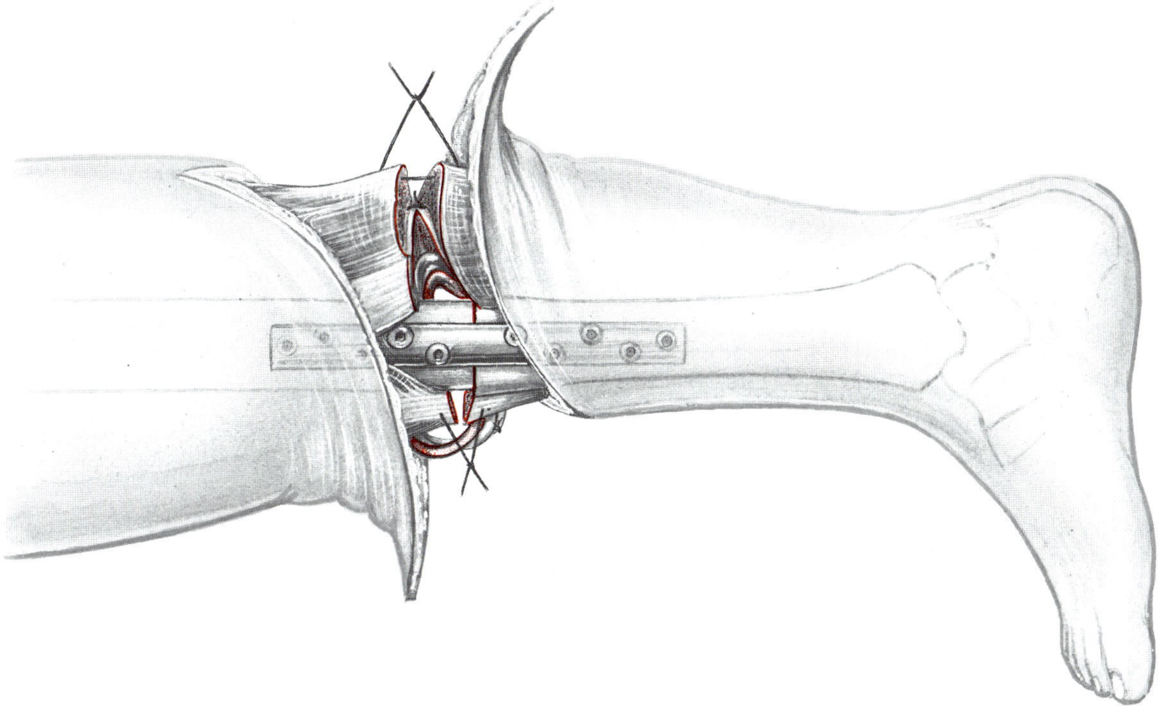

65 Femur und Tibia werden durch eine Kompressionsosteosynthese miteinander verbunden. Die knöcherne Vereinigung kann zusätzlich beschleunigt werden, indem das Femur um etwa 1–2 cm in die etwas weitere Tibia eingebracht wird. Man kann auch das Femur ca. 5 cm an die Tibia anlegen (größerer Knochenkontakt). Mußten Anteile der A. und V. femoralis reseziert werden, sind Anastomosen innerhalb von 2 Stunden erforderlich.

Die Sehne des M. quadriceps wird an den Trizepsmuskel genäht (Extensor des neuen »Kniegelenkes«!). Die Zehenextensoren werden mit den Pes-anserinus-Sehnen und dem M. biceps vernäht (Beuger des neuen »Kniegelenkes«). Öffnung der Blutsperre, Blutstillung, Redon-Drainage und Wundverschluß.

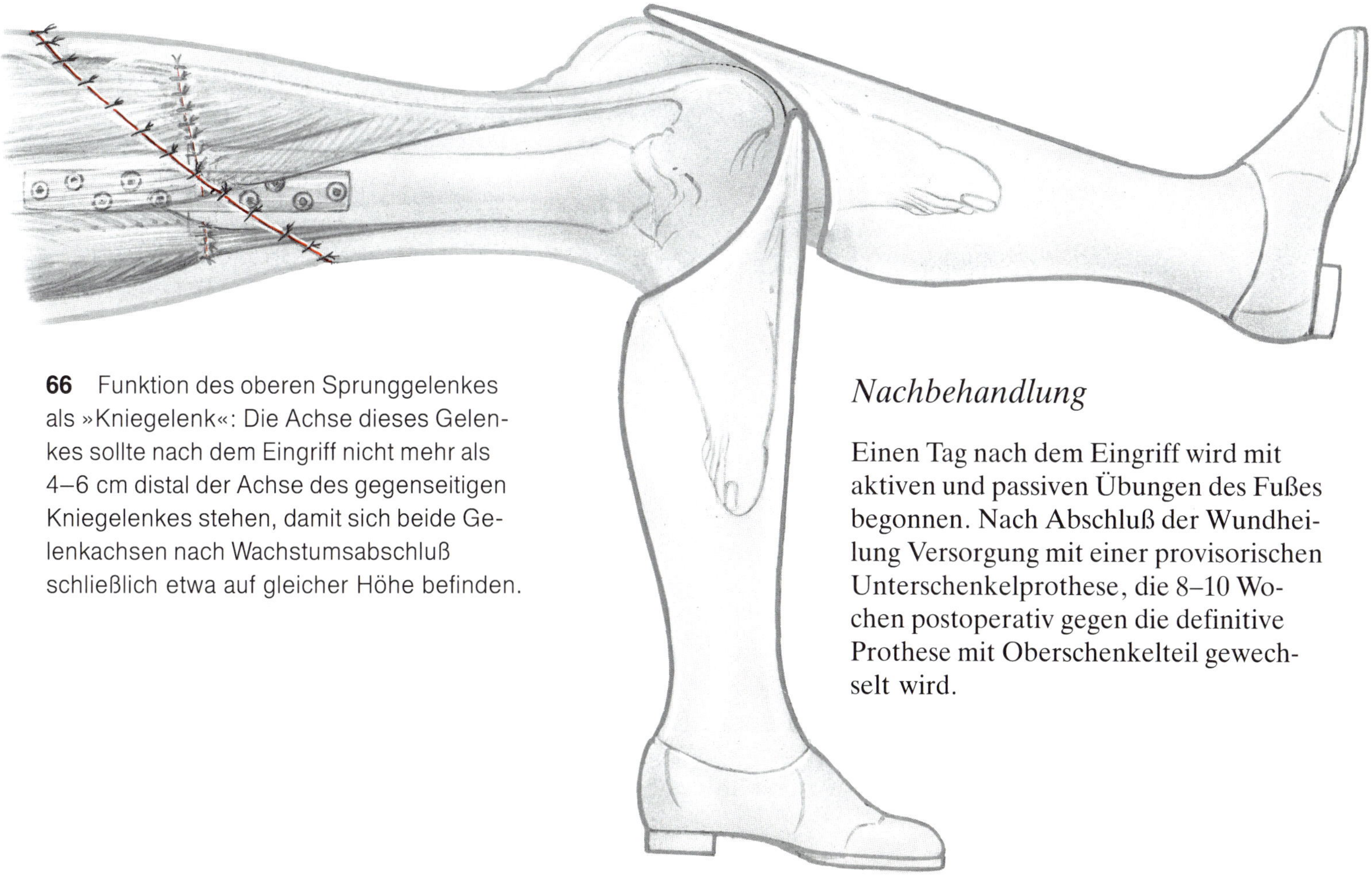

66 Funktion des oberen Sprunggelenkes als »Kniegelenk«: Die Achse dieses Gelenkes sollte nach dem Eingriff nicht mehr als 4–6 cm distal der Achse des gegenseitigen Kniegelenkes stehen, damit sich beide Gelenkachsen nach Wachstumsabschluß schließlich etwa auf gleicher Höhe befinden.

Nachbehandlung

Einen Tag nach dem Eingriff wird mit aktiven und passiven Übungen des Fußes begonnen. Nach Abschluß der Wundheilung Versorgung mit einer provisorischen Unterschenkelprothese, die 8–10 Wochen postoperativ gegen die definitive Prothese mit Oberschenkelteil gewechselt wird.

Arthrodese mit Umdrehplastik und Küntscher-Nagel

(Juvara, Merle d'Aubigné, J. Böhler)

am Beispiel einer Tumorlokalisation in den Femurkondylen

Indikationen

- Benigne oder semimaligne Tumoren, bei denen gelenkerhaltende Eingriffe nicht mehr möglich sind (Befall großer Teile der Gelenkkörper, Tumoreinbruch ins Gelenk mit Zerstörung der Gelenkflächen, Rezidive etc.).
- Maligne Tumoren, die langsam wachsen und spät metastasieren, wie z. B. Chondrosarkome.
- Proliferative, chronisch-entzündliche Prozesse, die durch lokale Maßnahmen nicht mehr zu heilen sind und zur Zerstörung der Gelenkflächen geführt haben, wie z. B. chronisch-rezidivierende Osteomyelitiden mit Befall des distalen Femurendes.

Voraussetzungen

Sicherung der Diagnose durch Probeexzision und histologische Untersuchung. Vollständiges Instrumentarium.

Vorbereitung und Lagerung

Rücken-, Schräglagerung. Blutsperre in Höhe des proximalen Femurschaftes. Manschette und zuführender Schlauch müssen mit sterilen Tüchern und/oder Klebefolien zuverlässig steril abgedeckt werden. Siehe auch »Küntscher-Nagelarthrodese«.

Technik (Abb. **67–73**)

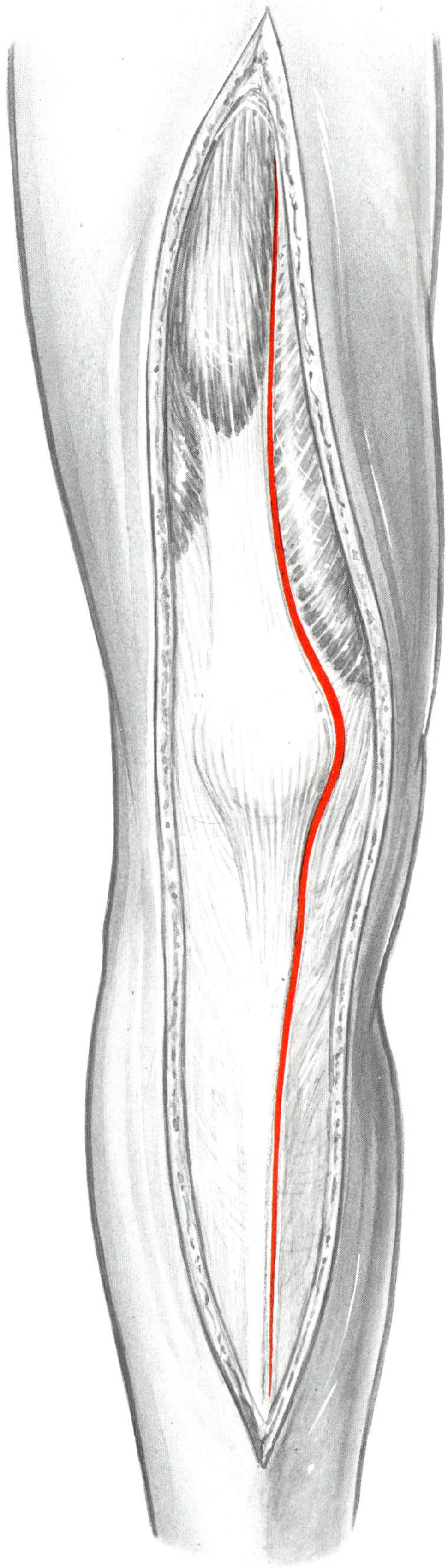

67 Längsschnitt auf der Streckseite vom mittleren Oberschenkeldrittel bis ins untere Tibiadrittel. Muskulatur und Strecksehne werden entsprechend dem Hautschnitt längsgespalten.

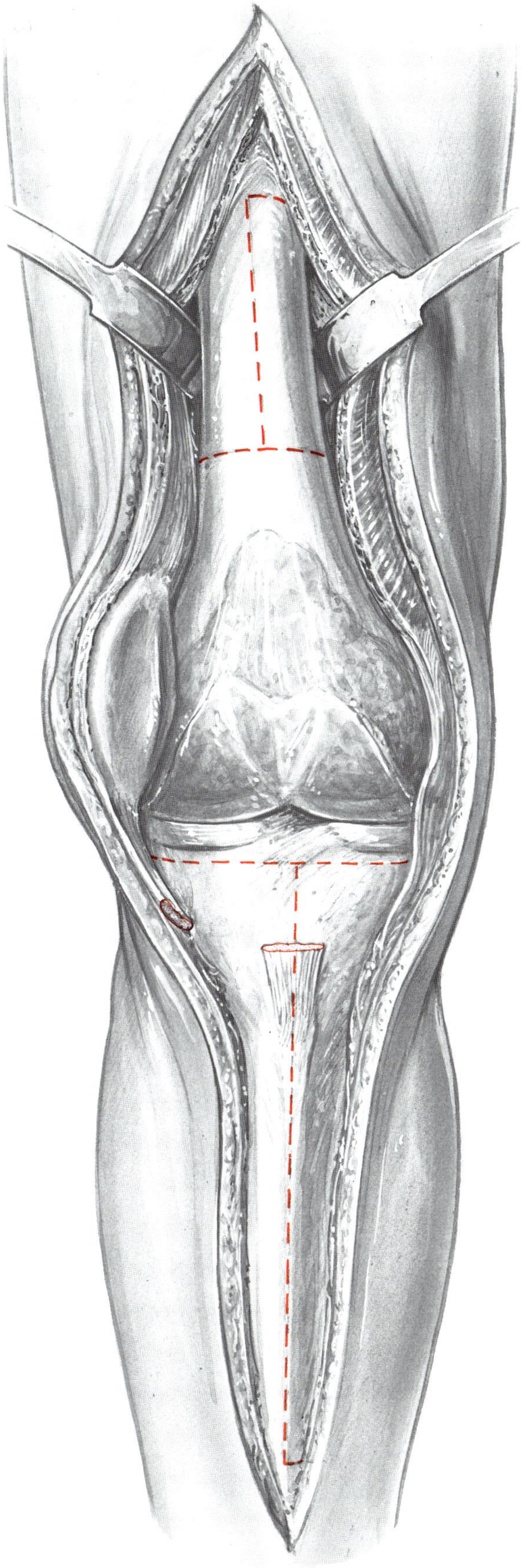

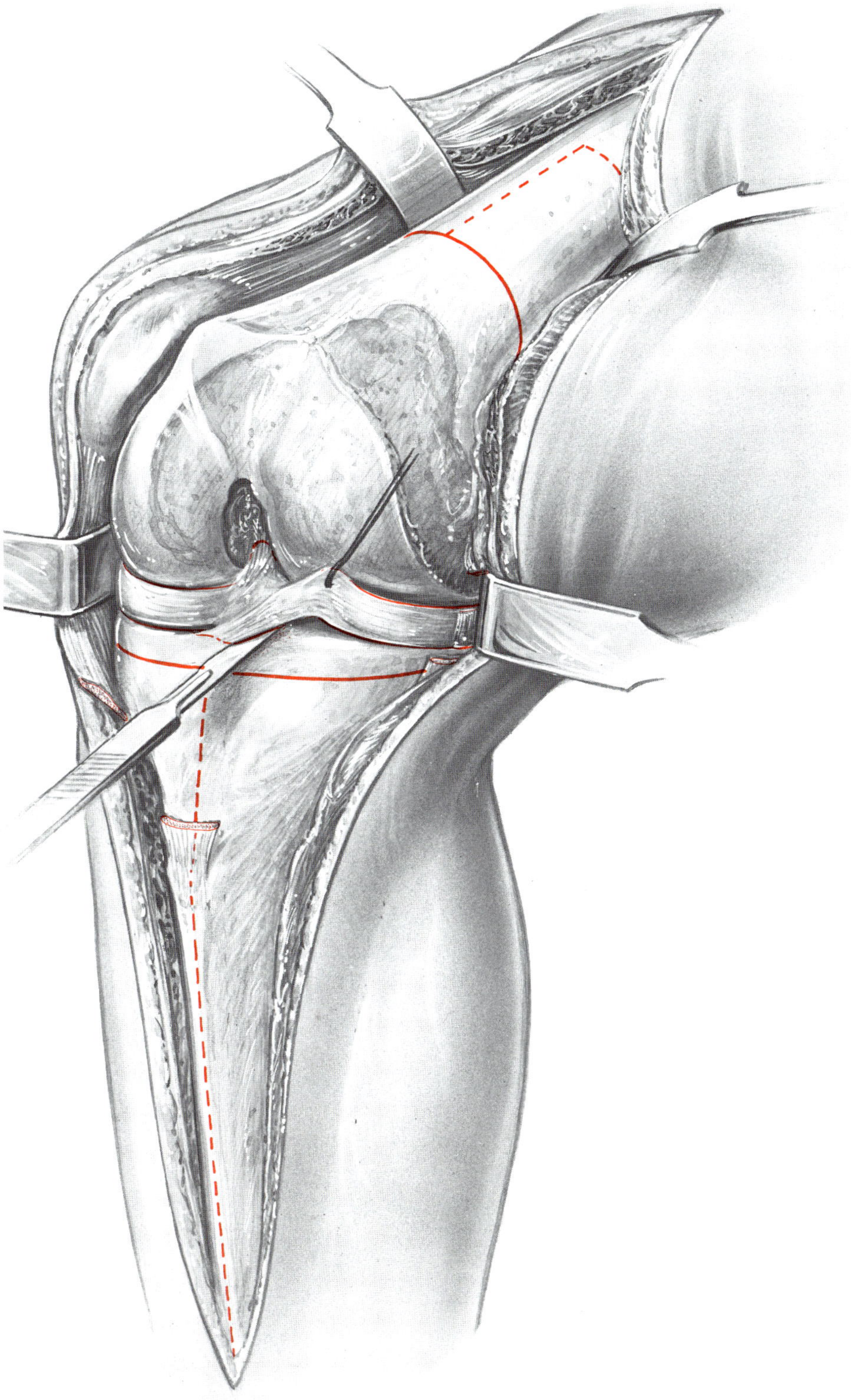

68 Das Lig. patellae wird an der Tuberositas tibiae abgelöst. Subperiostale Freilegung des Knochens. Osteotomien an Femur und Tibia markiert.

69 Der Streckapparat ist nach lateral luxiert. Menisken und Kreuzbänder werden bei zunehmender Kniebeugung reseziert, Seitenbänder durchtrennt.

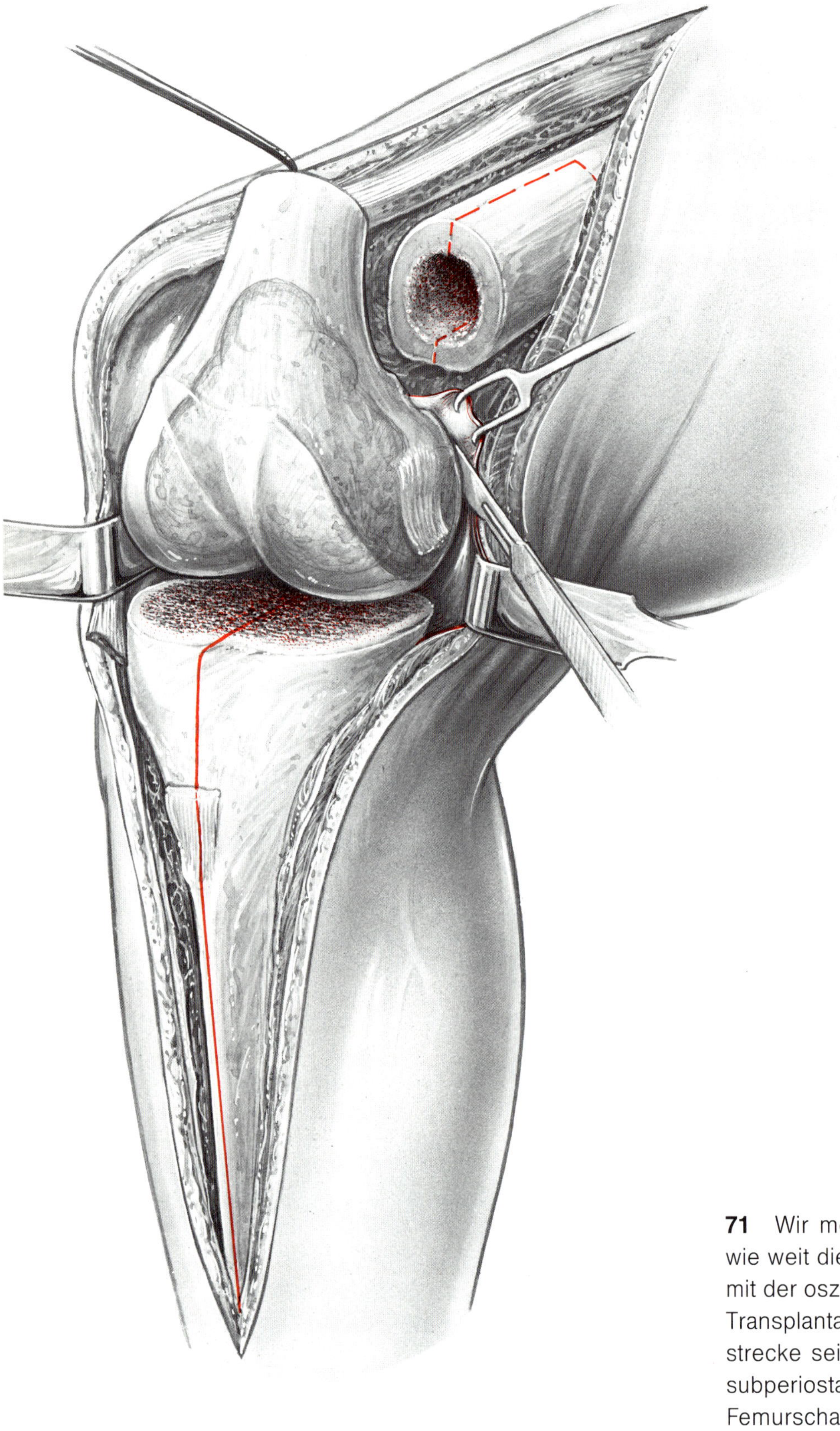

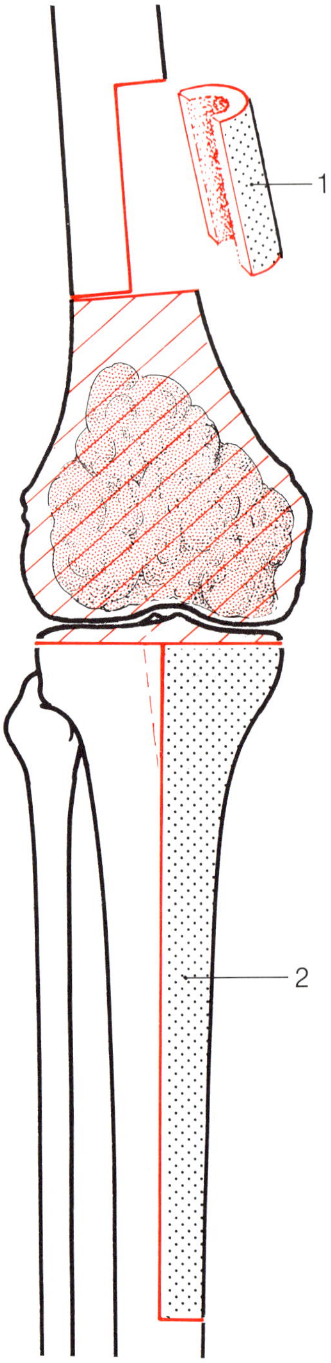

71 Wir messen die Defektstrecke aus und legen fest, wie weit die mediale Hälfte der Tibia in der Sagittalebene mit der oszillierenden Säge abgetrennt werden muß: Das Transplantat (2) sollte ca. 10–12 cm länger als die Defektstrecke sein. (Das kniegelenknahe Drittel der Tibia wird subperiostal freigelegt.) Aus der medialen Hälfte des Femurschaftes wird ein Halbzylinder von 5–6 cm längs herausgesägt (1).

70 Das Tibiaplateau ist sparsam reseziert. Das distale Femurende wird im Gesunden quer durchtrennt und schrittweise aus den Weichteilen herauspräpariert.

72

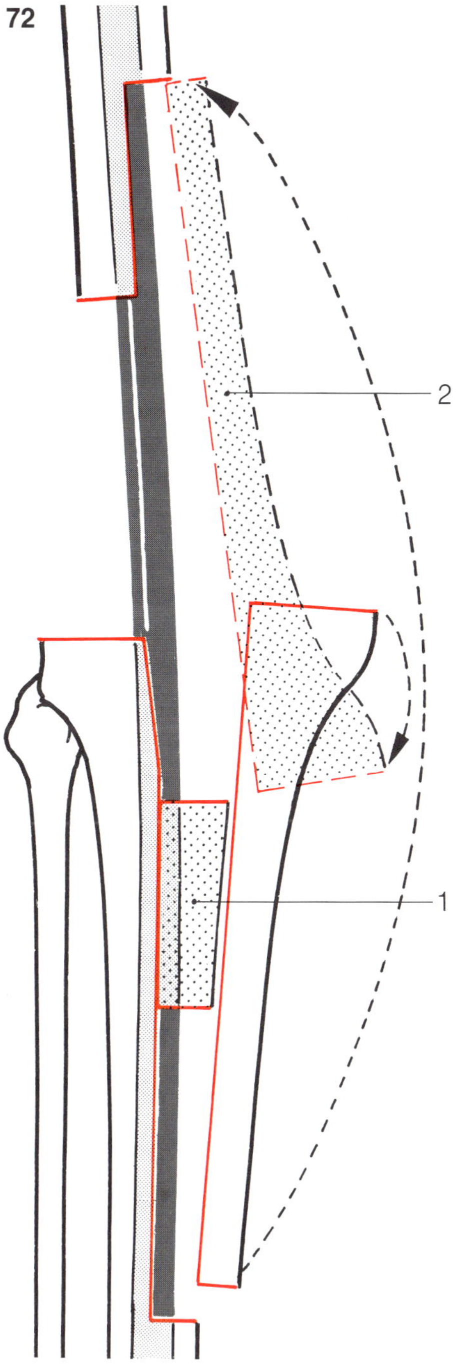

73

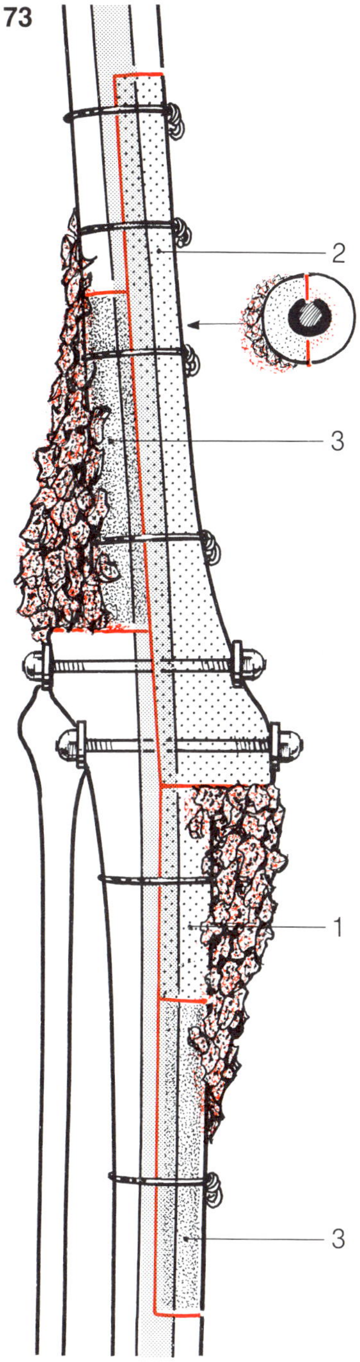

73 Wir bohren Femur- und Schienbeinmarkhöhle auf den zuvor bestimmten Durchmesser auf und führen den überlangen Küntscher-Nagel vom Trochanter major aus ein (Technik s. S. 29.28. Vorsicht: Verletzung der Schenkelhalsgefäße, Rotationsfehler des Unterschenkels!). Der umgedrehte Tibiaspan (2) wird in die Aussparung des Femurschaftes mit Drahtschlingen, im Tibiakopfbereich mit Spongiosaschrauben oder Schrauben mit Gegenmuttern fixiert. Die verbleibenden Defekte füllen wir mit dem aus dem Oberschenkel gewonnenen Halbzylinder (1), homologen Spänen (3) sowie autologer Spongiosa aus dem Beckenkamm und der Patella auf. Die Kniescheibe kann auch im Streckapparat belassen und nach Abtragung der knorpeligen Gelenkfläche auf den Tibiaspan verschraubt werden.

Öffnen der Blutsperre, Blutstillung. Schichtweiser Wundverschluß, Redon-Drainagen, Druckverband, Röntgenkontrolle des Kniegelenkes in 2 Ebenen (Format 20/40 cm).

72 Das Transplantat aus der Tibia (2) wird um 180 Grad gedreht. Der Halbzylinder aus dem Femurschaft (1) wird zur Überbrückung des proximalen Tibiadefektes verwendet.

Postoperative Behandlung, Fehler und Gefahren

Siehe S. 29.53.

Arthrodese mit Umdrehplastik und Küntscher-Nagel

(Juvara, Merle d'Aubigné, J. Böhler)

am Beispiel einer Tumorlokalisation am Schienbeinkopf

Voraussetzungen, Vorbereitung und Lagerung

Siehe S. 29.48.

Technik (Abb. **74** und **75**).

74

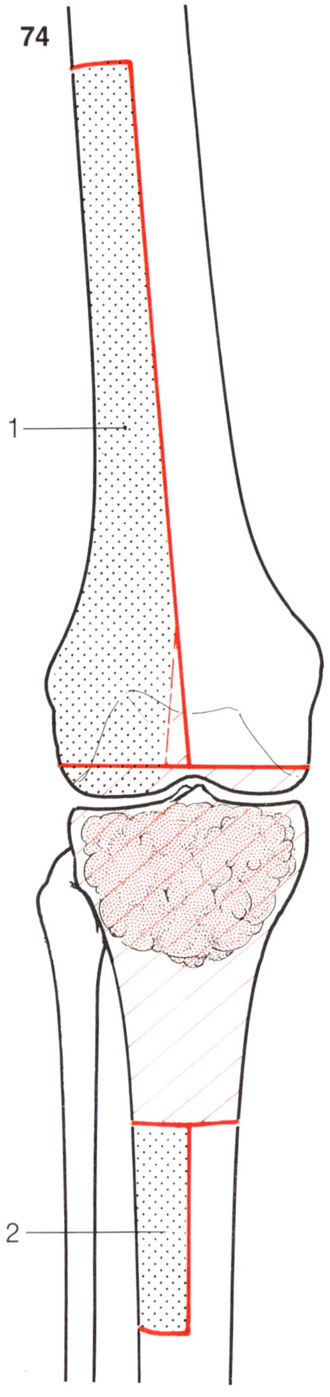

75

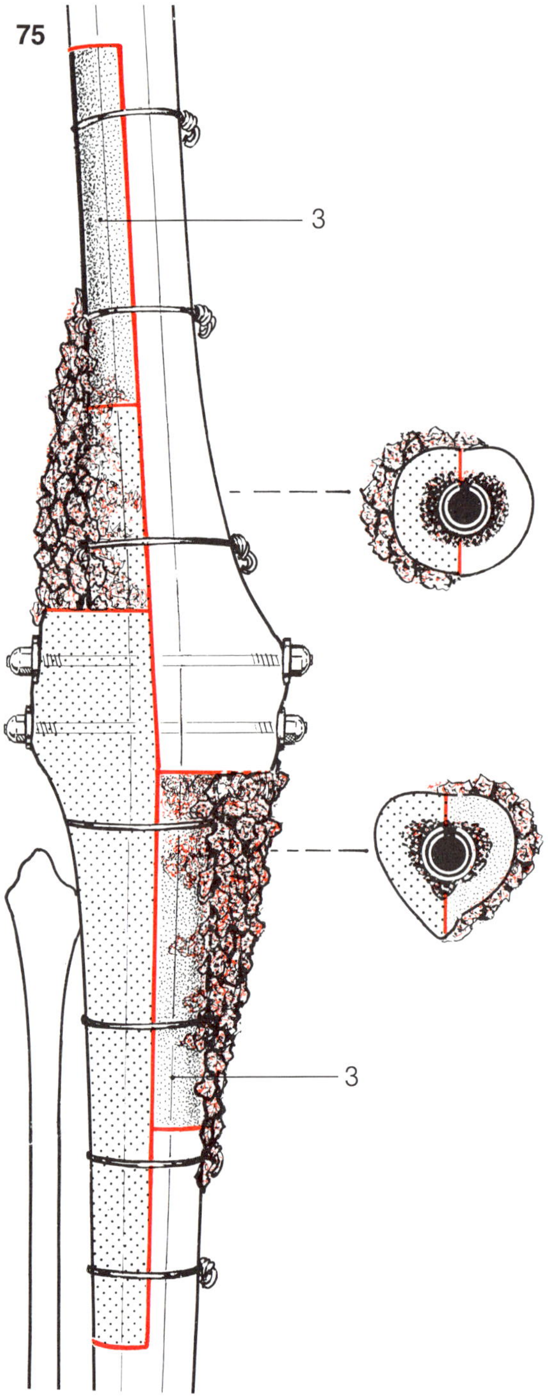

74 Das Verfahren entspricht im Prinzip der in den Abb. 67–73 dargestellten Methode. Im Unterschied zu dort wird die laterale und distale Schafthälfte des Femurs einschließlich des lateralen Femurkondylus in der Sagittalebene abgespalten, (1) um 180 Grad nach distal gedreht und zur Überbrückung des Tibiadefektes benutzt. Aus dem Tibiaschaft wird ein Halbzylinder von ca. 6 cm Länge gewonnen (2).

75 Das Schlußbild zeigt die Lage der Knochenspäne. Autologe Spongiosa wird um die kortikospongiösen und homologen Späne (3) angelagert. (Juvara, Buty, Merle d'Aubigné und Dejouany empfehlen die frontale Halbierung der Gelenkkörper. Der Vorschlag, die Umdrehplastik mit einem überlangen Küntscher-Nagel zu stabilisieren, stammt von Merle d'Aubigné und Dejouany.)

Postoperative Behandlung

Hoher Oberschenkel-Liegegipsverband (mit Bekkenring). Die Drainagen werden nach 24–48 Stunden, die Fäden nach 12–14 Tagen entfernt. Der Gipsverband wird erneuert. Die Gliedmaße stellen wir je nach Größe des überbrückten Defektes und Alter des Patienten ca. 3–4 Monate im Gipsverband ruhig. Das weitere Vorgehen richtet sich nach den Röntgenverlaufskontrollen: Im allgemeinen können die Drahtschlingen ca. 6–9 Monate nach der Operation entfernt werden. Bei dieser Gelegenheit lagern wir bei Bedarf nochmals autologe Spongiosa an. Anschließend versorgen wir den Patienten mit einem entlastenden Stützapparat, der mindestens 2 Jahre getragen werden sollte.

Fehler und Gefahren

- Unvollständige Tumorresektion.
- Gefäß- und Nervenverletzungen.
- Hoher Blutverlust durch mangelhafte Blutstillung.
- Verzögerter Spaneinbau, Pseudarthrose, Materialermüdung bei ungenügender Osteosynthese.
- Fehlstellungen der Beinachse.
- Siehe auch bei »Küntscher-Nagelarthrodese«.

Arthrodesen nach Alloarthroplastik und destruierenden, eitrigen Infektionen der Kniegelenkregion

Besonderheiten

Versteifungsoperationen nach Ausbau künstlicher Kniegelenke und/oder destruierenden, eitrigen Infektionen der Gelenkregion stellen in mehrerer Hinsicht sehr *problematische* Eingriffe dar:

- Bei den Kranken mit *Endoprothesen* handelt es sich meistens um ältere Patienten in reduziertem Allgemeinzustand; oft kann man sich erst nach längerer Krankheitsdauer und verschiedenen Behandlungsversuchen zur Erhaltung des Gelenkes für eine Arthrodese entscheiden.
- Nicht selten liegen auch *chronische* Infektionen vor, die *erhöhte* intra- und postoperative *Risiken* mit sich bringen.
- Meist stehen nur *schlecht ernährte,* stark ausgehöhlte und von sehr dünner Kortikalis umgebene *Kontaktflächen* mit »rarefizierten spongiösen Anteilen der Metaphysen« zur Verfügung. Die Größe der röhrenförmigen Knochendefekte hängt vom jeweiligen Prothesenmodell, der Dauer und Intensität des Lockerungsprozesses sowie der Menge des eingebrachten Knochenzementes ab. Prothesen, die überwiegend im Knochen versenkt und/oder unter Verwendung von reichlich Zement implantiert waren, hinterlassen nach ihrem Ausbau wesentlich umfangreichere Knochendefekte als Modelle, die auf den Gelenkkörpern abstützen, mit relativ wenig oder ohne Zement verankert worden sind.
- Auch Einflüsse während der Operation können sich ungünstig auswirken: Prothesen und/oder Zement lassen sich z. B. manchmal erst nach Fensterung oder Längsspaltung der Diaphysen entfernen, so daß zusätzliche Probleme beim Prothesenausbau und der Osteosynthese auftreten können.
- Die üblichen Arthrodesentechniken reichen nur selten aus. Es müssen aufwendige und technisch schwierige Verfahren angewandt werden.
- Die Anlagerung von autologer Spongiosa ist fast immer erforderlich. (Knochenmaterial für eine ausgiebige Spongiosaplastik kann unter anderem aus dem hinteren Beckenkamm gewonnen werden.)

- Im allgemeinen dauert es länger, bis eine Arthrodese eingetreten ist. Es muß häufiger als sonst mit Fehlschlägen gerechnet werden (Pseudarthrose, Fistelbildung, Spontanfrakturen in der Heilungsphase).
- Es verbleibt oft eine *erhebliche* Beinverkürzung.
- Eine Knochenresektion unter Verkürzung der Gliedmaße kann notwendig werden, um einen breiten Kontakt der Resektionsflächen zu erreichen.
- Bei *schweren, akuten Infektionen* mit starken Eiterungen ist eine sofortige Resektionsarthrodese nicht angezeigt. Es werden lokale und allgemeine Maßnahmen zur Bekämpfung und Beseitigung der Infektion angewandt: Eröffnung von Abszessen, Entlastung des Gelenkes durch Punktionen, Synovektomie, Spül-, Saugdrainage, gezielte antibiotische Behandlung. Zur temporären Stabilisierung des Gelenkes *(temporäre Arthrodese)* wird ein räumlich angeordnetes Fixateur-externe-System empfohlen. Bei der auf den Einzelfall angepaßten, technisch aufwendigen Konstruktion sind zwei Grundsätze zu beachten:
  1. Die Steinmann-Nägel müssen in genügend großem Abstand vom infizierten Gebiet eingebracht werden.
  2. Durch die »räumliche Montage« des äußeren Spanners sind die auftretenden Biegekräfte besser zu neutralisieren als durch einen »Doppelrahmen«.

  Mit dem Fixateur externe erreicht man die erforderliche Ruhigstellung des infizierten Gelenkes, ohne daß benachbarte Gelenkabschnitte, wie z. B. bei Fixation im Becken-Bein-Gipsverband, über einen längeren Zeitraum immobilisiert werden müssen.
- Bei *chronischen Infektionen* ist die radikale Sanierung der infizierten (und sequestrierten) Knochenregion zusammen mit einer Resektion der Gelenkflächen und Kompressionsarthrodese notwendig: Weichteile und Knochen werden so sparsam wie möglich freigelegt, um die Durchblutung gesunder Gewebe nicht zu gefährden. Nicht selten müssen aber Femur- und Tibiaschaft gespalten oder weit gefenstert werden, um den Knochenzement extrahieren zu können. Nun sind zusätzliche Osteosynthesen, wie z. B. Cerclagen, erforderlich.

Voraussetzungen und Indikationen zur Arthrodese hängen auch vom Alter und Allgemeinzustand des Patienten, Funktionszustand der benachbarten und gegenseitigen Beingelenke sowie von den Veränderungen ab, die durch chronische Infektionen an Knochen und Weichteilen hervorgerufen worden sind. (Bei aseptischen Lockerungen wird man zunächst einen Prothesenwechsel versuchen.) Liegt eine fistelnde, abszedierende Osteomyelitis mit Befall der Markhöhle und therapeutisch schwer beeinflußbarer Keimflora vor, muß man überlegen, ob der Zeitpunkt zur Arthrodesenoperation nicht zu früh liegt und man sich nicht besser auf die Entfernung des Fremdmaterials sowie die Sequestrotomie mit Immobilisation des Gelenkes beschränkt. Bei manchen Patienten kann sich nach Ausbau der Prothese eine relativ straffe Nearthrose entwickeln, die mit Stützapparat gut zu versorgen ist. Gelingt es nach Ausbau des Fremdmaterials oder bei schweren, posttraumatischen Veränderungen nicht, der Infektion Herr zu werden, sollte die *Amputation* der Gliedmaße nicht zu lange hinausgeschoben werden.

Spezielle Hinweise

Die Operation sollte nur von einem *erfahrenen Operateur* vorgenommen werden. *Alle* zum Ausbau des jeweiligen Prothesentyps erforderlichen *Instrumente* sowie *Spezialinstrumente* zur Entfernung des Knochenzementes (Meißel, scharfe Löffel, Bohrer, Extraktorzangen etc.) müssen ebenso vorhanden sein wie Instrumentarien für alternative Arthrodesetechniken, falls die geplante Methode scheitern sollte. Der jeweilige Prothesentyp muß dem Operateur bekannt sein. Bei Prothesen mit starren Achsen läßt sich die Achse meist nur mit einem Spezialschlüssel ausbauen! In einem infizierten Prothesenlager keine Zementreste zurücklassen! Weichteilfisteln werden sparsam ausgeschnitten oder kürettiert. Die Patella kann als *autologes Spanmaterial* sehr nützlich sein. Wundabstriche aus mehreren Regionen entnehmen. Lokale und systemische Behandlung mit Antibiotika ist unerläßlich.

Bei *aseptischen* Lockerungen, die zum Ausbau der Prothese zwingen und den nochmaligen Einbau der Prothese nicht zweckmäßig erscheinen lassen, kann eine *Versteifungsoperation* mit *zwei Platten* einer Technik mit äußeren Spannern vorzuziehen sein. Zur Technik der Doppelplattenarthrodese verweisen wir auf die Abbildungen auf S. 29.23 f. Liegt eine stärkere *Osteoporose* vor, kann am nicht infizierten Gelenk auch eine *Küntscher-Nagelarthrodese* erwogen werden.

Beim *Ausbau* von *Gleitflächenprothesen* sollte schließlich bedacht werden, daß anstelle einer Arthrodese eine Prothese mit starrer Achsführung angezeigt sein kann, wenn die verbliebenen Knochendefekte nicht allzu umfangreich sind.

Wir beschränken uns hier auf die Darstellung von Verfahren mit äußeren Spannern und speziellen räumlichen Anordnungen.

Arthrodese mit äußeren Spannern

Das Gelenk wird durch einen vorderen Längsschnitt eröffnet. (Zugang s. auch »Doppelplattenarthrodese«, S. 29.23 f.)

Technik (Abb. **76–78**)

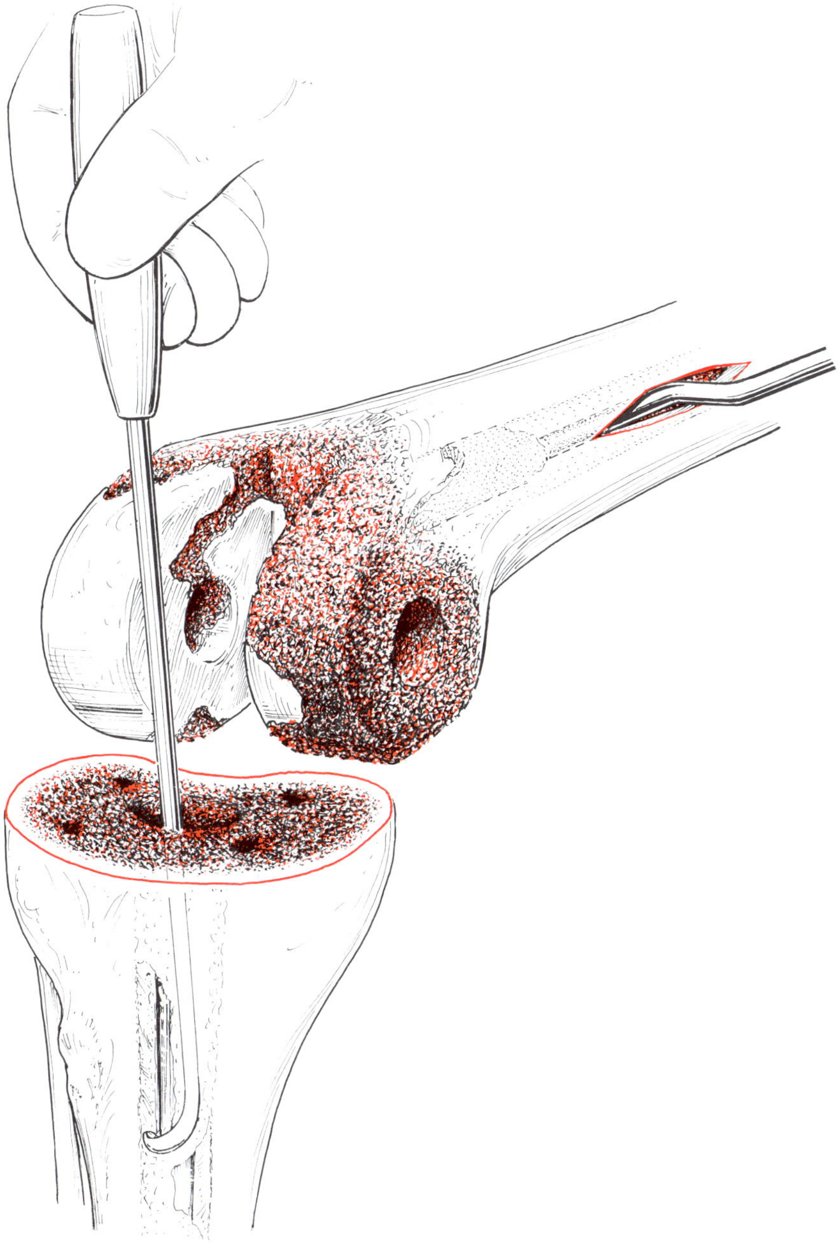

76 Die Prothese ist bereits ausgebaut (es handelt sich im Beispiel um den Zustand nach Ausbau einer Blauth-Prothese).

Auf dem lateralen Femurkondylus erkennt man den abgußartig aufliegenden Knochenzement. Der Zement ist bereits am medialen Femurkondylus und Schienbeinkopf entfernt, läßt sich aber von distal her nicht aus der Femurmarkhöhle herausziehen. Es wird deshalb in Höhe des proximalen Zementrandes mit einer feinen Säge ein schmales, spitz zulaufendes Kortikalisfenster herausgesägt. Durch dieses Fenster führt man ein abgewinkeltes Ausschlaginstrument ein und versucht, den Zement nach distal zu befördern. Es kann zweckmäßig sein, den Zementköcher von distal her mit speziellen Meißeln zu spalten (handelt es sich allerdings um eine chronisch-infizierte Markhöhle, bereitet die Extraktion des Zementköchers in der Regel kaum größere Schwierigkeiten). Die Markhöhlen werden mit einem scharfen Löffel kürettiert. *Alle* Zementreste werden entfernt. Auch das Achslager wird gesäubert. Wir frischen die Auflageflächen an Femur und Tibia sparsam an. Der hintere Gelenkraum wird überprüft. Die Markhöhlen werden ausgespült. Je nach Befund muß eine Synovektomie vorgenommen werden (z. B. bei Schwärzungen der Synovia oder bei anderen schweren Fremdkörperreaktionen oder bei gleichzeitigen bakteriell-entzündlichen Veränderungen). In den Defektbereich können Antibiotikaketten eingelegt werden.

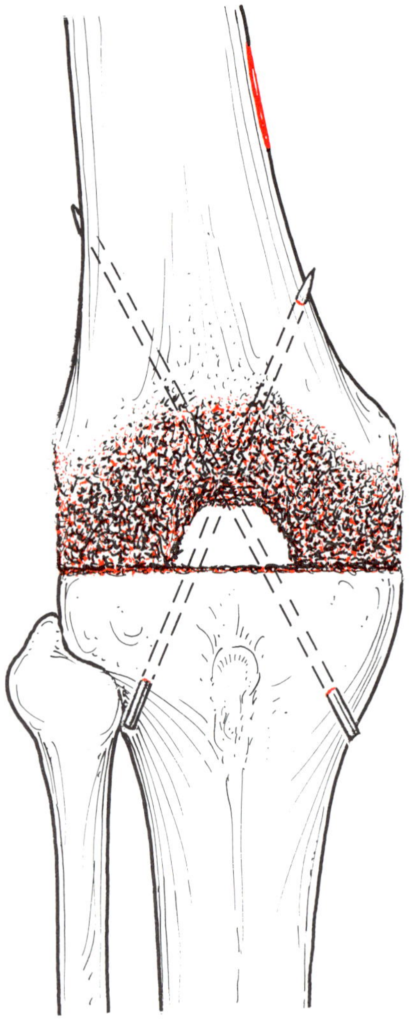

77 Die zugerichteten Resektionsflächen von Femur und Tibia werden probeweise adaptiert und mit 2 dicken Kirschner-Drähten temporär fixiert. – Wir überprüfen die Beinachse (auch Rotation!). Gegebenenfalls muß da und dort noch nachreseziert werden. Die Patella wird angefrischt. Sie kann zu autologem Spanmaterial verarbeitet werden.

78

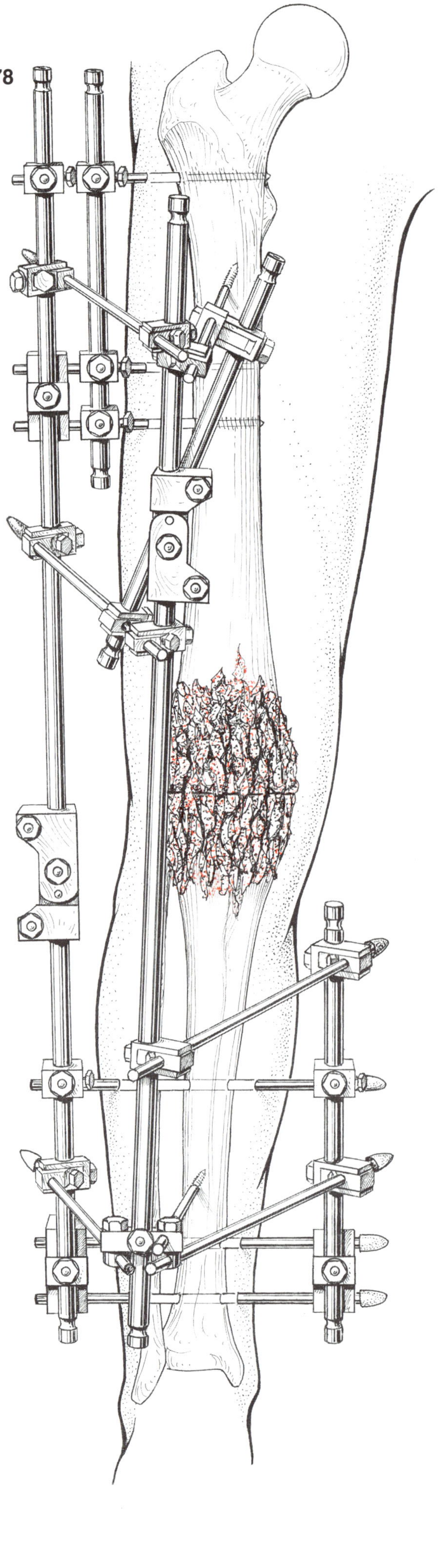

78 Montage der sog. Zeltkonstruktion:
Bei achsgerechter Stellung der Fragmente werden die ◊ Steinmann-Nägel mit Gewinde im mittleren Anteil nach den üblichen Richtlinien eingebracht. Auf der Innenseite des Oberschenkels sollte auf eine Rahmenkonstruktion verzichtet und statt dessen der Fixateur unilateral angebracht werden (die medial aus den Weichteilen herausstehende Rahmenkonstruktion würde den Patienten beim Gehen stören).

Möglichst außerhalb der durch die ausgebauten Prothesenstiele eröffneten Markhöhlen werden in der Sagittalebene durch das Femur und die Tibia Schanzsche Schrauben eingebracht und mit dem übrigen äußeren Fixateur verbunden (»Zeltkonstruktion«).

Postoperative Behandlung

Röntgenkontrolle der Gliedmaße in 2 Ebenen. Regelmäßige Überprüfung der Drainagen. Sorgfältiger Verbandwechsel über den Ein- und Austrittsstellen der Steinmann-Nägel. Patienten dürfen sobald wie möglich aufstehen und herumlaufen. Alle nicht fixierten Gelenke werden durchbewegt. Regelmäßige Kontrollen der BSG und des Blutbildes. Die Drainagen werden spätestens 2 Wochen nach dem Eingriff schrittweise entfernt.

Der weitere Verlauf hängt vom Fortgang der Heilung ab.

Fehler und Gefahren

- Beim Prothesenausbau kommt es zu Verletzungen großer Gefäße und Nerven und/oder unnötiger Zerstörung von Knochensubstanz.
- Nach Ausbau infizierter Totalprothesen bleiben Sequester oder Zementreste zurück und unterhalten eine chronische Entzündung.
- Die Kontaktflächen zwischen Femur und Tibia weisen nur noch mangelhafte Anteile spongiösen Knochens auf, es wird auf eine Spongiosaplastik verzichtet.
- Die Kontaktzonen sind devitalisiert und erlauben keine ausreichende knöcherne Abstützung.
- Es werden keine Steinmann-Nägel mit mittlerem Gewinde verwendet.
- Der Fixateur externe wird bei ungünstigen Bedingungen im Resektionsgebiet nicht weit genug davon entfernt am Ober- und Unterschenkel montiert.
- Die lange Verweildauer des Fixateur externe kann zu Infektionen entlang der Steinmann-Nägel führen, vor allem dann, wenn die Haut in der Umgebung unter Spannung steht und die Ein- sowie Austrittsstellen der Nägel nicht sorgfältig »gepflegt« und rechtzeitig trocken verbunden waren.

Weiterführende Literatur

Blauth, W.: Arthrodesen bei tabischen Arthropathien. Verh. Dtsch. Ges. Orthop. Traumat. 56. Kongr. (Wien) 1969. Enke, Stuttgart 1970 (S. 355–361)

Blauth, W.: Kontinuitätsresektion von Röhrenknochen und plastische Überbrückung von Knochendefekten. Arch. orthop. Unfall-Chir. 71 (1971) 324–338

Blauth, W., E. Schuchardt: Resektionsarthrodesen in der Behandlung kniegelenknaher Knochentumoren. Orthop. Praxis 12 (1976) 1035–1036

Böhler, J.: Marknagelarthrodese des Kniegelenkes mit Umkipp-Plastik. Chir. Praxis 3 (1959) 427–430

Boltze, W.-H.: Der Fixateur externe (Rohrsystem). AO-Bulletin 1976

Borggreve, J.: Kniegelenksersatz durch das in der Beinlängenachse um 180 Grad gedrehte Fußgelenk. Arch. Orthop. Unfallchir. 28 (1930) 175–178

Brodersen, M. P., R. H. Fitzgerald, L. F. A. Peterson, M. B. Coventry, R. S. Bryan: Arthrodesis of the knee following failed total knee arthroplasty. J. Bone Jt. Surg. 61 A (1979) 181–185

Brückner, H.: Kontinuitätsresektion bei Tumoren der Röhrenknochen. Indikation und Technik. Zbl. Chir. 101 (1976) 725–737

Campanacci, M., P. Costa: Total Resection of distal femur or proximal tibia for bone tumors. J. Bone Jt. Surg. 61-B (1979) 455–463

Chapchal, G.: Intramedullary pinning for arthrodesis of the knee joint. J. Bone Jt. Surg. 30-A (1948) 728–734

Charnley, J. C.: Positive pressure in arthrodesis of the knee joint. J. Bone Jt. Surg. 30-B (1948) 478–486

Decker, S., I. Scheuer: Indikation und Technik der Kniegelenkarthrodese. Unfallheilkunde 85 (1982) 272–279

Duparc, J., O. Badelon, J. Genin, L. Bocquet, M. Grossik: Résection – reconstruction du genou pour tumeur osseuse. Rev. Chir. orthop. 67 (1981) 347–358

Engelbrecht, E., K. Heinert, A. Keller: Interpositionsnagel bei diaphysären Knochendefekten und Arthrodesennagel bei gescheitertem Kniegelenksersatz. Chirurg 56 (1985) 712–717

Enneking, W. F., P. D. Shirley: Resection-Arthrodesis for malignant and potentially malignant lesions about the knee using an intramedullary rod and local bone grafts. J. Bone Jt. Surg. 59-A (1977) 223–236

Freeman, M. A. R., J. Charnley: Arthrodesis. In M. A. R. Freeman: Arthritis of the Knee, Chap. 7. Springer, Berlin 1980 (p. 142–147)

Griend, R. V.: Arthrodesis of the knee with intramedullary fixation. Clin. Orthop. 181 (1983) 146–150

Harris, C. M., J. Froehlich: Knee fusion with intramedullary rods for failed total knee arthroplasty. Clin. Orthop. 197 (1985) 209–216

Hempel, D., S. Fischer: Marknagelungspraxis nach Küntscher. Thieme, Stuttgart 1980

Jäger, R., W. Blauth: Segmentresektion bei primär malignen Knochentumoren. Med.-orthop. Techn. 98 (1978) 180–186

Juvara, E.: Procédé de résection de la partie supérieure du tibia avec substitution, à la partie enlevée, d'une greffe prélevée sur le fémur. La Presse Medicale, Samedi 25 (1921) 241–243

Juvara, M. E.: Reconstruction de la tige osseuse fémoro-tibiale; interrompue par la résection d'une des extrémités osseuses, qui constitue l'articulation du genou, par une greffe provenant du dédoublement de l'extrémité osseuse opposée. Bull. Soc. Méd. Chir. Paris 55 (1929) 541–556

Knutson, K., L. Hovelius, A. Lindstrand, L. Lindgren: Arthrodesis after failed knee arthroplasty. Clin. Orthop. 191 (1984) 202–211

Kotz, R., M. Salzer: Rotation-Plasty for childhood osteosarcoma of the distal part of the femur. J. Bone Jt. Surg. 64 A (1982) 959–969

Küntscher, G.: Praxis der Marknagelung. Schattauer, Stuttgart 1962

Lucas, D. B., W. R. Murray: Arthrodesis of the knee by double-plating. J. Bone Jt. Surg. 43-A (1961) 795–808

Meeder, P. J., U. Holz, U. Pfister, A. Wentzensen: Indikation und Technik der Kniegelenkarthrodesen. Akt. Traumatol. 11 (1981) 210–216

Merle d'Aubigné, R., J. P. Dejouany: Diaphyso-Epiphysial. Resection for bone tumour at the knee. J. Bone Jt. Surg. 40-B (1958) 385–395

Müller, K. H.: Exogene Osteomyelitis von Becken und unteren Gliedmaßen. Springer, Berlin 1981

Müller K. H., J. Müller-Färber: Die infizierte Knietotalendoprothese. Therapie und Ergebnisse. Unfallheilkunde 86 (1983) 96–109

Müller, M. E.: Die Kompressionsosteosynthese unter besonderer Berücksichtigung der Kniearthrodese. Helv. Chir. Acta 22 (1955) 474–484

Müller, M. E., M. Allgöwer, R. Schneider, H. Willenegger: Manual der Osteosynthesen, 2. Aufl. Springer, Berlin 1977

Murray, M. P., P. A. Jacobs, D. R. Gore, G. M. Gardener, L. A. Mollinger: Functional performance after tibial rotationplasty. J. Bone Jt. Surg. 67 A (1985) 392–399

Salzer, M., K. Knahr, H. Kirsten: Treatment of osteosarcomata of the distal femur by rotation-plasty. Arch. Orthop. Traumat. Surg. 99 (1981) 131–136

Wilson, P. D.: A clinical study of the biomechanical behaviour of massive bone transplants used to reconstruct large bone defects. Clin. Orthop. 87 (1972) 81–109

30

Alloplastischer Gelenkersatz

Allgemeine Hinweise

Die Alloarthroplastik des Kniegelenkes bietet trotz mancher Fortschritte in den letzten 5–10 Jahren noch *viele ungelöste Probleme.* Sie hängen zum Teil mit dem komplizierten Bau des menschlichen Kniegelenkes, seiner ungewöhnlichen Bewegungsphysiologie und exponierten Lage zusammen, zum Teil mit Materialeigenschaften und biomechanischen Auswirkungen der künstlichen Gelenkteile. Zahlreiche, kaum mehr übersehbare Modelle werden angeboten. Von Jahr zu Jahr kommen neue hinzu, werden ältere modifiziert. Eine ausführliche oder gar umfassende Wertung der zahlreichen Prothesentypen ginge über die Zielsetzung eines Operationsatlasses weit hinaus. Wir verweisen in diesem Zusammenhang auf das umfangreiche Schrifttum und eine jüngst erschienene Übersicht im Buch von J. N. Insall »Surgery of the Knee« (1984) sowie die Arbeiten in »Clinical Orthopaedics« Nr. 145 (1979) und Nr. 192 (1985). Auch die soeben erschienenen Monographien von Ch. S. Ranawat »Total-Condylar Knee Arthroplasty« (1985) und E. Engelbrecht »Rotationsendoprothese« (1985) seien erwähnt.

Für den kritischen Betrachter zeigen sich im großen Angebot von Knieendoprothesen noch manche *fragwürdigen Modelle.* Bei vielen Implantaten vermißt man aussagekräftige, langfristige Kontrollen, die zum Beispiel genaueren Einblick in Spätkomplikationen und Fehlschläge erlauben würden. Viele neuere Knieprothesen, zumal zementfrei implantierbare Systeme, sind noch nicht genügend, d. h. mindestens 5 Jahre, klinisch erprobt! Wir beschränken uns daher auf die Darstellung der *Einbautechniken* der *Blauth-Prothese,* mit der wir seit 13 Jahren sehr gute Erfahrungen gesammelt haben. Außerdem schildern wir die Operation mit der Schlittenprothese des *Marmor-Modular-Systems.*

Dem an anderen Modellen interessierten Leser werden von Herstellerfirmen Einbauanleitungen mit Spezialinstrumenten zur Verfügung gestellt, aus denen er die jeweiligen Implantationstechniken ersehen kann.

Allgemeine Voraussetzungen und Indikationen

Solange noch so manche Fragen offen sind, sollte der künstliche Kniegelenkersatz nur unter *sehr strenger Indikation* bei folgenden **Voraussetzungen** vorgenommen werden:

- Der Kranke ist in gutem oder relativ *gutem Allgemeinzustand.* Er ist zur aktiven Mitarbeit fähig und wird die betroffene Gliedmaße voraussichtlich nicht übermäßig beanspruchen.
- Der Patient ist über die *Risiken* sowie *Gefahren* der Operation *aufgeklärt* und akzeptiert die Konsequenzen eines Fehlschlages.
- *Keine entzündlichen Veränderungen* der Haut und ihrer Anhangsgebilde.
- Beim *Rheumatiker* mit multiplem Gelenkbefall muß überlegt werden, ob nicht *vor* der *Implantation* einer Knieprothese zunächst einmal *Eingriffe* an den *oberen Gliedmaßen,* wie z. B. Arthrodesen des Handgelenkes oder Synovektomien des Ellenbogengelenkes erforderlich sind, um die postoperative Mobilisation des Kniegelenkes problemloser gestalten zu können.
- *Steroide* sollten soweit wie möglich *reduziert* oder *abgesetzt* werden. Bei längerem Gebrauch von Salizylaten muß mit verstärkten postoperativen Blutungen gerechnet werden. Bei Goldtherapie auf Nierenschäden achten!
- Der Eingriff wird in geeigneten, d. h. *hochaseptischen Operationsräumen* vorgenommen.
- Der *Operateur* sollte *erfahren* sein, über ein eingespieltes Team verfügen und ein vollständiges Instrumentarium zur Hand haben.
- Die postoperative Behandlung liegt in der Hand erfahrener Krankengymnastinnen, die für ihre Aufgabe gut ausgerüstet sind.

Indikationen

- Konservative Behandlungsmaßnahmen sind aussichtslos,
- gelenkerhaltende Eingriffe, wie Osteotomien, Synovektomien, Gelenktoilette oder Patellektomien versprechen keinen Erfolg mehr und/oder sind bereits fehlgeschlagen,
- Arthrodesen kommen nicht in Frage,
- der Patient leidet unter starken Schmerzen und/oder erheblichen Funktionsstörungen.

In erster Linie wird es sich also um *schwere,* vor allem auch doppelseitige *Gelenkerkrankungen* mit schmerzhaften Gelenkversteifungen oder -instabilitäten oder um einseitige Prozesse, gegebenenfalls mit gleichzeitiger Beteiligung des gegenseitigen Hüftgelenkes handeln.

Relative Kontraindikationen

- Schlechte Hautverhältnisse (z. B. ausgedehnte Narben),
- schlechter Zustand der Muskulatur (wenn die Patienten allerdings lernen, ihre stark atrophischen Muskeln zu innervieren, und wenn sie vor und nach der Operation intensiv und ausdauernd üben, kann man oft noch eine erstaunliche Erholung der Muskulatur auch bei Gelenken beobachten, die viele Jahre eingesteift waren),
- unbehandelte oder schlecht »eingestellte« Stoffwechselleiden,
- Gelenkdestruktionen im Rahmen der Hämophilie, nach abgelaufenen Gelenkinfektionen oder nach gelenknahen Osteomyelitiden.

Die Alloarthroplastik ist bei *tabischen Arthropathien kontraindiziert.*

Die **Wahl des Prothesenmodells** kann vom Alter des Patienten, dem Grad der Gelenkzerstörung, dem Hauptsitz der Destruktion, dem Zustand des Bandapparates, der Gelenkbeweglichkeit und der Stellung der Beinachse abhängig gemacht werden. Im Prinzip sollten Prothesen mit möglichst breiter Auflagefläche und guten Verankerungsmöglichkeiten verwendet werden, deren Einbau möglichst geringe Knochenresektionen erforderlich machen.

Spezielle Indikationen für Scharnierprothesen

- Schwer und schwerst zerstörte, schmerzhafte Gelenke mit erheblicher Instabilität oder Subluxation der Gelenkkörper; therapieresistente Beugekontrakturen von mehr als 30 Grad oder nicht ausgleichbare Achsenfehlstellungen von mehr als 20 Grad.
- Doppelseitige Gelenkankylosen oder einseitige Gelenkversteifungen in Verbindung mit einer Versteifung des gegenüberliegenden Hüftgelenkes, falls sich der Patient nicht befriedigend fortbewegen kann oder/und unter dauernden Schmerzen leidet.
- Fehlschläge nach Implantationen von Gleitflächenprothesen.
- Gelenknahe Knochentumoren. Hier können in Einzelfällen sog. Tumorprothesen angezeigt sein.
- Bei sehr alten Patienten kann aus pflegerischen oder allgemeinen Gründen die Operationsindikation großzügiger ausgelegt werden. Wenn es zum Beispiel darauf ankommt, die Patienten rasch zu mobilisieren und zum Gehen zu bringen, wird man sich bei unikondylären Arthrosen mit Gelenkinstabilität eher zur Protheseninplantation als zur Osteotomie entschließen.

Indikationen für Gleitflächenprothesen

Für die sog. *ungekoppelten* oder Gleitflächenprothesen *gelten folgende Indikationen:*

- Ein- oder doppelseitige Zerstörungen von Gelenkflächen, z. B. durch Degeneration, chronische Entzündungen oder Unfallschäden. Der Bandapparat sollte jedoch noch weitgehend funktionstüchtig sein; keine Beugekontrakturen von mehr als 30 Grad oder unbeeinflußbare Achsenfehlstellungen von mehr als ca. 15–20 Grad.
- Die Patienten weisen kein allzu hohes Alter auf.
- Die Möglichkeiten der Umstellungsosteotomie sind ausgeschöpft oder erscheinen nicht mehr sinnvoll.

Kniegelenktotalprothese nach Blauth

Implantat und Spezialinstrumente

Die Kniegelenkprothese nach Blauth ist als *Scharniergelenk* ausgebildet und wurde erstmals im August 1972 implantiert. Über die seither erzielten Ergebnisse wurde mehrfach berichtet (Blauth u. Mitarb. 1976, Holland u. Mitarb. 1981, Hassenpflug 1984, 1985, Blauth und Hassenpflug 1985, Hassenpflug u. Mitarb. 1985). Die Prothese hat sich auch langfristig hervorragend bewährt. Dies geht aus einer prospektiven Studie hervor, bei der die in 4 Kliniken in der Zeit von 1974–1984 implantierten 488 Prothesen erfaßt worden sind. Die Studie wurde Anfang 1984 ausgewertet. Damals waren 60 Patienten verstorben. 24 konnten nicht erreicht werden. 6 Prothesen mußten zwischenzeitlich ausgebaut werden. So konnten 398 (82 %) Patienten nachuntersucht werden.

Die Nachuntersuchungsquote entsprach 94 % der noch lebenden Patienten mit Knieprothesen. Die mittlere Beobachtungszeit lag bei 40 Monaten mit Grenzwerten von 12 und 144 Monaten. 265 Patienten konnten nach mehr als 2 Jahren, 129 nach mehr als 4 Jahren kontrolliert werden. Bei der ersten Gruppe betrug die mittlere Beobachtungszeit 4½ Jahre, bei der zweiten 6¾ Jahre.

Durchschnittsalter bei der Operation 69 Jahre. Verhältnis weiblich zu männlich wie 9:1. Grundkrankheiten: rheumatische Polyarthritis 35 %, Gonarthrose 61 %, andere (Osteonekrose, Hämophilie) 4 %.

Ergebnisse: Postoperative Beugung/Streckung im Kniegelenk durchschnittlich 98-3-0 Grad. Nur 2% der Patienten erreichten bei der Beugung nicht den rechten Winkel.

83% der Kranken gaben nach dem Eingriff keine oder nur leichte, nicht nennenswerte Anlaufschmerzen an gegenüber 7,7% vor der Operation. Über gewisse Belastungsschmerzen nach der Implantation klagten nur noch 5% der Kranken.

Deutliche retropatellare Beschwerden beim Treppengehen, Erheben vom Sitz und Anlaufen äußerten 8,3% der Patienten.

An wesentlichen Komplikationen wurden 9 tiefe Infektionen (2,3%) und 5 aseptische Lockerungen (1,3%) beobachtet. Keine Streßfrakturen, keine Materialbrüche.

Die heutige Prothese (1983) ist gegenüber dem ursprünglichen Modell gering verändert worden, weil Möglichkeiten zum künstlichen *Ersatz der Patellagleitfläche* geschaffen wurden (Blauth 1986). Wir änderten das sog. Patellagleitlager, den »Patellaschild« am Oberschenkelteil der Prothese, und paßten es der Kugelform der Patellaprothese (Polyäthylen) an. Außerdem wurde der ursprüngliche Valguswinkel von 8 Grad auf 6 Grad verringert und das Tibiaplateau gering vergrößert. Schließlich wurde außer der Standardprothese ein kleines und ein großes Modell konstruiert. Das kleine ist maßstabgerecht um 15% verkleinert, das große um 15% vergrößert. Damit können nun auch Patienten mit stärker abweichenden Kondylengrößen gut versorgt werden (Abb. **1a**).

Die Prothese besteht aus einem Femur- und einem Tibiateil; beide Teile werden durch eine Gelenkachse zusammengehalten (Abb. **1b** u. **1c**).

Das *Femurstück* umfaßt schalenförmig beide Femurkondylen (Abb. **2**). Die Valgusposition des Schaftes (6 Grad) berücksichtigt die anatomischen Gegebenheiten. Deshalb stehen auch ein *linkes* und ein *rechtes* Gelenk zur Verfügung. Der interkondyläre Raum zwischen den beiden Kondylenschalen nimmt den Achslagerzapfen des tibialen Teiles sowie die Gelenkachse auf.

Das *Tibiateil* trägt ein großflächiges Plateau, in dem Einlassungen für zwei *Polyäthylenschalen* angebracht sind (s. Abb. **1b** u. Abb. **3**). Dazwischen liegt der Achslagerzapfen. Am Tibiaplateau, das rechtwinklig zum Prothesenschaft steht, befinden sich *vier Stifte,* die die Rotationskräfte mit aufnehmen. Beide Prothesenteile werden durch eine 10 mm dicke Achse miteinander verbunden.

Die *Achse* ist in einem *Polyäthylenring gelagert* und verläuft transkondylär im Zentrum der »physiologischen Mittelpunktkurve«. Die *Kraftübertragung*

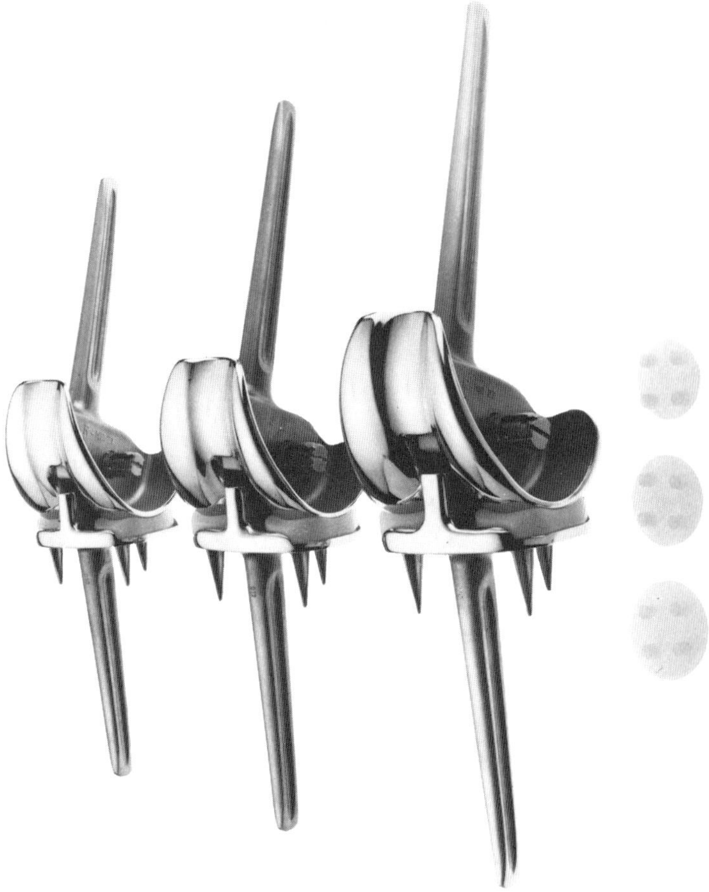

1a Die 3 verschieden großen Blauth-Prothesen mit den dazugehörenden künstlichen Kniescheiben. (Hersteller: Aesculap-Werke, 7200 Tuttlingen).

1 b

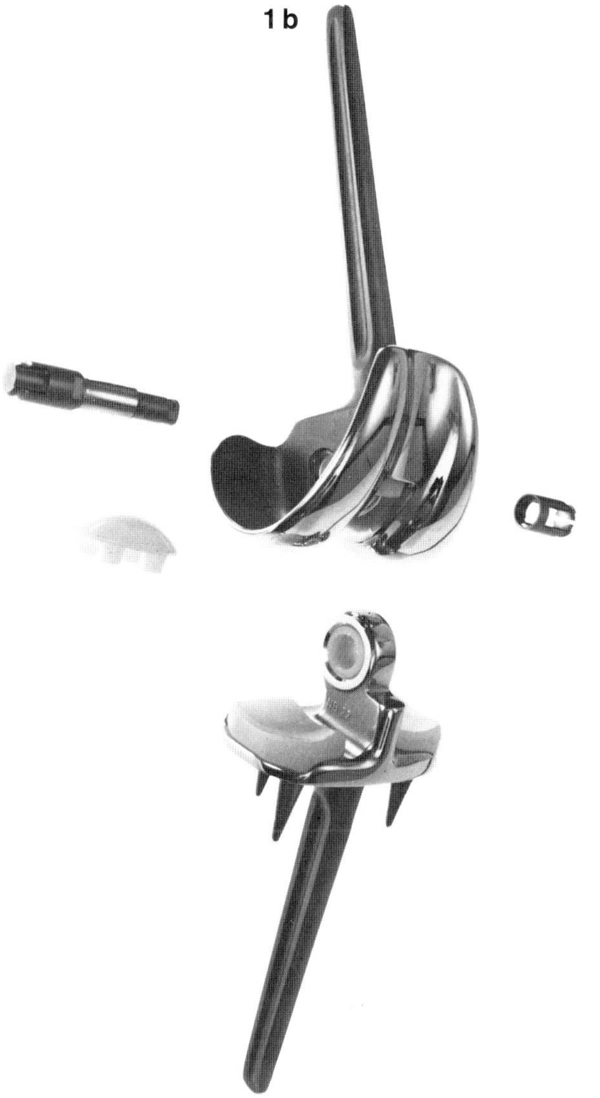

1 c

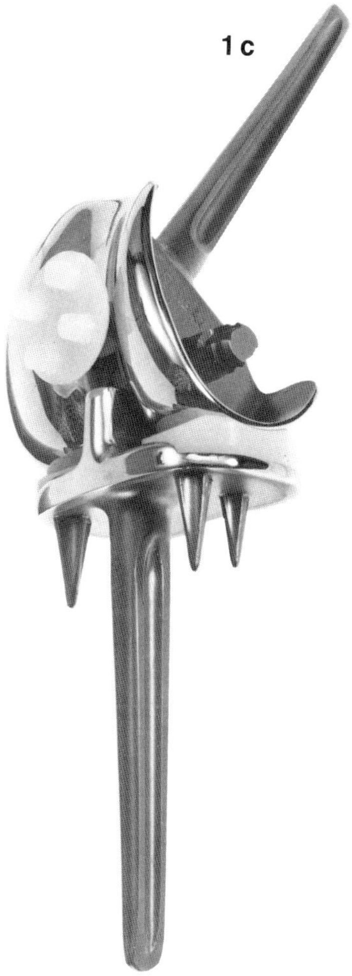

1 b Die verschiedenen Teile des Standardmodells. Die aus Polyäthylen bestehenden Schalen sind auf das Tibiaplateau aufgeschoben.

1 c Standardprothese, zusammengebaut.

2

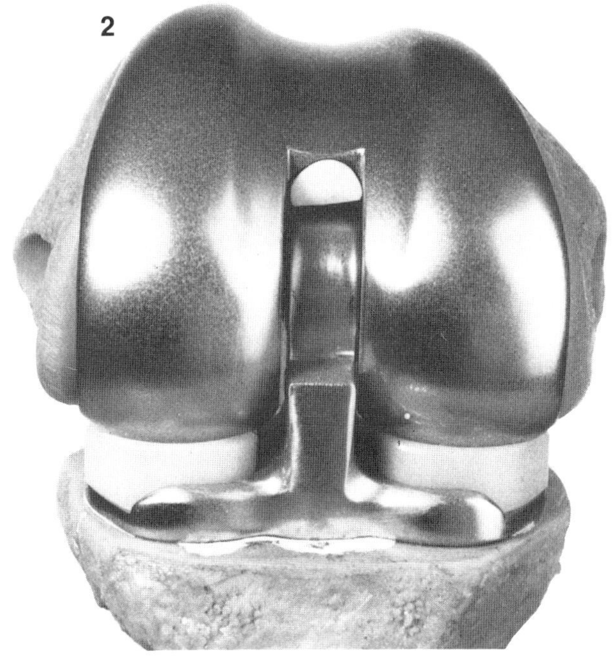

2 Standardmodell in der Ansicht von vorn bei rechtwinkliger Kniebeugung. Beachte die um 0,5 cm überhöhte laterale Kondylenschale.

3

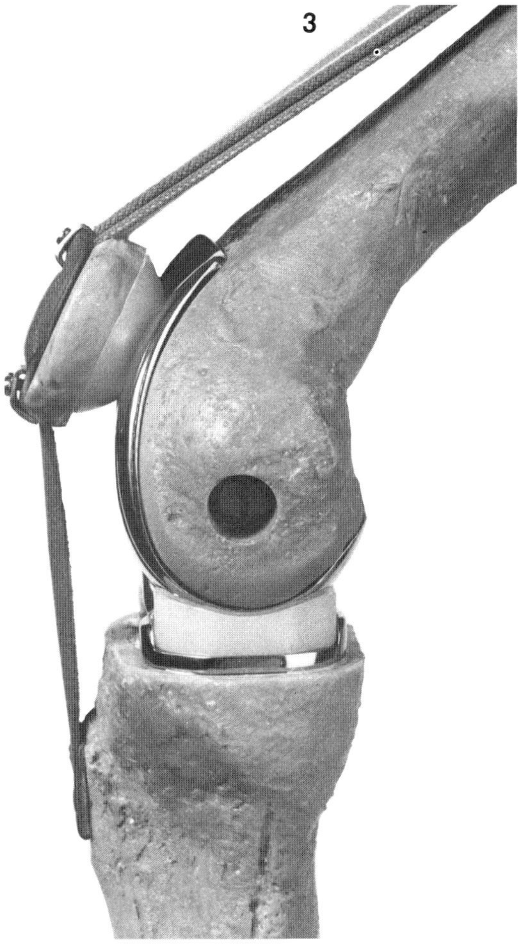

3 Die in ein Knochenmodell eingebaute Prothese mit Patellaersatz.

zwischen Femur- und Tibiateil erfolgt *zunächst nicht* über die *Achse,* sondern über *schalenförmige Kugelflächen* am Femurteil. Diese Metallteile gleiten formschlüssig in den auswechselbaren, auf dem Tibiaplateau liegenden Kunststoffschalen (Abb. **3**).

Erst nach einem Abrieb der Polyäthylenschalen um ca. 0,4 mm trägt auch die Gelenkachse mit!

Die *großen Kontaktflächen* zwischen Femur- und Tibiateil haben eine relativ *geringe Flächenpressung* zur Folge.

Das *Standardmodell* ist 70 mm breit. Seine Auflagefläche am femoralen Teil beträgt (ohne Schaft) 31,6 cm^2, am tibialen (ohne Schaft) 25,7 cm^2. Die Prothese läßt sich zwischen 128-0-5 Grad beugen und strecken. Die Gelenkflächen von Femur und Tibia müssen zum Einbau der Prothese um nicht mehr als insgesamt ca. 12 mm reseziert werden. Die Abmessungen der kleinen und großen Prothese gehen aus der Tabelle hervor.

Konstruktionsdaten der modifizierten Kniegelenk-Totalendoprothese

Modell	Klein	Mittel	Groß
Breite mm	60	70	80
Länge mm	240	280	322
erforderliche Resektion mm	9	12,5	14,5
Breite des Interkondylärraumes mm	16	19	22
Höhe des Interkondylärraumes mm	34,5	38	45
Auflagefläche Femur und Tibia cm^2	46,00	57,3	79,03
Gleitfläche in Kunststoffschalen cm^2	ca. 9,3	ca. 12	ca. 16
Achsdurchmesser mm	8	10	12
Achslänge mm	48	56	64
Achsbefestigung	Schnapphülse	Schnapphülse	Schnapphülse
Achslagerung		polyäthylenumhüllt	
Beugung Grad	130	128	132
Überstreckung Grad	5	5	5
Patellagleitfläche (Durchmesser) mm	28	32	35
Höhe mm	7	9	11

Sämtliche Prothesenteile werden einzementiert. Verschiedene *Spezialinstrumente* erleichtern den achsengerechten Einbau der Prothese. Es steht eine ausführliche Einbauanleitung zur Verfügung.

Vorbereitung und Lagerung

Am Tage vor der Operation werden 2 *Röntgenaufnahmen* (Format 20/40) in genau seitlichem und a.-p. Strahlengang sowie 2 weitere Aufnahmen des Unterschenkels in 2 Ebenen angefertigt. Man bestimmt den *Knie-Basis-Winkel* und den *Winkel* zwischen der *Unterschenkellängsachse* (Mitte oberes Sprunggelenk) und dem *Tibiaplateau* (Mitte Kniegelenk). Auf eine Röntgenskizze wird die *Schnittebene* am Tibiaplateau senkrecht zur Unterschenkellängsachse aufgetragen. Aus der Skizze läßt sich ablesen, wo und wieviel Knochen entfernt werden muß, um das Plateau des tibialen Prothesenteiles exakt zur Knochenauflage zu bringen. Außerdem bestimmt man die Strecke zwischen vorderer Begrenzung des Tibiaplateaus und Zentrum der Markhöhle, weil am Ende dieser Strecke auf dem Tibiaplateau der Punkt liegt, von dem aus die Markhöhle zur Aufnahme des Prothesenstieles eröffnet wird. Man erleichtert sich das Auffinden dieses Ortes, indem aus dem a.-p. Bild die Linie der Mitte der Unterschenkellängsachse auf das Tibiaplateau und auf die Skizze übertragen wird. Nach Abzug der projektionsbedingten Vergrößerung (bei Film-Fokus-Abstand von 1 m = 10 %) erhält man die Werte, die am resezierten Tibiakopf berücksichtigt werden müssen. Außerdem bestimmt man die *Einstellwinkel* am *Oberschenkelzielgerät,* das zur exakten Aufbohrung der Femurmarkhöhle dient.

Mit Hilfe von Plastikfolien für die 3 verschiedenen Prothesengrößen wählt man sich die passende Prothese aus.

Wir bevorzugen die Periduralanästhesie, weil mit Hilfe eines Periduralkatheters in der postoperativen Phase eine wirksame Schmerzbekämpfung und damit frühe Mobilisation möglich ist.

Blutleere, Blutsperre: Manschette im proximalen Oberschenkeldrittel anlegen. Kniegelenk leicht gebeugt, Kniescheibe zeigt nach vorn. Der Unterschenkel wird auf eine abklappbare Beinstütze gelagert. *Er muß während des Eingriffs spitzwinklig gebeugt werden können!*

Technik (Abb. **4–35**)

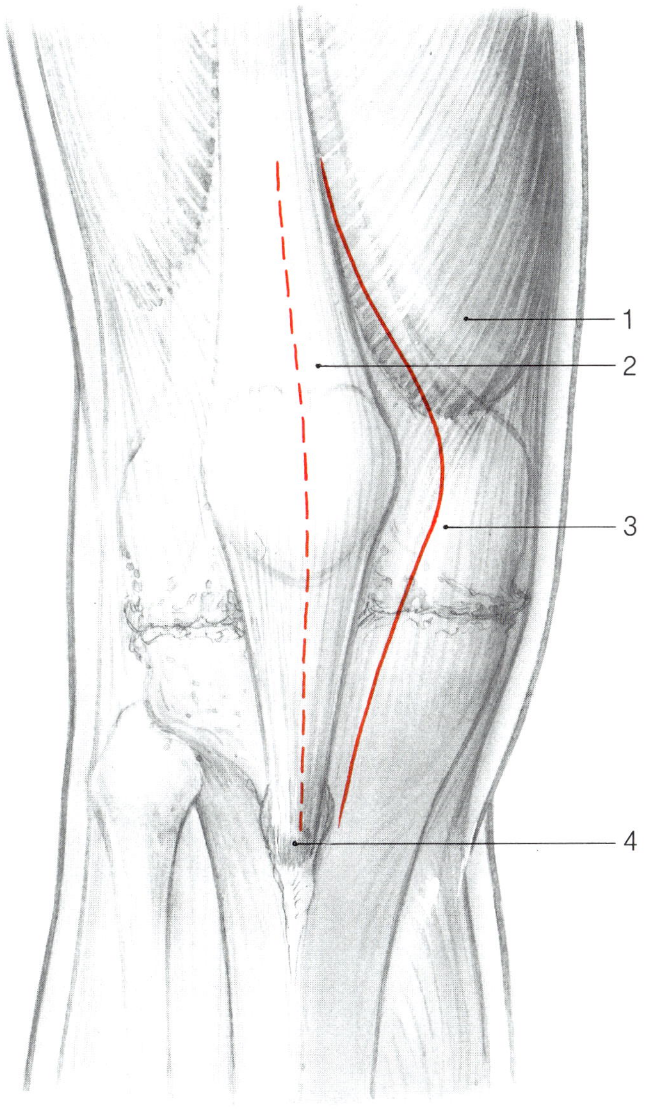

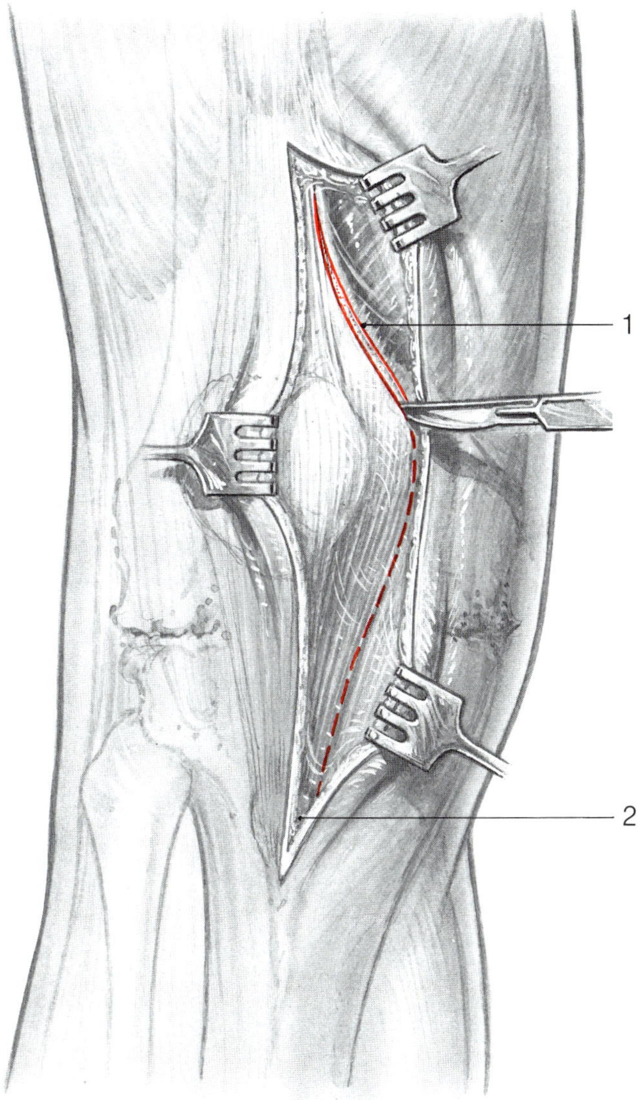

4 Längsinzision über dem medialen Rand der Quadrizepssehne, parapatellar weiter bis zur Tuberositas tibiae. Subkutis und Faszie werden durchtrennt. Subtile Blutstillung. – Alternativ kann auch ein *Längsschnitt* über dem Streckapparat gewählt werden. Er birgt allerdings eine erhöhte Gefahr von *Ernährungsstörungen* der Haut in sich und sollte deshalb bei sehr alten Patienten oder schlechten Hautverhältnissen lieber nicht verwendet werden.

1 M. vastus medialis
2 Tendo m. quadriciptis
3 Retinaculum extensorum
4 Tuberositas tibiae

5 Der M. vastus medialis wird mit einem schmalen Sehnenstreifen von der Quadrizepssehne abgetrennt. Durchtrennung des Retinaculum extensorum und der Membrana synovialis, ca. 1,5 cm vom medialen Patellarand bis zur Tuberositas tibiae. Gefäße sorgfältig koagulieren. Das laterale Retinakulum wird später (s. Abb. 32) möglichst in 2 Schichten versetzt, parapatellar durchtrennt, um einer Patellalateralisation vorzubeugen. (Der M. vastus medialis kann alternativ auch am Septum intermusculare mediale abgelöst und mit der Patella nach lateral verlagert werden.)

1 M. vastus medialis mit Sehnenstreifen aus Quadrizepssehne
2 Tuberositas tibiae

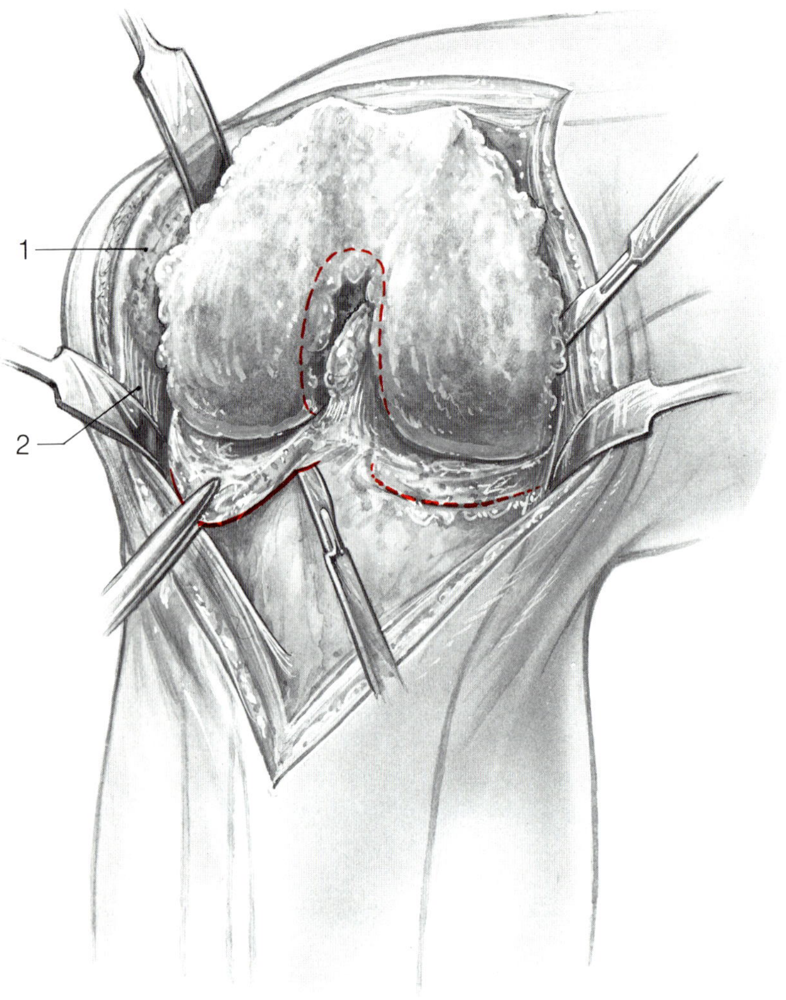

6a Luxation des Streckapparates mitsamt der Patella nach lateral. Kniegelenk wird dabei um 90 Grad gebeugt. Die luxierte Patella liegt der seitlichen Wand des lateralen Femurkondylus an. Die Seitenbänder werden durchtrennt (Thermokauter), die Kreuzbänder und Menisken reseziert. Der Unterschenkel wird durch den Zug des verlagerten Streckapparates stärker nach außen gedreht, was bei der Prothesenimplantation unbedingt berücksichtigt werden muß! *(Gefahr fehlerhafter Implantation in Innenrotation!)*

1 Patella
2 Lig. patellae

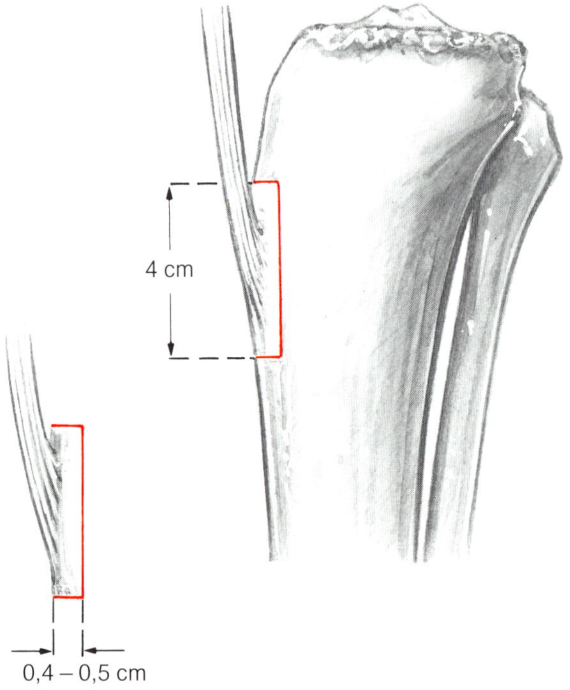

6b Bei *rheumatischen* Gelenkentzündungen *Synovektomie!* (Liegt eine stärkere Kontraktur der Streckmuskulatur vor und bereitet die Verlagerung des Streckapparates nach lateral ausnahmsweise Schwierigkeiten, wird der Hautschnitt nach distal verlängert. Wir sägen die Tuberositas tibiae als Knochenmedaillon von ca. 4 cm Länge, 2–2,5 cm Breite und 0,4–0,5 cm Dicke aus und mobilisieren vorsichtig sowie sparsam Lig. patellae und Hoffaschen Fettkörper, bis die temporäre Luxation der Patella möglich ist.

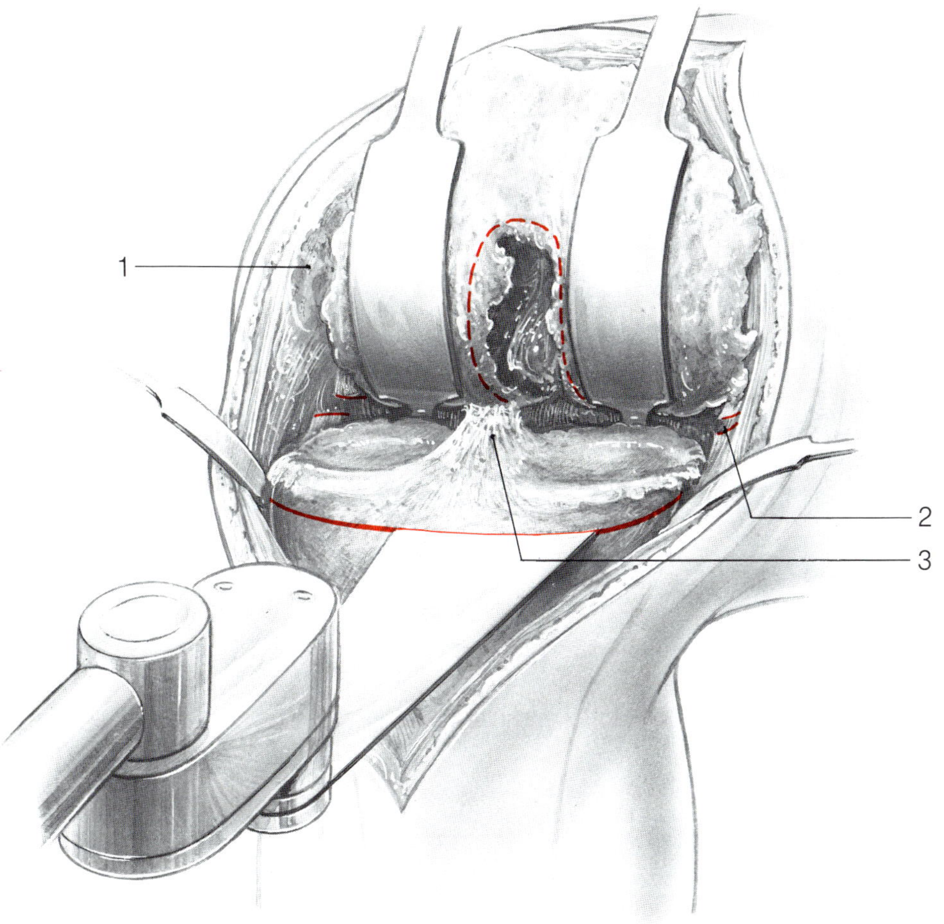

6c Am rechtwinklig gebeugten Kniegelenk wird der Tibiakopf mit 2 Hohmann-Hebeln oder einem gabelförmigen Spezialhebel nach vorn geschoben. Ein weiterer Hohmann-Hebel wird medial und lateral am Schienbeinkopf eingesetzt, so daß die Gelenkfläche zur Resektion übersichtlich freiliegt. Wir resezieren mit einem sehr breiten Sägeblatt *senkrecht zur Längsachse* der Tibia, etwa 0,5 bis höchstens 1 cm des Tibiaplateaus.

1 luxierte Patella
2 Lig. collaterale mediale
3 Lig. cruciatum anterius

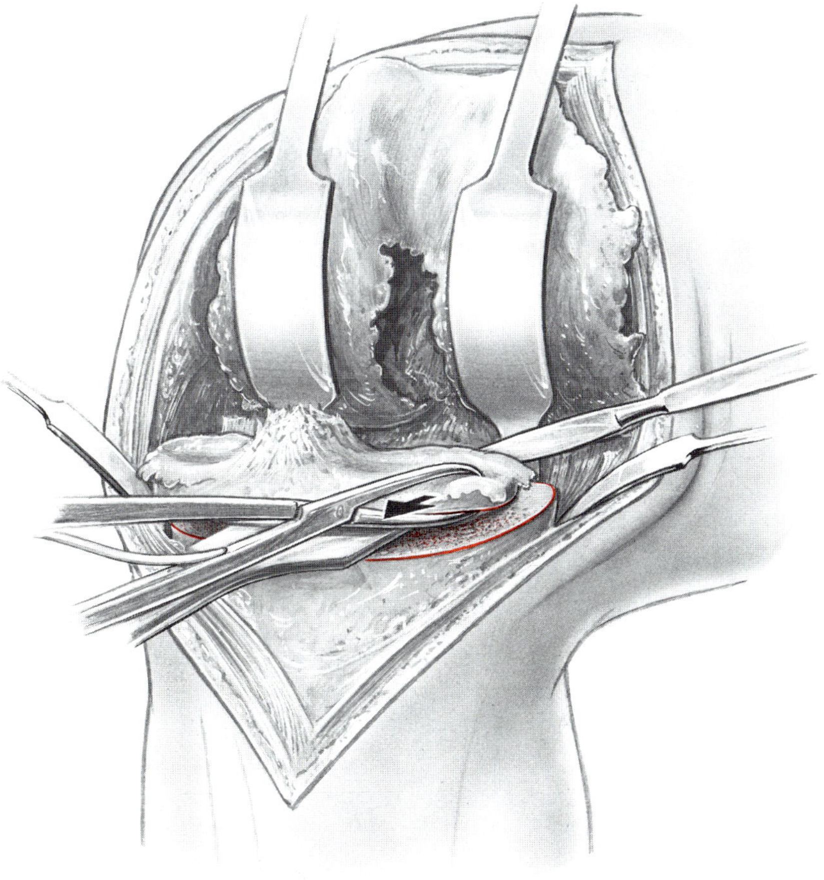

7 Wenn die Tibiagelenkfläche bis nahe an den hinteren Knochenrand eingesägt ist, hebeln wir das Plateau mit einem Meißel ab, ziehen es nach vorn und lösen es scharf aus den Weichteilen. Hintere Gelenkkapsel nicht inzidieren oder resezieren, es sei denn, es liegt eine stärkere Beugekontraktur vor! Die intakte hintere Gelenkkapsel dient als *passive »Streckbremse«*. Nach Protheseneinbau ist federnde Streckhemmung erwünscht.

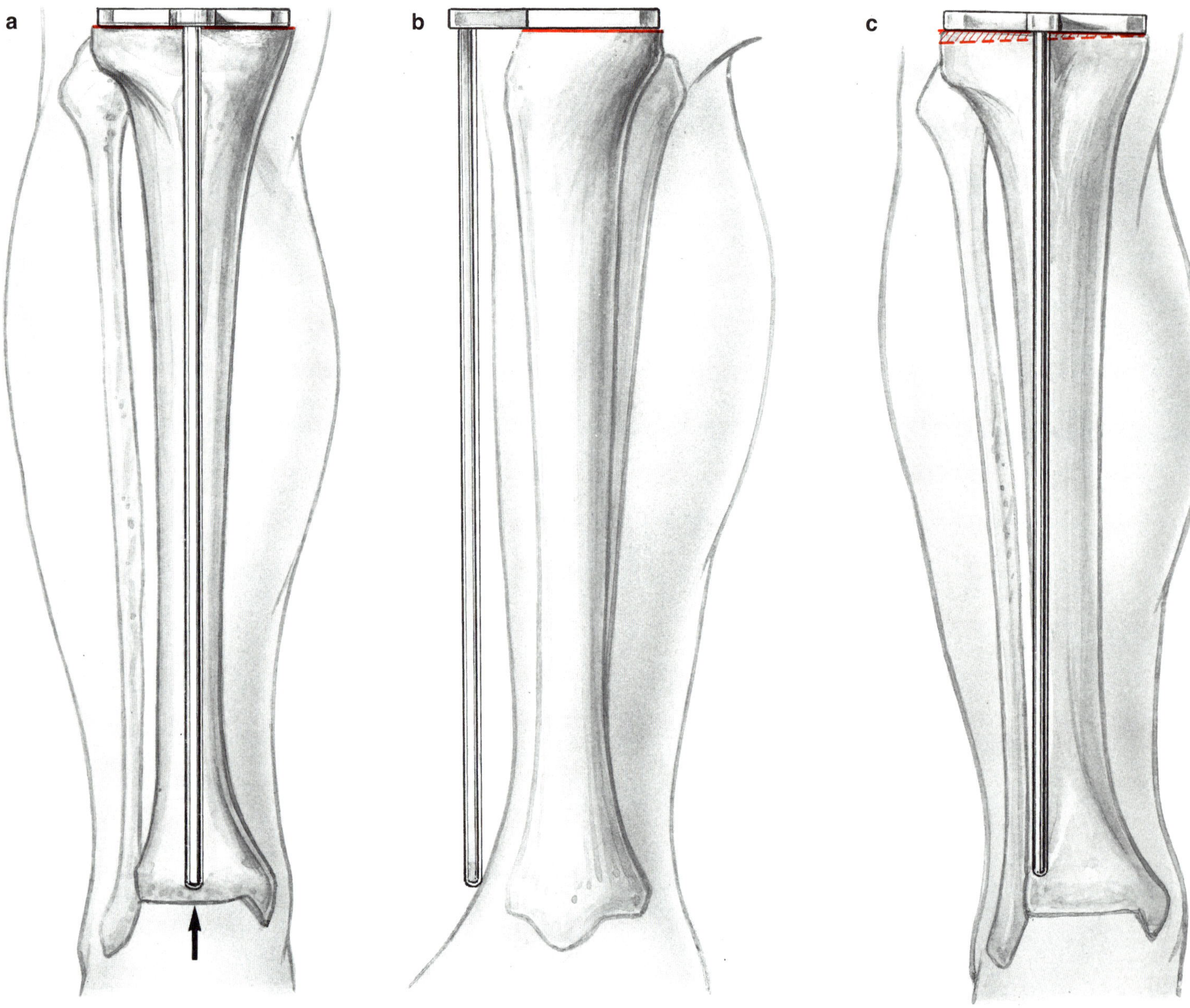

8 a–c Auf die Resektionsfläche wird das Zielgerät aufgelegt. Falls der Längsstab nicht über die Mitte des oberen Sprunggelenks und bei seitlicher Betrachtung nicht parallel zur Längsachse der Tibia weist, muß entsprechend nachreseziert werden (8 c).

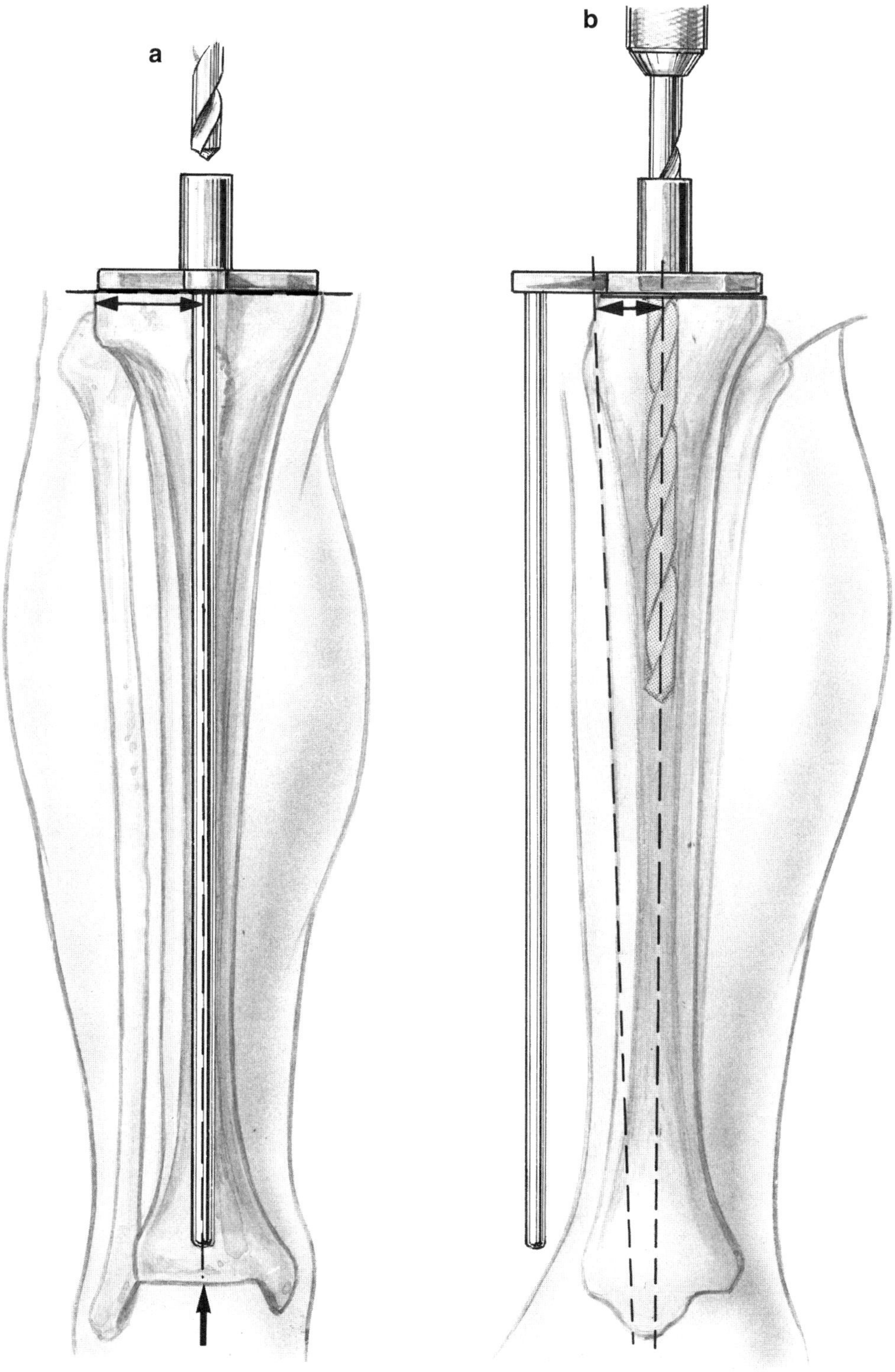

9 a u. **b** Diese Schablone dient mit ihrer Führungshülse zur Aufbohrung der Tibiamarkhöhle mit einem 10-mm-Bohrer. (Die aus der Röntgenskizze nach Abzug der durch die Projektion bedingten »Zugabe« gewonnenen Meßwerte zum Auffinden des Zentrums der Tibiamarkhöhle können zuvor auf die Resektionsfläche übertragen werden.)

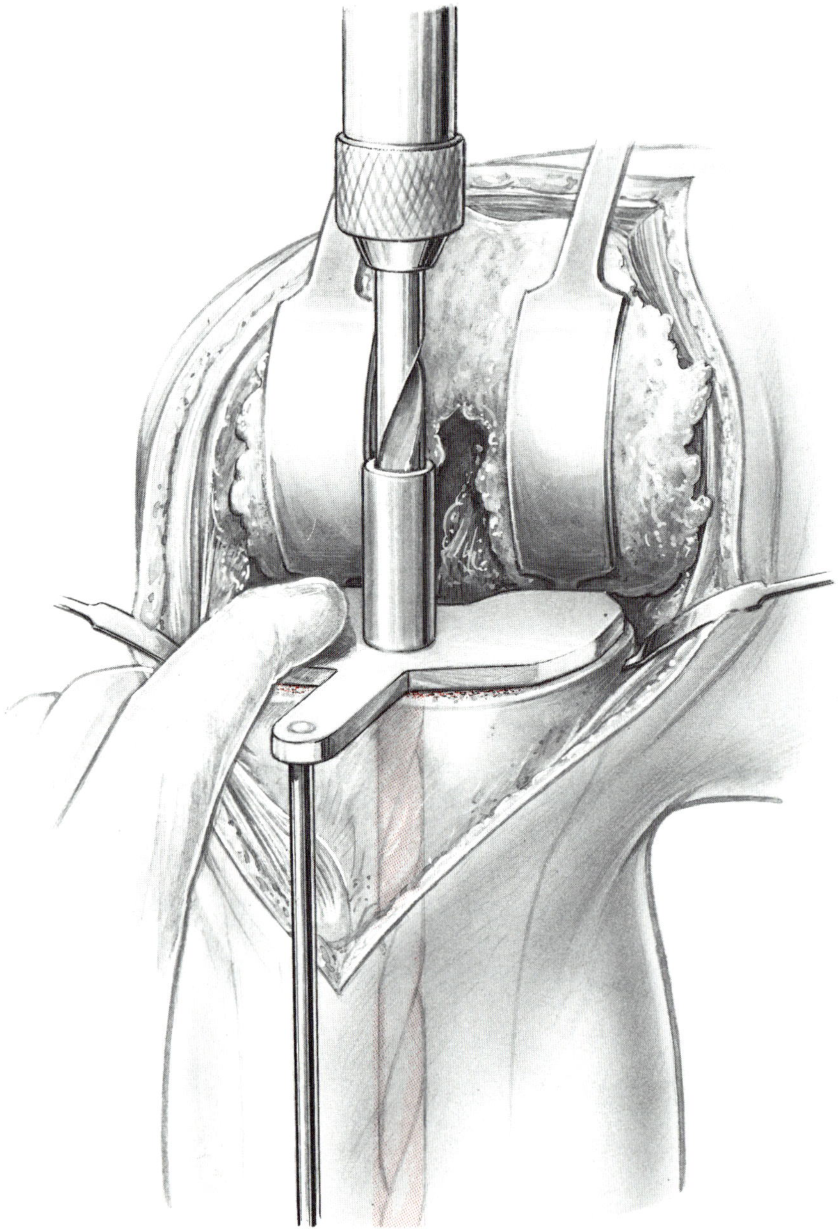

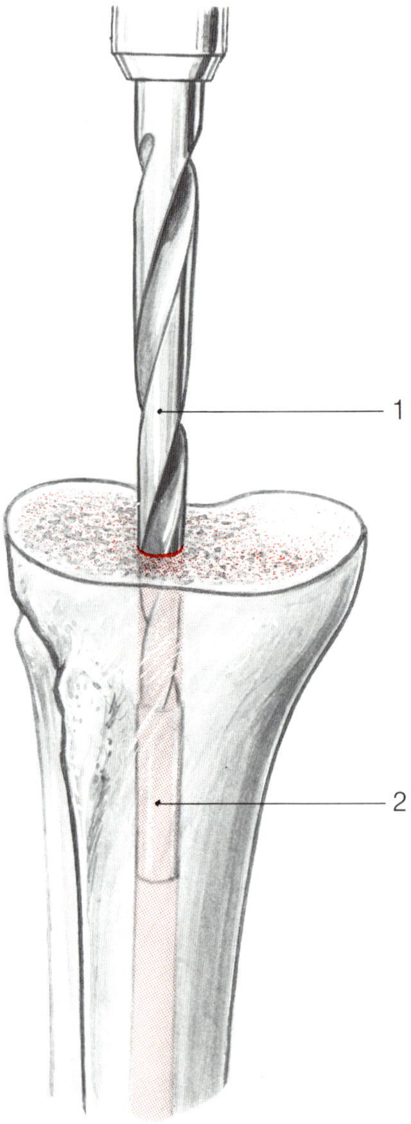

10 Die Tibiakopfschablone mit der Führungshülse für den Markraumbohrer ist aufgesetzt. Sie wird beim Bohrvorgang vom Assistenten oder mit Kirschner-Drähten (nicht abgebildet) fest auf der Unterlage fixiert.

11 In den Bohrkanal bringen wir den speziellen *Formbohrer* ein. Er besitzt vorne eine stumpfe, 10 mm dicke Führung und weitet die Markhöhle dem Querschnitt des Prothesenstieles entsprechend kegelförmig auf.

1 konischer Formbohrer
2 stumpfe Führung

12

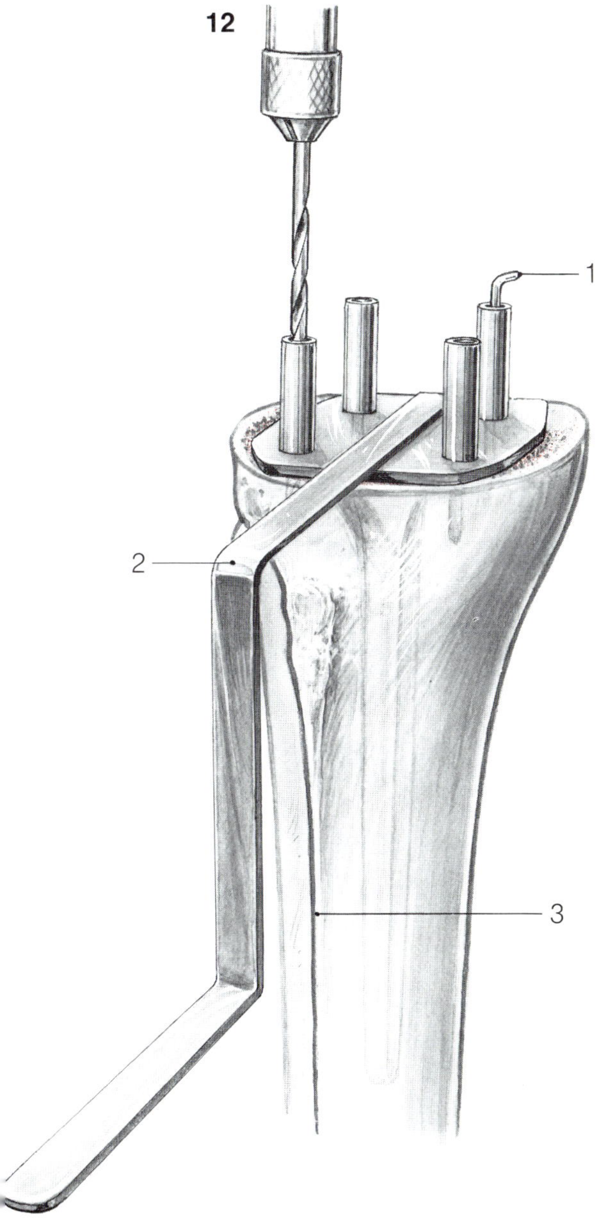

13a

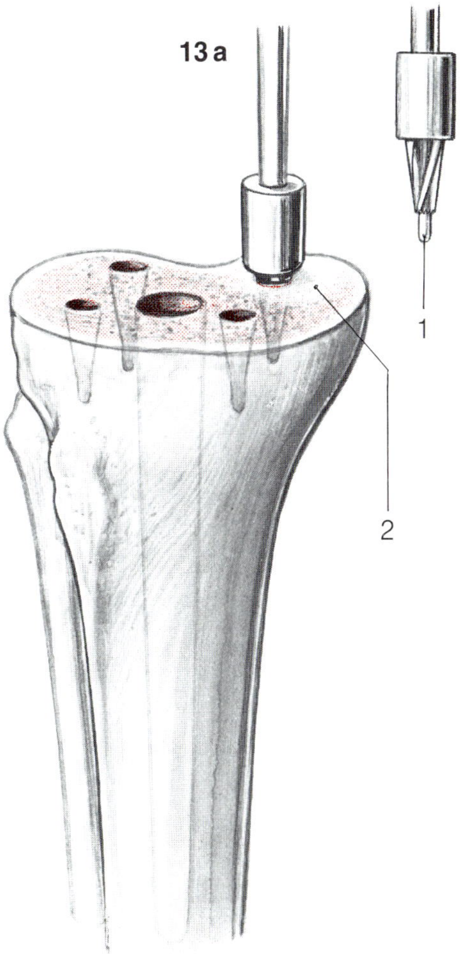

13b

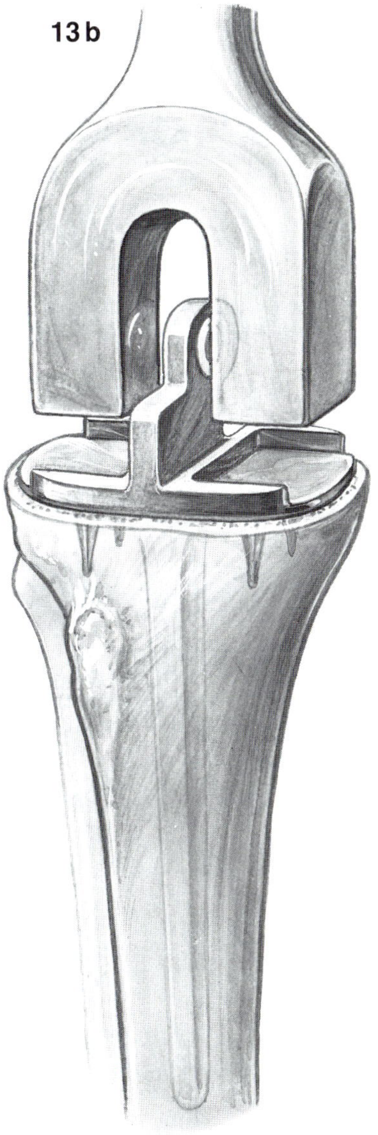

12 Einsetzen der »Rotationsschablone« für den *Tibiakopf* in den Bohrkanal. Das Instrument besitzt einen abgewinkelten Griff, der entlang der vorderen Schienbeinkante weisen muß. Die Auflagefläche der Schablone sollte der Resektionsfläche des Tibiakopfes glatt aufliegen. Mit einem 3,2-mm-Bohrer wird zunächst ein Loch gebohrt, in das man den Bohrlochstift schiebt. Damit ist die Schablone »verriegelt«.

1 Bohrlochstift
2 »Rotationsschablone«
3 vordere Tibiakante

13a Sklerotische Knochenbezirke werden mit einer speziellen Kegelfräse aufgeweitet, um Infraktionen des Tibiakopfes beim Einschlagen der kegelförmigen »Antirotationsstifte« vorzubeugen.

1 Kegelfräse
2 Sklerose

13b Die Tibiaprothese wird probeweise eingesetzt.

14 a

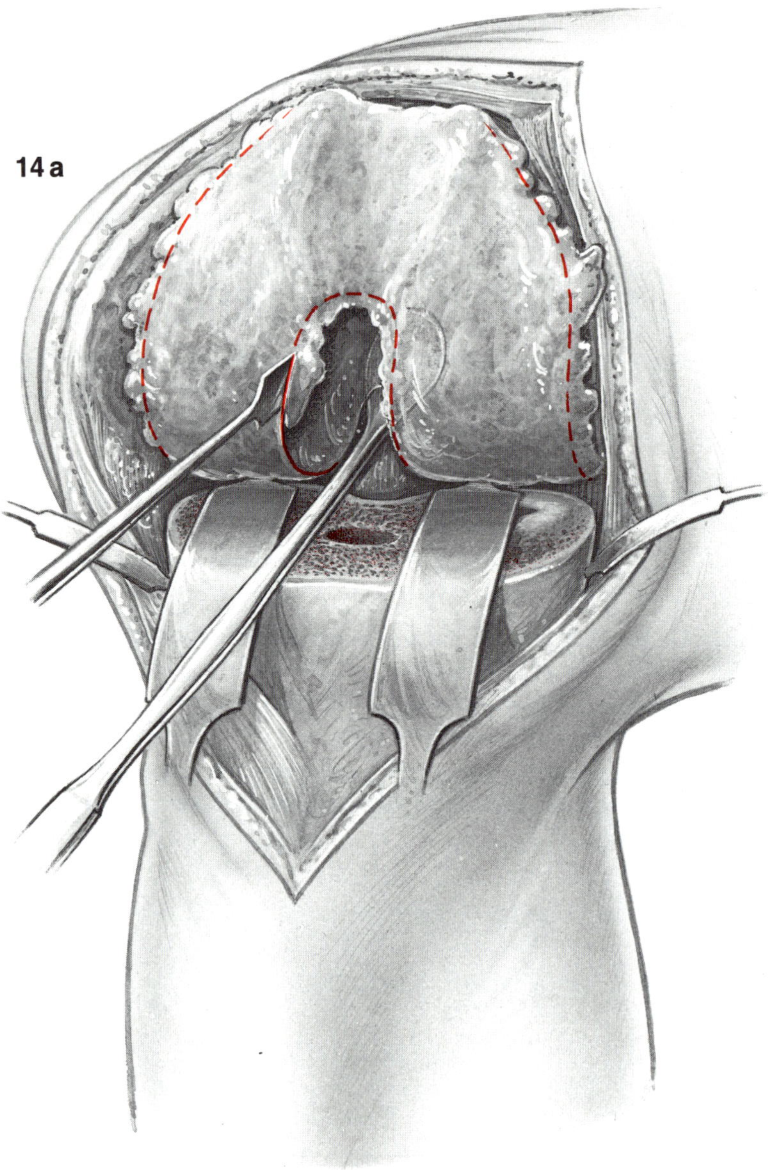

14 a Vorbereitung zur Implantation des femoralen Prothesenteiles: Der Tibiakopf wird mit zwei Hohmann-Hebeln nach hinten gedrückt. Präparation der Fossa intercondylaris und Abschieben der Weichteile zum Planum popliteum hin mit einem gebogenen (!) Raspatorium. Osteophyten am Eingang der Fossa intercondylaris müssen abgemeißelt werden.

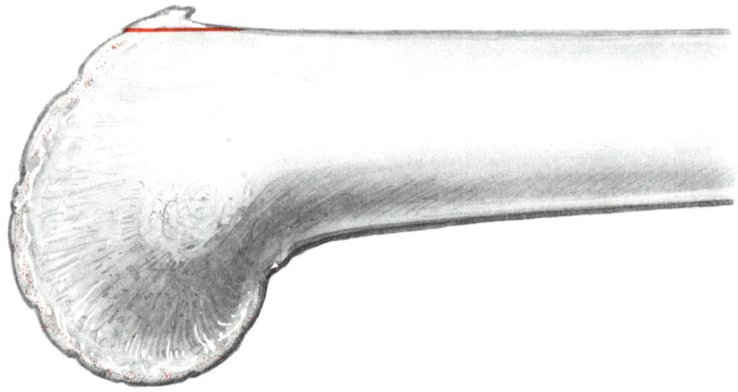

14 b Die nach proximal auslaufende Facies patellaris femoris wird mitsamt Osteophyten abgemeißelt und auf das Niveau des Femurschaftes gebracht. Dies ist nötig, um den Zielstab auf den ventralen Femurschaft auflegen zu können (s. Abb. 15).

15

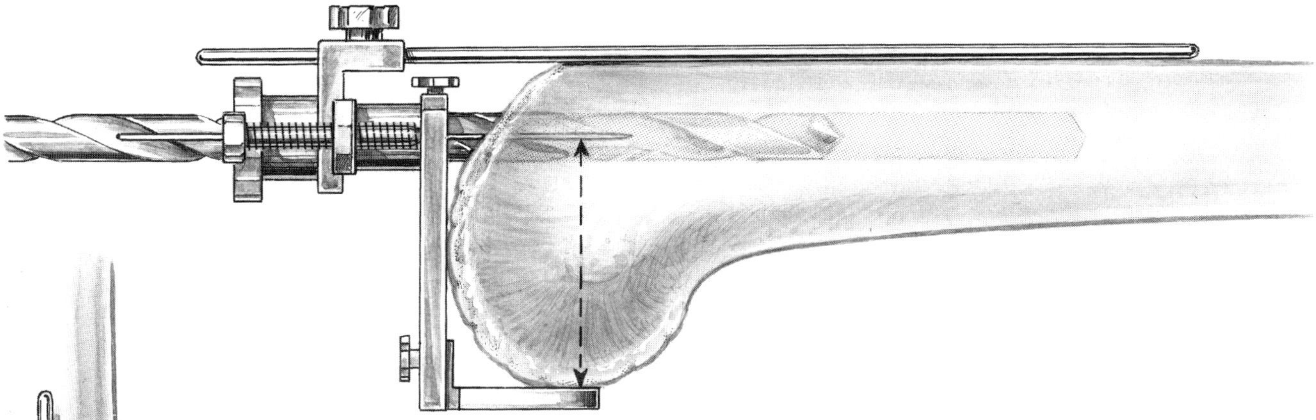

16a

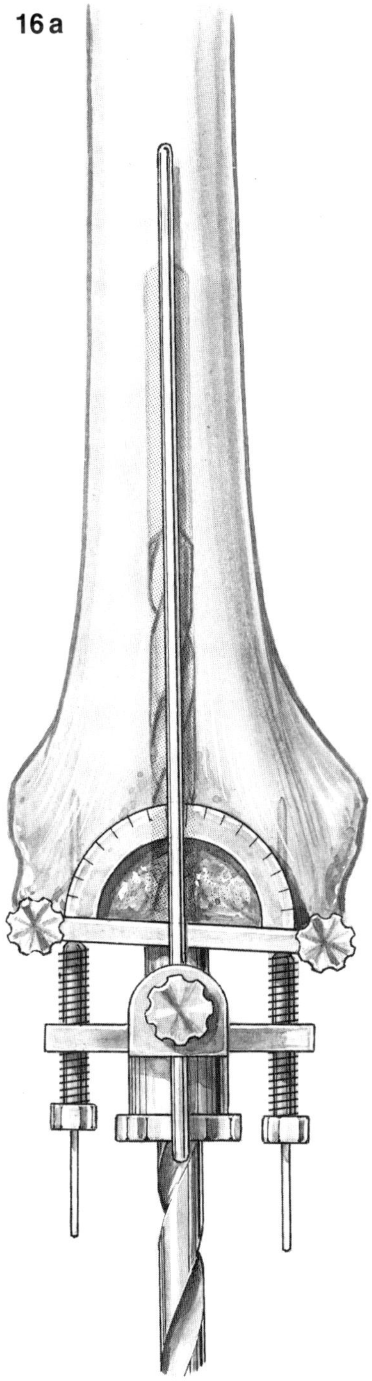

15 *Aufsetzen des Femurzielgerätes:* Die Osteophyten im Gleitlager der Kniescheibe sind mit dem Meißel so weit abgetragen, daß die Resektionsfläche in der Verlängerung der vorderen Femurdiaphyse liegt. Wir setzen das Zielgerät auf und schieben den Zielstab ein. Wenn er der vorderen Femurdiaphyse aufliegt, weist die Bohrhülse ins Zentrum der Femurmarkhöhle. – Der Abstand der Bohrhülse zur hinteren Auflage des Zielgerätes auf den Femurkondylen wurde *präoperativ* ebenso übertragen wie der Knie-Basis-Winkel!

16a Ansicht des Zielgerätes in der Frontalebene. Das Gerät wird mit Kirschner-Drähten fixiert. Aufbohren der Markhöhle mit dem 10-mm-Bohrer.

16b Abnahme des Zielgerätes und Aufweiten der Markhöhle mit dem speziellen Formbohrer, der einen 10 mm dicken, stumpfen Führungsansatz besitzt.

1 konischer Formbohrer
2 stumpfe Führung

16b

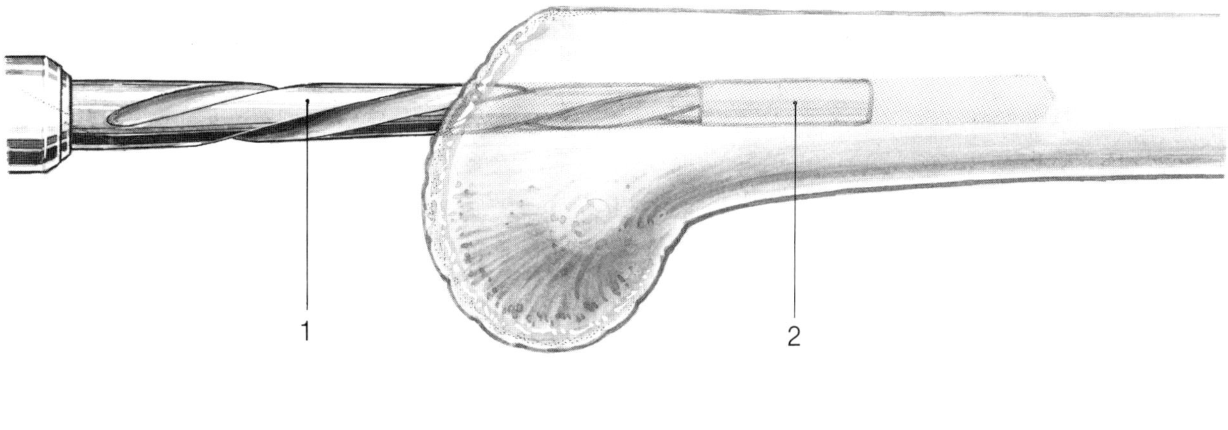

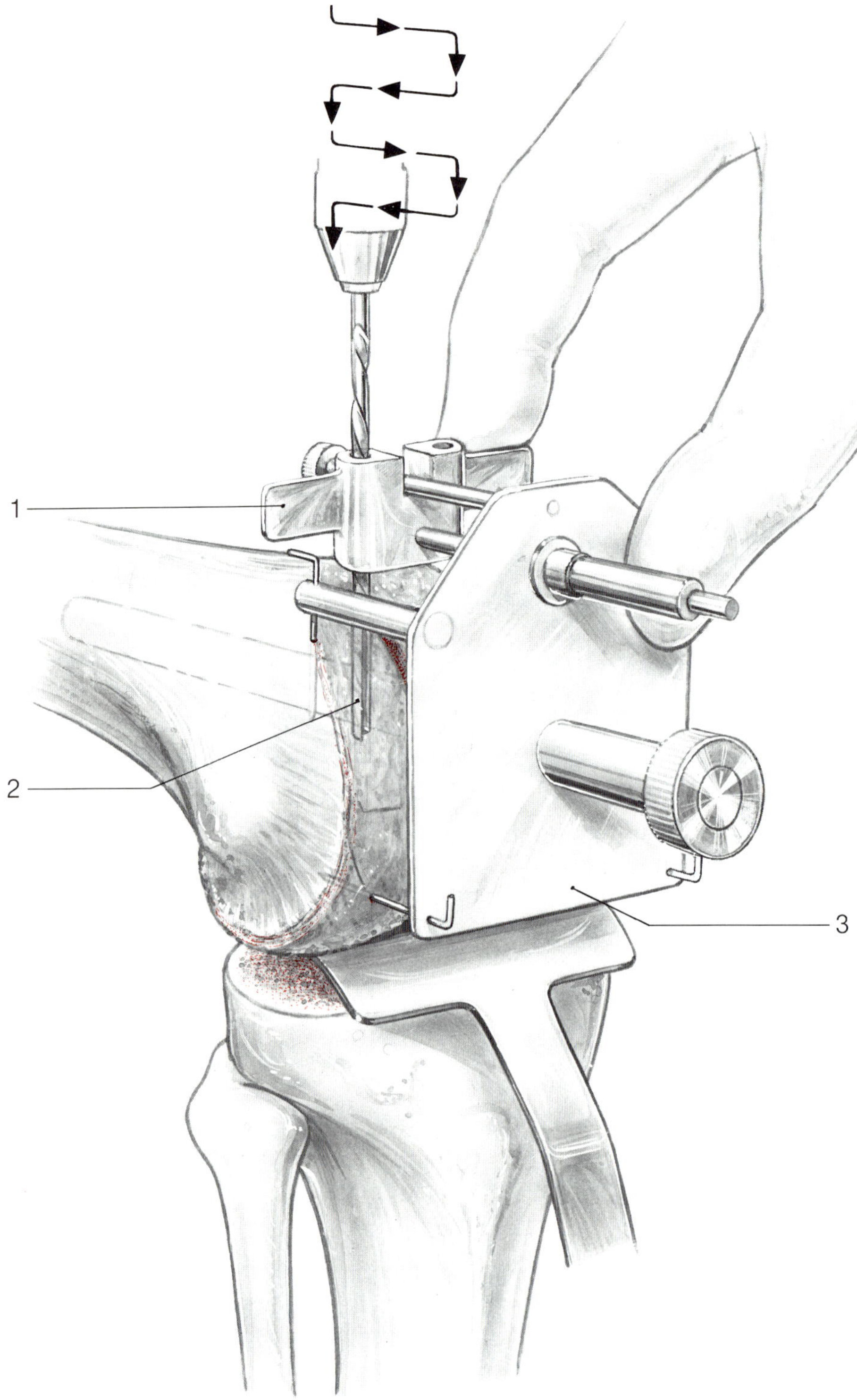

1 Schlitten
2 Bohrfräser
3 Frässchablone

17 In den Bohrkanal führen wir die *Frässchablone* bis zum Anschlag an die Femurgelenkfläche heran. Die Unterkante des Instrumentes muß parallel zur Tangente über die beugeseitigen Gelenkrollen verlaufen! Fixation des Instrumentes mit Kirschner-Drähten durch entsprechende Bohrlöcher. Mit einem Bohrfräser, der auf ganzer Länge bohrt, jedoch nur im Spitzenbereich auf einer Länge von 1,5 cm schneidet, wird die interkondyläre Knochenregion stufenweise medial und lateral durchschnitten. Ein Assistent führt den Bohrer, der Operateur schiebt den Schlitten während des Bohrvorganges hin und her, bis die hintere Kortikalis erreicht ist. Der Schienbeinkopfhebel schützt vor Verletzungen auf der Beugeseite.

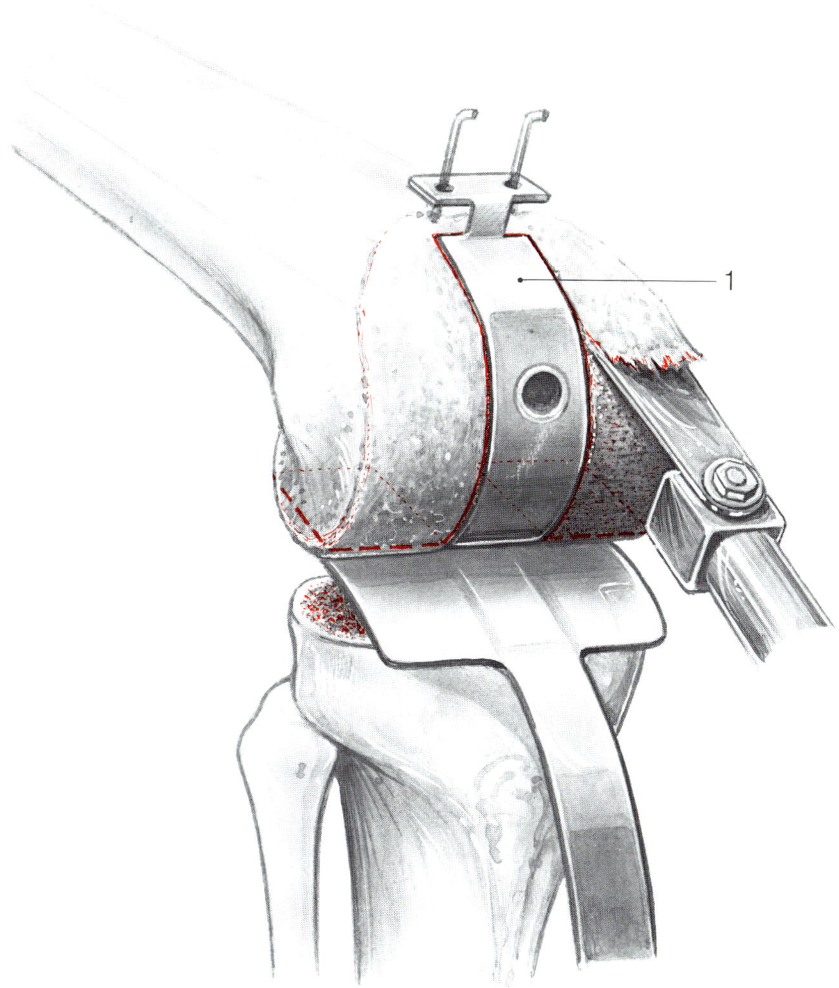

18 a Der interkondylär ausgefräste Knochen wird mit einer großen Luer-Zange abgetragen. Die ausgefräste Interkondylärregion arbeiten wir mit Meißel und Raspel nach, bis sich die *Gelenkflächenschablone zwanglos* einschieben läßt. *Die Schablone darf nicht mit Gewalt eingebracht werden,* weil es dabei zur Infraktion eines Kondylus kommen kann. Bei passendem Sitz wird der Schablonengriff abgeschraubt. Die Femurgelenkflächen tragen wir mit der Säge auf das Niveau der Schablone ab. Kontakte zwischen Säge und Schablone sind zu vermeiden. Wundgebiet mehrfach spülen.

1 Gelenkflächenschablone

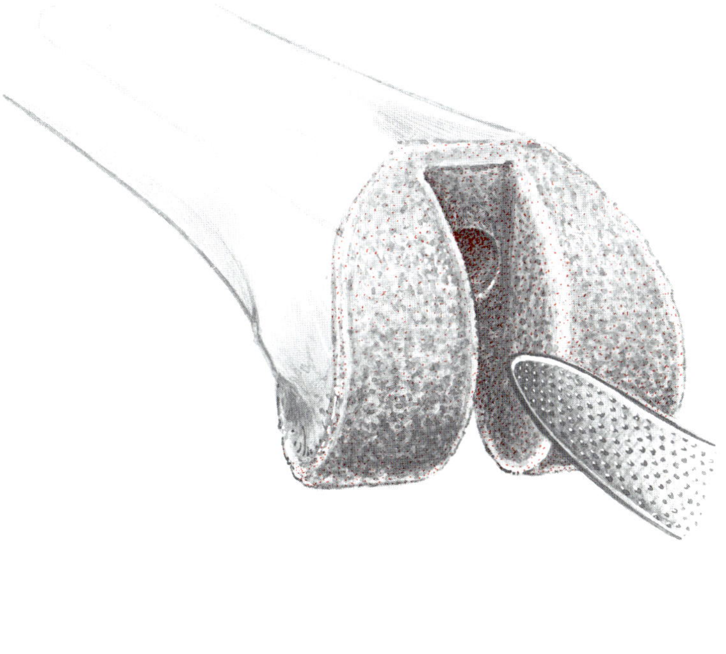

18 b Die *Knochenkanten* beider Kondylen zum interkondylären Raum hin werden mit der Raspel *gerundet,* damit die Prothesenschalen gut aufsitzen. Vorsicht beim Raspeln, falls der Knochen eine stärkere Atrophie aufweist. Frakturgefahr!

19

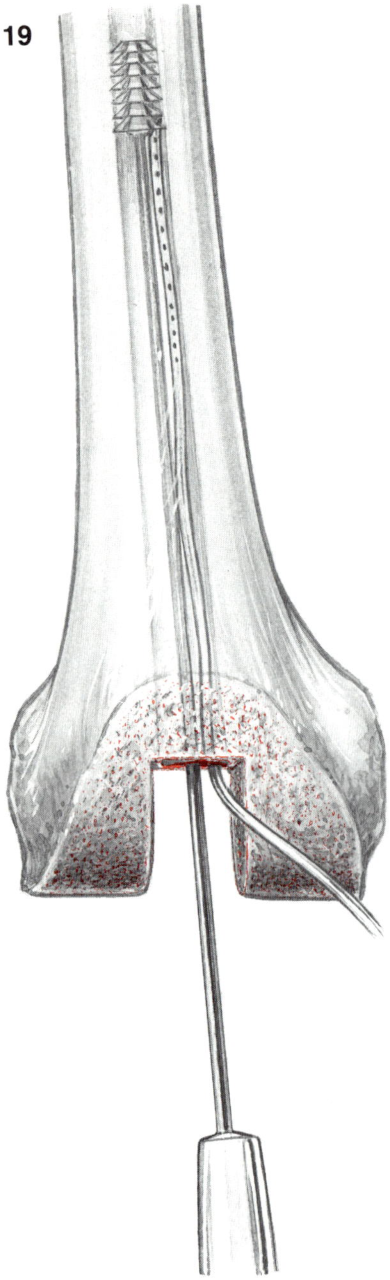

20

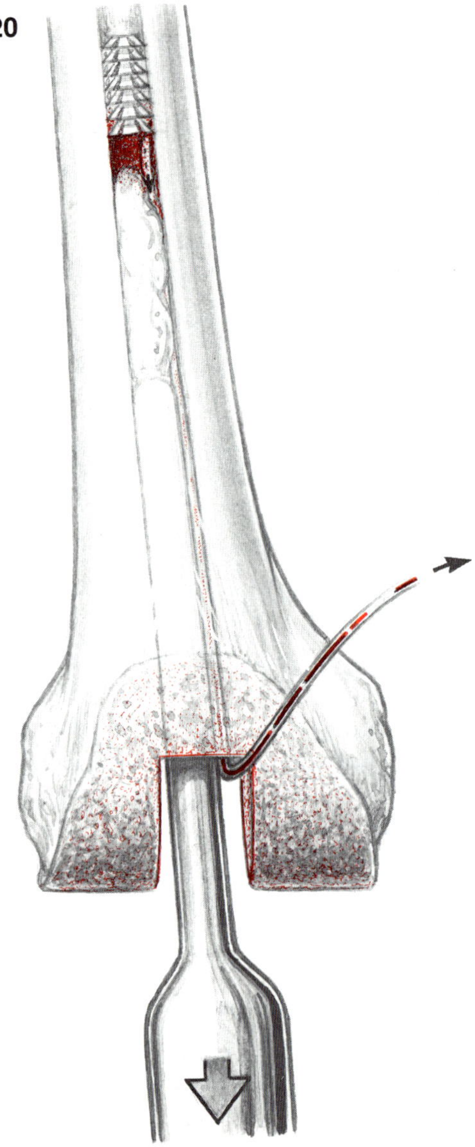

21

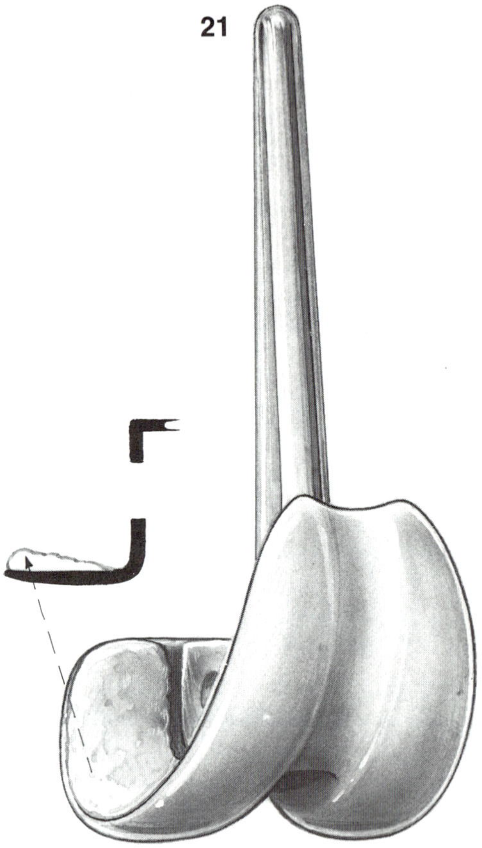

19 Einführen des Markraumsperrers und der Redon-Drainage.

Oberschenkel- und Unterschenkelprothesen werden *probeweise* eingesetzt. Nach Zusammenbau der Prothesenteile (ohne Achse) Überprüfung der Gliedmaßenachse und der Unterschenkelstreckung. Besteht ein Streckdefizit von mehr als 10–15 Grad, muß die hintere Kapsel durchtrennt oder der Tibiakopf nachreseziert werden. Das Wundgebiet wird gespült und getrocknet. Verschluß der Femurmarkhöhle mit einem Kunststoffhütchen, etwa 2 cm oberhalb des Stielendes. Einlegen einer Drainage.

20 Einbringen des Knochenzementes. Die Drainage wird entfernt, die Zementspritze langsam zurückgezogen.

21 Die *metallenen Prothesenschalen* werden wenige Millimeter dick *zum medialen und lateralen Rand hin mit Zement beschichtet,* damit kein Zement beim Einschlagen der Prothese ins Achslager gerät.

22

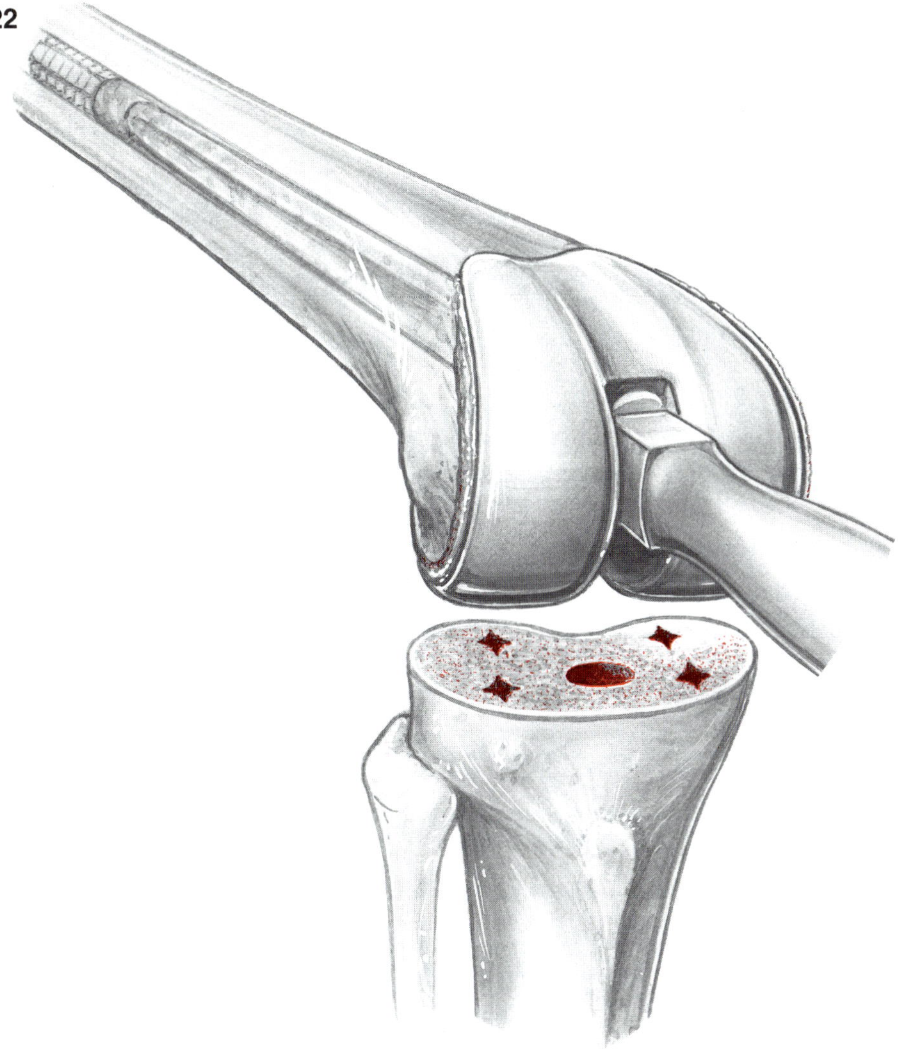

22 Prothese einführen und mit einigen Hammerschlägen zum satten Aufsitz bringen. Überstehende Zementreste abtragen. Prothese mit Einschlaginstrument bis zum Abhärten des Zementes fixieren.

23 Nach Abhärten des Knochenzementes *Bohrzielgerät für die Gelenkachse* an der Femurprothese fixieren. Weichteile und Periost in Höhe des späteren Bohrkanales entfernen. Mit *Hohlfräse* Spongiosazylinder aus jedem Femurkondylus herausfräsen und zur späteren Replantation aufbewahren. (Sollte Fräsvorgang Schwierigkeiten bereiten, Achslager mit 13-mm-Bohrer aufbohren.) Bohrkanäle ausspülen. Prothesenachse probeweise einbringen: Die *Achse muß unbedingt* in eine Vertiefung des Achslagers *einrasten!* Danach darf *keine Drehung* mehr *möglich* sein. Verschlußteil der Steckachse wird vor der Implantation auf dem Operationstisch probeweise eingeführt. Griffe beider Achsschlüssel stehen senkrecht zueinander. Verschlußteil rastet nach Umdrehung um 90 Grad ein (s. Abb. 26). Griffe stehen parallel zueinander. In die Prothese eingerasteter Achsteil wird entfernt. Öffnen der Blutsperre und sorgfältige Blutstillung.

1 Achszielgerät
2 Hohlfräse
3 Spongiosazylinder

23

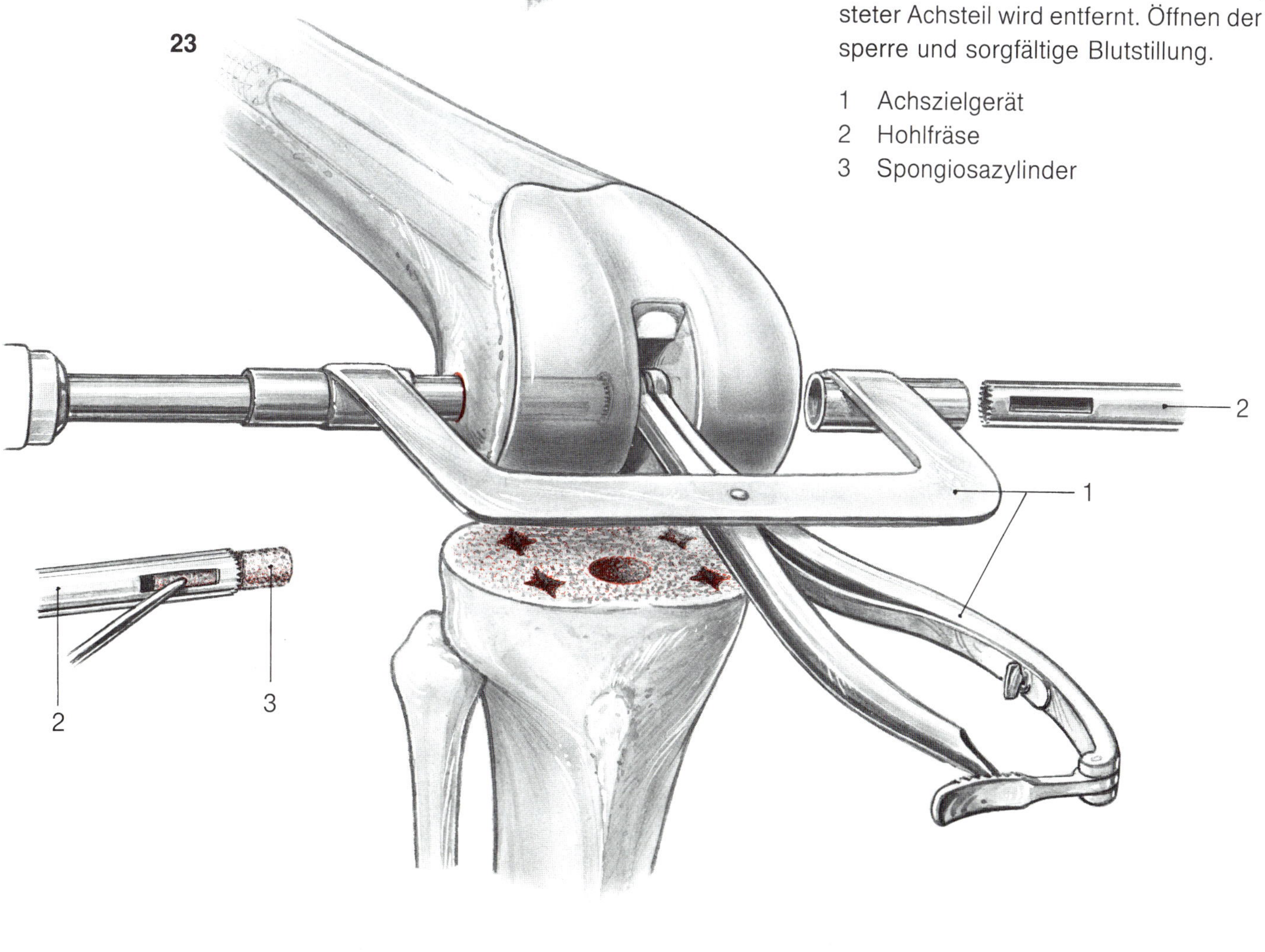

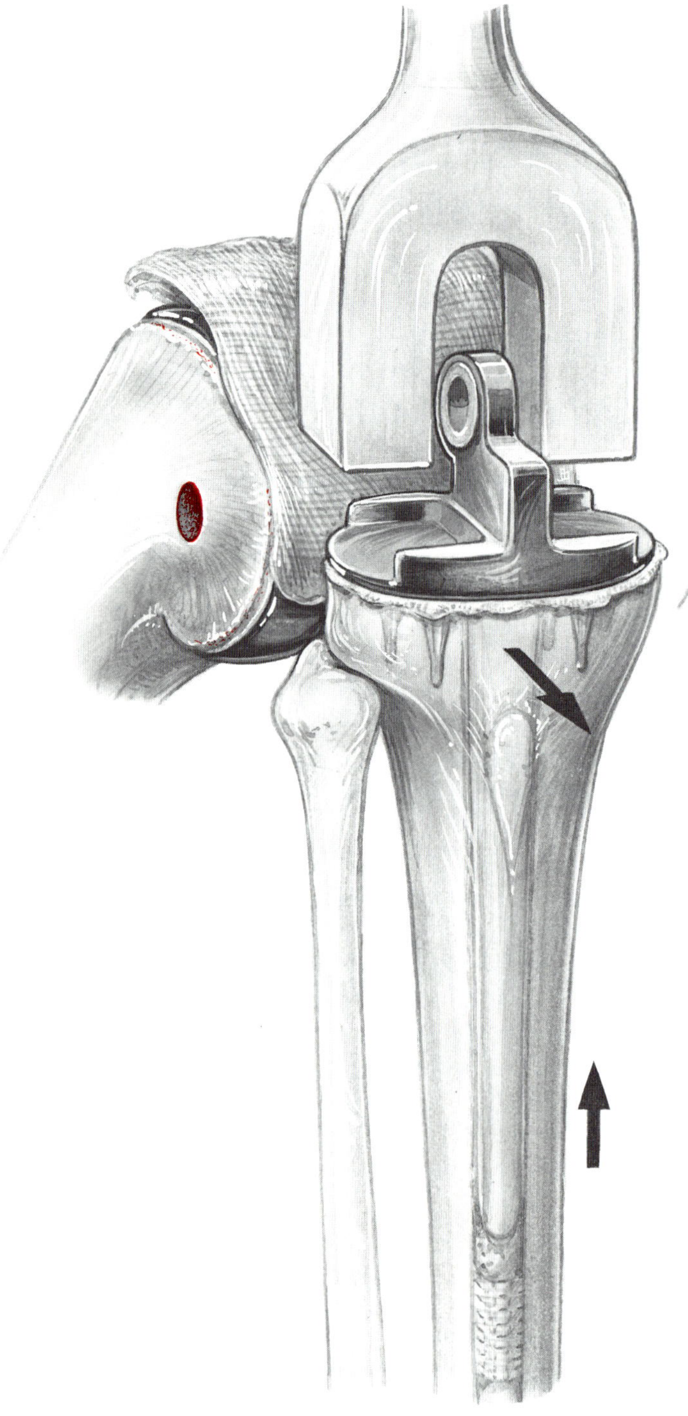

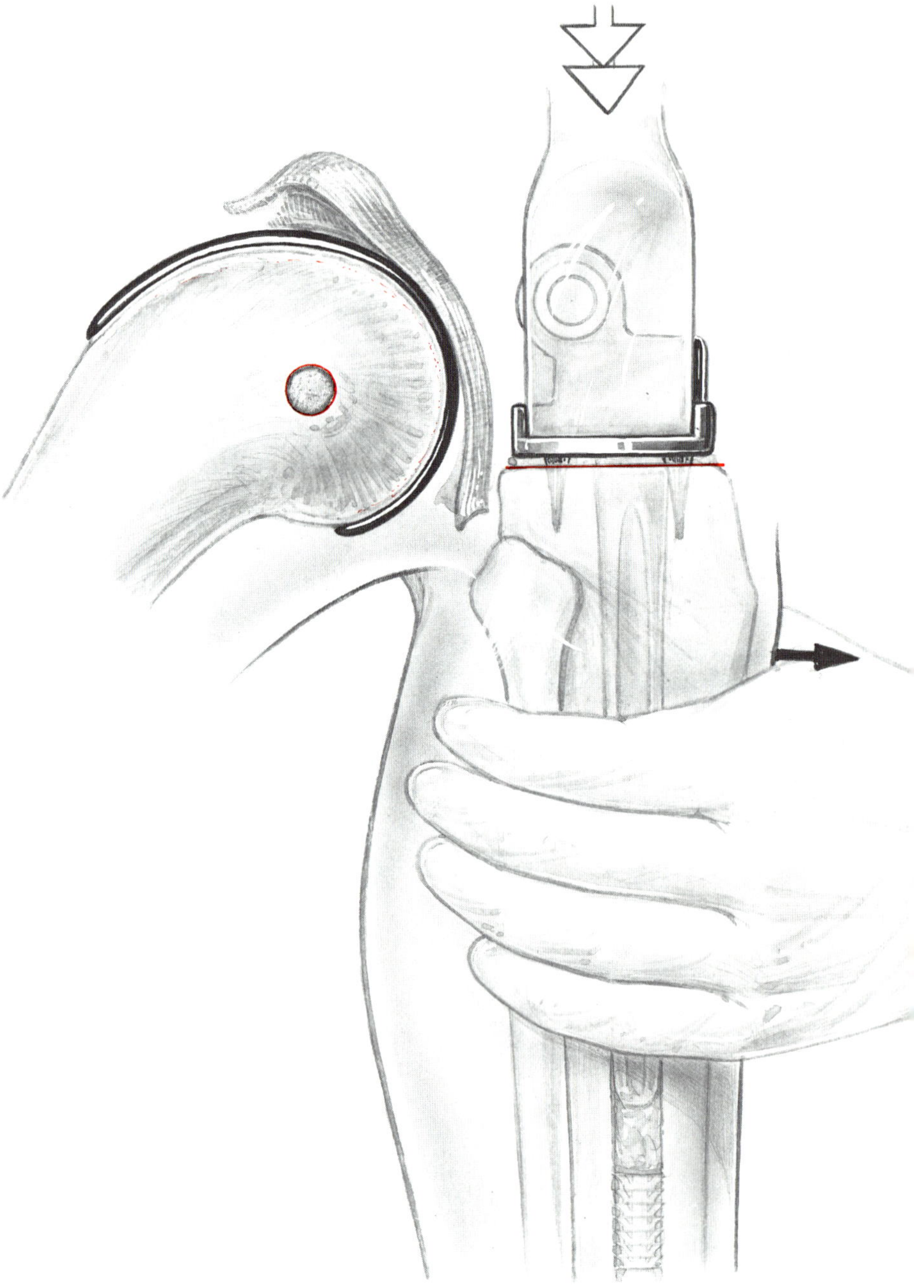

24 a *Einbau der Tibiaprothese:* Abdichtung der Markhöhle mit Kunststoffhütchen, das ca. 2 cm tiefer, als es der Länge des Prothesenstieles entspricht, eingebracht wird. Prothese mit Einschlaginstrument zum Aufsatz bringen. Markhöhle und Unterfläche des Tibiaplateaus sind mit Zement ausgefüllt und bedeckt. Überquellende Zementteile werden mit dem Skalpell abgetragen! Dorsales Plateau überprüfen. Alle Zementreste entfernen!

Während dieser Operationsphase muß der *Unterschenkel spitzwinklig gebeugt* und kräftig *nach vorn vorgeschoben* werden, damit die metallenen Femurschalen nicht beschädigt werden! Zusammenbau der Prothesenteile nach Abbinden des Knochenzementes.

24 b Position des Unterschenkels bei seitlicher Betrachtung: Spitzwinklige Beugung und kräftiger Zug nach vorn sind wichtig, um mühelos und ohne Beschädigung der metallenen Femurschalen implantieren zu können.

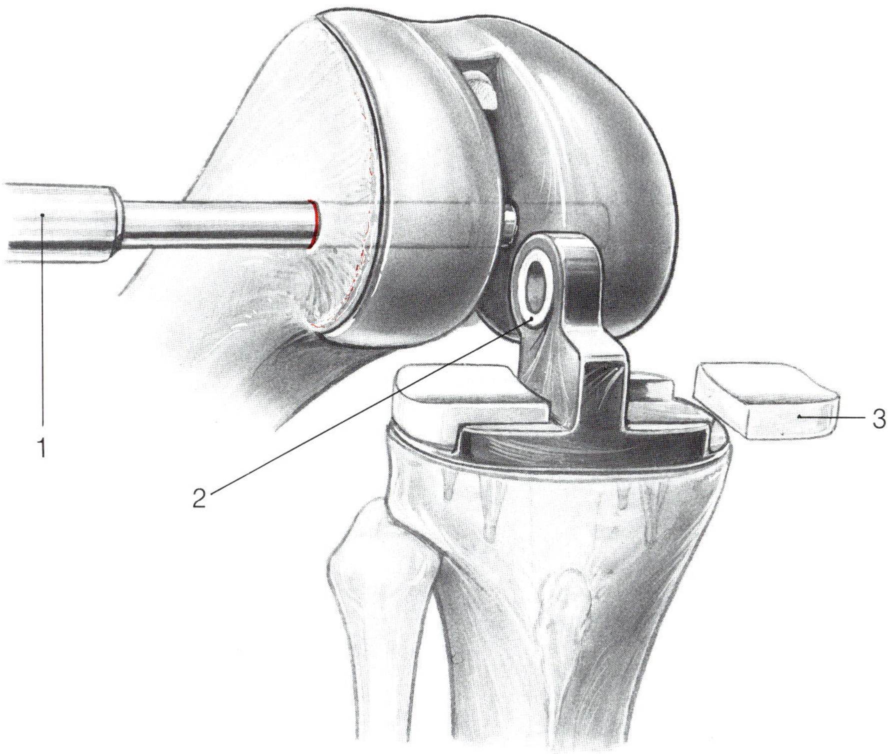

25 *Zusammenbau der Prothesenteile:* Achsbuchse in den Achslagerzapfen einschieben, Polyäthylenschalen in die vorgesehenen Auslassungen einbringen. Mit dem Achsführungsinstrument Durchgängigkeit des Achslagers prüfen.

1 Achsführungsinstrument
2 Achsbuchse (Polyäthylen)
3 Tibiaplateauschalen (Polyäthylen)

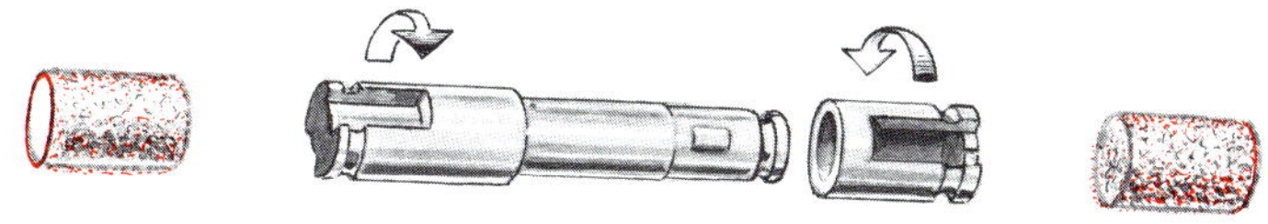

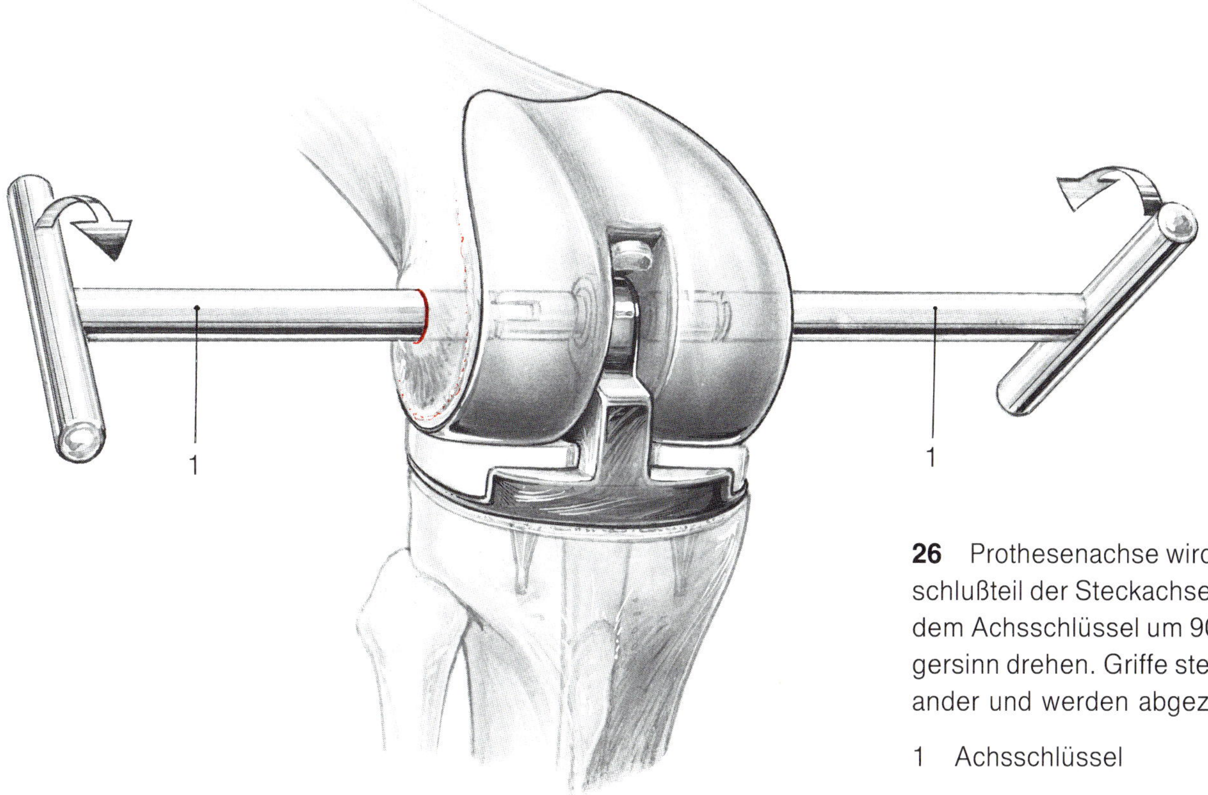

26 Prothesenachse wird eingerastet. Verschlußteil der Steckachse einführen und mit dem Achsschlüssel um 90 Grad im Uhrzeigersinn drehen. Griffe stehen parallel zueinander und werden abgezogen.

1 Achsschlüssel

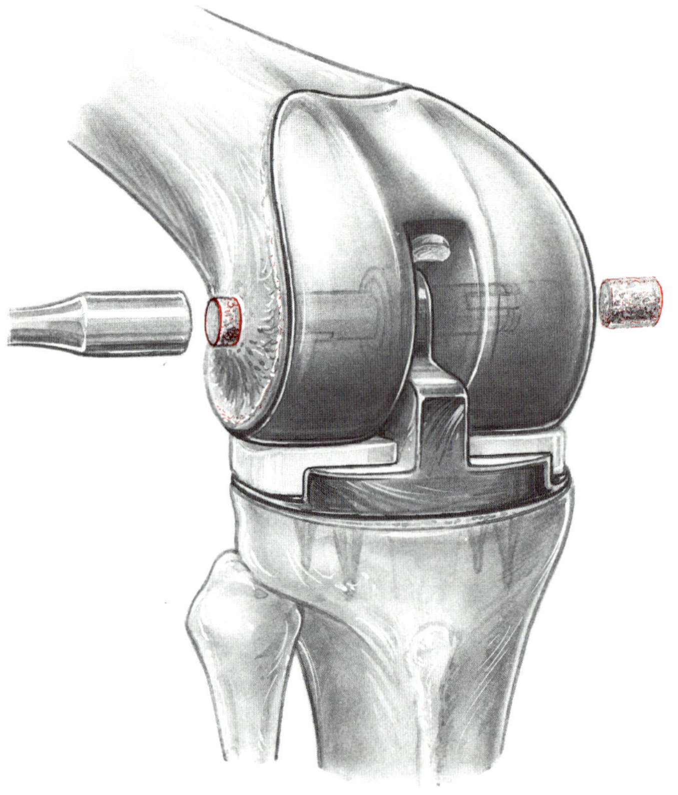

27 Spongiosazylinder werden in die Bohrkanäle eingebracht und mit einem Vorschlaginstrument eingepreßt.

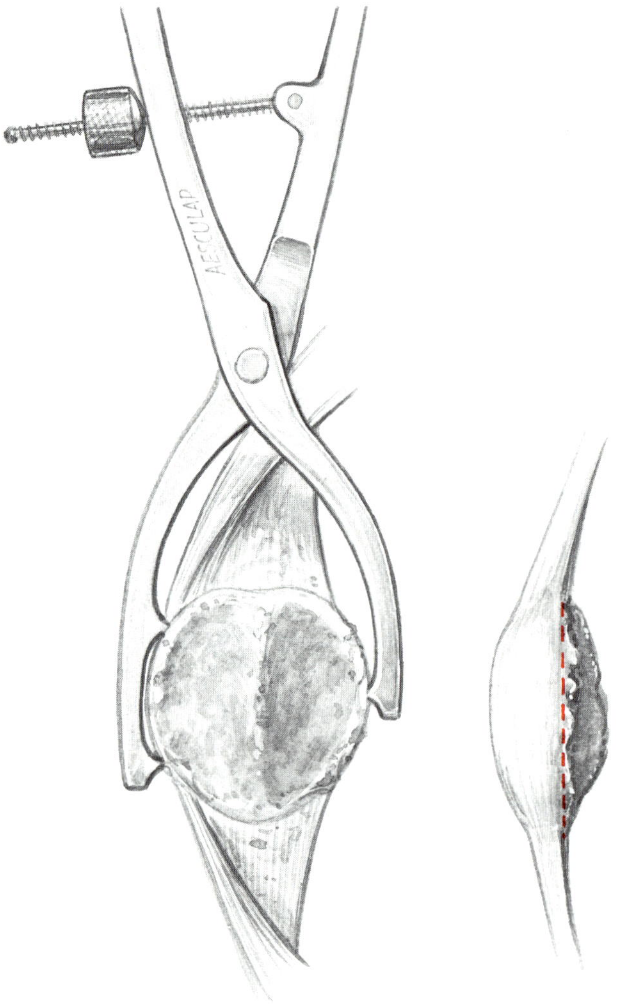

28 Zurichtung der *Patella* für die *Implantation* der Gleitflächenprothese: Das Kniegelenk wird gestreckt, die Patella um ca. 180 Grad in der Längsachse gedreht und mit einer Haltezange fixiert. Nach Abtragen der Osteophyten wird die Gelenkfläche um ca. 1–1,5 cm abgetragen.

29

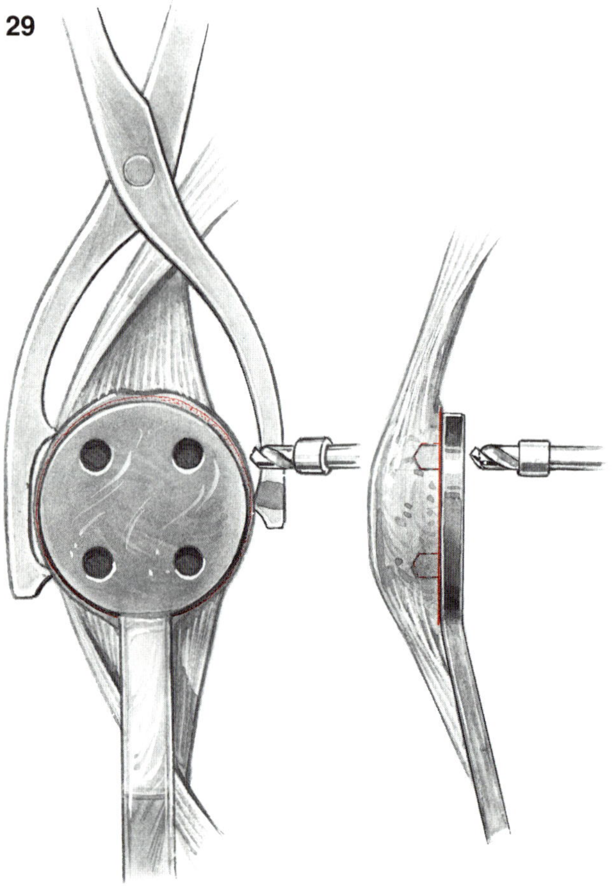

29 Aufsetzen der Bohrschablone. Mit einem Spezialbohrer werden 4 Bohrkanäle, 0,5 cm tief, angelegt.

30

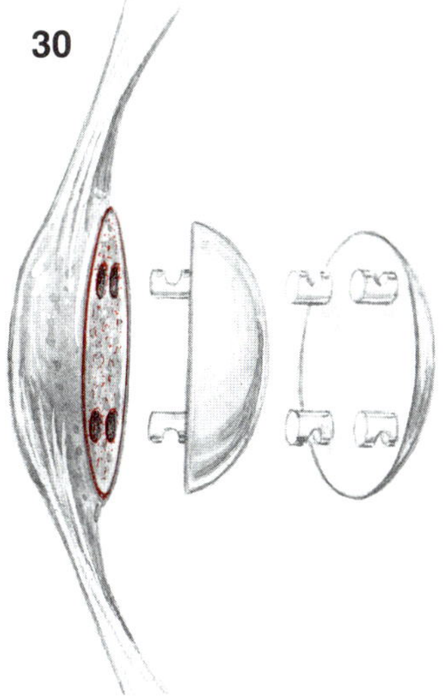

31

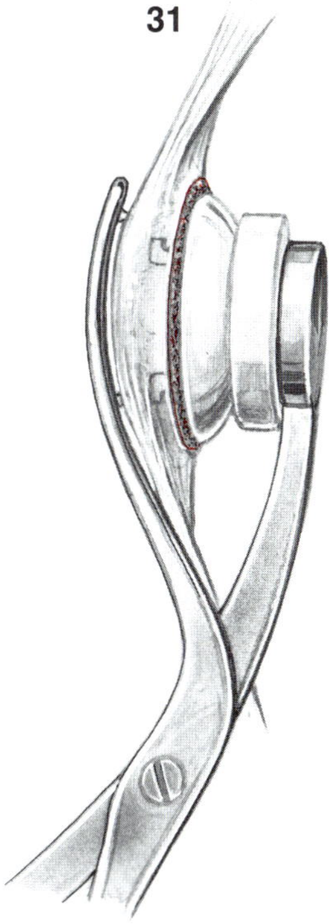

30 und **31** Nach probeweisem Einpassen der Patellaprothese wird das Wundgebiet gespült und die Resektionsfläche mit Tupfern getrocknet. Die Prothese wird aufzementiert und bis zum Abbinden des Zementes mit einer speziellen Haltezange fixiert.

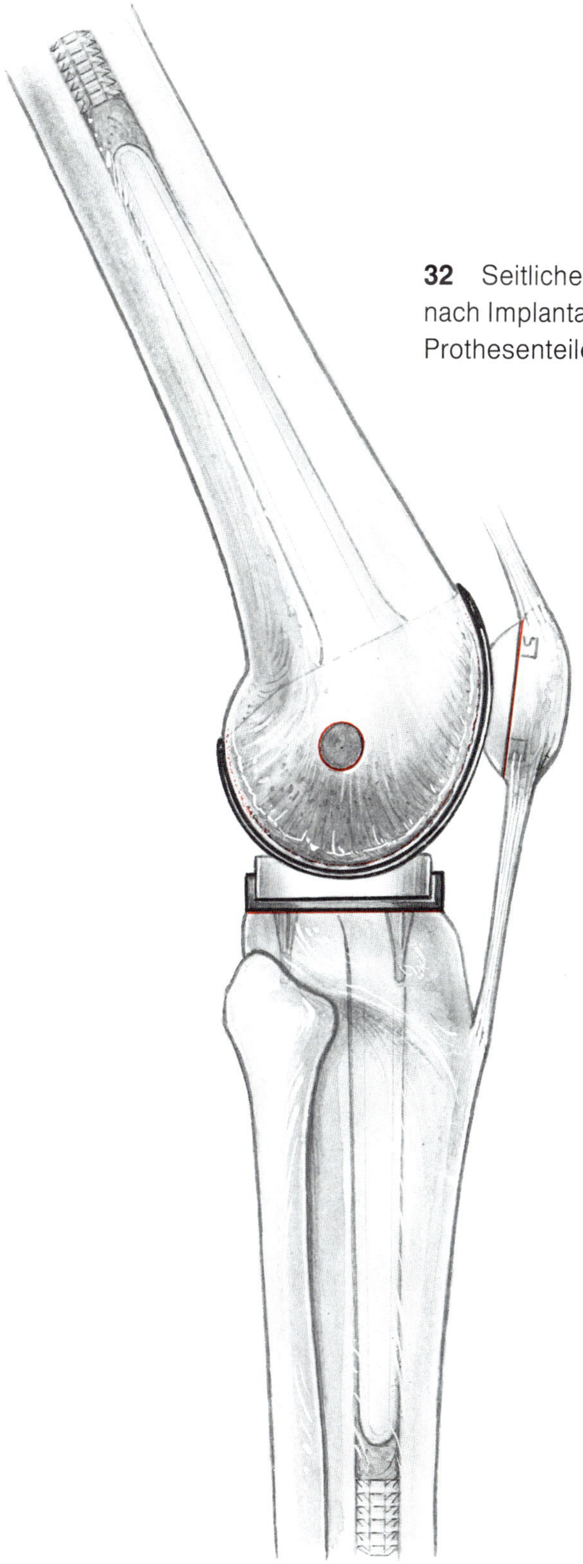

32 Seitliche Ansicht nach Implantation der Prothesenteile.

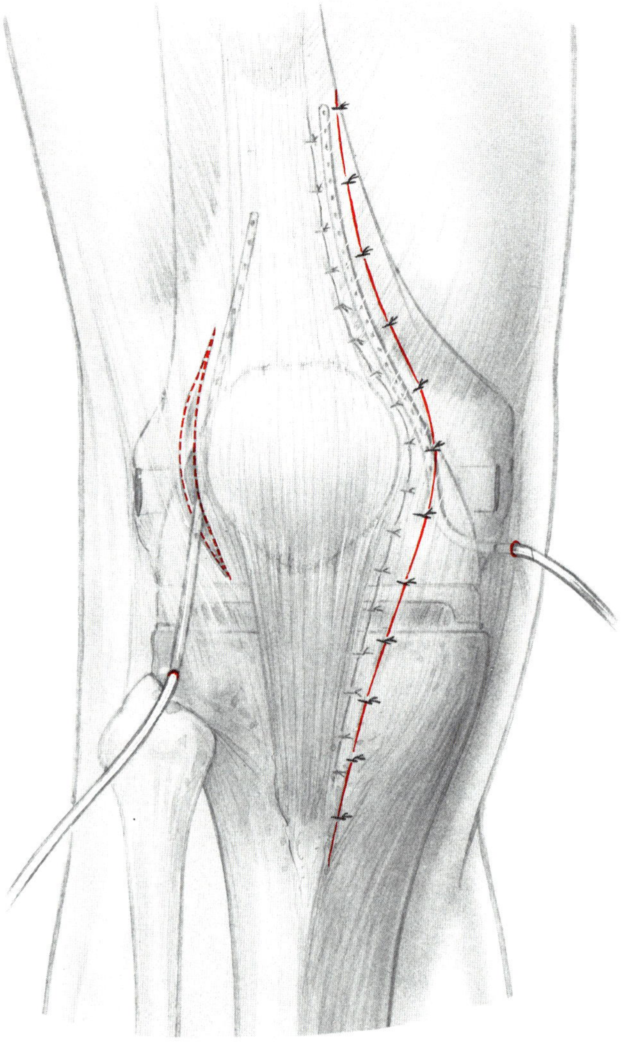

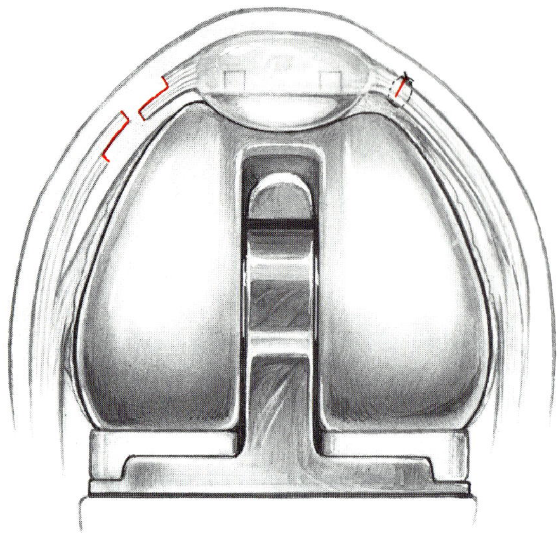

34 Schnittbild.

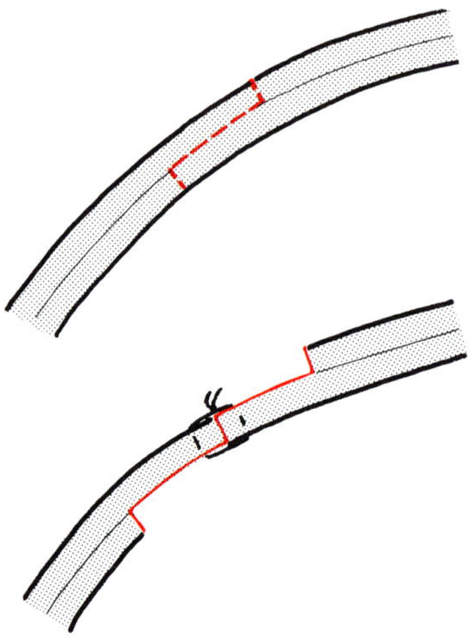

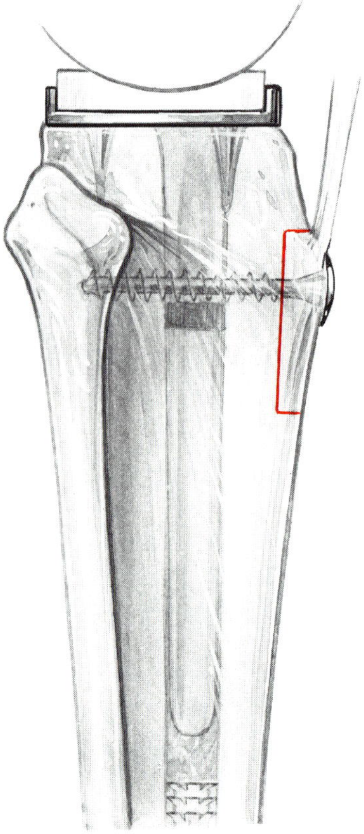

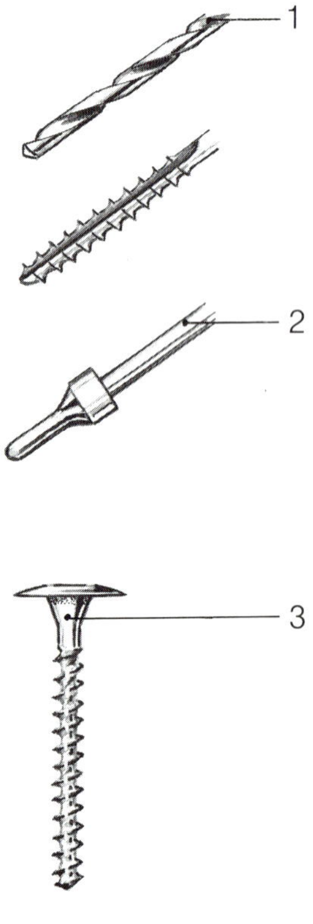

1 3,2-mm-Bohrer
2 Senker
3 Flachkopfschraube

33 Es werden *2 Drainagen* eingelegt. Reinsertion des M. vastus medialis durch zweischichtige Einzelknopfnähte. Naht der Membrana synovialis und des Retinaculum extensorum. Überprüfung der Patellaposition bei Beugung und Streckung des Kniegelenkes. Bei Tendenz zur Lateralisation wird das laterale Retinakulum längs gespalten (»Lateral release«). Man kann es auch in 2 Schichten spalten und erreicht dann nach Naht der versetzten Schichten eine Beseitigung der Lateralisationstendenz (s. Inset).

35 Falls die Tuberositas tibiae abgemeißelt werden mußte, wird sie mit einer sog. Flachkopfschraube (Hersteller: Aesculap Werke, 7200 Tuttlingen) reinseriert. Man verwendet eine Schraube mit kurzem, gewindefreiem Hals, bohrt einen Bohrkanal lateral am Prothesenstiel vorbei durch die hintere Kortikalis, schneidet das Gewinde, vertieft den Eingang des Bohrkanals mit dem Senker und benutzt eine Schraube, die auch die *hintere Kortikalis* faßt!

Postoperative Behandlung

Röntgenkontrolle des Kniegelenkes in 2 Ebenen (Format 20/40). Die Gliedmaße wird mit elastischen Binden von den Zwischenzehenfalten bis zur Leiste gewickelt und in einer Schaumstoffschiene gelagert. Überprüfung der Durchblutungsverhältnisse. Kontrolle der Motorik. Die Patienten werden sobald wie möglich vors Bett gestellt. Stoffwechselgymnastik. Das Kniegelenk lagern wir abwechselnd in Beugestellung. Sobald die Wundschmerzen abgeklungen sind, lassen wir isometrisch üben, und zwar drei- bis fünfmal täglich 10–15 Minuten. Bei Kranken mit atrophischer Haut *kein Kompressionsverband!* Durchblutete Tupfer frühzeitig wechseln. Die Redon-Drainagen werden spätestens nach 48 Stunden entfernt. Blutverluste durch Transfusionen ausgleichen. 2–3 Tage nach dem Eingriff setzen wir die *motorisierte Bewegungsschiene* ein. Das Bewegungsausmaß richtet sich nach den Schmerzen. Der Patient darf mehrmals täglich mit angewickelter Kniemanschette vor dem Bett stehen. Die Umlagerungsübungen werden fortgesetzt. Die Fäden entfernen wir ca. 12–14 Tage nach dem Eingriff. Die meisten Patienten erreichen bis zu diesem Zeitpunkt bereits eine Beugefähigkeit bis zum rechten Winkel. Besteht jedoch noch eine stärkere Einschränkung der Beugefähigkeit, mobilisieren wir das Gelenk bereits zu diesem Zeitpunkt passiv. Dabei hat sich die *Periduralkatheteranästhesie* sehr bewährt!

Nach 2 Wochen setzen wir die Gehübungen mit Gehstützen und Teilbelastung von etwa 5 kg fort und beginnen mit der Hydrotherapie. Die Kranken werden durchschnittlich 4–5 Wochen nach der Operation entlassen. Sie dürfen zu diesem Zeitpunkt mit etwa 15 kg belasten und werden angewiesen, die Unterarmstützen noch weitere 8–10 Wochen zu benutzen. Vor der Entlassung wird der Befund röntgenologisch kontrolliert. 3 Monate nach der Operation ambulante Kontrolle. Wir erlauben dann zunehmend freie Belastung. Weitere Kontrolluntersuchungen sind 6 Monate und 12 Monate nach der Operation und dann in jährlichen Abständen erforderlich.

Fehler und Gefahren

- Der M. vastus medialis wird nicht zusammen mit einem Sehnenstreifen von der Quadrizepssehne abgelöst und am Ende der Operation nicht zweischichtig mit atraumatischen Einzelnähten reinseriert: Im Rahmen der frühzeitigen Übungsbehandlung drohen Nahtinsuffizienzen und Lateralisation des Streckapparates.
- Die Muskelfaszie wird nicht atraumatisch verschlossen: Verwachsungen der periartikulären Gleitschichten.
- Die Luxation eines kontrakten Streckapparates nach lateral wird erzwungen; auf eine temporäre Abmeißelung der Tuberositas patellae wird verzichtet: Ein- und Abrisse des Lig. patellae.
- Ungenügende Durchtrennung des Bandapparates: Gelenkkörper rücken nur mangelhaft auseinander. Protheseneinbau erschwert.
- Mangelhafte Blutstillung während des gesamten Eingriffes!
- Hohmann-Hebel werden fehlerhaft eingesetzt; Assistent hält den Tibiakopf nicht genügend hyperflektiert: Resektion der Tibiagelenkfläche unnötig erschwert.
- Zielgeräte werden ungenau eingestellt: Fehlerhafte Resektion der Gelenkflächen, Achsenfehler nach Einbau der Prothese.
- Verzicht auf Zielgeräte: Tibia- und Femurmarkhöhlen werden an falscher Stelle mit dem Pfriem eröffnet. Fehlerhafter Einbau der Prothesenteile, Perforation der Diaphysen.
- Kniekehlenweichteile werden bei der Ausfräsung der interkondylären Region nicht mit dem Spezialhebel geschützt.
- Die Oberschenkelfrässchablone wird in fehlerhafter Rotation fixiert, ihre Unterkante liegt nicht parallel zur Tangente der hinteren Kondylenrollen: Fehlerhafter Protheseneinbau.
- Die Sägeschablone für die Prótheseninnenform wird mit Widerstand in den interkondylären Raum eingeschlagen: Infraktion der Kondylen.
- Die Gelenkflächen werden zu großzügig reseziert: Unnötige Opferung tragfähiger Knochenbezirke.
- Die Bohrschablone (Tibiakopfschablone) wird in fehlerhafter Rotation – meistens bei Außenrotation des Unterschenkels – in den Bohrkanal eingesetzt.
- Sklerotische Knochenbezirke am Schienbeinkopf werden nicht mit der Kegelfräse zur Aufnahme der Rotationsstifte aufgeweitet: Infraktion beim Einschlagen der Prothese.
- Beim Einzementieren der Femurprothese dringt Knochenzement in das Achslager ein: Achse kann nicht eingeführt werden. In solchen Fällen muß der Zement bis auf die letzten Reste entfernt werden!
- Knochenzement wird nicht aus dem hinteren Gelenkbereich entfernt: Behinderung der Kniebeugung und Irritation der Prothesenschale sowie des Kunststoffgleitlagers.

- Beschädigung der Prothesenschalen beim Einbau des tibialen Teiles oder beim Zusammensetzen der Prothesenteile, falls der Unterschenkel nicht spitzwinklig gebeugt und vom Assistenten nicht kräftig nach vorn geschoben wird.
- Steckachse rastet nicht in die dafür vorgesehene Einlassung ein: Es muß überprüft werden, ob Knochen- oder Zementreste eingelagert sind. Die Achse kann von medial oder lateral eingeführt werden!
- Auswahl einer zu großen Prothese: Der Prothesenrand steht über den Knochenrand über und kann zu einem Dekubitus führen.
- Auswahl einer zu kleinen Prothese: Die natürlichen Auflageflächen werden nicht ausreichend ausgenutzt.
- Subluxationsstellung der Kniescheibe durch fehlerhafte Implantation der Prothese in Innenrotations- oder Valgusstellung.
- Die Patellagelenkfläche wird um weniger als ca. 1 cm reseziert: Vorverlagerung der Patella nach Implantation der Gleitflächenprothese, starke Anspannung der Retinakula.
- Nach temporärer Abmeißelung der Tuberositas tibiae: Mangelhafte Refixation z. B. infolge von ungenauer Adaptation des Knochenstückes, schlechtem Sitz der Flachkopfschraube oder Austritt von Knochenzement auf die Osteotomiefläche bei osteoporotischem Knochen.
- Vor dem Einbau der Tibiaprothese wird die Blutsperre nicht geöffnet, es findet keine sorgfältige Blutstillung statt: Blutstillung in der Kniekehle nach Einbau des tibialen Protheseneiles erschwert.
- Zementreste oder Knochenbröckel werden nicht ausgespült, scharfe Knochenkanten im hinteren Femurbereich nicht abgetragen: Die Gleitschalen aus Polyäthylen werden beschädigt.
- Bei Patienten mit dünner atrophischer Haut wird ein zu fester Kompressionsverband angelegt, durchblutete Verbände werden nicht frühzeitig gewechselt, das Gelenk wird längere Zeit in zu starker Beugestellung gelagert: Gefahr der Hautnekrose auf der Vorderseite des Gelenkes.
- Stärkere intraartikuläre Blutergüsse werden nicht abpunktiert oder ausgeräumt: Wundheilungsstörungen, Gelenksteifen.
- Zu frühe Belastung des operierten Gelenkes bei Osteoporosen: Lockerungsgefahr.

Gleitflächenprothese nach Marmor

Implantate und Spezialinstrumente

Zum Ersatz der Gelenkflächen des Tibiaplateaus stehen beim Marmor-Knie *6 verschiedene Teile* aus Polyäthylen zur Verfügung. Sie sind etwas größer als ein Halbkreis und weisen konkave Gleitflächen sowie noppenförmige Auflageflächen auf. Die Noppen und die ringförmige Einlassung am freien Rand des Polyäthylenplateaus dienen der besseren Verankerung im Knochenzement. Es werden eine normale Größe und eine kleine Sondergröße geliefert. Die kleinste Höhe des Plateaus beträgt 6 mm, die größte 31 mm. Dazwischen liegen Plateaus von 9, 12, 15 und 18 mm Höhe.

Für die *Oberschenkelgelenkflächen* werden metallene Prothesenteile verwendet. Ihre Laufflächen sind der anatomischen Form der Femurkondylen, vor allem in der sagittalen Ebene, angenähert. Es werden *7 verschiedene Größen* geliefert, und zwar eine kleine, eine mittlere und eine breite Standardgröße, eine Zwischengröße und 3 besonders kleine und schmale Sondergrößen für grazile Gelenke. Zur Verankerung im Knochen besitzt die Prothese einen pfeilspitzenartigen Fortsatz, der in eine schmale Metalleiste in der Mitte des knochennahen Prothesenteiles übergeht. Die Leiste soll die Drehstabilität der Prothese erhöhen.

Zum Protheseneinbau benötigt man einige *Spezialinstrumente:* Eine Metallschablone mit Handgriff zur Implantation des Tibiaplateaus. Schablonen für die verschiedenen Oberschenkelprothesen. Die Schablonen tragen 2 kleine Stachel, die eine Fixation auf den Oberschenkelgelenkflächen erlauben. Durch ein Bohrloch in der Schablone wird der Kondylus zur Aufnahme des pfeilförmigen Prothesenfortsatzes vertieft. Mit Probeimplantaten für das Tibiaplateau (schwarze Farbe) und die Femurprothese (keine polierte Gelenkfläche) können der Sitz der Prothesenteile sowie die Richtung der Beinachse und die Streckfähigkeit des Unterschenkels vor der endgültigen Implantation überprüft werden. – Bis zur Aushärtung des Knochenzementes werden die Prothesenteile mit speziellen Stößeln angedrückt. – Das Marmor-System ist inzwischen von Tönnis (1984) modifiziert worden.

Man kann die Prothesenteile so implantieren, daß sie der Femurrolle und dem korrespondierenden Tibiaplateau aufsitzen (»Onlay«-Technik) oder in sie eingelassen werden (»Inlay«-Technik). In Deutschland hat sich als alternatives Modell auch eine Schlittenprothese bewährt, die Engelbrecht (1971) entwickelte.

Spezielle Indikationen für Gleitflächenprothesen (sog. Schlittenprothesen)

- Unilaterale Gonarthrosen, bei denen die Möglichkeiten konservativer Therapie und der Umstellungsosteotomie ausgeschöpft sind oder nicht mehr sinnvoll erscheinen.
- Eine *sehr eingeschränkte Indikation* stellen bilaterale Gonarthrosen dar ohne deutliche Insuffizienz der Bandführung oder Achsfehlstellung von weniger als 20 Grad und Streckdefizit von weniger als 15 Grad. Die Beugung sollte bis zum rechten Winkel möglich sein.

Relative Kontraindikationen

- Stärkere Insuffizienz der Kreuzbänder. Eine mäßige Lockerung der Seitenbandführung kann durch ein erhöhtes Tibiaplateau ausgeglichen werden.
- Subluxationen im Tibiofemoralgelenk.
- »Aggressive« rheumatoide Synovitiden; dabei wird eine höhere Rate aseptischer Prothesenlockerungen beobachtet.

Nachteilig ist, daß die Prothesenteile nicht (Tibiaplateau) oder nur annähernd (Femurkomponente) anatomisch geformt sind. Es können daher im allgemeinen keine natürlichen Roll- und Gleitbewegungen stattfinden. Langfristig muß wegen der atypischen Beanspruchung des Kapsel-Band-Apparates mit sekundären Bandinsuffizienzen und vermehrten Spannungen im Prothesenlager gerechnet werden. Die Patellagleitfläche wird nicht ersetzt. Deshalb können retropatellare Reizzustände und Schmerzen mit Umbauvorgängen an der Kniescheibe auftreten. Schließlich stellen die Gleitflächenprothesen in operationstechnischer Hinsicht *hohe Ansprüche.* Bei ihrer Implantation können zahlreiche Fehler unterlaufen.

Vorbereitung und Lagerung

Außer den üblichen Röntgenaufnahmen des Kniegelenkes in 2 Ebenen sind sog. gehaltene Aufnahmen (Format 20/40) in maximaler Ab- und Adduktion sowie Aufnahmen im Stehen (Zentralstrahl auf den Kniegelenkspalt) empfehlenswert. Auf diesen Bildern lassen sich Instabilitäten, Knorpel- und Knochenschwund, Fehlstellungen der Beinachse und Ausgleichsmöglichkeiten genau beurteilen. – Die Operation wird in Allgemeinnarkose oder Periduralanästhesie vorgenommen. Blutleere. Rückenlage, Kniescheibe zeigt nach vorn. Der Unterschenkel liegt auf einer abklappbaren Beinstütze und ist zunächst 20–30 Grad gebeugt. Er sollte während der Operation mühelos auf *mindestens* 90 Grad gebeugt werden können.

Zugänge – Prinzip

Bei bikondylärem Gelenkersatz kann entweder von einer medialen und lateralen parapatellaren Inzision oder von einem Textor-Schnitt aus vorgegangen werden. Der Textor-Schnitt bietet eine ausgezeichnete Übersicht. Nachteilig kann die temporäre Ausmeißelung und Refixation der Tuberositas tibiae sein, weil bei mangelhafter Osteosynthese eine frühzeitige postoperative Mobilisation des Gelenkes problematisch ist. – Im folgenden wollen wir die Implantation der Gleitflächenprothese nach Marmor am Beispiel des unikondylären Gelenkersatzes darstellen.

Technik (Abb. **36–50**)

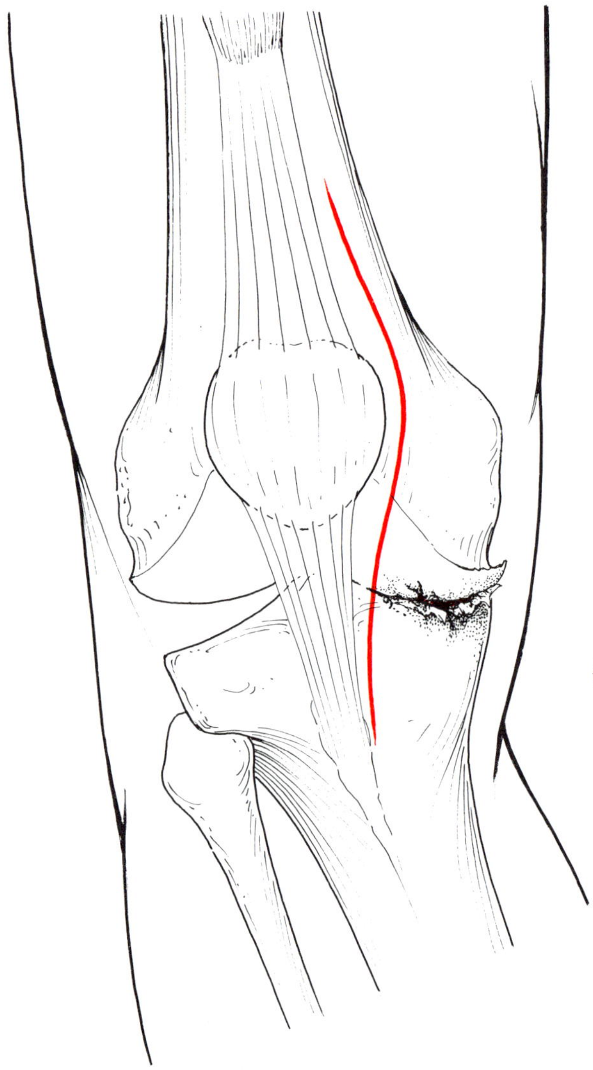

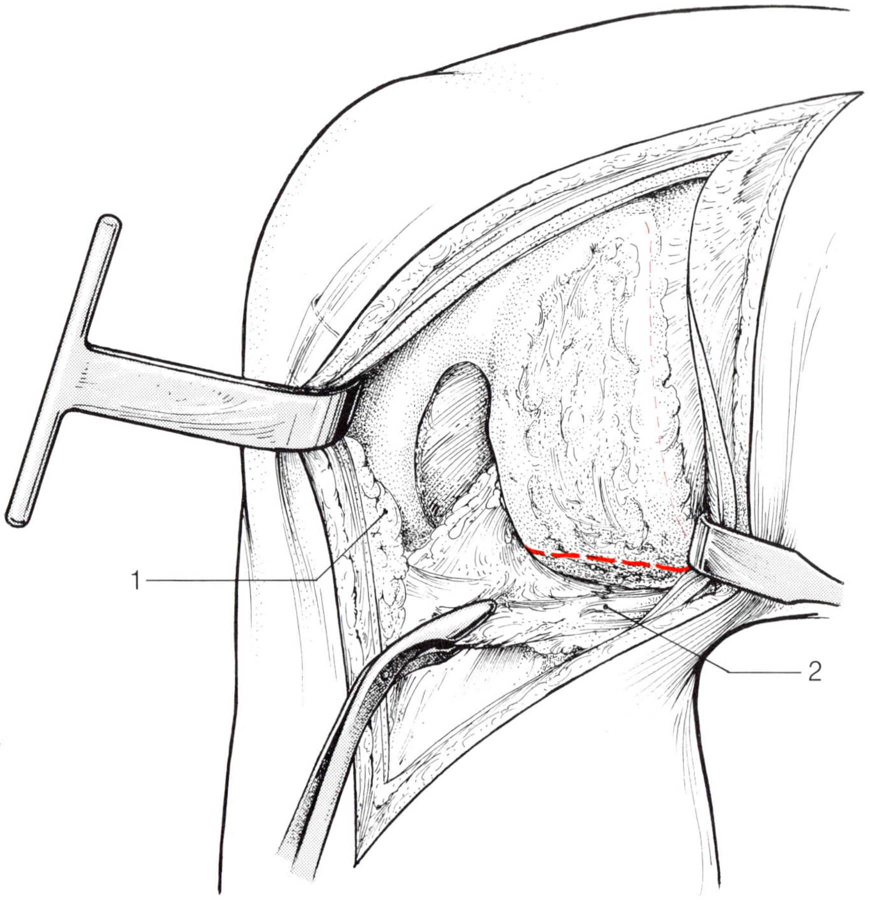

36 Der Hautschnitt beginnt etwa 2–3 cm oberhalb des oberen Kniescheibenrandes und verläuft etwa 1–1,5 cm neben dem medialen Kniescheibenrand abwärts bis zur Tuberositas tibiae.

37 Subkutis, Faszie, Retinaculum extensorum und Membrana synovialis werden durchtrennt. Das Gelenk ist eröffnet. Die mediale Hälfte des Hoffaschen Fettkörpers wird vom Schienbeinkopf abgetrennt und mit einem Haken nach lateral weggehalten. Subtile Blutstillung, vor allem im Bereich des Fettkörpers. Der Hoffasche Fettkörper soll nicht reseziert werden! Bei rechtwinklig gebeugtem Unterschenkel werden die lateralen Wundanteile zur Seite gehalten. Im medialen Wundwinkel liegt ein schmaler Langenbeck-Haken unter dem Seitenband. Die Reste des Innenmeniskus werden reseziert. Man meißelt aus der Hinterfläche der medialen Femurrolle ein etwa 0,5 cm hohes Segment aus. Die Resektionsfläche sollte in der Längsachse des Femurs liegen.

1 Hoffascher Fettkörper
2 Meniskusrest

38

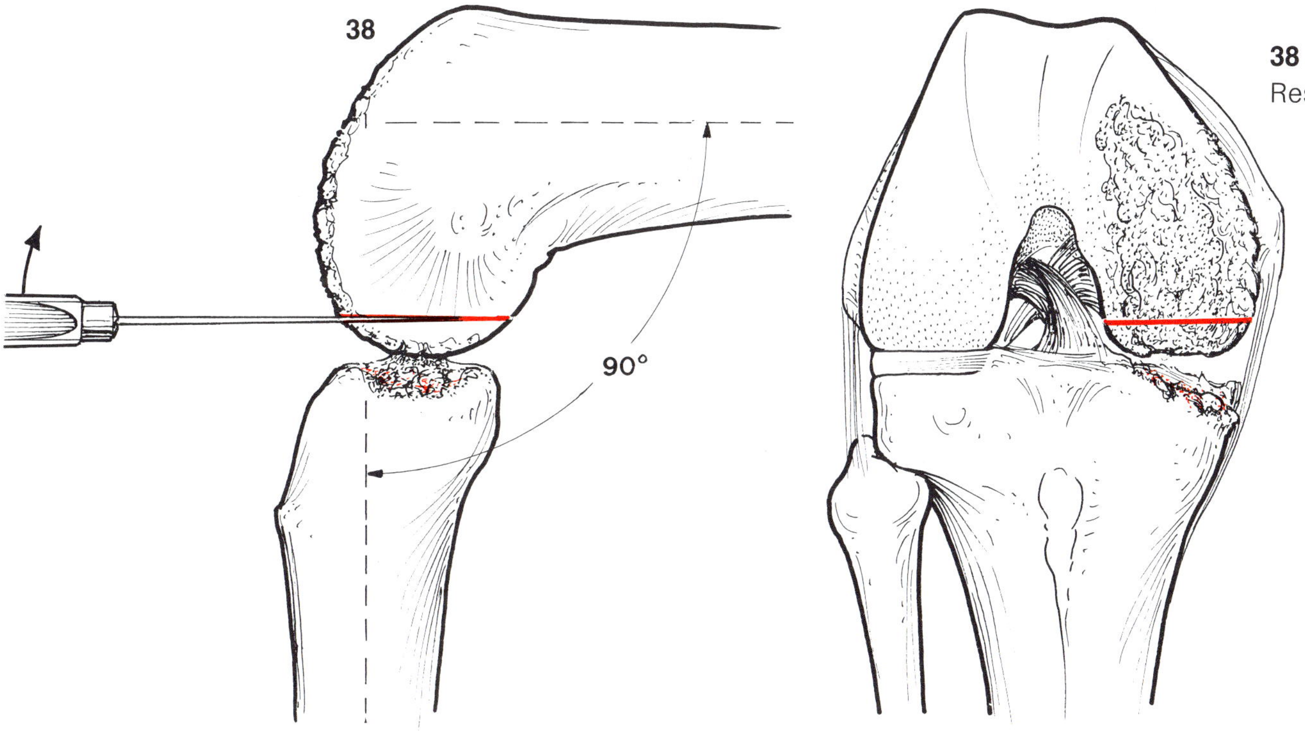

38 Lage der Resektionsfläche.

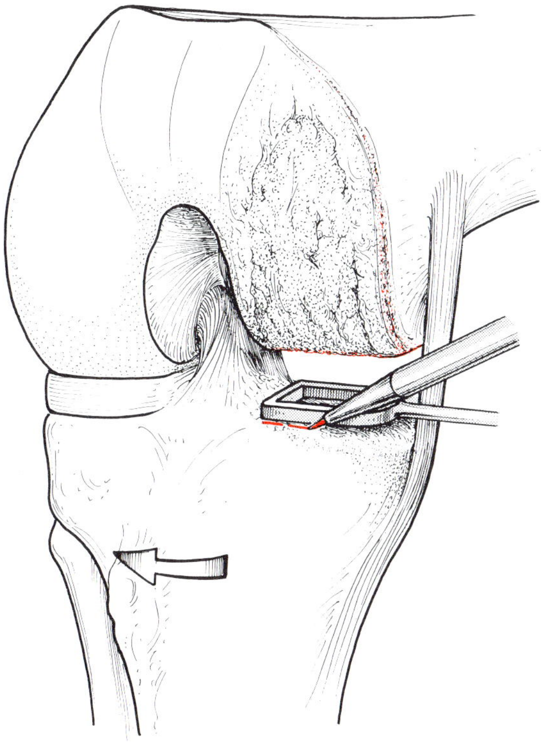

39 Nach der Resektion der Kondylenhinterfläche guter Einblick ins Gelenk und auf den Schienbeinkopf. Osteophyten werden abgetragen. Gelenkfläche möglichst plan gestalten, ohne Kortikalis zu opfern (»Onlay«-Technik). Falls erforderlich, Synovektomie. Die Tibia wird nach außen rotiert und etwas nach vorn verschoben. Vorbereitung des Tibiaplateaus zur Aufnahme der Prothese. Man legt die passende Schablone auf und markiert die Grenzfläche nach Abtragung der Knorpelreste.

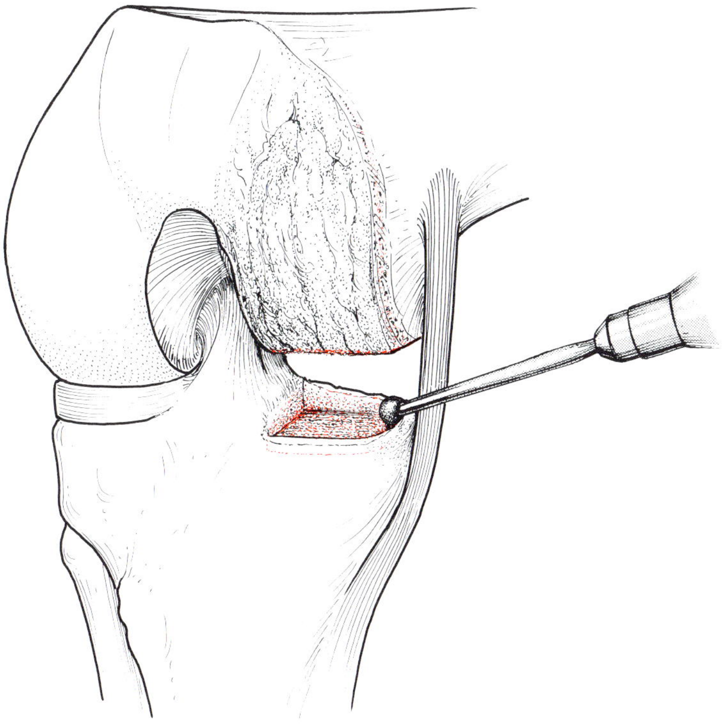

40 Mit einer Kugelfräse kann die Auflagefläche sparsam (!) vertieft werden. Nach Möglichkeit sollte eine knöcherne Randleiste (auch hinten) stehenbleiben (»Inlay«-Technik).

41

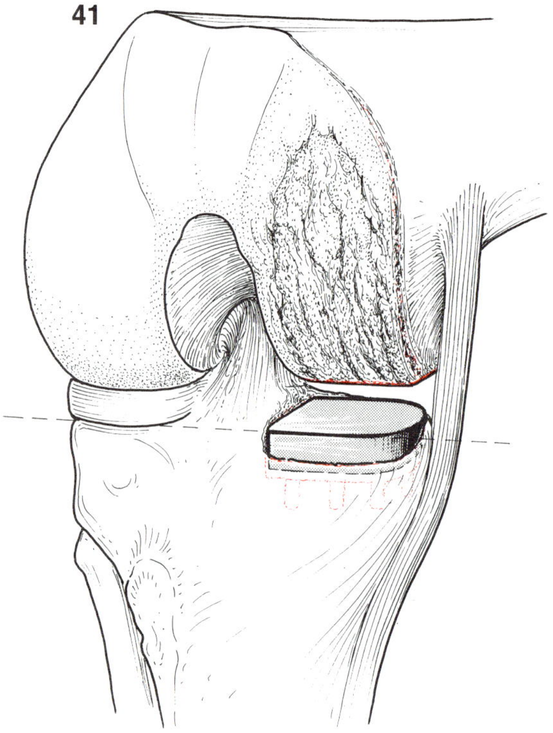

41 Das Implantat wird probeweise eingesetzt. Das Tibiaplateau fällt nach hinten ganz leicht ab (Reklination des Tibiakopfes).

42 Das Tibiaplateau sollte der Lauffläche der Oberschenkelprothese möglichst exakt gegenüberstehen. Randständige Belastungen vermeiden. Bei voll gestrecktem Kniegelenk wird daher der Vorderrand des Probeimplantates auf der gegenüberliegenden Gelenkfläche der medialen Femurrolle markiert.

42

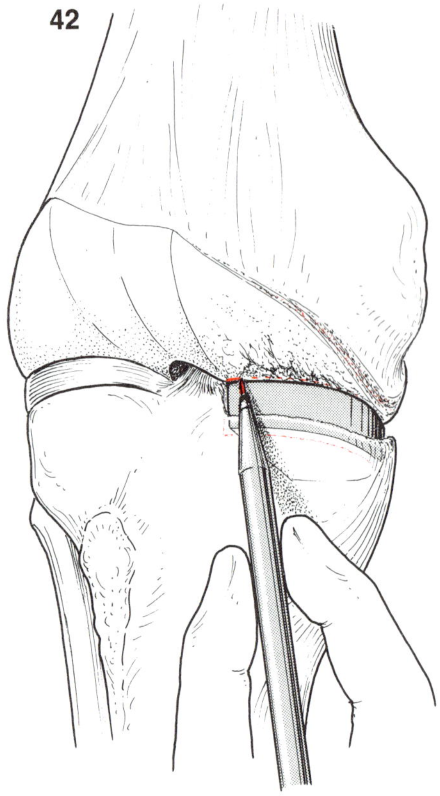

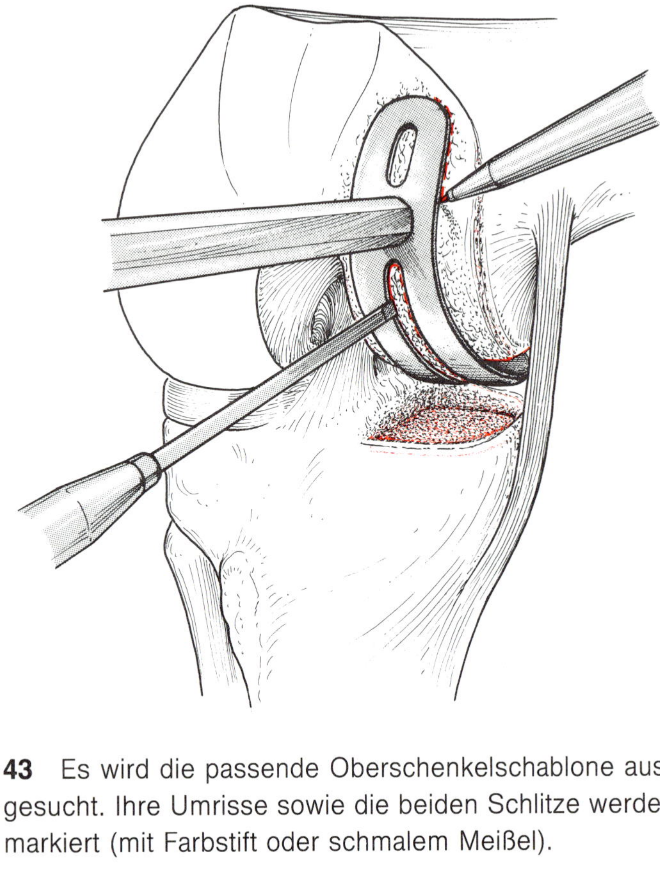

43 Es wird die passende Oberschenkelschablone ausgesucht. Ihre Umrisse sowie die beiden Schlitze werden markiert (mit Farbstift oder schmalem Meißel).

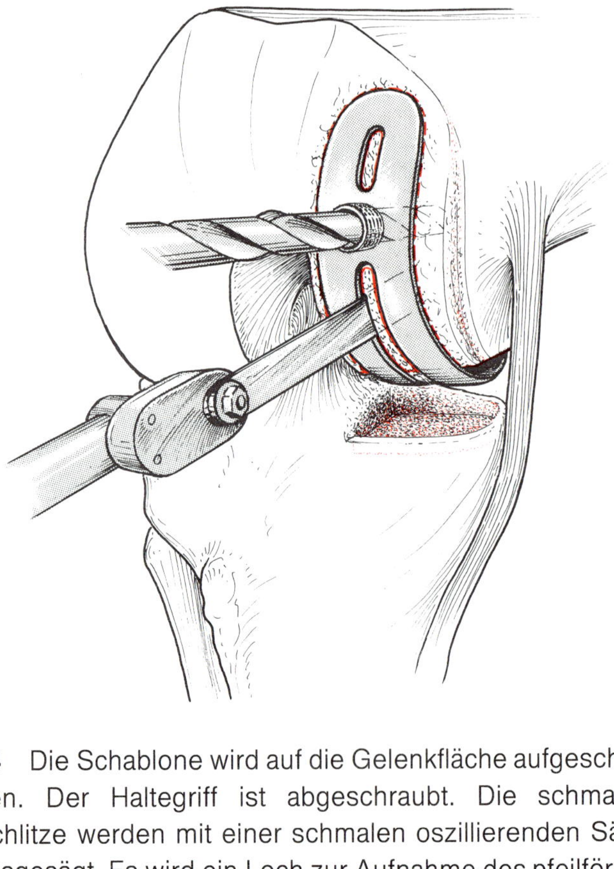

44 Die Schablone wird auf die Gelenkfläche aufgeschlagen. Der Haltegriff ist abgeschraubt. Die schmalen Schlitze werden mit einer schmalen oszillierenden Säge ausgesägt. Es wird ein Loch zur Aufnahme des pfeilförmigen Prothesenfortsatzes gebohrt.

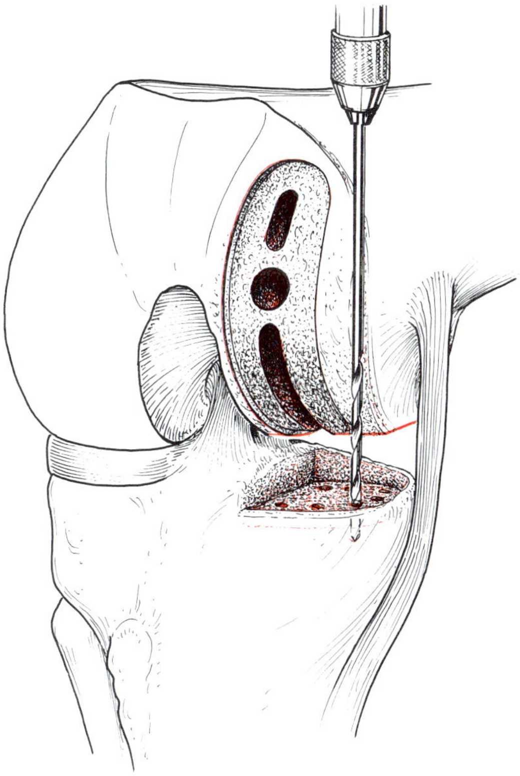

45 Der Kondylenknorpel wird abgetragen. Mit der Kugelfräse wird eine Vertiefung gefräst, damit die Prothese auf das Gelenkflächenniveau abgesenkt werden kann. Das vordere Prothesenende sollte etwas unter dem Gelenkflächenniveau liegen, damit im Kniescheibengleitlager keine Stufe entsteht. Die angesägten Schlitze werden mit einer Stichsäge etwas vertieft. Außerdem werden einige Bohrlöcher zur besseren Verankerung des Zementes in die Resektionsfläche des Tibiakopfes eingebracht.

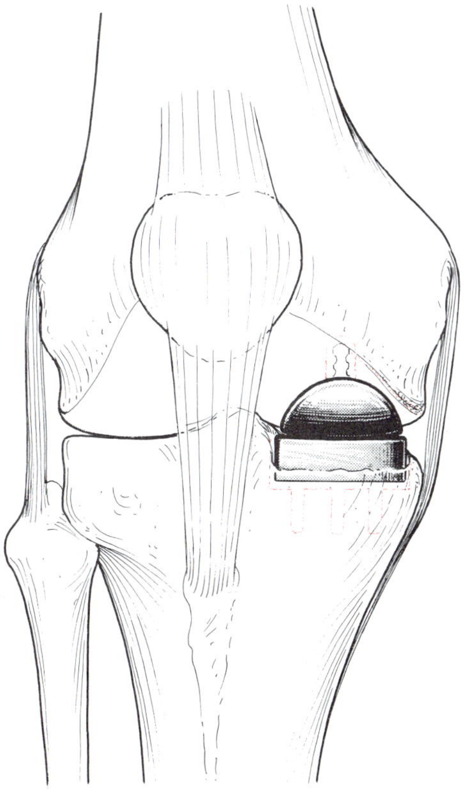

46 Die Prothesen werden probeweise implantiert. In Beuge- und in Streckstellung des Kniegelenkes überprüft man die Positionen. Die künstlichen Gelenkteile sollten sich gut gegenüberstehen. Es ist zu prüfen, ob die Oberschenkelprothese seitlich versetzt werden muß, ob das Gelenk in Streckstellung genügend seitenstabil ist und ob die Prothesen in voller Streckstellung nicht zu fest aufeinandergepreßt werden (nach dem Einzementieren wird die Spannung noch etwas erhöht!). Bei vorbestehender Streckhemmung kann nach Implantation der Prothesenanteile eine Beugekontraktur von 5–10 Grad (weicher Anschlag) toleriert werden, da sich die volle Streckung allmählich spontan einstellt. Eine seitliche Instabilität gleicht man durch ein höheres Tibiaplateau aus. Drücken sich die Implantate bei zunehmender Unterschenkelbeugung zu fest aufeinander, müssen die hinteren Anteile des Tibiabettes etwas vertieft werden.

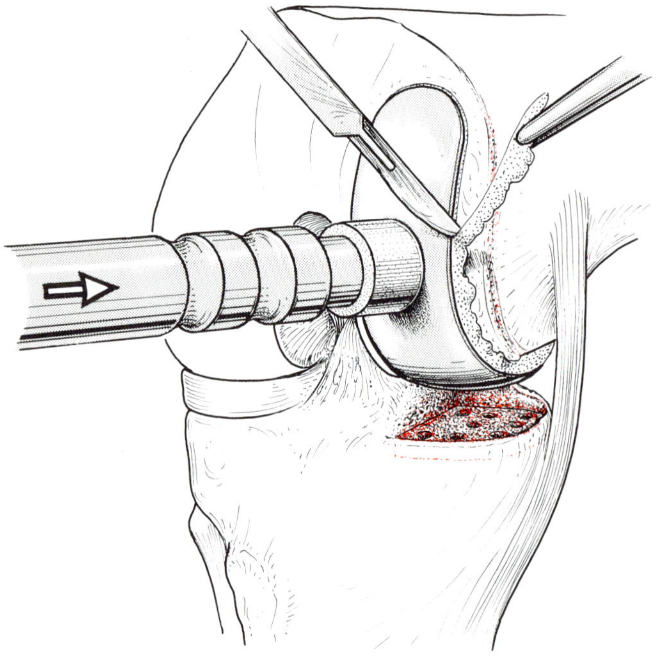

47 Vor der endgültigen Implantation spülen wir das Knochenmehl aus, reinigen die Bohrlöcher mit einem scharfen Löffel und trocknen das Implantatlager. Der Knochenzement wird zunächst auf die Auflageflächen der Oberschenkelprothese aufgebracht. Die Prothese drücken wir in ihr Bett, schlagen sie mit einem Stößel fest auf und pressen sie während des Abbindevorganges ununterbrochen an. Überstehender Zement wird entfernt. Der hintere Gelenkraum muß überprüft werden, ob nicht Zementreste dorthin ausgetreten sind!

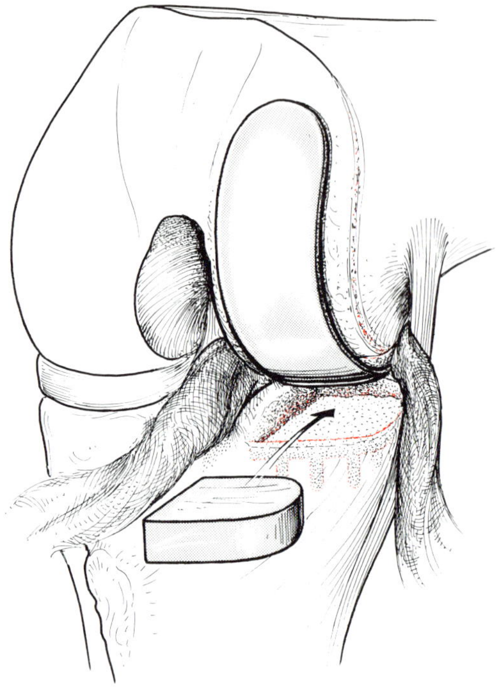

48 Vor der Implantation der Tibiaprothese kann ein Gazestreifen in den hinteren Gelenkraum eingelegt werden. In der frühen Phase des Abbindens des Zements wird der Streifen wieder entfernt und mit ihm anhängende, überschüssige Reste des noch weichen Zements. Prothesenbett und Bohrlöcher füllt man gleichmäßig mit Knochenzement aus.

49 a

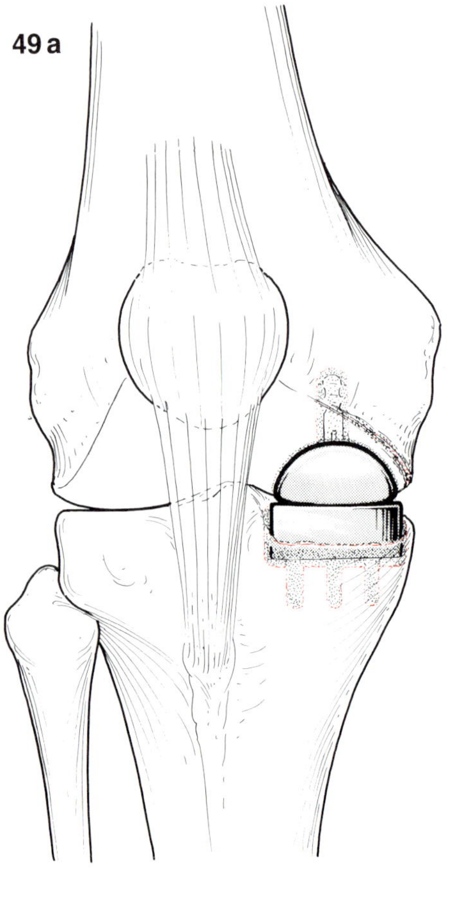

49 b

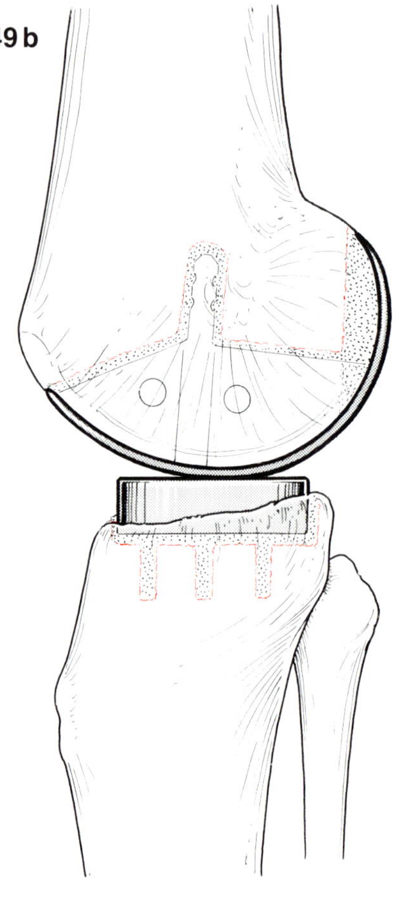

49 a Wir setzen die Tibiaprothese ein und achten darauf, daß ihre Lauffläche senkrecht zur Tibiaachse liegt und nach hinten nicht ansteigt. Der Unterschenkel wird vorsichtig und vollständig gestreckt. Das Bein wird in dieser Position so lange gehalten, bis der Zement ausgehärtet ist.

49 b Schnittbild in seitlicher Ansicht.

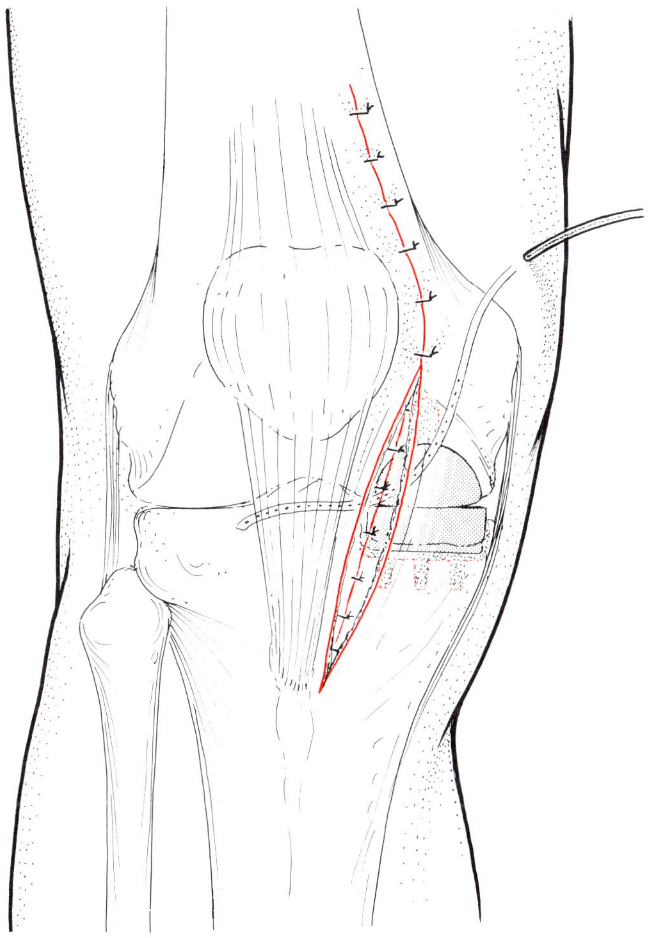

50 Schlußbild. Die Blutsperre wird geöffnet. Blutstillung. Mehrfache Spülungen des Gelenkes. Intraartikuläre Redon-Drainage. Gelenkkapsel und Retinaculum extensorum werden mit Einzelnähten verschlossen. Bei Lateralisationstendenz der Kniescheibe empfiehlt sich eine Spaltung des lateralen Retinakulums. Hautnaht. Leichter Kompressionsverband.

Postoperative Behandlung

Die Gliedmaße wird auf eine Winkelschiene gelagert. Am Tage nach der Operation beginnen wir mit Umlagerungen. Das Gelenk wird 2- bis 3mal täglich in Streckstellung, anschließend wieder in mittlerer Beugestellung gelagert. Nach 2–3 Tagen Bewegungsübungen auf Motorschiene. Die weitere Behandlung entspricht der nach Implantation einer Scharnierprothese.

Fehler und Gefahren

- Die hintere Oberschenkelrolle wird zu ausgiebig reseziert und muß mit Zement aufgebaut werden.
- Bei der Präparation des Prothesenlagers am Schienbeinkopf wird zu viel Knochen geopfert: Minderung der Tragfähigkeit, Absinken und Lockerung der Prothese, Tibiakopffraktur.
- Es werden ungeeignete Prothesengrößen verwendet.
- Die Oberschenkelprothese läuft randständig auf dem Tibiaplateau: Lockerungsgefahr, Bruchgefahr.
- Das Tibiaplateau steigt nach dorsal an: Streckdefizit, Überdehnung des Bandapparates, Zwangslauf.
- Überstehende Zementreste werden nicht abgetragen, es wird zuviel oder zuwenig Zement verwendet.
- Die Blutstillung wird oberflächlich vorgenommen: Stärkere intraartikuläre Blutergüsse.
- Blutergüsse werden nicht abpunktiert. Bei mangelhafter Beweglichkeit des Gelenkes wird nicht rechtzeitig eine Narkosemobilisation vorgenommen.
- Es verbleibt eine Stufe am vorderen Femurprothesenrand: Retropatellare Schmerzen, Funktionsstörungen, Reizergüsse.

Weiterführende Literatur

Attenborough, C. G.: The Attenborough total knee replacement. J. Bone Jt. Surg. 60 B (1978) 320

Baumann, D., W. Küsswetter, A. N. Witt: Komplikationen nach Knietotalendoprothesen vom Scharniertyp. Unfallheilkunde 81 (1978) 145–154

Blaha, J. D., J. C. Pickett: Controversy on total knee arthroplasty. Clin. Orthop. 192 (1984) 2–112

Blauth, W.: Über eine neue Kniegelenk-Totalendoprothese. Med.-orthop. Techn. 94 (1974) 65

Blauth, W.: Einbauanleitung zur Implantation der Blauth-Prothese. Aeskulap, Tuttlingen 1986 (Selbstverlag)

Blauth, W.: Unsere Kniegelenkprothesen mit Patellaersatz. Z. Orthop. 124 (1986) (im Druck)

Blauth, W., J. Hassenpflug: 11 Jahre Erfahrungen mit unserer Kniegelenkstotalendoprothese. In F. Lechner, G. Blümel, R. Ascherl: Kniegelenkendoprothetik. Eine Bestandsaufnahme. Schattauer, Stuttgart 1985

Buchholz, H. W., E. Engelbrecht: Die intercondyläre totale Kniegelenksendoprothese Modell »St. Georg«. Chirurg 44 (1973) 373

Coventry, M. B.: Two-part total knee arthroplasty: Evaluation and present status. Clin. Orthop. 145 (1979) 29–36

Engelbrecht, E.: Rotationsendoprothese des Kniegelenkes. Springer, Heidelberg-Berlin-New York 1984.

Grob, D., N. Gschwend: Periprothetische Frakturen nach Totalersatz des Kniegelenkes. Orthopäde 11 (1982) 109–117

Gschwend, N.: Die operative Behandlung der chronischen Polyarthritis. Thieme, Stuttgart 1977

Gschwend, N.: Kniegelenksendoprothetik bei chronischer Polyarthritis – juvenile chronische Polyarthritis. In M. Jäger, H. Hofer, H. Häckel: Aktuelle Probleme in Chirurgie und Orthopädie, Bd. 15. Huber, Bern 1981

Gschwend, N., J. Löhr: Der Gschwend-Scheier-Bähler-(GSB)-Ersatz des rheumatischen Kniegelenks. Reconstr. Traumat. 18 (1981) 174–194

Gschwend, N., H. Müller: Arthroplastie du genou G.S.B. à plus de 5 ans. Rev. Chir. Orthop. 70 (1984) 182–185

Gschwend, N., D. Ivosevic-Radavanovic, A. Kentsch: La prothèse totale de genou GSB. Acta orthop. belg. (im Druck)

Gschwend, N., H. G. Scheier, A. Bähler: Die GSB-Knieprothese. Med.-orthop. Techn. 100 (1980) 128–134

Gunston, F. H., R. I. MacKenzie: Complications of polycentric knee arthroplasty. Clin. Orthop. 120 (1976) 11

Hassenpflug, J.: Bauprinzipien und klinische Ergebnisse der Kniegelenksendoprothese nach Blauth. Deutscher Verband für Materialprüfung (Selbstverlag), Berlin 1983

Hassenpflug, J.: Ergebnisanalyse: Verweildauer von Blauth-Prothesen. In U. Weber, M. H. Hackenbroch: Endoprothetik am Kniegelenk. Thieme, Stuttgart 1985

Hassenpflug, J., C. Holland, R. Heupel, J. Koebke: Patellaveränderungen bei Langzeitbeobachtungen der Kniegelenksendoprothese nach Blauth. Z. Orthop. 122 (1984) 125–236

Hassenpflug, J., C. Hobeck, C. Holland, U. Maronna: Ist die Implantation von Scharnierendoprothesen heute noch zu vertreten? – 12 Jahre Erfahrungen mit der Kniegelenksendoprothese nach Blauth. International Orthopaedics. (im Druck)

Hassenpflug, J., W. Blauth, C. Holland, C. Hobeck, U. Maronna: 11 Jahre Erfahrungen mit der Kniegelenkendoprothese nach Blauth. Schattauer, Stuttgart 1986. In F. Lechner, G. Blümel, R. Ascherl: Kniegelenkendoprothetik – eine Bestandsaufnahme.

Holland, C., G. König, R. Jäger: Ergebnisse des Blauth-Kniegelenkes bei chronischer Polyarthritis. In M. Jäger, H. Hofer, H. Häckel: Aktuelle Probleme in Chirurgie und Orthopädie, Bd. 15 (Kniegelenksendoprothetik bei chronischer Polyarthritis – juvenile chronische Polyarthritis). Huber, Bern 1981

Hungerford, D. S., K. A. Krackow: Total joint arthroplasty of the knee. Clin. Orthop. 192 (1985) 23–33

Hungerford, D. S., R. V. Kenna, K. A. Krackow: The porous-coated anatomic total knee. In W. N. Scott: Symposium on Total Knee Arthroplasty. Orthopedic Clinics of North America. Saunders, Philadelphia 1982

Hungerford, D. S., K. A. Krackow, R. V. Kenna: Total Knee Arthroplasty: A Comprehensive Approach. Williams & Wilkins, Baltimore 1984

Insall, J. N.: Total knee replacement. In J. N. Insall: Surgery of the Knee. Churchill Livingstone, New York 1984.

Insall, J. N., R. Binazzi, M. Soudry, L. A. Mestriner: Total knee arthroplasty. Clin. Orthop. 192 (1985) 13–22

Jäger, M., H. Hofer, H. Häckel: Kniegelenksendoprothetik bei chronischer Polyarthritis – juvenile chronische Polyarthritis. Akt. Probl. Chir. Orthop. 15 (1981)

Kaufer, H., L. S. Matthews: Spherocentric knee arthroplasty. Clin. Orthop. 145 (1979) 110–116

Kaufer, H., L. S. Matthews: Spherocentric arthroplasty of the knee. J. Bone Jt. Surg. 63 A (1981) 545

Koebke, J., J. Hassenpflug: Veränderungen an der Facies articularis patellae bei endoprothetischem Ersatz des Kniegelenkes nach Blauth. Z. Orthop. 123 (1985) 107–109

Laskin, R. S., R. A. Denham, A. G. Apley: Replacement of the Knee. Springer, Berlin 1984

Marmor, L.: The modular (Marmor) knee. Case report with a minimum follow-up two years. Clin. Orthop. 120 (1976) 86

Marmor, L.: Marmor modular knee in unicompartmental disease. Minimum four-year follow-up. J. Bone Jt. Surg. 61 A (1979) 347

Marmor, L.: Unicompartemental and total knee arthroplasty. Clin. Orthop. 192 (1985) 75–81

Matthews, L. S., St. A. Goldstein, H. Kaufer: Experiences with three distinct types of total knee joint arthroplasty. Clin. Orthop. 192 (1985) 97–107

Miller, J.: Fixation in total knee arthroplasty. In J. N. Insall: Surgery of the Knee. Churchill Livingstone, New York 1984

Mochizuku, R. M., D. J. Schurmann: Patellar complications following total knee arthroplasty. J. Bone Jt. Surg. 61 A (1979) 879–883

Moreland, J. R., R. J. Thomas, M. A. R. Freeman: I.C.L.H. replacement of the knee. Clin. Orthop. 145 (1979) 47–59

Nietert, M.: Funktionsanalyse des Kniegelenkes und Kniegelenkersatzes. In: Biomechanik in Orthopädie und Traumatologie. Pauwels-Symposium 1979. Zentrale Univ.-Druckerei, FU, Berlin 1979

Ranawat, Ch. S.: Total-condylar Knee Arthroplasty. Springer, Berlin 1985

Riley, L. H.: Total knee arthroplasty. Clin. Orthop. 192 (1985) 34–39

Rose, H. A., R. W. Hood, J. C. Otis, C. S. Ranawat: Peroneal-nerve palsy following total knee arthroplasty. J. Bone Jt. Surg. 64 A (1982) 347–351

Scott, R. D., R. F. Santore: Unicondylar unicompartmental replacement for osteoarthritis of the knee. J. Bone Jt. Surg. 63 A (1981) 536–544

Scott, W. N. (Ed.): Total Knee Arthroplasty: The State of the Art. Clin. Orthop. 205 (1986) 1–170

Sheehan, J. M.: Manual of Knee Arthroplasty. Deloro Surgical Stratton-St. Margaret, Swindon, Wiltshire 1978

Sheehan, J. M.: Arthroplasty of the knee. J. Bone Jt. Surg. 60 B (1978) 333

Sheehan, J. M.: Arthroplasty of the knee. Clin. Orthop. 145 (1979) 101–109

Shiers, L. P. G.: Arthroplasty of the knee. Preliminary report of a new method. J. Bone Jt. Surg. 36 B (1954) 553

Sledge, C. B.: Total knee replacement in rheumatoid arthritis. In J. N. Insall: Surgery of the Knee. Churchill Livingstone, New York 1984

Steiger, J. U., H. J. G. Scheier: Arthrose des Kniegelenkes – Korrekturosteotomie oder Arthroplastik. Therap. Umsch. 41 (1984) 52–59

Thomas, W.: Anwendungsmöglichkeiten des anatomischen GT-Kniegelenkendoprothesensystems. Med.-orthop. Techn. 2 (1985) 59–64

Tillmann, K., U. Schwokowski, K. Marquardt, A. Keller: Zur endoprothetischen Versorgung rheumatischer Kniegelenke – unter besonderer Berücksichtigung einer verblockten totalen Kniegelenksendoprothese mit wandernder Achse. Med.-orthop. Techn. 2 (1985) 41–48

Tönnis, D.: Die Schlittenprothese (Modell nach Tönnis). Implantationstechnik, Indikation, Ergebnisse. Med.-orthop. Techn. 2 (1985) 49–58

Townley, Ch. O.: The anatomic total knee resurfacing arthroplasty. Clin. Orthop. 192 (1985) 82–96

Walldius, B.: Arthroplasty of the knee joint using endoprosthesis. Acta orthop. scand. 24 (Suppl.) 19 (1957)

Walldius, B.: Arthroplasty of the knee – Twenty-seven years' experience. In A. A. Savastano: Total knee replacement. Appleton-Century-Crofts, New York, 1980

Weber, U., M. H. Hackenbroch: Endoprothetik am Kniegelenk. Thieme, Stuttgart 1985

31

Gelenkinfektion

Die Infektion des Kniegelenkes nach Injektionen, Punktionen, operativen Eingriffen, penetrierenden Verletzungen oder als hämatogenes Geschehen stellt immer eine *schwerwiegende* Erkrankung dar, die, ungenügend behandelt, zum weitgehenden Verlust der Gelenkfunktion führen kann. Es können sogar Amputationen erforderlich werden, um eine Infektion zu beherrschen. Nur durch eine *frühzeitige Diagnose* und eine *sofortige* und *konsequente Behandlung* lassen sich derartige Krankheitsverläufe verhindern.

Bei den nachstehenden Richtlinien halten wir uns an Empfehlungen, die von Orthopäden und Chirurgen in Zusammenarbeit mit dem Berufsverband der Fachärzte für Orthopädie auf dem 35. Nordwestdeutschen Orthopädenkongreß in Kiel im Jahre 1985 erarbeitet worden sind. Es handelte sich dabei um Strategien, die primär zur Behandlung von Kniegelenkinfektionen nach intraartikulären Injektionen und Punktionen angewandt werden sollen; sie gelten im Prinzip aber auch für Gelenkinfektionen jeglicher Ätiologie.

Wir unterscheiden Richtlinien zum Handeln *vor* einer erwiesenen Infektion und solche *bei sicherer septischer* Komplikation.

Richtlinien vor erwiesener Infektion

Aseptischer Reizzustand

Zu den häufigsten Ursachen, die einen aseptischen Reizzustand des Kniegelenkes (intraartikulärer Erguß mit oder ohne mäßige Kapselschwellung) bedingen, zählen:

- Überlastung des Gelenkes bei Verschleißerscheinungen (»aktivierte Arthrose«),
- Einklemmung freier Gelenkkörper (Osteochondrosis dissecans, Morbus Ahlbäck),
- entzündliche Reaktionen rheumatischer Erkrankungen (trüb-seröses, aber abakterielles Punktat!),
- postoperative Einflüsse (forcierte Bewegungsübungen, nicht resorbierte Blutergüsse, Operationstrauma),
- Instillation eines Medikamentes (Injektion in die Weichteile!),
- Folgen nach Kontusion und Distorsion des Kniegelenkes (Patellasubluxation oder Luxation, Meniskusschäden).

Wenn es die verursachende Grundkrankheit nicht erfordert, ist eine stationäre Behandlung nicht angezeigt.

Der aseptische Reizzustand äußert sich in Erguß, Gelenküberwärmung, mäßigen, intermittierenden Schmerzen, gelegentlich mit einer geringen Kapselschwellung. Die BSG, das Differentialblutbild und die Körpertemperatur sind normal. Ein Erguß wird abpunktiert und untersucht: Viskosität, Farbe, Zellzahl und Zellbeschaffenheit sind weitgehend normal, kein Bakteriennachweis.

Die Behandlung besteht neben der Punktion bei Ergußbildung in feuchten Umschlägen, oraler Gabe von Antiphlogistika, intraartikulärer Injektion eines Antiphlogistikums, Kompressionsverband und Schonung des Gelenkes ohne Immobilisation.

Eine Infektion ist unwahrscheinlich, aber nicht ausgeschlossen

Der Patient äußert hier u. U. stärkere Schmerzen als beim bloßen Reizzustand. Wir finden eine diffuse, mäßige Weichteilschwellung, manchmal ohne auffallenden Erguß. Spannungsgefühl im Kniegelenk.

Der Wert der BSG in der ersten Stunde könnte um etwa 30 mm liegen. Im Blutbild kann eine leichte Leukozytose nachgewiesen werden. Das C-reaktive Protein liegt im oberen Normbereich. Liegt ein Erguß vor, sind nicht selten die Leukozyten vermehrt (bis ca. 8000–10000). Selbstverständlich muß das Exsudat auch bakteriologisch untersucht werden. Finden sich keine oder noch keine sicheren Hinweise einer Gelenkinfektion, stellen wir das Gelenk in einer dorsalen Schale oder Kniemanschette ruhig und wenden lokale antiphlogistische Maßnahmen an. Körpertemperatur, Lokalbefund und Laborwerte werden täglich kontrolliert.

Behandlungsstrategien bei begründetem Infektionsverdacht oder erwiesener Gelenkinfektion

Ein »septischer« Krankheitsverlauf, besonders nach operativen Eingriffen, ergibt sich aus der Zusammenschau von Temperatur- und Pulskurven, Lokalbefund (Rötung der Wunde, »harte« Kapselschwellung, druckschmerzhaft umschriebene Fluktuation) und Allgemeinbefinden.

Unerfahrene oder unkritische Operateure sind geneigt, dringliche Hinweise auf ein infektiöses Geschehen zu verdrängen und abzuwarten, wenn bereits ein aktives Vorgehen angezeigt ist. Dieses Verhalten trifft insbesondere für den sog. »schleichenden« Infekt zu, bei dem eine gute Abwehrlage des Patienten, eine mangelhafte Virulenz des Erregers oder eine quantitativ geringe Keiminvasion den wahren Zustand verschleiern.

Bei einem Pyarthros treten meistens zwischen dem 2. und 5. Tag Fieber und eine starke Reduktion des Allgemeinzustandes auf. Wir finden eine Leukozytose des Blutbildes, eine stark erhöhte BSG sowie ein stark positives C-reaktives Protein. In der Serum-Eiweißelektrophorese ist ein Anstieg der Alpha-I- und Alpha-II-Globuline nachzuweisen. Die Serum-Eiweißelektrophorese und die CRP-Reaktionen sind zur Bestätigung und zur Verlaufskontrolle einer bakteriellen Infektion verläßliche Parameter!

Das Punktat ist leukozytenreich (>20000), trübe oder purulent. Es können pathogene Keime nachgewiesen werden.

Der Patient sollte in die Klinik eingewiesen werden.

Therapie

- *Gelenkpunktion.* Das Punktat sollte umgehend und möglichst in einem Kulturmedium oder als Flüssigkeit in einem Glasröhrchen zur Untersuchung gebracht werden. Telefonische Nachfrage über das mikroskopische Ergebnis schon nach einem Bebrütungstag!
  Unmittelbar nach Beendigung der Punktion mehrfache Gelenkspülungen.
- Hochdosierte intravenöse *Antibiotikatherapie* mit einem staphylokokkenwirksamen Präparat. Das Präparat ist sofort zu wechseln, wenn das Ergebnis der bakteriellen Untersuchung (telefonisch erfragt!) dazu Veranlassung gibt.
- *Bettruhe, Ruhigstellung* der betroffenen Extremität. Lokale Eisanwendung. Weitere antiphlogistische und analgetische Maßnahmen.
- C-reaktives Protein, Serum-Eiweißelektrophorese, BSG, Leukozyten und Differentialblutbild werden häufiger kontrolliert.

Wir setzen diese Behandlung nur dann fort, wenn innerhalb weniger Tage eine deutliche Besserung eintritt! Bei günstigem Verlauf kann das Gelenk nach 1–2 Wochen wieder aktiv bewegt und langsam zunehmend belastet werden. Die Entzündungsparameter sollten aber zu normalen Werten abgeklungen sein.

Bei erfolgloser konservativer Therapie sollte *operativ* vorgegangen werden. Verschiedene Wege können beschritten werden.

- Arthrotomie mit intensiver Gelenkspülung mit oder ohne Spül-Saug-Drainage.
- Transarthroskopische Gelenkspülungen.
- Arthrotomie mit Synovektomie und Debridement.

Alle eitrig-fibrösen oder gelatinösen Auflagerungen müssen entfernt werden. Meistens reicht eine subtotale Synovektomie aus. Auf die Entfernung der Membrana synovialis in der Kniekehle kann in der Regel verzichtet werden.

Das Ziel der operativen Behandlung ist die schnelle Beherrschung der Infektion und die Erhaltung der Gelenkfunktion.

Arthroplastiken und Arthrodesen stellen in der Regel erst Folgeeingriffe dar.

Nach Synovektomien soll schon am Operationstag mit Umlagerungsübungen begonnen werden, um Verklebungen des Rezessus mit nachfolgender Strecksteife des Gelenkes zu vermeiden. Kontinuierliche Bewegungen auf einer Motorschiene lassen wir ab dem 4.–5. Tag ausführen. Die Gelenkdrainagen, die bei massiver Gelenkinfektion zunächst als Spül-Saug-Drainage benutzt werden kann, ziehen wir nach ca. einer Woche.

PS: Wird nach einer vermeintlichen Gelenkinjektion und nachfolgender Infektionssymptomatik bei der Gelenkpunktion keine oder nur unauffällige Synovialflüssigkeit gewonnen, ist die BSG und die CRP aber stark angestiegen, kann eine *paraartikuläre Infektion* vorliegen. Sie muß nach den Prinzipien septischer Chirurgie behandelt werden.

In extremen Fällen sollte auch an eine gewollte Selbstbeschädigung bei psychisch auffälligen oder in Zwangslagen befindlichen Patienten gedacht werden.

Weiterführende Literatur

Ballard, A., W. E. Burkhalter, G. W. Mayfield, P. W. Brown: The functional treatment of pyogenic arthritis of the adult knee. J. Bone Jt. Surg. 57 A (1975) 1119–1123

Giebel, G., Muhr, G., H. Tscherne: Die Frühsynovektomie beim Kniegelenkempyem zur Vermeidung der Gelenksteife. Hefte Unfallheilk. 153 (1981) 446–448

Hansis, M., P. J. Meeder, H. Hagemann: Die Behandlung des Kniegelenkempyems beim frischen postoperativen Infekt. Hefte Unfallheilk. 165 (1983) 218–219

Härle, A., K. H. Quadflieg, A. Braun, D. Träger, P. Tändler: Die Therapie und Prognose des Gelenkempyems nach intraartikulärer Injektion – eine multizentrische Studie. Orthop. Praxis 21 (1985) 384–390

Oestern, H. J., G. Giebel: Die Therapie der Gelenksinfektion bei intraarticulären Frakturen. Hefte Unfallheilk. 157 (1982) 149–154

Paar, O., P. Bernett: Die Therapie der Gelenkinfektion nach Weichteileingriffen am Kniegelenk. Unfallheilkunde 86 (1983) 489–491

Schwarz, N.: Behandlung und Ergebnisse der akuten bakteriellen Entzündungen großer Gelenke. Unfallchirurgie 8 (1982) 236–241

Thomas, L.: Labor und Diagnose – Indikation und Bewertung von Laborbefunden für die medizinische Diagnostik, 2. Aufl. Medizinische Verlagsgesellschaft, Marburg/Lahn 1984

Törholm, C., S. A. Hedström, G. Sunden, L. Lidgren: Synovectomy in bacterial arthritis. Acta orthop. scand. 54 (1983) 748–753

Sachverzeichnis

B

C

D

E

G

H

I

J

K

L

M

N

O

P

Q

T

U

V

Gesamtumfang XXXIV, 678 Seiten